U0259881

WIESEL 骨科手术学

肩肘外科

Operative Techniques in Shoulder and Elbow Surgery

2nd Edition

WIESEL骨科手术学

Operative Techniques Surgery, 2nd Edition

总主编・Sam W. Wiesel | 总主译・张长青 | 总主审・曾炳芳

WIESEL骨科手术学・足踝外科

主编・Mark E. Easley

主译・施忠民 | 梅国华 | 顾文奇

WIESEL骨科手术学・小儿骨科

主编・John M. Flynn | Wudbhav N. Sankar

主译・张长青 | 陈博昌

WIESEL骨科手术学・创伤外科

主编・Paul Tornetta Ⅲ

主译・李晓林 | 孙玉强 | 罗从风

WIESEL骨科手术学・肩肘外科

主编・Gerald R. Williams Jr. | Matthew L. Ramsey | Brent B. Wiesel

主译・张长青 | 张伟 | 陈云丰

WIESEL骨科手术学・运动医学

主编・Mark D. Miller

主译・赵金忠

WIESEL骨科手术学・关节重建外科

主编・Javad Parvizi | Richard H. Rothman

主译・张先龙 | 盛加根 | 沈灏

WIESEL骨科手术学・手腕肘外科

主编・Thomas R. Hunt Ⅲ

副主编・Brian D. Adams

主译・柴益民

WIESEL骨科手术学・脊柱外科

主编・John M. Rhee | Scott D. Boden

主译・张长青 | 徐建广

WIESEL骨科手术学・骨肿瘤外科

主编・Martin M. Malawer | James C. Wittig | Jacob Bickels

主译・董扬

总主编
Sam W. Wiesel

总主译　张长青 | 总主审　曾炳芳

WIESEL 骨科手术学

肩肘外科

Operative Techniques in Shoulder and Elbow Surgery
2nd Edition

主　编
Gerald R. Williams Jr. | Matthew L. Ramsey | Brent B. Wiesel

主　译
张长青 | 张伟 | 陈云丰

上海科学技术出版社

Wolters Kluwer

图书在版编目（CIP）数据

WIESEL骨科手术学. 肩肘外科 / （美）山姆·威塞尔（Sam W. Wiesel）总主编 ; 张长青总主译. -- 上海 : 上海科学技术出版社, 2022.1
书名原文: Operative Techniques in Shoulder and Elbow Surgery, 2nd edition
ISBN 978-7-5478-5516-4

Ⅰ. ①W… Ⅱ. ①山… ②张… Ⅲ. ①肩关节－外科手术②肘关节－外科手术 Ⅳ. ①R68

中国版本图书馆CIP数据核字(2021)第222940号

WIESEL骨科手术学·肩肘外科

总主编　Sam W. Wiesel
主　编　Gerald R. Williams Jr.　Matthew L. Ramsey　Brent B. Wiesel
总主译　张长青
总主审　曾炳芳
主　译　张长青　张伟　陈云丰

上海世纪出版（集团）有限公司
上海科学技术出版社　出版、发行
（上海市闵行区号景路159弄A座9F-10F）
邮政编码201101　www.sstp.cn
浙江新华印刷技术有限公司印刷
开本889×1194　1/16　印张50
字数1 500千字
2022年1月第1版　2022年1月第1次印刷
ISBN 978-7-5478-5516-4/R·2402
定价：468.00元

内容提要

美国著名出版公司Lippincott Williams & Wilkins 2011年推出骨科手术学巨著*Operative Techniques in Orthopaedic Surgery*，上海科学技术出版社于2013年引进并出版其中文版，此番再次引进第二版。第二版在保持原有学科框架的基础上，对临床骨科各亚学科的各项手术技术进行了更新和补充，正文内容扩充了3500多面、800多万字，细分为足踝外科、小儿骨科、创伤外科、肩肘外科、运动医学、关节重建外科、手腕肘外科、脊柱外科、骨肿瘤外科9个分册。同时，第二版传承了第一版诸多先进的编写理念，以大量的手术实例图片配合简明、精练的文字，一步步（step-by-step）向读者阐明怎样做手术（how-to-do），版式新颖，图文并茂；在手术原则和技术细节方面言简意赅，没有长篇赘述，而是使用项目符号引领，方便读者阅读和查找；每项手术操作结束后都有高度概括的“要点与失误防范”，系作者多年临床经验的高度浓缩，也是本书的精华所在。本套书内容全面、系统，实用性强，适合各级临床骨科医生及研究生阅读使用。

本套书包括9个分册：

足踝外科·手术技术涵盖足踝部创伤、骨病、矫形和运动损伤，从常见疾病手术到复杂重建手术的指征、手术相关解剖、手术切口选择、手术技巧及术后处理等，全方位阐释相关手术技术的要点和诀窍，并按手术步骤提供高清图示。

小儿骨科·论述儿童创伤、先天性和发育性肢体畸形疾患的诊断与治疗，详细阐述了临床适用的各种手术操作程序、手术技术要点、使用的材料、常见手术陷阱及相关并发症等。

创伤外科·详细阐述四肢与骨盆创伤及并发症与后遗症的手术方式，包括骨折的内固定与外固定术、关节融合术、关节置换术、跟腱修补技术、骨折畸形愈合的矫正、骨筋膜室综合征切开术等。

肩肘外科·论述肩肘关节创伤、运动损伤及关节相关疾患的诊断与治疗，详细阐述临床适用的各种手术操作程序、手术技术要点、使用的材料、常见手术陷阱及相关并发症等。

运动医学 · 全面介绍肩、肘、髋、膝等关节运动损伤的解剖基础、发病机制、诊断与治疗，重点论述关节镜在治疗肩、肘、髋、膝等关节运动损伤中的临床应用。

关节重建外科 · 论述常见髋关节和膝关节疾病的发病机制、诊断与鉴别诊断、相关应用解剖，常用保髋、保膝手术的适应证及手术技术，髋、膝关节置换术的手术原则与技术细节，术后常见并发症的处理，以及复杂髋、膝关节翻修手术中常用的重建技术。

手腕肘外科 · 论述手、腕、肘部疾病的手术方式，包括骨折脱位、关节不稳定、肌腱神经血管损伤病变、关节炎、感染、挛缩、热损伤、软组织缺损、肿瘤及先天性疾病等。

脊柱外科 · 以颈椎和胸腰椎各种术式为主线，论述脊柱退变、创伤、畸形、肿瘤及小儿脊柱相关疾患的诊断与治疗，详细阐述了临床适用的各种手术操作程序、手术技术要点、使用的材料、常见手术陷阱及相关并发症等。

骨肿瘤外科 · 论述了所有肢体、骨盆和肩胛带肿瘤，以及腹部和躯干部位骨与软组织肿瘤的流行病学、临床症状、影像学特征、病理学、治疗方案、手术方法和注意事项等。

献　词

谨以此书，献给我们的夫人：Robin、Nancy和Katie；以及我们的孩子：Mark和Alexis，Chelsea、Alex和Julia，Annie和Sam。我们还要把这本书献给John M. Fenlin, Jr.，他是肩部手术的真正开创者之一，也是我们的导师和朋友。

——GRW, MLR, and BBW

译者名单

总主译
张长青

总主审
曾炳芳

执行秘书
陈　醇

肩肘外科 • 译者名单

主　译
张长青　张　伟　陈云丰

副主译
丁　坚　王　磊

参译人员
（以姓氏笔画为序）
丁　坚　王驭恺　王海明　朱　奕　刘　珅　孙　辉　陈宇杰
陈杰波　胡承方　徐才祺　殷文靖　戚文潇　程萌旗　谢国明

审　校
张　伟　陈云丰　丁　坚　王　磊

学术秘书
丁　坚

编者名单

主编

Gerald R. Williams, Jr., MD
John M. Fenlin, Jr., MD Professor of Shoulder and Elbow Surgery
Department of Orthopaedic Surgery
Rothman Institute
Sidney Kimmel Medical College at Thomas Jefferson University
Philadelphia, Pennsylvania

Matthew L. Ramsey, MD
Professor and Vice Chairman of Orthopaedic Surgery
Sidney Kimmel College of Medicine at Thomas Jefferson University
Chief, Shoulder and Elbow Service
Rothman Institute
Philadelphia, Pennsylvania

Brent B. Wiesel, MD
Associate Professor of Orthopaedic Surgery
Georgetown University School of Medicine
Chief, Shoulder Service
MedStar Georgetown University Hospital
Washington, District of Columbia

With select chapters from:
Sports Medicine edited by
Mark D. Miller, MD

总主编

Sam W. Wiesel, MD
Chairman and Professor
Department of Orthopaedic Surgery
Georgetown University Medical School
Washington, DC

编著者

Joseph A. Abboud, MD
Associate Professor
Thomas Jefferson University Hospital
Rothman Institute
Philadelphia, Pennsylvania

Christopher R. Adams, MD
Orthopaedic Surgeon
Advanced Shoulder Orthopaedics
Jupiter, Florida

Julie E. Adams, MD
Associate Professor
Department of Orthopaedic Surgery
University of Minnesota Medical School
Minneapolis, Minnesota

Laith M. Al-Shihabi, MD
Resident
Department of Orthopedic Surgery
Rush University Medical Center
Chicago, Illinois

Nirav H. Amin, MD
Assistant Professor
Department of Orthopedic Surgery
Loma Linda University Medical Center
Loma Linda, California

Aymeric André, MD
Resident
Department of Plastic Surgery
University Hospital Rangueil
Paul-Sabatier University
Toulouse, France

Harikrishna Ankem, MBBS, MS(Ortho), DNB(Orth), MRCS(Edin, UK)
Consultant Shoulder and Elbow Surgeon
Apollo Health City
Hyderabad, India

Robert A. Arciero, MD
Professor
Department of Orthopaedics
Director
Orthopaedic Sports Medicine Fellowship
Consultant, University of Connecticut Department of Athletics
University of Connecticut Health Center
Farmington, Connecticut

Luke S. Austin, MD
Assistant Professor of Orthopaedic Surgery
Thomas Jefferson University Hospital
Rothman Institute
Philadelphia, Pennsylvania

Jonathan Barlow, MD, MS
Assistant Professor
Shoulder and Elbow Surgery
The Ohio State University
Columbus, Ohio

Carl Basamania, MD, FACS
The Polyclinic Madison Center
Seattle, Washington

Robert H. Bell, MD
Director
Crystal Clinic Orthopaedic Center
Akron, Ohio

Ryan T. Bicknell, MD
Associate Professor
Department of Surgery
Queens University School of Medicine
Kingston, Ontario, Canada

Louis U. Bigliani, MD
Lila Acheson Wallace Professor
Department of Orthopedic Surgery
Professor Emeritus of Orthopedic Surgery
Columbia University Medical Center
New York, New York

Theodore A. Blaine, MD
Associate Professor of Orthopaedic Surgery
Yale Medical School
Attending Orthopaedic Surgeon
Yale New Haven Hospital
New Haven, Connecticut

Kamal I. Bohsali, MD, FACS
Chief
Department of Orthopedics
Memorial Hospital
Jacksonville, Florida

Pascal Boileau, MD
Professor of Orthopaedic Surgery and Traumatology
Head of the Department of Orthopaedic Surgery and Traumatology
L'Archet 2 Hospital, University Hospital Center
Nice, France

Nicolas Bonnevialle, MD
Clinical Assistant in Orthopedic Surgery
Department of Orthopedics and Traumatology
University Hospital Purpan
Paul-Sabatier University
Toulouse, France

Christopher Born, MD
Intrepid Heroes Professor of Orthopedic Surgery
Warren Alpert Medical School of Brown University
Chief of Orthopaedic Trauma
Rhode Island Hospital
Providence, Rhode Island

Craig R. Bottoni, MD
Chief
Sports Medicine
Orthopaedic Surgery
Tripler Army Medical Center
Honolulu, Hawaii

James P. Bradley, MD
Clinical Professor of Orthopaedic Surgery
Head Team Physician, Pittsburgh Steelers
University of Pittsburgh Medical Center
Pittsburgh, Pennsylvania

William E. Bragg, MD
Department of Orthopaedic Surgery
Mercy Medical Group
Sacramento, California

Joanna G. Branstetter, MD
Orthopaedic Surgeon
Madigan Army Medical Center
San Antonio, Texas

Stephen F. Brockmeier, MD
Sports Medicine and Shoulder Surgery
Assistant Professor of Orthopaedic Surgery and Team Physician
University of Virginia
Charlottesville, Virginia

Stephen S. Burkhart, MD
Fellowship Director
The San Antonio Orthopaedic Group
San Antonio, Texas

Wayne Z. Burkhead, MD
Clinical Professor of Orthopaedics
University of Texas Southwestern Medical School
The Carrell Clinic
Dallas, Texas

Davietta C. Butty, BS
Department of Orthopedic Surgery
Rush University Medical Center
Chicago, Illinois

Paul J. Cagle, Jr., MD
Shoulder and Elbow Fellowship
Mount Sinai Department of
Orthopaedic Surgery
New York, New York

Jonathan H. Capelle, MD
Department of Orthopaedic Surgery
Mercy Orthopaedic Clinic
Edmond, Oklahoma

Andrea Celli, MD
Department of Orthopaedic Surgery
Shoulder and Elbow Unit
Hesperia Hospital
Modena, Italy

Aaron M. Chamberlain, MD
Assistant Professor
Shoulder and Elbow Surgery
Department of Orthopedic Surgery
Washington University
St. Louis, Missouri

Emilie Cheung, MD
Associate Professor of Orthopaedic
Surgery
Stanford University Medical Center
Stanford, California

Michael Ciccotti, MD
The Everett J. and Marian Gordon
Professor of Orthopaedic Surgery
Chief, Division of Sports Medicine
Director, Sports Medicine Fellowship
and Research
Department of Orthopaedic Surgery
Rothman Institute
Sidney Kimmel Medical College at
Thomas Jefferson University
Head Team Physician, Philadelphia
Phillies and Saint Joseph's University
Senior Medical Consultant,
Philadelphia 76ers
Philadelphia, Pennsylvania

Mark S. Cohen, MD
Professor
Director, Hand and Elbow Section
Director, Orthopaedic Education
Department of Orthopaedic Surgery
Rush University Medical Center
Chicago, Illinois

Steven B. Cohen, MD
Associate Professor
Department of Orthopedic Surgery
Thomas Jefferson University
Director of Sports Medicine Research
Rothman Institute Orthopedics
Philadelphia, Pennsylvania

Brian J. Cole, MD, MBA
Professor
Department of Orthopedics
Rush University Medical Center
Chairman
Department of Surgery
Rush Oak Park Hospital Shoulder,
Elbow and Knee Surgery Section
Head, Cartilage Restoration Center at
Rush
Chicago, Illinois

J. Dean Cole, MD
Medical Director
Florida Hospital Fracture Care Center
Orlando, Florida

Garet Comer, MD
Department of Orthopaedic Surgery
Stanford University Medical Center
Palo Alto, California

Patrick M. Connor, MD
OrthoCarolina
Sports Medicine Center - Charlotte
Charlotte, North Carolina

John E. Conway, MD
Private Practice
Fort Worth, Texas

Ruth A. Delaney, MB, BCh, MRCS
Shoulder Fellow
Brigham and Women's Hospital
Boston, Massachusetts

Thomas d'Ollonne, MD
Department of Orthopaedic Surgery
and Sports Traumatology
L'Archet 2 Hospital
Nice, France

Niloofar Dehghan, MD
Department of Orthopaedic Surgery
St. Michael's Hospital
University of Toronto
Toronto, Ontario, Canada

Patrick J. Denard, MD
Shoulder Surgeon
Southern Oregon Orthopedics
Medford, Oregon
Instructor
Department of Orthopaedics and
Rehabilitation
Oregon Health & Science University
Portland, Oregon

Allen Deutsch, MD
Orthopaedic Surgeon
Kelsey-Seybold Clinic
Department of Orthopaedic Surgery
University of Texas Medical Branch,
Galveston
Houston, Texas

Matthew F. Dilisio, MD
Assistant Professor of Orthopaedic
Surgery
Creighton University Orthopaedics
CHI Health Alegent Creighton Clinic
Omaha, Nebraska

Mark T. Dillon, MD
Department of Orthopaedic Surgery
Kaiser Permanente
Sacramento Medical Center
Sacramento, California

J. Ollie Edmunds, Jr., MD
Professor of Orthopaedics
Director of Hand and Upper Extremity
Service
Chief of Orthopaedic Surgery at
Charity Hospital

New Orleans, Louisiana

Bassem T. Elhassan, MD
Orthopaedic Surgeon
Department of Orthopedic Surgery
Mayo Clinic
Rochester, Minnesota

Peter J. Evans, MD
Director
Upper Extremity Center
Department of Orthopaedic Surgery
Cleveland Clinic
Cleveland, Ohio

Larry D. Field, MD
Director
Upper Extremity Service
Mississippi Sports Medicine &
Orthopaedic Center
Clinical Instructor
Department of Orthopaedic Surgery
University of Mississippi School of
Medicine
Jackson, Mississippi

Brody A. Flanagin, MD
Orthopaedic Surgeon
The Shoulder Center at Baylor
University
Medical Center
Dallas, Texas

Evan L. Flatow, MD
Bernard J. Lasker Professor of
Orthopaedic Surgery
Icahn School of Medicine at Mount
Sinai
New York, New York

Alexander A. Fokin, MD, PhD
Director of Research
Heekin Institute for Orthopedic
Research
Jacksonville, Florida

Mark A. Frankle, MD
Chief of Shoulder and Elbow Surgery
Florida Orthopaedic Institute
Tampa, Florida

Leesa M. Galatz, MD
Professor of Orthopedic Surgery
Chief, Shoulder and Elbow Service
Washington University Orthopedics
Barnes-Jewish Hospital
St. Louis, Missouri

Stephanie M. Gancarczyk, MD
Resident Physician
Columbia Orthopedics
Columbia University Medical Center
New York, New York

Matthew J. Garberina, MD
Department of Orthopaedics/Sports
Medicine
Summit Medical Group
Berkeley Heights, New Jersey

Raffaele Garofalo, MD
Shoulder Service
Miulli Hospital, Acquaviva delle Fonti
Bari, Italy

Grant E. Garrigues, MD
Associate Professor of Orthopaedic
Surgery
Division of Sports Medicine and
Shoulder Surgery
Duke University Medical Center
Durham, North Carolina

Jennie Garver, MD
Orthopaedic Surgeon
Shoulder and Elbow Surgery
Orthopaedic Care Center
Mercy Medical Center, Sisters of
Charity Health System
Springfield, Massachusetts

Charles L. Getz, MD
Associate Professor
Thomas Jefferson University Hospital
Rothman Institute
Philadelphia, Pennsylvania

Filippos S. Giannoulis, MD, PhD
Hand Surgery-Upper Limb and
Microsurgery Department
Kat Hospital
Athens, Greece

Mohit Gilotra, MD
Assistant Professor of Orthopaedics
Department of Orthopaedic Surgery
University of Maryland Medical Center
Baltimore, Maryland

Alex Girden, BA
Research Assistant
Boston Shoulder Institute
Boston, Massachusetts

David L. Glaser, MD
Chief, Shoulder and Elbow Service
Associate Professor of Orthopaedic
Surgery
Hospital of the University of
Pennsylvania
Philadelphia, Pennsylvania

Thomas P. Goss, MD
Chief, Shoulder Surgery
UMass Memorial Medical Center
Professor of Orthopedics and Physical
Rehabilitation
University of Massachusetts Medical
School
Worcester, Massachusetts

Andrew Green, MD
Division of Shoulder and Elbow
Surgery
Department of Orthopaedics
Warren Alpert Medical School of
Brown University
Providence, Rhode Island

Stephen B. Gunther, MD
Orthopedic Surgeon
Martha Jefferson Hospital
Orthopedics & Sports Medicine
Charlottesville, Virginia

Yung Han, MD
Orthopaedic Surgeon
Kerlan-Jobe Orthopaedic Clinic
Los Angeles, California

Marc S. Haro, MD
Assistant Professor
Department of Orthopaedics
Medical University of South Carolina
Charleston, South Carolina

Robert U. Hartzler, MD, MS
Orthopaedic Surgeon
Shoulder and Elbow Surgery
The San Antonio Orthopaedic Group
San Antonio, Texas

George Frederick Hatch III, MD
Assistant Professor of Orthopaedic Surgery
Department of Orthopaedic Surgery
Keck School of Medicine of the University of Southern California
Los Angeles, California

Laurence D. Higgins, MD
Chief of Sports Medicine and Shoulder Service
Department of Orthopedic Surgery
Brigham and Women's Hospital
Boston, Massachusetts

Michael M. Hussey, MD
Shoulder & Elbow Surgeon
Arkansas Specialty Orthopaedics
Little Rock, Arkansas

Joseph P. Iannotti, MD, PhD
Maynard Madden Professor and Chair
Orthopaedic and Rheumatologic Institute
Cleveland Clinic
Cleveland, Ohio

Asif M. Ilyas, MD, FACS
Program Director of Hand and Upper Extremity Surgery Fellowship
Rothman Institute
Associate Professor of Orthopaedic Surgery
Thomas Jefferson University
Philadelphia, Pennsylvania

John M. Itamura, MD
Associate Professor
Clinical Professor of Orthopaedic Surgery
Keck School of Medicine of the University of Southern California
Orthopaedic Surgeon
Kerlan-Jobe Orthopaedic Clinic
Los Angeles California

Peter S. Johnston, MD
Orthopaedic Surgeon
Southern Maryland Orthopaedic and Sports Medicine Center
Division of The Centers for Advanced Orthopaedics
Leonardtown, Maryland

Abhishek Julka, MD
Faculty
University of Wisconsin School of Medicine and Public Health
Madison, Wisconsin

Jesse B. Jupiter, MD
Hansjorg Wyss/AO Professor of Orthopaedic Surgery
Harvard Medical School
Massachusetts General Hospital
Boston, Massachusetts

Steven P. Kalandiak, MD
Assistant Professor of Clinical Orthopaedics
University of Miami Health Systems
Miami, Florida

Michael Kalisvaart, MD
Fellow
Orthopaedic Sports Medicine
Stanford University
Redwood City, California

Srinath Kamineni, MBBCH, BSc, FRCS, FRCS-Orth+Tr
Elbow and Shoulder Specialist
Department of Orthopaedic Surgery and Sports Medicine
University of Kentucky
Elbow Shoulder Research Centre
Lexington, Kentucky

Spero G. Karas, MD
Associate Professor of Orthopedics
Section of Sports Medicine
Emory University School of Medicine
Atlanta, Georgia

Leonid I. Katolik, MD
Orthopaedic Surgeon
The Philadelphia Hand Center
Jefferson Medical College, Thomas Jefferson University
Philadelphia, Pennsylvania

Jay D. Keener, MD
Associate Professor
Department of Orthopaedic Surgery
Washington University
St. Louis, Missouri

Graham J. W. King, MD, MSc, FRCSC
Director, Roth | McFarlane Hand and Upper Limb Centre
Chief of Surgery, St. Joseph's Health Centre
Professor of Orthopaedic Surgery and Biomedical Engineering
Western University
London, Ontario, Canada

Raymond A. Klug, MD
Active Staff
Department of Orthopaedic Surgery
Los Alamitos Medical Center
Los Alamitos, California

Thomas J. Kovack, DO
Orthopedic Surgeon
OhioHealth Orthopedic Surgeons
Hilliard, Ohio

Sumant G. Krishnan, MD
Director
The Shoulder Center at Baylor
University
Medical Center
Dallas, Texas

John E. Kuhn, MD
Associate Professor
Chief of Shoulder Surgery
Department of Orthopaedics and
Rehabilitation
Vanderbilt University Medical Center
Nashville, Tennessee

Phillip Langer, MD
Orthopaedic Surgeon
Atlanta Sports Medicine and
Orthopaedic Center
Atlanta, Georgia

William N. Levine, MD
Frank E. Stinchfield Professor and
Chairman of Clinical Orthopedic
Surgery
Head Team Physician-Columbia
University Athletics
Chief, Shoulder Service and
Codirector CSES
Columbia University Medical Center
New York, New York

Steven B. Lippitt, MD
Professor
Department of Orthopaedics
Northeast Ohio Medical University
Akron General Medical Center
Akron, Ohio

Eddie Y. Lo, MD
Orthopedic Surgeon
Saint Francis Memorial Hospital
San Francisco, California

Bryan J. Loeffler, MD
OrthoCarolina
Hand Center-Charlotte
Charlotte, North Carolina

David M. Lutton, MD
Orthopaedic Surgeon
Washington Circle Orthopaedic
Associates, P.C.
Washington, DC

T. Sean Lynch, MD
Assistant Professor
Center of Shoulder, Elbow and Sports
Medicine
Department of Orthopaedic Surgery
Columbia University Medical Center
New York, New York

Pierre Mansat, MD, PhD
Professor of Orthopedics
Toulouse Medical School
University Hospital of Toulouse
Department of Orthopedics and
Traumatology
Pierre Paul Riquet Hospital
Toulouse, France

Elizabeth Matzkin, MD
Assistant Professor
Department of Orthopaedic Surgery
Harvard Medical School
Chief of Women's Sports Medicine
Department of Orthopaedics
Brigham and Women's Hospital
Boston, Massachusetts

Augustus D. Mazzocca, MS, MD
Director
New England Musculoskeletal Institute
Professor and Chairman
Department of Orthopaedic Surgery
University of Connecticut Health
Center
Farmington, Connecticut

Jesse A. McCarron, MD
Chief, Orthopaedic Surgery Section
Veteran Affairs Medical Center,
Portland Division
Assistant Professor
Orthopaedic Surgery Department
Oregon Health & Science University
Portland, Oregon

Michael D. McKee, MD, FRCS(c)
Professor
Upper Extremity Reconstructive
Service
Department of Surgery
Division of Orthopaedics
St. Michael's Hospital and the
University of Toronto
Toronto, Ontario, Canada

Chris Mellano, MD
Clinical Fellow
Department of Sports Medicine
Rush University Medical Center
Chicago, Illinois

Mark A. Mighell, MD
Instructor of Surgery
Uniformed School of Health Sciences
Bethesda, Maryland
Associate Professor
Department of Orthopaedic Surgery
University of South Florida
Florida Orthopaedic Institute
Tampa, Florida

Lindsay R. Miller, MPH
Research Assistant
Department of Orthopedics
Brigham and Women's Hospital
Boston, Massachusetts

Peter J. Millett, MD, MSc
Director of Shoulder Surgery
Shoulder, Knee, Elbow and Sports
Medicine
Orthopaedic Surgery
The Steadman Clinic
Steadman Philippon Research Institute
Vail, Colorado

Steven Milos, MD
Department of Orthopaedics
Swedish American Hospital
Rockford, Illinois

Anthony Miniaci, MD, FRCSC
Professor of Surgery
Cleveland Clinic Lerner College of

Medicine
Director, Case Western Reserve University Center
Head, Sports Medicine
Cleveland Clinic Sports Health Center
Orthopaedic and Rheumatologic Institute
Garfield Heights, Ohio

Bernard F. Morrey, MD
Professor and Emeritus Chair
Department of Orthopedic Surgery
Mayo Clinic
Rochester, Minnesota
Professor of Orthopedics
The University of Texas Health Science Center at San Antonio
San Antonio, Texas

Mark Morrey, MD
Orthopedic Surgeon
Department of Orthopedic Surgery
Mayo Clinic
Rochester, Minnesota

Colin P. Murphy
University of Florida
Gainesville, Florida

Kevin P. Murphy, MD
Heekin Orthopedic Specialists
Private Practice
Jacksonville, Florida

Anand M. Murthi, MD
Chief, Shoulder and Elbow Surgery
Attending Orthopaedic Surgeon
Department of Orthopaedics & Sports Medicine
MedStar Union Memorial Hospital
Baltimore, Maryland

Sameer Nagda, MD
Assistant Professor of Clinical Orthopaedic Surgery
Georgetown University School of Medicine
Washington, DC
Sports Medicine and Shoulder Specialist
The Anderson Orthopaedic Clinic
Arlington, Virginia

Surena Namdari, MD, MSc
Assistant Professor of Orthopedic Surgery
Rothman Institute
Thomas Jefferson University Hospital
Philadelphia, Pennsylvania

Andrew S. Neviaser, MD
Assistant Professor of Orthopaedic Surgery
Department of Orthopaedic Surgery
George Washington University School of Medicine and Health Sciences
Washington, District of Columbia

Robert J. Neviaser, MD
Professor and Chairman
Department of Orthopaedic Surgery
George Washington University School of Medicine and Health Sciences
Washington, District of Columbia

Jeffrey S. Noble, MD
Professor of Orthopaedics
Crystal Clinic Orthopaedic Center
Akron, Ohio

Matthew B. Noble, BS
Research Assistant
Department of Orthopedics
Crystal Clinic Orthopaedic Center
Akron, Ohio

Matt Noyes, MD, PT
Shoulder/Elbow Service
Department of Orthopaedic Surgery
Western Reserve Hospital
Cuyahoga Falls, Ohio

Michael J. O'Brien, MD
Assistant Professor
Department of Orthopaedics
Tulane University School of Medicine
New Orleans, Louisiana

Brett D. Owens, MD
Professor
Uniformed Services University Faculty
Warren Alpert Medical School of Brown University
Providence, Rhode Island

Loukia K. Papatheodorou, MD, PhD
Orthopaedic Surgeon
University of Pittsburgh Medical Center
Orthopaedic Specialists - UPMC
Pittsburgh, Pennsylvania

Anthony Parrino, MD
Resident
Department of Orthopaedic Surgery
University of Connecticut
Farmington, Connecticut

Andrew Pastor, MD
Shoulder and Elbow Fellow
Department of Orthopaedic Surgery
University of Washington
Seattle, Washington

Bradford O. Parsons, MD
Associate Professor
Department of Orthopaedics
Mount Sinai Hospital
New York, New York

Ronak M. Patel, MD
Orthopaedic Surgeon
Hinsdale Orthopedics
Hinsdale, Illinois

E. Scott Paxton, MD
Assistant Professor of Orthopaedic Surgery
Division of Shoulder and Elbow Surgery
Warren Alpert Medical School of Brown University
Providence, Rhode Island

Alexander H. Payatakes, MD
Assistant Professor

Penn State Hershey Bone and Joint Institute
Hershey, Pennsylvania

Sebastian C. Peers, MD
Orthopedic Fellow
Cleveland Clinic
Cleveland, Ohio

Matthew D. Pepe, MD
Assistant Professor of Orthopaedic Surgery
Thomas Jefferson University Hospital
Rothman Institute
Philadelphia, Pennsylvania

Matthew L. Ramsey, MD
Professor and Vice Chairman of Orthopaedic Surgery
Sidney Kimmel College of Medicine at Thomas Jefferson University
Chief, Shoulder and Elbow Service
Rothman Institute
Philadelphia, Pennsylvania

Saqib Rehman, MD
Associate Professor of Orthopaedic Surgery
Director of Orthopaedic Trauma
Department of Orthopaedic Surgery
Temple University School of Medicine
Philadelphia, Pennsylvania

Robin R. Richards, MD
Professor
Department of Surgery
University of Toronto
Medical Director
WSIB Shoulder and Elbow Clinic, Orthopaedic and Arthritic Institute
Toronto, Ontario, Canada

David Ring, MD, PhD
Chief of Hand Surgery
Massachusetts General Hospital
Professor of Orthopaedic Surgery
Harvard Medical School
Boston, Massachusetts

Michael Rivlin, MD
Orthopaedic Surgeon
Department of Orthopaedic Surgery
Thomas Jefferson University Hospital
Rothman Institute
Philadelphia, Pennsylvania

Charles A. Rockwood, MD
Professor and Chairman Emeritus of Orthopaedics
The University of Texas Health Science Center at San Antonio
San Antonio, Texas

Anthony A. Romeo, MD
Professor
Department of Orthopedic Surgery
Program Director
Shoulder and Elbow Fellowship
Section Head, Shoulder and Elbow Surgery
Division of Sports Medicine
Rush University Medical Center
Team Physician, Chicago White Sox and Bulls
Chief Medical Editor, *Orthopedics Today*
Chicago, Illinois

Yishai Rosenblatt, MD
Head of the Elbow Service
The Unit of Hand Surgery, Division of Orthopaedic Surgery
Tel-Aviv Sourasky Medical Center
Tel Aviv, Israel

J. R. Rudzki, MD
Clinical Associate Professor of Orthopaedic Surgery
Department of Orthopaedic Surgery
The George Washington University School of Medicine
Washington, District of Columbia

Marc Safran, MD
Professor
Department of Orthopaedic Surgery
Stanford University
Redwood City, California

Joaquin Sanchez-Sotelo, MD, PhD
Consultant and Professor of Orthopedic Surgery
Director, Shoulder and Elbow Fellowship
Vice Chair, Adult Reconstruction
Mayo Clinic
Rochester, Minnesota

Vikram Sathyendra, MD
Orthopaedic Surgeon
Steel Valley Orthopaedics and Sports Medicine
Jefferson Hills, Pennsylvania

Felix H. Savoie III, MD
Professor of Clinical Orthopaedics and Vice Chairman
Department of Orthopaedic Surgery
Chief of Sports Medicine
Tulane University School of Medicine
New Orleans, Louisiana

Benjamin S. Shaffer, MD
Associate Clinical Professor
Department of Orthopaedics
Georgetown University MedStar Hospital
Attending Physician
Department of Orthopaedics
Johns Hopkins Sibley Memorial Hospital
Washington, District of Columbia

Jason J. Shin, MD
Division of Sports Medicine
Department of Orthopedic Surgery
Rush University Medical Center
Chicago, Illinois

Ryan W. Simovitch, MD
Affiliate Assistant Professor
Department of Surgery
University of Miami Miller School of Medicine
Miami, Florida
President
Palm Beach Orthopaedic Institute
Palm Beach Gardens, Florida

Harris S. Slone, MD
Assistant Professor
Department of Orthopaedic Surgery
Medical University of South Carolina
Charleston, South Carolina

Dean G. Sotereanos, MD
Clinical Professor of Orthopaedic Surgery
University of Pittsburgh School of Medicine
Orthopaedic Specialists - UPMC
Pittsburgh, Pennsylvania

Edwin E. Spencer, Jr., MD
Attending Surgeon
Shoulder and Elbow Center
Knoxville Orthopaedic Clinic
Knoxville, Tennessee

Brandon M. Steen, MD
Orthopaedic Surgeon
Florida Orthopaedic Associates
DeLand, Florida

Scott P. Steinmann, MD
Professor of Orthopedic Surgery
Mayo Clinic
Rochester, Minnesota

Scott P. Stephens, MD
Orthopedic Surgeon
Fondren Orthopedic Group
Houston, Texas

Gregory A. Tayrose, MD
Greensboro Orthopaedics
Greensboro, North Carolina

Annemarie K. Tilton
Research Fellow for Dr. Brian J. Cole, MD, MBA
Department of Orthopedic Surgery
Rush University Medical Center
Chicago, Illinois

Fotios P. Tjoumakaris, MD
Assistant Professor of Orthopaedic Surgery
Jefferson Medical College
Rothman Institute Orthopaedics
Egg Harbor Township, New Jersey

Stephen Torres, MD
Resident
Department of Orthopaedics
Perelman School of Medicine at the University of Pennsylvania
Philadelphia, Pennsylvania

Bradford S. Tucker, MD
Clinical Instructor
Thomas Jefferson University Hospital
Rothman Institute
Philadelphia, Pennsylvania

Christian J.H. Veillette, MD, MSc, FRCSC
Assistant Professor
University of Toronto
Shoulder and Elbow Reconstructive Surgery
Toronto Western Hospital/University Health Network
University of Toronto Orthopaedic Sports
Medicine Program
Women's College Hospital
Toronto, Ontario, Canada

Nikhil N. Verma, MD
Associate Professor
Department of Orthopedics
Section of Sports Medicine
Midwest Orthopaedics at Rush
Rush University Medical Center
Chicago, Illinois

Mandeep S. Virk, MD
Orthopaedic Resident
Department of Orthopaedics
University of Connecticut Health Center
Farmington, Connecticut

Winston J. Warme, MD
Chief
Shoulder and Elbow Surgery
Director
Shoulder and Elbow Fellowship
Associate Professor
Department of Orthopaedics and Sports Medicine
University of Washington Medical Center
Seattle, Washington

Jon J. P. Warner, MD
Professor of Orthopaedic Surgery
Partner's Health Care System
Co-Chief of the Boston Shoulder Institute
Massachusetts General Hospital
Boston, Massachusetts

Ryan J. Warth, MD
Research Physician
Center for Outcomes-Based Orthopaedic Research
Steadman Philippon Research Institute
Vail, Colorado

David N. Wasserstein, MD, MSc, FRCSC
Assistant Professor
University of Toronto Orthopaedic Sports Medicine
Sunnybrook Health Sciences Centre
Toronto, Ontario, Canada

Brian C. Werner, MD
Department of Orthopaedic Surgery
University of Virginia
Charlottesville, Virginia

Brent B. Wiesel, MD
Associate Professor of Orthopaedic Surgery
Georgetown University School of Medicine
Chief, Shoulder Service
MedStar Georgetown University Hospital
Washington, District of Columbia

Gerald R. Williams, Jr., MD
John M. Fenlin, Jr., MD Professor of

Shoulder and Elbow Surgery
Department of Orthopaedic Surgery
Rothman Institute
Sidney Kimmel Medical College at
Thomas Jefferson University
Philadelphia, Pennsylvania

Michael A. Wirth, MD
Professor
Department of Orthopaedics
The University of Texas Health
Science Center at San Antonio
San Antonio, Texas

Thomas H. Wuerz, MD, MSc
Sports Medicine Fellow
Rush University Medical Center
Chicago, Illinois

Robert W. Wysocki, MD
Assistant Professor
Department of Orthopedic Surgery
Rush University Medical Center
Chicago, Illinois

Ken Yamaguchi, MD
Professor of Orthopaedic Surgery
Sam and Marilyn Fox Distinguished
Professor of Orthopaedic Surgery
Chief of Shoulder and Elbow Service
Washington University School of
Medicine
St. Louis, Missouri

中文版前言

《WIESEL骨科手术学》是一部比肩世界骨科学巨著《坎贝尔骨科学》的扛鼎之作，在国内外都有巨大的影响力。2010年前后，上海科学技术出版社引进《WIESEL骨科手术学》英文版第一版，我组织我科有经验的专家和骨干医生，开始了该书的翻译工作。2013年该书中文版在大陆地区出版和发行，受到国内广大骨科医生的欢迎，已成为骨科医生最重要的手术学参考工具书之一。我自己也将该书作为案头书，遇到有困惑的手术，就翻开看一看，我感觉该书的实用性与其他骨科学术著作相比有明显优势。

近十年是中国骨科学发展最迅猛的时期，一大批年轻骨科医生在实践中成长，技术水平有非常大的提高，一些亚专业技术也逐渐发展至国际领先水平。然而也必须看到，我国骨科的临床水平还存在着巨大的不平衡，各级医院临床医生的技术能力还有较大差距，所以在学习国际先进技术的同时，加强临床规范，依然任重道远。

正如Sam W. Wiesel教授所言，每位手术者计划开展一项手术时，都需思考三个主要问题：为何要做该手术？何时是最佳手术时机？采用哪些手术技巧比较合适？作为一位从事骨科专业学术研究和临床工作三十多年的老医生，我依然在临床一线耕耘，能够充分理解学无止境的道理，每次手术对我来说都是一次学习之旅。面对患者，我们必须认真思考：需要手术治疗吗？采用哪些手术方法或技巧更合适呢？

在当前，如何把握手术指征、减少非必要手术，是我们需要直面和解决的问题。同时，不断提升手术的精确性，提高手术的技巧，让手术更加完美，这也是骨科医生追求的目标。

希望该套书中文版的出版，能助力提高中国骨科医生技术水平。也希望中国骨科医生研发新技术，为骨科事业的发展提供中国的解决方案。

张长青

2021年8月

英文版前言（第二版）

修订 *Operative Techniques in Orthopaedic Surgery* 的宗旨一如既往：希望能够紧密结合临床，深度呈现“如何做好”骨科手术的步骤与各项细节。

尽管外科医生知道“为什么”和“何时”做手术，但本书中每个手术章节的前面，都对此有提纲挈领的阐述。

第二版九个分册的内容和图表都经仔细审阅并更新过。每个分册主编添加了一些手术章节，且内容更加侧重于手术操作，更便于获取和检索。

每位分册主编和章节编者都是其所在学术领域的知名专家，他们不惜耗费大量的时间和精力编写本书。我为能和这些了不起的专家共事而备受鼓舞，并为能参与这项有意义的工作而感到荣幸之至。

我还要感谢Wolters Kluwer出版公司的所有员工。Dave Murphy对初版和新版都提出了很多中肯的建议，让我获益匪浅。我同时还要感谢Bob Hurley，他是本书第一版的大力推动者，对本书再版依然给予了大力支持。

最后，特别感谢Brian Brown，本套书新任的文字编辑，非常有幸能和他共事，本书的出版离不开他出色的工作。

Sam W. Wiesel，MD

2015年2月2日

英文版前言（第一版）

每位手术者在计划进行手术时，都必然要思考三个主要的问题：为何要做这个手术（目的），根据疾病的进程何时最适合手术（时机），以及要采用哪些手术技术（技巧）。本书以一种细致和分步讲述的风格，详细介绍了绝大多数骨科手术的具体技巧。至于手术的目的和时机，在每一种手术的开篇部分以提要的形式进行简述。当然，所有手术者都应充分理解有关手术目的和时机的基本原则，并针对具体的病例选择恰当的手术。本书的重点是回顾和阐明所要开展的手术的具体步骤。

《WIESEL骨科手术学》有别于其他学术专著的特点在于让人一目了然，每种手术既以系统的统一格式进行描述，又充分体现每位作者的原创性和特色。一旦开卷，读者可以尽览各种手术的各个重要步骤。

本书共分为九个部分：运动医学，骨盆与下肢创伤，成人重建外科，小儿骨科，骨肿瘤外科，手、腕和前臂，肩肘外科，足踝外科，以及脊柱外科。每个部分均由本专业学科领域享有盛誉且临床经验丰富的专家负责编纂。他们力邀学界精英参与每一章的编写并负责最终的审校，为此耗费了巨大心力。我一直为身处如此完美和才华横溢的团队中而备受鼓舞，并为能参与如此有益的工作而深感荣幸。

最后，我想感谢为本书的出版作出卓越贡献的每个人。特别感谢Dovetail Content Solutions公司的Grace Caputo以及Lippincott Williams & Wilkins公司的Dave Murphy和Eileen Wolfberg，感谢他们在本书成书过程中的无私参与和帮助指导。最后要感谢Lippincott Williams & Wilkins公司的Bob Hurley，他富有效率的工作使本书原稿定稿后得以在第一时间出版发行。

Sam W. Wiesel，MD

2010年1月1日

目　录

第5篇 肱骨和肩胛骨骨折 HUMERAL AND SCAPULAR FRACTURES

第6篇 盂肱关节炎 GLENOHUMERAL ARTHRITIS

第9篇 肘部肌腱病 TENDON DISORDERS OF THE ELBOW

第10篇 肘部僵硬 ELBOW STIFFNESS

第11篇 肘关节不稳 ELBOW INSTABILITY

第12篇 肘部骨折 ELBOW FRACTURES

第13篇 肘关节炎 ELBOW ARTHRITIS

第1章　肩关节和肘关节的解剖
Anatomy of the Shoulder and Elbow

Jonathan Barlow, Matthew L. Ramsey, Gerald R. Williams, Jr., and Joseph A. Abboud

肩关节和肘关节手术概述

- 为了诊断和治疗肩关节及肘关节的疾病，就要充分熟悉理解这两个部位的解剖以及由此所产生的功能。
- 没有特定的界限来划分肩及肘的区域，上臂的疼痛可能来源于颈、肩以及上臂本身的问题。患者很少能指出肘或者前臂限定区域的疼痛，所以对于上臂，任何存在疑问的疼痛原因都应该从颈部检查到手指。
- 上臂的功能在于控制以及移动手的空间位置，整个上肢靠胸锁关节与躯干相连。除此之外受软组织(肌肉及筋膜)作用，上臂可以从颈部到躯干部范围内悬空或是快速伸展。
    - 上臂通过扁平的肩胛骨体与后侧胸廓之间形成一种平衡的杠杆关系。
    - 肘关节与肩关节不同，是一个高度复杂的铰链式关节，通过其骨性结构实现其内生稳定性，控制着手的空间位置，是手与躯干之最为重要的关节之一。
- 不断发展着的病理解剖学和生物力学知识引导着具有创新意义的外科新技术和新设备的发展，从而促进对一些疾病进行更有效的治疗。
    - 尤其是关节镜技术，显著地提高了我们对肩部及肘部的手术治疗水平，减少了并发症。在运动医学分册将描述肩肘疾病关节镜的处理。
- 手术的本质在于重建受损及病灶组织的同时尽可能减少破坏。所有的上肢手术，包括肩部及肘部的手术，都需要相当的手术技巧。对于解剖的认识程度决定了手术的精确性及安全性，任何关节手术的入路都基于此，并需要特别注意神经界面这一概念。只有精确掌握了解剖及各种肩部及肘部手术入路，才能做到游刃有余地完成关节损伤或关节病变的修复或重建。

肩部解剖

- 肩关节是人体各个关节中活动度最大的关节，同时也最容易发生脱位。
- 盂肱关节、肩锁关节、胸锁关节一起构成了人体上活动度最大的关节。
- 后两个关节被筋膜组织连接于肩胛骨及胸骨之间，统称为肩胛胸关节。

骨

锁骨

- 从前后相看，锁骨是一根直的骨骼，而从水平面观，锁骨更像是斜体的英文字母“S”(图1)。
- 锁骨上有3处韧带连接处的骨性切迹。
    - 第1处是内侧的肋锁韧带连接处，凹痕时成菱形窝结构。
    - 第2处是在锁骨外侧末端的圆锥形小突起。
    - 第3处是紧贴外侧小突起的斜四边形的一个小突起。
- 斜方肌止于锁骨远端的后上方，锁骨下肌止于锁骨下方的中1/3区域。
- 锁骨是肌肉附着的部位，是肩胛带的支柱。
    - 尽管历史文献主要讨论锁骨作为肌肉附着的部位，但最近的研究，特别是关于移位的锁骨骨折，已经证实锁骨作为肩胛带支撑的重要结构功能，保持着肩胛胸关节和盂肱关节的空间位置。
- 起自锁骨的肌肉有4块：三角肌、胸大肌、胸锁乳突肌和胸骨舌骨肌。
- 锁骨附近重要的组织有锁骨下动静脉及锁骨后方的臂丛。

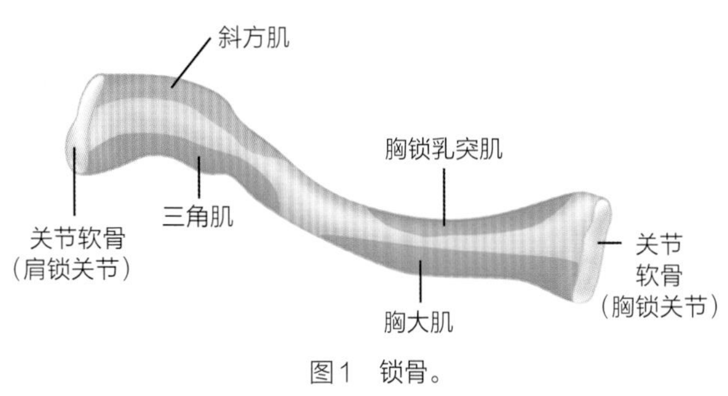

图1　锁骨。

肩胛骨

- 这是一块薄层骨，其主要作用是提供肌肉的附着（图2A）。
- 上角和下角处骨板较厚，有一些力量较大的肌肉附着。
- 喙突、肩胛冈、肩峰和关节盂在形成的过程中也同样增厚。
- 喙突起自肩胛盂及颈的上方，向前并向外侧延伸形成钩状。
  - 喙突的作用是作为肱二头肌短头及喙肱韧带的起点。
  - 同时喙突也是胸小肌、喙肩韧带、喙肱韧带及喙锁韧带的止点。

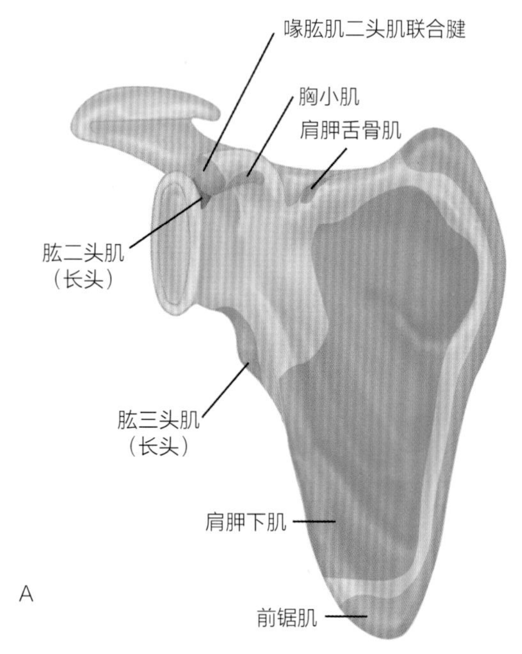

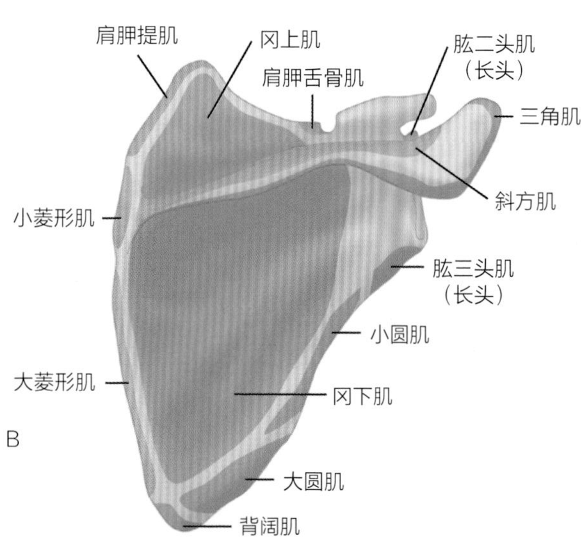

图2　A. 肩胛骨。B. 肩胛骨冈上窝及冈下窝。

- 肩胛冈是斜方肌的止点，同时也是三角肌后侧肌束的起点。
  - 同时与前外侧的肩峰一起对三角肌形成一个杠杆结构。
- 肩胛冈将肩胛骨的后方分成了冈上窝及冈下窝（图2B）。
- 肩峰的病变及肩袖损伤常常与肩峰的结构有关。
  - Bigliani 和 Morrison[1] 根据形态学的不同将肩峰分为3种类型（图3）。
  - 在冈上肌出口位上，Ⅰ型的表面最为扁平，而Ⅲ型的表面则有个钩形结构，大量的尸检解剖表明肩袖损伤的患者中相当一部分是Ⅲ型肩峰。
- 肩盂关节面与肩胛骨铅垂线有10°夹角，平均后倾角为6°。
  - 关节面的下部比上部更为前倾。
- 三处突起：肩胛冈、喙突、肩关节盂形成了肩胛骨的两条切迹。
  - 肩胛上切迹由喙突的基底部所形成。
  - 肩胛盂及肩胛冈之间的基底部形成了肩胛骨上最大的切迹。
- 起自肩胛骨主要的韧带有：
  - 喙锁韧带。
  - 喙肩韧带。
  - 肩锁韧带。
  - 盂肱韧带。
  - 喙肱韧带。
- 血供：肩胛骨的血供主要来自附着在肩胛骨上的肌肉穿支。
  - 血管直接穿入肩胛骨提供血液。

肱骨

- 肩关节的肱骨关节面为球体结构，曲率半径为2.25 cm。
- 上臂位于中立位（肱骨髁处于冠状面时），肱骨头有30°左右的后倾角（正常值的范围较大）。
- 结节间沟位于肱骨中线外侧1 cm的位置（图4）。

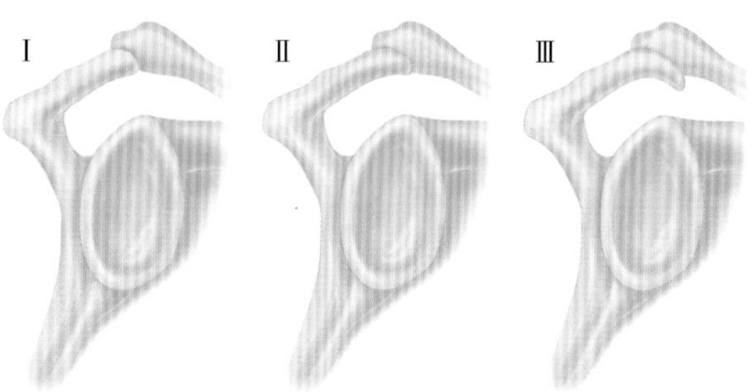

图3　肩峰的形态学分类。

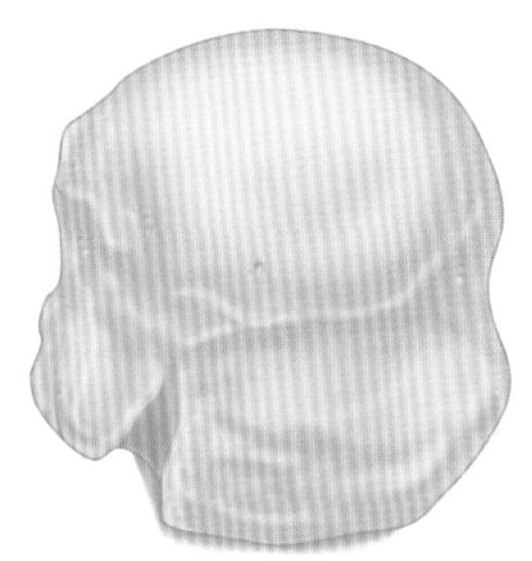

图4　肱骨头。

- 肱骨头的轴线通过大结节，位于肱二头肌肌间沟的后方约9 mm处。
- 肱骨小结节位于肱骨前方，肱骨大结节位于外侧。
  - 肩胛下肌止于肱骨小结节。
  - 冈上肌、冈下肌、小圆肌自上至下分别止于肱骨大结节。
- 肱二头肌的长头跨过关节盂从肱骨结节间沟通过。
  - 结节间沟的表面有一层强有力的韧带环绕，称为结节间沟韧带或肱骨横韧带。
- 在冠状面上，肱骨头与肱骨干之间成135°角。
- 在肩关节软骨面和肌腱韧带附着处的移行区域称为肱骨的解剖颈。
- 在肱骨的大小结节水平下有一段较狭窄的区域，称为肱骨的外科颈。临床上这一区域经常发生骨折。
  - 历史上，肱骨头血供曾被认为是主要由旋肱前动脉的上升支支配，沿肱二头肌沟。然而，最近的研究表明旋肱后动脉是重要分支，注入肱骨头。

胸锁关节

- 这是上肢骨与躯干骨的唯一连结处。

韧带

- 胸锁关节的主要连接韧带是前胸锁韧带及后胸锁韧带。
- 其中后胸锁韧带的力量最强，也最重要。

血供

- 胸锁关节的血供来自胸肩峰动脉的锁骨支以及内乳动脉与肩胛上动脉的属支。

神经支配

- 受锁骨下神经支配，并与一部分伴行于肩胛上动脉的内侧神经共同支配。

肩锁关节

- 锁骨与肩胛骨之间唯一的骨性连结。

韧带

- 肩锁关节周围韧带包括肩锁关节上韧带和下韧带，以及喙锁韧带（斜方韧带和锥状韧带）（图5）。
  - 肩锁关节前后方向上的稳定主要靠肩锁韧带的作用，而垂直方向上的稳定主要靠喙锁韧带的作用。

血供

- 主要来自肩峰动脉，属于胸肩峰动脉的三角肌分支。
  - 胸肩峰动脉、肩胛上动脉、旋肱后动脉之间有丰富的吻合支。
- 肩峰动脉来自胸肩峰动脉，走行于胸锁筋膜前方，向后穿过胸锁筋膜为肩锁关节提供血液营养。

神经支配

- 由外侧的胸肌支神经、腋神经以及肩胛上神经共同支配。

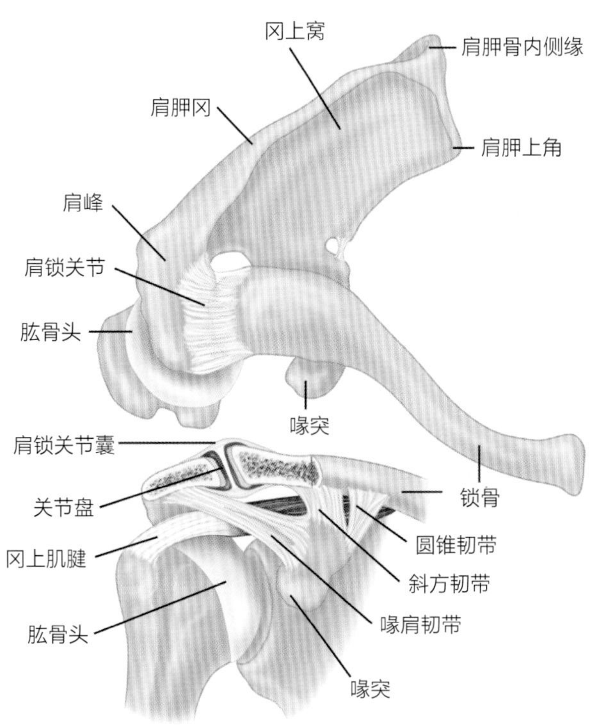

图5　肩锁关节。

肩关节韧带：关节囊韧带复合体及关节盂唇的解剖

盂肱上韧带

- 起于肱二头肌长头起点附近。
- 将关节盂以钟盘标记，12点为上方，3点为关节盂前方的话，盂肱上韧带（SGHL）起点就位于12点到2点的位置（图6）。
- 盂肱上韧带向下向外侧走行，止于肱骨小结节上方。

盂肱中韧带

- 起自肩胛盂颈部盂肱上韧带的下方，止于肱骨小结节的内侧。当它穿过肩胛下肌的上边界，在90°角时，关节镜下可以容易辨认出来。
- 在肩关节的韧带中盂肱中韧带（MGHL）的变异率最高。

盂肱下韧带

- 是维持肩关节前后向稳定性最重要的韧带。
- 盂肱下韧带（IGHL）的结构就好比是一个前后方向上的“绷带”，将腋窝紧紧地包绕住。
  - 在外展外旋位时，韧带前束呈扇形打开，而韧带后束则形成束带状。
  - 同样地，在内收内旋时，韧带前束呈束带状，而韧带后束呈扇形打开。
- 盂肱下韧带前束起自关节盂的2点到4点位置。
  - 盂肱下韧带前束有两处起点，一处起自关节盂唇，另一处起自关节盂颈部的前方。

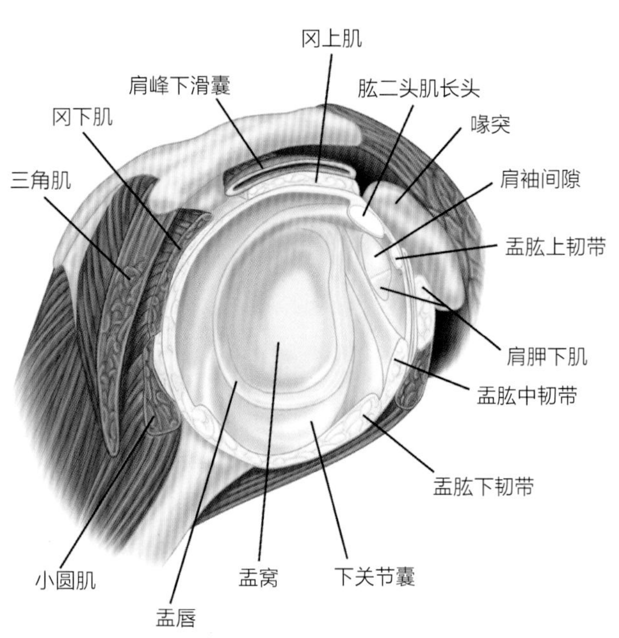

图6 肩关节的各个韧带。

- 盂肱下韧带后束起自关节盂的7点到9点位置。
- 盂肱韧带前束和后束形成90°角后，止于其自身同一侧的肱骨表面。

盂唇

- 是肩关节盂的延伸，同时也与关节囊韧带复合体相连接。
- 由致密的纤维结缔组织构成。其中有一小段纤维软骨组织结构的过渡区域，位于骨性肩盂的前下缘附着部。
- 盂唇起到了承受肱骨头力量的作用，同时也增加了关节盂的表面范围及深度。
- Howell和Gelinat[2]的研究表明，盂唇可以使关节盂窝加深50%左右。
- Lippitt和他的同事研究发现[3]，切除盂唇后，关节盂对抗剪切应力的能力将减少20%。
  - 同时盂唇的三角形交错结构也使其有效地防止了关节半脱位的发生。

肩胛–胸廓肌肉

斜方肌

- 最大及最表浅的肩胛–胸廓肌。
- 起自C7～T12椎体棘突。
- 斜方肌上束止于锁骨的外侧1/3。
- 斜方肌中束止于肩峰及肩胛冈位置。
- 斜方肌下束止于肩胛冈基底。
- 斜方肌的主要作用是内收肩胛骨，其上束主要用来提升肩胛骨外角。
- 脊神经的外角神经纤维控制其运动功能。
- 颈横动脉是其血供来源。

菱形肌

- 作用与斜方肌中束相似，起于项韧带的下部。小菱形肌起自C7～T1椎体，大菱形肌起自T2～T5椎体。
- 小菱形肌止于肩胛冈内侧的后方。
- 大菱形肌止于肩胛骨后内侧，包绕住肩胛下角。
- 菱形肌的主要作用是内收肩胛骨，由于肌束呈斜向，所以同时也参与抬高肩胛骨的动作。
- 受肩胛背神经（C5）支配，同时也受锁骨下神经及胸长神经（C5）支配。
- 肩胛背侧动脉从深层提供肌肉血供。

肩胛提肌和前锯肌

- 因其相互毗邻且功能相似，所以这两块肌肉常被共同提及。

- 肩胛提肌起源于C1～C3椎体横突的后方结节，有时也起自C4椎体横突的后方结节。
  - 止于肩胛上角。
  - 作用是提升肩胛上角。
  - 与前锯肌共同作用，上提旋转肩胛骨。
  - 受C3、C4神经深支支配。
- 前锯肌起自胸廓肋骨的前外侧表面。
  - 内侧连接于肋骨及肋间肌，外侧连接于腋窝。
  - 与肩胛骨相连，参与上提及旋转肩胛骨的作用。
  - 更多的时候是做前屈活动而非外展，因为标准外展动作需要肩胛骨内收。
  - 在前锯肌功能丧失时，会形成“翼状”畸形。
  - 由胸长神经（C5～C7）支配。
  - 由胸壁外侧动脉提供血供。

胸小肌

- 起自前胸壁，第2～5肋骨表面，止于喙突基底内侧部分。
- 功能是肩胛骨的前伸、下压及旋内作用。
- 受C8～T1胸内侧神经支支配。
- 胸肩峰动脉胸支为其提供血供。

肩盂-肱骨肌肉

三角肌

- 最大和最重要的盂肱关节的肌肉，由三部分组成：
  - 前侧束三角肌起自锁骨外侧1/3，中间束起自肩峰，后侧束起自肩胛冈（图7）。
- 三角肌受腋神经支配（C5、C6），腋神经从肩关节后方通过四边孔穿过，进而穿过小圆肌后支配三角肌。
  - 腋神经穿入三角肌后1/3的位置距离四边孔的出口位置相当接近，从后侧束内下方穿入三角肌。
  - 腋神经支配前2/3三角肌的分支则是先上升，然后横行向前走行，位于肩峰边缘下约5 cm处。
- 三角肌的血供来自与腋神经伴行穿过四边孔的旋肱后动脉。
  - 同时也有一部分血供来自胸肩峰动脉的三角肌支。

冈上肌

- 附着于肩胛骨的上方区域。
- 起自冈上窝，止于肱骨大结节。
- 肌腱止点常位于冈下肌止点后方。

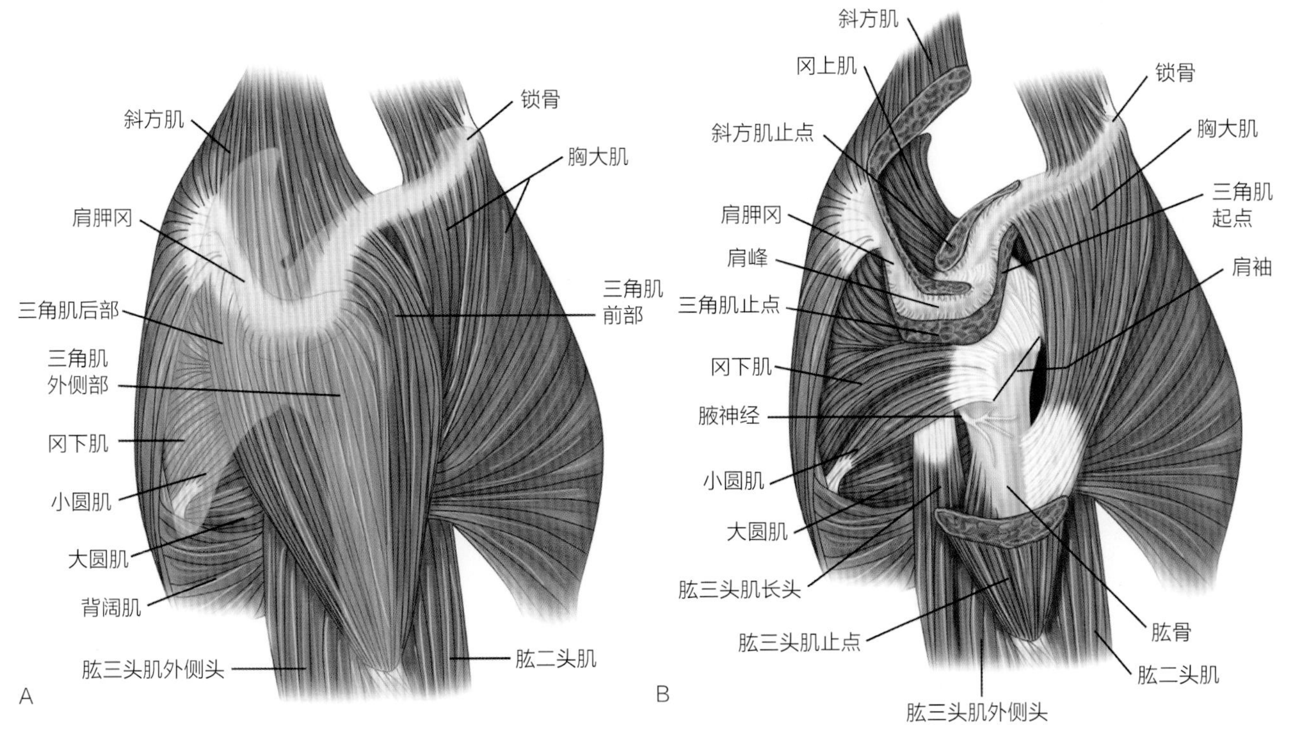

图7　A、B. 肩盂-肱骨肌肉。

- 冈上肌参与了包括上提肩关节在内的各个方向的活动。
- 在上提肩关节30°的位置时，冈上肌受的负荷最大。
- 受肩胛上神经（C5、C6）支配。
- 肩胛上动脉提供血供。
- 肩胛上神经穿过肩胛上切迹，走行于肩胛横韧带的下方。
    - 肩胛上动脉走行于此韧带上方。
- 肩胛上血管和神经营养支配了冈上肌深面的肌肉。

冈下肌

- 为组成肩袖的肌肉中活动度第二大的肌肉。
- 冈上肌在其前上方，小圆肌在其下方，它们共同止于肱骨大结节。
- 是两块最重要的肱骨外旋肌之一，承担了60%的肱骨外旋力。
- 同时也起到向下压制肱骨头的作用。
- 保护肩关节，是防止后脱位的重要稳定结构。
- 由肩胛上神经支配。
- 由肩胛上动脉的两条巨大分支提供血供。

小圆肌

- 为几块外旋肌之一。
- 可承担多达45%的肱骨外旋力。
- 受腋神经后支（C5、C6）支配。
- 血供由该区域多条血管提供，主要来自旋肱后动脉。

肩胛下肌

- 参与组成肩袖前方。
- 起自肩胛下窝，覆盖肩胛骨前侧表面。
- 60%的上侧束肌支止于肱骨小结节，另外40%的下侧束肌支止于肱骨小结节下方肱骨头颈交界区域。
- 功能是内旋肱骨，防止肩关节的前脱位，向下牵拉肱骨头。
- 受两处神经支配：
    - 受肩胛下神经上束（C5）和肩胛下神经下束（C5、C6）支配。
    - 受臂丛后束发出的肩胛下神经上束支配。
- 腋动脉和肩胛下动脉提供血供。

大圆肌

- 起自肩胛骨后方的下外侧缘。
- 与背阔肌肌束一起止于肱骨上肱二头肌肌间沟的内唇。
- 背阔肌与大圆肌的肌束都有一个180°的旋转，所以大圆肌原先后侧深部的肌束事实上走行于大圆肌前侧的表面。
- 作用是内收、内旋和伸展上臂。
- 由肩胛下神经下束（C5、C6）支配。
- 肩胛下动脉提供血供。

喙肱肌

- 与肱二头肌短头一同起自喙突，止点是肱骨前内侧的中部。
- 作用是屈曲内收盂肱关节。
- 臂丛的外侧束和肌皮支共同支配喙肱肌。
- 支配该肌肉的肌皮支穿入肌肉的范围变异很大，为喙突下1.5～8 cm，行手术时必须予以保护。
- 主要血供来自腋动脉。

跨多关节的肌肉

胸大肌

- 由三部分组成：
    - 上面一部分胸大肌起自锁骨内侧半至2/3，止于肱骨肱二头肌肌间沟的外唇。
    - 中间一部分起自胸骨柄和胸骨体上2/3及第2～4肋骨。
        - 止于上面一部分胸大肌止点的后侧，肌肉纤维横行。
    - 下面一部分胸大肌起源于胸骨体远端，第5、6肋骨及腹外斜肌筋膜。
- 活动：
    - 胸大肌锁骨部分与三角肌前群一起参与前屈肩关节，而下部的肌纤维起拮抗作用。
    - 内旋及伸肩关节使之达到中立位。
    - 能强有力地内收盂肱关节。
- 主要由两套神经共同支配：
    - 胸外侧神经（C5～C7）支配胸大肌锁骨部分。
    - 胸内侧神经伴随C7神经纤维支配胸骨部的上半部分。
- 血供也由两套提供：
    - 胸肩峰动脉的三角肌支供应锁骨部分的血供，余下两部分则由胸壁动脉提供。

背阔肌

- 起源于T7～L5椎体后方大片宽广的腱膜，一部分起源于骶骨及髂嵴。
- 包绕大圆肌，止于结节间沟内侧嵴或其底面。

- 功能是内旋、外展肱骨和肩关节伸展，以及通过牵拉肱骨间接地使肩胛骨向下旋转。
- 受胸背神经(C6、C7)支配。
- 主要的血供来自胸背动脉。

肱二头肌

- 肱二头肌在肩关节有两处起源：
  - 长头起源于肩盂上方的盂上结节。
  - 短头起源于喙突尖的外侧。
- 止点也有两处：
  - 外侧止点位于桡骨粗隆后方。
  - 内侧止点移行为前臂掌侧肌的深筋膜。
- 肱二头肌长头损伤会损失20%外旋力，以及8%的屈肘力量。
- 其功能是外旋及屈曲肘关节。
- 主要作用于肘关节而非肩关节。
- 由肌皮神经(C5、C6)支配。
- 血供主要由源于肱动脉的肱二头肌动脉(35%)提供，或很多细小无名动脉(40%)，或上述两者混合型。

肱三头肌

- 长头起自肩盂下方的盂下结节。
- 主要功能是伸展肘关节。
- 由桡神经(C6～C8)支配。
- 血供主要由肱深动脉及尺侧上副动脉提供。

臂丛

- 臂丛通常由C5～C8和T1神经根前支组成，也接受部分C4和T2的纤维(图8)。

臂丛的干、支、束

- 神经根发出神经形成主干：C5、C6神经根发出组成上干；C7形成中干；C8和T1形成下干。
- 神经干又都继续分成前支和后支。
- 3条神经干的后支共同形成后侧束，下干的前支形成内侧束，上干和中干的前支共同形成外侧束。
- 这些神经束同时发出大量的终末支，臂丛内外侧束的内外侧根汇合而成正中神经。
- 臂丛从颈椎发出，通过前中斜角肌肌间隙走行到上臂。
- 锁骨下动脉的走行同样如此。臂丛在穿过锁骨下方之前或之时形成神经束。
- 臂丛神经束在腋窝位置非常靠近腋动脉，根据相对于腋动脉的位置命名为外侧束、后侧束和内侧束。

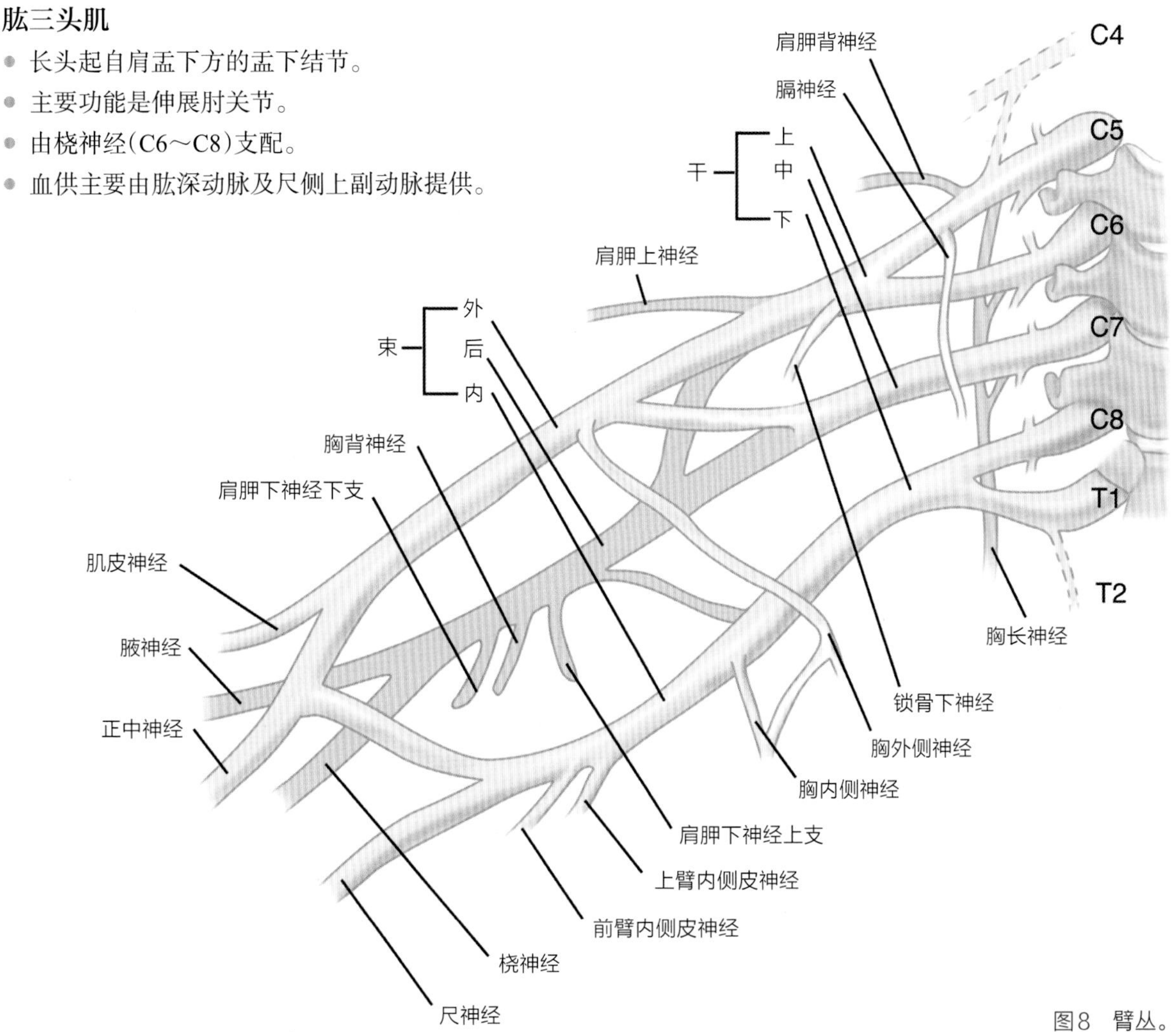

图8　臂丛。

终末神经支

- 臂丛在锁骨上方位置发出一部分终末支。
- 肩胛背神经由C4、C5神经根纤维发出，穿过中斜角肌及肩胛提肌。有时由C4发出的纤维支配后者。
- 肩胛背神经伴行于颈横动脉的深支或肩胛背动脉的分支走行，在菱形肌的深面并支配菱形肌。
- 胸长神经由C5～C7神经根穿过中斜角肌位置组成。
- 肩胛上神经是臂丛中近端排名第二的神经。
  - 由臂丛的上干外上面发出，随即形成Erb点。
- 由臂丛的外侧束形成3条终末神经（包含C5～C7的神经纤维）：
  - 肌皮神经。
  - 胸外侧神经。
  - 正中神经外侧根。
- 臂丛后侧束所形成的神经支配了肩关节的主要肌肉，这些神经包括：
  - 肩胛下神经上支、胸背神经、肩胛下神经、腋神经和桡神经。
- 臂丛内侧束形成5条终末神经：
  - 胸内侧神经、上臂内侧皮神经、前臂内侧皮神经、正中神经内侧根和尺神经。

动脉血供

锁骨下动脉

- 上肢的血供来自锁骨下动脉，锁骨下动脉于第1肋外侧缘移行为腋动脉。
- 锁骨下动脉在穿入前斜角肌的位置形成3个节段。
- 椎动脉是第1个节段的分支，胸廓内动脉和甲状颈干是第2个节段的分支。
- 第3分支一般无分支。
- 肩部手术中常涉及的两根动脉是颈横动脉和肩胛上动脉：
  - 70%来自甲状颈干的分支。
  - 在一些病例中，这两根动脉并不一定来自甲状颈干，有一些直接来自锁骨下动脉。

腋动脉

- 锁骨下动脉移行而成。
- 起自第1肋的外侧缘，在背阔肌的下缘移行成肱动脉。
- 腋动脉传统上被划分成3个节段：
  - 第1节段位于胸小肌的上缘。
  - 第2节段走行于胸小肌的深面。
  - 第3节段位于胸小肌的外侧缘。
- 腋动脉的每一节段都有数量恒定的分支，第1节段有1根分支；第2节段有2根分支；第3节段有3根分支。
  - 第1节段的分支是胸廓上动脉。
  - 第2节段的分支是胸肩峰动脉和胸廓外侧动脉。
  - 第3节段形成3条分支：
    - 最大的一条是肩胛下动脉，也是腋动脉的最大分支。
    - 还有就是旋肱后动脉及旋肱前动脉。
    - 旋肱前动脉是重要的解剖标志，它横向走行于肩胛下肌止点下缘，是肩胛下肌上、下两部分腱性点之间的分界线。

静脉

腋静脉

- 起于背阔肌下缘，承接贵要静脉，走行于第1肋外侧缘，移行为锁骨下静脉。

头静脉

- 上臂的浅表静脉，走行于三角肌胸大肌肌间沟，最终于胸锁筋膜深面汇总入腋静脉。

肘部解剖

骨

肱骨远端

- 肱骨远端有两个髁，形成滑车关节面及肱骨小头关节面，参与构成肘关节（图9A）。

滑车

- 双曲线、滑轮一样的表面与尺骨半月形切迹相关节，关节软骨覆盖超过300°。
- 内侧缘比外侧缘更大，更向远端延伸。
- 内外侧缘被一条从前外向后内侧方向延伸的沟分开。

肱骨小头

- 肱骨小头呈球状，前方覆盖有约2 mm厚的透明软骨。
- 后内侧边缘是一个突出的结节。
- 有一条沟分隔滑车和肱骨小头，在前臂屈曲和旋前、旋后活动时桡骨头的边缘始终与这条沟相对应。

关节面方向

- 从侧位上来看，肱骨关节面的方向和肱骨长轴之间成30°的前倾角（图9B）。

- 从侧位上看以滑车和肱骨小头中心为圆心的圆正好包含肱骨远端及前方的皮质。
- 在横断面上，肱骨肘关节面与其长轴间有5°的内旋，从冠状面上有约6°的外翻角(图9C)。

肱骨髁

- 肱骨内上髁最重要的作用是作为尺侧副韧带及屈肌总腱和旋前圆肌的肌腱起点。
- 肱骨外上髁位于肱骨小头上方，不像内上髁那样突出。
- 肱骨外上髁的不规则平滑表面是外侧副韧带及旋后肌以及伸肌腱起点。

肱骨前方关节面

- 前侧为桡骨关节面和冠突关节面，在屈肘时分别与桡骨头的尺骨冠突相关节。

肱骨后方关节面

- 肱骨后侧关节面为尺骨鹰嘴窝，主要在伸肘活动时承接尺骨鹰嘴(图9D)。

桡骨

- 桡骨近端为桡骨头，与肱骨小头，关节盘中间凹陷承接肱骨小头。
- 透明软骨覆盖桡骨头表面的凹陷处，桡骨头外围环状软骨面与尺骨相关节，构成乙状切迹。
  - 桡骨头周围环绕240°的软骨面，在前臂中立位时，桡骨头前外侧1/3的圆盘面无软骨覆盖。
  - 这部分的桡骨头缺乏软骨下骨，其强度弱于有软骨面覆盖的桡骨头。

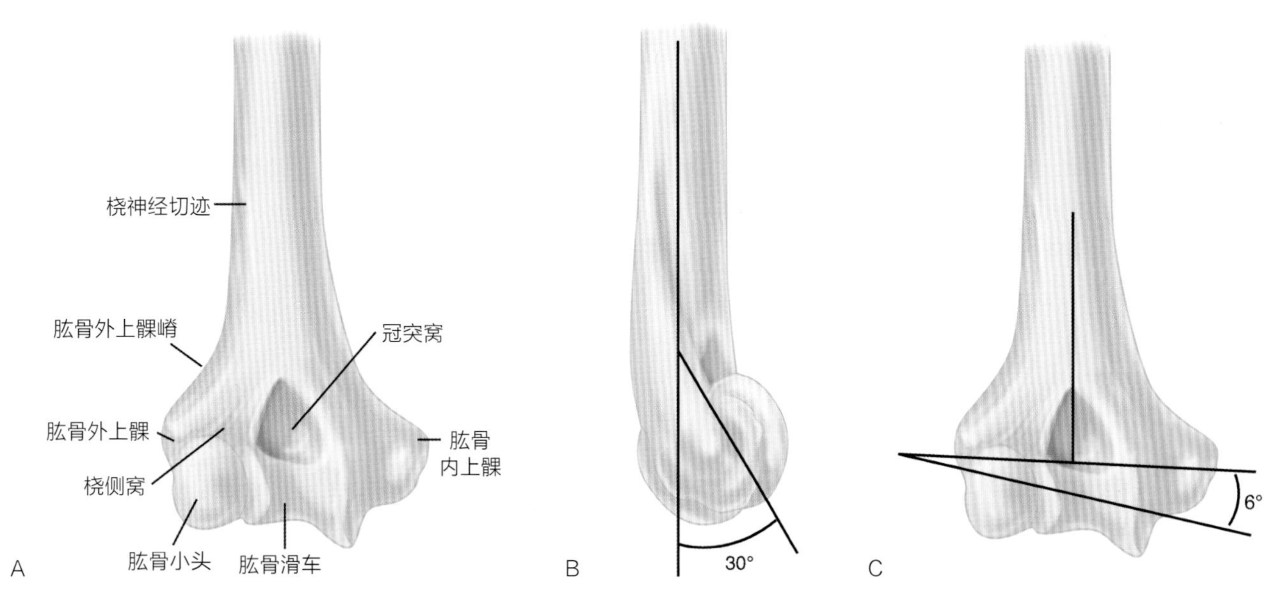

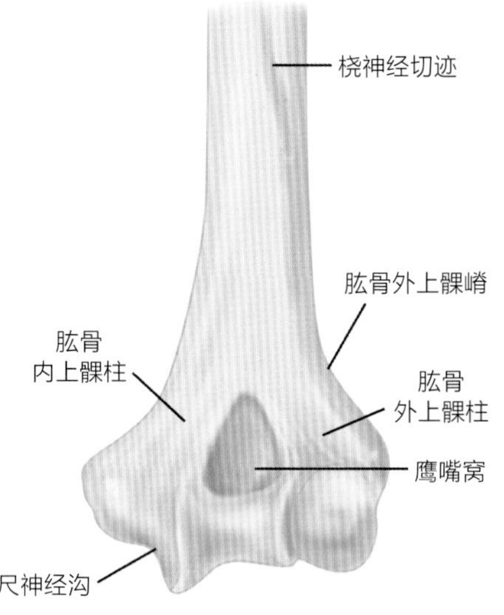

图9 肱骨远端。A. 前方骨性标记。B. 侧位肱骨近端关节面与肱骨长轴前倾成角。C. 关节面正面观与肱骨长轴外翻成角。D. 肱骨后方骨性标记。

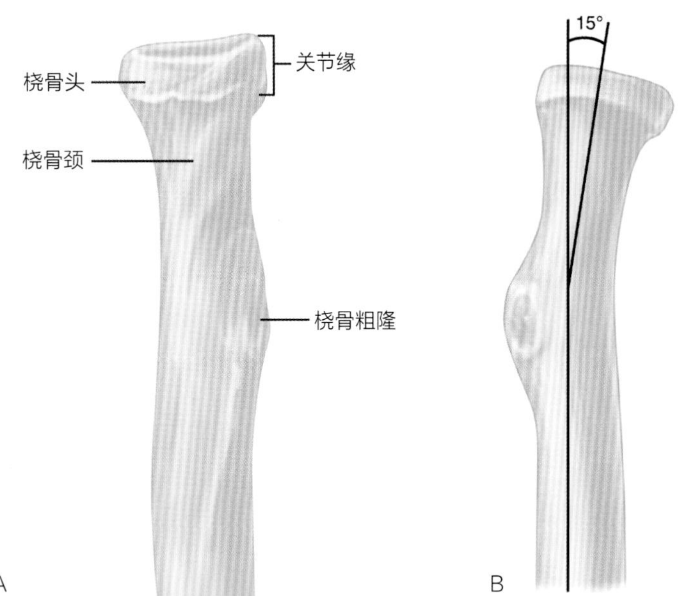

图10 桡骨近端。A. 骨性标志。B. 桡骨颈与桡骨长轴的夹角。

○ 骨折多发生于这部分的桡骨头。

- 圆碟状的桡骨头被由尺骨所发出的环状韧带包绕、支撑。
- 桡骨头和桡骨颈并不与骨干同轴，桡骨头颈部到桡骨粗隆的连线与桡骨干成15°的夹角(图10)。
- 桡骨颈成锥形，桡骨头颈部的骨折常与桡骨头部和颈部的成角有关。

尺骨

- 尺骨近端的关节面是肘关节中对稳定性意义最为重要的关节面(图11A、B)。
- 宽厚的关节面与肱骨滑车相衔接，构成乙状切迹。
- 冠突是肱肌的止点。
- 鹰嘴后侧骨皮质是肱三头肌的肌腱止点，同时也参与构成肱尺关节。

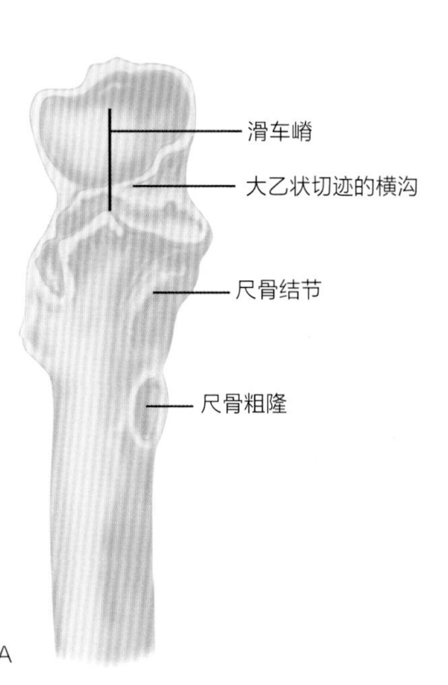

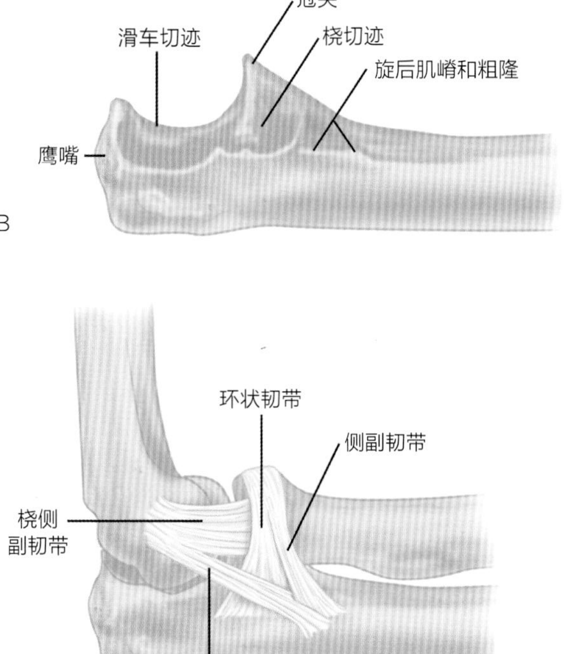

图11 尺骨。A. 前面观。B. 侧面观。C. 桡侧副韧带复合体。

- 在尺骨冠突的外侧面小乙状切迹或桡骨切迹与桡骨头相关节，方向垂直于尺骨长轴。
- 尺骨近端外侧有一处粗嵴，称为旋后肌嵴，是外侧尺副韧带的止点(图11C)。
  - 这一结构为肱尺关节提供了内翻及旋转稳性。
- 尺骨冠突内侧的隆起是内侧副韧带前束的附着点。

肘关节局部解剖

体表标志

外侧体表标志

- 尺骨鹰嘴尖、肱骨外上髁和桡骨头组成一个等边三角形，被称为“肘后三角”。在进行关节抽吸等操作时，这是重要的穿刺标志。

屈曲折痕

- 体表位置上肘关节内侧的屈曲折痕实际上是肱骨内、外上髁的连线，在肘关节伸直位时它在关节近端的1～2 cm。

肘窝

- 肘前方位于肱骨内、外上髁连线的远端倒三角形凹陷。

肘部相关肌肉组织解剖

肘窝外侧边界

- 由肱骨外上髁发出的前臂伸肌组成，也称为可移动的软块。
- 肘窝外侧缘和前臂外侧缘由肱桡肌及桡侧腕长、短伸肌组成。

肘窝内侧边界

- 由旋前圆肌、桡侧腕屈肌、掌长肌、尺侧腕屈肌组成。

背部

- 由肘肌、尺侧腕伸肌、小指伸肌和指总伸肌组成。

皮神经支配

肘部近端

- 肘部近端皮肤由外侧皮神经(C5、C6)以及内侧皮神经(桡神经、C8、T1、T2)支配。

前臂

- 前臂皮肤由前臂内侧皮神经(C8、T1)、前臂外侧皮神经(肌皮神经、C5、C6)以及前臂后侧皮神经(桡神经、C6～C8)支配。

肘关节结构

关节衔接

- 肘关节包含有两种类型的关节。
  - 肱尺关节形成铰链式链接，允许关节进行屈伸运动。
  - 肱桡关节以及桡尺近侧关节则使得肘关节可以进行旋转活动。
- 肘关节是人体功能最全面的关节之一。

提携角

- 是肘关节完全伸直位时肱骨长轴与尺骨长轴之间所形成的角度。
  - 男性的平均提携角为11°～14°。
  - 女性的平均提携角为13°～16°。

关节囊

- 在近端，附着于前面的冠状窝和桡骨窝上缘。
- 远端关节囊在内侧附着于冠突前缘，外侧附着于环状韧带。
- 后缘连接于两侧的内、外上髁基底，鹰嘴窝底及其外侧缘。
- 后方远端关节囊附着于乙状切迹，在外侧与乙状切迹外缘相连续，并混入环状韧带纤维。
- 完全伸展时关节囊内的正常容量为25～30 mL。
- 所有通过肘关节的主要神经均有分支共同支配关节囊，其中包括肌皮神经的分支。

肘关节韧带

- 肘关节的韧带包括特别增厚的内外侧关节囊，形成内外侧副韧带复合体。

内侧副韧带复合体

- 内侧副韧带由前束、后束、横束三部分组成。
- 前束是作为独立的一束。
- 后束使得关节囊后壁增厚，在屈曲90°时才能得到良好的辨认。
- 横束对于肘关节稳定的作用较小。
- 临床和实验研究均表明，内侧副韧带前束对肘关节的稳定作用最大。

外侧副韧带复合体

- 与内侧韧带复合体不同，并没用明显韧带束的区分，个体间的差异往往很大。
- 由几组韧带共同构成外侧韧带复合体:桡侧副韧带、环状韧带、变异较多的外侧副韧带、外侧尺副韧带。

外侧尺副韧带
- 起自外上髁,与环状韧带纤维相连,弓形跨过环状韧带的表面。
- 止于尺骨的旋后肌嵴上的隆起。
- 提供肱尺关节稳定性。在肘关节外侧不稳的患者中,此韧带常缺损。
- 该韧带代表肘关节的主要侧向稳定装置,在弯曲和伸展时绷紧。

外侧副韧带
- 进一步辅助环状韧带提供受内翻应力时的稳定性。

血管

肱动脉及其分支
- 肱动脉沿上臂下行,穿出肌间隔后走行于肱肌的前内侧。
- 正中神经从肱动脉前方跨过,走行于其内侧。肱动脉继续向远端走行,进入肘窝后走行于肱二头肌腱的内侧缘,正中神经的外侧。
- 在肱骨头水平,肱动脉分成桡动脉及尺动脉两条终支进入前臂。

桡动脉
- 桡动脉起于桡骨头水平,从肘窝的肱桡肌和旋前圆肌之间穿出,走行于肱桡肌的深面。

尺动脉
- 尺动脉是肱动脉两根分支中较粗的一根。
- 尺动脉穿旋前圆肌的两个头,向前臂远端方向走行于指浅屈肌腱的深面。
- 继续向前臂内侧走行,走行于尺侧腕屈肌的深面。

神经

肌皮神经
- 起自C5~C8的神经根,臂丛外侧束发出。
- 支配主要的肘屈肌、肱二头肌、肱肌,并继续走行于肱二头肌腱外侧筋膜,并移行为前臂外侧皮神经。
- 运动支于肩峰下15 cm进入肱二头肌,肩峰下20 cm进入肱肌。

正中神经
- 正中神经起自C5~C8及T1神经根。
- 走行于上臂前方,穿过肌间隔时走行于肱动脉前方。
    - 在肘窝内侧向远端直行走行,位于肱二头肌腱及肱动脉内侧。
    - 然后通过肱二头肌腱膜下。
    - 正中神经在前臂无分支。
- 当正中神经穿过旋前圆肌时,发出第1运动支支配它。
- 在发出运动支支配旋前圆肌之前有一些小分支在肘窝平面发出,支配桡侧腕屈肌、掌长肌和指浅屈肌。

骨间前神经
- 在旋前圆肌下缘由正中神经发出,与骨间前动脉伴行于骨间膜的前方。
- 支配拇长屈肌与指深屈肌外侧部分。

桡神经
- 起自C6~C8神经根或部分变异的C5、T1神经根,由后侧束发出。
- 在上臂中段与肱深动脉同行,在三角肌止点水平开始向外侧和远端,沿桡神经沟走行。
- 之后沿肱骨向外下走行,穿过外侧肌间隔。
- 到达上臂前方之前分出两运动支支配肱三头肌的内、外侧头,与肱动脉的深支伴行。
- 从肱骨下1/3向前穿出外侧肌间隔,走行于肱骨外上髁的前方,位于肱桡肌深面。
- 穿入并支配肱桡肌。
- 在肘窝位置,桡神经分为深浅两支,浅支是桡神经的直接延续,支配前臂背侧皮肤。
- 在桡神经沟之上发出运动支支配肱三头肌,而在进入神经沟时发出分支支配肱三头肌内侧头。
- 运动支通过肱三头肌的内侧支向远端走行,形成肌支支配肘肌。
- 在肘窝区域,桡神经绕行于桡骨的后外侧,穿过旋后肌深面并支配该肌。穿行该肌肉时,有一段裸露区域,这一位置正对桡骨粗隆,常被认为是骨折伴神经损伤的高发区域,此处移行为骨间后神经,而绕行的这段神经支配小指伸肌、尺侧腕屈肌及肘肌。
- 骨间后神经与骨间后动脉伴行并支配拇长展肌、拇长伸肌、拇短展肌以及前臂背侧的指伸肌。

尺神经
- 起自C8、T1神经根，由内侧束发出。在上臂中段，向后通过内侧肌间隔，沿肱三头肌内侧头边缘，与肱动脉的尺侧上副支及桡动脉的尺侧副支伴行。
- 在上臂尺神经无分支。
- 尺神经通过肱骨内上髁后方经肘管通向前臂。
- 尺神经沟被纤维支持带所包绕。
- 尺神经的第1根运动分支支配旋前圆肌，接下来支配尺侧腕屈肌；远端的运动分支支配尺侧的指深屈肌。
- 尺神经在前臂远端分出两路皮支，支配部分腕部以及手的感觉。

肌肉

屈肘肌
肱二头肌
- 覆盖肱骨远端的肱肌，在肘窝形成肱二头肌腱，止于桡骨粗隆后方。
- 肱二头肌腱膜是一层又宽又薄的组织，向远端内侧移行为前臂深筋膜，斜向覆盖正中神经及肱动脉。
- 肱二头肌是肘部的重要屈肘肌，虽然有大片的交叉区域，但力学特性很明显，因为很靠近(屈肘)轴心。
- 在前臂旋前位时，肱二头肌则成为一块强有力的旋后肌。

肱肌
- 屈肘时，横截面最大的屈肘肌，但其与屈肘的轴线太过接近，力学作用并不明显。
- 起自前侧肱骨下半段，形成内外侧肌间隔。
- 穿过前方肘关节囊，部分纤维加入关节囊以有助于屈曲肘关节。
- 沿尺骨冠突的基底部止于尺骨粗隆。
- 超过95%的肌肉组织跨过肘关节，该肌肉的损伤与肘关节脱位关系密切。

肱桡肌
- 在外侧髁上起点狭长，并向近端延伸到肱骨中远段。
- 起点分隔了肱三头肌的外侧头和肱肌。
- 形成肘窝的外侧缘，跨过肘关节，成为屈肘时的重要力量，止于桡骨茎突的基底部。
- 受桡神经(C5、C6)支配，并保护桡神经。
- 起屈肘功能。

桡侧腕长伸肌
- 起自肱骨髁上，紧邻肱桡肌起点的下方。
- 走行于前臂背侧，经前臂中段后变成腱性组织，止于第2掌骨基底部。
- 受桡神经支配。
- 主要是伸腕功能，小部分屈肘功能。

桡侧腕短伸肌
- 起自肱骨外上髁的外上缘。
- 起点位于伸肌群的最外缘并被桡侧腕长伸肌所覆盖。
- 这是引起肱骨外上髁炎的重要解剖因素。
- 桡侧腕短伸肌与桡侧腕长伸肌走行相似，通过伸肌支持带后进入腕部，止于第3掌骨背侧基底部。
- 功能是伸腕作用，没有桡偏和尺偏作用。

指总伸肌
- 起自肱骨外上髁远端前外侧，指总伸肌对应着前臂肌的外形。
- 伸直及展开手指功能。
- 受桡神经深支(C6～C8)支配。

旋后肌
- 有多变的起止点，这块扁平的肌肉缺乏腱性结构。
- 有三处肌肉起点：肱骨外上髁的前外方；外侧副韧带；尺骨近端的前侧嵴，沿着旋后肌嵴，位于肘肌止点凹陷的前方。
- 菱形肌肉斜向走行，向远端桡侧包裹，并广泛止于桡骨近端；止点从桡骨粗隆外侧和近端，直到旋前圆肌止点的远侧。后者位于桡骨近中1/3交界处。

- 桡神经通过旋后肌支配前臂伸肌。
  - 这一解剖特点的临床意义在于暴露肘关节外侧及近端桡骨外侧时容易形成卡压综合征。
- 起前臂旋后功能,但旋后功能弱于肱二头肌。
  - 与肱二头肌不同,无屈肘功能。
- 受桡神经支配。

伸肘肌

肱三头肌

- 占据整个上臂的后方。
- 三头中的两头起自肱骨后侧。
- 长头起自肩胛骨的盂下结节。
- 外侧头以条索状起于肱骨后方的近端外侧肌间隔。
- 内侧头起自肱骨桡神经沟内下方。
- 每个头发出后即形成汇合。
- 长头及外侧头覆盖于内侧头之上,在中线形成三头肌后,向远端逐渐变窄,形成三头肌腱,以Sharpey纤维止于尺骨鹰嘴。
  - 肌腱与鹰嘴之间有肌腱下鹰嘴滑囊。
- 长头和外侧头受桡神经穿入桡神经沟位置所发出的分支支配。
  - 内侧头受桡神经穿过桡神经沟后所发出的分支支配,终末支支配肘肌。

肘肌

- 该肌缺乏腱性结构,因为它起自肱骨外上髁后方较为宽阔的区域以及肱三头肌外侧腱膜,止于尺骨近端后外侧。
- 受肱三头肌内侧头桡神经终末支支配。
- 它的功能曾受到广泛质疑。
- 有学者指出肘肌的功能是起到肘关节稳定作用。
- 该肌肉覆盖于环状韧带及桡骨头的外侧。
- 临床上这块肌肉是各种肘关节外侧及后外侧入路的重要解剖标志。

屈肘旋前功能肌肉群

旋前圆肌

- 屈肘旋前肌肉群中最靠近端的一块肌肉。
- 起点有两处,较大的一处是在内上髁前上方,另一处起点在尺骨冠突。但是10%的人群没有第2起点。
  - 两处起点之间形成一个弓形,正中神经由此通过,进入前臂。
  - 解剖学意义为:这是产生正中神经卡压综合征的重要因素。
- 肌腹向远端桡侧穿过肱桡肌的深面,止于桡骨中部外侧面的隆起处,止点处的旋前圆肌是宽泛的腱性组织。
- 是一块强有力的前臂旋前肌,屈肘的力量不强。
- 受正中神经的两路运动支支配。

桡侧腕屈肌

- 起自旋前圆肌起点的下方及屈肌总肌腱的前下方,位于内上髁的前上方。
- 向远端走行于腕掌桡侧,可被扪及,通常止于第2掌骨(少数第3掌骨)基底部。
- 主要的功能是屈腕。
- 受正中神经分支支配。

掌长肌

- 起自肱骨内上髁。
- 在前臂近端变为腱性组织并最终移行为掌腱膜。
- 有10%的人缺乏这块肌肉。
- 受正中神经分支支配。

尺侧腕屈肌

- 主要起自肱骨内上髁。在屈肌群中它的起点位于最后方。
- 第2处起点(最大的来源)起自尺骨冠突内侧和近端尺骨。
- 尺神经从这两处肌肉起点穿过并发出2或3个运动分支支配该肌肉。尺侧腕屈肌止于豌豆骨,在腕掌尺侧容易被触及,主要功能是屈腕及尺偏。
- 由于起点在肘关节运动轴偏后方,所以有微弱的伸肘功能。

指浅屈肌

- 指浅屈肌位于掌长肌、桡侧腕屈肌、尺侧腕屈肌的深面,指深屈肌的浅层,因此被认为是中间层次的肌肉。
- 该肌肉的起点较复杂:
  - 内侧的指浅屈肌起自屈肌群所在的肱骨内上髁,也可能起自尺侧副韧带和冠突内侧面。
  ○ 外侧起点小而薄，起自桡骨近端2/3的位置。
- 独特的起点形成一层纤维膜结构，正中神经及尺动脉通过肘窝后在其深面走行。
- 正中神经在穿入旋前圆肌之前所发出的分支支配指浅肌。
- 指浅屈肌的作用是屈曲近节指间关节。

指深屈肌
- 起源于尺骨近端，屈曲远节指间关节。

（王海明　译，陈云丰　审校）

参考文献

[1] Bigliani LU, Morrison DS, April EW. The morphology of the acromion and its relationship to rotator cuff tears. Orthop Trans 1986;10:228.

[2] Howell SM, Galinat BJ. The glenoid-labral socket. A constrained articular surface. Clin Orthop Relat Res 1989;(243):122-125.

[3] Lippitt SB, Vanderhooft JE, Harris SL, et al. Glenohumeral stability from concavity-compression: a quantitative analysis. J Shoulder Elbow Surg 1993;2(1):27-35. doi:10.1016/S1058-2746(09)80134-1.

第 2 章 肩肘关节手术入路

Surgical Approaches to the Shoulder and Elbow

Luke S. Austin, Joseph A. Abboud, Matthew L. Ramsey, and Gerald R. Williams, Jr.

肩关节入路

肩关节前方手术入路

适应证

- 手术稳定复发性脱位。
- 肩胛下肌和肱二头肌腱的修复。
- 肩关节成形术。
- 骨折固定。

切口

- 肩关节前方手术入路有两种不同的切口。
- 前方切口。
  - 沿三角肌胸肌间隙10～15 cm的切口(图1A)。
  - 切口从喙突上方延长直达三角肌粗隆。
- 腋路切口。
  - 8～10 cm长的垂直切口(图1B)。
  - 切口从喙突尖下延长到腋前襞。

神经界面

- 三角肌由腋神经支配。
- 胸大肌由胸内、外神经支配。

手术步骤

- 沿三角肌胸大肌间隙做切口，向两侧分离皮瓣。
- 三角肌胸大肌间隙以头静脉为标识。
- 将胸大肌向内侧牵引，将三角肌向外侧牵开，形成三角肌胸大肌间隙。
  - 静脉可以向内或外牵开。
  - 笔者倾向于外侧，因为这样对其属支损伤较小。
- 将肱二头肌短头腱(肌皮神经支配)和喙肱肌(肌皮神经支配)组成的联合腱的外侧缘牵向内侧，以安全地进入肩关节的前方。
  - 单纯向内牵拉联合腱能较容易地进行肩胛下肌或关节囊的修补。
  - 如果需要较大的显露，则需把联合腱从喙突尖剥离。
- 腋动脉由臂丛神经束包绕，它位于胸小肌的后方。

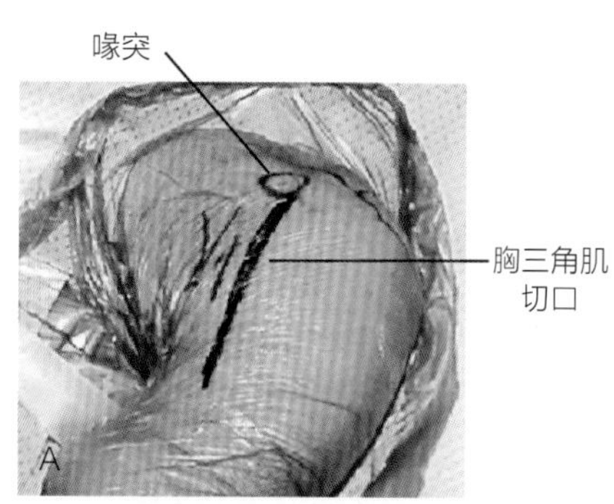

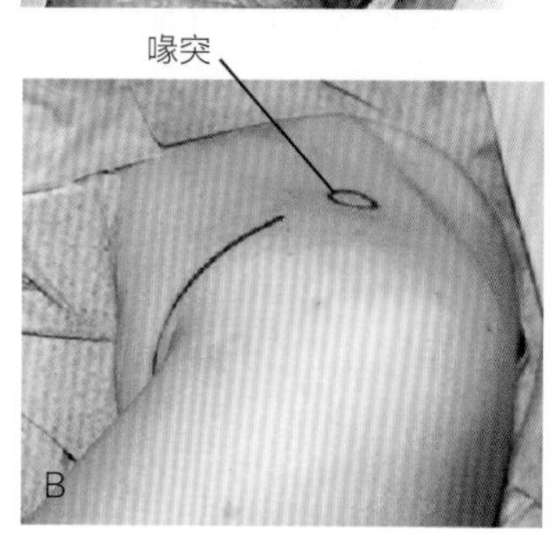

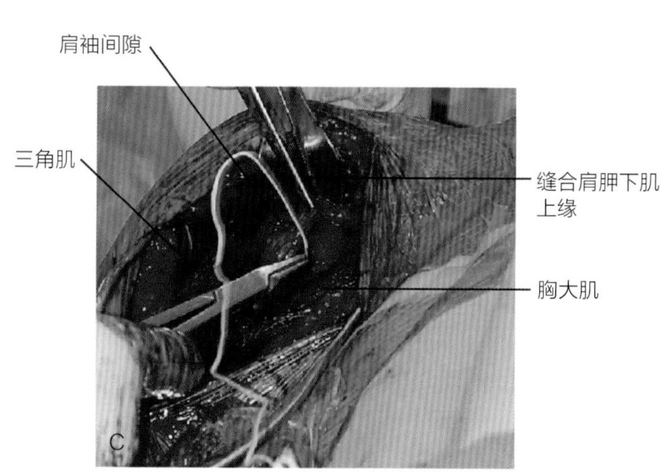

图1 A. 三角肌胸大肌切口。B. 腋切口从喙突尖下延到腋前襞。C. 术中，用缝线在肩袖间隙上缘标记肩胛下肌腱。

  - 为了减少神经的损伤，喙突周围手术操作时，需内收上臂。
  - 切记，肌皮神经在喙肱肌内侧进入并支配该肌。
  - 过度牵拉可引起肌皮神经麻痹。
- 肩胛下肌位于肱二头肌短头腱和喙肱肌联合腱的后面。
- 外旋手臂能更好地显露肩胛下肌。
  - 这样操作可以增加肩胛下肌和腋神经的距离，此时它隐没在肌肉的下界。
- 肩胛下肌下缘的识别标志是3条小血管（源于旋肱前动脉），由于其横向走行，往往需要结扎或电灼。
  - 这3根小血管走行在一起（称为“三姊妹”）：1条小动脉和2条伴行静脉。
- 肩胛下肌的上缘与冈上肌的纤维在肩袖间隙融合在一起（图1C）。
  - 用缝线在肩胛下肌腱做标记。
  - 然后剥离肩胛下肌，方法取决于医生的习惯。
    - 有些人选择近肱骨小结节止点处1～2 cm切断肩胛下肌。
    - 有些用小骨刀将带小骨片的止点撬起。
    - 有的直接从骨膜下松解到小结节上。
- 肩胛下肌下缘易于辨认，有助于区分肩胛下肌与关节囊。
- 纵行切开关节囊进入关节准备修复。

要点与失误防范

腋神经	• 腋神经从臂丛的后束分支穿过肩胛下肌后方穿过四边孔。牵引术或过度的内下方剥离可使神经处于危险之中
肌皮神经	• 肌皮神经从侧束分叉进入联合肌腱内侧到喙突远端约5 cm。过度牵拉联合肌腱可导致神经麻痹
腋动脉和臂丛	• 腋动脉和臂丛走行于喙突的内侧。喙突内侧的游离会使这些结构处于危险之中

肩关节前上方手术入路

适应证

- 肩袖修补。
- 肩峰下减压术。
- 肩锁关节重建。
- 肱骨大结节骨折的切开复位内固定。
- 肩峰下滑囊钙化沉着清理。
- 反肩关节置换术。
- 肱骨骨折的髓内钉治疗。

切口

- 切口平行于肩峰外侧，起于肩峰前外侧角，止于喙突尖外侧（图2A）。

神经界面

- 三角肌在其支配神经的近端分离，因此这个区域没有神经支配。

手术步骤

- 切口深达到三角肌的深筋膜。
- 将切开的皮下组织瓣向两侧提起。
- 劈开三角肌的位置取决于需要处理的病变的位置。当病变需要广泛显露时，将三角肌向后劈开，能够扩大术野（图2B）。
- 前三角肌从肩峰和肩锁关节处做骨膜下剥离。继续向外侧锐性分离来显露肩峰的前面。
  - 在分离的过程中，损伤喙肩动脉的喙突支时会广泛出血。
  - 如果不需要，术者不要剥离过多的三角肌。
- 三角肌劈开延长时距肩峰远端2～3 cm。
  - 三角肌劈开的远点用缝线固定，防止牵拉中肌肉向远端劈裂而损伤腋神经。
  - 两边牵拉切开的三角肌，显露深部的喙肩韧带。
  - 在肩峰处锐性剥离喙肩韧带。
  - 可以看到冈上肌及其表面的肩峰下滑囊。
  - 旋转肱骨头显露不同部分的肩袖。

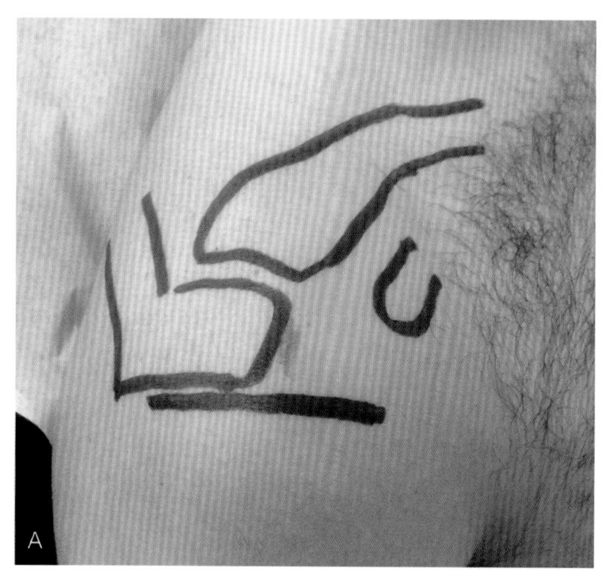

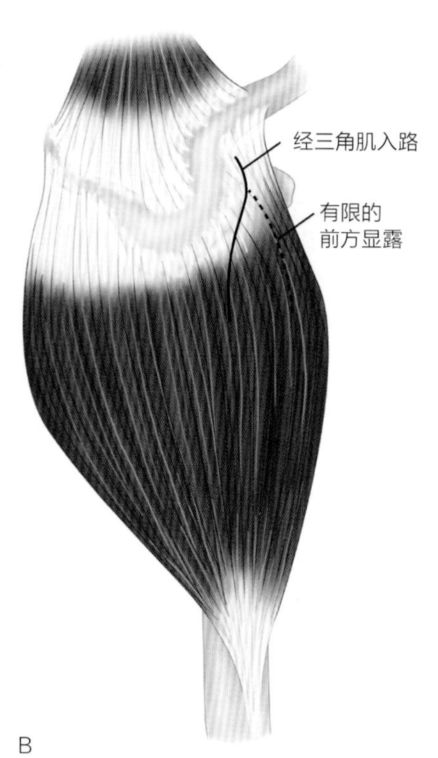

图2 A. 肩关节前上手术入路，横切口起于肩峰的前外侧角，止于喙突的外侧。B. 三角肌切口向后弧形延长，如图所示。这样能更好地显露病变的区域。

要点与失误防范

腋神经	• 腋神经走行于肩峰远端4.3 ~ 8.2 cm的三角肌下。三角肌劈裂到这个部位可能损伤该神经
三角肌裂开	• 这种入路会导致三角肌裂开，三角肌应通过肩峰骨隧道，用粗的不可吸收线缝回附着处

肩关节后方入路

适应证

- 肩关节复发性后脱位或半脱位的修复。
- 关节盂截骨术。
- 肩胛颈骨折的治疗。
- 肱骨近端后方骨折或脱位的治疗。
- 冈盂切迹囊肿引流术。

切口

- 沿肩胛冈的水平切口，延长到肩峰的后外侧角（图3A）。
  - 对于肩胛骨的延伸暴露，切口可以沿着肩胛骨的内侧边缘继续（Judet入路）。

神经界面

- 在小圆肌（腋神经支配）和冈下肌（肩胛上神经支配）间隙建立入路。
- 肩胛上神经沿肩胛冈上窝走行，绕冈外缘到冈下窝。

手术步骤

- 辨认肩胛冈上三角肌的起点，在后方显露过程中，有3种方式处理三角肌：
  - 剥离三角肌肩胛冈上的起点。
  - 沿三角肌纤维方向劈开。
  - 从其下缘掀起三角肌。
- 确认三角肌与冈下肌之间的界面。
  - 这个界面很容易在切口的外侧端找到。
- 确认冈下肌和小圆肌之间的神经界面（图3B）。
  - 腋神经在四边孔内，于小圆肌下方纵向走行。
  - 在四边孔内，小圆肌的下缘，旋肱后动脉与腋神经伴行。
- 向上牵开冈下肌和向下牵开小圆肌可以到达关节盂的后缘和肩胛颈。
- 同时可以看到肩关节囊的后下角。

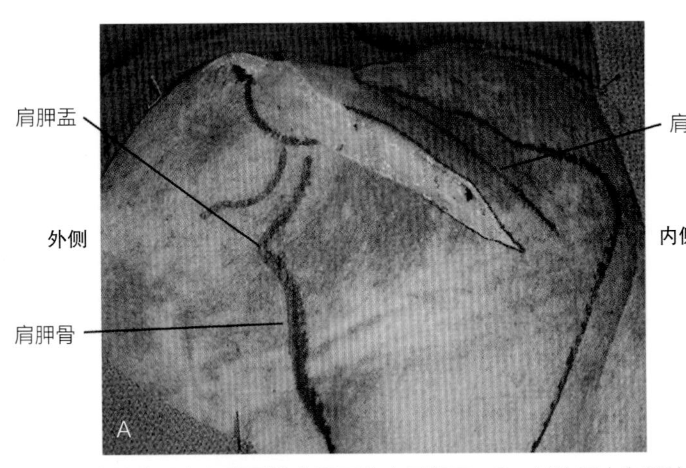

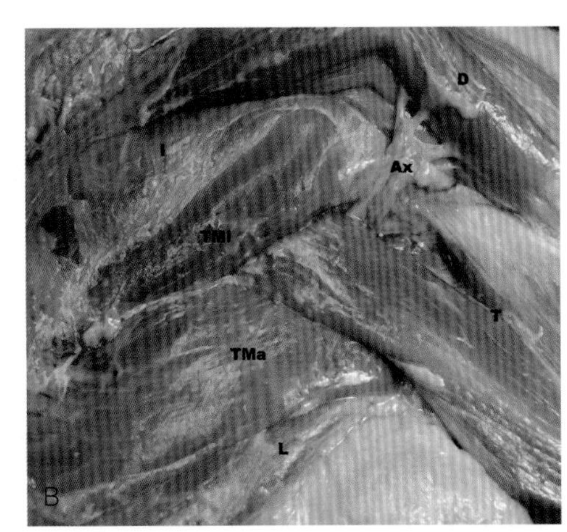

图3　A. 肩关节后方入路是沿肩胛冈的水平切口。B. 尸体标本在四边形区域显示了在冈下肌（*I*）、小圆肌（*TMi*）以及腋神经（*Ax*）的神经支配平面。*TMa*，大圆肌；*L*，背阔肌；*D*，三角肌；*T*，肱三头肌（图A经允许引自Goss TP. Glenoid fractures: open reduction and internal fixation. In: Widd, DA, ed. Master Techniques in Orthopaedic Surgery: Fractures, ed 2. Philadelphia: Lippincott Williams & Wilkins, 1998:3-17; 图B经允许引自Jesse A. McCarron, MD, Michael Codsi, MD, and Joseph P. Iannotti, MD）。

要点与失误防范

肩胛上神经	• 确定冈下肌和小圆肌之间的神经平面是很关键的，而且并不总是很容易看到。向上牵拉冈下肌腹时应保护肩胛上神经
腋神经和旋肱后血管	• 手术分离上至小圆肌及内至肱三头肌长头时应该保护好这些结构

肱骨入路

肱骨前方入路

适应证

- 肱骨骨折内固定。
- 肱骨骨不连的处理。
- 肱骨截骨术。

切口

- 过肩胛骨的喙突尖做一个纵切口，沿三角肌胸大肌间隙向远端外侧走行，到达肱骨外侧的三角肌的止点，大约肱骨干的一半。
- 切口可向远端延长，平行于肱二头肌腱的外侧缘（图4A）。

神经界面

- 前方入路有两种不同的神经界面。
- 近端位于三角肌（腋神经支配）和胸大肌（胸内神经和胸外神经支配）之间（图4B）。
- 远端位于肱肌的内侧肌纤维（肌皮神经支配）和肱肌的外侧肌纤维（桡神经支配）之间（图4C）。

手术步骤

肱骨干近端

- 以头静脉为标识辨别胸大肌三角肌间隙，将两块肌肉分离，可以将头静脉随胸大肌向内牵开，也可以随三角肌向外牵开。
- 沿肌间隙向远端分离到三角肌粗隆止点与肱二头肌沟外缘胸大肌止点（图4D、E）。
- 充分显露肱骨，术者需要切断部分或全部胸大肌止点。
- 同时切除少量软组织，保证视野清晰和骨折复位。
- 如果需要进一步显露，术者需在骨膜下向内侧仔细地分离以避免损伤桡神经，桡神经位于肱骨的桡神经沟内，跨过肱骨中1/3后部由内到外走行。

肱骨干远端

- 术者辨认肱二头肌和肱肌的肌间隙。
- 向内牵拉肱二头肌显现这个肌间隙（图4F）。
- 在其下方是肱肌，包绕肱骨干。
- 在肱肌内2/3和外1/3间隙纵行劈开肌纤维，显露肱骨干前方骨膜。
- 在肌肉劈开方向，将骨膜纵行切开，从肱骨前面将肱肌剥离（图4G）。
- 在上臂中远1/3前间室内，桡神经穿入外侧肌间隔，穿行于肱桡肌和肱肌之间。

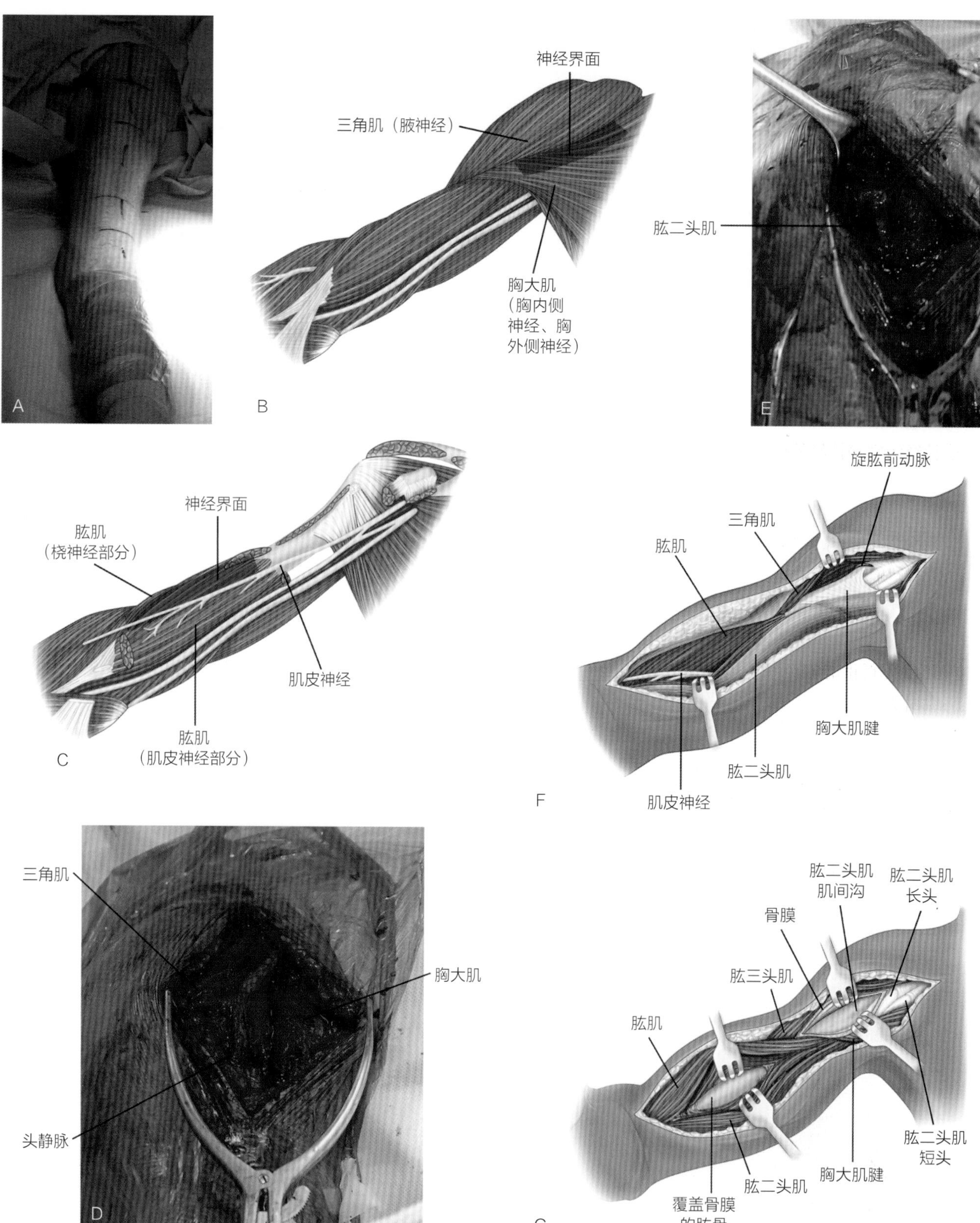

图4　A. 准备好做肱骨前方手术入路的患者。B. 神经界面位于三角肌和胸大肌之间。C. 向远端剥离，找到位于肱肌内侧束（肌皮神经支配）和肱肌外侧束（桡神经支配）之间的神经界面。D. 肩胸切口：在三角肌和胸大肌之间。分开两种肌肉的间隙能看到头静脉。E. 深部继续分离，能看到肱二头肌走行在肩袖间隙中。F. 向远端分离，看到肌皮神经在肱二头肌腱的内侧走行。G. 显露肱骨远1/3部分，将肱肌纤维劈开，屈曲肘关节使肌肉松弛，以方便显露（图A版权：Matthew J. Garberina, MD, and Charles L. Getz, MD）。

要点与失误防范

肌皮神经	• 在近侧，损伤风险与三角肌胸大肌入路是一样的 • 在远侧，神经在肱二头肌和肱肌之间。在这个部位，神经支配肱二头肌和肱肌内侧。在显露过程中，肱二头肌应向内牵开，在肱肌肌腹的中线劈开。肱肌内侧由肌皮神经支配而外侧由桡神经支配
桡神经	• 在近侧，损伤风险与三角肌胸大肌入路是一样的 • 在远侧，该神经在肱骨后方的桡神经沟中支配肱肌的外侧。在中线劈开肱肌保护该神经。在切开复位时，必须在复位前看到该神经，因为它可能嵌顿在骨折碎片之间

肱骨后方入路

适应证

- 肱骨骨折的切开复位内固定。
- 骨不连的治疗。
- 桡神经沟内桡神经的探查。

切口

- 上臂后正中的纵行切口，从肩峰下 8 cm 到鹰嘴窝（图 5A）。

神经界面

- 该区没有真正的神经界面，分离由桡神经支配的肱三头肌诸头。
- 内侧头位置最深，由桡神经和尺神经双重神经支配。

手术步骤

- 术者沿皮肤切口方向切开深筋膜。
- 肱三头肌有两层。
- 外层由两头组成，外侧头起于桡神经沟的外侧缘，长头起于肩胛骨的盂下结节（图 5B）。
- 内层由内侧头组成，占据肱骨后面的整个宽度，起于桡神经沟下方，一直延伸到肱骨远端 1/4 处。
- 桡神经沟内含有桡神经，它区分该肌外侧头和内侧头的起点（图 5C）。
- 为了避免医源性神经损伤，术者在找到桡神经前，在上臂的近端 2/3 处，不要继续向下分离。

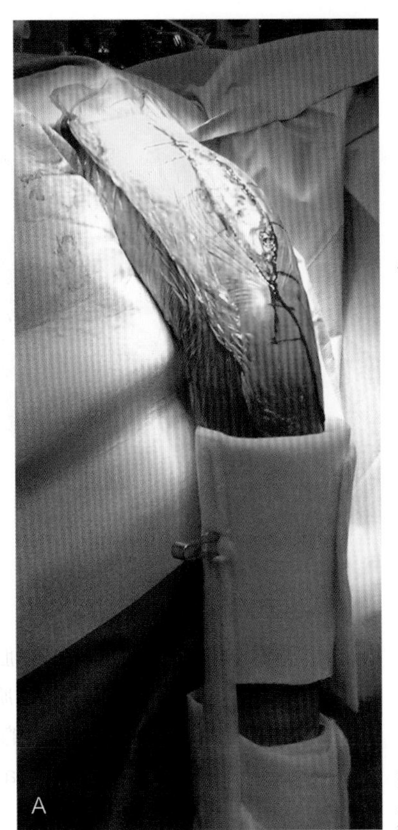

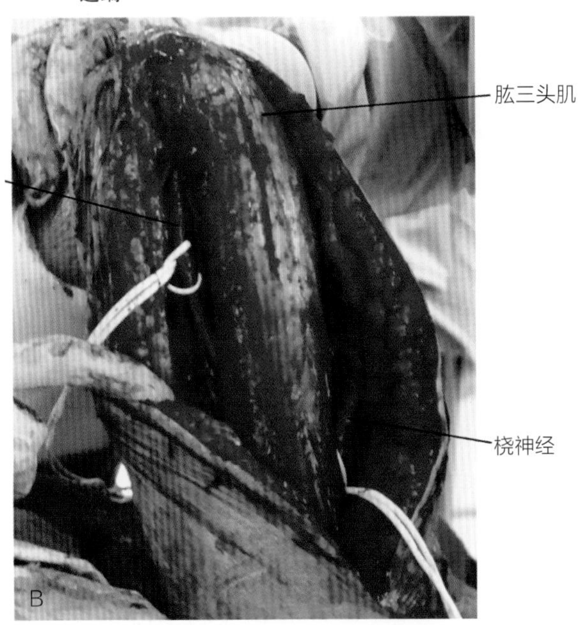

图5 A. 肱骨后方入路，显示上臂后正中纵行切口。B. 一旦肱三头肌外层分离，就能看到两头：外侧头和长头。

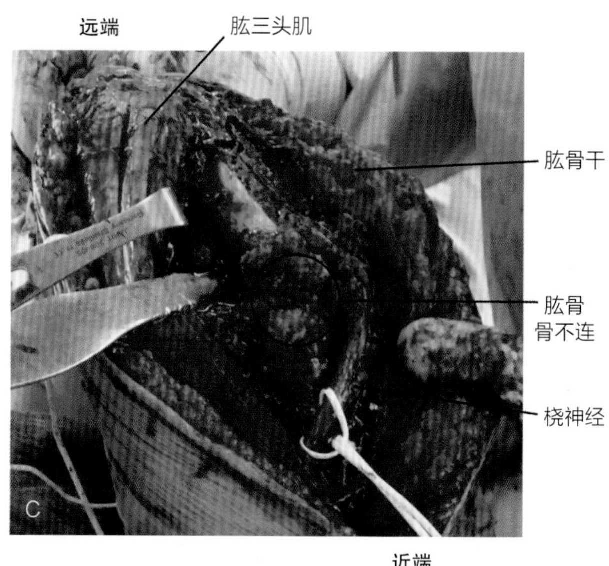

图5（续） C. 在这个肱骨骨不连手术中，肱三头肌向内牵拉，可以看到桡神经穿过桡神经沟（图A版权：Matthew J. Garberina, MD, and Charles L. Getz, MD）。

改良肱骨后方入路

适应证

- 肱骨干骨折的切开复位内固定。
- 肱骨外髁骨折的切开复位内固定。
- 肱骨骨不连的治疗。
- 桡神经沟区域桡神经的探查。

切口

- 术者在肩峰的后外侧到鹰嘴的外缘之间做一直切口。
- 切口长度取决于显露的需要。
- 广泛显露时切口近端受腋神经限制。

神经界面

- 此处无真正的神经界面，肱三头肌的外侧头和内侧头都由桡神经支配。

手术步骤

- 沿肱三头肌的外缘切开深筋膜。
- 肱三头肌向内牵拉，找到桡神经发出的上臂外侧皮神经的下支，向近端可以追踪到桡神经主干(图6A)。
- 向远端分离肌间隔来保证桡神经的活动度(图6B)。
- 在骨膜下剥离肱三头肌的内侧头、外侧头，向内侧牵开以显露肱骨干(图6C)。

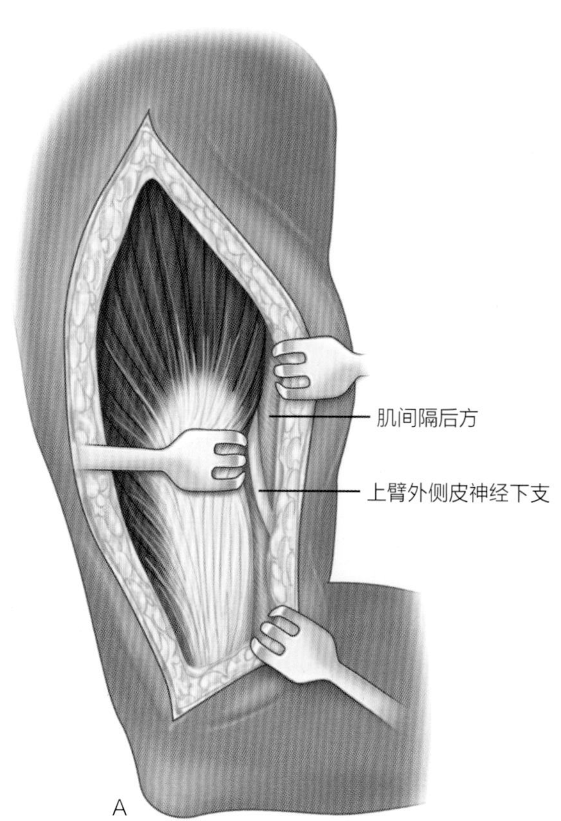

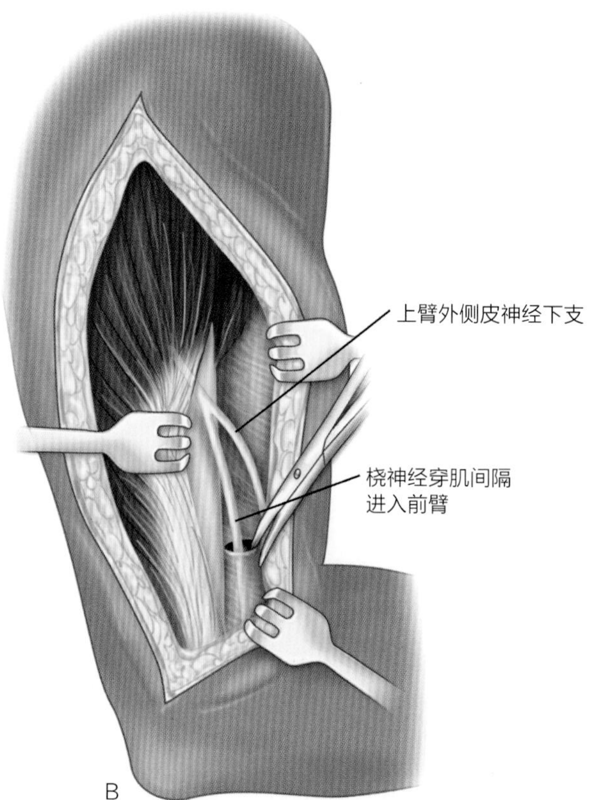

图6 A. 上臂外侧皮神经是桡神经的分支，在平行于肌间隔的后面可以找到。此处整块肱三头肌轻微向内牵。B. 肌间隔向深部分离到上臂肌皮神经外侧3 cm，来显露远端的桡神经。

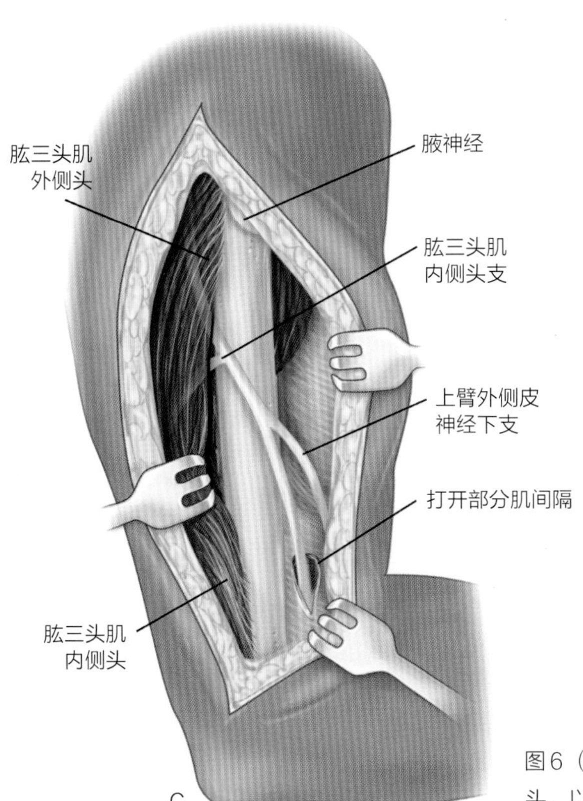

图6（续）　C. 骨膜下向内侧牵开肱三头肌的内侧头、外侧头，以显露肱骨干的后面。

要点与失误防范

尺神经	• 使用肱骨内侧窗时，尺神经必须被识别和保护
桡神经	• 使用肱骨外侧窗时，桡神经必须被识别和保护。它从外上髁近端约10～15 cm的桡神经沟中发出
腋神经	• 肱骨近端显露受腋神经限制，入路不应靠近肩峰远端超过8 cm

肘关节入路

- 肘关节手术入路分为后、内、外3种。根据手术中遇到的深部结构来定义这些手术入路（表1）。
- 通常，这些手术入路可以通过一个内侧或外侧皮肤切口或一个更灵活的后切口来完成。

肘关节后侧入路

- 切断鹰嘴上的肱三头肌附着点是不明智的，因为牢固修复很困难，在康复过程中可能再次断裂。当今有4种后路显露方式：
  - 肱三头肌劈开入路。
  - 肱三头肌翻转入路。
  - 肱三头肌保留入路。
  - 鹰嘴截骨入路。

肱三头肌劈开入路

后方肱三头肌劈开手术入路（Campbell）

- 在操作中需小心，保留肱三头肌扩张部内侧部分，因为其与前臂筋膜相连，下续尺侧腕屈肌。
- 在外侧，肘肌和肱三头肌是固定的，因此损伤风险小。

适应证

- 全肘关节置换术。
- 肱骨远端骨折的切开复位内固定。
- 游离体取出术。
- 关节囊切除术。
- 关节后方入路处理僵硬、败血症、滑膜切除术以及肱尺关节成形术。

表1 适应证与推荐和备选手术入路

适应证	推荐手术入路	备选手术入路
全肘关节置换术	Bryan-Morrey，延长的Kocher	Gschwend等，Campbell，以及Wadsworth
软组织重建术	Global	Kocher，Bryan-Morrey，以及Hotchkiss
肱骨髁间T形骨折	MacAusland运用Chevron鹰嘴截骨术	Alonso-Llames
桡骨头骨折	Kocher	Kaplan
肱骨小头骨折	Kaplan延长的外侧入路	单独Kocher或联合Kaplan
冠突骨折	Taylor-Scham	Hotchkiss
关节外的肱骨远端骨折	Alonso-Llames	Bryan-Morrey，Campbell
Monteggia骨折－脱位	Gordon	Boyd
尺桡骨融合切除术	Kocher或Gordon	Boyd或Henry

手术步骤

- 皮肤切口开始于肱三头肌的正中线，关节线上约10 cm；向外或向内跨过鹰嘴尖，继续向远端延长，到近端尺骨的皮下边界的外侧缘5～6 cm（图7A）。
- 肱三头肌显露到尺骨近端4 cm。
- 经肱三头肌筋膜和肌腱的中线切口，向远端延长，跨过鹰嘴尖上的肱三头肌腱的止点，向下到达尺骨的皮下骨嵴（图7B）。
- 纵向劈开肱三头肌腱，显露肱骨远端。
- 然后在骨膜下向外侧剥离肘肌，同样尺侧腕屈肌向内侧剥离。
- 松解鹰嘴上的肱三头肌止点时需小心，保留伸肌装置，因为它延续到前臂内外侧的筋膜或肌肉上（图7C）。
- 注意肘管内的尺神经，并加以保护。
- 闭合肱三头肌筋膜时，只需缝合鹰嘴近端部分。止点处需要用缝线穿过尺骨缝合到鹰嘴上。
- 逐层缝合，关闭切口。

肱三头肌劈开、肌腱翻转术（Van Gorder）

- 早期有关这种技术的描述有多种版本。
- 如果术中需要，可以延长肱三头肌。
- 由于肱三头肌翻转技术的出现，该技术基本已废弃。

适应证

- 和前面提到的中线劈开手术适应证一样。

手术步骤

- 后正中线手术切口，起于鹰嘴近端10 cm，向远端延伸到在肘肌和尺侧腕屈肌之间，尺骨的皮下边界。

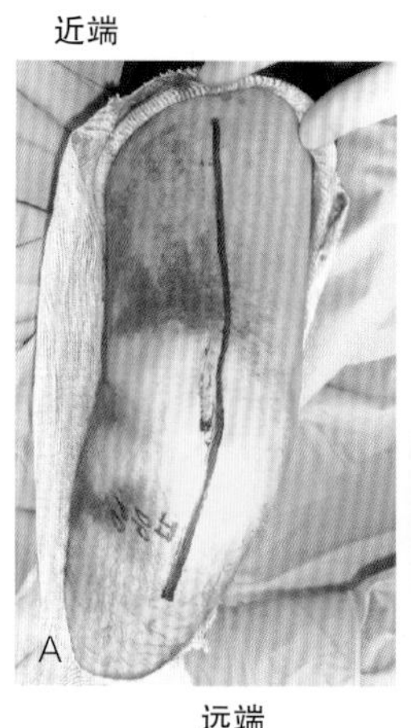

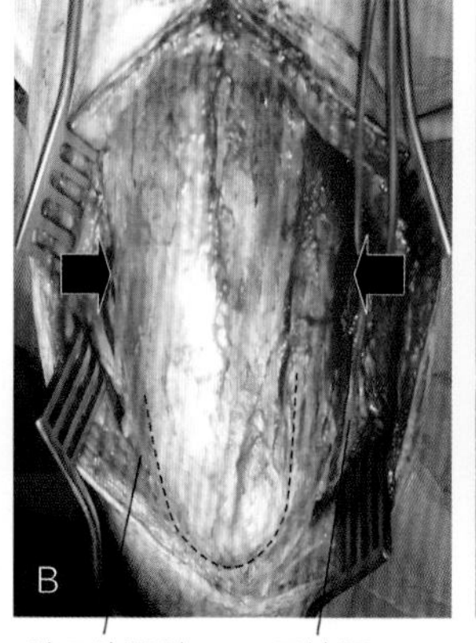

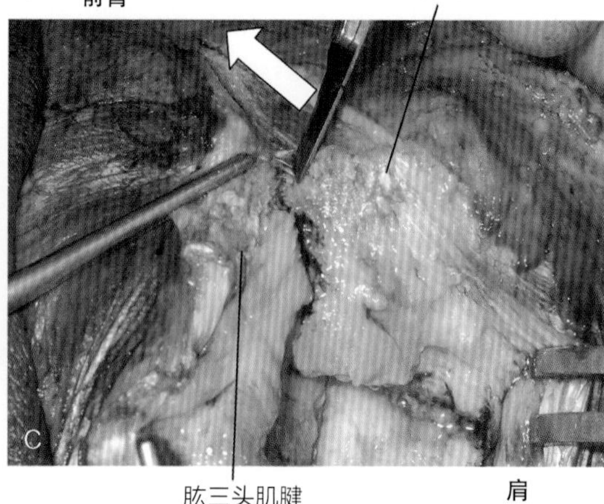

图7 A. 后方肱三头肌劈开入路的皮肤切口。B. 向两侧牵开皮瓣，能完全显示肱三头肌腱。尺神经沿内侧缘游离后，用环形襻保护。C. 从内到外剥离肱三头肌在鹰嘴上的附着点（图A版权：Asif M. Ilyas, MD, and Jesse B. Jupiter, MD; 图B版权：Srinath kamineni, MD）。

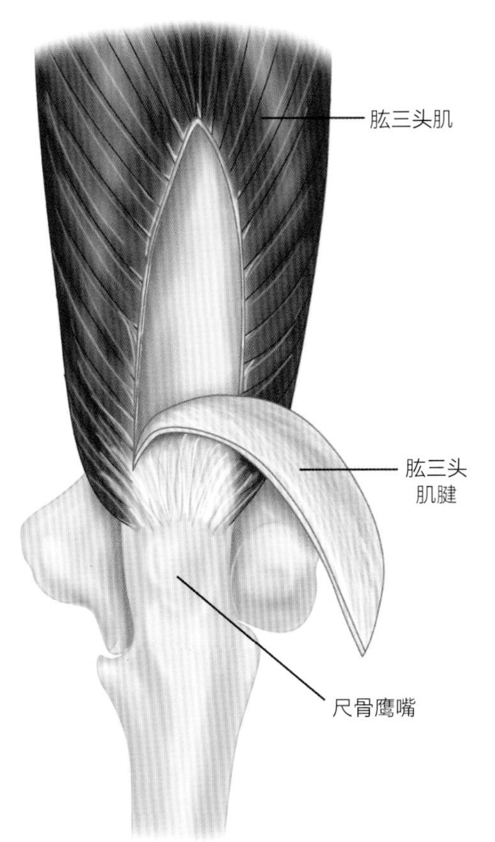

图8 肱三头肌劈开、肌腱翻转术，肌腱从肌肉上由近到远方向翻转。

- 沿着尺骨上的肌腱止点方向显露肱三头肌筋膜和腱膜。
- 肌腱由近到远从肌肉上切开并翻转，游离深部肌纤维，同时保留鹰嘴上腱性附着点(图8)。
- 在中线上劈开肱三头肌，骨膜下显露肱骨远端。
- 骨膜和肱三头肌向上剥离到鹰嘴窝近端约5 cm，暴露肘关节后面。
- 如果需要较大的显露，骨膜下切开延长到关节水平，从而显露肱骨内、外髁。
- 必须辨认尺神经并加以保护。
- 通过这些步骤，如果挛缩的肘关节得到矫正，肘关节能最大限度地屈曲。
- 缝合时肌腱可向远端滑移，近端肌肉和肌腱重新获得固定。
- 肱三头肌远端部分缝合到肱三头肌扩展的筋膜，然后逐层缝合。

肱三头肌翻转入路

- 保护肱三头肌装置与肘肌的连续性，单纯从一侧或另一侧翻转即可。
- 三种手术入路曾论述过保留肱三头肌肌肉、肌腱与前臂远端肌群筋膜的连续性，来显露整个关节。

Bryan-Morrey后内侧肱三头肌翻转入路

- 旨在保留肱三头肌与肘肌的连续性。

适应证

- 全肘关节置换术。
- 肘关节间置成形术。
- 肘关节脱位。
- 肱骨远端骨折的切开复位内固定。
- 滑膜疾病。
- 感染。

手术步骤

- 中线偏内侧后方直切口，距离鹰嘴尖近端9 cm、远端8 cm(图9A)。
- 在肱三头肌的内侧头边缘找到尺神经，根据手术要求加以保护，或小心地游离至第1运动分支，然后移向前侧。
- 从后关节囊松解肱三头肌内侧头。
- 在肘肌和尺侧腕屈肌间的前臂筋膜向远侧做一约6 cm切口。
- 肱三头肌和肘肌由内到外剥离下来形成整体肌瓣，显露鹰嘴和尺骨骨嵴(图9B)。需要肘关节屈曲20°～30°，此时肌肉松弛，利于分离。
- 侧副韧带根据显露的需要从肱骨上松解下来(图9C)。
    - 如果稳定性很重要，在手术结束时，这些韧带需要保留或解剖修补。
    - 如果做铰链全肘关节置换手术，就没有必要保留或修补侧副韧带。
- 可以减少肱三头肌在尺骨上的附着，肱三头肌翻转术时常用纽孔固定技术。
    - 为了防止出现这种情况，肌瓣可以牵起作为骨膜瓣(参阅下文“骨肘肌瓣入路”)。
    - 用小骨刀分离骨瓣。
    - 向外侧牵开骨瓣，将肘肌在肱骨远端的起点松解，将其整体翻转到肱骨外髁上。
    - 此时能看到桡骨头。
- 鹰嘴尖切除以利于暴露滑车。

骨肘肌瓣入路

- 入路便于延伸切口，保证鹰嘴上附着点有可靠的愈合。
- 该术式仅暴露尺神经，而Mayo术式需将神经移位。

适应证

- 这种肱三头肌切断翻转与Bryan-Morrey肱三头肌翻转术的入路相似。
- 常用于关节置换术或肱骨远端骨折。

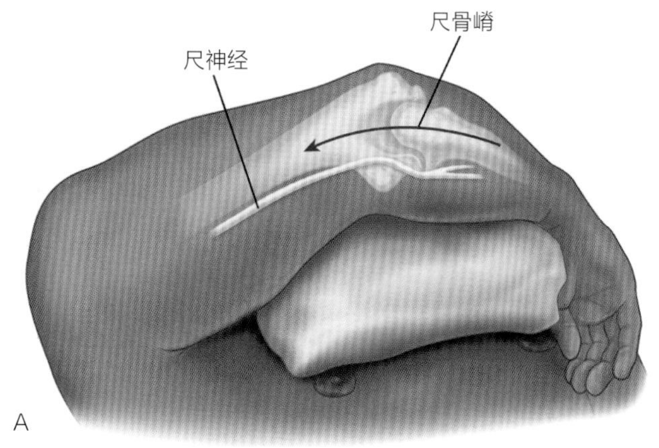

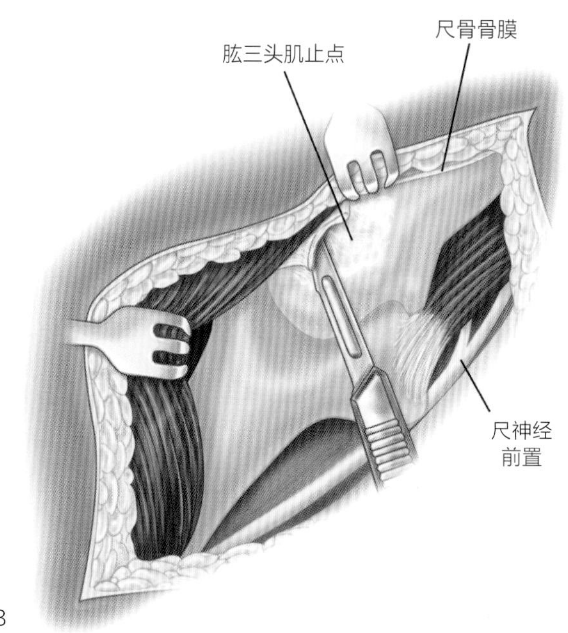

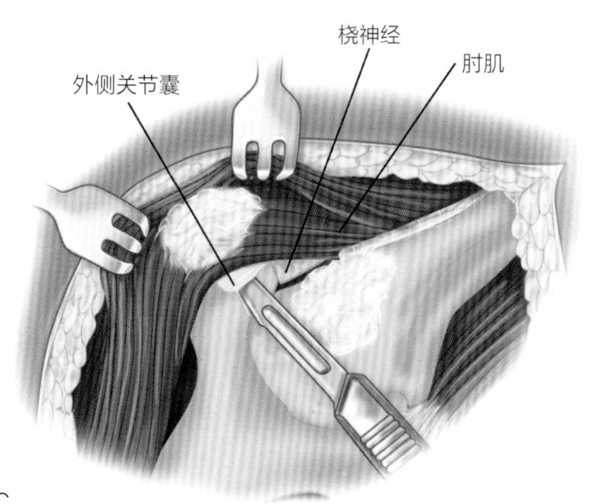

图9　Bryan-Morrey后侧入路。A. 后侧皮肤直切口。B. 尺神经移向前侧，找到肱三头肌内侧缘然后松解开，切开前臂浅筋膜，把筋膜和骨膜从尺骨近端上松解开。C. 伸肌装置向外侧翻转，游离松解侧副韧带。

手术步骤

- 在鹰嘴尖近端9 cm、远端8 cm，做偏内侧的后方直切口。
- 找到并保护尺神经，不要转位。
- 通过截骨将肱三头肌在尺骨上附着点带薄层骨片剥离。
  - 这是与Bryan-Morrey术式最根本的不同。
- 把肱三头肌内侧部延续到肘肌的部分，一起从尺骨上剥离下来（图10A、B）。
- 根据病变的位置或稳定性需要，侧副韧带可保留或者松解。
- 术后用不可吸收性缝合线通过骨洞将骨块缝合到原来骨床上（图10C）。
- 间断缝合修复伸肌装置远端。

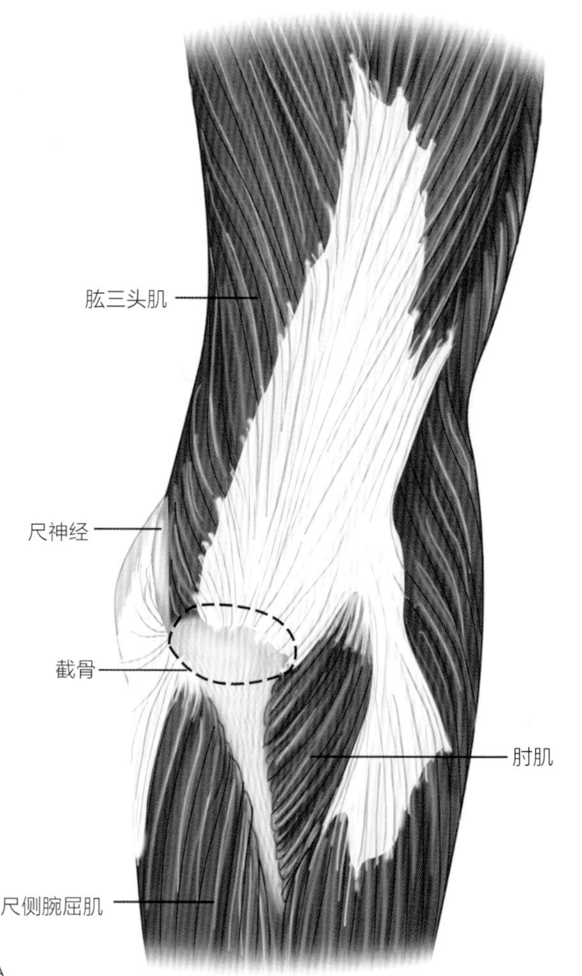

图10　右肘关节后方直切口，切到鹰嘴尖偏外侧。A. 找到尺神经并保护后做的松解线。

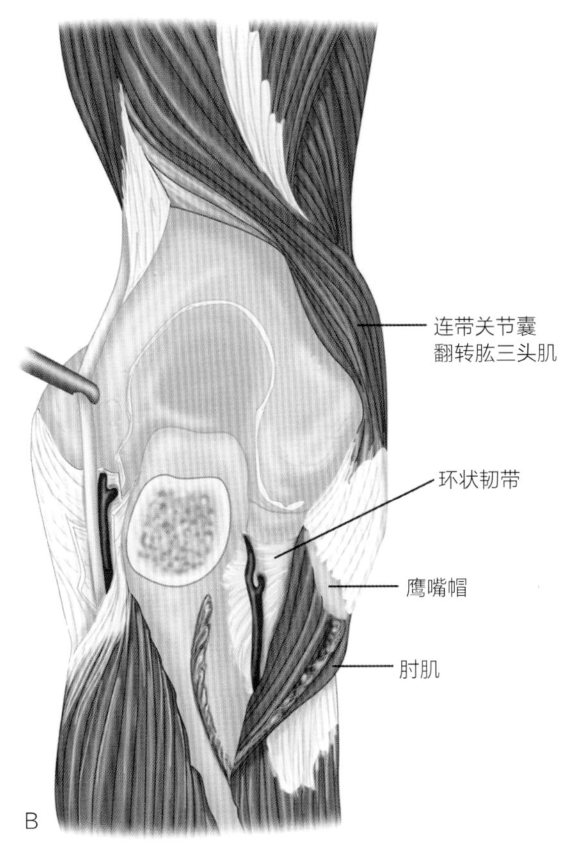

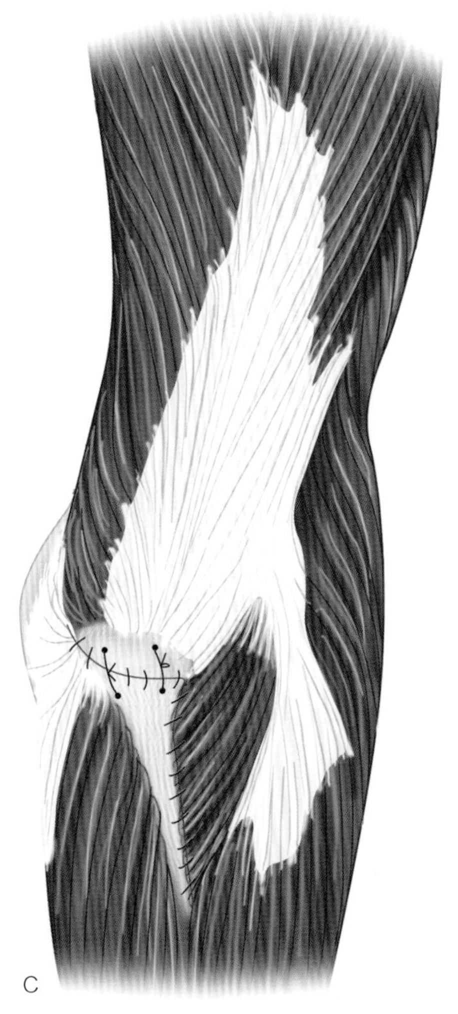

图10（续）　B. 截断鹰嘴，肱三头肌从内到外与肘肌和前臂筋膜一起翻转。C. 穿过骨块缝合后关闭切口，并间断缝合远端伸肌装置。

Kocher后外侧延长入路行肱三头肌翻转手术

适应证

- 关节成形术。
- 关节僵硬。
- 肱骨远端骨折的切开复位内固定。
- 滑膜切除术。
- 桡骨头切除术。
- 感染。

手术步骤

- Kocher入路的延长。
- 切口从关节近端8 cm开始，从髁上嵴后方，向远端延长，跨过肘肌与尺侧腕屈肌间的Kocher间隙，距鹰嘴尖远端6 cm。
- 近端找到肱三头肌，从肱桡肌和桡侧腕长伸肌沿肌间隔到关节囊水平游离肱三头肌。
- 在远端确认尺侧腕屈肌与肘肌的肌间隙。
- 将肱三头肌连同肘肌一起翻转。从外上髁到肘肌水平锐性游离肱三头肌扩张部。
- 保留肱三头肌在鹰嘴尖上的附着。
- 外侧侧副韧带复合体从肱骨上剥离。
- 通过内向应力使关节脱位。如果进一步显露，可以切开前侧和后侧的关节囊。
- 常规逐层缝合，桡侧副韧带缝合到外上髁的预置骨洞中。

Mayo改良的Kocher延长入路

- Kocher延长入路和Mayo改良的Kocher延长入路都比最初的Kocher入路提供了更大显露。

适应证

- 僵硬关节的松解。
- 间置关节成形术。
- 关节置换术。

手术步骤

- 改良的Kocher延长入路包括从鹰嘴尖上锐性分离并翻转肘肌与肱三头肌扩大部。
- 伸肌装置（保证肱三头肌与肘肌的连续性）可由外向内翻转。

- 如果向外延长切口，尺神经需要松解或转位。
- 肱三头肌重新固定的方法在Mayo入路中有过描述。

保留肱三头肌的手术入路

后方保留肱三头肌手术方法

- 因肱三头肌未从鹰嘴尖上切断，术后可迅速康复训练。

适应证

- 肿瘤切除。
- 肱骨骨不连切除后的关节重建。
- 关节置换术。

手术步骤

- 鹰嘴尖偏内侧做后方切口。
- 向内侧、外侧牵开切口皮瓣。
- 找到尺神经，并移向前方。
- 沿肱三头肌内、外侧缘逐步向远端游离，到在尺骨上的附着(图11)。
- 肱骨远端骨折固定时：
  - 在肱骨远端松解部分屈肌群和伸肌群起点，来显露髁上区，便于钢板固定。
- 肘关节置换术或肿瘤切除术时：
  - 需要把屈肌群和伸肌群起点从内、外髁上完全切断，切开侧副韧带和关节囊，肱骨远端离断。

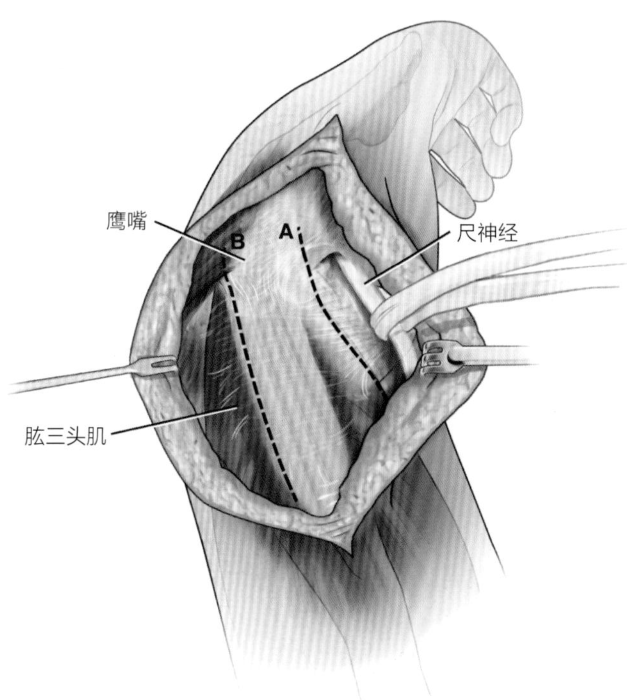

图11 后肱三头肌保留入路。*A*为中间窗口，开始于尺骨鹰嘴和外侧腕远侧之间，在肱三头肌和肌间隔之间的下部。尺骨神经应向前移位。*B*为侧窗，从远端开始于鹰嘴和肘肌之间，向近端前行，分裂肱三头肌的外侧头。

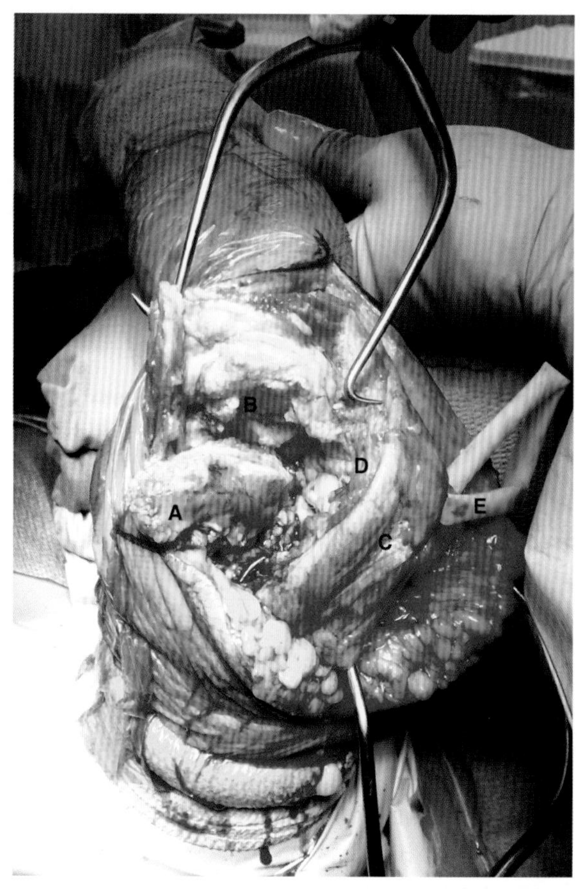

图12 通过侧窗暴露肱骨远端。*A*，肱骨远端；*B*，桡骨头；*C*，肱三头肌腱；*D*，鹰嘴；*E*，尺神经周围的penrose引流管。

  - 沿肱三头肌外侧缘，通过缺损处来显露肱骨远端(图12)。
  - 向后旋转前臂来显露尺骨。
  - 插入假体后，完成关节置换。
- 这种术式不需要闭合或修复伸肌装置。

鹰嘴截骨术

- 经骨的手术入路是当今最常用的手术显露方法，尤其肱骨远端骨折。斜行截骨术基本已经被抛弃，而横行截骨术基本被Chevron所取代。

Chevron鹰嘴截骨术

- MacAusland首先报道这项关节内截骨术，最初应用于关节强直。
- 用于某些手术诸如桡骨头切除术、滑膜切除术；改良术式适用T形或Y形肱骨髁骨折。
- 与横行截骨术比较，Chevron截骨术增加了旋转稳定性。

适应证

- 僵硬关节的治疗。
- 肱骨远端关节内骨折的治疗。

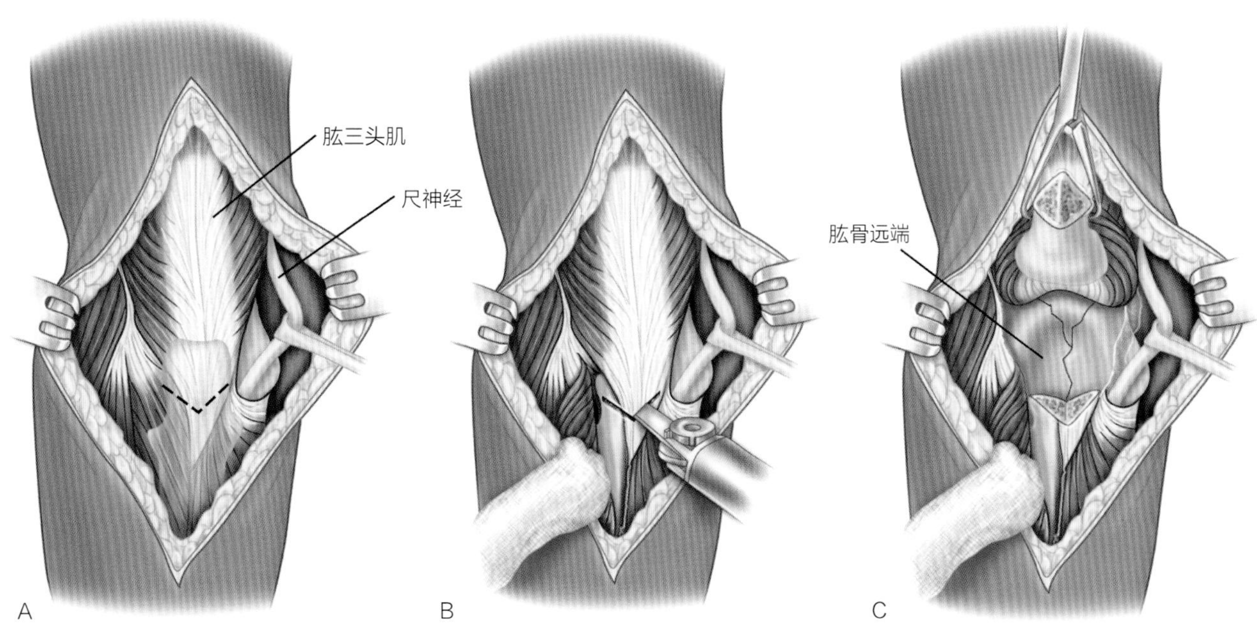

图13　鹰嘴截骨术。A. 肱三头肌向两侧分离，保护尺神经。B. Chevron截骨术是用摆锯远端顶点截骨。C. 近端部分包含鹰嘴截骨和三角肌腱向近端牵拉，暴露肘关节。

手术步骤

- 做鹰嘴尖偏内侧的后方切口。
- 向内、外侧牵开切口皮瓣。
- 找到尺神经并向前方移位。
- 找到肱三头肌内、外侧缘，向远端游离到尺骨附着。
- 用薄摆锯完成Chevron或V形截骨术，但不要穿透软骨下骨。用骨刀完成截骨术，做成不规则面，相互交错增加了稳定性(图13A、B)。
- 把肱三头肌腱与截下来的鹰嘴牵向近端，屈曲肘关节暴露关节(图13C)。
- 有时为了更好地暴露，需要松解内侧或外侧副韧带。
  - 这些韧带术后要进行修补。
- 完成主要操作后，鹰嘴尖通过张力带、螺钉或钢板进行固定。

要点与失误防范

尺神经	• 进行肘部后入路时，必须识别并保护尺神经
桡神经	• 当近端暴露距离外上髁超过10 cm时，桡神经处于危险之中
肱三头肌功能不全	• 肱三头肌功能不全通常由固定失败(肌腱或截骨术)引起。采用保留肱三头肌的手术入路是预防该并发症的最佳方法

肘关节外侧手术入路

- 肘关节外侧暴露广泛用于多种肘关节疾病。根据间隙深浅进行不同的暴露。
- 任何关节外侧或桡骨近端暴露术式，术者必须注意骨间后神经或桡神经返支损伤可能性。

肘关节前外侧手术入路(Kaplan)

适应证

- 前关节囊松解术。
- 骨间后神经探查术。
- 肱骨小头/外侧柱骨折的治疗。

手术步骤

- 前外侧入路手术间隙在指总伸肌和桡侧腕长伸肌之间(很容易找到肌间隔，此处血管沿指总伸肌前缘穿过筋膜)。
- 纵行切开指总伸肌和桡侧腕长伸肌之间的筋膜(通过桡侧腕长伸肌向深处分离，就可以找到桡侧腕短伸肌)。
- 向深部分离桡侧腕短伸肌，可以看到旋后肌的横向纤维，并有骨间后神经伴行。骨间后神经决定了向远端暴露的范围。前臂旋前可将桡神经移出术野。

- 如果需要，向近端剥离，将桡侧腕长伸肌、桡侧腕短伸肌和肱桡肌从肱骨外侧髁上嵴前方切断，暴露关节囊前方。

改良的远端Kocher手术入路

适应证

- 外侧尺副韧带重建术。

手术步骤

- 皮肤切口起自肱骨外上髁近端，沿肘肌和尺侧腕伸肌的筋膜方向倾斜延长约6 cm(图14A)。
- 切开肘肌和尺侧腕伸肌之间的Kocher间隙(图14B)。
- 切开间隙后可以见到外侧关节囊。
- 然后将肘肌翻转到关节囊后方，显露远端尺骨旋后肌嵴。
- 尺侧腕伸肌和伸肌总腱从外上髁上切断，向前翻转，暴露外侧关节囊。桡神经在此术区是安全的，因为它被尺侧腕伸肌和指总伸肌保护着(图14C)。
- 在关节囊上做纵切口来暴露肱桡关节。

Boyd(后外侧)手术入路

- 骨膜下分离近端尺、桡骨可能导致尺桡骨融合。

适应证

- Monteggia骨折-脱位。
- 桡骨头骨折。
- 尺桡骨融合术。

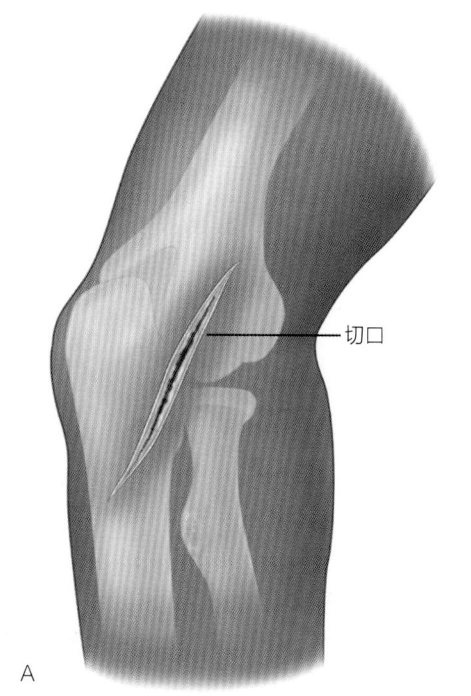

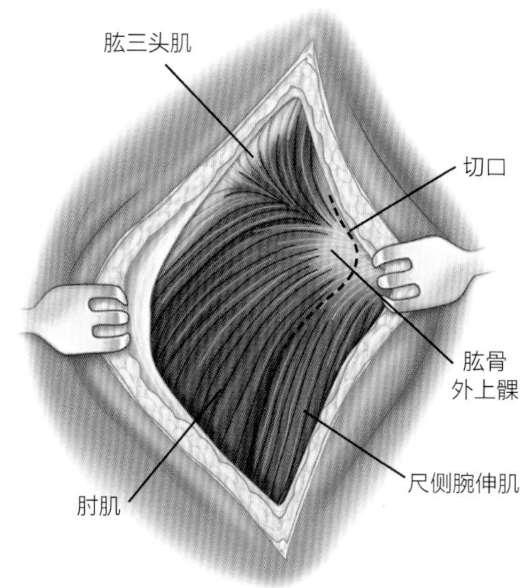

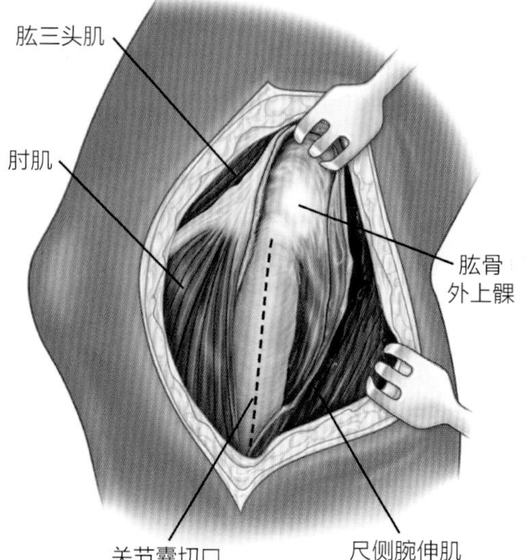

图14 远端Kocher入路。A. 切口从外上髁上方2～3 cm处开始，跨过髁上嵴，向远、后延长约4 cm。B. 找到肘肌和尺侧腕伸肌之间的间隙。C. 分离间隙可以暴露关节囊。

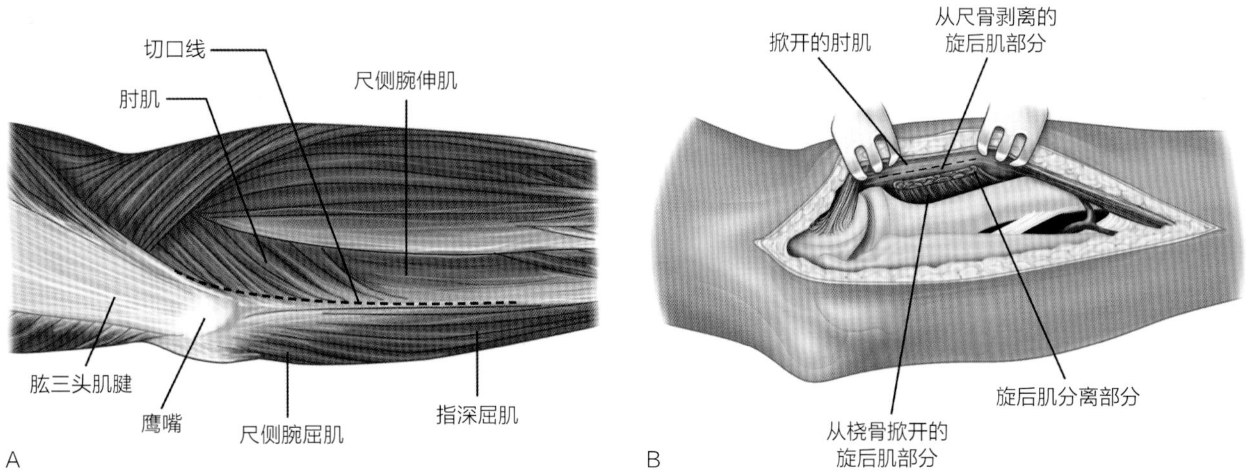

图15 Boyd手术入路。A. 切口沿着肱三头肌外缘，从髁上2～3 cm开始向远端延长，跨过鹰嘴尖到尺骨皮下骨嵴，长6～8 cm。骨膜下切断肘肌的尺骨部止点和旋后肌起点。远端骨膜下剥离拇长展肌、尺侧腕伸肌和拇长伸肌。将尺骨嵴上的旋后肌起点切断，将整块肌瓣拉向桡侧，暴露肱桡关节。B. 旋后肌保护着骨间后神经。

手术步骤

- 手术切口起自外上髁后方，肱三头肌腱的外侧，向远处延长到鹰嘴尖外侧，再向下到尺骨边缘。
- 将肘肌和旋后肌从尺骨嵴上剥离(图15A、B)。
- 牵拉肘肌和旋后肌，显露桡骨头和颈表面的关节囊。
- 旋后肌能保护骨间后神经。
- 外侧关节囊包含着外侧尺副韧带，切开会出现后外侧旋转不稳定。
- 为了显露桡骨干，手术切口沿着尺骨皮下骨嵴方向延长，分离尺骨外侧肌肉(包含尺侧腕伸肌、拇长展肌和拇长伸肌)。
- 结扎骨间后动脉和骨间动脉返支进行止血。

要点与失误防范

骨间后神经	• 骨间后神经妨碍外侧向远端暴露。前臂内旋有助于保护神经。Kaplan入路风险最大
外侧尺副韧带	• 经外囊切开可破坏外侧尺副韧带，导致后外侧旋转不稳定

肘关节内侧手术入路

- 肘关节内侧手术入路适应证相对较少，已被关节镜手术方法所代替。
- 最有意义的内侧手术入路由Hotchkiss描述，这种延长入路灵活性较大，尤其适用于冠突暴露和挛缩关节的松解。

延长的内侧过顶手术入路

- 很好地暴露前内侧和后内侧肘关节。
- 这种入路不适于肘关节外侧异位骨化的切除。
- 不适合桡骨头手术。

适应证

- 冠突骨折的治疗。
- 挛缩关节松解术(需要探查尺神经时)。
- 前方或后方进入关节。
- 可改成Bryan-Morrey的肱三头肌翻转显露。

手术步骤

- 浅层解剖。
    - 皮肤切口只需落在正后切口和中线偏内切口之间(图16A)。
    - 游离皮肤皮下组织。
    - 确认肱骨内上髁嵴、内侧肌间隔、旋前肌及屈肌群起点和尺神经。

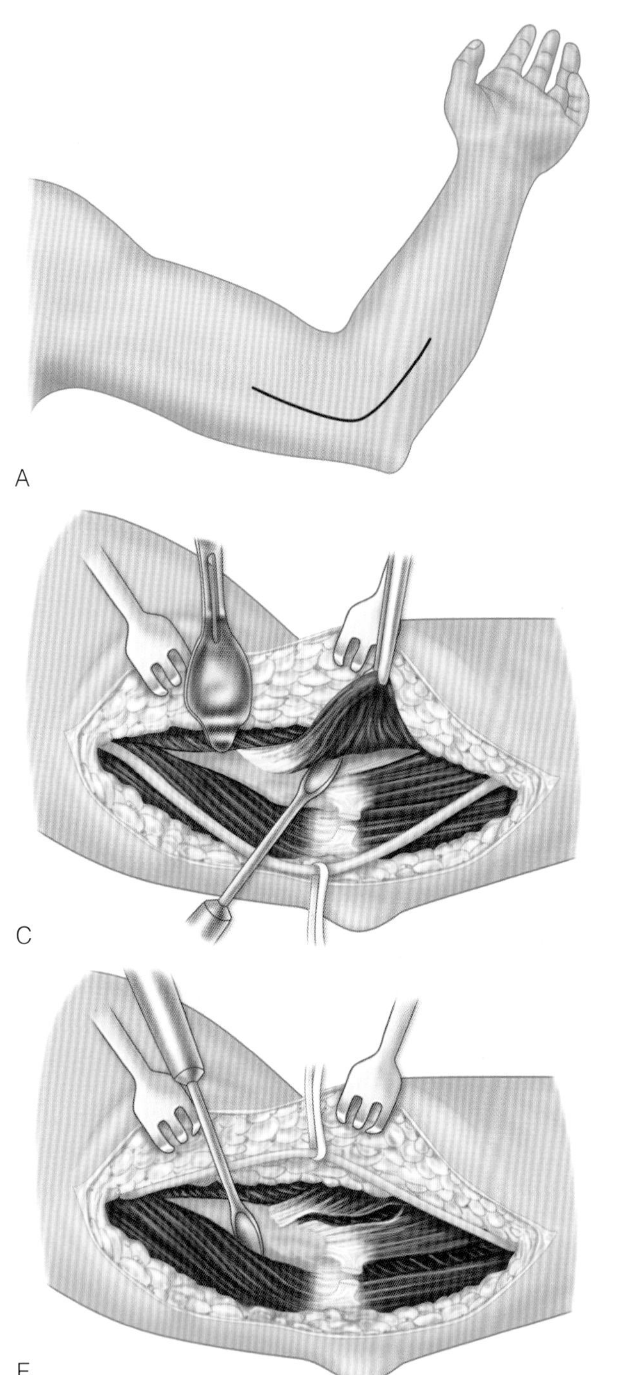

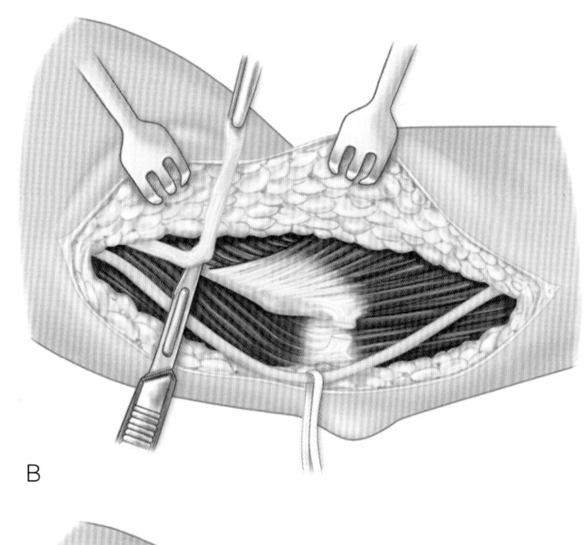

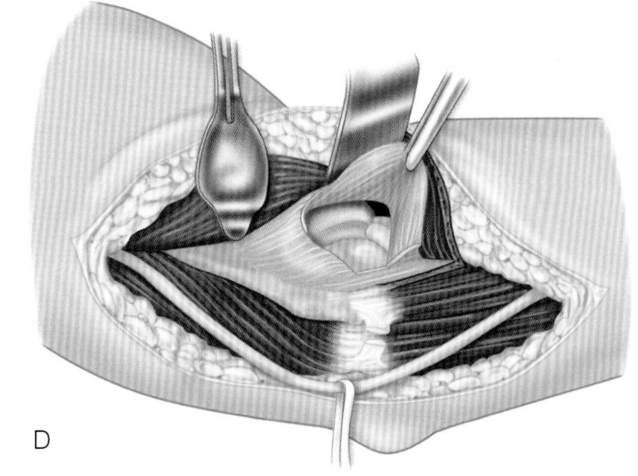

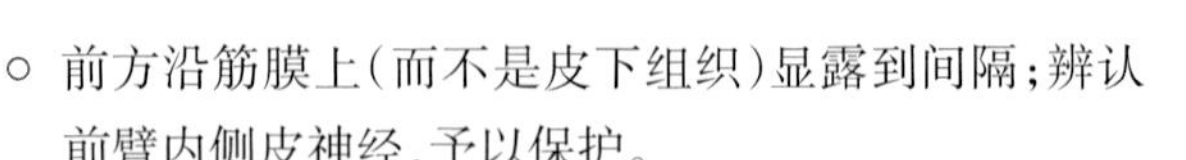

图16 A. 沿内侧中线的皮肤切口。B. 内侧肌间隔（浅蓝色）从内上髁近端5 cm处切断，尺神经用线环做标记。C、D. 如果扩大显露，将屈肌和旋前肌肌束的起点全部从内上髁切断。E. 如果遇到关节囊挛缩，需要将关节囊锐性切开。

- 前方沿筋膜上(而不是皮下组织)显露到间隔；辨认前臂内侧皮神经，予以保护。
- 找尺神经。如果患者曾做过手术，在远端显露前，需先在更近端找到尺神经。
  - 如果曾做尺神经前置术，手术之前应该将它游离。
- 向外侧松解皮下组织，找到屈肌群和旋前肌肌束起点，而前臂内侧皮神经位于这层皮下组织瓣中。
- 内侧肌间隔把肘关节分为前后两个间室。将内侧肌间隔在内上髁近端5 cm处切断(图16B)。
- 保护尺神经，电灼肌间隔底部的静脉血管。

- 前方深部解剖。
  - 确认屈肌群和旋前肌肌束的起点，从内上髁处部分或完全切断。
    - 如果扩大显露，将其全部从内上髁附着处切断(图16C、D)。
    - 如果延长少许，可顺纤维将其分离，保留髁上1.5 cm长的尺侧腕屈肌附着处。
    - 肌肉剥离时，髁上嵴处可保留少许纤维组织袖，以便缝合时重新修复。
- ○ 屈肌群和旋前肌肌束的附着点向深部松解到骨面，但要在关节囊的浅表。当这个层面完成后，可以在深面找到肱肌。
- ○ 辨认沿髁上嵴走行肱肌，在保证它与屈肌-旋前肌群连续性情况下一起松解。
- ○ 将肌肉拉向前方，从关节囊和远端肱骨前面将其剥离。
- ○ 在骨膜下剥离肱肌，以保护在肱肌表面走行的正中神经和肱动静脉。
- ○ 向外侧、远端切开关节囊，将其与肱肌分离。
- ○ 对于关节挛缩，分离关节囊与肱肌和肱桡肌后，可以锐性切开关节囊(图16E)。

- 深部后方关节囊的显露。
  - ○ 向远端游离尺神经，以便其前置；向远端松解到第1运动分支，使它在前方进入尺侧腕屈肌时不至于呈锐角。
  - ○ 运用Cobb剥离子，从后方把肱三头肌从肱骨远端剥离。
  - ○ 从近到远剥离，将后关节囊与肱三头肌分开。
- 关闭切口。
  - ○ 把屈肌群和旋前肌肌束的附着点重新缝合到内上髁嵴。
  - ○ 用筋膜悬吊来移位尺神经，以防止向后半脱位。

要点与失误防范

尺神经	• 在整个过程中尺神经必须暴露和隔离
正中神经和臂动脉	• 这些结构暴露在肱肌前侧或旋前圆肌内侧时是危险的
前臂内侧皮神经	• 这条神经应该被识别为筋膜的表浅神经，需加以保护，以防止损伤和可能的神经瘤形成

肘关节前侧入路

- 由于容易损伤肱动脉和正中神经，所以不推荐使用肘关节前侧入路。
- Henry描述的延长入路，与Fiolle和Delmas改良入路，是公认的最有用的前方关节入路。Darrach描述的小改良Henry入路，其前外侧暴露有限。

改良的Henry前方手术入路

适应证

- 前方移位骨折碎片。
- 该区域肿瘤切除术。
- 重新将肱二头肌腱固定在桡骨粗隆上。
- 神经卡压综合征探查。
- 关节挛缩前方关节囊松解。

手术步骤

- 切口从肘关节屈肌褶皱近端5 cm开始，沿着肱桡肌的前缘向远端延长。
- 到屈肌褶皱时转向内侧，避免直角跨过，再横向延长到肱二头肌腱，然后向远端延长跨过前臂内侧掌面(图17A)。
- 向远端切开肱桡肌和旋前圆肌之间的筋膜。
- 确认外侧肱桡肌及内侧肱二头肌和肱肌之间的间隙，从近端进入间隙，轻柔钝性剥离，显露肱桡肌内侧表面的桡神经(图17B)。
- 注意避免损伤桡神经的浅表感觉分支。
  - ○ 因为桡神经向外侧发出分支，牵拉肱桡肌是安全的。
  - ○ 在肘关节水平，向外侧牵拉肱桡肌，向内侧牵拉旋前圆肌，看到肱二头肌内侧出现的桡动脉，向中线偏外侧方向发出肌肉分支和返支。
- 结扎肌支，扩大显露时结扎牺牲返支。
- 骨间后神经穿行于旋后肌，向远端前臂背侧走行。
- 继续向远端分离，暴露旋后肌，它覆盖于桡骨近端和关节囊前外方(图17C)。
- 桡骨前面与旋后肌远端分散附着众多肌肉，包括旋前圆肌腱性止点、指浅屈肌和拇长屈肌的起点。
- 确认肱肌后进行剥离，牵向内侧显露近端关节囊。

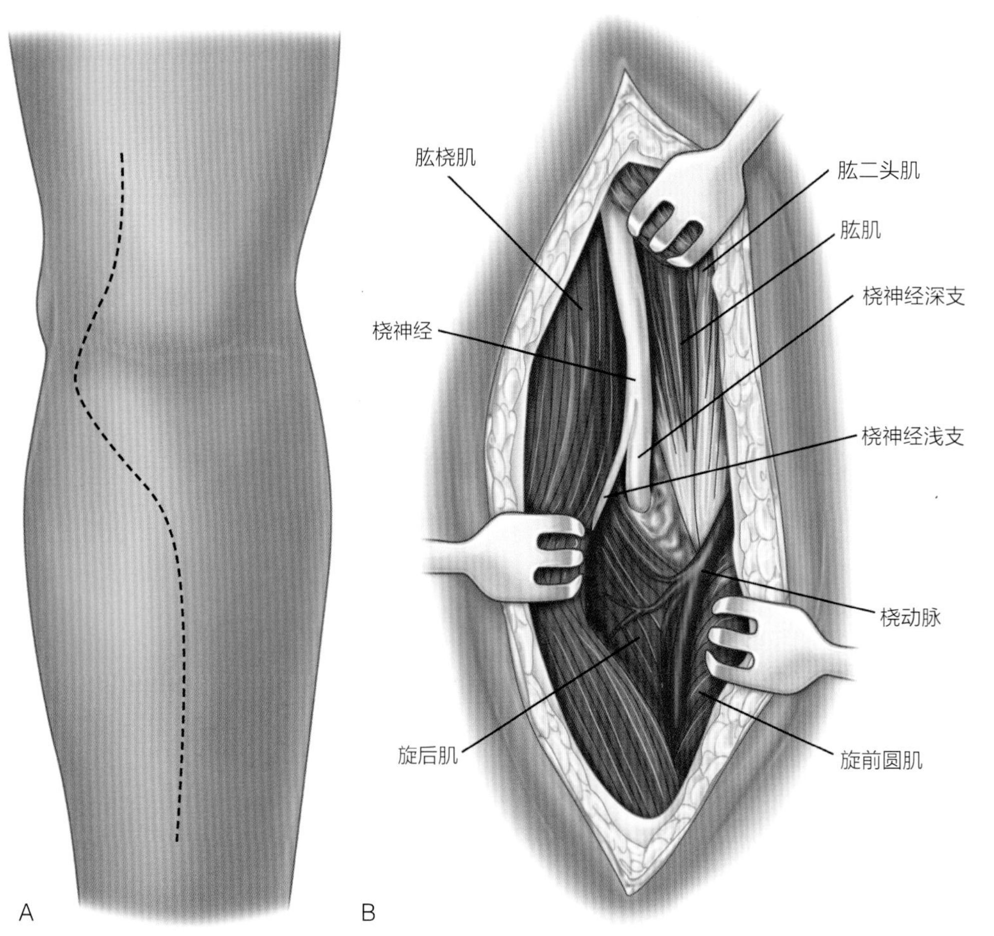

图17　Henry的前方手术入路。A. 切口从肘关节褶皱近端5 cm肱二头肌外侧开始，横跨关节线，弧形到前臂远端内侧。在切口近侧，找到肱桡肌和肱肌之间的间隔；在远侧部分，找到肱二头肌腱和旋前圆肌。找到桡神经，和肱肌一块牵开。B. 从桡骨前方松解旋后肌，使其充分旋后。C. 如需扩大显露，需找到并牺牲桡动脉返支和肌支。沿肱肌向内牵开肱二头肌腱。D. 顺着此间隙来暴露肘关节前方。

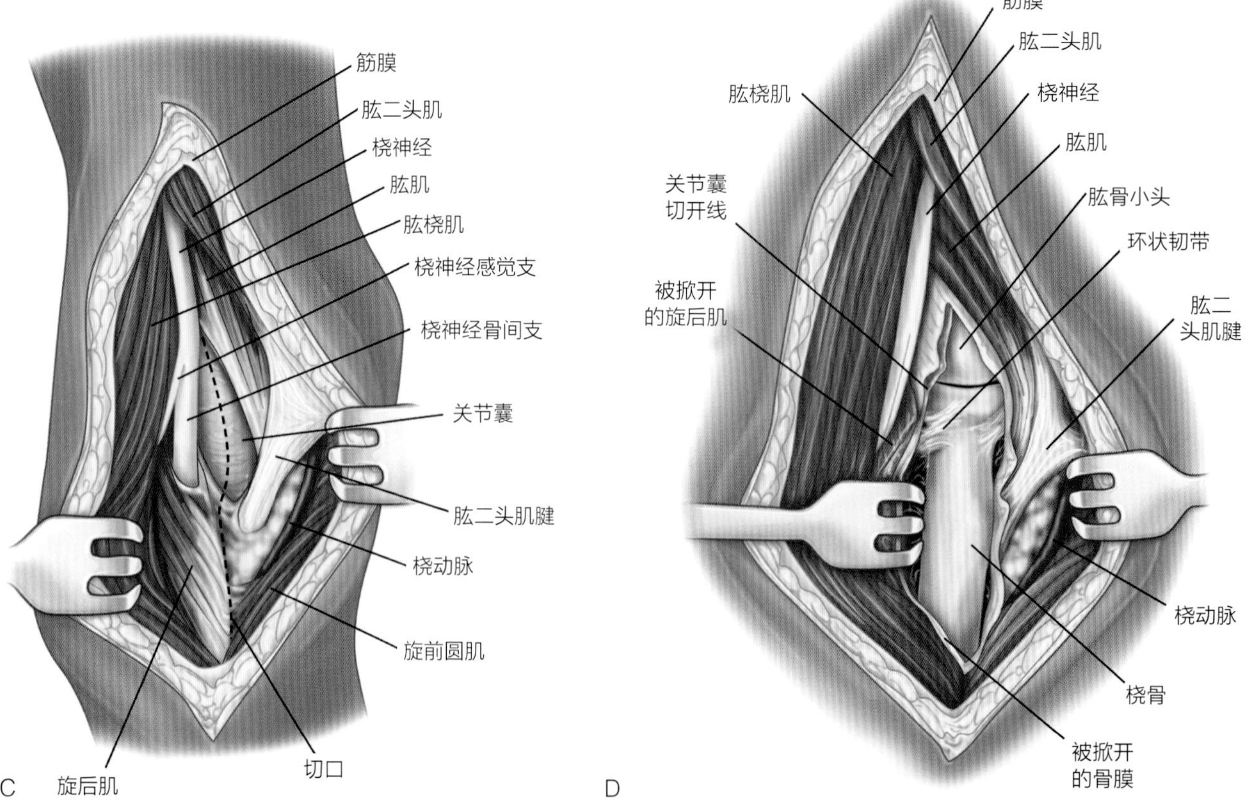

- 如果向远侧显露，要极度旋后前臂，显露桡骨近端旋后肌的附着点。
    - 附着点切断旋后肌，骨膜下剥离旋后肌，并牵向外侧（图17D）。
- 旋后肌保护着桡神经骨间深支，应避免过度牵拉。
- 显露桡骨近端及肱骨小头。
- 可能需要向近端和远端进一步显露；如果已经找到桡神经，则可以避免近端显露。
- 骨间后神经远端被旋后肌保护，如需扩大显露，要找到桡动脉并予以保护。

要点与失误防范

桡神经和骨间后神经	• 桡神经在肱桡肌下面，骨间后神经分支在桡头的远端绕着桡颈外侧。过度牵开或牵开器放置不当均可损伤神经
桡动脉返支	• 如果需要远端暴露，应结扎该动脉

（王海明　译，陈云丰　审校）

第3章 肩关节镜：基本要素

Shoulder Arthroscopy: The Basics

Elizabeth Matzkin and Craig R. Bottoni

定义

- 肩关节是一个球状多轴关节。它的稳定不仅依赖骨骼结构，还要依靠周围的肌肉和关节囊结构。
- 关节镜是一个可视化、可以对关节做检查的光纤仪器。所有的肩关节外科医生必须精通肩关节的关节镜诊断技术。

解剖

- 盂肱关节由肩胛盂与肱骨头组成。
- 围绕肩胛盂边缘的盂唇是一种"保险杠"样的纤维软骨组织。它的作用是加深和扩大盂窝以便增加盂肱关节的稳定性。肱二头肌腱附着于上盂唇，可作为肱骨头减压器，也有助于盂肱关节稳定。
- 肩关节的静态稳定结构包括关节囊以及盂肱上、中、下韧带。更多的细节将在后面的章节讨论。
- 肩关节的动态稳定结构是肩袖肌，包括冈上肌、冈下肌、肩胛下肌、小圆肌。
  - 肩胛骨的稳定结构包括菱形肌、肩胛提肌、斜方肌和前锯肌，它们也有助于肩关节的动态稳定。

发病机制

- 肩关节受损一般继发于创伤、轻伤或过度活动损伤，可与活动和年龄有关。
- 大多数年龄<40岁的患者会出现典型症状的原因与过度活动或不稳定有关，而>40岁的患者更常见的原因是肩袖损伤、肩峰撞击、炎症性或退行性关节疾病。

自然病程

- 肩关节损伤可以出现疼痛及导致肩关节功能障碍。
- 复发性肩不稳定随年龄而减少[2]。
- 肩袖撕裂随着年龄而增加[1]。
- 如果肩关节的病理改变没有弄清楚，疼痛、活动丧失、退行性改变、功能丧失以及无法参加运动或工作均可能发生。

病史和体格检查

- 体检最重要的是从患者身上获得准确的病史。
  - 是创伤、非创伤，还是过度活动伤害？
  - 什么时候受伤？是怎么发生的？
  - 患者是主诉疼痛、活动受限、乏力，还是无法进行体育活动、日常生活或工作？
  - 是休息时疼痛，仅仅活动时疼痛，还是睡觉时疼痛？
  - 有任何神经症状吗？
- 下面的内容总结了基本的体格检查。更多不同诊断的特殊检查将在其他章节中描述。
  - 从前、后及两侧观察患者肩关节的疼痛。
    - 判别任何肌肉萎缩、肌肉不对称、肩关节高度，或肩胛骨位置。
  - 触诊肩关节的不同部位——胸锁关节，肩锁关节，大结节和肩袖，盂肱关节，肱二头肌腱，菱形肌，记录任何区域的压痛点。这可能有助于鉴别诊断。
  - 被动和主动的活动范围——前屈、外展、内收、内旋和外旋。
    - 活动范围的丧失可能表明粘连性关节囊炎，肩袖病变(肌腱炎或肩袖撕裂)，或退行性改变。
  - 阻抗测试——三角肌、冈上肌、冈下肌和肩胛下肌。
    - 任何肌力的减退可能表明神经损伤，肌肉或肌腱撕裂，或疼痛继发的乏力。
- 肩袖和肩胛骨的稳定结构：查找萎缩，肩胛翼，肌力测试显示无力，疼痛弧。
  - 提示肩袖撕裂的激惹试验包括垂臂征，以及判断肩胛下肌的抬离试验或压腹试验。
  - 撞击试验包括Neer和Hawkins试验。
- 盂唇：各种异响可能表明盂唇撕裂；激惹试验检查肩关节不稳定(负荷移位、恐惧试验或曲柄试验、复位试验、O'Brien试验)。
- 多向不稳定：查找下方和其他方向的进一步松弛。
  - Sulcus征表明下方松弛。
  - 检查能否自发半脱位或肱骨头脱位。

- 肩锁关节：肩锁关节区域空虚，过胸内收试验和O'Brien试验时疼痛。

影像学和其他诊断性检查

- X线片用来评估肩关节的不同方面。
  - 基本X线片应该包含前后位、腋位和出口位片。
  - 根据肩关节病变需要特殊投照位片，将在后面的章节中讨论。
- 磁共振成像（MRI）和磁共振关节造影经常有助于诊断，因为对许多肩关节损伤的诊断它们有很高的敏感性和特异性。

鉴别诊断

- 撞击（关节内或关节外）。
- 肩袖撕裂。
- 粘连性关节囊炎。
- 肩锁关节损伤或关节炎。
- 盂唇撕裂。
- 不稳定。
- 肱二头肌肌腱病变。
- 退行性关节炎。
- 肩胛胸壁功能障碍。
- 颈椎病或神经根病变。
- 感染。

非手术治疗

- 对许多不同的诊断首先考虑非手术治疗，包括休息、非甾体抗炎药、物理治疗、诊断性和治疗性注射。

手术治疗

- 患者保守治疗无效，并持续出现与诊断相一致的症状，可考虑行肩关节镜手术。

术前计划

- 评估病史和影像学资料。
- 手术医生对出现什么病理变化是关节镜干预的良好时机应该有一个很好的理解，同时确保所有所需设备和仪器都是可用的。
  - 患者体位（持臂架、重物、沙袋、腋窝卷）。
  - 关节镜泵或灌注系统。
  - 视频监视器，30°或70°的关节镜。
  - 关节镜套管。
  - 刨刀、磨头、缝合锚钉、关节镜设备（探针、抓钳、剪刀、篮钳）。

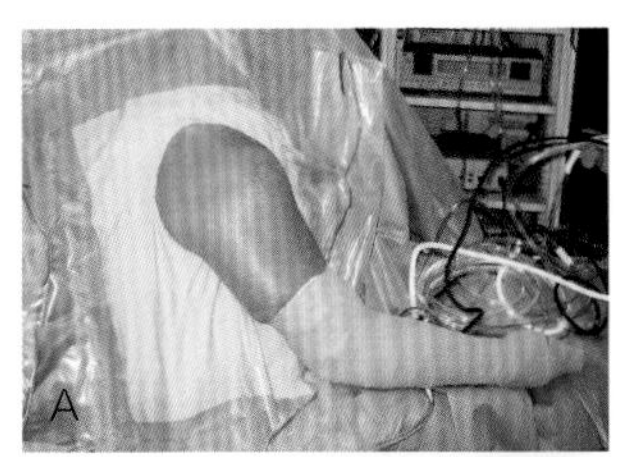

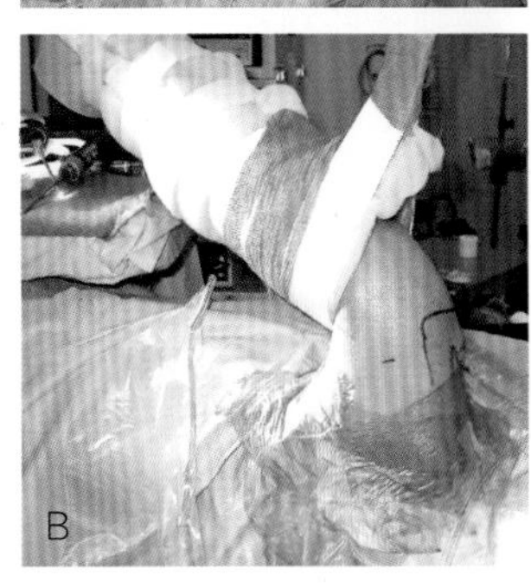

图1 A. 患者取标准的沙滩椅位进行肩关节镜手术。B. 患者右侧卧位，牵引架于外展位及牵拉左上肢。

- 麻醉下评估肩关节活动范围和稳定性。

体位

- 肩关节镜手术可行沙滩椅位或侧卧位（图1）。
- 沙滩椅位需要特别设计的手术床，确保外科医生充分暴露患者的后肩，患者的头部支撑得很好。
  - 这个体位优势是整个手术过程肩关节都可以自由活动。
  - 用持臂器也可以牵开盂肱关节和维持体位而无需助手。
- 当侧卧位时（图1B），患者必须适当衬垫，身体用沙袋、腋窝卷和枕头支撑。
- 手术肢体被固定在持臂器，维持在约70°的外展，15°～20°的前屈，10 lb（4.54 kg）重量牵引。这就会牵开盂肱关节，提供良好的视野。

入路

- 手术室的设置应尽量使外科医生容易进行整个肩关节的操作，并能放置理想视野的视频监视器和关节镜设备。
  - 典型的手术室设置如图2所示。
- 整个肩、上臂、前臂和手，以及暴露的半侧胸廓应严格消毒，用透明U形手术洞巾隔离。这将有助于保持患者干燥，以防手术单下漏液。

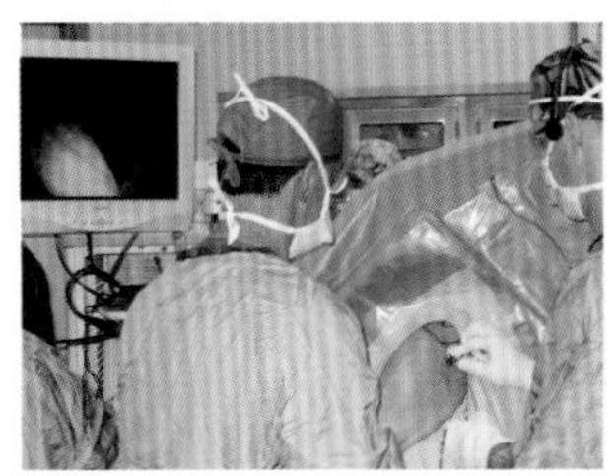

图2 手术室的设置，能放置理想视野的视频监视器和关节镜设备。

TECHNIQUES

定位和入口

- 一旦患者术前准备牵引完毕，浅表骨性标志应该用外科记号笔勾勒出来。这包括锁骨，肩峰的边缘(前面、后面、外侧)，肩胛骨的脊柱缘，以及肩锁关节和喙突(技术图1)。

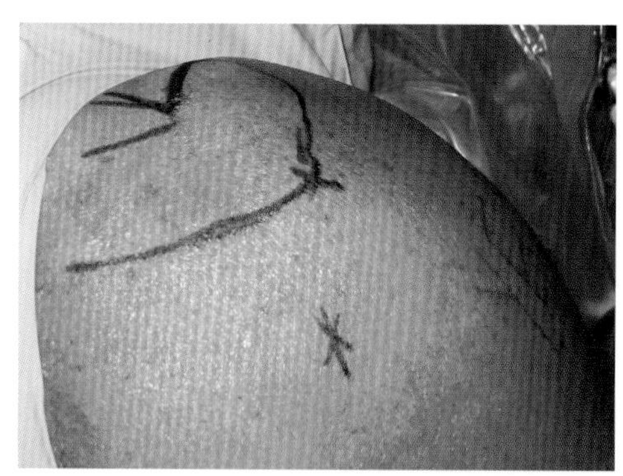

技术图1 右肩肩峰、锁骨以及预期的入口部位。

- 所有预期的入口部位应该标记。对于基本的诊断性关节镜检查，包括前后入路，如有必要，还可以加用侧方入路。对于一些特殊情况所需的额外入路将在以后章节讨论。
  - 后方入口：位于肩峰的后外侧边缘下方2～3 cm和内侧1 cm。它通常位于在肩关节后方的“柔软点”，在肩袖后部肌肉之间(冈下肌和小圆肌)。
  - 前方入口：这个入口位于喙突尖外侧，肩峰前外边缘下方。必须谨慎，确保前方入口位于喙突外侧，以避免损伤喙突内侧的神经血管结构。
  - 侧方入口：这个入口位于肩峰外缘的外侧3～5 cm。该入口部位可根据关节内的情况而改变。
- 关节镜手术开始前，外科医生需保证所有的关节镜设备(关节镜、视频监视器、关节镜泵)都能正常使用。

关节镜的插入

- 首先建立后方入口。
  - 用11号手术刀做一5 mm的皮肤切口。
  - 所有肩关节镜检查切口应该仅刺透皮肤，不造成深部损伤，避免神经血管损伤及关节表面结构的潜在损伤。
- 关节镜鞘和钝芯插入盂肱关节(技术图2)。
  - 套管针的方向应该朝向喙突。一只手可以用来稳定肩关节，示指触摸喙突尖。
  - 内芯应该导向肱骨头内侧和肱骨头与肩胛盂之间。一旦关节囊被穿透，就会有“啵”的一声，套管位于盂肱关节内。
  - 一些外科医生偏好首先用脊椎穿刺针刺入盂肱关节注入生理盐水。这就扩大了关节间隙，有了更大空间，以便输液反流，可确认关节镜是否在正确的位置。
- 开启灌注系统和输液泵，需快速识别肱骨头部、肩胛盂和肱二头肌腱。
- 简单的检查可以判断后续入口的修正是否需要。

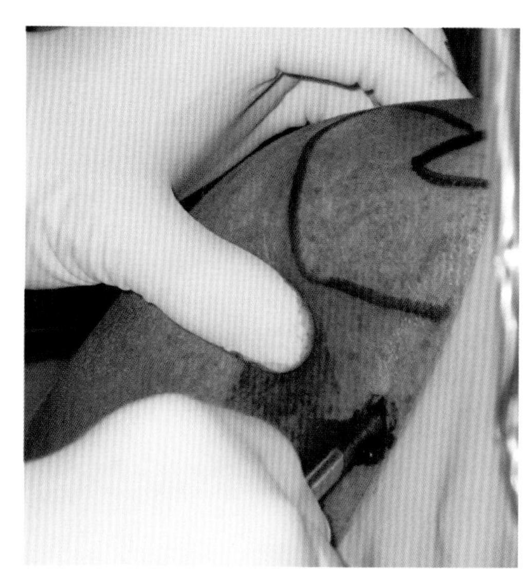

技术图2 关节镜的插入。套管针和关节镜套管指向喙突。它进入盂肱关节就在肩胛盂后唇外侧，大概在肩胛盂上下的中间。外科医生的示指在喙突的顶端，以帮助指导套管针进入关节。

建立前方入口

- 接下来建立前方入口。可能需要改良的前方入口，取决于关节内需要处理的肩关节病变，这将在其他章节中讨论。
- 大多数标准的关节镜手术前方入口可以用由内向外或由外向内的建立方法。

由内而外的方法

- 关节镜置于肱二头肌腱下方的肩袖间隙，牢牢地维持在前关节囊，然后拿住套管取下镜头。
- 用钝头内芯或交换棒插入套管用于穿透前关节囊，顶起皮肤。
- 在交换棒顶起皮肤的末端做一个小切口。
- 套管通过交换棒进入盂肱关节。

由外向内的方法

- 用一个脊椎穿刺针插入预期的前方入口，进入关节(技术图3)。

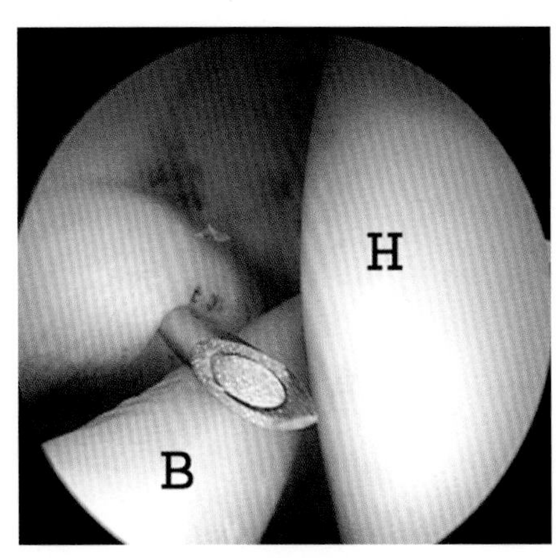

技术图3 脊椎穿刺针插入肩袖间隙，建立正确前上入口。肱骨头（*H*）以及肱二头肌长头腱（*B*）清晰可见。

- 一旦针可以看到以及认为其位置适当时将针取出，在脊柱穿刺针插入的部位做一个小的皮肤切口。
- 在关节镜下，用带钝头内芯的鞘管穿透前关节囊直接进入盂肱关节。

诊断性关节镜检查

关节镜后入路

- 通过后入路开始诊断性关节镜探查和前入路指导探针。从这个入路应该对以下结构进行探查：
  - 肱骨头关节面和关节盂。
    - 评估软骨表面，并指出任何软骨损伤。
    - 关节盂软骨有一正常“软骨变薄区”，在其中心区域。
    - 有时两个肩胛盂骨化中心的界限，可以确定为软骨表面的一条细线。
  - 肩胛下肌腱和肩袖间隙。
    - 评价肩胛下肌上部肌腱及其附着于肱骨小结节(技术图4A)。
    - 肩袖间隙(冈上肌前缘和肩胛下肌上部肌腱之间的关节囊组织)的组织质量和松弛度的评估。
  - 盂肱上、中韧带。
    - 盂肱上韧带位于肩胛下肌和肱二头肌腱之间，盂肱中韧带穿过肩胛下肌腱(技术图4B)。
    - 变异可包括一个Buford复合体(条索样肩胛中韧带)，或甚至韧带缺如。
  - 上盂唇和肱二头肌腱。
    - 肱二头肌腱两面评估，使用探钩将其拉入关节内，评估其关节外及肱二头肌腱沟部分是否隐藏滑膜炎或磨损(技术图4C)。
  - 肩袖。
    - 通过关节镜评估肩袖肌腱是最佳的。肩袖附着到肱骨头应该是光滑、无磨损的(技术图4D)。
    - 关节镜向下后方围绕肱骨头查看，可见肱骨头上正常的无软骨的“裸区”和骨骼上的滋养孔(技术图4E)。
  - 下关节囊和腋囊。
    - 对下关节囊和关节囊肱骨头附着处进行评估(技术图4F)。
    - 有时候，盂肱下韧带肱骨侧撕裂可以出现在此区域，有时会有一块骨片。
    - 关节镜可以直接上下检查，可探查盂唇附着情况(技术图4G)。
  - 盂肱下韧带前束。
    - 这是盂肱关节前向移位的主要静态稳定结构。
    - 前下盂唇应该紧密连接到关节盂(技术图4H)。这个区域的分离通常被称为Bankart或Perthes损伤(技术图4I)，之后将会有更多的讨论，详见第6章。

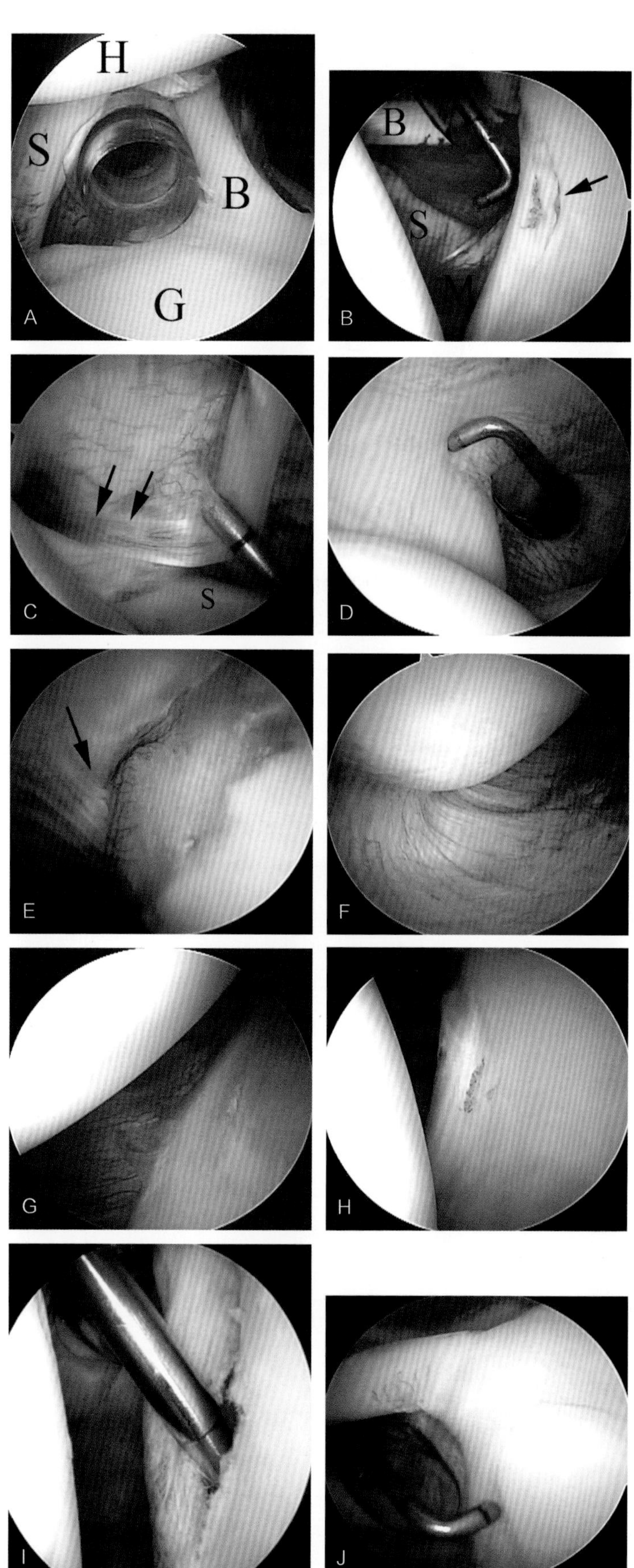

技术图4 A. 左肩侧卧位，前上和前下入路建立。肱二头肌腱（*B*）在两个套管之间。肱骨头（*H*）、肩胛盂（*G*）、肩胛下肌（*S*）上缘可被识别。B. 左肩沙滩椅位，肩胛下肌（*S*）、肱二头肌腱（*B*）和盂肱中韧带（*M*）、前上盂唇显示清晰。该病例有一损伤（箭头）。C. 肱二头肌长头腱可以被拉入关节检查滑膜炎情况（箭头），如图所示。D. 图中描绘了冈上肌的前缘和正常的肩袖插入。E. 当关节镜沿着肩袖向后探查时，肱骨头的裸区被识别出来。这是一个正常的没有关节软骨的区域。后肩袖和下关节囊之间的过渡区（箭头）。F. 下关节囊附着于肱骨。这是寻找游离体的常见区域，因为它们往往下沉到肩关节这个部位（沙滩椅位）。G. 关节镜由腋囊向上引导，可见下盂唇。H、I. 检查前盂唇附着。H. 盂唇和关节囊附着正常。I. 前下盂唇附着撕裂（Bankart损伤）。J. 探查上盂唇附着。

- 当韧带和关节囊组织松弛，关节镜很容易进入到肱骨头和关节盂之间的前侧间隙。这就是所谓的"直通"征，它可能预示着多向松弛。
  - 肱二头肌长头腱附着处。
    - 探查上盂唇附着处评估上盂唇前后(SLAP)损伤[3]。
    - 通常，上盂唇很好地附着在关节盂上方(技术图4J)。
    - 正常变异如新月形的上盂唇、肱二头肌腱的变异(分裂肌腱)并不少见。它们必须与需要修复的病理损伤区分。

关节镜前入路

- 移除关节镜，同时维持套管在关节后方。放到前侧套管中进行评估关节后方及从另一视角探查余下关节部分。
  - 后盂唇应光滑，紧附着在关节盂上(技术图5)。
  - 关节镜向上评估后方关节囊在肱骨头上的附着。如果分离，这代表盂肱韧带肱骨侧反向撕脱。

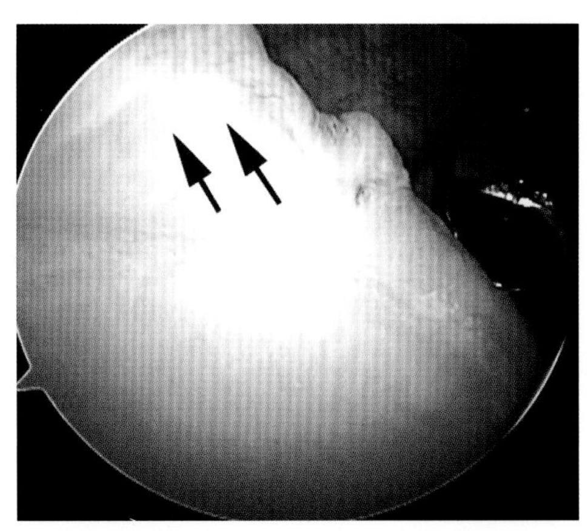

技术图5　关节镜现在转向前入路检查后盂唇和关节囊。后盂唇移行到上盂唇，肱二头肌腱附着（箭头）是光滑的。

- 肩胛下肌和肱二头肌腱。
  - 评估肩胛下肌间隙，肩胛下肌肱骨头附着处。
  - 偶尔发现游离体在肩胛下肌间隙。
  - 评估肱二头肌肌间沟及肌腱滑膜的完整性、稳定性。

肩峰下关节镜检查（滑囊关节镜检查）

- 完成盂肱关节关节镜探查后，接着鞘和钝头内芯直接到肩峰下间隙。
- 鞘和钝头内芯通过肩峰后下方平行于肩峰插入。
- 如果关节镜插入到正确肩峰下间隙，镜子从前向后退可见滑囊，然后扩张关节囊的空间，可见肩峰下结构[3]。
- 根据术者的偏好，此时可以创建外侧入路。
- 肩峰下结构的评估和喙肩韧带探查。
  - 肩峰外侧和前方的评估。
  - 评估肩峰前方骨刺是否存在。
- 关节镜是向下看大结节和肩袖附着情况。
  - 用探钩从前到外评估肩袖的完整性。肩袖的附着区应该是平滑的，没有磨损或组织变薄。
  - 内外旋转上臂可探查整个肩袖。
- 肩锁关节的评估。锁骨远端可能隐藏在增厚的组织后面。对此的进一步评估将在第14章讨论。
- 一旦肩峰下间隙及所有病理改变被评估，关节镜器械和套管可以移离肩部。
- 可以用一个简单的缝合或皮内缝合关闭入口。
- 伤口包扎，肩膀用一个吊带固定在舒适位置，康复取决于后续计划进行。

要点与失误防范

适应证	• 外科医生应该详细了解病史、体格检查、影像学资料及病理学
体位	• 沙滩椅或侧卧位。外科医生应确保手术室配备相关的设备
入路部位	• 外科医生应该全面了解相关的解剖。错误的入路会导致关节镜下视野不清，清创修复困难
设备	• 外科医生必须确保所有必要的设备和工具都是可用的，包括盂唇修复锚钉或肩袖修补工具，多尺寸套管，缝合线和通路器械，刨刀和磨头，还有电灼或电凝
方法	• 一个系统的按部就班的关节镜诊断是很重要的，这样所有结构都可以被充分探查，确保无病变结构遗漏

术后处理

- 患者应佩戴舒适的吊带。在量身定制康复方案下，允许一定范围的活动锻炼。这将在后续章节详细讨论。
- 可使用冷冻疗法（冰袋）。

预后

- 肩关节镜检查是一种安全、有效的手术方法。它可以完整地看到盂肱关节、肩峰下间隙，以及治疗特定的病变。
- 具体结果数据将在以后的章节中讨论。

并发症

- 通过全面的诊断检查未能将所有的病变明确诊断。
- 感染。
- 活动受限或粘连性关节囊炎。

（王海明 译，陈云丰 审校）

参考文献

[1] Nove-Josserand L, Walch G, Adeleine P, et al. Effect of age on the natural history of the shoulder: a clinical and radiological study in the elderly. Rev Chir Orthop Reparatrice Appar Mot 2005;91: 508-514.

[2] Rowe CR. Acute and recurrent anterior dislocation of the shoulder. Orthop Clin North Am 1980;11:253-270.

[3] Snyder S. Diagnostic arthroscopy. In: Snyder S, ed. Shoulder Arthroscopy, ed 2. Philadelphia: Lippincott Williams & Wilkins, 2003.

第4章 肘关节镜：基本要素

Elbow Arthroscopy: The Basics

John E. Conway

定义

- 肘关节镜手术包括用关节镜检查肘关节的内部结构，并提供能进行微创诊断和治疗的过程。
- 肘关节镜已经进展到可明确治疗12多种复杂肘部疾病。
- 尽管充分了解周围的神经与血管解剖，但肘关节基本的入口位置操作仍然存在一定程度的损伤风险，这超过了其他关节[4,6,7,14]。
- 这种治疗方式的安全应用需要外科医生扎实掌握相关的解剖学知识，经过治疗技术的临床或模拟培训，积累关节镜医生的临床经验，并能客观评估自己的技术水平。

解剖

- 神经与血管的损伤风险相对较高，三维肘关节解剖的掌握是安全、可靠、成功的肘关节镜手术的基础（图1）[1,3,5-8,10-12,15]。
- Miller等[8]的研究表明，90°屈曲的肘关节随着关节内灌注，骨—神经的间距平均增加：正中神经12 mm，桡神经6 mm，尺神经1 mm。
  - 随着灌注，关节囊-神经的间距变化很少，然而肘关节伸展时，则失去灌注的保护作用。
- Miller等[8]还提出，关节灌注时90°屈曲肘关节，桡神经和正中神经在关节囊6 mm内经过，桡神经接近关节囊平均比正中神经近3 mm。尺神经基本上在关节囊上。
  - 其他学者也提示桡神经贴近关节囊，强调在双入路和关节囊切除时损伤该神经的风险更大[2,3,6,8,12]。
- Stothers等[11]强调在入口定位时屈肘的重要性。肘部伸直时，入口至神经的距离外侧平均减少3.5～5.1 mm，内侧1.4～5.6 mm。
  - 远端前外侧入口伸肘时距离桡神经鞘平均1.4 mm（范围0～4 mm），屈肘时4.9 mm（2～10 mm）。
- Field等[3]比较了3个前外侧入口，发现入口至桡神经的距离有统计学上的显著差异，显示越近端越安全。

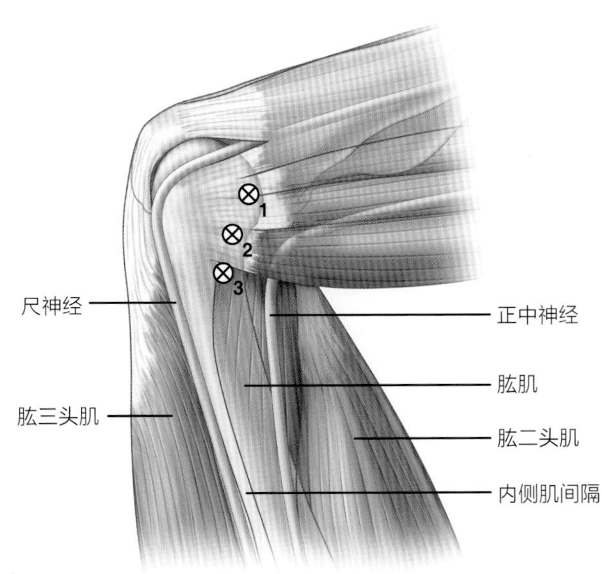

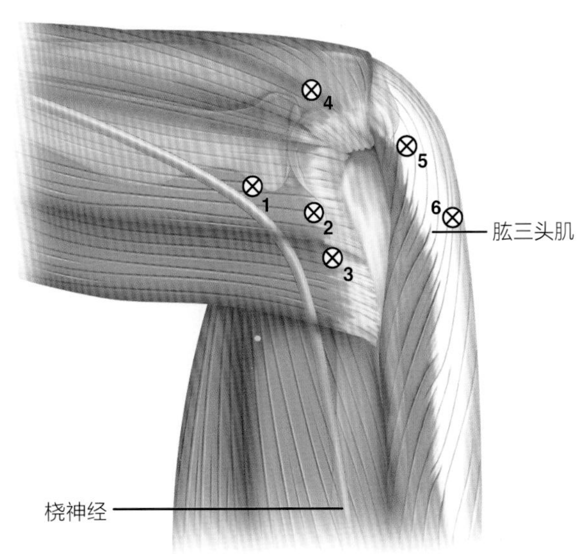

图1 A. 肘部内侧解剖和关节镜入口。*1*，标准前内侧入口；*2*，前内侧中部入口；*3*，近端前内侧入口。B. 肘关节后外侧解剖及关节镜入口。*1*，前外侧远端入口；*2*，前外侧中部入口；*3*，近端前外侧入口；*4*，直接后外侧入口；*5*，后外侧入口；*6*，后侧中央入口。

- 解剖研究表明为确保神经血管的安全制订了三个指导原则：
  - 入口位置在肘关节弯曲90°时比伸肘时更安全[11]。
  - 入口定位前尽量扩张肘关节，通过增加神经与入口距离来增加安全性[3,5,6,11]。
  - 近端前侧入口的神经与入口距离比远端前侧入口明显增大。

病史和体格检查

- 本章并没有解决具体的情况，而是提供了有关可能应用于肘关节许多不同问题广泛观点的基本考虑事项和外科治疗设备。
- 完整回顾大量关于肘关节的诊断评价的临床试验将超过本章的范围。

影像学和其他诊断性检查

- 常规术前肘部X线片应包括一个真正的侧位片，标准的前后（AP）位片，以及当关节活动受限而妨碍了关节的充分伸展时肱骨远端和前臂近端AP位图。
- 额外影像学检查包括肘管的视图，后侧撞击视图，肱骨小头部视图，桡骨头视图。
  - 肘管的视图，肱骨的前后投照，当肘部最大限度地弯曲时，提供清晰的内上髁和肘管沟。
  - 后侧撞击视图也是肱骨的前后投照，肘部最大限度地弯曲，但是肱骨向外旋转45°。此图像能够更好地评估后内侧边缘的尺骨鹰嘴和内上髁。
  - 肘部弯曲45°肱骨小头视图，尺骨前后的投照，提供一个切向视图，为了更好地评估肱骨小头骨软骨炎病变（OCD）。
  - 桡骨头视图是一个肘关节屈曲90°经过尺骨和桡骨头的斜视图。它能清晰地成像桡骨头和尺桡骨间隔。
- 虽然有时会有争议，关节内骨切除作为关节镜挛缩松解的一部分时，CT扫描常常有用。
- MRI在一个封闭的高磁场内，截面薄，优化的高分辨率序列可以提供肘关节周围结构的特殊细节。磁共振关节造影术，无论是用生理盐水还是钆，都会改善评估关节内的结构，如游离体。

手术治疗

- 肘关节镜手术适应证包括评估治疗感染性关节炎、外侧滑膜皱襞综合征、系统性炎性关节炎、游离体、滑膜炎、骨软骨病、退行性关节炎、后方撞击、创伤性关节炎、滑车软骨软化症、关节纤维化、外上髁炎、关节挛缩、后外侧旋转不稳定以及鹰嘴黏液囊炎。
- 治疗选择包括：诊断性评估、游离体切除、滑膜活检、部分或全滑膜切除术、皱襞切除术、桡侧腕短伸肌腱清创、关节囊松解、关节囊切开术、关节囊切除术、关节外膜切除术、肱尺关节成形术、挛缩松解、软骨成形术、微骨折软骨成形术、骨软骨性炎病变经皮穿刺或固定、肱骨小头骨软骨移植、桡骨头切除术、骨折内固定、外侧尺副韧带皱缩、尺神经减压、尺骨鹰嘴镜下切除和黏液囊切除术。
- 肘关节镜的相对禁忌证包括关节附近或软组织感染，进展性病变，以前的创伤或手术明显改变了肘关节正常的神经血管、骨或软组织的解剖，广泛的囊外异位骨化，复杂区域疼痛综合征，以及妨碍肘关节囊的扩张的病变。
- 先前有尺神经转位的通常在前内侧入口建立之前，需要显露尺神经。

术前计划

- 与所有疾病一样，需要充分强调仔细和完整的病史和检查，从而确定诊断。
- X线片也是必要的，但一些学者认为在术前评估中CT扫描和MRI提供的信息很少。
  - 相比之下，关节内的确切位置，关节囊和关节外骨，关节囊厚度，软骨覆盖的完整性，骨软骨性炎病变，以及应力性骨折或摄片未见的游离体，额外一些影像检查可指导或修改诊治。
- 外科医生应该考虑相关关节镜手术步骤将影响患者的体位及可能术中需要更改体位。
- 打钻、定位或内固定时考虑透视。
- 除了标准关节镜仪器，术前计划时还应考虑是否有需要进行专科治疗的器械，如用于挛缩松解术的牵引器和专用咬骨钳及用于骨软骨性炎病变或骨折治疗的小碎片固定装置。
- 肘关节镜检查可能会使用全身或区域麻醉。
  - 全身麻醉通常是首选，因为它允许完整的肌肉放松。区域阻滞可用于需反复操作的挛缩松解术，在住院期间计划需连续被动运动治疗。
  - 虽然手术前可以区域麻醉，但许多外科医生宁愿等到神经血管恢复状态。
  - 留置导管区域麻醉被描述过，有时推荐用于挛缩松解术，但并不是所有的中心都对这些技术感到适应或有经验，住院期间重复区域麻醉似乎同样有效。
  - 在注射时使用超声波，可能会减少区域麻醉相关病症的发生。

体位

- 肘关节镜检查时常用的4个患者位置：仰卧交叉体位、仰卧悬吊位、侧卧位、俯卧位。
  - 虽然后两个位置目前是最受欢迎的，但有仰卧位的经验仍然是有优势的。例如，一个喜欢俯卧位的外科医生当关节镜和开放手术结合时，体位可选择仰卧交叉体位，防止需要重新定位。
- 仰卧交叉体位。
  - 在这个位置的关节镜检查可以用几种市场上可买到的手臂固定装置中的一种来完成，但是在助手充当手臂固定器的情况下也可以同样好地进行(图2)。
  - 因为手肘没有严格稳定在这个位置，复杂的手术可能更具挑战性，并且有更高的受伤风险。
  - 仰卧位是肘关节镜检查的一种安全有效的体位，无论手术的复杂性如何，它提供了转换为开放式交叉体位入路或开放式外展臂板入路的机会。
- 仰卧悬吊位。
  - 这个位置需要使用一个牵引装置来悬挂手臂。抓取手或手腕是必要的，并将手指牵引放在示指和中指上效果更好(图2B)。
  - 手肘不能靠在柱子或垫子上，这使得肘关节在手下面有相当大的运动。
  - 这种姿势的两个潜在缺点是关节镜会意外地从自由摆动的关节中抽出，以及在后间室进行关节镜检查时，关节镜几乎处于垂直位置。
- 侧卧位。
  - 肘关节镜检查的这个姿势通常与肩关节手术相同，只是手臂被覆盖在桌子上的一个有衬垫的水平支柱上(图2C)。
  - 与仰卧位相比，这种姿势的优势在于，可以形成一个稳定的平台，上臂可以靠在这个平台上。通往前室和后室均可。
  - 这种姿势比俯卧位的优势在气道管理问题上变得明显。如果俯卧位是一个问题，例如在高体重指数或肺容量受损的患者，这种情况下最好采用侧卧位。
  - 这个位置的一个缺点是，体型小的患者，如伴有骨软

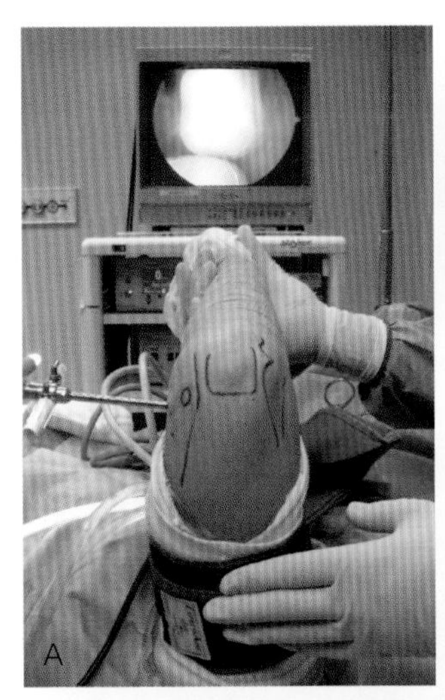

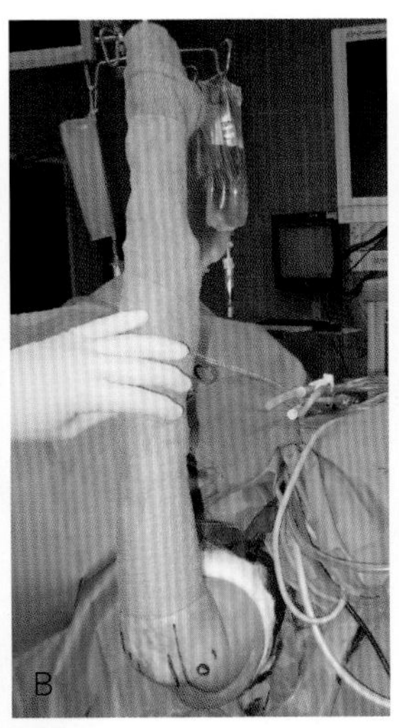

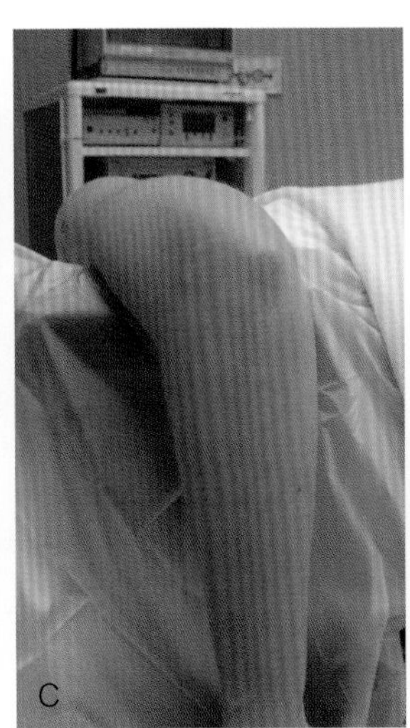

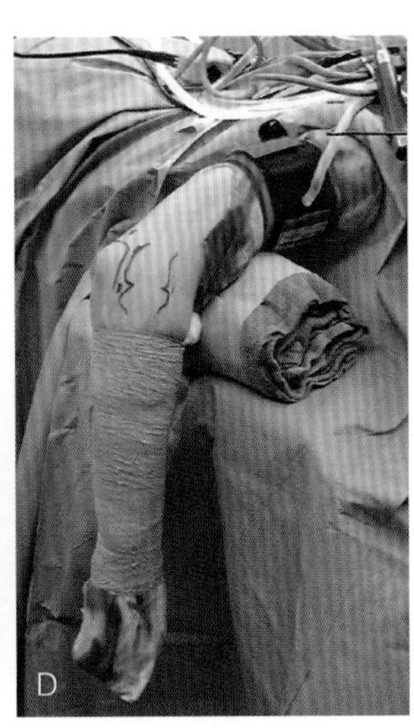

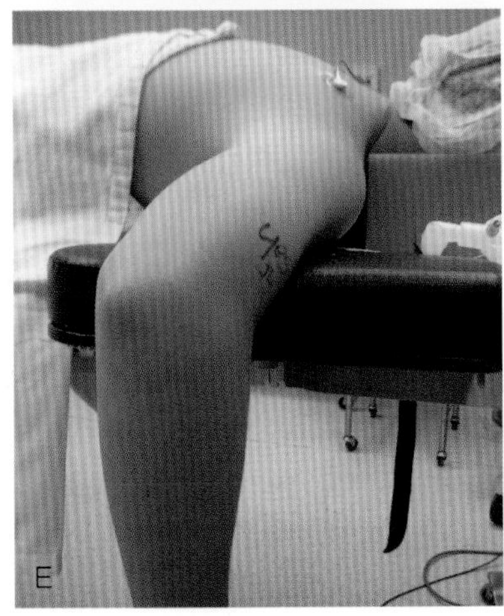

图2　体位。A. 患者取仰卧交叉体位，左手肘弯曲折叠。一个关节内镜在近端前中入路，在监视器上显示一个游离体。B. 患者取仰卧交叉体位，左手臂弯曲折叠。用无菌毛巾和有弹性的保鲜膜覆盖连接示指和中指的手指固定装置。C. 侧卧位时的左肘位置。D. 俯卧位时的右肘位置。在上臂和与桌子边缘对齐的扶手板之间放一卷毛巾。E. 右肘搭在短扶手板上。

骨性炎病变的体操运动员，很难做到侧卧位并仍然保持手臂入路完全可及。
- 俯卧位。
  - 许多外科医生，由于其稳定性和可提供的入路选择，更喜欢俯卧位。然而，要避免并发症，仔细注意定位是必不可少的（图2D）。
  - 气道必须安全，面部应该有良好的保护垫。
  - 胸部卷用于提升胸、腹部，降低通气所需气道压力。
  - 膝盖用垫保护，脚升高。
  - 非手术手臂放置在一个填充良好的臂板上，注意尺神经，手术臂可以悬挂在一个缩短的、垫好的臂板上，放置在桌子的一侧（图2E）。
  - 所有四肢脉搏需确认。
  - 悬垂后，在上臂下方放置一小卷毛巾，使肱骨与身体冠状面对齐，并使肘部弯曲90°。

入路

- 第一是建立前侧入路，除非通过后入路关节镜整个手术完成了。前室可能存在隐匿性疾病，关节的完整诊断评估需要前路入口。
- 最初的前入路是内侧还是外侧，这是有争议的，但通常取决于外科医生的偏好和患者诊断。这两种入路都有很好的论据支持[1,9,14]。
- 第二前入路可以用由外向内或由内向外的方法创建。笔者更喜欢首先是内侧入路，然后用由外向内的方法创建外侧入路。
- 仪器。
  - 一个标准的4.0 mm，30°关节内镜适用于几乎所有的肘关节镜检查。在罕见的情况下，4.0 mm，70°关节镜和2.7 mm的关节镜可能会有帮助。通常需要将关节镜的尖端穿过囊膜几毫米，因此最好使用无侧流孔的关节镜鞘，并使液体外渗到软组织中的可能降至最低。
  - 必不可少的仪器包括一个18号脊椎穿刺针，止血器，Wissinger棒，交换棒，以及标准和小型机械刨刀（图3A、B）。
  - 专门的器械最近已可从多个渠道获得，包括一系列弯曲和直的关节镜牵开器、刮匙和骨刀。咬手器是为了更安全地切除前囊而设计的，在挛缩松解手术中非常有用（图3C）。

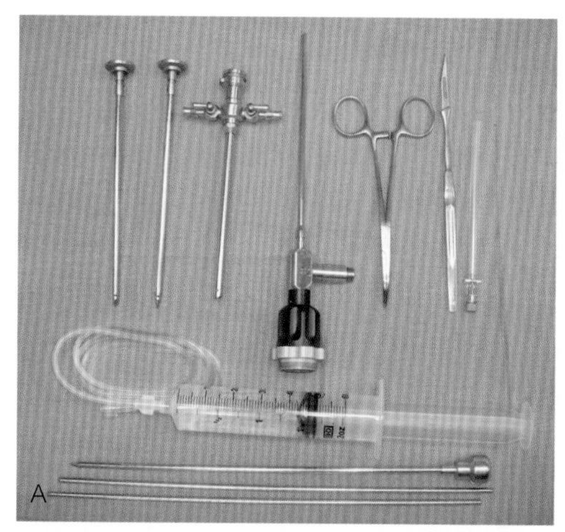

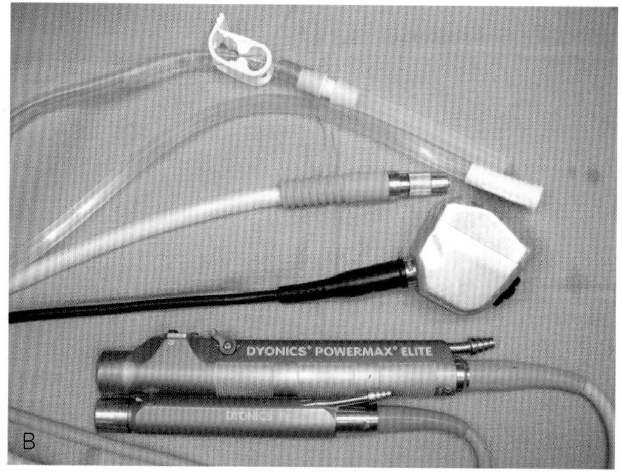

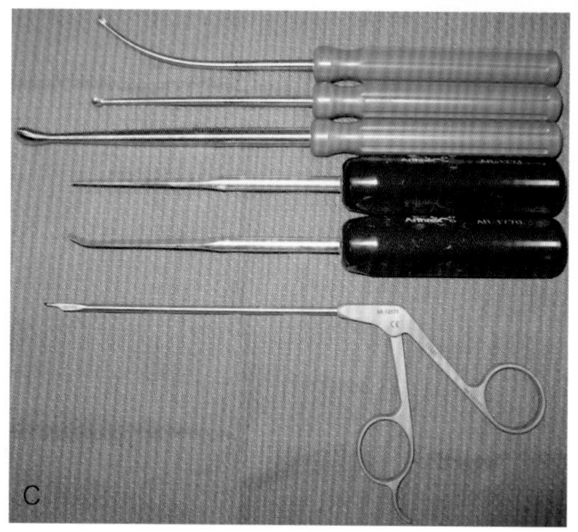

图3 A、B. 肘关节镜检查中使用的基本仪器。A. 一个标准的4.0 mm，30°偏置关节镜，带尖锐或钝性套管的关节镜鞘，18号针头，60 mL盐水注射器与连接器导管，止血器，Wissinger杆，交换棒。B. 标准机械刨刀，迷你机械刨刀，一个关节镜摄像机，一根灯线，流入管，以及吸管。C. 肘关节镜专用器械：咬手器以及弯的和直的关节镜下牵引器、刮匙、锥子和截骨刀。

肢体准备

- 设置和入口位置在介绍仰卧交叉体位时已有展示。
- 全身麻醉后，手术臂肩重新定位，刚好超出手术台的边缘，从而可以到达整个肢体，并限制手术医生所需的活动范围。
  - 准备肩部和整个手臂，近端使用无菌止血带更好。
- 肢体驱血后，止血带升高，弹性压缩包被紧紧地贴在前臂上，从远端延伸到近端，末端刚好在桡骨头的远端。
  - 弹性包扎将限制液体外渗到前臂皮下组织和肌肉间室，并可能降低发生筋膜室综合征的风险。
- 对肘部体表标志和拟用的关节镜入口做标记。
- 在入口定位之前，用盐水使肘关节膨胀，用一根18号脊椎针穿过后外侧"软点"（技术图1）。
  - "软点"位于鹰嘴突、外侧髁突以及桡骨头外侧边缘组成的三角形的中心。
- 连接管连接到一个60 mL注射器，允许助手在最初的建立入口过程中保持关节扩张，且不妨碍手术通道。

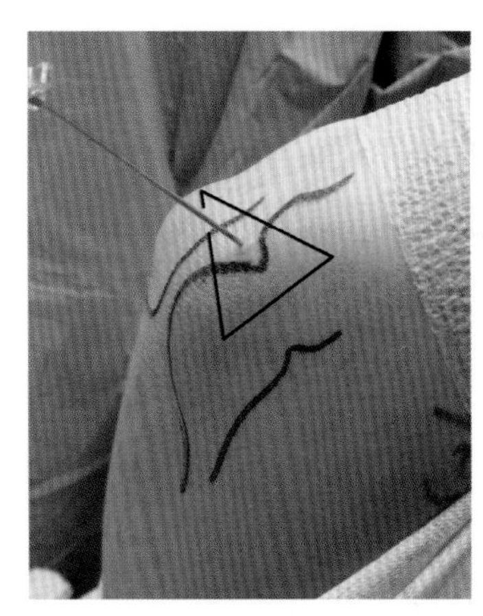

技术图1　患者取仰卧交叉体位，左肘关节用一根18号脊椎针通过后外侧"软点"注入生理盐水。"软点"在一个由尺骨鹰嘴、外上髁突以及桡骨头的外侧边缘组成的三角形的中心。

入口建立顺序

- 前部或后部。
  - 神经与血管的损伤风险是最重要的危险因素，在决定入口位置时要加以考虑。
  - 软组织肿胀和关节扩张能力的丧失预计将在建立后入口后出现，并使正中神经和桡神经更靠近前入口路径。
  - 大部分关节镜外科医生在开始关节镜手术时选择前入路。
- 内侧或外侧。
  - 顺序通常依据外科医生的偏好以及疾病的性质来决定。
  - 前内侧中部入路鞘和神经距离平均23 mm[5]，远端前外侧入路鞘到神经距离平均为3 mm[5]，近端前外侧入路鞘到神经距离平均为14.2 mm[3]。
  - 因为前内侧入路鞘和神经距离比前外侧入路更大，有人认为初始接触关节时内侧入路更安全。
- 一旦建立内侧入路，外侧入路可采用由外而内的技术和18号的脊柱穿刺针[11,12]，或采用由内而外的技术，再配上一根Wissinger棒[5]。
  - 这两种方法都是相对安全的技术，但是由外而内的技术提供了更大的角度进入关节，更好地接近肱骨前方。

前内侧入路

- 入路描述一般有3种：标准、中、近端（技术图2A）。
- 神经损伤风险最大的是前臂内侧皮神经。这种风险随着切开皮下组织深度的降低而降低[6]。
- 钝头血管钳分离的屈肌筋膜，使皮神经远离入路以获得额外的保护。
  - 在肘部内侧有多达6个分支，平均而言，至少有一个分支在入路1 mm（0～5 mm）范围内（技术图2B）。
- 在内侧入路放置期间，正中神经和肱动脉也面临风险。
  - 继续对内侧关节囊进行止血解剖（技术图2C），用钝的套管针插入关节镜鞘，最后用锋利的套管针穿透关节囊，这样可以安全地穿透内侧囊，避免关节镜囊外放置。
  - 一些学者认为，锋利的套管针在肘部关节镜没有作用。然而，钝头套管针更倾向于从侧面穿透关节囊或更不希望保持囊外。用钝头来代替尖锐的套管针，提供了一个安全有效的折中方案。

标准前内入路

- Andrews和Carson[2]描述标准的前内入路位于内上髁突的前2 cm和远2 cm处。他们报道了神经到鞘的距离平均为6 mm。
  - 入路的路径穿透屈肌的起始部，桡侧腕屈肌和旋前肌。
  - 在一些患者中，入路也穿透肱肌的内侧缘。

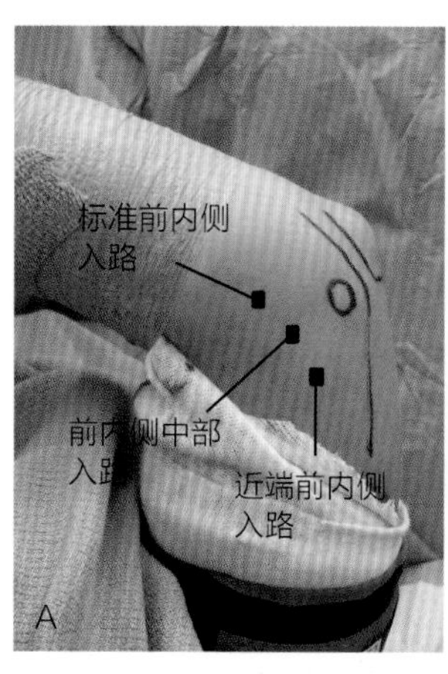

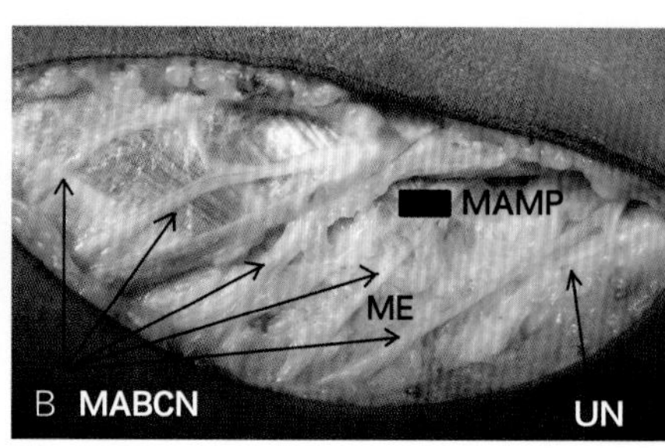

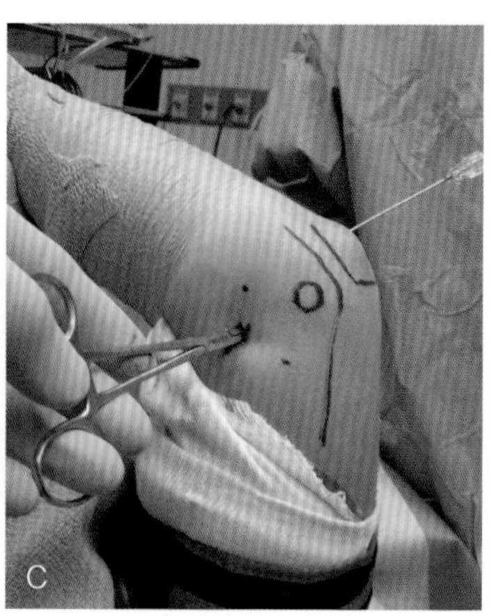

技术图2 A. 仰卧交叉体位，左肘内侧面。标准和近端前内侧入路的位置显示。B. 肘关节内侧显示前臂内侧皮神经（*MABCN*）的多个分支。C. 通过血管钳分离皮肤、皮下组织、筋膜和肌肉向内侧切开显露的前内侧入路。*ME*，内上髁；*MAMP*，前内侧中部入路；*UN*，尺神经。

- Lynch 等[6]表明，关节扩张和90°肘关节屈曲，此入路平均距正中神经14 mm。然而，Stothers 等[11,12]的研究显示，到神经鞘的距离平均只有7 mm（5～13 mm），到肱动脉鞘的距离是15 mm（8～20 mm）。
- 标准前内侧入路可以通过内侧（由外而内）或外侧（由内而外）方法创建。一些学者建议使用后者创建它更安全，采用交换棒技术。
- 虽然这个入口可以很好地显示肘关节前外侧的内容物，但它现在最常被推荐作为囊膜牵开器的辅助入口。

近端前内侧入路

- 近端前内侧入路由 Poehling 等[10]推广，被描述为离内上髁突近端2 cm，在内侧肌间隔前侧。
  - 陆续有其他人描述这个入路位于肌间隔前2 cm[9]。
- 肌间隔和尺神经的位置必须在入路定位和入路路径之前确定，必须保持在肌间隔前。
- 关节内镜鞘与肱骨前侧接触时，建议进一步保护正中神经[10]。
- 在这个位置，在90°屈曲和关节扩张时，入口距离正中神经平均12.4 mm（7～20 mm），距肱动脉18 mm，距尺神经12 mm（7～18 mm），距前臂内侧皮神经2.3 mm（0～9 mm）。
- 这个入路还可以看到肘关节外侧结构，但与标准的前内侧入路相比，观察上关节囊结构、外侧桡骨头、肱桡关节间隙受限[11,12]。

前内侧中部入路

- Lindenfeld[5]描述了近侧前内侧入路的改变，位于内上髁突的近端1 cm和前1 cm处。
- 入口的远端指向关节中心，保留近端位置提供的保护，显示平均距离正中神经22 mm。

前外侧入路

- 尽管前臂后神经的前支横穿肘外侧，但在肘外侧入路置管过程中，前臂后神经的前支比前臂内侧皮神经的损伤风险小，但它还可能会损伤。限制皮肤切口的深度，使用关节镜投射出神经的轮廓可以提供合理的保护。
- 有3个前外侧的入路位置：远端、中部和近端（技术图3A）。

远端前外侧入路

- Andrews 和 Carson[2]首先描述一个前外侧入路，建议放置在外上髁突远端3 cm和前1 cm处。他们的工作记录显示肘关节屈曲90°时，桡神经平均距离关节镜鞘7 mm。
- 其他人报道神经至鞘管距离更小，平均只有3～4.9 mm[5,11,12]。肘关节伸直，这个距离只有1.4 mm。
  - Field 等[3]表明，Andrew 和 Carson 通过对所有标本进行研究，建议将入口定位在桡骨头，而对于较小的患者，这些测量可能会使入口定位于桡骨头的远端。
- 为了降低桡神经损伤的风险，笔者用标志物而不是测量来确定入路是否靠近桡骨头[3]。
- 出于安全考虑，该入口较近端入口不常用，通常用于钝性牵开器。

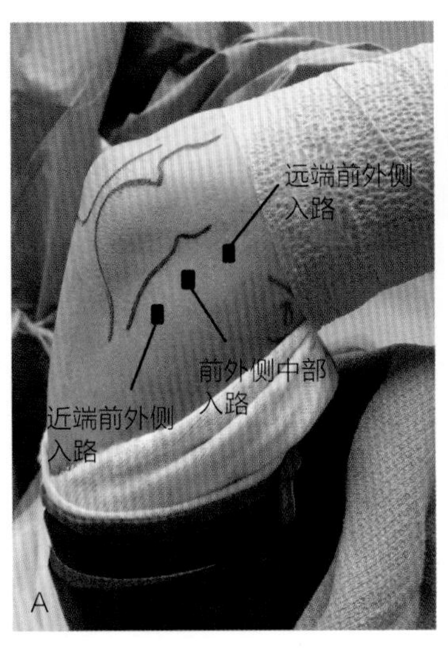

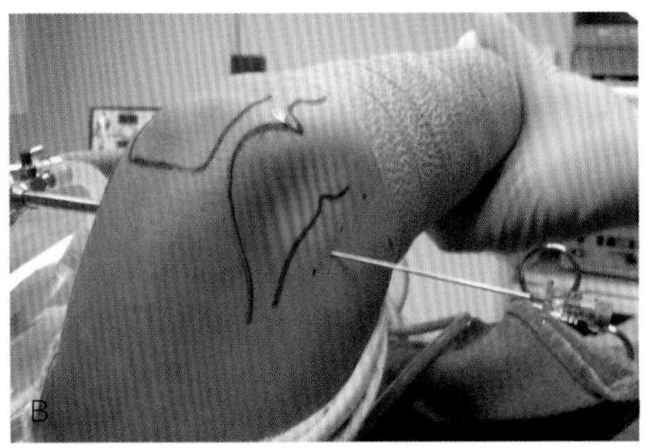

技术图3　A. 左侧肘关节外侧表面仰卧交叉体位。图示远端、中部及近端前外侧入路。B. 左肘外侧前外侧正中入路，使用由外向内的方法建立。脊髓针定位了入口的路径。

- 由外向内的方法是有效的，可能也是最安全的。
  - 肘关节90°，前臂轻微内旋，关节最大限度地膨胀，18号脊椎针被放置在桡骨头部的正前方指向近端的肱桡关节中心(技术图3B)。
  - 然后用血管钳分离包膜并引入钝头牵开器来移动前关节囊。
  - 更近端入路放入关节镜和工作器械。
- 43%的前臂后部皮肤神经的前支平均位于鞘管7.6 mm(0～20 mm)进入，并与肘部鞘接触[11]。

中部前外侧入路

- 中部前外侧入路更安全，比远端前外侧入路使用更广泛。
- Field等[3]比较了远端、中部和近端前外侧入口，发现越近端入路比远端入路离鞘更远，且有统计学意义。他们所描述的中部前外侧入路的位置到外上髁突前1 cm处，靠近肱桡关节间隙的前边缘。
- 在肘关节屈曲90°时，桡神经至鞘的距离平均为9.8 mm，无关节膨胀；关节膨胀时为10.9 mm。这是远端入路距离的两倍多。
- 由内而外和由外而内的方法是建立该入路的有效和安全的方法。肘关节内侧的探查和肱桡关节前方的清创术最有用。

近端前外侧入路

- Stothers等[11,12]描述了近端前外侧的入路位置为外上髁突近端1～2 cm，前外侧入路沿肱骨前表面走行。鞘朝向肘关节中心，穿过肱桡肌、肱肌和桡侧腕伸肌，最后穿透关节囊。
- 多项研究表明，在90°弯曲和膨胀的肘关节，桡侧神经与鞘距离平均9.9～14.2 mm[3,11]。与中部或远端入路相比，从神经到鞘的距离在统计学上显著增加。
- 前臂后皮神经前支距入路平均6.1 mm，套管针与神经接触的概率为29%[11]。
- 近端前外侧入路可在前内侧入路前或后形成，最常用的方法是由外向内。
- 尽管3个前外侧入路的前内侧结构视野相似，但近端前外侧入路被一致地认为提供了更广泛的关节评估，尤其是在观察桡骨头关节时[11,12,15]。

双前外侧的入路

- 如果尺神经先前转位到肌肉下或皮下位置，前内侧入路建立前先触诊或解剖神经；然而，有时使用两个前外侧入口更安全有效。
- 第一个入路创建于前外侧入路位置，如前所述。
- 在中部前外侧入路建立后，再建立近端前外侧入路，70°镜可用于确保入口位置。

前外侧双套管单入路

- 前外侧双套管单入路，允许创建一个7 mm入路，可进出镜头和必要的仪器和刨刀。
- 前外侧双套管单入路可避免需要双前外侧的入路。

后入路

- 与前入路相比，所有后入路均相对安全[11]（技术图4A）。
- 从侧面看，前臂后皮神经处于危险状态，而且有报道支配肘肌的桡神经分支受到损伤。
- 尺神经是离后入路最近的主要神经，并被描述为距离后入路中心不小于15～25 mm[11]。
  - 该神经通常只有在关节挛缩松解后内侧囊切除术时才有危险；然而，即使安全地进行神经周围囊切除术，术前肘关节屈曲＜110°的患者恢复屈曲仍会使尺神经受到牵引损伤。
  - 在这种情况下，建议神经移位。
- 后入路可在肘部屈曲45°～90°之间建立[11,12]。
  - 建议减少屈曲，减少后部组织的张力，使鹰嘴窝扩张，并提供更大的内侧和外侧隐窝通路。

后中央入路

- 后中央入路又称后直入路，已被许多学者描述，通常是位于鹰嘴突近端2～4 cm处，内侧和外侧髁的中间。
- 这通常是最初的后入路，可提供良好的视野，包括鹰嘴窝、鹰嘴尖、后滑车、内侧隐窝。外侧隐窝、中央滑车和肱桡关节则视野不佳。

- 虽然尺侧神经距离鞘一致描述为≥15 mm[11]，神经触诊和轮廓勾画应该始终是在建立入路之前。
- 建立前入路时通常不鼓励使用锐性的解剖和锐性的套管针。然而，11号刀片可能会用于安全建立后中央入口，避免肱三头肌腱损伤。
  - 先用18号针确认鹰嘴窝，然后刀片指向中心，与肌腱纤维一致。
  - 对于关节纤维化患者，入路可能较多用锋利的套管针很容易就能做出来。
- 部分患者有髁间孔，在建立此入路需注意以下几点。
  - 经肱骨进入前间室可能通过髁间孔。
  - 对于没有髁间孔的患者，使用小头扩孔器的开窗技术用于前路手术。
  - 然而，只有在肘关节镜下有丰富经验的人才推荐使用后中央入路进行前室探查。

后侧中央双套管单入路

- 后侧中央双套管单入路允许处理后室病变，如后撞击、滑车软骨软化、游离体，无需建立后外侧入路。
- 因为后外侧入路是最容易引流的入路，往往关闭速度最慢[4]，因此不需要后外侧入路可使患者更快地恢复无限制活动。

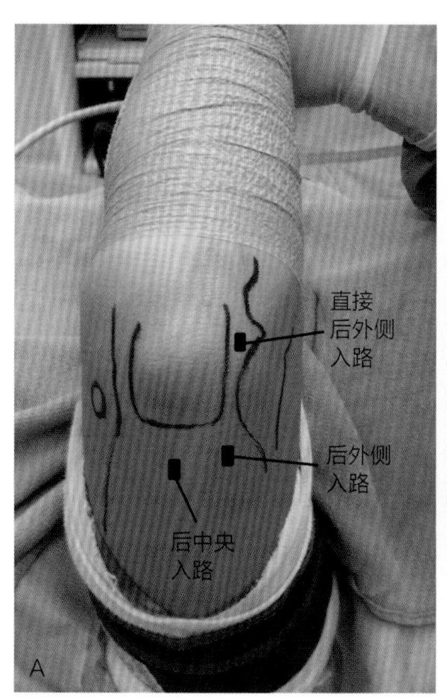

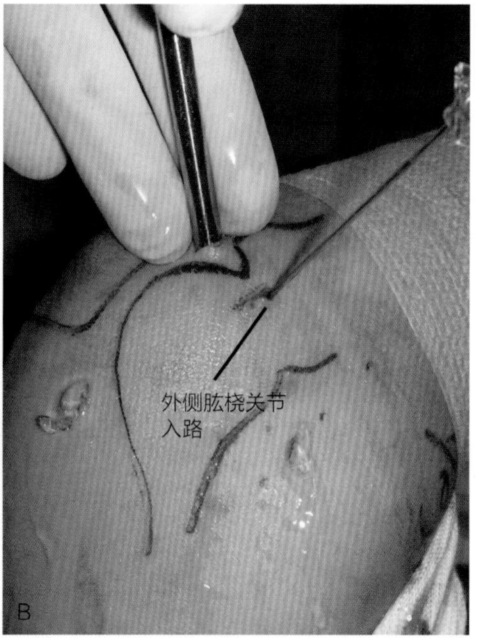

技术图4 A. 左肘后表面，仰卧位交叉体位。后中央、后外侧和直接后外侧的入路显示。B. 左肘后外侧面，关节镜下直接后外侧入路，用18号脊椎针确定肱桡关节的合适位置。

后外侧入路

- Andrews和Carson[2]将后外侧入路描述为距鹰嘴近端3 cm，并穿过肱三头肌腱外侧缘。
- 在更远端，辅助入口可以安全建立在近端后外侧入路和“软点”之间任何地方[1,12]。入路的位置是有目的的。
  - 用于肘关节后内侧区域的手术，一个较近的入路将提供更大通道和视野。
  - 相比之下，较远端的入路将有助于手术向后外侧隐窝探查。
- 使用一根18号针确保正确进入鹰嘴窝和侧沟。
  - 鹰嘴窝内视野直接维持在肱骨外侧柱上，避免被后脂肪垫遮挡。
- 当放置正确时，此入路可清楚地看到鹰嘴窝、鹰嘴尖、后部和中部滑车、内侧隐窝、外侧隐窝和后部肱桡关节。
- 当需要一个弯曲的牵开器时，可另建一更近端后外侧入路。

直接后外侧入路

- 在前入路定位之前，直接后外侧入路通常用于关节扩张的部位。这个位置被定义为一个三角形的中心，这个三角形由外侧上髁、鹰嘴突出和桡骨头组成(见技术图1)。
- 又称中外侧入路、背外侧入路，更常见的是“软点”入路，这个入路可以穿透肘肌，始终提供最佳的肱桡关节视野。

直接后外侧双套管单入路

- 直接后外侧双套管单入路用于取代任何其他的后外侧入口。在某些情况下还可以仅使用一个入口进行肘关节镜检查。

外侧肱桡关节入路

- O'Driscoll和Morrey[9]描述了标准的中外侧入路，也称为外侧肱桡关节入路。由于空间的限制，该入路建立难度较大。
- 当使用非常小的刨刀时，可用于骨软骨炎处理与肱桡关节软骨损伤，这时最好使用这个入口。
- 使用18号针确定合适的入路位置(技术图4B)。

远端后外侧入路

- van den Ende K等[13]描述远端后外侧入路为远端尺侧入路。
- 这个入口提供了更直接的垂直方式，以看到肱骨小头表面或肱骨小头骨软骨缺损，尤其适用于微骨折软骨成形术，以及骨软骨碎片固定和骨软骨移植。

要点与失误防范

准备	• 手术医生应熟悉肘部的结构和神经血管解剖 • 手术医生应在其经验范围内工作，并承认其局限性 • 必须有一个经过全面考虑的手术计划
神经血管风险	• 所有骨性标志和入路位置在开始前都已标出 • 所有皮肤切口的深度都是有限的 • 在建立前侧入路前，肘关节被液体最大限度地膨胀 • 前入路定位及关节囊切除时肘关节保持90° • 前入路应使用更多的近端入路 • 内侧肌间隔膜的位置必须确定，手术医生必须保持在其前方，同时建立近端前内侧入路 • 牵引器用于滑膜切除和关节囊切除时的可视化和保护 • 机械切除关节囊时避免吸引 • 以前的创伤或手术可能会改变神经血管结构的位置 • 尺神经半脱位可使神经直接位于近端内侧入路下方 • 区域麻醉后，很难评估直接血管损伤或间室综合征导致的术后血管损害
液体管理和组织肿胀	• 通过一个端流关节镜鞘、低压重力流和前臂压缩包裹限制液体外渗到软组织中的量

术后处理

- 伤口通常用简单的缝线缝合。
- 滑膜皮下瘘和滑膜皮肤瘘通常发生在后外侧沿肱三头肌腱外侧缘的入路[4]。
  - 深部可吸收缝线放置于外侧三头肌筋膜上，同时皮肤使用褥式缝合，会尽量减少这种并发症的风险。
- 除非禁忌，否则肘部用夹板固定，尽量伸展，以减少肿胀。
- 手臂抬高过夜，第二天取出夹板。
- 一旦允许，就开始被动和主动活动范围的练习。
- 对于进行挛缩松解手术的患者，在第二天早些时候可选择腋神经区域阻滞。
  - 肘部轻轻做一个完整的弧形运动，然后进入连续被动运动。
- 根据释放和肿胀的程度，以及疼痛的水平，患者住院时间为1～3天。
- 术后静态渐进性活动范围支具及物理疗法也被用来恢复运动。

并发症

- 据报道，关节镜检查肘关节术后神经并发症的发生率是0%～14%[4]。
  - 短暂的、不完整的、完全永久的神经麻痹，包括医源性神经切除损伤，桡神经、尺神经和中位神经也有描述。
- Kelly等[4]回顾性分析了473例关节镜检查并发现整体并发症率为7%。
  - 短暂性神经失活是最常见的短暂轻微并发症，包括桡神经、尺神经、骨间后神经、骨间前神经和前臂内侧皮神经麻痹。
    - 危险因素包括自身免疫性疾病、挛缩、过长使用止血带等。
- 前外侧及中外侧入路长时间清创或浆液性引流是最常见的次要并发症，据报道有5%的患者会出现这种情况。
- 深部感染发生率为0.8%，所有病例均发生在手术结束时接受关节内皮质类固醇治疗的患者。
- 1.6%的患者术后发生轻度挛缩[1,4]。

（王海明 译，陈云丰 审校）

参考文献

[1] Abboud JA, Ricchetti ET, Tjoumakaris F, et al. Elbow arthroscopy: basic setup and portal placement. J Am Acad Orthop Surg 2006; 14:312-318.

[2] Andrews JR, Carson WG. Arthroscopy of the elbow. Arthroscopy 1985;1:97-107.

[3] Field LD, Altchek DW, Warren RF, et al. Arthroscopic anatomy of the lateral elbow: a comparison of three portals. Arthroscopy 1994;10:602-607.

[4] Kelly EW, Morrey BF, O'Driscoll SW. Complications of elbow arthroscopy. J Bone Joint Surg Am 2001;83A:25-34.

[5] Lindenfeld TN. Medial approach in elbow arthroscopy. Am J Sports Med 1990;18:413-417.

[6] Lynch GJ, Myers JF, Whipple TL, et al. Neurovascular anatomy and elbow arthroscopy: inherent risks. Arthroscopy 1986;2:191-197.

[7] Marshall PD, Fairclough JA, Johnson SR, et al. Avoiding nerve damage during elbow arthroscopy. J Bone Joint Surg Br 1993; 75B:129-131.

[8] Miller CD, Jobe CM, Wright MH. Neuroanatomy in elbow arthroscopy. J Shoulder Elbow Surg 1995;4:168-174.

[9] O'Driscoll SW, Morrey BF. Arthroscopy of the elbow: diagnostic and therapeutic benefits and hazards. J Bone Joint Surg Am 1992; 74A:84-94.

[10] Poehling GG, Whipple TL, Sisco L, et al. Elbow arthroscopy, a new technique. Arthroscopy 1989;5:222-281.

[11] Stothers K, Day B, Regan W. Arthroscopy of the elbow: anatomy, portal sites, and a description of the proximal lateral portal. Arthroscopy 1995;11:449-457.

[12] Stothers K, Day B, Regan W. Arthroscopic anatomy of the elbow: an anatomical study and description of a new portal. Arthroscopy 1993;9:362-363.

[13] van den Ende KI, McIntosh AL, Adams JE, et al. Osteochondritis dissecans of the capitellum: a review of the literature and a distal ulnar porta. Arthroscopy 2011;27(1):122-128.

[14] Verhaar J, van Mameren H, Brandsma A. Risks of neurovascular injury in elbow arthroscopy: starting anteriomedially or anterio-laterally? Arthroscopy 1991;7:287-290.

[15] Woods GW. Elbow arthroscopy. Clin Sports Med 1987;6:557-564.

第5章 Bankart修复和下关节囊移位术
Bankart Repair and Inferior Capsular Shift

Theodore A. Blaine, Andrew Green, Jennie Garver, and Louis U. Bigliani

定义

- 肩关节不稳由正常稳定的解剖结构损伤造成，出现肩关节复发性脱位或半脱位。

解剖

- 盂肱关节的稳定性取决于静力与动力稳定结构的完整情况[4]。
- 动力稳定结构包括肩袖肌肉，提供凹面的压迫作用；当上肢处于外展外旋位时，这些稳定结构和肱二头肌腱保证关节的前向稳定作用(图1A、B)。
- 静力稳定结构包括肩胛盂与肱骨头的骨关节结构；完整的盂肱关节囊提供了关节内负压，关节囊盂唇复合结构，包括盂唇和盂肱前、中、上韧带(图1C)。
  - 盂唇在加深关节盂窝方面和与盂肱韧带的附着方面起到了重要作用(图1D)。
  - 盂肱上韧带(SGHL)位于肩袖间隙，当上肢处于内收位、中立位或内旋位时，防止肱骨头向下、后半脱位。

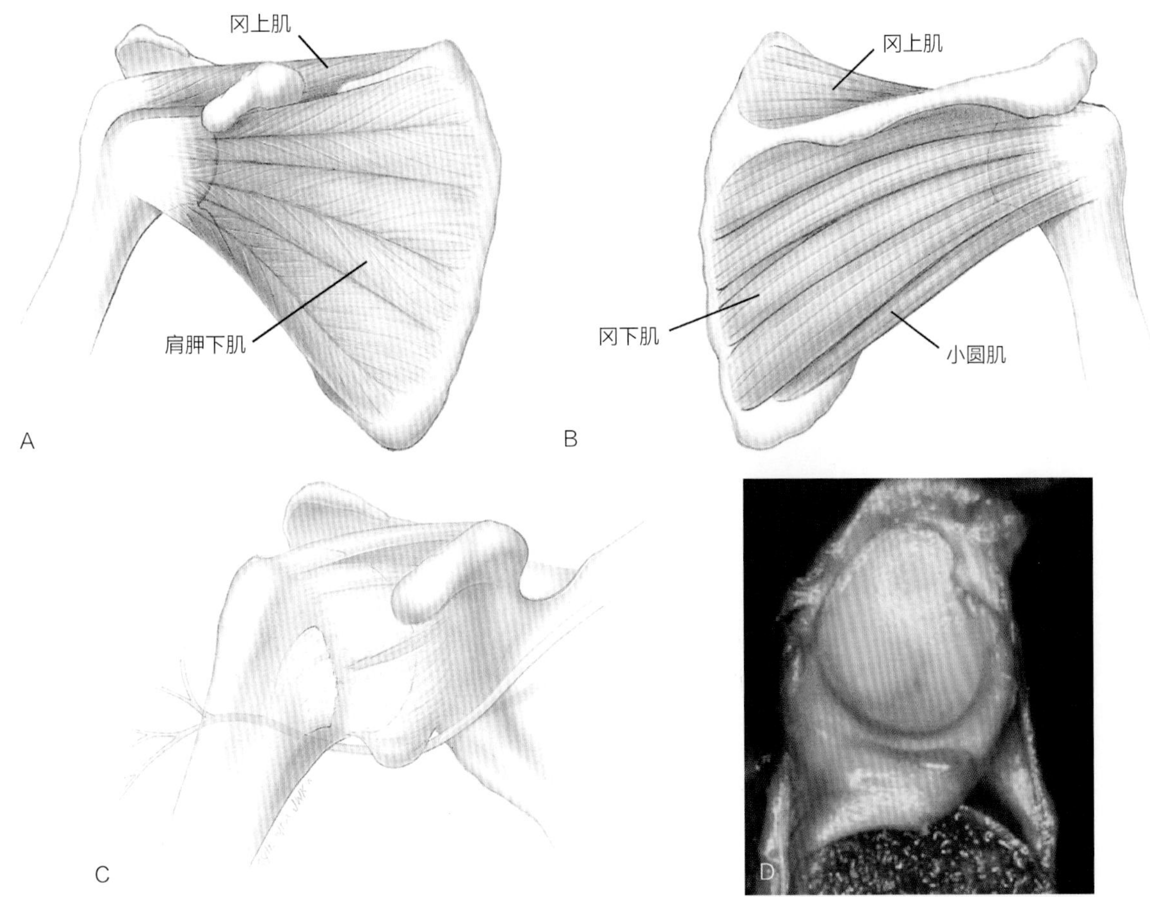

图1　A、B. 肩关节的动力稳定结构包括旋转肩袖（冈上肌、冈下肌、小圆肌和肩胛下肌）。C、D. 盂肱关节的静力稳定结构包括关节囊的盂肱韧带（C）和盂唇（D），它加深了盂窝，并且作为盂肱韧带和肱二头肌腱附着。

- ○ 盂肱中韧带(MGHL)和盂唇、盂颈及肱二头肌腱起点有较多的连接点。盂肱中韧带在肩关节中立位到外展45°范围内防止肱骨头向前半脱位起到了重要作用。
- ○ 限制肱骨头在90°位外展、外旋位时向前下移位的主要结构是盂肱下韧带(IGHL)。

发病机制

- 盂肱关节的不稳定(脱位或半脱位)发生在肩关节的静力或动力稳定结构损伤时。
- 反复的严重创伤和(或)重复性的小创伤导致IGHL实质性变形,从而产生症状性半脱位。
- 对这一韧带的生物力学研究表明,关节盂止点(40%)、韧带(35%)和肱骨附着处(25%)发生了破坏。失败前可发生显著的包膜拉伸(23%~34%)。
- 在急性前脱位后的关节镜检查中发现了广泛的囊膜病变,包括前唇撕裂、上唇撕裂、前囊不足和肱骨盂肱韧带撕脱(HAGL损伤)[11]。
- 英国病理学家A. Blundell Bankart于1923年首次描述了"基本解剖缺陷"或Bankart病变。他描述了IGHL的前唇和前束从前关节盂撕裂,通常是由于创伤性肩关节向前脱位造成(图2A)。
  - ○ 在急性前脱位后接受关节镜检查的肩关节中,有高达87%的肩部存在Bankart病变。
  - ○ Bankart损伤的"本质"特性受到质疑,因为模拟Bankart损伤时无关节囊拉伸,盂肱关节移位程度并没有明显增加。
  - ○ 修复Bankart损伤的手术操作于1938年首次被描述[3,26]。
- 除了盂唇撕裂,唇板可能从关节盂缘上袖状撕裂(前盂唇骨膜下袖状撕裂,ALPSA)(图2B)[23]。在这些病例中,组织移位到内侧关节盂颈,如果不进行矫正,随后会出现不稳定。
- 前缘骨缺损(骨性Bankart损伤)或关节盂磨损可能导致盂肱关节的不稳定(图2C)。
  - ○ 在一项研究中,三维计算机断层(3D-CT)扫描确定了90%的复发性前不稳定患者的骨质变化[27,33]。
- 前或下段骨丢失超过25%,导致关节盂呈"倒梨形"状,与不稳定风险显著增加相关,通常需要通过一期修复或骨增强重建骨弧(图2D)[27]。

自然病程

- 据统计,盂肱关节不稳定的发病率是每年8.2~23.9/10万人[32]。
- 高风险人群发病率显著增高[军事人员1.69/(1 000人·年);美国大学体育总会(NCAA)统计为运动员0.12次损伤/1 000次从事运动][25]。
- 需要做过顶运动的运动员更容易导致这种重复性损伤,他们的动作需要外展、外旋位,应力作用在关节囊盂唇结构。身体接触(对抗型)运动员(橄榄球运动员和摔跤运动员)比其他运动项目有更高的肩关节脱位机会。

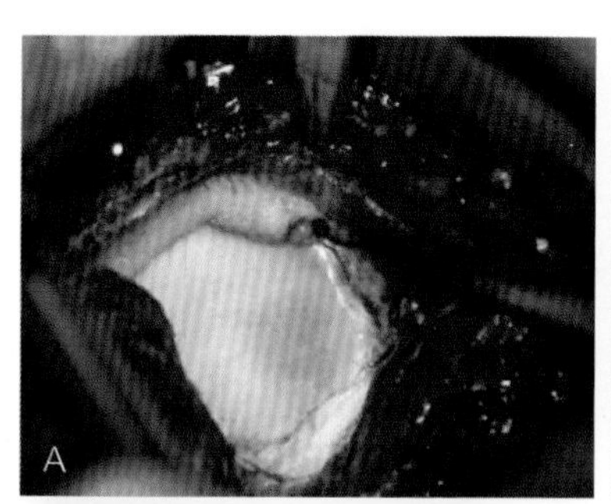

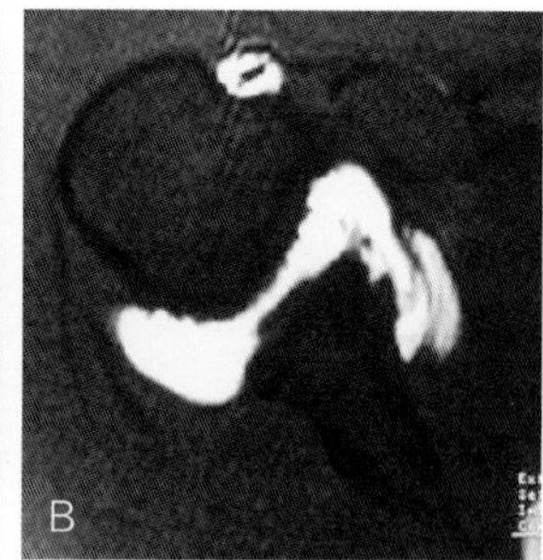

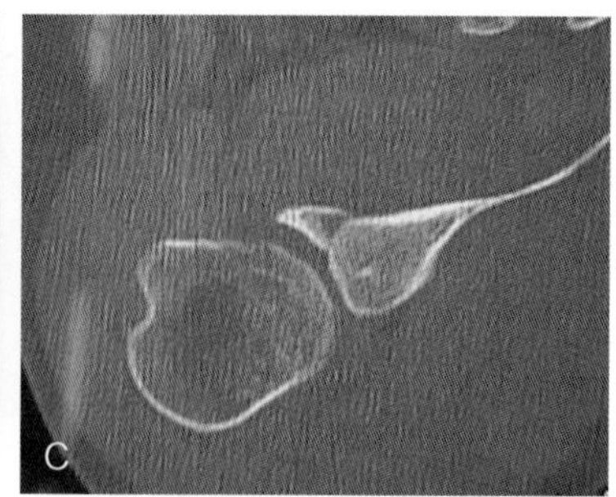

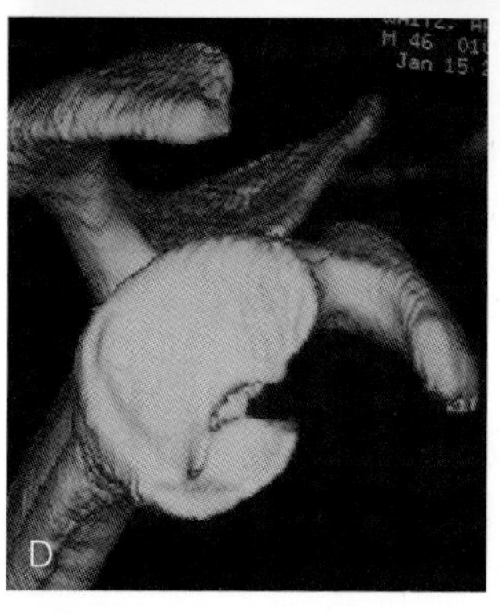

图2 A. Bankart损伤:前下盂唇撕裂。B. MRI轴位片上显示前盂唇骨膜下袖状撕脱伤。C、D. CT轴位片和重建图像都显示一个前下关节盂骨折(骨性Bankart损伤)。

- 外伤性第一次脱位非手术治疗后再脱位的发生率取决于患者的年龄、性别和活动水平，但年轻、活跃的男性人群中可能高达92%[19,25,34]。在初次脱位时，随着年龄的增加，再脱位率显著降低。

病史和体格检查

- 评估怀疑有不稳的患者需要一份详尽的病史资料。
- 记录上肢优势、运动、位置和竞技水平，以及其他因素，诸如体育活动、训练方式和受伤史。
- 确认是否为外伤导致的不稳。这种情况更容易导致Bankart损伤。非外伤性或自发性脱位的病史也应被寻求，因为这可能是全身韧带松弛或多向不稳定的迹象。
- 下面这些问题需要提及：
  - 运动员主诉疼痛或不稳定？
  - 肩关节有无半脱位或脱位？
  - 手臂何种位置产生症状？
- 应该记录先前的治疗方式（物理治疗、训练方式的改变、药物和手术）。
- 体格检查需要双肩对照。
- 视诊确认是否有皮肤切口，三角肌、肩袖或肩胛周围肌肉是否萎缩，以及松弛迹象，包括Sulcus征或多发韧带松弛征。
- 触诊鉴别压痛点，前关节线触痛出现在急性关节前脱位；肩峰下触痛出现在轻微不稳定继发的撞击征。
- 主动和被动活动试验是不稳定性检查重要部分。检查会发现投掷运动员有明显的关节活动变化，受累肩关节外旋增加，内旋减少。
- 临床评估肩关节不稳定时，激发试验可能是最重要的检查。
- 前移和后移根据患者仰卧以及前后负荷和移位测试进行分级（表1），尽管该测试仅在麻醉患者中进行。
  - 在清醒的患者，不稳定的迹象可能更轻微。
  - 评估患者坐姿和手臂在一侧的肩关节移位，以确定患肩的潜在松弛程度，并与对侧进行比较。
  - 恐惧测试通常在仰卧患者手臂外展、伸展和外旋的情况下进行。患者的不稳定或半脱位的感受是迫在眉睫的半脱位。疼痛不那么特殊，可能表明肩袖关节面受到内部撞击，或肩袖关节囊侧功能性撞击突出的喙肩韧带。
  - 检查者对肱骨头施加后向力（Jobe移位试验）缓解了恐惧，这表明肩关节不稳定。
  - 坐姿患者手臂放在一侧时，应用下牵引进行Sulcus征，通常在下或多向不稳定的患者中出现（表2）。
- 肩胛下肌的完整性和强度应在肩胛骨不稳定的患者中进行评估，尤其是那些先前因不稳定而接受过手术的患者。
  - 当肘部位于身体前方时，不能将手按到腹部，这是腹部按压试验的阳性结果，表明肩胛下肌肉无力或撕裂。
  - 不能从背部抬起手是一个阳性的抬离测试，表明肩胛下肌肉无力或撕裂。

表1 负荷下的前后移位分级表

前后移位评分方案	
0级	正常盂肱关节
1级	肱骨头平移至肩胛骨边缘
2级	肱骨头平移超过肩胛盂处缘，一旦力被撤回自动减少
3级	肱骨头平移过肩胛盂缘锁定

表2 下方移位或Sulcus征分级

Sulcus试验分级方案	
1级	肩峰肱骨间距<1 cm
2级	肩峰肱骨间距1～2 cm
3级	肩峰肱骨间距>2 cm

影像学和其他诊断性检查

- 放射检查包括前后（AP）位、侧位和腋位（图3A、B）。
  - 腋位片诊断关节盂前缘缺损尤其重要。
  - 肱骨头后上方Hill-Sachs损伤在内旋前后位或Stryker切迹位影像上最清楚。
- 不需CT检查所有病例，但是CT有助于骨缺损诊断（见图2C、D）。
- 并非所有病例都需要MRI检查，但可用于识别唇部病变以及伴随的肩袖损伤（图3C），或非移位结节性骨折。这些在50岁以上患者的脱位中更常见。
- MRI造影对于确诊盂唇的病变非常敏感，怀疑上盂唇或后盂唇病变需进行该项检查。

鉴别诊断

- 外撞击、肩峰下滑囊炎或肩袖肌腱炎。
- 内部撞击。
- SLAP（上盂唇前后向撕裂）。
- 自主不稳定。
- 胶原疾病（Ehlers-Danlos综合征、Marfan综合征）。
- 肩胛下肌功能不全或撕裂。

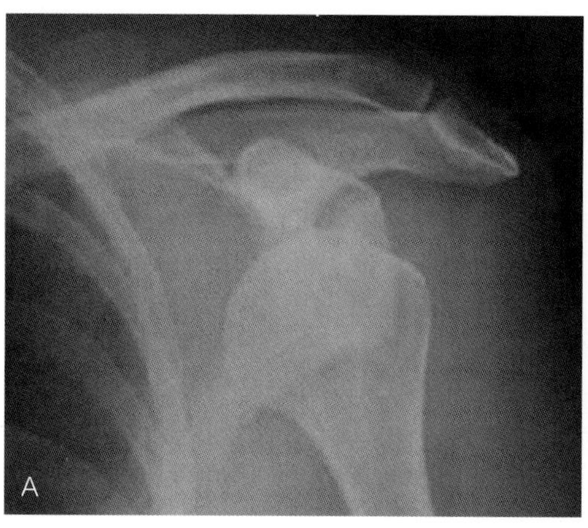
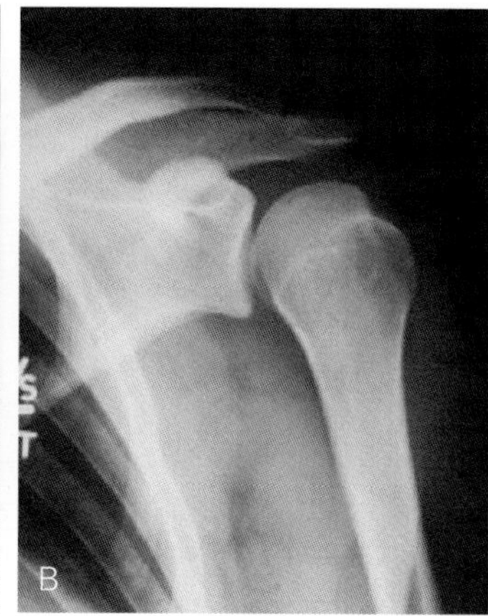
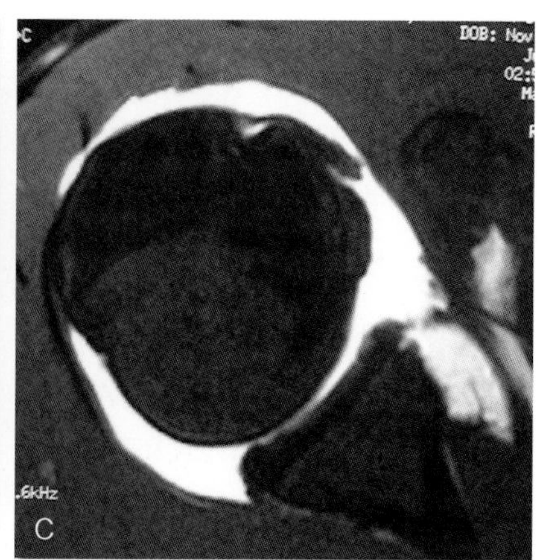

图3 A、B. 左肩前后位X线片显示肩关节脱位（A）和随后复位（B）。后外侧肱骨头有Hill-Sachs骨折。C. MRI轴位片显示盂唇损伤和肩胛下肌撕裂。

非手术治疗

- 急性脱位复位后使用吊带制动。固定时间仍存在争议，推荐固定3～6周[28]。
- 有学者认为外展外旋位固定有助愈合。但是多数患者不能耐受这个位置，因此内收内旋位广泛应用。
- 治疗急性损伤，受累关节固定后早期开始进行旋转和肩部肌肉力量锻炼。康复计划按照肌力与运动的正常方式，通过增加对抗训练进行操练。
- 当活动范围正常，无痛，肌力正常，无恐惧征，患者才能恢复运动[28]。
- 对于慢性和复发性不稳定，加强肩稳定结构和肩袖肌力，就像加强腹部或躯干肌力一样。旋转肩袖抗阻锻炼是在上肢中立位90°时逐步进行。加强肩关节稳定结构尤其重要。
- 非手术治疗的再脱位率取决于患者的年龄和运动水平。热衷高风险运动的年轻患者（如军事人员），再脱位率高达92%[34]。
- 比较手术干预与康复或关节镜下未修复的灌洗的4项系统回顾研究发现，修复后复发性不稳定的风险约为其他治疗方式的1/5[6]。Meta分析研究表明，初次脱位非手术治疗后，50%病例要手术治疗[25]。

手术治疗

- 手术方式一般分为解剖和非解剖方式。
- 非解剖术式（Putti-Platt, Magnuson-Stack）旨在紧缩前方结构，避免上肢危险位（即外展外旋位）。这些术式大部分医生放弃，因为紧缩前方结构易出现后方半脱位和盂肱关节炎[14,24]。
  - Putti-Platt术是在肩胛下肌腱与关节囊上垂直切口，然后将外侧关节囊缝合在关节盂缘的软组织上[24]。
  - Magnuson-Stack术是将肩胛下肌腱转位到肱二头肌腱沟（图4A）。
  - 喙突转位术是另一种非解剖手术方式，将带肱二头肌短头和喙肱肌腱的喙突，转位到前方关节盂缘上，并用螺钉固定[1]。肱二头肌短头腱和喙肱肌腱附着在喙突的顶端，形成一个前软组织吊索，有助于稳定。
    - Bristow术，是用一枚双皮质骨松质螺钉固定喙

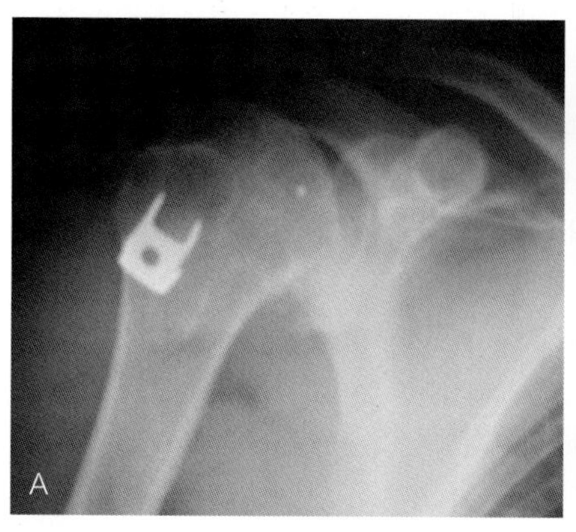
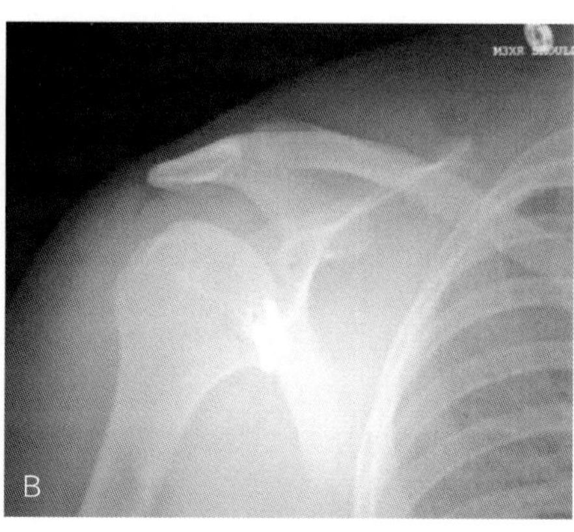

图4 A. Magnuson-Stack术后患者右肩前后位X线片（肩胛下肌腱向外侧移位到肱二头肌间沟，并用门型钉固定）。B. Latarjet术后患者右肩前后位X线片，两枚螺钉将喙突骨块固定在肩胛盂。

突尖。

  - Latarjet术是将喙突移向盂唇前边，用两枚螺钉固定（图4B）。
- 尽管部分学者采用这些术式取得良好效果，但对于内固定松动移位和后期移位骨块吸收的担心使得这些术式没有解剖术式那么流行。现在主要用于翻修手术和肩胛盂有骨缺损病例。

- 解剖重建术用缝线、门型钉和平头钉重建前方盂唇[2,10,12,18,29]。这些解剖术式效果优良、复发率低（<5%），因而成为外科治疗盂肱关节不稳的首选。
  - Bankart修复和下关节囊移位术是应用最广泛的解剖重建术。
- 早期关节镜下Bankart修补和下关节囊移位术的复发率比切开手术高。但是，随着关节镜技术进步，镜下手术效果类似切开。
- 下列情况推荐切开手术，而不是关节镜手术：
  - 明显Bankart骨缺损（>30%）。
  - 明显Hill-Sachs缺损，“啮合”关节盂缘上，关节镜检查在外旋位时才能看到。
  - 翻修手术。
  - 身体接触（对抗型）运动员（橄榄球）和极限运动者，要求比关节镜术式有更低的复发率。

术前计划

- 仔细评估患者对手术期望和术后康复护理，包括同患者及家属进行详谈，这些都是术前计划的必需部分。
  - 患者不依从术后规定会增加再脱位率。
- 对多向不稳定患者，评估精神状态与家族病史非常重要。自主脱位或装病（Munchausen综合征）患者失败率很高，术前要进行甄别。
- 术前评估关节盂骨缺损非常重要，这需要通过喙突移位或异体骨重建物等骨性加强。术前需要准备特殊设备（同种异体骨及器械来做切开复位内固定）。

体位

- 选择肌间沟阻滞麻醉，能获得很好的肌松，并提供术后镇痛。如果麻醉阻滞不完全，可以使用全身麻醉。
- 患者背部垫高沙滩椅位，移到手术台边缘或肩悬空，方便肩关节前后入路。
- 液压上臂控制器非常有用，不需要额外的助手来扶手臂（图5）。

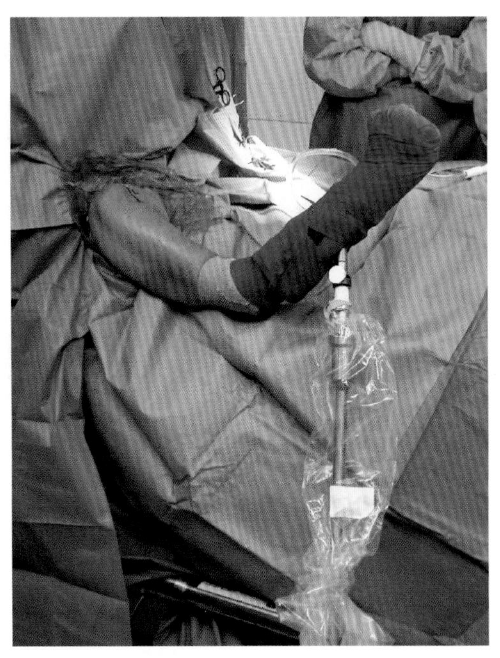

图5　液压上臂控制器（Spider, Tenet Medical Engineering, Calgary, Alberta, Canada）术中用来控制上臂的位置。

入路

- 确认肩关节骨性标志，包括肩峰、锁骨、喙突。
- 肩关节手术入路包括胸大肌三角肌入路、隐匿的腋部切口、小切口。这些都是标准胸大肌三角肌手术入路的改进。
- 标准胸大肌三角肌手术入路：
  - 是肩关节最有用手术入路。
  - 喙突外侧做一个7～15 cm的切口，锁骨下开始，延长到肱骨干三角肌止点。牵开皮瓣，找到三角肌胸大肌间隙。
  - 手术入路其余部分在后面详细描述。
- 隐匿的腋部切口：
  - 传统的肩胸入路切口长约15 cm，隐匿的腋部切口从喙突下3 cm开始，延长7 cm到腋窝褶皱（图6A）。牵开皮瓣，找到三角肌胸大肌间隙。
  - 该切口相当美观，对于有美容要求的患者非常重要。
- 小切口入路：
  - 喙突外侧5 cm的切口用于肩关节稳定术式（图6B）。广泛分离皮下组织，找到三角肌胸大肌间隙。其余步骤和标准的胸大肌三角肌入路相似。
  - 切口定位非常重要，能直接到达关节盂，而不需要延长切口：1/3在喙突上，2/3在喙突下。

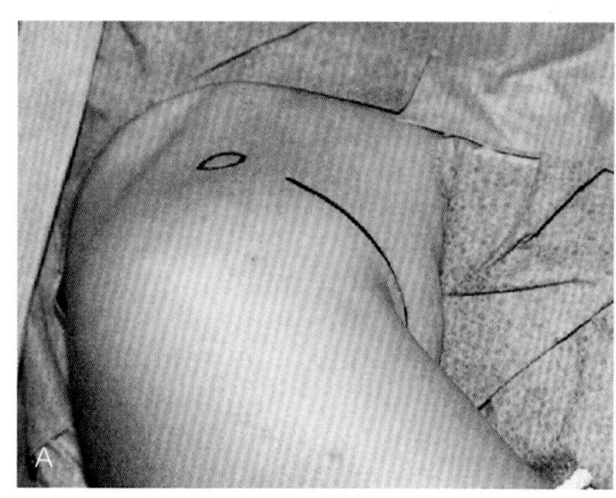

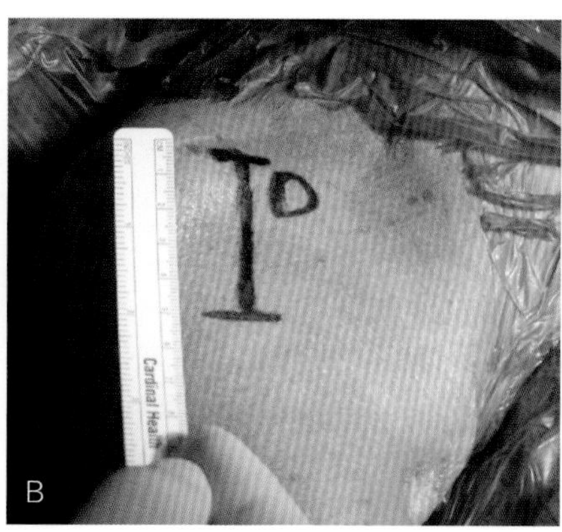

图6 A. 隐匿的腋部切口从喙突下到腋窝褶皱。B. 小切口平行于胸大肌三角肌间隙，1/3在喙突上，2/3在喙突下。

TECHNIQUES

Bankart手术方法

- 根据上面描述方式做切口,最常用是隐匿的腋部切口。
- 牵开皮瓣,找到三角肌胸大肌间隙(技术图1A)。
- 将头静脉和三角肌向外侧牵开,暴露肩胛下肌与肩带肌表面的锁胸筋膜。
- 如果需要进一步暴露,切开并用缝线标记胸大肌肱骨止点的上1/3。注意避免损伤位于胸大肌止点下方的肱二头肌。
- 肩带肌外侧切开锁胸筋膜,拉钩撑开,暴露肩胛下肌和肌腱。
- 喙肩韧带做小楔状切除,扩大上方暴露区域(技术图1B)。
- 然后在肩胛下肌前缘电灼旋肱前动脉的分支血管,控制出血。
- 暴露肩胛下肌,从止点内侧垂直切断,用骨膜剥离器钝性分离和Bovie针头电刀锐性分离,将肌腱与下方关节囊分开(技术图1C、D)。
- 在关节盂缘水平垂直切开前方关节囊(技术图1E、F)。
- 用刮匙或骨刀将前方关节盂缘软骨去除,去除任何软组织,保证修复愈合(技术图1G)。
- 用点式钳或钻头打洞来进行穿骨缝合。
- 另一种方法是,在关节软骨缘用带线锚钉。
  - 一般在2:30到6:00方位上放置2或3枚锚钉(技术图1H)。
- 移位关节囊,或按解剖修复。典型下关节囊移位术和Bankart术将在后面描述。
- 解剖修复肩胛下肌腱止点。肩胛下肌腱的牢固修复对预防术后撕裂非常重要。

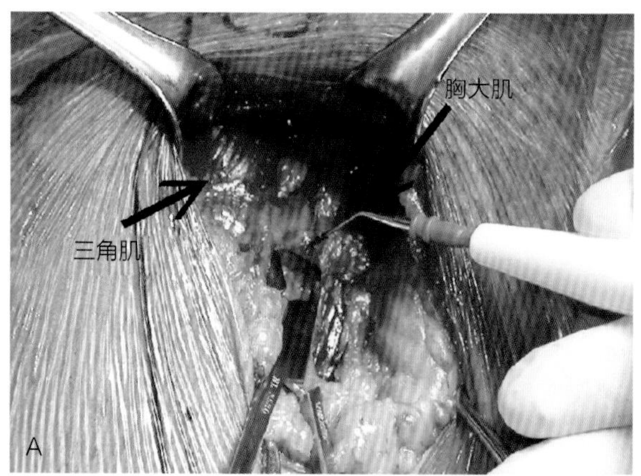

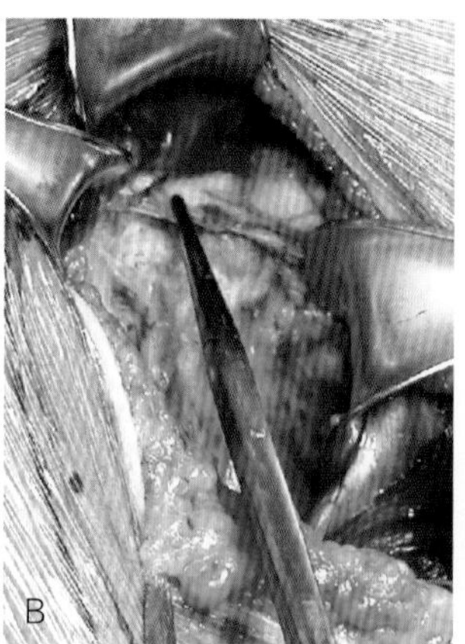

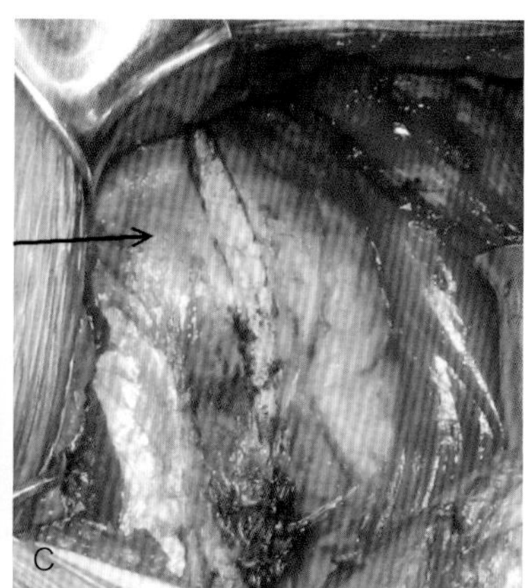

技术图1 Bankart术。A. 找到胸大肌三角肌间隙，用Bovie针头电刀切开，将头静脉和三角肌向外侧牵开。B. 将喙肩韧带的前外侧缘（血管钳标记）切断，来增加上方的显露。C. 止点内侧1 cm处将肩胛下肌切断，肩袖外侧留些组织并做标记，以保证随后的修补。

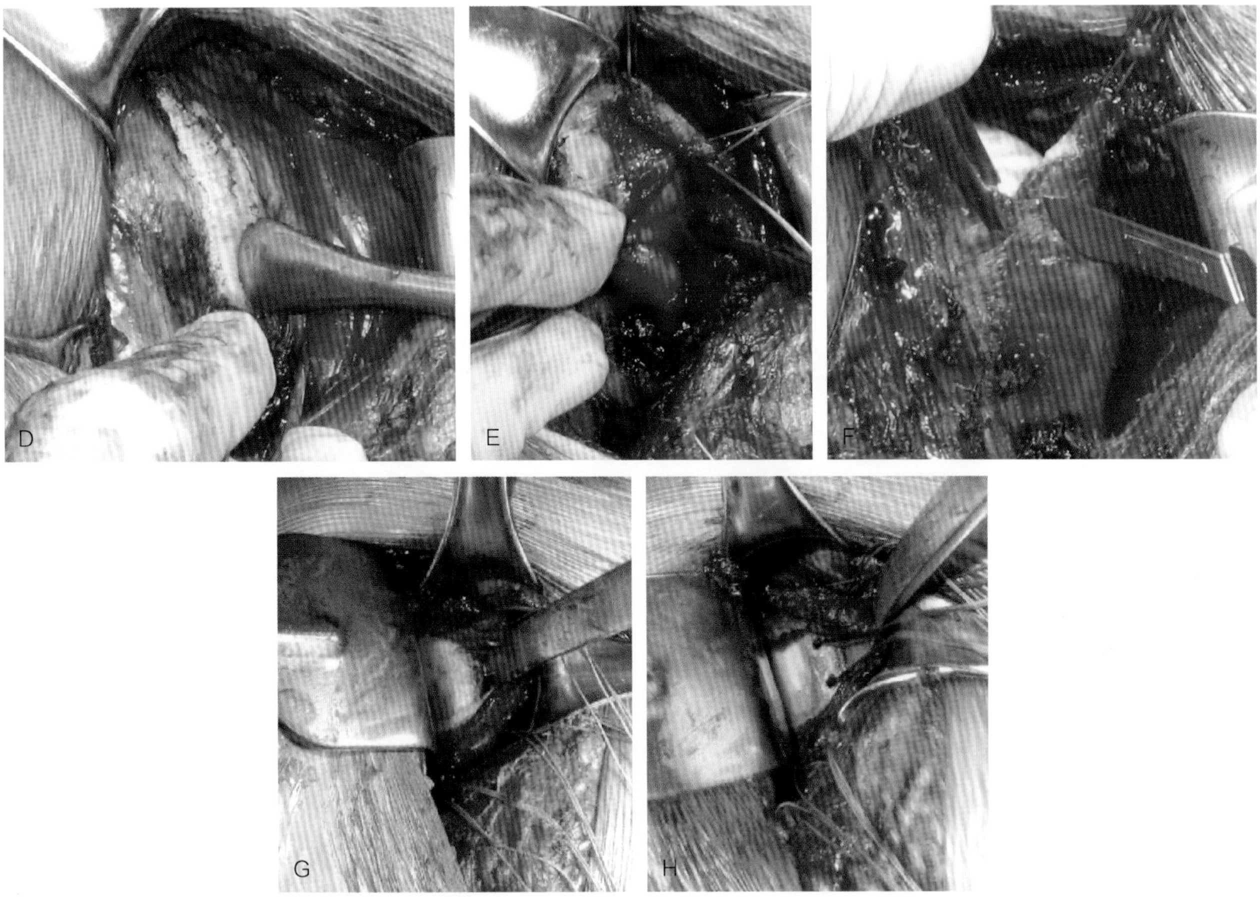

技术图1（续）　D. 向下钝性分离，这里肩胛下肌和关节囊不连，很容易找到肩胛下肌和前关节囊的分离间隙。E. 锐性切开关节囊，要特别小心，防止损伤下面的肱骨头软骨。F. 保留足够的肩袖组织，以保证随后的修补。G. 用刮匙或骨刀来处理关节盂缘。H. 将带线锚钉放置到关节盂缘的尖部。

Bankart术的T形改良术

- 对于Bankart损伤，为了处理关节囊松弛，Altchek等[2]通过在关节囊上做T形切口改良Bankart术式。
- 术式与Bankart术描述一样，从前盂肱关节囊切断肩胛下肌。
- 与下关节囊移位术不同，T形术式在关节盂缘关节囊有一个中间切口。
- T形关节囊切开术从关节囊顶点切开2/3关节囊，垂直切开到关节盂缘（技术图2）。
- 用带线锚钉或穿骨缝合来修复Bankart损伤。
- 将切开的关节囊下外侧部分移向上方，而内侧部分缝合到关节盂缘。
- 将上方部分向内侧移位，同下方部分重叠缝合。
- 解剖修复肩胛下肌止点。

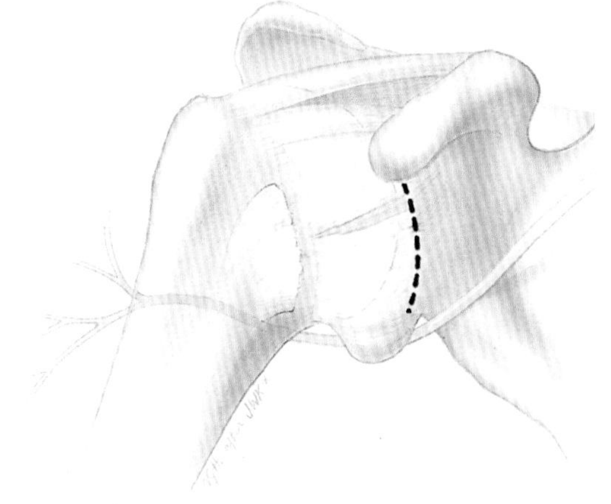

技术图2　Bankart术的T形改良术，T形关节囊切开术从关节囊顶点切开2/3关节囊，垂直切开到关节盂缘。

前方关节囊盂唇重建术

- 前方稳定术后，投掷运动员肌力和速度会有损失。有鉴于此，Jobe等[18]在1991年设计了肩胛下肌保留术式，沿着纤维方向将它劈开，保留其肱骨附着点。
- 采用胸大肌三角肌入路，带状肌向内侧牵开以暴露肩胛下肌。
- 在肩胛下肌腱上2/3和下1/3处平行纤维方向切开（技术图3A、B）。
- 在关节囊中间水平切开，向内延长到关节盂缘。骨膜下将关节囊与关节盂切开，来保证上、下关节囊前移术（技术图3C）。
- 将切开的下关节囊外侧部分移向上方，与其关节囊经骨缝合到关节盂，建立盂唇（阻挡）（技术图3D、E）。
- 将上方部分向内侧移位，同下方部分重叠缝合。
- 由于肩胛下肌没有切断，术后第1日可以开始进行辅助主动康复锻炼，康复进度就比较快。

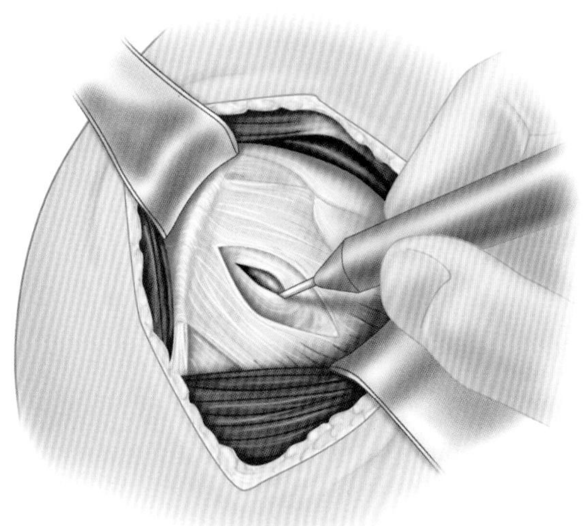

A

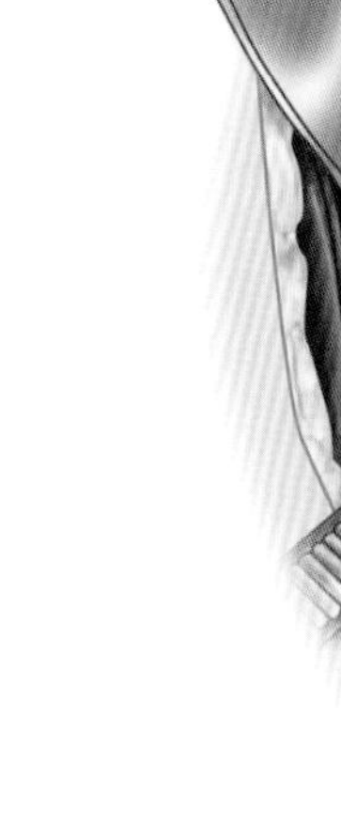

B

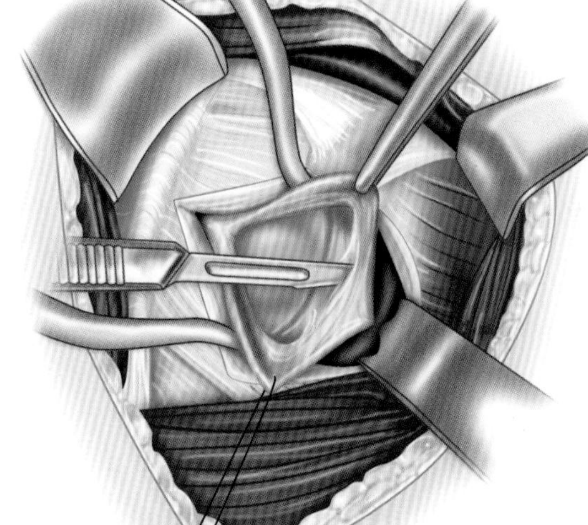

C

技术图3 前方关节囊盂唇重建术。A. 肩胛下肌腱沿纤维方向在上2/3和下1/3连接处平行切开。B. 在关节囊中间水平切开，向内延长到关节盂缘。C. 骨膜下将关节囊与关节盂切开，来保证上、下关节囊前移术。

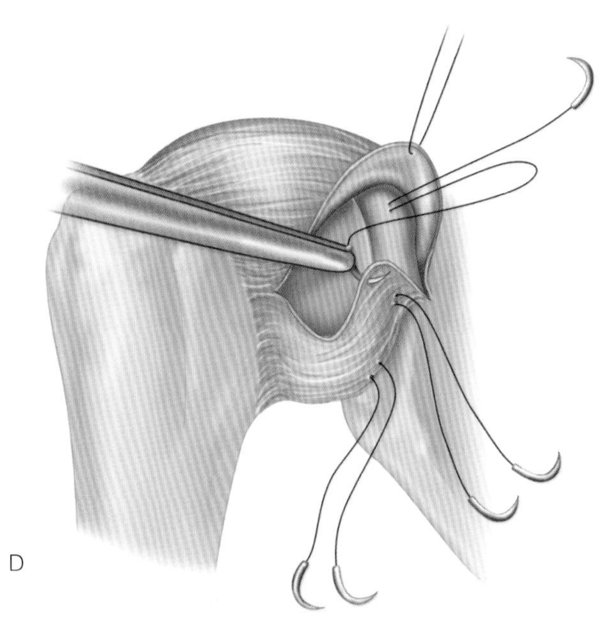

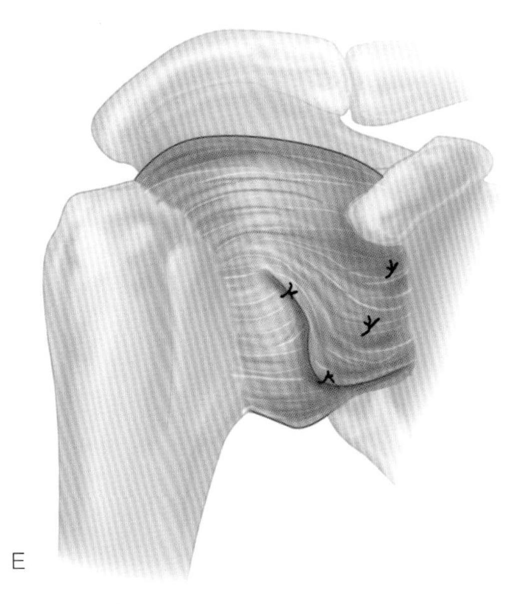

技术图3（续）　D. 将切开的下关节囊外侧部分移向上方，与其关节囊经骨缝合到关节盂缘，建立盂唇（阻挡）。E. 将上方部分向内侧移位，同下方部分紧缩缝合。

前下关节囊移位术

- 前下关节囊移位术由Charles Neer Ⅱ和Craig Foster[22]在1980年首先报道。
- 术式用来治疗单纯前盂唇修复（Bankart术）无法处理的下方或多方不稳定。
- 根据选择术式建立手术切口。
- 在肩胛下肌小结节止点内1～2 cm切开，保留足够的肩袖组织以便修复。
- 肩胛下肌由上方2/3腱性组织和下方1/3肌肉部分组成[20]。
- 显露盂肱关节囊的下方时，需要锐性和钝性分离相结合，把肌纤维止点与前方关节囊分开。在下方分离过程中，将上肢处于外展、外旋位，特别注意防止损伤腋神经。
- 在肱骨颈关节囊止点内侧5～10 mm垂直切开关节囊，进行外侧关节囊移位术（见技术图1E、F）。
- 将切开关节囊的内侧部分，用不可吸收缝线连续标记至6点位（技术图4A）。
- 向上外牵拉关节囊标记缝线，进一步关节囊分离时腋窝关闭。
- 剥离肱骨上的下方关节囊附着非常重要，它在前方关节面止点范围广。经典方法是用骨膜剥离器或Bovie针头电刀烧灼骨膜下钝性分离（技术图4B、C）。
- 然后判断盂肱韧带内侧止点或盂唇是否撕脱或撕裂。Bankart损伤或ALPSA存在的内侧关节囊盂唇复合结构损伤需要进行修复。
  - 这种技术在Bankart修复部分有描述。
- 骨性固定完成后，关节囊上外移位，并用不可吸收缝线穿过关节内外进行缝合。
  - 尽可能将缝线靠近关节盂缘，以便内侧关节囊皱褶有足够长度。
  - 操作用双手技术，一手持穿线的针，另一手从关节外找到针。
  - 缝线在关节外打结，把关节囊固定在关节盂缘。
- Bankart修复后存在多余的前内侧关节囊（AMCR）时，应用荷包缝合技术，用非吸收线缝合前方关节囊[9]。
  - 垂直于关节盂缘水平进行荷包缝合，在关节外打结。它的范围取决于AMCR大小（技术图4D、E）。
- 内侧稳定性的修补完成后，注意把外侧关节囊修复到肱骨颈上肩袖残留组织。
- 将关节囊向上、外移位（技术图4F）。

- 术后康复外旋角度逐渐进行,取决于患者年龄、组织质量、全部或局部韧带的松弛度、竞技水平、优势手,以及对康复方案的依从性。
  - 康复准则是前关节囊移位修复后,上臂处于外展20°、外旋30°位。
  - 投掷运动员外展时需要较大外旋角度,他们就需要比那些依从性差或不参加投掷的患者更松弛一些。
- 避免前关节囊缝合过紧,防止以后会出现关节囊后方关节病[14]。
- 关节囊向上方外侧移位后,松弛的关节囊在上方有多余关节囊组织。对于这些肩关节,根据T形关节囊缝合术,关节囊切口转向外侧切开盂肱下、中韧带间的关节囊,向下到关节盂缘。
  - 首先把关节囊下瓣缝合到它在肱骨上外侧止点处。
  - 将上瓣向外侧折叠缝合到止点外侧(技术图4G)。这样减少关节囊的体积,并加强前方关节囊韧带组织。
- 除了评估残余关节囊的松弛度,还要评估肩袖间隙(技术图4H)。
- 如果肩袖间隙过宽或力量较弱,要用不可吸收缝线间断缝合来紧缩。
- 间隙闭合的程度取决于前面提到的患者情况,因为肩袖间隙过紧可能导致外旋受限[13]。
- 对于竞技运动员,只需闭合肩袖间隙外侧部分,以保证盂肱关节的活动度。
- 解剖修复肩胛下肌止点。

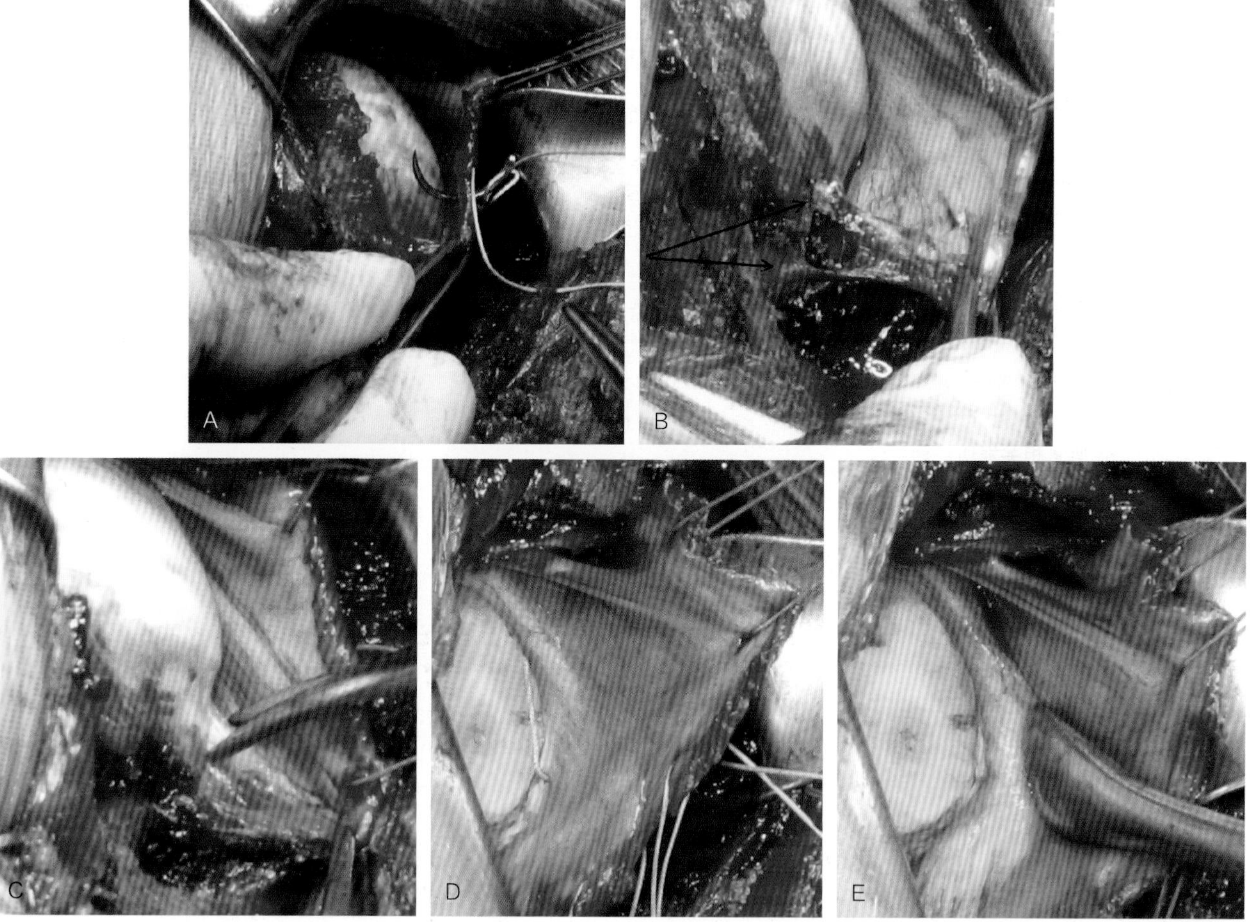

技术图4 A. 在下关节囊移位术中,在外侧将关节囊切口向下松解延长时,用标记缝线将切开的关节囊牵开。B. 下方关节囊在肱骨颈有双重附着点。C. 剥离关节囊双重附着点,关节囊可以完全移位。D. 用荷包缝合来减少富余的前下关节囊。在关节囊表面行褥式缝合。E. 打结后荷包缝合能减少前内关节囊,建立前下方阻挡。

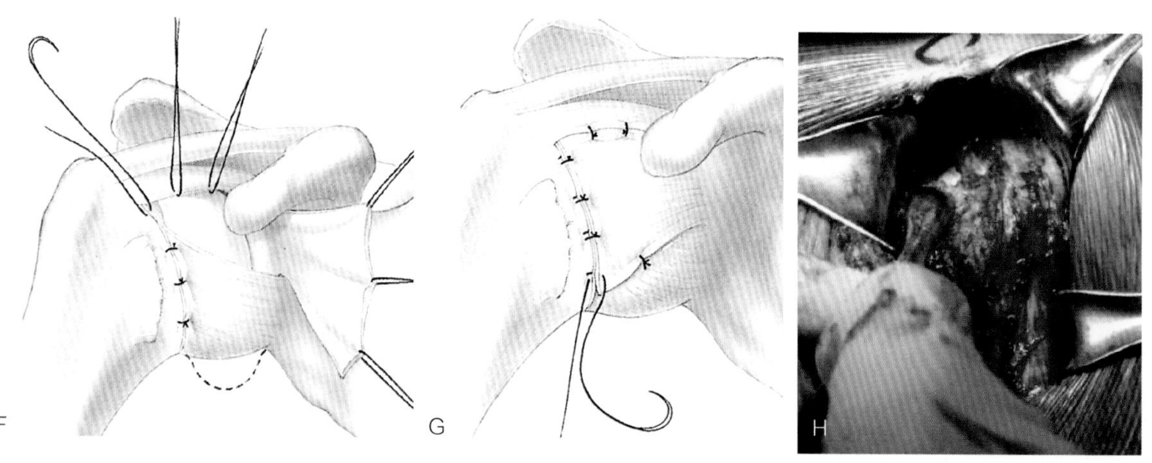

技术图4（续） F. 前下关节囊向上移位，固定在肱骨颈上的关节囊肩袖残留处。G. 把关节囊上瓣与下瓣重叠缝合，减少体积并增加强度。H. 在肩胛下肌与冈上肌之间触到肩袖间隙。

要点与失误防范

自主不稳定	• 对于自主不稳定的患者，术前要仔细甄别。如果要求术后效果高，外科治疗可能不成功，不建议做。建议术前进行精神评估，但是对于筛选这些患者帮助不大
肱骨骨缺损（Hill-Sachs缺损）	• 判断肱骨骨缺损程度非常重要，在X线片上（内旋时前后位或Stryker切迹位）、CT、MRI或诊断性关节镜检查中很容易看到。对于这种"啮合"缺损，切开手术比关节镜手术有优越性，可以考虑用（自体或异体骨）进行填充
关节盂骨缺损（骨性Bankart损伤）	• 关节盂缺损可以在术前影像（X线、CT、MRI）或诊断性关节镜检查中进行评估。明显缺损（超过关节盂30%）需要用Bristow或Latarjet喙突转位术
后方不稳定	• 通过术前或麻醉下的体格检查来确定不稳定的方位，如果明显后方不稳定，需要全面下关节囊移位术来恢复稳定性。但是在许多病例，可能需要额外的后方入路
SLAP（上盂唇）相关损伤	• 某些患者盂唇病变可能和Bankart损伤同时存在。这些损伤通常在关节镜下或开放手术得到很好的处理

术后处理

- 康复计划要因人而异。
- 术后患者前臂吊带4周。
- 术后10日至2周内，被动前抬臂到110°、外旋到15°，到4周前抬逐渐增加到140°、外旋到30°。期间开始进行等长肌力训练。
- 4～6周，抬臂到160°、外旋到40°。
- 6周后，增加活动到正常范围。
- 锻炼要循序渐进，避免出现恐惧症或半脱位。
- 抗阻锻炼在上臂中立位90°范围内开始逐步进行。
- 肩关节稳定后的肌力锻炼尤其重要。
- 身体接触（对抗型）运动前需要运动与肌力完全恢复，通常在6～9个月，取决于运动项目本身和患者。

预后

- 1978年Carter Rowe[29]首先报道Bankart术长期随访研究，再脱位率3.5%。
- Neer和Foster[16]报道1974～1979年间，前下关节囊移位术治疗40例肩关节不稳，其中11例先前曾接受盂肱关节不稳定的治疗。除一位患者外都达到满意疗效，这位患者术后肩关节半脱位。
- 自从Neer和Foster报道后，许多研究采用前下关节囊移位术治疗前下不稳定。由于不同术者技术和关节囊移位程度不同，复发率从1.5%～9%不等[5,7,12,22,35]。
- T形成形术结果：在这项研究中，42例肩关节平均3年随访，95%的患者效果满意，复发4例（10%）[2]。
- 一项报道25例投掷运动员前关节囊盂唇重建结果，平均随访39个月，优良率为92%，17例(68%)重新恢复竞技水平。

- 在随后研究中，22例半脱位，9例脱位，术后优良率97%，94%恢复运动[21]。

- 不同研究报道切开手术治疗前下不稳定，恢复运动比率为32%～94%[2,5,18]。

并发症

- 复发性脱位可发生在高达5%的患者。然而当手术适应证不严格时，这个比率可能更高。
- 中外侧关节囊过度张力修复可能导致外旋功能丧失。
- 即使是一个单一的前脱位，也有可能发展成盂肱关节炎。Samilson和Prieto[31]在1983年将其称为脱位性关节病。手术对盂肱关节炎发展风险的影响尚不清楚。一项由Hovelius和Saeboe[17]进行的25年随访的前瞻性研究表明，手术治疗的患者关节病发生率与非手术治疗的单纯关节脱位患者相似，低于非手术治疗的复发性脱位患者。
- 可能损伤腋神经，它在IGHL深部约2.5 mm走行，6点位离关节盂仅12 mm。神经损伤仅损伤感觉功能，通常能自行恢复。
- 肩胛下肌修补术的失败，会导致局部疼痛和内旋力量下降。
- 与器械有关的并发症可能出现螺钉、锚钉的松动，弯曲或断裂，或缝线松开(图7)[36]。有报道，PLLA可吸收内植物出现滑膜炎反应。盂唇螺钉或带线锚钉的移位，无论是金属的或可吸收的，可能导致关节病或关节炎。

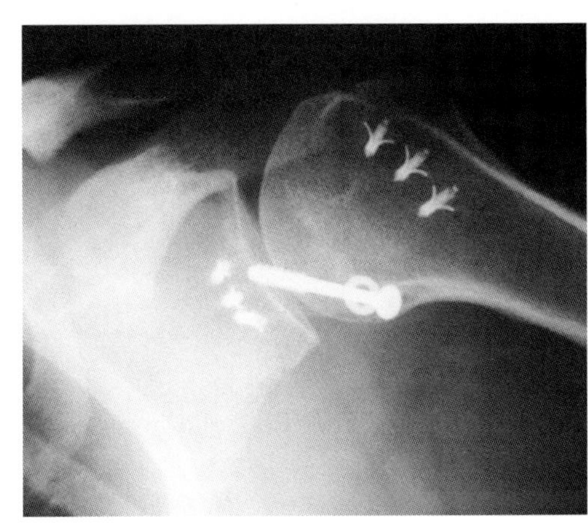

图7 左肩关节前后位片显示喙突转位术后内固定松动。

- 体位造成的并发症已经报道，包括深静脉血栓和挤压造成的神经失用症。因此术中或术后，软垫保护骨性突出，避免过紧包扎。
- 肩关节手术很少出现感染。出现时感染菌常是痤疮丙酸杆菌，需要特殊的细菌培养。外科手术用洗必泰制剂，术前预防性使用抗生素如克林霉素或万古霉素等，对该菌有效。对一些患者应予以考虑[8,30]。

(王海明 译，陈云丰 审校)

参考文献

[1] Allain J, Goutallier D, Glorion C. Long-term results of the Latarjet procedure for the treatment of anterior instability of the shoulder. J Bone Joint Surg Am 1998;80A:841-852.

[2] Altchek DW, Warren RF, Skyhar MJ, et al. T-plasty modification of the Bankart procedure for multidirectional instability of the anterior and inferior types. J Bone Joint Surg Am 1991;73A:105-112.

[3] Bankart AS. The pathology and treatment of recurrent dislocation of the shoulder joint. Br J Surg 1938;26:23-29.

[4] Bigliani LU, Kelkar R, Flatow EL, et al. Glenohumeral stability: biomechanical properties of passive and active stabilizers. Clin Orthop Relat Res 1996;330:13-30

[5] Bigliani LU, Kurzweil PR, Schwartzbach CC, et al. Inferior capsular shift procedure for anterior-inferior shoulder instability in athletes. Am J Sports Med 1994;22:578-584.

[6] Chahal J, Marks PH, Macdonald PB, et al. Anatomic Bankart repair compared with nonoperative treatment and/or arthroscopic lavage for first-time traumatic shoulder dislocation. Arthroscopy 2012;28:565-575.

[7] Cooper RA, Brems JJ. The inferior capsular-shift procedure for multidirectional instability of the shoulder. J Bone Joint Surg Am 1992;74A:1516-1522.

[8] Dodson CC, Craig EV, Cordasco FA, et al. *Propionibacterium acnes* infection after shoulder arthroplasty: a diagnostic challenge. J Shoulder Elbow Surg 2010;19:303-307.

[9] Flatow EL. Glenohumeral instability. In: Bigliani LU, Flatow EL, Pollock RG, et al, eds. The Shoulder: Operative Technique. Baltimore: Williams & Wilkins, 1998:183-184.

[10] Gill TJ, Micheli LJ, Gebhard F, et al. Bankart repair for anterior instability of the shoulder: long-term outcome. J Bone Joint Surg Am 1997;79A:850-857.

[11] Green A, Norris TR. Proximal humeral fractures and glenohumeral dislocations: Glenohumeral dislocations. In: Browner B, ed. Skeletal Trauma: Basic Science, Management and Reconstruction, ed 4. Philadelphia: Saunders Elsevier, 2009:1717-1755.

[12] Hamada K, Fukuda H, Nakajima T, et al. The inferior capsular shift operation for instability of the shoulder: long-term results in 34 shoulders. J Bone Joint Surg Br 1999;81B:218-225.

[13] Harryman DT, Sidles JA, Harris SL, et al. The role of the rotator interval capsule in passive motion and stability of the shoulder. J Bone Joint Surg Am 1992;74A:53-66.

[14] Hawkins RJ, Angelo RL. Glenohumeral osteoarthrosis: a late complication of the Putti-Platt repair. J Bone Joint Surg Am 1990; 72A:1193-1197.

[15] Hintermann B, Gachter A. Arthroscopic findings after shoulder dislocation. Am J Sports Med 1995;23:545-551.

[16] Hovelius L, Olofsson A, Sandstrom B, et al. Nonoperative treatment of primary anterior shoulder dislocation in patients forty years of age and younger. J Bone Joint Surg 2008;90:945-952.

[17] Hovelius L, Saeboe M. Arthopathy after primary anterior shoulder dislocation—223 shoulders prospectively followed up for twenty-five years. J Shoulder Elbow Surg 2009;18:339-347.

[18] Jobe FW, Giangarra CE, Kvitne RS, et al. Anterior capsulolabral reconstruction of the shoulder in athletes in overhand sports. Am J Sports Med 1991;19:428-434.

[19] Kirkley A, Griffin S, Richards C, et al. Prospective randomized clinical trial comparing the effectiveness of immediate arthroscopic stabilization versus immobilization and rehabilitation in first traumatic anterior dislocations of the shoulder. Arthroscopy 1999; 15:507-514.

[20] Klapper RJ, Jobe FW, Matsuura P. The subscapularis muscle and its glenohumeral ligament like bands: a histomorphologic study. Am J Sports Med 1992;20:307-310.

[21] Montgomery WH III, Jobe FW. Functional outcomes in athletes after modified anterior capsulolabral reconstruction. Am J Sports Med 1994;22:352-358.

[22] Neer CS II, Foster CR. Inferior capsular shift for involuntary inferior and multidirectional instability of the shoulder: a preliminary report. J Bone Joint Surg Am 1980;62A:897-908.

[23] Neviaser TJ. The anterior labroligamentous periosteal sleeve avulsion lesion: a cause of anterior instability of the shoulder. Arthroscopy 1993;9:17-21.

[24] Osmond-Clarke H. Habitual dislocation of the shoulder: the Putti-Platt operation. J Bone Joint Surg Br 1948;30B:19-25.

[25] Owens BD, Dawson L, Burks R, et al. The incidence of shoulder dislocation in the United States military: demographic considerations from a high-risk population. J Bone Joint Surg Am 2009; 91:791-796.

[26] Perthes G. Uber Operationen bei habitueller Schulterluxation. Deutsche Zeitschr Chir 1906;85:199-227.

[27] Piasecki DP, Verma NN, Romeo AA, et al. Glenoid bone deficiency in recurrent anterior shoulder instability: diagnosis and management. J Am Acad Orthop Surg 2009;17:482-493.

[28] Pollock RG, Bigliani LU. Glenohumeral instability: evaluation and treatment. J Acad Orthop Surg 1993;1:24-32.

[29] Rowe C, Patel D, Southmayd WW. The Bankart procedure, a long-term end result study. J Bone Joint Surg Am 1978;60A:1-16.

[30] Saltzman MD, Marecek GS, Edwards SL, et al. Infection after shoulder surgery. J Am Acad Orthop Surg 2011;19:208-218.

[31] Samilson R, Prieto V. Dislocation arthropathy of the shoulder. J Bone Joint Surg Am 1983;65:456-460.

[32] Simonet WT, Melton LJ, Cofield RH, et al. Incidence of anterior shoulder dislocation in Olmstead County, Minnesota. Clin Orthop Relat Res 1984;186:186-191.

[33] Sugaya H, Moriishi J, Dohi M, et al. Glenoid rim morphology in recurrent anterior glenohumeral instability. J Bone Joint Surg Am 2003;85:878-884.

[34] Wheeler JH, Ryan JB, Arciero RA, et al. Arthroscopic versus non-operative treatment of acute shoulder dislocation in young athletes. Arthroscopy 1989;5:513-517.

[35] Wirth MA, Groh GI, Rockwood CA Jr. Capsulorrhaphy through an anterior approach for the treatment of atraumatic posterior glenohumeral instability with multidirectional laxity of the shoulder. J Bone Joint Surg Am 1998;80A:1570-1578.

[36] Zuckerman J, Matsen F. Complications about the shoulder related to the use of screws and staples. J Bone Joint Surg Am 1984;66A: 175-180.

第6章 肩关节前方不稳的关节镜治疗

Arthroscopic Treatment of Anterior Shoulder Instability

Robert A. Arciero and Anthony Parrino

定义

- 盂肱关节的稳定性取决于静力学和动力学约束，以确保稳定而不受约束的运动范围。
- 松弛是一个生理学术语，用来描述肩胛盂上肱骨头的被动平移。
- 不稳是一种病理状态，其特征是肱骨头在关节盂上或上方的异常平移，导致关节脱位、功能受损或疼痛。
- 盂肱关节不稳定最常见的方向是前下方。
- 前路不稳定可能是外伤性的（发生在手臂上外展和外旋），获得性的（与反复的微创伤相关的轻微不稳定），或非创伤性的（潜在解剖上的多向不稳）。

解剖

- 正常肩胛盂下缘较上缘宽（梨形）。
- 肱骨头关节面积约为相应关节盂的3倍大小[41]。
- 静态和动态稳定性必须通过复合关节囊韧带结构、肩袖、肩胛骨稳定器和肱二头肌之间的复杂相互作用来提供[13]。
- 关节盂凹陷包括3个组成：微凹骨性肩胛盂，在外围比较厚的关节软骨，以及加深了关节窝凹面的盂唇。
- 盂唇优化了肩胛盂的表面积，与肱骨接触并形成符合要求的密封。上盂唇为肱二头肌提供了一个附着体，而下盂唇则为盂肱韧带提供附着[14]。
- 关节囊与韧带密切相关，根据手臂的解剖位置，不同的区域有助于保持稳定性。
- 手臂外展并外旋，盂肱下韧带的前束复合体是限制盂肱关节前向移位主要因素（图1）。
- 上臂内收盂肱上、中韧带可限制向下缘和前后（AP）移位。
- 肩袖肌肉和其他肩胛肱部肌肉有助于凹面压缩机制的建立，增加肱骨头对肩胛盂的压迫。
- 影响关节稳定性的次要因素包括：关节腔内负压、关节类型和黏附力。

发病机制

- 创伤，尤其是运动创伤，在复发前不稳定中起着重要的作用。
- 过顶运动员可能表现出更细微的不稳定性。
    - 重复性微创伤可导致病理性半脱位。
- 损伤可导致半脱位和自发性复位的脱位，或需要手法复位的脱位。
- 外伤性前路不稳定在年轻人、运动员中最为常见。
    - 在21～30岁年龄组，男性/女性发生率为9∶1[21]。
- Bankart损伤（前下盂唇关节囊脱离）被认为是最基本的病理解剖与前下不稳定相关的病变。它可能存在于90%的创伤性盂肱混乱（图2）。
- 反复错位会导致盂肱中、下盂韧带塑性结构变性，导致“吊索”结构松弛，“吊索”是为了限制肱骨头外展时移位。
- 已知肱骨损伤（如Hill-Sachs损伤）以及肩胛盂骨损伤（骨性Bankart损伤或盂骨侵蚀）会增加盂肱关节移位，导致反复的不稳定。
    - 评估这些缺陷对于评估关节镜下修复的适用性至关重要。
- 广泛的软组织损伤很少见，但可能包括盂肱韧带肱骨侧撕脱或关节囊撕裂[32]。此外，损伤的盂唇组织可以在内侧肩胛盂颈愈合［所谓的前唇韧带骨膜袖状撕脱（ALPSA损伤）］，导致盂肱下韧带和盂唇复合体功能不全[34]。
- 对于有外伤性脱位的老年患者，必须通过体格检查和适当的软组织成像以排除肩袖病变。
    - 其他软组织损伤（关节囊撕裂、神经血管损伤）以及肩胛盂和肱骨头缺损均可发生在这个年龄段。

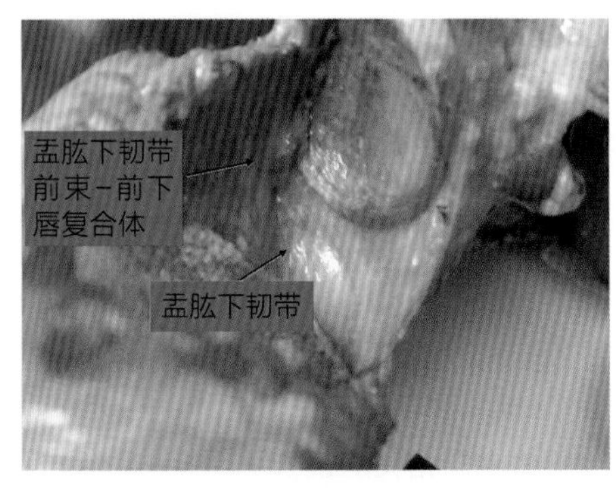

图1 尸体的盂肱下韧带和前下唇的复合体。

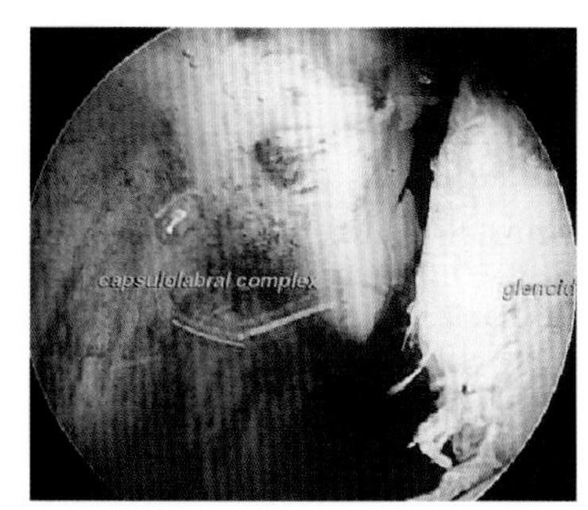

图2　关节镜下后方查看Bankart损伤，左肩，坐位位置。

自然病程

- 盂肱脱位一般发生率约2%[21]。
- 关于自然病史的研究中很少有长期随访。
  - 年龄<22岁，对非手术治疗脱位的10年回顾显示患者的再脱位率约为66%[19]。
  - 其他研究发现复发率在50%～64%之间。年轻的患者，尤其是那些参与过顶运动或接触性运动的患者，风险更高[20,40,46]。
  - 较早的研究显示[31,38]，在20岁以下的患者再脱位率高达80%～90%。
- 老年患者的再脱位率要低得多(14%)[39]。
- 年龄是最初脱位术后复发率最重要的预测因素。活动水平，尤指碰撞或接触运动，也可能增加复发率，但还没有得到可靠的证明。
  - 美国军事学院(U.S. Military Academy)一项为期4年的研究表明，个体有盂肱关节不稳病史，且有5次以上不稳定发生，有高危运动会经历一系列不稳定事件[8]。
- 多个学者报道早期手术重建原发性脱位可降低复发的风险[1,27,28,47]。进一步观察表明，一期关节镜下稳定可改善患者生活质量，提供更好的结果，并降低复发率[37]。

病史和体格检查

- 患者的年龄和活动水平对决策至关重要，应详细审查以前的手术过程。
- 在不稳定性的病史中有很多重要的问题：
  - 最初的不稳定性发作是否需要复位?
  - 第一次脱位时手臂的位置是什么？是最后一次的脱位吗?
  - 最初事件后的伤残情况如何?
  - 最初的事件后发生了多少次不稳定？是脱位还是半脱位?
  - 与最初的事件相关的创伤有多大？后续事件是否需要类似的外力，还是只需较小的外力就会发生?
- 体格检查应该从后部开始检查，以评估斜方肌、冈上肌、冈下肌和小圆肌是否萎缩。肌肉萎缩可能是神经损伤。
- 全身韧带松弛应检查拇指过度伸展和肘关节伸展。
- 应记录主动和被动运动范围，并与对侧肩相比。
- 肌力测试应包括所有重要的肩部肌肉组织，并把疼痛作为限制因素。
- 进行负荷和移位检查时检查对侧；阳性结果表明前稳定装置松弛。
- 通过Jobe复位试验将痛苦的感觉与不稳定的感觉分开是至关重要的。一个正确手法复位可以感觉到微小的关节不稳。
- 腋窝神经功能应仔细检测，评估三角肌运动功能及检查感觉分布。
- 后痉挛试验阳性，伴有疼痛或肱骨头后方在肩胛盂上方的平移边缘引发捻发音，提示后下囊或盂唇病损。
- 在检查Sulcus征时，临床医生应将结果与对侧进行比较。外旋未能消除Sulcus征可能表明多向性不稳定，有助于决定是否需要闭合肩袖间隙。

影像学和其他诊断性检查

- X线片。
  - 标准AP位手臂视图，手臂略微向内旋转，可显示大结节骨折。
  - 肩关节AP位图(图3A)。
  - West点腋窝视图：可用于评估肱骨下韧带骨性撕脱、骨性Bankart病变或前下盂唇缺陷[22,24]。
  - Stryker切迹视图：可用于检测和量化Hill-Sachs损伤。
- CT扫描。
  - 骨缺损是导致失稳的一个重要原因[4,43]。
  - 三维重建尤其可以用来量化骨质流失。三维CT比二维CT在判断肩胛盂缺损方面具有较好的精度，比MRI具有较高的预测准确性，有利于判断关节镜下还是开放修复的必要性(图3B)[5,33]。
  - 指征：
    - 睡眠时出现不稳定。
    - 初次发病后发生不稳定，很小创伤就需要手动复位的不稳定事件。
    - 肱骨轻度外展时发生不稳定。
    - 任何先前的失稳操作失败。
    - 肱骨轻度外展检查时的恐惧。
    - 负荷和换挡试验明显松弛。
    - 影像学检查发现骨损害。
  - 当发现骨缺损时，手术入路必须相应地进行调整。

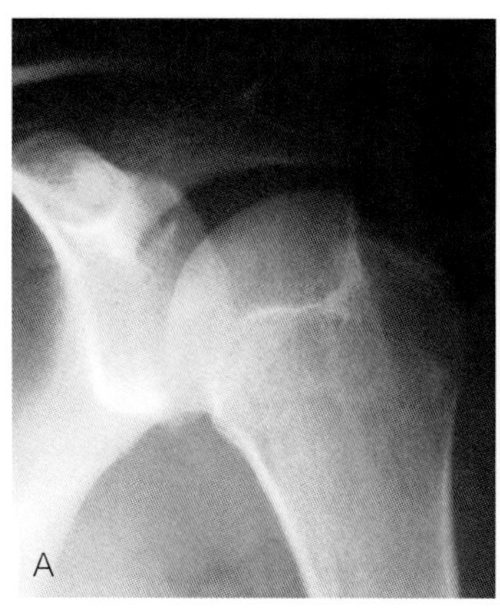

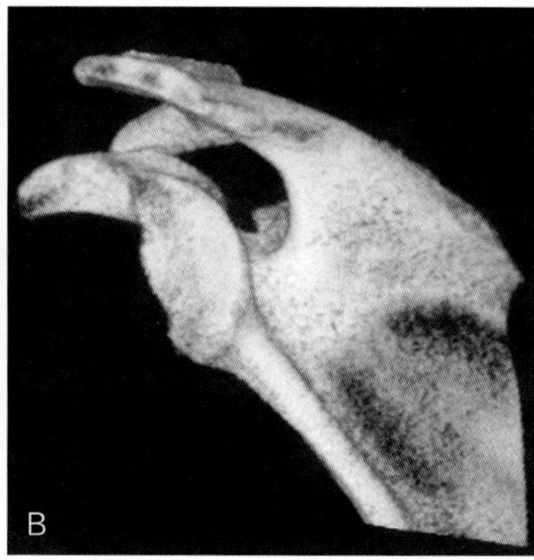

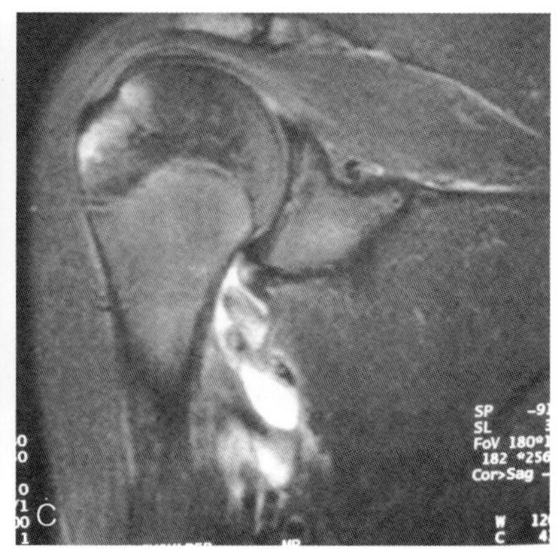

图3　A. 肱骨头缺损的前后位X线片。B. CT扫描重建显示侵蚀的前下关节窝。C. 肱骨侧撕脱的盂肱韧带损伤MRI表现。

必须仔细考虑不稳的开放手术治疗与在骨受累的情况下骨移植(表1)。

- MRI。
  - 增强造影提高了检测唇损伤、肩袖撕裂和关节软骨损伤的能力。
  - 可以确定盂肱韧带肱骨侧撕脱和关节囊撕裂,可以识别这些罕见但严重的损伤(图3C)。

鉴别诊断

- 骨损害,包括锁骨骨折、近端肱骨骨折、肩胛盂骨折。
- 软组织损伤,包括三角肌挫伤、肩锁关节关节扭伤和肩袖损伤(更常见于年龄超过40岁的患者)。
- 神经病变,包括腋神经损伤、肩胛上神经和胸长神经。多达5%的患者会腋神经受伤。

非手术治疗

- 非手术治疗传统上包括一段时间的固定,然后进行强化物理治疗,以改善本体感觉和肩带周围的肌肉平衡。有一篇评论指出,关于定位、固定时间和预后的建议最多是不一致的[6]。

表1　关节镜下与开放治疗前方不稳定的比较

关节镜	最小的甚至没有骨骼缺陷——很小,不引人注目的Hill-Sachs;没有关节窝的骨质流失 单向脱位 Bankart或前唇韧带骨膜袖状撕脱(ALPSA病变) 适当的外科医生的经验
开放	骨缺损——大型Hill-Sachs病变(>25%关节面),关节盂缺损>20%;"倒梨形",大"HAGL"(盂肱韧带肱骨撕脱伤);包膜缺损(热消融)
有争议的患者群体	多向不稳定或过度松弛的患者 高需求碰撞运动员

- Itoi等[22]的研究表明,在MRI显示Bankart病变与手臂外固定后,外旋固定可降低复发率[25]。同一学者报道了一系列临床试验,比较了原发性脱位后内旋和外旋固定。外旋固定可降低46%的复发风险[23]。最近的研究回顾对患者的随机分组提出了质疑,初步结果不可重复。
- 非手术治疗失败可表现为反复出现的不稳定症状(脱位、半脱位或疼痛),尽管采用了适当的非手术治疗处理和活动调整。

手术治疗

- 肩前向不稳定手术治疗的选择包括关节镜下、开放和喙突转移(Latarjet或Bristow术)。
- 外科手术的决策是非常重要,根据患者不同的情况使用适当的方法。
- 所述关节镜技术的指导原则是恢复正常盂唇结构,用反映开放手术的方式再次拉紧盂肱下韧带(图4)。
- 以资深学者的经验,外伤的前向不稳定,Bankart病变通常在从2点到6点的位置。适当地恢复解剖,外科医生应该能够测量和将缝线固定在关节的下侧面6点钟位置。
- 关节镜下打结可滑动、滑动锁定或简单。结的选择没有一致性,重要的是结的安全性和组织张力。

术前计划

- 关节镜下稳定术的适应证包括:
  - 年轻、高需求患者的原发性前脱位。
    - 在第一次脱位之后,功能评分和满意度在最近的关节镜修复研究中得到改善[37]。
  - 复发性外伤性前路不稳定,无骨丢失。
  - 过顶运动员,尤指投掷运动员保持运动很重要。

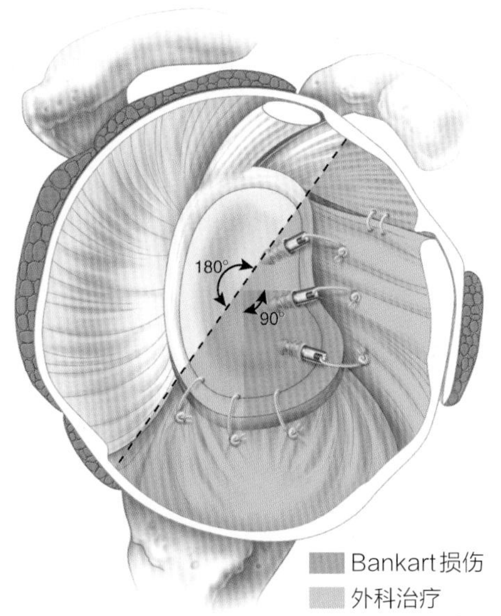

图4 采用180° 关节镜进行外科重建的图解。关节镜下3根缝线修复下皱襞，3个锚钉修复下唇，并闭合肩袖间隙。

- 关节镜下稳定术的禁忌证包括巨大的Hill-Sachs病变（“咬合”的Hill-Sachs）和关节盂的骨质缺损超过20%（“倒梨形”）[7]（图5）。
- 关节镜下稳定术用于碰撞运动员和骨性Bankart病变患者是有争议的。
- 已有研究报道关节镜修复组检查效果良好[6,10,29,30,42]。然而，最近的研究表明结果没有那么好。
  - 在配对研究中，随访5年，在关节镜治疗的患者中复发率为24%。在开放骨块手术中12%。25岁以下患者，关节盂侵蚀和竞技体育都是导致失败的风险因素[3]。
  - 随着关节镜检查结果的报道，关节镜手术与开放性修复的决定仍在争论中（见表1）[46]。
  - 失稳严重程度指数评分（表2）可用于决定关节镜下修复的适宜性。6分及以上患者经关节镜修复后，有70%的复发率[2]。

表2 不稳定性严重程度指数评分

每个风险因素得分为2分。6分及以上关节镜下修复复发率为70%
• 20岁以下男性
• 碰撞的运动员
• 肩关节松弛症
• 外旋前后位片上的Hill-Sachs病变
• 关节盂轮廓线在X线片上丢失

  - 20岁以下男性打球碰撞体育（4分）的有21%复发率，有骨质流失，镜下修复复发率可达75%[18]。
- 所有相关放射学研究均应进行复查，确认先前的硬件，预期的软组织损伤，以及潜在的骨损伤。
- 麻醉下的检查应确认手术侧肩部前下位不稳定，检查范围的运动。最后定位前注意正常对侧肩关节的运动范围是很重要的。

体位

- 沙滩椅式和侧卧位体位可用于不稳定手术。笔者更喜欢侧卧位，允许更大的进入关节的下半部。
- 对于侧卧位，患者用豆袋固定在后倾30°位置，使关节盂面与地面平行。
  - 采用纵向三点牵引装置通过肱骨纵向和垂直牵引。
  - 一般情况下，需要5 lb（2.3 kg）的纵向牵引力，有7 lb（3.2 kg）的横向牵引力。
- 在大多数情况下，肌间沟神经阻滞提供了极佳的手术中及术后疼痛控制。
  - 对于沙滩椅的位置，这可能就是全部要求。
  - 对于侧卧位，谨慎添加全身麻醉。
- 术前在皮肤切口前，使用抗生素（图6）。

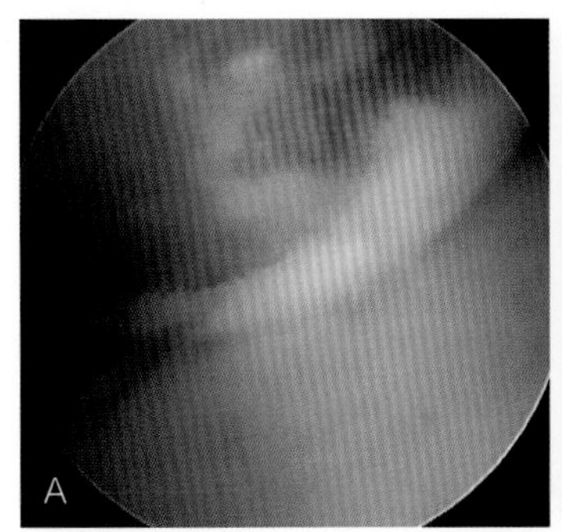

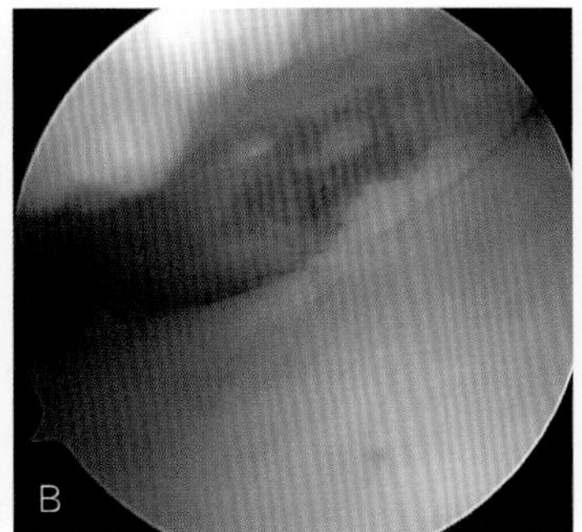

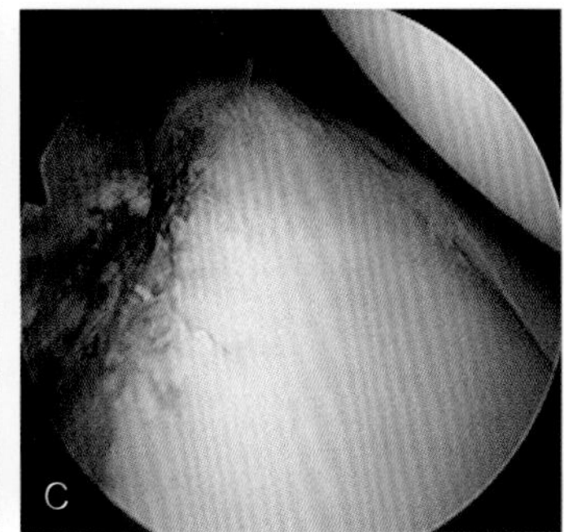

图5 A. Hill-Sachs病变在关节盂关节面上。B. Hill-Sachs病变咬合，肱骨头锁于前盂上方。C. 呈倒置梨形的关节镜视图（右肩）：前上视图，显示前盂骨丢失。

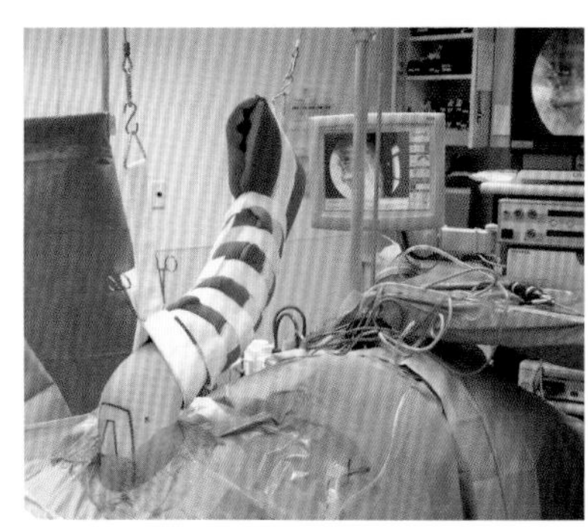

图6 侧卧位，使用手臂牵引装置。

入路

- 标准后入路应放置于“软点”处，在肩胛盂的外侧。
- 然后插入关节镜钝性套管针和鞘进入肩胛盂边缘和肱骨头之间的空间。
- 使用针定位，外科医生放置前路。前上入路的高度应可能在肱二头肌腱下方。
- 前下入路应刚好在肩胛下肌上缘进入。
    - 用于入路定位的针应导航整个关节操作，以确保缝线梭和锚固装置设备是可行的。
- 前上入路采用7.0 mm套管，前下入路采用8.25 mm套管（图7A～C）。
- 在开始手术前，要进行彻底的诊断关节镜检查。
- 诊断性关节镜检查后，取出关节镜前上入路和另一个8.25 mm套管放置在后入路。
    - 关节镜置于前上入路，盂肱下韧带和盂唇的可视化进行了优化。
- 在腋窝内放置一个卷好的垫子“凸点”，可以提供更好的温和的牵引，更好地暴露关节的下方视野（图7D）。

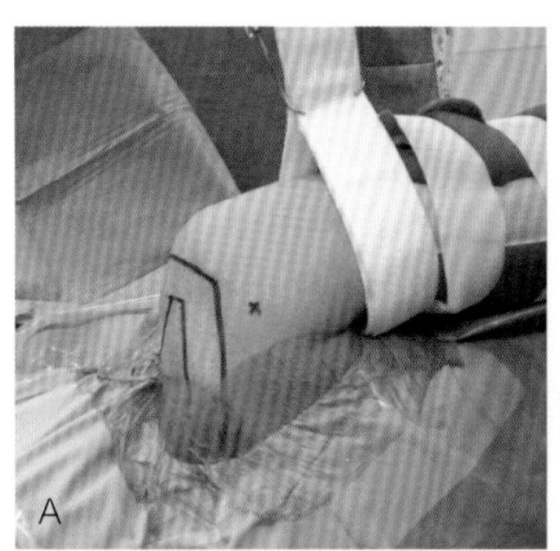
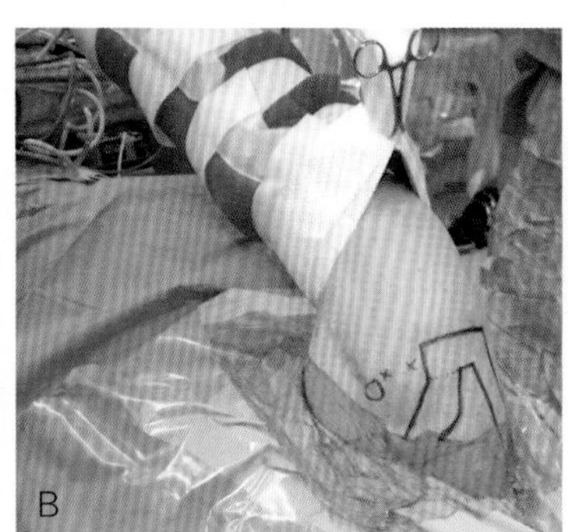
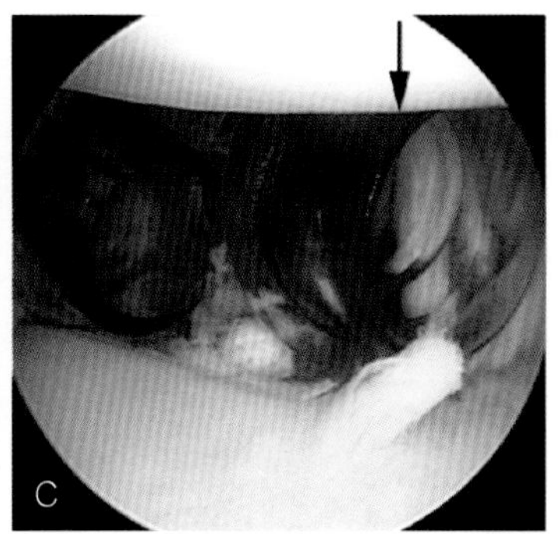
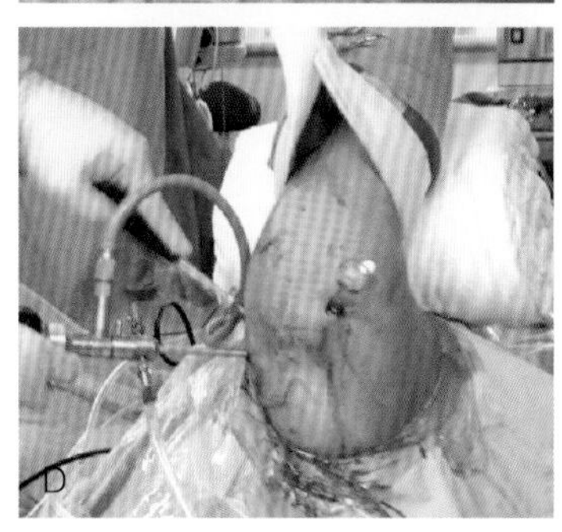

图7 A. 后入路视图。B. 前入路视图。C. 双前入路视图。注意套管之间的距离，以便器械使用通道。D. 位于腋窝的卷毯“凸点”视图，以提高视觉效果。

TECHNIQUES

先缝合（作者推荐技术）

关节镜检查和关节盂准备

- 首先，必须松解关节盂表面的盂唇和韧带复合体。
    - 应注意保持组织为一整体，充分松解到至少6点钟位。
    - 当肩胛下肌肌纤维可见时，提示松懈足够（技术图1A）。
- 盂颈必须用磨头或刨刀去皮质到流血的骨面。半月板锉可以是一个有用的工具。
    - 关节盂骨床准备必须和软组织松解一样。
- 重要的是要在6点钟的低位开始修复关节囊。
- 可采用多种技术保证初始穿梭缝线可置于6点钟位置下方。选项包括：
    - 前上入路关节镜检查（笔者的首选方法）：经后路穿针器套管（技术图1B）。
    - 前上入路关节镜：缝合器械通过前下套管插入（技术图1C、D）。
    - 后入路关节镜：缝合器械通过前下插管以捕获组织（技术图1D）。前上入路关节镜检查，前下入路引进缝线梭工具。

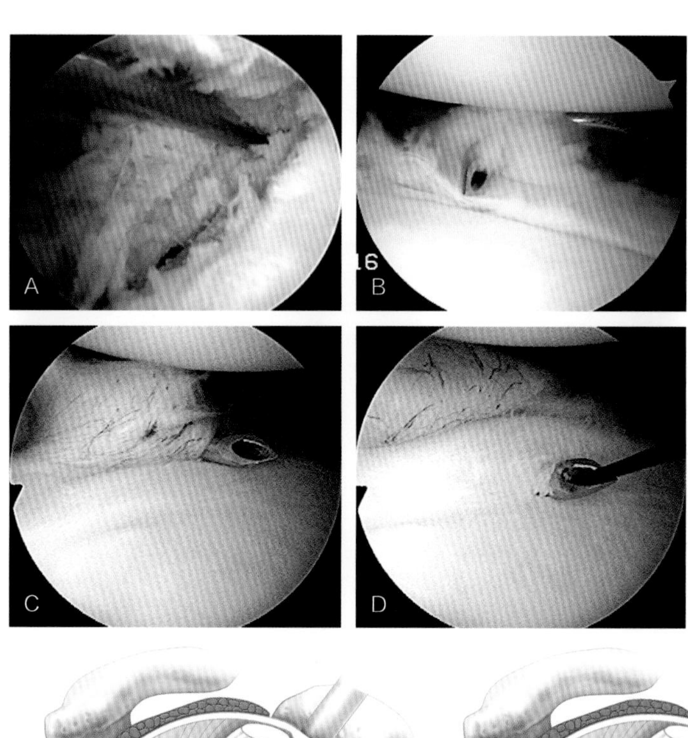

E　F

技术图1　右肩。A. 松解肩胛盂表面的盂唇和关节囊组织。B. 夹住关节囊和韧带组织，来自后入路的穿梭器放在较低的位置。C. 缝线梭通过前下入路进入，捏起下关节囊。D. 穿关节囊后，缝线梭穿透盂唇。E. 通过后入路观察，前下套管中缝合。F. 通过前上入路观察，前下套管中缝合。

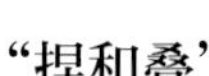

“捏和叠”

- 关节囊再次拉紧和盂唇修复可通过以下“捏和叠”方法完成(技术图2)。
- 采用弯曲的穿线装置,将盂唇外侧关节囊缝合唇侧5～10 mm。
- 设备退出关节囊,在关节边缘再次穿透胶囊至在唇瓣复合体的外侧基部重新进入。
- 插入单线作为梭形缝合线使用。穿梭缝线或装置最终将用于穿梭不可吸收的缝合线,固定在锚上。或者,它也可以用来将不可吸收的缝线完全用作折叠缝线。
- 随着新型超强缝线的引入,后续的打结将结合关节囊折叠和盂唇修复。
- 所有穿梭应通过导管从唇关节侧开始到达软组织一侧。

锚的定位

- 初始缝合线锚定位于关节盂下方,位置较近到6点钟的位置。
  - 缝合锚钉应放置于肩胛盂关节面,重建正常盂唇的“保险杠”效果。
  - 至关重要的是将锚头朝上放置5～10 mm,梭形缝合完成“上移位”(技术图3A)。后继打结固定关节囊和盂唇修复。
- 如果前下入路无法获得合适的锚固位置,可以使用经皮肩胛下入路。
  - 在这种情况下,一个小切口刚好在前下入路。
  - 使用针定位,外科医生确定合适的通路,并插入一个小套管针将锚固定在关节盂上(技术图3B、C)。

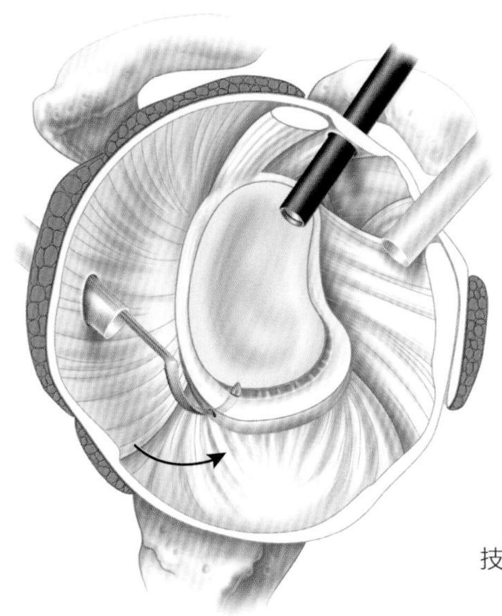

技术图2　通过前上入路观察，后套管中缝合。

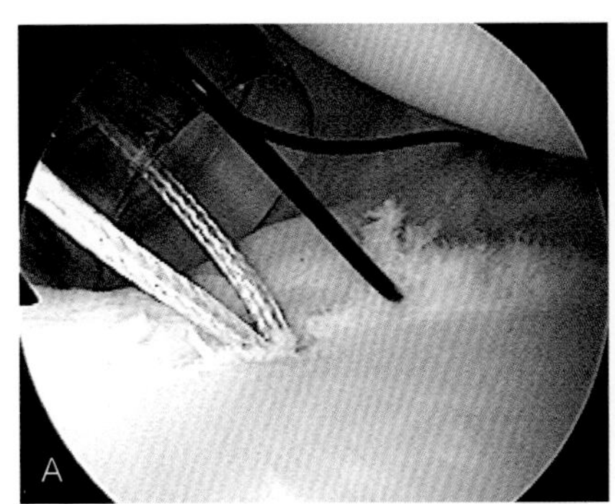
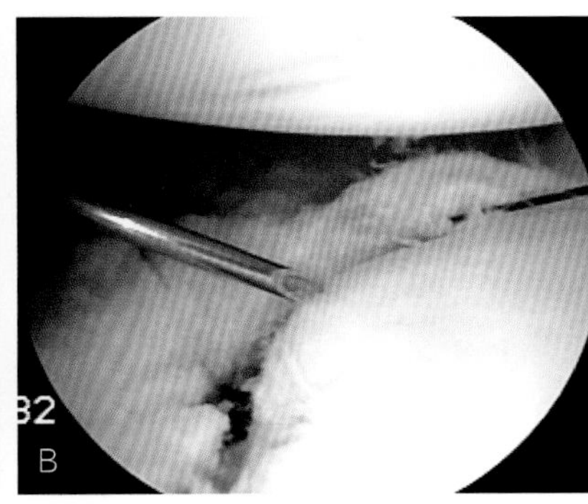
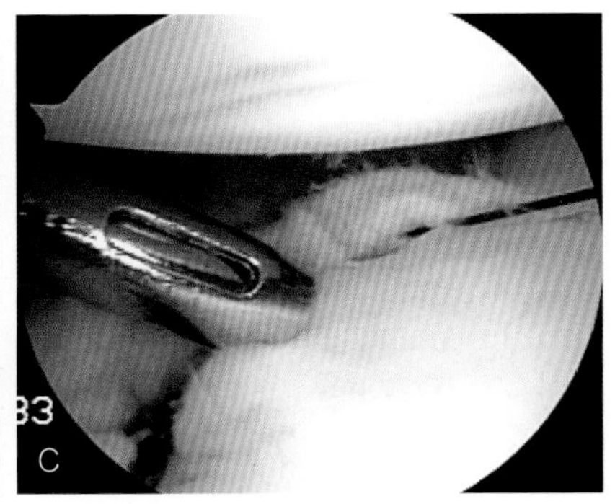

技术图3　A. 锚钉置于梭形缝线之上。B. 肩胛下针定位为下位锚钉。C. 下位锚钉经肩胛下套管放置。

关节囊的折叠

- 重复折叠关节囊和锚固定过程，向上方移动，以恢复盂唇解剖和重新拉紧盂肱下韧带。
  - 通常在最后至少使用4个锚钉。
- 可能需要将关节镜放回后方入路，放置最头端锚钉（2点钟方向，右肩位置）避免前路器械拥挤。一根7.0 mm口径的套管可以重新插入前上入路，用于器械进出。最终的修复应该包括重建肩胛盂唇在肩胛盂缘正常位置，盂肱下韧带再拉紧（技术图4A、B）。

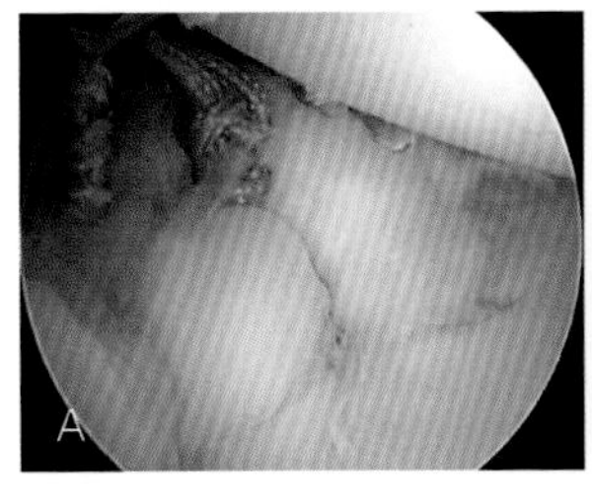
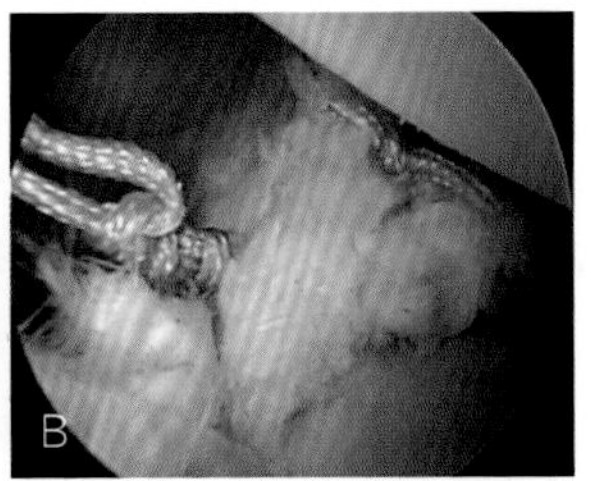

技术图4　A. 唇状“缓冲器”修复完成重建。B. 盂肱下韧带完成修复，韧带张力恢复。

先置入锚钉

- 与“先缝合”技术相同的常规技术和原则。
- 在适当的位置将锚钉插入关节盂表面的位置。
- 将锚钉缝线的两端从套管中取出，以便于进行缝线管理。
- 用组织穿刺器穿刺或缝线梭装置缝合下方组织并放置梭形缝线。
- 将缝合线在关节内，通过前上套管拔出。
- 采用标准的缝梭技术通过锚钉缝合。

附加增强技术

牵引缝合

- 如果进入下关节囊和盂唇困难，则可用“牵引缝合”技术。
- 最初的缝线可以放在下囊内，然后引出前上入口。
- 在缝线上的牵引力可能会导致在修复的早期阶段，对组织的抓持力较差。

褥式缝合

- 除了简单的缝合线外，褥式缝合还可以用于将组织放置在关节盂面上。
- 对于褥式缝合，使用缝线传递装置进行关节囊折叠和随后的缝线穿梭过程为重复的，使缝合线的两端从组织侧的组织中退出。
- 在关节镜下打结时，将创建褥式缝合加强关节囊折叠，收集更多的关节囊组织在肩胛盂边缘。
- 这对于退化性萎缩盂唇或囊组织质量差的患者特别有用（技术图5）。

后锚

- 如果Bankart损伤在6点钟向后延伸点，可能需要后锚。
- 经皮穿刺锚定插入技术可通过针定位，套管针和锚导向器通过后下穿刺切口进行。
- 另一种方法是使用针定位和逐渐增加的扩张器来建立一个后下入口，以放置一个额外的后下入路插管。
  - 附加后下入路通常位于肩部的更侧面（技术图6）。

折叠缝合

- 如果后唇完整，但较松弛，折叠缝合可以更好地平衡盂肱下韧带的前后张力。
- 采用捏叠技术，关节囊和韧带可以被抓住并连接到盂唇（技术图7）。

肩袖间隙闭合

- 当需要额外的稳定性时，肩袖间隙可以关闭。

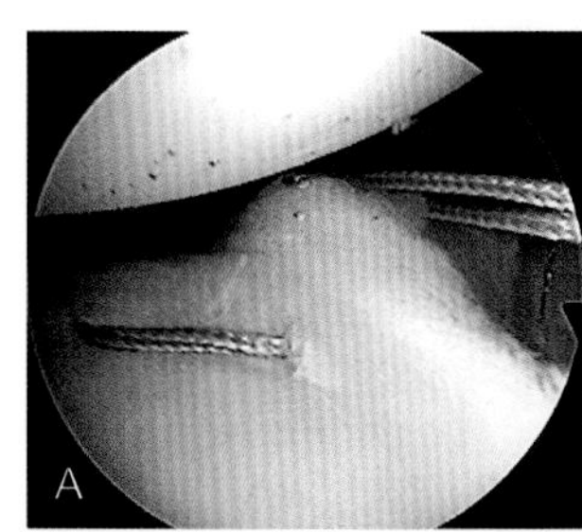

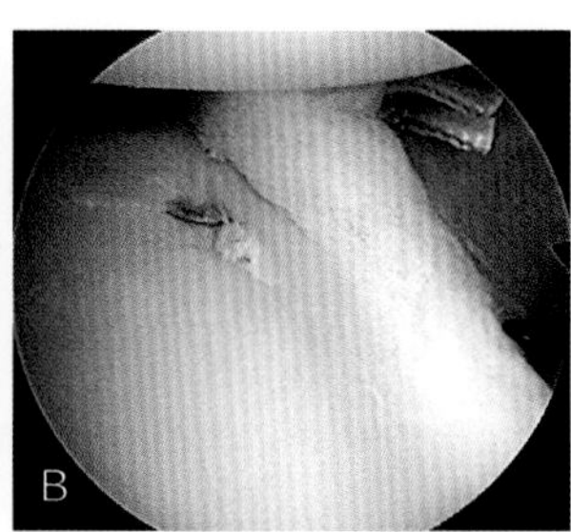

技术图5　A. 后下褥式折叠缝合，右肩，从前上入路观察。B. 最后一针褥式缝合与收集的组织。

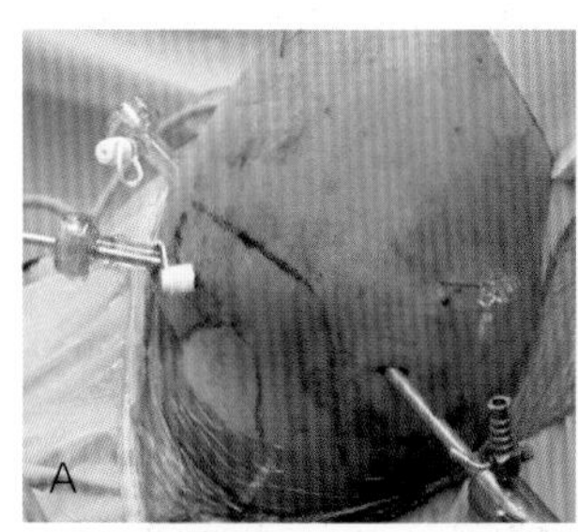

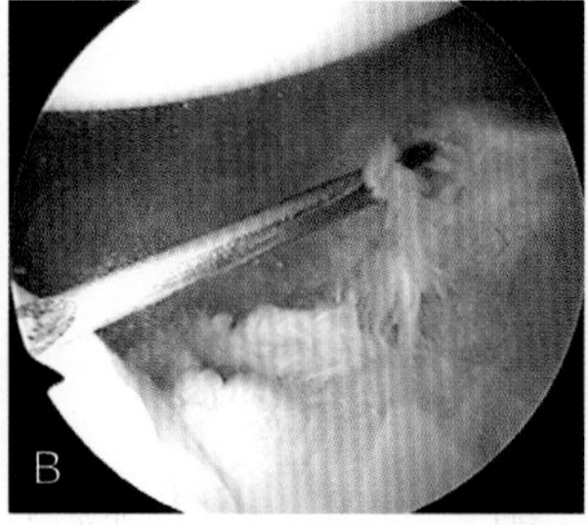

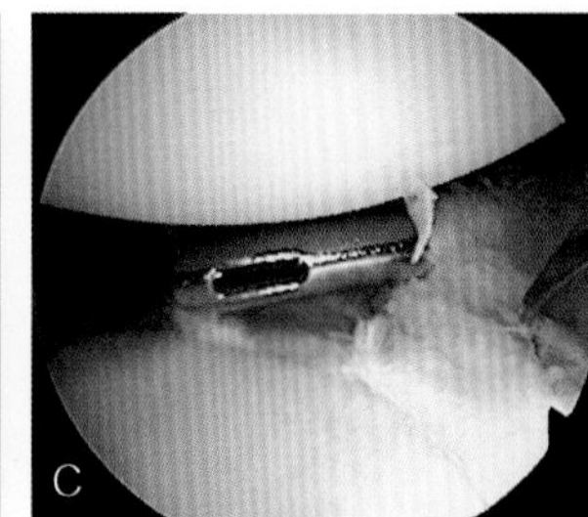

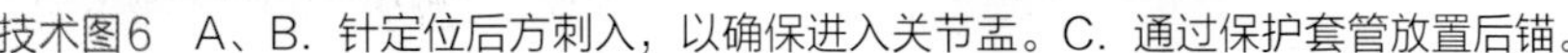

技术图6　A、B. 针定位后方刺入，以确保进入关节盂。C. 通过保护套管放置后锚。

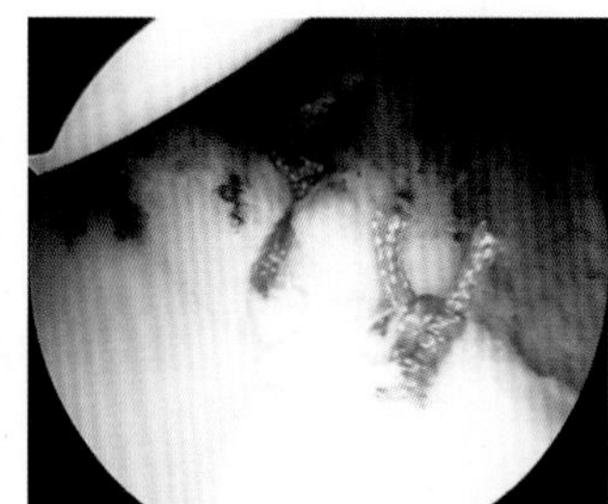

技术图7　后关节囊折叠。

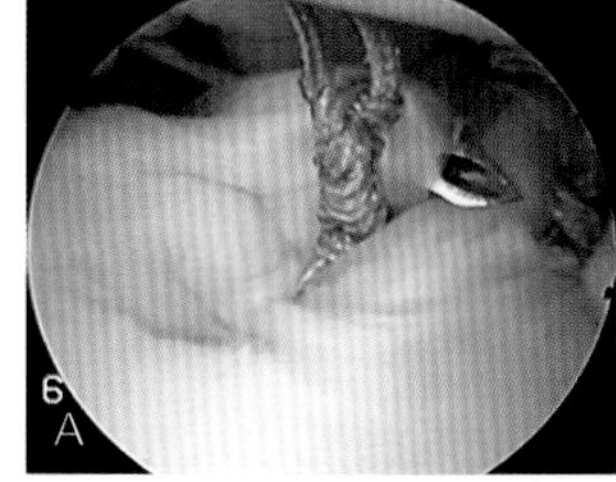

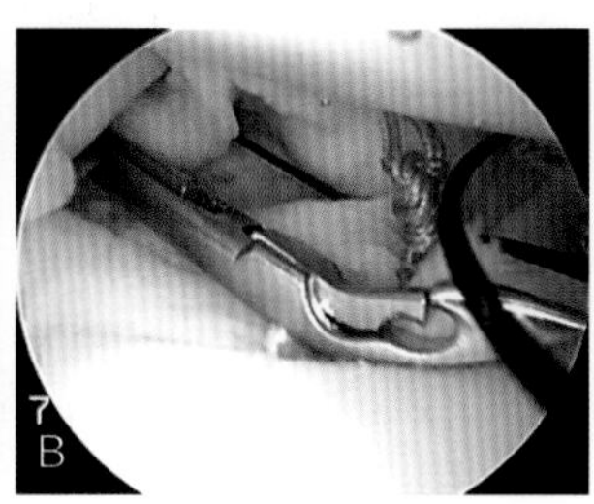

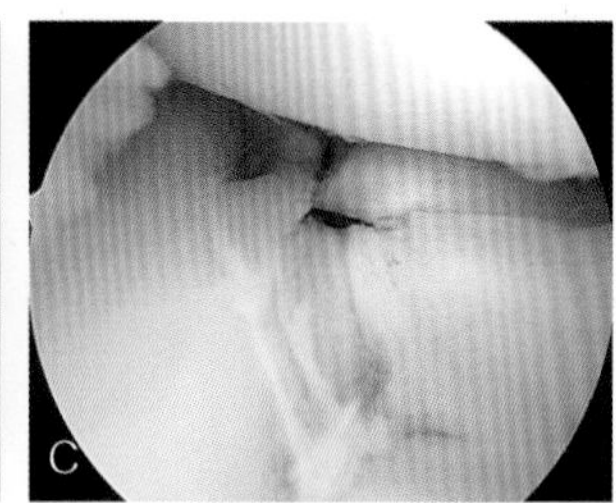

技术图8　A. 缝合器穿过盂肱中韧带进行缝合。B. 组织穿透器穿透肩袖间隙上段（盂肱上及喙肱韧带），并在肱二头肌腱前进行缝合。C. 缝合完成。

- 目前建议需行肩袖间隙关闭者包括1+级的Sulcus征，后面部分松弛，以及碰撞运动员[16]。
- 一针通过放置于前上套管，穿过肩胛下肌或肱骨中韧带。
- 盂肱上和喙肱复合体用组织穿刺器穿入以抓住缝线。缝合打紧，然后用断头台剪线器剪线(技术图8)。

填充技术

- 对于前肩不稳定的病例，可采用填充那里的盂骨消除骨缺损，可处理中度至重度的Hill-Sachs损伤。
- 该手术旨在将关节内骨缺损转化为一种关节外缺损，通过将冈下肌插入Hill-Sachs损伤。
- 填充术的适应证包括中度至重度的Hill-Sachs缺损(深度＞3 mm)以及＜20%的关节盂骨丢失和关节镜下关节盂骨丢失接近25%，但是Hill-Sachs病变很小。
- 在伴有Hill-Sachs病变的病例中关节盂骨丢失，应充分考虑开放技术。
- 前上入路关节镜下可观察到关节内的Hill-Sachs病变。首选是放置填充定位锚，在处理Bankart修复前，但要在肩胛盂手术完成后再打紧填充。
- 骨床应该用磨头、刨刀或弯刮匙来准备，刮到骨面流血。
- 通过后入路放置两个锚钉进入Hill-Sachs缺损区。缝线通过冈下及后关节囊组织(技术图9)。
- 缝线应在完成所有其他盂唇工作后扎紧。
- 约1/3的患者会有不同程度的后袖带疼痛和失去外旋。

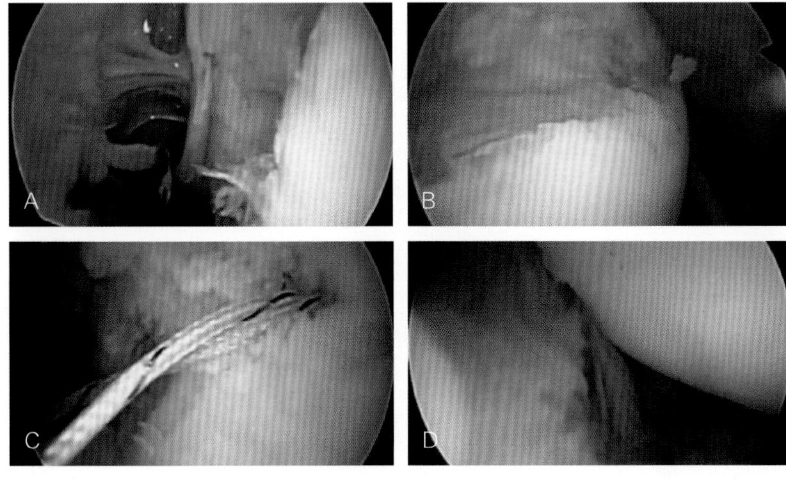

技术图9　A. 前上入路Hill-Sachs缺损。B. 后入路视野。C. 锚钉放置。D. 盂唇工作完成后缝线打紧。

要点与失误防范

患者选择	• 据报道，关节镜下稳定术失败的主要原因包括[4]： ○ 未能理解和解决关节囊过度松弛 ○ 未能充分评估和处理骨丢失
入路位置注意点	• 后入路的位置应与肩胛盂的角度相吻合 • 前上入口应远离前外侧入口，以保持皮肤桥接和工作空间 • 前内侧门应进入肩胛下正上方，这样器械和套管就不会被肩胛下肌阻塞，可以到达下肩胛盂和腋囊
技术考虑	• 盂唇和盂肱下韧带复合体必须充分释放，至少在6点钟的位置。手术医生应使肩胛下肌纤维可视化 • 必须在肩胛盂上部松解软组织，重建盂肱下韧带复合体张力，减少下囊腔空间 • 缝合锚钉必须放置在关节表面1～2 mm处，以重建软组织"缓冲器" • 牢固固定至少需要4个稳定点 • 缝合必须一致、简单。滑动、滑动锁定和简单的结都是可以接受的，只要手术医生能够持续地复制一个坚固的修复

术后处理

- 术后处理目标包括控制活动以允许充足的软组织愈合，适度的运动(外旋)，以及成功地恢复活动。
- 术后方案必须尊重生物修复过程。
- 笔者的术后方案包括：
    - 术后即刻外展器固定。
    - 立即协助下进行Codman练习和钟摆练习。

- 主动辅助运动范围训练，包括外旋（0°～30°）和前举（0°～90°），持续6周。
- 6～12周包括主动辅助和主动运动，目的是建立全方位的运动。只有在充分运动之后，才能开始强化运动恢复。
- 运动专项训练从16～20周开始。
- 最终完全释放，为20～24周。

预后

- 许多早期、短期研究表明使用缝线锚和开放手术有类似的临床成功结果，复发不稳定率为4%～10%[10,15,17,26,46]。
- 随着关节镜技术和设备的发展，文献表明复发率降低，结果接近开放性不稳定手术。
- 虽然早期的研究似乎是有利的，但最近的研究表明不稳定的复发率在13%～35%之间，复发最常见于年轻的男性碰撞运动员[11,12,44,45]。
- 相比之下，Latarjet骨块转位手术用于碰撞运动员时，显示复发率低[35,48]。
- 仔细选择患者对于关节镜下的不稳定性仍然至关重要，手术过程可能因手术医生的经验而异。
- 失败的风险因素包括年轻、男性、碰撞运动员，从脱臼到手术的时间，关节盂压缩性骨折，较大的Hill-Sachs病变，肩关节松弛症[4,36,45]。

并发症

- 关节镜不稳定固定术后复发的总发生率可以安全地控制在10%～15%。
- 如果关节镜检查发现关节盂肱关节内有瘢痕，术后会出现肩肱噪音或吱吱声。这可能需要后续瘢痕清创。
- 过紧会导致外旋损失。
- 早期的积极活动或康复可导致修复破裂。
- 腋神经可能因撕裂伤或缝合线夹伤而受损。如果患者有强烈的神经性疼痛和运动障碍，术后应高度怀疑[9]。

（王海明 译，陈云丰 审校）

参考文献

[1] Arciero RA, Wheeler JH, Ryan JB, et al. Arthroscopic Bankart repair versus nonoperative treatment for acute, initial anterior shoulder dislocations. Am J Sports Med 1994;22:589-594.

[2] Balg F, Boileau P. The instability severity index score. A simple pre- operative score to select patients for arthroscopic or open shoulder stabilization. J Bone Joint Surg Br 2007;89(11):1470-1477.

[3] Bessiere C, Trojani C, Pelegri C, et al. Coracoid bone block versus arthroscopic Bankart repair: a comparative paired study with 5-year follow-up. Orthop Traumatol Surg Res 2013;99(2):123-130.

[4] Boileau P, Villalba M, Hery JY, et al. Risk factors for recurrence of shoulder instability after arthroscopic Bankart repair. J Bone Joint Surg Am 2006;88A:1755-1763.

[5] Bois AJ, Fening SD, Polster J, et al. Quantifying glenoid bone loss in anterior shoulder instability: reliability and accuracy of 2-dimensional and 3-dimensional computed tomography measurement techniques. Am J Sports Med 2012;40(11):2569-2577

[6] Bottoni CR, Smith EL, Berkowitz MJ, et al. Arthroscopic versus open shoulder stabilization for recurrent anterior instability: a prospective randomized clinical trial. Am J Sports Med 2006;34:1730-1737.

[7] Burkhart SS, De Beer JF. Traumatic glenohumeral bone defects and their relationship to failure of arthroscopic Bankart repairs: significance of the inverted-pear glenoid and the humeral engaging Hill-Sachs lesion. Arthroscopy 2000;16:677-694.

[8] Cameron KL, Mountcastle SB, Nelson BJ, et al. History of shoulder instability and subsequent injury during four years of follow-up: a survival analysis. J Bone Joint Surg Am 2013;95(5):439-445.

[9] Carofino BC, Brogan DM, Kircher MF, et al. Iatrogenic nerve injuries during shoulder surgery. J Bone Joint Surg Am 2013;95(18):1667-1674.

[10] Carreira DS, Mazzocca AD, Oryhon J, et al. A prospective outcome evaluation of arthroscopic Bankart repairs: minimum 2-year follow-up. Am J Sports Med 2006;34:771-777.

[11] Castagna A, Delle Rose G, Borroni M, et al. Arthroscopic stabilization of the shoulder in adolescent athletes participating in overhead or contact sports. Arthroscopy 2012;28(3):309-315 .

[12] Castagna A, Markopoulos N, Conti M. Arthroscopic Bankart sutureanchor repair: radiological and clinical outcome at minimum 10 years of follow-up. Am J Sports Med 2010;38(10):2012-2016.

[13] Cole BJ, Millett PJ, Romeo AA, et al. Arthroscopic treatment of anterior glenohumeral instability: indications and techniques. AAOS Instr Course Lect 2004;53:545-558.

[14] Cooper DE, Arnoczky SP, O'Brien SJ, et al. Anatomy, histology, and vascularity of the glenoid labrum. An anatomical study. J Bone Joint Surg Am 1992;74A:46-52.

[15] Fabbriciani C, Milano G, Demontis A, et al. Arthroscopic versus open treatment of Bankart lesion of the shoulder: a prospective randomized study. Arthroscopy 2004;20:456-462.

[16] Fitzpatrick MJ, Powell SE, Tibone JE, et al. The anatomy, pathology, and definitive treatment of rotator interval lesions: current concepts. Arthroscopy 2003;19(suppl 1):70-79.

[17] Gartsman GM, Roddey TS, Hammerman SM. Arthroscopic treatment of anterior- inferior glenohumeral instability: two- to five-year follow-up. J Bone Joint Surg Am 2000;82A:991-1003.

[18] Graveleau N. Can We Improve the Indication for Bankart Arthroscopic Repair? A Three- Year Clinical Study Using the ISIS Score. Chicago: The American Orthopaedic Society for Sports

Medicine, 2013.

[19] Hovelius L, Augustini BG, Fredin H, et al. Primary anterior dislocation of the shoulder in young patients: a ten-year prospective study. J Bone Joint Surg Am 1996;78A:1677-1684.

[20] Hovelius L, Olofsson A, Sandström B, et al. Nonoperative treatment of primary anterior shoulder dislocation in patients forty years of age and younger. A prospective twenty-five-year follow-up. J Bone Joint Surg Am 2008;90(5):945-952.

[21] Hovelius L. Incidence of shoulder dislocation in Sweden. Clin Orthop Relat Res 1982;(166):127-131.

[22] Itoi E, Hatakeyama Y, Kido T, et al. A new method of immobilization after traumatic anterior dislocation of the shoulder: a preliminary study. J Shoulder Elbow Surg 2003;12:413-415.

[23] Itoi E, Hatakeyama Y, Sato T, et al. Immobilization in external rotation after shoulder dislocation reduces the risk of recurrence. A randomized controlled trial. J Bone Joint Surg Am 2007;89(10): 2124-2131.

[24] Itoi E, Lee SB, Amrami KK, et al. Quantitative assessment of classic anteroinferior bony Bankart lesions by radiography and computed tomography. Am J Sports Med 2003;31:112-118.

[25] Itoi E, Sashi R, Minagawa H, et al. Position of immobilization after dislocation of the glenohumeral joint: a study with use of magnetic resonance imaging. J Bone Joint Surg Am 2001;83A: 661-667.

[26] Kim SH, Ha KI, Cho YB, et al. Arthroscopic anterior stabilization of the shoulder: two- to six-year follow-up. J Bone Joint Surg Am 2003;85A:1511-1518.

[27] Kirkley A, Griffin S, Richards C, et al. Prospective randomized clinical trial comparing the effectiveness of immediate arthroscopic stabilization versus immobilization and rehabilitation in first traumatic anterior dislocations of the shoulder. Arthroscopy 1999;15:507-514.

[28] Kirkley A, Werstine R, Ratjek A, et al. Prospective randomized clinical trial comparing the effectiveness of immediate arthroscopic stabilization versus immobilization and rehabilitation in first traumatic anterior dislocations of the shoulder: long-term evaluation. Arthroscopy 2005;21:55-63.

[29] Larrain MV, Botto GJ, Montenegro HJ, et al. Arthroscopic repair of acute traumatic anterior shoulder dislocation in young athletes. Arthroscopy 2001;17:373-377.

[30] Mazzocca AD, Brown FM Jr, Carreira DS, et al. Arthroscopic anterior shoulder stabilization of collision and contact athletes. Am J Sports Med 2005;33:52-60.

[31] McLaughlin HL, MacLellan DI. Recurrent anterior dislocation of the shoulder. II. A comparative study. J Trauma 1967;7:191-201.

[32] Mizuno N, Yoneda M, Hayashida K, et al. Recurrent anterior shoulder dislocation caused by a midsubstance complete capsular tear. J Bone Joint Surg Am 2005;87A:2717-2723.

[33] Moroder P, Resch H, Schnaitmann S. The importance of CT for the pre-operative surgical planning in recurrent anterior shoulder instability. Arch Orthop Trauma Surg 2013;133(2):219-226.

[34] Neviaser TJ. The anterior labroligamentous periosteal sleeve avulsion lesion: a cause of anterior instability of the shoulder. Arthroscopy 1993;9:17-21.

[35] Neyton L, Young A, Dawidziak B, et al. Surgical treatment of anterior instability in rugby union players: clinical and radiographic results of the Latarjet-Patte procedure with minimum 5-year follow-up. J Shoulder Elbow Surg 2012;21(12):1721-1727.

[36] Porcellini G, Campi F, PegreffiF, et al. Predisposing factors for recurrent shoulder dislocation after arthroscopic treatment. J Bone Joint Surg Am 2009;91(11):2537-2542.

[37] Robinson CM, Jenkins PJ, White TO, et al. Primary arthroscopic stabilization for a first-time anterior dislocation of the shoulder. A randomized, double-blind trial. J Bone Joint Surg Am 2008;90(4): 708-721.

[38] Rowe CR. Recurrent dislocation of the shoulder. Lancet 1956; 270:428-429.

[39] Rowe CR, Sakellarides HT. Factors related to recurrences of anterior dislocations of the shoulder. Clin Orthop 1961;20:40-48.

[40] Sachs RA, Lin D, Stone ML, et al. Can the need for future surgery for acute traumatic anterior shoulder dislocation be predicted? J Bone Joint Surg Am 2007;89(8):1665-1674.

[41] Soslowsky LJ, Flatow EL, Bigliani LU, et al. Articular geometry of the glenohumeral joint. Clin Orthop Relat Res 1992;(285):181-190.

[42] Sugaya H, Moriishi J, Kanisawa I, et al. Arthroscopic osseous Bankart repair for chronic recurrent traumatic anterior glenohumeral instability. J Bone Joint Surg Am 2005;87A:1752-1760.

[43] Tauber M, Resch H, Forstner R, et al. Reasons for failure after surgical repair of anterior shoulder instability. J Shoulder Elbow Surg 2004;13:279-285.

[44] van der Linde JA, van Kampen DA, Terwee CB, et al. Long-term results after arthroscopic shoulder stabilization using suture anchors: an 8- to 10-year follow-up. Am J Sports Med 2011;39 (11):2396-2403.

[45] Voos JE, Livermore RW, Feeley BT, et al. Prospective evaluation of arthroscopic Bankart repairs for anterior instability. Am J Sports Med 2010;38(2):302-307.

[46] Westerheide KJ, Dopirak RM, Snyder SJ. Arthroscopic anterior stabilization and posterior capsular plication for anterior glenohumeral instability: a report of 71 cases. Arthroscopy 2006;22:539-547.

[47] Wheeler JH, Ryan JB, Arciero RA, et al. Arthroscopic versus non-operative treatment of acute shoulder dislocations in young athletes. Arthroscopy 1989;5:213-217.

[48] Young AA, Baba M, Neyton L, et al. Coracoid graft dimensions after harvesting for the open Latarjet procedure. J Shoulder Elbow Surg 2013;22(4):485-488.

第7章 肩关节多向不稳的关节镜治疗

Arthroscopic Treatment of Multidirectional Shoulder Instability

Steven B. Cohen

定义

- Neer和Foster[20]于1980年详细描述了多向肩不稳定(MDI)的概念。
  - 这就建立了单向不稳定性之间的差异,关节囊下面、前面、后面整体松弛。
- 主诉疼痛和整个肩关节不稳定。
- 外伤性、微外伤性半脱位或脱位,或非外伤性的损伤。

解剖

- 肩部的稳定性依赖于动态和静态限制。
- 静态约束。
  - 盂肱下韧带。
    - 在90°外展和外旋,前束阻止向前移位。
    - 在前屈、内收、内旋,后束阻止后向移位。
  - 盂肱中韧带。
    - 外展45°时,可抵抗前向移位。
  - 盂肱上韧带。
    - 手臂放在一侧,抵抗向后下移位。
  - 肩袖间隙/喙肱韧带。
    - 手臂放在一侧,抵抗后下移位。
- 动态限制。
  - 肩袖肌肉。
  - 三角肌。
  - 凹面和压力效应。
- 肩关节不稳定被发现是多种原因造成的病理过程:
  - 关节囊松弛。
  - 盂唇脱离/Bankart损伤。
  - 转子间隙缺陷。
  - 肱骨头骨缺损(Hill-Sachs病变)或关节盂的缺损。

发病机制

- 一般来说,患者没有肩外伤史,但也可能有激发事件。大多数情况下,不稳定是由于微创伤造成的整个关节囊松弛。可能有复发错位史或重复的半脱位事件。这可能发生在过顶运动员,如游泳运动员和排球运动员。
- 年轻活跃患者。
- 疼痛。
- 主诉肩关节脱位/半脱位。
- 过顶活动困难。
- 缺乏运动能力。
- 睡眠时不稳定/夜间疼痛。
- 影响日常生活。
- “胳膊绞锁”感觉发作。
- 之前的物理治疗尝试失败。

自然病程

- 无法改变静态约束。
- 可通过康复治疗来恢复神经肌肉控制,从而实现稳定性。
- 复发性脱位可导致Hill-Sachs病变、盂骨侵蚀和(或)软骨损伤。这可能预示早期盂肱关节退行性关节炎。
- 尽管正规的物理治疗,经常性的不稳定会影响日常活动,一般需要手术治疗。

体格检查

- 罕见的萎缩。
- 运动范围对称。
  - 可能的肩胛胸廓翼状/肩胛运动障碍。
  - 肩胛的异常。
- 正常肌力试验。
  - 可能的核心薄弱环节。
- 韧带松弛性评估。
  - 全身韧带松弛常呈阳性。
- 撞击评估。
- 稳定性测试。
  - 增加前向和后向负荷、位移后,试验阳性。
  - Sulcus征阳性,(中立及外旋)向下移位。
  - 如果Sulcus征分级为3+级,则外旋为2+级是MDI(肩袖间隙损伤病变)的病理学表现。
- 韧带松弛性评价(Beighton量表)。
- 特异性检测,可能阳性,也可能阴性。
  - 恐惧测试。
  - 复位测试。

- O'Brien标志。
- Mayo剪切试验。
- Jerk测试。
- Kim测试。
- 回旋测试。
- 速度测试。

影像学和其他诊断性检查

- X线片:
  - 前后的视图。
  - 腋侧视图或西点腋视图。
  - 出口视图。
  - Stryker切迹视图。
  - 评估为:
    - Hill-Sachs或逆向Hill-Sachs病变。
    - 关节窝病变。
    - 盂肱韧带肱骨止点撕脱伤(HAGL)。
- 磁共振关节造影(MRA)。
  - 评估为:
    - 关节囊松弛。
    - 上唇的病变。
    - HAGL。
    - 肱二头肌肌腱病变。
    - 肩袖损伤(罕见)。
- CT扫描。
  - 评估为:
    - 肱骨近端/盂骨病变。

非手术治疗

- 在许多非创伤性MDI患者中,动态盂肱关节稳定性的适当的神经肌肉控制丢失。
- 目标是通过训练和锻炼来恢复肩部功能锻炼。
- 肩关节松弛的患者不一定不稳定,这可以通过检查有症状的MDI患者对侧肩关节无症状来得以证实。
- 治疗主要依靠非手术方法,尝试性地通过加强肩胛骨、核心肌和盂肱肌(肩袖)锻炼来达到稳定。

手术治疗

指征

- 曾(或多次)尝试物理治疗的患者,若存在功能问题以及持续不稳定,则可能需要手术治疗。
- MDI病史伴持续性盂骨骨折或肱骨头脱位通常需要手术治疗。
- 肱骨头有明显的多发脱位与累及Hill-Sachs病变,一致被认为可能需要更早的手术治疗。
- 关节盂侵蚀或盂唇骨折,如果和复发性不稳定相关,也可能是要外科干预。

禁忌证

- 倾向性或习惯性不稳定的患者。
- 未尝试过正式理疗计划的患者应避免初次手术治疗。
- 任何不能或不愿遵守术后康复方案的患者。

术前计划

- 对于肩不稳定的患者,教育对手术治疗计划至关重要。
- 这些患者在非手术治疗时失败后,具有持续性的不稳定性和功能性不全。
- 手术治疗的目的是减少关节囊体积,并通过囊唇增加来恢复关节盂凹。
- 通过减小关节囊体积,可导致运动范围缩小。
  - 与患者讨论这种可能性很重要。对于一些更活跃的运动员,比如投掷、体操、游泳和排球运动员,为了继续参与运动则不能容忍运动范围缩小。
- 应该讨论额外的风险和收益,包括感染的风险、不稳定复发、疼痛、神经血管损伤、持续功能限制以及内植物并发症等。
- 在手术计划中需继续进行麻醉下评估和关节镜诊断。
  - 这可能会改变计划,包括任何以下组合:关节囊折叠[前、后和(或)下],肩袖间隙闭合,前/后唇修复,上唇前后路修复,肱二头肌肌腱固定术,肌腱切开术,可能转化为开放的关节囊移位。
  - 如果外旋位Sulcus征相似,则可以考虑转子间隙闭合。

麻醉和体位

- 该操作可在肌间沟阻滞或全身气管内麻醉,使用斜角肌间阻滞控制术后疼痛。
- 患者可置于侧卧位位置,患肢朝上。
  - 用一个充气袋将患者固定在适当的位置。
  - 放置泡沫垫以保护下肢腓骨颈部的腓总神经。
  - 放置腋窝垫。
  - 手术台放在稍微相反的Trendelenburg位置。
  - 整个上肢均需准备好,一直达到胸骨前方和肩胛骨内侧边界后方。
  - 手术肩放置10 lb(4.5 kg)的牵引架,位置是45°外展并向前屈20°。
- 也可以采用沙滩椅式体位。笔者的经验是,这个体位接触后下关节囊的空间有限。

- 床头抬高到大约70°，使受伤肩膀离开床边，支撑在肩胛骨内侧。
- 头部应该有良好的支撑，所有的骨头都要垫上软垫。
- 整个手臂、肩膀和梯形区域都做好了手术区域准备。
- 气动臂架可用于固定臂，有助于前后视觉化。

标志/入路

- 骨标志包括肩峰、锁骨远端、肩锁关节和喙突，用记号笔标记。
- 准备和悬吊后，盂肱关节用50 mL无菌生理盐水通过18号脊椎针插入关节。
- 在肩峰后外侧角后侧低位3 cm、肱骨内侧1 cm可建立后入路，允许进入后肩胛盂的边缘，以便在需要进行后唇或关节囊修复时进行锚定。
- 然后在肩袖间隙中建立上前入路，通过脊椎针由外向内的技术进入间隔。应注意使用脊椎针来证实通过第2前下入路，低前下5点钟位锚定。当使用两个前路中，上级入路应放置“高”间隔，为第2个“低”入路腾出空间。
- 如果需要第2个前入路，则使用脊椎针在肩胛下肌肌腱上方、喙突外侧、至少1 cm处。如果需要第2个前入口，则使用脊椎针位于肩胛下上方、喙突外侧低于前入路1 cm处建立。

麻醉下检查/关节镜诊断检查

- 麻醉下的检查是在手术室进行的，肩胛骨和肱骨表面相对固定，头部可以自由旋转。
  - Murrell和Warren[19]描述了一种“负荷和移位”的手法，在患者取仰卧位时操作。
  - 手臂保持90°外展，中立位旋转，同时施加前向或后向力尝试将肱骨头移到前或后关节盂上。
  - 手臂内收，中立位旋转时进行Sulcus征，以评估不稳定性是否有次级因素。
  - Sulcus征3＋是指在外旋时保持2＋或更大，被认为是MDI的病理学特征。
  - 同时检测受影响的和未受影响的肩，记录两者之间的区别。
- 盂肱关节镜诊断性检查。
  - 以常规方式可见唇、囊、肱二头肌腱、肩胛下肌、肩袖间隙、肩袖和关节面。
    - 确保不会忽略任何相关的损伤。
  - MDI的典型病变包括：
    - 扩张的下囊。
    - 唇撕裂（图1）或磨损和分裂。
    - 肩袖间距扩大。
    - 关节部分增厚，肩袖撕裂。
  - 从后面看盂肱关节，关节镜切换到前入路使后关节囊和上唇更加清晰可见。
  - 然后可以使用交换棒替换后部套管，插入7.0～8.25 mm远端螺纹或全螺纹透明套管，从而允许通过一个关节镜探头和其他器械，通过套管探查后唇，寻找损伤的证据。

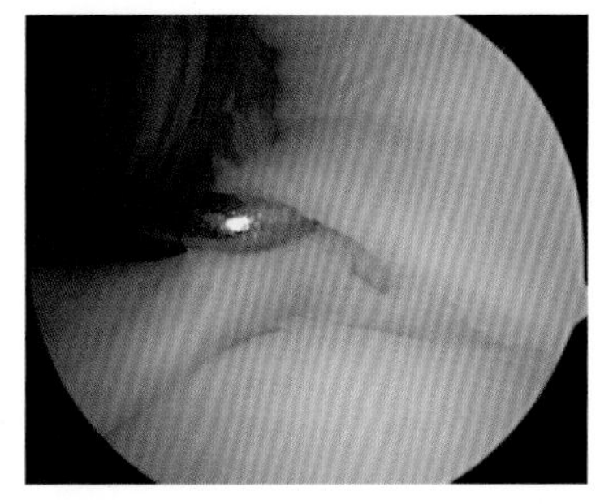

图1　盂唇撕裂。

- 关节镜技术的发展是从关节囊移位经肩胛盂缝合开始的，Bankart修复和移位与生物降解钉或缝合锚钉，热性撕囊，肩袖间隙修复，关节囊折叠。
- 笔者目前对非手术失败的多方向肩关节不稳患者的治疗方法是，在关节镜下通过缩小囊膜，进行囊膜移位，使用囊膜折叠多次修复以减少关节囊容积。

具体步骤

修复准备

- 保留在后入路的关节镜，前入路作为前路修复的工作入路。反之，后侧修复亦然。
- 最不稳定的一侧（前侧或后侧）首先进行固定。例如，如果后部不稳定是最严重的方向，前、下侧为第一固定，后侧关节囊和唇最后固定。
- 关节镜下用电动刨刀或半月板锉处理撕裂的关节唇到盂缘附着处（技术图1A）。
- 使用滑膜刨刀或半月板锉刀打磨关节囊撕裂盂唇的附着处，剥除肩胛盂缘组织，以形成出血面，以便进行关节囊的缝合（技术图1B）。

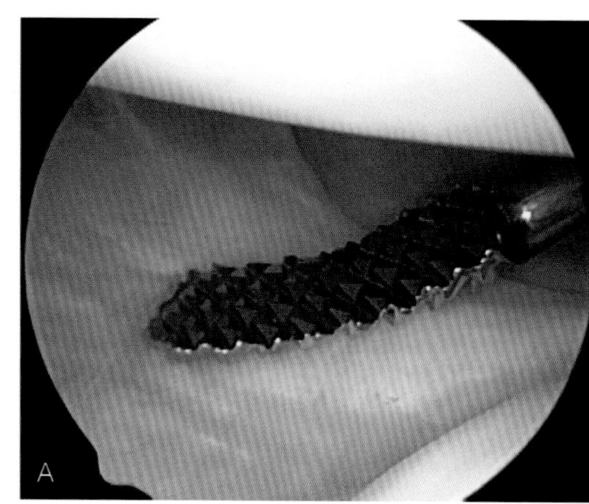

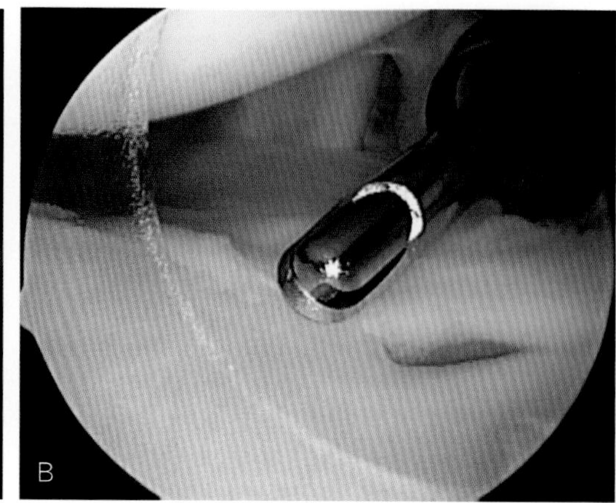

技术图1 A. 研磨关节囊，促进关节囊折叠后的愈合。B. 刨刀研磨关节囊/关节盂。

关节囊折叠(技术图2A)

- 一个3.0 mm的Bio-SutureTak锚栓，锚栓内载2号纤维线(Arthrex, Inc., Naples, FL)位于5点钟位置(右肩)用于前侧修复，以及7点钟位置用于后侧修复和缝合工作入路(技术图2B)。
  - 锚可以通过套管或经皮放置。
- 一种软组织穿透器(Spectrum缝合钩，Linvatec, Corp., Largo, FL)或新月形缝合器穿过盂唇，通过锚钉上的纤维线把盂唇达到锚钉处(技术图2C)。
- 然后使用缝线梭将下关节囊刺入最前/下(5点钟位锚点)以及侧边点或后/下(7点钟位锚点)和侧边点。
- 一旦通过关节囊，1号PDS (Ethicon, Johnson & Johnson, Somerville, New Jersey)穿梭到关节，移除缝线梭(技术图2D)。
- 然后使用抓线钳取通过的PDS和盂唇缝线，并将它们从同一入路或工作入口(如果使用两个入口)中取出。
- 再通过一个简单的结将缝线绑在PDS上，然后用PDS将工作缝线穿过关节囊下折处(技术图2E)。
- 这个简单的过程是重复的，同时向上移动囊袋直到足够的囊膜张力恢复(技术图2F)[23]。这可以多次进行，直到每个缝线达到足够的囊膜张力。
- 检查缝线，确保仍能滑动，然后锁定缝线，后面有三个半结的滑动结系紧。然后剩下的缝线剪断(技术图2G)。
- 如果前方不稳定最严重，这时从后面和下面开始的(7点钟位锚)，如有必要时使用额外的锚(技术图2H)，然后前下的(5点钟位锚)向前移动，必要时再使用额外的锚(技术图2I)。如果后部不稳定占优势，那么从前到下依次开始折叠完成后，再完成后方的。
- 完整的关节囊折叠减少了容积，并改善了稳定性(技术图2J)。

关节镜打结

- 首选的滑动、锁定结是Weston结，但也有一些是关节镜下的打结技术，很有效。
- 最重要的是手术医生要熟悉结的使用和熟练使用。
- 编织缝线穿过包膜后通过推结器推一个结，再通过止血钳打紧是安全的。
- 这根缝合线起支撑作用，当结被拉紧时，它实际上会推动关节囊和盂唇到肩胛盂边缘。
- 绳结应固定在囊后方，而不是肩胛盂边缘，防止结磨损肱骨头。
- 每一个半结必须在打下一个半结之前完全打紧。
- 将张力放在非后缝线上，并推动打结器“过点”将锁定Weston结。
- 一共有三个交替的半套结来固定Weston结。
- 这个结在生物力学上类似于一个开放的方结[6]。

肩袖间隙关闭

- 在MDI的设置中，如果前后进行囊膜移位以使整个腋窝变大，肩袖间隙可能不需要闭合。
- 但是，如果需要关闭肩袖间隙(2+或更大的Sulcus征，外旋没有改善)，在后方用关节镜观察[24]。
- 新月形缝线梭从前门向前穿过前囊，位于肩胛下肌腱上缘上方，肩胛盂外侧1 cm处。
- 然后穿过盂肱中段韧带，在肩袖间隙的下边界。这就构成了肩袖间隙闭合的下半部分。
- 然后将0号PDS缝线送入关节，用穿刺器穿透盂肱上韧带，将其取出。
- 然后将PDS缝线从前套管中取出，换一根2号纤维线。然后在前囊外套管内把绳结盲推进去，闭合肩袖间隙，通过后入路可见。

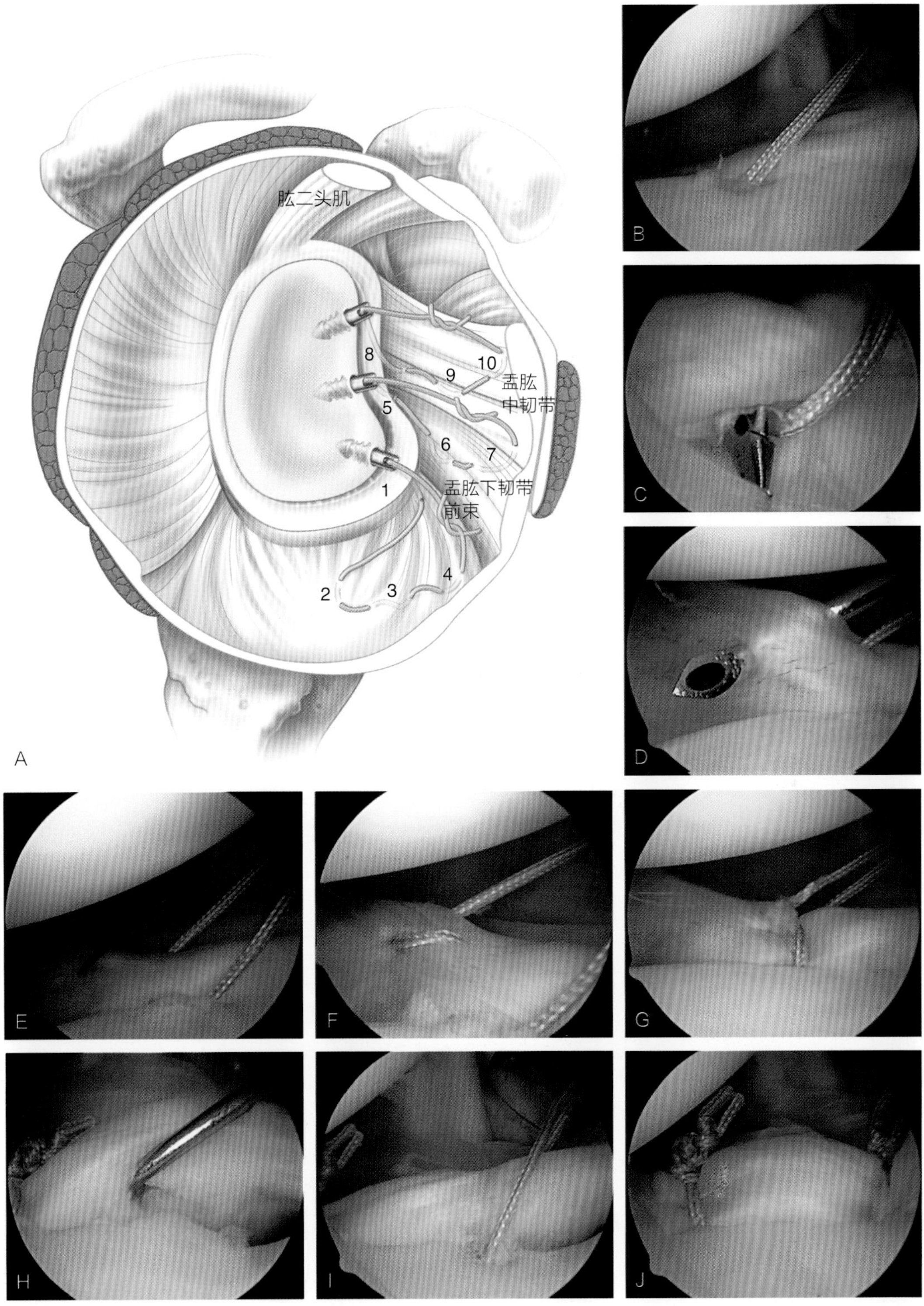

技术图2　A. 图中描绘了单个或多个褶皱。B. 在肩胛盂边缘放置锚。C. 用缝合器通过盂唇缝合。D. 频谱缝合器在关节囊组织中通过，放置1号PDS缝合线。E. PDS缝合经关节囊组织进入关节。F. 纤维线缝合通过多次传递后的关节囊组织。G. 完成第一次打结，锚定和关节囊折叠后。H. 残余撕裂盂唇，第一次放置锚钉并进行关节囊折叠后。I. 根据需要放置第二个锚点进行关节囊折叠修复。J. 完成多个锚点的折叠缝合。

TECHNIQUES

后入路关闭

- 从后入路向前推进一个新月形缝合器，穿过内侧上方的后关节囊，后入路开口的边界(技术图3A)。
- 然后将0号PDS缝线送入关节，用穿刺器通过后入路穿过关节囊袋的外侧边界(技术图3B)。
- 然后将PDS缝合线从后套管中取出换2号纤维线。再在套管内把绳结盲推进去，后囊闭合，通过前入路可见(技术图3C)。

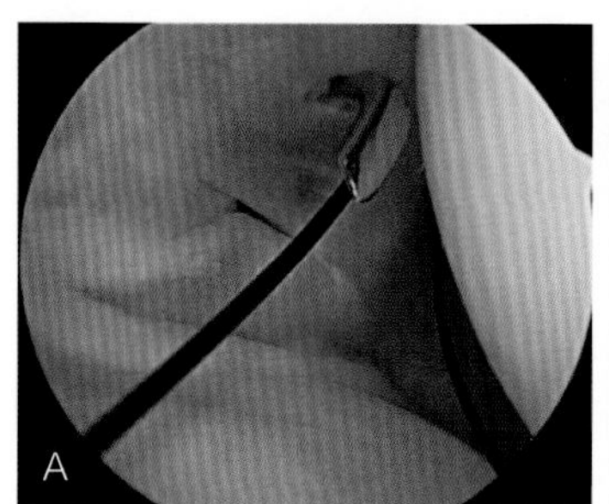

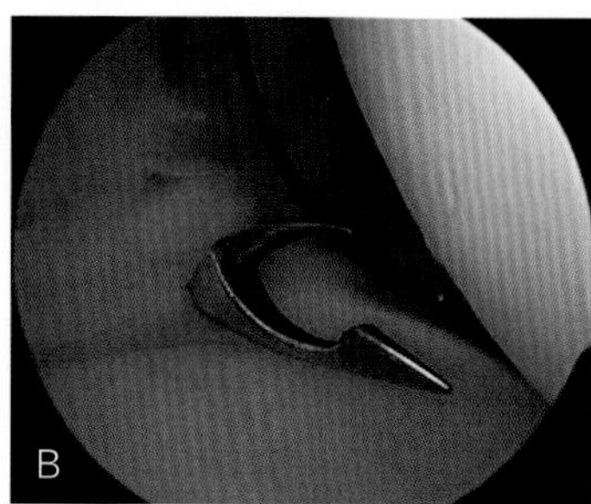

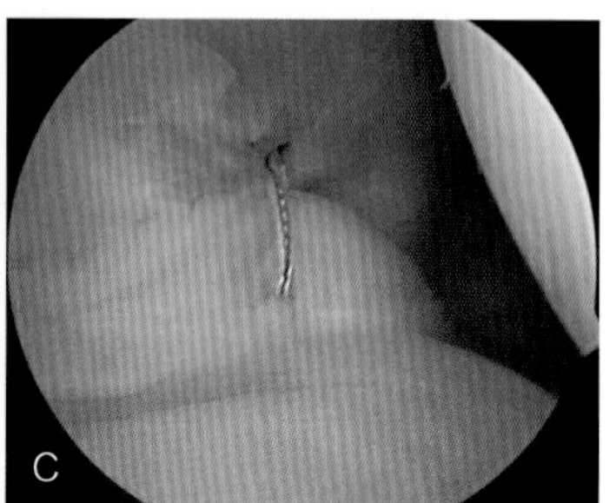

技术图3 A. 新月形缝合器经后囊穿入，PDS线穿入关节。B. 抓线钳通过后入路穿过后囊。C. 完成后入路关节囊折叠关闭。

要点与失误防范

手术适应证	• 尽管实施了积极、适当的康复计划，但仍有持续性疼痛和功能障碍的患者
禁忌证	• 自愿脱位或未能遵守术后康复计划
折叠技术	• 同一条线单次或多次缝合穿过关节囊，可实现松弛关节囊不同程度的体积缩小
后入路关闭	• 后入路关闭可使关节囊容积减少，防止入路口潜在的后囊撕裂
腋神经损伤	• 下囊内频谱侵犯性通路操作使腋神经处于危险状态，浅表关节囊穿刺防止腋神经损伤
复发不稳	• 囊体容量减少不足可能导致复发性不稳定。多重技术允许更大关节囊体积缩小，恢复正常张力

术后处理

随访

- 患者在手术当天出院回家。
- 缝合线在7～10天后取出。

康复

- 手臂呈悬吊固定(DonJoy, Carlsbad, CA)6周。
- 中立位旋转，30°外展。
- 吊带取下后可以沐浴和轻柔地摆锤，以及进行肘关节、手腕和手部的全范围关节运动。
- 第3周开始进行等长锻炼。
- 前2周内开始被动的关节范围活动。
- 第4周停止吊带。
- 第4周开始进行主动和主动辅助的关节范围运动。
- 4个月后进行专项训练运动。
- 5～6个月开始过顶运动。
- 6～8个月后恢复接触性运动。

预后

- 临床研究总结见表1。
- 已经有几项研究调查了手术干预对关节囊容积的影响。
- 比较了多种技术：开放性囊膜移位、关节镜下热皱襞成形和关节镜下缝线囊膜折叠术，在术前和术后测量尸体标本的囊体积。
- 表2总结了这些研究中的结果和移位类型。

并发症

- 运动损失。
- 失稳复发。
- 神经与血管的损伤。
- 未能解决失稳原因。
    - 导致不稳定的大面积Hill-Sachs病变，手术治疗可能导致复发[27]。

表1　关节镜治疗多向肩关节不稳的临床研究总结

作者(日期)	手术操作	随访	预后
Duncan&Savoie(1993)[5]	镜下囊移位	12～36个月	100%满意
Pagnani等(1996)[21]	镜下使用经关节盂缝线稳定	平均55个月 (范围:48～120个月)	74%优良
McIntyre等(1997)[17]	镜下囊移位	平均34个月	95%优良
Treacy等(1999)[29]	镜下囊移位	平均60个月	88%满意
Gartsman等(2000)[11]	镜下唇部修补术 ＋激光包膜切开术	平均33个月 (范围:26～63个月)	92%优良
Tauro(2000)[28]	镜下囊移位/推进	范围:24～60个月	88%满意
Fitzgerald等(2002)[8]	镜下热囊缝合	平均36个月(范围:24～40个月)	76%满意
Favorito等(2002)[7]	镜下激光辅助囊移位	平均28个月	81.5%成功率
Frostick等(2003)[10]	镜下激光关节囊收缩	平均26个月 (范围:24～33个月)	83%满意
D'Alessandro等(2004)[4]	镜下热囊缝合	平均38个月(范围:24～60个月)	63%满意
Alpert等(2008)[1]	镜下全唇修复	平均56个月(范围:29～72个月)	85%满意
Baker Ⅲ等(2009)[2]	镜下稳定	平均34个月	91%满意(活动范围) 86%回归体育
Ma等(2012)[16]	镜下全囊折叠	平均36个月(范围:24～61个月)	100%满意(稳定性) 23人中的5人重返体育界
Jacobson等(2012)[12]	系统综述:关节镜与开放	7项研究 219肩	切开vs.关节镜手术 没有明显的优势

表2　体外关节囊容积研究结果总结

作者(日期)	关节囊移位类型	减容量
Miller等(2003)[18]	3个开放入路(内侧、外侧、垂直)	内侧:37%;横向:50%;垂直:40%
Karas等(2004)[13]	3种关节镜下 (热疗、缝合折叠、联合)	热疗:33%;折叠:19%;联合:41%
Victoroff等(2004)[30]	关节镜热镜	37%
Luke等(2004)[15]	开放下方vs.关节镜热镜	开放下方:50%;热镜:30%
Cohen等(2005)[3]	开放侧方vs.关节镜下折叠	开放侧方:50%;镜下:23%
Flanigan等(2006)[9]	5 mm和10 mm关节镜下关节囊移位	5 mm移位:16%;10 mm位移:34%
Sekiya等(2007)[25]	开放性下段vs.关节镜下多皱折叠	开放性下段:45%;镜下多皱襞:58%
Wiater&Vibert(2007)[31]	开放性肱骨移位后松解和移位	初始移位:33%;首次松解和移位:42%;二次松懈和移位:66%
Ponce等(2011)[22]	关节镜下多处1 cm折叠缝合	每1 cm折叠缝合线:10%;(5针:体积减小50%)
Lubiatowski等(2012)[14]	关节镜移位(尸体和临床)	尸体:38%;临床:59%

(王海明　译,陈云丰　审校)

参考文献

[1] Alpert JM, Verma N, Wysocki R, et al. Arthroscopic treatment of multidirectional shoulder instability with minimum 270 degrees labral repair: minimum 2-year follow-up. Arthroscopy 2008;24: 704-711.

[2] Baker CL III, Mascarenhas R, Kline AJ, et al. Arthroscopic treatment of multidirectional shoulder instability in athletes: a retrospective analysis of 2- to 5-year clinical outcomes. Am J Sports Med 2009;37(9):1712-1720.

[3] Cohen SB, Wiley W, Goradia VK, et al. Anterior capsulorrhaphy: an in vitro comparison of volume reduction-arthroscopic plication versus open capsular shift. Arthroscopy 2005;21:659-664.

[4] D'Alessandro DF, Bradley JP, Fleischli JE, et al. Prospective evaluation of thermal capsulorrhaphy for shoulder instability: indications and results, two to five-year follow-up. Am J Sports Med 2004;32:21-33.

[5] Duncan R, Savoie FH III. Arthroscopic inferior capsular shift for multidirectional instability of the shoulder: a preliminary report. Arthroscopy 1993;9:24-27.

[6] Elkousy HA, Sekiya JK, Stabile KJ, et al. A biomechanical comparison of arthroscopic sliding and sliding-locking knots. Arthroscopy 2005;21:204-210.

[7] Favorito PJ, Langenderfer MA, Colosimo AJ, et al. Arthroscopic laserassisted capsular shift in the treatment of patients with multidirectional shoulder instability. Am J Sports Med 2002;30:322-328.

[8] Fitzgerald BT, Watson BT, Lapoint JM. The use of thermal capsulorrhaphy in the treatment of multidirectional instability. J Shoulder Elbow Surg 2002;11:108-113.

[9] Flanigan DC, Forsythe T, Orwin J, et al. Volume analysis of arthroscopic capsular shift. Arthroscopy 2006;22:528-533.

[10] Frostick SP, Sinopidis C, Al Maskari S, et al. Arthroscopic capsular shrinkage of the shoulder for the treatment of patients with multidirectional instability: minimum 2-year follow-up. Arthroscopy 2003;19:227-233.

[11] Gartsman GM, Roddey TS, Hammerman SM. Arthroscopic treatment of anterior-inferior glenohumeral instability: two to five-year follow-up. *J Bone Joint Surg* 2000;82-A:991-1003.

[12] Jacobson ME, Riggenbach M, Wooldridge AN, et al. Open capsular shift and arthroscopic placation for treatment of multidirectional instability. Arthroscopy 2012;28:1010-1017.

[13] Karas SG, Creighton RA, DeMorat GJ. Glenohumeral volume reduction in arthroscopic shoulder reconstruction: a cadaveric analysis of suture plication and thermal capsulorrhaphy. Arthroscopy 2004;20:179-184.

[14] Lubiatowski P, Ogrodowicz P, Wojtaszek M, et al. Arthroscopic capsular shift technique and volume reduction. Eur J Orthop Surg Traumatol 2012;22:437-441.

[15] Luke TA, Rovner AD, Karas SG, et al. Volumetric change in the shoulder capsule after open inferior capsular shift versus arthroscopic thermal capsular shrinkage: a cadaveric model. J Shoulder Elbow Surg 2004;13:146-149.

[16] Ma HL, Huang HK, Chiang ER, et al. Arthroscopic pancapsular plication for multidirectional instability in overhead athletes. Orthopedics 2012;35:497-502.

[17] McIntyre LF, Caspari RB, Savoie FH III. The arthroscopic treatment of multidirectional shoulder instability: two-year results of a multiple suture technique. Arthroscopy 1997;13:418-425.

[18] Miller MD, Larsen KM, Luke T, et al. Anterior capsular shift volume reduction: an in vitro comparison of 3 techniques. J Shoulder Elbow Surg 2003;12:350-354.

[19] Murrell GA, Warren RF. The surgical treatment of posterior shoulder instability. Clin Sports Med 1995;14:903.

[20] Neer CS II, Foster CR. Inferior capsular shift for involuntary inferior and multidirectional instability of the shoulder. A preliminary report. J Bone Joint Surg Am 1980;62(6):897-908.

[21] Pagnani MJ, Warren RF, Altchek DW, et al. Arthroscopic shoulder stabilization using transglenoid sutures. A four-year minimum follow-up. Am J Sports Med 1996;24:459-467.

[22] Ponce BA, Rosenzweig SD, Thompson KJ, et al. Sequential volume reduction with capsular plications: relationship between cumulative size of plications and volumetric reduction for multidirectional instability of the shoulder. Am J Sports Med 2011;39: 526-531.

[23] Sekiya JK. Arthroscopic labral repair and capsular shift of the glenohumeral joint: technical pearls for a multiple pleated plication through a single working portal. Arthroscopy 2005;21:766.

[24] Sekiya JK, Ong BC, Bradley JP. Thermal capsulorrhaphy for shoulder instability. AAOS Instr Course Lect 2003;52:65-80.

[25] Sekiya JK, Willobee JA, Miller MD, et al. Arthroscopic multipleated capsular plication compared with open inferior capsular shift for multidirectional instability. Arthroscopy 2007;23:1145-1152.

[26] Sekiya JK, Zehms CT. Arthroscopic management of recurrent shoulder instability. Op Tech Sports Med 2006;13(4):189-195.

[27] Stehle J, Wickwire AC, Debski RE, et al. A technique to reduce Hill-Sachs lesions after acute anterior dislocation of the shoulder. Tech Shoulder Elbow Surg 2005;6(4):230-235.

[28] Tauro JC. Arthroscopic inferior capsular split and advancement for anterior and inferior shoulder instability: technique and results at 2 to 5-year follow-up. Arthroscopy 2000;16:451-456.

[29] Treacy SH, Savoie FH III, Field LD. Arthroscopic treatment of multidirectional instability. J Shoulder Elbow Surg 1999;8:345-350.

[30] Victoroff BN, Deutsch A, Protomastro P, et al. The effect of radiofrequency thermal capsulorrhaphy on glenohumeral translation, rotation, and volume. J Shoulder Elbow Surg 2004;13:138-145.

[31] Wiater JM, Vibert BT. Glenohumeral joint volume reduction with progressive release and shifting of the inferior shoulder. J Shoulder Elbow Surg 2007;16:810-814.

第8章 复发性肩关节后方不稳的治疗

Treatment of Recurrent Posterior Shoulder Instability

Jeffrey S. Noble, Matthew B. Noble, and Robert H. Bell

定义

- 有症状复发性后方不稳在肩关节不稳中高达12%，可以细分成两个不同类型[32,40]。
- 第一种是真正意义上的后脱位，其发病急性，常与创伤有关。如果无大块的肱骨头缺损或无法处置的原发癫痫，此类型脱位易复位，复发率低。
  - 如果忽略了初次脱位，当处于慢性交锁后脱位状态时，体检会发现肩关节处于特征性内旋和外旋障碍。
- 另一种是复发性单向后方半脱位，是骨科医生面临挑战的难题，也是本章要讨论的主要内容。
  - 由于内科医生对此类疾患认知的提升或是更多运动员就诊积极性提高，复发性单向后方不稳常常能得到及时诊断和治疗。
  - 复发性后方半脱位患者最初主诉疼痛、无力。随着时间推移，患者不再主诉后方半脱位的这些症状，而通过做一些特定的肌肉收缩、翼状肩胛和上肢位置（前抬、内收、内旋）等动作来展示肩关节不稳定。
- 表1显示后方不稳的分类。

解剖

- 后方不稳定可能继发于后下盂唇的撕裂或开放的后关节囊。
- 它很少涉及后盂唇骨膜下袖状撕脱伤或盂肱后韧带肱骨止点撕脱伤（后HAGL损伤）。
- 最近，Kim等[24]报道隐匿的或不完全性后下盂唇撕脱伤（Ⅱ型边缘破裂或Kim损伤）。
- 病理学改变在本质上可能是骨性的，继发后关节盂撕脱、侵蚀、关节盂退变明显或大块的反Hill-Sachs压缩缺损。

发病机制

- 大部分（40%～50%）复发性后半脱位病例有相关外伤史。通常是运动员，年龄18～30岁，从事竞技性的身体对抗型运动。
- 外伤病例常与上肢伸直和特定体位有关，如举重或橄榄球运动时被拦阻。当上肢处于危险位（前抬、内收、内旋）时，跌倒或碰撞也是诱因。
- 通常，除了创伤的原因，无明显诱因情况下出现的半脱位也需被清楚地记录。
- 在许多病例中，尤其是肩关节重复性过顶位运动，如游泳、体操、棒球和排球，运动员忆述首先逐渐出现不舒服，随后出现半脱位。此类发作认为是非创伤性的，是由于关节囊被牵拉引起反复"微创伤"而造成的。

病史和体格检查

- 无论患者有无明确外伤或长期非创伤病史，经常有肩关节"脱出"感觉。上肢处于前伸、内收、内旋危险体位时，就会出现肩关节不稳定。
- 患者主诉经常是模糊的不适感、疼痛或无力。这会导致一开始的误诊。
- 当肢体处于诱发体位时，患者会出现恐惧感或即将脱位的感觉。虽然这种情况不多见，但是确实存在。
- 那些需要过顶位投掷的运动员可能会主诉投掷速度降低、易疲劳，或肩关节后方疼痛。
- 视诊时通常肌肉没有明显的不对称。

表1 肩关节后方不稳的分类

急性后脱位	无压缩缺损 有压缩缺损
慢性后脱位	有交锁（漏诊）伴有压缩缺损
复发性后半脱位	自主脱位 　习惯性（随意性） 　肌肉控制的（非随意性） 非自主脱位 　体位性（可证明的） 　非体位性（不可证明的）

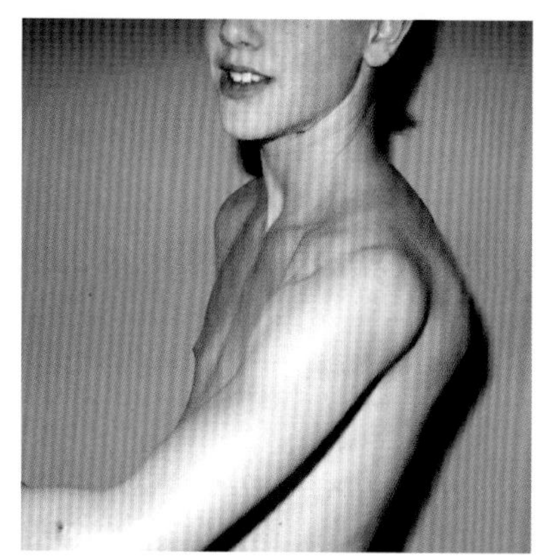

图1　年轻患者随肌肉收缩和上肢位置，能自行显示后方不稳定。

- 触诊时沿着后肩关节线可能有压痛。
- 如果存在盂唇病变，沿后关节线可能会有捻发音或咔哒音。
- 关节的活动度可以是正常的，经常有内旋减少和过度外旋。
- 通常自主半脱位患者，通过控制上肢体位和特定肌肉收缩，可复制半脱位发作(图1)。
- 体格检查要包括以下部分：
  - 改良的加载移位试验：记录不稳定的方向和程度。
  - 仰卧位加载移位试验(Gerber和Ganz)[16]：记录不稳定的方向和程度。
  - 坐位加载移位试验：记录不稳定的方向和程度。
  - 后方应力试验：记录不稳定的方向和程度。
  - 沟槽征：后方不稳定(双向性)或更大范围的不稳定(即多向不稳定)中评估下方关节囊的状况。
  - 压肩试验：证明翼状肩胛在复发性肩关节不稳定患者中的重要性，并证明患者需要加强肩胛周围肌力来控制肩关节不稳定。
  - Jerk试验：是用来描述肩关节不稳定，Jerk试验中出现疼痛说明存在后下方盂唇损伤，该试验可以作为保守治疗是否成功的标志。
  - Kim试验：评价后盂唇是否存在撕裂。
  - 肩关节Pivot移位试验：记录不稳定的方向。

影像学和其他诊断性检查

- 放射线评估包括损伤肩关节的三个方位系列片，包括标准肩关节前后位、侧方肩胛骨位，更重要的是腋位。
  - 如果肩关节外展疼痛，无法拍摄腋位片，可以用Velpeau腋位来代替。
  - 对于肩关节自主不稳定的患者，让其再现半脱位并保持半脱位，摄腋位X线片来记录方向(图2A)。

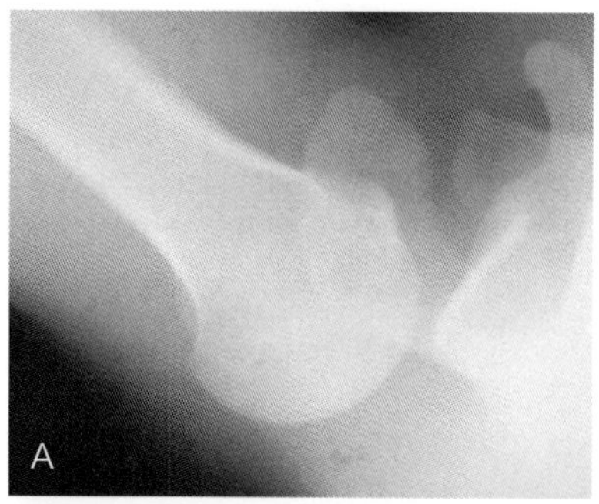

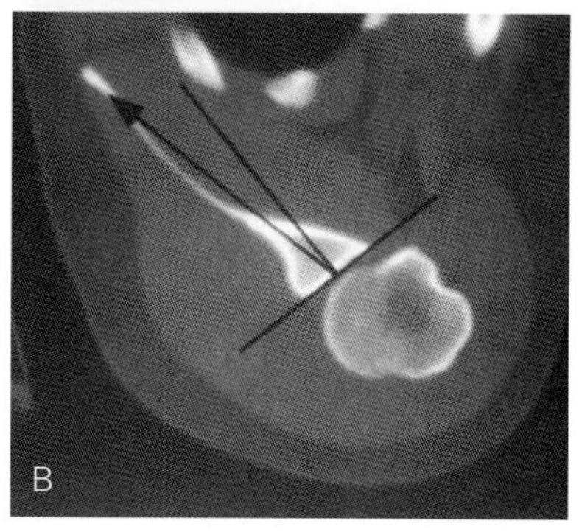

图2　A. 自主后方不稳定患者的腋位X线片，当摄片时再现不稳定。B. CT片显示后方不稳定的患者存在明显后关节盂后倾。

  - 很少需要CT，但是有助于评估肱骨头缺损和伴随的后关节盂缘，大结节或肱骨干的复合骨折。CT可以发现明显的关节盂后倾(图2B)。
  - MRI是继X线片后重要的影像检查，评价后关节囊和盂唇损伤以及相关病变。
  - 在某些情况，MRI造影有助于诊断后下盂唇撕裂。

鉴别诊断

- 上盂唇从前到后(SLAP)损伤。
- 前方不稳定。
- 多向不稳定。
- 内部撞击。
- 后方Bennett损伤。

非手术治疗

- 有报道单向后方不稳定的患者，非手术治疗成功率高达80%[11,21]。
  - 物理疗法程序包括向心和离心抗阻训练，来加强外旋、三角肌和重要的肩胛周围肌群的力量。
    - 直立和坐位抗阻锻炼是关键，尤其是那些翼状肩胛出现不稳定的患者，训练时强调挤压肩关节的内侧缘。
  - 除了防止肩关节处于容易脱位的危险体位，加强肩关节周围的肌力训练是关键。

- 非手术治疗的时间需要个体化。
  - 对于身体活动条件要求低的、年轻的、无外伤史的患者治疗6个月或更长。
  - 要求高的运动员或外伤患者合并盂唇损伤患者更倾向于采用外科手术治疗。不管是否合并盂唇撕裂，优秀运动员通常采用的运动强化计划至少需要3个月。

手术治疗

- 对于复发性单向后半脱位的患者，保守治疗失败后，虽然切开手术成为主流和金标准，但关节镜治疗已越来越普遍。
  - 如同20年前治疗前方不稳定一样，肩关节后脱位的患者通过关节镜评估，越来越多的软组织和关节内损伤得到诊断和治疗。显然关节镜治疗后关节囊撕脱、软组织缺失的关节囊冗余或骨性畸形，与切开手术成功率相似，但是并发症没有切开术那么多[2,7,24,25,27,38]。
- 只有在充分的肌力强化训练失败后，患者仍存在明显的症状时才考虑手术治疗。
- 理想手术患者是那些继发外伤后的复发性单向后半脱位的患者。合并创伤性后盂唇损伤的患者，更倾向关节镜下修复。
  - 对于关节囊冗余造成非创伤半脱位的患者，可采用开放性手术、关节镜下关节囊移位或紧缩手术。
  - 对于多种因素的不稳定或翻修患者，最好采用切开手术。

术前计划

- 详尽的病史和体格检查是确定患者不稳定方向和程度的关键。
- 评估所有影像学检查。X线片和MRI用来确定存在陈旧性骨折、游离体和以前手术的内固定。更重要的是，MRI可以确定不稳定性是由创伤有关的后盂唇损伤造成的，或是关节囊冗余造成的。
- 相关骨性病变（创伤性盂唇撕裂，关节盂后倾）与软组织缺失（根据以前的操作）需同时处理。
- 巨大的反Hill-Sachs缺损非常少见，可以用关节镜微创或切开手术治疗[12]。
- 麻醉下检查需在复位前完成，以确定不稳定的方向和程度。

TECHNIQUES

关节镜下后方重建术（笔者首选的技术）

体位

- 侧卧位患肢外展40°，不超过10 lb（4.5 kg）的纵向牵引。
- 确认所有受压点，腋窝下放置腋垫。
- 患者身体后倾15°～20°紧靠术者。
- 笔者不做前方不稳定的双重牵引，因其增加内收会限制后下关节的视野。笔者发现在外展40°时视野最佳，从前方进入。

入路位置

- 大多数后方重建通过两个入路。
- 第1个是后方入路，位于肩峰后外侧角外侧。
  - 与传统后方入路不同，它位于肩峰后外侧角的内侧1 cm、下方2 cm处。
  - 此入路偏外侧并稍上移少许，可得到一个最佳的角度，能看到关节盂的后下部分。
- 前方入路在肩袖间隙，直视下针头定位。
- 6.5 mm的套管插入关节镜内，8 mm的套管放置到后方入路可允许Spectrum新月形的穿线器通过（ConMed Linvatec, Largo, FL）。

定位准备

- 修复是从关节镜下评估后盂唇移位和损伤开始（技术图1A）。
- 用组织抓钳来抓持盂肱下韧带（IGHL）后束，向上移位确定关节囊的松弛度和最终修复位置。
- 如果确定是后Bankart损伤，用铲刀（ConMed Linvatec, Largo, FL）游离盂唇（技术图1B），用刨刀或打磨头来清理准备放置锚钉的关节盂后侧面（技术图1C）。
- 把游离的盂唇放置到关节盂缘上是关键性步骤，以此来重建它的缓冲阻挡效应。锚钉放置位置起始于关节盂的最下方，通常在5∶30或6∶30位，取决于受累的关节盂缘（技术图1D）。

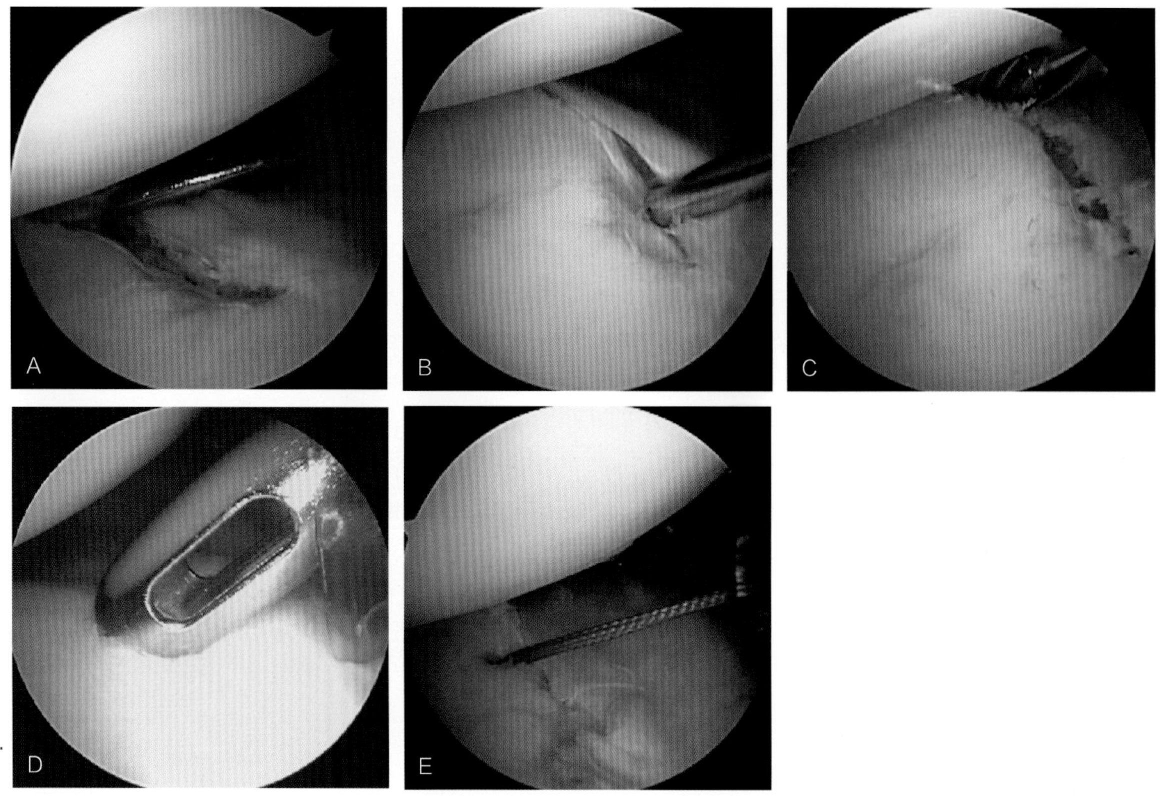

技术图1 A. 后方入路进入探针来确定后Bankart损伤的活动性，证明在裂缝处有肉芽组织。B. 损伤一旦确定，用铲刀来清除后Bankart损伤的表面纤维。C. 准备用高速打磨头，轻微地剥离关节盂后下部分软骨，为置入锚钉做准备。D. 在关节盂的下方置入锚钉时，使用导向器。E. 第1个锚钉放置到关节面上2 mm。

- 此位置能保证锚钉的安全置入，并保证最佳的下关节囊紧缩术效果。在重建术中可使用生物可吸收锚钉（技术图1E）。

缝合

- 采用Spectrum 45°偏心缝线引导器，先放入一根0号可吸收（PDS）单线（Ethicon, Somerville, NJ），穿过后侧套筒，在IGHL后束区域抓持下方关节囊（技术图2A）。
  - 把此组织向上提，第2根向深部穿过盂唇缺损后方。
- 用缝线器将PDS线推入关节，用抓线器从后入路抓出（技术图2B、C）。
- 拉出PDS线与锚钉缝合线的一头绑在一起，牵拉退回PDS线，带出锚钉缝合线，以此穿过关节囊和盂唇组织，完成简单一针（技术图2D）。
  - 这使下关节囊向上内移位，同时关闭了后Bankart损伤。

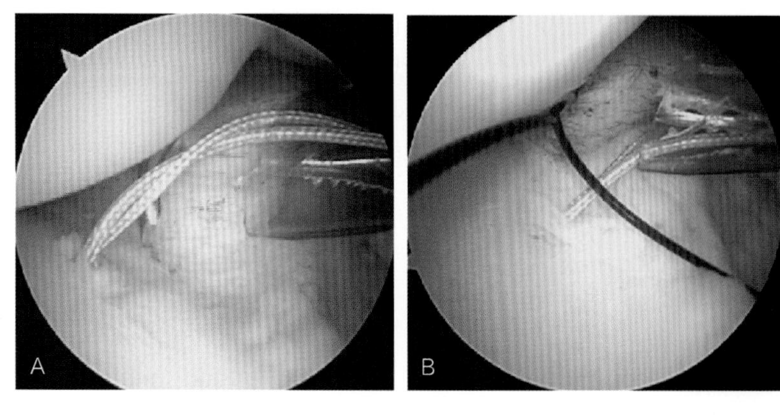

技术图2 A. 用Spectrum缝线器抓持下关节囊组织和盂肱下韧带的后束区域。B. 置入锚钉后，通过锚线轻拉来确定是否稳定，并将PDS单线穿过传送器。

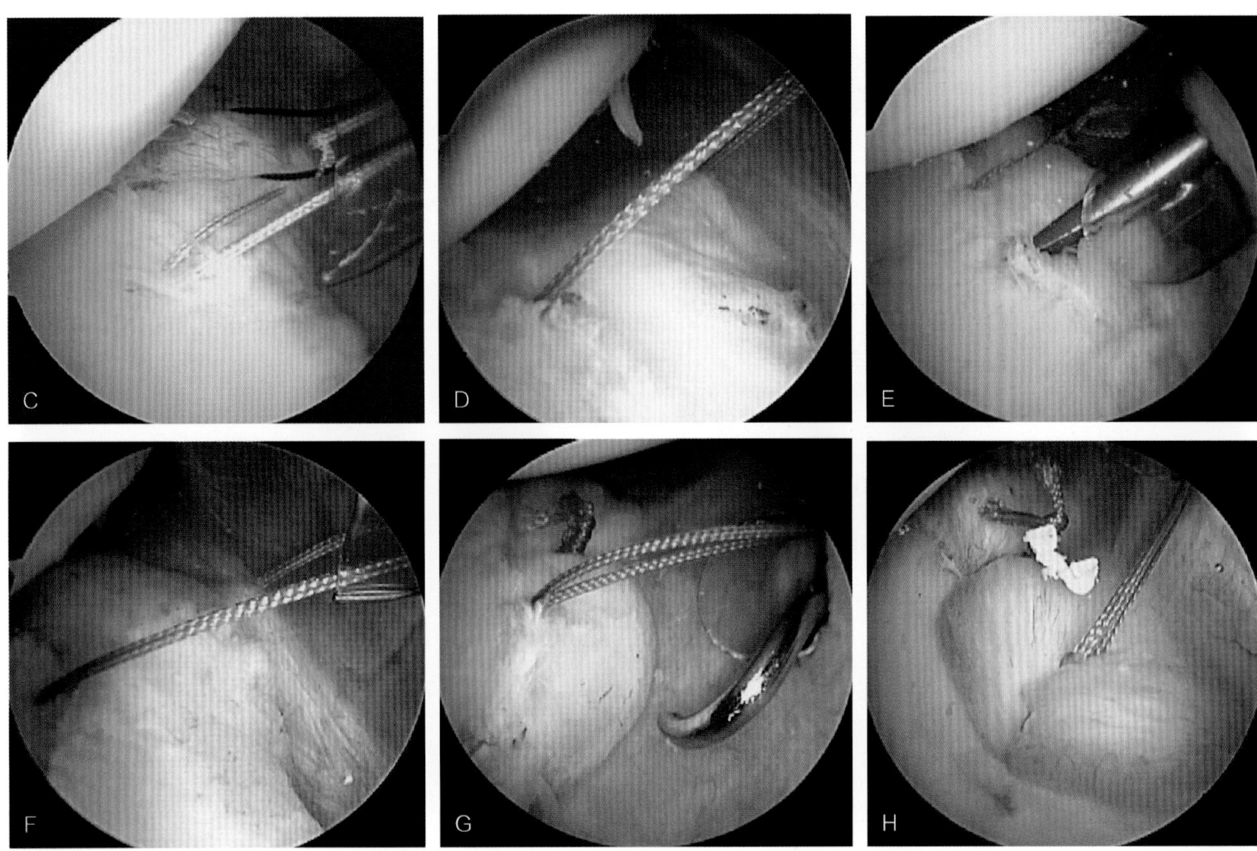

技术图2（续）　C. 穿过下方关节囊的单线，拉出来评估关节囊的活动度，确定移动的程度。D. 锚钉缝线的一头与单线系在一起，从后方入路拉出，完成简单一针。E. 第1个锚钉缝线固定后，在其上方7～8 mm打洞，置入第2枚锚钉。F. 穿入第2枚锚钉的缝线后，判断后方关节囊紧牢程度。G. 在上方置入最后的锚钉后，穿线器向上抓取多余的后内关节囊和上方盂唇。H. 最后1个锚钉缝线系好后，显示重建后方盂唇缺失的优良性，恢复后方盂唇的缓冲效用。

- 与第1根缝线一样穿入第2根缝线，同样缝合关节囊和盂唇（技术图2E、F）。
- 如果需要重复这个步骤多次，每次向上移动6～8 mm，以此修复盂唇缺失和消除冗余关节囊（技术图2G、H）。
- 根据关节囊松弛度，重复至少2～3次。
- 在关节盂方位上，关节囊缝线每针提拉1小时方位（即6:30关节囊移位到7:30盂唇方位，7:30移位到8:30，以此类推）。

关节囊紧缩术

- 如果确认没有游离的盂唇，或只存在冗余的关节囊，不用锚钉，直接进行向后上关节囊移位术。
- 用刨刀或骨锉将后关节囊滑膜轻微清理以促进愈合。
- 再次用Spectrum穿线器在6:30位穿过关节盂外侧1 cm处关节囊。
- 然后将关节囊向上内移位，在完整的盂唇和关节盂缘关节软骨接合处用穿线器再次进入关节。

肩袖间隙紧缩术

- 个别韧带明显松弛患者，镜头移到后入路，附加肩袖间隙的紧缩。
- 通过前方入路，将0号PDS线穿过盂肱中韧带的上缘，缝合盂肱上韧带和肩袖间隙关节囊。
    - 这一针作牵拉线，牵拉2号编织涤纶纤维（TI·CRON）线（Tyco, United States Surgical, Norwalk, CT）。
- 重复此步骤，将缝线在关节囊外打结。

TECHNIQUES

切开肱骨基底后关节囊移位术

体位

- 全麻后，侧卧体位。
- 健侧腋窝下放置较大的腋垫。
- 术侧上肢肩部消毒铺巾，并允许自由活动。

切口和解剖

- 腋后褶处做一纵切口，从肩峰后外侧角的内侧2 cm开始，沿着腋后线方向，向远端延长(技术图3)。
- 将深面三角肌沿其纤维方向钝性劈开，放置自动撑开器[39]。
  - 注意劈开三角肌远端不要超过4～5 cm，防止损伤腋神经[10,39]。
  - 如果个别情况需要大的暴露，将三角肌肩胛起点处分离小部分，保留一小部分腱性附着点以便缝合。
- 缝合三角肌起点也可以在肩胛冈打洞穿线完成修复。
- 其下方的冈下肌可以通过两种方式辨别：双羽纹特征，中间有脂肪组织将冈下肌和小圆肌分开；分辨两个肌肉的纤维走向不同。

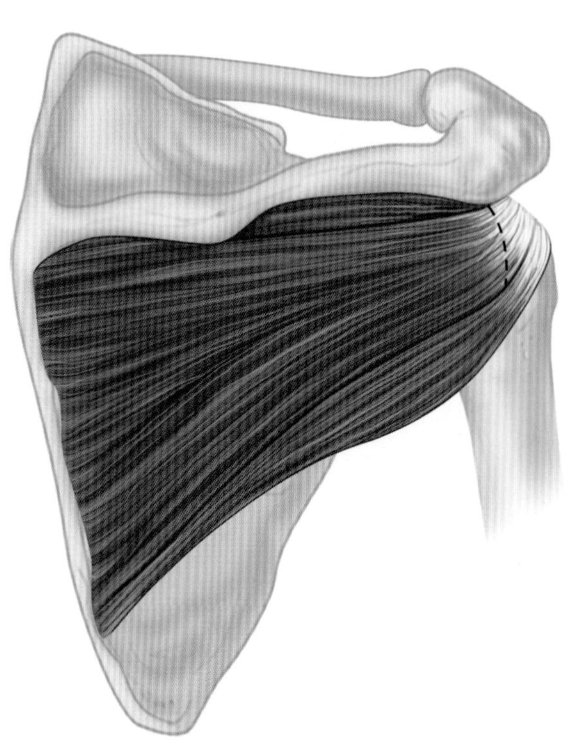

技术图4 沿着三角肌纤维方向钝性劈开，通过冈下肌垂直切开，保留一小部分冈下肌腱性组织以进行再次修复。

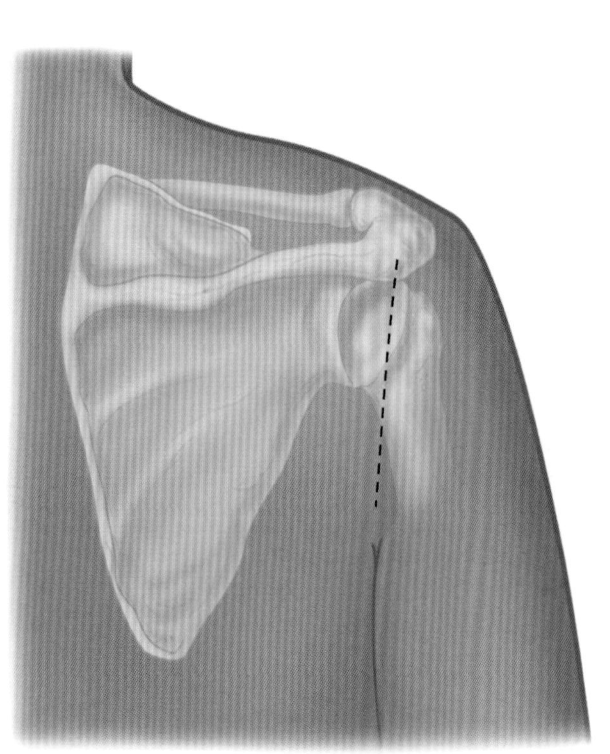

技术图3 后纵切口，从肩峰后外侧角的内侧2 cm处开始，向远端延长到腋褶皱处。

- 冈下肌有3种处理方式：
  - 首先，可以水平劈开肌肉暴露深部的关节囊[37]。注意劈开向内侧延长不要超过关节盂缘内侧1.5～2 cm，因为肩胛上神经的冈下肌支在冈下肌深面穿筋膜走行直达肩胛表面。肌肉分离过于向内侧延伸或将肌筋膜从肩胛骨上剥离，会损伤一部分到冈下肌的分支，但不是全部。
  - 第二种方式是找到冈下肌和小圆肌的间隙，这些肌肉向上运动时可以找到这个间隙，由此可以暴露下面的关节囊。
  - 第三种是将冈下肌完全剥离，保留2 cm的腱性部分以便后期修复(技术图4)。将它做上标记，小心从深面较薄的关节囊上分离。

关节囊切开术

- 上肢旋转中立位时，在肱骨侧垂直切开关节囊(技术图5A)。
  - 在肱骨附着点保留3～4 mm少量的关节囊组织，以便移位时修复外侧的关节囊。
  - 注意拉钩下面的腋神经，它从前向后穿行并在四边孔区域下方穿出。

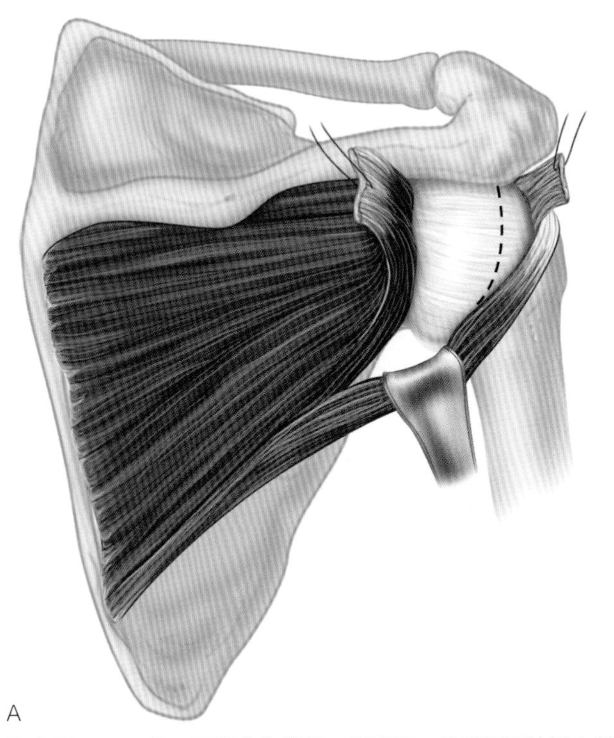

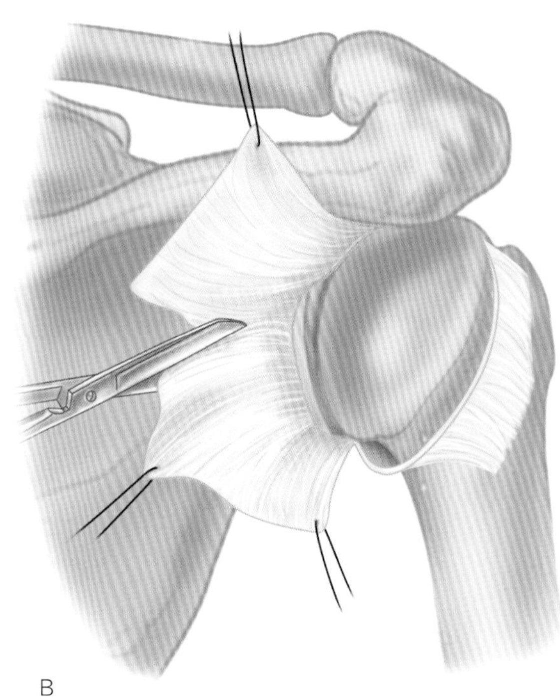

技术图5　A. 将冈下肌作为单独一层牵开，暴露深面的后方关节囊。在肱骨侧从12点到6点位垂直切开关节囊。B. 放置牵引缝线，在缝线之间将内侧关节囊水平切开，朝着盂唇但不要切过盂唇。

- 关节囊垂直切开后，在中点位置两根牵引缝线，在两线之间，朝着关节盂缘的中央水平切开关节囊，距离后方盂唇1～2 mm处停止（技术图5B）。

T形关节囊切开术

- 虽然已经描述内外侧关节囊移位术，笔者倾向于肱骨端关节囊T形切开术，认为这样便于控制调整切开关节囊瓣的张力，能够根据需要大幅度减少关节囊体积。
- 选择关节盂端关节囊T形切开移位术，优势在肌肉劈开，如遇到反Bankart损伤时容易修复。
  - 如果选择关节盂端移位术，多数学者在关节囊修复时将上肢摆放于外展20°位和中立20°外旋位。

后下关节囊移位术

- 检查后盂唇，如果有小的分离，在做关节囊移位术前要进行修复。
- 将切开关节囊下瓣小心向下移动过6点位，移到肱骨的下方。
  - 这一步非常关键，如果下关节囊松解不充分，可能影响下关节囊冗余和容积的纠正。
- 用高速打磨头处理非关节内的沟槽，剩余的关节囊保留内侧，促进愈合（技术图6A）。
- 切开的关节囊下瓣向上外轻拉移位，同时上肢处于外展40°～45°、外旋15°～20°位。
- 将切开的关节囊下瓣原位用不可吸收缝线多重8字进行缝合。
  - 如果保留的关节囊组织缝合质量差，可用缝线锚钉进行修复。用同样的方式，将切开的关节囊的上瓣向下移位，与下瓣进行重叠，然后缝合（技术图6B、C）。
- 将关节囊T形切开的水平部分关闭，用不可吸收缝线加强缝合。
  - 如果需要，这个水平部分闭合的程度可以进一步加强后方关节囊。
- 如果冈下肌切断时肱骨端保留部分附着点，可以将冈下肌用不可吸收缝线重新与它的腱性残端解剖缝合。
- 如果是劈开冈下肌，拉到原来位置，用可吸收缝线将筋膜关闭。
- 常规关闭完成后，根据患者的依从性，上肢处于外展20°、外旋20°位用肩矫形器或人字形石膏固定。

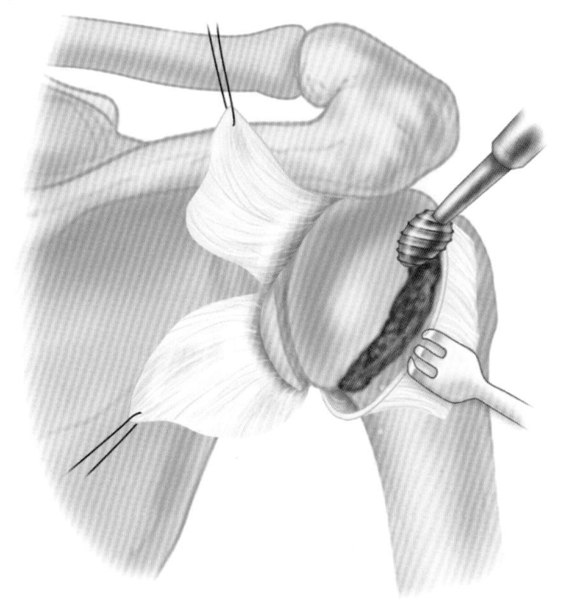
A

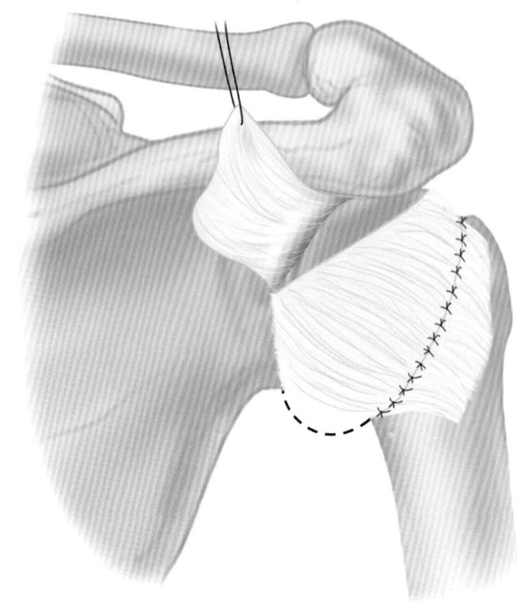
B

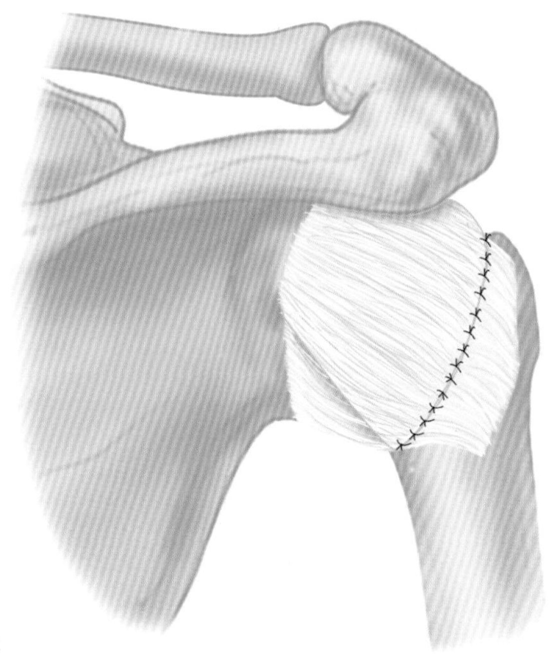
C

技术图6　A. 将关节囊上、下瓣打开后，用电动打磨头将关节囊止点部与关节面之间的干骺端区域打磨毛糙。B、C. 这时将上肢轻轻外展，将切开的关节囊下瓣首先向上移动，上肢处于外展45°位。紧接着将上瓣向下移位。

切开后方盂唇修复术（反Bankart修复术）

- 患者的体位和手术显露与冈下肌手术相似。
- 笔者选择将冈下肌劈开，或关节盂缘外侧2 cm做一水平切口，在一个层次切开冈下肌和关节囊。
- 将后关节囊盂唇组织从关节盂颈游离下来。
- 用电动打磨头将关节盂颈打磨毛糙以促进愈合，用术者备好的市售带线锚钉或经骨隧道将盂唇重新固定。
- 目的是再次将盂唇固定到后方关节盂缘上，恢复关节囊盂唇的缓冲作用。
- 虽然这种术式通常是首选术式，但它也可以结合肱骨或关节盂底部的后下T形关节囊移位术，治疗体格检查时关节囊过松或肩关节不稳的患者。
- 注意两种术式修复时不要过紧，因为术后可能发生关节僵硬、活动丧失，尤其是内旋活动。

后方开放性冈下肌关节囊肌腱固定术（罕见或修复病例）

- Hawkins和Janda报道的后方冈下肌关节囊肌腱固定术，具备可重复性，术式利用粗厚的冈下肌腱以及下面关节囊组织[5,19]。
- 笔者认为该术式在处理质量差的关节囊组织时非常有用，因为后方关节囊厚度仅为1～2 mm，在翻修的病例中，多数后方手术方式都不成功（技术图7）。

体位

- 手术体位以及显露与前面描述的到冈下肌肌群术式一样。
- 术前，患者放置到外展肩人字形石膏中，由玻璃纤维长臂组件和可拆卸人字绷带杆或肩矫形器组成。
- 患肢消毒，包无菌巾，便于手臂移动。

手术切口和入路

- 切口如前面描述，采用腋部后方切口，劈开深面的三角肌。
- 上肢处于中立位，用腰椎穿刺针定位冈下肌深面的关节盂缘。在关节盂上由内侧到外侧移动穿刺针，直到准确找到关节的位置。
- 以此位置做标记来确定关节盂的外缘。
  - 这一步很关键，如果穿过冈下肌和关节囊的垂直切口向外太远时，会导致切口过紧。

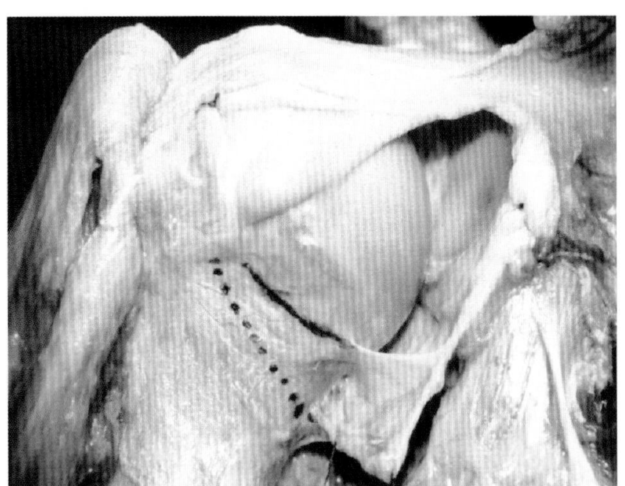

技术图7　将后侧肩袖肌肉组织切断后翻转，显露后方薄弱的关节囊结构。

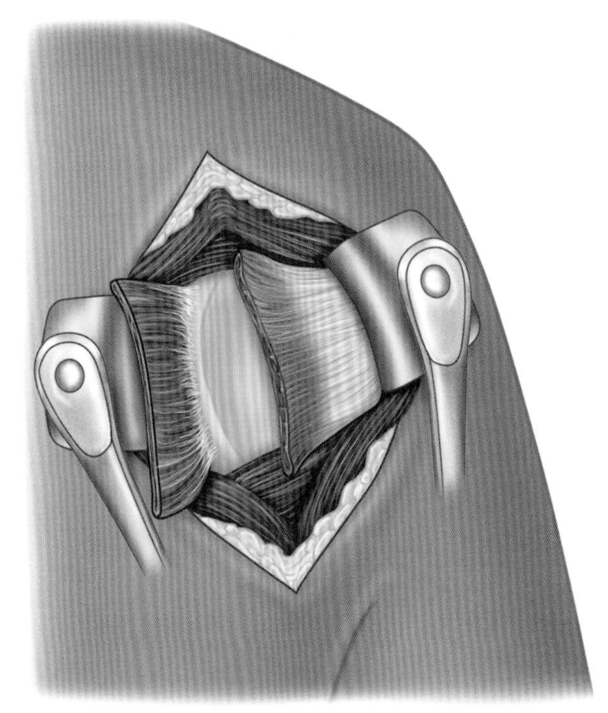

技术图8　上肢处于中立旋转位，平行关节盂缘，一并切开冈下肌和深部的后关节囊。

纵行关节切开术

- 在上肢处于旋转中立位，在关节线的外侧1.0～1.5 cm处平行关节线，做垂直切口，切开冈下肌和深部的关节囊（技术图8）。
  - 大部分冈下肌腱在其深面走行，表层只有肌肉。这种解剖情况导致术者开始向下切开冈下肌后面部分，感觉很不舒服。
  - 其实不必担心，因为垂直切开时冈下肌的腱性部分位置较深。
- 关节囊完全切开后，将Fukuda撑开器放入关节内，显露后盂唇。

后方修复

- 将撑开器拿开，上肢处于外旋20°位（技术图9A）。
- 用不可吸收缝线将冈下肌和关节囊的外侧残端（单层）与完整的后方盂唇缝合到一起（技术图9B）。
- 用不可吸收缝线将冈下肌和关节囊保留的内侧部分向外侧重叠，一期修复或缝合（技术图9C）。
- 将三角肌拉回原处，关闭筋膜。常规关闭手术切口。

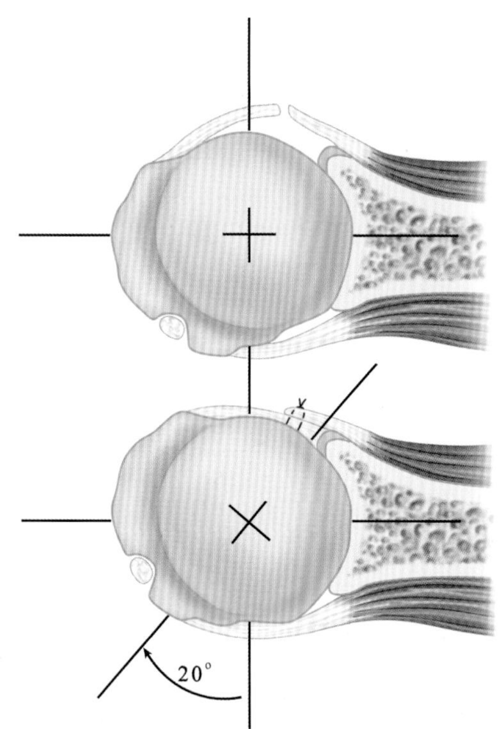

A

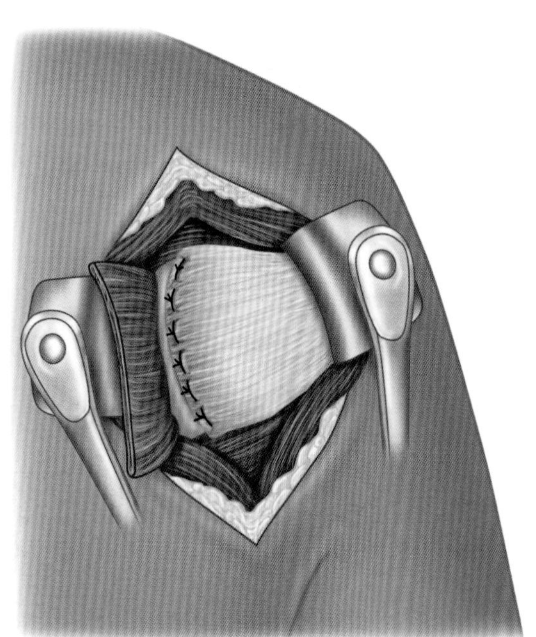

B

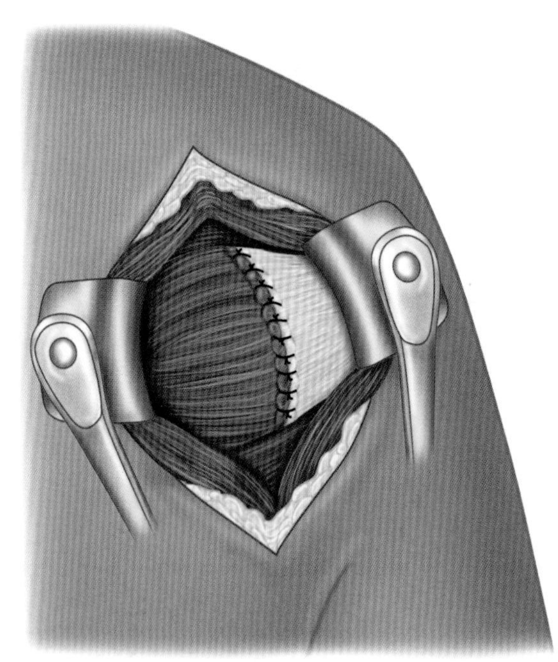

C

技术图9 A. 后关节囊切开后，上肢处于外旋约20°位，将冈下肌的外侧腱性部分和关节囊同完整的后方盂唇缝合在一起。B. 这时将上肢处于外旋20°位，将冈下肌和关节囊下瓣同后方盂唇缝合在一起。C. 将切开的冈上肌的内瓣同它的外侧腱性部分重叠缝合在一起。

后方开放性关节盂截骨术（罕见或修复病例）

- 术前评估时很少能够发现患者过度后倾20°的关节盂[34,36]。
  - 这种情况下，术者需要考虑把后方关节盂截骨术作为首选手术方式，或联合运用后方关节囊缝合术或移位术[20]。
  - 这种术式很少应用，但是在特殊情况下是有用的。这种术式技术上要求高，需要术者熟练掌握以上提到术式的显露。

体位和入路

- 开始步骤包括术前使用人字绷带和体位。
- 运用标准入路到冈下肌，将冈下肌从它的外侧止点切断。

垂直关节囊切开术

- 在关节盂缘外侧1 cm垂直切开关节囊。
- 将内侧关节囊从关节盂的后缘锐性剥离，保留附着在后关节盂缘上的盂唇。
    - 操作时注意，肩胛上神经向上走行于肩胛冈上，离关节盂2～3 cm。
- Fukuda撑开器放到关节内，显露关节盂后倾角和关节盂平面的方位。

关节盂截骨术

- 按照设定的方向和标记的截骨线，钻洞穿过前后骨皮质。
    - 这些洞距离关节盂面超过1 cm。
- 对盂肱关节的凹陷，上下前后方向要烂记于心，操作时避免穿入关节和造成骨折。
- 用测深尺测量每个骨道，了解关节盂颈的深度。
- 进入的摆锯锯片要小于所测的关节盂深度，减少锯片穿透前、后骨皮质的可能，防止造成漂浮的关节盂(技术图10A)。
- 截骨完成后，用1 in(25.4 mm)的骨刀轻轻敲进，向外侧移动骨刀和关节盂撬开截骨处。
    - 保留前方局部完整的骨膜和骨皮质，维持关节盂截骨块适当位置。
- 用1 in(25.4 mm)骨刀和1/4 in(6.4 mm)骨刀垂直插入截骨面，在上方或下方维持截骨界面呈开角状态(技术图10B)。
- 从后肩峰或髂嵴取下的三面骨皮质植入到截骨界面，检查其位置和稳定性。
    - 通常肱骨头和关节盂对抗产生足够的压力来关闭截骨，其位置稳定，不需要硬件和内固定(技术图10C)。如果需要内固定，比较理想的是颌面外科或手外科使用的钢板。
- 根据冈下肌处理术式，可以结合使用肱骨基底部后下关节囊移位术和冈下肌关节囊肌腱固定术。
- 术后，上肢肩人字石膏固定4～6周，来保证后方骨移植物的稳定。

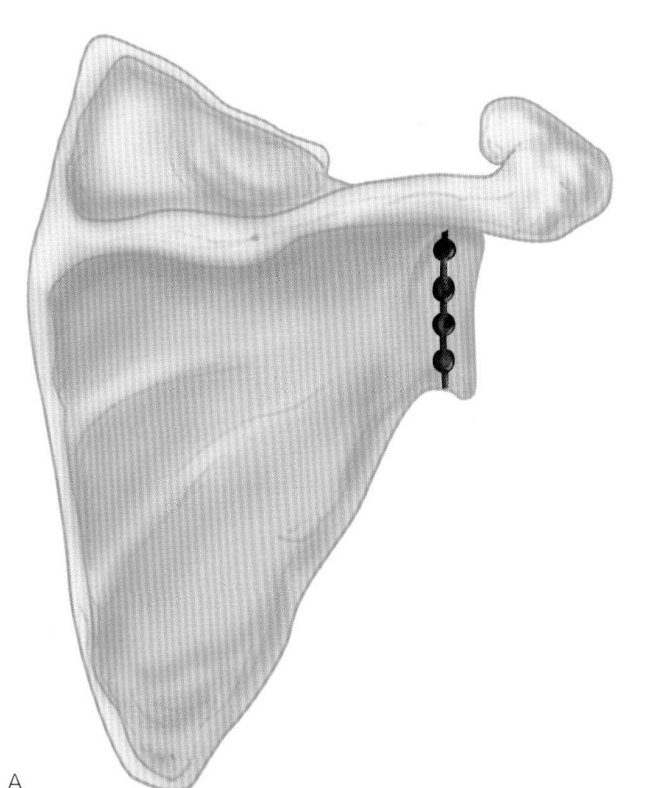

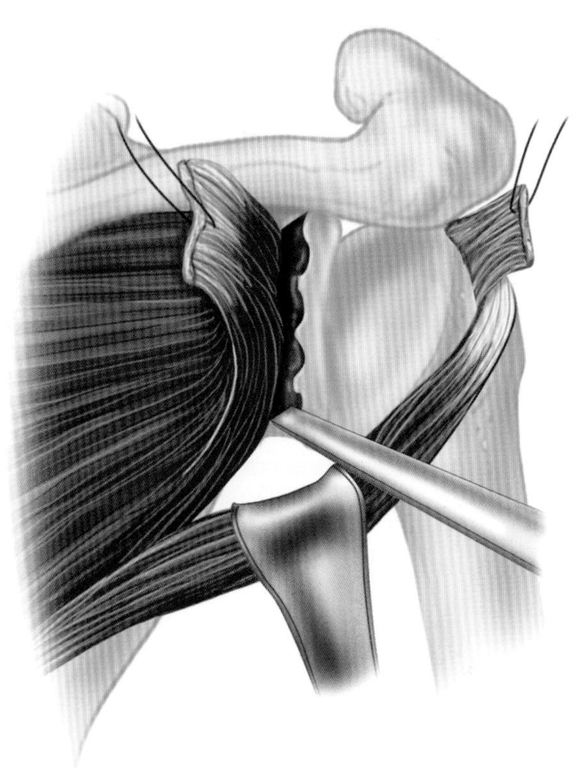

技术图10　A. 在后关节盂缘内侧1 cm，并平行于关节盂双皮质打洞。从后方用摆锯完成截骨术。B. 用小骨刀轻柔地凿开截骨部位，保留一些前方骨皮质、骨膜和软组织附着点的完整性。

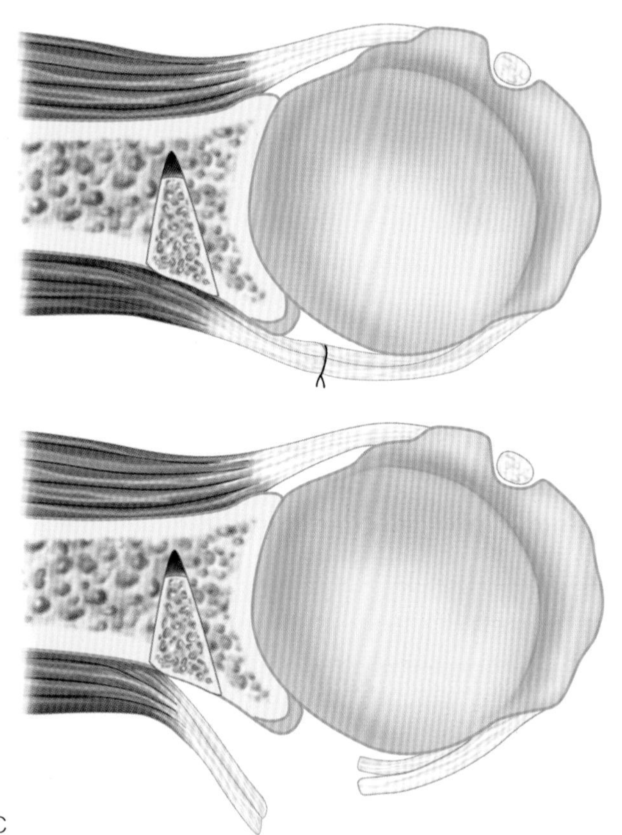

技术图10（续） C. 从后肩峰或髂嵴取下三面骨皮质块植入到截骨区域。这种术式可以与后下关节囊移位术或冈下肌肌腱固定术联合应用。

后方开放性骨块植入增强（罕见或修复病例）

- 后方放置骨块可能是首选手术方式，但这种方法通常作为辅助增强术式来支持翻修情况时没有足够的关节囊组织。
  - 该技术在过去10年内被笔者作为增强术式仅使用2次。
- 对于那些伴软组织缺损的难度较大患者，笔者在关节外放置骨块，如Ehlers-Danlos综合征。
  - 关节外放置骨块，允许进行前方关节囊修复，用移植骨来代替软组织。
- 体位和显露到关节囊与前面描述一样。
- 后关节囊移位后，放置一块从后肩峰或髂嵴取下的3 cm×2 cm、8～10 mm厚的骨块。
- 显露关节盂颈，打磨植骨区域骨床，将植骨块的松质面向后、下放置，并用两枚骨松质螺钉固定。
- 用打磨头将植骨块修整到需要的形状。
- 注意不要把植骨块放置到关节盂缘太外侧，这会造成与肱骨头撞击；也不要过内，以免造成失效。目的是增加关节盂的宽度和深度，而不与肱骨头接触。

要点与失误防范

适应证	• 不能准确诊断不稳的方向和程度 • 完整的病史与体格检查至关重要。如果需要,可以在麻醉下检查来排除多方位不稳定 • 患者的选择对于每一种计划术式很重要 • 不能确定习惯性"病理性"自主脱位的患者[33]
软组织的处理	• 不能评估伴随的韧带松弛 • 有必要排除多向不稳 • 要谨防曾做过广泛关节囊热挛缩术后失败的患者[42]
骨缺损的处理	• 明显关节盂缘缺损需要进行重建,软组织手术不足以替代 • 极少情况下,过度的关节盂后倾需要纠正
操作技巧	• 熟练每一操作步骤都是关键。任何对关节镜或切开术的尝试会造成修复失败 • 对于韧带过松的患者,需要关节镜下联合关节囊紧缩的后盂唇修复 • 注意不要将肩袖间隙过多关闭,尤其靠近关节盂,可能造成外旋活动丧失,根据患者临床松弛度关闭间隙 • 关节镜下修复时,将锚钉放置到关节盂缘关节面下1～2 mm是至关重要的,这样能保证关节囊盂唇组织一起固定到关节盂缘上,恢复盂唇的缓冲作用 • 对于关节囊过度冗余患者,在做关节囊移位术时,若肱骨干骺端超过6点钟方位关节囊松解不充分,可能会残留下方不稳症状或失败 • 切开冈下肌肌腱固定术,确认关节盂缘位置很重要。避免错位垂直切开冈下肌和关节囊;如果切口靠外可能导致过紧、内旋丧失、增加继发性关节炎的风险 • 对于那些关节盂过度后倾的病例极少用关节盂截骨术,后皮质上预钻孔能减少使关节盂漂浮风险和关节内骨折意外 • 术后关节活动度丧失和僵硬,经常被忽视或不报道,尤其在切开手术。对于翻修病患,为了达到稳定矫正,虽然内旋丧失可以接受,但对于那些优秀运动员,如游泳或过顶投掷运动员,内旋和前抬轻微减少都是极具破坏性的。因此对于游泳和优秀的过顶投掷运动员,如果可能,就采用关节镜手术

术后处理

- 运用这些技术时,根据术中需要适当调整术式。不管采用何种技术,所有患者康复都类似。
- 完成修复后,上肢避免牵拉和后移。
- 术后患者用30°外展位支具固定3～4周(UltraSling, DonJoy, Carlsbad, CA)。
- 期间开始轻柔辅助性全范围关节运动。前6周要避免所有向后到冠状面的内旋动作。
- 术后6周,开始轻柔的等长训练。
- 投掷运动员术后4个月开始训练,6个月后重新恢复到相关运动中。
- 虽然手术入路不同,但所有后方重建的术后计划大致相似。

并发症

- 不稳定复发或残留。
- 术后关节活动度丧失或僵硬。
- 神经血管损伤,尤其是后束、腋束、肩胛上神经。
- 锚钉拉出或内固定失效。
- 感染。
- 后方不稳定修复后的关节炎(关节囊缝合术关节病)。
- 软骨损伤。
- 关节囊热挛缩继发软骨溶解[41]。
- 血肿。
- 术后肩袖萎缩或无力。
- 喙突下撞击(由于后关节囊挛缩或关节盂截骨术导致的强制性的前肱骨头移位)。

预后

- 从急性和慢性后方脱位,到频繁复发性后半脱位,后方不稳定有个连续过程。早期文献报道病例少,包括短期随访的病例报道。
  - 以往外科治疗包括许多非解剖重建术式,间接控制后半脱位或脱位。
  - 随着解剖术式的发展,设计出开放性术式修复分离盂唇(反Bankart修复)[3,31],或处理患者冗余的关节囊(后下关节囊移位术)[6,15,18,23,30]。
- 1980年Neer和Foster最先介绍肱骨侧后下关节囊移位术,早期效果较好[31]。从此,许多学者运用Neer后下关节囊移位术,取得较好的效果。另外一些学者改良这种术式,用关节盂侧后方T形关节囊移位术,同样使后关节囊得到紧缩效果[28]。
- 最近,Misamore和Facibene[29]报道开放式后关节盂侧关节囊移位术治疗单向后方不稳定，取得了令人惊喜的效果，14患者术后12例重返竞技运动。

  ○ Fronek和同事们[14]报道关节囊移位术治疗11例患者，10例未再次出现不稳定，总体效果不错。但只有3例患者恢复到他们以前的运动水平。如果通过内侧的移位术不能消除关节囊松弛情况，可以在关节囊上做额外的外侧切口，运用H形修复方法。

- 已有报道，可以采用骨性重建包括开放性后方关节盂楔形截骨[5,9,17,26,37]和后方骨块植入术[1,13,14,22,30]来增加或弥补骨性缺损。虽然极少用，但在特定情况下还是有用的。Hernandez和Drez[20]综合关节囊缝合术、冈下肌前移术完成关节盂成形术。
- 后方冈下肌肌腱固定术（如插图显示）是非常有前景的术式，尤其对那些关节囊组织薄弱的病例或翻修病例。Hawkins和Janda[19]报道，肌腱固定术式作为首选术式有85%的成功率。Pollock和Bigliani[33]报道，运用相同的技术治疗包括翻修病例内的患者，也有80%的成功率。
- Papendick和Savoie[28]之后是McIntyre及其同事[32]，最早报道用关节镜技术治疗单向后半脱位，取得了令人鼓舞的效果。
- 随着关节镜下缝合修复技术和手术器械的进一步发展，关节镜治疗复发性后半脱位具备有效性和可重复性。最有前景的关节镜下修复技术包括：用固定带线锚钉修复后方盂唇、后方关节囊盂唇紧缩术以及肩袖间隙一起完成修复加强。

  ○ Kim和同事[23]前瞻性报道了27例创伤造成单向复发性后脱位的运动员。采用关节镜下后方Bankart修复和上关节囊移位术。所有患者都使用带线锚钉，如果遇到不完全的盂唇损伤，在修复前，要使它变成完全分离。术后平均39个月随访，所有患者的功能评分都提高，27例中仅1例（4%）复发。

- Bahk及其同事[4]报道了29例外伤性单向后不稳患者，他们接受了关节镜下后唇重建和前平衡关节囊折叠术。在研究组中，85%的患者恢复了运动，68%恢复到以前的水平。
- Savoie和他的同事[35]采用全关节镜下后关节囊修补术，92例患者术后平均28个月的成功率为97%。
- 最近，Bradley和同事们[7,8]更新了迄今为止最大样本前瞻性研究，回顾183例（200例肩关节）单向复发性后方不稳定的运动员。根据术前临床检查和关节镜下所见，采用三种方式修复关节囊盂唇：不用带线锚钉的关节囊盂唇紧缩术、用带线锚钉附加紧缩缝线的关节囊盂唇紧缩术、用带线锚钉的关节囊盂唇紧缩术。

  ○ 不用带线锚钉的关节囊盂唇修复用来治疗那些有明显的后关节囊松弛而盂唇不分离的病例。将盂唇向上内移位。对急性创伤而较小关节囊拉伤的患者，在修复时做较小的关节囊前移。而对于慢性关节囊冗余的患者，需要较大的前移[7,8]。

  ○ 本项研究平均随访时间为36个月。所有人都参加了体育运动，58%的人参加了接触式运动。在200个肩关节中，64%的肩关节后唇完全脱离，15%的肩关节不完全脱离，21%的肩关节后关节囊扩张。与无锚修复的患者相比，接受带线锚钉的关节囊成形术的患者按照美国肩肘外科协会（ASES）评分明显更高，并且有较高的恢复率。14例（7%）的失败是由于复发性不稳定、疼痛或功能减退。研究组中只有10%的患者没有恢复运动，27%恢复到有限水平，64%恢复到相同水平[8]。

（王海明 译，陈云丰 审校）

参考文献

[1] Ahlgren S, Hedlund T, Nistor L. Idiopathic posterior instability of the shoulder joint: results of operation with posterior bone graft. Acta Orthop Scand 1978;49:600-603.

[2] Antoniou J, Duckworth DT, Harryman DT II. Capsulolabral augmentation for the management of posteroinferior instability of the shoulder. J Bone Joint Surg Am 2000;82A:1220-1230.

[3] Arciero RA, Mazzocca AD. Traumatic posterior shoulder subluxation with labral injury: suture anchor technique. Tech Shoulder Elbow Surg 2004;5:13-24.

[4] Bahk MS, Karzel RP, Snyder SJ. Arthroscopic posterior stabilization and anterior capsular plication for recurrent posterior glenohumeral instability. Arthroscopy 2010;26:1172-1180.

[5] Bell RH, Noble JS. An appreciation of posterior instability of the shoulder. Clin Sports Med 1991;4:887-899.

[6] Bigliani LU, Pollock RG, McIlveen SJ, et al. Shift of the posteroinferior aspect of the capsule for recurrent posterior glenohumeral instability. J Bone Joint Surg Am 1995;77A:1101-1120.

[7] Bradley JP, Baker CL, Kline AJ, et al. Arthroscopic capsulolabral reconstruction for posterior instability of the shoulder. Am J Sports Med 2006;34:1061-1071.

[8] Bradley JP, McClincy MP, Arner JW, et al. Arthroscopic capsulolabral reconstruction for posterior instability of the shoulder. Am J Sports Med 2013;41:2005-2014.

[9] Brewer B, Wubben RC, Carrera GF. Excessive retroversion of the glenoid cavity: a cause of non-traumatic posterior instability of the shoulder. J Bone Joint Surg Am 1986;68A:724-731.

[10] Bryan WJ, Schauder K, Tullos HS. The axillary nerve and its relationship to common sports medicine shoulder procedures. Am J Sports Med 1986;14:113-116.

[11] Burkhead WZ Jr, Rockwood CA Jr. Treatment of instability of the shoulder with an exercise program. J Bone Joint Surg Am 1992; 74A:890-896.

[12] Duey RE, Burkhart SS. Arthroscopic treatment of a reverse Hill-Sachs lesion. Arthrosc Tech 2013;2:e155-e159.

[13] Fried A. Habitual posterior dislocation of the shoulder joint: a case report on 5 operated cases. Acta Orthop Scand 1949;18:329.

[14] Fronek J, Warren RF, Bowen M. Posterior subluxation of the glenohumeral joint. J Bone Joint Surg Am 1989;71A:205-216.

[15] Fuchs B, Jose B, Gerber C. Posterior- inferior capsular shift for the treatment of recurrent, voluntary posterior subluxation of the shoulder. J Bone Joint Surg Am 2000;82:16-25.

[16] Gerber C, Ganz R. Clinical assessment of instability of the shoulder: with special reference to the anterior and posterior drawer tests. J Bone Joint Surg Br 1984;66B:551-556.

[17] Gerber C, Ganz R, Vinh TS. Glenoplasty for recurrent posterior shoulder instability: an anatomic reappraisal. Clin Orthop Relat Res 1987;216:70-79.

[18] Goss TP, Costello G. Recurrent symptomatic posterior glenohumeral subluxation. Orthop Rev 1988;17:1024-1032.

[19] Hawkins RJ, Janda DH. Posterior instability of the glenohumeral joint: a technique of repair. Am J Sports Med 1996;24:275-278.

[20] Hernandez A, Drez D. Operative treatment of posterior shoulder dislocations by posterior glenoidplasty, capsulorrhaphy, and infraspinatus advancement. Am J Sports Med 1986;14:187-191.

[21] Hurley JA, Anderson TE, Dear W, et al. Posterior shoulder instability: surgical versus conservative results with evaluation of glenoid version. Am J Sports Med 1992;20:396-400.

[22] Jones V. Recurrent posterior dislocation of the shoulder: report of a case treated by posterior bone block. J Bone Joint Surg Br 1958; 40:203-207.

[23] Kim SH, Ha KI, Park JH, et al. Arthroscopic posterior labral repair and capsular shift for traumatic unidirectional recurrent posterior subluxation of the shoulder. J Bone Joint Surg Am 2003;85A: 1479-1487.

[24] Kim SH, Ha KI, Yoo JC, et al. Kim's lesion: an incomplete and concealed avulsion of the posteroinferior labrum in posterior or multidirectional posteroinferior instability of the shoulder. Arthroscopy 2004;20:712-720.

[25] Kim SH, Kim HK, Sun JI, et al. Arthroscopic capsulolabroplasty for posteroinferior multidirectional instability of the shoulder. Am J Sports Med 2004;32:594-607.

[26] Kretzler HH. Scapular osteotomy for posterior shoulder dislocation. J Bone Joint Surg Am 1974;56A:197.

[27] Lenart BA, Sherman SL, Mall NA, et al. Arthroscopic repair for posterior shoulder instability. Arthroscopy 2012;28:1337-1343.

[28] McIntyre LF, Caspari RB, Savoie FH III. The arthroscopic treatment of posterior instability: two-year results of a multiple suture technique. Arthroscopy 1997;13:426-432.

[29] Misamore GW, Facibene WA. Posterior capsulorrhaphy for the treatment of traumatic recurrent posterior subluxations of the shoulder in athletes. J Shoulder Elbow Surg 2000;9:403-408.

[30] Mowery CA, Garfin SR, Booth R, et al. Recurrent posterior dislocation of the shoulder: treatment using a bone block. J Bone Joint Surg Am 1958;67:777-781.

[31] Neer GS II, Foster CR. Inferior capsular shift for involuntary inferior and multidirectional instability of the shoulder. J Bone Joint Surg Am 1980;62A:897-908.

[32] Papendick LW, Savoie FH III. Anatomy specific repair techniques for posterior shoulder instability. J South Orthop Assoc 1995;4: 169-176.

[33] Pollock RG, Bigliani LU. Recurrent posterior shoulder instability: diagnosis and treatment. Clin Orthop Relat Res 1993;291:85-96.

[34] Rowe CR, Pierce DS, Clark JG. Voluntary dislocation of the shoulder: a preliminary report on a clinical, electromyographic, and psychiatric study of 26 patients. J Bone Joint Surg Am 1973; 55A:445-460.

[35] Savoie FH III, Holt MS, Field LD, et al. Arthroscopic management of posterior instability: evolution of technique and results. Arthroscopy 2008;24:389-396.

[36] Schutte JP, Lafayette LA, Hawkins RJ, et al. The use of computerized tomography in determining humeral retroversion. Orthop Trans 1988;12:727.

[37] Scott DJ Jr. Treatment of recurrent posterior dislocations of the shoulder by glenoplasty. J Bone Joint Surg Am 1967;49:471-476.

[38] Shaffer BS, Conway J, Jobe FW, et al. Infraspinatus muscle-splitting incision in posterior shoulder surgery. Am J Sports Med 1994;22:113-120.

[39] Williams RJ, Strickland S, Cohen M, et al. Arthroscopic repair for traumatic posterior instability. Am J Sports Med 2003;31:203-209.

[40] Wirth MA, Butters KP, Rockwood CA. The posterior deltoid splitting approach to the shoulder. Clin Orthop Relat Res 1993;296: 92-96.

[41] Wolf EM, Eakin CL. Arthroscopic capsular plication for posterior shoulder instability. Arthroscopy 1998;14:153-163.

[42] Wong KL, Williams GR. Complications of thermal capsulorrhaphy of the shoulder. J Bone Joint Surg Am 2001;83:151-155.

第9章 肩关节后方不稳的关节镜治疗

Arthroscopic Treatment of Posterior Shoulder Instability

Fotios P. Tjoumakaris and James P. Bradley

定义

- 肩关节后方不稳导致盂肱关节的病理性移位，从轻度半脱位到创伤性脱位。大多数该种病理类型的患者，报告在盂肱关节不稳的激发位置疼痛，这种情况被称为复发性后半脱位。
- 肩关节后方不稳发生率远低于前向不稳，约占所有病理性肩关节不稳的5%～10%[2,5,10]。
- 当保守措施（如物理治疗）失败时，必须考虑手术治疗。

解剖

- 盂肱关节的重要稳定结构是关节面以及肱骨和肩胛盂、关节囊结构、关节盂唇、肱二头肌腱关节内部分与肩袖肌肉之间的协调性。
- 后关节囊和盂唇复合体的病理改变被认为是造成后部不稳定的主要原因。
- 手臂前屈呈90°，肩胛下肌为对抗向后平移提供了重要的稳定性。当手臂处于中立位时，喙肱韧带对抗向后移位。肩关节内旋（投掷的后续阶段）时，盂肱下韧带复合体是对抗向后移位的主要约束[1]。
- 组织学评估表明后方关节囊是相对薄弱的，仅由径向和圆形纤维组成，具有少量交叉联结。

发病机制

- 后不稳定可由前肩关节受直接打击造成外伤所致，或由肩部受间接力作用所致，引起肩关节屈曲、内收和内旋的联合运动[11-13]。
- 触电和癫痫是导致后脱位最常见的间接机制。
- 复发性后半脱位患者症状更加模糊，主诉是疼痛。运动员可能会诉述投掷速度减慢，并可能伴随投掷阶段的剧烈疼痛。
- 其他相关损伤，如肩胛盂缘上唇自前向后撕脱（SLAP损伤）、肩袖撕裂、反Hill-Sachs缺损和软骨损伤，均可能引起肩关节后方不稳[4]。

自然病程

- 有慢性交锁后脱位病史的患者，发生软骨损伤和退变性关节炎的风险增加[6]。
- 肱骨头静态后半脱位与年轻人肩关节不稳定没有得到及时治疗而引起的关节炎存在相关[14]。
- 没有长期研究表明关节镜治疗肩关节不稳定可以减缓骨关节炎的进展。

病史和体格检查

- 获得完整的病史记录，记录是否发生了错位（以及是否需要闭合复位）或主诉是否为疼痛。
- 记录有关疼痛的情况，即发病（诱发因素），严重程度，参加体育活动的能力，以及静息时是否出现症状。
- 记录对保守治疗（如物理治疗、休息、抗炎药物）的任何反应。
- 与任何关节的检查一样，对肩部进行触诊以引起疼痛，并记录运动范围。任何活动受限应与对侧肢体进行比较，主动和被动运动的差异可提示疼痛或关节囊挛缩。
- 撞击测试，以确定是否存在撞击伴肩袖肌腱炎。
- 其他检查后部不稳定性的方法如下：
  - 肌力测试。肌力减退可能是去功能化的结果，或可能提示潜在的肩袖或三角肌的病变。
  - 加载移位试验。评估病理性半脱位的程度以及患者在激发测试中产生的任何恐惧或疼痛体验。
  - Jerk测试。Jerk试验阳性提示病理性后半脱位[9]。
  - Kim测试。Kim试验阳性提示后下位唇撕裂或半脱位[8]。
  - 环行测试。若检测结果呈阳性，可高度怀疑后半脱位或脱位。
  - Sulcus征评估。Sulcus征呈阳性提示多方向的不稳定。

影像学和其他诊断性检查

- X线片，包括肩胛盂前后位片、肩胛侧位片、腋侧位片、冈上肌出口位片，以排除关联损伤、骨缺损（肱骨或关节盂）或退变（图1A）。
- 磁共振关节造影是目前最好的盂唇－关节囊结构的成像方法。
- 后部不稳定的MRI表现包括肱骨头向后移位，后盂唇

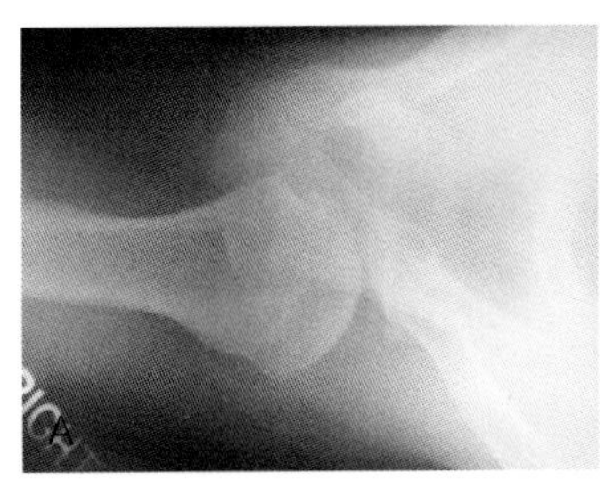

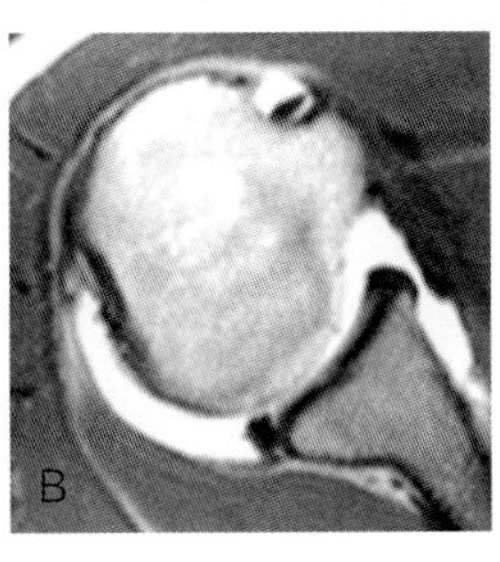

图1　A. 腋窝侧位X线片显示关节盂发育不全，容易导致肩后部不稳定。B. 磁共振关节造影的轴位图像显示后方盂上唇病变。后唇与关节盂缘对比提示有盂唇撕裂或撕脱。

损伤，后盂唇-关节囊撕脱伤，盂肱下韧带后束肱骨侧撕脱伤，后关节盂骨缺损，肱骨头前侧骨缺损（图1B）。

鉴别诊断

- 肩关节后脱位（可合并交锁）。
- 复发性后半脱位。
- 多向不稳定。
- 内部撞击。
- SLAP撕裂。
- 肩袖撕裂。
- 肩锁关节损伤。
- 骨折（如关节盂、大结节）。

非手术治疗

- 在大多数肩关节后不稳的病例中，延长非手术治疗期是必要的。
- 非手术治疗包括物理治疗，以恢复完整和对称的肩关节活动度，之后着重于加强肩袖和稳定肩胛的肌肉。
- 物理治疗是为了使肩部动态稳定结构能对静态稳定结构（如关节囊、盂唇）进行补偿。
- 一旦恢复了全范围活动度和肌力，就可以逐步回归正常运动。

手术治疗

- 若彻底的康复计划未能缓解后半脱位，或不稳定是由巨大创伤造成的，则考虑手术治疗。治疗肩关节后方不稳定的最新进展主要是关节镜治疗，这将在下文中详细介绍。目前该方法已发展成为一种区域性技术，在关节盂下采用传统的打结固定，修复关节盂上时则采用无线结固定。这项技术减少了正常盂肱关节运动时肱骨头与缝线接触引起症状的发生率。

术前计划

- 再次回顾所有影像学及病理学资料。
- 在手术前应评估任何骨缺损、游离体以及伴随的肩袖撕裂和SLAP撕裂，并确定治疗方案。
- 定位前进行麻醉下体检以确认诊断。测试应该包括肩沟试验、加载移位试验、环转试验或急冲测试。

体位

- 笔者偏向于侧卧位，因为相较于沙滩椅位，侧卧位提供更大的视野，以便评估后方关节盂唇和关节囊。
- 充气袋和腰垫支撑患者保持侧卧位。
- 泡沫垫用于填充腋窝和垫起所有骨性突起，包括腓骨头（保护腓神经）。
- 患肢外展45°，前屈20°，予以10 lb（4.5 kg）牵引力（图2）。

入路

- 笔者使用全关节镜技术进行手术，后侧入路用作主要工作入路（通过后方三角肌），前侧入路用作关节镜入路（通过肩袖间隙），后外侧辅助入路用以放置下方锚钉。

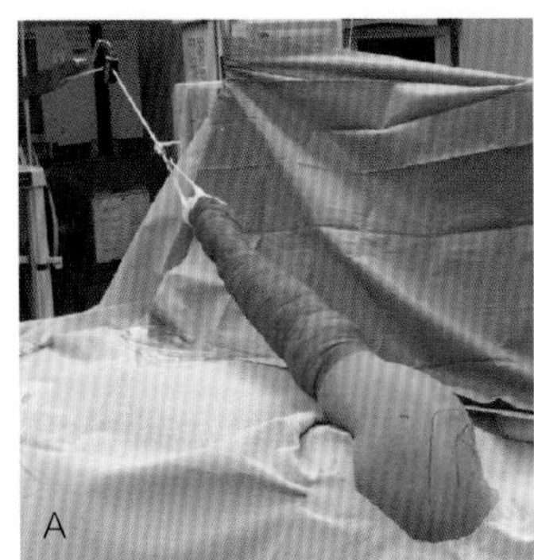

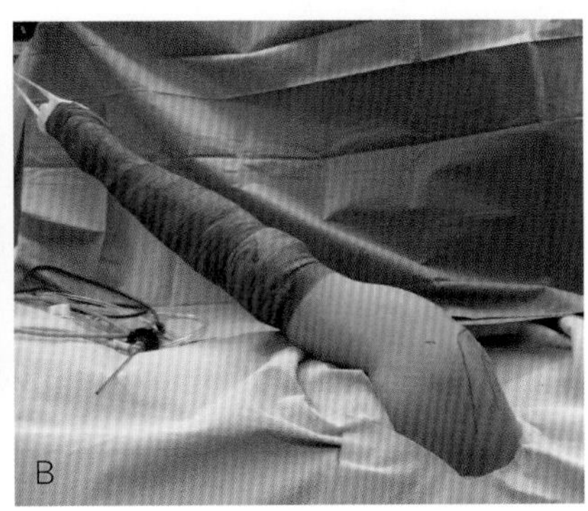

图2　A. 侧卧位是后方关节囊和盂唇关节镜手术的首选体位。B. 手臂轻微外展和前屈，予以10～15 lb（4.5～6.8 kg）的牵引力。

入路位置

- 通过18号腰椎穿刺针向盂肱关节(从后侧)注入无菌生理盐水50 mL。
- 在常规肩部标准后侧入路远端1 cm、外侧1 cm建立后侧入路,用作关节镜通道。该入路常与肩峰外侧缘平齐(技术图1A)。
- 该入路的位置较一般入路偏外侧,以便到达后侧肩胛盂缘及锚钉放置。
- 利用交换棒通过由内而外技术在肩袖间隙上方建立前侧入路。另外,该入路也可以利用腰椎穿刺针通过由外向内技术建立(技术图1B)。
- 将前侧入路交换棒更换为8.25 mm远端螺纹透明套管。

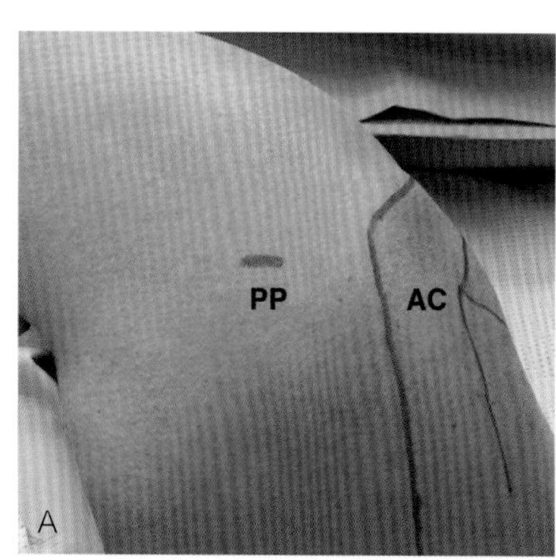

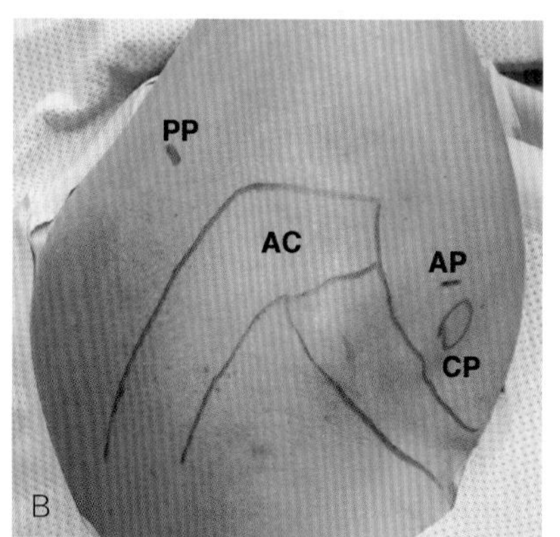

技术图1　A. 后侧入路(*PP*)与肩峰(*AC*)外侧缘平齐。B. 体表标记为后侧入路(*PP*)、肩峰(*AC*)、前侧入路(*AP*)和喙突(*CP*)。

诊断性关节镜检查

- 通过后侧入路进行诊断性关节镜检查。
- 检查盂肱关节面是否有软骨损伤。检查肱骨头后外侧是否有Hill-Sachs病变(可能提示合并前向不稳定)。
- 检查前盂唇、下盂唇和盂肱韧带。
- 检查肱二头肌腱和上盂唇,注意是否有病变。合并的SLAP损伤多见于后向不稳定。
- 检查肩袖(包括肩胛下肌腱)。
- 在后侧入路放置交换棒,替换为另一个8.25 mm远端螺纹透明套管。然后将关节镜重新置入前侧套管,直至手术结束。
- 检查后侧关节囊和关节盂唇(技术图2)。
- 检查肱骨头前表面是否有反Hill-Sachs病变,如果有则提示可能存在明显不稳定。

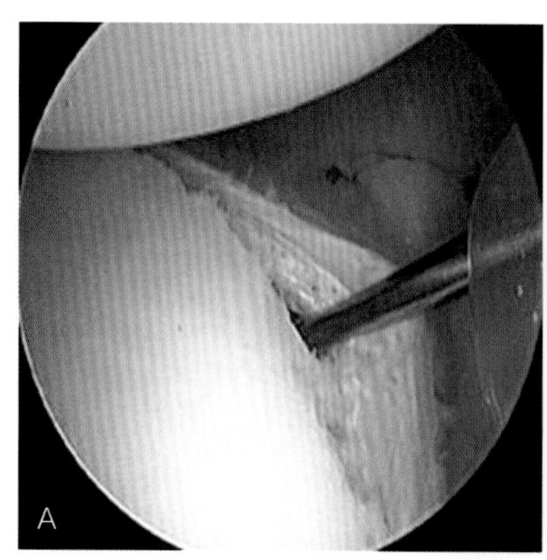

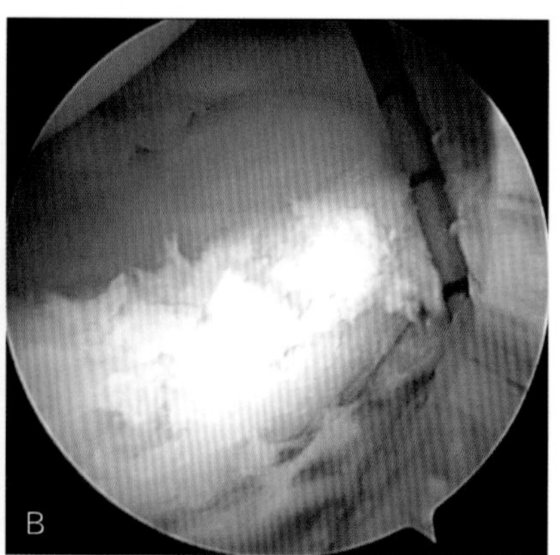

技术图2　A. 关节镜下后侧入路显示后盂唇撕脱。B. 从后侧入路可见后盂唇完全撕脱。

关节盂准备和缝合锚钉放置

- 通常情况下，后盂唇分离，关节囊变薄，需要放置缝合锚钉。
- 关节镜下用锉刀或凿从关节盂缘分离盂唇。
- 然后用锉刀清理关节囊，以获得治疗的最佳环境。
- 刨刀或磨钻处理肩胛盂缘，形成渗血表面以利于愈合。
- 缝合锚钉沿关节边缘放置，而不是沿关节盂颈，用于修复和关节囊折襞（技术图3A）。
- 对于下盂，笔者通常使用2或3个3 mm Bio-SutureTak缝合锚钉，2号纤维线（Arthrex Inc., Naples, FL）。许多其他市场上的锚钉也可以以类似的方式使用。在后盂的中部和上部，笔者偏向使用2.9 mm的PushLock（Arthrex）锚钉，用系带缝合（行李标签结构）或简单缝合穿过盂带。这样可以防止术后正常盂肱运动时线结刺激，且仍可以进行解剖修复。
- 对于下方的锚钉，导向器进行预钻孔，用木槌置入锚钉。对于无结的锚钉，首先将唇带绕在盂唇-关节囊复合体周围，然后钻锚钉导向孔。
- 放置锚钉，使缝合线垂直于关节盂缘。这有利于最后侧缝线穿过撕裂的盂唇。
- 锚钉均匀间隔于后盂缘，用于对称修复（技术图3B）。

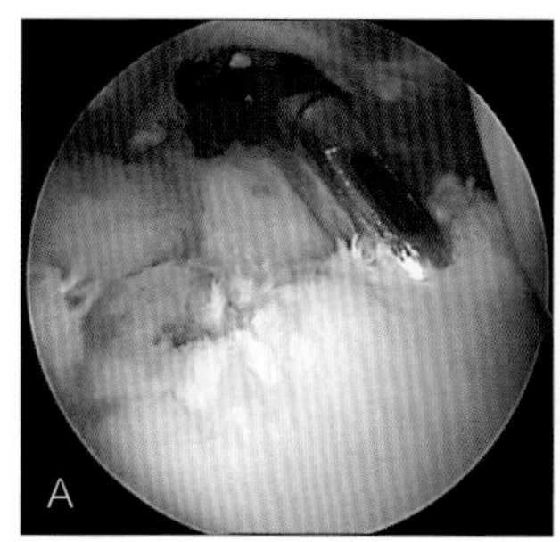

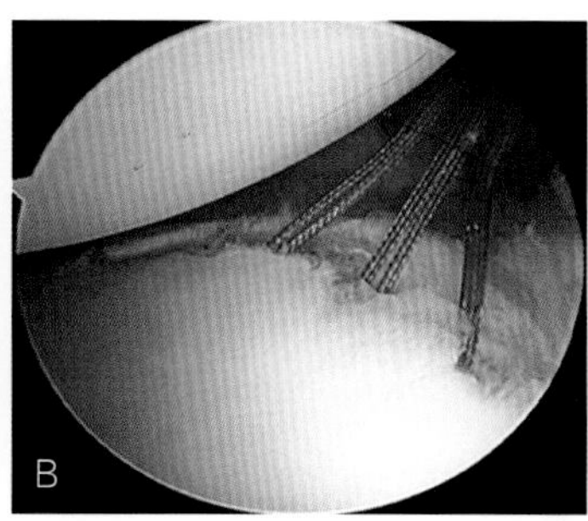

技术图3 A. 锚钉安置在关节盂缘。钻头用于在置入锚钉之前钻导向孔。B. 锚钉均匀分布在关节盂后缘，以利于对称和平衡的修复。

盂唇和关节囊修复

- 用45° Spectrum钩（Linvatec Corp., Largo, FL）和0号PDS缝线（Ethicon, Somerville, NJ）缝合，将缝线穿过关节囊和盂唇（技术图4）。
- 缝线钩穿过关节囊（如果需要折襞），且位于关节盂缘撕裂唇部的下方。
  - 由下而上的方向以实现一个小的关节囊折襞。
- 该缝线通道的方向是为了恢复盂肱下韧带后束的张力。
  - 临床上盂唇显著不稳定的患者可能比单纯的盂唇病变患者更需要折叠缝合。
- PDS缝线进入盂肱关节，撤回过线器。
- 然后抓线器取出最后侧锚钉的缝线和递过关节囊－盂唇复合体的PDS缝线。
  - 抓住较后方的缝线可防止缝线纠缠。
- 然后，将PDS缝线做成单回路，并绑在FiberWire编织缝线上。
- 然后将PDS缝线的另一端拉出，FiberWire缝线穿过盂唇和关节囊（技术图4B、C）。
- 然后以类似的方式传递其他缝线以完成修复。
- 每次缝线穿过关节囊－盂唇复合体，采用关节镜下打结技术（技术图4D）。
- 当在唇带间穿梭时，PDS缝线以与传统技术相似的方式传递；然而，一个盂唇带环在唇间穿梭。当盂唇带环通过套管，通过环带的尾部被传送出去（就像行李标签一样），拉紧尾部，确保盂唇带环固定住关节囊－盂唇复合体。打结推杆可以将该结滑入关节。或者，可以使用简单的缝合技术将唇带穿梭于唇部以获得同样理想的结果。
- 为PushLock的置入预钻孔，并将唇带穿过锚钉的孔眼。然后“推动”锚钉并轻轻敲入关节盂，达到固定时所需的张力。
- 笔者偏向先从下方修复开始，然后向上至后侧肩胛盂上缘。如此，每一针的张力都可以进行评估。

TECHNIQUES

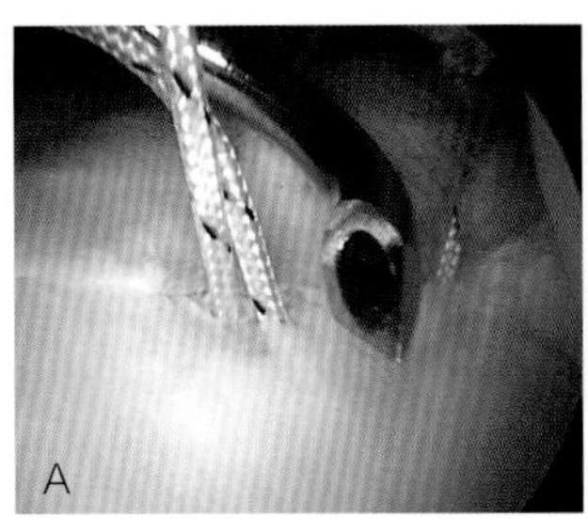
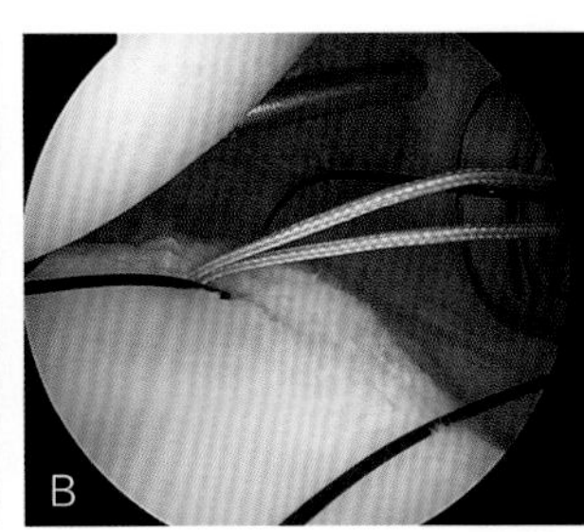
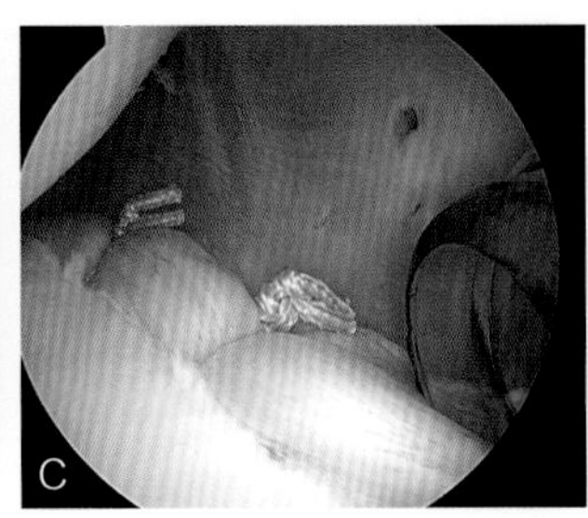
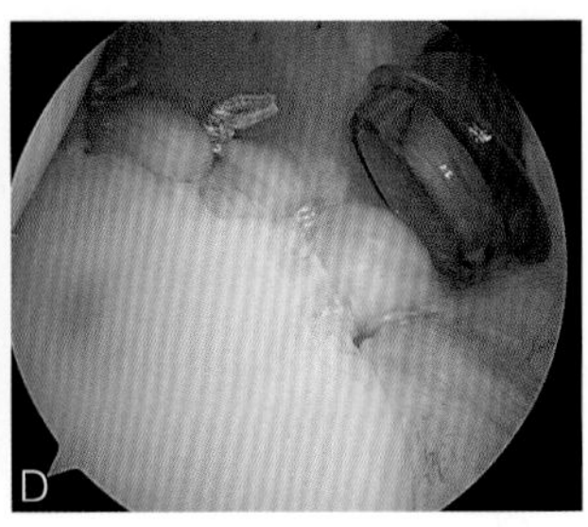

技术图4 A. 使用缝线钩将锚线穿过关节囊－盂唇复合体。B. PDS缝线已穿过关节囊和后盂唇。C. 锚定后缝线，然后通过PDS缝线与下锚栓绑紧。D. 利用穿梭于关节囊－盂唇复合体周围的两条唇带，通过上方的无结固定完成盂唇修复。

完成修复

- 关节镜下尖锥用于穿透肱骨后方裸露区域，使其点状出血以促进愈合。
- 将后方套管收回到关节囊水平正后方，用PDS缝线缝合后方关节囊切口。
- 经后方关节囊切口采用新月形Spectrum过线器穿透一侧关节囊，缝线穿入关节。
- 缝线从切口的另一侧用穿刺器取出，关节镜下靠近入路处打结（技术图5）。
- 改变缝线与入路切口的距离，使后方关节囊承受额外的张力。
- 如果需要额外的折叠（如多向不稳定），可在肩袖间隙或前方关节囊处做额外缝合，如文中其他地方所述。
- 用尼龙线间断缝合入路处皮肤切口，悬吊患肢并允许轻微外展。

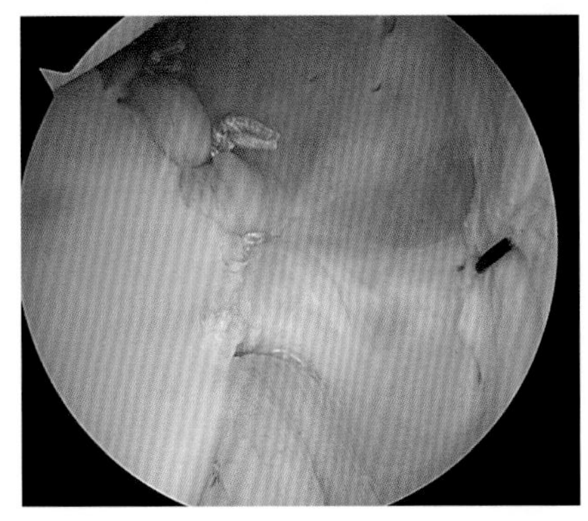

技术图5 修补在后侧入路关闭后完成。

要点与失误防范

适应证	• 详细的病史和相关的影像学检查有助于确定正确的诊断 • 应广泛建议患者接受非手术治疗
患者体位	• 关于哪个体位能更好地暴露后关节盂存在争议 • 无论选择何种体位，术者都应感到舒适；然而，笔者认为侧卧位能提供更好的视野
入路定位	• 将后侧入路置于标准入路稍外侧，便于锚钉的放置 • 将前侧入路置于肩袖间隙上方，以获得更好的视野
锚钉放置	• 将锚钉垂直于肩胛盂缘，于后方穿梭缝线，可防止缝线纠缠
修复	• 根据病史、体格检查和影像学研究制订修复方案。没有盂唇病变的患者可能需要单独的皱襞成形术 • 无论需要哪种修复方式（关节囊折叠、关节囊-盂唇折叠或盂唇的修复），笔者都偏向使用缝合锚钉
打结	• 在尝试关节镜下修复技术之前，术者应熟练掌握滑动结和非滑动结

术后处理

- 患者离开手术室时悬吊患肢，可轻微外展，可在家中进行被动活动度练习时摘除。
  - 笔者允许患者术后4周90°前举和外旋至0°。
- 吊带在术后6周停止使用，并进行主动辅助的活动度练习和轻柔的被动活动度练习。
- 术后6周开始无痛、轻柔的内旋练习。
- 术后2～3个月，达到被动和主动的全活动度。
  - 期间，伸展运动可以用于任何活动度不足的情况。
- 4个月后，肩关节通常无痛，开始加强肩袖偏心训练。
- 5个月时，开展等压和等速运动。
- 6个月时，投掷运动员接受等速力量测试。
  - 若达到对侧肢体力量和耐力的80%，可开始投掷训练。
  - 全面的竞技性投掷运动通常要等到术后12个月。
- 到6个月的时候80%的体力已恢复，非投掷运动员可参加体育专项训练。

预后

- 关节镜下肩关节后方稳定性治疗在不稳定的复发和运动员回归运动方面取得了良好效果。
- 研究表明，肩关节后方不稳复发率为0%～8%，体育运动的回归率为89%～100%[3,7,15]。

并发症

- 复发性不稳定。
- 僵硬。
- 感染。
- 神经血管损伤。

（王海明　译，陈云丰　审校）

参考文献

[1] Blasier RB, Soslowsky LJ, Malicky DM, et al. Posterior glenohumeral subluxation: active and passive stabilization in a biomechanical model. J Bone Joint Surg Am 1997;79A:433-440.

[2] Boyd HB, Sisk TD. Recurrent posterior dislocation of the shoulder. J Bone Joint Surg Am 1972;54A:779.

[3] Bradley JP, McClincy MP, Arner JW, et al. Arthroscopic capsulolabral reconstruction for posterior instability of the shoulder: a prospective study of 200 shoulders. Am J Sports Med 2013;41(9):2005-2014.

[4] Gartsman GM, Hammerman SM. Superior labrum anterior and posterior lesions: when and how to treat them. Clin Sports Med 2000;19:115-124.

[5] Hawkins RJ, Koppert G, Johnston G. Recurrent posterior instability(subluxation) of the shoulder. J Bone Joint Surg Am 1984;66A:169.

[6] Keppler P, Holz U, Thielemann FW, et al. Locked posterior dislocation of the shoulder: treatment using rotational osteotomy of the humerus. J Orthop Trauma 1994;8:286-292.

[7] Kim SH, Ha KI, Park JH, et al. Arthroscopic posterior labral repair and capsular shift for traumatic unidirectional recurrent posterior subluxation of the shoulder. J Bone Joint Surg Am 2003;85-A:1479-1487.

[8] Kim SH, Park JC, Jeong WK, et al. The Kim test: a novel test for posteroinferior labral lesion of the shoulder: a comparison to the jerk test. Am J Sports Med 2005;33:1188-1192.

[9] Kim SH, Park JC, Park JS, et al. Painful jerk test: a predictor of success in nonoperative treatment of posteroinferior instability of the shoulder. Am J Sports Med 2004;32:1849-1855.

[10] McLaughlin HL. Posterior dislocation of the shoulder. J Bone Joint Surg Am 1952;34A:584.

[11] Pollock RG, Bigliani LU. Recurrent posterior shoulder instability. Diagnosis and treatment. Clin Orthop Relat Res 1993;291:85-96.

[12] Silliman JF, Hawkins RJ. Classification and physical diagnosis of instability of the shoulder. Clin Orthop Relat Res 1993;291:7-19.

[13] Tibone JE, Bradley JP. The treatment of posterior subluxation in athletes. Clin Orthop 1993;291:124-137.

[14] Walch G, Ascani C, Boulahia A, et al. Static posterior subluxation of the humeral head: an unrecognized entity responsible for glenohumeral osteoarthritis in the young adult. J Shoulder Elbow Surg 2002;11:309-314.

[15] Williams RJ III, Strickland S, Cohen M, et al. Arthroscopic repair for traumatic posterior shoulder instability. Am J Sports Med 2003;31:203-209.

第10章 Latarjet术治疗伴骨缺损的肩关节不稳

Latarjet Procedure for Instability with Bone Loss

Patrick J. Denard and Stephen S. Burkhart

定义

- 在肩关节不稳定中，认识并妥善处理骨缺损是达到良好手术结果的关键。
- 盂肱关节稳定性最重要的要求之一是长而一致的关节弧，其中肱骨头在整个运动过程中保持与关节盂接触。肩胛盂骨缺损或肱骨头后侧缺损（即Hill-Sachs损伤）可以导致这种弧形的丢失（图1，图2）。
- 当关节盂骨丢失超过下盂直径25%或更大时需要Latarjet术治疗。
- 在Latarjet术治疗中，将喙突转移到下肩胛盂，用两颗螺钉固定。
- Patte指出，Latarjet术治疗的成功可以归因于三重效果，如下：
  - 通过骨移植延长关节弧。
  - 联合腱的吊带效果。
  - 通过联合腱在其新的位置（覆盖在下肩胛盂）产生肩胛下肌下部的张力。

解剖

- 1954年，Latarjet[14]描述了喙突骨移植技术，用以预防前脱位。
  - 他把胸小肌从喙突上解离，切开喙肩韧带，留下部分喙肩韧带附着在喙突上，完成喙突基底部截骨，作为移植骨块紧靠关节盂颈前部。
  - 喙突通过肩胛下肌的裂隙，定位到它的下表面，使之接触盂颈前部，用两个螺钉固定（图3）。这样做，喙突后外侧表面与肩胛盂关节表面相靠近。
- 笔者的手术技术被称为等弧技术。Burkhart和DeBeer[5]在2000年首次报道了这种技术，合并了两个重要的修改：
  - 喙突移植围绕其长轴旋转90°使它的凹下表面成为关节盂凹的延伸，为重建的关节盂表面提供了一个更加解剖性的关节弧[11]（图4）。

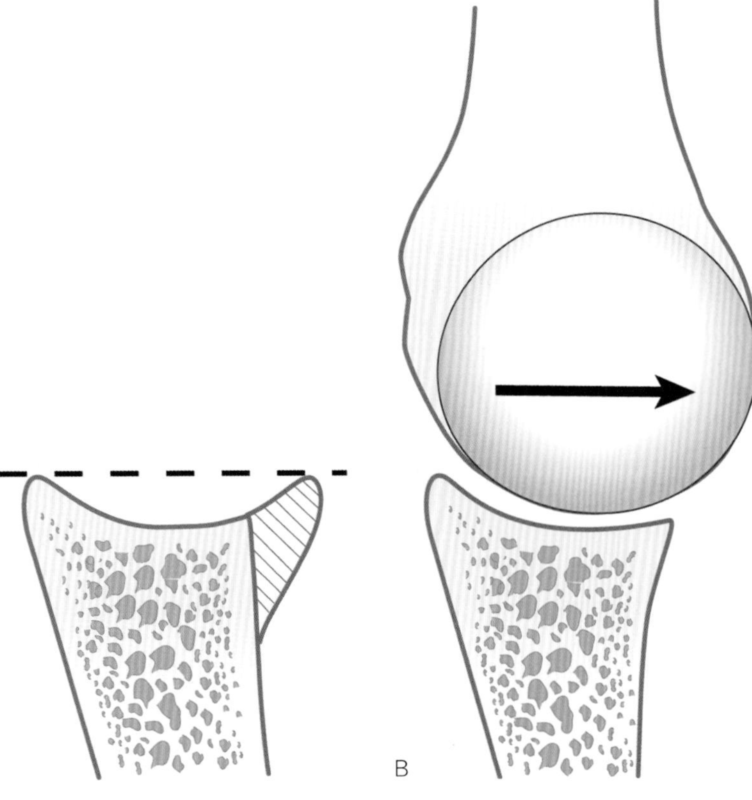

图1 A. 盂前缘有助于“加深”关节盂和支撑抵抗脱位。B. 骨丢失的肩胛盂关节弧受损，具有较小的抗剪切力，对斜向施加的离轴载荷的抗阻能力也较小（经允许引自Burkhart SS, Lo IK, Brady PC. Burkhart's View of the Shoulder: The Cowboy's Guide to Advanced Shoulder Arthroscopy. Philadelphia: Lippincott Williams & Wilkins, 2006）。

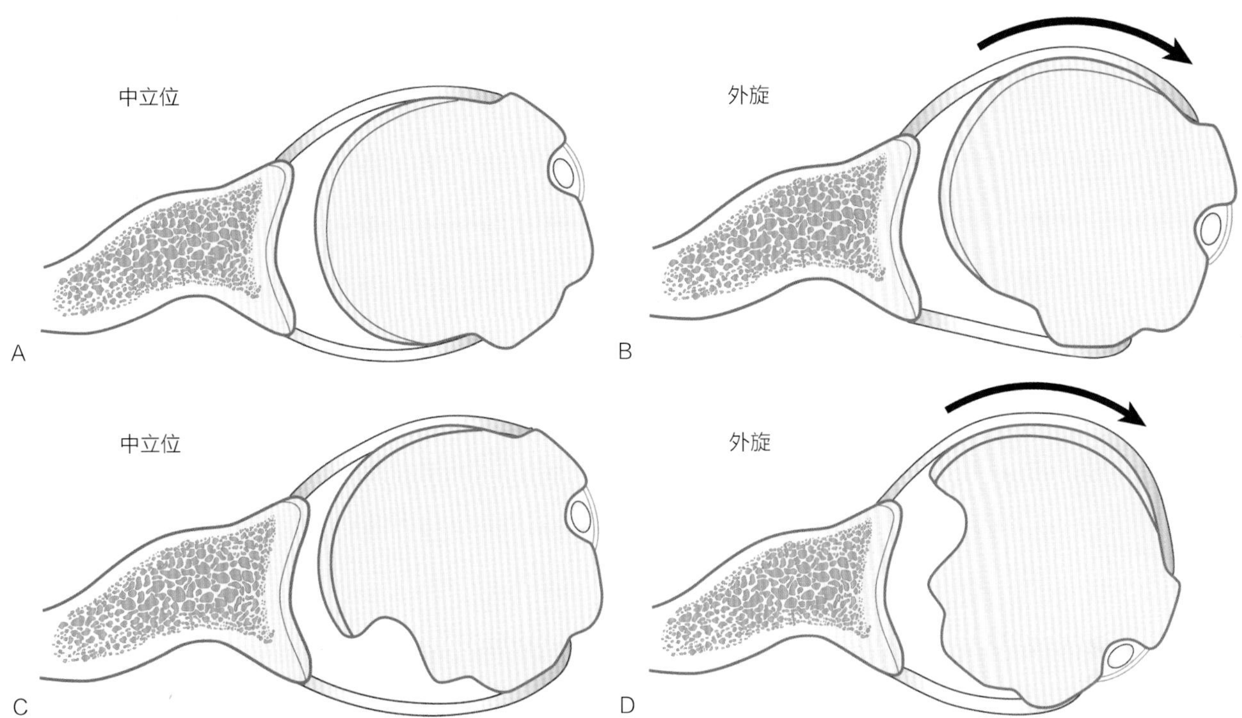

图2　A. 肩胛盂与肱骨关节面的正常关系。B. 保持完全外旋位时肱骨和肩胛盂关节面的位置关系。C. 广泛的Hill-Sachs损伤造成关节弧长不匹配。D. 少量外旋会导致Hill-Sachs损伤累及肩胛盂前角（经允许引自Burkhart SS, Lo IK, Brady PC. Burkhart's View of the Shoulder: The Cowboy's Guide to Advanced Shoulder Arthroscopy. Philadelphia: Lippincott Williams & Wilkins, 2006）。

- 关节囊通过缝合锚钉重新附着于原关节盂，使喙突移植在关节外，从而防止肱骨关节面磨损喙突骨移植。
- 使用等弧技术，或喙突下表面延伸到肩胛盂，相较于Latarjet所描述的后外侧位，更能恢复到正常的盂肱接触力[11]。

发病机制

- 高达95%的肩关节不稳复发患者存在骨病损[10]。
- Sugaya等[19]报道，通过单独检查肩胛盂发现复发性不稳定的患者中有90%存在盂骨异常（包括骨丢失或外形异常）。50%的病例存在盂骨丢失（不包括外形异

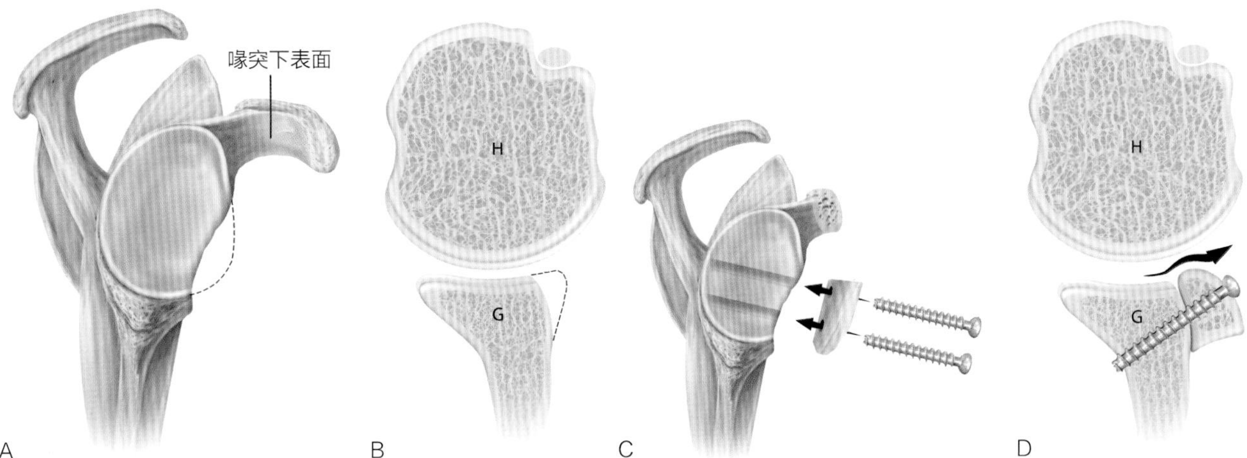

图3　法国Latarjet重建技术示意图。A、B. Latarjet重建前矢状面（A）和轴向（B）示意图。C、D. 喙突做了截骨手术，喙突的下表面直接与肩胛盂相连。喙突骨移植物的轮廓与盂骨的轮廓不匹配。*G*，关节盂；*H*，肱骨（经允许引自Burkhart SS, Lo IK, Brady PC, et al. The Cowboy's Companion: A Trail Guide for the Arthroscopic Shoulder Surgeon. Philadelphia: Lippincott Williams & Wilkins, 2012）。

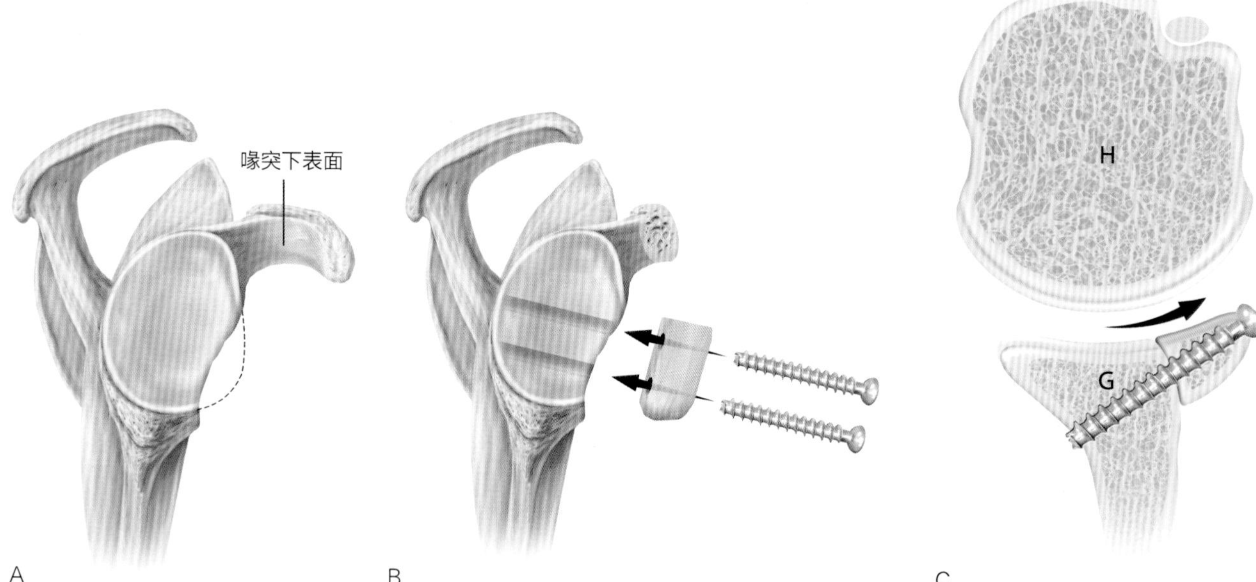

图4　Latarjet重建的Burkhart-DeBeer改善示意图。A. 矢状面显示盂骨丢失。喙突的底面为图中蓝色阴影所示。B. 喙突截骨后，植骨片旋转90°，使喙突的下表面与关节盂紧密结合，形成关节盂凹弧的延续。移植物用两颗螺钉固定。C. 轴向视图演示了方向改变［与原先的法国技术（图3）相比］提供了更接近于原关节盂凹面的轮廓，并且提供了关节弧较长的延伸。*G*，关节盂；*H*，肱骨（经允许引自Burkhart SS, Lo IK, Brady PC, et al. The Cowboy's Companion: A Trail Guide for the Arthroscopic Shoulder Surgeon. Philadelphia: Lippincott Williams & Wilkins, 2012）。

常)，其中一半以上有大于肩胛盂宽度5%的缺陷。

- Yamamoto等[20]引入了"肩胛盂轨迹"的概念，用以描述盂骨丢失和Hill-Sachs病变之间的相互作用。
  - 当手臂抬起时，肩胛盂接触区域从肱骨头后关节面下内侧移至上外侧，形成一个肩胛盂与肱骨头之间的接触区域(肩胛盂轨迹)。完整的肩胛盂轨迹可以保证骨的稳定性。
    - 在关节盂骨丢失≥25%的情况下，骨稳定性总是受到影响，需要增加骨质。
    - 当盂骨丢失＜25%时，肩胛盂轨迹可用于将Hill-Sachs损伤定义为"在轨"或"离轨"，由此决定除了关节镜下的Bankart修复外，是否需要再填充。

自然病程

- 在关节盂骨丢失关节下盂直径≥25%的情况下，关节镜下Bankart修复的复发率为67%～75%[3,5]。在这种情况下，通过Latarjet将喙突延接到关节盂可使复发率显著减少。

病史和体格检查

- 详尽的病史记录是必要的，包括损伤机制和先前接受的治疗。
  - 获取以前的手术报告，了解骨缺损区域、组织质量和内固定物等有价值的信息。
  - 病史的基本要素包括年龄，脱位机制，脱位次数，脱位时肩关节的位置，复位史(自行复位或医生复位)，惯用手，运动和工作需求，治疗史和患者的期望。
- 体检确定不稳定的位置和方向，并识别或消除导致不稳定的因素：
  - 肌肉紧张或萎缩。
  - 主动和被动运动范围。
  - 肌力评估(排除伴随的肩袖损伤)。
  - 恐惧体位。
  - 再脱位。
  - 失稳方向(加载移位试验)。
  - 全身韧带松弛。
  - 神经血管检查。

影像学和其他诊断性检查

- 笔者对骨丢失的评估是基于术前和术中评估。笔者通常获得盂肱关节前后(AP)位、肩胛侧位和腋窝位X线片，评估患者是否出现盂骨丢失或Hill-Sachs损伤。
- 虽然X线片能大致显示骨缺陷的严重性，但往往被低估。因此，笔者通过CT扫描和三维重建获得所有患者的骨缺损情况。此外，对没有拍摄X线片但有复发的危险因素(如年轻患者，多次脱位)的患者进行CT检查的门槛很低。可通过双侧三维CT评估关节盂骨丢失。

- 通过与正常的对侧肩对比，比较盂的宽度来评估骨缺损程度。96%的病例可据此分为两类，即盂骨丢失小于关节盂宽度的25%和超过其25%。

鉴别诊断

- 多向不稳定。
- 癫痫。

非手术治疗

- 盂骨丢失≥25%时，很少有非手术治疗的指征。
- 但是，必须认识到失控的癫痫可能是Latarjet术的禁忌证，这种情况下失败率很高[18]。
- 此外，感染和自发不稳定也是Latarjet术的禁忌证。

手术治疗

- 笔者进行开放式Latarjet术的主要适应证如下：
  - 下关节盂骨丢失≥25%（倒梨盂）。
  - 严重Hill-Sachs损伤，由90°外展加90°外旋（运动体位）所致。
- 总的来说，笔者发现大范围Hill-Sachs损伤通常与倒梨型关节盂合并发生，这样的病例同时满足了两种指征。另外，当有大范围Hill-Sachs损伤时，经Latarjet术喙突骨移植物将延长关节弧，Hill-Sachs损伤将不能累及关节盂缘。这样，Latarjet术就可以在不需要用肱骨缺损骨移植术的情况下有效地治疗Hill-Sachs损伤。
- Latarjet重建有一个相对指征：前盂唇韧带复合体软组织严重缺损的患者。
  - 这种软组织损伤可能是由于关节囊热坏死或由于多次软组织手术失败。尽管一些学者推荐软组织移植，笔者仍优先推荐Latarjet重建。
  - 或者，笔者注意到偶尔会有病例为关节囊部分缺损（关节囊热坏死，多次手术失败）且没有明显骨质流失。笔者发现这种情况是可以在关节镜下用肩胛下肌的深面皮瓣进行修复，以扩增或代替前关节囊[8]。

术前计划

- X线片、MRI和CT检查需在术前回顾。
- 在麻醉下进行检查以评估不稳定的程度。

体位

- 手术通常在全身麻醉下进行。患者首先以侧卧位行关节镜检查，以确定骨缺损的范围。喙突转移最好以沙滩椅位进行。

入路

- 诊断性关节镜使用后侧和前上外侧入路。如需进一步治疗（如SLAP修复），根据需要建立其他入路。
- 喙突转移通过标准的三角肌入路完成，从喙突水平开始向远侧延伸。

TECHNIQUES

骨缺损评估

- 笔者对所有接受手术治疗的肩关节不稳定患者进行关节镜下骨丢失评估。
- 通过前上外侧入路观察下盂宽度，通过后侧入路插入刻度探针评估[7]。
  - 肩胛盂裸露点标志着肩胛盂的中心，用来比较前后盂的宽度。
  - 评估肱骨近端后侧是否存在Hill-Sachs损伤，若存在，同时评估其严重程度。
    - 可使用刻度探针来估计Hill-Sachs间距（HSI）。
    - HSI是指肩袖附着处到Hill-Sachs损伤内侧缘的距离，等于Hill-Sachs损伤的宽度加上完整骨桥（BB）的宽度（HSI＝Hill-Sachs宽度＋BB宽度），此骨桥位于Hill-Sachs损伤与肩袖之间。
- 如果盂骨丢失≥25%，笔者下一步将解决任何关节镜下可修复的相关病变。笔者以前报道过64%的SLAP损伤发生在Latarjet重建的患者[2]。在这些情况下，笔者使用前面描述的关节镜下SLAP修复术[8]。
- 接下来，患者仰卧位，将手术台调整到一个可调角度的沙滩椅位，然后重新准备和铺巾，准备行开放Latarjet术。

TECHNIQUES

喙突截骨术

- 采用标准三角肌入路切口。从喙突顶端到喙锁韧带附着喙突的底部显露喙突。喙肩韧带从喙突的外侧面解离，胸小肌腱止点从喙突内侧解离。喙突内侧表面，将作为用螺钉固定时与肩胛盂颈前面的接触面。
- 喙突截骨可采用骨刀或成角锯片（技术图1）。笔者认为骨刀应该只用于瘦的患者。在一个肌肉发达的患者身上，发达的三角肌和胸大肌可能会阻碍关节盂前入路的适当角度，可能导致关节盂内骨折。使用锯片或骨刀时，神经血管结构由内、下牵引器保护。截骨手术是在喙锁韧带前面进行的，以获得尽可能长的喙突骨移植物。理想的移植体长度为2.5～3.0 cm，但在年幼患者中，2.0 cm的移植物对于两个螺丝固定是足够的。
- 将联合腱连同喙突上维持移植物的血供一起移植，完成后提供吊带效果增强肩关节的稳定性。喙突和联合肌腱移植后，肌皮神经回缩到喙突内侧，防止任何牵拉损伤神经。

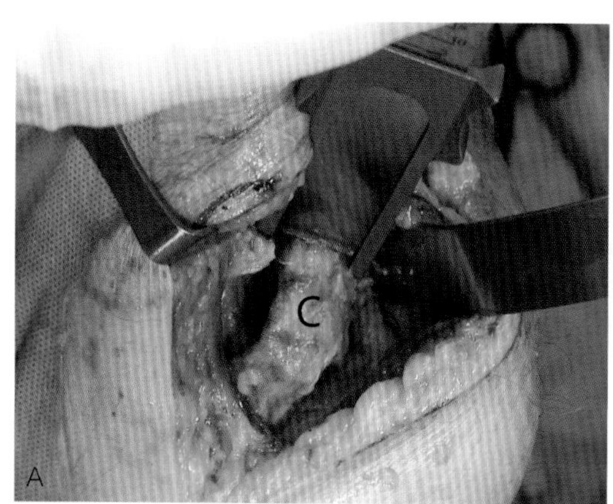

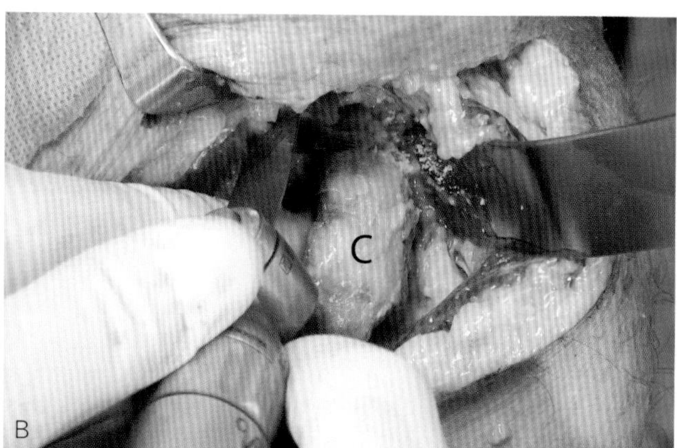

技术图1　A、B. 喙突截骨术可以使用骨刀（A）或成角锯片（B）。*C*，喙突（经允许引自Burkhart SS, Lo IK, Brady PC, et al. The Cowboy's Companion: A Trail Guide for the Arthroscopic Shoulder Surgeon. Philadelphia: Lippincott Williams & Wilkins, 2012）。

盂肱关节显露及关节盂准备

- 一旦喙突被截骨，就会有清晰的前肩关节视野。肩胛下肌腱的上半部分在远端分离，显露关节内侧（技术图2）。肩胛下肌下半部分保留下来。肩胛下肌腱上半部分解离后，肩胛下肌腱下部与前关节囊之间平面显露。
- 或者，可以通过肩胛下肌劈开入口显露关节盂。笔者中有一位（PJD）偏向这样的技术。肩胛下肌劈开入口是通过肩胛中下三分之一的交界处的肌肉纤维完成的。关节囊从肩胛下肌钝性分离，然后做关节囊切口。

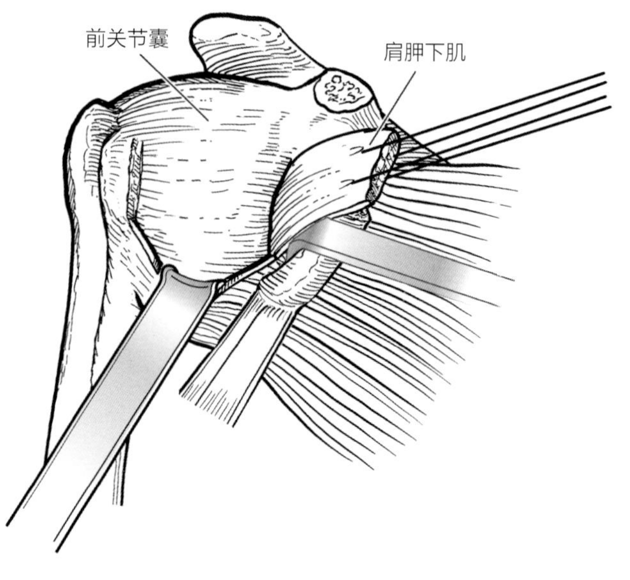

技术图2　肩胛下肌腱的处理。分离肌腱的上半部分，然后显露肩胛下肌腱下部与前关节囊之间平面（经允许引自Burkhart SS, Lo IK, Brady PC. Burkhart's View of the Shoulder: The Cowboy's Guide to Advanced Shoulder Arthroscopy. Philadelphia: Lippincott Williams & Wilkins, 2006）。

- 据报道，这种入路可以更好地保存肩胛下肌的力量，减少术后肩胛下肌的脂肪化[17]。
- 然而，视野可能是相当有限的，而且裂口位置严重限制了术者改变关节盂上移植物的位置的能力（如果需要的话）。因此，只有当术者很适应该方法时笔者才推荐，因为笔者认为，移植物的位置是最重要的。

- 关节囊切口开始于关节盂边缘内侧1 cm处，通过骨膜下锐性剥离，保留足够的关节囊长度，以利于后面再附着（技术图3）。盂颈前面是喙突骨移植的接收床，用刮骨器或磨头进行处理，小心保存尽可能多的原盂骨。清理前肩胛盂颈直至骨面出血，用高速磨头精确去骨。

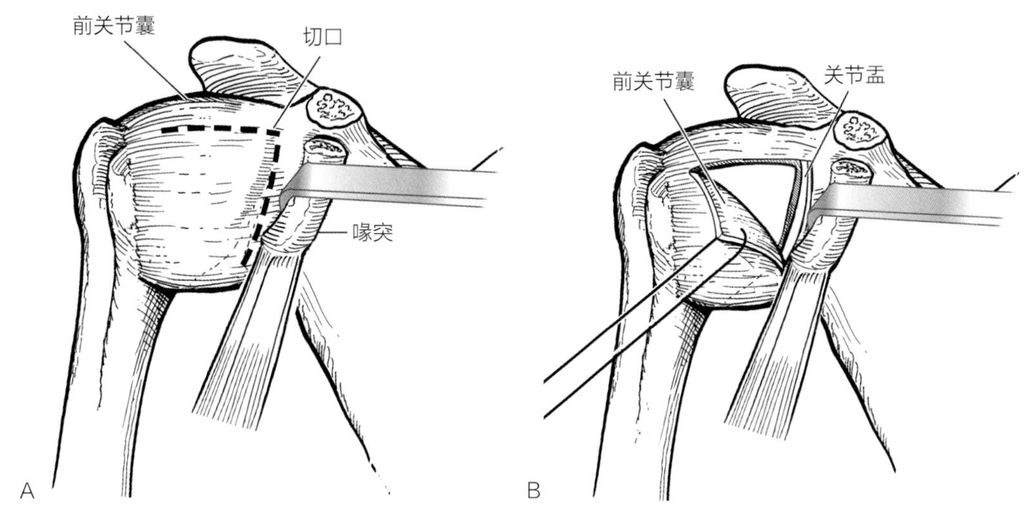

技术图3　A. 关节囊切开术示意图。B. 在盂缘内侧1 cm处切开关节囊，在肩胛盂颈保留尽可能多的关节囊，以便以后再附着（经允许引自Burkhart SS, Lo IK, Brady PC. Burkhart's View of the Shoulder: The Cowboy's Guide to Advanced Shoulder Arthroscopy. Philadelphia: Lippincott Williams & Wilkins, 2006）。

喙突移植物制备

- 用Kocher钳固定喙突，使用电锯去除胸小肌附着的内侧喙突表面上的薄骨片。该表面会和前盂颈接触（技术图4）。
- 用夹持式喙突钻头导向器（Coracoid Drill Guide, Arthrex, Inc., Naples, FL）夹持喙突移植物（技术图4），使喙突移植物拉长的间隙槽处于最终会接触到的新鲜的关节盂表面。导向器允许术者在移植物上钻两个平行的4 mm孔。注意确保孔以移植物为中心，且垂直于准备好的骨表面。

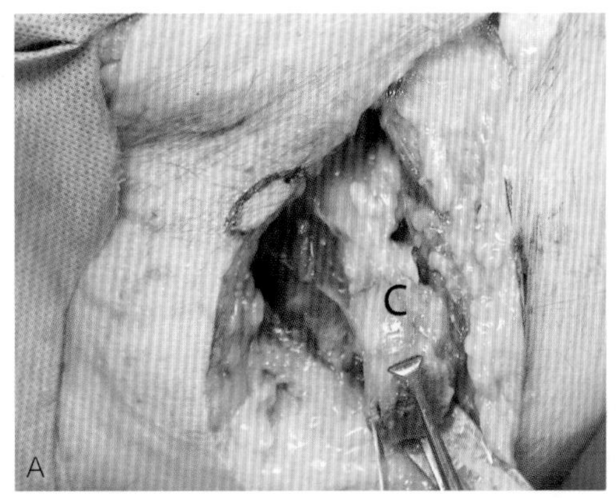

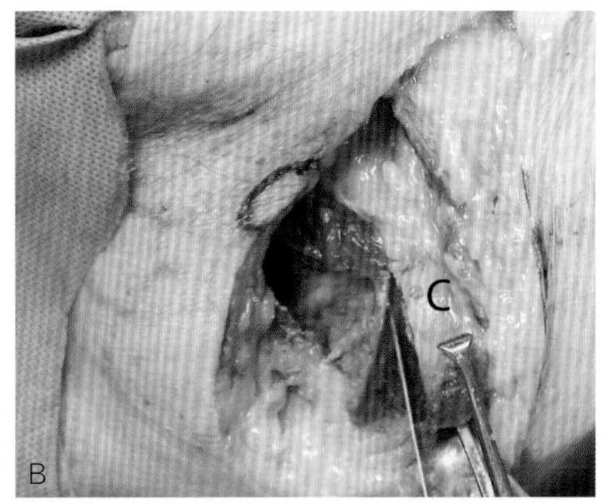

技术图4　喙突移植物的制备。A. 用仪器抓住喙突。B. 直锯刀片用来从内侧表面去除一块薄骨片。

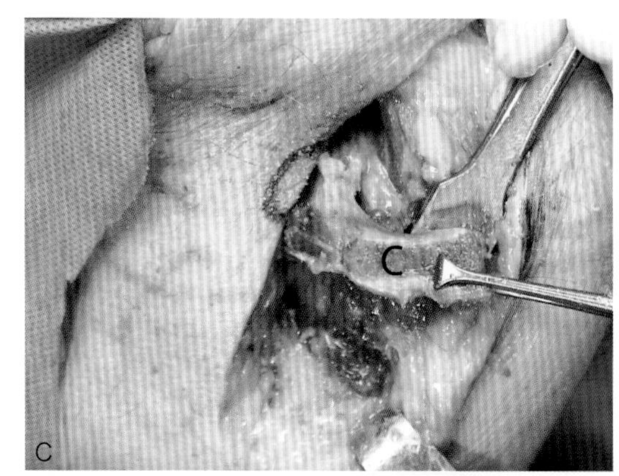

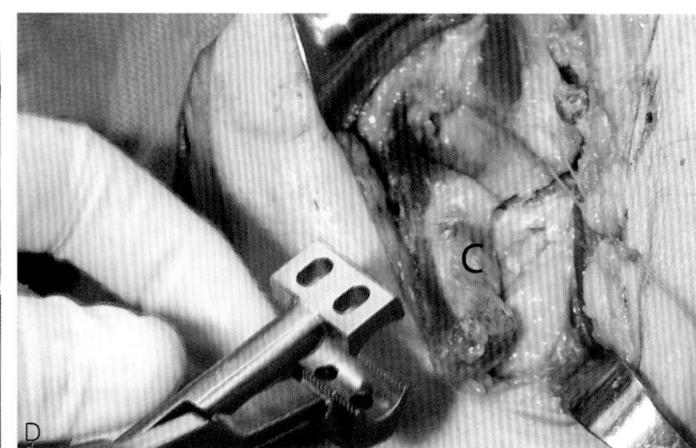

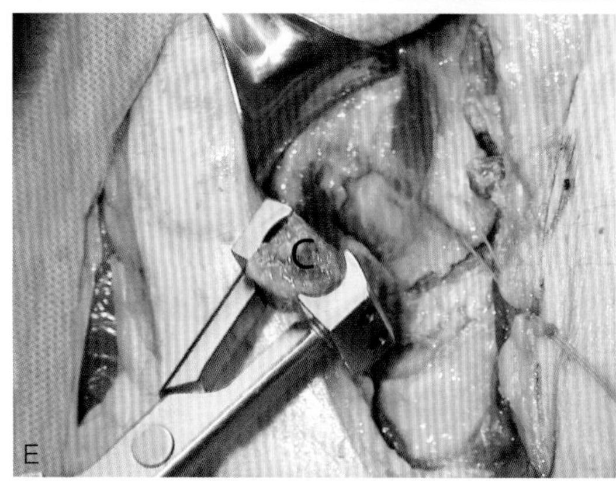

技术图4（续） 喙突移植物的制备。C. 内侧表面已被切开，将固定在肩胛盂缘上。D. 喙突钻头导向器上有用于钻孔喙突的槽，为Latarjet做准备。E. 细长的插槽被放置于喙突骨移植的内侧表面（会紧靠关节盂）。使用该导向器便于放置两个4 mm平行钻孔。*C*，喙突骨移植（经允许引自Burkhart SS, Lo IK, Brady PC, et al. The Cowboy's Companion: A Trail Guide for the Arthroscopic Shoulder Surgeon. Philadelphia: Lippincott Williams & Wilkins, 2012）。

移植物定位固定

- 在开发关节盂骨丢失定位器(Glenoid Bone Loss Set, Arthrex)之前,喙突移植物必须人工定位在关节盂上。这在技术上非常困难,不容易重复。平行钻导向器(Parallel Drill Guide, Arthrex)大大简化了这部分的程序,并做了相应的改进,可反复操作。
- 平行钻导向器上的钉与喙突骨移植上的预钻孔(也就是用喙突钻头导向器形成的孔)相匹配,便于控制和定位喙突骨移植到关节盂。有三种定位尺寸(4 mm、6 mm和8 mm)适应各种移植骨直径。用咬骨钳或磨钻对移植物进行额外的整形,以获得适合导向器的最佳尺寸。当螺钉完全置入喙突正好位于锯齿翅片下,即为最佳位置(技术图5)。
- 通过放置Fukuda牵开器,可以使关节盂处于最佳显露状态,向后撬肱骨头并在内侧放置一个两杠杆Hohmann牵开器,牵开内侧软组织。
- 喙突移植物相对于关节盂的正确位置是至关重要的。移植物必须被放置在关节盂弧的延伸线上,这样它才能发挥作用(技术图5)。平行钻导向器对于放置移植物到关节盂的关节面非常有用,使其不太内侧或太外侧。确保该导向器向中间略微倾斜,朝向关节盂面,使肩胛盂达到合适的螺钉插入角度,以避免任何潜在的螺钉穿透关节软骨的风险。
- 肩胛上神经的安全区域不超过关节盂的表面内侧10°[13]。
- 两根较短的(6 in, 15 cm)导针向前推进直接穿过下位导孔,然后从移植物到关节盂颈。导针不是末端螺纹,使后部更好感觉肩胛盂皮质被穿透。然后,较长(7 in, 18 cm)导针通过第二导孔(技术图5)。
- 下一步,移除平行钻导向器。严格控制移植物和肩胛盂(用钉子能紧紧插入喙突钻孔),同时撤回平行钻导向器,使两根导针保持原位。使用2.75 mm空心钻,只穿透关节盂皮质,螺钉插入。由于螺钉可能在后方接近肩胛上神经,可考虑用自钻自攻螺钉穿透后盂皮质。
- 螺钉长度及测深尺可用于帮助确定适当的螺丝长度。

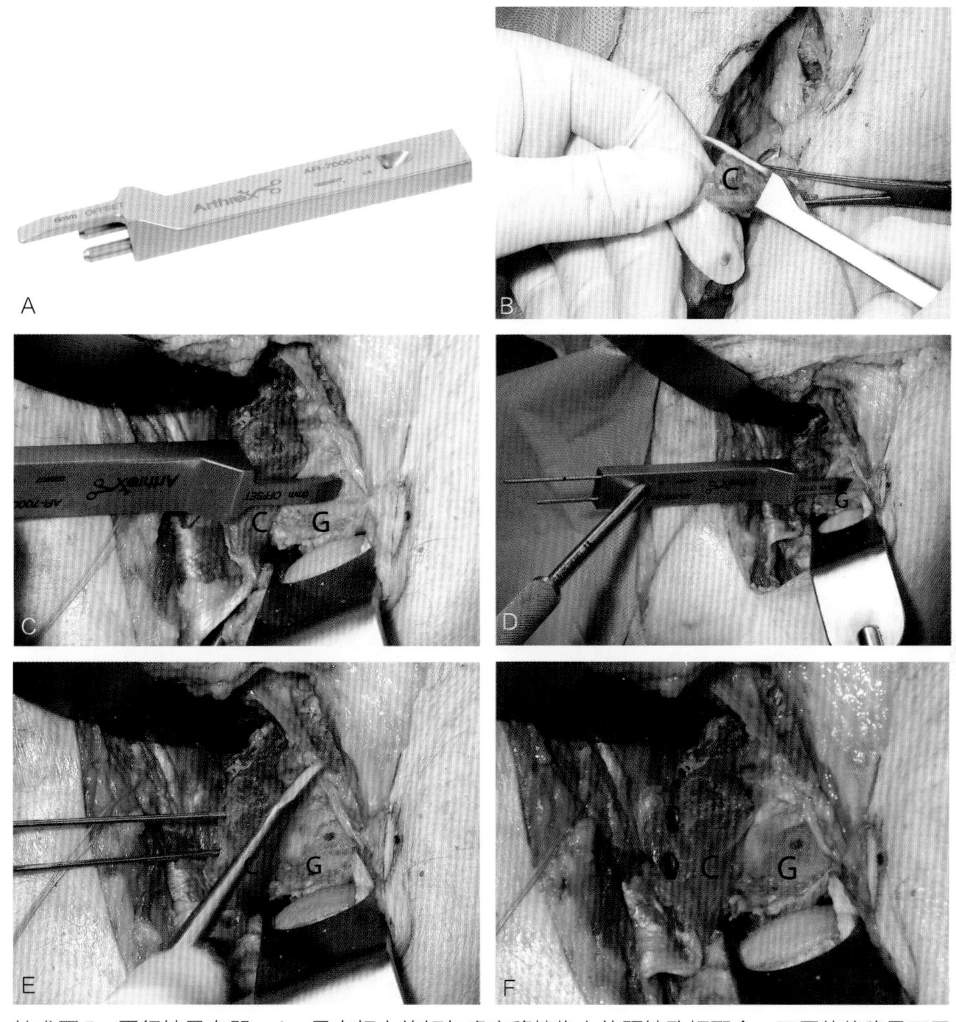

技术图5 平行钻导向器。A. 导向杆上的钉与喙突移植物上的预钻孔相配合，不同的偏移量可用于适应不同厚度的移植物。如图所示为6 mm偏移导向器。当悬垂的喙突移植物融合时，就会正好匹配。C. 当移植物与肩胛盂表面平齐时，喙突移植物位置正确，肩胛盂弧有效延长。平行钻导向器有助于移植物的正确放置。D. 固定喙突骨移植。导针通过平行钻导向器插入，以临时固定移植物。E. 取下钻头导向器，测量合适的螺钉长度。F. 放置两个3.75 mm空心螺钉后，移植物的最终外观。移植物与关节盂表面平齐，延长了原关节盂弧形。*C*，喙突移植物；*G*，关节窝（经允许引自Burkhart SS, Lo IK, Brady PC, et al. The Cowboy's Companion: A Trail Guide for the Arthroscopic Shoulder Surgeon. Philadelphia: Lippincott Williams & Wilkins, 2012）。

螺钉长度直接从后端较短的6 in(15 cm)导针和从激光线较长的7 in(18 cm)导针读取。笔者已经找到最常见的低位螺钉长度为34 mm，上位螺钉为36 mm。

- 每个螺钉都用空心六角形钻安装。必须小心不要过度拧紧螺钉，因为这可能会使移植物开裂或损坏。一旦螺丝几乎完全拧紧时，术者再次检查喙突移植物的位置。如果位置令人满意，则取下导鞘，螺丝被拧紧到完全固定的位置。术中正位和腋窝位X线检查以确保螺钉和移植物的位置满意。
- 此时，术者评估Latarjet结构的稳定性。这个结构最神奇的地方之一是手臂外展和外旋时，施加一前向力，肩关节无法脱位，即使关节囊未修复。

关闭切口

- 通过套管在空心螺钉的上、中、下处的原关节盂上放入三个生物复合 SutureTak 锚钉(Arthrex),修复关节囊。这使移植物成为关节外的结构,防止其直接与肱骨头接触,消除移植物可能磨蚀肱骨关节软骨(技术图6)。
- 如果使用了肩胛下肌分裂术,一旦牵开器被取下,上部和下部肩胛下肌段会自己重新连接,就没有缝合的必要。当肩胛下肌上段解离时,在暴露过程中向内收缩,通常用2号纤维线(Arthrex)缝合修复回到它的附着处。如果肌腱残端质量较差,可使用生物复合 Cork-Screw FT 缝合锚钉(Arthrex)。肩胛下肌修复后,进行标准的皮肤闭合。
- 不需要将胸小肌重新附着在剩余的喙状基底或邻近的软组织,因为它不回缩。笔者对于未修复的胸小肌没有观察到任何残留症状或外观畸形。

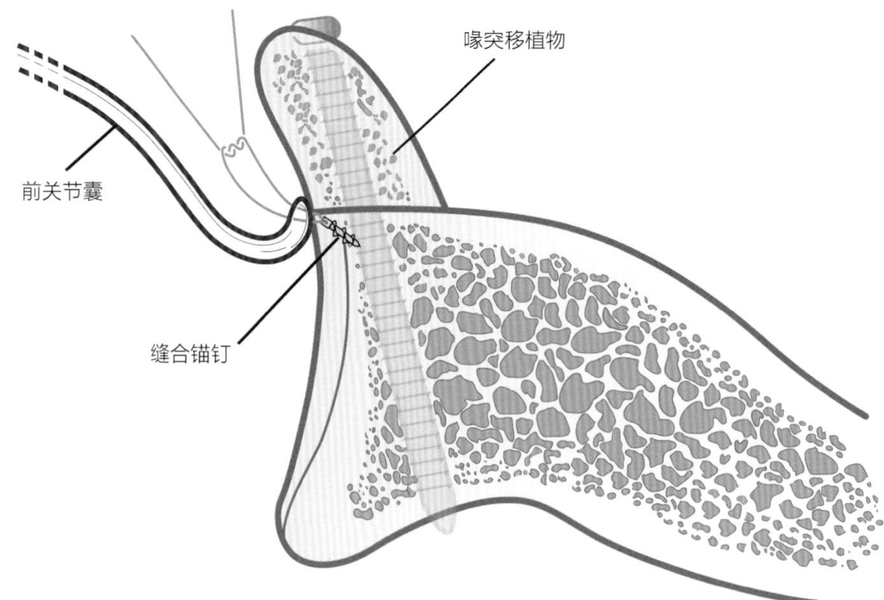

技术图6 缝合锚钉放置于移植物和原关节盂弧形交界面上,用于修复前关节囊,使喙突骨移植物保持在关节外(经允许引自 Burkhart SS, Lo IK, Brady PC. Burkhart's View of the Shoulder: The Cowboy's Guide to Advanced Shoulder Arthroscopy. Philadelphia: Lippincott Williams & Wilkins, 2006)。

要点与失误防范

暴露	• 从正式的三角肌入路和肩胛下肌的L形切口开始,以获得最佳的暴露 • 随着舒适度的提高,切口可以减少,肩胛下肌劈开也可以考虑
移植物获取	• 目标是获取2.5～3 cm的移植物 • 移植物底部的骨弧度通常提示截骨是否充分
移植物固定	• 将移植物与原关节盂齐平是整个过程中最关键的部分,可避免盂肱关节炎
固定移植物	• 自钻、自攻螺钉固定移植物可将肩胛上神经损伤的风险降到最低 • 螺钉角度的安全区在肩胛盂表面内侧不超过10°

术后处理

- 患者使用吊带6周,外旋限制在0°。
- 6周后停止吊带悬挂,并鼓励过顶运动。术后6周开始轻柔的外旋拉伸,目标是术后3个月术侧肩膀外旋是对侧肩的一半。
- 术后3个月,患者开始使用松紧带进行肌力训练。
- 6个月时,如果移植物保持良好的位置,并显示早期愈合迹象,可在健身房开始练习举重。
- 通常术后9~12个月,骨移植在影像学上显示已经愈合,一般允许进行接触性运动或繁重劳动。

预后

- 关于Latarjet术的报道,英语文献很少[1,4]。有很多关于Bristow的报道(通常称为Latarjet-Bristow术),明显不同是Bristow只转移喙突尖到肩胛盂颈。
- Burkhart等[6]报道了102例Latarjet术后患者在重建后平均59个月的预后。有4例复发性脱位,1例复发性半脱位(复发率4.9%)。所有的复发脱位与术后早期暴力创伤有关,术后发生移植物移位。患者平均达到前举180°(较术前提高2°),手臂外旋平均48°(比术前减小5°)。根据最终随访结果,Constant评分平均为94分,Walch-Duplay评分平均为92分。报告了5例并发症,包括2个血肿、2个不需要移除的松动螺钉和1个纤维化愈合。
- Allain等[1]回顾了58例肩部复发前向不稳定Latarjet术后平均14年的案例。尽管有6名患者呈恐惧试验阳性,但无术后脱位,只有一例半脱位。总的来说,20%的肩部临床表现为盂肱关节炎。有趣的是,尽管超过30%的肩胛下肌肌腱切断修复是通过重叠肩胛下肌腱的边缘进行的,平均有29°的外旋丢失,但该种肩胛下肌修复和盂肱关节炎的联系无统计学意义。严重的肩关节盂肱关节炎27%发生于移植体太过外侧,对于移植体放置完美或偏内侧则一例也没有。

并发症

- 大多数报告的并发症与喙突移植物的获取情况和移植物沿着关节窝的固定位置有关。
  - ○ 肩胛骨骨折可发生在骨移植获取期间,在大多数情况下,笔者偏向成角的锯片。
  - ○ 倾向于获得尺寸较小的移植物。目标是获得2.5~3 cm的移植物。移植物的基部弧度通常表明有足够的截骨。
- 晚期移植物骨折和复发性脱位发生于运动损伤。笔者建议术后9~12个月避免接触性运动。
- 按笔者经验,移植物的纤维性愈合或不愈合发生率<1%[4]。通过加压放置两颗螺钉、准备关节盂和去除喙突移植物骨皮质可减少不愈合。
- 据报道,随访14年后有20%发展为严重盂肱关节炎。但在长期随访中,术后稳定的关节炎发生率比复发脱位未治疗的低。术后关节炎最好通过仔细注意移植物的位置来避免。
- 术后感染和(或)血肿少见。
- 复发率低于5%,Latarjet手术治疗失败后,手术治疗需要自体髂嵴或异体胫骨移植。
- 有证据表明采用肩胛下肌劈裂的方法比L形肩胛下肌切开术术后脂肪变性减少[17]。然而,肩胛下肌劈开暴露欠佳,因为笔者认为移植物的位置是手术中最重要的部分,推荐L形切口,尤其是对很少做Latarjet术的术者。
- 肩胛上神经损伤已被描述[16]。为避免损伤,笔者建议在肩胛盂的表面10°内定位螺钉,钻透关节盂前皮质,插入自攻自钻螺丝。

(王海明 译,陈云丰 审校)

参考文献

[1] Allain J, Goutallier D, Glorion C. Long-term results of the Latarjet procedure for the treatment of anterior instability of the shoulder. J Bone Joint Surg Am 1998;80:841-852.

[2] Arrigoni P, Huberty D, Brady PC, et al. The value of arthroscopy before an open modified latarjet reconstruction. Arthroscopy 2008;24:514-519.

[3] Boileau P, Villalba M, Hery JY, et al. Risk factors for recurrence of shoulder instability after arthroscopic Bankart repair. J Bone Joint Surg Am 2006;88:1755-1763.

[4] Burkhart SS. The bare spot of the glenoid. Arthroscopy 2007;23:449;author reply 449-450.

[5] Burkhart SS, De Beer JF. Traumatic glenohumeral bone defects and their relationship to failure of arthroscopic Bankart repairs: significance of the inverted-pear glenoid and the humeral engaging Hill-Sachs lesion. Arthroscopy 2000;16:677-694.

[6] Burkhart SS, De Beer JF, Barth JR, et al. Results of modified Latarjet reconstruction in patients with anteroinferior instability and significant bone loss. Arthroscopy 2007;23(10):1033-1041.

[7] Burkhart SS, De Beer JF, Tehrany AM, et al. Quantifying glenoid bone loss arthroscopically in shoulder instability. Arthroscopy 2002;18:488-491.

[8] Burkhart SS, Lo IK, Brady PC, et al. The Cowboy's Companion:

A Trail Guide for the Arthroscopic Shoulder Surgeon. Philadelphia: Lippincott, Williams, & Wilkins, 2012.

[9] Chuang TY, Adams CR, Burkhart SS. Use of preoperative three-dimensional computed tomography to quantify glenoid bone loss in shoulder instability. Arthroscopy 2008;24:376-382.

[10] Edwards TB, Boulahia A, Walch G. Radiographic analysis of bone defects in chronic anterior shoulder instability. Arthroscopy 2003;19:732-739.

[11] Ghodadra N, Gupta A, Romeo AA, et al. Normalization of glenohumeral articular contact pressures after Latarjet or iliac crest bone-grafting. J Bone Joint Surg Am 2010;92:1478-1489.

[12] Hovelius L, Saeboe M. Neer Award 2008: arthropathy after primary anterior shoulder dislocation—223 shoulders prospectively followed up for twenty-five years. J Shoulder Elbow Surg 2009;18:339-347.

[13] Lädermann A, Denard PJ, Burkhart SS. Injury of the suprascapular nerve during latarjet procedure: an anatomic study. Arthroscopy 2012;28:316-321.

[14] Latarjet M. Treatment of recurrent dislocation of the shoulder [in French]. Lyon Chir 1954;49:994-997.

[15] Lunn JV, Castellano-Rosa J, Walch G. Recurrent anterior dislocation after the Latarjet procedure: outcome after revision using a modified Eden-Hybinette operation. J Shoulder Elbow Surg 2008;17:744-750.

[16] Maquieira GJ, Gerber C, Schneeberger AG. Suprascapular nerve palsy after the Latarjet procedure. J Shoulder Elbow Surg 2007;16:e13-e15.

[17] Maynou C, Cassagnaud X, Mestdagh H. Function of subscapularis after surgical treatment for recurrent instability of the shoulder using a bone-block procedure. J Bone Joint Surg Br 2005;87:1096-1101.

[18] Raiss P, Lin A, Mizuno N, et al. Results of the Latarjet procedure for recurrent anterior dislocation of the shoulder in patients with epilepsy. J Bone Joint Surg Br 2012;94:1260-1264.

[19] Sugaya H, Moriishi J, Dohi M, et al. Glenoid rim morphology in recurrent anterior glenohumeral instability. J Bone Joint Surg Am 2003;85-A:878-884.

[20] Yamamoto N, Itoi E, Abe H, et al. Contact between the glenoid and the humeral head in abduction, external rotation, and horizontal extension: a new concept of glenoid track. J Shoulder Elbow Surg 2007;16(5):649-656.

第11章 肩盂植骨治疗伴骨缺损的肩关节不稳

Glenoid Bone Graft for Instability with Bone Loss

Ryan W. Simovitch, William E. Bragg, Alex Girden, Laurence D. Higgins, and Jon J. P. Warner

定义

- 肩关节前方不稳是由于稳定盂肱关节的关节囊、韧带和盂唇损伤造成的。
- 高能量的创伤或复发性脱位，会造成前方关节盂缘的骨丢失或磨损。
- 治疗肩关节前方不稳的关键是确定损伤出现在关节囊、盂唇、韧带结构，还是在关节盂前下方骨质。

解剖

- 肩关节的稳定是由动力和静力性稳定结构共同维持(图1)。
- 动力性稳定结构包括：
  - 肩袖。
  - 肱二头肌。
  - 肩胛胸壁的协调运动。
  - 本体感觉。
- 静力性稳定结构包括：
  - 关节盂和肱骨头的骨性解剖结构。
  - 盂唇。
  - 盂肱关节囊和韧带。
  - 关节内负压。
- 盂肱下韧带(IGHL)复合体起于下关节盂下方的盂唇，外展时限制肱骨头在关节盂的前移。复合体包含前束、后束和中间束。前束的作用是在上肢极度外展外旋时，限制前移。
- 肱骨头的表面积约是肩胛盂的2～3倍，导致肩关节骨稳定性相对有限。
- 关节盂的正常形态是梨形。正常有一定表面不匹配盂肱关节。无论何时只有20%～30%的肱骨头接触关节盂表面(见图1)[14]。
- 肩袖和肱二头肌协同作用提供挤压力，把凸状的肱骨头推进凹状的关节盂和盂唇结构内。这就是凹面挤压机制[9]。

发病机制

- 肩关节前方不稳典型原因是上肢外旋、外展时坠落或碰撞造成的脱位。
- 通常初次肩关节脱位在肌肉松弛和镇静后能闭合复位，而复发性脱位轻微外力即可以复位。

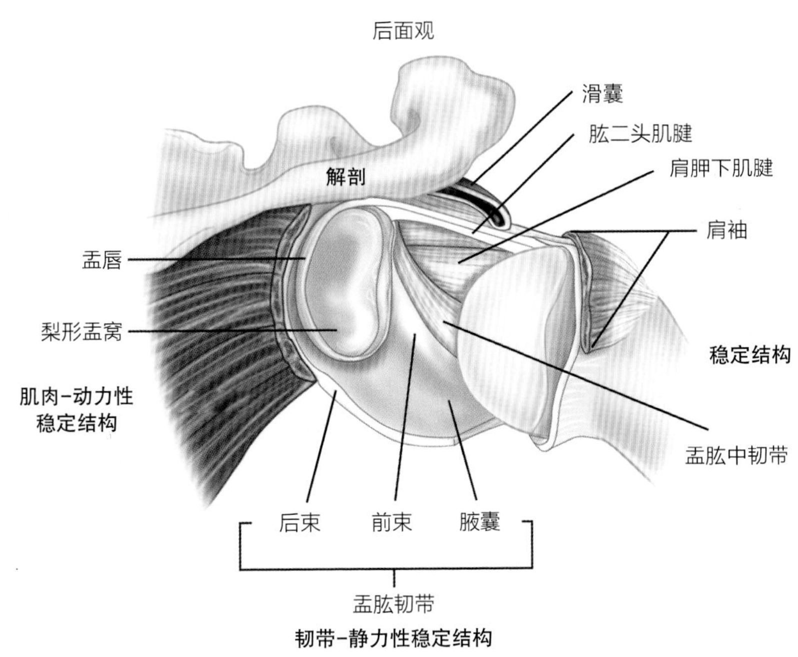

图1　肩关节的稳定性取决于软组织的动力和静力的共同限制作用，而关节盂和肱骨的骨性结构也起到了重要作用。

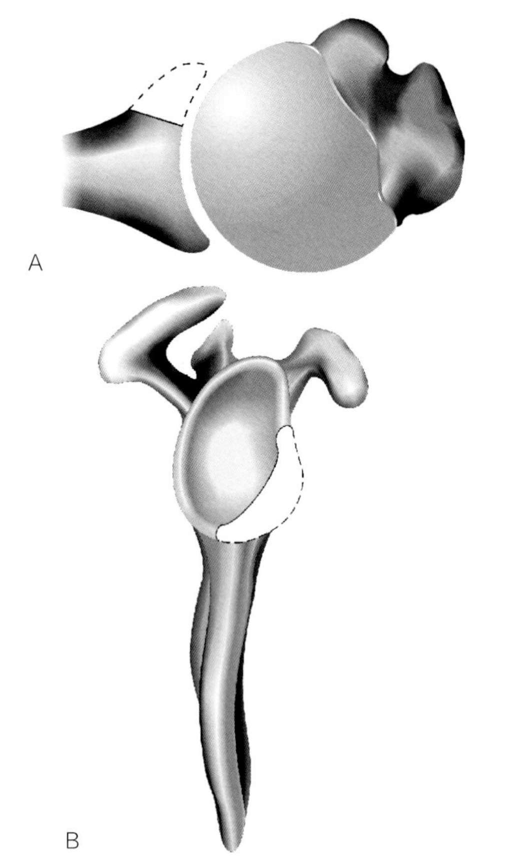

图2 A、B. 磨蚀或骨折引起关节盂前方的骨性丢失（虚线），导致关节盂宽度（A）和深度（B）的丢失。关节盂倒梨形结构没有正常梨形结构那样能有效抵抗肱骨头向前方移位。

- 超过40岁脱位患者，应怀疑出现肩袖损伤。
- 关节盂前下象限盂唇损伤、IGHL复合体失稳、关节囊前下拉伤或撕裂都能导致肩关节前向不稳。
- 肩关节复发性前方不稳可能存在关节盂前方骨质丢失，这种情况源于简单脱位后的关节盂骨折或复发性半脱位、脱位后造成的骨性磨损。
- 关节盂缘前方骨性缺失减少了关节盂窝的宽度和深度，破坏了正常的凹面挤压机制（图2）[8]。
- 复发性前方不稳或高能量创伤后的急性脱位，应考虑是否存在关节盂前方骨缺损或骨折。
- 如果有关节盂前方骨性缺损，患者经常在睡梦中轻微创伤出现复发性脱位。

自然病程

- 相对于关节盂骨性结构正常者来说，无论是切开抑或关节镜下软组织修复来治疗伴有关节盂骨性缺损的前方不稳，都会有较高的失败率[1,2]。
- Burkhart和DeBeer[3]研究关节镜下仅修补关节囊和盂唇组织的效果，发现存在关节盂骨性缺损的身体对抗型运动员，关节镜下关节盂呈倒梨形，复发率为87%，而关节盂骨性正常的身体对抗型运动员术后复发率为6.5%。
- 考虑到存在关节盂前方明显骨缺失的患者有较高的失败率，准备关节囊和盂唇修补治疗复发性肩关节前方不稳之前，需要综合评估关节盂骨性解剖。

病史和体格检查

- 肩关节完整检查包括评估其他并发损伤和排除鉴别诊断，彻底检查包括以下部分但不仅限这些。
  - 恐惧试验：恐惧征不是简单的疼痛，需要试验时恐惧阳性表现。
  - 复位试验：复位操作阳性时，需要向后方的压力来缓解恐惧感。
  - 加载移位试验：检查者需要注意肱骨头相对关节盂缘的移位程度。
  - 压腹试验：压腹试验阳性时，患者需要屈腕和伸臂来保持手掌面在腹部。
  - 评估全身韧带松弛度：尤其需要记录肘关节和膝关节的过度伸展，以及拇指被指向前臂的能力。
  - 肩袖：需要做肩胛下肌、冈上肌、冈下肌和小圆肌的手法强度试验，肩袖撕裂可以导致不稳。
  - 肩胛下肌无力：肩关节内收内旋无力，提示肩胛下肌损伤，但不是特异的。肩关节内收时，增加伤侧外旋度，同时对比对侧肩关节；肩关节外旋时疼痛、压腹征阳性、抬离试验阳性，应高度怀疑肩胛下肌无力。
  - 腋神经损伤：需要评估三角肌的肌力和腋神经分布区的感觉。记录三角肌萎缩情况。

影像学和其他诊断性检查

- X线片可以发现Hill-Sachs损伤、关节盂发育不良、关节盂前方骨折或磨蚀。标准的X线片包括关节盂准确的前后（AP）位、腋位和Stryker切迹位。需要记录关节盂的骨折或磨蚀，以及肱骨在关节盂上的位置。
- 借助X线片、复发性脱位病史，当怀疑关节盂前方明显骨性损伤时应做CT关节造影。此检查评估肩胛下肌、关节盂骨性结构、肱骨头、肱骨大小结节以及关节囊盂唇损伤或冗余程度。

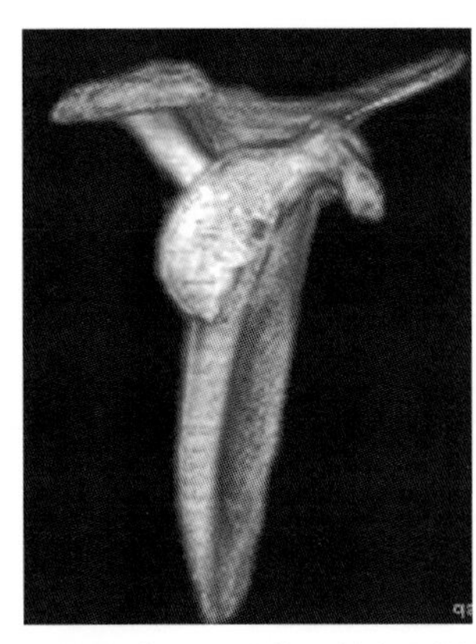

图3　CT三维重建显示关节盂前方骨缺损的程度。

- Rerko[12]的诊断一致性研究比较了X线、MRI和CT在量化复发性肩关节前不稳定中关节盂骨丢失的准确性，发现CT三维重建和CT是最可靠的方法。
- Ito[7,8]和Gerber[5]描述评估关节盂前方骨量的方法，作为复发性肩关节前方不稳时骨性增强术的指南。
- Gerber方法[5]很容易通过关节盂表面斜矢状位或三维重建完成(图3)。
  - 尸体研究显示，如果关节盂缺损长度超过了关节盂最大半径，造成肩关节前方脱位的力量减少70%[3]。

鉴别诊断

- Bankart损伤。
- 多向不稳。
- Hill-Sachs损伤。
- 大结节骨折。
- 肩袖撕裂(尤其是肩胛下肌)。
- 翼状肩胛(尤其是前锯肌功能障碍)。
- 腋神经损伤。

非手术治疗

- 复发性肩关节前方脱位的保守疗法包括加强肩袖肌群和关节囊周围的稳定结构。三角肌力增强应纳入肩袖肌力强化计划中。肩胛周围的加强应集中在菱形肌、斜方肌、锯肌、背阔肌。
- 如果存在关节盂骨性缺损时，保守疗法治疗复发性肩关节脱位成功率极低[1,2]。

手术治疗

术前计划

- 复习所有的影像检查，包括X线片(真正的关节盂前后位、腋位、Stryker切迹位)和关节内钆造影CT扫描。其他影像学检查也有帮助。
- 尖斜位摄片显示前关节盂唇缺损和肱骨头后外侧压缩性骨折。西点位和Bernageau位都可显示关节盂缘缺损。
- Bernageau视图已被证明在评估肩胛骨丢失方面具有良好的有效性和可靠性。然而，CT三维重建仍然是量化肩胛骨缺损的首选方法。
- CT关节造影证实存在关节盂前方骨缺损：
  - 关节盂面斜矢状面重建或三维重建来评估骨性缺损的程度(图4)。
  - 测量前方关节盂骨缺损的长度。
  - 如果关节盂缺损长度超过关节盂最大直径一半时，考虑用自体髂骨骨移植来进行关节盂解剖重建[5]。
- 通常前方磨蚀广泛，很难准确测量关节盂直径。这些情况，在关节盂影像上画出关节盂的上下轴，从这条线引垂线到关节盂的后面来确定最大半径(图4)。
- 术前注意是否合并上盂唇损伤、肱二头肌病变、肩袖损伤、关节磨蚀、关节炎，有手术指征时同时给予适当治疗。
- 麻醉下检查评估被动活动范围、记录受限制和过度运动，这些提示肩胛下肌无力。另外评估肩关节的松弛度，来排除双向或多向不稳。

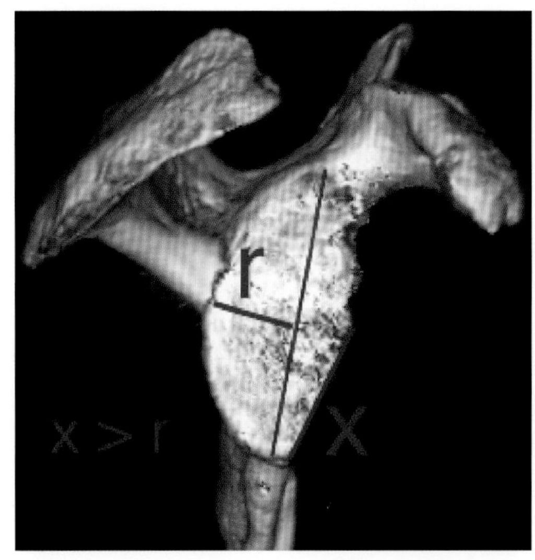

图4　Gerber方法评估关节盂磨蚀程度。x是磨蚀关节盂的长度。r是关节盂最大直径的一半，可在明显缺损病例连接关节盂上缘与下缘的垂线（蓝色）测得。如果$x>r$，导致脱位的力量则减少了70%。

体位

- 虽然有些术者选择沙袋，笔者倾向于沙滩椅位，连接液压关节上肢托(Spider Limb Positioner, Tenet Medical Engineering, Calgary, Canada)(图5)。
- 沙滩椅头部抬高30°～45°，允许能切取同侧的髂嵴。
- 同侧臀部或髋部下面放置适宜的枕垫，使髂嵴突出，以利于手术。
- 标准消毒，铺巾，准备肩关节与髂嵴区域。

入路

- 髂骨骨移植来重建前方关节盂需要两个入路：
  - 三角肌胸大肌入路为关节盂做准备。
  - 在髂嵴前方切取3层皮质骨块。

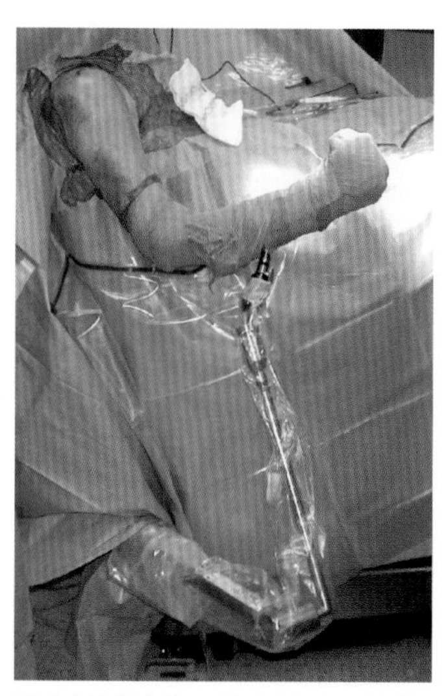

图5　患者安置在沙滩椅位，并连接液压关节上肢托（Spider Limb Positioner）。上身倾斜30°～45°，允许能切取同侧的髂嵴。

TECHNIQUES

关节盂显露技术

- 在前腋襞做一长5～7 cm切口，从胸大肌下缘开始，向上延长到喙突。
- 切开皮下组织到胸大肌和三角肌的筋膜，用15号刀片锐性剥离全层皮瓣到喙突平面，并向内、外侧剥离至少1 cm，找到头静脉，并切开三角肌与胸大肌之间的间隙。
- 一般头静脉外侧有许多的交叉分支。因此锐性切开头静脉内侧的筋膜，助手用皮肤双分叉的拉钩将胸大肌对抗牵开。清楚游离，逐个电凝内侧的分支。
- 用15号刀片锐性剥离三角肌与胸肌的深面，来松解扩大显露。
- 放入四脚自动拉钩，胸大肌向内侧牵拉，三角肌牵拉向外侧(技术图1A)。
- 通常在喙突水平有到锁胸筋膜表浅的血管束，需要电凝止血。
- 联合腱外侧将锁胸筋膜锐性切开，确认位于肱二头肌短头腱外侧。
- 联合腱深面可触到肌皮神经。将联合腱牵向内侧，暴露肩胛下肌腱和肌肉。
- 如果需要向上进一步显露，离断喙肩韧带。
- 找到旋肱前分支血管，结扎或电凝(技术图1B)。
- 可以触及腋神经穿过肩胛下肌下部到下方关节囊下面环行。外侧放置钝性拉钩到腋神经深部，轻柔牵拉，将腋神经内移，显露肩胛下肌腱移行部。
- 将肩胛下肌从肱骨小结节处切断，避免损伤肱二头肌沟内肱二头肌长头腱(技术图1C)。
- 锐性分离并显露肩胛下肌与关节囊之间的间隙，保留关节囊的完整。通常从下开始很容易钝性剥离分开间隙。
- 在前方关节盂颈部用拉钩将肩胛下肌腱和肌肉牵向内侧。
- 需要广泛暴露时，在腋神经深部重新放置钝性拉钩，将其牵拉远离关节囊。
- 在肱骨颈处将关节囊倒L形切开，水平延长跨过肩袖间隙区域(技术图1D)。

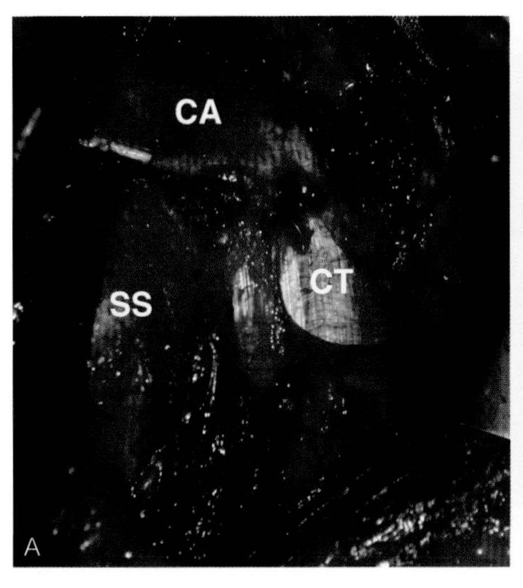

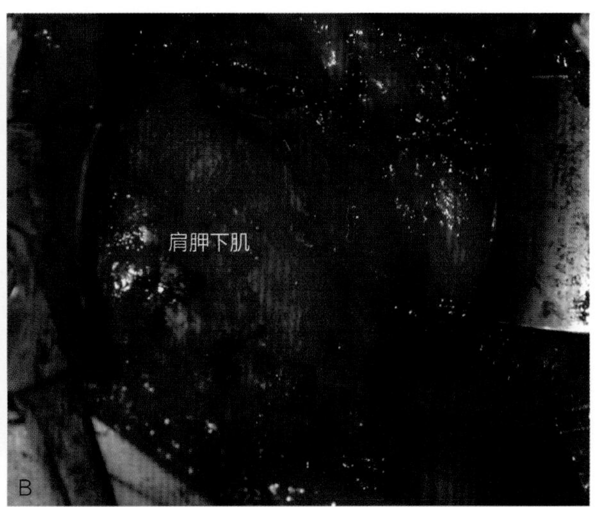

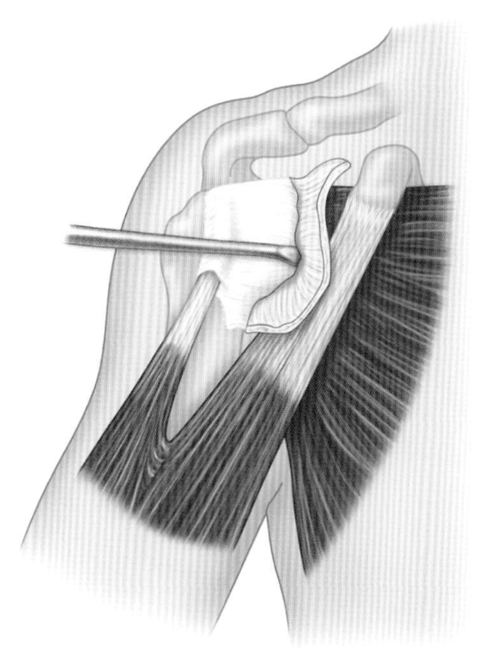

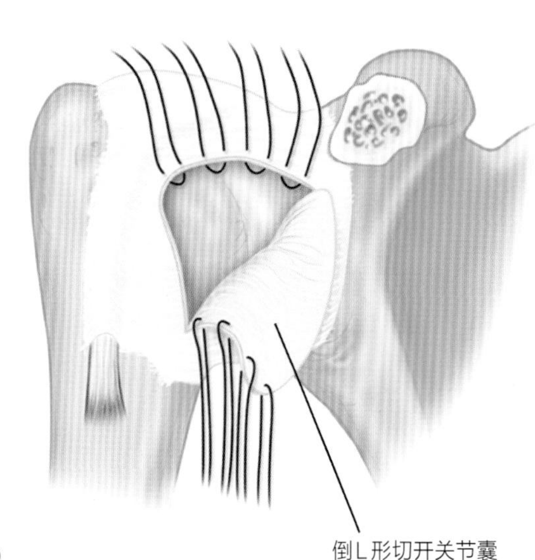

技术图1　A. 牵开胸大肌与三角肌，充分暴露联合腱（*CT*）与跨越的肩胛下肌肌腹（*SS*）。如果需要进一步显露，离断喙肩韧带（*CA*）。B. 沿肩胛下肌下方放置钝性弯拉钩，来保护腋神经。C. 将肩胛下肌在肱骨小结节处止点切断，钝性剥离器把深部关节囊和肩胛下肌分开。D. 在肱骨颈处关节囊倒L形切开，水平延长跨过肩袖间隙区域，以便进到关节，保留少许组织以便后期修复。

关节盂的准备

- 暴露关节盂和肩胛颈前方(技术图2)。
- 关节囊L形切开后,用骨膜剥离子从肩胛颈前处剥离骨膜袖。
- 前方用关节盂颈拉钩将关节囊牵向内侧。
- 用Fukuda拉钩或类似钝性拉钩将肱骨头拉向后方,暴露关节盂面。
- 测量关节盂骨性缺损的长度,并和正位最大半径宽度比较。缺损长度的测量是髂骨取骨的依据。
- 从关节盂前方清理软组织与瘢痕组织,该处骨与邻近肩胛颈用高速打磨头打磨成渗血骨面,作为移植骨固定面。

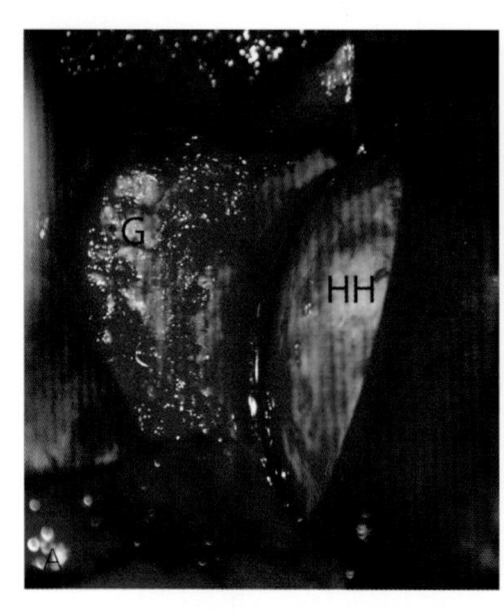

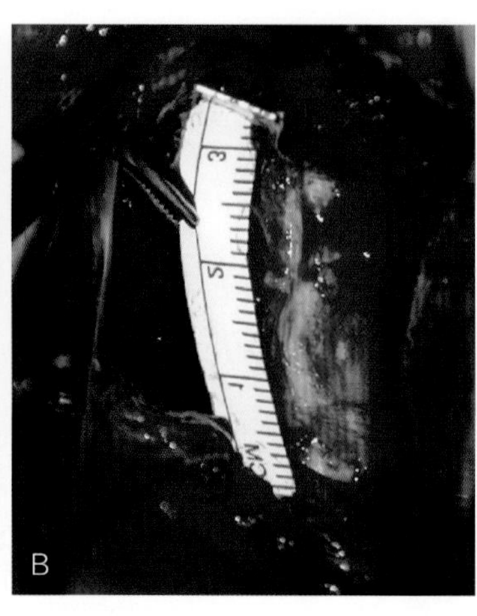

技术图2 关节盂准备。A. 用Fukuda拉钩和钝性弯拉钩将肱骨头（*HH*）拉向外后方。内侧关节囊和软组织向内侧牵拉，暴露前方肩胛颈与磨损的关节盂面（*G*）。B. 用软尺测量前方关节盂缺损的长度。

髂嵴三面皮质移植骨切取和准备

- 从髂嵴处切取三面皮质移植骨(技术图3)。
- 髂嵴上做一长2～3 cm弧形切口,向后到髂前上棘。
- 锐性切开皮下组织显露到骨膜,锐性切开,骨膜下剥离显露内板和外板。沿内板与外板方向,在顶端与骨膜之间放置自动拉钩。
- 用摆锯切取二面皮质楔形移植骨。一般移植骨块长约3 cm、宽约2 cm,但尺寸要以测量的缺损为依据。
- 用高速打磨头和小摆锯来修整移植骨,沿关节盂放置,来重建关节盂的凹形、深度和长度。移植骨的内板作为关节部分,松质骨面与前方关节盂缺损面接触。
- 最近的研究提出了关节盂骨缺损同种异体骨软骨移植的潜在替代供区。
  - 在一项对照实验室研究中,DeHaan等[4]发现,94%的标本中,胫骨外侧移植物提供了与关节盂相匹配的曲率半径,这表明胫骨可能是关节盂重建的可行供区。
  - 在获得显示胫骨远端与关节盂高度一致的初步生物力学试验数据后,Provencher及其同事[11]成功地将胫骨远端同种异体骨植入3例患者,其关节盂骨明显不稳定,骨丢失率为25%～35%。
  - 在进一步的研究和患者的长期随访中,髂骨嵴仍然是供者选择的位置。

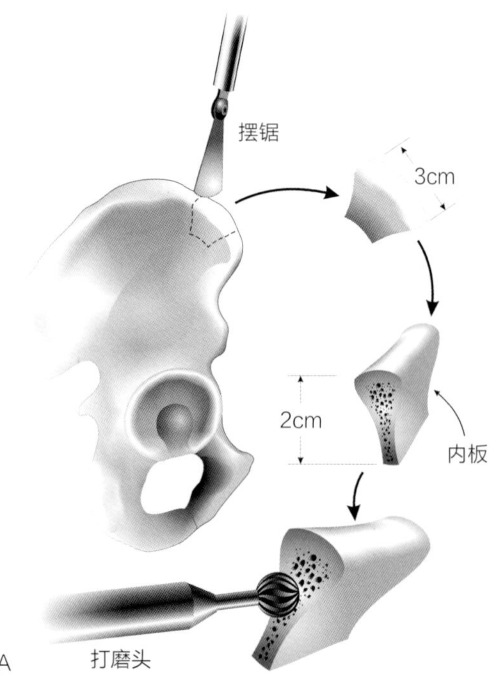

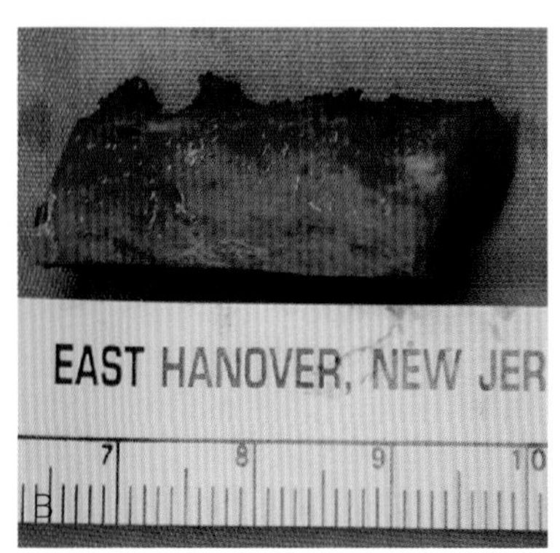

技术图3 髂嵴三面皮质移植骨。A. 用摆锯从髂嵴上取下移植骨，保留内板与外板。用高速打磨头来修整移植骨。B. 一般移植骨长约3 cm、宽约2 cm，但尺寸要以测量的缺损为依据。

三面皮质移植骨固定到关节盂上

- 三面皮质移植髂骨固定到关节盂上(技术图4)。
- 将修整的移植骨放置到前方关节盂上,髂嵴的内板朝外,作为关节面。
- 移植骨块位置至关重要。建立关节盂的凹面,同时避免发生撞击或关节面有台阶。避免移植骨与关节盂之间角度太直或太水平。
  - 角度太垂直会导致肱骨碰撞。
  - 角度太水平会导致关节盂的H形恢复失败。
- 移植骨正确放置后,用2~3枚AO 4.0 mm空心螺钉匹配的不锈钢带螺纹克氏针暂时固定在前关节盂(AO, Synthes, Paoli, PA)。
- 通过克氏针拧入放置2~3枚半螺纹4.0 mm空心螺钉来固定移植骨。
- 拧紧螺钉之前,用2号聚乙烯编织缝线环绕每个4.0 mm螺钉,以便接下来的关节囊修补。
- 轻柔撤除Fukuda拉钩,注意肱骨头的位置。注意肩关节的活动范围以及存在的任何不匹配或不稳。如果存在,及时调整移植骨的位置。

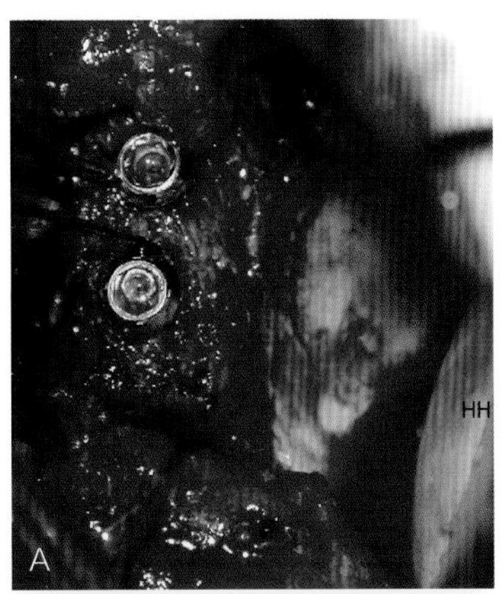

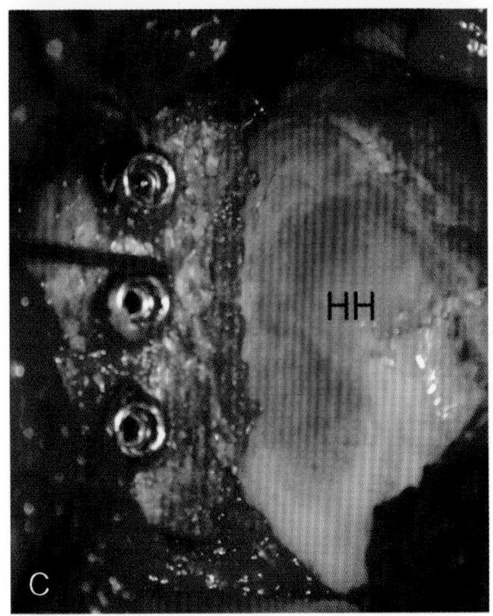

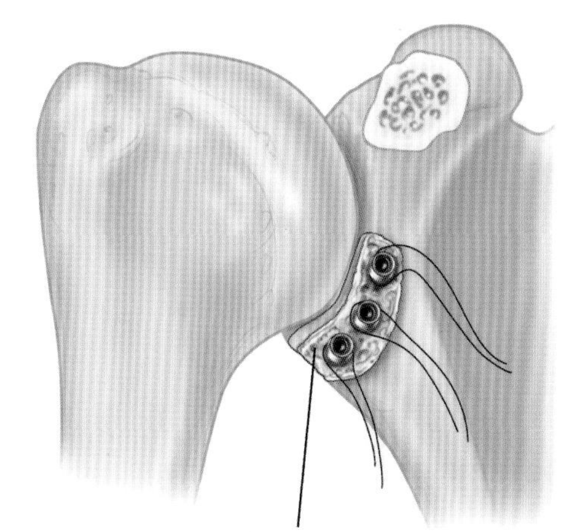

技术图4 移植骨固定到关节盂上。A. 调整移植骨的位置来建立关节盂的凹形,并使移植骨和关节盂平滑,避免关节面有台阶。B. 拧紧之前,用2号聚乙烯编织缝线环绕每个4.0 mm螺钉,以便随后的关节囊修补。C. 移植骨用螺钉固定后,撤除盂肱关节内的拉钩,注意肱骨头在关节盂上的位置。*HH*,肱骨头。

修复关节囊与肩胛下肌

- 修补切开的关节囊和肩胛下肌(技术图5)。
- 用固定移植骨螺钉上的缝线穿过关节囊-骨膜袖,进行水平褥式缝合并打结。
- 切开的关节囊用下述两种方法中的一种进一步修复:
  - 如果关节囊L形切开,可以直接用2号聚乙烯编织缝线进行修补。通常,移植骨占据了较大空间,并且关节囊挛缩,不可能直接缝合关节囊。
  - 如果上肢外旋30°以上,L形切开的关节囊不能直接缝合到肱骨颈部,把关节囊与肩胛下肌腱的外侧部分缝合到一起。这会使前方关节囊绷紧,外旋时肩胛下肌变得更紧。
- 用高速打磨头打磨肱骨小结节处,打磨成渗血骨面。
- 用改良的Mason-Allen缝合法使用2~3枚带线锚钉将肩胛下肌谨慎地缝合到肱骨小结节处。
- 肩关节切口逐层缝合。

TECHNIQUES

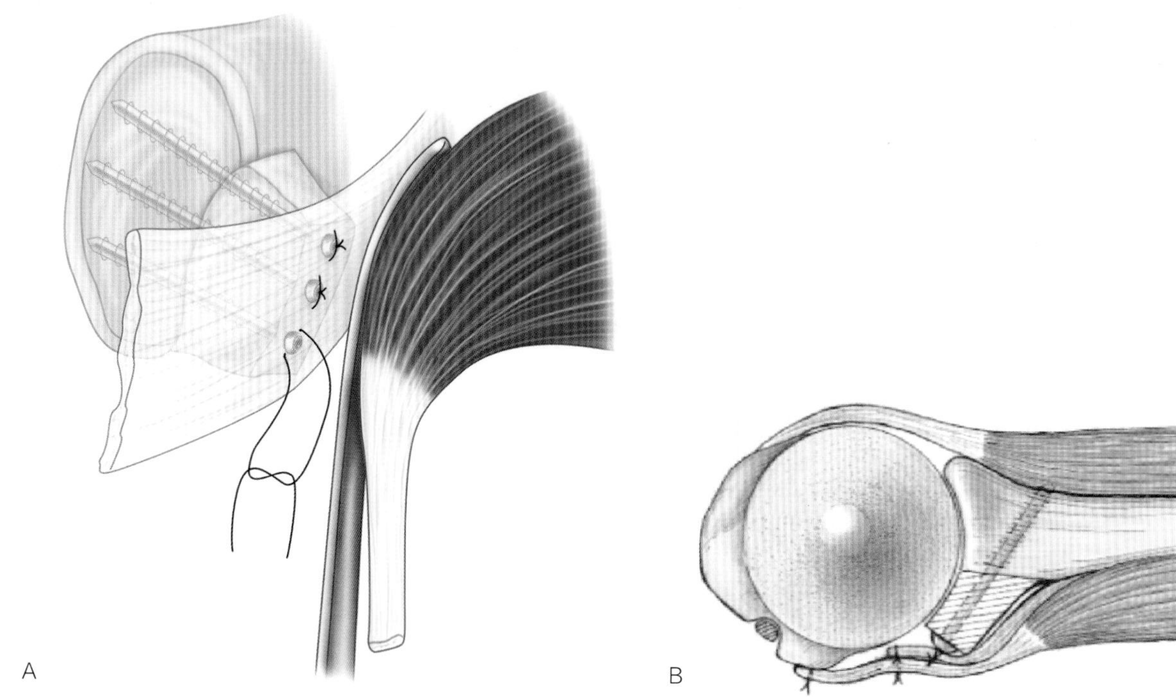

技术图5　修补切开的关节囊与肩胛下肌。A. 用固定移植骨螺钉上的缝线穿过关节囊，进行水平褥式缝合。B. 如果关节囊不能重新缝合到肱骨颈部，不能过紧或不能限制外旋，将它固定到肩胛下肌的深面，并采用水平褥式缝合。用带线锚钉将肩胛下肌缝合到肱骨小结节处。

要点与失误防范

适应证	• 收集完整病史与完善体格检查 • 确认和处理伴随病变 ○ 评估肩关节是否存在关节病 ○ 评估肱骨头是否存在明显啮合Hill-Sachs损伤。关节盂的宽度重建后，这种损伤啮合很少见
三面皮质骨切取术	• 切取时避免损伤髂前上棘 • 在髂前侧剥离时，存在损伤大腿外侧皮肤感觉和髂腹股沟神经的风险
三面皮质骨移植术	• 移植骨放置太垂直时，可能导致肱骨头撞击和关节侵蚀 • 移植骨放置太水平时，没有重建关节盂的凹度 • 原关节盂与移植骨之间要平稳过渡，这需要精确的定位。移植骨固定后，用打磨头去除移植骨的突出部分
僵硬	• 预知患者术后可能出现外旋角度有所降低 • 目的是达到关节稳定、外旋角度缺失低于20°，减少关节囊缝合术后关节病出现的风险。在关节囊缝合时以上内容都需要考虑

术后处理

- X线片评估移植骨与螺钉的位置，CT扫描有助于评估移植骨愈合（图6）。
- 肩关节悬吊固定4周。
- 1周后开始钟摆运动锻炼。
- 4周后去掉吊带，开始进行以下锻炼：
  - ○ 主动的日常活动锻炼。
  - ○ 被动活动锻炼、主动辅助运动锻炼、水疗。
- 3个月后进行强化锻炼。
- 4个月后开始过顶运动，如高尔夫、网球、游泳。
- 6个月后开始进行身体接触或碰撞运动。

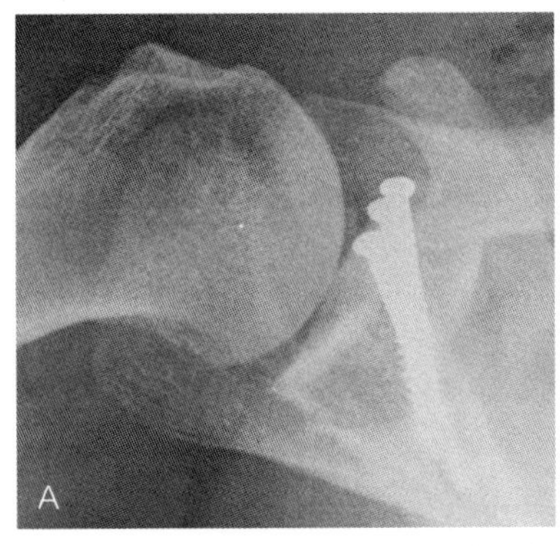

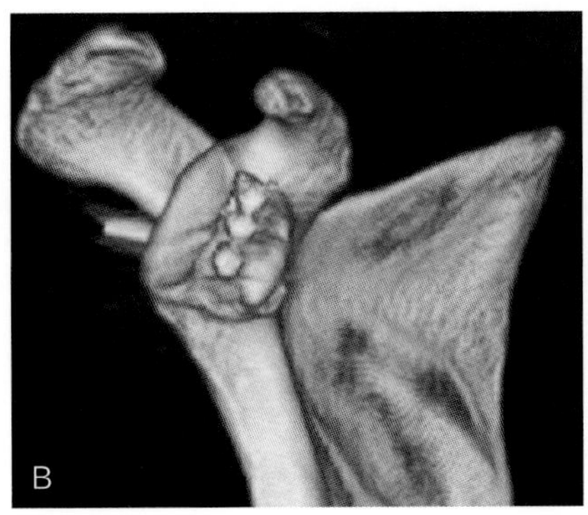

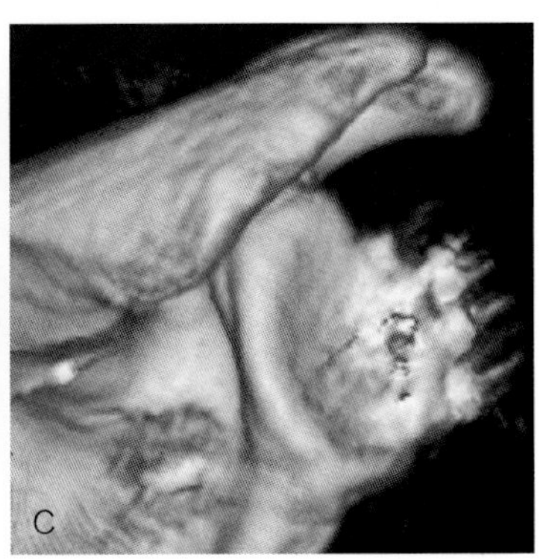

图6　用三面骨皮质移植重建关节盂的术后影像。A. 腋窝侧位。B. CT三维重建前面观显示移植骨位置和骨性愈合情况。C. CT三维重建后面观显示恢复了关节盂的宽度、深度和凹度。

预后

- 充分的术前准备、正确诊断、良好的外科技术以及用三面皮质髂骨移植骨解剖重建关节盂，可以有效治疗关节盂骨缺损的复发性肩关节脱位。
- Hutchinson和同事们[6]报道用三面皮质骨移植治疗一批癫痫且术后经常发作的患者，术后再未出现脱位。
- Warner和同事们[15]报道关节盂前方骨移植治疗外伤后的复发性前方不稳的运动员，术后再没出现脱位或半脱位。随访外展时外旋角度平均丢失14°。

并发症

- 肩胛下肌功能不全。
- 内固定失败或移位。
- 骨不连或移植重吸收。
- 僵硬。
- 臂丛损伤。

（王海明　译，陈云丰　审校）

参考文献

[1] Balg F, Boileau P. The instability severity index score. A simple preoperative score to select patients for arthroscopic or open shoulder stabilisation. J Bone Joint Surg Br 2007:89:1470-1477.

[2] Bigliani LU, Newton PM, Steinmann SP, et al. Glenoid rim lesions associated with recurrent anterior dislocation of the shoulder. Am J Sports Med 1998;26:41-45.

[3] Burkhart SS, DeBeer JF. Traumatic glenohumeral bone defects and their relationship to failure of arthroscopic Bankart repairs: significance of the inverted-pear glenoid and the humeral engaging Hill-Sachs lesion. Arthroscopy 2000;16:677-694.

[4] Dehaan A, Munch J, Durkan M, et al. Reconstruction of a bony bankart lesion: best fit based on radius of curvature. Am J Sports Med 2013;41:1140-1145.

[5] Gerber C, Nyffeler RW. Classification of glenohumeral joint instability. Clin Orthop Relat Res 2002;400:65-76.

[6] Hutchinson JW, Neumann L, Wallace WA. Bone buttress operation for recurrent anterior shoulder dislocation in epilepsy. J Bone Joint Surg Br 1995;77B:928-932.

[7] Itoi E, Lee SB, Amrami KK, et al. Quantitative assessment of classic anteroinferior bony Bankart lesions by radiography and computed tomography. Am J Sports Med 2003;31:112-118.

[8] Itoi E, Lee SB, Berglund LJ, et al. The effect of glenoid defect on anteroinferior stability of the shoulder after Bankart repair: a cadaver study. J Bone Joint Surg Am 2000;82A:35-46.

[9] Lippitt SB, Vanderhooft JE, Harris SL, et al. Glenohumeral stability from concavity-compression: a quantitative analysis. J Shoulder Elbow Surg 1993;2:27-35.

[10] Pansard E, Klouche S, Billot N, et al. Reliability and validity assessment of a glenoid bone loss measurement using the Bernageau profile view in chronic anterior shoulder instability. J Shoulder Elbow Surg 2013;22:1193-1198.

[11] Provencher MT, Ghodadra N, LeClere L, et al. Anatomic osteochondral glenoid reconstruction for recurrent glenohumeral instability with glenoid deficiency using a distal tibia allograft. Arthroscopy 2009;25:446-52.

[12] Rerko MA, Pan X, Donaldson C, et al. Comparison of various imaging techniques to quantify glenoid bone loss in shoulder instability. J Shoulder Elbow Surg 2013;22:528-534.

[13] Soslowsky LJ, Flatow EL, Bigliani LU, et al. Articular geometry of the glenohumeral joint. Clin Orthop Relat Res 1992;285:181-190.

[14] Warner JJ, Bowen MK, Deng XH, et al. Articular contact patterns of the normal glenohumeral joint. J Shoulder Elbow Surg 1998;4:381-388.

[15] Warner JP, Gill TJ, O'Hollerhan JD, et al. Anatomical glenoid reconstruction for recurrent anterior glenohumeral instability with glenoid deficiency using an autogenous tricortical iliac crest bone graft. Am J Sports Med 2006;34:205-212.

第12章 合并肱骨骨缺损的肩关节不稳的治疗

Management of Glenohumeral Instability with Humeral Bone Loss

Ronak M. Patel, T. Sean Lynch, Nirav H. Amin, and Anthony Miniaci

定义

- 盂肱关节脱位是最常见的关节脱位之一。
- 前关节脱位，前盂骨缺损和肱骨头的后上侧面骨缺损相对较多。
- 骨损伤通过改变关节的接触面积、平整性和静态功能直接影响复发性不稳定[3,14,15,25,28]。
- 1861年，Flower[13]首次报道了肱骨头上发现的病灶，随后许多研究者报道了这些骨缺损[26]。
- 1940年，Hill和Sachs[17]两位放射科医生报道，这些缺损实际上是压缩骨折当肱骨后外侧头撞击肩胛盂的前缘产生的。
- Hill-Sachs病变的真实发生率尚不清楚；然而，他们中40%～90%的人与初始盂肱关节前脱位有关[7,36,38,41,45]。
- 复发性失稳的发生率最高可达70%～100%，关节镜检查通常能发现缺损的实际情况[17,38]。
- Hill-Sachs病变的处理主要依赖于病灶大小及有无咬合[4]。
  - 大部分病变小，临床表现不明显。
  - 通常，与临床相关的病变可能通过旨在处理基本的关节盂不稳而间接得以解决（如Bankart修复、肩胛盂重建等）。

解剖

- 肩关节前脱位，肱骨头脱位在平移时相对于关节盂进行外旋伴前移。
- 静态盂肱约束（即关节囊、韧带、唇）被进一步前移撕裂，肱骨头脱位。
- 肱骨头后上外侧撞击肩胛盂前部边缘，造成Hill-Sachs病变（图1A～C）。

发病机制

- 造成肩关节前脱位创伤的最常见机制是在间接力作用下发生的手臂外展和外旋。
- Palmer、Widen、Burkhart和De Beer描述了一种“咬合”的Hill-Sachs损伤，当手臂“主动”外展（90°）和外旋（0°～135°）时，它与前肩胛盂边缘撞击[4,6,30]。
  - 这些肱骨头缺损平行于肩胛盂前缘表面，当手臂外展外旋[1]。
  - 这就是所谓的关节弧缺损，破坏了肩胛盂肱关节弧，当Hill-Sachs病变旋转经过前盂缘时[4]。
  - 不平行于关节盂边缘的病变“主动”或“运动”姿势不咬合，称为未咬合病变[4,6]。Hill-Sachs缺陷外旋是对角经过前盂，因此，有连续的接触关节面与无咬合关节盂前病变[27]。
  - 因此，当患者出现症状性前向不稳伴Hill-Sachs损伤时，有关节弧缺损，必须直接治疗修复Bankart损伤（如果存在），并预防Hill-Sachs损伤与关节盂前缘咬合。
- 在轴向视图上，0°代表正前方，典型的Hill-Sachs损伤位于170°～260°之间中点，为209°（图2）[35]。
- Cho等[9]研究了3D-CT扫描107例接受复发性前路不稳手术的术前肩部CT扫描，用于预测Hill-Sachs的咬合。
  - 轴向图像上的肱骨头直径平均宽度为52%（范围为27%～66%），肱骨头深度为14%（范围为8%～20%）。
- Hill-Sachs损伤通常伴有其他病理改变，包括软组织和（或）骨性Bankart病变及盂肱前韧带断裂。无论是否伴有Hill-Sachs损伤，最佳的外科治疗是处理这些病变。
- 治疗盂肱前向不稳定的Hill-Sachs缺损有多种选择，包括肱骨成形术、缺损填塞、同种异体骨移植重建（骨软骨栓vs.大小匹配的同种异体骨块）、部分表面置换以及全部重修/关节成形术。
- 作者首选的技术是解剖同种异体骨移植重建肱骨头，通过大小匹配的同种异体肱骨头重建肱骨头，在维持肩关节的运动范围的同时消除这些结构性病变。

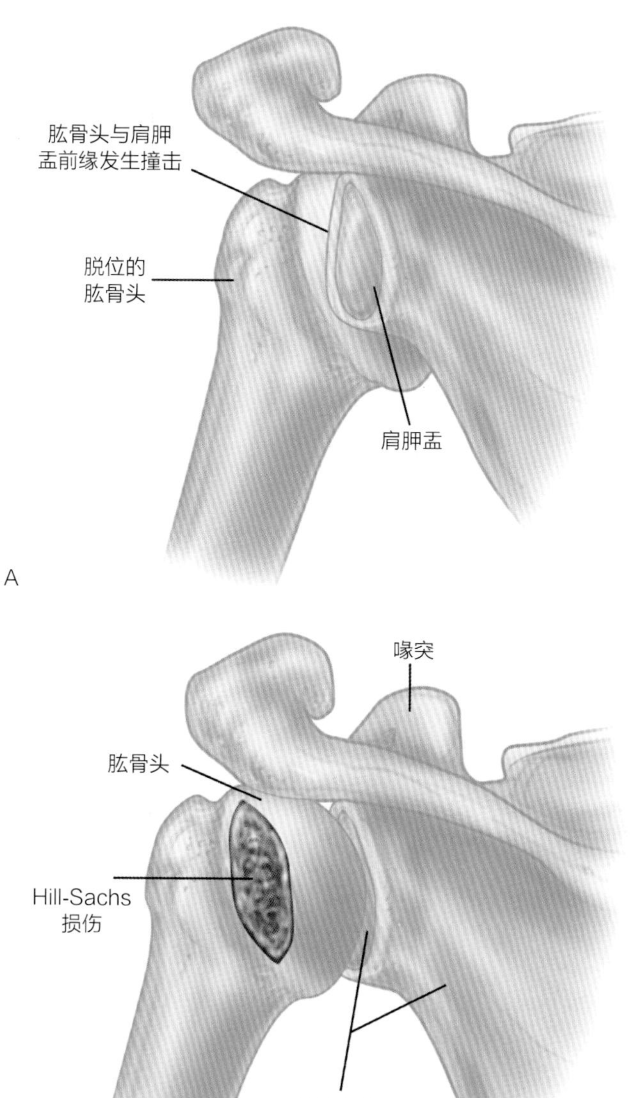

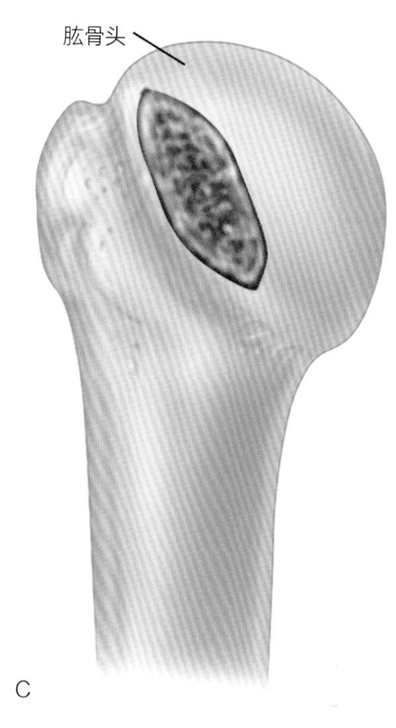

图1　A. 盂肱关节前脱位的后视图。B. 盂肱关节复位后"咬合"Hill-Sachs损伤。C. 肱骨头有大的Hill-Sachs损伤。

自然病程

- Hovelius等[19]对229例肩关节脱位进行了为期25年的前瞻性研究。所有患者均初始接受非手术治疗，并监测预后因素、复发率和手术干预。
  - 10年后，185人中有99人(53.5%)的肩关节出现X线片可显示的Hill-Sachs损伤。
    - 在这99例肩关节中，在10年的随访中，60例至少再脱位一次，51例至少有两次再脱位。
  - 相比之下，86例肩膀中有38例(44%)没有这种病变的记录($P<0.04$)。
  - 然而，在25年时，初始脱位时他们出现了肱骨小压缩骨折，这没有影响复发率。
- Rowe等[36]分析了针对复发性不稳定的Bankart修复的长期效果，并发现总复发率3.4%(5/145)，中度和重度Hill-Sachs损伤患者的复发率分别为4.7%和6%。
- 虽然Rowe等使用了3 mm、5 mm和>10 mm深度来区分Hill-Sachs损伤的大小，评估各种肱骨头部缺陷大小和(或)体积的方法未取得一致意见，这些包括系数、关节弧长和Hill-Sachs角[6,8,9,20,23,26,37,39]。

病史和体格检查

- 所有患者最初均接受完整病史评估和体格检查。
  - 病史的特殊性包括不稳定的机制、初始症状时间以及表现症状的细节，包括疼痛、频率、不稳定和功能水平。
  - 臂的位置和不稳定性所需的力，可能是一个不断发展的过程。

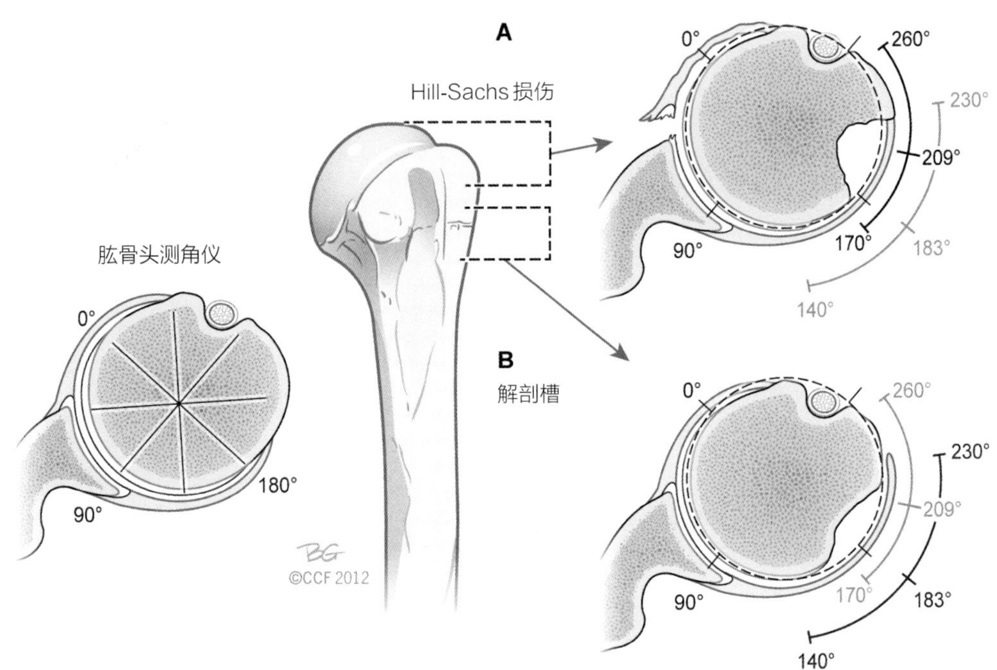

图2　A. 典型的Hill-Sachs损伤部位。B. 解剖槽（经允许引自Richards RD, Sartoris DJ, Pathria MN, et al. Hill-Sachs lesion and normal humeral groove: MR imaging features allowing their differentation. Radiology 1994; 190: 665-668）。

- 相关病史，包括胶原蛋白紊乱或应该注意的癫痫。
- 以前所有肩部手术值得注意。
- 许多患者会有复发性脱位或多次手术试图纠正不稳定。
- 体检重点在于检查以前的瘢痕，严重不对称，彻底比较关节运动的主动和被动范围，肌力测试，评估肩袖完整性和强度以及腋神经功能。
- 临床医生应进行详细检查盂肱关节前部、后部和下部松弛度。
- 应多体位进行恐惧试验检查（如坐、站、仰），因为巨大Hill-Sachs病变患者通常表现出这种担忧，往往发生在手臂明显低于90°外展和90°外旋时[26,27]。
  - 前向恐惧测试：阳性意味着与前唇损伤有关。
  - 骨性恐惧测试：程度较低的外展诱发阳性，可能表明严重的和有症状的骨性病损导致不稳定。

影像学和其他诊断性检查

- 术前影像包括全面的影像学检查：前后（AP）位、真正的AP位、腋位和所涉及肩部的Stryker切迹位片（图3A）。
- 所有患者术前均需进行轴位影像学检查（CT>MRI），以更充分地了解肩胛盂和肱骨头的骨结构（图3B）。
  - 三维重建是一个有用的工具，以更清晰确定缺损的大小和位置，并进行估计累及关节表面的大小。
  - 虽然病变的体积和深度肯定会影响肩膀的稳定性，然而更重要的是关节弧缺损大小。
- 在影像上，Hill-Sachs缺陷的平面是与轴位倾斜的平面，因此，这些缺陷的大小在标准轴位像上往往被低估[38]。

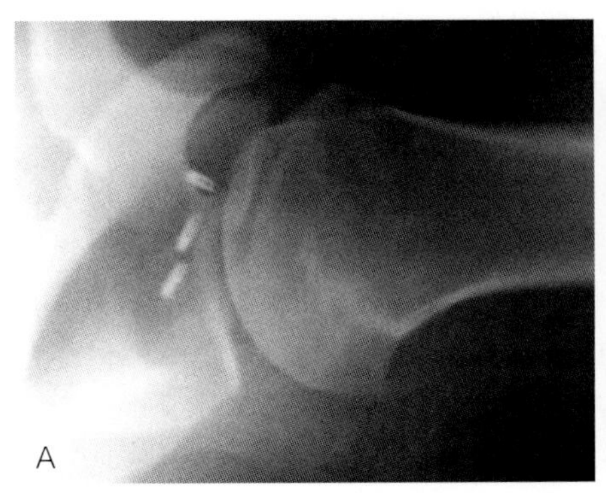

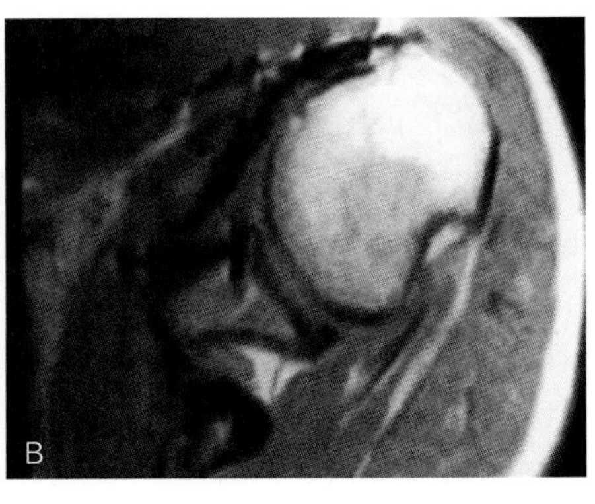

图3　A. 肩部腋位X线片显示巨大的Hill-Sachs病变。B. 轴向MRI图像显示巨大咬合性Hill-Sachs病变。

鉴别诊断

- 肩关节前脱位，合并或不合并以下情况：
  - Bankart损伤。
  - 骨性Bankart损伤或前盂损伤。
  - Hill-Sachs损伤。
  - 上述组合。
- 肩关节后脱位伴或不伴相关软组织和骨性损伤。
- 肩关节下脱位伴或不伴相关软组织和骨性损伤。

非手术治疗

- 小骨性损伤和非咬合Hill-Sachs损伤可以采用非手术治疗。通常，合并肱骨头部和肩胛盂损伤可以单纯处理原发性缺损[如Bankart损伤、盂肱韧带肱骨撕脱（HAGL），或盂骨丢失]。
- 注重加强康复监测，最初短暂制动后开始动态肌力稳定训练（三角肌、肩袖和肩周肌）。

手术治疗

适应证

- 绝对适应证[33]。
  - 移位性肱骨头骨折，伴肱骨骨折脱位以及相关的Hill-Sachs损伤。
  - 肱骨头缺损＞30%～40%，伴有慢性脱位或复发性前向不稳定。
- 相对适应证[33]。
  - 肱骨头咬合性病损＞20%～25%。
  - 肱骨头病变部位＞10%～25%，关节镜不稳定修复之后关节窝的中心点没有很好保持。

手术的选择

- 肱骨近端截骨术内旋转肱骨近端，增加肱骨后倾，最大限度地减少外旋时缺损接触关节盂前缘的可能性[42]。
  - 考虑到并发症的风险和更成功的替代方案，这项技术具有重要的历史意义[4,5,34,36,42]。
- 开放的前路手术，如East-West折叠，内侧和上方移动关节盂轨道以限制外旋，防止肱骨头缺损咬合[4,6]。
  - 这些软组织的技术可能不十分适用于巨大肱骨头缺损。此外，对年轻患者运动受限，可能防止功能恢复和导致晚期关节病。
- 急性期可行肱骨成形术或绞锁解除术（＜3周）[21,40]。
- 填塞术：将冈下肌移植到缺损处使病变本质上位于关节外[10,44]。
- 肱骨头增大术，可采用骨软骨栓或大小匹配的同种异体骨块移植，可以用于重建关节弧。
- 通过安装匹配缺陷的假体帽扩增肱骨头[29]。
- 在严重或重建失败的情况下，进行假体置换采用半关节置换术或全肩关节置换术可能是必要的（有关技术的描述参见第39、40章）[32]。

解剖学上的同种异体移植物重建

- 同种异体骨解剖重建肱骨头的适应证如下：
  - 最初的手术治疗前确认一个巨大的Hill-Sachs损伤。临床经验提示损伤累及25%～30%以上关节面有手术指征[27]。
  - 持续症状性盂肱前向不稳定或痛点，绞锁，或突发的巨大Hill-Sachs损伤患者，之前的软组织稳定术失败。
  - 患者再脱位风险高（如癫痫复发伴前向不稳定和巨大的Hill-Sachs损伤，或关节盂合并肱骨头骨缺损的接触型运动员），可以考虑这个手术作为一个主要治疗选择。
  - 接触型运动员丧失某项运动可以被认为是一重要问题。因此，治疗集中在骨和软组织损伤可能减少他们维持在一个不良状态的时间，以及恢复全面竞技运动的时间。
- 本手术禁忌包括因常规合并症而无法行需全身麻醉的外科手术，感染，或非咬合或功能性非咬合的Hill-Sachs损伤。

术前计划

- 新鲜冷冻保存的肱骨头关节同种异体移植物必须从声誉良好的认证组织中获得。
  - 获得尺寸匹配的移植物是很重要的，因为这有助于重建一个最佳的半径肱骨头弧度。
  - 关于处理、保存和储存的细节，取决于样本的类型和外科医生偏好。
  - 移植物主要起结构功能，软骨生存能力是不可预测的。
  - 新鲜冷冻移植物是首选，但可能有获得困难。第二个选项是经照射处理的移植物。
  - 在我们治疗的20例病例中，有2例使用了经照射处理的移植物，有部分塌陷，需要再手术和螺丝拆卸。幸运的是，这并没有导致反复的不稳定。
- 正确的肱骨头同种异体骨大小的确定需要患者的影像，从骨库中选择测量。
- 放大标记测量X线片即可。可接受的标记物包括某种可识别的货币，如硬币，或从组织库中可获得的标准放大标记物。

- 肱骨近端CT或MRI影像允许直接对放大标记进行比拟。
- 从组织库取出的匹配物尺寸误差应该在2 mm内。临床上，我们已经发现了此误差为本手术可接受的结果。

- 可获得匹配的肱骨同种异体移植物是不可预测的。
  - 对于有时效性要求的病例，采用不匹配的肱骨移植物或可采用同种异体股骨头移植。
  - 值得注意的是，股骨头经常有骨关节炎的迹象，包括关节软骨的损失，应该尽可能避免。
  - 如果使用不匹配的肱骨或股骨头移植，可能需要仔细修剪和切除，使之与天然肱骨头的弧度相匹配。
- 使用同种异体移植物需理解和了解它的细节，这很重要，因为可能对患者有直接影响。

体位

- 患者体位取改良沙滩椅式，倾斜大约45°，上肢悬空。

入路

- 采用三角肌延伸入路。
- 确定联合肌腱外侧边界，轻轻地向内侧牵开，露出下面的肩胛下肌肌腱。

TECHNIQUES

肩胛下肌松解和关节囊切开术

- 在肱骨小结节止点处内侧约0.5 cm处将整个肌腱横断。
- 肌腱从肱骨小结节处切断后，肩胛下肌腱的外侧缘用2号缝线标记松解下来的肌腱（#DC494, Ethicon, Somerville, NJ）。
- 小心锐性剥离肩胛下肌与前方关节囊之间的间隙，向内侧延长到关节盂颈部。
- 然后，注意钝性剥离下方关节囊。
- 平行于肩胛下肌切口，在外侧垂直切开关节囊，并向上方延长。
- 用骨剥在关节内剥离前下关节囊，将其从肱骨外科颈上松解下来。

检查前方盂唇和Bankart重建术

- 将标准肱骨头拉钩放进盂肱关节内，检查关节盂和前下关节囊盂唇结构是否存在病变。
- 如果发现Bankart损伤，用骨钻钻孔或带线锚钉进行常规修补。缝线留置直到异体骨移植重建完成。

Hill-Sachs损伤的暴露

- 移掉肱骨头处拉钩，将肱骨最大限度外旋，暴露Hill-Sachs损伤。
- 去除冈上肌上滑膜，使肱骨极度外旋，以便更好地观察和评估Hill-Sachs损伤。
- 将一个平窄的拉钩（如Darrach）跨过切开的肩胛下肌的下表面，放到肱骨颈后方肩袖，来撬出肱骨头（技术图1）。

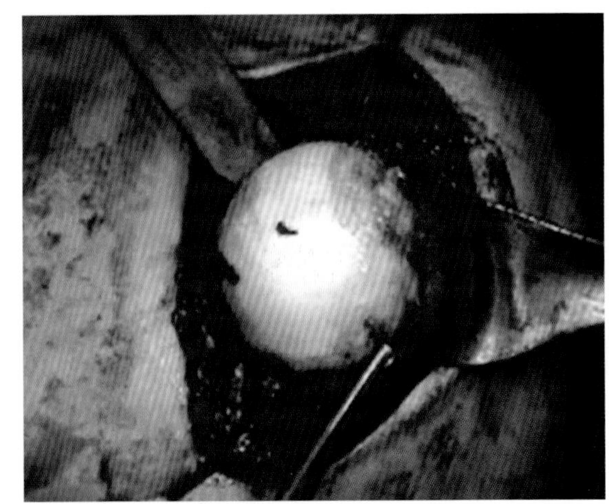

技术图1 术中暴露较大的Hill-Sachs损伤，以备重建。

肱骨头截骨术

- Hill-Sachs损伤充分显露后，用微型摆锯将缺损处修整光滑，塑成人字颚构型（Chevron型）。
- 将匹配的异体肱骨头像深盘馅饼那样插到修好的肱骨头内（技术图2A、B）。
- 用手锉将缺损的底部和侧面进一步修整成精确平整的表面。
- 毫米级精度测量缺损的底部（*X*）、高度（*Y*）、长度（*Z*）和外部部分粗糙面周径（*C*）（技术图2C）。

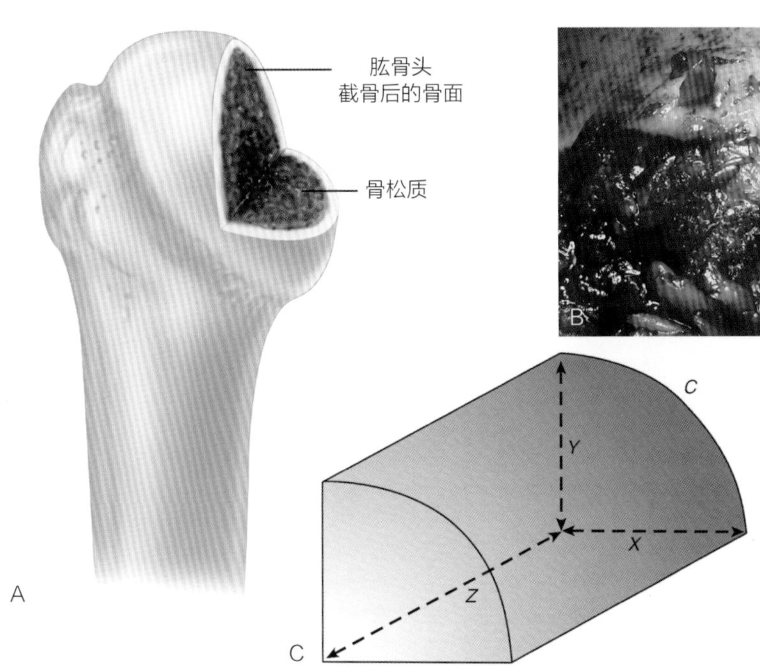

技术图2　A. 肱骨头截骨后的图。B. Hill-Sachs损伤塑形后放置异体移植骨。C. 测量缺损和移植骨的图示。毫米级精度测量缺损的底部（*X*）、高度（*Y*）、长度（*Z*）和外部部分粗糙的周径（*C*）。

异体肱骨头截骨术

- 在肱骨头匹配的异体骨上，切取比肱骨头缺损的测量值大2～3 mm的植入体。
- 移植骨暂时放到Hill-Sachs缺损处，调整3个平面匹配。
- 用微型摆锯小心修整去除矢状面多余的移植骨，同样处理另外两个面。
- 在一个面继续精细调整移植骨，直到所有平面达到精确匹配，包括底部（*X*）、高度（*Y*）、长度（*Z*）和外部周径（*C*）。

肱骨头处异体移植骨的固定

- 将移植骨块放到缺损处，调整位置使其与关节面相一致。
- 用2～3根光滑的直径0.045 in（1.1 mm）克氏针暂时固定（技术图3A、B）。
- 然后用3.5 mm全螺纹骨皮质螺钉或4.0 mm骨松质螺钉替换克氏针，使用拉力螺钉技术来固定（技术图3C、D）。
- 确保螺钉头埋进骨内，以便其低于关节面水平。
- 冲洗关节，少许活动肩关节，确保重建的肱骨头创造平滑的、匹配的关节面。

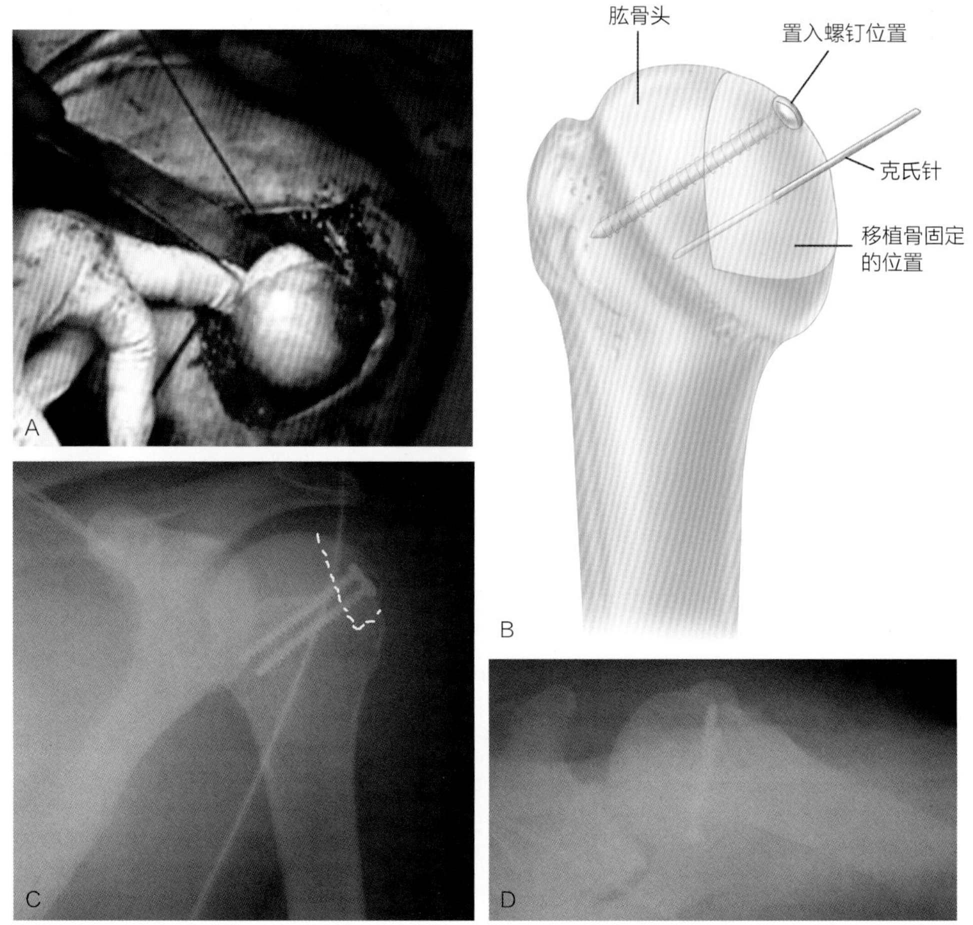

技术图3 A. 解剖型的异体骨重建Hill-Sachs缺损，用2根克氏针暂时固定。B. 用克氏针和AO螺钉固定，异体肱骨重建Hill-Sachs缺损的图示。C. 肩关节X线前后位片显示用两枚骨皮质螺钉埋头固定解剖型异体移植骨来重建Hill-Sachs缺损（虚线为植骨区域）。D. 肩关节腋位片显示两枚骨皮质螺钉埋头固定解剖型异体骨重建Hill-Sachs缺损。

盂唇修补和肩胛下肌复位固定

- 可吸收缝线缝合切开的关节囊，用先前留置的缝线修复关节囊的病变。
- 把肩胛下肌拉到残端恢复原有解剖结构，不能有缩短，用带线锚钉或不可吸收线进行软组织修补。
- 联合腱、三角肌、胸大肌回归到原来的解剖位置。
- 常规的皮下、皮肤缝合。
- 无菌包扎。
- 上肢制动装置固定。

要点与失误防范

前方盂唇损伤	• 在暴露关节后，术者要及早确定盂唇损伤的类型。把锚钉或缝线放到关节盂前方，以便Hill-Sachs缺损重建后来修补盂唇
暴露肱骨头后上方	• 通过外旋和前屈上肢来暴露肱骨头，放置适当的拉钩协助暴露
异体移植骨大小	• 术者要确保移植骨块要比实际缺损大2～3 mm。这需要原位测量
螺钉放置	• 先用两根0.045 in（1.1 mm）克氏针固定，后用2枚3.5 mm的不锈钢AO螺钉替换它们，并用拉力螺钉技术来固定 • 螺钉头埋进骨面下，防止内植物突出

术后处理

- 手术后，患者需要佩戴吊带以保持舒适，允许立即进行能忍受的全被动范围的运动锻炼。
- 由于肩胛下肌解离，进行了主动和对抗内旋活动6周。
- 在最初的6周后，患者可以停止拉伸和肌力运动。
- 分别在6周和6个月时复查X线片，术后6个月CT扫描来评估移植物的牢固和融合情况。

预后

- 在1995～2001年期间，我们回顾了18例尝试稳定术失败后进行该手术的患者，平均随访50个月(24～96个月)[26,27]。
  - 15例患者有外伤性盂肱前向不稳病史，与运动不稳定性有关。有3例与癫痫发作或其他创伤不稳定有关。
  - 均有肱骨头后外侧缺损(Hill-Sachs损伤)，病损超过了25%～30%肱骨头。
  - 1例患者肱骨头前、后均有缺损，双向肩失稳，持续存在癫痫发作。
  - 没有患者出现真正的多向不稳定。
  - 对接受正式复查的患者进行术前评估并在术后进行如下处理：
    - 影像学评价(X线片和轴位成像，CT、MRI，或两者兼备)。
    - 已经过验证的临床评估措施：Constant-Murley肩部评分，西安大略肩关节不稳指数(WOSII)，以及SF-36。
  - 手术时的发现包括：
    - 9例复发性Bankart损伤。
    - 仅9例囊性冗余。
    - 无肩胛下肌撕裂患者。
    - 1例后盂磨损。
    - 3例前盂软骨缺损患者(<20%)，没有重建。
  - 没有复发性不稳定，18例中有16例(89%)重返工作岗位。
  - 术后平均Constant评分为78.5分，WOSII是一个已经过验证的生活质量量表，使用视觉模拟量表来反映肩部不稳定性，明显下降说明需改进。
- 总的来说，这是首次报道复发性Hill-Sachs缺损的同种异体移植重建修复失败后的外伤性前向不稳定。
- Diklic等[11]对13例肱骨头Hill-Sachs缺损在25%～50%之间的病例，采用新鲜冷冻股骨头进行同种异体移植重建术。
  - 平均术后54个月，该队列的Constant评分为86.8分。
  - 12例患者肩部稳定，1例患者有骨坏死的证据。

并发症

- 笔者的病例研究中，Hill-Sachs病变病例进行移植重建后发生于肱骨骨关节的并发症包括：影像学随访证据显示18例患者中有2例部分移植物塌陷；早期有骨关节炎的3例(边缘骨赘)；轻度半脱位1例(后部)[26,27]。
- 2例患者出现螺钉穿透，外旋转会引起剧烈的疼痛。
  - 术后2年左右取出螺钉，症状缓解。
- 必须权衡持续肩部功能障碍与使用同种异体新鲜骨关节的风险。金属部分表面置换是一种新型的关节置换术，允许重建肱骨关节的表面，不使用同种异体移植，这也是一种选择[16]。

关节镜下填塞

- Remplissage(法语)意为“填塞”。
- 手术技术包括将关节内的转换肱骨头缺损变为关节外缺损，伴软组织覆盖以防止与前盂前缘咬合(图4)。
- 最初由Connolly[10]描述，通过冈下肌连带大结节一部分转移填塞Hill-Sachs的缺损。
- Wolff等[43]首先描述了一种全关节镜技术，包括后关节囊和冈下肌肌腱固定术转移到肱骨头缺损伴前下盂修复。
  - 保留用于与之相关的巨大Hill-Sachs病变缺损，关节盂损失<25%，巨大的缺损需要开放性Latarjet技术。
  - 缝合锚钉放置于缺损内，用缝合钩直接从后面穿过。
- Koo等[22]使用双滑轮对其进行了修改，用两个锚钉插过冈下肌腱的技术进入肱骨头缺损。

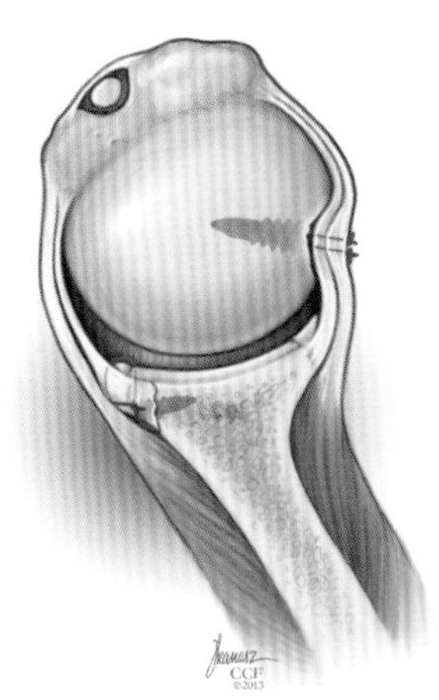

图4　关节镜下重建的示意图。冈下肌腱连接到Hill-Sachs缺损，前关节囊修复（经允许引自Purchase RJ, Wolf EM, Hobgood ER, et al. Hill-Sachs “remplissage” : an arthroscopic solution for the engaging Hill-Sachs leision. Arthroscopy 2008; 24 [6]: 723-726）。

 - 这使得缝合线可以绑在肌腱上而不是通过肌腱或上肌腹，这样更符合解剖结构和更好保存组织，确保生物力学上的强度。

手术技术

- 麻醉：一般气管内麻醉加肌间沟阻滞。
- 定位(基于外科医生的偏好)：沙滩椅vs.侧卧位。
- 入路。
  - 后入路：肱骨头稍外侧，缺损上方，以获得缺损的最佳显示。
  - 前上入路：远离肩峰前缘，在肱二头肌腱的上面和后面。
  - 辅助后外侧入路("填塞入路")：后入路向外2个手指宽度。
- 前唇和肩胛盂的准备，解离盂唇或盂肱下韧带以利于最后组织修复。
- 肱骨头缺损应采用刨刀或磨头清理。微骨折可通过刺激一个出血表面完成。
- 两根脊柱针穿过肩峰下间隙评估缝合锚钉的穿刺角。
- 关节镜应转移至肩峰下空间清创。后侧、外侧和后外侧充分清理，以确保冈下肌腱缝合视野。
- 缝合通道从将关节镜移动到关节镜前上的入路。缝合锚钉应放置于病变的上边缘和下边缘通过后部入路。每条缝合线都要穿过后囊和冈下肌腱。
- 肱骨头降低，手臂旋转中立位，关节囊固定术是由两个褥式缝合在肩袖囊表面打结而成。
- 最后，行标准的前下软组织修复。

术后处理

- 术后康复方案与Bankart修复相似。
  - 吊带中立旋转固定4周。
  - 钟摆运动可以在手术后的第一天开始。
- 4周后开始物理治疗，恢复至体育活动需3~6个月。

预后

- 早期的研究报道复发发生率为7%(2/24)，2年随访无任何平面的运动损失[34]。
- Zhu和他的同事们[46]对49名连续的患者进行了评估，随访至少2年。
  - 平均而言，患者的前屈增加了8°，外旋损失1.9°。
  - 失败率为8.2%(4/49)，其中1例再脱位，2例半脱位，1例恐惧试验阳性。
- 11例患者平均随访18个月，进行MRI检查，早在8个月即发现肱骨头缺损肌腱融合的证据[31]。
  - 冈下肌腱填塞占75%~100%的缺损，肌肉萎缩程度为0%~25%。
- Boileu等[2]研究了47例，接受关节镜下重建的患者，平均随访2年。
  - 98%的患者在最后的随访中肩部保持稳定，所有患者均接受影像学检查(42例)，显示后囊膜冈下肌腱有缺损愈合的证据。
  - 有一个外旋缺陷(8°±7°)和外展缺陷(9°±7°)。
    - 这不是功能上的限制；41名患者中手术前参加过体育运动，37人(90%)复出，28人(68%)恢复到了相同的运动水平，包括过顶运动。
- 通过对关节镜下重建填塞联合Bankart修复的7项研究(Ⅱ、Ⅲ、Ⅳ级)的系统评估，平均随访26个月，发现合并复发性脱位率3.4%[24]。
  - 无明显临床意义的活动范围丧失。
  - 其中4项研究回顾了术后影像资料，发现冈下肌腱填塞术具有较高的愈合率和填充率。

(王海明 译，陈云丰 审校)

参考文献

[1] Armitage MS, Faber KJ, Drosdowech DS, et al. Humeral head bone defects: remplissage, allograft, and arthroplasty. Orthop Clin North Am 2010;41(3):417-425.

[2] Boileau P, O'Shea K, Vargas P, et al. Anatomical and functional results after arthroscopic Hill-Sachs remplissage. J Bone Joint Surg Am 2012;94(7):618-626.

[3] Bollier MJ, Arciero R. Management of glenoid and humeral bone loss. Sports Med Arthrosc 2010;18(3):140-148.

[4] Burkhart SS, Danaceau SM. Articular arc length mismatch as a cause of failed bankart repair. Arthroscopy 2000;16(17):740-744.

[5] Burkhart SS, De Beer JF. Traumatic glenohumeral bone defects and their relationship to failure of arthroscopic Bankart repairs. Arthroscopy 2000;16(7):677-694.

[6] Burkhart SS, De Beer JF. Traumatic glenohumeral bone defects and their relationship to failure of arthroscopic Bankart repairs: significance of the inverted-pear glenoid and the humeral engaging Hill-Sachs lesion. Arthroscopy 2000;16(7):677-694.

[7] Calandra JJ, Baker CL, Uribe J. The incidence of Hill-Sachs lesions in initial anterior shoulder dislocations. Arthroscopy 1989;5(4):254-257.

[8] Chen AL, Hunt SA, Hawkins RJ, et al. Management of bone loss associated with recurrent anterior glenohumeral instability. Am J Sports Med 2005;33(6):912-925.

[9] Cho SH, Cho NS, Rhee YG. Preoperative analysis of the Hill-Sachs lesion in anterior shoulder instability: how to predict engagement of the lesion. Am J Sports Med 2011;39(11):2389-2395.

[10] Connolly RS. Humeral head defects associated with shoulder dislocations: their diagnostic and surgical significance. Instr Course Lect 1972;21:42-54.

[11] Diklic ID, Ganic ZD, Blagojevic ZD, et al. Treatment of locked chronic posterior dislocation of the shoulder by reconstruction of the defect in the humeral head with an allograft. J Bone Joint Surg Br 2010;92(1):71-76.

[12] Elkinson I, Giles JW, Boons HW, et al. The shoulder remplissage procedure for Hill-Sachs defects: does technique matter? J Shoulder Elbow Surg 2013;22(6):835-841.

[13] Flower W. On the pathological changes produced in the shoulder-joint by traumatic dislocations, as derived from an examination of all specimens illustrating this injury in the museums of London. Trans Pathol Soc London 1861;12:179.

[14] Ghodadra N, Gupta A, Romeo AA, et al. Normalization of glenohumeral articular contact pressures after Latarjet or iliac crest bonegrafting. J Bone Joint Surg 2010;92(6):1478-1489.

[15] Greis PE, Scuderi MG, Mohr A, et al. Glenohumeral articular contact areas and pressures following labral and osseous injury to the anteroinferior quadrant of the glenoid. J Shoulder Elbow Surg 2002;11(5):442-451.

[16] Grondin P, Leith J. Combined large Hill-Sachs and bony Bankart lesions treated by Latarjet and partial humeral head resurfacing: a report of 2 cases. Can J Surg 2009;52(3):249.

[17] Hill HA, Sachs MD. The grooved defect of the humeral head a frequently unrecognized complication of dislocations of the shoulder joint. Radiology 1940;35(6):690-700.

[18] Hovelius L, Augustini BG, Fredin H, et al. Primary anterior dislocation of the shoulder in young patients. A ten-year prospective study. J Bone Joint Surg Am 1996;78(11):1677-1684.

[19] Hovelius L, Olofsson A, Sandstrom B, et al. Nonoperative treatment of primary anterior shoulder dislocation in patients forty years of age and younger. A prospective twenty-five-year follow-up. J Bone Surg Am 2008;90(5):945-952.

[20] Kaar SG, Fening SD, Jones MH, et al. Effect of humeral head defect size on glenohumeral stability a cadaveric study of simulated Hill-Sachs defects. Am J Sports Med 2010;38(3):594-599.

[21] Kazel MD, Sekiya JK, Greene JA, et al. Percutaneous correction (humeroplasty) of humeral head defects (Hill-Sachs) associated with anterior shoulder instability: a cadaveric study. Arthroscopy 2005;21(12):1473-1478.

[22] Koo SS, Burkhart SS, Ochoa E. Arthroscopic double-pulley remplissage technique for engaging Hill-Sachs lesions in anterior shoulder instability repairs. Arthroscopy 2009;25(11):1343-1348.

[23] Kralinger FS, Golser K, Wischatta R, et al. Predicting recurrence after primary anterior shoulder dislocation. Am J Sports Med 2002;30(1):116-120.

[24] Leroux T, Bhatti A, Khoshbin A, et al. Combined arthroscopic Bankart repair and remplissage for recurrent shoulder instability. Arthroscopy 2013;29(10):1693-1701.

[25] Matsen F III, Chebli C, Lippitt S, et al. Principles for the evaluation and management of shoulder instability. J Bone Joint Surg Am 2006;88:648-659.

[26] Miniaci A, Gish MW. Management of anterior glenohumeral instability associated with large Hill-Sachs defects. Tech Shoulder Elbow Surg 2004;5(3):170-175.

[27] Miniaci A, Martineau PA. Humeral head bony deficiency (large Hill-Sachs). In: ElAttrache NS, Harner CD, Mirzayan R, et al, eds. Surgical Techniques in Sports Medicine. Philadelphia: Lippincott Williams & Wilkins, 2007:189-194.

[28] Montgomery WH Jr, Wahl M, Hettrich C, et al. Anteroinferior bonegrafting can restore stability in osseous glenoid defects. J Bone Joint Surg 2005;87(9):1972-1977.

[29] Moros C, Ahmad CS. Partial humeral head resurfacing and Latarjet coracoid transfer for treatment of recurrent glenohumeral instability. Orthopedics 2009;32(8):602.

[30] Palmer I, Widen A. The bone block method for recurrent dislocation of the shoulder joint. J Bone Joint Surg Br 1948;30B(1):53-58.

[31] Park MJ, Garcia G, Malhotra A, et al. The evaluation of arthroscopic remplissage by high-resolution magnetic resonance imaging. Am J Sports Med 2012;40(10):2331-2336.

[32] Pritchett JW, Clark JM. Prosthetic replacement for chronic unreduced dislocations of the shoulder. Clin Orthop Relat Res 1987;216:89-93.

[33] Provencher MT, Frank RM, Leclere LE, et al. The Hill-Sachs lesion: diagnosis, classification, and management. J Am Acad Orthop Surg 2012;20(4):242-252.

[34] Purchase RJ, Wolf EM, Hobgood ER, et al. Hill-sachs "remplissage": an arthroscopic solution for the engaging hill-sachs lesion. Arthroscopy 2008;24(6):723-726.

[35] Richards RD, Sartoris DJ, Pathria MN, et al. Hill-Sachs lesion and normal humeral groove: MR imaging features allowing their differentiation. Radiology 1994;190(3):665-668.

[36] Rowe CR, Patel D, Southmayd WW. The Bankart procedure: a long-term end-result study. J Bone Joint Surg Am 1978;60(1):1-16.

[37] Rowe C, Zarins B, Ciullo J. Recurrent anterior dislocation of the shoulder after surgical repair. Apparent causes of failure and treatment. J Bone Joint Surg Am 1984;66(2):159.

[38] Saupe N, White LM, Bleakney R, et al. Acute traumatic posterior shoulder dislocation: MR findings. Radiology 2008;248(1):185.

[39] Sekiya JK, Wickwire AC, Stehle JH, et al. Hill-Sachs defects and repair using osteoarticular allograft transplantation biomechanical analysis using a joint compression model. Am J Sports Med 2009;37(12):2459-2466.

[40] Stachowicz RZ, Romanowski JR, Wissman R, et al. Percutaneous balloon humeroplasty for Hill-Sachs lesions: a novel technique. J Shoulder Elbow Surg 2013;22(9):e7-e13.

[41] Taylor DC, Arciero RA. Pathologic changes associated with shoulder dislocations. Arthroscopic and physical examination findings in first-time, traumatic anterior dislocations. Am J Sports Med 1997;25(3):306-311.

[42] Weber B, Simpson L, Hardegger F, et al. Rotational humeral osteotomy for recurrent anterior dislocation of the. J Bone Joint Surg Am 1984;66:1443-1450.

[43] Wolf EM, Pollack ME. Hill-Sachs "remplissage": an arthroscopic solution for the engaging Hill-Sachs lesion. Arthroscopy 2004;20 (suppl 1):e14-e15.

[44] Yagishita K, Thomas BJ. Use of allograft for large Hill-Sachs lesion associated with anterior glenohumeral dislocation: a case report. Injury 2002;33(9):791-794.

[45] Yiannakopoulos CK, Mataragas E, Antonogiannakis E. A comparison of the spectrum of intra-articular lesions in acute and chronic anterior shoulder instability. Arthroscopy 2007;23(9):985-990.

[46] Zhu YM, Lu Y, Zhang J, et al. Arthroscopic Bankart repair combined with remplissage technique for the treatment of anterior shoulder instability with engaging Hill-Sachs lesion: a report of 49 cases with a minimum 2-year follow-up. Am J Sports Med 2011;39(8):1640-1647.

第13章 肩峰成形、锁骨远端切除和肩袖后上部修补术

Acromioplasty, Distal Clavicle Excision, and Posterosuperior Rotator Cuff Repair

Robert J. Neviaser and Andrew S. Neviaser

定义

- 后上部肩袖撕裂主要包括冈上肌、冈下肌，有时还包括小圆肌。
- 目前大部分肩袖撕裂可以通过单纯关节镜技术或辅以小切口进行修补，故本章介绍的一些手术技术可能现在已不常用。
- 但当肩袖广泛撕裂时，常需通过专门的术式进行修补，这时本章节介绍手术方式仍然有效。

解剖

- 肩袖是由一组起始于肩胛部的4块肌肉的肌腱组成的，包括冈上肌、冈下肌、小圆肌和肩胛下肌。其中冈上肌、冈下肌和小圆肌附着于肱骨大结节，肩胛下肌附着于肱骨小结节。肩袖肌不仅能够使肱骨在盂肱关节中旋转，还能够将肱骨头稳定在关节盂凹的中心，并为主要由三角肌起作用的臂上举运动提供稳定支点。肩峰下滑囊覆于肩袖肌腱上。
- 上述组织均位于喙肩弓下方。喙肩弓由肩峰、喙肩韧带和肩锁关节的锁骨外侧端组成。
- 三角肌的三个束起自肩峰和锁骨外侧，覆于肩袖和肩峰下滑囊上方，在肩关节起到使上臂上举、外展及后伸的作用。

发病机制

- 肩袖撕裂的发病原因众多。
- 包括肩袖肌止点退行性变、挫裂（肩袖下1/3比上2/3更易受到剪切应力损伤）、血供不良、肩峰撞击和反复轻微损伤。
- 肩峰撞击征曾一度被认为是肩袖病变唯一的潜在因素，现在则认为是肩袖损伤的继发性因素。因为一旦肩袖变脆弱而无法平衡三角肌向上的拉力时，肩峰撞击征就易于发生。这将导致肩袖与肩峰前下缘的底部和喙肩弓的其余部分相碰撞。
- 较大的创伤并不是肩袖撕裂的一个直接原因，此时通常已伴有肩袖的退行性变。通常在年龄>40岁的患者，初次肩关节前脱位这种较大的创伤可能导致肩袖撕裂，且患者年龄越大，越易发生肩袖撕裂。

自然病程

- 肩袖撕裂的流行病学资料尚不确切。曾有数个研究通过尸体解剖和生前MRI检查的结果比对，发现无症状的肩袖撕裂在年龄>60岁的人群中的发病率约为33%，这些患者生前并无疼痛感，且功能并无异常。
- 以往试图对可能发生无症状肩袖撕裂的患者进行随访的研究因失访率太高而无法得出结论。
- 即使肩袖广泛撕裂，相关的肩关节病变在已明确诊断的肩袖撕裂患者中亦不常见。
- 研究表明，创伤性肩袖撕裂其临床结果受修补术前时间长短的影响。换句话说，受伤后3周内即能得到修补的肩袖撕裂患者，其临床结果比那些3～6周后才得到修补的患者要好，而时间长于6周的则效果更差。该研究结果只适用于不常见的创伤性肩袖撕裂，而不适用于更常见的退行性变肩袖撕裂。
- 因此，肩袖撕裂应根据患者现有的疼痛和功能受限等症状进行治疗，而不是根据可能出现的撕裂范围变大，或发展形成肩袖撕裂相关的关节病变，因为人们并不能预测撕裂的肩袖是否出现关节病变。

病史和体格检查

- 在年龄>40岁的患者，除非有初次肩关节前脱位等明显外伤史导致肩袖创伤性撕裂，大部分患者主诉无法确定肩部疼痛的出现时间。
- 疼痛常在夜间和肩关节运动时加重，特别是手臂上举过头顶时。
- 服用非甾体抗炎药可以暂时缓解疼痛，肩关节活动由此得以舒展。
- 疼痛可放射，但不会低于肘部或放射至颈部和枕部。
- 很少发生明显的肩关节运动障碍（即活动不受影响），患者通常也不会有无力感。
- 查体应首先检查颈部，排除颈部来源的疼痛。
- 检查冈上肌和冈下肌有无肌萎缩或肱二头肌长头腱有无断裂，后者常常会形成大的或者广泛的撕裂。对肱骨大结节和肱二头肌间沟进行触诊，检查是否有触

痛。在较瘦的患者，可以感觉到皮肤和三角肌下的肩袖有缺损。

- 肩部运动情况的评估则是让患者主动上举手臂，与被动上举手臂的幅度相比较，并分别观察患者臂外展90°和自然下垂在身体一侧时的最大外旋幅度。
- 若患者无法保持上臂于外展位和在身体一侧时的最大主动外旋，出现上臂内旋移动，则是一种阳性体征，表明肌腱部位有大的缺损。
- 内旋功能则通过让患者尽可能去触摸背侧的最高点来进行评估。该功能的进一步测量（肩胛下肌的功能）将会在其他章节中进行讨论。
- 外旋肌力量通过将手臂置于身体一侧，并最大外旋，直接对抗外力进行测量。上举力量通过上举手臂直接对抗外力进行测量。
- 肩袖和肱二头肌疾病的诱发征包括以下几个方面：
  - 肩峰撞击征：固定患侧肩胛骨，使患臂尽力向前上举，当患者感到疼痛时可确定其肩袖病变。
  - 掌心向下外展试验：内旋手臂使冈上肌和冈下肌前部的肌腱直接位于喙肩弓下。上举手臂与肩胛骨同一平面，内移将使得这些肌腱与肩峰下缘碰撞。
  - 肱二头肌抬抗试验（Speed试验）：在此试验中若感到疼痛表明肱二头肌长头腱有病变。

影像学和其他诊断性检查

- 标准的影像学检查至少包括臂外旋和内旋时的肩关节前后位、腋窝位和肩峰出口位，可以观察到肩峰的类型（图1A）、肩锁关节的变化、肩峰肱骨头间隙变窄（图1B），并可以排除其他的病变。

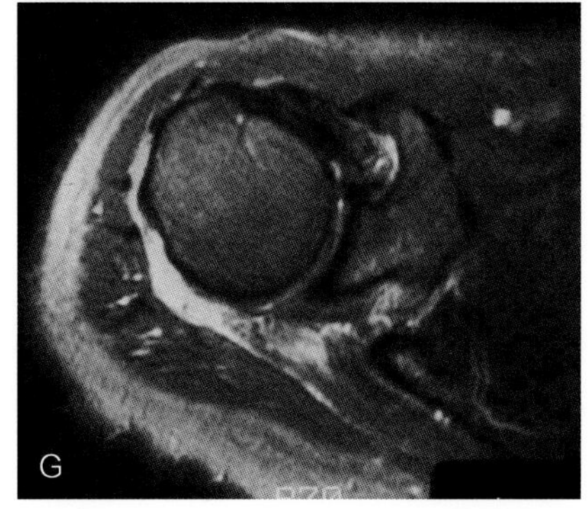

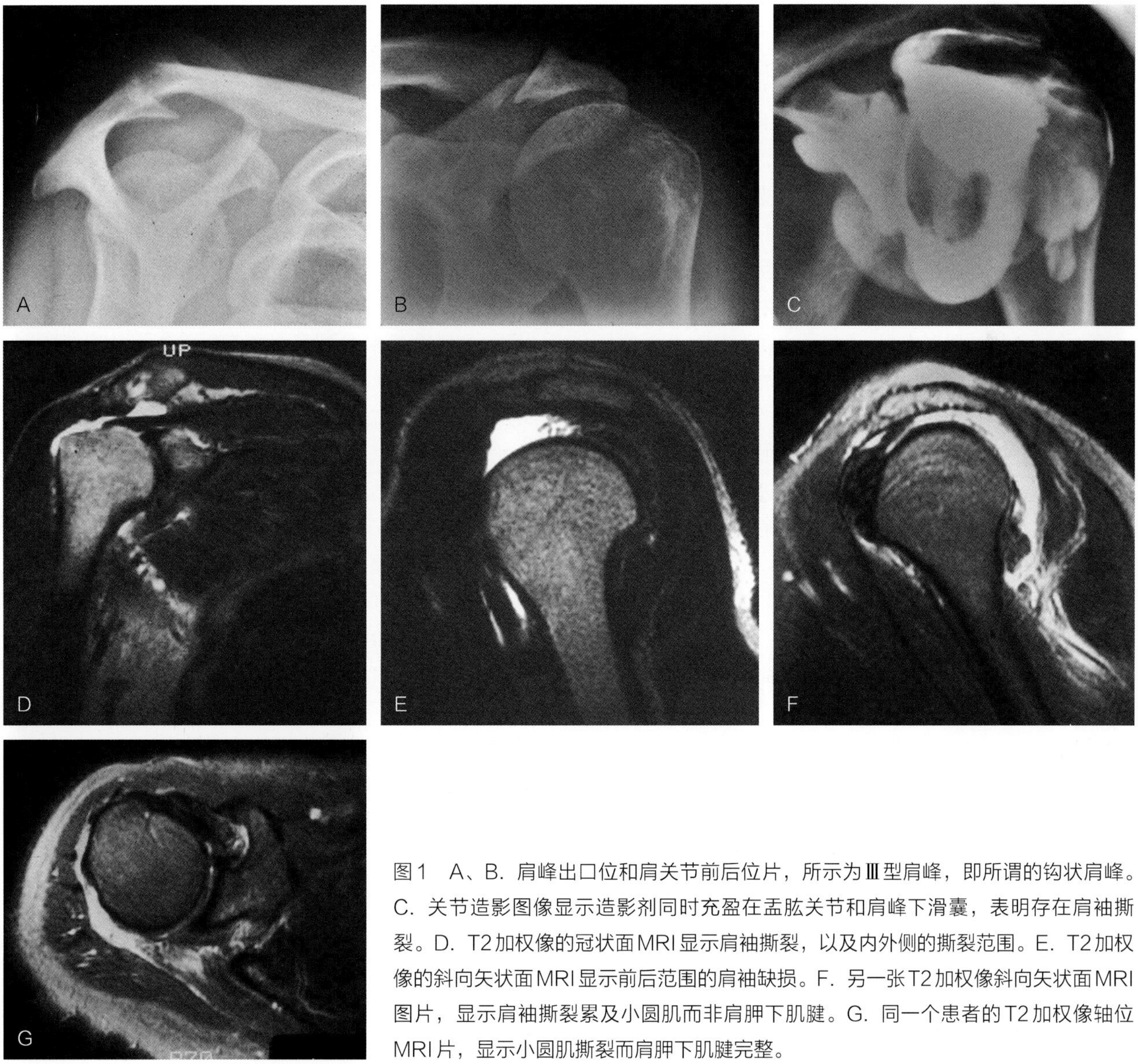

图1　A、B. 肩峰出口位和肩关节前后位片，所示为Ⅲ型肩峰，即所谓的钩状肩峰。C. 关节造影图像显示造影剂同时充盈在盂肱关节和肩峰下滑囊，表明存在肩袖撕裂。D. T2加权像的冠状面MRI显示肩袖撕裂，以及内外侧的撕裂范围。E. T2加权像的斜向矢状面MRI显示前后范围的肩袖缺损。F. 另一张T2加权像斜向矢状面MRI图片，显示肩袖撕裂累及小圆肌而非肩胛下肌腱。G. 同一个患者的T2加权像轴位MRI片，显示小圆肌撕裂而肩胛下肌腱完整。

- 其他的术前检查还有MRI、超声和关节造影。
- 超声检查需要专门培训人员配合，且对操作者的技术要求较高，故未能广泛应用。
- 关节造影曾是诊断的金标准，但如今只在极少数情况下才会使用（例如在MRI无法进行的情况下）。关节造影可以显示肩袖撕裂的全层（图1C），但需在透视和摄片的同时往关节内注射造影剂。
- MRI是最常使用的检查方法，不仅可以显示肩袖的完整性，还可以显示整个肩袖的三维图像（图1D～G），这使得MRI成为使用广泛的术前检查方法。

鉴别诊断

- 无撕裂的肩袖炎症性病变。
- 肩袖不完全撕裂。
- 肱二头肌肌腱炎。
- 钙化性肌腱炎。
- 肩胛上神经病变。

非手术治疗

- 如果患者急性损伤后不能举起上臂，可予以对症治疗，在头2周内每5～7日随访一次。若患者仍不能举起上臂，则停止保守治疗而行手术治疗。
- 对无急性外伤史而突发上臂不能上举的患者，其肩袖疾病的治疗主要为缓解疼痛，其次才是恢复其功能或者力量。疼痛缓解相对于功能或力量的恢复要更容易些，因此保守治疗应在疼痛得以缓解的情况下进行。
- 虽然非甾体抗炎药有助于缓解疼痛，但肩峰下注射类固醇更有效，且能立即缓解疼痛。
- 一旦疼痛症状得以改善，则可即时进行理疗。理疗包括旋转和上举肌群的伸展及力量加强训练。

手术治疗

- 如前所述，少数病例急性损伤后立即发生上臂无法上举，若对症治疗不能恢复其功能，则应在3周内行手术治疗修复。
- 对于较常见的因慢性磨损导致肩袖撕裂的患者，若类固醇注射、非甾体抗炎药和理疗均无法使疼痛缓解和功能恢复未达到患者可以接受的水平，则考虑行手术治疗。
- 患者决定手术与否，关键在于日常生活中能否承受当前的疼痛和功能受限。要使患者理解手术可能帮助他们解决问题，但亦有可能无法使目前的症状得到缓解，甚至反而加重。

术前计划

- 术前应阅读X线片和MRI图像。
- X线片有助于判断是否需要行肩峰成形术及肩峰切除的多少。
- MRI图像可以显示肌腱断裂的部位及程度，还可以显示肩袖肌有无脂肪浸润。

体位

- 患者坐位，比沙滩椅位的角度更直（图2A）。患肢消毒但不固定，以便于术中自由移动肢体（图2B）。
- 该体位可允许术者从上方向下观察肩袖，从而可以观察到肩袖后上部分、上部和前方等各个部位的情况，也有利于手术显露冈下肌和小圆肌的后侧部分。

入路

- 肩袖修补术有3种基本的手术方法：
  - 全关节镜下修补（将在另一章中讨论）。
  - 关节镜减压和小切口肩袖修补。
  - 肩袖切开修补：包括直接修补、移植和肌腱转位。

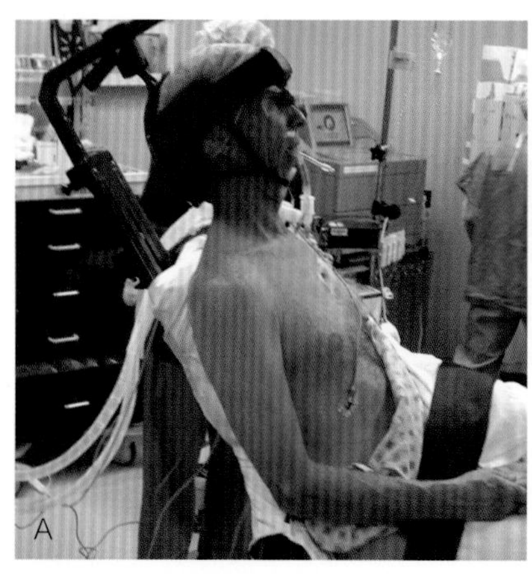

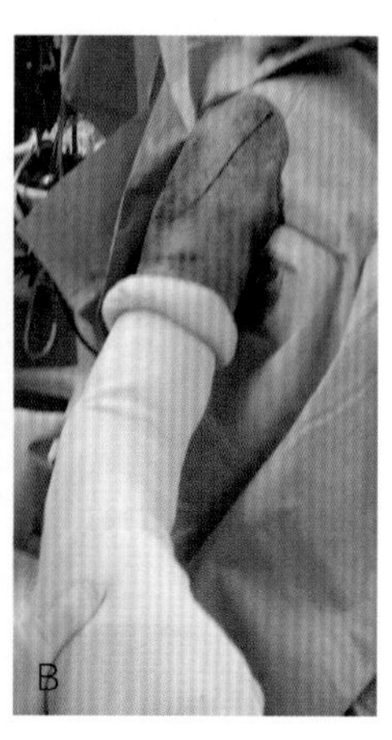

图2 A. 术中患者取坐位，便于手术者从上方观察肩袖，看到肩袖后上部分。B. 上臂已被包裹并可自由移动，有利于术中肩部广泛地显露。

关节镜肩峰下减压和小切口肩袖修补术

- 经肩关节后侧标准入口插入关节镜，可以看到盂肱关节。在关节边缘可以看到肩袖的缺损，亦可观察肱二头肌长头腱并作评估。
  - 需要做关节内清理或者其他关节内的操作可以同时进行。
- 关节镜插入肩峰下间隙，尽量切除肩峰下滑囊，为观察撕裂的肩袖、肩峰前下面和喙肩韧带提供足够的视野。如果认为有必要（下文会讨论），可对喙肩韧带进行松解，并可对肩峰前方和前外缘进行修整。
  - 关节镜下使用磨钻进行肩峰成形，可以达到与切开操作一样的效果。这点非常重要，虽然进行肩峰下减压的方法不同，但最终目的都是为了达到充分的减压。
- 通过一个小的外侧通路，使用缝线打孔器将几根牵引缝线穿过撕裂肩袖的前端，并通过这些缝线操纵和牵引肩袖。从同一个通路插入一个小的剥离器对肩袖周围的粘连进行松解，并通过牵引缝线的牵拉评估肩袖松解后的活动度。
- 一旦肩袖已经获得足够的活动度，于肩峰前外侧角做一1.5～2 cm切口（技术图1）。顺着皮肤切口分离三角肌并在其下方向两侧游离，使用窄拉钩分别置于肩峰下方和前方暴露撕裂的肩袖。
- 这一步的操作方法与下一节内容所述相同。

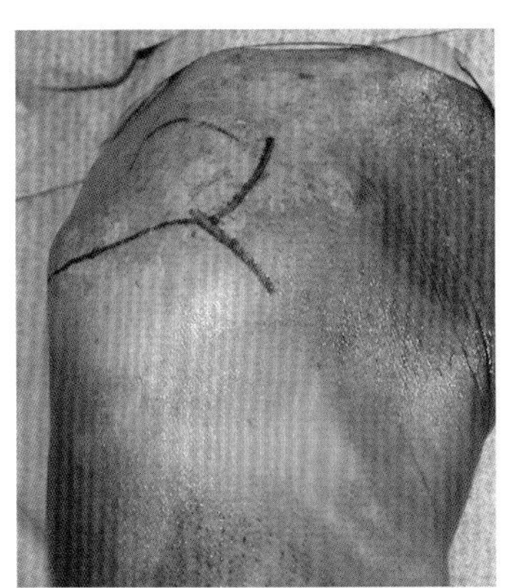

技术图1 小切口肩袖修补术的皮肤切口。

肩袖撕裂切开修补术

切口与分离

- 患者坐位如前所述，手臂被包住，可自由移动。从肩锁关节后缘向前做一皮肤切口，跨过肩锁关节，止于喙突尖端外侧（技术图2A）。
- 翻开皮瓣，切开三角肌斜方肌腱膜和肩锁韧带浅层，进入肩锁关节。
- 顺着肌纤维方向劈开三角肌直到喙突尖端外侧。

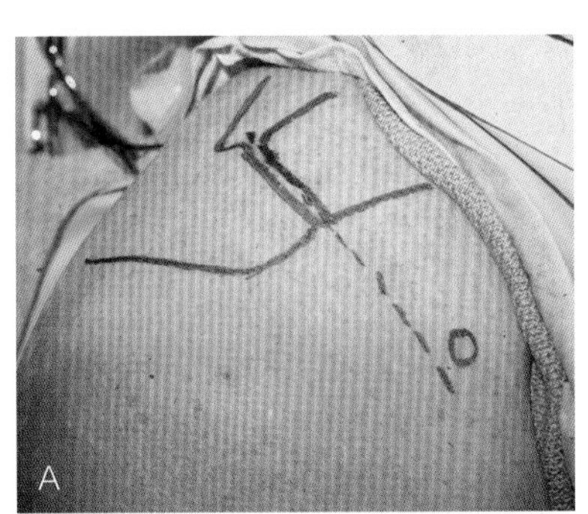

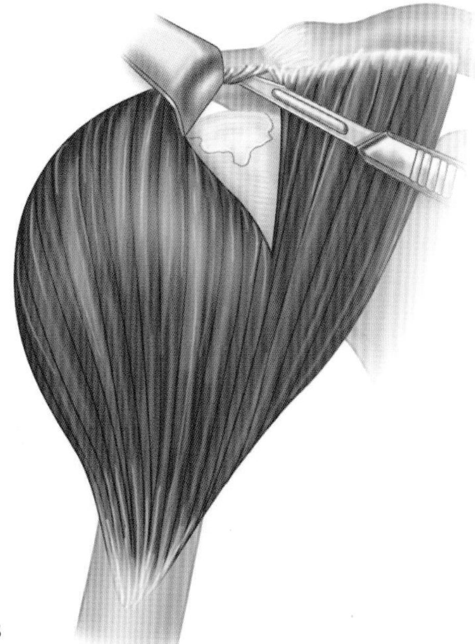

技术图2 A. 标准前上入路皮肤切口。B. 于锁骨外侧端的上方、肩锁关节和前部肩峰行骨膜下剥离三角肌起点，而非切断起点肌纤维（图A摘自Neviaser R, Neviaser AS.Open repair of massive rotator cuff tears: tissue mobilization techniques. In: Zuckerman J, ed.Advanced Reconstruction: Shoulder. Chicago: American Academy of Orthopaedic Surgery, 2007: 177-184）。

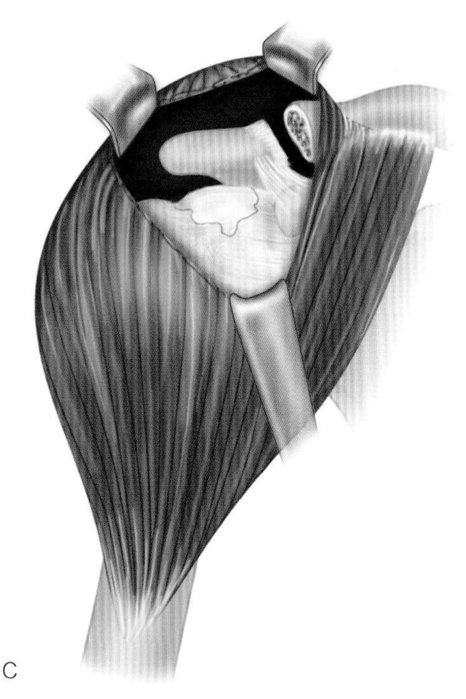

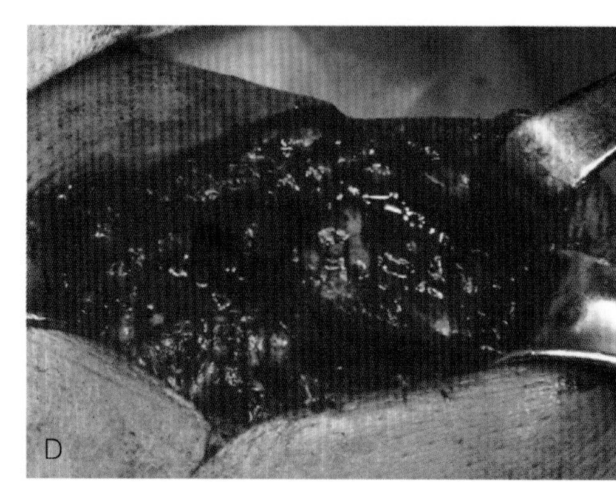

技术图2（续） C. 将三角肌前部起点全部提起。D. 彻底剥离。

- 在锁骨外端使用锋利刀刃将三角肌起点做骨膜下剥离约1 cm，肩峰前缘、上缘和下缘到肩峰前外侧角的三角肌起点亦被剥开（技术图2B～D）。
  - 位于肩峰的三角肌起点，其腱性组织并未被切断，因此三角肌并未从肩峰分离。

锁骨切除和肩峰成形术

- 辨认并游离喙肩韧带，术中对撕裂的肩袖进行评估，若能将撕裂肩袖牢固缝合，则可将喙肩韧带自肩峰端离断；如果缝合后仍不牢固，则不能离断喙肩韧带。若需离断喙肩韧带，要将其从肩峰下表面剥离以获得最大长度，并在手术结束时通过在肩峰上钻孔将其缝在肩峰上。
  - 当肩袖有缺损而又无喙肩弓限制以稳定肱骨头时，没有组织对抗三角肌施与肱骨上的向上的拉力。因此，为防止肱骨将向前上移位，这一步骤是必需的。
- 使用摆锯将锁骨最外侧端的7～8 mm部分呈一梯形切除，但应避免损伤骨膜或后侧的关节囊。梯形的底部朝向后侧，以防止锁骨与肩峰后侧碰撞。
- 锁骨切除使得肩峰和肩胛骨更易向后旋转，可以更多地显露后侧肩袖。
- 同样使用摆锯行肩峰成形术，自肩峰内侧关节缘向外到肩峰前外侧角，切除该段肩峰的前下部。切除部分以前缘为底部呈三角形，肩峰前缘并非全层切除，成形后其凹陷不能超过正常解剖结构，术后形成Ⅰ型肩峰（技术图3）。
- 钝性分离三角肌及其深面滑囊之间的粘连，使得手术可以在肩峰下自由操作。拉钩应置于肩峰下以免增加三角肌张力。

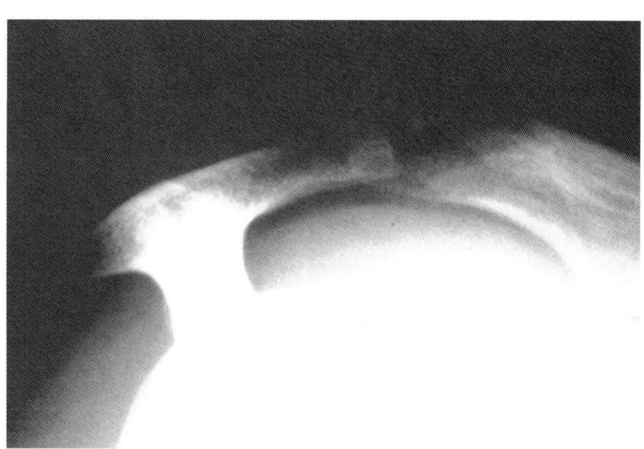

技术图3 出口位片显示Ⅰ型肩峰。

撕裂肩袖修补

- 切开肩峰下滑囊，清理后提起，可见到其下撕裂的肩袖。用锐利的刀片尽可能少地修剪撕裂边缘散乱稀疏、无活性的组织，不必切至有血液流出，只要看到有活性的健康腱性组织即可（技术图4A）。通常仅需切除几毫米边缘组织。
- 将1号不可吸收牵引缝线缝至健康强韧的肩袖边缘部分，通过牵引缝线对肩袖进行牵拉，并用剥离器、解剖剪或术者手指将其钝性分离。
  - 这一步非常关键，因为只有当这些腱性组织被充分游离后，才能将其余的缝线依次往内缝到肩袖上，直到确认肩袖撕裂的顶点处（技术图4B）。
- 如果肩袖撕裂边缘不能牵拉到其原本的止点处，则分别游离冈上肌和肩胛下肌的间隙及冈下肌和小圆肌的间隙。这可恢复各相邻肌腱的不同滑动。
- 如果能顺着撕裂肩袖边缘找到其在肱骨大结节上的止点，则在肱骨大结节上经解剖颈做一浅槽（技术图4A）。
- 在浅槽和肱骨大结节外侧钻孔，并用打孔器使之相通成骨隧道。通过该隧道采用锁边的水平褥式缝合或者改良的Mason-Allen缝法在肩袖撕裂缘穿线（技术图4C）。也可以在浅槽和肱骨大结节处用双排缝合锚钉来代替骨隧道作用。
- 手臂略内旋外展，收紧缝线并打结固定，将肩袖撕裂缘牵拉至解剖颈处的浅槽中。
- 这会在肩袖上形成一道纵行裂缝，通过边对边将其缝合，不仅关闭了裂缝，也有助于分散肩袖止于浅槽前的张力（技术图4D）。

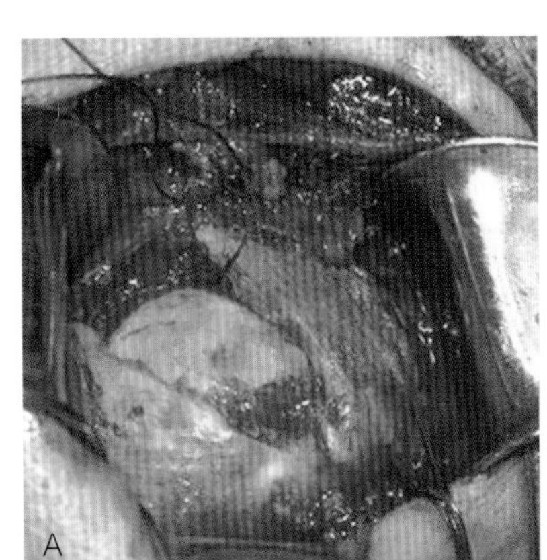

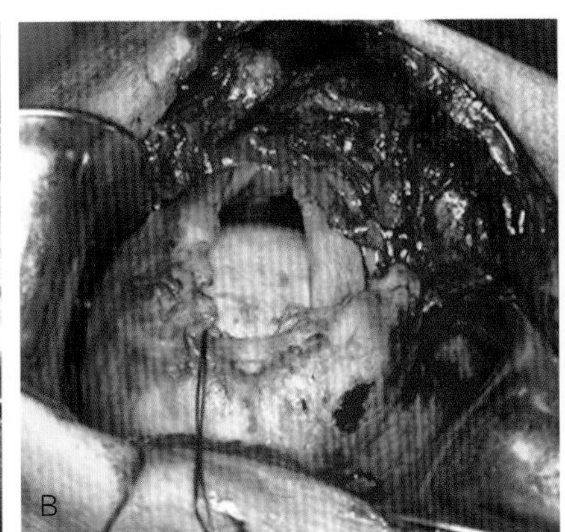

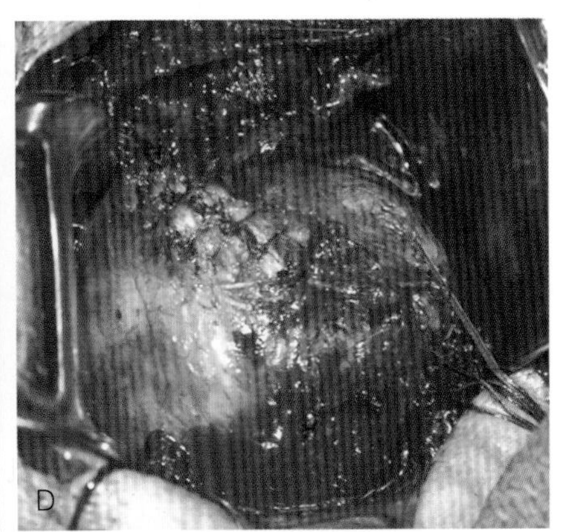

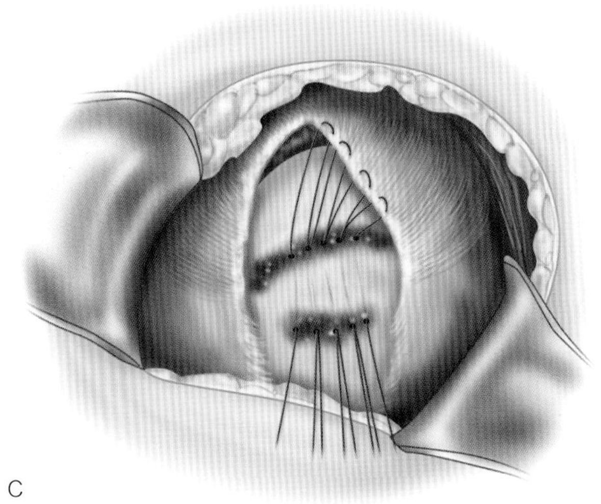

技术图4　A. 术中图片显示撕裂肩袖修剪后的边缘，腱性组织健康但无出血。注意解剖颈和肱骨大结节处的骨松质槽。B. 顶点在内侧的三角形肩袖撕裂。C. 图示缝线穿过解剖颈浅槽和肱骨大结节间的骨隧道，并将撕裂肩袖边缘牵拉至解剖颈浅槽。也可以选择带线锚钉来代替。D. L形修补完成（图D摘自Neviaser R, Neviaser AS. Open repair of massive rotator cuff tears: tissue mobilization techniques. In: Zuckerman J, ed. Advanced Reconstruction: Shoulder. Chicago: American Academy of Orthopaedic Surgery, 2007: 177-184）。

TECHNIQUES

肱二头肌腱移植

- 若无法将肩袖拉到肱骨大结节处而存在一定的缺损时，可采用肱二头肌长头腱移植修补缺损。用肱二头肌长头腱或其他组织移植的关键在于肩袖的运动仍有功能支配，而不是固定不动的。若牵拉肱二头肌长头腱无弹性伸缩，则不应进行移植。
- 首先用3个8字缝合法（1号不可吸收线）将肱二头肌长头腱缝合在肱二头肌间沟的肱横韧带上，再将肌腱沿着其最近端缝线的上方切断，并将其在盂上结节的起点离断。
- 将断下的肌腱展开成片状并置于肩袖缺损区域（技术图5A），修整使其和缺损区域的形状相匹配。
- 如前所述，边对边缝合肩袖的纵行裂缝，并将撕裂缘牵拉到肱骨解剖颈骨槽和大结节上（技术图5B）。

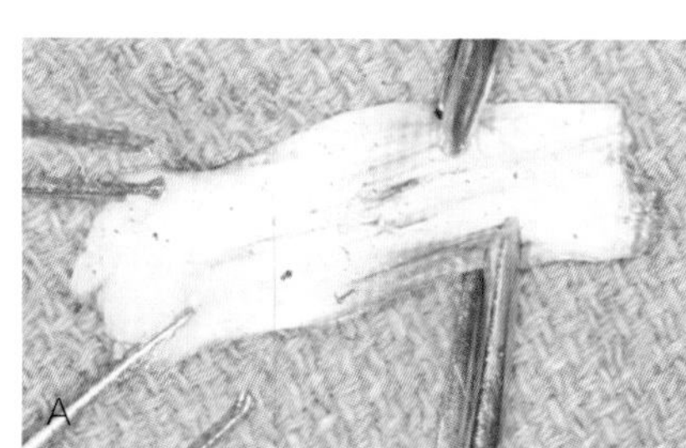

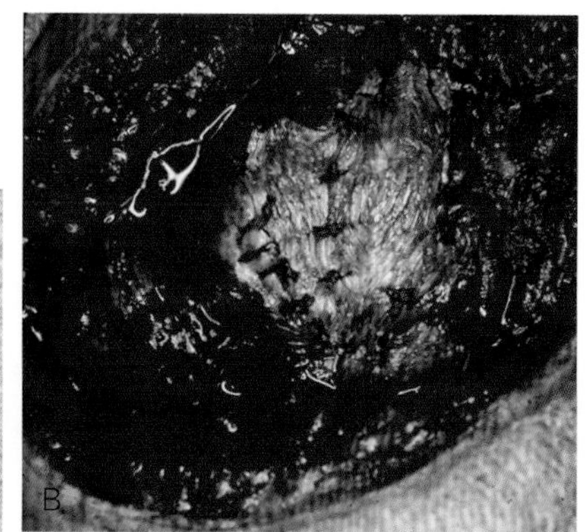

技术图5 A. 将肱二头肌长头腱的关节内部分展开成片状。B. 肱二头肌长头腱移植后（图A经允许引自Neviaser RJ. Tears of the rotator cuff. Orthop Clin North Am 1980; 11: 295-306; 图B经允许引自Neviaser JS. Ruptures of the rotator cuff of the shoulder: new concepts in the diagnosis and treatment of chronic ruptures. Arch Surg 1971; 102: 483-485）。

冻干异体肩袖移植

- 如果肩袖缺损过大无法通过肱二头肌长头腱移植进行覆盖，则需更大面积的移植物，此时冻干异体肩袖可作为最佳选择。如上所述，移植后的肩袖应该是一个功能单位，可以活动。
- 经松解将肩袖缺损面积尽可能缩小后，将移植物放在生理盐水浸泡30分钟使之变柔软（技术图6A）。
- 将浸泡后的移植物修剪塑形以和肩袖缺损形状相匹配，再用1号不可吸收缝线进行缝合。
- 移植物经修剪后应能贴靠肱骨大结节旁的解剖颈骨槽，并如前述通过钻孔直接缝合或者采用锚钉固定（技术图6B）。

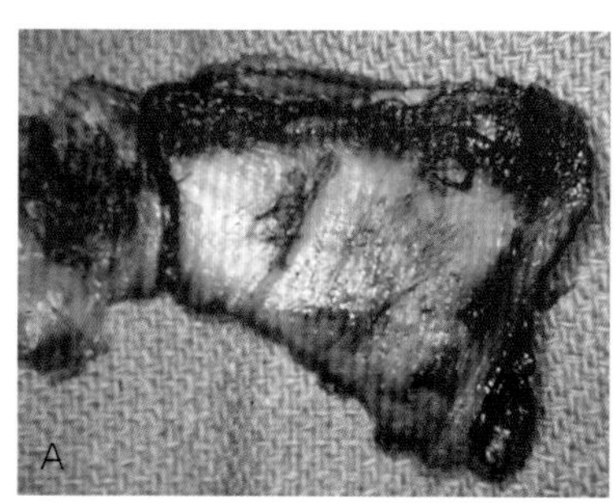

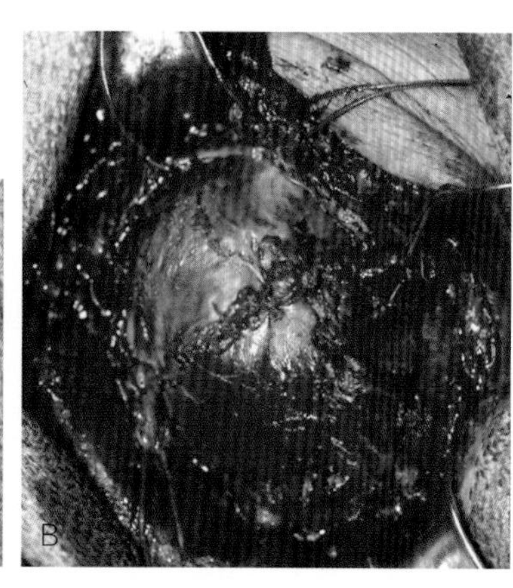

技术图6 A. 冻干的异体肩袖移植物浸泡复原后。B. 将移植物进行缝合后（图A经允许引自Neviaser JS, Neviaser RJ, Neviaser TJ. The repair of chronic massive ruptures of the rotator cuff by use of a freeze-dried rotator cuff. J Bone Joint Surg Am 1978; 60A: 681-684; 图B经允许引自Neviaser R, Neviaser AS. Open repair of massive rotator cuff tears: tissue mobilization techniques. In: Zuckerman J, ed. Advanced Reconstruction: Shoulder. Chicago: American Academy of Orthopaedic Surgery, 2007: 177-184）。

局部肌腱转移

- 如果肩袖缺损不能做直接修补缝合，而且肩袖近端无法移动，则可局部转移肩胛下肌和小圆肌进行缝合。
- 在肩袖腱性组织移行部附近辨认肩胛下肌和前关节囊之间的间隙，往外分离至肩胛下肌在肱骨小结节的止点。
- 将肩胛下肌腱与关节囊分离并将其止点离断。在肌腱上缝一针做牵引，并将肩胛下肌部分游离以可使其向上移动。
- 将肩胛下肌上移（技术图7A）覆盖闭合肩袖缺损区，其最上缘与肩袖的完好部分相缝合，其远端缝至肱骨大结节，其下缘缝至未受损的前关节囊上缘（技术图7B、C）。
- 如果单纯转移肩胛下肌仍无法闭合撕裂缺损区，可考虑从后往前转移小圆肌。确认并分离小圆肌腱与后关节囊之间的间隙（技术图7D）。游离小圆肌从其内侧肌腱移行部向外直至在肱骨大结节的止点，在大结节止点处做离断。
- 将小圆肌及其腱性部分钝性分离并向上转移，与前方移位后的肩胛下肌相连接（技术图7E）。
- 将两肌腱相缝合，连成一片较大的肌腱，并将其缝合止于如前所述的肱骨大结节的骨槽中。
- 分别将两肌腱的下缘和未损伤关节囊的上缘相缝（小圆肌与后侧关节囊相缝，肩胛下肌与前侧关节囊相缝）（技术图7F、G）。
- 如果这些手术方法无法使得撕裂肩袖满意修复，可行背阔肌转移。这将在其他章节中进行论述。

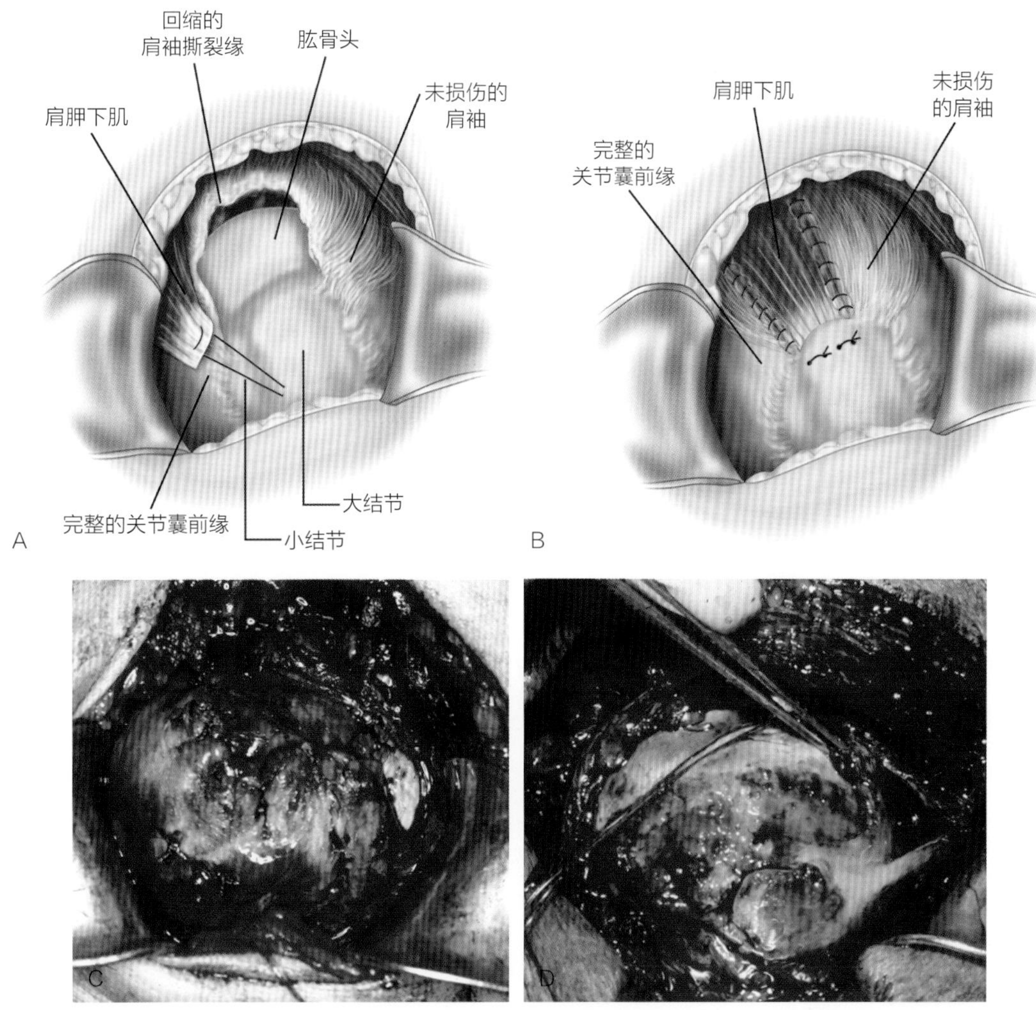

技术图7　A. 游离已被离断的肩胛下肌并将其上移。B. 肩胛下肌转移并与残留肩袖、肱骨大结节及未受损的前侧关节囊上缘相缝合。C. 肩胛下肌转移并缝合。D. 分离小圆肌和后侧关节囊之间的间隙。

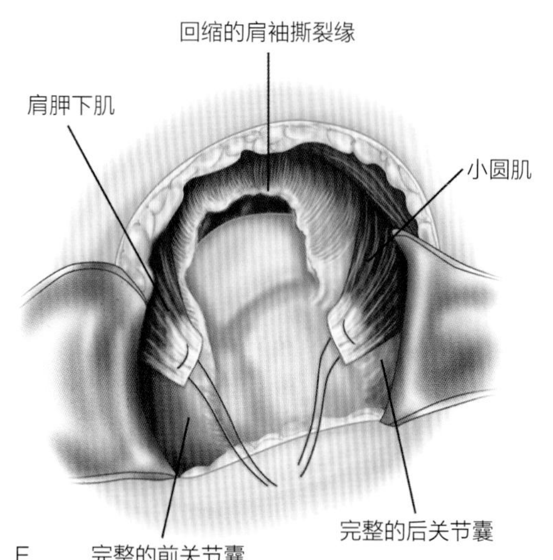

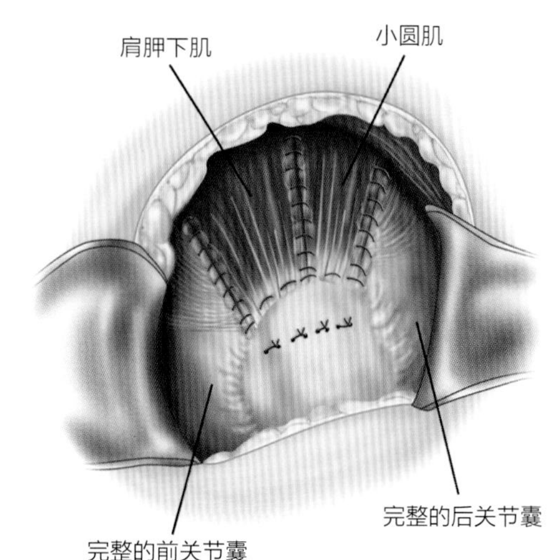

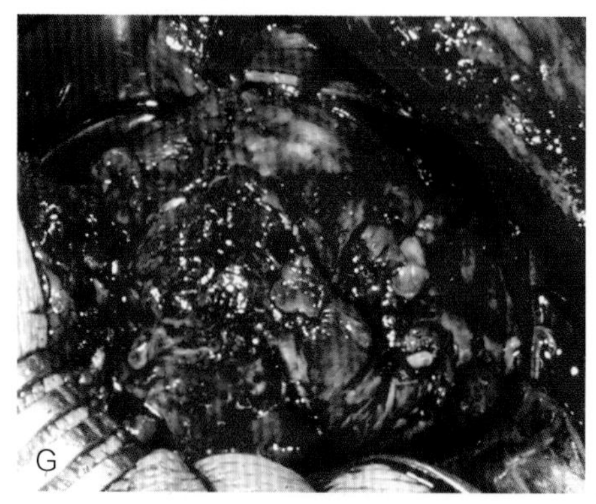

技术图7（续） E. 将已离断并游离的肩胛下肌和小圆肌向上转移。F. 缝合已转移的肩胛下肌和小圆肌，远端和前后方的下缘分别缝在肱骨大结节上的骨槽和未受损的前后侧关节囊。G. 转移并缝合的肩胛下肌和小圆肌（图D和图G摘自Neviaser RJ, Neviaser TJ. Transfer of the subscapularis and teres minor for massive defects of the rotator cuff. In: Bayley I, Kessel L, eds. Shoulder Surgery. Heidelberg: Springer-Verlag, 1982：60-69）。

关闭切口

- 所有切口关闭的方法均一样。
- 因三角肌起点并未被离断，故可自行回复或通过术者牵拉至正常解剖位置。将三角肌劈裂部位的内外侧筋膜连同三角肌一起行间断缝合，并将线结埋于三角肌下。
- 如果三角肌斜方肌腱膜和肩锁韧带浅层被切断，用8字缝合法将其锁边缝合。
- 采用3号尼龙皮下缝合线和免缝胶带关闭皮肤切口，无菌敷料覆盖。用支具将患肢固定于肩内旋、肘朝向身体中线的位置。

要点与失误防范

术后三角肌断裂	• 可通过将三角肌于骨膜下剥离提起而非切断来避免
三角肌劈裂时腋神经损伤	• 行三角肌劈裂时不应超过喙突尖端水平。手术通过切口上方显露而非切口远端部分
肩袖切除过多	• 修剪除去散乱稀疏、质量差的肩袖组织，只要露出健康纤维即可，并非要看到肌腱出血为止
术后修复失败	• 要在正常静息张力下将肌腱与骨缝合修补。如若不能，则应行上述的移植或肌腱转移 • 术后按要求行早期康复训练以恢复活动，至少3周后方能进行力量训练

术后处理

- 术后24～72小时内更换手术切口敷料。嘱患肢只能被动前举或在仰卧时于身旁做外旋活动。患肢应完全放松而无肌肉主动伸缩，上臂前举至少90°，外旋至中立位即可。
- 在接下来的4～6周内，逐渐增加患肢被动前举的次数和身旁外旋的度数，但外旋不应超过10°～15°。
- 该阶段除康复锻炼外，患肢应采用支具固定。在术后4～6周，根据肩袖修补的强度和所采用的手术方法，可以行常规的主动和辅助运动，同时被动伸展患肢。3个月内应避免行力量训练、负重或抗阻力运动。

预后

- 中、小程度面积的肩袖撕裂修复后，因能维持结构性完整，患者疼痛缓解和肩关节运动和功能恢复的成功率均较高，与选择关节镜、小切口还是切开手术无关。
- 大的或广泛的肩袖撕裂修复后亦能较好地缓解疼痛和恢复功能，但维持修复组织完整性的概率非常低。

并发症

- 三角肌起点撕裂。
- 撕裂肩袖修补后裂开。
- 肩关节前上不稳定或肱骨头上移。
- 感染。
- 运动受限。
- 肩袖撕裂关节病。

（王海明　译，陈云丰　审校）

参考文献

[1] Cofield RH. Subscapularis muscle transposition for repair of chronic rotator cuff tears. Surg Gynecol Obstet 1982;154:667-672.

[2] Karas SE, Giacello TL. Subscapularis transfer for reconstruction of massive tears of the rotator cuff. J Bone Joint Surg Am 1996; 78A:239-245.

[3] Neviaser JS. Ruptures of the rotator cuff: new concepts in the diagnosis and operative treatment for chronic tears. Arch Surg 1971;102:483-485.

[4] Neviaser JS, Neviaser RJ, Neviaser TJ. The repair of chronic massive ruptures of the rotator cuff by use of a freeze-dried rotator cuff. J Bone Joint Surg Am 1978;60A:681-684.

[5] Neviaser RJ, Neviaser TJ. Major ruptures of the rotator cuff. In: Watson M, ed. Practical Shoulder Surgery. London: Grune & Stratton, 1985:171-224.

[6] Neviaser RJ, Neviaser TJ. Transfer of the subscapularis and teres minor for massive defects of the rotator cuff. In: Bayley I, Kessel L, eds. Shoulder Surgery. Heidelberg: Springer-Verlag, 1982: 60-69.

第14章 肩峰下撞击的关节镜治疗

Arthroscopic Treatment of Subacromial Impingement

Gregory A. Tayrose and Spero G. Karas

定义

- 撞击综合征最初由Neer[20]于1972年描述为由于喙肩弓下肩袖的慢性撞击导致肩关节疼痛、乏力和功能障碍。
- 冈上肌腱血管缺乏区域的重复性微损伤引起肌腱进行性炎症和退变，导致滑囊炎、肌腱病变和肩袖撕裂。
- 外源性肩袖受压可能发生于肩峰前1/3的下表面、喙肩韧带或肩锁关节。

解剖

- 肩胛骨是一块薄骨片，喙突，肩峰、肩胛冈和肩胛盂均起自它。
- 肩峰，连同喙突和喙肩韧带，形成喙肩弓。该弓是一个刚性结构，肩袖肌腱、肩峰下滑囊和肱骨头都经过它。
- 冈上肌腱被肩峰下滑囊和喙肩弓覆盖，以及下面的肱骨头位于冈上出口。肩峰与肱骨头之间的冈上出口平均间距为9～10 mm[11]。喙肩弓的异常会导致这个空间变小。内旋或者手臂前屈也会缩短喙肩弓和肱骨头之间距离。
- 肩峰下滑囊和三角肌下滑囊覆盖于冈上肌和肱骨头。这些囊状物起缓冲作用并润滑肩袖、肩峰和肩锁关节。进行性炎症会导致滑囊增厚和纤维化，进一步减小肩峰下间隙的容积。
- 冈上肌腱具有分水岭式的低血供区，位于肩袖内侧1 cm处。这一区域可能使冈上肌腱易退化、肌腱病变、过度使用导致的撕裂、重复微创伤或出口撞击。

发病机制

- 异常的喙肩弓造成肩袖的外部或出口撞击，导致总体上减少了肩袖肌腱的冈上出口面积。
    - 外因性撞击或出口撞击应与内撞击相区别，内撞击是投掷运动员在投掷后仰位阶段，肩胛盂后上缘与冈上肌腱关节面接触所致。
    - 或者，肩袖的内在退化可能导致肩袖的先天性盂肱关节稳定机制功能障碍。这些病理机制导致肱骨头相对于肩峰的抬高以及随后的出口撞击。
- 冈上出口狭窄最常见的原因是肩峰形态。
    - Bigliani等[4]描述了三种肩峰形态：Ⅰ型肩峰为平直型，Ⅱ型为弯曲型，Ⅲ型为钩型。他们注意到70%肩袖撕裂的尸体有Ⅲ型肩峰。
    - Ⅰ型肩峰，前倾角增大可引起冈上出口狭窄导致肩袖撞击。
- 在对尸体肩胛骨的研究中，Neer[20]观察到了肩峰前下表面增生骨刺和骨赘导致肩袖撞击。
- 冈上出口狭窄的其他过程有肩锁关节骨赘，喙肩韧带肥大，大结节、锁骨或肩峰畸形愈合，滑囊炎，钙化性肩袖肌腱炎，肩袖瓣状囊侧撕裂，或者不稳定的肩峰。
    - 不稳定肩峰是由于其中一个肩峰骨化中心融合失败。
        - 骨化中心是前肩峰、中肩峰、后肩峰和基肩峰。
        - 命名法是基于前面的节段骨折不愈合。
        - 中肩峰不连是最常见的类型[22]。
        - 在克利夫兰市无人认领的骨骼调查中，Sammarco[28]指出肩峰不稳非裔美国人比白种人多(13.2% vs. 5.8%)，男性比女性更常见(8.5% vs. 4.9%)。
        - 骨不连部位过度运动容易导致出口撞击。

自然病程

- Neer[21]将撞击分为三个渐进阶段：
    - Ⅰ期撞击病灶最初发生于运动或工作中过度过顶动作。肩峰下滑囊和肩袖水肿出血过程可逆。这通常发生在<25岁的年轻患者身上。
    - 反复发生机械撞击和血管扩张，Ⅱ期病变形成。滑囊可能变成不可逆的纤维性肉芽肿并增厚，肌腱炎发生在冈上肌腱。这病变见于25～40岁的患者。
    - 随着撞击的进展，可能发生Ⅲ期病变，肩袖部分或全部撕裂。肱二头肌腱损伤，前肩峰骨改变，肱骨大结节也可能改变。这些病变几乎只在40岁以上的患者中发现。
- 非手术治疗通常对Ⅰ期和Ⅱ期病变有效，前提是不良运动在一定时间内予以限制。
- 难治性Ⅱ期病变和Ⅲ期病变需要手术治疗干预。

病史和体格检查

- 撞击综合征患者常抱怨起病隐匿的肩痛，主要发生在做过顶活动时。疼痛通常局限于肩峰的外侧面，向远处延伸到三角肌。
- 患者可能在夜间感到疼痛，尤其是在患侧卧位时。
- 撞击综合征患者通常不会抱怨肩部运动减弱。
- 鉴别肩峰下撞击的体格检查方法包括：
  - 触诊肩峰前外侧角正前方的Codman点：有压痛常预示冈上肌肌腱炎、肌腱病变或冈上肌腱急性撕裂。
  - 运动范围：撞击患者可能受后囊挛缩引起的内旋限制。主动运动通常比被动运动更能引起疼痛，特别是在运动弧的下降、偏心阶段。
  - 疼痛的外展弧：疼痛从60°到120°（最大值在90°）提示撞击。患者可能在外旋90°时可以减少大结节撞击肩峰，增加运动范围。
  - Neer撞击征：肩峰前下压迫冈上肌腱，产生撞击痛。
  - Hawkins征：喙肩韧带压迫冈上肌腱，产生撞击痛。它具有很高的灵敏度但特异性差。
  - 撞击试验：将局麻药注射入肩峰下间隙后疼痛减轻。该试验大大提高肩峰下撞击的特异性诊断。一个阳性测试也能预测肩峰下减压结果的满意度[14]。
- 应对肩部进行全面体检，用于评估相关的病变或鉴别诊断。
  - 肩锁关节骨关节炎：这一退行性过程可能是无临床症状，但肩锁关节下骨赘可能导致撞击综合征。如果有症状，在肩锁关节轻触诊和交叉臂内收试验可能会引起压痛。
  - 肩袖撕裂：外伤史是多种多样的。患者主诉晚上肩膀疼痛加剧，可能会主诉肩膀乏力。肌力测试将评估肩袖撕裂和撕裂大小。
  - 肱盂关节不稳定：肱骨头半脱位或脱位，同时稳定肩胛骨（加载移位试验）有助于诊断盂肱关节不稳定。投掷运动员可能有一种复杂的病理模式，包括前关节松弛和后关节囊挛缩，可能导致内部撞击。这些患者有典型的后背痛和恐惧试验阳性。内部撞击必须与外部出口撞击区分开来。虽然后囊挛缩可以发生出口撞击，但在投掷运动员典型的外源性出口撞击被认为是罕见的。
  - 肱二头肌病变：疼痛主要发生在前路。在结节间沟可引起触痛。手臂保持屈肘时对抗肘关节伸直外力时的疼痛与前臂旋位（Speed试验）表明肱二头肌病变。
  - 盂肱关节炎：疼痛与运动有关，上举低于90°。患者主诉晚上疼痛。在盂肱关节在抵抗手臂外展时加压，可能出现齿轮捻发音。

影像学和其他诊断性检查

- 标准前后（AP）位片内外旋和冈上出口视图，用于撞击综合征的评估。
  - 冈上或肩峰出口视图为经肩胛以15°～20°角拍摄的射线照片（图1）。
  - 出口视图是评价肩峰形态的最佳X线片拍摄技术，有助于指导下步处理。有了这些信息，术者可以精确地计划骨切除的量，需要将肩峰转换为Ⅰ型形态学。
- 肩肱距离是指肩峰下表面和肱骨头之间的最小距离。肩肱距离<7 mm是不正常的。
  - 肩肱距离异常与患者的临床状况有关[18]。

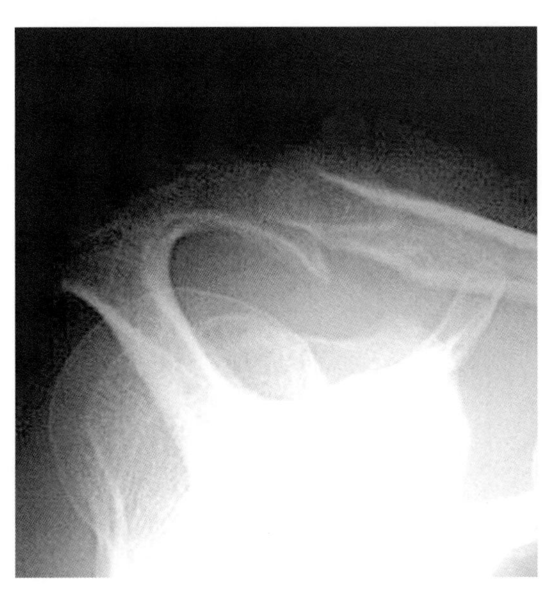

图1 冈上出口视图。这种视图有助于术者进行评估肩峰形态和便于术前计划肩峰骨的切除量。

- 可进一步使用其他视图或诊断测试评估肩的疼痛。
  - 腋窝侧位片有助于诊断肩峰骨关节炎。
  - 从病史、查体、影像学检查上看，肩峰撞击综合征的诊断尚未明确时，可行MRI、CT扫描、关节造影和超声检查。这些检查也有助于诊断肱二头肌、盂唇和肩袖的病变。

鉴别诊断

- 肩袖病变。
- 肩锁关节骨关节炎。
- 盂肱不稳定。
- 后盂及肩袖(内)撞击。
- 盂肱关节炎。
- 肱二头肌肌腱病变。
- 粘连性滑囊炎。
- 颈椎疾病。
- 病毒性臂丛病。
- 胸廓出口综合征。
- 内脏问题(如胆囊炎、冠状动脉供血不足)。
- 肱骨近端或肩胛带肿瘤。

非手术治疗

- 所有肩峰下撞击综合征患者应该进行3～6个月的非手术治疗。治疗包括肩峰下类固醇注射、非甾体抗炎药、热疗和冷疗、超声波和物理治疗。
- 大多数患者可在3～6个月内成功治疗。大型回顾性研究表明，保守治疗对大约70%的撞击综合征患者有效。
- 在短期内，一个渐进的物理治疗项目，已被证明与关节镜下肩峰下减压同样有效[5]。
  - 康复计划应该从防止过度使用或再伤害开始，并进行相应的休息和活动调整。
- 随着疼痛和炎症的消退，治疗旨在恢复全活动度和消除关节囊挛缩，尤其是后关节囊挛缩治疗以逐渐内收和内旋拉伸为主。
  - 随着疼痛的持续减轻和活动度的改善，加强肩袖和肩胛周肌力训练。可通过渐进的用橡皮筋或重物阻抗练习实现。
  - 患者应避免过顶负重训练(肩部推举，背阔肌下拉)和长杠杆臂运动(直臂外举)，因为这些动作可能会加剧撞击，对肩袖和盂肱关节产生不适当的扭矩力。

手术治疗

- 如果患者撞击综合征的症状持续，伸展肌力康复计划在3～6个月内难以治愈，需要手术干预。
- 手术干预之前如果诊断尚未明确，则进行更广泛的检查诊断。
  - 诊断错误是关节镜下肩峰下减压和前肩峰成形术最常见的失败原因[1]。

术前计划

- 回顾影像学检查资料，确保术前诊断是正确的。
- 应特别注意肩峰形态、肩锁关节的状况和肩袖的病理证据，因为这些疾病的过程往往共存。
  - 术前冈上肌或肩峰出口视图使术者能准确测量前肩峰的骨切除量，将肩峰形态转化为Ⅰ型[16]。
  - 如果肩锁关节发生了骨关节炎，关节下骨赘可能是肩峰下撞击原因之一。肩锁关节炎可能没有临床症状，因此需行肩峰下减压。如果肩锁关节炎有症状，术中应行锁骨远端切除术联合肩峰下减压术。
  - 术前了解肩袖撕裂是很重要的，用于计划设备、资源、手术规划时间、患者知情同意、康复时间和离开工作的时间。
  - 放射线片、MRI或CT的出口位或腋窝外侧位可见肩峰骨关节炎(图2)。
- 骨性关节炎[29,30]内固定或关节镜下切除均可改善临床结果，取决于不稳定的位置。
- 进行肩峰成形术或关节镜下切除有助于改善有症状的肩峰骨关节炎。
- 未能识别相关病变是手术失败的常见原因。
- 定位前在麻醉下检查患肩。记录被动活动度。评估患者后关节囊挛缩，它可加重撞击症状。用手法松解后关节囊或关节镜下松解，能明显改善后关节囊挛缩。

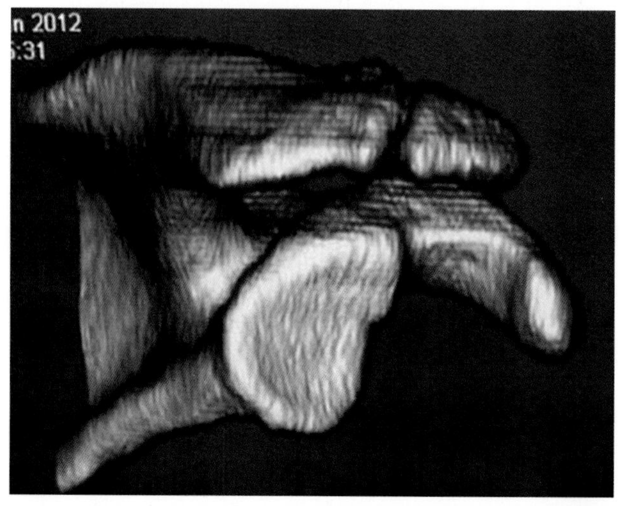

图2　三维CT图像显示肩峰不稳定。

- 检查盂肱关节前、后移位，使用可调节的加载移位测试。用Sulcus试验评估下移位。

体位

- 患者可沙滩椅位或侧卧位。
- 沙滩椅的优势在于可转换为开放手术，如肱二头肌肌腱固定术。
- 侧位的优点在于关节镜手术时可行更好的关节牵张，如盂唇修复。

入路

- 标准前、后、外侧关节镜下肩关节入路用以关节镜诊断和肩峰下减压。
- 这些术式的细节已在技术章节中列出。

关节镜检查

- 肩峰边缘、锁骨、喙突、肩锁关节的骨骼解剖，用皮肤标记勾勒出。后、前、外侧入口的位置已标记（技术图1）。

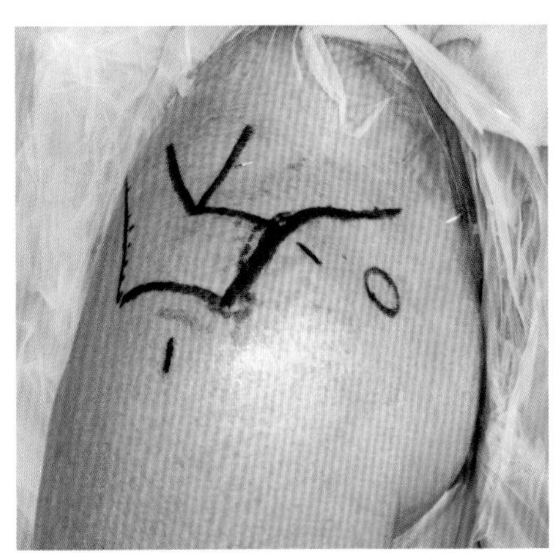

技术图1　肩锁解剖示意图和入路标记。

  - 后侧入路位于肩峰后外侧以内2 cm，以远2～3 cm。这"软点"是在肱骨头、肩胛盂和肩峰后三角区域。
  - 前侧入路标记为喙突外侧1 cm和头侧1～2 cm。
  - 外侧入路位于肩峰外缘前中1/3远端2～3 cm。
- 入路注入1%利多卡因和1∶300 000稀释的肾上腺素溶液。
- 盂肱关节注入50 mL稀释的利多卡因和肾上腺素溶液。
- 后侧入路建立5 mm皮肤切口，关节镜下插管和套管针置入盂肱关节。注射回抽以确认放置在关节内。
- 取出套管针，插入关节镜。通过关节镜建立流入通道。
- 一根18号的脊柱针用于确认术前标记的前侧入路。在针点的上方做一个5 mm的皮肤切口，通过前侧入路放置探针。
- 进行诊断性关节镜检查。彻底检查盂肱关节所有表面、盂唇、盂肱韧带、肱二头肌腱、肩袖间隙和肩袖。
- 特别注意盂肱关节炎的存在，与盂唇病变相关的盂肱不稳定和肩袖撕裂，因为它们可以模拟撞击综合征。

肩峰下减压术

- 在关节内的诊断性关节镜检查之前，先将20 mL 1%利多卡因、1∶300 000稀释肾上腺素注射到肩峰下间隙。
- 从后侧入路从关节内位置到肩峰下间隙重新引入套管和套管针。通过用套管针尖触诊肩峰坚硬的底面来确定正确的位置。
- 套管针一旦进入肩峰下间隙，通过侧面入路清扫三角肌下滑囊打开肩峰下空间。小心不要清扫到套管针内侧到肩锁关节，以免损伤胸肩峰动脉。
- 置入关节镜，初步评估肩峰下滑囊和肩峰骨刺。
- 采用5 mm皮肤切口建立外侧入路，距肩峰中外侧缘以远2～3 cm。
- 通过外侧入路置入5.5 mm全直径刨刀。
  - 可视化往往是困难的，因为肩峰下滑囊增厚合并炎症。因此，关节镜三角技术和刨刀须通过触诊完成。
  - 在滑囊切除前刨刀是可见的。
- 通过刨刀触摸肩峰前外侧的尖端与确认正确的肩峰下方向。滑囊切除术是由前到后、由外而内完成的（技术图2A）。必须小心不要切除位于肩袖肌腱连接处内侧的富血管性囊组织。
- 射频电灼装置用于凝固任何出血点，并从肩峰下取出多余的软组织，从肩峰前外侧角开始（技术图2B）。
- 电灼器用于从肩峰下表面剥下喙肩韧带，并完全切除剩余的韧带残端。当三角肌的下表面覆盖在肩峰边缘时，确认喙肩韧带完全切除（技术图2C）。
- 前肩峰成形术是用5.5 mm磨头通过外侧入路。
  - 切除开始于肩峰前外侧角。手术切除的理想深度，由术前的影像估计，是通过磨头直径测量来获得（技术图2D）。
  - 切除的深度是从肩峰的前外侧角到肩锁关节的肩峰内侧面。

○ 切除深度向后到肩峰的中段逐渐变薄，从前到肩峰中部有一个平滑的过渡区（技术图2E）。

- 任何骨脊或粗糙的边缘都可以用磨头"反向切割"磨平。反向提供一个不那么激进的骨切除术，以获得理想的平滑柔软的松质底面。
- 关节镜置于外侧入路检查是否切除充分（技术图2F）。任何未切除的肩峰残留或肩锁关节的下表面撞击骨赘都应该切除。

○ 应采用射频电灼术切除肩锁关节下表面的富血管性软组织。

○ 从前侧或外侧入路，使用5.5 mm磨头使锁骨远端与肩峰同平面（技术图2G）。

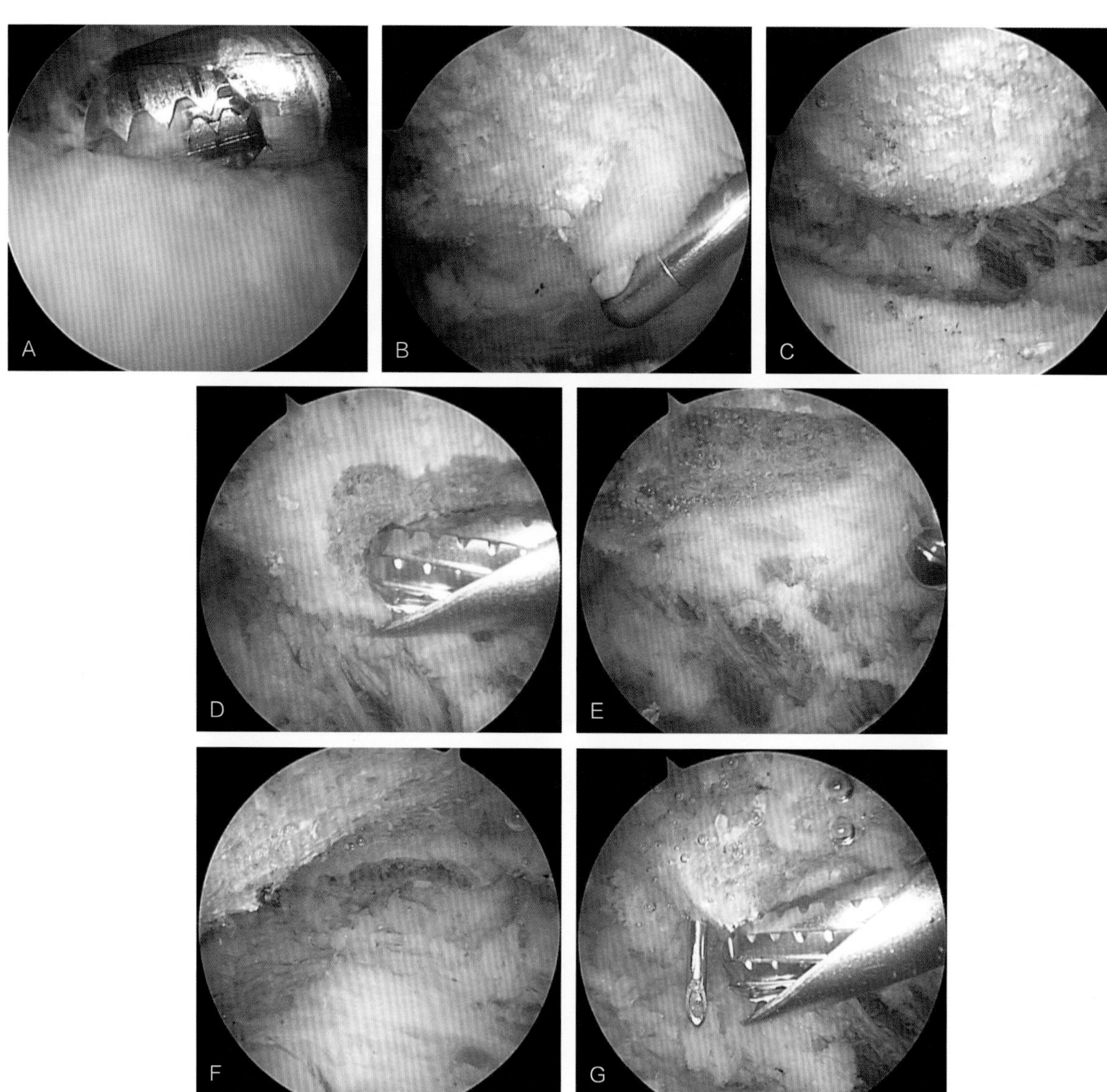

技术图2　A. 关节镜下滑囊切除术。覆盖在肩袖肌腱部分的滑囊必须彻底切除，评估肩袖囊侧撕裂的肌腱。B. 肩峰下表面的软组织被射频电灼剥离。去除软组织将暴露肩峰的下骨表面，并有助于肩峰成形术磨头操作。C. 肩峰骨刺现在完全可见。喙肩韧带必须从肩峰前外侧完全切除。如果做不到这一点，可能会导致残余的喙肩韧带撞击。三角肌的下表面纤维提示喙肩韧带完整切除。D. 肩峰成形术从肩峰前外侧远端开始。磨头的直径通常为5～6 mm，用于评估肩峰切除的初始深度。肩峰成形术以5～6 mm的条状从前到后、从外到内进行。E. 肩峰成形完成。肩峰的下表面转化为Ⅰ型形态。任何残留的骨脊或毛边都可以用磨头反向磨平。F. 肩峰成形术从外侧入口的视图。手术完成后，应将关节镜置于外侧入路，以评估肩峰任何残留的坡面或未切除的骨头。肩锁关节也可以从这个入路看到，可以通过这个入路切除或平整。G. 平整肩锁关节。后侧或外侧入路用于关节镜下观察。通过前侧或外侧入路进行磨头平整。

冲模技术

- 前肩峰成形术也可以用冲模技术。
- 关节镜置于外侧入路，5.5 mm磨头位于后侧入路。
- 磨头尖端位于前侧肩峰的下表面。如果是Ⅰ型肩峰形态，磨头将以后侧肩峰的下表面为基准。
- 后肩峰下表面作为引导用于切除前肩峰。
- 将前肩峰切除，直到与后肩峰的下表面平齐，形成Ⅰ型肩峰形态（技术图3）。

有症状的肩峰骨关节炎减压

- 关节镜在后方置入，如前所述进行囊切除。
- 确定中肩峰位置（技术图4A）。
  - 前肩峰上侧直接按压，确认中肩峰结合的不稳定性。
- 外侧入路置入5.5 mm磨头。
- 从前方开始，小心地切除骨头。
  - 保存三角肌前纤维、肩峰骨膜和喙肩韧带是重要的，不要破坏碎片的稳定。
- 手术应在骨不连部位后方进行，在肩锁关节内侧。
- 肩峰骨关节炎应该几乎全部移除，留下只有一个薄的皮质外壳来保存三角肌的附着（技术图4B）。

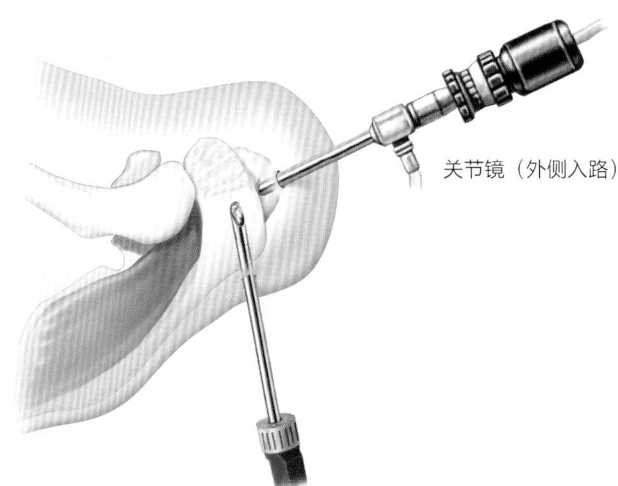

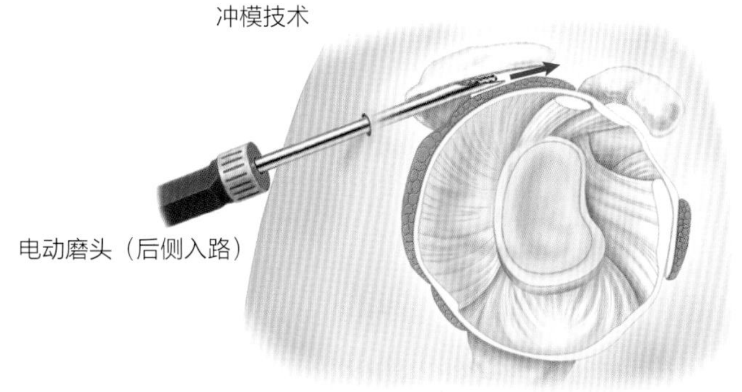

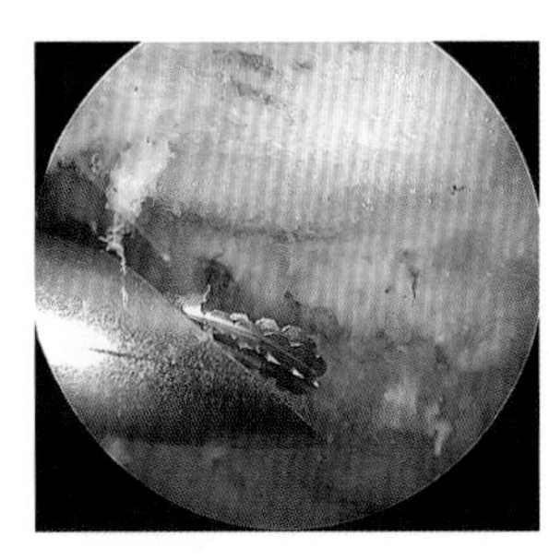

技术图3　通过“冲模”技术完成肩峰成形术。肩峰是从外侧入路看到的，而磨头从后侧入路到达肩峰的。磨头与肩峰的下表面齐平，表明Ⅰ型肩峰形态。

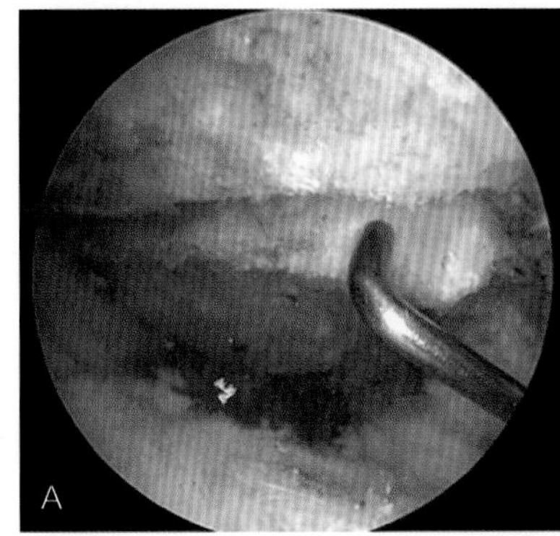

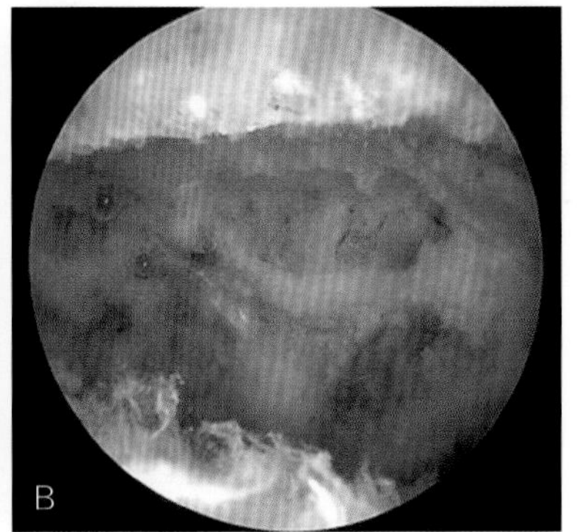

技术图4　A. 关节镜下中肩峰不稳定的视图。B. 关节镜下减压后剩余皮质层视图。

TECHNIQUES

切口关闭

- 从肩峰下和关节内排出尽可能多的液体。当液体流尽后，引流管可以通过关节镜入口放置在肩峰下间隙，完全排干肩峰下间隙。
- 切口采用3-0 Monocryl缝线皮下缝合。
- 使用无菌贴和敷料。

要点与失误防范

诊断错误	• 这是肩峰下减压失败的最常见原因。详细的病史和体格检查是至关重要的。当诊断有疑问时，需要进行MRI或其他影像学检查。肩锁关节炎、关节不稳定、盂肱关节炎、肱二头肌损伤和肩袖撕裂通常合并撞击或可以模拟撞击
止血	• 术中出血过多，视野模糊，可能导致骨切除不充分 • 减压前可向肩峰下间隙注射20 mL1∶300 000稀释的肾上腺素和生理盐水，以限制出血 • 如无药物禁忌，低压麻醉可有效控制出血 • 减压过程中遇到的出血可烧灼处理。出血时跟随着关节镜直到看出血血管，然后可以用烧灼来止血。另一种选择是，液泵压可以增加压力，与患者的平均动脉压相匹配。流入压力在限制出血方面是有效的，但不应使用过久，因为用这种方法肩膀会很快肿起来
骨切除不足	• 不充分的骨切除可能是手术失败的原因之一，可以通过术前从冈上出口观察来避免，切除适量的骨 • 充分切除骨组织的关键是通过后侧和外侧入路，实现清晰的双平面显示
不充分的滑囊切除术和肩峰下清创术	• 这些可能会影响囊侧肩袖撕裂的视野，保留增厚的肩峰下滑囊，从而影响手术结果 • 滑囊切除完成，使肩袖的滑囊表面清晰地暴露出来，肩峰的下表面是骨骼化的
保留喙肩韧带	• 不完全切除可能导致喙肩韧带持续撞击 • 通过观察三角肌下表面，可以完整切除穿过肩峰前部的喙肩韧带 • 喙肩韧带沿肩峰外侧边缘至少延伸15 mm。术者应该切除完整的喙肩韧带，并看到三角肌的下表面到肩峰的前外侧角至少15 mm

术后处理

- 术后患者需用吊带悬吊，以保证舒适，当肌间沟神经阻滞逐渐消失，鼓励立即停止吊带。
- 患者最初采用被动活动度练习。逐步推进到舒适的主动运动与末端伸展。实现了全活动度后，开始肩袖肩周肌力训练。在接下来的术后几个月，继续末端伸展，特别是后关节囊。
- 治疗方案应在疼痛和活动范围允许下快速推进。
- 疼痛缓解后，患者可以重返工作或运动，且力量正常化。这可能花6周到6个月不等。
- Ⅲ型肩峰出口撞击患者改善通常很快。
- 有明显肌腱病变或囊侧肩袖撕裂可能需要更长的时间来改善。

预后

- 关节镜下肩峰下减压的成功率为73%～95%[2,7-9,24-27]。
- 关节镜下肩峰下减压术的骨切除临床效果及可预测性与开放减压术相当[13]。
    - 关节镜手术的优点远远超过传统开放性手术，包括更低的并发症发生率，保存三角肌附着，康复进展迅速，可直视盂肱关节。资深学者认为开放减压手术是一种过时的技术，应退出历史的舞台。
- Hawkins等[10]发现将外侧入路延长1.5～2 cm通过手指触诊评估减压是否充分，可显著增加关节镜下肩峰下减压术的疗效。
    - 这项技术对早期的关节镜术者尤其有效，通过手指触诊可以给予触觉和视觉上的反馈，了解肩峰切除的充分性。

- 肩峰下减压术后肩锁关节撞击骨赘磨平取得了一致良好的疗效[3,6]。
  - 将锁骨远端和内侧肩峰25%～50%的下段斜切并没有造成明显的肩锁关节过度松弛，也不会影响肩峰下减压结果[3,6]。
- 选择适当的患者，撞击综合征和肩锁关节症状并存可联合关节镜检查、肩峰下减压及锁骨远端切除，在长期随访中显示出良好的效果[12,15]。

并发症

- 感染。
- 出血。
- 神经血管损伤。
- 过度引流形成瘘道。
- 肩峰骨折[17]。

（王海明　译，陈云丰　审校）

参考文献

[1] Altchek DW, Carson EW. Arthroscopic acromioplasty: indications and technique. AAOS Instr Course Lect 1998;47:21-28.

[2] Altchek DW, Warren RF, Wickiewicz TL, et al. Arthroscopic acromioplasty: technique and results. J Bone Joint Surg Am 1990; 72:1198-1207.

[3] Barber FA. Long-term results of acromioclavicular joint coplaning. Arthroscopy 2006;22:125-129.

[4] Bigliani LU, Morrison DS, April EW. The morphology of the acromion and its relationship to rotator cuff tears. Orthop Trans 1986;10:228.

[5] Braman J, Flatow E. Arthroscopic decompression and physiotherapy have similar effectiveness for subacromial impingement. J Bone Joint Surg Am 2005;87:2595.

[6] Buford D Jr, Mologne T, McGrath S, et al. Midterm results of arthroscopic co-planing of the acromioclavicular joint. J Shoulder Elbow Surg 2000;9:498-501.

[7] Esch JC. Arthroscopic subacromial decompression and postoperative management. Orthop Clin North Am 1993;24:161-171.

[8] Esch JC, Ozerkis LR, Helgager JA, et al. Arthroscopic subacromial decompression: results according to the degree of rotator cuff tear. Arthroscopy 1988;4:241-249.

[9] Gartsman GM. Arthroscopic acromioplasty for lesions of the rotator cuff. J Bone Joint Surg Am 1990;72:169-180.

[10] Hawkins RJ, Plancher KD, Saddemi SR, et al. Arthroscopic subacromial decompression. J Shoulder Elbow Surg 2001;10:225-230.

[11] Jobe CM, Coen MJ. Gross anatomy of the shoulder. In: Rockwood CA, Matsen FA, Wirth MA, et al, eds. The Shoulder, ed 6. Philadelphia: Saunders, 2004:33-95.

[12] Kay SP, Dragoo JL, Lee R. Long-term results of arthroscopic resection of the distal clavicle with concomitant subacromial decompression. Arthroscopy 2003;19:805-809.

[13] Lindh M, Norlin R. Arthroscopic subacromial decompression versus open acromioplasty: a two-year follow-up study. Clin Orthop Relat Res 1993:174-176.

[14] Mair SD, Viola RW, Gill TJ, et al. Can the impingement test predict outcome after arthroscopic subacromial decompression? J Shoulder Elbow Surg 2004;13:150-153.

[15] Martin SD, Baumgarten TE, Andrews JR. Arthroscopic resection of the distal aspect of the clavicle with concomitant subacromial decompression. J Bone Joint Surg Am 2001;83-A:328-335.

[16] Matthews LS, Blue JM. Arthroscopic subacromial decompression: avoidance of complications and enhancement of results. AAOS Instr Course Lect 1998;47:29-33.

[17] Matthews LS, Burkhead WZ, Gordon S, et al. Acromial fracture: a complication of arthroscopic subacromial decompression. J Shoulder Elbow Surg 1994;3:256-261.

[18] Mayerhoefer ME, Breitenseher MJ, Wurnig C, et al. Shoulder impingement: relationship of clinical symptoms and imaging criteria. Clin J Sport Med 2009;19:83-89.

[19] Morrison DS, Frogameni AD, Woodworth P. Non-operative treatment of subacromial impingement syndrome. J Bone Joint Surg Am 1997;79:732-737.

[20] Neer CS II. Anterior acromioplasty for the chronic impingement syndrome in the shoulder: a preliminary report. J Bone Joint Surg Am 1972;54:41-50.

[21] Neer CS II. Impingement lesions. Clin Orthop Relat Res 1983; 173:70-77.

[22] Nicholson GP, Goodman DA, Flatow EL, et al. The acromion: morphologic condition and age-related changes. A study of 420 scapulas. J Shoulder Elbow Surg 1996;5:1-11.

[23] Pagnani MJ, Mathis CE, Solman CG. Painful os acromiale (or unfused acromial apophysis) in athletes. J Shoulder Elbow Surg 2006;15:432-435.

[24] Patel VR, Singh D, Calvert PT, et al. Arthroscopic subacromial decompression: results and factors affecting outcome. J Shoulder Elbow Surg 1999;8:231-237.

[25] Paulos LE, Franklin JL. Arthroscopic shoulder decompression development and application: a five year experience. Am J Sports Med 1990;18:235-244.

[26] Roye RP, Grana WA, Yates CK. Arthroscopic subacromial decompression: two- to seven-year follow-up. Arthroscopy 1995;11:301-306.

[27] Ryu RK. Arthroscopic subacromial decompression: a clinical review. Arthroscopy 1992;8:141-147.

[28] Sammarco VJ. Os acromiale: frequency, anatomy, and clinical implications. J Bone Joint Surg Am 2000;82:394-400.

[29] Satterlee CC. Successful osteosynthesis of an unstable mesoacromion in 6 shoulders: a new technique. J Shoulder Elbow Surg 1999;8:125-129.

[30] Warner JJ, Beim GM, Higgins L. The treatment of symptomatic os acromiale. J Bone Joint Surg Am 1998;80:1320-1326.

[31] Wright RW, Heller MA, Quick DC, et al. Arthroscopic decompression for impingement syndrome secondary to an unstable os acromiale. Arthroscopy 2000;16:595-599.

第15章 肩锁关节病
Acromioclavicular Disorders

Harris S. Slone and Spero G. Karas

定义

- 许多病理过程可以影响肩锁关节,改变解剖学、生物力学和正常的功能。
- 最常见的是原发性骨关节炎、创伤后关节炎和锁骨远端骨溶解。

解剖

- 肩锁关节是由肩峰的内侧端和锁骨的远端组成的动关节。该关节以锁骨为支柱支撑肩胛带。
- 纤维软骨样关节盘可呈不同形状和大小。
- 关节平均大小为9 mm×19 mm[5]。关节表面的矢状方向各不相同,包括从几乎垂直的方向到向下倾斜的50°的内侧成角[5]。
- 关节稳定性由关节囊(肩锁)韧带、囊外(喙锁)韧带以及三角肌和斜方肌的筋膜附着物提供。
  - 肩锁韧带主要约束前后移位。
  - 上肩锁韧带,由三角肌和斜方肌筋膜附着加固,在较小的生理负荷下抵抗垂直平移。而喙锁韧带主要抵抗在大负载的情况下向上移位。

发病机制

- 肩锁关节退行性变是老化的自然现象。
  - DePalma[5]显示纤维软骨盘变性,早在生命的第二个十年就开始退化了。肩锁关节的退变一般在第四个十年。
- 关节的位置浅表使其易受创伤性损伤影响。
- 锁骨充当肩胛骨的支撑结构,有助于保持其方位和盂肱关节运动的生物力学优势。大的力量通过肩锁关节小的关节表面(9 mm×19 mm),从肢端向轴向骨架传递。
- 大型力量的重复传递,如举重或繁重的劳动,可能导致关节退化。
- 反复的关节微创伤可导致软骨下疲劳骨折,伴充血反应,导致再吸收和骨溶解(锁骨远端骨溶解)。

自然病程

- 尽管频繁出现明显的肩锁关节退化,但有症状的肩锁关节炎相对少见。
- 研究表明,8%~42%的患者有Ⅰ型和Ⅱ型肩锁关节分离,从创伤后关节炎发展为慢性肩锁关节症状[2,4]。
- 锁骨远端骨折或先前的肩锁关节分离也可能会导致创伤后关节炎。
- 有症状的肩锁关节退行性变的患者可以通过非手术治疗和活动调整成功治疗。

病史和体格检查

- 典型的纯肩锁关节病变患者,肩部前部或上部疼痛,在锁骨远端1/3到三角肌附着区域。
- 疼痛发生在日常生活活动中,包括内旋和内收,如穿上外套袖子、扣胸罩或洗对侧的腋窝。
  - 年轻患者可能会主诉举重、高尔夫挥杆、游泳或投掷引起的疼痛。
- 肩锁关节的体检包括以下内容:
  - 触诊:直接触诊压痛提示肩锁关节病变。
  - 交叉臂内收试验:本试验对肩锁关节病变灵敏度高,但特异性低;通常是撞击征阳性。确认疼痛应该在前面,因为如果后关节囊挛缩也会引起背部疼痛。
  - Paxinos测试:肩锁关节前后平移。结合骨扫描,这个测试是最能预测肩锁关节病变的方法[17]。
  - 诊断性肩锁关节注射:症状消除即诊断为肩锁关节病变,或预测锁骨远端切除。
- 应对肩部进行全面体检,对相关病变进行评估并进行鉴别诊断(如下文所述)。
  - 在患者中同时存在的肩袖撕裂可能超过80%,盂唇病变在30%以上,肱二头肌肌腱病变20%以上[3]。
- 撞击综合征通常与肩锁关节病变并存,或模拟肩锁关节病变,并意识到这种可能性,且予以排除。

影像学和其他诊断性检查

- 肩锁关节最好使用Zanca视图进行放射学评估。通过正常肩关节前后位视图头部倾斜X射线10°～15°，提供了清晰的肩锁关节视图（图1A）。
  - 原发性和创伤后肩锁关节炎影像学的特征性改变包括远端锁骨骨赘形成、硬化、软骨下囊肿的形成。肩锁关节变窄也将出现；然而，这是正常衰老的一部分。
  - 类风湿关节炎影响肩锁关节通常表现为关节周围侵蚀和骨质减少，伴比骨关节炎较少的骨刺。
  - 锁骨远端骨溶解特征性表现为骨质减少，锁骨远端囊性改变，锁骨远端狭窄导致关节间隙变宽。
- 冈上出口视图可显示锁骨下段骨赘，可能有助于出口撞击综合征的诊断。
- 肩关节的腋窝侧位可显示锁骨前或后移位，提示肩锁关节外伤。
- 三相锝骨扫描针对肩锁关节病变灵敏度高、特异性高。
  - 骨扫描对诊断肩锁关节病变特别有用，这在传统的放射学中并不明显。
- MRI对识别肩锁关节病变非常敏感，但特异性较差，肩锁关节异常常见于临床无症状的患者。MRI肩锁关节反应性水肿较退行性改变更具有临床症状预测性（图1B）[14]。

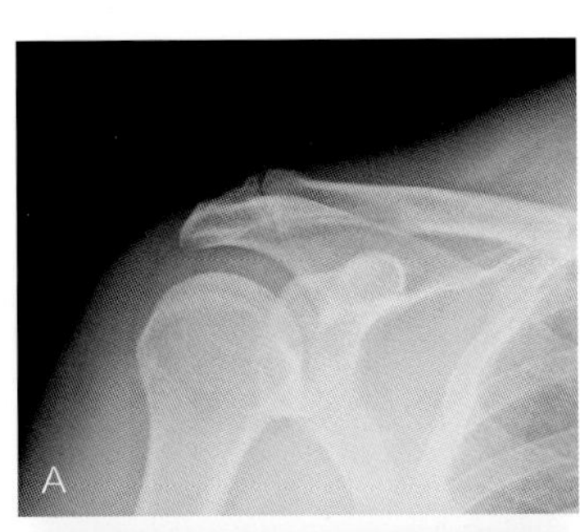

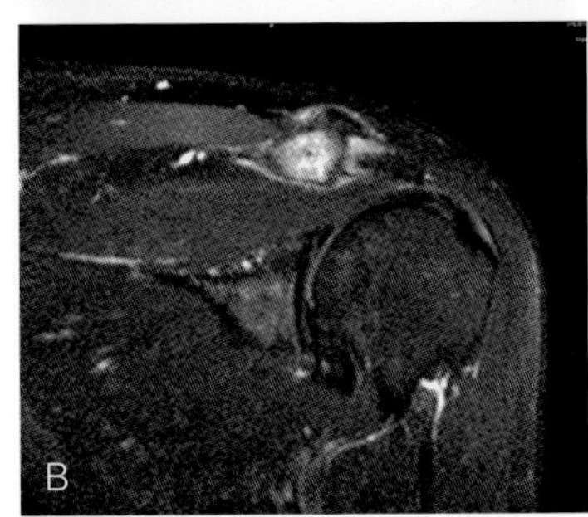

图1　A. 专用肩锁关节视图最佳显示肩锁关节关节病或半脱位。退行性变患者在X线片或MRI通常没有症状。B. 肩锁关节水肿。肩锁关节水肿是临床肩锁关节疾病常见的症状。关节囊扩张和肥大也存在。

鉴别诊断

- 内在肩锁关节病变。
  - 原发性骨关节炎。
  - 创伤后关节炎。
  - 炎症性关节炎。
  - 晶体性关节炎。
  - 脓毒性关节炎。
  - 锁骨远端骨溶解。
- 内在肩部病变。
  - 撞击综合征。
  - 肩袖撕裂。
  - 肱二头肌损伤。
  - 盂肱关节炎。
  - 粘连性滑囊炎早期。
- 锁骨远端和肩峰近端肌肉骨骼肿瘤。
- 外在病变。
  - 颈椎疾病。
  - 涉及的内脏问题（心脏、肺或胃肠疾病）。

非手术治疗

- 肩锁关节病变疼痛的初期处理应要保守，包括活动调节、冷或热疗法、非甾体抗炎药、皮质类固醇注射以及物理治疗。
- 活动调节应注意避免刺激疼痛的活动。有些患者可能治疗成功。
- 关节内注射皮质类固醇，1 mL1％利多卡因和1 mL皮质类固醇能有效缓解肩锁关节疼痛，但缓解时间是可变的。患者可接受多次注射。
- 如果伴有撞击综合征，物理治疗包括末端拉伸和肩袖肌力训练可能是有效的。典型的纯肩锁关节病变对物理治疗没有效果。
- 手术干预之前，患者需保守治疗3～6个月。

手术治疗

- 有持续肩锁关节症状者优先考虑足够的保守治疗，超过3～6个月的周期无效，可手术干预。
- 术前记录肩锁关节注射后的疼痛缓解，因为这预示锁骨远端切除后预后良好。

术前计划

- 手术干预前回顾术前病史、体格检查和影像学检查。
- 术前应完成利多卡因注射试验，使患者疼痛得到明显缓解。

- 如果诊断有疑问，且患者没有在注射利多卡因后疼痛明显减轻，更详细的检查应在手术前完成。
    - 诊断上的错误造成了相当多的锁骨远端切除术失败[13]。

体位

- 患者可置于沙滩椅位或侧卧位。
- 笔者偏向沙滩椅位，因为它便于转换为开放性手术，如肱二头肌肌腱固定术。沙滩椅位更容易确定肩锁关节在体内的位置，有助于关节镜三角定位。

入路

- 锁骨远端切除有两种方法：间接切除（肩峰下）入路和直接（上）入路。
- 入路的选择取决于伴随的肩关节病变及肩锁关节状态。
    - 当存在肩部病变，如撞击综合征或者肩袖撕裂，患者需同时进行肩峰下减压和肩袖修复时，采用间接入路。对于狭窄的肩锁关节，间接入路也很有用，允许更广泛的暴露从而更好地观察肩锁关节表面。
    - 直接入路可用于单纯肩锁关节病变，或如果有足够的关节间隙放置磨头。
- 笔者偏向间接（肩峰下）入路切除锁骨远端，因为相关的病变可以同时解决，切口更小，关节也更容易充分切除。

TECHNIQUES

间接（肩峰下）锁骨远端切除

- 对盂肱关节进行完整的诊断性关节镜检查。
- 关节镜通过后侧入路被重新置入肩峰下间隙。
- 完整切除滑囊，肩峰下诊断性关节镜检查，如之前肩峰下减压章节所述。
    - 如果撞击肩峰骨刺或肩锁关节下的骨赘，对肩锁关节进行肩峰下减压并磨平，如前所述。
- 由于患者不同的解剖，肩锁关节可能难以定位。18号的脊柱针可以经皮放置进入肩锁关节，方便定位（技术图1）。
- 如果之前没有进行过肩锁关节的磨平，在肩峰下减压术中，使用电灼装置将肩锁关节下表面软组织切除。
- 将5～6 mm的磨头置入外侧入路，切除肩锁关节的肩峰侧。这将暴露锁骨远端（技术图1B）。
    - 肩锁关节的肩峰侧和锁骨侧应做成斜面。这将创造更多的操作空间，以便置入前侧入路的磨头更容易地进入肩锁关节。锁骨远端向下施压也会增加视野。
    - 磨头尖端约10～12 mm长。因此，当从外侧入路接近锁骨远端，磨头尖端的长度可用来测量要切除远端锁骨的长度，通常8～10 mm（技术图1C）。
    - 应注意保护前、后、上方的肩锁韧带。采用间接入路切除下关节囊。
- 现将关节镜放置在外侧入路，前入路处放置5.5 mm磨

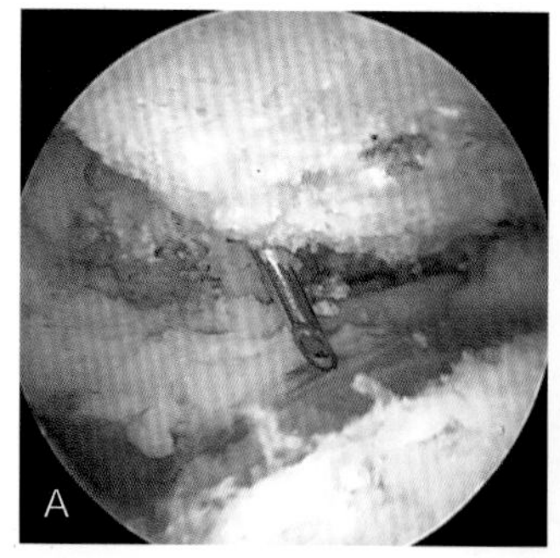

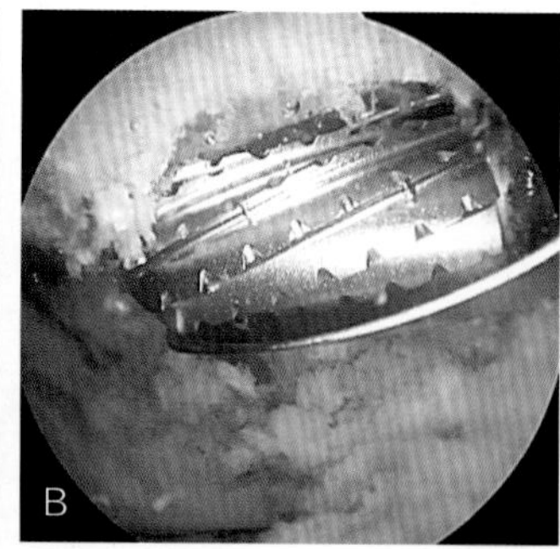

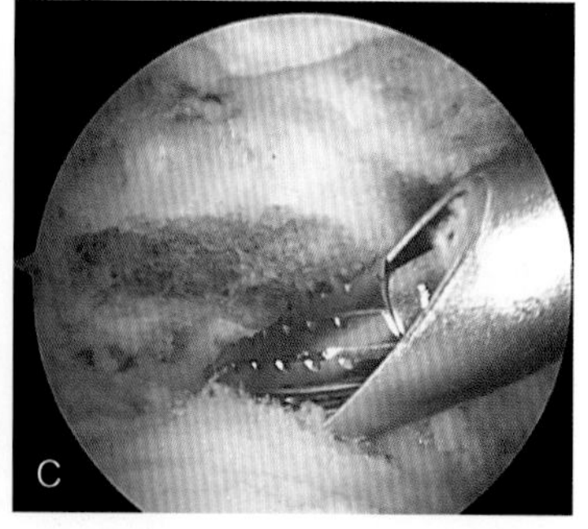

技术图1　A. 可以在肩锁关节内放置脊柱针，以帮助术者确定方向。B. 肩锁关节的后侧入路视图。磨头位于外侧入路，用于切除肩锁关节的肩峰侧。这个操作将减压肩峰下间隙，并帮助暴露锁骨远端。C. 使锁骨远端成斜面。磨头通过外侧入路，评估锁骨远端下表面。术者可以根据磨头的长度来确定锁骨切除量。

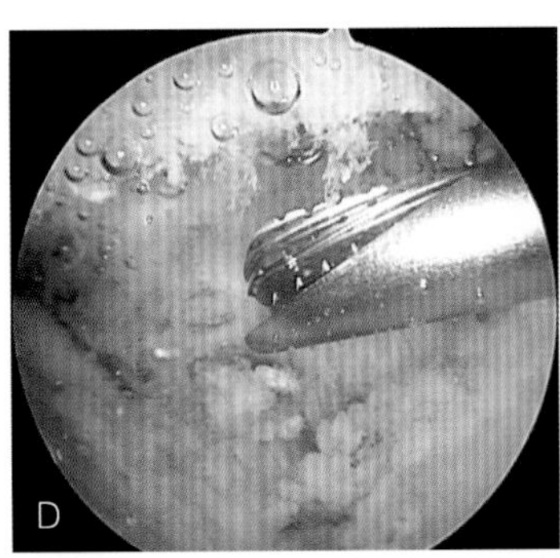

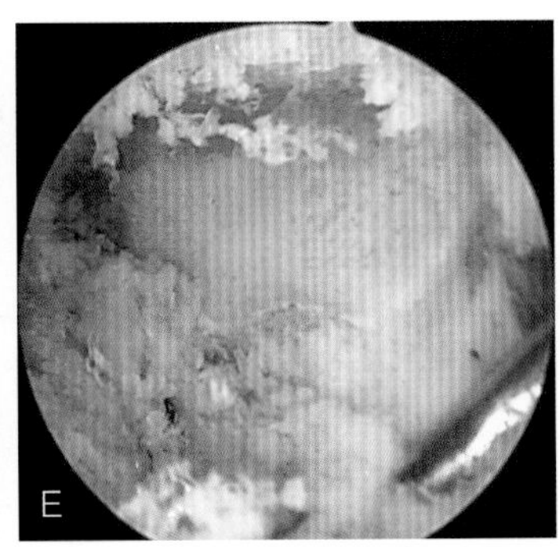

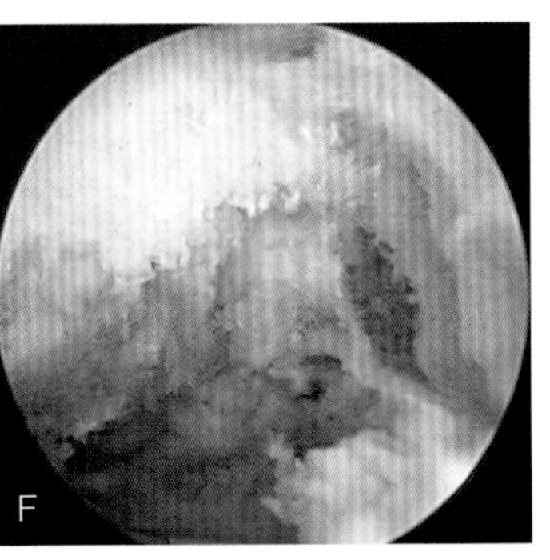

技术图1（续） D. 关节镜置于外侧入路，磨头经前侧入路进入肩锁关节。通过之前锁骨远端做成斜面时做的标记完成切除。E. 完整的肩锁关节切除术是从外侧入路“端对”的。F. 将关节镜引入前侧入路，观察后肩锁是否切除足够。切除是足够的。后关节囊完整。

头(技术图1D)。
  - 磨头通过外侧入路放置在之前建立的斜面区域。
  - 切除锁骨远端剩余的背侧2/3,由锁骨的前下侧面开始,并从后上方向操作。
  - 再次强调,要注意保护上部和后部肩锁韧带及上关节囊。
- 切除锁骨远端约1 cm。这也是可以通过磨头尺寸确定切除的大小(技术图1E)。
- 然后将关节镜置于前侧入路,评估切除是否充分(技术图1F)。
  - 手臂可置于交叉内收最大位,用关节镜在前侧入路检查确保肩峰和锁骨的两端不接触。

直接(上)锁骨远端切除

- 关节镜的入路位于上方,肩锁关节后方1 cm。做一个5 mm的切口来引入关节镜套管。
- 一旦置入关节镜,前工作入路定位在肩锁关节上方和前方1 cm(技术图2A)。
- 如果肩锁关节严重狭窄,则需更小的关节镜(2.7 mm)和软组织刨刀(2.0 mm)(技术图2B)。
- 采用电灼装置去除肩锁关节底面的软组织。
- 肩锁关节逐渐切除,直至较大的磨头(5.5 mm)能进入关节间隙。
- 首先切除锁骨远端前部。
  - 再次强调,要注意保护前、后和上部的肩锁韧带和关节囊。
- 前切除完成后,放置关节镜于前侧入路,磨头位于后侧入路。
  - 从下到上完成锁骨远端后部切除(技术图2C)。
- 然后将关节镜置于前侧入路,关节镜下评估切除是否充分。
  - 可行交叉内收动作以确保锁骨和肩峰之间没有接触。

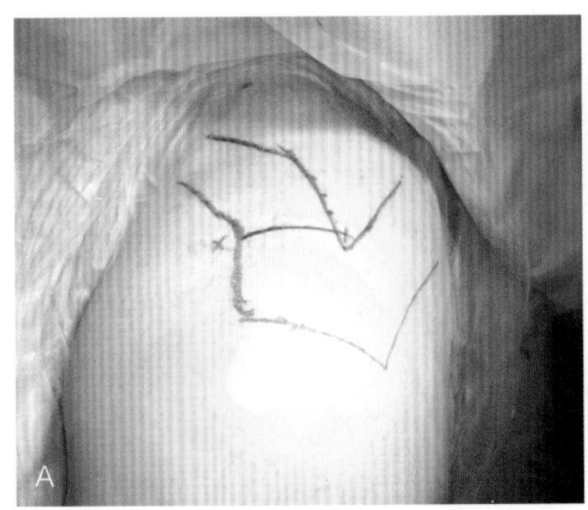

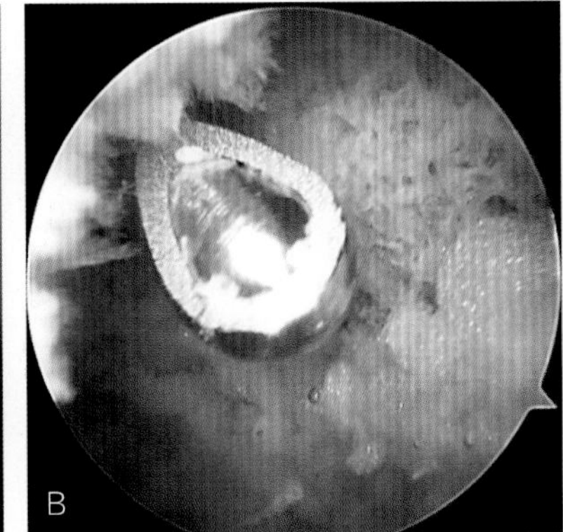

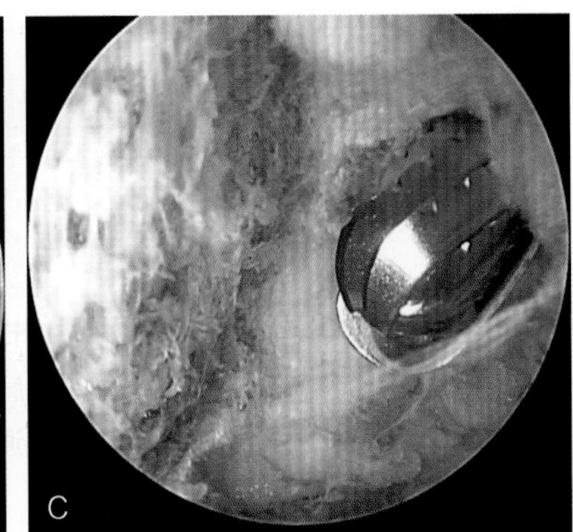

技术图2 A. 肩锁关节直接切除技术的入路。B. 肩锁关节前2.7 mm刨刀。关节镜在后侧入路。退行性肩锁关节变窄常常妨碍在初次切除时使用较大的磨头。C. 通过直接技术完成后锁骨切除。首次切除是用小型关节器械完成的，然后可以将5.5 mm的磨头引入后侧入路完成切除。再一次强调，保留后关节囊。

TECHNIQUES

伤口关闭

- 将尽可能多的液体从肩峰下排出关节内的空间。可在关节镜下放置引流管,以加速多余液体的排出。
- 伤口皮下3.0 Monocryl缝线缝合。
- 使用无菌贴和敷料。

要点与失误防范

诊断错误	• 诊断错误是锁骨远端切除失败的常见原因。详细的病史和体格检查必须在手术干预前进行。患者关节内注射利多卡因试验,必须有明显的肩锁关节症状缓解。注射试验阳性也预示锁骨远端切除预后良好 • 许多患者可能有肩锁退行性病变的影像学证据,但这些患者往往没有临床症状。有症状的患者经常在MRI显示肩锁关节骨水肿
肩锁关节方向	• 从肩峰下间隙辨别肩锁关节方向可能有困难。18号针可放置在肩锁关节的前后两侧以帮助定位。锁骨远端可视化可以通过关节下表面的磨平、切除肩峰的内侧以及在锁骨远端施加向下的压力实现 • 诊断性关节镜检查时,将前侧入路放置在与肩锁关节一致的位置,将有助于以后锁骨远端切除
锁骨远端切除不足	• 这是导致临床失败的常见技术错误 • 后上皮层嵴切除不充分,常导致残基肩峰 • 锁骨远端切除1 cm,手术治疗成功;但是,切除的充分性在每个病例中,应通过动态交叉内收评估切除情况,关节镜在前侧入路 • 如果对切除的充分性有任何疑问,可将前侧入路向上延长1 cm,可采用直接手指触诊
肩锁关节不稳	• 应尽可能多地保留肩锁关节囊韧带,尤其是上韧带,它主要抵抗后向力。无意松解喙锁韧带也应该避免,因为它们抵抗肩锁关节的轴向压力。因此,尽量骨切除充分,喙锁韧带功能丧失仍可能导致喙肩弓破坏,尽量充分的骨性切除

术后处理

- 术后患者需用吊带悬吊,以保证舒适。一旦区域麻醉消退鼓励停止悬吊。
- 术后第1周,患者开始进行被动活动度锻炼。在术后第2周治疗进展到主动活动度训练与末端拉伸。术后第3周开始对抗的肩袖和肩胛周围肌力训练。术后数月继续进行末端拉伸,尤其是后关节囊拉伸。
- 疼痛和活动允许情况下,尽快推进治疗方案。
- 患者一般可在2～3个月内恢复运动。建议循序渐进。例如,术后第1个月,高尔夫球手应该只击球推杆;举重运动员可以从较轻的重量开始训练,避免压迫运动直到舒适。

预后

- 关节镜下锁骨远端切除手术的效果一般较好,且与开放手术锁骨远端切除相似。
  - 83%～100%的接受关节镜下锁骨远端切除术患者(原发性骨关节炎,创伤后骨关节炎,或锁骨远端骨溶解)取得了优良的治疗效果[1,7,9,10-12,15,16,18]。
- 开放性锁骨远端切除与关节镜下切除的结果已在文献中进行回顾性研究。
  - 几位学者已经发现了开放性和关节镜下锁骨远端切除有类似的长期结果,但是观察到关节镜下切除明显恢复更快[6,8]。
  - 因为保存了三角肌附着,消除了术后固定,允许快速推进的物理治疗,所以恢复更快。

并发症

- 感染。
- 出血。
- 神经血管损伤。
- 肩锁关节不稳定。
- 瘢痕形成疼痛。
- 切除部位异位骨化。

(王海明 译,陈云丰 审校)

参考文献

[1] Auge WK, Fischer RA. Arthroscopic distal clavicle resection for isolated atraumatic osteolysis in weight lifters. Am J Sports Med 1998;2:189-192.

[2] Bergfeld JA, Andrish JT, Clancy WG. Evaluation of the acromioclavicular joint following first-and second-degree sprains. Am J Sports Med 1978;6:153-159.

[3] Brown JN, Roberts SN, Hayes MG, et al. Shoulder pathology associated with symptomatic acromioclavicular joint degeneration. J Shoulder Elbow Surg 2000;9:173-176.

[4] Cox JS. The fate of the acromioclavicular joint in athletic injuries. Am J Sports Med 1981;9:50-53.

[5] DePalma AF. Surgical anatomy of acromioclavicular and sternoclavicular joints. Surg Clin North Am 1963;43:1541-1550.

[6] Flatow EL, Cordasco FA, Bigliani LU. Arthroscopic resection of the outer end of the clavicle from a superior approach: a critical, quantitative, radiographic assessment of bone removal. Arthroscopy 1992;1:55-64.

[7] Flatow EL, Duralde XA, Nicholson GP, et al. Arthroscopic resection of the distal clavicle with a superior approach. J Shoulder Elbow Surg 1995;4:41-50.

[8] Gaenslen ES, Satterlee CC, Schlehr FJ. Comparison of open versus arthroscopic distal clavicle excision with acromioplasty. Othrop Trans 1996;19:258.

[9] Gartsman GM. Arthroscopic resection of the acromioclavicular joint. Am J Sports Med 1993;21:71-77.

[10] Jerosch J, Steinbeck J, Schroder M, et al. Arthroscopic resection of the acromioclavicular joint. Knee Surg Sports Traumatol Arthrosc 1993;1:209-215.

[11] Kay SP, Ellman H, Harris E. Arthroscopic distal clavicle excision: technique and early results. Clin Orthop 1994;301:181-184.

[12] Martin SD, Baumgarten TE, Andrews JR. Arthroscopic resection of the distal clavicle with simultaneous subacromial decompression. Orthop Trans 1996;20:19-20.

[13] Shaffer BS. Painful conditions of the acromioclavicular joint. J Am Acad Orthop Surg 1999;7:186-188.

[14] Shubin Stein BE, Ahmad CS, Pfaff CH, et al. A comparison of magnetic resonance imaging findings of the acromioclavicular joint in symptomatic versus asymptomatic patients. J Shoulder Elbow Surg 2006;1:56-59.

[15] Snyder SJ, Banas MP, Karzel RP. The arthroscopic Mumford procedure: an analysis of results. Arthroscopy 1995;11:157-164.

[16] Tolin BS, Synder SJ. Our technique for the arthroscopic Mumford procedure. Orthop Clin North Am 1993;24:143-151.

[17] Walton J, Mahajan S, Paxinos A, et al. Diagnostic values of tests for acromioclavicular joint pain. J Bone Joint Surg Am 2004;86A:807-811.

[18] Zawadsky M, Marra G, Wiater M, et al. Osteolysis of the distal clavicle: long-term results of arthroscopic resection. Arthroscopy 2000;6:600-605.

第16章 肩袖撕裂的关节镜治疗

Arthroscopic Treatment of Rotator Cuff Tears

Surena Namdari, Jay D. Keener, Ken Yamaguchi, and Aaron M. Chamberlain

定义

- 肩袖疾病包括一系列从肌腱炎到部分和全层肌腱撕裂的疾病。
- 这是骨科医生治疗的最常见的肩关节疾病，超过1 700万美国患者有可能因这种疾病而致残。
- 据多项研究，肩袖全层撕裂的发生率为7%～40%[30,40]。
- 与年龄相关的退行性改变是导致肩袖撕裂发展的主要因素[44]。
  - 已发现无症状的全层撕裂中，50～59岁的患者占10%，60～69岁的占20%，≥70岁的占40.7%[21]。
- 非手术治疗和手术治疗的风险和收益必须为每个患者考虑。
  - 决定如何治疗全层撕裂的关键因素有很多，包括外伤史、患者年龄、撕裂大小、撕裂回缩、肌肉退化和肌腱变化，以及功能障碍。
- 传统上，开放性肩袖修复是有症状的全层肩袖撕裂标准治疗。
  - 传统开放肩袖修复有几个固有的缺点。这些包括三角肌需要分离，观察不到盂肱关节病变，切口更大，手术切除范围更广，并发症发生率更高。
- 肩袖全层撕裂的手术治疗随着关节镜技术的出现而发展。
  - 肩袖修复技术已经从小切口开放式修复发展到关节镜下修复。
- 随着关节镜下肩袖修复技术的进步，较大的撕裂通常也能完全镜下修复。
  - 单排缝合锚钉修复已有报道，总体临床效果良好，但当撕裂增大时治愈率下降[6,10]。
  - 在一些研究中，双排的生物力学性能与单排相比，修复得到了改进，包括减少对足印区拉力，牢度增大，增大极限破坏负载[20,22,26,28]。在其他研究中，改良的单排技术在生物力学固定牢度上与双排技术有可比性[17,25]。
  - 在大面积撕裂时，双排修复可提高完整肩袖肌腱愈合率，高于传统单排修复方法；然而，这一益处并没有转化为临床的功能改善或有效的成本控制[7,12]。
  - 最近的研究表明，单排修复可能在某些情况下更可取，特别是当残余肌腱长度＜10 mm时。
  - 在全层肩袖撕裂时，笔者行双排缝合锚钉修复、张力带修复或混合修复（双排和张力带），具体根据临床情况和医生的喜好。

解剖

- 肩袖由起于肩胛骨的四块肌肉组成，并附着到近端的肱骨结节上。
- 冈上肌和冈下肌构成2/3的后肩袖。两条肌腱融合在一起并有一个直接的骨附着点。
- 进行双排肩袖修复时，要了解肩袖附着的尺寸或“足印”是至关重要的。
  - 冈上肌的足印呈三角形，平均内侧到外侧最大长度为6.9 mm，平均最大前后向（AP）宽度为12.6 mm。
    - 冈下肌的腱部较长，位于肌肉的上半部分，向前弯曲延伸至肱骨大结节前外侧区域[31]。
  - 冈下肌的足印呈梯形，内侧到外侧最大的长度平均10.2 mm，最大AP宽度平均为32.7 mm[31]。
- 使用单排缝合锚钉修复结构，只恢复原来肩袖足印区的67%[2]。
  - 增加第二排锚钉增加60%的修复接触面积。

发病机制

- 肩袖撕裂的病因是多因素的。
- 主要因素为年龄相关性退行性肌腱改变和生理负荷。
  - 年龄相关累积损伤理论获组织学检查支持，显示在肩袖附着处软骨纤维减少，血管减少，碎裂肌腱的细胞丢失，骨附着Sharpey纤维的破坏。

- 临床研究支持衰老理论为引起肩袖疾患的主要理论[44]。
  - 对586例单侧患者进行回顾性分析，发现肩痛、肩袖撕裂与年龄增长相关，10年间无撕裂、单侧撕裂和双侧撕裂的差异显著。
  - 存在肩袖引起的疼痛，无撕裂的患者平均年龄48.7岁，单侧撕裂的平均58.7岁，双侧撕裂的平均67.8岁。
- 肌腱的生理负荷也被假定作为肩袖撕裂的机制。
  - 肌腱关节区域的局部退行性变，最常见于冈上肌，表明是肌腱负荷的病因。
  - 整个肌腱发生均匀变化并不常见，提示这是一个年龄相关的退行性变过程。
  - 年龄和负荷可能有乘法效应，老年人的肌腱更容易受到损伤，包括正常生理负荷和表现出更糟糕的治疗反应。
- 肩袖损伤基因也可能在易感性中扮演重要角色。
  - 肩袖撕裂与家族病史的关系已被证明[37]。
  - 一项研究发现，患者的兄弟姐妹与对照组相比，全层肩袖撕裂的相对危险度为2.42[14]。
  - 兄弟姐妹患病风险的增加意味着遗传因素可能在肩袖撕裂的发展中发挥作用。

自然病程

- 了解肩袖疾病的自然病程是了解治疗适应证的基础。
- 因为有症状的撕裂经常得到治疗，笔者理解的肩袖疾病的自然病程是基于对无症状肩袖撕裂的研究。
- 无症状撕裂在人群中极为常见，随着时间的推移，其中很多都有发展为有症状的风险。
  - 在一项研究中，超过51%无症状肩袖撕裂和对侧有症状的撕裂的患者，从无症状撕裂发展为有症状撕裂平均2.8年[45]。
  - 一旦出现撕裂症状，50%的患者会出现撕裂大小变化。剩下的无症状患者中只有20%有大小进展。
  - 没有发现撕裂会随着时间的推移而变小，这表明对于肩袖内在的治愈潜力是有限的，并且无症状撕裂的患者有出现症状的风险。
  - 无症状肩部疼痛发展，与肩袖撕裂的尺寸增加有关[32,27,45]。
  - 此外，术后愈合的潜力可能与延迟修复和老年患者中不可逆的肌肉和肌腱变化有关。
- 部分撕裂自发愈合的临床证据有限。
  - 部分撕裂可能会发展到全层撕裂，症状的发展与时间的推移和撕裂的发展相关[27]。
  - 在无症状肩袖撕裂的前瞻性队列研究中，40%的部分撕裂发展成全层撕裂，并伴随疼痛发展[27]。

病史和体格检查

- 肩袖功能障碍患者常主诉疼痛和(或)乏力。
- 症状的发展往往是潜伏的。
  - 可能有轻微创伤的回忆(例如提重物，搬运重物)。
  - 疼痛通常局限于肩部前侧或前外侧，通常从前或两侧向下延伸到肘部。
  - 常见于使用时疼痛加剧，尤其是过顶活动时。
  - 在有症状的肩袖疾病患者中睡眠中断也很常见。
- 有症状的全层肩袖撕裂患者主诉乏力。
  - 无症状时，与完整的肩袖相比，肩袖撕裂通常与临床标志性肩关节功能丧失有关[18]。
  - 无症状或有症状的个体，有较大撕裂更有可能表现为乏力[21,29]；然而，肌腱炎或小撕裂的疼痛也可以模拟乏力。
  - 类似地，有大的或巨大撕裂的患者也可能有非常合理的功能。
  - 然而，更常见的情况是，这些患者主诉过顶乏力和疲劳。
  - 如果在创伤后突然发现明显的乏力应怀疑和调查肩袖损伤。
- 在慢性肩袖撕裂时，检查一下肩部经常会出现冈上肌和冈下肌萎缩。
  - 应注意术前切口。如果之前进行过切开三角肌剥离，肩袖修复，应该评估三角肌的完整性和腋神经功能。
  - 活动度测试应包括主动和被动。
  - 被动活动度通常保持不变，除了在慢性大撕裂时静态肱骨头上移，后关节囊挛缩导致前屈受限。
  - 后关节囊挛缩也常见于大大小小的撕裂。
  - 主动运动抬高常局限于肩胛平面。这可能是由于乏力或疼痛。
- 肩关节力量应通过手法肌肉测试进行评估[21]。
  - 不同的手臂位置将隔离肩袖，并专门测试这些肌肉的功能障碍。
  - 冈上肌、冈下肌和小圆肌可以在肩胛骨平面高度中立旋转90°，在完全内收和轻微内旋时抵抗外旋，分别在外展90°和内收90°时外旋。

- 可以进行腹部按压、抬离或熊抱测试肩胛下肌的功能。
  - 压腹试验：在躯干矢状面中部肘关节后方不下垂的情况下，无法保持最大的内旋，提示肩胛下肌功能受损。
  - 抬离试验：手离开腰椎而不伸直肘部不能保持最大的主动内旋，说明肩胛下肌功能受损。
  - 熊抱试验：当手掌放在对侧肩上，肘部位于身体前方时，无法保持抵抗的内旋，表明肩胛下功能受损。
- 肌电分析显示，腹部按压激活肩胛下肌上部，而抬离激活肩胛下肌下部。

- 已经开发了专门的测试来帮助诊断：
  - Neer撞击试验（内旋前举）和Hawkins撞击试验（前举90°，交叉内收，内旋）被设计成通过肩袖撞击肩峰下表面的喙肩韧带引起症状。
  - Hornblower征提示若有乏力或无法在外展位充分外旋，则小圆肌轻度功能障碍或撕裂。
  - 一个阳性的结果（乏力或疼痛）与空罐检查（Jobe征）提示冈上肌腱功能障碍。
  - 无法将肩部完全保持在外旋位置，表示阳性的外旋滞后，提示冈下肌腱功能障碍或撕裂的征象。
  - 这些测试的准确性在使用时是可变的，在隔离状态下，但在使用时再加上其他刺激性试验可提高精度[34]。

影像学和其他诊断性检查

- 每个患者的肩痛评估需拍四张标准肩关节X线片：AP位，肩胛主动外展到30°平面真正的AP位，腋窝外侧位，肩胛Y位。
  - 决定是否进一步获取影像学资料基于射线片结果，以及从病史和体格检查获得的信息。
  - 对于一个全层肩袖小的撕裂的患者，X线片通常正常。
  - 随着撕裂时间的延长，常发现硬化和大结节囊性变。
  - 随着撕裂大小的增加，肱骨近端移位可以在AP位和真正的AP位视图中找到。撕裂扩展进入冈下肌腱，较孤立的冈上肌撕裂可见更大的肱骨移位[19]。
  - 近端移位最好在真正AP位视图上确定肱骨近端同心缩小，丧失关节盂旋转中心。
  - 肱骨上抬可能是静态的，也可能是动态的，与慢性撕裂有关。静态上抬是与下关节囊挛缩相关的。

- 通过肩关节MRI评估肩袖撕裂肌腱和肌肉质量。
  - 全层撕裂显示在T2加权图像上的肌腱止点高信号。
  - MRI已被证明具有90%以上的敏感性和无需手术即可确诊撕裂。
  - 脂肪浸润和肩袖肌萎缩也可以在MRI上识别。
  - 肩袖肌肉的脂肪浸润增加与肌腱愈合较差和术后修复结果较差有关。
- 在熟练的超声医生的手中，超声敏感性和特异性与MRI相似，可进行鉴别肩袖撕裂以及肌肉脂肪性浸润[35,39,42]。
  - 超声波的好处包括有限的辐射，可以定期进行双侧检查，并进行动态检查监测，这意味着有助于区分瘢痕和肌腱。
  - 超声最大的限制是需要一位经验丰富的超声医生。
- 在欧洲CT扫描和CT关节造影已广泛用于诊断肩袖撕裂。
  - 对于起搏器或动脉瘤夹患者，进行CT关节造影可替代MRI。CT的局限性包括增加的辐射暴露和与MRI相比较差的软组织分辨率。
  - 与MRI相似，肌肉质量包括萎缩和脂肪浸润，可以检查和显示预测肌腱的愈合和术后结果。

鉴别诊断

- 肩袖肌腱炎。
- 部分肩袖撕裂。
- 肩袖挫伤。
- 粘连性关节囊炎。
- 关节炎或软骨损伤。
- 钙化性肌腱炎。
- 肱二头肌肌腱病变（肌腱炎或撕裂）。
- 肩胛上神经卡压或冈盂切迹囊肿。
- 内部撞击。

非手术治疗

- 全层的肩袖撕裂决定进行非手术治疗取决于患者和撕裂特征。无症状的撕裂是非常常见，MRI、超声和关节造影研究显示，在40～60岁的受试者中，发病率为4%～13%，80岁以上的受试者超过50%。所有无症状的撕裂都应接受非手术治疗。在65岁以下的受试者中，进行连续MRI监测或超声检查是合理的，超过51%的没有症状撕裂和对侧症状性撕裂患者将发展为症状肩，需平均2.8年以上[45]。

- 对于有症状的撕裂，非手术治疗已经显示出一定的成功，有45%～82%的结果令人满意；然而，结果随访时间相对较短[4,16,24,43]。随着患者年龄的增长和撕裂的增大成为非手术治疗的关注点，长期随访了解非手术治疗是否能持续是至关重要的。非手术治疗包括抗炎药物和物理治疗。可改变的因素，如肩胛胸运动障碍、主动外展减少、前举和外展力量下降，与疼痛和功能丧失相关，可通过非手术治疗加以解决[13]。可进行有限数量的肩峰下可的松注射，尤其是那些不需要手术的患者。任何年龄组的慢性大或巨大面积肩袖撕裂或年龄>70岁的患者出现慢性全层撕裂应进行初步（至少3个月）非手术治疗。因为大多数患者的肩袖或关节软骨已经发生了不可逆的变化，所以尝试一段时间的非手术治疗更安全。非手术治疗失败是关节镜下修复的指征。

手术治疗

- 决定继续对肩袖进行手术治疗，需要对手术和非手术治疗风险和收益进行评估。
- 尽管手术治疗的风险众所周知，但非手术治疗的风险可能不那么明显。
  - 撕裂进展，肌肉脂肪浸润或萎缩，以及关节炎都是潜在的不可逆转的非手术治疗肩袖撕裂的风险。
  - 了解这些风险有助于指导治疗。
- 在<65岁的患者中，所有急性撕裂应考虑早期手术修复和任何慢性的小或中等症状的撕裂。
  - 随着非手术治疗的延长，这些患者有相当大的风险发展成不可逆转的变化。
  - 先前存在的裂口最近增大，特别是功能突然下降，应该考虑及早修复。
  - 这些患者也有最大的治愈潜力。因此，早期手术治疗的好处加上长期非手术治疗的固有风险是手术修复的原因。

术前计划

- 撕裂的大小和时间将决定其修复的难度，因此术前仔细的影像学评估是很重要的。
  - 如果撕裂很大，术者应确保各种不同的缝合装置可供选择，协助修复。
  - Banana缝合套索（Arthrex, Naples, FL）可以通过Neviaser入路，肌腱缝线梭穿过回缩肌腱。
  - 斜缝套索（Arthrex）可通过辅助入路放置，从不同的角度传送缝合线。
  - 如果骨骼质量较差，应使用较大的锚钉。
  - 在游离肌腱边缘使用牵引线缝合，有助于促进肌腱的移动和缝合。
  - 谨慎评估肌腱分层和潜在不同分层回缩，尤其在后方。
  - 慢性、较大的撕裂可能无法完全覆盖解剖足印区。侧向技术游离肌腱的边缘，如边缘收敛，是必要的。或者，需要修复肌腱到内侧足印或部分肌腱修复。
- 在患者麻醉后，开始手术之前，评估术前运动情况。患者术前僵硬可以在肩袖修补前行关节囊松解和（或）手法松解[8,15]。

体位

- 沙滩椅位优势：
  - 患者的肩膀几乎处于解剖状态位置，在进行修复时肩部的解剖便于定位和观察。
  - 相较于侧卧位，沙滩椅位下固定肩胛骨更有利于行麻醉下检查。
  - 手臂在手术中可以很容易地操作，不需要把它从牵引装置上解下来。
  - 不需要牵引力，可以向下增加牵引力增加肩峰下操作空间。
  - 肱骨旋转控制容易实现。这在大结节（前、后）的不同区域工作时非常重要。
  - 转换为开放式非常容易。
- 侧卧位优势：
  - 许多术者认为侧卧位由于牵引会改善视野和可操作范围。
  - 显著改善盂肱关节的下侧入路，这使得做盂肱部手术不那么困难，但对肩峰下几乎没有影响。
- 曾报道过由于在侧卧位牵引造成的暂时性和永久性神经损伤。因此，笔者偏向在沙滩椅位完成所有肩峰下手术，包括肩袖修补。

双排肩袖修复

- 笔者的双排修复指征是存在限制撕裂愈合的潜在生物学因素:①较大的撕裂(>3 cm);②质量较差的组织;③年龄为65~70岁;④翻修修复。

入路定位和套管置入

- 摄像头通过后侧入路置于肩峰下间隙。
- 笔者偏向的起始后侧入路是标准后侧入路略微偏外侧,这样做是为了获得修复时更好的外侧大结节视野。同样,也可选择一个稍微较低的位置,因为随肩部肿胀入路会上移。
- 脊柱针定位下形成外侧入路。入口应该足够低,以便管道平行于肩袖。这使得峰下器械更容易进出。应该在中小尺寸撕裂的中点建立入路。
  - 第二种外侧入路可以建立在较大的裂口处,套管之间相隔几厘米。全螺纹 8.25 mm 套管放置在这些入路。
- 另一个大螺纹套管通过肩峰前的前外侧入路放置,与外侧和后侧入路在同一水平面上。同样,保持低入路放置是至关重要的,因此器械将通过平行的肌腱,允许器械在肩峰下空间有最大的移动。前外侧入路主要用作取放线的辅助入路。

修复点准备

- 通过外侧入路使用软组织消融装置清除肩峰下表面的所有软组织,向后延伸,包括周围的软组织和肩胛冈脂肪。显示前上肩峰弓的磨损,是在关节镜下有限肩峰成形术的指征。上关节囊松解和肩袖-喙肱韧带松解术是需要的,让肩袖解剖低张力复位。当冈上肌前撕裂,这种需求更为普遍,这与较大的收缩程度有关。最后,使用关节镜刨刀对退化肌腱边缘进行有限的修整。
- 用刨刀清除肩袖在大结节附着处软组织,露出骨皮质(技术图1)。注意不要进行完全去皮质,因为这可能会影响锚钉固定的稳定性。
- 通过外侧入路用组织钳评估撕裂肌腱的活动性。

锚钉缝合

- 一旦确定撕裂是可以修复的,就进行内侧修复,一排缝合锚钉[5.5 mm 金属或生物复合材料(Arthrex,Naples,FL)拧入式]放置。锚钉装载有两根2号纤维缝合线(Arthrex)。
  - 对于中小尺寸的撕裂,将一个或两个内侧锚钉置于关节边缘水平(见技术图1)。每个锚距1~1.5 cm。锚钉是通过肩峰侧边小的切口来放置的。
  - 对于大或巨大的撕裂,笔者放置三个内侧锚钉。

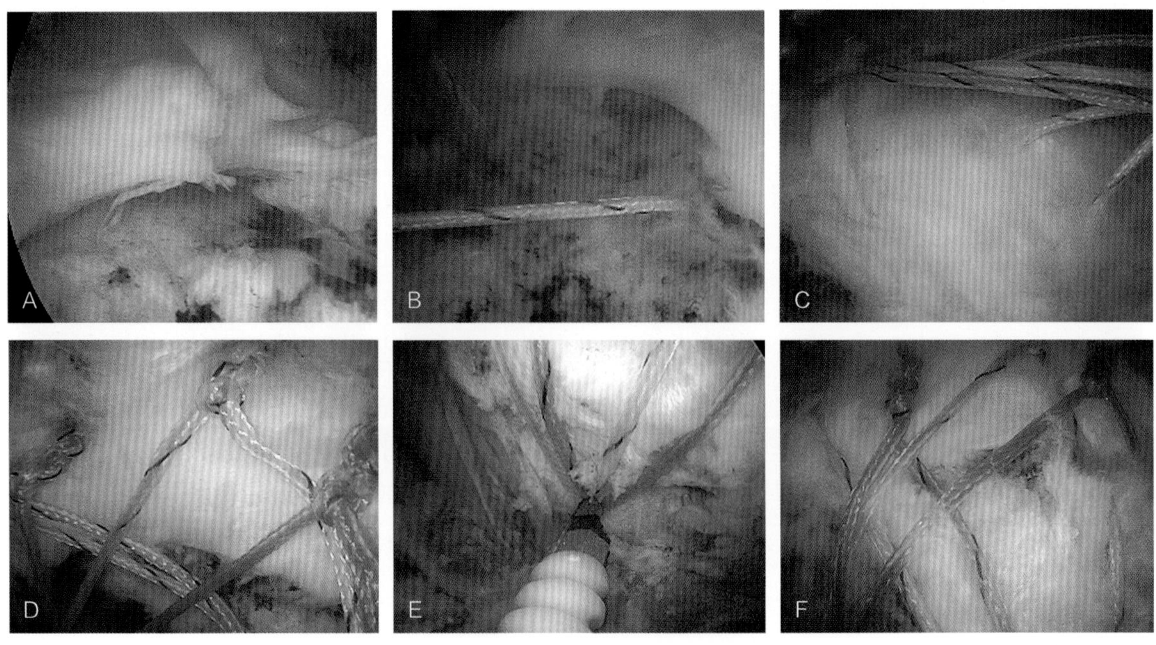

技术图1 A. 从外侧入路观察肩袖撕裂。B. 清理大结节,插入两排内侧锚钉。C. 在水平褥式缝合时,缝线穿过肩袖。所有的缝线都通过前套管引出。D. 系紧内侧锚钉缝线,确定外排锚钉位置。E. 外排锚钉插入,拉紧肩袖。F. 从侧面入口观察的最终完成双排修复的结构。

- 内排锚钉缝线穿过肌腱(见技术图1)。从最前面锚钉开始,两股线从一个缝合口通过肌腱到撕裂的前部。缝线穿过肌腱经中间到撕裂的外侧边缘约1～1.5 cm。缝线被拉出并存储在前外侧的套管。然后,第二道缝线的两股通过第一道缝线的后方,再次水平褥式缝合。
- 内侧排的后锚重复上述步骤。
- 一旦所有的线都穿过肌腱,缝线就开始通过外侧套管依次取出,用关节镜下的打结器打结。首先固定最前面的缝线有助于肌腱的适当复位。一旦打结,缝线可以通过辅助套管或用于锚钉插入的切口取出(见技术图1)。
- 然后将肩袖足印区外侧囊组织清除,观察外排锚钉插入位置。锚钉放置在足印的外侧边缘,确保肩袖最大限度地覆盖。如果放置两个内排锚钉,则笔者通常放置两个外排锚钉。每一个结都有一根线可以通过外侧入路穿过5.5 mm生物复合材料锚钉自带孔。在最后一次锚钉插入之前,缝线应最小限度地拉紧,注意避免锚钉下沉到皮质表面以下(见技术图1)。使用第二个5.5 mm的自冲生物复合锚钉,对每个结的剩余缝线重复此步骤(见技术图3)。

无结单排(张力带)肩袖修复

- 本修复技术沿用了以前的修复肩袖技术和修复部位准备。
- 采用外侧套管和穿针装置,2号纤维线缝合进入前肩袖肌腱,水平褥式缝合。缝线的双侧从前外侧套管被收回。缝线通过撕裂外侧边缘内侧约1 cm(技术图2)。
- 第二根2号纤维线缝线的一股缝线在第一根缝线的前束附近穿过。第二股从后方约1 cm处穿过。
- 锚钉放置于肩袖足印外侧边缘。如果使用两股纤维缝线,笔者一般放置两个外排锚钉。缝线通过外侧套管收回并通过5.5 mm的自冲生物复合材料锚钉(见技术图2)。缝合线被拉紧以减小肩袖裂口,固定锚点。同样,要注意避免将锚钉沉到皮质表面下。前缝合重复这个步骤,使用第二个5.5 mm自冲生物复合锚钉(技术图3)。

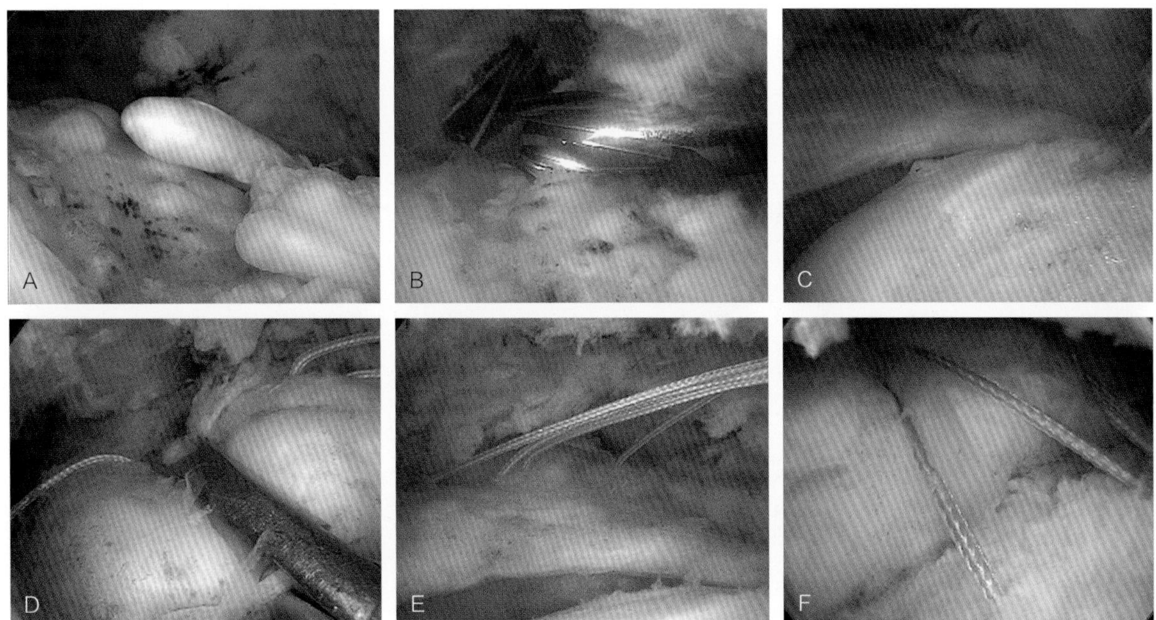

技术图2　A. 从后外侧入路观察肩袖足印和残余肌腱残端。B. 关节镜下用磨头来清理大结节。C. 清理结节和肩袖撕裂。D. 两根2号纤维线与相邻后缝合线前束与前缝合线后束一起通过。E. 通过前外侧套管引出的缝线。F. 两外排锚钉插入后,肩袖适当张紧。

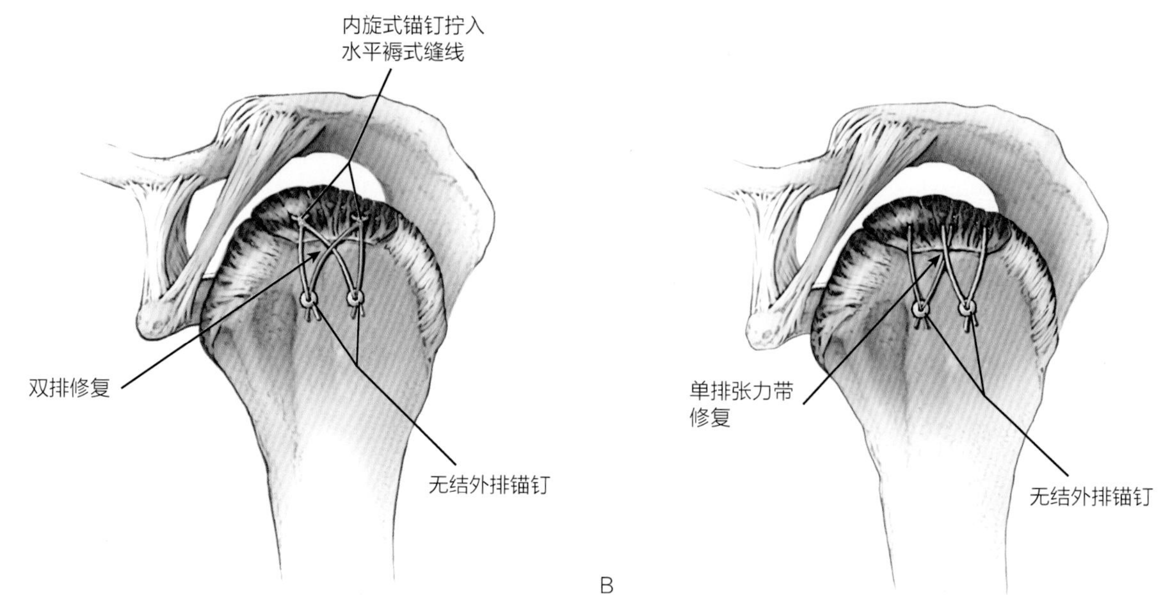

技术图3 A. 使用两个内旋进式锚钉和两个外侧SwiveLock锚钉（Arthrex）进行双排修复的示意图。B. 用两个外侧SwiveLock锚钉修复的单排张力带的示意图。

要点与失误防范

入路定位	• 后侧入路位置应比标准后侧入路位置偏外侧(标准入路位置:肩峰后外侧角以内2 cm、以下2 cm),改善对大结节侧面的观察 • 入路位置应放低,以方便肩部肿胀后的器械放置
手术解剖	• 关节镜检查前,应在肩关节上准确地画出标志点,确保入路位置准确
止血	• 术前(5～10分钟)肩峰下注射局麻药,在修复过程中用肾上腺素,肩峰下间隙能显著减少出血 • 去除肩胛冈周围软组织时,沿前下肩峰松解喙肩韧带,术者必须注意必要的血管止血
准确评估撕裂	• 撕裂模式/解剖结构可能各有不同,对于修复足迹的适当重建至关重要。此外,了解撕裂解剖可以行侧对侧或边缘收拢修复。如果从单个入路查看,撕裂通常很难确定。为了充分了解撕裂的形状和确保撕裂的移动,笔者常规地从后侧和外侧观察肩袖
避免肩袖过度复位	• 注意避免远内侧缝合通道,避免肩袖过度复位及张力过大。笔者建议通过缝线约内侧1 cm。同样地,当拉紧外排无结锚钉时,笔者建议观察肩袖复位到足印区,以避免过度紧张

术后处理

- 所有患者最初均吊带悬吊,吊带拆除只适用于每天三四次练习肘关节活动度以避免肘关节僵硬和方便洗澡。
  - 术后第2天取下敷料,之后可以洗澡。
  - 术后10天患者拆线。
- 对于肩袖修复后何时开始物理治疗,骨科医生之间有争论。这个决定是基于早期行动的风险和收益。
  - 早期运动的主要好处是避免潜在的术后肩膀僵硬。主要的风险包括修复撕裂和不利愈合。
- 开放性肩袖修复后,早期被动运动一直被推荐。随着关节镜修复的出现,减少了软组织剥离留下的瘢痕,所以限制早期运动是可能的。
  - 有限的早期活动可能不会损害愈合,适用于小到中型撕裂[3,23]。
  - 撕裂大小、肌腱、骨质量和手术前的运动等因素,应该考虑在内。
  - 骨质疏松或肌腱质量极差,建议在修复后先限制运动。
  - 术前肩部运动是决定运动起始的一个重要因素。如果术前活动受限,运动可能会开始早些,修复时需要手法松解。
  - 一般来说,撕裂尺寸是决定术后康复时间的最重要因素。
    - 撕裂较大患者的限制早期活动可能改善愈合潜

力，鉴于他们的整体治愈率比小的撕裂要低得多[6,10,11]。

- 术后第6周，小或中型撕裂的患者仍需使用吊带。
  - 立即开始肘部和手部活动度的锻炼。
  - 术后6周内不允许肩部运动。
  - 术前有明显的运动障碍需要手术松解或手法松解，允许早期被动运动。
  - 6周后，取下吊带，患者开始被动和主动辅助活动度练习，包括肩胛平面的前举、完全内收时的外旋、钟摆练习和滑轮练习。
  - 限制内旋和肩部伸展，且告知患者不要做任何的提升、推、拉或过顶活动。
  - 术后3个月开始肌力训练。从等长训练开始，到等张训练，全程保持伸展训练。
  - 术后4～5个月恢复体育运动，允许进行完全不受限制的活动。
- 对于较大或巨大的撕裂，患者仍需用绷带吊住肩部制动6周。
  - 6周时，取下吊带，允许患者把手臂举到肩部的高度。
  - 此时不进行正式的物理治疗。相反，肩部连续被动运动（CPM）装置（Breg Flexmate S500, Breg, Inc., Vista, CA）用于恢复肩部平面向前抬高。CPM使用持续至术后3个月。
  - 这时，开始正式的物理治疗，按照针对中小型撕裂治疗方案，包括被动和主动的运动和肌力训练。
  - 允许在术后6个月恢复运动和不限制活动。

预后

- 根据开放性和关节镜修复后的功能结果报道，长期随访发现肩袖修复是耐用的[5,9,11]。有很多因素与修复后的结果相关，包括患者年龄、撕裂大小、撕裂敏锐度、工伤补偿状况、术前吸烟情况、肌肉质量和肌腱愈合。
- 在开放性修复和关节镜下修复中，肌腱愈合与改善结果相关[5,8,9]。愈合对于年轻或活跃的患者可能更为重要，因为它可以实现无痛的功能性肩关节。
- 少数病例系列报道了关节镜下双排肩袖修复的预后。
  - Sugaya等[36]比较了78例患者单排和双排修复的治愈率和预后，术后平均35个月进行MRI检查。两者UCLA评分和ASES评分有显著的改善，两技术之间无显著性差异。单排修复有显著再撕裂率。
  - Anderson等[1]最近评估了48名患者双排修复术后平均30个月通过超声评估。在主动运动、肌力方面与术前相比有显著的改善。总的再撕裂率为17%，愈合和再撕裂无显著性差异。愈合的肩膀上举和外旋明显更有力。
  - Tashjian等[38]在他们的双排修复病例系列报道中指出年龄的增加和随访时间的延长与双排修复后愈合率降低有关。他们的结论是从年龄对愈合的影响来看，修复部位似乎是影响肌腱愈合的最重要因素。
  - 临床尚无研究比较单排、张力带修复到双排修复。

并发症

- 有几个因素可能与持续性疼痛和限制修复后功能直接相关。
  - 这些因素可分为三类：手术控制的、非手术控制的和患者相关的因素。
  - 包括不正确或不完整的诊断、手术技术错误、僵硬、感染和麻醉相关并发症。
- 肩袖修复后持续疼痛常发生于第二种病变没有被确认和治疗。
  - 常与肩袖疾病混淆的情况包括颈椎疾病，肩胛上神经病，肩锁关节炎，肱二头肌肌腱病，盂肱关节不稳定或关节炎，盂唇撕裂和冻结肩。
  - 完整的病史和体格检查可以防止遗漏其中的几个问题，可在肩袖修复时同时治疗。
- 导致修复后持续疼痛和功能障碍的技术问题可分为修复失败、三角肌脱离、神经损伤、过量液体外渗和患者体位相关损伤。
  - 术后肌腱愈合失败的最可能原因是患者的年龄。
  - 手术技术不良，包括打结技术不良、固定受限制（锚钉的数量）、锚钉置入技术不良，都能导致生物力学的薄弱构造。
  - 全关节镜修复可避免三角肌脱离；但如果采用一种小型开放入路，过度解离而没有骨性修复会导致愈合失败。
  - 过量的牵引可继发一过性神经损伤。
  - 正确的入路位置对于避免腋神经（后侧和外侧入路）和肌皮神经（前侧入路）损伤是至关重要的。
  - 由于液体渗出进入三角肌导致过度肿胀能显著提高肌内压力。因此，泵的压力应保持在50 mmHg以下，手术时间少于2个小时。
  - 膝盖周围（侧卧位）和臀部和膝盖（沙滩椅位）适当的衬垫可以避免继发于体位的医源性问题。
- 术后僵硬是另一个潜在的并发症。
  - 与开放性修复相比，关节镜下修复手术切除范围有限，僵硬的风险可能显著减少。
  - 大多数早期运动丧失的肩膀可以恢复运动，很少需要关节囊松解[33]。

- 如果显著僵硬不利于治疗，建议关节镜下松解肩峰下间隙粘连与关节囊松解。
- 肩袖修复后感染不常见。
  - 大多数系列报告开放或小切口肩袖修复后感染率为1%～2%。
  - 尽管很少有关于关节镜修复后感染率的研究报告，出现感染不像开放或小切口修复那么常见。
  - 术后感染的诊断往往延迟，持续的伤口引流是最常见的。
  - 培养物常生长痤疮丙酸杆菌、金黄色葡萄球菌和凝固酶阴性金黄色葡萄球菌。
    - 痤疮丙酸杆菌通常需要7～10天的时间才能在培养基上生长。因此，培养应在术后感染的环境中至少保存1周。
  - 治疗包括多次清创和静脉注射抗生素，通常持续6周。
  - 虽然显著延迟的诊断或治疗可能导致较差结果，但感染后预后仍满意。
- 肩袖修复后可发生麻醉并发症。
  - 如果使用全身麻醉，发生严重并发症率不到1%。
  - 更常见的是恶心、无法排尿、严重疼痛，是门诊患者择期肩部手术的并发症。
  - 暂时性Horner综合征、膈神经麻痹、喉返神经阻滞是常见的，但通常没有重大后果。
  - 可能发生硬膜内注射或针扎伤神经根。
  - 持续性感觉异常或麻木等症状可能会令人恼火，但通常会随着时间的推移而解决(可能几个月)。

（王海明 译，陈云丰 审校）

参考文献

[1] Anderson K, Boothby M, Aschenbrener D, et al. Outcome and structural integrity after arthroscopic rotator cuff repair using 2 rows of fixation: minimum 2-year follow-up. Am J Sports Med 2006;34:1899-1905.doi:10.1177/0363546506290187.

[2] Apreleva M, Ozbaydar M, Fitzgibbons PG, et al. Rotator cuff tears: the effect of the reconstruction method on three-dimensional repair site area. Arthroscopy 2002;18:519-526. doi:10.1053/jars.2002.32930.

[3] Arndt J, Clavert P, Mielcarek P, et al. Immediate passive motion versus immobilization after endoscopic supraspinatus tendon repair: a prospective randomized study. Orthop Traumatol Surg Res 2012;98(6 suppl):S131-138. doi:10.1016/j.otsr.2012.05.003.

[4] Bartolozzi A, Andreychik D, Ahmad S. Determinants of outcome in the treatment of rotator cuff disease. Clin Orthop Relat Res 1994:90-97.

[5] Bell S, Lim YJ, Coghlan J. Long-term longitudinal follow-up of miniopen rotator cuff repair. J Bone Joint Surg Am 2013;95:151-157. doi:10.2106/JBJS.K.00499.

[6] Boileau P, Brassart N, Watkinson DJ, et al. Arthroscopic repair of full-thickness tears of the supraspinatus: does the tendon really heal? J Bone Joint Surg Am 2005;87:1229-1240. doi:10.2106/JBJS.D.02035.

[7] Chen M, Xu W, Dong Q, et al. Outcomes of single-row versus double-row arthroscopic rotator cuff repair: a systematic review and meta-analysis of current evidence. Arthroscopy 2013;29:1437-1449. doi:10.1016/j.arthro.2013.03.076.

[8] Chuang TY, Ho WP, Chen CH, et al. Arthroscopic treatment of rotator cuff tears with shoulder stiffness: a comparison of functional outcomes with and without capsular release. Am J Sports Med 2012;40:2121-2127. doi:10.1177/0363546512453296.

[9] Denard PJ, Jiwani AZ, Lädermann A, et al. Long-term outcome of arthroscopic massive rotator cuff repair: the importance of double-row fixation. Arthroscopy 2012;28:909-915. doi:10.1016/j.arthro.2011.12.007.

[10] Galatz LM, Ball CM, Teefey SA, et al. The outcome and repair integrity of completely arthroscopically repaired large and massive rotator cuff tears. J Bone Joint Surg Am 2004;86-A:219-224.

[11] Galatz LM, Griggs S, Cameron BD, et al. Prospective longitudinal analysis of postoperative shoulder function : a ten-year follow-up study of full-thickness rotator cuff tears. J Bone Joint Surg Am 2001;83-A:1052-1056.

[12] Genuario JW, Donegan RP, Hamman D, et al. The cost-effectiveness of single-row compared with double-row arthroscopic rotator cuff repair. J Bone Joint Surg Am 2012;94:1369-1377. doi:10.2106/JBJS.J.01876.

[13] Harris JD, Pedroza A, Jones GL, et al. Predictors of pain and function in patients with symptomatic, atraumatic full-thickness rotator cuff tears: a time-zero analysis of a prospective patient cohort enrolled in a structured physical therapy program. Am J Sports Med 2012;40:359-366. doi:10.1177/0363546511426003.

[14] Harvie P, Ostlere SJ, Teh J, et al. Genetic influences in the aetiology of tears of the rotator cuff. Sibling risk of a full-thickness tear. J Bone Joint Surg Br 2004;86:696-700.

[15] Ho WP, Huang CH, Chiu CC, et al. One-stage arthroscopic repair of rotator cuff tears with shoulder stiffness. Arthroscopy 2013;29:1283-1291. doi:10.1016/j.arthro.2013.05.024.

[16] Itoi E, Tabata S. Conservative treatment of rotator cuff tears. Clin Orthop Relat Res 1992:165-173.

[17] Jost PW, Khair MM, Chen DX, et al. Suture number determines strength of rotator cuff repair. J Bone Joint Surg Am 2012;94:e100. doi:10.2106/JBJS.K.00117.

[18] Keener JD, Steger-May K, Stobbs G, et al. Asymptomatic rotator cuff tears: patient demographics and baseline shoulder function. J Shoulder Elbow Surg 2010;19:1191-1198. doi:10.1016/j.jse.2010.

07.017.

[19] Keener JD, Wei AS, Kim HM, et al. Proximal humeral migration in shoulders with symptomatic and asymptomatic rotator cuff tears. J Bone Joint Surg Am 2009;91:1405-1413. doi:10.2106/JBJS.H.00854.

[20] Kim DH, Elattrache NS, Tibone JE, et al. Biomechanical comparison of a single-row versus double-row suture anchor technique for rotator cuff repair. Am J Sports Med 2006;34:407-414. doi: 10.1177/0363546505281238.

[21] Kim HM, Teefey SA, Zelig A, et al. Shoulder strength in asymptomatic individuals with intact compared with torn rotator cuffs. J Bone Joint Surg Am 2009;91:289-296. doi:10.2106/JBJS.H.00219.

[22] Kim YK, Moon SH, Cho SH. Treatment outcomes of single- versus double-row repair for larger than medium-sized rotator cuff tears: the effect of preoperative remnant tendon length. Am J Sports Med 2013;41(10):2270-2277. doi:10.1177/0363546513499000.

[23] Kim YS, Chung SW, Kim JY, et al. Is early passive motion exercise necessary after arthroscopic rotator cuff repair? Am J Sports Med 2012;40:815-821. doi:10.1177/0363546511434287.

[24] Kuhn JE, Dunn WR, Sanders R, et al. Effectiveness of physical therapy in treating atraumatic full-thickness rotator cuff tears: a multicenter prospective cohort study. J Shoulder Elbow Surg 2013;22(10):1371-1379. doi:10.1016/j.jse.2013.01.026.

[25] Lorbach O, Kieb M, Raber F, et al. Three-dimensional evaluation of cyclic displacement in single-row and double-row rotator cuff reconstructions under static external rotation. Am J Sports Med 2013;41:153-162. doi:10.1177/0363546512466652.

[26] Ma CB, Comerford L, Wilson J, et al. Biomechanical evaluation of arthroscopic rotator cuff repairs: double-row compared with single-row fixation. J Bone Joint Surg Am 2006;88:403-410. doi: 10.2106/ JBJS.D.02887.

[27] Mall NA, Kim HM, Keener JD, et al. Symptomatic progression of asymptomatic rotator cuff tears: a prospective study of clinical and sonographic variables. J Bone Joint Surg Am 2010;92:2623-2633. doi:10.2106/JBJS.I.00506.

[28] Mazzocca AD, Millett PJ, Guanche CA, et al. Arthroscopic single-row versus double-row suture anchor rotator cuff repair. Am J Sports Med 2005;33:1861-1868. doi:10.1177/0363546505279575.

[29] McCabe RA, Nicholas SJ, Montgomery KD, et al. The effect of rotator cuff tear size on shoulder strength and range of motion. J Orthop Sports Phys Ther 2005;35:130-135.

[30] Miniaci A, Dowdy PA, Willits KR, et al. Magnetic resonance imaging evaluation of the rotator cuff tendons in the asymptomatic shoulder. Am J Sports Med 1995;23:142-145.

[31] Mochizuki T, Sugaya H, Uomizu M, et al. Humeral insertion of the supraspinatus and infraspinatus. New anatomical findings regarding the footprint of the rotator cuff. J Bone Joint Surg Am 2008;90:962-969. doi:10.2106/JBJS.G.00427.

[32] Moosmayer S, Tariq R, Stiris M, et al. The natural history of asymptomatic rotator cuff tears: a three-year follow-up of fifty cases. J Bone Joint Surg Am 2013;95:1249-1255. doi:10.2106/JBJS.L.00185.

[33] Namdari S, Green A. Range of motion limitation after rotator cuff repair. J Shoulder Elbow Surg 2010;19:290-296. doi:10.1016/j.jse.2009.07.009.

[34] Park HB, Yokota A, Gill HS, et al. Diagnostic accuracy of clinical tests for the different degrees of subacromial impingement syndrome. J Bone Joint Surg Am 2005;87:1446-1455. doi:10.2106/JBJS.D.02335.

[35] Prickett WD, Teefey SA, Galatz LM, et al. Accuracy of ultrasound imaging of the rotator cuff in shoulders that are painful postoperatively. J Bone Joint Surg Am 2003;85-A:1084-1089.

[36] Sugaya H, Maeda K, Matsuki K, et al. Functional and structural outcome after arthroscopic full-thickness rotator cuff repair: single-row versus dual-row fixation. Arthroscopy 2005;21:1307-1316. doi:10.1016/j.arthro. 2005.08.011.

[37] Tashjian RZ, Farnham JM, Albright FS, et al. Evidence for an inherited predisposition contributing to the risk for rotator cuff disease. J Bone Joint Surg Am 2009;91:1136-1142. doi:10.2106/JBJS.H.00831.

[38] Tashjian RZ, Hollins AM, Kim HM, et al. Factors affecting healing rates after arthroscopic double-row rotator cuff repair. Am J Sports Med 2010;38:2435-2442. doi:10.1177/0363546510382835.

[39] Teefey SA, Rubin DA, Middleton WD, et al. Detection and quantification of rotator cuff tears. Comparison of ultrasonographic, magnetic resonance imaging, and arthroscopic findings in seventy-one consecutive cases. J Bone Joint Surg Am 2004;86-A:708-716.

[40] Tempelhof S, Rupp S, Seil R. Age-related prevalence of rotator cuff tears in asymptomatic shoulders. J Shoulder Elbow Surg 1999;8:296-299.

[41] Tuoheti Y, Itoi E, Yamamoto N, et al. Contact area, contact pressure, and pressure patterns of the tendon-bone interface after rotator cuff repair. Am J Sports Med 2005;33:1869-1874. doi:10.1177/0363546505278256.

[42] Wall LB, Teefey SA, Middleton WD, et al. Diagnostic performance and reliability of ultrasonography for fatty degeneration of the rotator cuff muscles. J Bone Joint Surg Am 2012;94:e83. doi: 10.2106/JBJS.J.01899.

[43] Wirth MA, Basamania C, Rockwood CA Jr. Nonoperative management of full-thickness tears of the rotator cuff. Orthop Clin North Am 1997;28:59-67.

[44] Yamaguchi K, Ditsios K, Middleton WD, et al. The demographic and morphological features of rotator cuff disease. A comparison of asymptomatic and symptomatic shoulders. J Bone Joint Surg Am 2006;88:1699-1704. doi:10.2106/JBJS.E.00835.

[45] Yamaguchi K, Tetro AM, Blam O, et al. Natural history of asymptomatic rotator cuff tears: a longitudinal analysis of asymptomatic tears detected sonographically. J Shoulder Elbow Surg 2001;10: 199-203. doi:10.1067/mse.2001.113086.

第17章 肩胛下肌修补、喙突切除和肱二头肌肌腱固定术

Subscapularis Repair, Coracoid Recession, and Biceps Tenodesis

Steven Milos and Allen Deutsch

定义

- 肩胛下肌撕裂较冈上肌或冈下肌撕裂少见，占肩袖撕裂的2%～8%，并常漏诊[6,16]。
- 肩胛下肌撕裂可有多种类型：
  - 单纯撕裂(部分或完全)。
  - 非全层撕裂。
  - 前上撕裂(累及冈上肌)。
  - 肩袖间隙损伤(合并肱二头肌腱损伤)。
- 多合并肱二头肌腱病损[16,25]。

解剖

- 肩胛下肌由肩胛下神经上、下支支配(C5～C8)，起源于肩胛下窝，上2/3止于肱骨小结节，下1/3止于肱骨干骺端。
- 肩胛下肌是最强大的肩袖肌，与大圆肌、背阔肌和胸大肌协同，使肱骨内旋，并对抗肱骨头向前、向下移位[13,23]。
- 肩胛下肌上部纤维与冈上肌前部纤维之间形成肩袖间隙与肱横韧带。
- 喙肱韧带构成了肩袖间隙的顶部，并将冈上肌和肩胛下肌连在一起。喙肱韧带和盂肱上韧带是肱二头肌的主要稳定结构[3]。
- 肱二头肌由肌皮神经支配(C5、C6)，有一个长头和一个短头，其中长头起自盂上结节，短头起自喙突，两头均止于前臂桡骨粗隆和尺骨筋膜。
- 肱二头肌长头腱为上臂外展时提供肩上方的稳定，亦在上臂上举一半时提供肩后方稳定性[20,27]。
- 喙突位于肩胛下肌上缘的正前方，朝着关节盂方向向外、向前、向下突起。
  - 喙突下滑囊不与盂肱关节相通，但与肩峰下滑囊相通。

发病机制

- 在年轻患者中，肩胛下肌撕裂常由创伤导致。典型机制包括手臂于外旋位过伸或外展时被迫外旋[6,10,11]。
- 在老年患者中，虽然肩胛下肌撕裂可由盂肱关节脱位或其他损伤引起，但是其损伤主要由于退变引起[19,21,22]。
- 常合并肱二头肌腱病损，包括腱鞘炎、半脱位、脱位、退变或完全断裂[16,25]。
- 喙突下撞击亦可导致肩胛下肌断裂，喙突下距离<6 mm定义为狭窄，且会增加肩胛下肌损伤风险[17]，正常的喙肱间距为8.4～11 mm[9,12]。

自然病程

- 单纯肩胛下肌腱断裂非常少见。肩胛下肌撕裂常合并冈上肌和冈下肌撕裂。
- 曾有研究表明肩胛下肌撕裂约占肩袖撕裂的8%[8]。
- 有一项对2 167例肩袖撕裂患者的MRI研究发现[16]：
  - 其中2%的患者有肩胛下肌腱撕裂。
  - 在肩胛下肌损伤的患者中，27%为非全层撕裂，73%为全层撕裂。
  - 45名肩胛下肌损伤的患者中，有25人有合并肱二头肌腱病损。
- 曾有研究发现肩胛下肌腱撕裂与以下病变有较高的相关性，包括肱二头肌腱内侧半脱位、肱二头肌肌腱病变、关节盂上盂唇病变、肩胛下肌隐窝和喙突下积液[16,25]。
- 一项最近的回顾性研究统计了47个肩胛下肌全层撕裂的MRI结果，分析其年龄、撕裂大小、肌肉缺损、Goutallier分级、肱二头肌腱病损、喙肱间距和相关肩袖损伤[15]。
  - 随着年龄增长(>54岁)，肱二头肌腱脱位以及累及其他肩袖损伤，与大的肩胛下肌腱损伤、高的Goutallier分级及肩胛下肌肌肉缺损增加密切相关。
  - 喙肱间距减小与高的Goutallier分级及合并冈上肌和(或)冈下肌损伤有关。

体格检查

- 与正常肩关节相比，肩胛下肌完全撕裂的患者其肩关节被动外旋的幅度增大。
- 胸大肌、背阔肌和大圆肌均参与肩关节内旋，能代偿肩胛下肌功能缺失的作用。
  - 被动外旋：幅度增加可能提示肩胛下肌的完全撕裂。
  - 被动前屈、外旋、内旋：被动运动幅度减少提示有粘连性关节囊炎。
  - 主动前屈：若受限提示可能为巨大肩袖撕裂。

- 抬离试验：可确定肩胛下肌是否损伤[10]，若患者不能将手抬离背部则试验为阳性，此体征为肩胛下肌损伤特异性试验[29]。
- 内旋迟滞征[14]：检查者测量患者维持患肩内旋程度与最大幅度内旋之间的差距。
- 压腹试验（Napoleon试验）[29]：阳性体征为不能将患者的肘部拉向前，临界体征为稍向前。阳性体征表明肩胛下肌完全撕裂，而临界体征表明肩胛下肌部分撕裂。
- 熊抱试验[1]：检查者能够将患侧的手抬至对侧的肩部，并维持肘关节向前，若无法维持，则为阳性，提示肩胛下肌上部部分或完全撕裂。
- 喙突撞击试验[7]：若能反复诱发疼痛或者伴随疼痛的弹响则为阳性，表明喙突和肩胛下肌腱之间有撞击。
- Speed试验[5]：若产生疼痛或触痛则为阳性，虽然该试验结果为非特异性，但提示可能为肱二头肌病变。
- Yerguson试验[28]：阳性结果提示肱二头肌腱从肌间沟中半脱位，患者会感到疼痛，提示肱二头肌腱不稳定。
- 疼痛会限制患者在抬离试验时将上臂置于背部，从而妨碍对肩关节功能评估。
- 肱二头肌长头腱完全断裂后，肱二头肌向远端回缩，将导致明显的上臂前方外观畸形（大力水手征）。

影像学和其他诊断性检查

- 应拍肩关节前后（AP）位、肩峰出口位和腋位片以排除骨折或其他伴发损伤。
- 慢性肩胛下肌撕裂患者的腋位片上可能出现肱骨头向前半脱位[24]。
- MRI是诊断肩胛下肌撕裂的主要检查方法（图1）。
    - MRI关节造影可以提高诊断非全层肩胛下肌撕裂准确性。
    - 肩胛下肌脂肪变性与其肌腱强度降低具有相关性[26]。
- 虽然以下磁共振表现敏感性不高，但对于诊断肩胛下肌撕裂却具有较高的特异性[21]：
    - 造影剂漏到肱骨小结节处。
    - 肩胛下肌脂肪变性。
    - 肱二头肌长头腱内异常。
    - 肱二头肌腱脱位至肩胛下肌腱深部是肩胛下肌撕裂的特有表现。
- 超声为诊断肩胛下肌的无创性检查，并可在医生办公室内进行，较之MRI检查廉价，但其结果准确性与操作者水平有关。

鉴别诊断

- 肩峰撞击综合征。
- 肩胛下肌肌腱炎。
- 肱二头肌肌腱炎。
- 肩袖后上部撕裂（冈上肌、冈下肌、小圆肌）。
- 肱二头肌病变。
- 喙突撞击征。
- 盂唇破裂。
- 关节盂骨折。
- 盂肱关节不稳定。
- 盂肱关节炎。
- 胸大肌损伤。
- 挫伤。
- 颈神经根病变。

非手术治疗

- 对于那些慢性、非创伤性、退行性和无症状的肩胛下肌撕裂，可采用非手术治疗。
- 治疗包括调整活动方式、使用抗炎药物和物理治疗。
- 肱二头肌肌腱炎和喙突撞击征可分别于肱二头肌肌间沟和喙突下滑囊注射皮质类固醇激素进行治疗。
- 未经诊断的退变性肩胛下肌撕裂通过非手术治疗的方法可能成功治愈。
- 大多数急性有症状的肩胛下肌撕裂患者应进行手术治疗，尽可能在伤后6～8周内进行手术，此时肩胛下肌回缩和瘢痕形成较轻微，可减少经腋窝手术操作的风险。
- 在年轻、活动量大的患者中，急性肱二头肌腱断裂要争取手术修复。
- 在老年、活动量小的患者和慢性肱二头肌腱断裂超过8周的患者中，不建议行手术治疗。

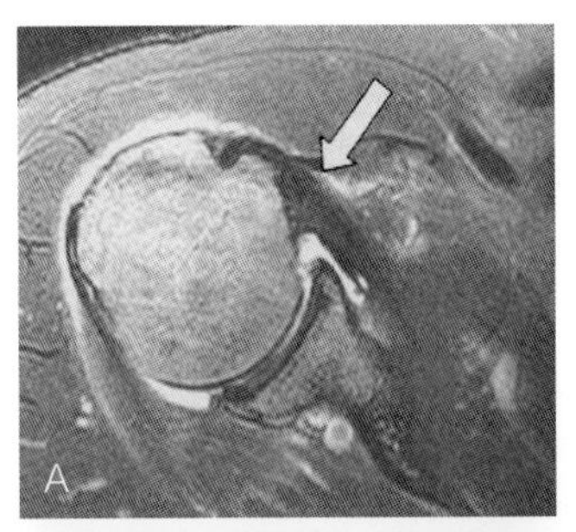

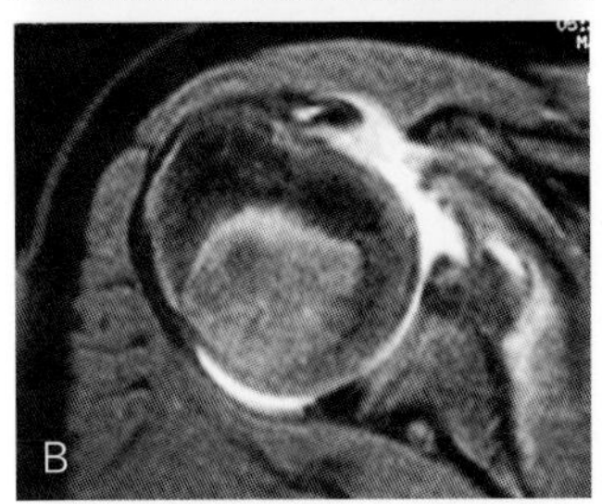

图1　A、B. 右肩关节MRI轴位T2加权像，提示肩胛下肌完整（A，箭头所指）和肩胛下肌完全断裂（B）。

手术治疗

术前计划

- 术前可以采用理疗或以保持活动为主的家庭康复锻炼计划，以防止关节僵硬并改善术前肩关节活动范围。
- 复习所有的肩关节影像结果。
- 手术开始前在麻醉下评估肩关节的不稳定程度、外旋增加范围或是关节活动度减小程度。

体位

- 患者取低位沙滩椅位，手臂单独消毒铺巾并能自由活动。
- McConnell手臂支架(McConnell Orthopedic Manufacturing Co., Greenville, TX)有利于术中维持患肢的位置(图2)。

入路

- 三角肌胸大肌入路和前外侧三角肌劈裂入路均可采用[26]。

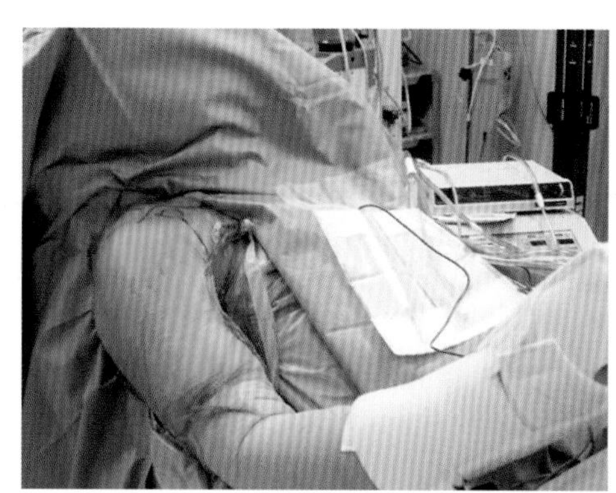

图2　肩胛下肌修补的手术体位，采用沙滩椅位，患肢用McConnell支架固定。

- 前外侧三角肌劈裂入路用于部分肩胛下肌上部撕裂和合并冈上肌撕裂，但不推荐用于巨大回缩性全层肩胛下肌撕裂。
- 三角肌胸大肌入路可以提供更大的显露视野，并可进行肩胛下肌下部撕裂的操作，还可同时做肱二头肌腱固定和喙突成形术。

TECHNIQUES

切口与分离

- 三角肌胸大肌手术入路切口近端从喙突开始向远端延伸8～10 cm。
- 上臂内收确认腋纹。
- 将头静脉和三角肌小心向外侧牵拉，并将胸大肌向内侧牵拉以方便手术显露(技术图1A)。
- 分离三角肌胸大肌间隙后，辨明胸锁筋膜。
- 于联合腱外侧分离胸锁筋膜。
- 避免过度牵拉联合腱防止损伤肌皮神经。
- 常见肩胛下肌腱向内下回缩，需要做游离。
- 肱骨小结节上可见一层瘢痕组织，与肩胛下肌腱极为相似。
- 如果不能将肩胛下肌腱轻易牵拉回肱骨小结节处，则将肩胛下肌彻底与盂肱韧带分离。
- 先将肩胛下肌腱上部与喙肱韧带分离，并将肩袖间隙从关节盂处切开至肱二头肌间沟以方便分离操作。
- 再将肩胛下肌腱下部从关节囊附着处分离，应仔细辨别并保护其下方的腋神经和血供。
- 最后，将附着于肩胛下肌深部的其余关节囊分离(技术图1B)。

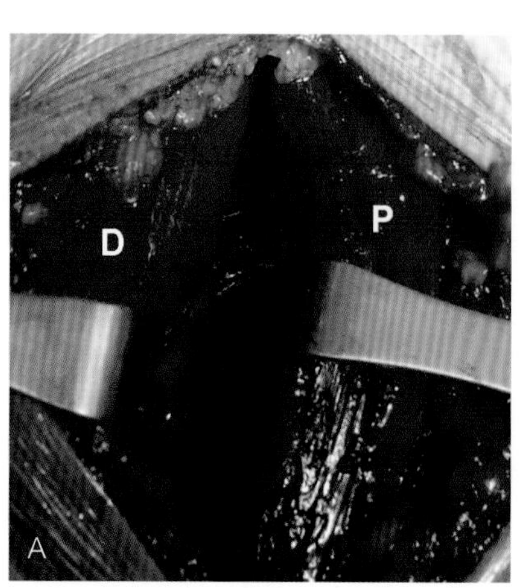

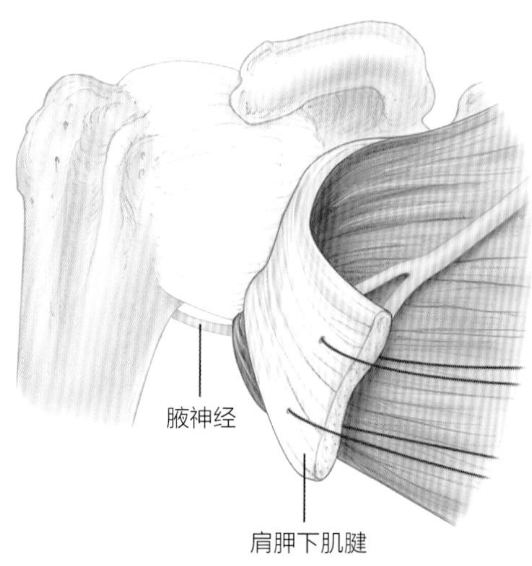

技术图1　A. 右肩三角肌胸大肌间隙。将三角肌(*D*)和头静脉向外侧牵拉，将胸大肌(*P*)向内侧牵拉。B. 将肩胛下肌从关节囊处分离以便于游离肩胛下肌腱，但应注意保护其下方的腋神经近端。

肱二头肌肌腱固定术

- 若行肱二头肌肌腱切断术，应告知患者当肱二头肌向远端回缩时将会导致外观畸形，这点非常重要。
- 肱二头肌肌腱固定术的指征包括以下：
  - 超过50%的肱二头肌腱撕裂。
  - 肱二头肌腱向内侧半脱位。
- 从肱二头肌间沟内侧将其切开以暴露肱二头肌腱。
- 将肱二头肌腱从关节盂上缘用弯的剪刀剪断。
- 将肱二头肌腱从肌间沟向远端牵拉。
- 使肱二头肌腱维持适当的张力，将肌腱近侧部分切断，确保腱腹联合部近端有20～25 mm的足够肌腱长度。
- 在肱二头肌腱近端15 mm处，在肌腱残端的上下用连续锁边的Krackow法或锁缝针脚穿线。
- 在肱二头肌间沟磨出一个渗血的表面。
- 在肱二头肌间沟离关节面15 mm处磨出一个和肱二头肌腱一样大小的孔，再于该孔以远15 mm处做两个3.2 mm的小孔，并与该孔呈三角形排列。
- 牵拉肱二头肌腱上的缝线将其末端拉进近端的孔，并从远端的孔穿出，再将缝线穿孔，并在肱二头肌腱表面打结（技术图2A、B）。
- 另一种固定方式为采用生物肌腱螺钉进行肱二头肌腱固定。
  - 如上所述游离肌腱以备用。
  - 用8 mm的扩孔钻在关节面远侧15 mm钻一个25 mm深的骨隧道。
  - 用8 mm×23 mm的生物肌腱固定螺钉（Arthrex, Inc., Naples, FL）固定肌腱。
  - 缝线一端从螺钉内穿过，其余部分则从螺钉外穿过，确保肱二头肌腱拉入预置的孔内。
  - 当螺钉拧入骨洞时，将缝线于螺钉上打结（技术图2C），这样既可产生骨-肌腱界面的压配，同时起到了缝合锚钉固定。

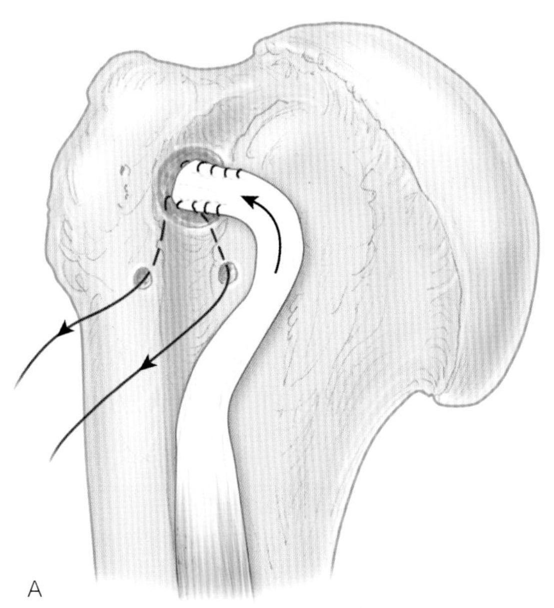

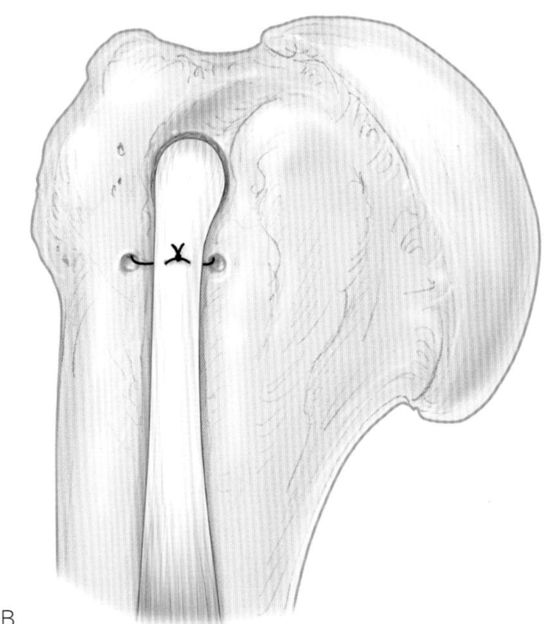

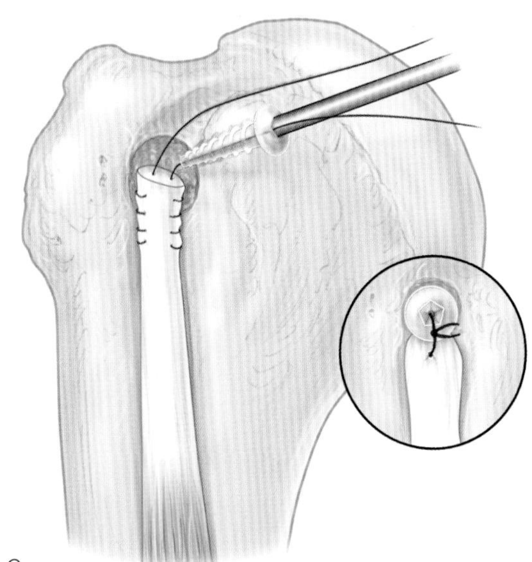

技术图2　A、B. 利用骨隧道技术将肱二头肌腱通过骨隧道缝合固定。C. 肱二头肌肌腱固定术采用界面螺钉固定。

喙突成形术

- 辨清联合腱。
- 避免粗暴牵拉联合腱防止损伤肌皮神经。
- 自喙突上分离喙肩韧带。
- 分离并切除浅表软组织，暴露喙突后侧，沿肩胛下肌方向使用骨凿将喙突后外侧部分切除(技术图3)。亦可使用磨钻完成同样操作。在喙突后侧置一拉钩以保护血管神经组织。
- 使用骨锉将骨面磨平。
- 当喙突和肩胛下肌之间间隙达7～10 mm时即可。
- 将手臂置于喙突下撞击的位置，确认喙突和肩胛下肌之间有足够的间隙，喙突下减压已充分。

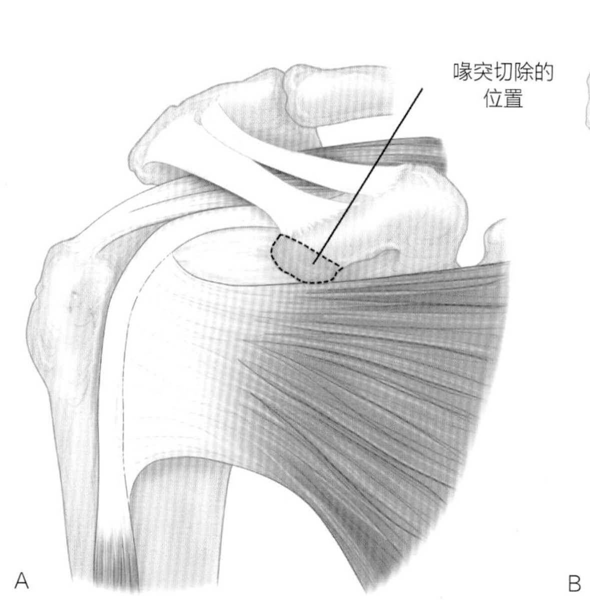

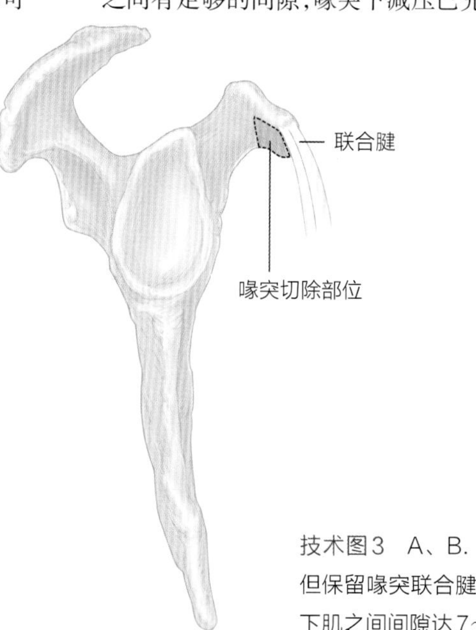

技术图3　A、B. 将喙突后外侧切除，但保留喙突联合腱的附着点，其与肩胛下肌之间间隙达7～10 mm时即可。

肩胛下肌修补

- 将肱骨小结节上的残留软组织清除，用骨锉处理骨组织直至有血液渗出，以利于肌腱愈合。
- 用4枚带线锚钉重建肩胛下肌止点的解剖结构，进行肩胛下肌修补。
- 将两枚锚钉间隔1 cm置于肱骨小结节内侧，另两枚置于外侧(技术图4A)。
- 内排锚钉的缝线以褥式缝合穿过肩胛下肌的肌腱移行部(技术图4B)。
- 外排锚钉的缝线以简单缝合的方式穿过肩胛下肌外缘，并在肱骨小结节处打结。
- 完成肩胛下肌腱修补后，轻柔缓慢地活动肩关节，以确定术后康复中合理的活动范围。
- 维持手臂外旋30°位置时，缝合肩袖间隙的外侧缘，防止肩胛下肌修复后张力过大。

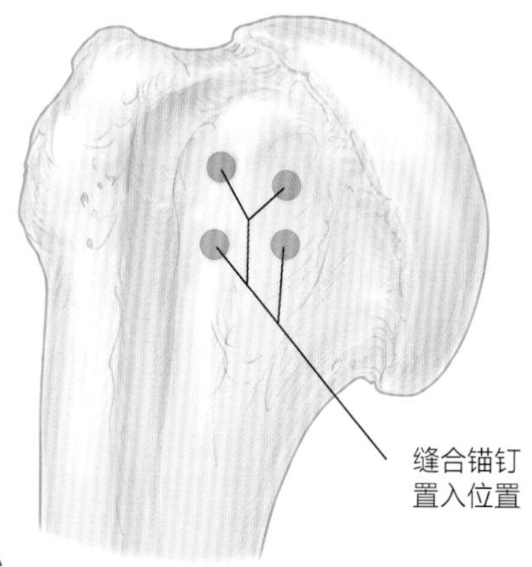

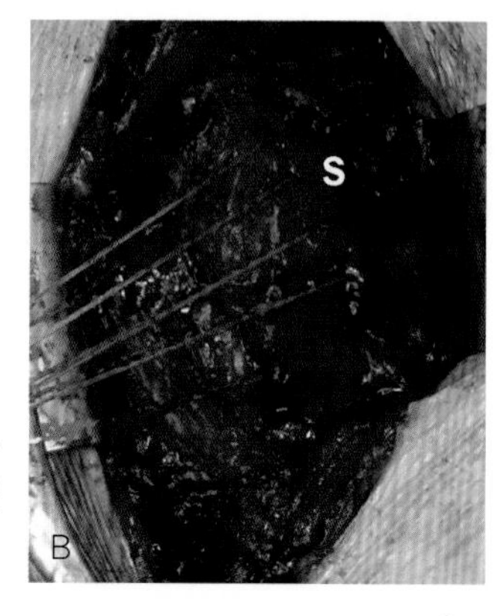

技术图4　A. 应用4枚锚钉修复完全撕裂的肩胛下肌腱，2枚在内侧，2枚在外侧。B. 内侧锚钉的缝线以褥式缝合穿过肩胛下肌腱(*S*)。

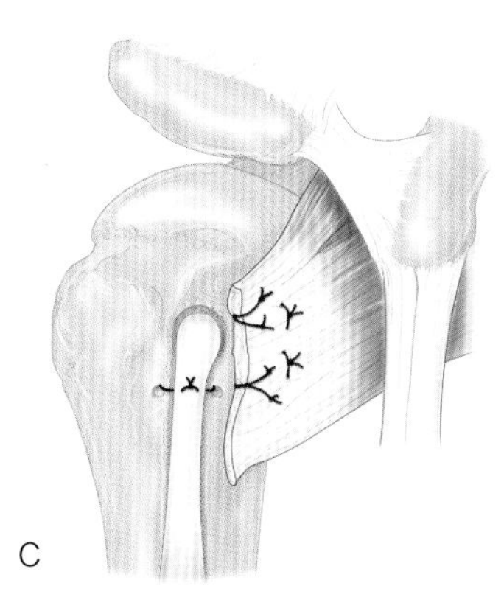

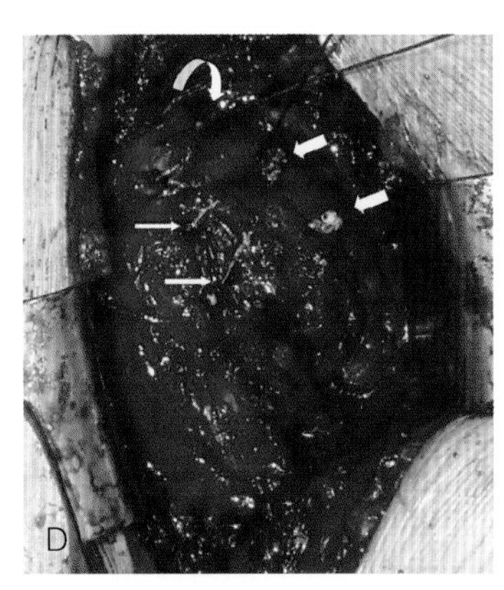

技术图4（续）　C. 图示为肩胛下肌修复缝线的缝合方法：肌腱移行部采用褥式缝合；外侧肌腱止点采用简单缝合。D. 当肩胛下肌腱修补完成后，缝合肩袖间隙至关重要。宽箭头所示为已打结的褥式缝合线；窄箭头所示为已打结的简单缝合线；弯箭头所示为肩袖间隙。

要点与失误防范

手术指征	• 应该行全面的病史询问和体格检查 • 术者需确定并重视所有伴随病变 • 术前应注意到肩部任何活动是否受限
喙突成形术	• 术者须注意保护肌皮神经 • 肩胛下肌和喙突之间的间距在7～10 mm
肱二头肌肌腱固定术	• 超过50%的肱二头肌腱撕裂或肌腱半脱位必须固定 • 肱二头肌需维持适当的张力，通常需保留肌腱移行部近端20～25 mm的组织 • 隐匿性损伤是指肩胛下肌下缘有部分撕裂，同时伴有肱二头肌腱向内侧脱位或半脱位。因肩胛下肌滑囊面仍保持完整，故这种损伤可在切开修复时被疏漏。可行诊断性关节镜或恰当的影像学检查以免漏诊
肩胛下肌修复	• 在慢性损伤患者中，可见一层瘢痕覆盖于肱骨小结节并附着在瘢痕挛缩的肩胛下肌腱内侧部，这层瘢痕组织的存在可能会被误诊为完整的肩胛下肌腱 • 术者应预置渗血的骨表面，以利肌腱愈合 • 需在外旋位缝合肩袖间隙，以防术后活动受限 • 术后6周内应限制外旋运动，以保护修补后的肩胛下肌

术后处理

- 肩胛下肌撕裂修补术后最重要的是6周内限制肩关节外旋活动，防止牵拉修复的组织。
  - 完全性撕裂外旋不允许超过0°。
  - 部分撕裂允许外旋20°～30°。
- 6周后，可开始行主动和辅助主动外旋活动，也可将手臂高举过头顶行伸展运动。
- 12周后，部分撕裂患者可开始力量锻炼，而完全撕裂患者则于第16周后才能开始。
- 在6～12个月内，可进行无限制的全范围活动。

预后

- 单纯肩胛下肌撕裂手术疗效良好。
  - 有报道称在两年的随访中，14例单纯肩胛下肌撕裂中有13例获得了优良的结果[6]。
  - 另有一个研究表明，16例急性创伤性肩胛下肌撕裂患者，经过43个月的随访，其中13例为优良[10]。
  - 近期一项运动员的临床研究表明，在超过2年的随访期后，30名患者中有27名获得了优良的恢复[2]。
- 预后不良的因素包括慢性肩胛下肌撕裂（出现症状超过6个月）、肩胛下肌脂肪变性和肩胛下肌腱前上部撕裂（肩胛下肌和冈上肌联合撕裂）[11,26]。
- 切开和关节镜修复的对照研究的结果非常有限，近期一篇meta分析比较了两种手术方式临床结果类似[18]。
  - 两种手术方式Constant评分[4]一致，为88.1分。
  - 两组疼痛评分均显著好转。
  - 两组肌腱愈合率在90%～95%。

并发症

- 修补失败。
- 感染。
- 活动障碍。
- 腋神经损伤。
- 血管损伤。

（徐才祺　译，陈云丰　审校）

参考文献

[1] Barth JRH, Burkhart SS, DeBeer JF. The bear hug test: the most sensitive test for diagnosing a subscapularis tear. Arthroscopy 2006;22:1076-1084.

[2] Bartl C, Scheibel M, Magosch P, et al. Open repair of isolated traumatic subscapularis tendon tears. Am J Sports Med 2011;39: 490-496.

[3] Burkhead WZ Jr, Arcand MA, Zeman C, et al. The biceps tendon. In: Rockwood CA Jr, Matsen FA III, Wirth MA, et al, eds. The Shoulder, ed 3. Philadelphia: Saunders, 2004:1059-1119.

[4] Constant CR, Murley AH. A clinical method of functional assessment of the shoulder. Clin Orthop Relat Res 1987;214:160-164.

[5] Crenshaw AH, Kilgore WE. Surgical treatment of bicipital tenosynovitis. J Bone Joint Surg Am 1966;48A:1496-1502.

[6] Deutsch A, Altchek DW, Veltri DM, et al. Traumatic tears of the subscapularis tendon: clinical diagnosis, magnetic resonance imaging findings, and operative treatment. Am J Sports Med 1997; 25:13-22.

[7] Dines DM, Warren RF, Inglis AE, et al. The coracoid impingement syndrome. J Bone Joint Surg Br 1990;72B:314-316.

[8] Frankle MA, Cofield RH. Rotator cuff tears including the subscapularis. In: Proceedings of the Fifth International Conference on Surgery of the Shoulder. Paris, France: International Shoulder and Elbow Society;1992:52.

[9] Friedman RJ, Bonutti PM, Genez B. Cine magnetic resonance imaging of the subcoracoid region. Orthopedics 1998;21:545-548.

[10] Gerber C, Krushell RJ. Isolated rupture of the tendon of the subscapularis muscle: clinical features in 16 cases. J Bone Joint Surg Br 1991;73B:389-394.

[11] Gerber C, Rippstein R. Combined lesions of the subscapularis and supraspinatous tendons: a multi-center analysis of 56 cases. In: Proceedings of the Fifth International Conference on Surgery of the Shoulder. Paris, France: International Shoulder and Elbow Society; 1992:51.

[12] Gerber C, Terrier F, Zehnder R, et al. The subcoracoid space: an anatomic study. Clin Orthop 1987;215:132-138.

[13] Halder AM, Itoi E, An KN. Anatomy and biomechanics of the shoulder. Orthop Clin North Am 2000;31:159-176.

[14] Hertel R, Ballmer F, Lombert SM, et al. Lag signs in the diagnosis of rotator cuff rupture. J Shoulder Elbow Surg 1996;5:307-313.

[15] Li X, Fallon J, Egge N, et al. MRI study of associated shoulder pathology in patients with full- thickness subscapularis tendon tears. Orthopedics 2013;36:44-50.

[16] Li XX, Schweitzer ME, Bifano JA, et al. MR evaluation of subscapularis tears. J Comput Assist Tomogr 1999;23:713-717.

[17] Lo IK, Burkhart SS. The etiology and assessment of subscapularis tears: a case for subcoracoid impingement, the roller-wringer effect, and TUFF lesions of the subscapularis. Arthroscopy 2003; 19:1142-1150.

[18] Mall NA, Chahal J, Heard WM, et al. Outcomes of arthroscopic and open surgical repair of isolated subscapularis tendon tears. Arthroscopy 2012;28:1306-1314.

[19] Neviaser RJ, Neviaser TJ. Recurrent instability of the shoulder after age 40. J Shoulder Elbow Surg 1995;4:416-418.

[20] Pagnani MJ, Deng XH, Warren RF, et al. Role of the long head of the biceps brachii in glenohumeral stability: a biomechanical study in cadavers. J Shoulder Elbow Surg 1996;5:255-262.

[21] Pfirrmann CW, Zanetti M, Weishaupt D, et al. Subscapularis tendon tears: detection and grading at MR arthrography. Radiology 1999;213:709-714.

[22] Symeonides PP. The significance of the subscapularis muscle in the pathogenesis of recurrent anterior dislocations of the shoulder. J Bone Joint Surg Br 1972;54B:276-283.

[23] Tillett F, Smith M, Fulcher M, et al. Anatomic determination of humeral head retroversion: the relationship of the central axis of the humeral head to the bicipital groove. J Shoulder Elbow Surg 1993;2:255-256.

[24] Travis RD, Burkhead WZ, Doane R. Technique for repair of the subscapularis tendon. Orthop Clin North Am 2001;32:495-500.

[25] Tung GA, Yoo DC, Levine SM, et al. Subscapularis tendon tear: primary and associated signs on MRI. J Comput Assist Tomogr 2001;25:417-424.

[26] Warner JJ, Higgins L, Parsons IM, et al. Diagnosis and treatment of anterosuperior rotator cuff tears. J Shoulder Elbow Surg 2001; 10:37-46.

[27] Warner JJ, McMahon PJ. The role of the long head of the biceps brachii in superior stability of the glenohumeral joint. J Bone Joint Surg Am 1995;77A:366-372.

[28] Yergason RM. Supination sign. J Bone Joint Surg Am 1931;13A: 60.

[29] Yoon JP, Chung SW, Kim SH, et al. Diagnostic value of four clinical tests for the evaluation of subscapularis integrity. J Shoulder Elbow Surg 2013;22:1186-1192.

第18章 肩胛下肌撕裂包括喙突下撞击的关节镜治疗

Arthroscopic Treatment of Subscapularis Tears, Including Subcoracoid Impingement

Christopher R. Adams, Patrick J. Denard, and Stephen S. Burkhart

定义

- 典型的肩胛下肌腱撕裂在其肱骨近端小结节止点处。
- 虽然肩胛下肌是肩袖最大的一块肌肉，但从历史上看，它几乎没有引起人们的重视。
- 肩胛下肌腱撕裂仍常常被忽视和漏诊，因此，肩关节的正确评估至关重要。
- 肩胛下肌撕裂的治疗可以恢复肩关节的稳定功能。

解剖

- 肩胛下肌起自肩胛窝前方内侧2/3[8]。肌肉向外走行，位于喙突下方，在关节盂边缘移行为腱性组织。肩胛下肌腱与其深部的盂肱关节囊融合，止于肱骨近端的小结节。
- 正常的肩胛下肌腱不仅与盂肱关节囊的纤维交织在一起，而且在止点处，还与肱二头肌长头腱的内侧悬索纤维交织。内侧悬索由来自盂肱上韧带和喙肱韧带复合体的纤维组成。
- 肌腱止点长约2.5 cm（1.5～3.0 cm），呈梯形，最宽部分位于最上方（头侧）（图1）[19]。

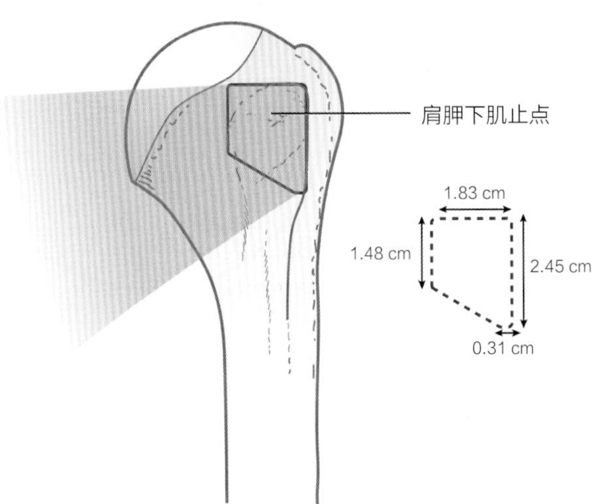

图1　肩胛下肌止点。肩胛下肌止点上宽下窄。止点类似于内华达州的形状。

- 上方也是肩胛下肌止点最坚强的部分[11]。
- 肩胛下肌由肩胛下神经上、下支支配，其血供主要来源于肩胛下动脉[8]。
- 肩胛下肌的主要功能是内旋、内收肱骨，以及限制肱骨头前移。肩胛下肌也与其余的肩袖肌肉和三角肌相协同，以平衡盂肱关节冠状面和横断面的力偶。
  - 维持肱骨头位于关节盂中心的动态稳定（"将高尔夫球保持在高尔夫球座上"），为盂肱关节运动提供稳定的支点。

发病机制

- 与其他肩袖肌腱一样，内在因素可能在肩胛下肌腱撕裂的发生中起作用。此外，该过程也涉及外在的机械性因素。
- 正常的喙突下间隙（喙肱间距）指从喙突尖到肱骨近端的距离。如果该间隙狭窄，则喙突尖将撞击肩胛下肌止点，导致肌腱止点损伤。
- 解剖学和影像学研究已将正常的喙肱间距定义为8.4～11 mm[9,10,15]。
- 喙突下狭窄定义为喙突和肱骨近端之间的间隙<6 mm（通过MRI或关节镜测量）[15]。
- 肩胛下肌撕裂的患者，喙肱间距常明显减少（肩胛下肌撕裂5 mm vs.无肩胛下肌撕裂10 mm）[17]。
- 喙突下撞击时，喙突抵靠肩胛下肌前表面，使关节（下）表面张力增加，导致肌腱纤维失效（图2）。
- 2项独立的尸体研究发现，肩胛下肌腱撕裂常常在关节面侧部分撕裂。此外，通常从止点的上方开始，常见于老年患者[20,21]。
- 然而，肩胛下肌腱完全撕裂常导致肌腱向内侧回缩至关节盂水平。
- 回缩的肌腱常牵拉毗邻的肱二头肌腱内侧悬索（由来自盂肱上韧带和喙肱韧带的纤维组成）。
- 内侧悬索的纤维大致与肩胛下肌腱的纤维走行垂直，关节镜下像逗号形状的软组织结构，我们称之为"逗号征"（图3）[14]。

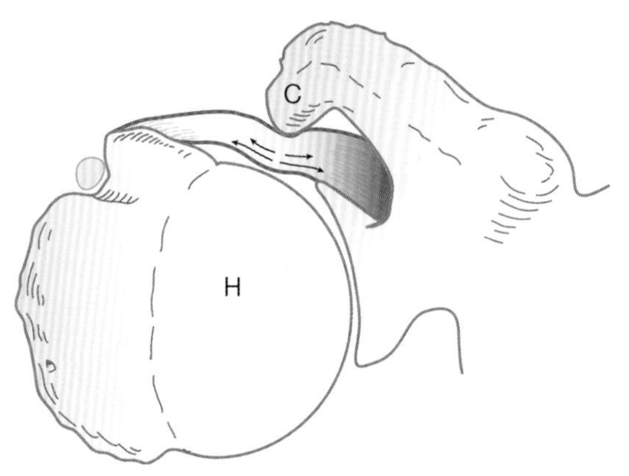

图2 碾-压效应示意图。喙突下撞击患者，突出的喙突尖端会切割肩胛下肌腱的表面，使肩胛下肌腱的凸起的关节表面上产生张力，导致其纤维失效。*C*：喙突；*H*：肱骨（经允许引自Burkhart SS, Lo IKY, Brady PC. A Cowboy's Guide to Advanced Shoulder Arthroscopy. Philadelphia: Lippincott Williams & Wilkins, 2006）。

  - ○ 我们发现，逗号征是识别回缩的肩胛下肌腱外上侧缘的有效标志。
- 肩胛下肌腱撕裂导致盂肱关节支点不稳和运动学异常[13]。
- 慢性肩胛下肌撕裂应进行修补（即使有脂肪变性和明显的肌肉萎缩），因为肩胛下肌可以通过肌腱固定而发挥作用[18]。

自然病程

- 关于肩胛下肌腱撕裂的自然病程几乎没有可用的资料。
- 在一些患者（特别是巨大肩袖撕裂）中，撕裂可能会致残。一些巨大肩袖撕裂的患者在没有手术干预的情况下永远不能恢复其过顶功能。

病史和体格检查

- 尽管大多数在社区的肩胛下肌撕裂基本都是退行性的，但创伤性撕裂的典型机制为外旋暴力[2]。
- 外旋暴力会导致偏心性张力负荷，这对"有风险的肌腱"特别危险。
- 与典型的后上方肩袖撕裂患者过顶困难相比，肩胛下肌撕裂的患者常常有在身体前方和肩部水平以下活动困难的症状（例如打开食物罐或对侧手臂下洗涤时）。
- 患者典型的主诉为慢性疼痛和日常生活中身体前方活动时手臂力量减弱。

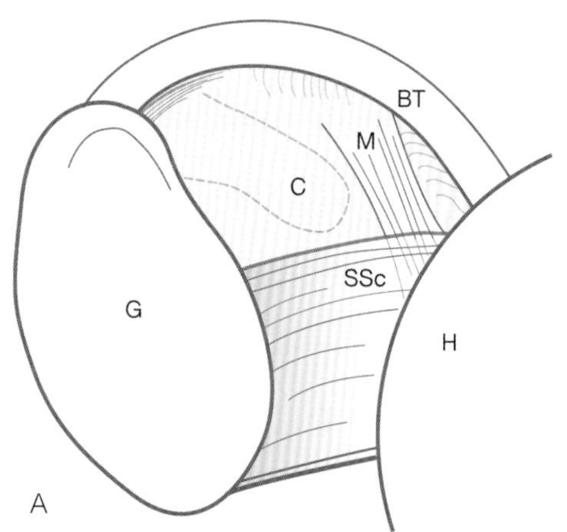

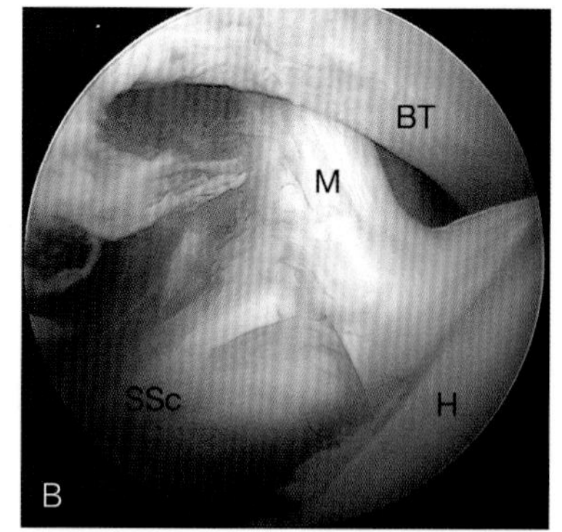

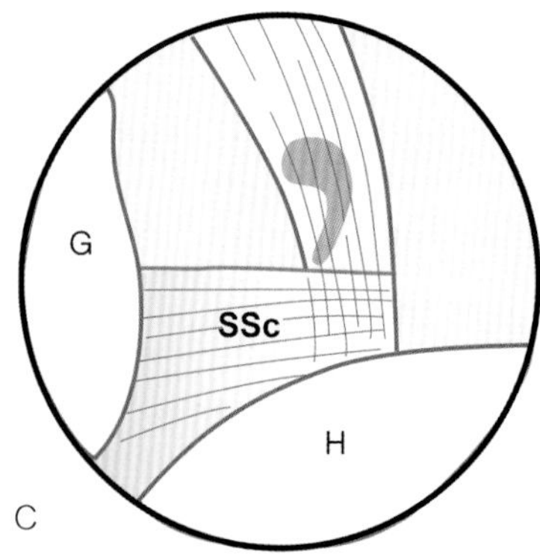

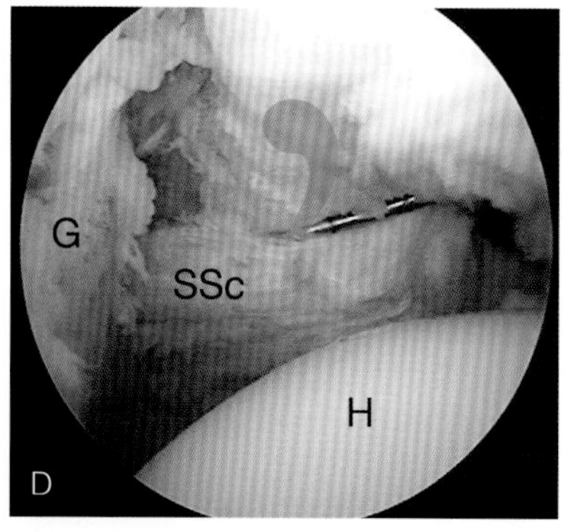

图3 A、B. 右肩后方入路探查前方结构。肱二头肌腱（*BT*）的内侧悬索（*M*）与肩胛下肌（*SSc*）上外侧缘一起止于肱骨小结节（*H*）。C、D. 肩胛下肌腱完全撕裂。在这种情况下，逗号征（,）构成了肩胛下肌腱的上外侧缘。*G*，关节盂；*C*，喙突（经允许引自Burkhart SS, Lo IKY, Brady PC. A Cowboy's Guide to Advanced Shoulder Arthroscopy.Philadelphia: Lippincott Williams & Wilkins, 2006）。

- 全面的查体是必需的，包括评估颈椎和双侧上肢。
  - 抬离试验：当患者不能主动将手远离下腰背时，试验为阳性；只有当至少75%的肩胛下肌腱撕裂时才出现阳性[4]。对于一些肩关节活动受限的患者，该检查也很难完成。
  - Napoleon试验，又称改良压腹试验：腕关节屈曲90°，肘关节向后为阳性，提示肩胛下肌腱完全撕裂。腕关节弯曲30°～60°提示超过50%的肩胛下肌腱撕裂。当患者能够“罢工姿势”时为阴性，提示＜50%的肩胛下肌腱撕裂。
    - 严重的肩胛下肌腱撕裂，患者腕关节屈曲，肘关节向后，三角肌后束将手压向腹部。
  - 熊抱试验：当医生可以将患者的手从肩部拉开时，提示阳性[4]。这是肩胛下肌上部损伤最敏感的试验（例如，累及肩胛下肌腱上部的部分撕裂）[4]。
- 肩胛下肌撕裂的患者常常内旋力量减弱，如果完全撕裂，可能会被动外旋增加（与对侧肢体相比）。
- 肩胛下肌撕裂者也可能伴其他的肩关节病理改变。
  - 再次强调查体的重要性，还可以评估其他肩袖肌腱、肱二头肌腱、盂唇等。
- 后上方肩袖撕裂的患者常常有疼痛，臂力弱和（或）上举和外旋受限。
- 明显的肩胛下肌腱撕裂可导致肱二头肌长头腱的内侧悬索断裂、肱二头肌腱部分或完全撕裂，伴有或不伴有内侧半脱位。
- 盂唇撕裂常导致肩关节在某个位置发生“交锁”疼痛，这取决于撕裂的部位。

影像学和其他诊断性检查

- 常规获取5个位置的肩关节片：内旋前后（AP）位，外旋前后位，30°向尾侧倾斜的前后位，出口位和腋位片。
  - X线片的评估可显示肱骨近端移位（特别是长期巨大肩袖撕裂），肩峰形态，盂肱关节或肩锁关节退行性改变，肱骨前移（见于肩胛下肌腱断裂的腋位片）等。
- 也常规获取患侧肩关节的MRI。
  - MRI可提供肩胛下肌腱撕裂的部位和程度等重要信息。
  - 它还可以确定是否共存肩部其他病变（例如，其他的肩袖撕裂，肱二头肌长头腱撕裂或内侧半脱位，腱鞘囊肿和盂唇撕裂）。
  - 肩胛下肌腱撕裂在MRI的横断位和斜矢状位显示最佳（图4）[1,3]。
  - 部分撕裂可看到液体信号填充的表现，而全层撕裂表现为部分或全部正常肌腱缺失。

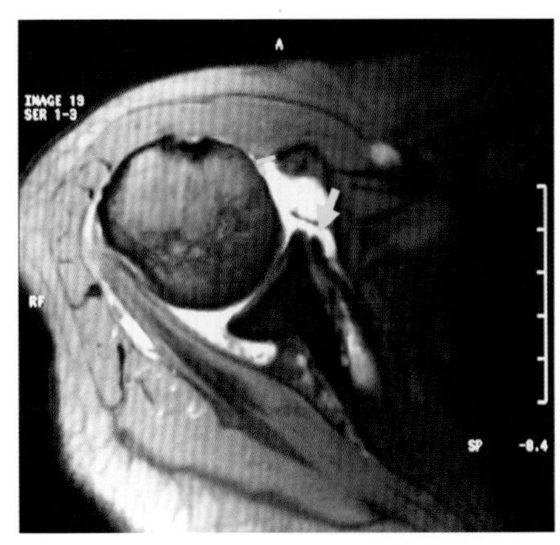

图4　T2加权轴位MRI显示喙肱间距（黄线）变小，肩胛下肌腱完全撕裂。黄色箭头指回缩的肩胛下肌腱边缘（经允许引自Burkhart SS, Lo IKY, Brady PC. A Cowboy's Guide to Advanced Shoulder Arthroscopy. Philadelphia: Lippincott Williams & Wilkins, 2006）。

鉴别诊断

- 肩胛下肌肌腱炎或滑囊炎。
- 后上肩袖撕裂。
- 肱二头肌肌腱炎。
- 盂唇撕裂。
- 神经损伤。

非手术治疗

- 对于症状性肩胛下肌撕裂的患者，非手术治疗的效果非常有限。
- 大多数肩胛下肌撕裂的患者，就医时已经撕裂很长时间了[5]。
- 而且，大多数患者已经尝试过非手术治疗，未见效果。
- 然而，对于不太适合手术（例如，年龄非常大或患病很重）的患者，需进行非手术治疗。
- 非手术治疗通常包括可耐受的肩关节轻柔拉伸和逐渐增强肌力活动。

手术治疗

术前计划

- 术前应对所有病史、体格检查、X线片和MRI资料进行仔细评估。

体位

- 麻醉师通过气管插管实施全身麻醉，并给患者使用护眼贴。
- 将患者旋转至侧卧位并放置腋枕。

- ○ 在患者腿下方和双腿间填塞枕头。
- ○ 用真空袋将患者固定在适当位置，并向后倾斜约20°～30°。
- ○ 用加温毯以防止体温过低。
- 消毒范围必须向后延伸到肩胛骨内侧，前方至乳头外侧。
- 在进行恰当地保护、摆好体位、衬垫填塞和铺巾后，术者在麻醉下进行查体。
- 助手消毒准备患肢。
- 然后将手臂置于5～10 lb（2.3～4.5 kg）平衡悬吊架上（STaR Sleeve Traction System, Arthrex Inc., Naples, FL），肩关节外展20°～30°，前屈20°（图5）。

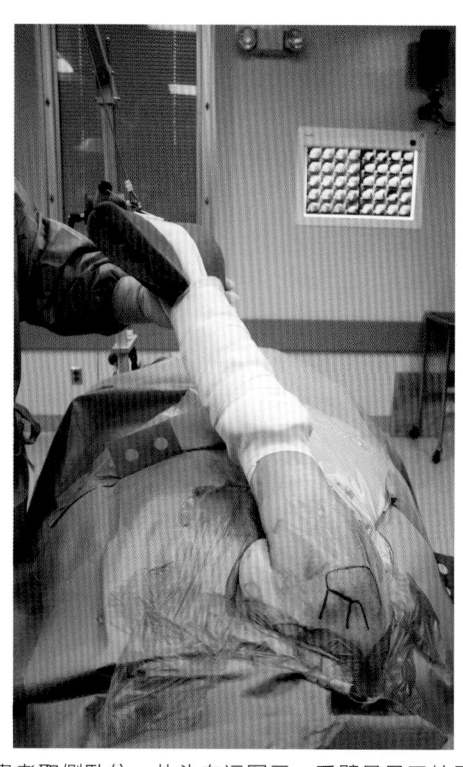

图5 患者取侧卧位。从头向远图示，手臂悬吊于外展20°～30°，前屈20°。

入路

- 文献报道，采用切开和关节镜技术治疗肩胛下撕裂均能获得满意的治疗。此外，修补肩胛下肌腱可以通过有结或无结方法来完成。
- 无结和有结方法均可用于修补肩胛下肌腱撕裂。一般来说，笔者更喜欢无结方法用于治疗部分关节面侧撕裂和无回缩的全层撕裂，有结方法用于治疗回缩撕裂。

TECHNIQUES

入路和视野

- 术者应记住关节镜入路的“6 P”：“Proper portal placement prevents poor performance”（正确的入路位置可以防止手术操作不佳）。
- 笔者的标准后方探查入路位于肩峰后缘下方（尾侧）4～5 cm，肩峰后外侧角内侧3～4 cm（技术图1A）。
- 进行整个盂肱关节标准的关节镜下诊断评估。
- 必须能看到撕裂时才能修复撕裂。这一点无论怎么强调都不为过，在整个操作过程中，要特别注意通过控制出血来优化视野。
  - ○ 关键因素包括患者血压控制在最低水平和关节镜泵压力之间的压差，利用Bernoulli原理实现湍流控制，并根据需要用电凝来烧灼特定的出血点。
- 肩胛下肌腱的探查有其特殊性。肌腱撕裂常常位于术者可能不太熟悉的非常狭窄的空间（技术图1B）。随着手术的进程，这个空间会因软组织肿胀而变得更加狭窄。因此笔者建议，在处理肩部的其他问题之前先修补肩胛下肌腱。
- 笔者发现，肩关节屈曲和内旋有利于对肩胛下肌腱的部分撕裂的探查（将肩胛下肌腱抬离其在小结节上的足印迹）（技术图1C）。
- 70°关节镜是非常有用的辅助工具，可提供“鸟瞰图”来改善视野。
  - ○ 然而，最初的检查和定位应该使用30°关节镜进行，因为如果最初使用70°关节镜，很容易迷路并向下方误入危险的神经血管结构附近。
- 主要操作入口为前外侧入路，位于肩峰前外侧角前方外侧1～2 cm处。
  - ○ 将18号腰穿针置入盂肱关节，使其与小结节成10°角。
  - ○ 在该入口处插入8.25 mm螺纹套管。
  - ○ 前外侧入路的优点包括良好的角度来制备小结节骨床，与肩胛下肌接近平行角度进行松解和顺行过线，到达喙突尖与肩胛下肌腱平行的平面上行喙突成形术。
- 制备下一个入口为前方入路，位于肩峰前缘下方4～5 cm处，喙突尖外侧。
  - ○ 将18号腰穿针置入盂肱关节，呈45°角至小结节，然后按该方向建立入口。这通常是经皮入路。
  - ○ 前方入路的优点包括理想的角度置入锚钉，缝线的管理以及有时逆行过线（尽管笔者几乎总是通过前外侧入路顺行过线穿过肩胛下肌腱）。

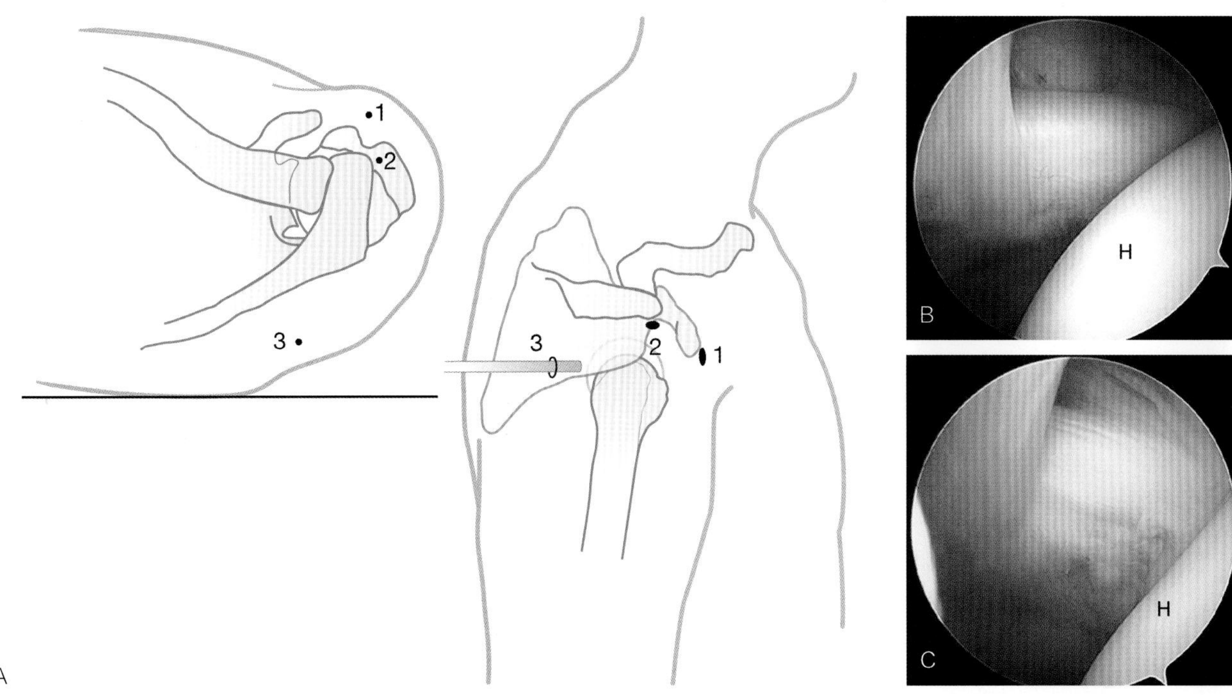

技术图1　入路和视野。A. 用于关节镜下肩胛下肌腱修补的前方（*1*）、前上外（*2*）和后方（*3*）入口。B、C. 使用30° 关节镜后方入路探查右肩肩胛下肌止点，手臂处于外展30° 中立位（B）和内旋位（C）。*H*，肱骨头（经允许引自Burkhart SS, Lo IKY, Brady PC. A Cowboy's Guide to Advanced Shoulder Arthroscopy. Philadelphia: Lippincott Williams & Wilkins, 2006）。

肱二头肌腱

- 肩胛下肌腱撕裂常常与肱二头肌长头腱撕裂或内侧半脱位或脱位有关。
- 应从基底到结节间沟对肱二头肌长头腱进行探查。将肌腱拉入盂肱关节，有利于发现肌腱内侧面部分撕裂。
- 而且，肱骨的内外旋可以显示肌腱的半脱位。肱骨旋转时，肱二头肌腱不应移至肩胛下肌后方。
- 大多数肱二头肌腱撕裂或半脱位伴肩胛下肌撕裂的患者，笔者行肱二头肌肌腱固定术。
- 笔者认为，替代方案不是最理想的：
  - 不处理肱二头肌腱半脱位会导致修补的肩胛下肌压力增加，并最终导致修补失效。
  - 明显的肱二头肌腱退变可导致持续的肩部疼痛和功能障碍。
  - 文献报道，肱二头肌肌腱切断术可导致屈肘和前臂旋后力量减弱，痉挛性疼痛，部分患者认为其在外观上不符合预期[16]。因此，笔者仅对要求低且手臂肌肉组织不发达的老年患者行肱二头肌肌腱切断术。
- 处理肱二头肌腱的第一步是在肱二头肌长头腱的基底远端1～2 cm两个半环缝线套扎(技术图2A～C)。将缝线收紧并锁定肌腱，以便肌腱切断后牢固地固定(为肌腱固定做准备)。
- 在肱二头肌腱的基底部用电刀或剪刀切断(技术图2D)。注意不要损伤上方盂唇。
- 然后通过前上外侧入路将肱二头肌腱抽出体外。按压肌腱出口周围的皮肤，屈肘和屈肩有利于将肌腱从入路中拉出。
- 2号FiberWire线(Arthrex)在肌腱的两边各锁边缝合3或4道(技术图2E)。
- 将锁边缝线暂时拉至前上外侧入路套管外，这样不会妨碍操作，直至行肱二头肌肌腱固定术。
- 这种暂时的肌腱切断术改善了肩胛下肌的视野和操作空间。在手术结束时，肩胛下肌腱修补后，笔者倾向于使用界面螺钉将肱二头肌腱固定到肱骨中。

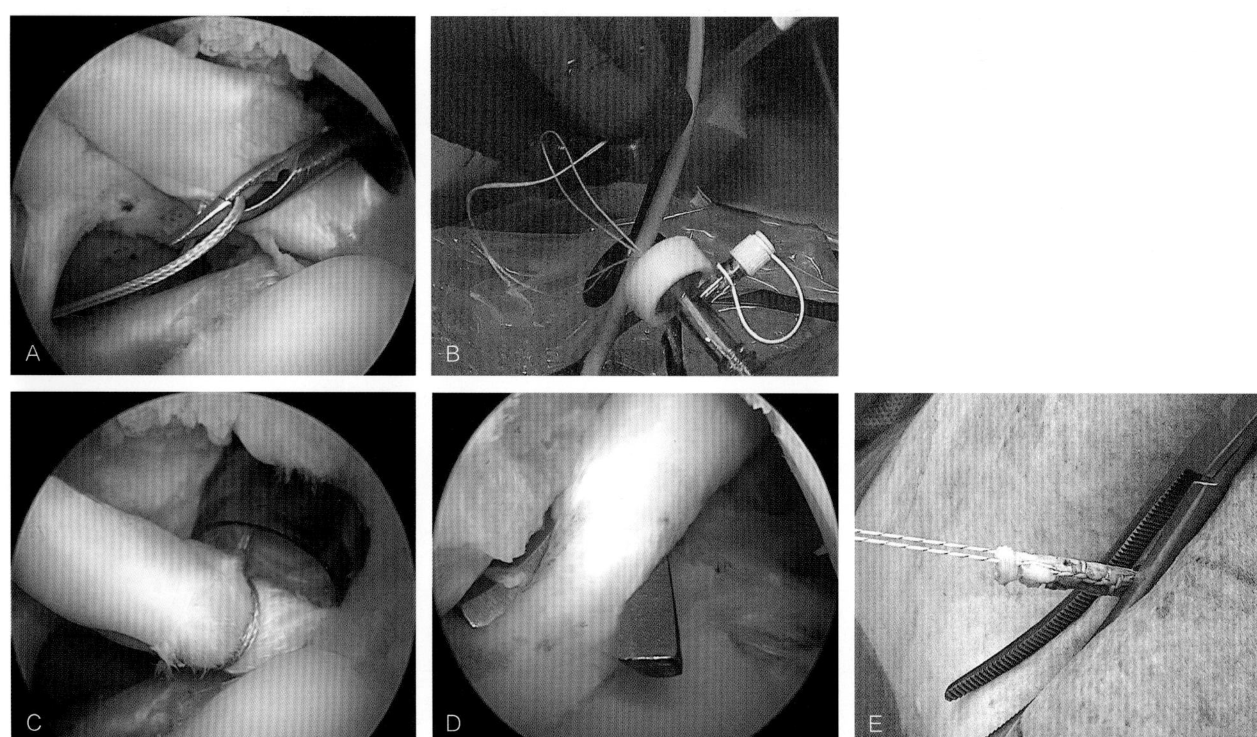

技术图2　肱二头肌腱。切断前，两个半环缝线套扎固定肱二头肌腱。A．装有FiberWire缝线的过线器（Arthrex）穿过肱二头肌腱，张开钳子口，过线器从肌腱中撤回，抓持FiberWire环。B．然后将FiberWire环拉出，将缝线的游离端穿过环。C．收紧缝线的游离端将缝线环向下拉至肌腱。D．用关节镜剪刀紧贴其上盂唇止点的部位切断肱二头肌腱。E．2个半环缝线将肱二头肌腱从前上外侧入口拉出，1根锁边缝线，在肌腱的两边各锁边缝合4道。

喙突下间隙

- 确定喙突下间隙的第一步是识别喙突尖。
  - 如果肩胛下肌腱完整或部分撕裂，则喙突尖位于肩胛下肌腱的上缘前方。肱骨内外旋时，喙突尖可视为肩袖间隙中移动的凸起。
  - 通过前上外侧入口，用电凝在肩袖间隙中开一个窗，以显露喙突尖（术者必须注意保留肱二头肌腱的内侧悬索）。
- 如果肩胛下肌腱完全撕裂回缩，则联合腱和喙肩韧带可作喙突尖的参考标志。
  - 术者应用工具触诊并确认喙突尖的位置。
- 笔者发现，测量喙肱间距的最佳方法是：通过前上外侧入口，用已知尺寸的器械（例如，刨刀的直径）关节镜下直接探查。如果存在肱骨近端移位，可能需要轻柔的轴向牵引以获得准确的测量结果。
- 笔者还常规将肩关节置于屈曲、水平内收和内旋的诱发体位，于关节镜下评估喙突尖与肩胛下肌腱和肱骨近端之间是否存在撞击。
- 如果有证据表明存在喙突下狭窄（喙肱间距6 mm）或撞击，笔者则会行喙突成形术，目的是创建8～10 mm的喙肱间距。
- 用电凝和电动刨刀去除喙突后外侧面上的软组织（使喙突“骨骼化”）（术者必须注意不要从喙突的下表面游离联合腱）（技术图3A、B）。
- 前上外侧入路提供了一个很大的操作角度，使高速的打磨头与肩胛下肌腱平行以进行喙突成形术。
- “后方杠杆推动”可以将前方操作空间增加5～10 mm（技术图3C～E）。第二助手位于侧卧位患者前方，将肱骨近端向后推，同时将肱骨远端向前推。
- 30°和70°关节镜交替使用来优化视野。
- 喙突成形增加了肩胛下肌修补的前方操作空间，并防止潜在的磨损以保护修补的肌腱。

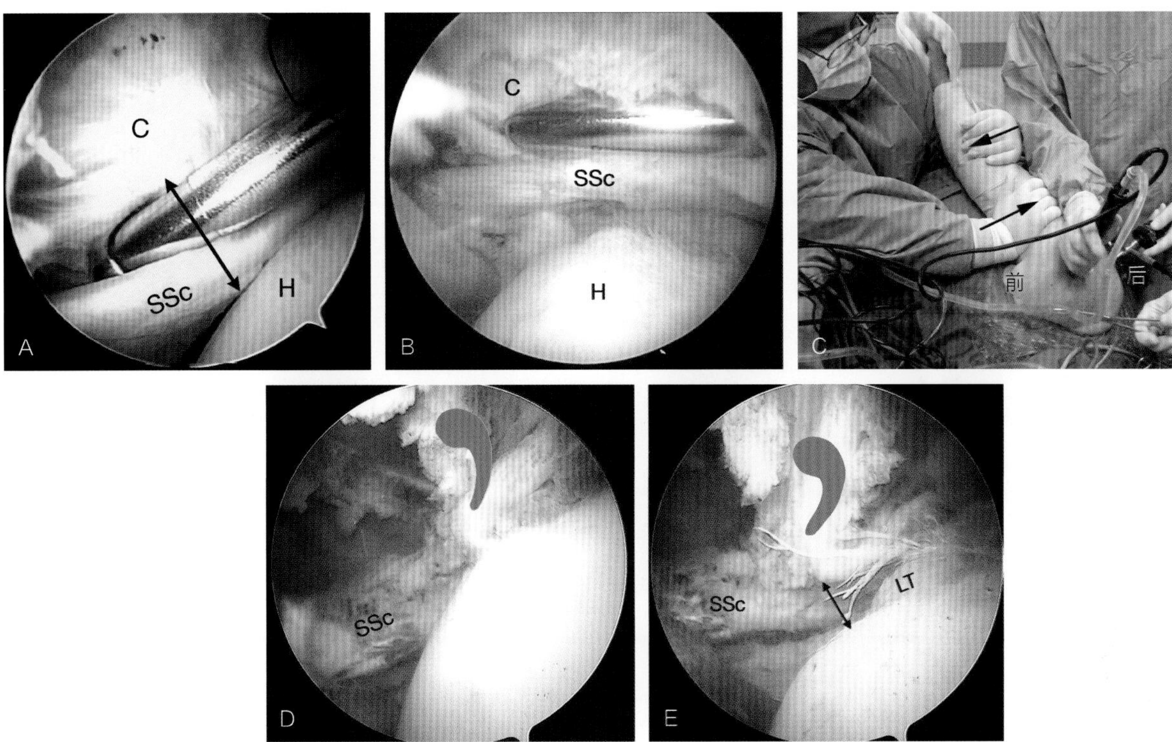

技术图3　喙突下间隙。A. 通过前上外侧入路置入刨刀。测量喙肱间距（↔），肩胛下肌腱的空间非常小，提示喙肱狭窄。B. 前上外侧入路置入刨刀，与肩胛下肌腱基本平行。C. 展示后方杠杆推动的外部图。D、E. 右肩70°关节镜后方入路探查镜下观，无杠杆推动（D）；有后方杠杆推动（E）。*H*，肱骨；*SSc*，肩胛下肌腱；*C*，喙突；“，”，逗号组织；*LT*，小结节（引自Burkhart SS, Lo IKY, Brady PC. A Cowboy's Guide to Advanced Shoulder Arthroscopy. Philadelphia: Lippincott Williams & Wilkins, 2006）。

肩胛下肌游离

- 对于肩胛下肌腱完全撕裂回缩，笔者常规进行三面松解。
- 回缩、瘢痕、空间狭窄会使三面松解颇为困难。
- 术者可能担心近端的神经血管结构；然而，一项尸体研究发现，腋神经、腋动脉、肌皮神经和臂丛外侧索距喙突基底均＞25 mm[12]。
  - 始终保持在喙突的后外侧是关键。
- 松解肩胛下肌的第一步是在外上方肌腱和“逗号组织”的交界处置牵引线（技术图4A）。
  - “逗号组织”是肩胛下肌腱外上角的逗号形纤维组织带；其纤维与肩胛下肌成直角，是肱二头肌的内侧悬索从小结节足印迹撕脱后的残余物，其足印迹与肩胛下肌腱上方足印迹相邻。
  - 通过前上外侧入口，用一个装有2号FiberWire缝线的Scorpion过线器（Arthrex）完成。然后将牵引线置于套管外，以便继续用前上外侧入口。
- 通过交替使用电刀和刨刀来进行前方松解（喙突后外侧和三角肌筋膜的肩胛下肌）。
  - 如果之前未行喙突成形，则将软组织从喙突中去除（“骨化”后外侧喙突）（技术图4B）。
  - 沿着喙突后外侧继续向内侧松解，直到在喙突颈和基底的弓形下方见到肩胛下肌肌腹。
- 然后用30°关节镜下剥离器（技术图4C）完成上方松解（喙突颈和基底下方的肩胛下肌）。
  - 松解仅在剥离器刃的长度上进行，其长度约为8 mm（以防止对喙突颈内侧神经血管的损伤）。
- 然后用15°关节镜下剥离器（技术图4D）完成后方松解（关节盂颈部的肩胛下肌）。继续向内侧松解，直到肩胛下肌可自由活动。
  - 后方松解是最安全的（因为它位于肩胛下肌和关节盂颈部前方之间非常安全的平面）。下方松解是最危险的，按照笔者的经验也并不是必需的。笔者不做或不建议做下方松解。

TECHNIQUES

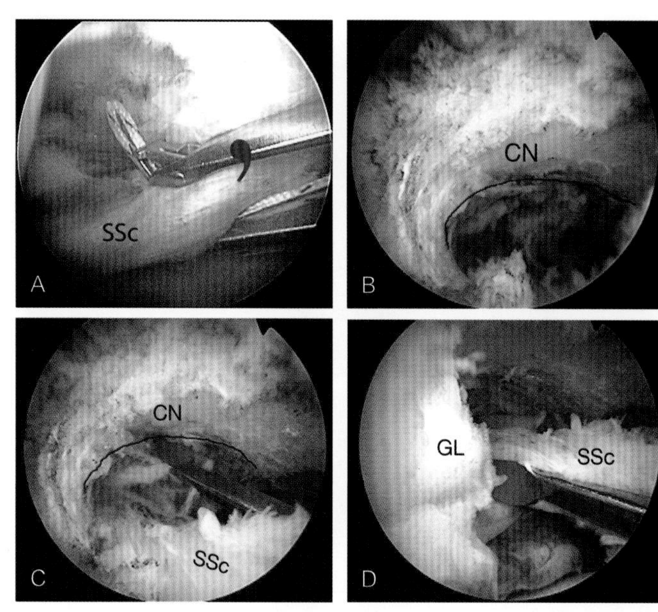

技术图4 肩胛下肌松解。A. 右肩后方入口探查，牵引线置于逗号组织（,）和肩胛下肌腱（*SSc*）的交界处。B. 前方松解时，分离喙突（实线），将其后外侧骨化，直至喙突颈（*CN*）水平。C. 通过前外侧入口置入30° 关节镜剥离器，行上方松解，松解肩胛下肌和喙突颈以及基底部之间的粘连。D. 后方松解时，用15° 关节镜剥离器来松解肩胛下肌腱（*SSc*）后方与关节盂颈前方及盂唇（*GL*）之间的平面（经允许引自Burkhart SS, Lo IKY, Brady PC. A Cowboy's Guide to Advanced Shoulder Arthroscopy. Philadelphia: Lippincott Williams & Wilkins, 2006）。

骨床的制备

- 前外侧入路可以获得很大的视角，便于去除小结节上肩胛下肌足印迹处的软组织。
- 环形刮匙可用于精确地去除软组织直至关节边缘（技术图5A）。然后用电凝来消融足印迹上的软组织。
- 然后，高速的打磨头将“焦炭”（电灼残留）去除直至骨床出血而不过多去除骨皮质（技术图5B）。
- 为了减少修补部位的张力，笔者将肩胛下肌足印迹内移5～7 mm，而且不会损害其功能[6]。

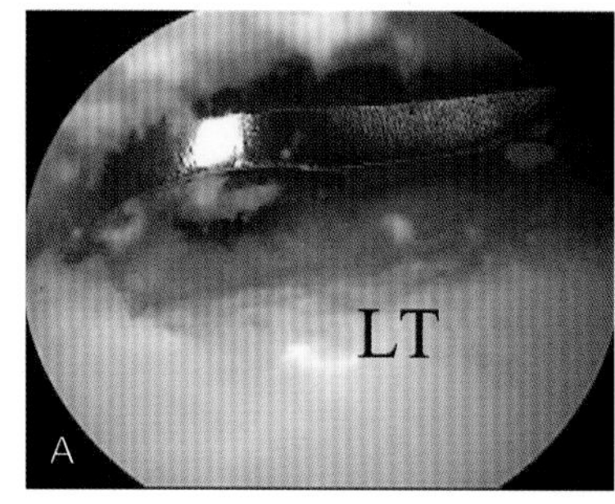

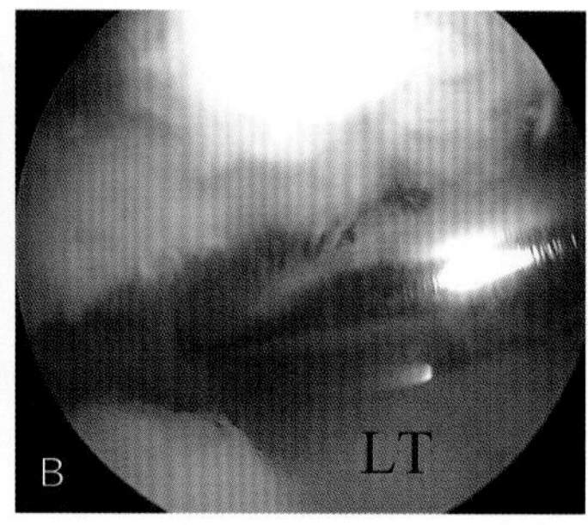

技术图5 骨床的制备。A. 环形刮匙可准确去除从小结节（*LT*）到关节边缘的软组织。B. 高速打磨头去除小结节（*LT*）的“焦炭”（电灼残留）至骨床出血，而不过多去除骨皮质。

完成修补

- 每隔1 cm放置1枚锚钉，通常部分撕裂用1枚锚钉，完全撕裂用2枚锚钉（如果行单排修补）。
  - 锚钉应按从下（尾）到上（头）的顺序放置。
  - 通常通过前方入口可获得最好的固定角度。
  - 术者的手和器械（如开口器和锚钉安置杆）通常紧贴患者面部。这是笔者为每位患者戴护眼贴的一个原因。
- 为了最大限度地提高效率和改善视野，笔者从下到上修补肩胛下肌腱。
- 对于过线，笔者喜欢FastPass Scorpion过线器（Arthrex），因为它允许顺行过线和回抽（逆行过线通过是困难的，因为喙突常阻碍术者获得良好的进入角度）。
- 无结方法最常用于累及≤50%的上肩胛下肌腱的撕裂。
  - FiberTape缝线（Arthrex）装在Scorpion过线器上，通过前外侧入路置入，穿过恰好位于“逗号组织”内侧的肩胛下肌腱的外上缘（技术图6A）。
  - 建立一个前方入路，其角度朝向小结节的上方。从该入路抽出FiberTape缝线（技术图6B）。
  - 通过前方入路置入开口器，在小结节上打骨洞（技术

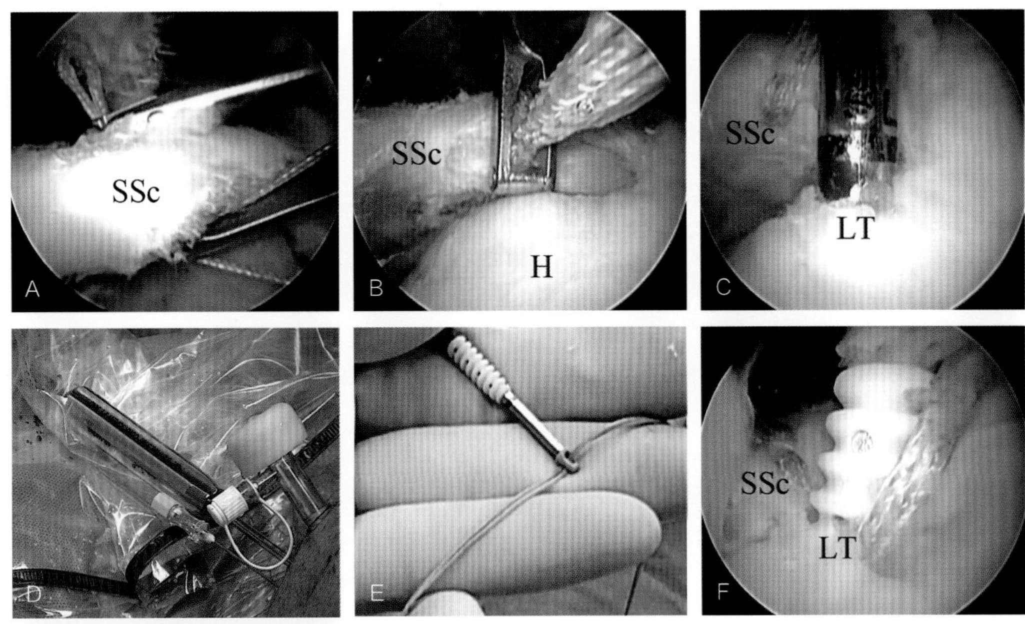

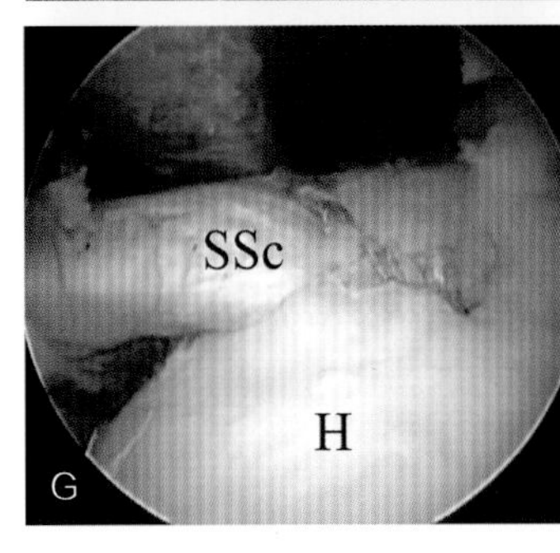

技术图6　过线和锚钉的位置。A. 缝线穿过肩胛下肌腱（*SSc*）上缘时，抓持肌腱使FiberTape缝线从“逗号组织”内侧穿过。B. 然后用FiberTape抓线钳（Arthrex）将FiberTape缝线从前方入口抽出。C. 用关节镜冲头（Arthrex）制备锚钉孔。D. 注意，体外关节镜开口器的手柄非常靠近患者的眼睛，这是笔者为每位患者戴护眼贴的一个原因。E. 体外FiberTape缝线穿过SwiveLock锚钉的孔眼。F. 然后将FiberTape缝线收紧并将SwiveLock锚钉拧入孔中。G. 最终完成肩胛下肌腱解剖、牢固和低剖面修补。*H*，肱骨头；*LT*，小结节。

图6C）。应当注意外面，器械手柄非常靠近患者的眼睛（技术图6D）。

- ○ 然后将FiberTape缝线穿过4.75 mm生物复合材料SwiveLock C锚钉（Arthrex）的孔眼里（技术图6E）。
- ○ 然后移除开口器并置入锚钉，直到孔眼在骨洞里。
- ○ 手动或轻轻地槌打推进SwiveLock锚钉，直到锚钉螺纹刚好接触骨洞（技术图6F）。
- ○ 最后，将SwiveLock锚钉拧入到位，缝线尾端与小结节齐平。最终完成肩胛下肌腱解剖、牢固和低剖面修补（技术图6G）。

- 有结方法最常用于肩胛下肌腱的完全撕裂回缩。
  - ○ 1枚5.5 mm的生物复合材料螺钉（Arthrex）经皮（通过前方入路）置于小结节下方。
  - ○ 双重锚钉的缝线穿过肩胛下肌。
    - – 对于大多数完全撕裂回缩的情况，如果行单排修补，采用简单的缝法。然而，如果有足够的活动度，则缝线以褥式缝合方式放置并保留以便于随后并入外排。
  - ○ 将第2枚锚钉置于上方，并将其缝线穿过肩胛下肌的外上侧缘，在“逗号组织”的内侧。以这种方式，“逗号组织”用作“防撕裂”，以防止缝线切割。
    - – 通常拉动牵引线可以将肩胛下肌牵拉至外侧以利于置入上方缝线。
    - – 或者，如果牵引线的位置比较好，则可以用一线带一线方法将一根缝线穿过肩胛下肌。
  - ○ 然后用外科医生的第6手指推结器（Arthrex）将缝线从下至上依次打结，完成修补。
    - – 对于单排修补，缝线在打结后切断。
    - – 对于双排修补，保留缝线，交叉，向外侧固定在2枚4.75 mm的生物复合材料SwiveLock C锚钉上。

要点与失误防范

诊断	• 完整的病史、适当的查体、诊断的全面评估以及全面的关节镜下肩关节评估是必要的
入路位置	• 在喙突下间隙以正确的角度操作，准确的入路位置是必不可少的
视野	• 关键原则包括最大限度地减小压差(麻醉下低血压与关节镜泵灌注压)，避免湍流，用后方杠杆推动，以及灵活使用30°和70°关节镜
牢靠固定	• 肩胛下肌腱必须牢固地贴附于骨上以促进愈合。重要的生物力学原则包括准确的缝线锚钉的置入角度，使用强有力的缝线以及准确地缝合肌腱部位
康复	• 患者必须清楚地了解其可以做些什么来保护和优化肩胛下肌腱修补的愈合

术后处理

- 关节镜下肩胛下肌腱修复通常是门诊手术。
- 关节镜入口闭合后，无菌敷料包扎肩部。
- 带小枕头的吊带悬吊患臂。除了洗澡或吃饭，吊带全天佩戴6周。
- 最初的6周内，患者应该每天进行腕部和肘部的主动运动。
  - 如果肩胛下肌腱撕裂>30%，患者不得外旋超过中立位(笔直向前位)6周。如果撕裂<30%，允许患者被动外旋手臂至20°～30°。
  - 前6周禁止过头顶动作。
- 术后6周，停止使用吊带。
  - 患者开始被动拉伸活动，包括持手杖被动外旋至45°，使用绳索和滑轮过头顶拉伸。
- 术后12周，患者开始使用弹力带进行肌力训练。
  - 如果肩胛下肌撕裂是巨大前上方肩袖撕裂的一部分，则肌力训练延迟至术后16周。
  - 抬举轻物的进程基于患者的康复进展。
  - 康复重点是加强肩周肌肉、三角肌和肩袖肌肉的力量。
  - 完全恢复和不受限制的活动通常要6～12个月，并根据患者撕裂的大小、修复的强度及患者的康复进程而定。

预后

- 关节镜下肩胛下肌腱修补后的疗效非常确切[2,7]。
- 在一项回顾性研究中，40例患者接受了关节镜下肩胛下肌腱修补手术，作者平均随访5年[2]。
  - 视觉疼痛模拟评分(6.1分→0.9分)、改良ASES评分(40.5分→91.2分)、改良UCLA评分(15.7分→31.6分)均显著改善。
  - 术后83%的患者恢复了正常的工作、运动或爱好。
  - 在最近的随访评估中，88%的患者感到满意。
- 在另一项回顾性研究中，79例患者接受了关节镜下肩胛下肌腱修补手术，作者随访了8.7年[7]。
  - 改良ASES评分(40.8分→88.5分)、改良UCLA评分(16.5分→30.1分)均显著改善。
  - 在最近的随访评估中，92%的患者感到满意。

并发症

- 僵硬。
- 再撕裂。
- 神经麻痹。
- 感染。

(谢国明 译，陈云丰 审校)

参考文献

[1] Adams CR, Brady PC, Koo SS, et al. A systematic approach for diagnosing subscapularis tendon tears with preoperative magnetic resonance imaging scans. Arthroscopy 2012;28(11):1592-1600.

[2] Adams CR, Burkhart SS. The results of arthroscopic subscapularis tendon repairs. Arthroscopy 2008;24(12):1381-1389.

[3] Adams CR, Schoolfield JD, Burkhart SS. Accuracy of preoperative MRI to predict a subscapularis tendon tear based on arthroscopy. Arthroscopy 2010;26(11):1427-1433.

[4] Barth JRH, Burkhart SS, DeBeer JF. The bear hug test: a new and sensitive test for diagnosing a subscapularis tear. Arthroscopy 2006;22:1076-1084.

[5] Burkhart SS, Tehrany AM. Arthroscopic subscapularis tendon repair: technique and preliminary results. Arthroscopy 2002;18: 454-463.

[6] Denard PJ, Burkhart SS. Medialization of the subscapularis footprint does not affect functional outcome of arthroscopic repair.

Arthroscopy 2012;28(11):1608-1614.

[7] Denard PJ, Jiwani AZ, Ladermann A, et al. Long-term outcome of a consecutive series of subscapularis tendon tears repaired arthroscopically. Arthroscopy 2012;28(11):1587-1591.

[8] Dick TP, Howden R. Gray's Anatomy: The Classic Collector's Edition. London: Crown Publishers, 1977.

[9] Friedman RJ, Bonutti PM, Genez B. Cine magnetic resonance imaging of the subcoracoid region. Orthopedics 1998;21:545-548.

[10] Gerber C, Terrier F, Zehnder R, et al. The subcoracoid space: an anatomic study. Clin Orthop 1987;215:132-138.

[11] Halder A, Zobitz ME, Schultz E, et al. Structural properties of the subscapularis tendon. J Orthop Res 2000;18:829-834.

[12] Lo IK, Burkhart SS. Arthroscopic coracoplasty through the rotator interval. Arthroscopy 2003;19:667-671.

[13] Lo IK, Burkhart SS. Subscapularis tears: arthroscopic repair of the forgotten rotator cuff tendon. Tech Shoulder Elbow Surg 2002;3:282-291.

[14] Lo IK, Burkhart SS. The comma sign: an arthroscopic guide to the torn subscapularis tendon. Arthroscopy 2003;19:334-337.

[15] Lo IK, Burkhart SS. The etiology and assessment of subscapularis tendon tears: a case for subcoracoid impingement, the roller-wringer effect, and TUFF lesions of the subscapularis. Arthroscopy 2003;19:1142-1150.

[16] Mariani EM, Cofield RH, Askew LJ, et al. Rupture of the tendon of the long head of the biceps brachii: surgical versus nonsurgical treatment. Clinic Orthop Relat Res 1988;228:233-239.

[17] Richards DP, Burkhart SS, Campbell SE. Relation between narrowed coracohumeral distance and subscapularis tears. Arthroscopy 2005;21:1223-1228.

[18] Richards DP, Burkhart SS, Lo IK. Subscapularis tears: arthroscopic repair techniques. Orthop Clin North Am 2003;34:485-498.

[19] Richards DP, Burkhart SS, Tehrany AM, et al. The subscapularis footprint: an anatomic description of its insertion site. Arthroscopy 2007;23(3):251-254.

[20] Sakurai G, Ozaki J, Tomita Y, et al. Incomplete tears of the subscapularis tendon associated with tears of the supraspinatus tendon: cadaveric and clinical studies. J Shoulder Elbow Surg 1998;7:510-515.

[21] Sano H, Ishii H, Trudel G, et al. Histologic evidence of degeneration at the insertion of 3 rotator cuff tendons: a comparative study with human cadaveric shoulders. J Shoulder Elbow Surg 1999;8:574-579.

第19章 肱二头肌肌腱病的关节镜治疗

Arthroscopic Treatment of Biceps Tendinopathy

J. R. Rudzki and Benjamin S. Shaffer

定义

- 长期以来，肱二头肌长头腱被认为是一种潜在的疼痛源和肩关节损伤的根源[1,20,21,35]。
- 虽然肱二头肌肌腱病变可以单独发生，但更常见的是，它与肩袖疾病同时发生，对它的忽视可能是导致肩袖修复后这类患者持续疼痛的原因。
- 肱二头肌长头腱的病理学表现为一定的疾病谱，影像诊断学显示肌腱细微病变，而在术中可以发现明显撕裂或半脱位。
- 由于肱二头肌长头腱功能的重要性一直备受争议，因此治疗往往更依赖于患者的症状、活动水平和预期，而不是严格的手术标准。
- 治疗肱二头肌肌腱病、撕裂或不稳定的最佳适应证和手术方法仍有争议，但仍推动着关节镜技术的进步。

解剖

- 肱二头肌的长头（LHB）起源于盂上结节和上方盂唇。
- LHB肌腱起点的多个解剖变异已有描述，其中最常见的变异是起到相同作用的前方和后方盂唇[33]。
- 关节内肌腱（但滑膜外）向位于大小结节之间的结节间（肱二头肌）沟平均移动(35±5)mm[27]。
- LHB肌腱平均长度为9.2 cm，起点宽度最大（约8.5 mm×7.8 mm）[23]。
- 关节内出口处有环形反折或肱二头肌滑车，其纤维来源于盂肱关节上方，喙肱韧带和肩胛下肌腱的浅层或前方（图1）。从外部看，这种结构对应的是肱骨横韧带。
- 由于与关节成形术的相关性，结节间沟一直是文献中一个重要的研究课题，并且被认为是导致LHB肌腱病变的一个因素[5,25]。
- 结节间沟沿其走行平均长5 cm，入口宽度9～12 mm，深度约2.2 mm。在其中间部分，沟的平均宽度缩小至6.2 mm，而其深度仍相当于约2.4 mm。这种相对的沟狭窄可能导致肥大的关节内部分卡压，称为沙漏样肱二头肌[5,15,25]。
- 结节间沟从近端到远端内旋，外侧唇平均旋转约为16°[15]。

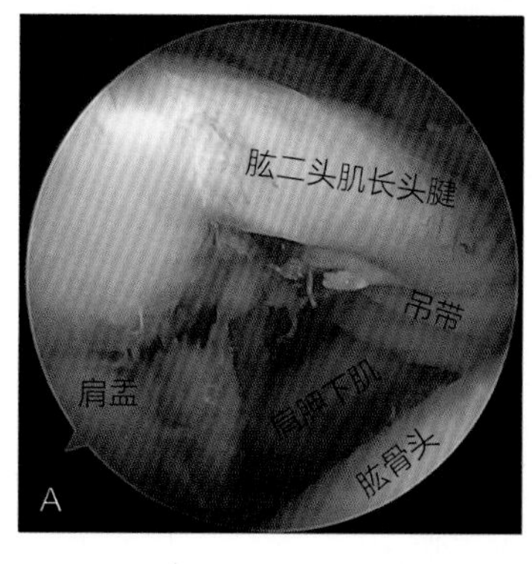

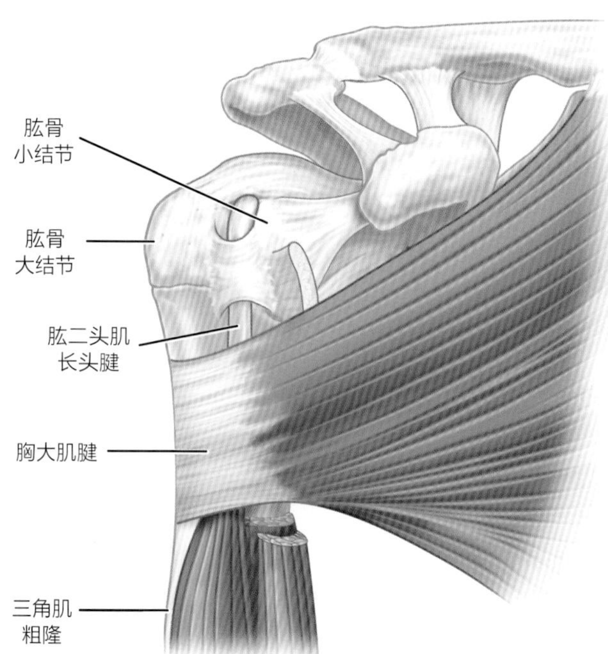

图1　A. 关节镜观察肱二头肌长头腱及结节间沟近端。B. 涉及LHB肌腱手术的相关解剖。

- 关于肱二头肌长头腱的生物力学重要性是有争议的。一些学者认为，它在肩关节稳定性中起作用，特别是在过顶运动中[13,24]。另一些学者认为，根据肌电图研究，LHB对肩关节稳定性没有作用[18,37]。
- 肱二头肌肌腱切断术后前臂旋后和肘关节屈曲力量的功能丧失程度尚未明确，这是文献中争议的焦点，但估计为10%[34]。

发病机制

- LHB肌腱病变包含一系列病理改变，包括肌腱内信号改变、鞘滑膜炎、部分撕裂、肌腱断裂和不稳定(图2)。
- LHB肌腱病变的病因是多因素的。
- 明确的原因包括退行性改变(通常与肩袖疾病有关)[20,34,35]，结节间沟内退行性骨赘刺激和狭窄[5,25]，炎症性疾病、创伤性损伤、肱二头肌滑车复合体或肩胛下肌腱的损伤，以及轻微的盂肱关节不稳或上盂唇前后部(SLAP)撕裂。
- 滑车复合体损伤或上肩胛下肌腱撕裂或冈上肌前缘损伤可导致关节内半脱位、LHB不稳定和机械症状。
- 肩袖间隙内隐藏的"肩袖撕裂"，或环形反折滑车复合体的损伤可导致LHB半脱位，从而导致LHB肌腱的病理改变。
- 上方盂唇的撕裂，如SLAP Ⅱ型撕裂，以及投掷运动员的后撤机制等导致的更细微的不稳定，也会引起肱二头肌疼痛和(或)肱二头肌肌腱病变。

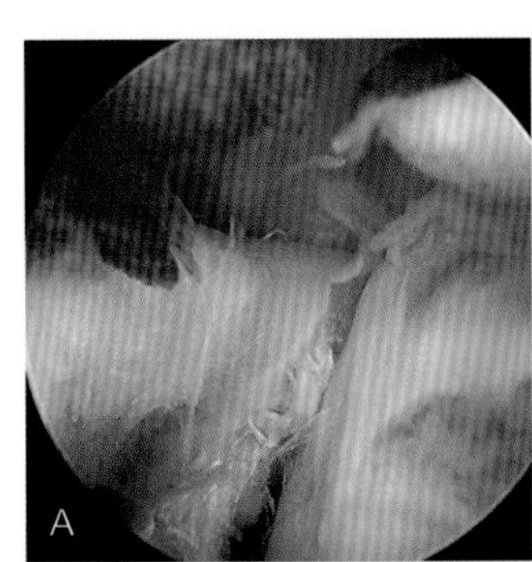

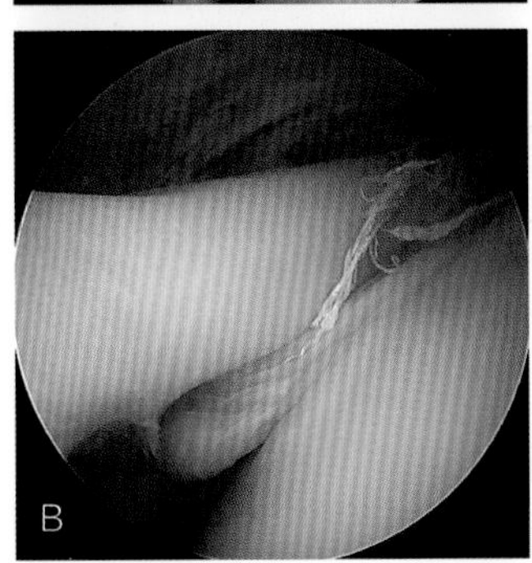

图2 A、B. 关节镜下LHB肌腱病变和肌腱撕裂的图像。

自然病程

- 对肱二头肌肌腱病变的自然病程知之甚少，因此很难预测单一患者的临床病程。
- 高等级肌腱病变的患者，无论是孤立的还是与肩袖撕裂相关的，似乎都有随后撕裂的风险。
- 自发性LHB肌腱撕裂通常能缓解事发前的慢性疼痛[34]。

病史和体格检查

- 肱二头肌肌腱病变的患者可能会主诉肩前痛，对抗屈肘和(或)旋后时加重。
  - 肱二头肌肌腱病变的诊断需根据肩关节痛的病史和特点，以及适当的体格检查和影像学检查。
- 肱二头肌肌腱疾病可以单独存在，也可以与其他病变伴发，典型的是肩袖撕裂。
- 肱二头肌肌腱病变引起的疼痛常位于结节间沟区。
- 体检结果多变，但通常位于肱二头肌长头腱走行和结节间沟内的局部压痛。
- 此外，肱二头肌肌腱病变体检应包括以下内容：
  - Speed实验：前臂处于旋后伸直位，肩关节前屈抗阻时诱发疼痛，则为阳性。然而，该试验的敏感性和特异性较低(约为32%～68%和56%～75%)[11]。
  - Yergason试验：病史提示LHB不稳，即让患者前臂主动旋前，屈肘90°内收。疼痛或主观症状再现提示肱二头肌肌腱病变，尽管其敏感性和特异性也很低。
  - 主动加压试验：主要帮助区分症状性上盂唇病变和肩锁关节病变。在恰当的临床情况下阳性结果提示肱二头肌肌腱病变。
- 尽管已有这些临床检查，但很少有研究证实其敏感性、可靠性或准确性。

影像学和其他诊断性检查

- MRI和超声是评价肱二头肌肌腱病变的主要方法。
- 对于诊断LHB半脱位或脱位，超声报道的敏感性为96%～100%，特异性为100%[2]。对于评估完全撕裂，或证实肌腱正常，超声敏感性为50%～75%，特异性为100%。超声最有助于显示结节间沟的病变，并对LHB不稳定进行动态检查。尽管有其诊断价值，但超声的局限在于高度依赖检查者。
- MRI可以识别肌腱内异常，肱二头肌腱鞘肥大，伴随上盂唇和肩袖病变，肌腱在关节内的走行，以及肱二头肌与稳定肌腱的环形反折滑车结构的关系(图3)。

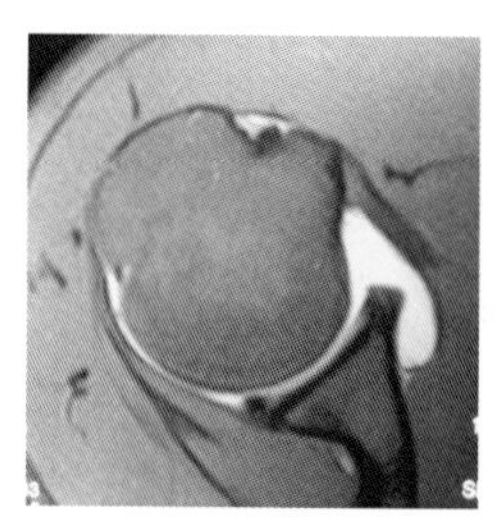

图3 MRI冠状位图像显示，结节间沟中正常的肱二头肌腱，以及相邻的正常肩胛下肌腱和上方覆盖的环形反折滑车复合体。

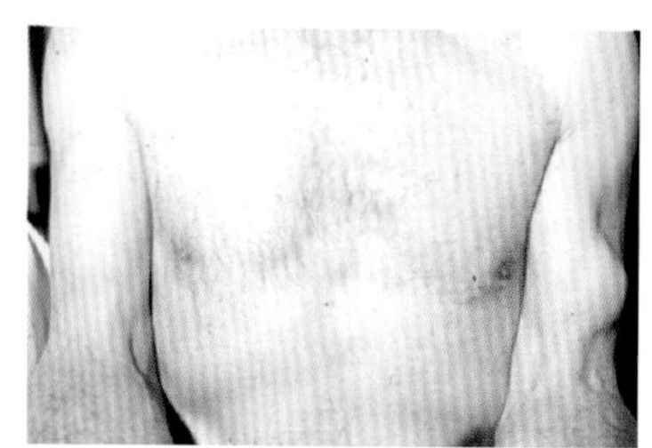

图4 左臂“大力水手”畸形。

鉴别诊断

- LHB肌腱病或腱鞘炎。
- LHB部分撕裂。
- LHB断裂。
- LHB不稳定(半脱位或脱位)。
- SLAP撕裂。
- 肩锁关节病变。
- 前上方肩袖撕裂。
- 喙突下撞击。
- 肩胛下肌病变。

非手术治疗

- 肱二头肌肌腱病变的治疗部分取决于它是单独发生还是伴发其他病变。
- 疑似肱二头肌肌腱病变的非手术治疗包括运动方式的改变，非甾体抗炎药和皮质类固醇直接靶向注射到结节间沟内的肱二头肌腱鞘。这种注射既是治疗性的，也是诊断性的[4]。
- 一些临床医生主张在超声引导下进行注射[14]。随着便携式超声越来越多地融入临床实践中，它可能成为肱二头肌腱鞘内注射的标准。
- 传统上LHB断裂一直采取非手术治疗，这是基于其极少发生严重损伤的理念。
    - 然而，患者可能会不满意“大力水手”畸形(上臂中段掌侧面凸起)(图4)，以及可能与疲劳相关的痉挛。

手术治疗

- 手术决策应考虑患者因素、肱二头肌腱结构受损和伴随的肩部病变。
- 部分撕裂或磨损超过LHB肌腱直径的25%～50%，或肌腱半脱位或脱位，均为手术治疗的指征。然而，这些评估是凭经验的而不是客观的。
- 影响治疗的患者因素包括其年龄和活动水平、职业、想恢复的活动范围和期望值。
- 因为肱二头肌腱被看作“疼痛源”，所以在合并肩袖紊乱的治疗中，对它的评估尤为重要。
    - 如在术中遇到LHB病变，必须预先考虑手术策略。
- 治疗肱二头肌腱疾病可选的手术方案包括清理术、肌腱切断术(肱二头肌长头腱松解)和肌腱固定术，即将肱二头肌腱重新附着于肱骨近端的骨或软组织上。每种手术方式都有其优缺点(表1)。

表1 肌腱固定术和肌腱切断术的适应证

手术	优点	缺点
肌腱固定术	更加美观	在肌腱固定部位潜在的疼痛
	维持肱二头肌的长度-张力的关系	肌腱固定术潜在的不愈合
	降低疲劳相关痉挛的风险	潜在的持续性腱鞘炎
	保持前臂旋后和肘关节屈曲肌力	需要术后保护直至愈合
肌腱切断术	常最低程度的不适	潜在的疲劳相关的痉挛
	无需在肱骨近端放置内植物或腱-骨愈合	很可能出现“大力水手”畸形和不满意的外观
	缓解疼痛的成功率很高	轻微至轻度前臂旋后和屈肘力量减退
	持续性腱鞘炎的风险最小	
	不需要明显的术后保护	

- 手术方法的选择应考虑患者因素、术中发现和术者的偏好。
  - 患者因素包括年龄、优势手、工作、娱乐和活动需求、期望值以及对外观的要求。
  - 术中多种因素会影响决策，包括骨的质量、软组织质量、肱二头肌悬索损伤、肩胛下肌或冈上肌前方损伤和不稳定。
  - 术者的因素包括关节镜熟练程度和经验，以及术中出现一些问题的处理，这可能会影响治疗。
- 很少有研究比较同一患者群体不同的手术效果。除了由于伴发的病变致多种手术方式之外，大多数对照研究由于患者和病变异质性而有设计缺陷。
- 目前，清理术、肌腱切断术和肌腱固定术（软组织或骨）的理想适应证尚不清楚。
- 关节镜下清理术是许多肱二头肌腱手术的初始组成部分。
  - 当磨损或部分撕裂时，单纯进行清理可能足以消除疼痛源。
  - 术前检查未显示肱二头肌是引起患者症状的重要因素，伴发病变反而能解释患者的表现时，清理术尤其有效。
- 文献尚未报道根据肌腱受累程度来确定腱切断术或腱固定术，手术方法的选择会根据伴随的病变而发生改变。
  - 一些学者认为，当肌腱受累直径＜50％时（处理任何伴随病变除外），考虑单独用清理术治疗肱二头肌肌腱病变，但评估肌腱受累的百分比并不精确。
  - 当肱二头肌腱被认为是症状的主要原因或孤立发生时，单独进行清理术可能无法完全解决病变和缓解症状。
- 关于肌腱固定术的研究，生物力学分析侧重于构造的强度。
  - 其中一项研究发现，与双缝合锚钉固定技术相比，挤压螺钉肌腱固定术统计学上具有更大的抗拔特性[27]。
  - 最近一项关于挤压螺钉技术的生物力学研究显示，将螺钉与肱骨皮质齐平或略高非常重要。在循环加载下，凹陷放置螺钉导致更高的失效率[28]。
  - 一些学者最近进行了生物力学研究，研究用单皮质或双皮质纽扣作为挤压螺钉或缝合锚钉固定的替代方法[31]。
  - 尽管进行了生物力学测试，但实际需要的固定强度（以及是否有明显的骨或软组织再附着优势）仍然未知。
  - 最近一项关于肱二头肌腱的研究发现，与远端技术相比，近端技术的失败率更高，并且当肱二头肌腱鞘（肱骨横韧带）未被松解时临床失败率更高[29]。在此基础上，他们主张在结节间沟内更远端的部位固定。
    - 另一项研究发现，与远端固定相比，肌腱近端固定术后持续性疼痛的发生率更高。在此基础上，他们提倡远端关节镜技术，其中肌腱位置位于胸大肌腱的近端[19]。
    - 另一些学者推荐了一种胸肌下微创切开技术，认为沿着结节间沟进一步向远端固定可以最大限度地降低术后疼痛的风险。
    - 最近的研究主要集中在胸肌下微创切开肌腱固定术后并发症的相关风险[26]。
    - 一项研究报道，肌皮神经、桡神经及肱深动脉位于标准内侧牵开器1 cm范围内。他们进一步发现，神经血管结构的安全范围随外旋而增强，使肌皮神经距离肌腱固定部位11.3 mm[9]。
    - 需要更多的研究来明确各种技术的最佳适应证以及肌腱固定位置的选择。
  - 最近的一项研究主张，将肌腱固定术作为上盂唇撕裂修复失效的补救措施。一些术者已经开始建议，考虑用肌腱固定术来治疗50岁以上患者和重体力要求或拿职工抚恤金的原发性SLAP损伤患者。

术前计划

- 明确肱二头肌腱对患者症状作用大小的临床评估是决策制订的重要部分，这对处理肌腱病变有帮助。
- 对肩袖病变的检查，特别是在肩袖间隙（肩袖的“隐匿损伤”）和肩胛下肌完整性（压腹或抬离试验），是术前检查的必要部分。
- 准确的术前评估应包括标准的X线片，结节间沟位片可以更好地评估其形态。
  - 结节间沟位片可以评估其深度和是否存在骨赘，但鉴于常规轴位高清的MRI图像可能不必要[8]。
- MRI可用来评估肱二头肌连续性（矢状位和冠状位像）和腱内信号改变（轴位像）以及肌腱半脱位（轴位和冠状位像）。
  - MRI阅片时必须注意评估毗邻的肩胛下肌的外形，其上界是对下方肱二头肌半脱位的重要限制结构。

体位

- 患者体位的摆放根据术者的偏好。
  - 当肱二头肌肌腱病变是孤立的或患者临床表现的重要部分时，笔者发现沙滩椅提供了最佳的定位和操作。
  - 也可以侧卧位上行肱二头肌肌腱固定术或切断术。
- 所有骨性突出都经过精心填衬，颈部维持在中立位，确保充分暴露至肩胛骨(向后)和喙突内侧(向前)。

入路

- 标准关节镜入路包括初始的后外侧观察入路，前方“手术”肩袖间隙入路，直接的肩峰下外侧入路(手术和观察)，前外侧肱二头肌腱固定入路(BTP)，以及固定入路内侧用于肌腱操作的辅助入路。
- 关节镜检查时，沿肱二头肌腱走行，从后上方盂唇附着区到肱二头肌腱鞘内的出口进行仔细检查[33]。
  - 检查应包括沿其走行向下至腱鞘观察(70°镜可改善视野)和触诊。
- 因为在关节内只能看到一部分肱二头肌长头腱，所以必须使用探钩、交换棒或一些无损组织的工具将肌腱移至关节内。这提高了术者观察肌腱病变的能力，否则可能无法识别。
  - 必须仔细检查近端环形反折滑车和肩胛下肌腱止点。
- 肱二头肌长头腱异常包括：
  - 充血，见于粘连性关节囊炎或肱二头肌腱不稳定的患者。
  - 明显半脱位：半脱位大多位置偏下，这是由于下方的限制结构(由肩胛下肌腱上方或肱二头肌腱悬索构成)损伤所致。
  - 轻微半脱位：一些学者描述了一种轻微不稳定的状态，在外观正常的鞘内滑动时，肱二头肌腱偏移大于正常，需要进行“稳定”。这种诊断评估需要经验但经验较少。
  - 肱二头肌腱“嵌顿”：一些学者主张关节镜下主动加压试验来评估这种少见的病变。该试验在术中进行，手臂向前上举，轻微内收、内旋。

TECHNIQUES

骨肌腱固定术

- 骨固定可以通过多种方式实现，最常见的是用挤压螺钉，单皮质或双皮质纽扣或缝合锚钉。根据医生的偏好和经验选用。
- 传统方法是，对单纯的肱二头肌肌腱病变采取肌腱挤压固定，伴相关的肩袖手术时使用缝合锚钉。
- 用挤压螺钉(肱二头肌腱撕裂/切除，肌腱旋转不良，螺钉断裂或置入性疼痛)进行肌腱固定术时，有时会出现技术困难，从而出现了替代固定方法。
- 最近出现的单皮质或双皮质固定的纽扣和附带器械已经引起越来越多的关注，尽管数据不足以推荐其常规使用(技术图1)。

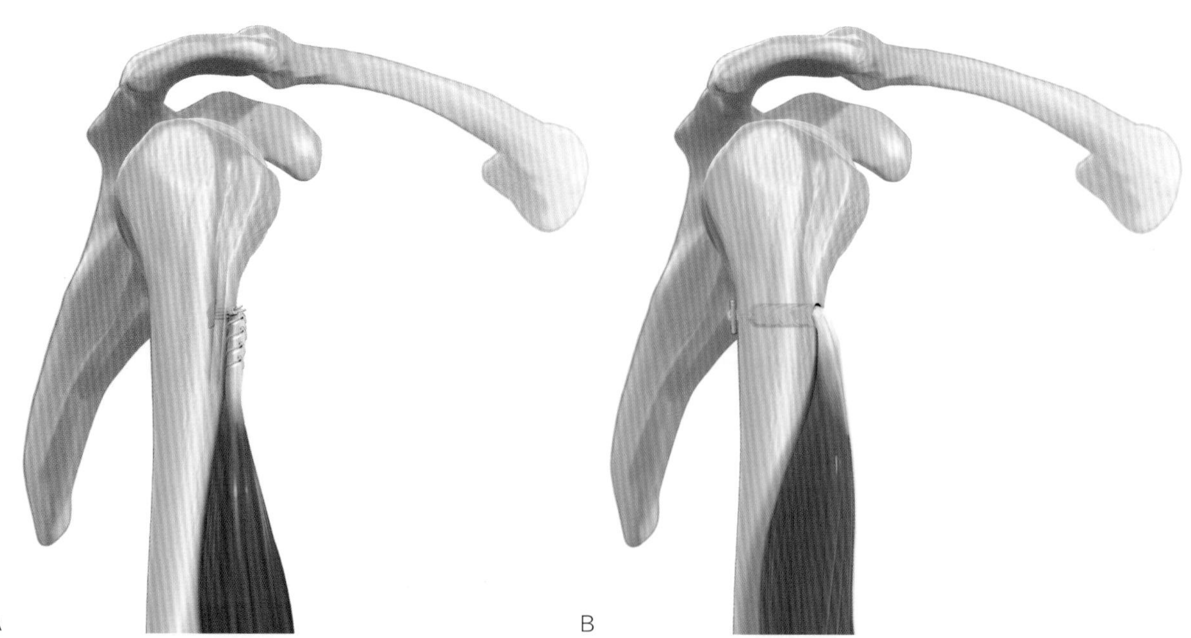

技术图1　A. 单皮质生物肌腱固定钮扣构造。B. 双皮质生物肌腱固定钮扣构造(经Arthrex, Inc. 许可进行了改良)。

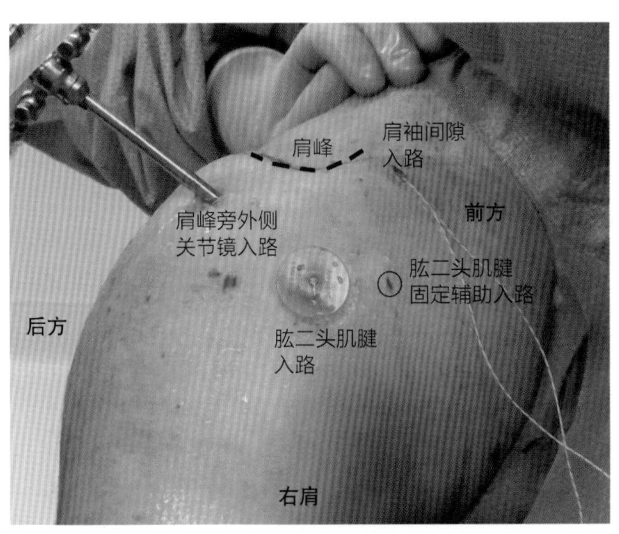

技术图2　肱二头肌腱固定时使用的关节镜入路。

- 在关节镜检查盂肱关节和肩峰下之后，将30°关节镜定位在距肩峰中外侧缘下方约2～3 cm的三角肌下间隙中（技术图2）。
- 腰穿针用于建立肱二头肌腱固定入路，通常位于肩峰前外侧下方3～4 cm处，与肱二头肌的外侧缘平齐。通常最少的三角肌下滑囊清理就可以很容易地观察肱二头肌腱鞘，其特点为闪亮交叉纤维直接在移动的肌腱上方。用探钩或交换棒探查下方的肌腱。
- 建立入路后，将适当长度的套管直接定位在肌腱固定的预期位置上。定位适当长度（通常30～40 mm，置入时需测量）的PassPort（Arthrex, Inc., Naples, FL）套管。
- 用可伸缩的关节镜刀、关节镜剪刀或电凝装置将肱二头肌腱鞘切开。切开的目的是显露结节间沟远端，在胸大肌腱上缘近端。至远端时要小心，注意识别胸大肌边缘近端的血管束发出血管（技术图3）。
- 为了确保解剖学上恢复正常肱二头肌长度和张力，在切断肌腱前，标记好肌腱固定的预期部位。使用腰穿针或频谱钩通过经皮入路（肱二头肌腱内侧1～2 cm），单丝缝线（1号PDS缝线）横向穿过肌腱。紧邻标记的肌腱，于结节间沟远端钻孔标记骨肌腱固定的预期部位（技术图4）。
- 用篮钳、剪刀或射频将肱二头肌长头腱从其上盂唇附着处切断。如果肩袖损伤，镜头留在肌腱固定入路中，通过肩袖损伤或肩袖间隙入路进行切断。如果肩袖完好，则需要在盂肱关节内重新定位镜头。
- 虽然传统上在切断前，在盂肱关节内将缝线穿过肱二头肌腱，但是笔者发现这一步并不是必需的，因为很少出现肱二头肌腱明显回缩。
- 通过辅助肱二头肌腱入路（肌腱固定入路内侧）将切断的长头腱抓住并抽出体外。
- 用不可吸收缝线控制肌腱近端。距离PDS缝线标记15 mm处，使用FiberLoop缝线（Arthrex, Inc.）锁边缝合肌腱尾端，修剪多余的肌腱，测量肌腱直径（技术图5）。

关节镜挤压螺钉方法

- 当用挤压螺钉时，术者必须确保缝线的长度足以穿过空心挤压螺丝刀（技术图6）。
  - 注意使用套管进行缝线管理，这一点至关重要。这能确保最佳的视野、顺畅的软组织和缝线管理，并最大限度地减少对邻近软组织的医源性创伤。
- 钻孔导向器穿过近端皮质。钻孔器直径通常为8 mm。
- 移除导针，选择螺钉进行肌腱固定。通常选择7 mm生物可吸收内植物，但这取决于骨质量、患者体型以及其他因素。
- 然后通过肱二头肌腱入路将锁边缝合的肱二头肌腱抽出。

技术图3　结节间沟内无鞘的肱二头肌长头腱（*LHB*）镜下观。

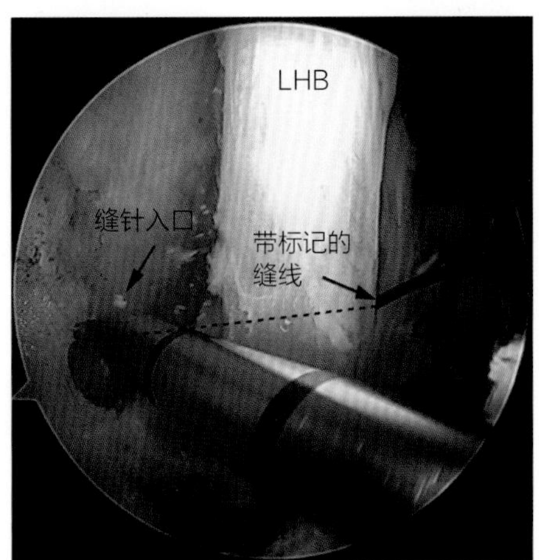

技术图4　带标记的缝线（1号PDS缝线）穿过肱二头肌长头腱（*LHB*）置于肌腱固定预期位置旁。

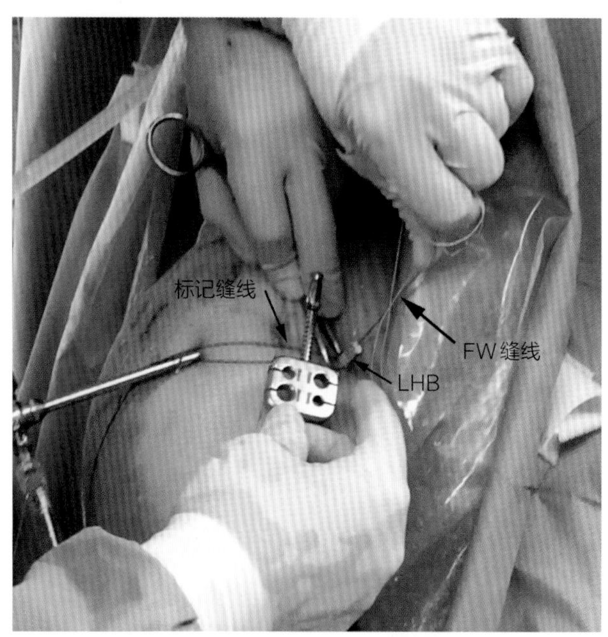

技术图5　通过辅助入路，将肱二头肌长头腱（*LHB*）抽出体外，并用FiberWire（FW）缝线锁边缝合。注意肌腱固定标记线和测量肌腱直径。

- 将锁边的一根缝线装入螺丝刀中，然后装生物可吸收螺钉（技术图6）。
- 螺丝刀内的缝线用夹子固定在螺丝刀把手顶部，从而将肌腱固定在螺丝刀的尖端处，以便输送到隧道的底部。
- 将肌腱和螺丝刀完全插入隧道，并在保持螺丝刀位置和缝线张力的同时拧挤压螺钉。向前拧至其与结节间沟的皮质表面齐平或略微突出。在拧螺钉时，轻柔牵拉近端肌腱，或者用交换棒或探钩，有助于避免肌腱在隧道中旋转和改变方向（长度也有可能）。
- 关节镜下，将2根缝线（1根从空心螺钉出来，另1根位于螺钉和骨隧道之间）在挤压螺钉的顶部打结，以进一步加固。

单皮质或双皮质纽扣固定方法

- 用8.5 mm肌腱近端固定纽扣（Arthrex, Inc.）进行固定时，首先用校准的3.2 mm尖铲形钻（Arthrex, Inc.）进行钻孔。
- 固定可以是单皮质的，用钻头仅穿透近端皮质，将纽扣放在近端皮质的内膜上，并将肱二头肌腱固定在入钉处（见技术图1A）。
- 或者，1个纽扣可以实现双皮质固定，在穿过肱骨钻孔后将其放置在对侧皮质上。
- 当进行双皮质固定时，只要钻到感觉尖端穿透对侧的肱骨皮质时即可，通常深度在40～45 mm之间。未发表的解剖学研究表明，钻孔距离腋神经平均36.7 mm，距离桡神经平均48 mm。但这是在胸大肌下位置测量的。然而，结节间沟内固定位置越高，越接近神经。因此，必须确保钻头垂直于肱骨干，对准后方，并在皮质穿透后立即停止。

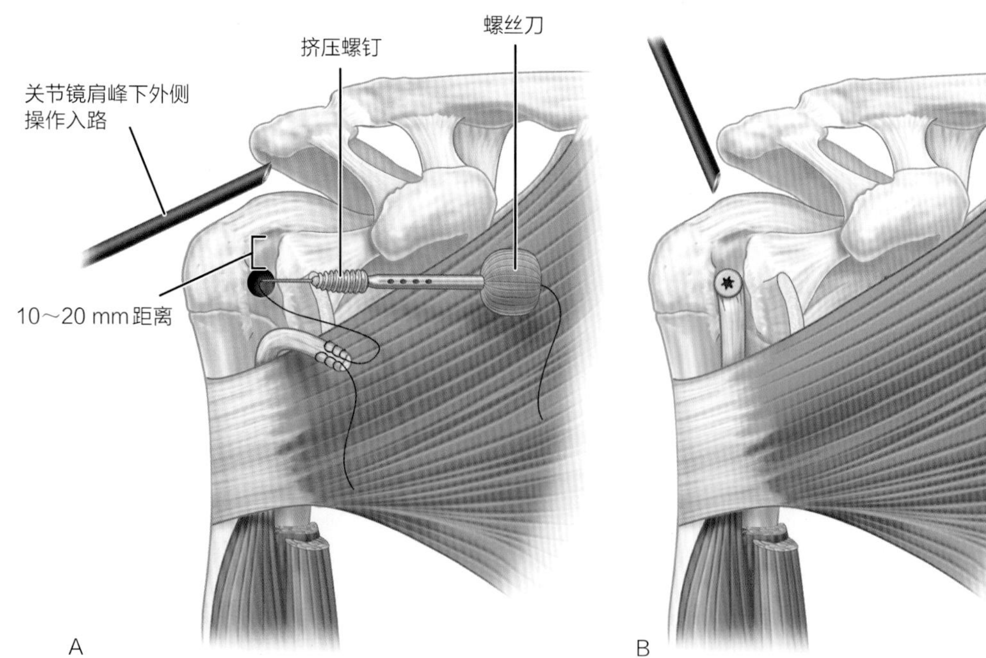

技术图6　关节镜下挤压螺钉LHB肌腱固定术。关节镜位于肩峰下外侧操作入路。A. 将肌腱置入结节间沟的接纳孔中，并用挤压螺钉固定。B. 完成肌腱固定。

- 在纽扣放置的安全范围确定之前，不推荐胸大肌上方的关节镜下固定。
- 合适尺寸(通常5～7 mm)的带套管钻孔器穿透肱骨近端皮质。避免推进已校准的钻头，如果将其留在原位，将有助于纽扣进行后续定位。
- 通过关节镜下肱二头肌腱固定(ABT)入路(技术图7A)将锁边的肌腱抽出，并穿过纽扣。
- 将纽扣插入隧道近端，使用滑道保持与钻头相同的方向和角度，直到感觉到它进入远端皮质孔并穿过对侧皮质(技术图7B、C)。拧开滚花毂，松开带螺纹的插入器，即可展开纽扣。
- 采用牵张-滑动技术，交替地拉动2根缝线，直到肌腱进入隧道，使标记的缝线部位与隧道开口平齐。用推动器将缝线打结然后切断(技术图7C、D)。
- 加强缝线穿过隧道开口处的肱二头肌腱，即使用过线方法将FiberWire线(Arthrex, Inc.)的1根穿过肌腱并在此部位打结。

关节镜下锚钉固定

- 在上盂唇附着处切断前，必须操控肱二头肌长头腱。最好是将缝线固定在附着处远端1～2 cm。
- 可以用腰穿针，经皮穿刺和PDS缝线或用各种可用的缝线穿线工具过线来完成。
- 随后，在前上盂唇处，用双极射频、关节镜剪刀或篮钳或可伸缩的刀将肱二头肌腱附着处切断。
- 操控肌腱近端的带标记的0号PDS缝线或编织缝线从套管外的前方入路皮肤切口穿出，并用弯钳固定。
- 关节镜重新定位到肩峰下间隙，从外侧入路进行滑囊切除，以便在三角肌下间隙获得良好的视野。然后根据术者的偏好选择肌腱固定的部位。
- 如前所述，通过切开环形反折滑车来识别结节间沟，并在关节镜下用打磨头来打磨。
- 将2枚带线锚钉(1枚近端，1枚约1～1.5 cm远端)置入准备好的结节间沟内，用腰穿针和0号PDS缝线或穿透式抓钳将锚钉上的缝线穿过LHB肌腱，以将肱二头肌腱牢固地固定到沟内。
- 虽然简单的褥式缝合固定效果确切，但组织质量不佳可能导致缝线-组织间逐渐失效，滑脱和(或)从肌腱中拉出。
  - 另一种将多次经皮过线从前方肩袖间隙的套管(技术图8)抽出，锁结固定可能是有效的。
- 或者，肱二头肌肌腱固定术可以通过关节内入路进行。其优点包括手术时不需要从关节到肩峰下间隙重新定位或肩峰下滑囊切除术。

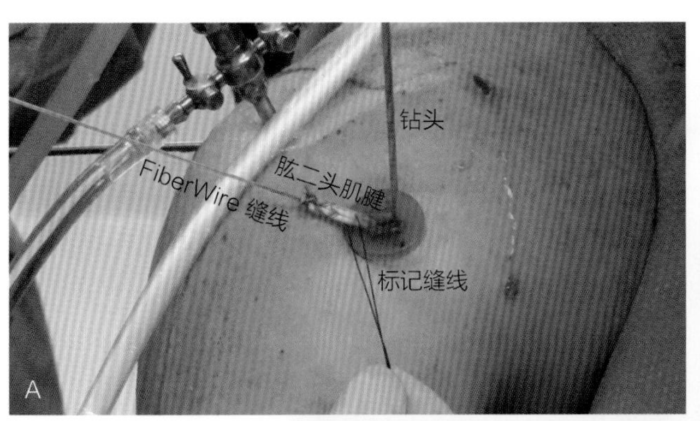

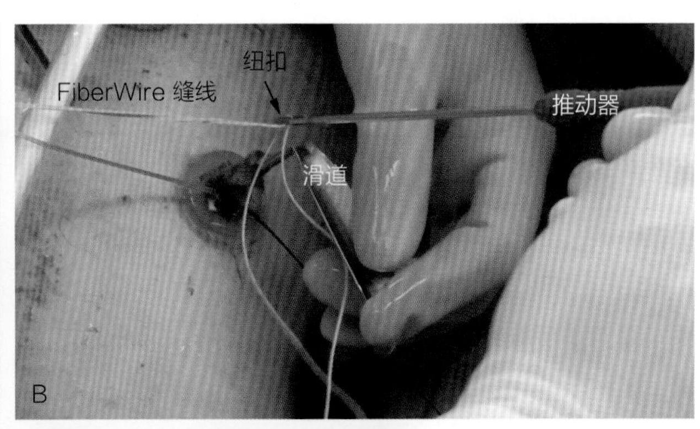

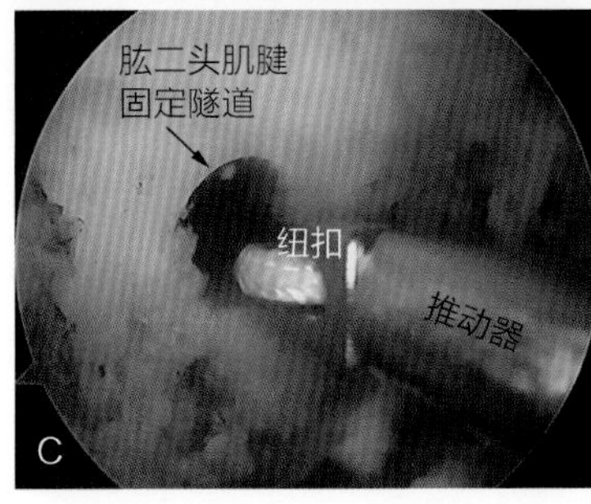

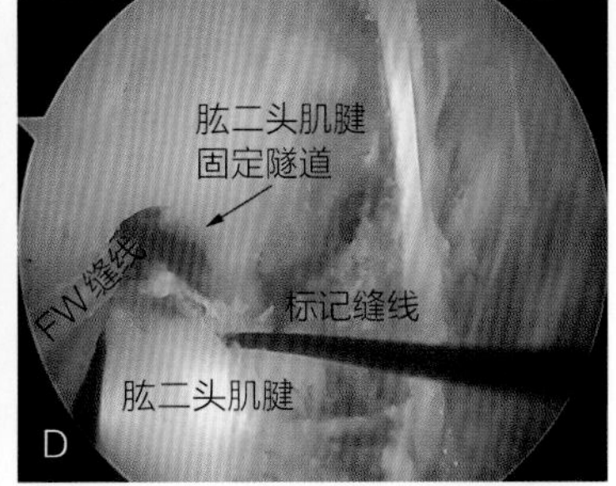

技术图7　A. 通过PassPort套管锁边的肱二头肌腱抽出，钻头不动以维持纽扣的方向。B. 纽扣已装好并准备置入滑道。C. 纽扣即将进入隧道近端皮质。D. 使用牵张-滑动技术将肱二头肌腱拉入隧道，直到缝线标记与隧道开口平齐，重现正常的肌肉张力长度。

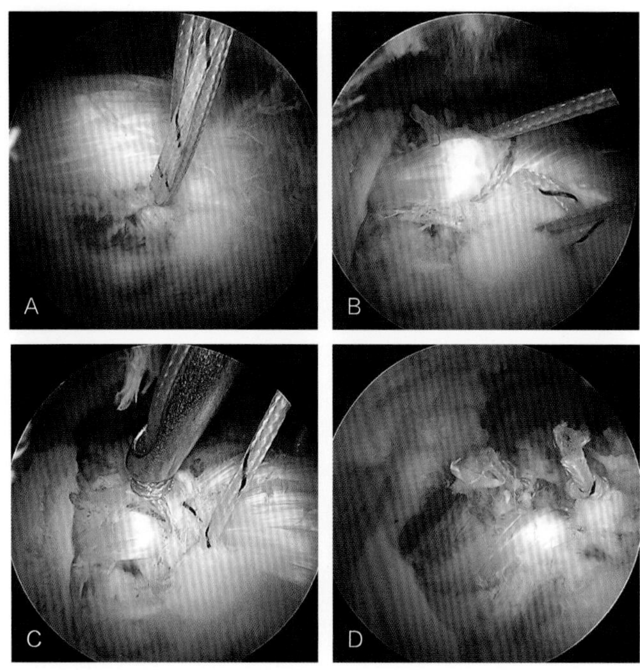

技术图8 结节间沟近端，LHB关节内固定镜下观。A. 置入锚钉。B. 过线。C. 打结。D. 完成肌腱固定。

- ○ 后一种方法在肩袖撕裂时尤为有效，此时，处理结节间沟近端非常容易。
- ○ 术中，在冈上肌前缘结节间沟近端处留置1根缝线。
- ○ 肩关节屈曲和用70°镜有助于识别结节间沟最上方，这将是肌腱固定的位置。
- ○ 将肱二头肌腱从其起始处切断，经皮（在腰穿针穿刺处）留置缝线。
- ○ 前上方入路用来定位肱骨近端肌腱固定部位，结节间沟近端会愈合。通过旋转和屈曲肩关节，可移动肱二头肌腱，以便很好地显示肌腱固定的位置和便于锚钉定位置入。
- ○ 有多种固定方法，其中最常见的是置入锚钉，然后在肌腱近侧残端穿线打结。
- ○ 或者，术者可经肱二头肌腱多次过线（使用不可吸收缝线锁边缝合，如FiberWire），然后用无结锚钉（如Arthrex PushLock或SwiveLock）在先前放置的小直径套管中以经皮方式进行牢靠的肌腱固定。

软组织肌腱固定术

关节镜下固定

- 该方法是在肩袖间隙中将肱二头肌腱固定到软组织上。这是基于Sekiya等[30]和Elkousy等[10]描述的经皮关节内穿肌腱（PITT）技术（技术图9）。
- 将腰穿针经肩袖间隙外侧经皮放置，位于环形反折滑车近端，然后穿过肱二头肌腱，距其盂上结节起点远端约1～2 cm。
- 1根0号PDS缝线穿过肌腱，使用抓钳通过前方肩袖间隙入路抽出。
- 然后通过过线，用不可吸收的缝线（例如2号FiberWire或其他类似的缝线）来替换该缝线。
- 沿肱二头肌腱走行，在远端5～6 mm重复该过程，即紧邻结节间沟上方将PDS缝线穿过肌腱。
- 然后，通过PDS缝线将套管外的2号不可吸收的缝线回穿肱二头肌腱和环形反折滑车进行褥式缝合。其后通过腰穿针制成的2个单独的穿刺孔从皮肤穿出。
- 通过前方肩袖间隙入路，使用ArthroCare电刀、针尖状电刀、关节镜剪刀或窄的翘头篮钳进行腱切断术。
- 切除残端，关节镜重新定位在肩峰下间隙，仔细清理以改观视野，抽出2组缝线。注意过线时不要损伤缝线。
  - ○ 用关节镜“钩针”或缝线操作装置便于取出经皮缝线。
  - ○ 另一种用于难以找到缝线的方法是，在经皮缝合线出口部位直接做小切口，并将缝线装入单环推结器中，然后将其从皮肤推入清理好的肩峰下间隙。然后就容易识别和抓持缝线，从推动器上卸载，这就可以毫无困难地抽回。
- 在取出时，可以1次1根，在前方的肩峰下间隙的关节镜直视下，将褥式缝合线打结。
- 彻底冲洗后，在关节、肩峰下间隙和关节镜入口注入0.25%丁哌卡因和肾上腺素。

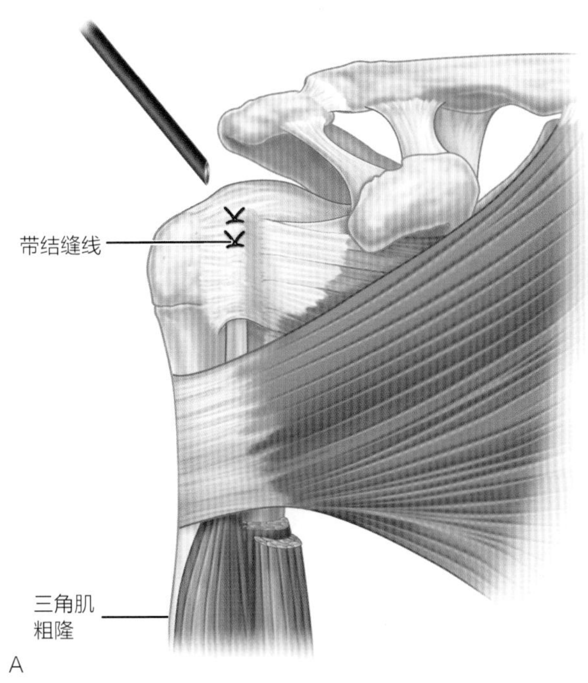

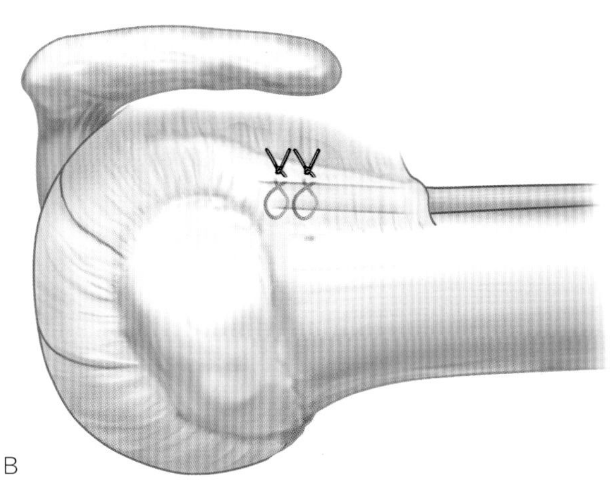

技术图9　经皮穿肌腱或软组织LHB肌腱固定术。A. 冠状位显示，将LHB肌腱缝合固定到结节间沟近端相邻的软组织结构上。B. 矢状位显示，手臂前举，三角肌下间隙打结固定。

关节镜下肱二头肌肌腱切断术

- 选择合适的患者，后方入路探查，通过肩袖间隙入路在肱二头肌腱附着处将其切断。
- 切除病变的肱二头肌腱（肌腱病变时）。
- 在结节间沟近端残留较宽部分的肌腱，或者在腱切断术时保留少许前上方盂唇，以避免肌腱向远侧回缩。
- 然而，笔者担心残留病变的肌腱可能是持续性疼痛的根源，因此通常不会这样做。

要点与失误防范

适应证	• 仔细评估术前病史，查体，影像学资料与术中发现，确定哪些症状性损伤需要治疗至关重要 • 与患者就腱切断术和腱固定术的目的、期望和潜在并发症进行全方位谈话，这是获得基于患者的成功疗效的关键
入路位置	• 腱固定术入路的位置将大大影响关节镜下手术的容易程度。入口的位置位于肩峰前外侧缘远端3～4 cm处，与肱二头肌外侧平齐 • 在三角肌下间隙操作时，在矢状面上沿着肩峰前半部定位外侧入口有助于改观视野 • 用腰穿针进行定位和三角会聚技术，可以优化入口的位置
关节镜诊断	• 关节镜检查的关键步骤是用探钩、交换棒或其他器械将肌腱的肌间部分移到盂肱关节中以进行充分评估。另外，仔细检查环形反折滑车的纤维和肩胛下肌止点是必要的。当从标准的后方入路探查，行关节内肌腱固定用70°镜可以改观结节间沟近端的视野
视野	• 用电凝进行止血有助于行彻底的滑囊切除，这将明显改观关节镜下肌腱固定时的视野 • 准确的入口位置、液体管理（泵压）和手术持续时间将有助于限制软组织外溢
手臂位置	• 将手臂屈伸旋转有助于改观视野以及锚钉或螺钉的定位
缝线管理	• 肌腱固定时，为避免意外嵌夹软组织、固定不牢、皮肤凹陷或不必要的软组织分离，仔细的缝线管理是关键

术后处理

- 肱二头肌腱手术的术后康复方案根据不同手术(清理术、肌腱切断术或肌腱固定术)而有所不同。
  - 通常情况下,康复方案将取决于同时做的其他手术,如肩袖修补。
- 一般来说,肌腱切断术后,悬吊固定持续2~4周不等,这取决于术者的喜好。
  - 6周内禁止用力、主动屈肘,但愿那时肱二头肌腱将有瘢痕长入结节间沟或“自体肌腱固定”,则足以开始主动活动[23]。
    - 期间的保护也有助于最大限度地减少“大力水手”畸形及与疲劳相关的痉挛的可能性。
  - 为进一步降低远端回缩的风险,一些术者建议在手臂周围使用加压绷带。
    - 笔者对这项技术没有经验,不予推荐。
- 肌腱固定术后,患者用吊带固定3周,主动辅助肘关节屈伸的活动量取决于术者的偏好和患者的舒适度。
  - 禁止主动屈肘约6~8周,以使固定的肌腱愈合。
  - 一些术者建议术后将肘关节固定在15°~20°伸直位4~6周,以尽量减少肌腱固定部位的应力。
  - 6~8周后,主动屈肘锻炼逐步康复,直到术后第3个月才进行肌力训练。

预后

- 由于相关研究有限且缺乏相同患者人群,结果的解释具有挑战性。在大多数研究中,肱二头肌腱手术通常仅是肩关节病变手术的一部分。最近Slenker等[32]对16项研究进行了系统评价,认为肌腱固定术和肌腱切断术均有“比较好的疗效”,切断术后的外观是其唯一明显的差异。
- 关节镜下肌腱固定术。
  - Checchia等[7]报道,15例患者中有14例接受了关节镜下肩袖修补术和肌腱固定术,平均随访32个月,显示93%优良率。
  - Boileau等[6]报道了关节镜下挤压螺钉行肱二头肌肌腱固定术的疗效,平均随访17个月,Constant评分从术前的43分增至最近一次随访的79分($P<0.005$)。
  - Lee等[17]报道了肩袖修补同时关节镜下锚钉肌腱固定术的疗效,“大力水手”畸形发生率为13%,前方痉挛疼痛率为7%。在该研究中,ASES和Constant评分分别从43分和56分增加到85分和82分。
  - Wittstein等[36]报道了35例患者腱切断或腱固定术后的等速肌力、耐力和主观结果,最短2年随访的队列研究,发现两种手术的主观结果和屈曲扭矩峰值相似,但切断术后扭矩峰值降低。
  - 关于肌腱固定术,之前的文献表明不可接受或疗效差的范围为6%~40%[16]。
  - 关节镜下肌腱固定术的结果见表2。简而言之,迄今为止关节镜下肌腱固定术的结果表明,如患者选择得当,该手术是治疗难治性肱二头肌肌腱病变的有效方法,并且对于年龄<60岁的患者可能更有利。
- 关节镜下肌腱切断术。
  - 关节镜下肌腱切断术的疗效表明,如果选择患者适当,该手术可以可靠地缓解疼痛,功能受限降到最低或功能改善。
  - 2001年,Gill等[12]报道了30例患者的肌腱切断术疗效,平均随访时间为19个月。这些患者ASES评分平均为82分(无术前数据比较),并显示疼痛明显减轻和功能改善。他们报道满意率为87%,并发症发生率为13%,其中1例患者无痛性外观畸形,2例患者过头顶功能丧失,1例患者持续性疼痛。
  - Kelly等[16]报道了54例关节镜下肌腱切断术的疗效,平均随访时间为2.7年,优良率为68%。然而,70%有“大力水手”征,38%的患者有与疲劳相关的不适。他们发现,屈肘力量丧失极小,60岁以上的患者丧失率为0%。60岁以上的患者不存在与疲劳相关的不适。
  - 1998年,Walch等[35]报道了307例关节镜下LHB切断与肩袖撕裂治疗的疗效。他们发现平均Constant评分为48~68分,统计学意义上有显著改善,并且报道了87%的满意率。
  - 总之,迄今为止关节镜下肌腱切断术的结果表明,如果选择患者恰当,该手术是难治性肱二头肌肌腱病变的有效治疗方法,并且对于年龄在50~60岁以上的患者可能更有利。

并发症

- 肌腱固定术的主要并发症包括持续性疼痛、肌腱固定失效和难治性腱鞘炎。
  - 肌腱固定愈合失败可导致肌腱远端回缩。类似于自发性肱二头肌腱断裂患者的情况,症状通常随时间而逐渐消退。
  - 一项研究表明,可用于肌腱固定术的剩余肌腱的质量可显著影响手术的成功率[6]。
  - Nho等[22]报道,353例胸肌下切开肱二头肌肌腱固定术后3年,并发症发生率为2%。
    - 另一些学者描述了该方法的并发症,包括神经损伤、骨-肌腱界面的磨损性破裂和肱骨近端骨折。

○ 最近的报道表明，口服非甾体抗炎药可能会抑制愈合，因此对于术后镇痛这并非最佳选择。
- 肌腱切断术的主要并发症如下：
  ○ “大力水手”征引起的外观畸形。
  ○ 与疲劳相关的痉挛。
  ○ 肘关节旋后和屈曲力量可能略有下降。

表2　关节镜下治疗肱二头肌肌腱病变的疗效观察

作者	病例数	方法	结果评估	结果
Checchia等，2005[7]	15	关节镜下肌腱固定术	UCLA；平均随访32个月	93%优良率
Elkousy等，2005[10]	12	关节镜下肌腱固定术	主观电话访问；6个月随访	100%主观评估手术获益；痉挛或“大力水手”征发生率为0%
Kelly等，2005[16]	54	关节镜下肌腱切断术	ASES评分，UCLA，L'Insalata，痉挛，“大力水手”征，疼痛；平均随访2.7年	68%优良率；38%主诉抗阻屈肘疲劳不适；70%“大力水手”征
Walch等，2005[34]	307	关节镜下肌腱切断术	Constant评分；平均随访57个月	87%满意或非常满意；平均Constant改善，从术前48分到术后68分
Boileau等，2001[6]	43	关节镜下挤压螺钉肌腱固定术	Constant评分；平均随访17个月	平均Constant评分改善，从术前43分到术后79分
Gill等，2001[12]	30	关节镜下肌腱切断术	ASES；平均随访19个月	平均ASES随访评分82分；87%满意率
Berlemann等，1995[4]	15	切开锁孔肌腱固定术	主观评价；平均随访7年	64%优良率，29%尚可
Walch等，2005[34]	86	切开肌腱固定术	主观评价	99%满意或非常满意
Becker和Cofield，1989[3]	51	切开肌腱固定术	主观评价；平均随访7年	平均7年随访约48%有中、重度疼痛

（谢国明　译，陈云丰　审校）

参考文献

[1] Alpantaki K, McLaughlin D, Karagogeos D, et al. Sympathetic and sensory neural elements in the tendon of the long head of the biceps. J Bone Joint Surg Am 2005;87:1580-1583.

[2] Armstrong A, Teefey SA, Wu T, et al. The efficacy of ultrasound in the diagnosis of long head of the biceps tendon pathology. J Shoulder Elbow Surg 2006;15:7-11.

[3] Becker DA, Cofield RH. Tenodesis of the long head of the biceps brachii for chronic bicipital tendinitis: long-term results. J Bone Joint Surg Am 1989;71A:376-381.

[4] Berlemann U, Bayley I. Tenodesis of the long head of biceps brachii in the painful shoulder: improving results in the long term. J Shoulder Elbow Surg 1995;4:429-435.

[5] Boileau P, Ahrens PM, Hatzidakis AM. Entrapment of the long head of the biceps tendon: the hourglass biceps—a cause of pain and locking of the shoulder. J Shoulder Elbow Surg 2004;13:249-257.

[6] Boileau P, Krishnan SG, Coste JS, et al. Arthroscopic biceps tenodesis: a new technique using bioabsorbable interference screw fixation. Tech Shoulder Elbow Surg 2001;2:153-165.

[7] Checchia SL, Doneux PS, Miyazaki AN, et al. Biceps tenodesis associated with arthroscopic repair of rotator cuff tears. J Shoulder Elbow Surg 2005;14:138-144.

[8] Cone RO, Danzig L, Resnick D, et al. The bicipital groove: radiographic, anatomic, and pathologic study. AJR Am J Roentgenol 1983;141:781-788.

[9] Dickens JF, Kilcoyne KG, Tintle SM, et al. Subpectoral biceps tenodesis: an anatomic study and evaluation of at-risk structures. Am J Sports Med 2012;40:2337-2341.

[10] Elkousy HA, Fluhme DJ, O'Connor DP, et al. Arthroscopic biceps tenodesis using the percutaneous, intra-articular trans-tendon technique: preliminary results. Orthopedics 2005;28:1316-1319.

[11] Gill HS, El Rassi G, Bahk MS. Physical examination for partial tears of the biceps tendon. Am J Sports Med 2007;35:1334-1340.

[12] Gill TJ, McIrvin E, Mair SD, et al. Results of biceps tenotomy for treatment of pathology of the long head of the biceps brachii. J Shoulder Elbow Surg 2001;10:247-249.

[13] Glousman R, Jobe F, Tibone J, et al. Dynamic electromyographic analysis of the throwing shoulder with glenohumeral instability. J Bone Joint Surg Am 1988A;70:220-226.

[14] Hashiuchi T, Sakurai G, Morimoto M, et al. Accuracy of the

biceps tendon sheath injection: ultrasound-guided or unguided injection? A randomized controlled trial. J Shoulder Elbow Surg 2011;20(7):1069-1073.

[15] Itamura J, Dietrick T, Roidis N, et al. Analysis of the bicipital groove as a landmark for humeral head replacement. J Shoulder Elbow Surg 2002;11:322-326.

[16] Kelly AM, Drakos MC, Fealy S, et al. Arthroscopic release of the long head of the biceps tendon: functional outcome and clinical results. Am J Sports Med 2005;33:208-213.

[17] Lee HI, Shon MS, Koh KH, et al. Clinical and radiologic results of arthroscopic biceps tenodesis with suture anchor in the setting of rotator cuff tear. J Shoulder Elbow Surg 2014;23:e53-e60.

[18] Levy AS, Kelly BT, Lintner SA, et al. Function of the long head of the biceps at the shoulder: electromyographic analysis. J Shoulder Elbow Surg 2001;10:250-255.

[19] Lutton DM, Gruson KI, Harrison AK, et al. Where to tenodese the biceps: proximal or distal? Clin Orthop Relat Res 2011;469: 1050-1055.

[20] Murthi AM, Vosburgh CL, Neviaser TJ. The incidence of pathologic changes of the long head of the biceps tendon. J Shoulder Elbow Surg 2000;9:382-385.

[21] Neer CS II. Anterior acromioplasty for chronic impingement syndrome of the shoulder. A preliminary report. J Bone Joint Surg Am 1972;54A:41-50.

[22] Nho SJ, Reiff SN, Verma NN, et al. Complications associated with subpectoral biceps tenodesis: low rates of incidence following surgery. J Shoulder Elbow Surg 2010;19(5):764-768.

[23] Osbahr DC, Diamond AB, Speer KP. The cosmetic appearance of the biceps muscle after long-head tenotomy versus tenodesis. Arthroscopy 2002;18:483-487.

[24] Pagnani MJ, Deng XH, Warren RF, et al. Role of the long head of the biceps brachii in glenohumeral stability: a biomechanical study in cadavera. J Shoulder Elbow Surg 1996;5:255-262.

[25] Pfahler M, Branner S, Refior HJ. The role of the bicipital groove in tendinopathy of the long biceps tendon. J Shoulder Elbow Surg 1999;8:419-424.

[26] Rhee PC, Spinner RJ, Bishop AT, et al. Iatrogenic brachial plexus injuries associated with open subpectoral biceps tenodesis: a report of 4 cases. Am J Sports Med 2013;41:2048-2053.

[27] Rodosky MW, Harner CD, Fu FH. The role of the long head of the biceps muscle and superior glenoid labrum in anterior stability of the shoulder. Am J Sports Med 1994;22:121-130.

[28] Salata MJ, Bailey JR, Bell R, et al. Effect of interference screw depth on fixation strength in biceps tenodesis. Arthroscopy 2014; 30:11-15.

[29] Sanders B, Lavery KP, Pennington S, et al. Clinical success of biceps tenodesis with and without release of the transverse humeral ligament. J Shoulder Elbow Surg 2012;21:66-71.

[30] Sekiya JK, Elkousy HA, Rodosky MW. Arthroscopic biceps tenodesis using the percutaneous intra-articular transtendon technique. Arthroscopy 2003;19:1137-1141.

[31] Sethi PM, Rajaram A, Beitzel K, et al. Biomechanical performance of subpectoral biceps tenodesis: a comparison of interference screw fixation, cortical button fixation, and interference screw diameter. J Shoulder Elbow Surg 2013;22:451-457.

[32] Slenker NR, Lawson K, Ciccotti MG, et al. Biceps tenotomy versus tenodesis: clinical outcomes. Arthroscopy 2012;28(4):576-582.

[33] Vangsness CT Jr, Jorgenson SS, Watson T, et al. The origin of the long head of the biceps from the scapula and glenoid labrum. An anatomical study of 100 shoulders. J Bone Joint Surg Br 1994; 76B:951-954.

[34] Walch G, Edwards TB, Boulahia A, et al. Arthroscopic tenotomy of the long head of the biceps in the treatment of rotator cuff tears: clinical and radiographic results of 307 cases. J Shoulder Elbow Surg 2005;14:238-246.

[35] Walch G, Nové-Josserand L, Boileau P, et al. Subluxations and dislocations of the tendon of the long head of the biceps. J Shoulder Elbow Surg 1998;7:100-108.

[36] Wittstein JR, Queen R, Abbey A, et al. Isokinetic strength, endurance, and subjective outcomes after biceps tenotomy versus tenodesis: a postoperative study. Am J Sports Med 2011;39:857-865.

[37] Yamaguchi K, Riew KD, Galatz LM, et al. Biceps activity during shoulder motion: an electromyographic analysis. Clin Orthop Relat Res 1997;336:122.

第 20 章 背阔肌转移治疗不可修补的肩袖后上部损伤

Latissimus Transfer in the Setting of Irreparable Postero-superior Rotator Cuff Tears

Jesse A. McCarron and Joseph P. Iannotti

定义

- 背阔肌转移(联合或不联合小圆肌转移)可用来治疗不可修补的后上肩袖损伤,改善肩关节主动活动度。
  - 肌腱转移至肱骨头上方(上方转移)可用来治疗不合并假性麻痹、肱骨头锁定上移或盂肱关节炎的年轻患者,改善主动前屈功能并减轻疼痛。
  - 肌腱转移至肱骨近端外侧(外侧转移,也被称为L'Episcopo方法),能够改善主动外旋功能。目前,反肩置换是最常用的能够防止严重的外旋迟滞征或是"吹号"征的方法。
- 不可修补的肩袖后上部损伤是指冈上肌和冈下肌腱撕裂,但在手臂置于身体一侧时,无法将撕裂肌腱解剖复位修复至肱骨大结节的足印区。
  - MRI或CT扫描显示冈上肌或冈下肌严重的肌肉萎缩,可帮助在术前判断某些肩袖撕裂不可修补。
  - 这有助于判断肩袖撕裂不可修补及可行肌肉转移进行修补,但撕裂的肩袖是否能修补的最终决定应在手术时做出。

解剖

- 正常情况下,背阔肌的作用为内收和内旋肱骨,转移术后应起到外展和外旋肱骨的作用。
  - 患者需要在术后重新训练神经肌肉协调,且会与原有的肌肉作用完全不同。
  - 在一些患者,背阔肌转移只能起到肌腱固定的作用。
- 冈上肌和冈下肌分别起源于冈上窝和冈下窝,两者的肌腱汇成一束,止于紧贴肱骨头关节缘外侧的肱骨大结节上。
  - 两腱汇合后的足印区面积平均为4.02 cm^2。
  - 冈上肌腱止点从内往外平均为1.27 cm,从前往后平均为1.63 cm。
  - 冈下肌腱止点从内往外平均为1.34 cm,从前往后平均为1.64 cm[8]。
- 在盂肱关节的上部,冈上肌腱和冈下肌腱的最深层纤维与关节囊交织成一体,使得肩袖和关节囊可以作为一整体。因此,当肩袖撕裂累及冈上肌腱或冈下肌腱时,会导致盂肱关节与肩峰下间隙相通。
- 背阔肌起源广泛,起自包括T7～L5的棘突、骶骨、髂翼、第9～12肋和肩胛骨下缘等处的筋膜。
- 背阔肌腱止于肱骨近端内侧,位于胸大肌和大圆肌之间,平均宽3.1 cm,长8.4 cm。
- 背阔肌纤维从起点到止点旋转180°,使得其虽起于胸壁后大圆肌后方,却能止于肱骨近端紧贴大圆肌腱的前方。
- 背阔肌在肱骨干近端的止点向远侧延伸不会超过大圆肌止点。
- 在大部分患者中,背阔肌和大圆肌的肌腱止点分列于近侧肱骨干上;然而,30%的患者两肌腱则交汇融合,只有锐性切开才能分离[18]。
- 进入背阔肌的神经血管蒂为胸背动脉和神经束(C6和C7的后束)。胸背动脉和神经束从背阔肌前下面进入该肌,距肱骨止点处13 cm。
  - 解剖学研究表明,该神经血管蒂有足够的长度便于背阔肌转移,只要将其肌腹前面的所有粘连和纤维束分离,背阔肌腱切断转移至肱骨近端上方和内侧时神经血管蒂就没有张力过大的风险[20]。
  - 走向大圆肌的神经血管束为肩胛下神经下部(C5和C6后束),动脉和神经在大圆肌肱骨止点内侧平均7.4 mm处进入该肌[18]。
  - 一些重要的神经血管结构靠近背阔肌止点,将其从肱骨上分离时应注意保护这些结构以免损伤。
  - 桡神经在背阔肌前方经过,在其肌腱上缘距肱骨干内侧平均2.4 cm处走行。
    - 该距离随肱骨外旋和外展时增加,内旋和内收时缩小[3](图1A、B)。
- 腋神经在穿过四边孔前走行于背阔肌腱上方(图1C),在肱骨旋转中立位和内收时,其与背阔肌腱上缘的平均距离为1.9 cm。
  - 该距离在肱骨外旋和外展时增加,内旋时减小[3]。
- 旋肱前动脉走行于背阔肌腱上缘。

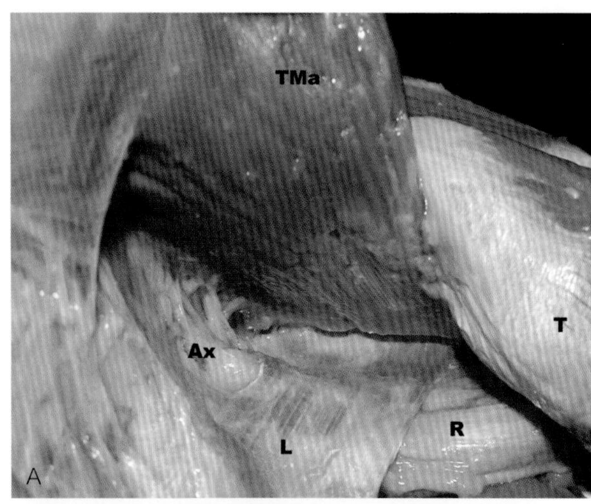

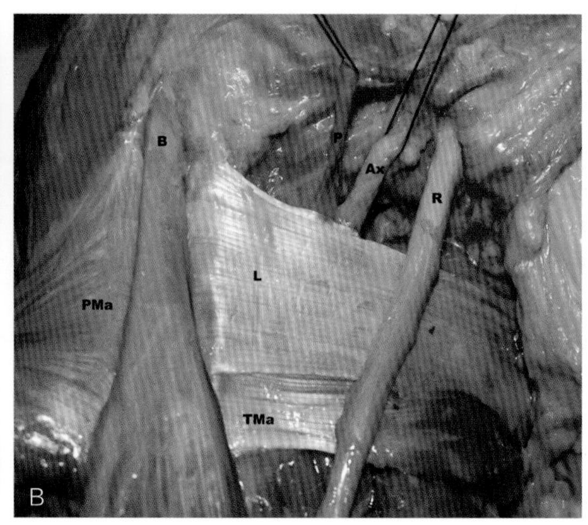

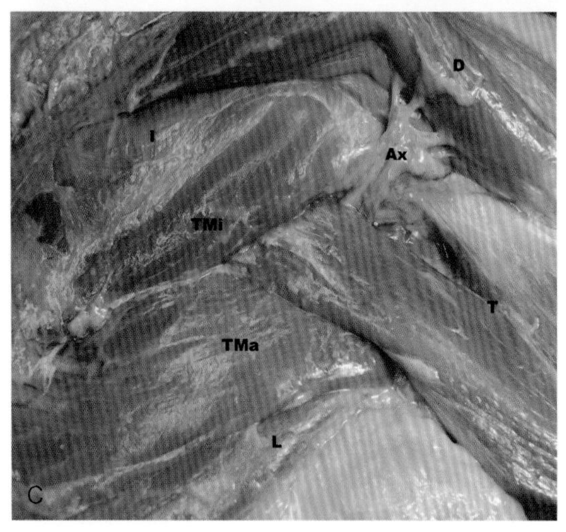

图1　A. 尸体解剖显示大圆肌（*TMa*）和背阔肌（*L*）肌腱之间的间隙，两者的肌腱均在肱骨止点附近穿过肱三头肌长头（*T*）的深面。本图示通过右肩后侧入路来显露。注意桡神经（*R*）近端走行于背阔肌腱深面，腋神经（*Ax*）与旋肱后动脉伴行，于背阔肌和大圆肌上缘穿过四边孔。B. 尸体解剖从前方显露背阔肌（*L*）和大圆肌（*TMa*）肌腱止点。将胸大肌（*PMa*）肌腱翻向外侧，肱二头肌长头腱（*B*）仍位于肱二头肌肌间沟中，注意大圆肌止点较背阔肌止点更远侧。注意止点更远的胸大肌与背阔肌之间的关系。*P*，旋肱后动脉。C. 肩部后侧的浅层肌解剖，可以看到腋神经（*Ax*）和旋肱后动脉，穿出四边孔后，进入三角肌（*D*）后束。*I*，冈下肌；*TMi*，小圆肌。

发病机制

- 诸多因素被认为导致肩袖撕裂的发生，包括血供减少，肱骨头与喙肩韧带或肩峰下表面之间的机械性压迫，创伤因素如肱骨头脱位、肩袖肌腹-肌腱结合部瞬间或反复偏心负荷[5]。
- 单纯的急性创伤可导致肩袖广泛撕裂，但若诊断和手术干预及时，则大部分可通过切开或关节镜下进行修补。
- 另外，大部分退行性肩袖撕裂都是从小裂口开始逐步变大，直到发生肌肉回缩、萎缩和肌腱缺如，而妨碍了初次修补。
- 术中单凭肩袖撕裂范围的大小不能预判是否可修补，但撕裂范围确实影响其术后愈合，大的肩袖撕裂术后愈合率低。
- 肩袖组织的质量和肌腱是否回缩，是术中判断撕裂是否可修复的主要决定因素，这些因素也影响到肩袖初次修补的愈合。
- 肩袖撕裂的范围扩大和持续时间增长会导致肩袖回缩，肌腹的脂肪浸润会在数周或是数月内演变为撕裂，这些变化会使得肩袖肌腱弹性和组织顺应性降低，常常为不可逆改变(图2)。
- 因此，这些巨大肩袖撕裂不予治疗的时间越长，手术时无法修复的可能性就越大。然后，需要通过背阔肌上方转移恢复一些特定患者的过顶上举功能，或是通过反肩置换结合可能的背阔肌外侧转移来恢复主动外旋功能。
- 不可修补的巨大肩袖撕裂患者，常常主诉由一个轻微的创伤所诱发起病，如手臂于伸展位着地摔倒，最终演变为急性合并慢性肩袖撕裂和肩关节功能失代偿。其余患者则有长期的病程，症状不断加重，最终无法耐受。

自然病程

- 巨大的肩袖后上部撕裂并不常见，即便在临床治疗肩部病变的患者中统计，也仅占肩袖撕裂所有病例的1/3不到[21]。
  - 并不是所有的大的肩袖后上部撕裂患者都会有严重

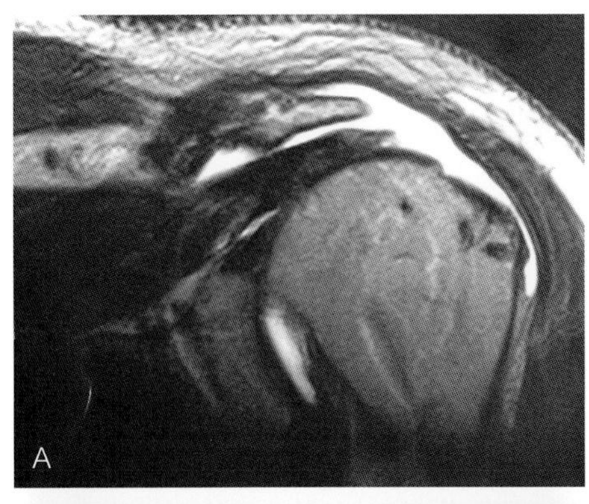

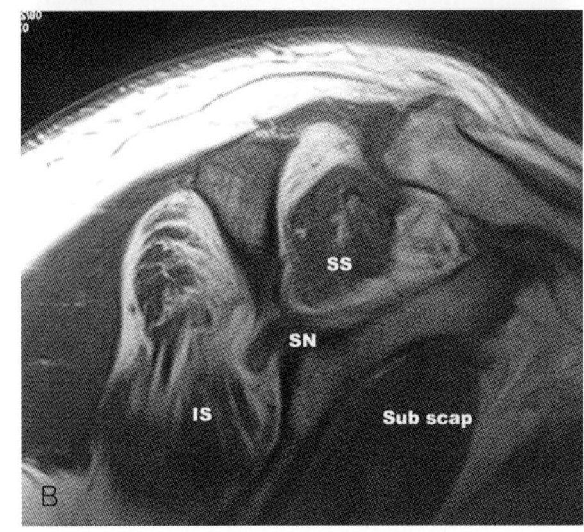

图2 A. 冠状面MRI图像显示巨大肩袖撕裂，回缩至肱骨头中部。B. 经过冈上窝和冈下窝外侧的矢状面MRI图像显示脂肪变性和肌肉废用性萎缩，因此导致肌肉顺应性降低和术中修复失败的概率增加。可见肩胛上神经（*SN*）穿过肩胛上切迹。*SS*，冈上肌；*IS*，冈下肌；*Sub scap*，肩胛下肌。

的功能丧失或疼痛，并不一定需要手术或寻求治疗。

- 基于X线、MRI检查结果或直接对撕裂的肩袖进行检查，难以判断患者的预后是否会出现明显的肩关节功能障碍。
- 一些肩袖裂口大的患者仍然能使用手臂完成许多动作，一些甚至能过顶的活动。
  - 而一些较小的肩袖撕裂患者则可能极困难或根本不能抬高手臂超过胸部水平。
- 主动外旋功能丧失和外旋迟滞征通常表明大的肩袖撕裂，撕裂延伸到冈下肌下半部达小圆肌水平。
- 无论损伤大小，肩袖肌均丧失了其稳定肱骨头的能力，并最终导致功能失代偿。
- 随着肩袖裂口逐渐增大，动作和生物力学的替代可维持肩关节功能在一定水平。一旦肩袖失去作为稳定肱骨头的支点作用而能使手臂前屈和外展，将会导致肩关节功能迅速失代偿，功能丧失，造成疼痛加重。

病史和体格检查

- 根据患者病史可以得出出现目前症状的损伤机制和持续时间，确定是否有特定的外伤史导致肩袖撕裂及任何类似病情之前是否有肩袖病变。
- 确定肩袖撕裂是急性损伤导致而不是慢加急病程，这有助于评估肩袖组织的质量并确定是否能在术中修复。
- 功能障碍的持续时间也是确定肩袖撕裂能否修复的重要因素，因为损伤数周内冈上肌和冈下肌肌腹即会发生脂肪变性，其会导致组织顺应性明显下降及造成手术修补时张力增大[13,22]。
- 从颈部开始行仔细的神经系统检查，以排除有可能引起肩部症状的神经源性病变。
- 有必要明确患者目前功能受限的程度和患者对于术后功能恢复程度的期望，来判断是否患者的功能障碍已经非常明显，但可望通过手术改善。
- 针对肩袖功能不足的肩关节体格检查很多，主要有以下几项：
  - 主动前屈功能：患者若能将手臂抬高至肩及以上水平，上肌腱转移术后主动前屈功能改善的可能性更大。
  - 主动前屈＜90°或是不能向上，表明肱骨头从喙肩弓底面向前上移位，形成不可修补的肩袖损伤，可能通过背阔肌转位不一定能获得满意的效果。
  - 主动外旋功能：患侧外旋功能减弱表明冈下肌功能部分或完全丧失，由于相关肩袖肌撕裂或肩袖功能障碍。
  - 外旋迟滞征：手臂无法保持于最大外旋位（幅度＞20°）表明撕裂已延伸至冈下肌。大多数此类患者也会有前屈上举障碍，此类患者更适用于反肩置换并结合肌腱外侧转移保留外旋功能。
  - 被动运动幅度检查应与对侧相比较。运动幅度降低表明关节有挛缩，在考虑肌腱转移之前需行相应治疗。
  - 改良压腹试验：若无法完成此动作表明肩胛下肌功能不良或撕裂，此类患者肌腱转移后临床失败的风险更大。
  - 外展肌力测试：该试验检查三角肌的肌力。三角肌肌力减弱，术后将会因肌力不足而导致主动活动范围幅度减小。
  - 外旋肌力试验：肌力无减弱表明没有相关冈下肌撕裂，若肌力减弱表明有进展性的冈下肌损伤或是功能障碍。

影像学和其他诊断性检查

- 需要拍摄一张标准的肩关节正位片和肩关节腋位片（图3A、B）。

- 这可评估是否有盂肱关节炎、肱骨头向上移位和骨性解剖异常(图4A、B)。
- MRI检查可以评估肩袖、肱二头肌腱、盂唇以及关节囊病变(见图2)。
  - 肩袖裂口的大小,特别是累及肩胛下肌和冈下肌的裂口范围。
  - 肩袖从肱骨大结节处回缩的距离。
  - 累及肌腹的脂肪变性程度。
- 肌电图用以检查肩胛带周围的神经功能情况。
  - 怀疑肩关节功能障碍是由神经病变引起的,需要进行该检查。

鉴别诊断

- 冻结肩。
- 粘连性关节囊炎。
- 巨大但可修复的肩袖撕裂。
- 颈神经根受压。
- 肩胛上神经麻痹。
- 三角肌功能障碍。

非手术治疗

- 非手术治疗以最大程度改善患者目前的功能状态、控制疼痛、改善活动度和改变期望值为目的。
- 先通过理疗对无法修复的肩袖撕裂进行治疗,主要以维持肩关节功能、增强三角肌的肌力和肩胛骨的稳定性为主。
  - 理疗包括增强肩胛骨周围的肌肉、内旋肌和外旋肌肌力,防止关节粘连和活动度进一步丧失。
  - 可的松注射:40～80 mg曲安奈德加注5～10 mL的1%利多卡因注入肩峰下间隙与盂肱关节,减轻滑膜炎和滑囊炎,减轻疼痛,有助于理疗的进行。
  - 改善活动度和改变期望值:医生应向患者说明避免做一些诱发疼痛的刺激性动作,对于无法修复的肩袖撕裂患者,与其探讨符合实际情况的功能恢复目标。

单独背阔肌转移或合并小圆肌转移的手术指征

- 无法修复的肩袖巨大撕裂的治疗方案应根据患者目前的功能受限情况、疼痛水平和可能的病因以及查体的阳性体征来决定。
- 术前应明确告知患者术后疼痛缓解和功能改善应有的期望程度,因为即便是背阔肌转移适应证最佳的患者,也不可能完全实现全部(正常)肌力的恢复、主动活动范围的恢复以及疼痛的彻底缓解。

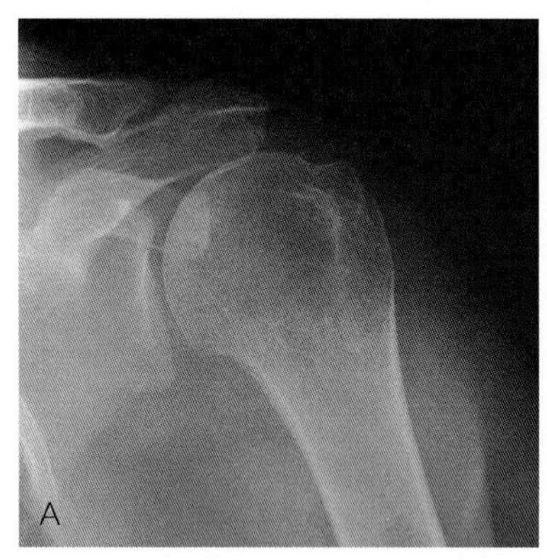

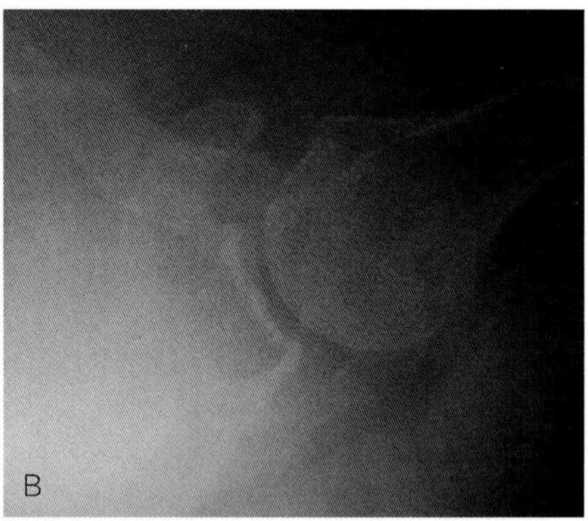

图3　单纯背阔肌转移治疗无法修复的肩袖撕裂的典型影像学表现。A. 标准的盂肱关节正位片显示肱骨头轻微向上移位,关节间隙尚存。B. 盂肱关节的腋位片上关节间隙仍可见且无骨赘形成,肱骨头在中心位。

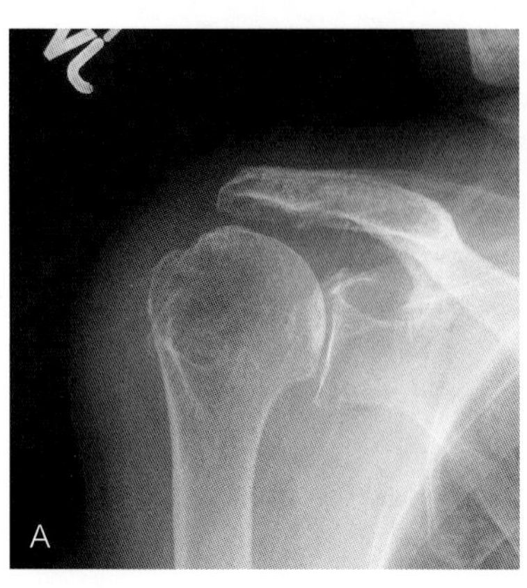

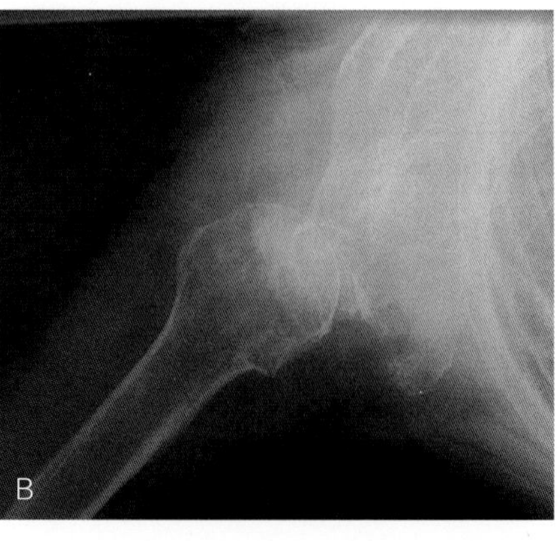

图4　退行性关节炎的影像学表现,不推荐行单纯的背阔肌上转位,对于肩袖撕裂合并外旋迟滞征阳性的患者建议行背阔肌外侧转移联合反肩置换术。A. 标准的盂肱关节正位片显示骨关节炎改变、骨赘形成,且肱骨头向上移位。B. 盂肱关节腋位片上显示骨关节炎表现伴有早期的关节盂后侧磨损。

表1　影响背阔肌上方转位预后的因素

参数	预后较好的因素	预后不良的因素
年龄	＜60岁	＞60岁
性别	男性	女性
功能	手臂上举不低于胸部水平	手臂上举低于胸部水平
肩胛下肌状况	完整、功能良好	撕裂、功能障碍
三角肌状况	完整	离断、功能障碍
手术史	无	有

- 肌腱上方转位适用于单纯的后上方不可修补性肩袖损伤。
  - 在肩袖撕裂无法修复的患者中，一小部分患者才适宜行背阔肌/小圆肌转移。
  - 最理想的是选择年纪较轻、三角肌和肩胛下肌肌力良好、盂肱关节炎轻微、术前能主动前屈至肩部水平的患者行背阔肌转移术。
  - 表1列出了明确影响预后的因素。
- 反肩关节置换结合肱骨近端外侧肌腱转移（L'Episcopo技术）治疗后上肩袖损伤以及肩袖关节病。
  - 反肩关节置换结合肌腱外侧转移针对术前外旋迟滞试验阳性以及无法主动维持外旋0°的患者。

手术治疗：切开的背阔肌/小圆肌转位手术

术前计划

- 应根据肩袖的回缩程度和组织质量对一期修补成功的可能性进行预判。
  - 同时准备肩袖修补和背阔肌转移所需的器械。
- 应与患者谈话，说明需要自体或异体肌腱移植以增加背阔肌转移长度的可能性，手术中对自体肌腱的供区常规消毒铺巾，或在术前就预先准备异体肌腱。

体位

- 取侧卧位，并用沙袋或髋部固定架维持（图5A）。
- 消毒铺巾后，要确保患肢可于术中自由移动，且背部、肩上部和肘部以下的手臂均外露以便于手术操作（图5B、C）。
- 手术台的对侧安装上肢托架，术中固定患肢并可外展、前屈和旋转。

入路

- 手术入路应能广泛地显露，包括显露肩袖和背阔肌肌腹及其止点。
- 虽然单一切口技术已有报道[14]，但大多数学者更喜欢采用双切口技术，一个切口用以显露和处理肩袖，另一个切口用以解剖和解离背阔肌。

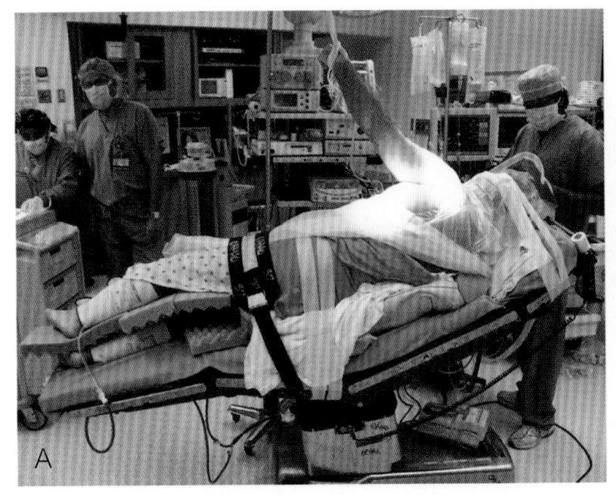
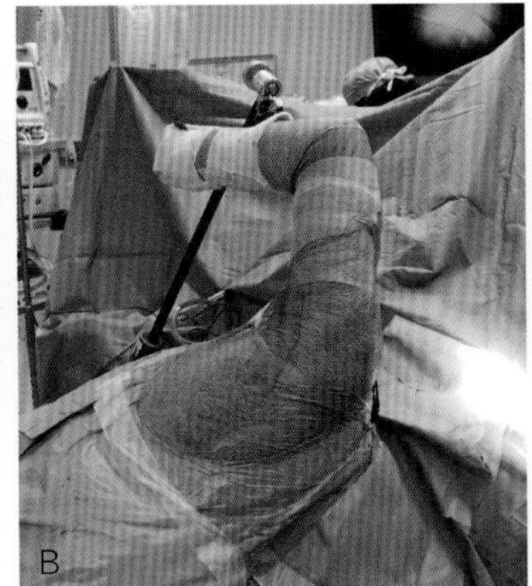
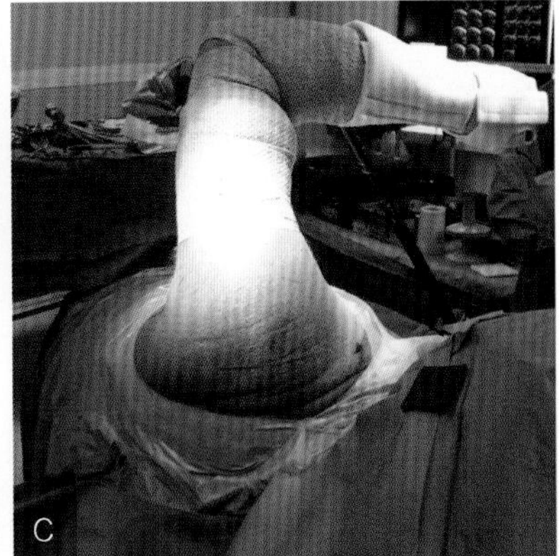

图5　A、B. 患者侧卧位并用沙袋维持固定，显示背部（A）和从手术床尾端方向视图（B）。手术床呈略微的头高脚低位，便于术者从上方显露肩峰下间隙。C. 患者侧卧位并用沙袋维持固定，患肢消毒铺巾后置于上肢托架，从手术床头侧方向拍照。

TECHNIQUES

暴露肩袖的上方入路

- 于肩峰外侧缘与其平行做一切口(技术图1A)。
- 于三角肌筋膜浅层做皮下游离。

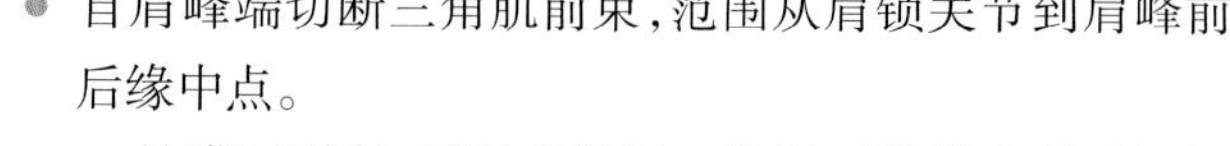

- 自肩峰端切断三角肌前束,范围从肩锁关节到肩峰前后缘中点。
  - 骨膜下剥离,可以确保切口关闭时筋膜和骨膜组织的缝合足够牢固。

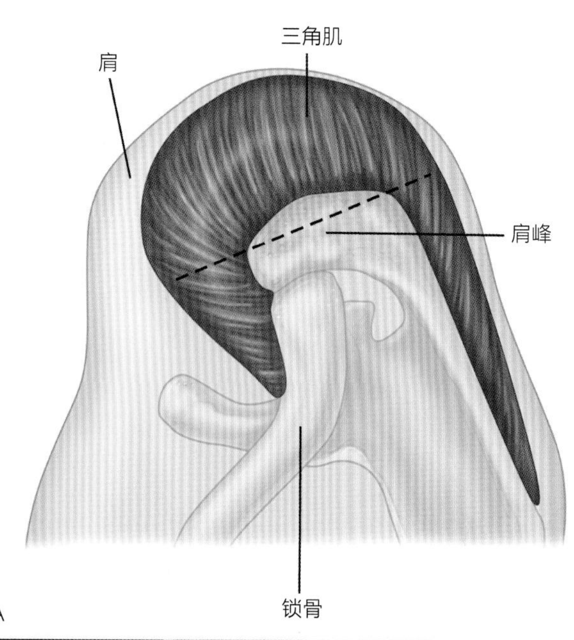

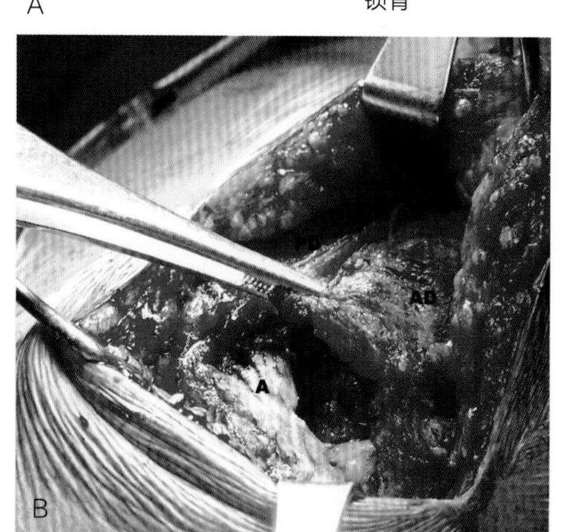

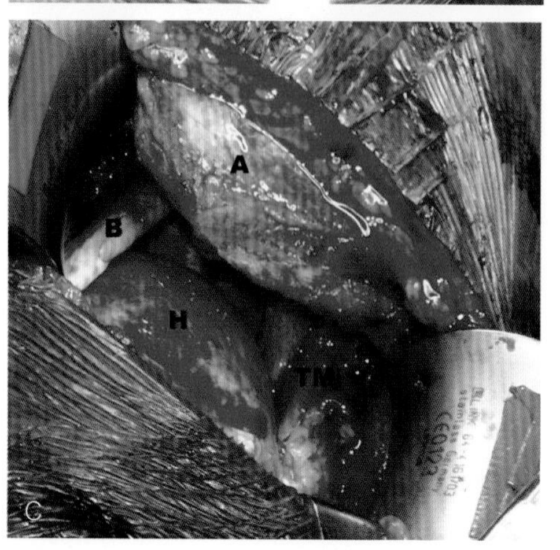

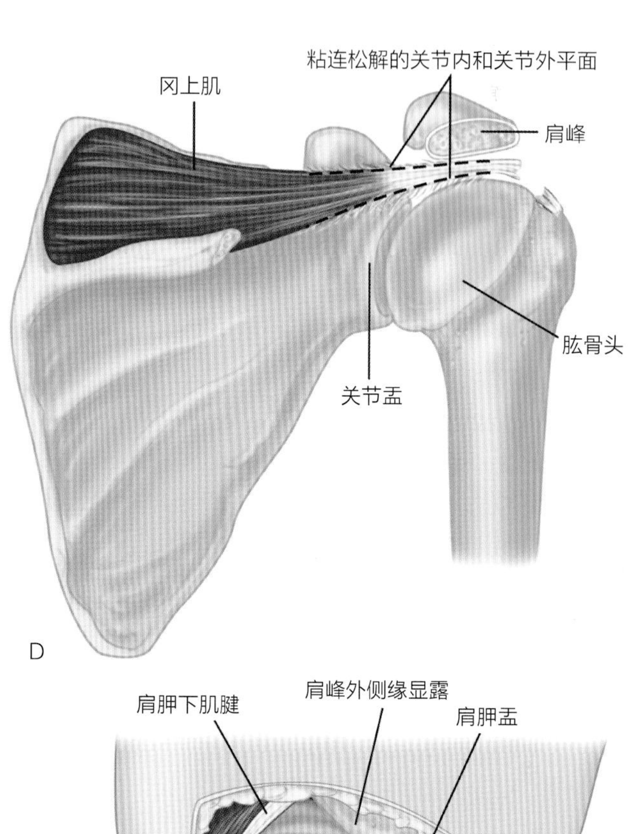

技术图1 A. 显露肩峰下间隙的皮肤切口,位于肩峰外侧缘。B. 图示为肩部上方入路,患者取侧卧位。将三角肌前束(*AD*)从肩锁关节至肩峰(*A*)外侧缘中点做骨膜下剥离,确保切口关闭时三角肌能牢固地原位缝合。在肩峰外侧缘以远5 cm处于劈裂的三角肌上加强缝合,以防止腋神经牵拉伤。*PD*,三角肌后束。C. 肩峰下滑囊全切除,清理后的肩峰下间隙,该患者肩袖撕裂且无法修复。*B*,肱二头肌腱;*H*,肱骨头;*TMi*,小圆肌。D. 用剪刀或骨膜剥离器行关节囊切开、上方的关节盂缘周围粘连松解。将回缩的撕裂肩袖行关节内和肩峰下充分松解,使撕裂的肌腱完全游离,且试行直接缝合。E. 显露肱骨大结节,稍做去皮质处理,缝线穿过骨隧道可缝合固定肌腱。

- 以三角肌被切断部分为参照，于肩峰中部外侧或后外侧角沿着三角肌肌纤维方向向远端劈开，并在肩峰外侧缘远端5 cm处于三角肌上加强缝合，防止三角肌远端撕裂而损伤腋神经(技术图1B)。
  - 手术显露要切断至少一半的三角肌中束起点，部分病例甚至全部切断。这种广泛的显露有助于肩袖修复以及背阔肌腱的转移和修复。
- 将肩峰下滑囊完全切除，观察肩袖撕裂的范围和类型，找到肩袖撕裂的边缘并对其进行清创(技术图1C)。
- 此时应检查肩胛下肌腱，部分止点撕裂应进行修补。
  - 无法修复的肩胛下肌撕裂应考虑行胸大肌转移术。
  - 同时行双肌肉转移的情况极为罕见，与单一肌肉转移相比预后要差。
- 根据需要行肩峰成形术。
  - 仅切除延伸到肩峰后侧的部分。
  - 避免减少肩峰前后的长度，防止增加肱骨头上移的风险。
  - 保持喙肩韧带的最大长度，并将其与三角肌的深面相缝合。
  - 闭合伤口时，于喙肩韧带肩峰端留置缝线并将其缝回至肩峰前缘，重建喙肩弓。
  - 重建喙肩弓有助于降低术后肱骨头向上半脱位的风险。
- 若发现肱二头肌腱有退行性变，可将其固定于肱二头肌间沟，并切除其关节内部分，防止其成为潜在的疼痛源。
- 回缩的肩袖在关节内和关节外肌腱部分都应进行完全松解。
  - 行关节内部分肌腱松解时最好采用手术刀、剪刀或者骨剥，需要时还可使用电刀。
  - 关节内松解时不应超过肩袖内侧1.5～2.0 cm，其松解不可过度，以防损伤肩胛上神经(技术图1D)。
- 行残余组织的清创，并使用咬骨钳或磨钻对肱骨大结节稍做去皮质化处理，准备肌肉转移或肩袖原位再附着的缝合。
  - 肩袖撕裂可修复时，缝合至肱骨大结节的任意肩袖部分都应采用2号线或更强的不可吸收缝线，将其缝合至骨面。
  - 骨隧道或缝线锚钉应置于肱骨节大结节外侧(技术图1E)。
- 肩袖完全松解后，若患肢置于体侧时无法将肌腱复位并修补于肱骨大结节处，则需要行背阔肌转位。
  - 即使肩袖可完全修补，但修补的肩袖组织质量一般或很差，初次修补后其愈合率低，尤其患者对术后肌力恢复要求高时，更倾向于行背阔肌转移。

暴露背阔肌的手术入路

- 沿背阔肌后外侧缘做一15 cm切口，向近端延伸至腋窝后缘(技术图2A)。
- 切口可根据需要向近端延伸，但经过腋窝皮肤皱褶时应注意改变方向，以防止在腋窝后缘皱褶处形成增厚的瘢痕。
- 在背阔肌筋膜浅层做皮下游离，辨认该肌的上、下缘(技术图2B、C)。
  - 辨认背阔肌肌腹最可靠的方法是通过背阔肌的下(外侧)缘来进行，因为后胸壁除了背阔肌下(外侧)没有其他大肌肉。
- 钝性分离背阔肌腱至其于肱骨近端的止点(技术图2D)。
- 外展和内旋手臂能使背阔肌腱止点更好地显露[18]。
- 这时应特别注意神经血管结构，因为在该操作过程中，腋神经、桡神经、臂丛和旋肱血管均在手术区域。
  - 外展位内旋手臂可以提供充分显露，但亦可牵拉桡神经沿着背阔肌腱的前、内侧面向其靠近[3]。
  - 腋神经和旋肱后动脉在出四边孔之前，在背阔肌近端行走于大圆肌上缘。
  - 旋肱前血管沿着背阔肌腱上缘走行，若意外损伤可导致大量出血。
  - 背阔肌腱的止点离断及游离应沿其后表面开始，仔细操作，这样可保护肌腱前方(深面)所有的重要神经血管结构。
- 有相当一部分患者的背阔肌和大圆肌腱在肱骨止点处在两者的上缘融为一束，需锐性分离。
- 一旦辨清背阔肌腱在肱骨的止点，须将其从肱骨干上直接离断以确保转移肌腱有足够的长度。

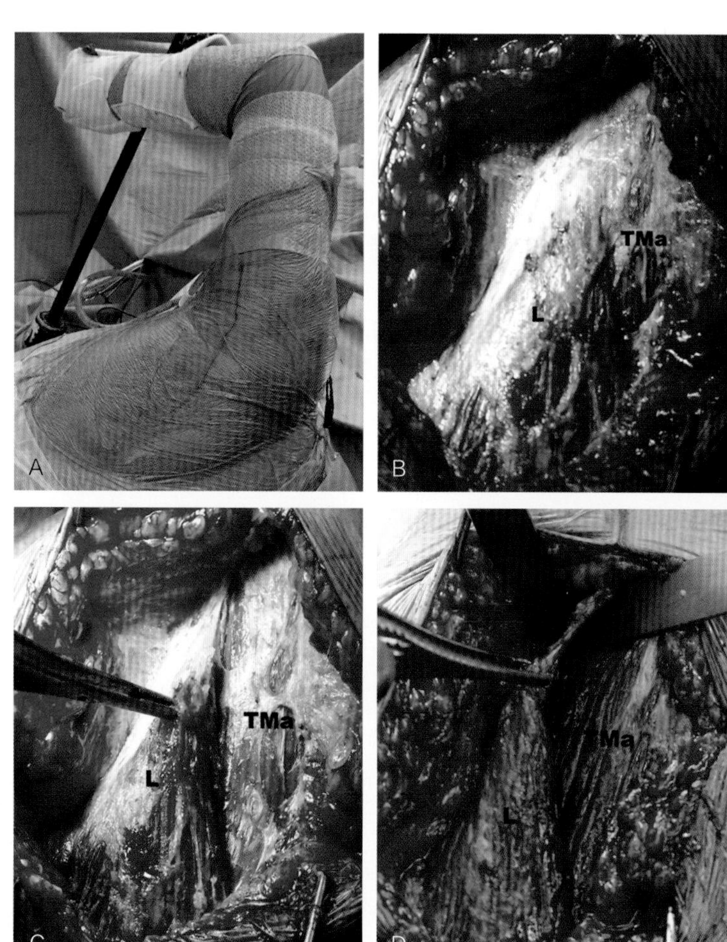

技术图2 A. 游离切取背阔肌的后侧切口沿肌腹后外侧缘，向腋窝后缘延伸，切口可向近端延伸以扩大显露，但横过腋窝皮肤皱褶时应成一角度，防止皮肤挛缩。B. 在背阔肌（*L*）和大圆肌（*TMa*）筋膜浅层做皮下游离。C. 背阔肌是沿着后、外侧胸壁分布的最下方的肌腹。D. 外展和内旋手臂有助于显露背阔肌（*L*）和大圆肌（*TMa*）肌腱在肱骨近端内侧的止点。

背阔肌转移并固定于肱骨头

- 将背阔肌腱止点离断后，采用2号不可吸收缝线或是更强的缝线，分别沿肌腱上缘和下缘行锁边的Krackow缝合技术进行编织缝合（技术图3A、B）。
- 锁边缝合可以减少对肌腱的过度夹持，该肌腱几乎没有交织的纤维，反复操作容易磨损。
- 将缝线作牵引线，并将背阔肌前面的粘连彻底松解。
  - 确保牵拉缝线时与肌腱长轴成一直线。
  - 相同方向牵拉锁边缝线，否则会撕开肌腱内平行的纤维。
- 辨认背阔肌上的神经血管蒂并将其与周围组织松解，防止在背阔肌转移时受到牵拉和损伤。
  - 该神经血管蒂位于背阔肌深面，距肌腱移行部约13 cm。
  - 将背阔肌腱止点完全离断后可最佳显露神经血管蒂并利于游离，将肌肉向后翻转，可以显露其深层结构。
- 游离背阔肌并行转移，须分离其深部的筋膜及周围组织与胸壁间的连接。
  - 如果没有进行此操作，则无法获得肌肉的最大转移长度，肌腱长度不足以到达肱骨头顶点。
- 将整个肩部后侧三角肌深面、肩袖肌浅面的间隙用手术刀和剪刀钝性分离（4～6 cm宽的区域），使之与上方切口（显露肩袖切口）以及后侧切口（显露背阔肌）相连。
  - 大Kelly钳从上侧切口通过这个间隙到达后侧切口。
- 应注意扩大该间隙（4～6 cm）以防止背阔肌肌腹在间隙内卡压粘连，阻碍其滑动。
- 将手臂置于内收中立位，用大Kelly弯钳夹住背阔肌腱上的牵引缝线，将其牵拉通过三角肌深面至肩峰下间隙（技术图3C）。

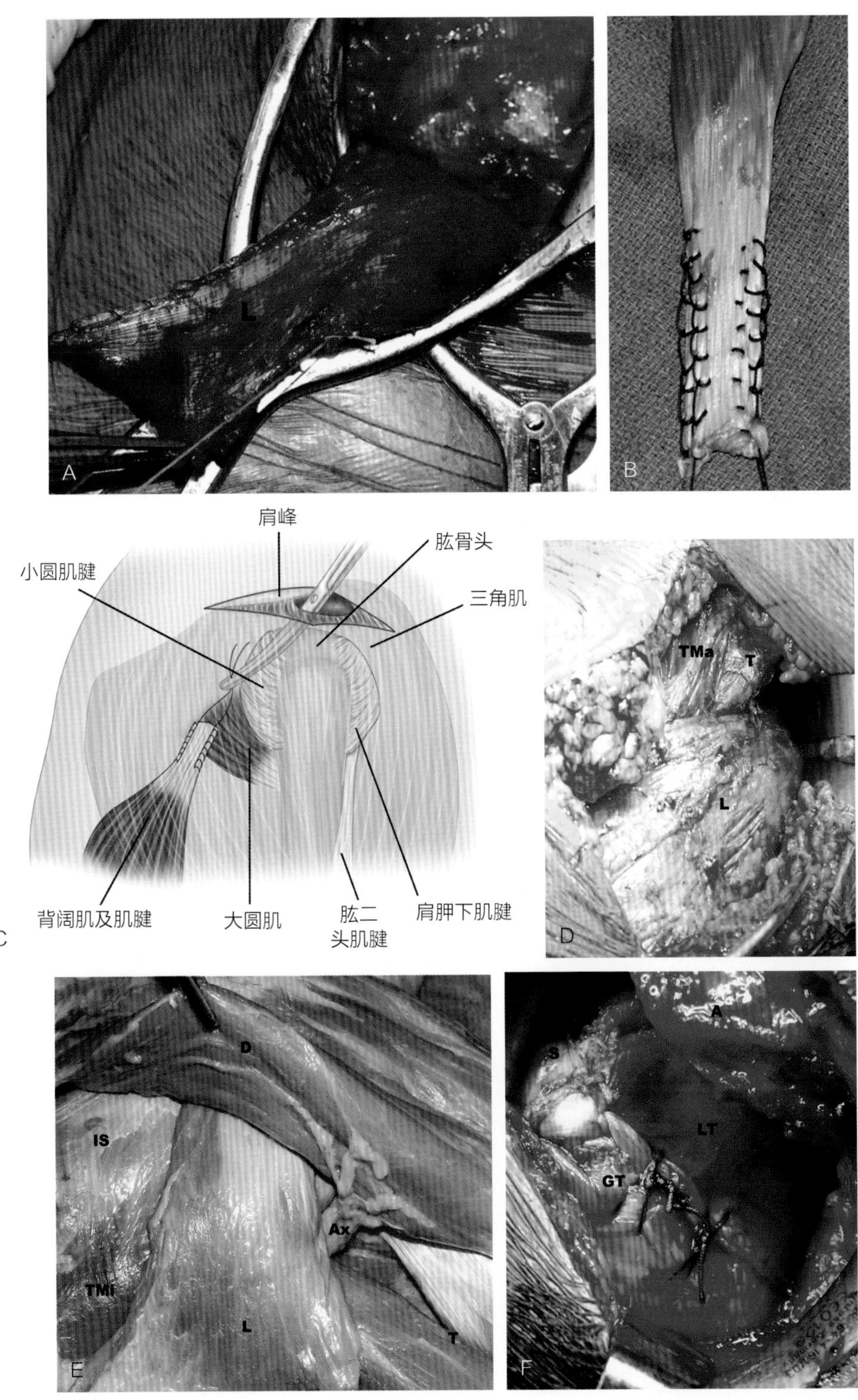

技术图3　A、B. 单束（A）或双束（B）锁边的Krackow法沿着解离的背阔肌腱（*L*）上、下缘进行缝合。这种方式可最小限度减小肌腱纤维损伤的危险，有助于背阔肌在肩峰下间隙穿行。C. 使用一把大的Kelly血管钳，将背阔肌穿过三角肌深面、经后侧肩袖肌表面进入肩峰下间隙。D. 左肩关节经后胸壁切口显露，术中图片所示为转移的背阔肌（*L*）。E. 尸体解剖图所示已离断的右肩背阔肌腱通过三角肌深面，这一步骤中要注意背阔肌附近的腋神经（*Ax*）近端。*D*，三角肌；*TMi*，小圆肌；*IS*，冈下肌。F. 将背阔肌腱（*LT*）用带线锚钉固定于肱骨大结节（*GT*）外侧，缝至前方的肩胛下肌（*S*）上缘和肩袖撕裂缘以及内侧回缩的肩袖肌腱。*A*，肩峰。

TECHNIQUES

- 背阔肌腱转移的有效性取决于转移肌腱固定的效果，使肌腱有下压肱骨头的作用。
  - 为达到这一目的，应将手臂置于外展45°及至少外旋30°的位置。
  - 在上述体位，转移肌腱可保持最大长度被牵拉越过肱骨头，将背阔肌腱上的牵引缝线穿过肩胛下肌腱的前端并打结。此步骤确定了转移肌腱的肌张力，并使其置于肱骨头上(技术图3D、E)。
  - 当手臂置于体侧并内旋时，转移的肌腱张力增加，使肱骨头在盂肱关节内的位置下移。
  - 笔者认为要想术后获得良好的功能，这是背阔肌转移手术最重要的步骤之一。
- 用3根2号纤维缝线(Athrex, Inc., Naples, FL)穿过骨隧道或用直径5.5 mm带线锚钉将背阔肌腱外侧缘固定于肱骨大结节上(技术图3F)。
- 用不可吸收线将背阔肌腱内侧缘与回缩的冈上肌和冈下肌腱的边缘缝合数针。
- 虽然有学者认为背阔肌腱只能固定于肱骨大结节上，起到肱骨外旋肌的作用，但笔者认为将背阔肌腱前端和肩胛下肌上缘相缝合可起到下压肱骨头的作用(无论是由肌腱固定术所起的被动作用，还是患者通过锻炼使肌肉主动地等张外旋或前屈时所起到的主动作用)。
  - 用两根粗的不可吸收线将背阔肌和肩胛下肌缝合。

切口关闭

- 用不可吸收线通过肩峰上的骨隧道，将三角肌前束和中束连同完整的筋膜缝回到肩峰(技术图4A)。
- 如果需要，在背阔肌供区留置引流，将两个皮肤切口关闭而不缝合深筋膜。
- 全身麻醉苏醒之前，患肢旋转中立位并用支具固定于外展20°(技术图4B)。

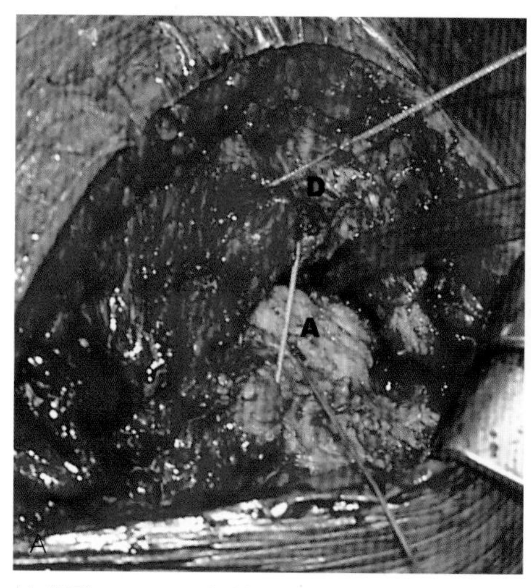

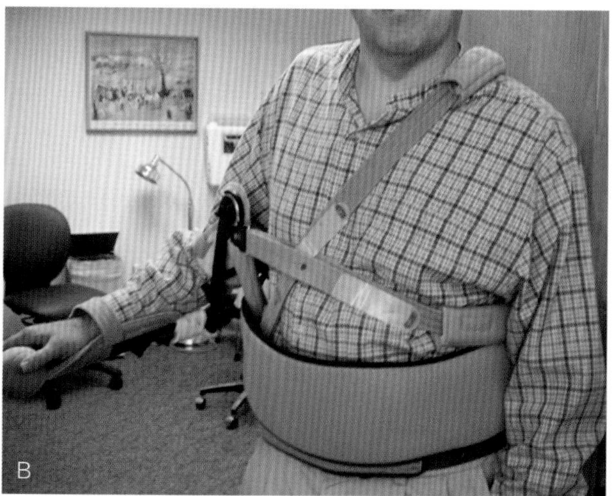

技术图4 A. 用粗的不可吸收线将三角肌（*D*）通过肩峰上的骨隧道重新缝到肩峰（*A*）前缘和外侧缘上。B. 拔除麻醉插管前，患肢旋转中立位并用支具固定于外展20°。

手术治疗：经前路背阔肌/小圆肌的肱骨外侧移位结合反肩置换

术前计划

- 术前，应对X线片和MRI影像充分复习，确保排除了一些其他的病理表现。
- 术前轴位MRI影像提示小圆肌Goutallier Ⅱ级脂肪侵入，提示外旋功能较差，是进行肌腱外侧移位的良好适应证，能确保在术后不再出现外旋迟滞征。
- 在进行反肩置换前，必须确认有盂肱关节炎或是肩袖关节病的症状与体征。

体位

- 患者取45°的沙滩椅位，患肢移至床边，确保其能够全范围活动。
- 手术台背面安装上肢托架，术中可用于摆放体位与支撑手臂。

入路

- 从喙突尖沿三角肌内侧缘斜向做一长约10 cm的切口，远端止于腋窝外两横指处。
- 辨认头静脉，并与三角肌一起向外侧牵开。
- 进入胸大肌三角肌间隙，在肩峰下、喙突下及三角肌下进一步分离。
  - 慢性的不可修复肩袖损伤（以及翻修手术时），在这些间隙内会有大量的粘连，需要使用电刀和器械钝性分离。
- 置入Kolbel牵开器，其两侧的齿置于喙突与三角肌下方。
- 在术野下缘，寻找肱二头肌腱沟的外侧缘，其为胸大肌止点。
- 用电刀在胸大肌上方腱腹移行部切开2 cm，在肱二头肌腱沟外侧保留有活力的肌腱备用（图6）。
  - 这些胸大肌腱残余组织用于后续游离的肌腹缝回肱骨近端的修复。
- 若肱二头肌腱仍存在，则用粗的不可吸收线将肱二头肌腱在胸大肌下1/3的肌腱处8字缝合并固定。

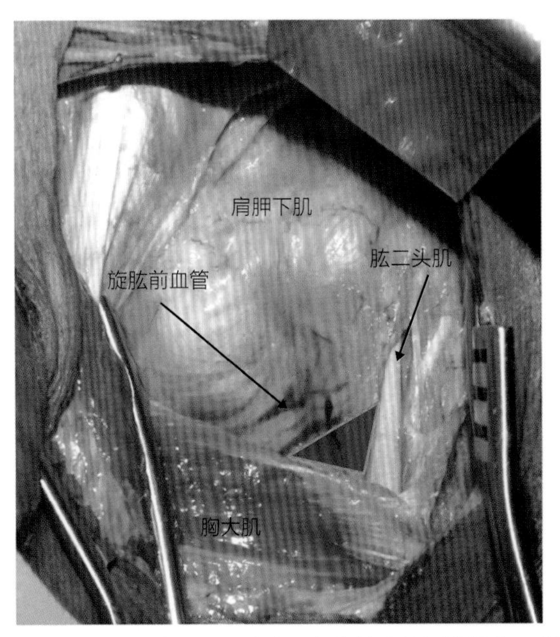

图6　左肩尸体标本，显示胸大肌部分从肱骨近端解离，背阔肌在肱骨干止点的上缘（绿色三角所示）位于胸大肌深面、肱二头肌腱外侧。进一步向远侧解离胸大肌并向内牵开，充分显露背阔肌与小圆肌止点，并锐性分离。

背阔肌腱的显露与松解

- 若因肩袖关节病要进行半肩置换或反肩置换，则按照常规暴露盂肱关节，在背阔肌腱和大圆肌腱转位前，需要完成关节盂侧的工作以及肱骨侧的试模。
  - 若肩关节粘连严重，则需要在盂肱关节准备前进行背阔肌和大圆肌松解，如此便能够清晰地显露盂肱关节以及肩胛盂。
- 为了显露和松解背阔肌，将之前胸大肌上方的切缘向远、向内牵开。
- 可使用长弯剪刀伸到背阔肌深面的下缘进行分离。
- 稍稍内旋手臂，在肱二头肌腱沟内侧缘，锐性分离背阔肌/大圆肌与肱骨近端之间的粘连组织。
- 肌腱完成分离后，使用2号线或者更高强度不可吸收线在肌腱内侧和表面进行锁边Krackow缝合（技术图3A、B）。然而，与背阔肌向上转移锁边缝合不同，锁边进针边缘距肌腱外侧端1 cm，如此便能保证肌腱在外侧转位时留有足够的肌腱进行双排修补，从而增加转位部位腱骨接触面积。
- 肌腱松解且能够完成锁边操作时，立即进行锁边缝合，因为背阔肌腱的交叉纤维较少，易磨损。
  - 这些缝线可作为牵引线，帮助进行背阔肌前表面的松解。
  - 缝线的方向需与肌腱的长轴方向一致。
  - 不要将锁边的缝线分开牵拉，因为可能会使肌腱内平行排列的纤维分离。
- 完成肌腱编织缝合后，使用手指或用骨膜剥离器沿着肌肉肌腱的表面和深面进行小心分离。
- 桡神经位于背阔肌和大圆肌表面（图1B），在进行背阔肌分离和转位时应能看到并加以保护。

背阔肌与胸大肌转移并固定至肱骨外侧

- 使用骨剥和纱布在三角肌下间隙的低位下方进行钝性分离，分离时紧贴肱骨头和颈交界处的肱骨后外侧骨皮质。
  - 腋神经从四边孔穿出，在三角肌下间隙低位下方进入三角肌深面（见图1C），过度的钝性分离或锐性分离会造成腋神经损伤与旋肱后动脉及其伴行血管撕裂。
- 肌腱转位的通道绕过肱骨颈后下方，使用钝性的大弯血管钳进行肌腱转移。
  - 若同时进行肩关节置换，需要将肱骨向前脱位并内旋，使血管钳从肱骨后方、下关节囊前方穿过。
  - 若仅进行肌腱转位，则肱骨无法向前脱位，转位通道的建立需要在肱骨从后向前伸出血管钳，难度较高。需要在三角肌下间隙从前和从后沿肱骨颈下方同时进行钝性分离，并逐步贯通。
- 扩大转位通道后，将背阔肌和大圆肌转位的牵引缝线穿三角肌下间隙通道，可以通过钝性的大弯血管钳或是穿线器绕肱骨颈，并将牵引缝线穿绕至肱骨后外侧，牵拉后同时完成肌腱的转位。
- 背阔肌腱转位的固定可通过骨隧道穿骨固定于肱骨近端的骨干-干骺端交界处，如此能够使转位的肌肉-肌腱复合体外旋肌力最大化[9]。这些骨隧道的位置需在背阔肌腱原止点的对侧。
- 将上臂完全内旋，在肱骨后外侧皮质处钻一排4个骨洞，第二排4个骨洞在肱二头肌腱沟外侧至少5 mm处，用穿线器将每根牵引线从后侧骨洞内穿入，从肱二头肌腱沟外侧的骨洞内穿出。
- 将手臂置于中立位，4组缝线分别从肱骨前外侧皮质跨过骨桥，建立4个骨隧道。
- 转位的肌腱需置于肱骨后外侧皮质处，每对缝线在固定的肌腱外侧缘拉回打结，形成改良双排固定（技术图5，技术图6）。

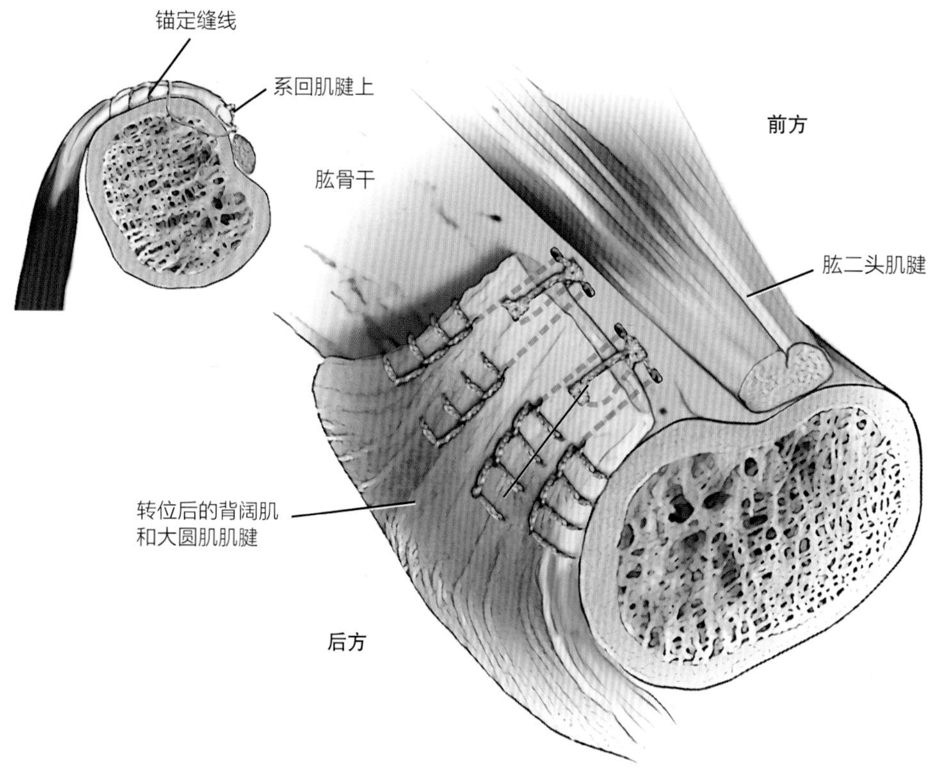

技术图5 背阔肌与大圆肌肌腱编织后转移并固定于肱骨干外侧的示意图。

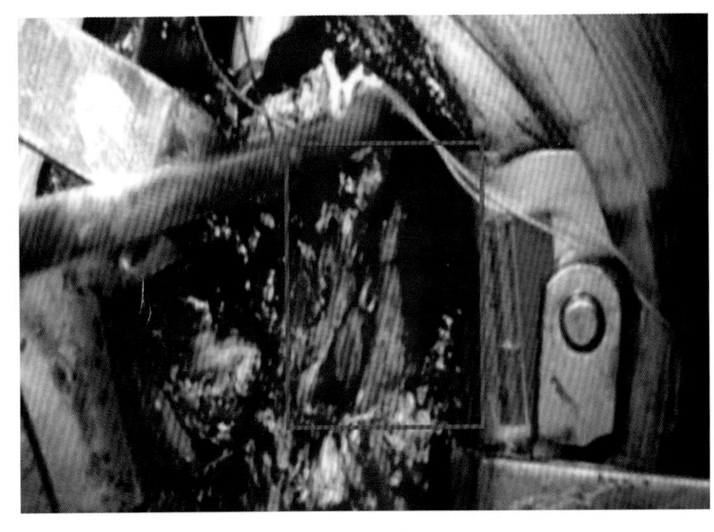

技术图6　背阔肌在肱骨干外侧完成固定（红框区域）。

- 对于需要同时进行肩关节置换的患者，肌腱的转位和固定需在肱骨侧准备和试模之后，置入假体前。
- 有学者担心，在假体正式压配时会对转位和固定后的肌腱造成损伤，因此主张在肱骨侧使用骨水泥假体[2]。有部分学者使用光柄压配式肱骨假体（Delta X-Tend, Depuy, Warsaw, IN）并未出现转位肌腱损伤情况。至于是使用骨水泥假体还是压配式假体，可根据术者个人的偏好决定。

切口关闭与术后制动

- 在肌腱转位固定和肱骨侧假体放置之后，需要被动活动肩关节评估转位肌腱的张力与安全活动范围，一般的位置是：内旋0°、前屈上举120°和外旋90°。此活动度是术后被动活动的范围。
- 使用粗的不可吸收线将胸大肌肌腹的上缘与原来保留的肌腱处缝合至肱二头肌腱沟外侧皮质处。
- 可根据术者的偏好对切口进行冲洗和关闭，目前学者使用多个8字缝合关闭胸大肌三角肌间隙，并从深至浅逐层缝合至皮肤。

要点与失误防范

适应证和患者选择	• 肌腱上方转移 ○ 理想的患者人选：年轻，体瘦，男性，无明显肌萎缩，患肢能上举平肩，无明显盂肱关节炎 ○ 不理想的患者人选：老年，肥胖（手臂粗大），女性，三角肌肌力差，中度盂肱关节炎，依从性差，病变累及肩胛下肌，术前功能受限（主动上举低于肩部水平），肱骨头上移 • 外侧移位（L'Episcopo）技术 ○ 患肩袖关节病需要进行反肩置换，且患肢外旋0°无力
术前评估肩袖能否修复	• 病程：数周到数月，肩袖肌和肌腱顺应性降低、力学性能较差 • 肩袖回缩：MRI图像上撕裂肩袖肌腱向内回缩至肱骨头中部内侧，提示术中试行直接缝合时需要充分的游离 • 肌肉组织退变：MRI或CT图像显示肩袖肌腹的脂肪变性，提示术中试行修补时，肌腱移行受限和肌腱质量差
手术	• 术者要内旋手臂来充分显露背阔肌在肱骨上的止点，暴露不充分将会妨碍切取全长肌腱，需要另外取肌腱移植 • 应小心夹持松解的背阔肌腱以防止其撕裂 • 松解、游离胸壁上的背阔肌肌腹 • 术者应确认背阔肌改道后的通道足够大，以防止三角肌下方间隙的背阔肌肌腹受到卡压
术后	• 重新训练背阔肌，使其适应前屈和外旋上臂的作用

术后处理

- 术后患肢固定4～6周，以防止内旋。
- 在此期间保持上臂于旋转中立位，可在穿衣或洗澡时脱下支具。
- 前4周做被动前屈和外旋运动，防止肩关节粘连。
- 4周后解除支具，可行全方位的被动活动锻炼。
- 术后第7～9周，开始行主动活动锻炼和理疗，重点是重新训练背阔肌适应上臂外展和外旋的作用。
  - 外旋功能锻炼，将一个枕头置于上臂和胸壁之间，维持上臂成外展30°，嘱患者将上臂内收夹住枕头，并主动外旋。
  - 前举功能锻炼：双手掌心夹住一个大的橡胶球，同时高举两侧手臂过头顶。
  - 在外旋和上举时，可用生物反馈仪监测患者主动收缩背阔肌。

肌腱上方转位治疗单纯后上肩袖缺损的临床疗效

- 在一些临床疗效研究中，均表明即便患者最终疗效较不满意[10,15]，但是其术后疼痛评分可显著改善（80%～100%的患者）。
- 据报道66%～81%的患者术后对结果满意，与疼痛缓解相比，患者更满意肩关节主动活动功能的提高[10,15]。
- 与术前有明显肩关节功能障碍的患者相比，术前功能较好的患者术后关节活动范围明显改善，肌力更大。
- 根据笔者的经验和以往的文献报道，术后前屈活动范围提高35°～50°，外旋则为9°～40°[1,10,15,22]。
- 最近一项5个研究报道的系统性文献回顾表明外展肌力得到一定程度的提高，从术前1.9 kg增加到术后3.2 kg[17]。
- 与肩袖撕裂修补术失败后再行背阔肌转移的患者相比，以背阔肌转移术作为首选治疗肩袖病变的患者可有更好的满意度、疼痛缓解、主动活动范围[22]。
- 肌电图研究表明，40%～50%的患者在主动前屈或外旋肩关节时，能重新训练背阔肌同步收缩[10,15]。
- 女性和年老患者疗效较差。
- 肩胛下肌撕裂、小圆肌脂肪浸润[6]和肱骨头上移是手术失败的高危险因素。
- 术前具有多个不良预后因素的患者，不应单纯行背阔肌转位术，也有学者认为可以单独背阔肌转位术或与其他手术相结合。
- 此项技术总的并发症发生率约为10%，其中神经失用和转移肌腱断裂是最常见的并发症[17]。

肌腱外侧转移联合反肩置换治疗后上肩袖缺损的临床疗效

- 据笔者所知，目前没有研究比较单纯反肩关节置换与反肩关节置换联合背阔肌/大圆肌转位的临床疗效。
- 尽管单纯反肩置换后能够改善肩关节前屈活动度及减轻疼痛，但是如果不进行肌腱转位手术则外旋迟滞征很少改善。
- 背阔肌/大圆肌腱转位至肱骨近端外侧能明显改善主动外旋，达22°～34°（图7）[2,12,19]。
- 然而，每个患者主动外旋活动度的改善存在较大差异[2,12,19]。
- 据报道，约10%的患者无法改善外旋活动度，可能的原因在于肌腱转移存在结构性失败[12]。

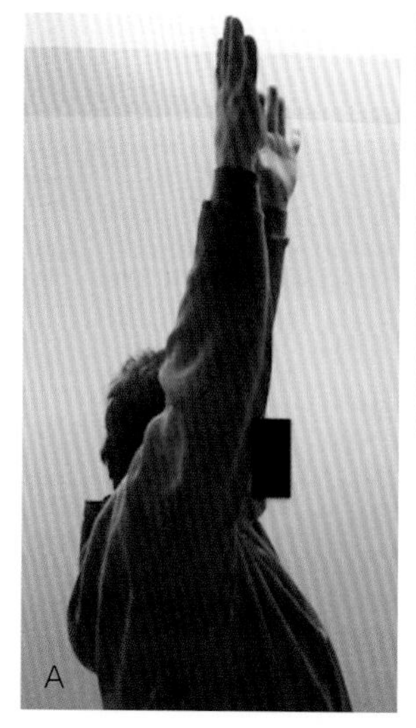

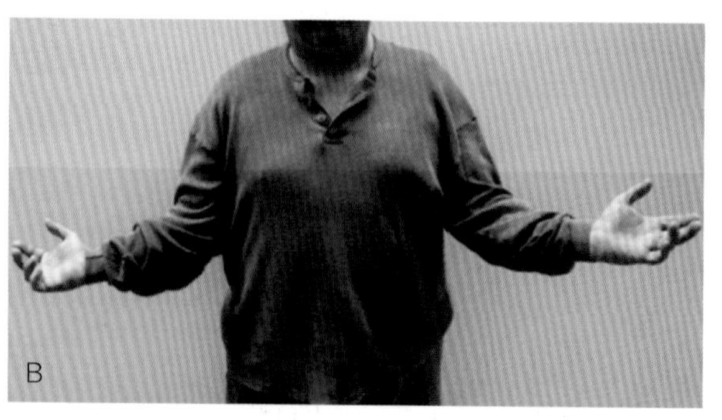

图7 左肩行背阔肌和大圆肌腱外侧转位联合反肩置换，照片示术后主动外旋功能改善。A. 术后“吹号”征阴性。B. 术后左肩外旋功能，几乎与对侧肩关节一致。

并发症

- 神经失用。
- 转移肌腱断裂。
- 三角肌断离。
- 切口感染。
- 主动前屈幅度降低。

（徐才祺 译，陈云丰 审校）

参考文献

[1] Aoki M, Okamura K, Fukushima S, et al. Transfer of latissimus dorsi for irreparable rotator-cuff tears. J Bone Joint Surg Br 1996;78(5):761-766.

[2] Boileau P, Rumian AP, Zumstein MA. Reversed shoulder arthroplasty with modified L'Episcopo for combined loss of active elevation and external rotation. J Shoulder Elbow Surg 2010;19(2 suppl):20-30.

[3] Cleeman E, Hazrati Y, Auerbach JD, et al. Latissimus dorsi transfers for massive rotator cuff tears: a cadaveric study. J Shoulder Elbow Surg 2003;12:539-543.

[4] Codsi MJ, Hennigan S, Herzog R, et al. Latissimus dorsi tendon transfer for irreparable posterosuperior rotator cuff tears: factors affecting outcomes. J Bone Joint Surg Am 2007;89(suppl 2):1-9.

[5] Cofield RH. Rotator cuff disease of the shoulder. J Bone Joint Surg Am 1985;67(6):974-979.

[6] Costouros JG, Espinosa N, Schmid MR, et al. Teres minor integrity predicts outcome of latissimus dorsi tendon transfer for irreparable rotator cuff tears. J Shoulder Elbow Surg 2007;16(6):727-734.

[7] Costouros JG, Gerber C, Warner JP. Management of irreparable rotator cuff tears: the role of tendon transfer. In: Iannotti JP, Williams GR, eds. Disorders of the Shoulder: Diagnosis and Management, ed 2. Philadelphia: Lippincott-Raven, 1999;101-146.

[8] Dugas JR, Campbell DA, Warren RF, et al. Anatomy and dimensions of rotator cuff insertions. J Shoulder Elbow Surg 2002;11:498-503.

[9] Favre P, Loeb MD, Helmy N, et al. Latissimus dorsi transfer to restore external rotation with reverse shoulder arthroplasty: a biomechanical study. J Shoulder Elbow Surg 2008;17(4):650-658.

[10] Gerber C. Latissimus dorsi transfer for the treatment of irreparable tears of the rotator cuff. Clin Orthop Relat Res 1992;(275):152-160.

[11] Gerber C, Vinh TS, Hertel R, et al. Latissimus dorsi transfer for the treatment of massive tears of the rotator cuff: a preliminary report. Clin Orthop Relat Res 1988;(232):51-60.

[12] Gerhardt C, Lehmann L, Lichtenberg S, et al. Modified L'Episcopo tendon transfers for irreparable rotator cuff tears: 5-year follow-up. Clin Orthop Relat Res 2010;468(6):1572-1577.

[13] Goutallier D, Postel JM, Bernageau J, et al. Fatty muscle degeneration in cuff ruptures: pre- and postoperative evaluation by CT scan. Clin Orthop Relat Res 1994;(304):78-83.

[14] Habermeyer P, Magosch P, Rudolph T, et al. Transfer of the tendon of latissimus dorsi for the treatment of massive tears of the rotator cuff: a new single incision technique. J Bone Joint Surg Br 2006;88(2):208-212.

[15] Iannotti JP, Hennigan S, Herzog R, et al. Latissimus dorsi tendon transfer for irreparable posterosuperior rotator cuff tears. J Bone Joint Surg Am 2006;88(2):342-348.

[16] Miniaci A, MacLeod M. Transfer of the latissimus dorsi muscle after failed repair of a massive tear of the rotator cuff: a two-to five-year review. J Bone Joint Surg Am 1999;81(8):1120-1127.

[17] Namdari S, Voleti P, Baldwin K, et al. Latissimus dorsi tendon transfer for irreparable rotator cuff tears: a systematic review. J Bone Joint Surg Am 2012;94(10):891-898.

[18] Pearle AD, Kelly BT, Voos JE, et al. Surgical techniques and anatomic study of latissimus dorsi and teres major transfers. J Bone Joint Surg Am 2006;88(7):1524-1531.

[19] Puskas GJ, Catanzaro S, Gerber C. Clinical outcome of reverse total shoulder arthroplasty combined with latissimus dorsi transfer for the treatment of chronic combined pseudoparesis of elevation and external rotation of the shoulder. J Shoulder Elbow Surg 2014;23:49-57.

[20] Schoierer O, Herzberg G, Berthonnaud E, et al. Anatomical basis of latissimus dorsi and teres major transfers on rotator cuff tear surgery with particular reference to the neurovascular pedicles. Surg Radiol Anat 2001;23:75-80.

[21] Warner JJ. Management of massive irreparable rotator cuff tears: the role of tendon transfers. Instr Course Lect 2001;50:63-71.

[22] Warner JJ, Parsons IM IV. Latissimus dorsi tendon transfer: a comparative analysis of primary and salvage reconstruction of massive, irreparable rotator cuff tears. J Shoulder Elbow Surg 2001;10:514-521.

第21章 胸大肌转移治疗不可修补的肩胛下肌损伤

Pectoralis Major Transfer for Irreparable Subscapularis Tears

Leesa M. Galatz

定义

- 肩胛下肌是组成肩袖的4块肌肉之一，其撕裂可继发于因年老或过度活动而导致的慢性退变，但更常见的是由创伤所致。
- 肩胛下肌撕裂通常由摔倒时手臂伸直撑地所致，对肩部的牵拉使得上臂强力外旋或肩关节前脱位。肩胛下肌损伤是40岁以上肩关节脱位最常见的并发症。
- 许多肩胛下肌撕裂仅为肌腱止点上部受累，其他的损伤是止点腱性完全和肌性部分的撕裂。
- 肩胛下肌撕裂在治疗过程中早期容易漏诊，超过6个月的肩胛下肌撕裂，由于肌肉的萎缩和退行性变常无法修补，则需行胸大肌转移。

解剖

- 肩胛下肌（图1A）起于肩胛骨体深部的腹侧（肩胛下窝），止于肱骨小结节，其止点的上2/3为肌腱组织，下1/3为肌肉组织。
  - 旋肱前动脉走行于肩胛下肌腱和其肌肉移行部交界处。
  - 肩胛下肌撕裂和其他肩袖肌撕裂的不同在于：肩关节前方有一个完整的软组织袖套，肌腱能够在"鞘"里向内侧回缩；而冈上肌和冈下肌撕裂后肱骨头通常裸露。因此，肩胛下肌撕裂后位于肱骨头前部的残留软组织可能被误认为是完整的或仅为部分撕裂的肌腱。
- 胸大肌主要有两部分起源：胸骨端和锁骨端（图1B）。
  - 锁骨头起自锁骨内1/3，胸肋头起自胸骨柄，胸骨上2/3和第2～4肋骨。肌束向外走行，止于肱二头肌间沟的外缘。
  - 胸骨头位于锁骨头深面，形成后方肌层，止于锁骨头止点的稍上方。锁骨头形成前侧肌层，通常胸大肌下部的肌层相互叠加。
- 部分胸大肌下部的深层肌纤维止于胸大肌止点的近端或上方。当胸大肌被游离时，这些由下往上的肌纤维会使其"翻转"。胸大肌上角应予以标记，有助于在转移时定位。
- 胸大肌止点平均宽约5.7 cm（4.8～6.5 cm）[7]，止点的深面有一宽的腱性止点，而其浅面主要为肌肉组织，只有最远端的止点为腱性组织。
- 胸大肌由胸内侧神经和胸外侧神经支配，分别起源于臂丛内侧束和外侧束。
  - 胸内侧神经在距胸大肌止点约11.9 cm（9.0～14.5 cm），下缘2.0 cm处进入该肌[7]。

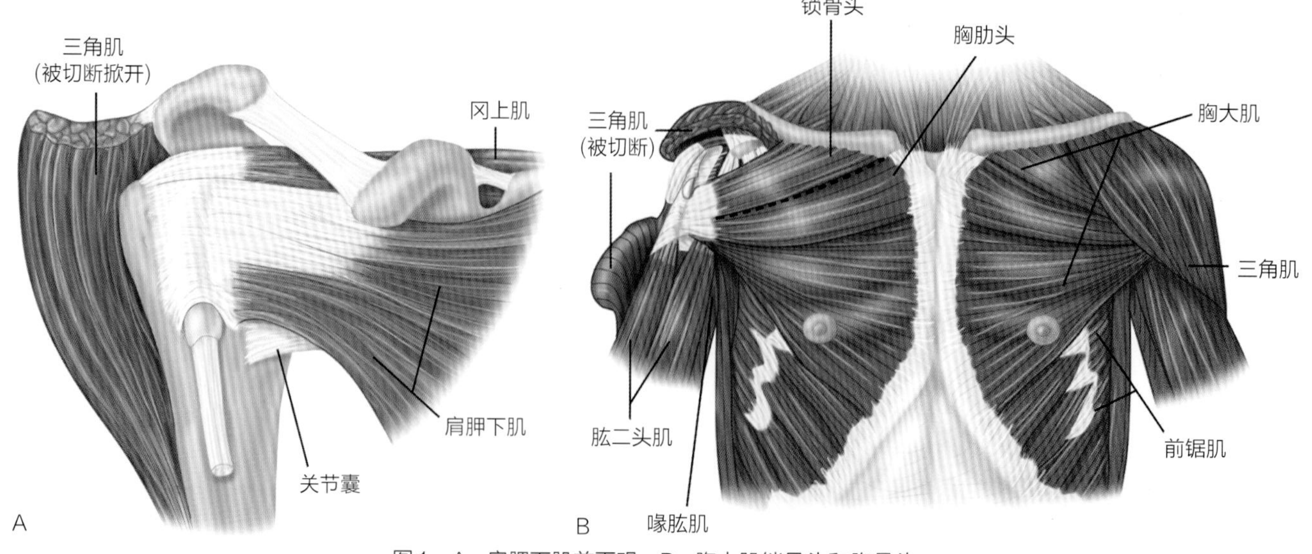

图1 A. 肩胛下肌前面观。B. 胸大肌锁骨头和胸骨头。

- ○ 胸外侧神经在距胸大肌止点平均12.5 cm（10.0～14.9 cm）处进入该肌[7]。
- 肌皮神经起源于臂丛外侧束于喙突下平均约6.1 cm（3.5～10 cm）处进入联合腱[7]。
  - ○ 部分患者的肌皮神经在其主干近侧有一分支进入联合腱。该近端分支的功能尚未知，可能支配喙肱肌，离断后没有明显的临床症状。

发病机制

- 肩胛下肌撕裂由以下几方面因素导致：
  - ○ 肩关节前脱位。
  - ○ 手臂受伸展和外旋力所导致的牵拉损伤。
  - ○ 年老和过度活动导致的慢性退变非常少见。
  - ○ 可能与喙突撞击相关。
- 肩胛下肌撕裂后易发生萎缩和退变。肩胛下肌彻底撕裂伴回缩，6个月内均有机会行直接修复。超过此时间点，肩胛下肌的游离将越来越困难，修补时也会存在一定张力，容易导致早期失败。

自然病程

- 肩胛下肌撕裂可导致患肩疼痛、活动丧失和无力。
- 未认识到这种损伤会延误治疗，并可能导致无法修补。
- 未经治疗的肩袖损伤会导致进行性肩关节活动受限、关节粘连以及可能导致关节炎。肩胛下肌损伤会导致肩关节前屈上举时肱骨头向上移位，从而导致肱骨头上移及肩袖撕裂关节病。

病史和体格检查

- 后抬举试验：若肩胛下肌有功能障碍，患者不能将手抬离。
- 压腹试验：肩胛下肌撕裂为阳性的患者将无法保持这一姿势，并会屈腕或手掌离开腹部。
- 熊抱试验：检查者能够将患侧的手抬至对侧的肩部，并维持肘关节向前，若无法维持、力量减弱，则提示肩胛下肌损伤。
- 活动度试验：肩胛下肌撕裂将导致手臂于体侧时和“薄弱”点处外旋增大。

影像学和其他诊断性检查

- 标准的肩系列位片包括肩前后位片、标准的肩胛骨前后位片、腋位片和肩胛骨Y位片，用以排除骨折、关节炎或其他损伤。
  - ○ 肩胛下肌撕裂视其程度和其他肩袖肌累及情况，可导致肱骨头相对于关节盂向近端移位。
  - ○ 在肩胛下肌无撕裂的情况下，轻微的肱骨头前半脱位可在肩关节腋位片上显示。
- MRI可显示肩胛下肌撕裂并有助于判断肩胛下肌回缩、萎缩和脂肪变性的程度，肩胛下肌撕裂时肱二头肌长头腱的近端部分将在肱二头肌间沟中变得不稳定。MRI可显示肱二头肌长头腱脱位或半脱位。
- 除MRI外，也可以做关节内造影CT检查。
- 肩胛下肌撕裂可由接受过专门培训、经验丰富的超声医生通过超声进行诊断。超声对于肱二头肌腱在肌间沟中半脱位或脱位非常敏感[1]。

鉴别诊断

- 冈上肌撕裂。
- 冈下肌撕裂。
- 肱二头肌肌腱病变。
- 肩关节前方不稳定。
- 继发于神经系统病变的肩袖功能不全。

非手术治疗

- 理疗应以增强完好肩袖肌的肌力为重点，有助于将其余肌肉的功能最大化。
  - ○ 活动度练习可针对任一范围的活动障碍或关节囊挛缩。
  - ○ 增强肩袖肌肌力的锻炼在早期可将低阻力弹力带置于腰部水平，在患者耐受范围内可逐渐增加阻力。
- 可的松注射可暂时缓解疼痛，但不可能彻底解除症状。
- 非甾体抗炎药可有助于缓解轻到中等程度的疼痛。

手术治疗

- 手术时应尝试修复肩胛下肌原有的组织，合理地松解肩胛下肌周围软组织对其进行游离，甚至行部分修复结合胸大肌转移术也是可行的。
  - ○ 肩胛下肌周围软组织包括肩袖间隙和喙肱韧带、肩关节囊前部（盂肱中、下韧带）以及黏附于喙突和联合腱深面的肩胛下肌浅表软组织。
- 肩胛下肌与其他肩袖肌不同，因其撕裂后仍有一层筋膜套黏附于肱骨小结节上，并覆盖肱骨头前部。这与其他肩袖肌撕裂后使得肱骨大结节和关节软骨裸露、无覆盖的情况不同，容易认为是完整的肩胛下肌，因此必须强调术前评估的重要性。

术前计划

- 回顾患者病史、体格检查和所有的影像学资料，MRI和超声为必需的检查。

- 在X线片上评估是否有肱骨头向上移位、前半脱位和由创伤和关节炎导致的变形。MRI有助于评估肩胛下肌的情况，判断肩胛下肌严重回缩和退行性变则高度提示撕裂为慢性且无法修复，需要行胸大肌转移术。
- 肩胛下肌撕裂可导致肱二头肌长头腱不稳定而向内侧半脱位。若肱二头肌腱尚未因慢性磨损而断裂，术者应准备行肱二头肌肌腱切除术或固定术。
- 应注意其他肩袖肌的合并撕裂，单纯的关节炎损伤应行清创术，退行性关节盂唇磨损或撕裂也应进行处理。

体位

- 沙滩椅位最便于施行胸大肌转移术。床头或体位固定装置抬高约60°，保护患者头部并防止颈椎损伤。手臂消毒并用无菌巾包裹，用手臂支架固定于屈曲位[6]。

入路

- 已有多种不同的胸大肌转移术见诸报道。
  - Wirth和Rockwood[9]报道行胸大肌劈开并转移至喙突浅面。
  - Resch及其同事[8]报道行胸大肌劈开并转移至喙突深面。
  - Jost及其同事们[5]和Gerber及其同事们[4]建议将整块胸大肌转移至喙突浅面。
  - Gerber及其同事[4]报道只转移胸大肌胸骨头，联合或不联合大圆肌腱转移。
- 肌腱转移术可通过三角肌胸大肌切口或腋窝前方切口进行。
  - 三角肌胸大肌切口可更广泛地显露术野，适宜于翻修手术患者。
  - 腋窝前切口由喙突延至腋窝前皱襞，适宜于身材矮小以及初次手术的患者。
  - 两种切口均可以通过三角肌胸大肌间隙进入，暴露深面。

TECHNIQUES

劈胸大肌转移术

- 辨清三角肌胸大肌间隙，将头静脉与三角肌向外侧牵拉，清理肩峰下与三角肌下方间隙内的粘连。
- 不论采用哪种方式，仔细检查肩胛下肌原有组织并完全充分游离。若无法修复，则行肌转移术。
- 沿着肱二头肌间沟外侧缘确认胸大肌止点上部2.5～3 cm的区域，在此包含了前后两层肌纤维，锐性切断该止点区域，远端的肌腱留置3～4根缝线进行标记。注意避免损伤肱二头肌长头腱，因其直接位于胸大肌止点下方。
- 牵拉留置缝线以便劈胸大肌。沿着胸大肌劈开部分的下缘向内侧钝性分离肌纤维，将胸大肌上部游离用于转移。向内侧的分离不能超过6～8 cm，以防止损伤胸

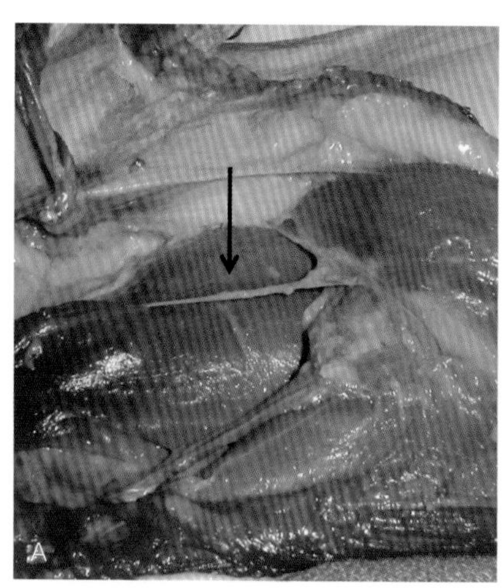

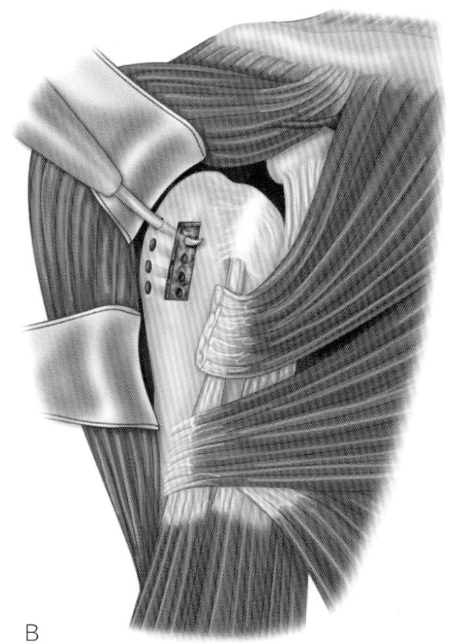

技术图1 A. 胸内侧神经（箭头）起源于臂丛内侧束，并于胸大肌止点内侧6～8 cm处进入。因此于内侧解剖和游离胸大肌时不能超过6～8 cm，以防止造成胸大肌失神经支配。B. 将胸大肌止点上半部分从肱骨处切断并将其游离，转移至肱骨头，通过小骨槽，并钻孔用缝线固定。

内侧神经(技术图1A)。

- 将肱骨内旋显露肱骨大结节和肱二头肌间沟外侧的肱骨干。用骨刀或磨钻做一个垂直的5 mm×25 mm的骨槽,作为转移的胸大肌的新止点。
- 在骨槽外侧紧邻其边缘钻3～4个孔,并用弯的尖钻将孔与骨槽相通(技术图1B)。
- 牵引肌腱上的缝线从骨槽穿入,经小孔穿出,收紧缝线将肌腱拉进骨槽,再将缝线于孔之间的骨桥上打结,固定肌腱。
- 若需要则行肱二头肌肌腱切除或固定术。

胸大肌胸骨头或锁骨头经喙突下转移术

- 行三角肌胸大肌入路(技术图2A)。
- 将胸大肌止点完全显露(技术图2B)。
- 将胸大肌锁骨头止点上1/2～2/3部分从肱骨处切断,并将切断部分相应的肌纤维向内侧劈开,或与胸大肌其余部分做钝性分离。该钝性分离于胸大肌的胸骨头和锁骨头之间进行,这样就可仅分离锁骨头以用作转移(技术图2C)。胸大肌胸骨头部分肌纤维向止点近端横行切断。
- 在肌肉部分,仅胸骨头部分也可以进行转移,胸大肌最近端的止点由胸骨头部分组成,其深面为腱性,此处止点可于内侧解离,并保留锁骨头部分完整,保留胸大肌锁骨头对于患者的美观要求有一定帮助。
- 将联合腱内侧缘和胸小肌之间的间隙仔细地钝性分离,辨清肌皮神经及其进入联合腱的部位。分离联合腱深面和肌皮神经浅面之间的间隙,为胸大肌转移做准备(技术图2D)。

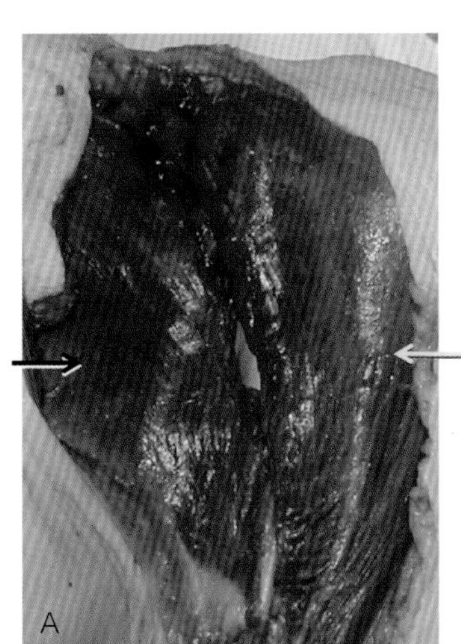

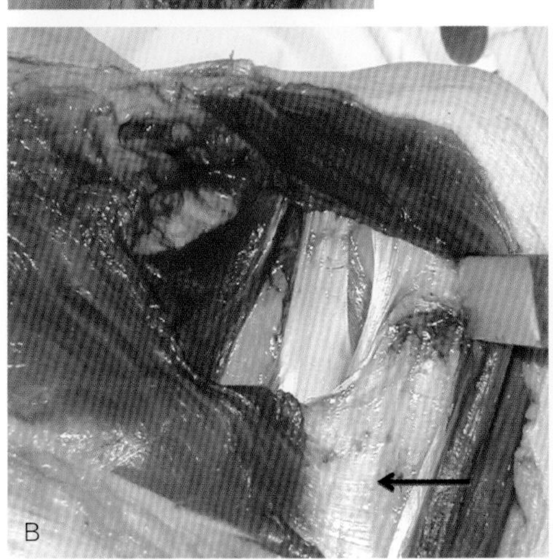

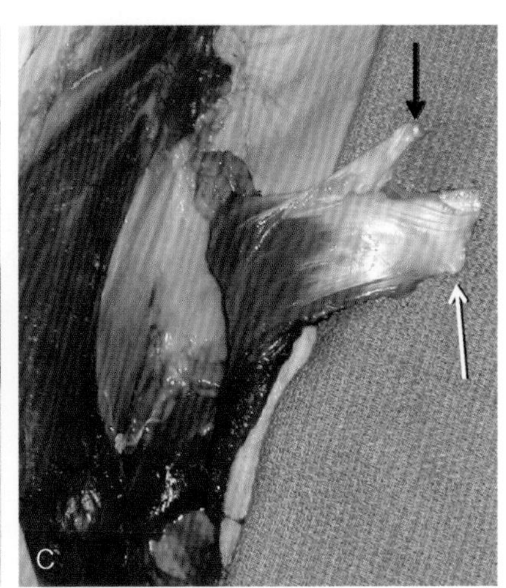

技术图2　A. 该尸体解剖图所示为三角肌胸大肌入路（黑色箭头所指为胸大肌；白色箭头所指为三角肌）。切口应足够长以充分显露胸大肌和转移再固定的肱骨近端。B. 该尸体解剖图所示为胸大肌及其止点（箭头）。C. 胸大肌有两个头，浅层的锁骨头（白色箭头）和深层的胸骨头（黑色箭头）。图中胸大肌止点已被切断并向内侧翻转。

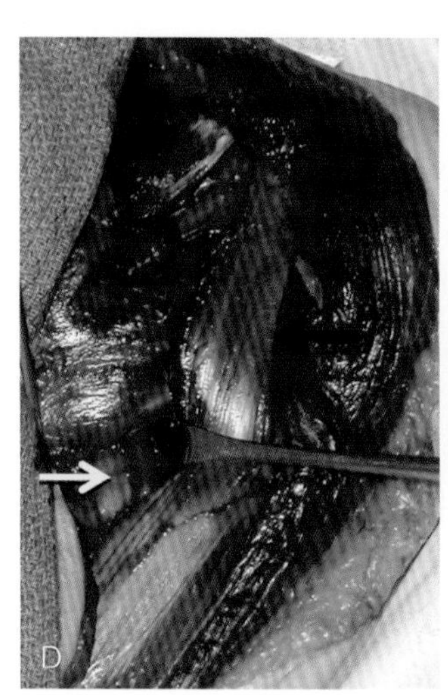

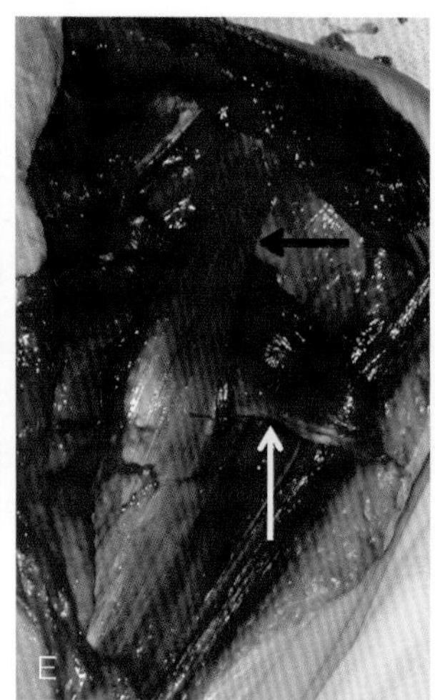

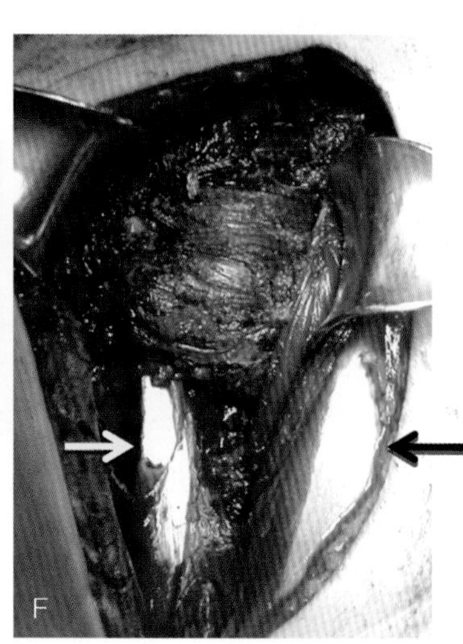

技术图2（续） D. 必须辨清肌皮神经以防止损伤，这是喙突下转移术手术操作的必要步骤。胸大肌必须于联合腱（黑色箭头）深面、肌皮神经（白色箭头）浅面穿过。E. 胸大肌（白色箭头）于联合腱（黑色箭头）深面穿过，向外侧至肱骨大结节。F. 右肩行胸大肌转移术的术中图片，胸大肌被固定于肱骨大结节。白色箭头所示为肱二头肌，黑色箭头所示为联合腱。

- 于胸大肌腱远端留置缝线，用弯钳夹住缝线穿过联合腱深面和肌皮神经浅面之间的间隙，将胸大肌拉至肱骨大结节处（技术图2E）。
- 将肌腱用不可吸收线穿骨固定于小结节处，在肌肉粗壮的患者中，需要通过剔除部分肌肉以便使转移的肌肉无张力通过喙突深面（技术图2F）。
- 转移的肌肉能够用锚钉或者穿骨固定。

全胸大肌转移术

- 如上所述行三角肌胸大肌入路。
- 尝试游离和修复肩胛下肌。在肩袖肌间隙、喙突基底部、臂丛和肩胛下窝做分离，如果可行，则部分修复肩胛下肌。
- 完全显露胸大肌腱，并将其止点从肱骨上切断。
- 用3根不可吸收线按照改良Mason-Allen技术行肌腱缝合固定。
- 将肌腱和肌肉游离，从喙突上（表面）越过至肱骨大结节内侧部，再用缝线锚钉或通过骨槽缝合固定（技术图3）。
    - 如果通过骨槽进行固定，将缝线穿过骨槽后于一小钛板上打结，防止缝线切割出。将肌腱最上角缝到冈上肌前外侧部分。要注意防止肩袖间隙过紧。

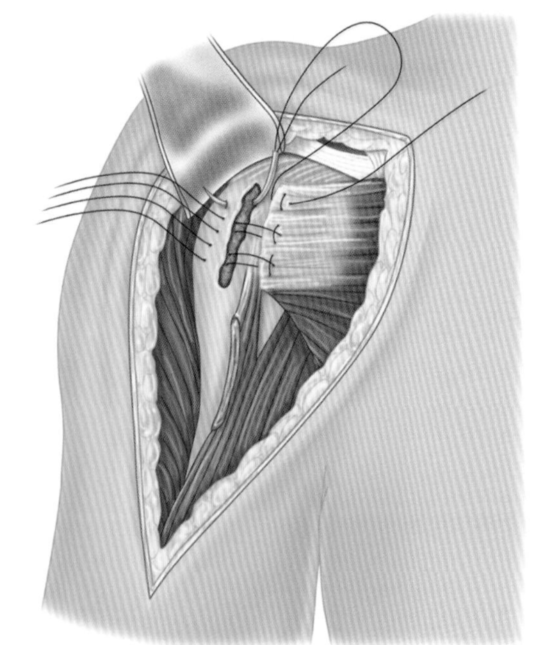

技术图3 将整个胸大肌从其肱骨止点处切断，转移，并用锚钉固定于肱骨头或通过骨隧道固定于肱骨头上的骨槽。

TECHNIQUES

劈胸大肌和大圆肌腱转移术

- 如上体位并做同样的切口显露。
- 辨清并分离胸大肌胸骨头和锁骨头肌层之间的间隙，将胸骨头止点从肱骨上锐性切断，肌腱断端用不可吸收线(2号)按Mason-Allen法缝线牵引。
- 将胸骨头游离，并牵拉其穿过锁骨头深面固定于肱骨小结节上(技术图4A)。此转移位于喙突浅面，拉紧缝线，允许患肢有30°的外旋。
- 如果肩胛下肌撕裂彻底无法修复，建议将大圆肌连同胸大肌一起转移。
- 外旋手臂以显露大圆肌。
- 辨清背阔肌止点及其上部和下部的界限，将其切断，残留外侧肌袖组织以供修补。
- 大圆肌止点位于背阔肌止点深面，将其标记后切断。通常应将大圆肌从其与背阔肌的融合部位分离。
  - 腋神经和旋肱后动脉位于大圆肌上缘。桡神经和肱动脉则靠近大圆肌下缘。
- 最后，将大圆肌转移至肱骨小结节下部，并用不可吸收线进行固定(技术图4B)。

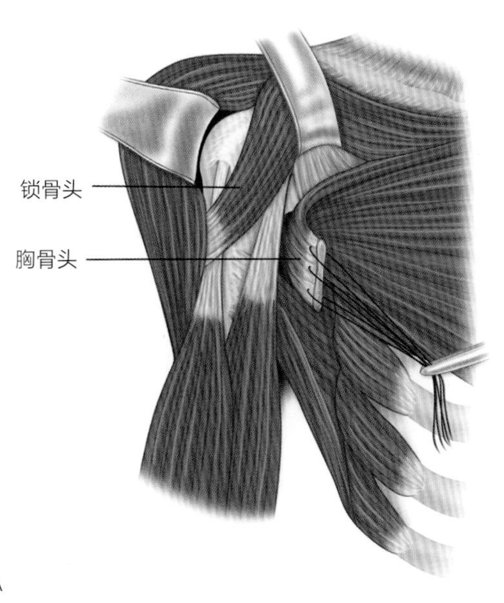

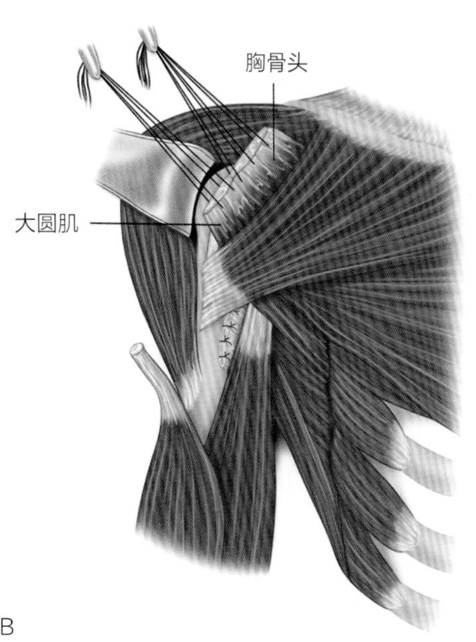

技术图4　A. 该转移的肌肉为胸大肌胸骨头，切断并游离经胸大肌锁骨头深面至肱骨小结节。B. 切断大圆肌肱骨止点，与胸大肌胸骨头一起转移至肱骨小结节，大圆肌止点位于背阔肌深面，背阔肌被切断后应缝回至解剖位置。

要点与失误防范

手术指征	• 肩胛下肌撕裂常因漏诊而导致延误诊断 • 广泛肌萎缩的老年患者应考虑行全胸大肌转移术，而肌肉发达的患者则更适宜行劈胸大肌或单纯胸骨头转移术
胸大肌分离和游离	• 游离胸大肌与止点的距离不能超过8 cm，以保护胸神经 • 在全胸大肌转移术中，应注意胸内侧神经于胸大肌下缘1.2 cm内进入该肌 • 应钝性劈开肌纤维
喙突下胸大肌转移术	• 损伤肌皮神经及其近侧支的风险 • 应仔细辨清肌皮神经 • 转移的肌肉应从联合腱深面、肌皮神经浅面穿过，应避免过度牵拉和神经麻痹 • 翻修患者中因瘢痕会增加解剖难度，若有必要可于术中使用神经激发器，有助于辨清臂丛
固定的问题	• Mason-Allen或Krackow方法可牢固地固定肌腱
肌纤维走行方向	• 在切断胸大肌之前，应于上角进行标记，保持其肌纤维的解剖方向(一些下部肌纤维止于上部止点，因此肌肉在分离后有翻转的倾向)

术后处理

- 由于胸大肌的切断和转移常导致死腔和血肿，应常规放置引流。
- 患肢术后用颈腕带悬挂固定，术后第1日开始被动操练。
    - 关闭切口前应评估术中转移肌肉的紧张度，以判断早期行康复锻炼时的外旋受限程度。
    - 在内旋或旋转中立位上举患肢，可减少转移肌肉的张力。
    - 6周内应避免行主动内旋和伸展手臂。
- 术后6周开始行主动协助和主动的操练活动，若患者可耐受则开始行抗阻锻炼。术后12周内均不建议行内旋活动。

预后

- Jost及其同事[5]报道了28例患者，共做了30处胸大肌转移术。12例为单纯的肩胛下肌撕裂，18例同时伴有冈上肌、冈下肌撕裂。经过平均约32个月的随访，Constant评分的平均分从47%提高到70%，13例患者非常满意，10例患者满意，2例患者基本满意，3例患者不满意。
- Resch及其同事[8]报道12例行喙突下胸大肌转移，Constant评分从26.9%提高到67.1%。9例患者最终结果为优良，3例为一般，没有患者为差。4例肩关节不稳患者经过平均约28个月的随访，肩关节稳定。
- Wirth和Rockwood报道了13例手术病例[9]，7例行胸大肌转移，6例做胸小肌转移，其中10名患者预后满意，两种转位方式之间无显著差异。
- Galatz及其同事[2]报道了14例因医源性肩关节前上脱位进行补救性胸大肌经喙突下转移术，9例患者因疼痛缓解而满意手术疗效，但对于这种特殊手术适应证功能恢复不如预期。
- Gerber及其同事们[4]报道了一组行胸大肌胸骨头转移和胸大肌胸骨头联合大圆肌转移的病例。在行胸大肌胸骨头转移的患者，11例中有9例疼痛得到缓解，2例再断裂而翻修。在行胸大肌胸骨头联合大圆肌转移的病例组，9例中有7例疼痛得到缓解，有1例行翻修手术（关节融合术）时发现转移的肌肉断裂。最终的ASES评分在胸大肌胸骨头转移组为61分，在胸大肌胸骨头联合大圆肌转移组为55分。
- Gavriilidis及其同事[3]报道了15例采用胸大肌经喙突转移术治疗前上肩袖损伤（肩胛下肌合并冈上肌/冈下肌），Constant评分从51.7分提高到68.1分，疼痛明显缓解，且能够完成日常生活。肩关节活动度并无显著改善，然而，患者术后的前屈上举可达145°。
- 在所有手术病例报道中，大部分患者在行胸大肌转移术前均已手术过，而且大部分为翻修而行胸大肌转移术，这对疗效影响极大。

并发症

- 肌皮神经损伤。
- 胸神经损伤。
- 固定失效。
- 无论肌腱转移位于联合腱的深层还是浅层，会发生与喙突的机械性撞击。

（徐才祺 译，陈云丰 审校）

参考文献

[1] Armstrong A, Teefey SA, Wu T, et al. The efficacy of ultrasound in the diagnosis of long head of the biceps tendon pathology. J Shoulder Elbow Surg 2006;15:7-11.

[2] Galatz LM, Connor PM, Calfee RP, et al. Pectoralis major transfer for anterior-superior subluxation in massive rotator cuff insufficiency. J Shoulder Elbow Surg 2003;12:1-5.

[3] Gavriilidis I, Kircher J, Magosch P, et al. Pectoralis major transfer for the treatment of irreparable anterosuperior rotator cuff tears. Int Orthop 2010;34(5):689-694.

[4] Gerber A, Clavert P, Millett PJ, et al. Split pectoralis major and teres major tendon transfers for reconstruction of irreparable tears of the subscapularis. Tech Shoulder Elbow Surg 2004;5:5-12.

[5] Jost B, Puskas GJ, Lustenberger A, et al. Outcome of pectoralis major transfer for the treatment of irreparable subscapularis tears. J Bone Joint Surg Am 2003;85A:1944-1951.

[6] Klepps S, Galatz LM, Yamaguchi K. Subcoracoid pectoralis major transfer: a salvage procedure for irreparable subscapularis deficiency. Tech Shoulder Elbow Surg 2001;2:92-99.

[7] Klepps SJ, Goldfarb C, Flatow E, et al. Anatomic evaluation of the subcoracoid pectoralis major transfer in human cadavers. J Shoulder Elbow Surg 2001;10:453-459.

[8] Resch H, Povacz P, Ritter E, et al. Transfer of the pectoralis major muscle for the treatment of irreparable rupture of the subscapularis tendon. J Bone Joint Surg Am 2000;82:372-382.

[9] Wirth MA, Rockwood CA Jr. Operative treatment of irreparable rupture of the subscapularis. J Bone Joint Surg Am 1997;79A:722-731.

第22章　肩锁关节损伤的修复与重建

Repair and Reconstruction of Acromioclavicular Injuries

Mandeep S. Virk, Robert A. Arciero, and Augustus D. Mazzocca

定义

- 约9%的肩胛带损伤累及肩锁关节[16]。
- 肩锁关节分离包括肩锁韧带的断裂以及喙锁韧带、三角肌、斜方肌止点不同程度的损伤。
- 肩锁关节损伤的分型由损伤严重程度、锁骨肩峰端相对位置的影像学表现及耸肩时肩锁关节能否复位决定(表1)。

解剖

- 肩锁关节是由胸外侧神经及肩胛上神经支配的可动关节。
- 肩锁关节的关节面由透明软骨构成,关节面之间由关节内的半月板型结构分隔,这些都被内衬滑膜的关节囊包裹。
- 肩锁关节主要在前后及上下平面旋转或平移。正常的肩胛骨运动围绕3条轴线旋转,且在肩锁关节活动中起主要作用。以肩锁关节为支点,肩胛骨(肩峰)可以伸长或回缩。
- 肩锁关节的静力稳定结构包括肩锁韧带(上方、下方、前方及后方)和喙锁韧带(斜方韧带及锥状韧带)。动力稳定结构包括三角肌及斜方肌。
- 肩锁关节囊及关节囊韧带(主要为上方及后方的肩锁关节囊韧带)主要限制了锁骨远端前后方向的位移[7]。
- 喙锁韧带(斜方韧带及锥状韧带)横跨喙锁间隙,有助于维持垂直方向的稳定性。斜方韧带附着于锁骨下表面的前外侧。锥状韧带宽大粗壮,附着于后内侧(锥状结节)。这两束韧带在喙突侧均附着于胸小肌止点的后方(图1)。
- 肩锁及喙锁韧带都防止锁骨在所有平面上的运动。当施加向上的应力时,无论肩锁韧带完整性如何,锥状韧带都具有最强的复原拉力。肩锁韧带是前后方向位移的主要限制结构。然而切断肩锁韧带后,锥状韧带成为前向应力的首要限制结构,而斜方韧带则成为后向应力的首要限制结构。

发病机制

- 大多数肩锁关节损伤的机制是在上臂内收时对肩部(外侧肩峰)的直接冲击。
- 当摔倒时手臂内收伸直状态下手着地或肘着地,导致肱骨头向上方移位,转动肩峰造成间接损伤。

自然病程

- 大多数Ⅰ型或Ⅱ型肩锁关节分离的患者可完全康复且无长期后遗症,但部分患者的症状会持续存在。研究显示高达27%的Ⅰ型或Ⅱ型损伤患者表现为持续性疼痛且需要外科干预。一些经保守治疗的患者在激发试验下仍继续表现为不稳定及疼痛(证据等级Ⅳ级)[11]。
- 多数Ⅲ型分离的患者保守治疗后疗效尚可。一项棒球大联盟球队医生的调查显示,80%的运动员非手术治疗后疼痛得到完全缓解且恢复了正常功能(证据等级Ⅳ级)[9]。而在能否回归运动的问题上,研究表明两者不具有统计学差异(证据等级Ⅳ级)[12]。
- Ⅳ型、Ⅴ型及Ⅵ型的肩锁关节分离不采取手术干预治疗效果不佳(证据等级Ⅴ级)[2]。疼痛及功能不全持续存在,这归因于慢性肩锁关节脱位且软组织损伤严重。

病史和体格检查

- 病史中的受伤机制是怀疑潜在肩锁关节损伤的重要线索。
- 肩锁关节区域疼痛及显著畸形是肩锁关节分离的常见体征。
- 若无明显畸形,以下三联征可用于判断肩锁关节损伤:压痛点,交臂内收时肩锁关节疼痛,以及肩锁关节注射局麻药物后症状减轻。
- 肩锁关节病变的特殊检查:
  - 肩锁关节按压(剪切)试验:肩锁关节疼痛性的分离活动结合直接创伤史提示肩锁关节病变。
  - 交臂试验:寻找疼痛位置,尤其在肩锁关节处。位于肩关节后侧或外侧的疼痛或许提示其他病变。

表1 肩锁关节损伤的分型

分型	描述	图示	体征	X线表现
Ⅰ	肩锁关节扭伤且所有韧带结构完好 受伤机制与肩锁关节损伤一致 没有证据表明关节不稳		肩锁关节压痛且激发试验阳性	正常X线影像
Ⅱ	肩锁韧带断裂 喙锁韧带扭伤		应力检查可及肩锁关节轻度半脱位	X线影像中锁骨远端可有轻微上抬,但应力位片不能显示锁骨与肩峰100%分离
Ⅲ	肩锁韧带与喙锁韧带完全断裂,不伴三角肌或斜方肌筋膜的严重破坏 锁骨在水平及垂直平面不稳定		上肢常保持内收位置,肩峰低而锁骨显高位,然而实际上肩峰及上肢相对于锁骨外侧的水平面向下方脱位	X线影像显示喙锁间隙增宽达100%
Ⅳ	肩锁韧带与喙锁韧带完全断裂		锁骨远端向后方脱位,插入斜方肌,并可能在后侧皮肤形成隆起 有必要评估胸锁关节以排除胸锁关节前脱位	锁骨的后方脱位可在腋位片上看到,在肩锁关节标准X线评估时往往需要行腋位摄片
Ⅴ	肩锁及喙锁韧带断裂		由于手臂自重及胸壁结构,肩胛骨沿胸廓向前下方移位,从而继发严重的肩下垂。这被认为是失去锁骨支撑后肩胛骨的第三移位 耸肩后锁骨远端能否复位可以鉴别Ⅲ型及Ⅴ型(锁骨远端嵌入软组织鞘)	斜方肌及三角肌筋膜破坏。X线评估喙锁间距增加2～3倍或锁骨肩峰间距增宽100%～300%
Ⅵ	锁骨远端下方脱位 复位可能因完好的后上肩锁韧带位于其间而受到阻挡。受伤机制被认为是上臂极度的外展外旋结合肩胛骨的内收		远端锁骨位于肩峰下或喙突下完好的联合腱后方	

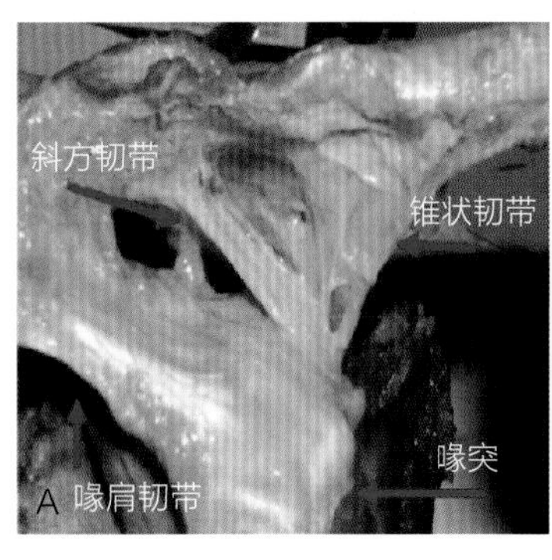

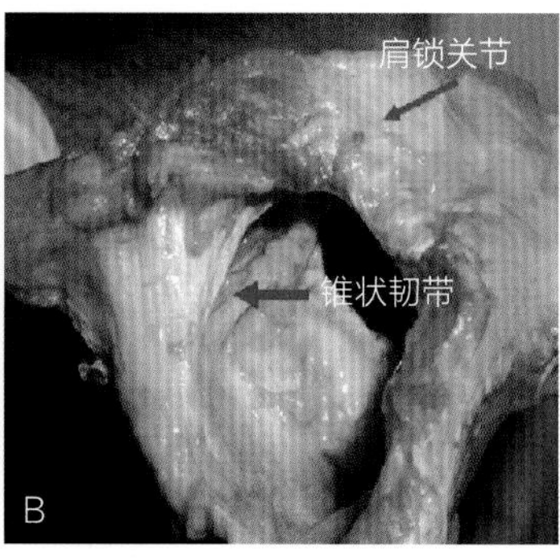

图1 A. 前面观。斜方韧带位于前外侧，锥状韧带则是后内侧结构。B. 后面观。锥状韧带为宽大韧带结构并呈扇形张开，止于锁骨后内侧位置。

- ○ Paxinos试验[21]：检查者在肩峰施加前上向压力且在锁骨干中部施加向下压力时，肩锁关节区域出现疼痛/压痛或疼痛/压痛加剧为Paxinos试验阳性。
- ○ O'Brien试验：检查者必须触诊肩锁关节以明确关节顶端的症状。盂肱关节前方的疼痛提示盂唇或肱二头肌肌腱病变。

影像学和其他诊断性检查

- 与盂肱关节相比，肩锁关节位置较为表浅，软组织覆盖也相对较少。相比盂肱关节的标准X线片，肩锁关节只需要较低的射线穿透强度就能获取较好的显像。
- 在笔者所在医院，标准X线摄片包括前后(AP)位、冈上肌出口位(图2A)、腋位及Zanca位。
- Zanca位摄片时，X线球管呈10°～15°向头侧倾斜(图2B、C)。喙锁间距(正常1.1～1.3 cm)，相比健侧增宽25%～50%，提示喙锁韧带完全断裂。正常喙锁间隙(平均1.1～1.3 cm)合并肩锁关节完全脱位，提示可能喙突骨折。这在Stryker切迹位(图2D)上显示更佳。
- 正常肩锁关节宽度在1～3 mm左右，随着年龄增加递减。这个宽度体现在X线片上则存在个体差异，与关节相对球管的倾斜度不同有关。
- 应力摄片[在同侧手臂上放置5～10 lb(2.3～4.5 kg)重物]主要为经验性的检查，常常不必要，尽管如此，若在AP位上出现增宽的喙锁间距，则可有助于鉴别Ⅱ型及Ⅲ型损伤。
- 肩关节腋位摄片是鉴别Ⅲ型及Ⅳ型损伤的重要方法，该方法也可用于识别喙突基底骨折。
- 骨扫描可有助于明确隐匿的肩锁关节病变，然而临床

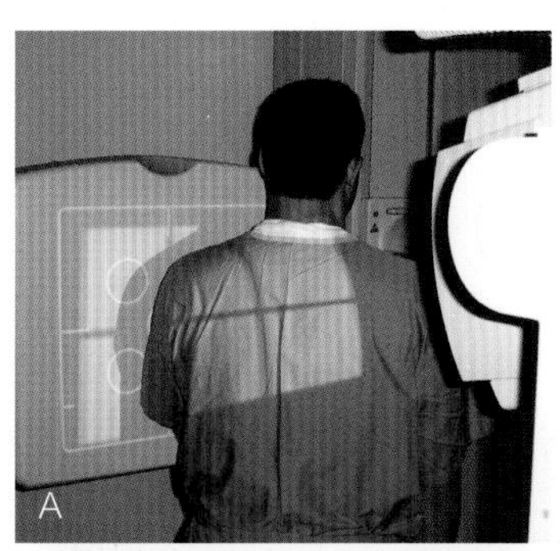

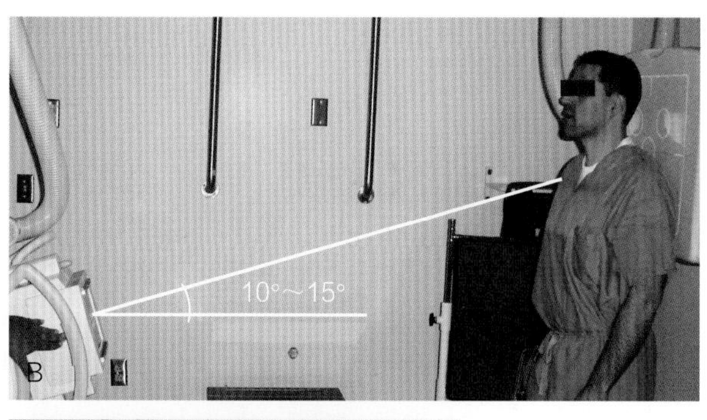

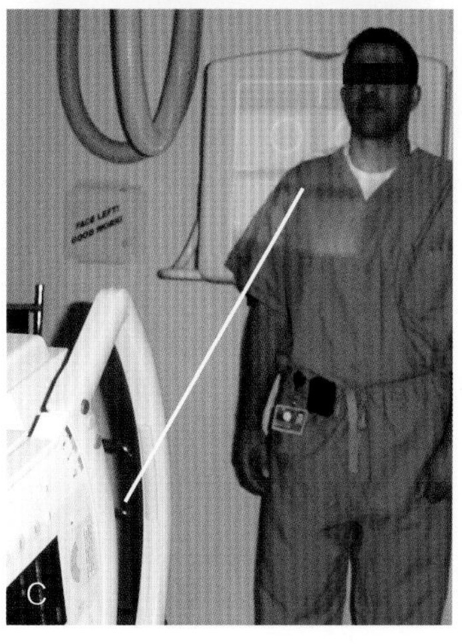

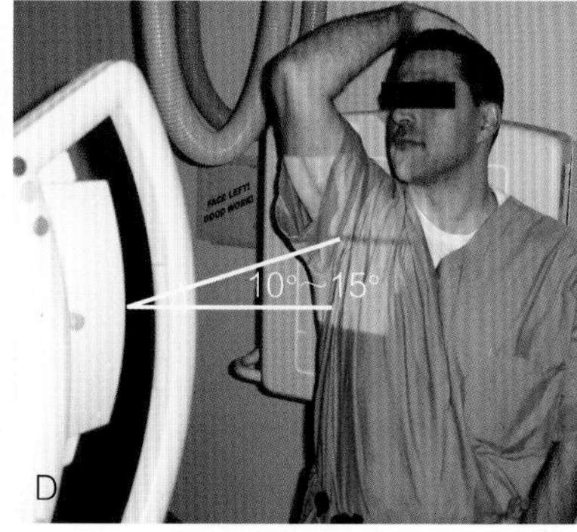

图2 X线检查的体位。A. 冈上肌出口位。B、C. Zanca位。为了肩锁关节的最佳显像，X线光源的方向向头侧倾斜10°，并较标准摄片减弱穿透强度。D. Stryker切迹位。该体位有助于排除合并损伤，当怀疑喙突骨折而喙锁间距正常时该体位很有帮助。

应用较少。

鉴别诊断

- 颈椎病变。
- 斜方肌痉挛。
- 肩胛骨运动障碍。
- 过度松弛。
- 锁骨远端或肩峰骨折。
- 喙突骨折。
- 盂肱关节病变(撞击征、肩袖损伤、Hill-Sachs损伤、Bankart损伤、SLAP损伤、肱二头肌腱损伤)。
- 尺神经感觉障碍。
- 胸廓出口综合征。

治疗

- 治疗的主要目标是使肩关节免除疼痛,恢复正常的活动度、肌力,活动不受限制。

非手术守治疗

- 大多数Ⅰ型和Ⅱ型的肩锁关节分离通过非手术的方式治疗。
- 初期治疗包括悬吊、冰敷及短期制动以控制疼痛,康复锻炼应在疼痛耐受后尽早开始。
- 康复计划包括4个阶段[3]:
  - 疼痛控制,立刻达到保护性活动度,等长收缩练习。
  - 通过等张收缩进行力量练习。
  - 不受限制的功能锻炼,旨在增加肌力、强度、耐力以及神经肌肉控制。
  - 回归运动专项功能训练。
- 对于Ⅲ型损伤:
  - 这些患者通常被逐例评估,需要考虑很多不同因素,如惯用手、职业、重体力劳动者、运动场上的位置和需求(四分卫、投手)、肩胛胸壁关节功能不全及再损伤风险。
  - 在一项纳入1 172名患者的meta分析中,88%的手术治疗患者及87%的非手术治疗患者均具有满意的疗效(证据等级Ⅳ)[12]。
    - Ⅲ型损伤患者采用手术或非手术治疗,两年随访后在肌力恢复方面并无差异(证据等级Ⅳ)[19]。
  - Schlegel等[17]发现只有20%的患者保守治疗后的治疗结果欠佳。客观研究表明,患肢肩关节活动不受限,且旋转性肌肉力量与健侧相比无差异。另一项发现,重体力劳动者在1年随访时卧推力量下降了17%(证据等级Ⅳ)。
- 目前对于Ⅲ型肩锁关节脱位尚无确凿证据支持手术治疗[2,18]。如果症状持续超过3个月,包括疼痛加剧、由肩胛骨运动障碍导致的撞击、肌力减退、投掷时无法挥臂至预备位及疼痛性关节不稳,尤其是锁骨后向不稳、靠近肩胛骨冈前部,则具有手术指征。以临床研究结果评价肩锁关节脱位治疗效果时存在不少问题:大多数研究都是回顾性的;Ⅲ型、Ⅳ型和Ⅴ型损伤混在一起;同一队列中既有急性脱位也有慢性脱位;同一队列中的治疗采用了多种不同的手术方法,长期随访结果无法得到。另外,研究包含了混杂的患者人群(体力劳动者、投掷手等),治疗结果的评估并非标准化。

手术治疗

- 完全性肩锁关节损伤(Ⅳ型、Ⅴ型和Ⅵ型)病残率高,造成关节持续不稳定及严重软组织损伤,一般需手术治疗。
- 对于Ⅲ型肩锁关节分离,一种方案是先行保守治疗12周,若疼痛及关节不稳持续存在再行稳定性手术;另一种方案是直接手术治疗,尤其对于运动员或功能要求较高的患者,直接手术可缩短疼痛及功能障碍时间,快速恢复运动或工作。
- 手术干预可被宽泛地分为如下方法:
  - 用钩钢板、骨针或克氏针行肩锁关节固定。
  - 用缝线襻、螺钉、纽扣钢板(Smith & Nephew, Andover, MA)、带线锚钉或其他类似器械进行喙锁间隙固定。
  - 韧带重建:用自体移植物或异体移植物行喙锁韧带和(或)肩锁韧带重建。
  - 动力肌肉转位(近似基于联合腱转位)。
- 喙锁韧带解剖重建(ACCR)旨在重现肩锁关节和喙锁间隙的正常解剖及生物力学。笔者所在生物力学实验室对该技术深入研究,并将在本章描述。本章还描述了另一种肩锁关节重建的经典方法:改良喙肩韧带转位(Weaver-Dunn法)。肩锁关节重建还涉及多种关节镜手术技术,本书将在单独的章节中进行描述和讨论。

术前准备

- 治疗取得成功需要患者有合理期望,并配合术后治疗,包括持续6周的颈腕吊带悬吊固定。
- 治疗慢性肩锁关节疼痛时可行盂肱关节关节镜检查,以排除合并损伤。有报道表示创伤性肩锁关节炎患者,尤其是年轻患者,行锁骨远端切除术后症状无法改善,可能原因在于漏诊了SLAP损伤及盂唇病损[1]。
- 可行肩关节MRI以排除同样需要处理的合并损伤。

- 若行改良 Weaver-Dunn 术或 ACCR 术，术者应与患者讨论自体或异体移植物的选用。

体位

- 全麻诱导后，患者取沙滩椅位（图3）。
- 笔者推荐使用标准手术床，可提供后方支撑及肩胛骨的稳定。
- 肩胛骨内侧缘放置一个软垫，可稳定肩胛骨并前抬喙突。
- 患者头部可活动，由于锁骨内侧钻孔时有时需要重摆体位。
- 铺巾时范围需要较大，需暴露胸锁关节及后侧锁骨，以获取肩胛带的完整视野。
- 手臂自由下垂，允许自由活动及肩锁关节手法复位。

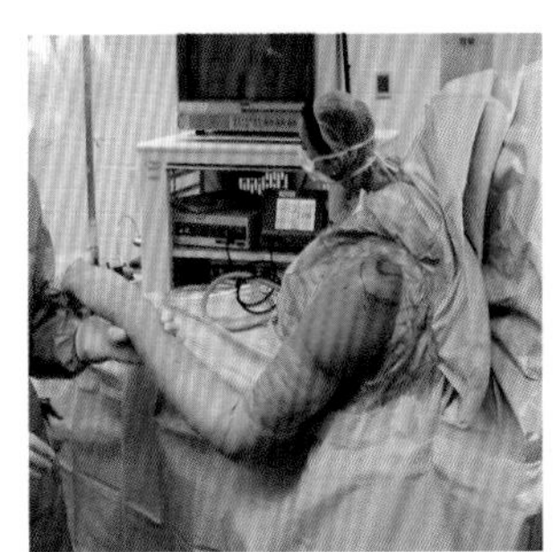

图3 使用沙滩椅体位，并在肩胛骨内侧缘放置小包使喙突前移并且固定肩胛骨。头部需要可活动摆放，从而术中行锁骨钻磨时如需要可重新摆位。手臂在胸锁关节外侧自由下垂。

入路

- 笔者所在实验室对锁骨进行分析，结果提示锁骨外侧端或肩锁关节至喙锁韧带的平均长度为（46.3±5）mm；斜方韧带外侧至锥状韧带内侧的距离为（21.4±4.2）mm[15]。
- 无论是 Weaver-Dunn 术还是 ACCR 术，手术切口都要保证肩锁关节及喙突的充分显露。
- 相对于 ACCR 术，Weaver-Dunn 术的切口更偏外。这是由于喙肩韧带的显露需要，另外由于 ACCR 进行锁骨准备要更偏内侧。
- 尽管肩锁关节和锁骨都是浅表的结构，皮下组织覆盖较少，按笔者的经验，牵起全厚软组织瓣可以在不伤及皮肤血管的情况下，获得更好的术野。
- 三角斜方筋膜的全厚筋膜瓣对于关闭切口十分关键。取手术入路时留下标记缝线可帮助手术医生在修补时快速高效完成软组织覆盖。

喙锁韧带解剖重建（ACCR）

手术显露

- 可行盂肱关节镜检查寻找伴随损伤。
- 从锁骨后侧至喙突沿 Langer 线取弧形皮肤切口，中点位于肩锁关节内侧 3.5 cm。
  - 切口常有所倾斜，以完全显露肩锁关节外侧及喙突内侧（技术图1）。
- 以针头电刀处理浅表皮肤出血点，向下分至深筋膜。牵起全厚皮瓣，确认其下的三角斜方筋膜连接于锁骨及肩峰。
- 从锁骨中线同时向前及向后牵起全厚骨筋膜瓣，显露锁骨轮廓。术者可在三角肌和斜方肌在锁骨及肩峰的止点间找到一个间隙，作为切开时的无血管平面。
  - 在三角斜方筋膜边缘留置标记缝线，牵引标记缝线或在组织瓣下方使用 Gelpi 牵开器以充分显露。在手术的结束阶段，利用标记线可简单准确地关闭筋膜层。
- 完成手术入路后试行复位，包括向上移动肩胛肱骨复合体并在喙突及锁骨使用大号点式复位钳复位肩锁关节。

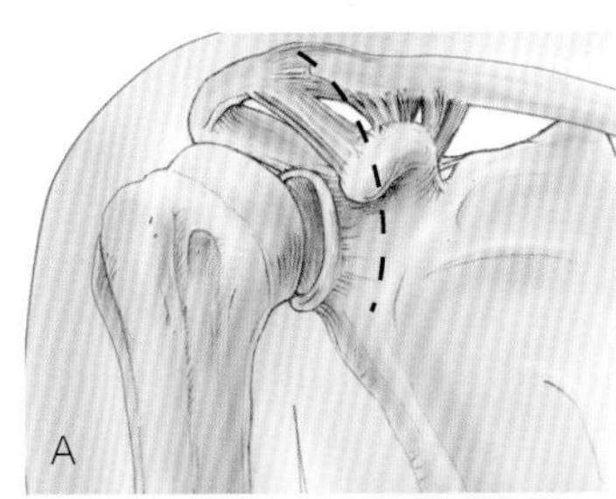

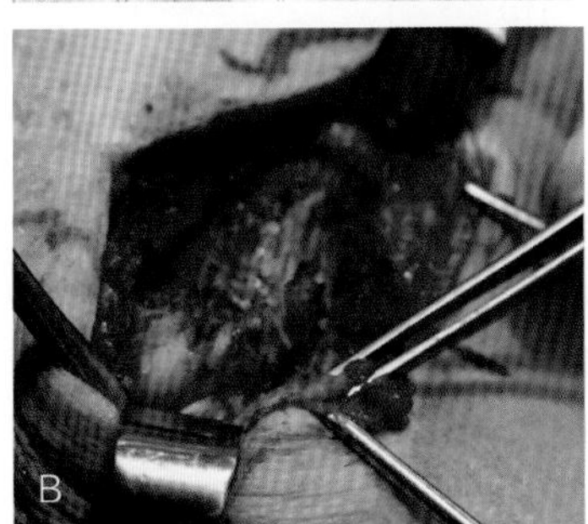

技术图1 A、B. 在肩锁关节内侧3.5 cm处沿Langer线取弧形切口，可同时显露肩锁关节及喙突，沿锁骨中间线分离三角斜方筋膜并牵起两层全厚组织瓣。

- 可能需要在肩峰下，或少数情况下在喙突下，将锁骨远端从斜方肌上游离。
- 软组织嵌入可能阻碍肩锁关节解剖复位。

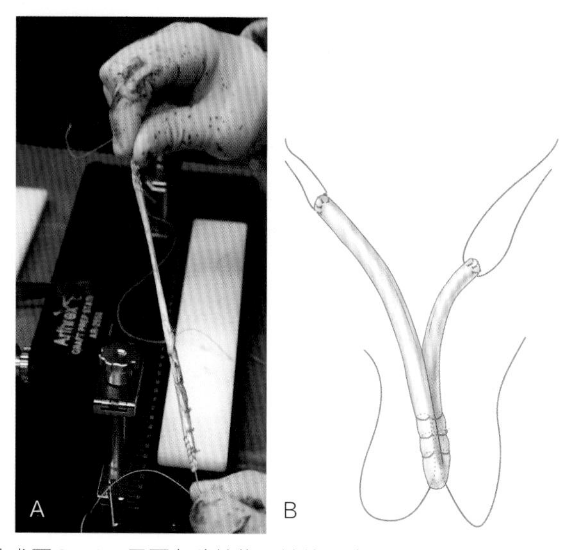

技术图2 A. 需要在移植物两端编织缝线，便于移植物绕过喙突并穿过骨隧道。B. 另一种术式中，移植物折叠后固定于喙突，并形成一长一短两端，使用Krackow法将一根2号不可吸收线缝于移植物对折处。肌腱两端修剪成子弹形以便于通过骨隧道。

移植物准备

- 使用异体移植物(半腱肌或胫前肌)或自体移植物(半腱肌)进行手术(技术图2A)。
- 肌腱两端修剪成子弹形以便于通过骨隧道。
- 在肌腱的两端以编织法或锁边法留置缝线，便于移植物通过骨隧道。使用标准肌腱测量器测量移植物直径，通常为5～6 mm。
- 如果术者采用笔者推荐的襻式重建技术，此时移植物已准备好，可供使用。
- 另一种方法是使用挤压螺钉将移植物固定于喙突(腱固定重建技术)。若采用该术式，需将移植物对折，形成一条短端(约3 in，7.6 cm)，以及包含肌腱剩余长度的长端。使用Krackow法将一根2号超高强度不可吸收线缝于移植物对折处(技术图2B)。

喙突准备及移植物喙突侧固定

- 移植物在喙突的固定可通过将移植物形成襻绕过喙突基底完成(襻式重建技术)，或采用腱固定术式，使用挤压螺钉将移植物固定于喙突基底(腱固定重建技术)。
- 襻式重建技术(笔者推荐的技术)。
  - 分离软组织，包括喙突的内外侧边界，从基底至尖端显露喙突全程。
  - 用主动脉阻断钳(Satinsky 钳)或者穿线器(Arthrex, Inc., Naples, FL)将缝线绕过喙突基底，用手术钳或穿线器时由内向外通过。
  - 在缝线一端绕圈用以带过移植物以及胶原覆盖的2号FiberWire加强线(Arthrex, Inc.)。
  - 移植物提供了生物性喙锁间隙固定，而胶原覆盖的2号FiberWire加强线则提供了非生物性固定(技术图3A、B)。

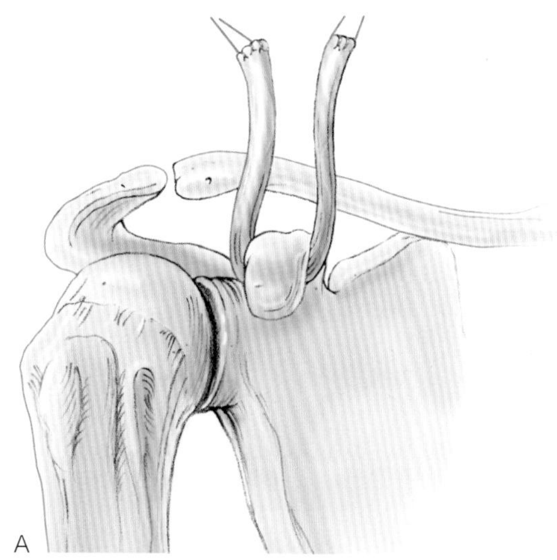

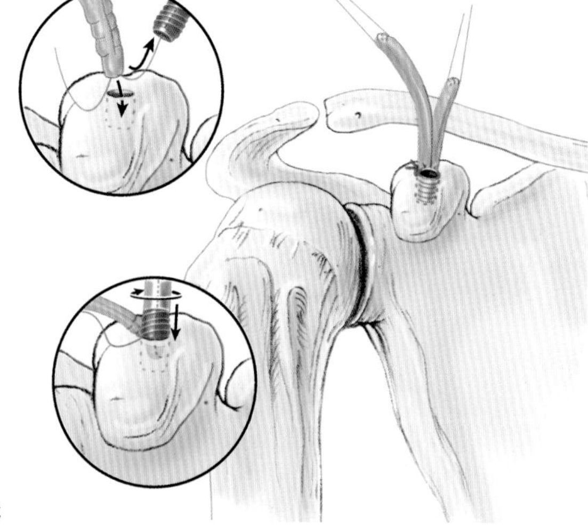

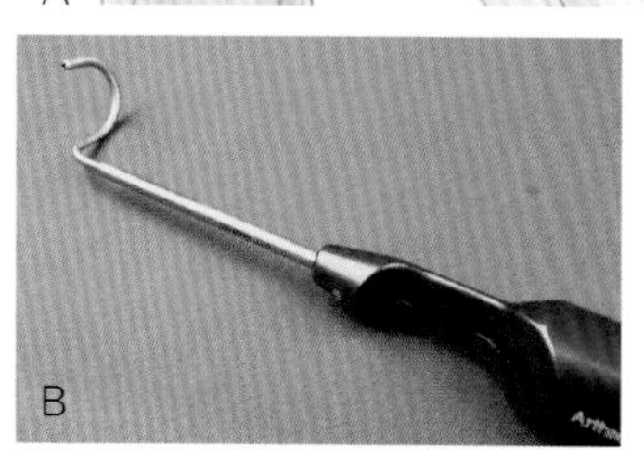

技术图3 A. 移植物形成襻绕过喙突。B. 用过线器将移植物及不可吸收线形成襻安全地绕过喙突基底。C. 另一种术式中，于喙突上建立直径和移植物相仿的骨隧道（一般为6～7 mm)。Krackow缝线一端及肌腱重叠部分穿过聚醚醚酮（PEEK）螺钉以及螺丝刀（顶部嵌入)。保持牵拉缝线，推入腱固定螺丝刀至接触肌腱移植物（底部嵌入)，将整个肌腱、螺丝刀、螺钉复合体置入喙突骨隧道。

- 腱固定重建技术(技术图3C)。
  - 使用标准肌腱测量器测量移植物对折部分直径,根据测量结果选用合适的空心钻(一般6~7 mm)。
    - 如有必要,术者应先使用直径较小的钻,再扩大到合适大小。
  - 手指触摸喙突的外侧及内侧部分,使用空心钻导针在直视下钻入喙突基底。
  - 用Nitinol钢丝将Krackow缝线一端,穿入5.5 mm×8 mm不可吸收不显影腱固定螺钉及螺丝刀。
  - 推入腱固定螺丝刀至接触肌腱移植物,将整个肌腱、螺丝刀、螺钉复合体置入喙突骨隧道,直至15 mm长的Krackow缝线消失。
  - 将移植物的缝线在挤压螺钉上打结,利于挤压钉和缝线锚钉与肌腱之间的愈合。

锁骨准备

- 在锁骨上钻骨隧道,用以重建锁骨上的锥状及斜方韧带止点。
- 在锁骨远端内侧大约45~50 mm处穿一枚空心钻导针以重建锥状韧带,或者也可以锁骨外侧1/3下表面的锥结节作为解剖标志置入导针,钻孔的位置应尽可能靠后,同时确保空间足够,不至于在后续钻隧道时突破后侧皮质边缘。
- 用直径5 mm的空心钻建立隧道(技术图4)。
  - 如果不确定使用多大的钻头,从最小的钻头开始用是一个好方法;术者可在必要情况下扩大隧道。
  - 以低功率电钻扩口,切断电钻电源,手动将钻头取出,这样可以确保隧道正好呈圆形,没有因磨钻不均匀而扩大。
  - 测量隧道深度,选择使用适合长度的螺钉置入。
- 重复相同步骤以重建斜方韧带,与锥状韧带相比,斜方韧带更靠前外侧。
  - 斜方韧带骨隧道建立在锁骨中心,大约位于前一隧道中部外侧15 mm,在肩锁关节内侧25~30 mm处。
  - 笔者近来发现锁骨外1/3的骨密度从外向内逐渐递增[5],距离锁骨外侧端20~50 mm处,喙锁韧带的解剖止点处具有最佳骨密度。尸体研究表明,重建部位到肩锁关节的距离与移植物拉出强度呈正相关。

移植物锁骨侧固定、喙锁间隙重建与肩锁关节解剖

- 移植物在喙突上方交叉,一端置入后侧的骨隧道(代表锥状韧带),另一端以相同方式通过前侧骨隧道(代表斜方韧带;技术图5A、B)。若锁骨向后方移位明显,移植物无需锁骨下方交叉。
- 同样将呈襻样绕过喙突的2号FiberWire加强线穿过隧道,以提供非生物加强修复。
- 手法复位肩锁关节,包括在肩胛肱骨复合体向上施力,并在喙突及锁骨用大号点式复位钳复位肩锁关节(技术图5C)。
- 术中透视确认肩锁关节充分复位。
- 穿过隧道来回多次循环牵拉移植物,以减少固定后的移位可能。
  - 这一步骤至关重要,确保固定完成后不再出现移位或运动。
  - 尽管如此固定后还是会出现几毫米的移位,因此笔者固定肩锁关节时常常过度复位2~3 mm。
- 移植物固定后代表锥状韧带的移植物尾部在锁骨上边缘留2 cm长度。如指征明确,移植物从斜方韧带隧道穿出后的较长尾部可用于加强肩锁关节修复(见技术图5B)。

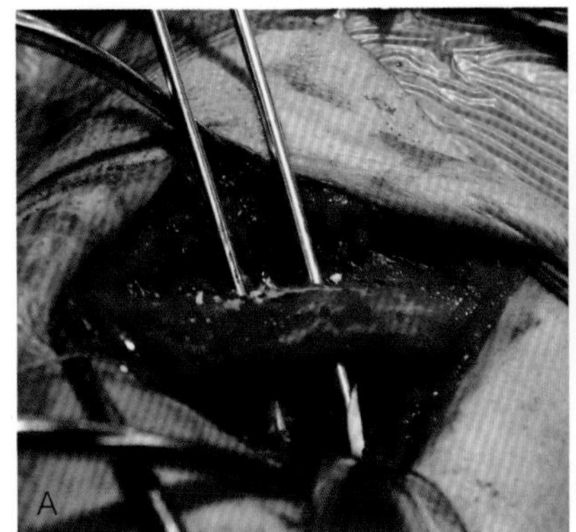

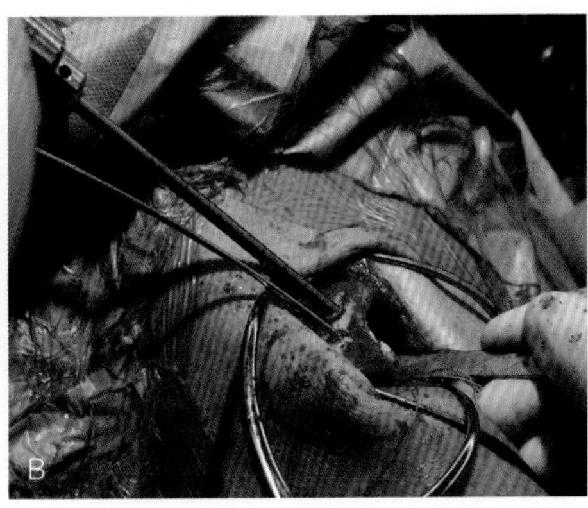

技术图4 A. 喙锁韧带解剖重建。为重建锥状韧带,在锁骨后内侧距离肩锁关节45 mm处置入导针。为重建斜方韧带,在锁骨中部距离肩锁关节30 mm处置入导针。B. 确认导针位置正确后,用5 mm空心钻在锁骨上钻隧道。注意在磨钻不破坏后方骨皮质的前提下,锥状韧带隧道建立应尽可能偏后侧。

TECHNIQUES

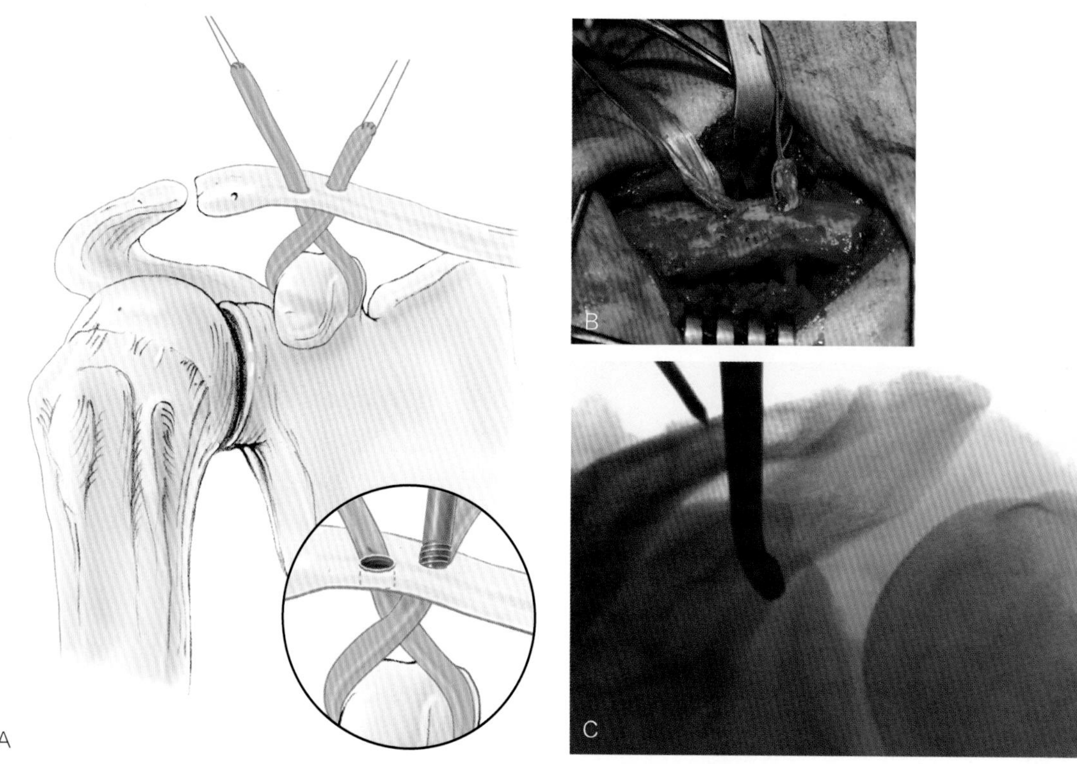

技术图5 A、B. 移植物两个游离端交叉后穿过锁骨，沿隧道来回牵拉移植物，并施加循环负载。较短的尾部作为锥状韧带留在锁骨上方，而剩余部分的移植物从斜方韧带隧道穿出；留下的一端长于另一端。用一枚5.5 mm×8 mm不可吸收不显影螺钉在锁骨锥状韧带隧道对移植物行挤压固定。再次对移植物施加循环张力，保持复位状态及移植物张力的同时，以另一枚5.5 mm×8 mm不可吸收不显影螺钉（PEEK螺钉）于斜方韧带隧道前外侧置入。C. 肩锁关节复位的X线影像，可见使用点式复位钳的位置。

- 确保移植物拉紧并保持持续牵引，选用合适大小及长度的不可吸收螺钉在后内侧隧道、锥状韧带移植物的前侧置入。笔者推荐直径5.5 mm的聚醚醚酮(PEEK)螺钉。
- 再次，多次对移植物施加循环负载。持续牵拉并保持韧带张力的同时，以另一枚不可吸收螺钉在外侧斜方韧带隧道、斜方韧带移植物的前侧置入。笔者再次推荐直径5.5 mm的PEEK螺钉。
- 移植物固定完毕，将2号胶原覆盖的FiberWire加强线在锁骨上打结，为复位肩锁关节的非生物固定。
- 使用不可吸收线间断缝合，仔细关闭三角斜方筋膜，注意把线结打在斜方肌后侧面。
  - 如有线结突于表面，可用一根普通缝线将其埋入。

锁骨远端切除术vs.肩锁关节修复术

- 对于急性损伤，笔者推荐行肩锁关节修复术。
  - 显露肩锁关节。首先用一根0号不可吸收线简单或8字缝合修补肩锁关节囊及韧带。
    - 后方及上方的韧带对于防止锁骨向后及向上脱位起关键作用。
  - 肩锁关节修复可用喙锁韧带重建的一支移植物进行加强。
    - 将从内侧隧道穿出的短支向外侧折叠，连续缝合于斜方韧带隧道穿出移植物的基底处(技术图6A)。
    - 将外侧(斜方韧带)隧道穿出的长支向外拉出并在肩锁关节上方缝成襻，用以加强肩锁关节囊(技术图6B、C)。
- 对于慢性脱位，有两种选择。
  - 一种方案是依前详述修复肩锁关节。
  - 替代方案是行锁骨远端切除，尤其是考虑存在肩锁关节炎时。
    - 使用摆锯去除锁骨远端1 cm长度。
    - 将锁骨后方皮质边缘修成斜边。

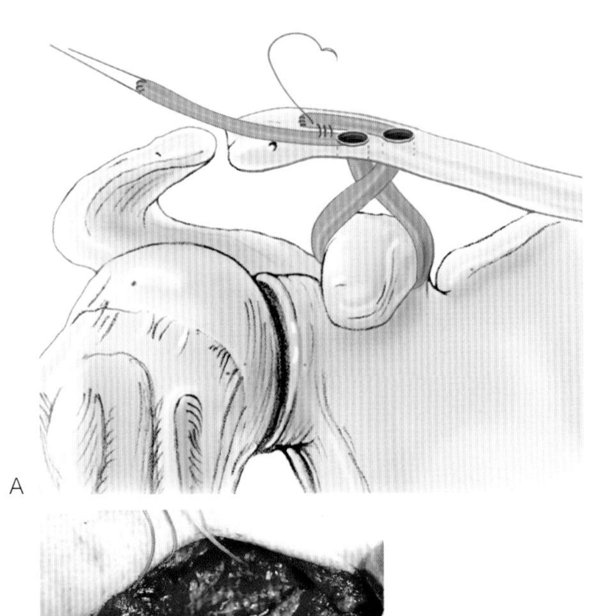

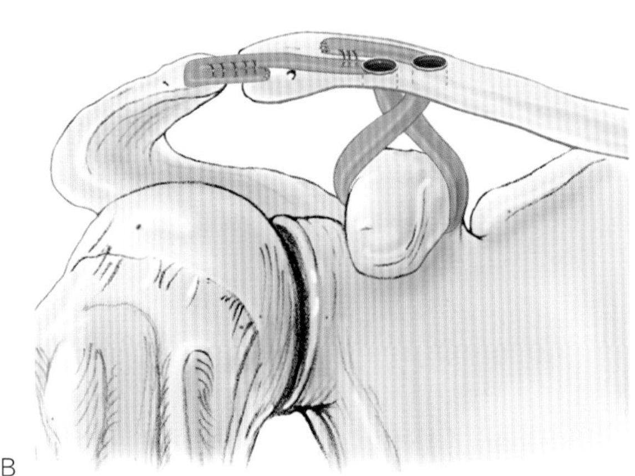

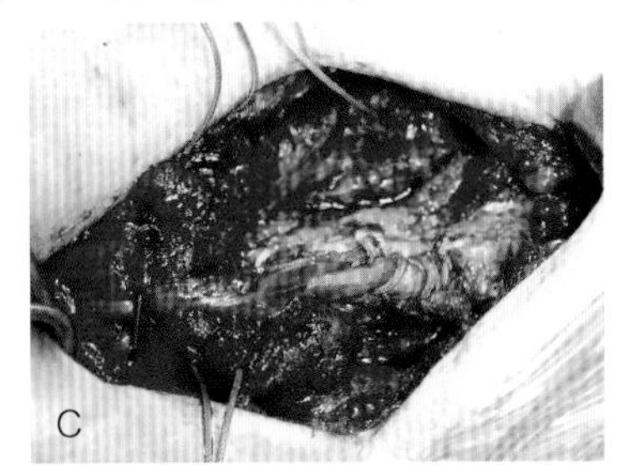

技术图6　A. 代表锥状韧带的移植物短支向外折叠，缝在代表斜方韧带的移植物基底。B、C. 将代表斜方韧带的长支拉到外侧，用以加强肩锁韧带固定。

改良 Weaver-Dunn 术

- 若怀疑存在伴随损伤可行诊断性关节镜检查[13]。
- 从锁骨后侧至喙突沿 Langer 线取弧形皮肤切口，中点距肩锁关节 1.5 cm。
  - 切口有所倾斜，以完全显露外侧的肩锁关节及内侧的喙突。
- 以针头电刀处理浅表皮肤出血点，向下分至深筋膜。牵起全厚皮瓣确认其下的三角斜方筋膜连接于锁骨及肩峰。
- 从锁骨中间线同时向前及向后牵起全厚骨筋膜瓣，显露锁骨轮廓（技术图7）。术者可在三角肌和斜方肌在锁骨及肩峰的止点间找到一个间隙作为切开时的无血管平面。
- 或者，在肩峰外侧沿锁骨中部取“曲棍球棒”切口，末端以曲棍球棒的样式向下切至喙突。
  - 牵起骨膜瓣，并在其最内侧面留置标记缝线以便准确关闭。

生物固定：喙肩韧带转位

- 分离喙肩韧带，尤其是外侧。
- 喙肩韧带从足印区切下，向后伸展至肩峰（技术图8A）。

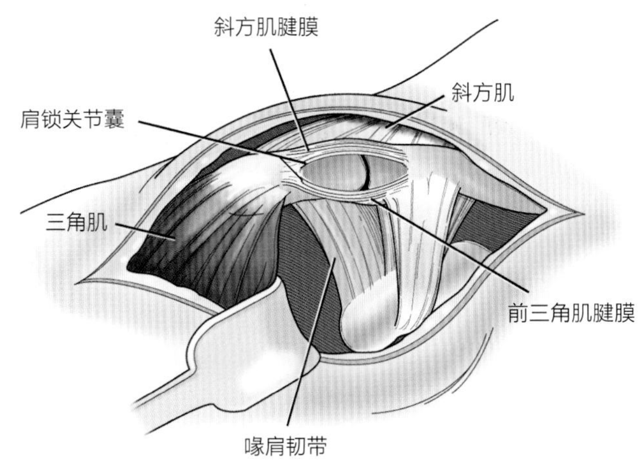

技术图7　喙肩韧带肩峰止点转位，改良 Weaver-Dunn 术。从锁骨中间线同时向前及向后牵起全厚骨筋膜瓣，显露锁骨轮廓。牵起骨膜瓣，在其最内侧面留置一根标记缝线以便准确关闭。三角肌前侧的一小部分从肩峰前侧牵开以显露喙肩韧带（经允许引自 Galatz LM, Williams GR Jr. Acromioclavicular joint injuries. In: Bucholz RW, Heckman JD, Court-Brown C, eds. Rockwood and Green's Fractures in Adults, vol 2. Philadelphia: Lippincott Williams & Wilkins, 2006:1354）。

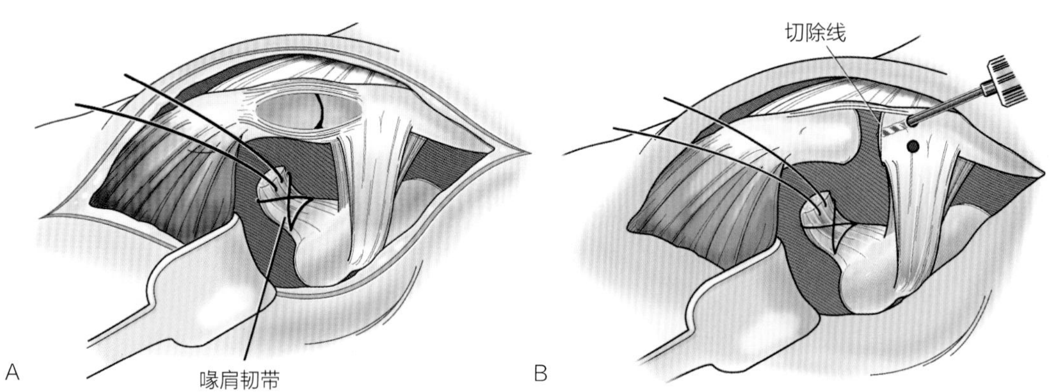

技术图8 A. 肌腱从肩峰处切下，末端留置缝线。B. 行锁骨远端切除后，在锁骨远端后上表面钻2个2 mm孔，过单层皮质，从髓内管钻出（经允许引自Galatz LM, Williams GR Jr. Acromioclavicular joint injuries. In: Bucholz RW, Heckman JD, Court-Brown C, eds. Rockwood and Green's Fractures in Adults, vol 2. Philadelphia: Lippincott Williams & Wilkins, 2006:1354）。

- 在肌腱末端留置两根较粗的不可吸收锁边缝线。
- 将喙肩韧带直接向上拉，并在锁骨相应区域做标记。
  - 该标记用以明确锁骨截骨量，以使喙肩韧带在无锐角转向的情况下轻松通过。
- 如果关节镜下充分切除尚未完成，可使用摆锯在标记位置水平行锁骨斜行截骨，相比于下方，在上方留更多的骨量。
- 在锁骨挖出一个能容纳喙肩韧带的髓内口袋。
- 在不影响肩锁韧带的同时去除肩锁关节内关节盘。
- 用2.0 mm钻头在距离锁骨远端切缘20 mm处行十字钻孔（锁骨外侧向前，锁骨内侧向后）（技术图8B）。
- 用钢丝襻将喙肩韧带缝线带线穿过先前在锁骨切缘的钻孔。
- 为行喙肩韧带转位加强，在锁骨上、喙肩韧带内侧钻一个3.5 mm的孔。
  - 若行非生物加强，需要编织一根缝线绳。
    - 术者取3根1号可吸收线，在两端各夹一把血管钳。顺时针旋转一把血管钳，同时固定另一端，直至缝线全长都拧在一起。
    - 另2组3根缝线也用同样的方法处理。
    - 将3组缝线以同样的方式逆时针拧在一起，形成一条共由9根缝线组成的绳。将缝线绳绕过喙突，穿过锁骨上的3.5 mm钻孔。
  - 若行生物加强，可使用自体或异体移植物。

复位及固定

- 手法复位肩锁关节：向上移动肩胛肱骨复合体，并在喙突及锁骨处，使用大号点式复位钳复位肩锁关节。
  - 建议固定时稍微过度复位。
- 完成复位后，术者牵拉喙肩韧带重建的缝线，从骨隧道中拉出，并在锁骨上表面打结（技术图9）。
  - 容纳喙肩韧带的口袋必须足够长，使移植物在解剖复位后紧致美观。
- 若使用缝线绳，将其绕过喙突并穿过锁骨后打结。
  - 术者应尽量将结打在最不突出的区域。
  - 缝线绳的末端缝线散开，两两打结，以防止缝线整体散开。
  - 最后剪去所有缝线的游离端。
- 若使用肌腱加强，将肌腱卷成8字形，并用较粗的不可吸收线缝于自身。
- 以与ACCR术相同的方法关闭切口（技术图6C）。

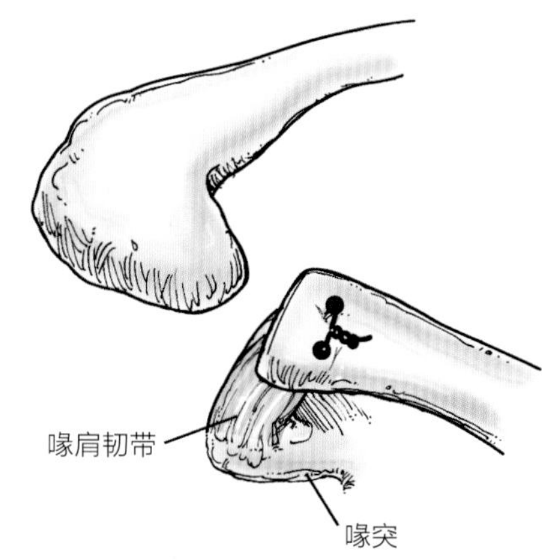

技术图9 A. 用骨匙在锁骨上做一个口袋以容纳喙肩韧带，将喙肩韧带转位至髓腔中。缝线穿过钻孔并在锁骨上方打结，口袋需要做得足够大，因此在关节复位后，喙肩韧带可被拉入而不发生任何撞击。正确完成后，韧带应显张力，袋内无过分拥挤（经允许引自Galatz LM, Williams GR Jr. Acromioclavicular joint injuries. In: Bucholz RW, Heckman JD, Court-Brown C, eds. Rockwood and Green's Fractures in Adults, vol 2. Philadelphia: Lippincott Williams & Wilkins, 2006:1354）。

要点与失误防范

体位摆放与手术入路	• 术者应确认患者头部可向侧面重新摆放，使术中有足够的空间在喙突上钻隧道 • 或者也可用巾钳将锁骨拉向前，以便于喙突钻隧道 • 标记三角肌和斜方肌筋膜以较好地修复
移植物处理	• 移植物末端处理成子弹形以便通过隧道 • 缝线在喙突下从内向外穿过 • 如果从外向内穿线，术者需要确认内侧喙突基底完全显露，并应在内侧基底置入Darrach牵开器以“抓住”穿线器 • 移植物从下方穿过喙突后，将两端交叉再穿入锁骨隧道
骨隧道准备及移植物固定	• 术者应在低功率模式下使用电钻，切断电钻电源后，术者应手动取出钻头以确保隧道正好呈圆形，不因非均匀磨钻而增宽 • 必要时从最小号钻头开始扩隧道，若移植物太粗，术者选用每次大半毫米的钻头扩隧道 • 腱固定螺钉从移植物前侧置入以均匀重建喙锁韧带

术后处理

- 术后康复的目标是通过肩胛带支撑肌肉的肌力训练恢复并加强肩锁关节稳定性，并且实现肩关节无痛运动[3]。
- 使用Lerman肩关节支具(DJO Inc., Vista, CA)或Gunslinger肩关节支具(Hanger Prosthetics & Orthotics, Inc., Bethesda, MD)6～8周进行术后支撑。建议使用这些支具来对抗肩关节复合物受到重力的作用。应向患者强调使用支具制动及保护的重要性，因为这对于预防术后失败至关重要。
- 早期的干预主要是缓解疼痛及炎症，从而尽早开始肌力训练。在最初的6～8周内，只有在个人卫生的时候或仰卧位轻柔的被动活动训练时才可取下支具。
- 术后8周开始主被动活动训练。
- 若活动练习不引起疼痛，术后第12周可开始肌力训练。

预后

- 喙锁韧带解剖重建术。
  - Martetschlager等[8]近来报道了59例患者平均年龄约43岁的喙锁韧带解剖重建术(肌腱移植物或皮质固定纽扣)的结果。平均随访时间为2.4年，其中12及24个月的重建生存率分别为86.2%和83.2%。该队列患者没有严重的并发症，ASES评分及SF-12评分均有显著提升。总体并发症发生率为27.1%。
- Weaver-Dunn喙肩韧带转位术。
  - 由于不同研究组采用的Weaver-Dunn术式不同，患者损伤分型及程度也不同，治疗结果难以比较。原始的Weaver-Dunn术(单纯喙肩韧带转位)已转变为改良Weaver-Dunn术，除行喙肩韧带转位外，同时行肩锁关节或喙锁间隙固定。
  - Rauschning等[14]报道了使用Weaver-Dunn术(单纯喙肩韧带转位)治疗12例急性和5例慢性Ⅲ型肩锁关节损伤的治疗结果。术后随访1～5年，尽管仍有21%的复位丢失，所有患者肩关节稳定且不痛，重新开始各项活动，功能性治疗结果优异(证据等级Ⅳ)。
  - Tienen等[20]对21名Rockwood Ⅴ型肩锁关节脱位患者进行改良Weaver-Dunn手术，术中复位锁骨并用可吸收编织缝线固定肩锁关节。在平均35.7个月的随访中，18名患者术后2.5个月重新开始活动，且没有出现疼痛；最后一次随访的Constant评分平均为97分。此时的X线摄片显示两名患者尚有半脱位，且一名患者由于关节感染出现了再次脱位(证据等级Ⅳ)。
  - Ⅲ型肩锁关节损伤的早晚期修复后研究结果表明，早期修复明显优于3个月后的修复。在Weinstein等[22]的一项平均4年的随访研究中，早期修复的27名患者中有26人(96%)取得了满意的治疗结果，而在晚期重建的17名患者中仅有13人(77%)结果满意(证据等级Ⅳ)。

并发症

- 复位丢失及畸形复发。
- 感染。
- 粘连性关节囊炎。
- ACCR术特异性并发症：移植物失效，喙突骨折，锁骨骨折，锁骨或喙突骨溶解，锁骨远端肥厚，臂丛病变，内固定断裂并发症(内固定断裂、内固定相关症状)，以及肩锁关节骨关节炎。
- 改良Weaver-Dunn术特异性并发症：内固定并发症(钢丝移位、肩峰骨折、肩峰骨溶解、内固定断裂)，以及合成材料异物反应。

(徐才祺 译，陈云丰 审校)

参考文献

[1] Berg EE, Ciullo JV. The SLAP lesion: a cause of failure after distal clavicle resection. Arthroscopy 1997;13:85-89.

[2] Bradley JP, Elkousy H. Decision making: operative versus nonoperative treatment of acromioclavicular joint injuries. Clin Sports Med 2003;22:277-290.

[3] Cote MP, Wojcik KE, Gomlinski G, et al. Rehabilitation of acromioclavicular joint separations: operative and nonoperative considerations. Clin Sports Med 2010;29(2):213-228.

[4] Debski RE, Parsons IM, Woo SL, et al. Effect of capsular injury on acromioclavicular joint mechanics. J Bone Joint Surg Am 2001;83A:1344-1351.

[5] Geaney LE, Beitzel K, Chowaniec DM, et al. Graft fixation is highest with anatomic tunnel positioning in acromioclavicular reconstruction. Arthroscopy 2013;29(3):434-439.

[6] Geaney LE, Miller MD, Ticker JB, et al. Management of the failed AC joint reconstruction: causation and treatment. Sports Med Arthrosc 2010;18(3):167-172.

[7] Klimkiewicz JJ, Williams GR, Sher JS, et al. The acromioclavicular capsule as a restraint to posterior translation of the clavicle: a biomechanical analysis. J Shoulder Elbow Surg 1999;8:119-124.

[8] Martetschlager F, Horan MP, Warth RJ, et al. Complications after anatomic fixation and reconstruction of the coracoclavicular ligaments. Am J Sports Med 2013;41:2896-2903.

[9] McFarland EG, Blivin SJ, Doehring CB, et al. Treatment of grade III acromioclavicular separations in professional throwing athletes: results of a survey. Am J Orthop 1997;26:771-774.

[10] Milewski MD, Tompkins M, Giugale JM, et al. Complications related to anatomic reconstruction of the coracoclavicular ligaments. Am J Sports Med 2012;40(7):1628-1634

[11] Mouhsine E, Garofalo R, Crevoisier X, et al. Grade I and II acromioclavicular dislocations: results of conservative treatment. J Shoulder Elbow Surg 2003;12:599-602.

[12] Phillips AM, Smart C, Groom AF. Acromioclavicular dislocation. Conservative or surgical therapy. Clin Orthop Relat Res 1998;(353):10-17.

[13] Ponce BA, Millett PJ, Warner JP. Acromioclavicular joint instability: reconstruction indications and techniques. Op Tech Sports Med 2004;12:35-42.

[14] Rauschning W, Nordesjo LO, Nordgren B, et al. Resection arthroplasty for repair of complete acromioclavicular separations. Arch Orthop Trauma Surg 1980;97:161-164.

[15] Rios C, Arciero R, Mazzocca A. Anatomy of the clavicle and coracoid process for reconstruction of the coracoclavicular ligaments. Am J Sports Med 2007;35:811-817.

[16] Rockwood CA, Williams GR, Young DC. Disorders of the acromioclavicular joint. In: Rockwood CA, Matsen F, eds. The Shoulder, ed 2. Philadelphia: WB Saunders, 1990:495-554.

[17] Schlegel TF, Burks RT, Marcus RL, et al. A prospective evaluation of untreated acute grade III acromioclavicular separations. Am J Sports Med 2001;29:699-703.

[18] Sood A, Wallwork N, Bain GI. Clinical results of coracoacromial ligament transfer in acromioclavicular dislocations: a review of published literature. Int J Shoulder Surg 2008;2(1):13-21.

[19] Tibone J, Sellers R, Tonino P. Strength testing after third-degree acromioclavicular dislocations. Am J Sports Med 1992;20:328-331.

[20] Tienen TG, Oyen J, Eggen PJ. A modified technique of reconstruction for complete acromioclavicular dislocation: a prospective study. Am J Sports Med 2003;31:655-659.

[21] Walton J, Mahajan S, Paxinos A, et al. Diagnostic values of tests for the acromioclavicular joint pain. J Bone Joint Surg Am 2006;86A:807-812.

[22] Weinstein DM, McCann PD, McIlveen SJ, et al. Surgical treatment of complete acromioclavicular dislocations. Am J Sports Med 1995;23:324-331.

第23章 关节镜下肩锁关节稳定术

Arthroscopic Acromioclavicular Joint Stabilization

Andrew Pastor and Winston J. Warme

定义

- 肩锁关节分离是肩锁关节复合体破裂引起的相对少见的损伤。
- 一般人群的总体损伤发生率为3/10万～4/10万，在体育赛事中高达52%[4]。
- 损伤程度取决于从肩峰传递到锁骨远端及其周围三角肌、斜方肌筋膜力量的大小[1,18,24]。
- 应力增加会导致肩锁关节分离和喙锁韧带撕裂。
- 损伤分型的确定将指导采取手术治疗或非手术治疗[18]。

解剖

- 肩锁关节是由肩峰内侧缘和锁骨远端组成的一种微动关节。
- 两个骨端之间的关节内纤维软骨盘减少了接触应力[17-19]。
- 肩锁关节的动态稳定性由斜方肌筋膜和覆盖其上方的前三角肌提供。
- 肩锁关节的静态稳定性由以下结构提供：
  - 肩锁韧带。
    - 前、后方关节囊增厚。
    - 上、下方关节囊增厚。
  - 喙锁韧带。
    - 锥形：起于喙突的后内侧面，止于锁骨的后内侧面。
      - 尺寸：长达2.5 cm，宽达1 cm[5,18,20]。
      - 抵抗向前和向上负荷[6,8,13,14]。
    - 斜方形：起于喙突前外侧，位于胸小肌后方，附着于锁骨外侧/中线。
      - 尺寸：长达2.5 cm，宽达2.5 cm[5,18,20]。
      - 抵抗横向加压和后方负荷[6,8,14]。

发病机制

损伤机制

- 肩锁分离是由于手臂内收时对肩部外侧直接暴力所致(例如，跌落时肩部着地)[1,8,10,14,18,19,24]。
- 肩锁关节、三角肌斜方肌筋膜和(或)喙锁韧带的损伤程度将决定畸形程度。
- 大多数轻微损伤只涉及肩锁韧带，常常是自限性的。
- 严重的手臂外展可导致锁骨向肩峰下或喙突下移位[18]。
- 肩锁关节处疼痛和外观畸形为严重损伤的临床表现。

体格检查

- 对患者的双侧上肢进行完整的体格检查，使其穿着合适并保持站立位，这一点至关重要。
- 颈部评估和上肢检查一样重要。
- 完整的神经系统检查是必要的，因为严重损伤可能出现臂丛受损。
- 轻微的损伤，在肩锁关节触诊时会很轻，可能会稍稍抬高。畸形的增加被视为损伤等级增加，但急性损伤时肿胀可掩盖畸形。

分型

- Rockwood(Allman、Tossy和Bannister工作基础上改良)描述了6种肩锁关节损伤类型[1,2,18,24]。
- 在预后和治疗方面，该分类方案被证实是有效的。
  - Ⅰ型：肩锁和喙锁韧带完好。
  - Ⅱ型：肩锁韧带完全撕裂，但喙锁韧带完好，肩锁关节部分半脱位。
  - Ⅲ型：肩锁韧带与喙锁韧带完全撕裂。移位程度可达喙锁间隙100%。
  - Ⅳ型：锁骨经斜方肌后移位。
  - Ⅴ型：严重移位，喙锁间隙较正常增加100%～300%(Bannister Ⅲ-C)；包括三角肌斜方肌筋膜损伤。
  - Ⅵ型：锁骨向下移位至肩峰下或喙突下。

影像学检查

- 标准肩关节片可用于诊断，但摄片穿透过度可能导致肩锁关节的读片效果不佳。
- 采用腋位片，可以避免脱位漏诊和帮助评估锁骨的前后移位。
- 球管向头侧倾斜10°～15°(Zanca位)投照规避了肩胛冈，并改善了肩锁关节的读片。该位置摄片还可对标准肩关节位片中可能遗漏的游离体或小的骨折进行评估[18](图1)。

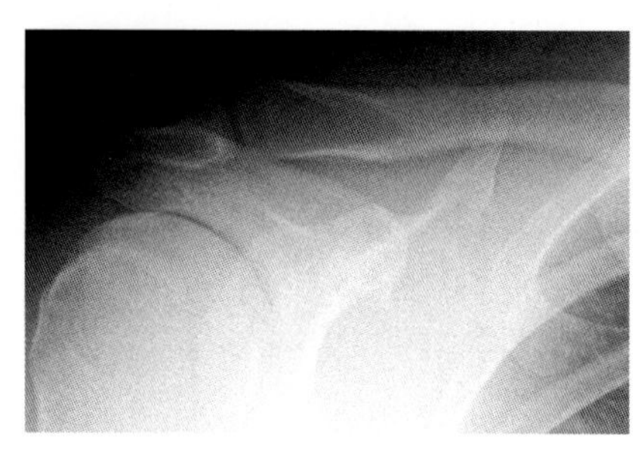

图1 Zanca位片。

- 应力位X线片。
  - 有学者建议，当患者标准站立时，在其手腕上施加10～15 lb(4.5～6.8 kg)牵引力，以帮助区分损伤分级。
  - 最近的文献不支持常规使用应力位X线片。因为它们不影响手术与非手术的决策方案[18,19,26]。

鉴别诊断

- 锁骨远端骨折。
- 胸锁关节脱位。
- 盂肱关节脱位。
- 肩胛胸壁分离。

非手术治疗

- Ⅰ型与Ⅱ型。
  - 大多数学者都认为非手术治疗是治疗这些不完全损伤的选择[1,9,12,17-19,22,24,25]。
  - 1～2周内，为了舒适，可使用简单的悬吊，可在耐受范围内增加关节活动度。
  - 当患者活动时没有疼痛和力量恢复正常时，可以重返运动。
- Ⅲ型。
  - 有争议，常常可以采用保守治疗[2,3,12,17,18,21,22]。
  - 舒适性的悬吊，关节活动训练和避免接触性运动6～8周即可。对于接触性运动员，垫压残留的畸形可能是必要的，再损伤可能导致更高分级的损伤。
- Ⅳ～Ⅵ型损伤通常需要手术治疗[2,4,7,11,12,14,16,18,19,22-24]。

手术治疗

适应证

- Rockwood Ⅲ～Ⅵ型运动型患者不愿意接受患肩的功能障碍，以及外观畸形的患者。
- 即使在没有退行性改变的年轻患者中，也应考虑关节镜下AC关节切除术，因为这可能导致疼痛性AC关节病的发生。目前，在处理急性损伤时，我们很少进行锁骨远端切除。

术前计划

- 必须对所有影像学检查进行全面评估，以排除锁骨、喙突或关节盂的相关骨折。
- 细致阅片结合仔细的体格检查，以诊断胸锁关节或盂肩关节损伤。

体位

- 采用标准的沙滩椅位，垫好所有骨性和软组织突起。
- 可选择使用臂托(McConnell Orthopaedics, Greenville, TX; the Spider, Tenet Medical Engineering, Inc., Calgary, Canada; Trimano, Arthrex, Inc., Naples, FL)。
- 常规准备。笔者更喜欢使用关节镜消毒帷帘。

TECHNIQUES

Dog Bone纽扣钛板固定(Arthrex, Inc., Naples, FL)

- Dog Bone纽扣是一个预制的钛纽扣，允许使用多个FiberTapes用于肩锁关节的复位。
- 这项技术使得关节镜下固定急性和亚急性肩锁分离既快速又相对简单。
- Dog Bone纽扣钛板方法使用了FiberTape，它比使用5号FiberWire的Tightrope系统具有更高的抗拉强度。
- 使用标准的肩关节镜入孔。
- 确定解剖结构和入孔。
  - 喙突。
  - 肩峰。
  - 锁骨的长度和宽度。
  - 肩锁关节。
  - 后方入孔。
  - 前上外侧入孔稍高于正常入孔稍偏向前下方，冠状面和轴面均呈轻微角度进入。
  - 喙突外侧前下方入孔。
- 后方入孔用于观察，位于肩峰后外侧角边缘下方2 cm和内侧2 cm的“软点”位置。
- 使用标准方法进入盂肱关节。
- 可用一根18号的腰穿针，采用“由外向内技术”来制备前上外侧入孔。
- 置入一个8 mm的套管来帮助控制压力。
- 使用刨削刀或汽化电刀通过前上外侧入孔打开肩袖间隙，沿着喙突下缘直接探到其基底(技术图1A)。
- 在喙突外侧制备一个低位前方入孔，置入一个10 mm

的通道纽扣套管。

- 小技巧：通过通道楔形切除一小块关节面，这样更适宜靠近喙突（复位）。
- 小技巧：70°关节镜可以帮助观察喙突下方。

- 通过低位前方入孔，将肩锁导向器放置于喙突基底下方合适的位置（技术图1B）。
- 在锁骨远端做一个与Langer线一致的小切口（技术图1C）。
- 用2.4 mm空心钻钻通锁骨和喙突（技术图1D）。
- 从空心钻上取下内芯，SutureLasso SD线环穿过空心钻，然后从低位前方入孔套管抓出线环（技术图1E）。
- 将Fibertape线环和Tigertape线环卡入Dog Bone纽扣钛板的槽中，线带呈U形（技术图1F）。
- 牵拉缝线和Dog Bone纽扣钛板穿过前下方套管，直到钛板紧贴喙突下方（技术图1G）。
  - 小技巧：使用一个抓持工具将纽扣侧转，然后将其推过套管。
- 将从锁骨上方穿出的缝线尾端装入第二个纽扣钛板。
- 然后上肢抬高，手臂内收，肩锁关节最大程度复位。
- 锁骨上方纽扣上打方结（技术图1H）。
- 缝合尾端应保留约1 cm长，以使线结平铺在软组织下面。
- 为了增加稳定性，可以缝合肩锁关节的软组织关节囊，因为这是肩锁稳定性的重要组成部分。撕裂的三角肌斜方肌筋膜也可以进行缝合。
- 常规闭合包扎入口。

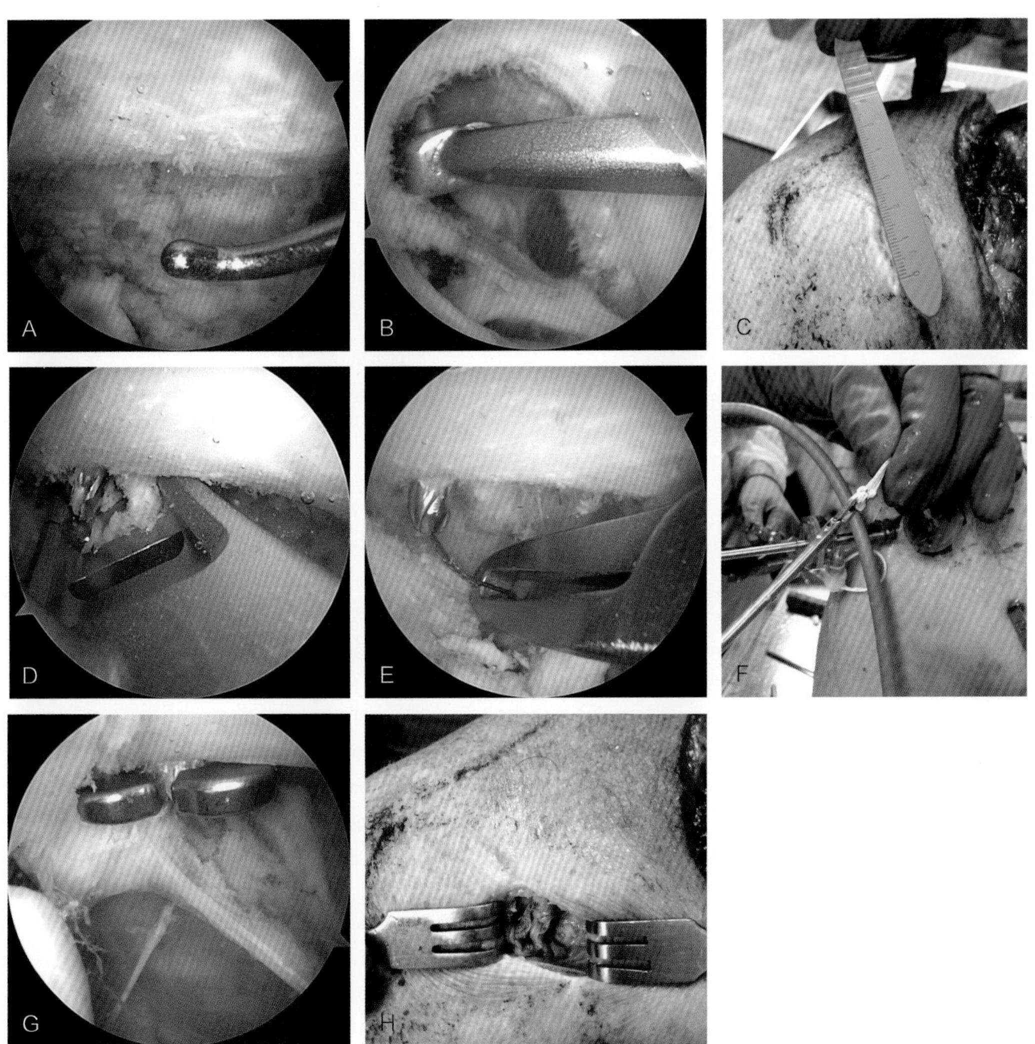

技术图1　A. 喙突基底。B. 通过低位前方入孔，导向器置于喙突基底下方。C. 锁骨远端上方切口。D. 2.4 mm空心钻钻通锁骨远端和喙突。E. 将SutureLasso穿过空心钻。F. Fibertape线环和Tigertape线环卡入Dog Bone纽扣钛板中。G. Dog Bone纽扣钛板位于喙突下方。H. 上方纽扣上的方形结。

要点与失误防范

要点	失误防范
• 修剪通道套管的内芯,以便更好地到达喙突	
• 70°关节镜通过后方入孔可以改善视野	• 在整个手术中尝试使用30°关节镜需要建立额外的入孔,但仍然不能改善视野
• 肩锁关节应略微过度复位以允许潜在的蠕变	
• 使用2.4 mm钻头在喙突上钻孔	• 如果使用3.5 mm钻头,略微偏离可能使患者容易发生喙突骨折并且无法固定

术后处理

- 固定是牢靠的,但需使用支撑吊带6周。
- 肘部、手腕部可立即进行关节活动。
- 也允许在吊带上进行轻柔的Codman或钟摆操练。
- 限制活动6周,此后才允许进行全范围关节活动。
- 3个月内不得进行繁重的工作或运动。
- 术后X线片与6周随访时的X线片进行比较。
- 3个月后允许负重抬高,当可以进行力量训练和健身时才可运动。

并发症

- 喙突骨折[15]。
- 缝线失效。
- 锁骨骨折。
- 复位丢失。
- 感染。
- 肩胛上神经血管束损伤。
- 活动受限。
- 重新手术。

预后

- Dog Bone固定系统是一种较新的治疗急性和亚急性严重肩锁分离的装置,不适用于慢性损伤。目前尚无长期研究或前瞻性随机对照研究。

(谢国明 译,陈云丰 审校)

参考文献

[1] Allman FL Jr. Fractures and ligamentous injuries of the clavicle and its articulation. J Bone Joint Surg Am 1967;49(4):774-784.

[2] Bannister GC, Wallace WA, Stableforth PG, et al. The management of acute acromioclavicular dislocation. A randomized prospective controlled trial. J Bone Joint Surg Br 1989;71(5):848-850.

[3] Chernchujit B, Tischer T, Imhoff AB. Arthroscopic reconstruction of the acromioclavicular joint disruption: surgical technique and preliminary results. Arch Orthop Trauma Surg 2006;126(9):575-581.

[4] Costic RS, Labriola JE, Rodosky MW, et al. Biomechanical rationale for development of anatomical reconstructions of coracoclavicular ligaments after complete acromioclavicular joint dislocations. Am J Sports Med 2004;32(8):1929-1936.

[5] Costic RS, Vangura A Jr, Fenwick JA, et al. Viscoelastic behavior and structural properties of the coracoclavicular ligaments. Scand J Med Sci Sports 2003;13(5):305-310.

[6] Debski RE, Parsons IM IV, Woo SL, et al. Effect of capsular injury on acromioclavicular joint mechanics. J Bone Joint Surg Am 2001;83-A(9):1344-1351.

[7] Dimakopoulos P, Panagopoulos A, Syggelos SA, et al. Double-loop suture repair for acute acromioclavicular joint disruption. Am J Sports Med 2006;34(7):1112-1119.

[8] Fukuda K, Craig EV, An KN, et al. Biomechanical study of the ligamentous system of the acromioclavicular joint. J Bone Joint Surg Am 1986;68(3):434-440.

[9] Imatani RJ, Hanlon JJ, Cady GW. Acute, complete acromioclavicular separation. J Bone Joint Surg Am 1975;57(3):328-332.

[10] Jari R, Costic RS, Rodosky MW, et al. Biomechanical function of surgical procedures for acromioclavicular joint dislocations. Arthroscopy 2004;20(3):237-245.

[11] Lancaster S, Horowitz M, Alonso J. Complete acromioclavicular separations. A comparison of operative methods. Clin Orthop Relat Res 1987;(216):80-88.

[12] Larsen E, Bjerg-Nielsen A, Christensen P. Conservative or surgical treatment of acromioclavicular dislocation. A prospective, controlled, randomized study. J Bone Joint Surg Am 1986;68(4):552-555.

[13] Lee SJ, Nicholas SJ, Akizuki KH, et al. Reconstruction of the coracoclavicular ligaments with tendon grafts: a comparative biomechanical study. Am J Sports Med 2003;31(5):648-655.

[14] Mazzocca AD, Santangelo SA, Johnson ST, et al. A biomechanical evaluation of an anatomical coracoclavicular ligament reconstruction. Am J Sports Med 2006;34(2):236-246.

[15] Moneim MS, Balduini FC. Coracoid fracture as a complication of surgical treatment by coracoclavicular tape fixation. A case report. Clin Orthop Relat Res 1982;(168):133-135.

[16] Pearsall AW IV, Hollis JM, Russell GV Jr, et al. Biomechanical comparison of reconstruction techniques for disruption of the acromioclavicular and coracoclavicular ligaments. J South Orthop Assoc 2002;11(1):11-17.

[17] Powers JA, Bach PJ. Acromioclavicular separations. Closed or open treatment? Clin Orthop Relat Res 1974;(104):213-223.

[18] Rockwood CA Jr, Williams GR Jr, Young DC. Disorders of the acromioclavicular joint. In: Rockwood CA Jr, Matsen FA III, eds. The Shoulder. Philadelphia: WB Saunders, 1998:483-553.

[19] Rokito AS, Oh YH, Zuckerman JD. Modified Weaver-Dunn procedure for acromioclavicular joint dislocations. Orthopedics 2004;27(1):21-28.

[20] Salter EG Jr, Nasca RJ, Shelley BS. Anatomical observations on the acromioclavicular joint and supporting ligaments. Am J Sports Med 1987;15(3):199-206.

[21] Schlegel TF, Burks RT, Marcus RL, et al. A prospective evaluation of untreated acute grade III acromioclavicular separations. Am J Sports Med 2001;29(6):699-703.

[22] Taft TN, Wilson FC, Oglesby JW. Dislocation of the acromioclavicular joint. An end-result study. J Bone Joint Surg Am 1987;69(7):1045-1051.

[23] Tienen TG, Oyen JF, Eggen PJ. A modified technique of reconstruction for complete acromioclavicular dislocation: a prospective study. Am J Sports Med 2003;31(5):655-659.

[24] Tossy JD, Mead NC, Sigmond HM. Acromioclavicular separations: useful and practical classification for treatment. Clin Orthop Relat Res 1963;28:111-119.

[25] Wolf EM, Pennington WT. Arthroscopic reconstruction for acromioclavicular joint dislocation. Arthroscopy 2001;17(5):558-563.

[26] Yap JJ, Curl LA, Kvitne RS, et al. The value of weighted views of the acromioclavicular joint. Results of a survey. Am J Sports Med 1999;27(6):806-809.

第24章 胸锁关节脱位的早期修复和重建

Acute Repair and Reconstruction of Sternoclavicular Dislocation

Steven P. Kalandiak, Edwin E. Spencer, Jr., Michael A. Wirth, and Charles A. Rockwood

定义

- 胸锁关节脱位是最罕见的关节脱位之一，但大部分肩外科医生会在行医生涯中遇到几例胸锁关节脱位的患者(较常见于高能量创伤)。
- Cave等报道了1 603例肩胛带损伤的患者，胸锁关节脱位占3%[9]。
- 胸锁关节前脱位与后脱位的比例尚不明确，因为大多数报道的重点集中于罕见的后脱位，Nettles和Linscheid等[22]报道了60例胸锁关节脱位的患者(前脱位57例，后脱位3例)，比例约为20∶1；而在笔者的185例创伤系列研究[29]中，该比例约为3∶1(前脱位135例，后脱位50例)。因此，估计前脱位与后脱位的比例位于3∶1～20∶1之间。
- 并非所有的胸锁关节脱位都需要手术治疗。避免选择不合适手术治疗的患者，预防固定物相关的并发症。如果锁骨内侧已被切除，就要特别强调修复或重建关节囊和肋锁韧带。
- 尽管这个部位由于复杂的解剖结构而令人生畏，对胸锁关节充分了解和细心谨慎的骨科医生可安全有效地治疗胸锁关节脱位并能取得良好的临床疗效。

解剖

- 锁骨内侧骨骺是长骨中最晚出现的，也是最晚闭合的。直到18～20岁时才骨化，一般在23～25岁与锁骨干融合[17,18]。因此，许多年轻的胸锁"脱位"患者其实是骨骺骨折。
- 锁骨内侧关节面比胸骨关节面大，它呈球状，从前往后呈凹形并垂直突起，与胸骨的弧形锁骨窝形成马鞍形关节结构[17,18]。
- 2.5%的研究对象其锁骨内侧端下方小关节面和第1肋骨的上缘构成关节[8]。
- 有别于体内其他大关节，该处骨结构稳定性最差，其完全依赖于关节周围的韧带。

周围韧带

- 胸锁关节盘韧带是致密的、纤维状的，起于第1肋骨和胸骨的软骨交界处，穿过胸锁关节并将胸锁关节分成两个独立的关节腔[14,15](图1)。其与锁骨内侧端上后方相连，如同勒马缰绳一样防止锁骨内侧移位。
- 肋锁韧带将第1肋骨内侧的上缘面与锁骨内侧端的下缘面菱形窝相连[17,18]，它平均长1.3 cm，宽1.9 cm，厚1.3 cm[8]。
  - 前束起自前内，向外上走行，防止锁骨向外侧及上方移位。
  - 后束较短，起自外侧，向内上走行，防止锁骨向内侧和过度向下方移位(图1，图2)。

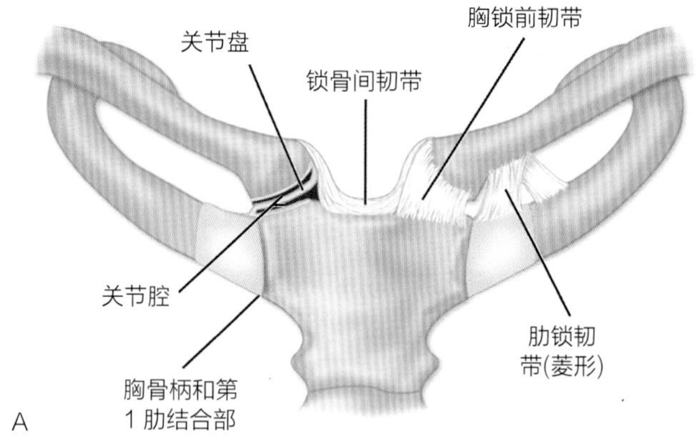

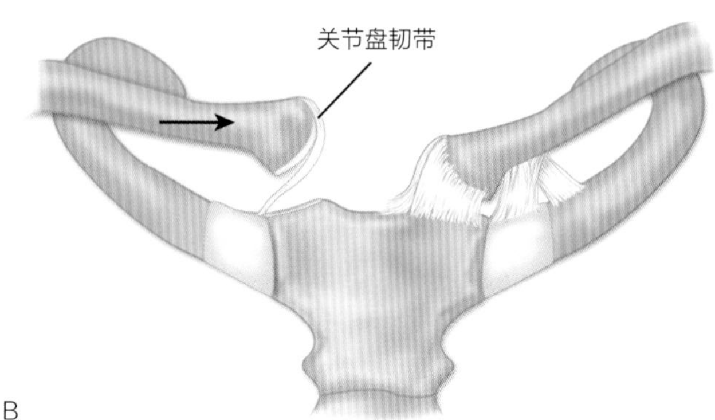

图1　A. 胸锁关节周围的正常解剖结构。关节盘韧带将胸锁关节腔分为两个独立的关节腔，并止于锁骨内侧端后上方。B. 关节盘韧带起限制近端锁骨向内侧移位的作用。

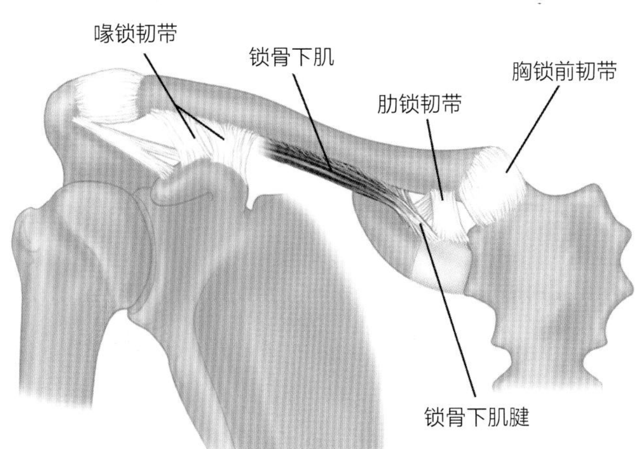

图2 胸锁关节和肩锁关节周围的正常解剖结构。锁骨下肌的肌腱起于第1肋骨，与肋锁韧带相邻，呈长条形。

- 锁骨间韧带（见图1）将两侧锁骨内上方与关节囊韧带和胸骨上缘相连。与鸟类的叉骨一样，它有助于关节囊韧带起到"肩平衡"的作用，也就是稳定锁骨外侧[18]。
- 关节囊韧带包绕胸锁关节的前上方和后方，起到增厚关节囊的作用（见图1，图2）。该韧带主要附着于锁骨内侧骨骺，有些韧带束转向附着于干骺端[5,11]。
- 解剖学研究表明，关节囊韧带是防止因肩关节远端受向下力而导致锁骨内侧端向上移位的最重要的结构[3]。
  - 胸锁关节韧带的交锁机制维持肩关节外侧平衡（即防止肩关节上移）。
- 另一项单纯韧带解剖学研究[32]表明，后关节囊是胸锁关节前后稳定性的最重要结构。前关节囊主要控制向前移位。如果关节囊完整，肋锁韧带对关节稳定性作用很小[32]。如果关节囊韧带撕裂，肋锁韧带可能是第二道重要的稳定结构，很像外侧的喙锁韧带。

手术应用解剖

- 胸锁关节后方和锁骨内1/3附着一些肌肉：胸骨舌骨肌、胸骨甲状肌和斜角肌。这些肌肉如同幕帘遮住了其深层重要的解剖结构：无名动脉、无名静脉、迷走神经、膈神经、颈内静脉、气管和食管。最近一项研究表明，距离最近的是头臂静脉，平均距离为6.6 mm[24]。
- 颈前静脉位于锁骨及其附着肌肉之间，直径大小不一，最大可达1.5 cm，它没有静脉瓣，一旦破裂，出血凶猛。
- 考虑从锁骨往胸骨穿针固定胸锁关节的骨科医生需注意：绝不能采用这样的方法，应记住主动脉弓、上腔静脉和右肺动脉近在咫尺。

发病机制

- 大多数胸锁关节脱位源自高能量创伤，通常是因机动车事故，偶尔也因对抗性运动导致。
- 一个直接作用于锁骨前内侧面的力，能将近端锁骨推至胸骨后面进入纵隔。
- 更常见的是肩部外侧的间接暴力导致胸锁关节脱位。肩部被挤压并向前旋转，则导致胸锁关节后脱位；肩部受挤压并向后旋转，则导致胸锁关节前脱位。
- 如上所述，很多胸锁关节损伤的患者未满25岁，事实上是经锁骨内侧骨骺骨折。

自然病程

- 轻度或中度扭伤。
  - 胸锁关节轻度扭伤是稳定的，但疼痛明显。
  - 胸锁关节中度扭伤时，胸锁关节可能稍向前或向后半脱位，并常常可通过将肩部向后推来复位，就像复位和固定锁骨骨折那样。
- 前脱位。
  - 虽然大多数胸锁关节前脱位经闭合复位后不稳定，但笔者仍然建议尝试闭合复位。
  - 偶尔能复位，但闭合复位后锁骨仍然不稳定。笔者通常能接受胸锁关节的畸形，因为胸锁关节前脱位通常无症状，并且认为这种畸形带来的问题要比手术固定产生的并发症更少。
  - 当整个内侧锁骨从三角肌斜方肌筋膜剥离出来，畸形很严重且令人难以忍受时需考虑早期固定。罕见的有症状的慢性前脱位，可行关节囊重建或锁骨内侧和肋锁韧带重建。
- 后脱位。
  - 相比前脱位，未复位的胸锁关节后脱位并发症较多：胸廓出口综合征、血管受压和锁骨近端侵犯到胸锁关节后面重要的解剖结构。
  - 急性胸锁关节后脱位通常能够闭合复位（常常需全麻），且复位后大致稳定。然而，当后脱位不能闭合复位或复位后不稳定时则需要切开复位。
  - 当胸锁关节慢性后脱位时，其晚期并发症可能有纵隔撞击，因此笔者建议切除锁骨内侧端和重建韧带。
- 骨骺受损。
  - 骨骺损伤的典型病史如同其他外伤性胸锁关节脱位史。这种损伤和单纯胸锁关节脱位之间的区别是：大部分这种损伤将会愈合，无需手术治疗。

- 低年龄患者中，由于完整骨膜管的成骨潜能，骨骺重塑过程中能够消除骨骺畸形。Zaslav等[39]、Rockwood和Wirth[29]以及Hsu等[19]都曾报道了成功治疗青少年移位的锁骨近端骨骺损伤，并提供了骨骺重塑后的影像学资料。
- 前方骨骺损伤可复位，但如果复位失败，可以不处理且无相关问题。后方骨骺损伤，同样应尝试复位。如果不能闭合复位且患者没有明显症状，可观察，等待骨骺重塑。即使年龄较大、中度位移且无纵隔症状的患者也可观察，因为通常骨折愈合时症状消失。
- 然而，对于严重移位的胸锁关节脱位的患者，不妨考虑为严重移位的骨骺骨折行手术治疗。这种情况下，缝合内侧骨干和骨骺及采用Balser钢板内固定都能取得良好的疗效[16,34,36]。

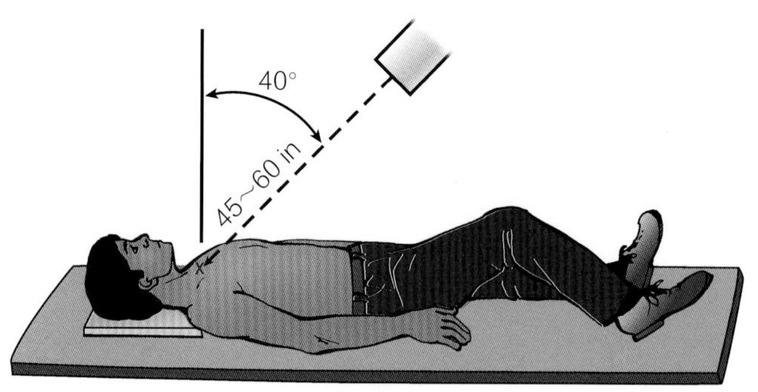

图3　Serendipity位片。胸锁关节拍Serendipity位片的体位，球管与垂直方向呈40°倾斜，以胸骨为中心。非网格暗盒要足够大，保证两侧锁骨近端半长能拍到。对于儿童，球管离患者需45 in（114 cm）；而对于成年人，由于胸壁较厚，此距离应达到60 in（152 cm）。

病史和体格检查

- 几乎都要询问高能量创伤史。大多数情况是由于机动车事故、高处坠落或运动损伤。
  - 如果无上述病史，表明非创伤性关节不稳或关节合并其他非创伤性疾病。
- 后脱位也许很明显，但胸锁关节前方饱满可提示是前脱位抑或肿胀掩盖了后脱位。
- 仔细查体是非常重要的。胸锁关节后脱位时可能损伤纵隔，医生应注意肺部损伤和心血管系统症状，如声音嘶哑、静脉回流受阻、呼吸困难或吞咽困难。
- 还应对胸部其他部位、肩胛带、上肢以及对侧胸锁关节进行查体评估。

影像学和其他诊断性检查

- X线片。
  - 有时，常规正位胸片与健侧对比提示胸锁关节脱位。不过，难以辨别。
  - Serendipity位片：对于胸锁关节摄片，45°的头侧倾斜位片最有价值，重复性好。球管以胸骨为中心，非网格11×14暗盒置于患者肩部和颈部下，这样可同时拍到两侧锁骨的近端（图3）。该方法如同后前位胸片。
    - 对照健侧，锁骨近端前脱位会出现前方鼓起。胸锁关节后脱位时正好相反（图4）。
- 最近，超声检查被推荐用于胸锁关节脱位的初步诊断[4]。
- 过去，X线断层摄片对于区分胸锁关节脱位和锁骨近端骨折，以及分辨可疑的胸锁关节前脱位和后脱位是很有价值的。虽然X线断层摄片提供了比普通X线片更详细的信息，但目前已被CT所代替。
- 毫无疑问，CT扫描是检查胸锁关节的最佳方法。能区分锁骨近端骨折和胸锁关节脱位，并明确轻微的半脱位（图5）。随着O臂机在医院的普及，在闭合复位和切开复位手术中进行术中CT扫描更容易。
  - 患者仰卧，扫描范围应包括胸锁关节、两侧锁骨近侧半，使患侧可与健侧相对比。
  - 如果纵隔压迫症状明显或锁骨近端移位严重，用静脉造影将有助于纵隔内血管结构的成像。

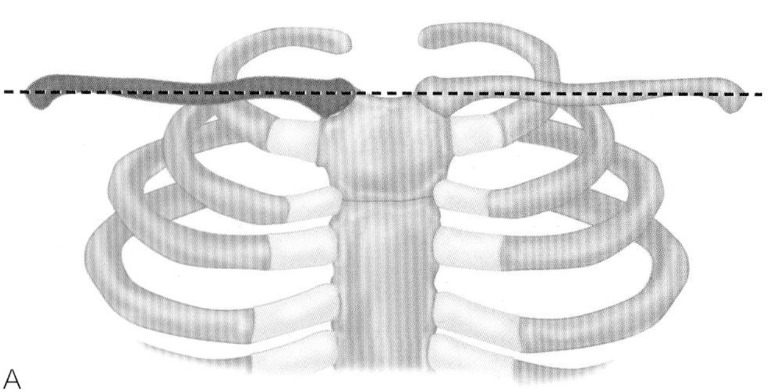

图4　胸锁关节头侧倾斜位片的图示。A. 正常情况下，两锁骨在水平位上的摄片高低相同，如图虚线。

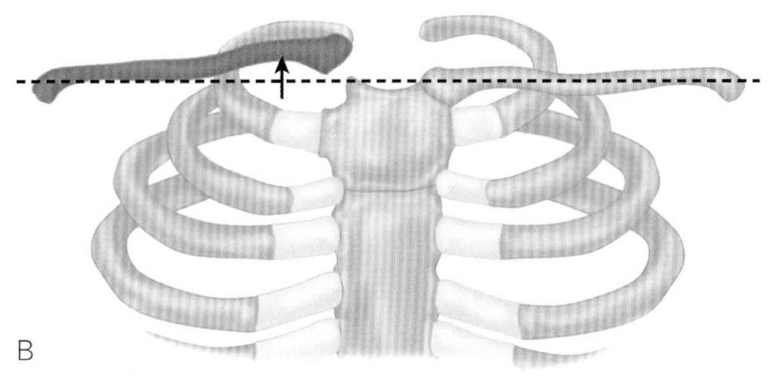
B

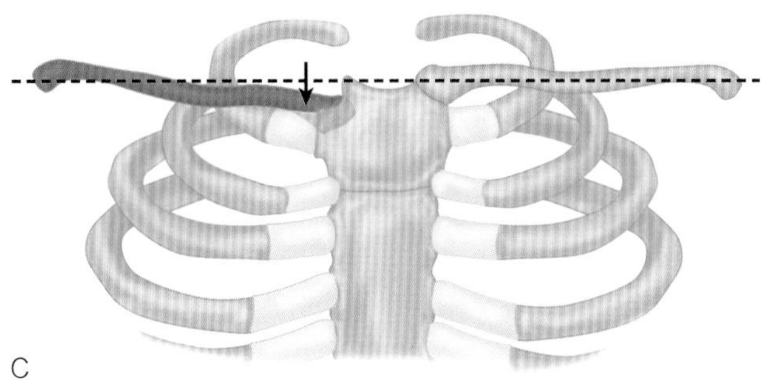
C

图4（续）　B. 如果是右胸锁关节前脱位的患者，通过健侧锁骨作一水平虚线，右锁骨近端将高于此线。C. 如果是右胸锁关节后脱位的患者，右锁骨近端移位，低于上述虚线。

鉴别诊断

- 关节炎：胸锁关节骨质增生、致密性骨炎、Friedrich氏病、Tietze综合征和骨关节炎。
- 非创伤性（自发）半脱位或脱位：单侧或两侧胸锁关节可能自发性半脱位，外展时脱位或者举手过顶前屈时脱位。典型的韧带松弛发生于20岁左右的女性患者，疼痛不明显，且几乎总是前脱位，通常采用非手术治疗[28]。
- 先天性或发育性、后天性半脱位或脱位：产伤、任一侧的先天性关节骨缺损、神经肌肉或其他发育障碍的疾病易致胸锁关节半脱位或脱位。
- 胸锁关节医源性不稳定：可能是由于未能充分重建胸锁关节韧带或锁骨近端切除过多，有明确的胸锁关节手术史。

非手术治疗

- 胸锁关节轻度扭伤时关节稳定，但疼痛。笔者采用吊带悬吊、冰袋冷敷及舒适的功能锻炼。
- 中度扭伤时，胸锁关节可能稍向前或向后半脱位。中度扭伤可将患肩用力后推来复位，如同锁骨骨折的复位。然后冰袋冷敷，8字绷带固定4～6周，再逐渐进行适当的功能锻炼。
- 胸锁关节前脱位可在局麻、全麻或肌肉松弛剂使用下闭合复位。
  - 患者仰卧于床上，用3～4 in（7.6～10.2 cm）厚的衬垫垫在两肩之间。直接轻柔按压向前移位的锁骨或牵引伸展上臂的同时按压向前移位的锁骨内侧，将其复位。
- 胸锁关节后脱位的患者在静脉麻醉和肌肉松弛下可使其复位。因为疼痛和肌肉痉挛，后脱位的复位通常需要全身麻醉。
  - 笔者首选的方法是外展牵引法。
    - 患者仰卧，患侧靠近床边。用3～4 in（7.6～10.2 cm）厚的沙袋垫在两侧肩胛骨间（图6）。外展上肢，然后侧向牵引，逐渐转到后伸位。锁骨复位通常会伴有噼啪或砰的响声，复位后几乎总是稳定的。过度的牵引，可能将移位的锁骨近端前方拉至胸骨柄后。

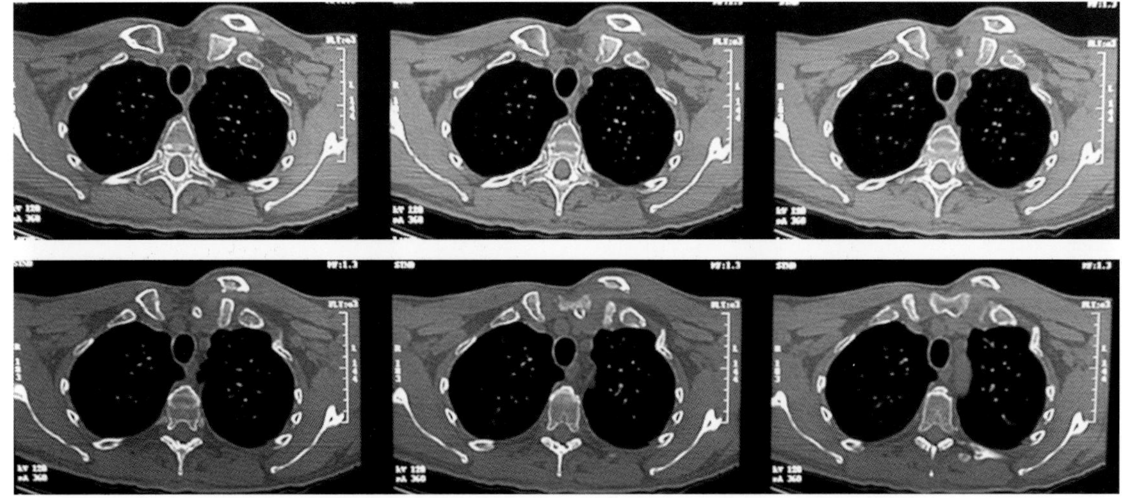

图5　CT扫描显示：锁骨近端陈旧性骨折6个月，向前移位，没有愈合迹象。

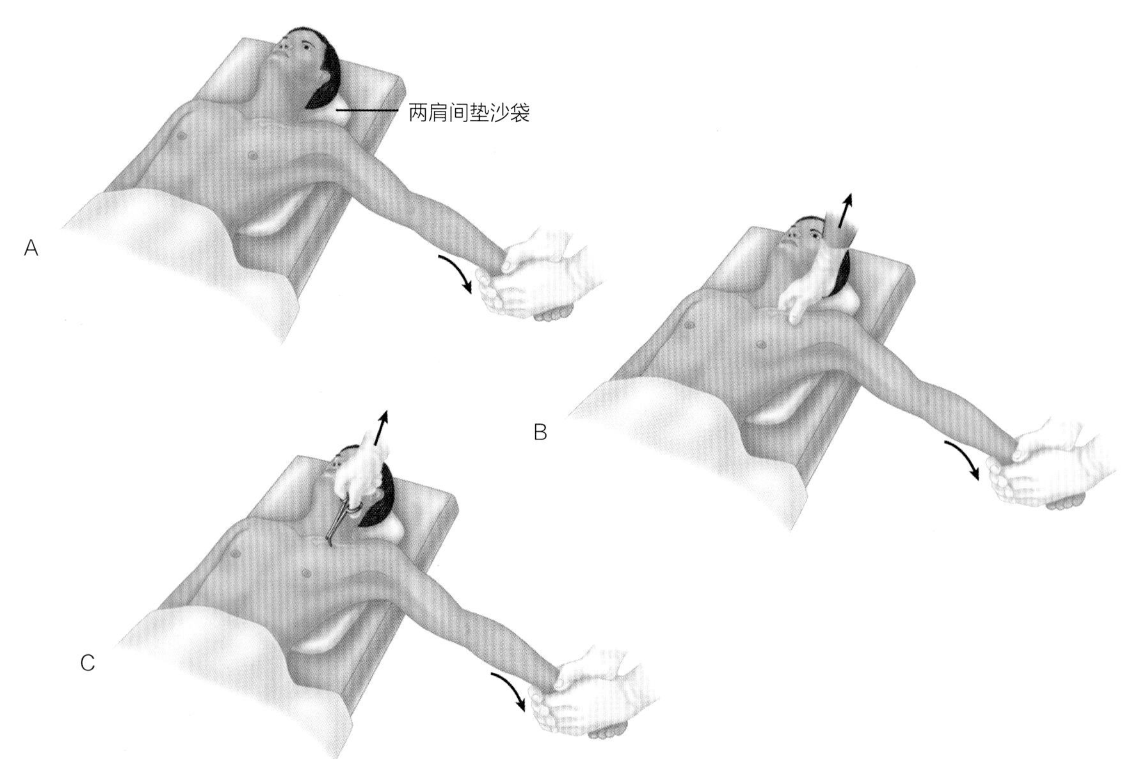

图6　胸锁关节脱位的闭合复位方法。A. 患者仰卧位，两侧肩膀之间放置沙袋。然后将患者手臂外展并稍伸直，施加牵引。前脱位时，直接在锁骨内侧端施加压力可复位胸锁关节。B. 后脱位时，除了牵引还需要用手指将锁骨近端从胸骨柄后钩出。C. 顽固性后脱位时，可能需要锁骨内侧端消毒，用无菌巾钳夹住锁骨近端向上提起使之复位。

- 有时要用手指将胸骨后的锁骨近端解脱出来。如果失败，皮肤消毒，用无菌巾钳夹住锁骨近端，并往外侧和前方牵拉使之复位(图6C)。如果复位后关节稳定，需用8字绷带固定4～6周使韧带愈合。
- ○ 许多学者报道，伤后超过48小时通常不能闭合复位。不过，迟至伤后4～5日闭合复位成功也有报道[6]。
- 锁骨骨骺骨折复位采用同胸锁关节脱位一样的方法，用8字绷带固定4周以维护复位的稳定。未能复位的骨折采用非手术治疗时，用8字绷带或者悬吊患肢，症状减轻允许活动时开始活动。

手术治疗

- 无法复位或闭合复位后再次脱位的胸锁关节后脱位，一般需要手术治疗。
- 采用手术治疗维持稳定复位失败的前脱位则具有较大争议。
  - ○ 在大多数情况下，持续性前脱位的传统治疗方法仍是非手术治疗，尽管存在持续性移位和畸形，但功能是良好的，疼痛也较轻。
  - ○ 整个锁骨近端撕脱于三角肌斜方肌筋膜之外的严重脱位，会导致不稳定，或者形成大量的异位骨化，并伴随着疼痛和活动受限。因此，笔者认为对于严重的前脱位可以考虑手术治疗。

术前计划

- 仔细询问病史，检查纵隔压迫症状是很重要的。
- 阅读CT评估脱位的方向和程度，区分锁骨近胸锁关节的骨折和单纯的胸锁关节脱位。
- 如果存在纵隔压迫或潜在的纵隔受压的相关病史或影像学依据，则需要请心胸外科医生会诊。
- 靠近胸锁关节的锁骨骨折，偶尔可采用单独拉力螺钉或直角微型钢板治疗。对于单纯的胸锁关节脱位，有时采用粗的不可吸收线缝合是足够的。缝合锚钉用于加强韧带修补。关节囊无法修复但必须重建时，可用异体肌腱修补。
- 然后尝试麻醉下闭合复位，复位后评估关节的稳定性。

体位

- 首先，患者仰卧在手术床上，3或4条术巾或沙袋放在两侧肩胛骨之间。
- 消毒铺巾后上肢应可自由活动，以便术中施加外侧牵引。
- 折叠带可用来环绕固定患者的胸部，起对抗牵引的作用。
- 如果纵隔有问题的话，术区准备应包括整个胸骨。

入路

- 采用沿锁骨近端上缘的切口，切口起自锁骨近端3～4 in（7.6～10.2 cm）处，然后向下跨过胸骨延伸至胸锁关节内侧（图7A）。
    - 另一种方法，可在Langer线做一个项链形切口，切口起于中线，再沿锁骨向外上方延伸。
- 小心剥离锁骨近端的骨膜至胸骨以显露胸锁关节。
    - 如果锁骨近端位于胸骨后，先确定外侧锁骨干，然后，沿骨膜下向内侧追踪是比较安全的（图7B）。
- 然后可用牵引和钝性拉钩撬起锁骨近端，将其复位（图7C）。这些拉钩可置于锁骨近端和胸骨后面以保护后方的组织。
- 如果对严重移位进行手术治疗，通常只要前内侧锁骨上切开就能简单地推回原位。

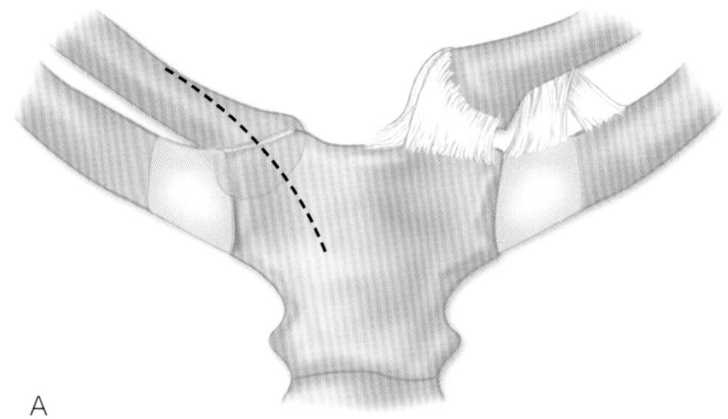

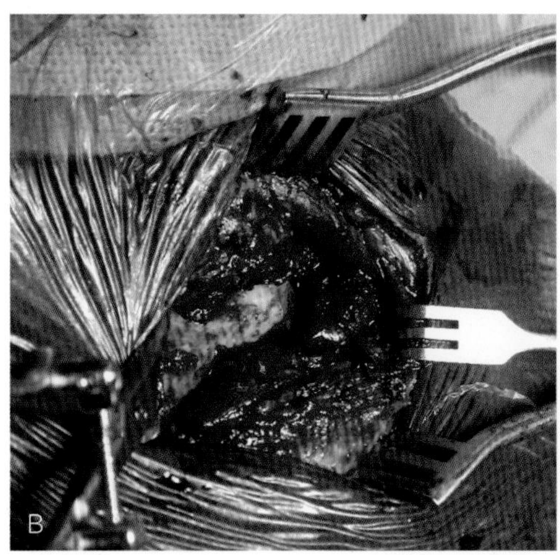

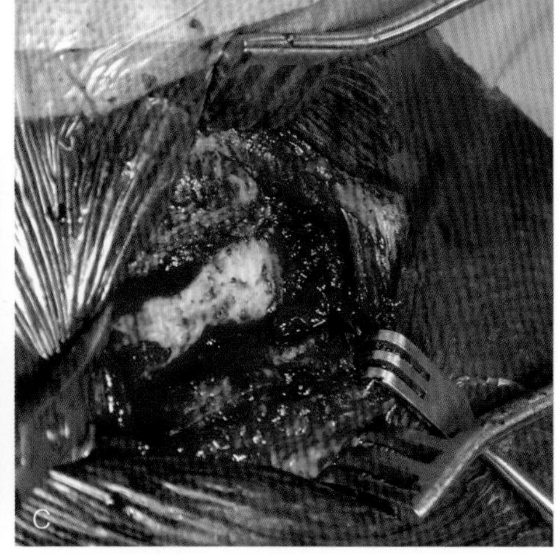

图7 A. 胸锁关节后脱位切开复位时，推荐的切口。B. 骨膜下显露锁骨近端，内侧锁骨（左）向后移位，靠在锁骨内侧骨骺后方（右侧箭头）。C. 已用夹钳将锁骨近端向前抬起，现在锁骨干与内侧骨骺毗邻（右侧箭头）。

一期修复:锁骨近端骨折

- 在儿童和青壮年,锁骨内侧脱位可能是近端骨骺脱位或骨折,留下少量的骨关节面与胸骨柄相连。
- 由于覆盖锁骨内侧骨折端的大部分关节囊保留完整,因此它可作为固定锁骨近端的锚点。根据骨量多少,固定方法有所不同。
- 虽然非常小的骨碎片只能通过缝合固定,但锁骨近端为骨松质,愈合快(技术图1A)。
- 对于较大的骨块,可单独用拉力螺钉固定(技术图1B、C)。
- 对于较靠近胸锁关节的骨折,甚至可用两个垂直的微型钢板固定。

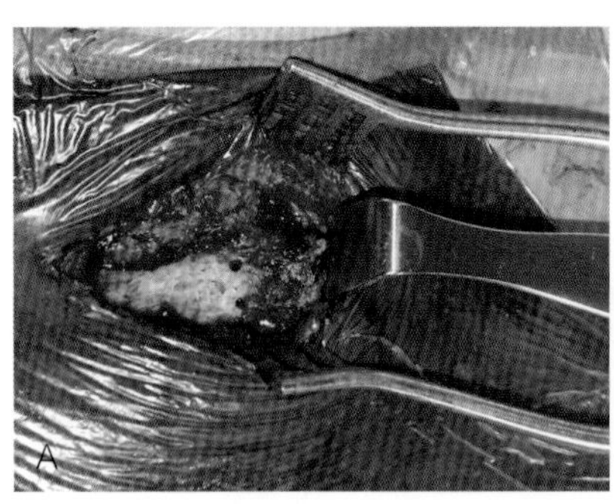

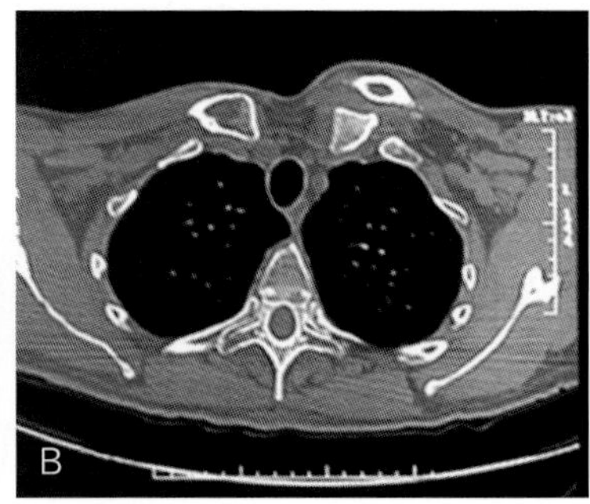

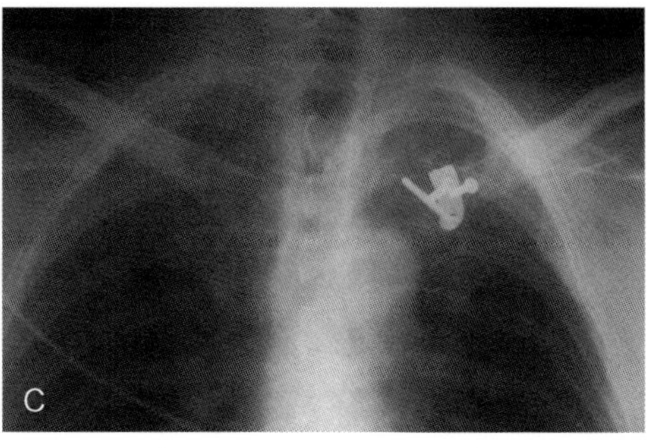

技术图1 A. 粗的不吸收线已经穿过锁骨近端钻的孔,并穿过骨骺固定骨折端(见图7B、C)。B、C. 症状明显的锁骨近端骨折骨不连,内侧骨块较大,可以用3枚皮质拉力螺钉固定。

一期修复:关节囊韧带及其加强缝合

- 胸锁关节脱位复位后,常常在锁骨近端和胸骨钻孔,采用缝线穿过所钻的孔并用简单的骨缝合术加强固定[34,36],或采用缝线锚钉加强固定[21](技术图2),缝线缠绕作为锚点的螺钉[7],或用胸骨钢缆固定直至组织愈合[20]。
- 首先可采用粗的不可吸收线修补前方和上方关节囊韧带,肋锁韧带有时也可一期修补,但是,显然不能修复重要的后方关节囊。
- 这种方法已普遍用于儿童,但现在成年人也多已使用。

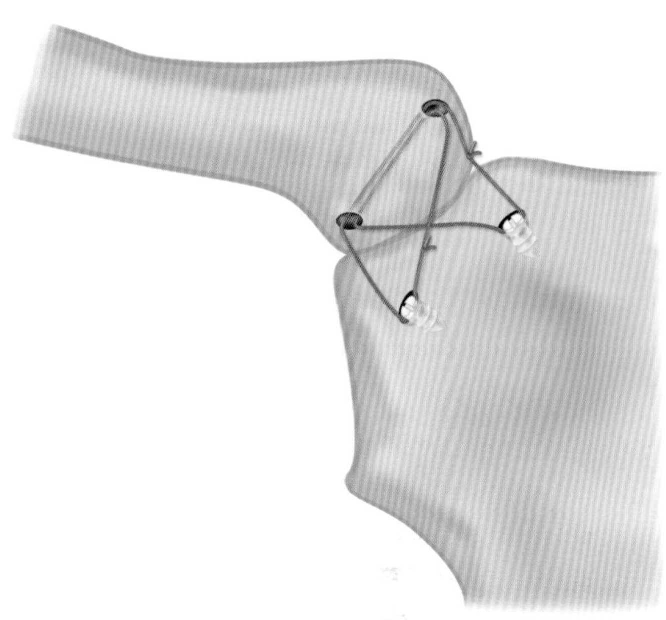

技术图2 缝线锚钉可用来悬吊并固定锁骨近端而复位,同时关节囊韧带愈合。

直接重建：关节囊韧带

- 有时，胸锁关节可以复位，但韧带损伤严重以至于不能一期修补。在这种情况下，可直接用肌腱移植来重建韧带，这种技术主要用于修复慢性的胸锁关节不稳定。自体或异体肌腱都可以使用，用人工肌腱也有报道[25]。
- 方法是由从胸骨前方穿一根肌腱，再穿过关节面和关节盘，后从锁骨近端前方穿出，最后在前方系紧韧带[26]。缝合锚钉也可用来固定移植的肌腱。
- 关节囊也可采用Spencer和Kuhn[31]所述的方法重建（技术图3）。除了他们最初描述的方法以外，还有许多的变式。
    - 在锁骨近端和邻近的胸骨柄处从前往后钻直径为4 mm的孔。
    - 用离体的半腱肌腱穿过所钻的孔，使肌腱束相互平行穿至关节后，相互交叉至前方。
    - 肌腱系一个方结并采用2号爱惜邦线（Ethicon Inc., Somerville, NJ）缝合。
    - 这种重建方法的优点是：关节前方和后方都有强劲的韧带重建，且该方法稳定性好。
- 最近，Armstrong、Dias[1]和Uri等[35]用胸锁乳突肌腱将锁骨内侧与胸骨柄固定，来维持胸锁关节的稳定性。尽管这种方法是针对慢性胸锁关节脱位，但在急性损伤时胸锁乳突肌腱也可用来增加关节稳定性。

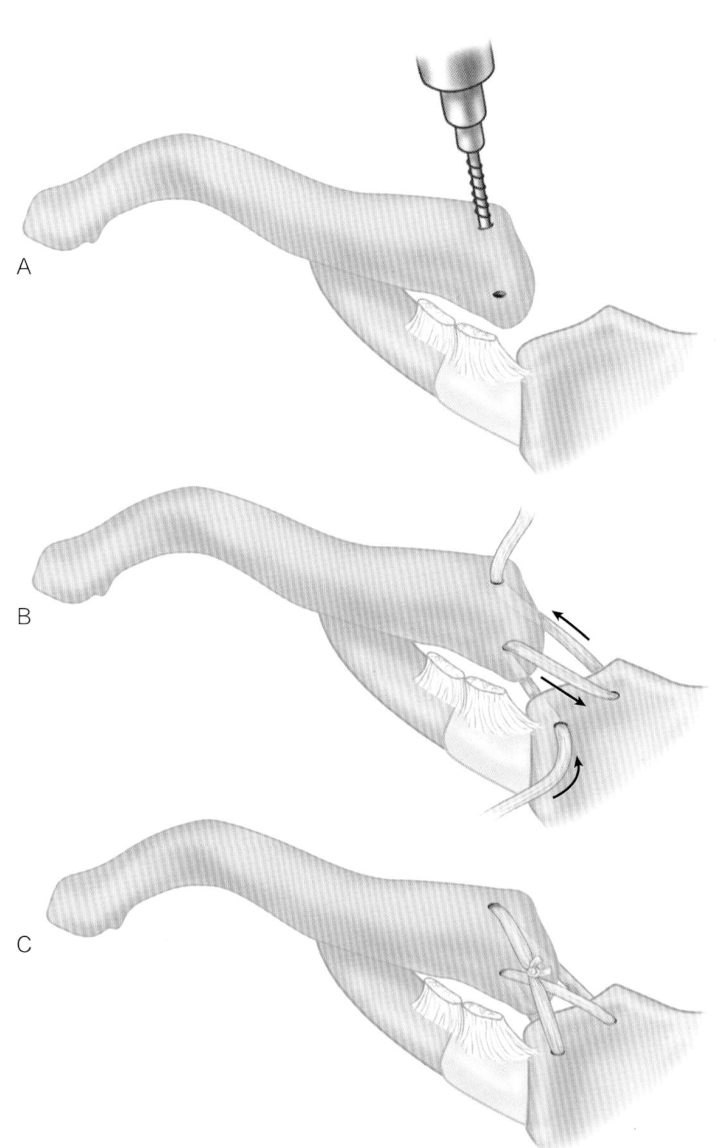

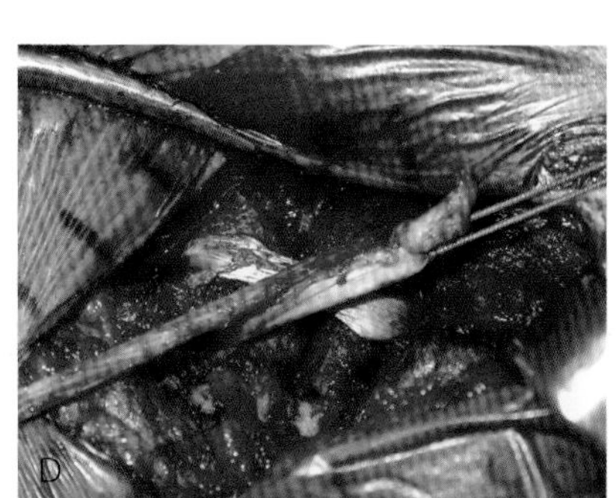

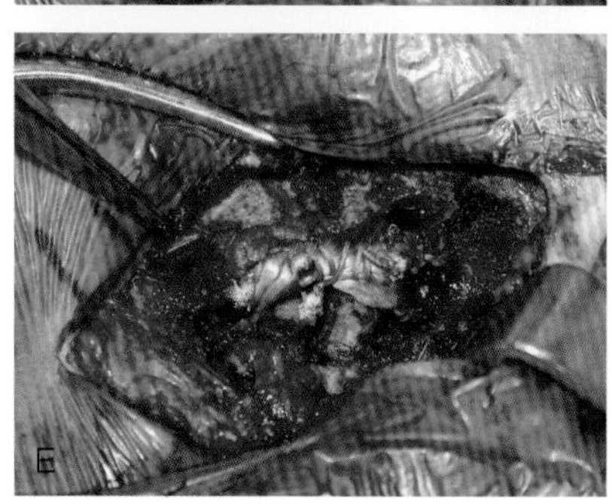

技术图3　A. 半腱肌腱可用于重建关节囊韧带。B、C. 同种异体肌腱穿过锁骨近端（左）和胸骨柄（右）并系紧。D、E. 图B、C所示技术的术中照片（图A～C经允许引自Spencer EE Jr，Kuhn JE. Biomechanical analysis of reconstructions for sternoclavicular joint instability.J Bore Joint Surg Am 2004;86A:98-105）。

锁骨内侧切除和韧带重建

- 如果对重建或修复后胸锁关节稳定性有顾虑，或亚急性脱位和后脱位，或纵隔组织撞击等，可以选择完全切除锁骨内侧。在这种情况下，重要的是修复或重建肋锁韧带(类似于改良的Weaver-Dunn重建方法)。
- 髓腔也可以作为一个辅助的内侧重建的附着点。笔者偏向取患者的自体组织，如尽可能用胸锁韧带(技术图4)。
- 锁骨内侧切除，刮除髓腔，准备在锁骨上钻孔。
- 编织缝合残余韧带，并将韧带从锁骨表面钻的孔上拉出，在骨表面上系紧。
- 然后采用粗的不可吸收线穿过残余的肋锁韧带并缠绕锁骨，缝合骨膜。
- 如果胸锁关节局部韧带不够，也可采用同种异体肌腱，如跟腱[2]。

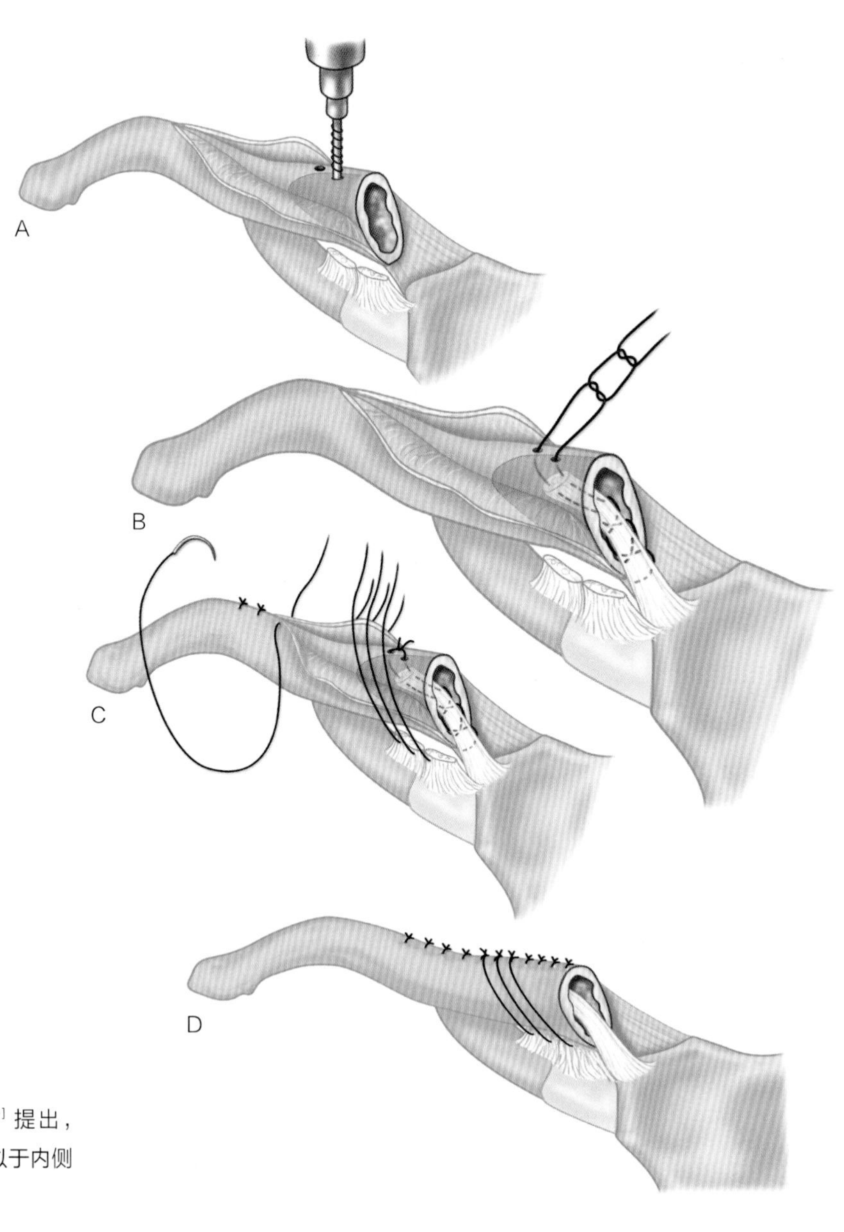

技术图 4　A～D. Rockwood 和 Wirth [30] 提出，残余关节囊可用于重建锁骨内侧结构，类似于内侧 Weaver-Dunn 重建方法。

复位和钢板固定

- 绝不能用克氏针来常规固定胸锁关节，也不应该使用。
  - 然而，有报道采用临时钢板固定锁骨近端至胸骨或者对侧锁骨[23]，维持已复位的关节，同时软组织愈合。钩钢板、重建钢板、锁定钢板都可以用，几个月后，再拆除内固定。
- Balser钢板是一种在欧洲推广的治疗肩锁关节脱位和锁骨远端骨折的钩钢板。它已被用于治疗胸锁关节脱位，钢板的钩插入胸骨，并用螺钉将锁骨近端固定于钢板（技术图5）。
  - Franck等[15]报道了采用Balser钢板治疗10例胸锁关节脱位取得了良好的临床效果。他们认为这种钢板的稳定性使康复过程更快。钢板体积大，一般需要取出。

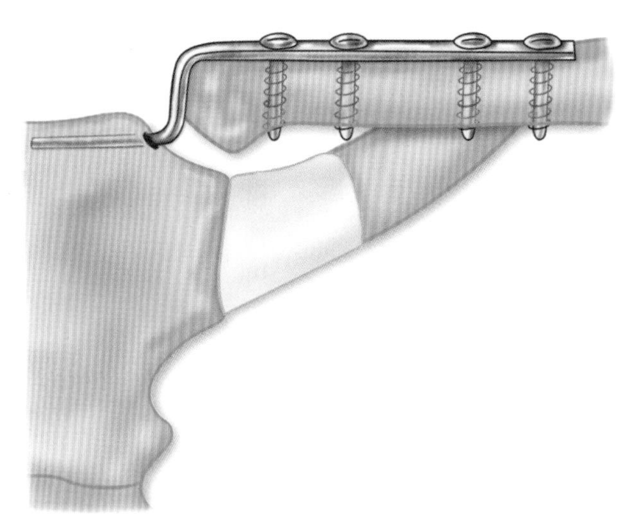

技术图5　胸骨内Balser（钩）钢板插入。

要点与失误防范

诊断	• 传统的检查方法是不可靠的。对于高度怀疑胸锁关节脱位的患者应进行全面的检查，CT扫描将有助于明确诊断
必要时个体化治疗	• 虽然胸锁关节前脱位一般采用非手术治疗，严重的锁骨近端前方移位的患者，如果情况允许，急性期复位并固定也许能减少并发症发生的风险 • 胸锁关节后脱位一般需要手术治疗，因为有可能发生延迟的纵隔撞击。但是，锁骨轻度或慢性移位时，手术治疗可能弊大于利
应对并发症	• 虽然胸锁关节脱位的并发症不常见，但其并发症较严重且没有较好的处理方法，骨科医生必须对可能发生的气胸和不太可能发生的血管损伤做好应对准备。需要心胸外科医生马上到场会诊
利用近端锁骨	• 即使内侧骨骺或锁骨近端解剖位置上的一个小骨片，也能为一期修复骨折时使用粗的缝线或拉力螺钉提供良好的锚合点
术中随机应变	• 主张修复胸锁关节原有的组织结构，但损伤严重的韧带和较差的骨质量有时妨碍一期修复，尤其见于亚急性脱位。如果胸锁关节不稳定，则需着重考虑切除锁骨近端和重建肋锁韧带

术后处理

- 胸锁关节扭伤和锁骨近端前脱位可采用吊带悬吊或8字绷带固定，如果功能允许可活动患肢。
- 复位后稳定的锁骨近端骨折采用8字绷带固定4～6周，之后若无不适则可活动患肢。
- 急性胸锁关节脱位已复位且稳定或手术修复后，采用吊带悬吊或8字绷带固定6周，以维持其位置，利于韧带愈合。
- 虽然采用8字绷带固定时，允许患者活动患侧肘关节和手，以进行简单的主动活动和日常生活，但需坚持使用8字绷带。
- 4～6周后，去除悬吊的吊带并自主活动。因为盂肱关节未受伤，活动后通常很快恢复正常范围。
- 当患肢活动范围恢复正常，可循序渐进恢复力量锻炼和正常活动。
- 一般情况下，采用上述治疗的胸锁关节脱位的患者能恢复所有的功能，包括体力劳动。但笔者也碰到过一些肋锁韧带重建后因再次外伤重建失败的病例，因此笔者建议进行锁骨近端切除和韧带重建的患者需避免日常生活中做举手过顶的重体力活动。

预后

- 最近在Medline上搜索“sternoclavicular”（胸锁）和“dislocation"(脱位)这两个关键词,共搜到460篇文献,大部分是讨论胸锁关节不稳定及其后遗症。大部分为病例报道,一组报道了3或4个病例,讨论其并发症或治疗方法。几乎没有大宗病例的报道,使得讨论胸锁关节脱位的预后很难。不过,涉及若干主题。

- 当想证实某些不稳定的胸锁关节脱位采用非手术治疗能取得良好的疗效时,我们需要选择合适的患者。
  - Sadr和Swann[30]及Rockwood和Odor[28]都报道了采用非手术治疗不稳定的非创伤性胸锁关节脱位,并获得良好的长期疗效。
  - De Jong和Sukul[10]报道了13例胸锁关节前脱位的患者采用非手术治疗,获得良好的长期疗效。
- 几项更多病例的研究[13,14,35,37]报道:十几名胸锁关节脱位的患者采用切开复位、韧带修复或重建和采用克氏针或钢丝固定胸锁关节。当锁骨近端固定稳定时,能获得良好的临床疗效。
  - 然而Eskola[12]指出手术治疗时,如锁骨近端固定于第1肋骨不佳则失败率高。
  - Rockwood等[27]做的另一项研究报道:7例患者采用切除锁骨近端而没有进行韧带重建。其中有6例患者的症状比术前更严重。

并发症

- 损伤并发症。
  - 前脱位:胸锁关节前方"突出"影响美观(有时会很明显)和晚期退行性病变。
  - 后脱位:大血管损伤,包括裂伤、压迫和闭塞,气胸,合并锁骨脓肿和骨髓炎的食管破裂,致命性气管食管瘘,臂丛受压,喘鸣及吞咽困难,声音嘶哑,鼻衄,患肢活动时出现异常声音等都有报道。这些并发症可能是急性或延迟发生。
  - Worman和Leagus[38]报道了60例胸锁关节后脱位的患者中有16例气管、食管或大血管的相关并发症。
- 错误选择患者。
  - 对无手术指征的患者进行手术治疗引起了另一系列并发症。Rockwood和Odor[28]报道了37例自发的非创伤性半脱位。
  - 29例采用非手术治疗的患者在平均超过8年的随访中,没有日常生活和活动受限。8例采用手术重建治疗的患者产生了疼痛、活动受限、日常生活方式的改变、持久的关节不稳和明显的手术瘢痕。
  - 术前,大部分患者有轻微的不适和良好的活动功能,只是抱怨做一定动作时锁骨近端滑出滑进关节而产生"撞击"的声音。
- 术中并发症。
  - 虽然很少文章报道胸锁关节的术中并发症,但胸锁关节后方有着很多非常重要的组织结构。即使是给病情最普通的患者进行手术治疗时,笔者始终要求有一名心胸外科医生在手术室。
- 术后并发症。
  - 固定物漂移:由于胸锁关节的活动,巨大的杠杆力量施加在固定物上造成内固定物的疲劳断裂是常见的。许多学者报道由于克氏针和斯氏针移位侵入心脏、肺动脉、无名动脉、主动脉及纵隔的其他部位造成患者死亡和许多濒临死亡。尽管许多文献报道胸锁关节克氏针的使用,但已连续报道了克氏针漂移侵入胸腔和其他部位。
  - 由于这个原因,笔者不建议使用任何钢针固定穿过胸锁关节,不管大还是小、光滑或带螺纹、弯或直的针。
  - 医源性胸锁关节不稳:当无法保留肋锁韧带的完整或缺损但重建失败时,这些都导致了术后较差的结果。如上所述,Rockwood等[27]和Eskola[12]报道当余留的锁骨内侧与第1肋骨之间固定不稳时,将导致较差的术后结果。当肋锁韧带延期重建时,无法获得正常的结果。
  - 医源性不稳:过度地切除锁骨至肋锁韧带外侧,这是一个非常棘手的问题,最好避免发生,因为这种情况下无法做任何重建。遇到这些困难的病患,笔者偶尔选择锁骨次全切除至紧挨肋锁韧带内侧。这种方法使得患肢无"支柱"与胸部相连,但可以明显缓解疼痛,改善活动范围和日常生活。

(程萌旗 译,陈云丰 审校)

参考文献

[1] Armstrong AL, Dias JJ. Reconstruction for instability of the sternoclavicular joint using the tendon of the sternocleidomastoid muscle. J Bone Joint Surg Br 2008;90(5):610-613.

[2] Battaglia TC, Pannunzio ME, Chhabra AB, et al. Interposition arthroplasty with bone-tendon allograft: a technique for treatment of the unstable sternoclavicular joint. J Orthop Trauma 2005;19:124-129.

[3] Bearn JG. Direct observations on the function of the capsule of the sternoclavicular joint in the clavicular support. J Anat 1967;101:159-170.

[4] Blakeley CJ, Harrison HL, Siow S, et al. The use of bedside ultrasound to diagnose posterior sterno-clavicular dislocation. Emerg

Med J 2011;28(6):542.

[5] Brooks AL, Henning CD. Injury to the proximal clavicular epiphysis [abstract]. J Bone Joint Surg Am 1972;54A:1347-1348.

[6] Buckerfield CT, Castle ME. Acute traumatic retrosternal dislocation of the clavicle. J Bone Joint Surg Am 1984;66A:379-385.

[7] Carpentier E, Rubens-Duval B, Saragaglia D. A simple surgical treatment for acute traumatic sternoclavicular dislocation. Eur J Orthop Surg Traumatol 2013;23(6):719-723.

[8] Cave AJE. The nature and morphology of the costoclavicular ligament. J Anat 1961;95:170-179.

[9] Cave EF. Fractures and Other Injuries. Chicago: Year Book Medical Publishers, 1958.

[10] De Jong KP, Sukul DM. Anterior sternoclavicular dislocation: a long-term follow-up study. J Orthop Trauma 1990;4:420-423.

[11] Denham RH Jr, Dingley AF Jr. Epiphyseal separation of the medial end of the clavicle. J Bone Joint Surg Am 1967;49A:1179-1183.

[12] Eskola A. Sternoclavicular dislocations: a plea for open treatment. Acta Orthop Scand 1986;57:227-228.

[13] Eskola A, Vainionpaa S, Vastamki M, et al. Operation of old sternoclavicular dislocation: results in 12 cases. J Bone Joint Surg Br 1989;71B:63-65.

[14] Ferrandez L, Yubero J, Usabiaga J, et al. Sternoclavicular dislocation, treatment and complications. Ital J Orthop Traumatol 1988; 14:349-355.

[15] Franck WM, Jannasch O, Siassi M, et al. Balser plate stabilization: an alternate therapy for traumatic sternoclavicular instability. J Shoulder Elbow Surg 2003;12:276-281.

[16] Franck WM, Siassi RM, Hennig FF. Treatment of posterior epiphyseal disruption of the medial clavicle with a modified Balser plate. J Trauma 2003;55:966-968.

[17] Grant JCB. Method of Anatomy, ed 7. Baltimore: Williams & Wilkins, 1965.

[18] Gray H. Osteology. In: Goss CM, ed. Anatomy of the Human Body, ed 28 Philadelphia: Lea & Febiger, 1966:324-326.

[19] Hsu HC, Wu JJ, Lo WH, et al. Epiphyseal fracture-retrosternal dislocation of the medial end of the clavicle: a case report. Chinese Med J 1993;52:198-202.

[20] Janson JT, Rossouw GJ. Anew technique for repair of a dislocated sternoclavicular joint using a sternal tension cable system. Ann Thorac Surg 2013;95(2):e53-e55.

[21] Mirza AH, Alam K, Ali A. Posterior sternoclavicular dislocation in a rugby player as a cause of silent vascular compromise: a case report. Br J Sports Med 2005;39:e28.

[22] Nettles JL, Linscheid R. Sternoclavicular dislocations. J Trauma 1968;8:158-164.

[23] Pensy RA, Eglseder WA. Posterior sternoclavicular fracture-dislocation: a case report and novel treatment method. J Shoulder Elbow Surg 2010;19(4):e5-e8.

[24] Ponce BA, Kundukulam JA, Pflugner R, et al. Sternoclavicular joint surgery: how far does danger lurk below. J Shoulder Elbow Surg 2013;22(7):993-999.

[25] Quayle JM, Arnander MW, Pennington RG, et al. Artificial ligament reconstruction of sternoclavicular joint instability: report of a novel surgical technique with early results. Tech Hand Up Extrem Surg 2014;18(1):31-35.

[26] Qureshi SA, Shah AK, Pruzansky ME. Using the semitendinosus tendon to stabilize sternoclavicular joints in a patient with Ehlers-Danlos syndrome: a case report. Am J Orthop 2005;34:315-318.

[27] Rockwood CA Jr, Groh GI, Wirth MA, et al. Resection-arthroplasty of the sternoclavicular joint. J Bone Joint Surg Am 1997;79A:387.

[28] Rockwood CA Jr, Odor JM. Spontaneous atraumatic anterior subluxation of the sternoclavicular joint. J Bone Joint Surg Am 1989; 71A:1280-1288.

[29] Rockwood CA, Wirth MA. Disorders of the sternoclavicular joint. In: Rockwood CA, Matsen FA, eds. The Shoulder, ed 2. Philadelphia: WB Saunders, 1998:555-609.

[30] Sadr B, Swann M. Spontaneous dislocation of the sternoclavicular joint. Acta Orthop Scand 1979;50:269-274.

[31] Spencer EE Jr, Kuhn JE. Biomechanical analysis of reconstructions for sternoclavicular joint instability. J Bone Joint Surg Am 2004;86A:98-105.

[32] Spencer EE, Kuhn JE, Huston LJ, et al. Ligamentous restraints to anterior and posterior translation of the sternoclavicular joint. J Shoulder Elbow Surg 2002;11:43-47.

[33] Sullivan JP, Warme BA, Wolf BR. Use of an O-arm intraoperative computed tomography scanner for closed reduction of posterior sternoclavicular dislocations. J Shoulder Elbow Surg 2012;21 (3): e17-e20.

[34] Thacker MM, Patankar JV, Goregaonkar AB. A safe technique for sternoclavicular stabilization. Am J Orthop 2006;35:64-66.

[35] Uri O, Barmpagiannis K, Higgs D, et al. Clinical outcome after reconstruction for sternoclavicular joint instability using a sternocleidomastoid tendon graft. J Bone Joint Surg Am 2014;96(5): 417-422.

[36] Waters PM, Bae DS, Kadiyala RK. Short-term outcomes after surgical treatment of traumatic posterior sternoclavicular fracture-dislocations in children and adolescents. J Pediatr Orthop 2003; 23:464-469.

[37] Witvoët J, Martinez B. Treatment of anterior sternoclavicular dislocations: apropos of 18 cases[in French]. Rev Chir Orthop Reparatrice Appar Mot 1982;68(5):311-316.

[38] Worman LW, Leagus C. Intrathoracic injury following retrosternal dislocation of the clavicle. J Trauma 1967;7:416-423.

[39] Zaslav KR, Ray S, Neer CS. Conservative management of a displaced medial clavicular physeal injury in an adolescent athlete. Am J Sports Med 1989;17:833-836.

第25章 锁骨内侧切除和胸锁关节重建

Medial Clavicle Excision and Sternoclavicular Joint Reconstruction

David N. Wasserstein and John E. Kuhn

定义

- 许多病变可使锁骨内侧受累，其中最常见的原因为骨关节炎。
  - 其他的情况包括类风湿关节炎、血清阴性脊柱关节病变、晶体沉积病、胸锁关节骨质增生、致密性骨炎和缺血性坏死[12]。
- 感染虽然罕见，但必须加以考虑。若怀疑存在感染应行胸锁关节穿刺做革兰染色细菌培养，并做血常规检查，然后做灌洗和清创治疗。
- 胸锁关节创伤性不稳定罕见，可依据锁骨头移动方向分类，即向上、向前或向后移位型。
- 后方不稳定伴有各种潜在的致命并发症。
- 非创伤性不稳定通常为前方不稳定，通常见于有广泛韧带松弛的患者。
- 有症状的创伤性不稳定最好通过闭合复位来治疗，并尽可能重建关节，而不是切除锁骨头。

解剖

- 胸锁关节是马鞍形的，并包含内部关节盘[22]。
- 重要的限制运动的韧带包括前关节囊（限制前方和后方移位）、后关节囊（限制后方移位）[20]和肋锁韧带（为轴向移动的支点）[4]。
- 锁骨间韧带似乎作用不大（图1）。
- 前方的胸锁韧带覆盖关节盘，也是进入胸锁关节端的通道[22]。
- 邻近的重要结构：紧邻头臂静脉；然后是颈总动脉（右侧）和主动脉弓（左侧）[17]。

发病机制

- 骨关节炎是最常见的累及锁骨内侧端而需手术切除的病变。
- 骨关节炎最常见于男性体力劳动者，而女性则多见于围绝经期和根治性颈部淋巴清扫术后。
- 胸锁关节受累可作为全身性风湿性疾病的一个症状，常为风湿性疾病较晚期的表现。
- 其他非创伤性病变较少见，而且主要发病机制尚不清楚。
- 典型的创伤性不稳定是由肩胛带受到撞击发展而来的。
  - 作用于肩部前方的力量会将肩胛带向后推，位于第1肋的锁骨支点则迫使锁骨头向前移位。
  - 作用于肩部后方的力量会使肩胛带推向前方，位于第1肋的锁骨支点使得锁骨头向后脱位。
- 直接作用于胸锁关节的撞击亦可使锁骨头向后方脱位。
- 非创伤性胸锁关节不稳定的进展常较隐匿，无创伤病史。

自然病程

- 许多患者都有无症状的胸锁关节炎。
- 患者的症状缓解与活动改善和时间推移有关，这在有疼痛和肿胀的围绝经期妇女更加明显。

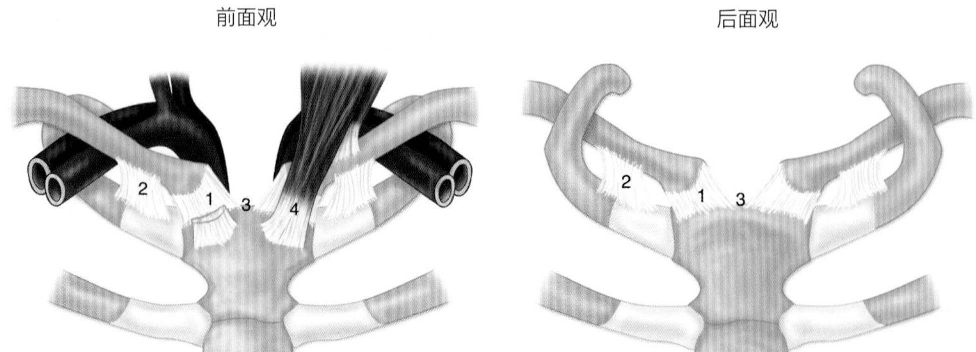

图1 胸锁关节前后的解剖结构。*1*，关节囊；*2*，肋锁韧带；*3*，锁骨间韧带；*4*，胸锁乳突肌腱。

表1　非创伤性胸锁关节疾病的临床特点

疾病	年龄(岁)	性别	部位	疼痛	红斑	相关情况和危险因素
骨关节炎	>40	M=F	双	+	罕见	体力劳动者、根治性颈部淋巴结清扫术后、绝经后妇女
类风湿关节炎	任何年龄	F>M	双	+	+	对称多发的关节炎
血清阴性脊柱关节病变	<40	M>F	双	偶有	-	尿道炎、葡萄膜炎、指甲侵蚀病
化脓性关节炎	任何年龄	M=F	单	+++	+++	HIV感染者、静脉吸毒者、糖尿病
晶体沉积病	>40	M>F	单	+++(发病时)	++	合并其他关节病变
胸锁关节骨质增生	30～60	M>F	双	+	-	滑膜炎、痤疮、脓疱病、骨质增生、骨炎
致密性骨炎	25～40	F>M	单	+	-	无
Friedreich病	任何年龄	F>M	单	+	-	无
非创伤性半脱位	10～30	F>M	单	不常见	-	广泛的韧带松弛

注：M，男性；F，女性。

- 感染可能会有一个相对缓和的临床表现，但随着时间推移会变得严重。
- 胸锁关节成为风湿性疾病和晶体沉积病主要受累关节的情况较为罕见。
- 创伤性不稳定可由高能量损伤导致(例如汽车碰撞)或可能与从事运动相关。
    - 锁骨内侧的创伤性关节内骨折常常伴随高能量伤，以及多脏器损伤(1个月死亡率为20%)[21]。
- 胸锁关节后方不稳定可能会有生命危险，因锁骨头可能会压迫血管、气管或食管。
- 非创伤性不稳定病因隐匿，且经常伴随广泛韧带松弛的其他征象(如髌骨半脱位、盂肱关节半脱位)。

病史和体格检查

- 非创伤性疾病。
    - 胸锁关节疼痛位于关节处，并可能会累及胸锁乳突肌和斜方肌[11]。
    - 感染通常是单侧的，并有明显疼痛和红斑(表1)。
    - 典型的骨关节炎、类风湿关节炎、血清阴性脊柱关节病变和胸锁关节骨质增生是双侧的，伴有轻度疼痛，红斑罕见。
    - 典型的晶体沉积病、致密性骨炎和Friedreich病是单侧的，有轻度疼痛。
- 创伤性疾病。
    - 急性创伤性损伤患者有明显疼痛，不愿抬高患肢。后脱位的患者可能会自诉吞咽或呼吸困难。
    - 胸锁关节常有肿胀和触痛。
    - 若存在血管受压，患侧手臂会出现血液循环变化和肿胀。
    - 体格检查并不一定有助于诊断前方不稳定或后方不稳定。

影像学和其他诊断性检查

- 特殊影像学投射拍片包括Rockwood(Serendipity位片)、Hobbs、Heinig和Kattan位片，但有些难以说明病情(表2)[9]。
- CT特别有助于创伤后检查，因其可显示关节移位和骨性解剖[9]，对于判断向前或向后脱位非常有帮助。

表2　非创伤性胸锁关节疾病的影像学特点

疾病	影像学特点
骨关节炎	骨质硬化、骨赘形成
类风湿关节炎	变化微小
血清阴性脊柱关节病变	边缘受侵蚀、囊肿形成
化脓性关节炎	硬化、溶骨性变或混合性病变
晶体沉积病	软组织钙化
胸锁关节骨质增生	骨质增生、肋间韧带骨化
致密性骨炎	内侧锁骨变大、关节间隙尚存、髓腔闭塞
Friedreich病	锁骨内侧端不规则
非创伤性半脱位	正常

- 怀疑伴血管损伤的后脱位患者应考虑行血管造影检查。
- MRI检查有助于评估非创伤性疾病患者的软组织情况,可以确定骨髓是否异常,关节是否有积液,关节盘和关节软骨是否损伤[9]。
- 非创伤性胸锁关节疾病的实验室检查结果详见表3。

表3 非创伤性胸锁关节疾病的实验室检查特点

疾病	实验室检查特点
骨关节炎	正常
类风湿关节炎	可能会有RF+、ANA+
血清阴性脊柱关节病变	HLA-B27+
化脓性关节炎	WBC、ESR、CRP升高
晶体沉积病	BRFC+、BRFC-
胸锁关节骨质增生	ESR升高,风湿性疾病的其他指标正常
致密性骨炎	正常
Friedreich病	正常
非创伤性半脱位	正常

注:RF:类风湿因子;ANA:抗核抗体;HLA-B27:人类白细胞抗原B27;WBC:白细胞计数;ESR:红细胞沉降率;CRP:C反应蛋白;BRFC:双折射晶体。

鉴别诊断

- 非创伤性疾病。
  - 骨关节炎。
  - 类风湿或其他血清性关节炎。
  - 血清阴性脊柱关节病变。
  - 晶体沉积病。
  - 胸锁关节骨质增生。
  - 致密性骨炎。
  - 缺血性坏死。
  - 化脓性关节炎。
  - 关节不稳定。
- 创伤性疾病。
  - 锁骨中1/3骨折。
  - 胸骨骨折。
  - 第1肋骨骨折。

非手术治疗

- 大部分非创伤性疾病可采用非手术处理。非手术处理包括使用非甾体抗炎药和休息。有时局部注射利多卡因有助于缓解疼痛。
- 急性脱位应尝试闭合复位。
- 后脱位若闭合复位失败,可行切开复位并尽可能重建胸锁关节。

手术治疗

- 非创伤性胸锁关节疾病在有化脓性关节炎表现的情况下应行手术治疗,鉴别诊断中所列的其他疾病在非手术治疗失败时也应进行手术。
- 当怀疑感染时,应尽快行切开引流,以防止后期变成骨髓炎或形成脓肿(尤其是邻近重要结构的地方)。
- 锁骨内侧切除术的禁忌证包括胸锁关节非创伤性不稳定。
- 急性脱位应行闭合复位。
- 后脱位若闭合复位失败,可行切开复位并尽可能重建胸锁关节。

术前计划

- 因胸锁关节后方的组织极为重要,因此有一位胸外科医生在场以防发生并发症则尤为重要。

体位

- 患者取仰卧位,用一小块手术巾卷起来置于其后背中部(图2A)。
- 暴露整个胸部,以防发生并发症时可以进行处理。
- 标记重要组织结构包括锁骨、胸骨柄、胸锁乳突肌和肋锁韧带(图2B)。

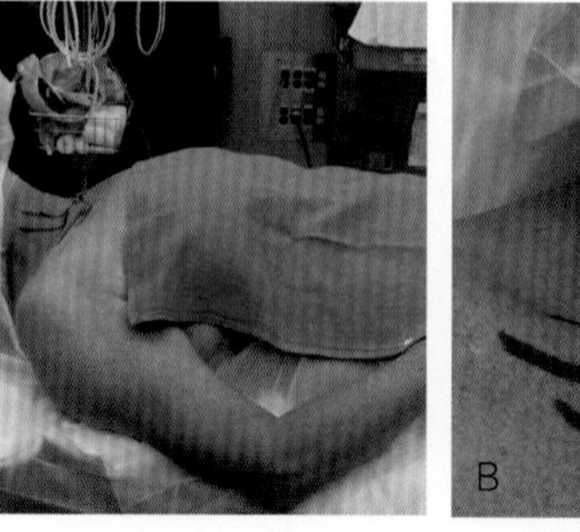
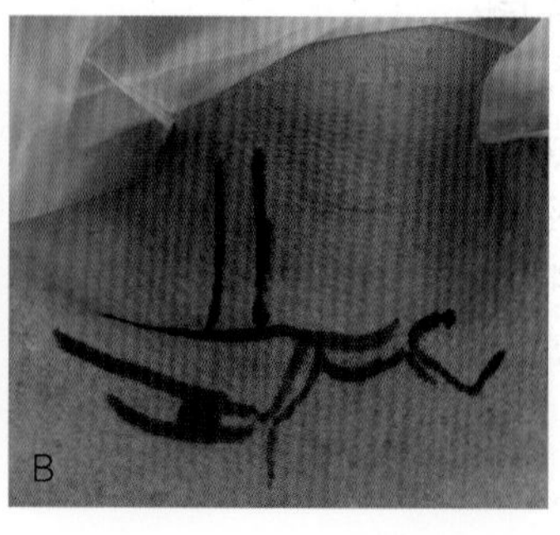

图2 A. 体位。B. 确认解剖位置,并做标记。

- 若要将同侧掌长肌作为术中移植物的来源，应将同侧手部进行消毒铺巾。
- 同样，若同侧腘绳肌腱用于胸锁关节重建，应将同侧膝部进行消毒铺巾。

入路

- 手术从前侧进入，注意保护重要组织结构，特别是胸锁乳突肌的起点和肋锁韧带。

切口与组织暴露

- 在Langer线上做切口，此线于锁骨头和胸骨柄上呈项链状（技术图1A）。
- 切开皮下组织后，顺着皮肤切口将颈阔肌切开，显露关节囊和胸锁乳突肌起点（技术图1B）。
- 标记关节囊，应注意防止切断整个胸锁乳突肌胸骨头（技术图1C）。

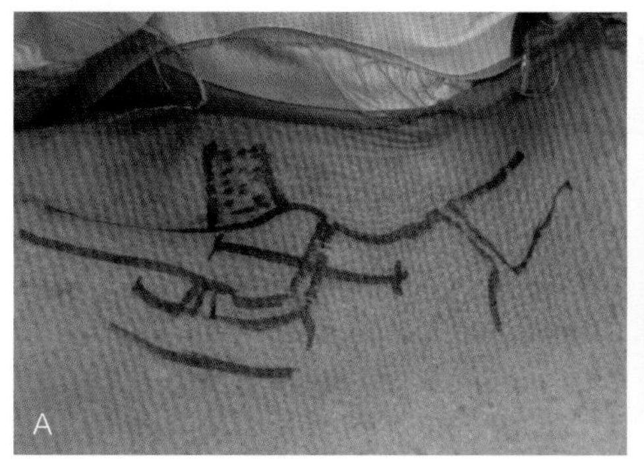
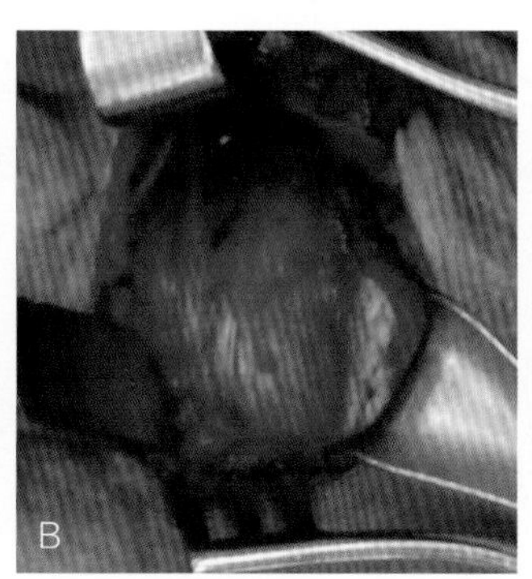
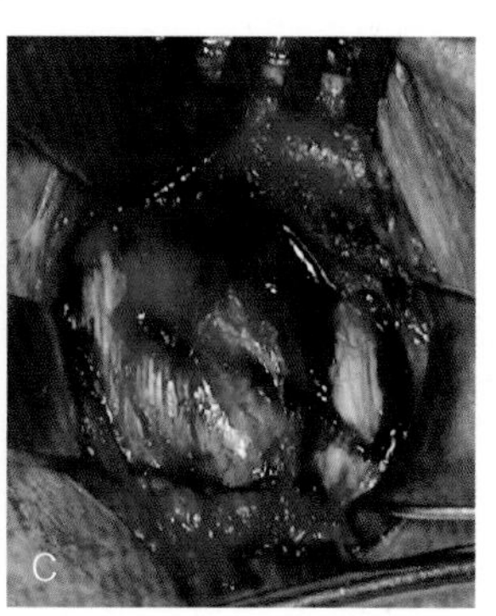

技术图1　A. 切口位置。B. 颈阔肌切口。C. 关节囊切口。

非创伤性病变：切除骨组织

- 使用电刀将关节囊仔细从锁骨头处切开提起，此时重要的是应防止过度切向外侧而将关节囊完全离断和损伤肋锁韧带（技术图2A）。
- 切除关节盘，绕锁骨头软骨缘仔细将关节囊进行解剖分离（技术图2B）。
- 用自动拉钩将关节囊撑开，用钝的拉钩置于靠近关节面的位置，再用小摆锯去除锁骨内侧端0.5～1.0 cm间的骨组织（技术图2C）。
- 用骨刀可将内侧锁骨头从关节处撬出（技术图2D）。
- 用电刀仔细将后侧关节囊从锁骨头背侧分离出来（技术图2E）。
- 切除的锁骨头必须在内侧0.5～1.0 cm之间的范围，以保留肋锁韧带[6]（技术图2F）。
  - 据报道，锁骨内侧的下关节面与肋锁韧带最内侧附着点的距离，男性约有1.2 cm，女性约有1.0 cm[6,7]。

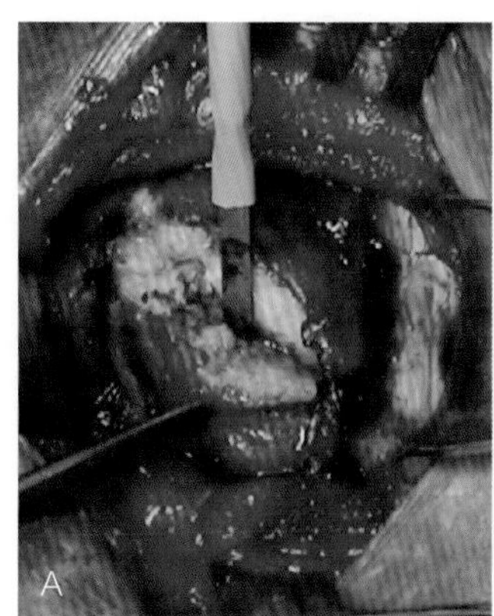
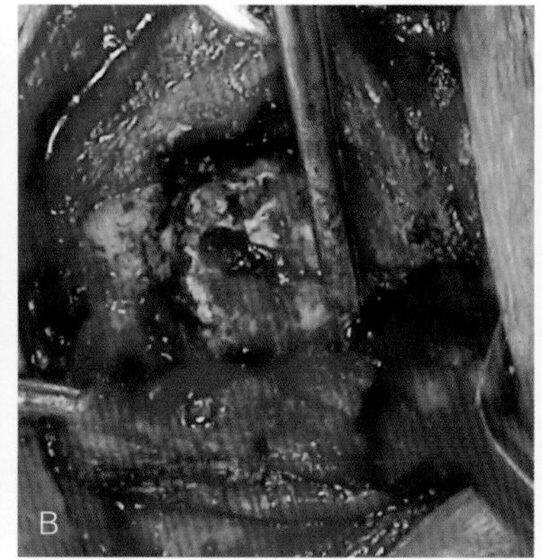
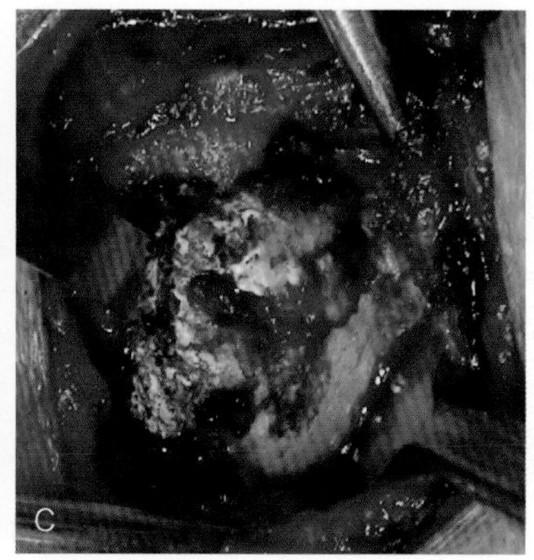

技术图2　A. 从锁骨处提起关节囊。B. 去除关节盘。C. 用摆锯截去锁骨内侧。

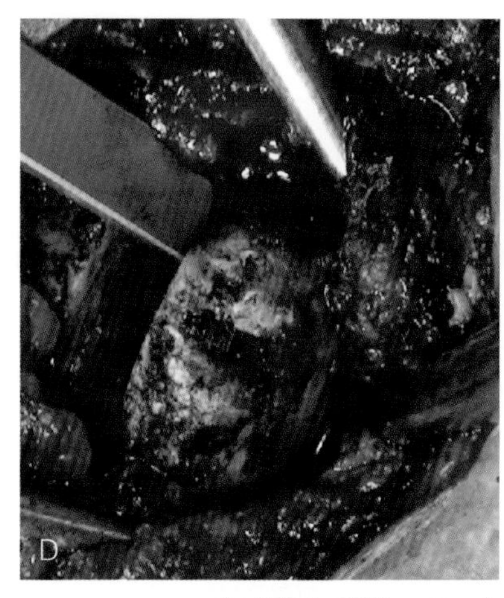
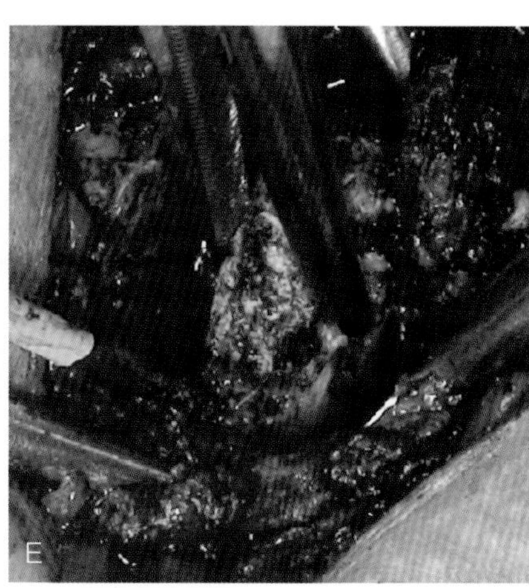
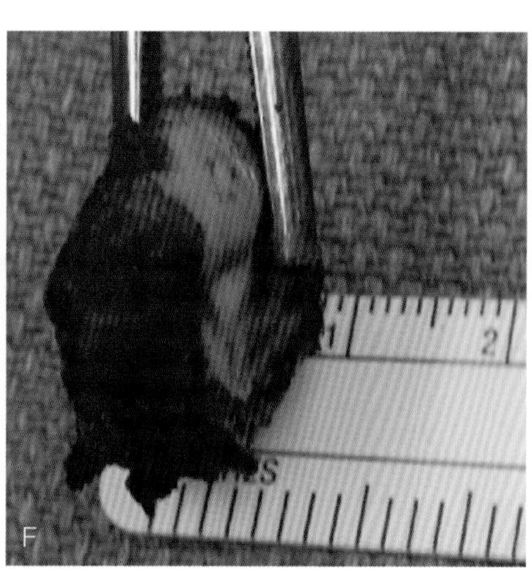

技术图2（续） D. 将锁骨内侧从关节处撬出。E. 去除后侧附着的软组织。F. 切除的锁骨内侧。

获取移植肌腱

- 于腕横纹上做一小切口游离掌长肌腱(技术图3A)。
- 将缝线穿过掌长肌腱末端后,再用一肌腱剥离器经皮将肌腱切断游离出来(技术图3B)。
- 将获取的肌腱绕在一小卷筒上并将其缝合成一卷肌腱(技术图3C、D)。
- 将非创伤性病变的锁骨头切除后,将成卷的掌长肌腱嵌入缺损部位,在锁骨切除面和胸骨关节面之间形成一软组织填充物(技术图3E)。
- 另外,可用掌长肌腱环绕锁骨和第1肋进行加强,重建不稳定的胸锁关节(见下述)。

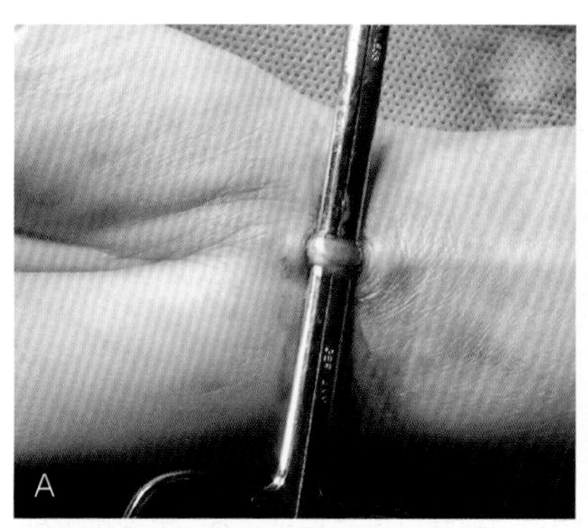
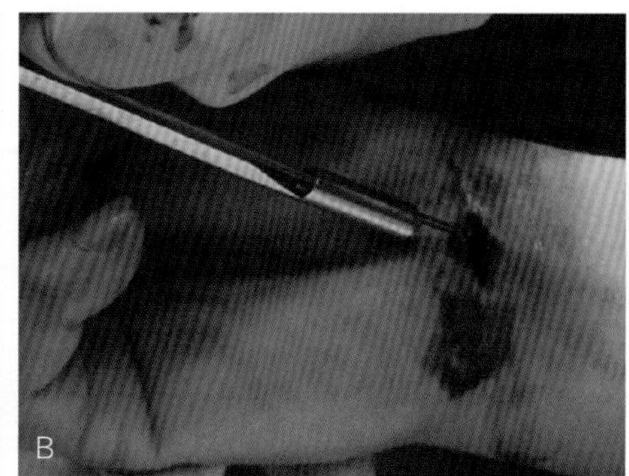
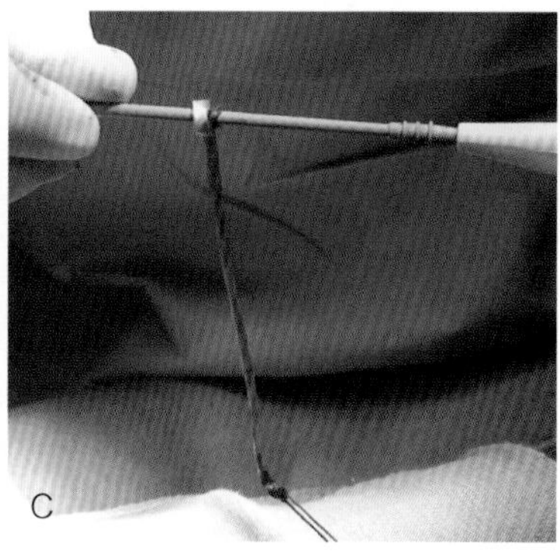
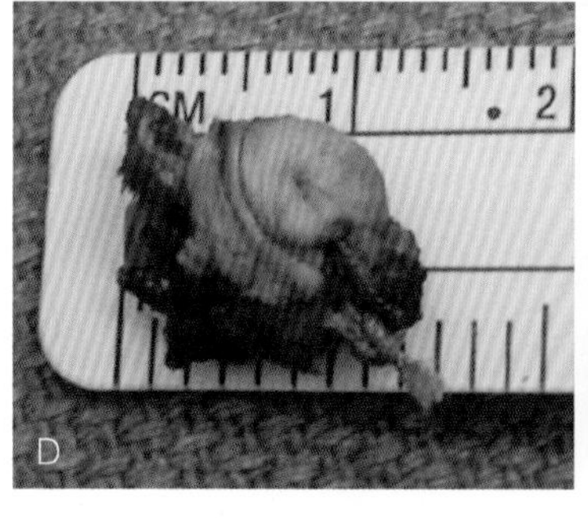
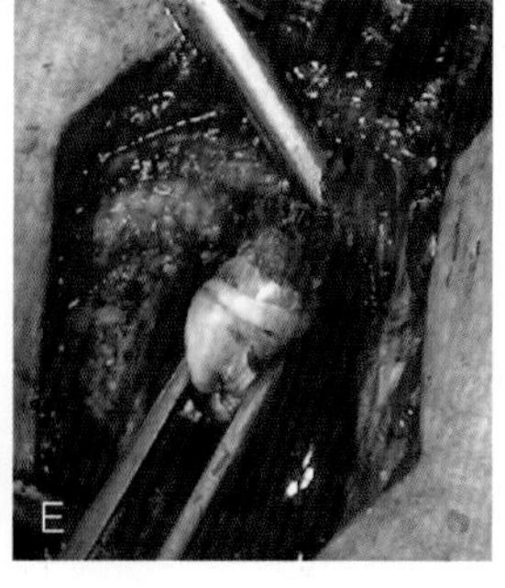

技术图3 A. 辨认掌长肌腱。B. 经皮获取掌长肌腱。C. 卷绕掌长肌腱。D. 将成卷的掌长肌腱相互缝合。E. 将掌长肌腱作为填充移植物嵌入缺损区域。

重建不稳定的胸锁关节

- 已有多种重建方法见诸报道,经8字重建具有最好的生物力学性能[19]。
  - 另外,胸锁乳突肌腱移植重建也有报道[14]。
- 在胸外科医生的协助下,解剖分离胸骨窝上的胸骨柄后方的间隙(技术图4A)。

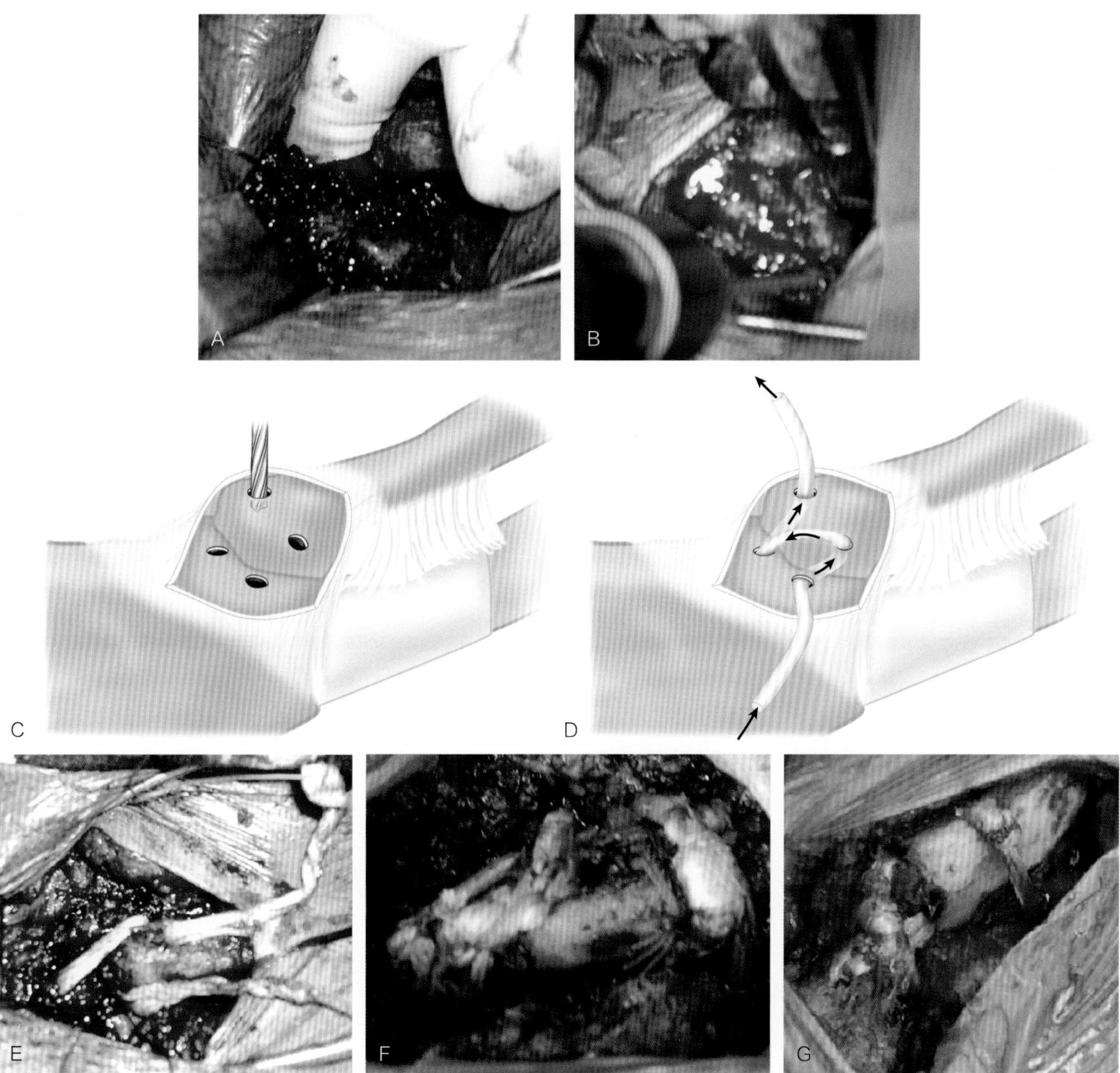

技术图4　A. 分离胸骨柄后的解剖间隙。B. 于胸骨柄钻孔时用Army-Navy拉钩将纵隔组织牵开以进行保护。C. 于锁骨上钻孔。D～F. 将移植的半腱肌腱以8字形通过钻孔。G. 将掌长肌腱环绕锁骨和第1肋进行加强（图C、D经允许引自Kuhn JE. Sternoclavicular joint reconstruction for anterior and posterior sternoclavicular joint instability. In: Zuckerman J, ed. Advanced Reconstruction of the Shoulder. Rosemont, IL: American Academy of Orthopaedic Surgeons,2007:255-264）。

- 在胸骨柄后方放置带子牵开，并在胸骨柄上钻两个孔，用缝线穿过（技术图4B）。
- 从前往后于锁骨内侧端上钻两个孔（技术图4C）。
- 将自体的半腱肌腱以8字形穿过上述4孔并缝合（技术图4D～F）。
- 另外，将掌长肌腱环绕第1肋。第1肋后的解剖分离应由胸外科医生进行，以防止损伤乳房内动脉（技术图4G）。

TECHNIQUES

关闭切口

- 用2号不可吸收线以间断8字缝合关闭关节囊，并将胸锁乳突肌胸骨头原位缝合（技术图5A）。
- 然后逐层关闭切口，用0号薇乔可吸收线缝合切开的颈阔肌，2-0薇乔可吸收线缝合皮下组织（技术图5B），并用3-0单股可吸收线缝合皮肤（技术图5C）。

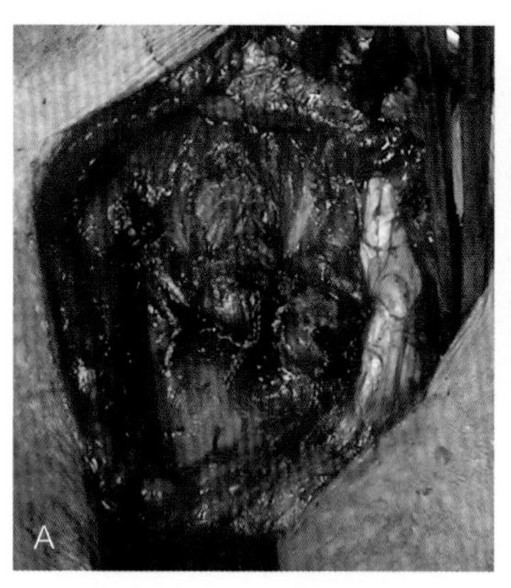
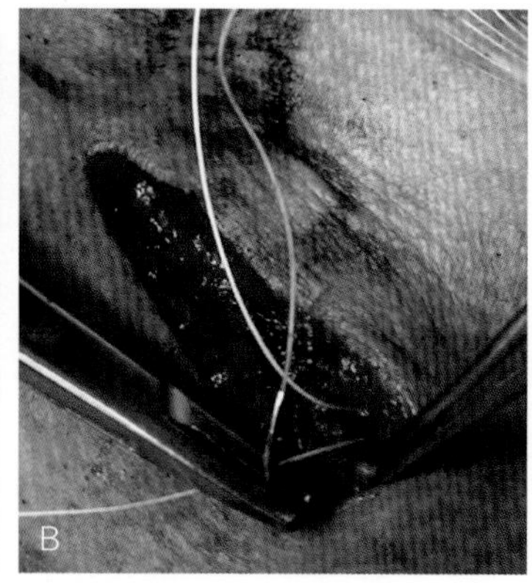
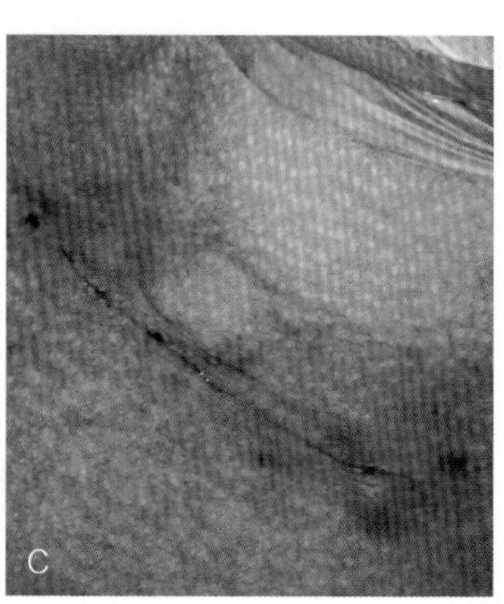

技术图5 A. 缝合关节囊。B. 缝合颈阔肌。C. 关闭手术切口。

要点与失误防范

诊断	• CT和MRI检查有助于关节炎与其他少见病的鉴别 • 应时刻注意是否有感染，其临床表现相对缓和 • 若无法判断胸锁关节是否为疼痛的根源，诊断性注射利多卡因可有助于诊断 • CT检查对于判断脱位为前脱位还是后脱位极有帮助
去除骨组织	• 千万注意防止穿透后侧关节囊和进入纵隔，最好将部分骨组织切除后，再用骨锉去除残留骨质 • 保留锁骨头对于重建不稳定的胸锁关节非常重要
保留关节囊	• 保留关节囊的完整性极为重要。若关节囊从锁骨上被完全剥离，将带缝线的锚钉固定于锁骨可重获稳定性
肋锁韧带	• 若肋锁韧带被切断，关节盘和关节盘韧带可穿入髓腔内
普外科手术	• 手术应有胸外科医生在场，以防发生纵隔并发症

术后处理

- 患者通常应住院观察1晚。小心血肿形成，以防压迫重要的结构。
- 患者悬挂吊带6周，并在站立时用枕头垫在手臂下以支撑手臂。
- 嘱患者制动手臂6周，以利于关节囊愈合和避免发生不稳定。
- 6周后患者开始逐渐增加活动范围。
- 12周后患者可以开始力量锻炼。
- 16周后患者可以随意活动。

预后

- 关于该手术结果报道不多，且均为Ⅳ级循证医学证据的系列病例。
- Rockwood及其同事[18]报道称若肋锁韧带保持完整则结果会有改善（8例患者均为优，完全满意）。然而若肋锁韧带受损，则结果较难预料（5例中3例为优）。
- Arcus等[1]报道了一组不同病种的15例患者，60%的结果为优良，93%患者疼痛显著缓解，无需再次手术。
- Pingsmann等[16]发现8例胸锁关节炎的女性患者行锁骨内侧切除术后，经过31个月的随访，有7例的结果优良。
- Laffosse等[13]对胸锁关节后脱位或者内侧骨骺骨折后移位的患者进行了最少12个月的随访。其中10人中有5人成功进行了闭合复位，25人中有10人在经过关节重建后功能评分轻微提高。
- Bae等[3]对15名慢性的、复发性的关节前方不稳的患者进行了55个月的随访,经过关节重建或者锁骨内侧切除,60%的患者能获得稳定、无痛的关节,ASES评分平均达到85分。

- Meis及其同事[7]通过将胸锁乳突肌锁骨头嵌入缺损区进行手术方法改良,14例患者中有10例结果为优良,然而2例患者在转动头部时切口疼痛,并有3例患者涉及外观问题。
- 还有其他胸锁关节重建方法的病例报道。到目前为止,没有8字重建的同行评议相关报道。

并发症

- Rockwood及其同事[18]报道称若不稳定持续存在或进一步发展,患者会有严重的不适感。因此,保留肋锁韧带极为重要。若肋锁韧带受损,可将关节盘和关节囊韧带转入切除锁骨的髓腔内。另外,应考虑移植肌腱环绕第1肋骨重建肋锁韧带。
- 约50%患者发生了异位骨化,但似乎并无症状[1]。
- 虽然迄今尚无报道,但伤及大血管、气管和其他纵隔组织的并发症可能发生。若需要,应请胸外科医生协助。
- 灾难性的术后并发症较少见。3个独立的病例报道中提到,克氏针后期迁移并侵入心脏[10],或者早期侵入头臂动脉[5],引起心脏压塞或血胸。因此,克氏针是禁忌的。

(程萌旗 译,王磊 审校)

参考文献

[1] Acus RW III, Bell RH, Fisher DL. Proximal clavicle excision: an analysis of results. J Shoulder Elbow Surg 1995;4:182-187.

[2] Armstrong AL, Dias JJ. Reconstruction for instability of the sternoclavicular joint using the tendon of the sternocleidomastoid muscle. J Bone Joint Surg Br 2008; 90(5):610-613.

[3] Bae DS, Kocher MS, Waters PM, et al. Chronic recurrent anterior sternoclavicular joint instability: results of surgical management. J Pediatr Orthop 2006;26(1):71-74.

[4] Bearn JG. Direct observations on the function of the capsule of the sternoclavicular joint in clavicular support. J Anat 1967;101: 159-170.

[5] BensafiH, Laffosse JM, Taam SA, et al. Tamponade following sternoclavicular dislocation surgical fixation. Orthop Traumatol Surg Res. 2010;96(3):314-318.

[6] Bisson LJ, Dauphin N, Marzo JM. A safe zone for resection of the medial end of the clavicle. J Shoulder Elbow Surg 2003;12: 592-594.

[7] Carrera EF, Archetti Neto N, Carvalho RL, et al. Resection of the medial end of the clavicle: an anatomic study. J Shoulder Elbow Surg 2007;16(1):112-114.

[8] Durpekt R, Vojacek J, Lischke R, et al. Kirschner wire migration from the right sternoclavicular joint to the heart: a case report. Heart Surg Forum 2006;9(6):E840-E842.

[9] Ernberg LA, Potter HG. Radiographic evaluation of the acromioclavicular and sternoclavicular joints. Clin Sports Med 2003;22: 255-275.

[10] Gulcan O, Sezgin AT, Bolat B, et al. Right ventricular penetration and cardiac tamponade as a late complication of Kirschner wire placement in the sternoclavicular joint. Interact Cardiovasc Thorac Surg 2005;4(4):295-296.

[11] Hassett G, Barnsley L. Pain referral from the sternoclavicular joint: a study in normal volunteers. Rheumatology 2001;40:859-862.

[12] Higgenbotham TO, Kuhn JE. Atraumatic disorders of the sternoclavicular joint. J Am Acad Orthop Surg 2005;13:138-145.

[13] Laffosse JM, Espie A, Bonnevialle N, et al. Posterior dislocation of the sternoclavicular joint and epiphyseal disruption of the medial clavicle with posterior displacement in sports participants. J Bone Joint Surg Br 2010;92(1):103-109.

[14] Lee SU, Park IJ, Kim YD, et al. Stabilization for chronic sternoclavicular joint instability. Knee Surg Sports Traumatol Arthrosc 2010;18(12):1795-1797.

[15] Meis RC, Love RB, Keene JS, et al. Operative treatment of the painful sternoclavicular joint: a new technique using interpositional arthroplasty. J Shoulder Elbow Surg 2006;15:60-66.

[16] Pingsmann A, Patsalis T, Michiels I. Resection arthroplasty of the sternoclavicular joint for the treatment of primary degenerative sternoclavicular arthritis. J Bone Joint Surg Br 2002;84B:513-517.

[17] Ponce BA, Kundukulam JA, Pflugner R, et al. Sternoclavicular joint surgery: how far does danger lurk below? J Shoulder Elbow Surg 2013;22(7):993-999.

[18] Rockwood CA Jr, Groh GI, Wirth MA, et al. Resection arthroplasty of the sternoclavicular joint. J Bone Joint Surg Am 1997;79A: 387-393.

[19] Spencer EE, Kuhn JE. Biomechanical analysis of reconstructions for sternoclavicular joint instability. J Bone Joint Surg Am 2004; 86A:98-108.

[20] Spencer EE, Kuhn JE, Huston LJ, et al. Ligamentous restraints to anterior and posterior translation of the sternoclavicular joint. J Shoulder Elbow Surg 2002;11:43-47.

[21] Throckmorton T, Kuhn JE. Fractures of the medial end of the clavicle. J Shoulder Elbow Surg 2007;16(1):49-54.

[22] Van Tongel A, MacDonald P, Leiter J, et al. A cadaveric study of the structural anatomy of the sternoclavicular joint. Clin Anat 2012;25(7):903-910.

第26章 锁骨骨折的钢板固定

Plate Fixation of Clavicle Fractures

David Ring and Jesse B. Jupiter

定义

- 移位、粉碎性锁骨骨折有潜在的骨折不愈合、畸形愈合的风险[3,4,6,8,9,11]，可考虑用钢板螺钉切开复位内固定治疗。

解剖

- 锁骨和肩胛骨通过坚韧的喙锁、肩锁韧带紧密连接，连接中轴骨和上肢。
- 锁骨目前只在有臂动物中出现，它有助于控制上肢远离躯干，增强上肢的灵活运动。
- 锁骨呈S形，一端位于前内侧，一端位于后外侧，类似音乐符号。内侧端弯曲宽大，神经血管束利于通过肋锁间隙从颈部通向上肢。
- 锁骨由非常致密的骨小梁组成，无明确的骨髓腔。横截面上锁骨外侧端扁平，中段管状结构，逐步过渡到内侧扩大成棱柱结构。
- 锁骨全长位于皮下，使得颈部和上胸部整个轮廓颇有美感。
- 锁骨上神经在颈阔肌浅层斜过锁骨，在手术暴露过程中应鉴别和保护，否则会引起胸壁的感觉过敏或感觉不良。

发病机制

- 锁骨骨折通常由直接撞击肩部造成。
- 对年轻人来讲，通常由一个中等到高能量的损伤造成；对老年人而言，低能量的站立摔倒损伤也会引起。

自然病程

- 锁骨骨干骨折总体不愈合率是4.5%[9]。
- 骨折不愈合风险随着年龄、移位程度和粉碎程度增加而升高，且女性高于男性[9]。
- 完全移位（无接触）和粉碎性骨折的骨不连风险在10%～20%之间（图1）。
- 锁骨畸形愈合可导致肩胛带畸形、肌力减弱[3,4,6,11]。
- 锁骨畸形愈合及骨不连可压迫臂丛。

病史和体格检查

- 应详细记录受伤的机制和时间。
- 详细的神经系统检查。
  - 锁骨骨折后期的臂丛功能障碍是由臂丛内侧束结构受损引起的，而锁骨骨折引起的臂丛的急性损伤表现通常为上颈干根部的牵拉伤。
- 在那些不能保护自己皮肤的人群中，骨折断端顶住皮肤非常危险（例如昏迷患者）。

影像学和其他诊断性检查

- 拍摄向头侧倾斜20°～60°前后位X线片。
- 所谓的尖斜位片是指向头侧倾斜20°，向前倾斜45°，这有助于诊断轻度移位骨折（如产伤骨折，儿童骨折）。
- 肩外展脊柱前凸位片即肩关节外展超过135°，中央束射线向头侧倾斜25°，可评估内固定后锁骨情况。肩关节外展可使锁骨沿其长轴旋转，这也使钢板向上旋转，因此在钢板下方显露锁骨干及其骨折部位。
- 三维CT重建可以帮助理解三维畸形。

鉴别诊断

- 锁骨外侧或内侧骨折。
- 肩锁关节或胸锁关节脱位。

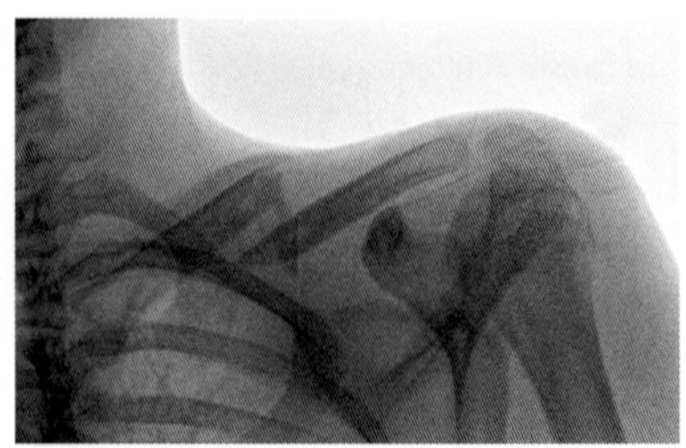

图1　前后位片显示超过100%的移位，骨折粉碎伴垂直位骨折片，锁骨短缩（版权：David Ring, MD）。

非手术治疗

- 锁骨骨折很少闭合复位,因为通常骨折不稳定,没有特别可靠的外固定维持。
- 一个简单的前臂吊带在骨折愈合期间可限制活动,并让患者感觉舒适。8字绑带固定则上肢自由活动,但它不能促进骨折对位。
- 没特别必要考虑肩关节僵硬,鼓励患者将患肢置于一侧,制动4～6周。
- 越来越多的随机对照研究表明,与保守治疗相比,手术治疗能够降低移位锁骨干骨折的不愈合率,但是从长远上看,手术治疗能不能明显降低致残率还不明确[5,10]。考虑到手术治疗的风险和麻烦,非手术治疗依然是一个不错的选择。

手术治疗

- 虽然骨折无明显粉碎时可使用髓内固定,但是钢板-螺钉系统固定更好些。
- 钢板可置于锁骨上方或前方[1,2]。

术前计划

- 利用影像学资料进行术前计划可帮助手术医生制订手术方案,预测可能的问题和意外。

体位

- 患者仰卧位,根据手术医生的个人习惯,上臂可以不同角度屈曲(图2)。

入路

- 沿锁骨长轴下缘切开。

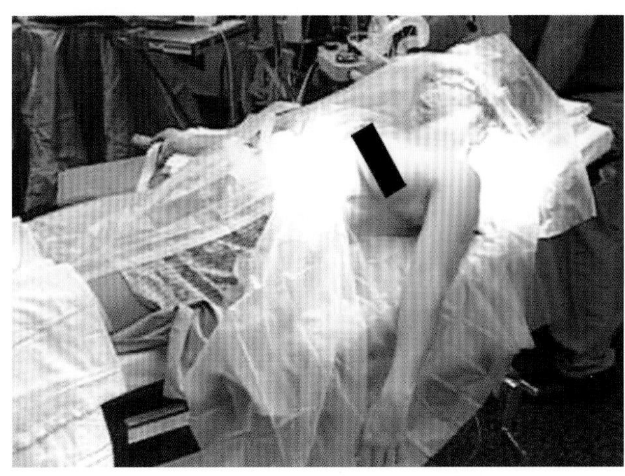

图2 患者取仰卧位,头和躯干轻度抬高(版权:David Ring, MD)。

TECHNIQUES

锁骨上方钢板-螺钉固定

- 切口平行锁骨长轴及紧贴其下方(技术图1A)。局部注射稀释的肾上腺素有助于减少出血。
- 医用放大镜下找到跨切口的锁骨上神经并予以保护(技术图1B)。
- 附着的肌肉和骨膜尽可能多保留。
- 使用小牵开器或外固定支架可调整对位和临时固定(技术图1C)。
- 3.5 mm的有限接触动力加压钢板(LC-DCP, Synthes, Paoli, PA)或预弯钢板置于锁骨上方(技术图1D)。主要骨折端的两侧各置入最少3枚螺钉固定。对于某些骨折类型,骨折块间置入螺钉大大提高了稳定性。
- 如果保护了骨折的血运,则无需植骨(技术图1E)。当

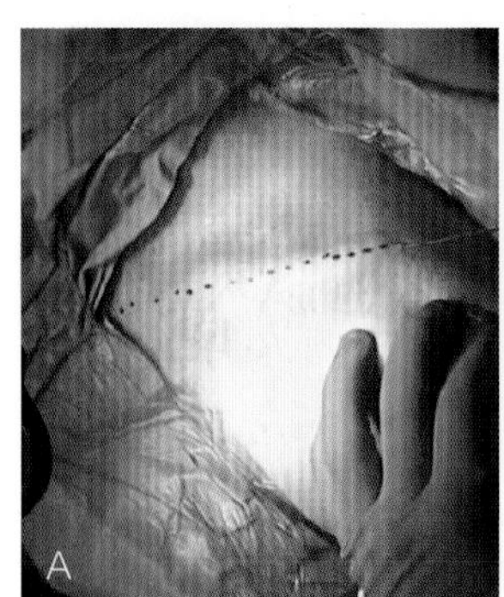

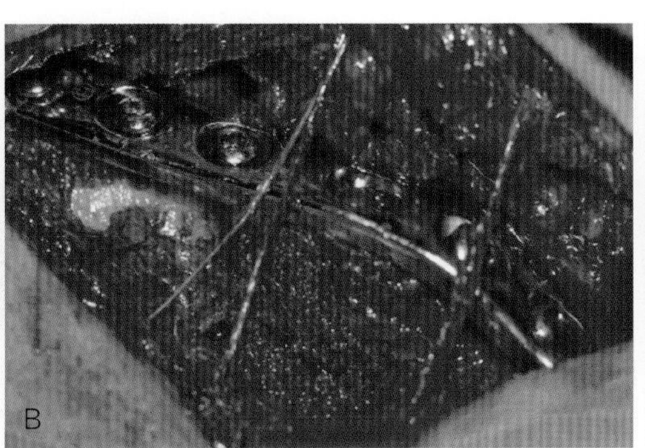

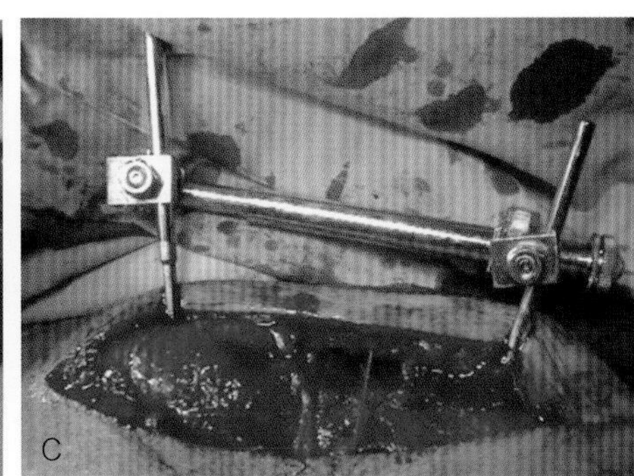

技术图1 A. 稀释肾上腺素浸润后沿锁骨长轴并紧贴其下方切开。B. 锁骨上神经跨过锁骨表面的颈阔肌,应尽量保护。C. 使用小牵开器或外固定支架可调整对位和临时固定。

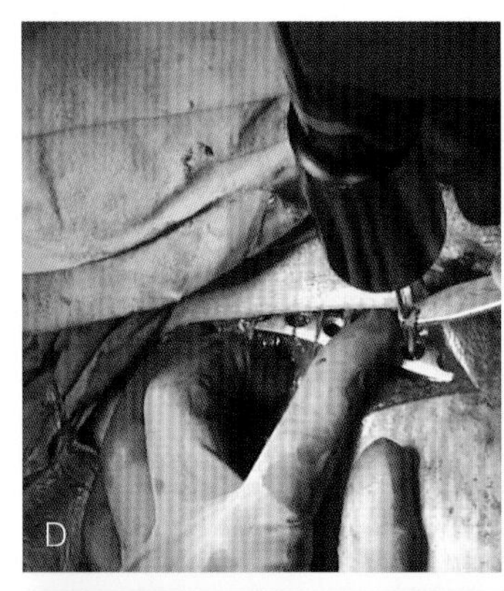

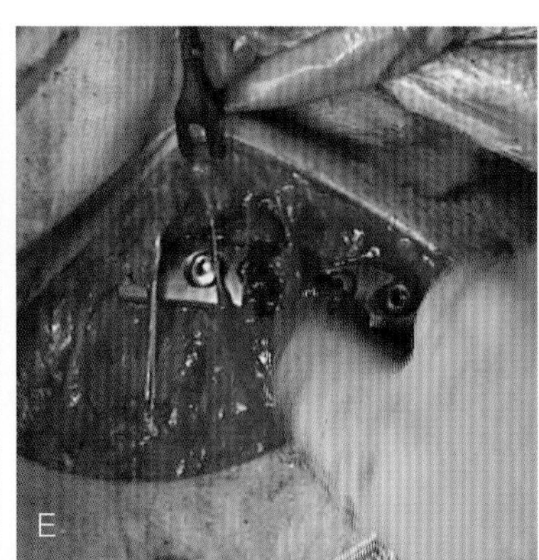

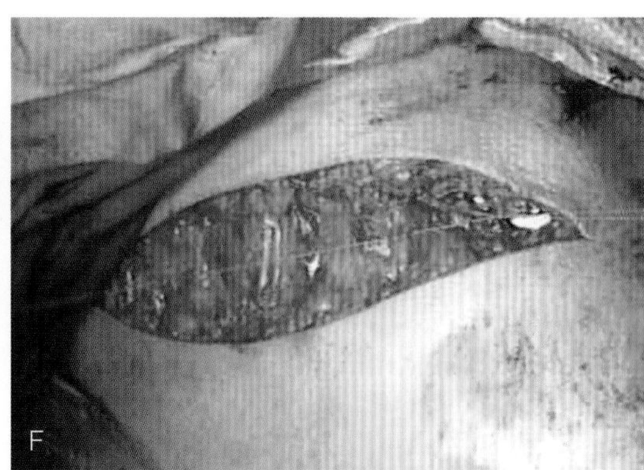

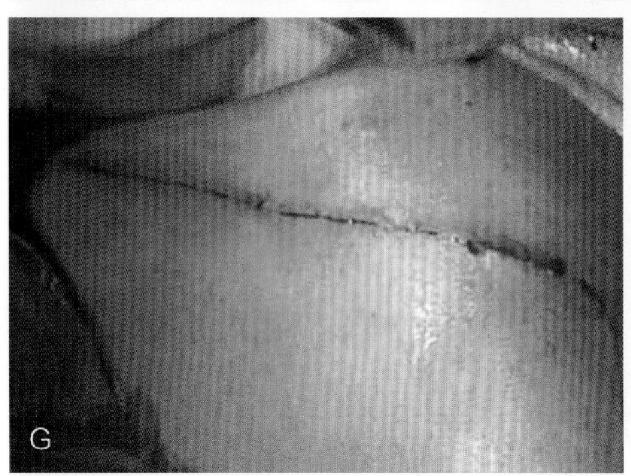

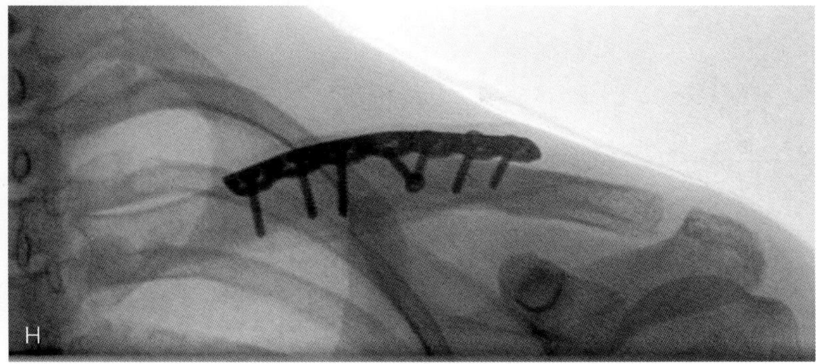

技术图1（续） D. 该患者应用锁骨上方3.5 mm LC-DCP钢板固定。摆动钻头减少神经损伤的风险。E. 最后放置钢板。F. 缝合颈阔肌。G. 皮内缝合。H. 最后前后位片显示锁骨上方放置钢板，同时斜行骨折线给予拉力螺钉固定（版权：David Ring, MD）。

有广泛剥离或者钢板下的骨皮质有缺损，则需要考虑植入少量自体髂骨的骨松质。

- 缝合颈阔肌（技术图1F）。
- 如果皮肤条件允许，可使用皮内无创缝合关闭伤口（技术图1G、H）。

锁骨前方钢板-螺钉内固定

- 钢板前置方法是相同的，不同的是三角肌、胸大肌起点处会做部分骨膜外剥离（技术图2）。
- 前置钢板可减少突起，同时由于钻孔和螺钉是前后方向而不是上下方向，提高了手术安全性。

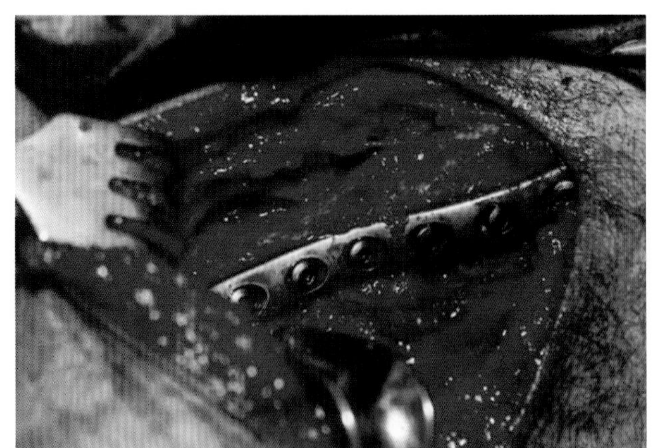

技术图2 另一种方法：钢板置于锁骨前方。这可减小钢板突起，但需更多的剥离（版权：David Ring, MD）。

要点与失误防范

锁骨上神经瘤	• 需要辨别和保护这些神经
臂丛牵拉伤	• 应逐渐调整复位，可通过临时外固定器实施。避免将骨折片牵拉出伤口（例如为髓内固定装置扩孔时）
内固定松动	• 骨折两边至少各3枚良好的双皮质螺钉固定
锁定螺钉轴向拔出	• 多见于使用锁骨上方钢板，在骨折外侧端骨块上用锁定螺钉会出现问题
钢板顶于皮肤	• 使用前方钢板可减少这种现象发生

术后处理

- 鼓励患者术后即刻进行患侧手部活动。
- 在骨折早期愈合前，不要进行肩关节外展活动和上肢持重超过15 lb（6.8 kg）。
- 肩关节僵硬少见，通常肩部训练后功能快速恢复。因此肩关节功能训练可在确定开始愈合时进行。

预后

- 钢板松动和骨不连发生率在3%～5%之间[7]。
- 骨折愈合后肩关节功能良好。

并发症

- 会发生感染和伤口并发症，但不常见。
- 神经血管损伤非常罕见，未见气胸报道。

（程萌旗　译，王磊　审校）

参考文献

[1] Collinge C, Devinney S, Herscovici D, et al. Anterior-inferior plate fixation of middle-third fractures and nonunions of the clavicle. J Orthop Trauma 2006;20:680-686.

[2] Kloen P, Sorkin AT, Rubel IF, et al. Anteroinferior plating of midshaft clavicular nonunions. J Orthop Trauma 2002;16:425-430.

[3] McKee MD, Pedersen EM, Jones C, et al. Deficits following nonoperative treatment of displaced midshaft clavicular fractures. J Bone Joint Surg Am 2006;88A:35-40.

[4] McKee MD, Wild LM, Schemitsch EH. Midshaft malunions of the clavicle. J Bone Joint Surg Am 2003;85A:790-797.

[5] McKee RC, Whelan DB, Schemitsch EH, et al. Operative versus nonoperative care of displaced midshaft clavicular fractures: a meta-analysis of randomized clinical trials. J Bone Joint Surg Am 2012;94(8):675-684. doi: 10.2106/JBJS.J.01364.

[6] Nowak J, Holgersson M, Larsson S. Can we predict long-term sequelae after fractures of the clavicle based on initial findings? A prospective study with nine to ten years of follow-up. J Shoulder Elbow Surg 2004;13:479-486.

[7] Poigenfurst J, Rappold G, Fischer W. Plating of fresh clavicular fractures: results of 122 operations. Injury 1992;23:237-241.

[8] Robinson CM. Fractures of the clavicle in the adult: epidemiology and classification. J Bone Joint Surg Br 1998;80B:476-484.

[9] Robinson CM, Court-Brown CM, McQueen MM, et al. Estimating the risk of nonunion following nonoperative treatment of a clavicular fracture. J Bone Joint Surg Am 2004;86A:1359-1365.

[10] Virtanen KJ, Remes V, Pajarinen J, et al. Sling compared with plate osteosynthesis for treatment of displaced midshaft clavicular fractures: a randomized clinical trial. J Bone Joint Surg Am 2012;94(17):1546-1553.

[11] Zlowodzki M, Zelle BA, Cole PA, et al. Treatment of acute midshaft clavicle fractures: systematic review of 2144 fractures: on behalf of the Evidence- Based Orthopaedic Trauma Working Group. J Orthop Trauma 2005;19:504-507.

第27章 锁骨骨折的髓内固定

Intramedullary Fixation of Clavicle Fractures

Stephen B. Gunther and Carl Basamania

定义

- 锁骨是最常见的骨折部位之一。
- 最常见骨折部位是中1/3[10]。
  - 锁骨中段是锁骨最薄弱、最狭窄的区域。
  - 这是唯一既没韧带也没肌肉附着的部位。
  - 这是横断面和弯曲弧度的移行区。
    - 这是横断面从外侧扁平至内侧更接近管状的移行区。
- 由于锁骨呈S形，沿锁骨中段前方皮质的轴向负荷张力非常高（轴向负荷对锁骨中段产生呈直角方向的作用力）。

解剖

- 锁骨是唯一膜内成骨和软骨内成骨相结合骨化而成的长骨[7]。
- 锁骨外形呈S形，双弧形——内侧弧形突向前，外侧弧形突向后（图1A）。
- 内侧弧形宽大，为保护神经血管提供骨性结构。
- 锁骨由非常致密的骨小梁组成，缺乏真正意义的髓腔。
- 锁骨外侧横断面呈扁平状，中段逐渐过渡呈管状，内侧扩大为棱柱形。
- 锁骨全长位于皮下，仅被非薄的颈阔肌覆盖。
- 锁骨上神经支配锁骨处皮肤的感觉，其位于颈阔肌深面。
- 坚韧的关节囊和囊外韧带内侧附着于胸骨端和第1肋，外侧附着于肩峰端和喙突。
- 近端肌肉附着包括胸锁乳突肌、胸大肌和锁骨下肌，远端肌肉附着包括三角肌和斜方肌（图1B）。
- 锁骨的骨架提供固定长度的支撑，且与肩胛带肌肉相

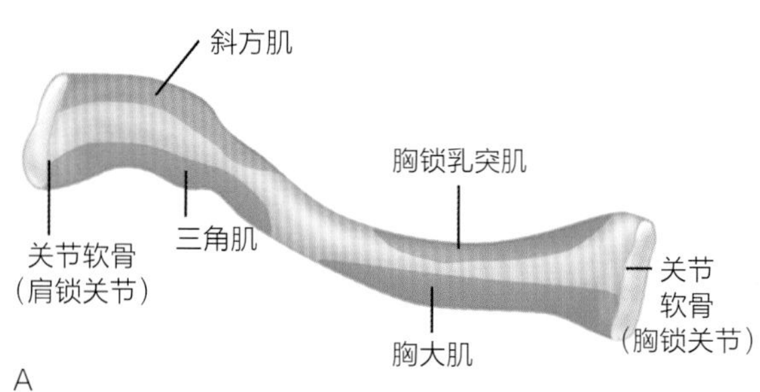

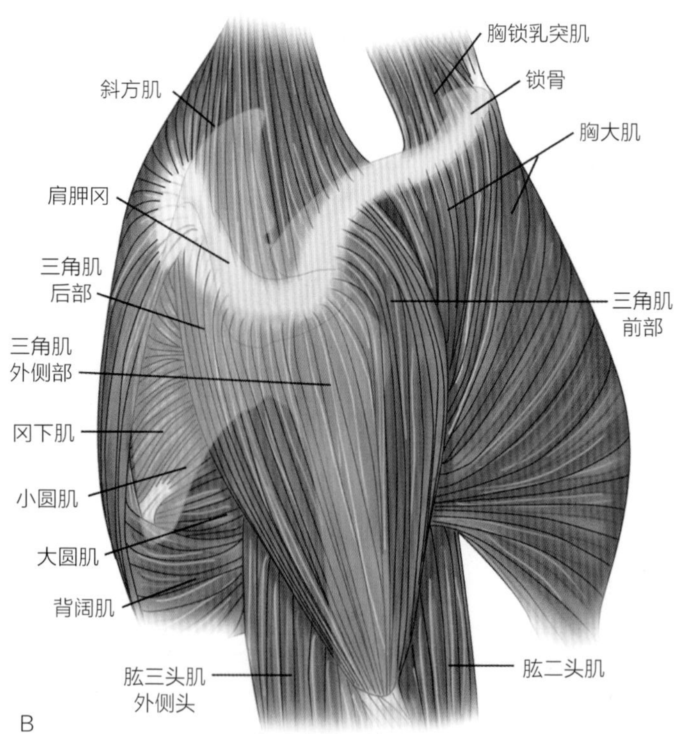

图1 A. 锁骨呈S形且双弧形，内侧弧形突向前，外侧弧形突向后。B. 近端肌肉附着包括胸锁乳突肌、胸大肌和锁骨下肌，远端肌肉附着包括三角肌和斜方肌。

连，能为上肢产生和传递很大的力量。

发病机制

- 锁骨骨折的机制绝大多数是肩部受到直接暴力[11]。Stanley等[11]研究106名患者，87%肩部摔倒受损，7%肩部直接击伤，只有6%为摔倒时手掌撑地伤。
- Stanley认为，摔倒时手掌撑地，肩部作为间接与地面接触的支撑点，相当于体重的加压力超过锁骨临界弯曲载荷，从而导致锁骨骨折。

自然病程

- 20世纪60年代，Neer[8]和Rowe[10]报道了大量的锁骨中段骨折的病例，结果非手术治疗并发骨不连率很低（分别为0.1%和0.8%），而手术治疗并发骨不连率较高（分别为4.6%和3.7%）。
- 最近的研究表明骨不连较先前报道的更常见，有相当数量的骨不连患者有症状。
- 短缩超过15～20 mm的畸形愈合也被证实伴有明显的肩关节功能障碍。
- McKee等[6]报道15例锁骨中段骨折经保守治疗后畸形愈合的患者，短缩均超过15 mm，均有临床症状，且表示不满意，这些患者均接受截骨矫形术。术后15例患者的功能都得到改善，满意度也有所提升。
- Hill等[5]回顾了52例完全移位的锁骨中段骨折，发现短缩超过20 mm与骨不连和预后不满意密切相关。
- Eskola等[4]报道了89例锁骨中段骨折畸形愈合患者，发现短缩超过15 mm会发生肩关节不适和功能障碍。

病史和体格检查

- 诊断通常简单直接，要通过完整的病史获得损伤发生的机制。
- 检查者通过视诊，常可见骨折处显著肿胀、瘀斑或锁骨畸形，如果骨折明显移位，肩关节向前下方垂落。视诊可见骨折处皮肤隆起，典型的擦伤和挫伤可提示直接撞击或肩部安全带损伤（图2A、B）。
- 触诊时骨折部位压痛，轻柔活动上肢或触摸锁骨可及骨擦音和反常活动。
- 临床上测量锁骨短缩，从肩锁关节到胸骨切迹之间直线距离（单位：cm），并注意两侧的差异（图2C）。也可通过数字X射线直接测量。
- 上肢完整的神经血管、骨骼肌肉检查和胸部听诊至关重要，可鉴别罕见的相关损伤。这些更常见于高能量损伤。
    - 肋骨和肩胛骨骨折。
    - 臂丛损伤（通常为上颈椎根部牵拉伤）。
    - 血管损伤（肩胛胸壁关节分离常伴锁骨下动脉或静脉损伤）。
    - 气胸和血胸。

影像学和其他诊断性检查

- 必须进行两个正交X线投射检查，可确定骨折类型和移位情况，理想的方法是头侧倾斜45°和尾端倾斜45°。
- 通常标准的前后位结合头侧45°倾斜位（图3）就足够了。
    - 临床上，向头侧倾斜20°～60°将减少胸部结构的干扰。
- X线片范围应足够大，包括肩锁关节、胸锁关节、肩胛骨和上肺野，以评估伴随损伤。

鉴别诊断

- 肩锁关节损伤。
- 胸锁关节损伤。
- 肋骨骨折。
- 肌肉损伤。
- Kehr征：横膈刺激，膈神经传导后引起左肩牵涉痛，横膈病变或横膈周围疾病、肾结石、脾脏损伤或异位妊娠都可引起横膈刺激。

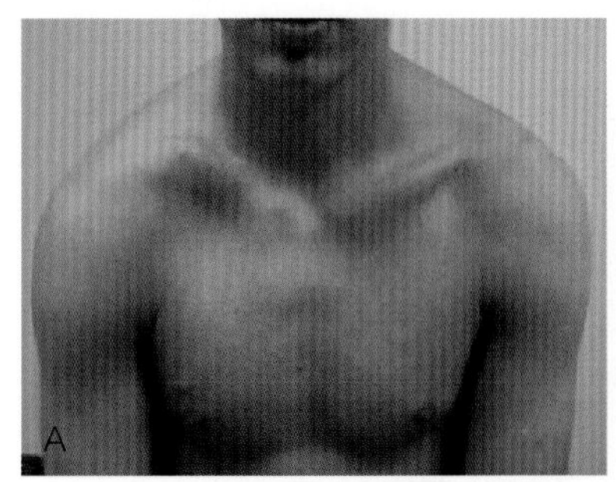

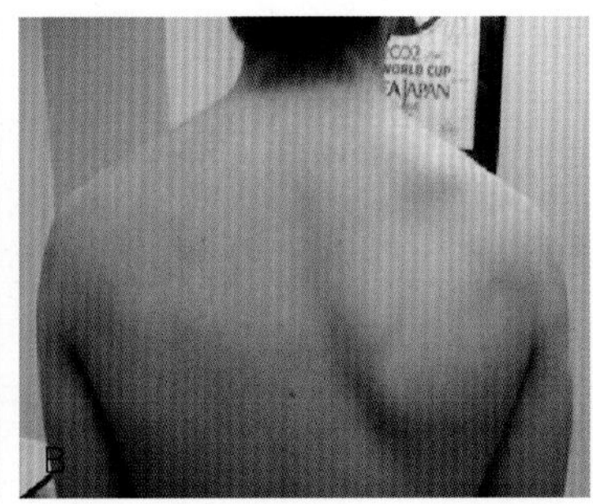

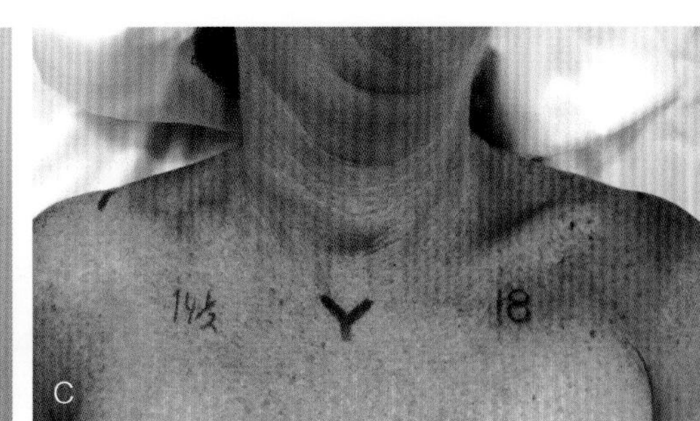

图2　A、B. 移位的右锁骨骨折的前后大体照，显示锁骨畸形，肩关节向前下方垂落。C. 移位的右锁骨骨折临床照片，显示短缩达3.5 cm，测量长度从胸骨切迹到肩锁关节。

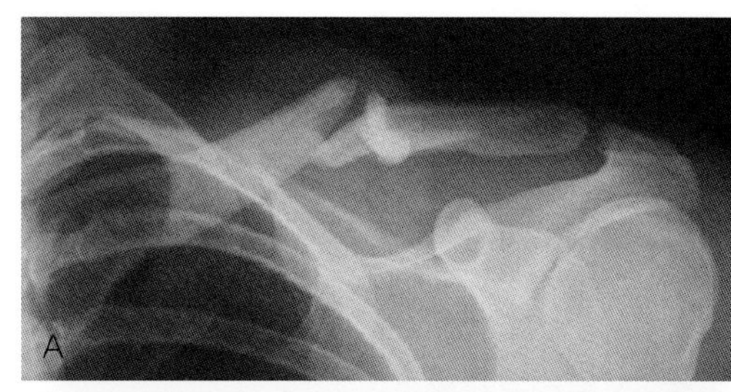

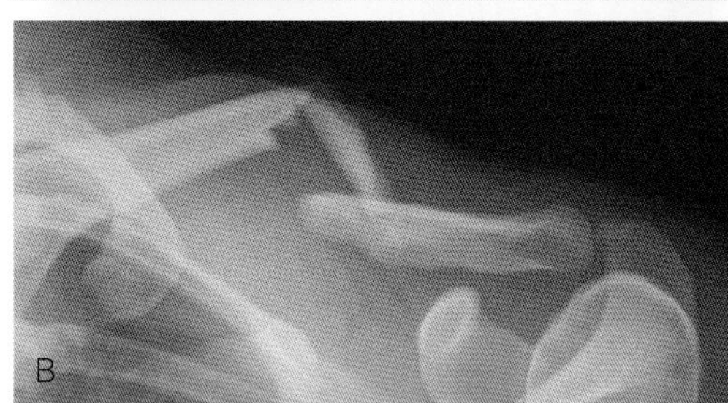

图3　A、B. 同一移位的左锁骨骨折不同的影像学显示，标准的前后位片（A）和头侧倾斜45°位片（B）。

非手术治疗

- 如果锁骨骨折对位可以接受，通常短缩不超过15 mm，那么上肢固定的任何一种方法均是可行的，包括8字绷带、前臂吊带、VelPeau固定。
- Nordqvist等[9]报道35例锁骨骨折畸形愈合，其短缩不超过15 mm，所有患者均采用前臂吊带的非手术治疗，患侧肩关节活动、肌力和功能与健侧相比均正常。
- 一项前瞻性随机研究[2]比较前臂吊带和8字绑带发现，患者使用8字绑带时很大比例会出现不适，而且在总体骨折愈合和对位方面两者无显著性差异。研究认为8字绑带对复位没有益处。

手术治疗

- 锁骨中段骨折急诊手术治疗的指征如下：
  - 开放性骨折。
  - 伴神经血管损伤。
  - 伴严重胸部损伤或多发伤：患者需要搬运和移动上肢。
  - “漂浮肩”。
  - 皮肤即将出现坏死。
  - 严重移位：短缩超过15～20 mm（尤其是伴有肩胛带的延长和短缩）。
- 一项有移位的锁骨中段骨折的前瞻性多中心临床随机试验中，Altamimi和McKee[1]表明与非手术治疗相比，手术治疗有更好的功能疗效，且骨不连和畸形愈合率更低。
- 锁骨骨折髓内固定相较于钢板固定的潜在优势如下：
  - 较少的软组织剥离，更好的康复。
  - 小切口。
  - 更美观。
  - 更容易取出内固定。
  - 内固定取出后骨质强度变低不明显。
- 锁骨骨折髓内固定潜在的劣势如下：
  - 抗旋转能力弱。
  - 髓内钉断裂。
  - 髓内钉漂移。
- 本章将要介绍的最新设计和改良方法是，为防止内固定漂移，在内侧安置曲线设计及爪形设计稳定内侧骨折端，同时在外侧端安置锁定帽稳定外侧骨折端。

术前计划

- 确诊锁骨骨折需行内固定治疗后，术者必须评估该骨折类型是否适宜行髓内固定。
- 理想的骨折类型是锁骨中1/3的简单骨折。
- 髓内固定的髓腔要足够大，允许内植物的通过。这种问题多见于儿童。
- 粉碎性和蝶形骨片（通常在前方）是常见的，这不是使髓内固定的禁忌证，只要内侧和远端的主要骨折块能有皮质接触即可。

体位

- 有两种合适的体位，它们有利于术中C臂机透视（图4A、B）。
  - 沙滩椅位是利用肩部固定装置使肩部后侧区域暴露，这是常用的手术体位。
  - C臂机置于手术床头端，上下倒转，其上方转到低处，稍远离患肩，拍摄向头侧倾斜位片。或者C臂机垂直置于手术台对面，不影响术者。对于体格较小的患者，可以利用一个小的C臂机置于手术侧。
  - 患肢消毒铺巾后，可以自由活动，以便于骨折的复位。
- 另一种方式是患者仰卧于Jackson可透视手术床上，C臂机从健侧垂直放置，远离术者（图4C、D）。
  - 一个L形软垫置于患肩下方、肩胛骨内侧，有利于骨折复位。
  - 患肢消毒铺巾后可自由活动，手臂支撑架固定辅助骨折复位。

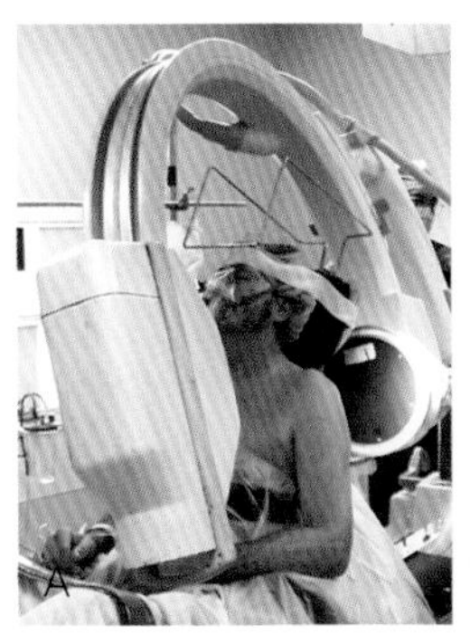
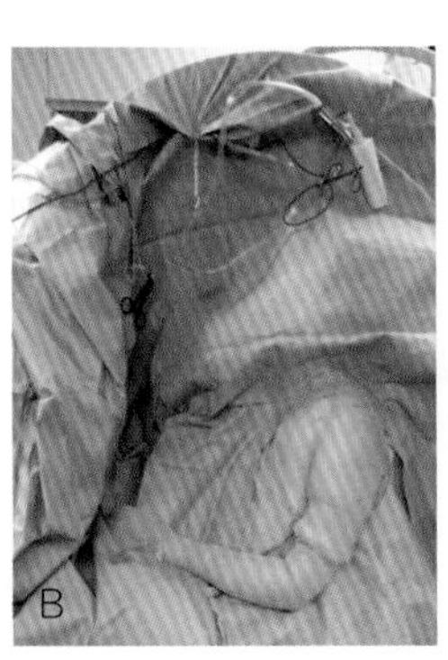
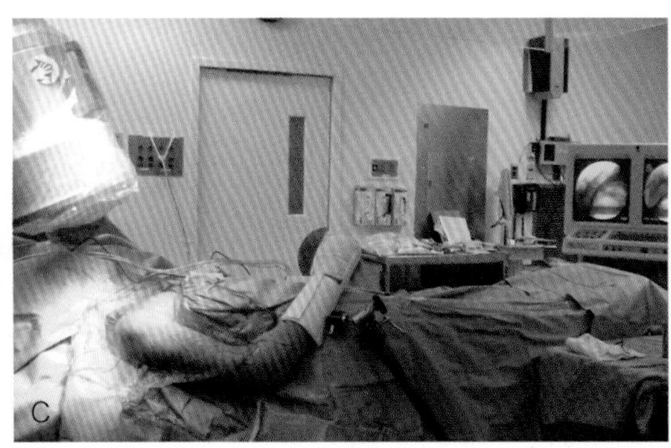
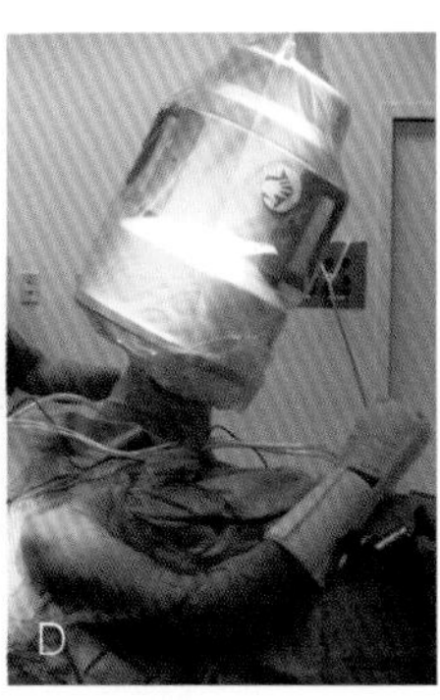

图4　A、B. 患者沙滩椅位置于手术台，肩关节置于可透射线装置。A. 患肢可自由活动，手臂支撑架固定辅助骨折复位。C臂机置于手术床头端，上下倒转，其上方转到低处，稍远离患肩，拍摄向头侧倾斜位片。B. 同一沙滩椅位图示C臂机用无菌封套包绕。C、D. 另一种方法是，患者仰卧于Jackson可透射线手术床上。一个L形软垫置于患侧肩胛骨内侧，患肢消毒后可自由活动，手臂支撑架固定辅助骨折复位。C臂机于健侧垂直放置，远离术者，利于获得骨折部位正交X线图像：向尾端倾斜45°片（C）和向头侧倾斜45° 片（D）。

切口和解剖

- 沿着整个锁骨边缘铺巾，标记锁骨、骨折断端和周围的解剖结构(技术图1A)。
- 使用C臂机确定恰当的手术切口，切口跨过内侧骨折断端的远侧，在颈部正常皮纹的皮纹线(Langer线)上(技术图1B)。
- 于骨折部位行2～3 cm的切口。
- 利用电刀切开皮下脂肪到颈阔肌(技术图1C)。
- 通常皮下脂肪非常少，轻柔地做全层切开皮瓣，包括切开皮肤、皮下组织，以利于手术视野的暴露。
- 沿颈阔肌肌纤维钝性分离，确认、保护并牵开深层的锁骨上神经，其中央支常在锁骨中段附近(技术图1D、E)。
- 暴露骨折端并尽可能保留完整的骨膜。若需要可以在骨折边缘轻轻地剥离少许骨膜，但不需要像钢板固定时广泛的剥离。维持完整的骨膜血供是这项技术的优势。
- 去除所有的碎骨片、血肿或嵌入的肌肉。
- 若有蝶形骨片，则应小心保留其附着的软组织。

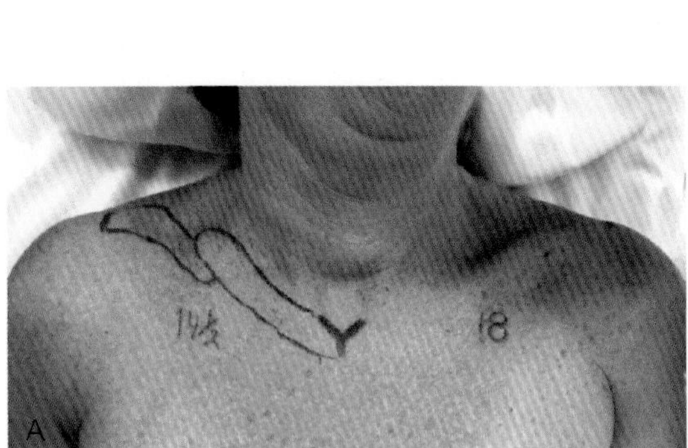
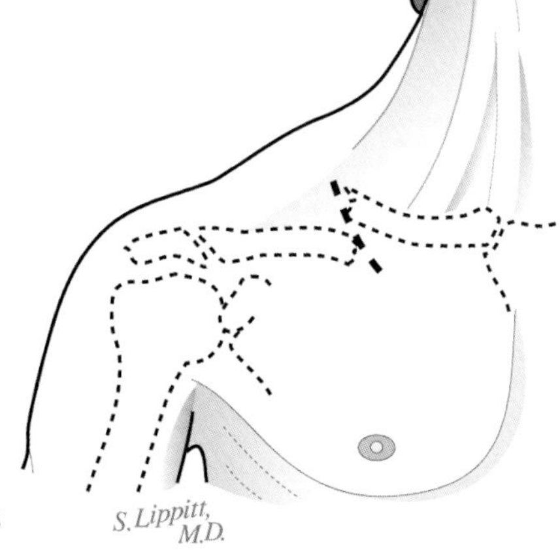

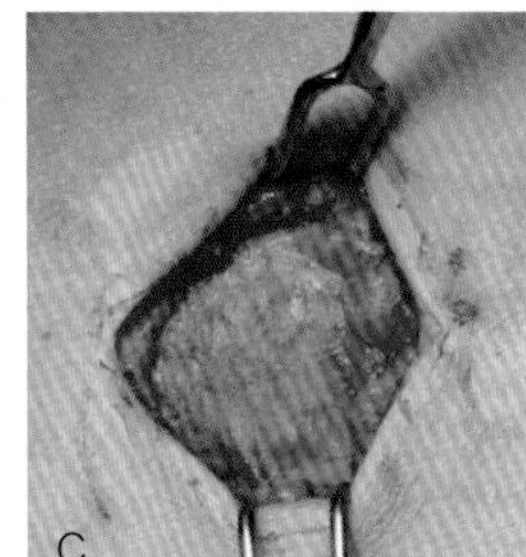

技术图1　A. 右锁骨移位骨折，锁骨和骨折部位已标记。B. 2～3 cm的切口，位于颈部正常皮纹的皮纹线（Langer线）上，跨过内侧骨折断端的远侧。C. 骨折部位切开，显示包括皮肤、皮下组织的全层皮瓣，显露覆盖颈阔肌的筋膜。

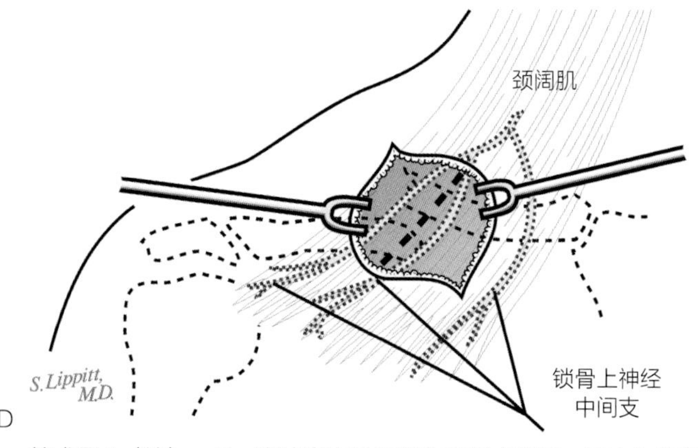

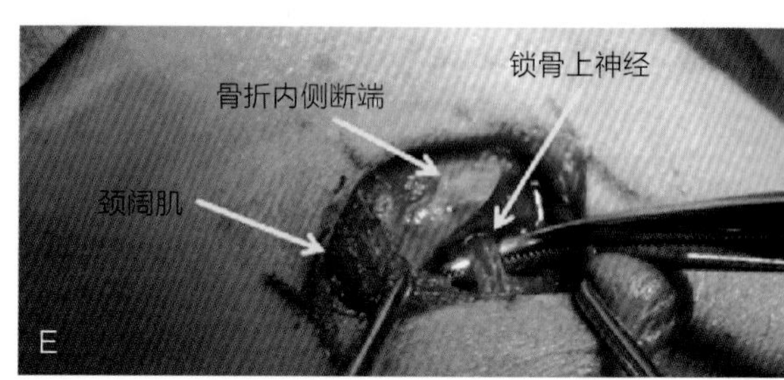

技术图1（续） D. 跨过移位骨折部位的手术切口，下方为颈阔肌和锁骨上神经中央支。E. 术中照片显示沿颈阔肌肌纤维钝性分离，用血管钳游离并找到其下方的锁骨上神经。在急性损伤时，骨折部位通常容易辨认，因为骨膜破裂，通常不需要进一步的分离。如照片所见，容易找到骨折内侧断端（图B、D经允许引自Steven B. Lippit，MD）。

锁骨准备

- 以下技术使用一个弹性髓内钉装置，在刚性内侧锁定，部分弹性固定，外侧交叉螺钉固定(Sonoma Orthopedic Products，Santa Rosa, CA)(技术图2A)。
- 在切口内，使用复位钳或巾钳把持和提起锁骨内侧骨折端(技术图2B)。
- 使用2 mm钻头进入内侧骨折端髓腔扩髓，C臂机辅助下判断钻头在髓腔内的位置(技术图2C)。
  - 必须100%确保钻头不会切割出锁骨朝向锁骨下血

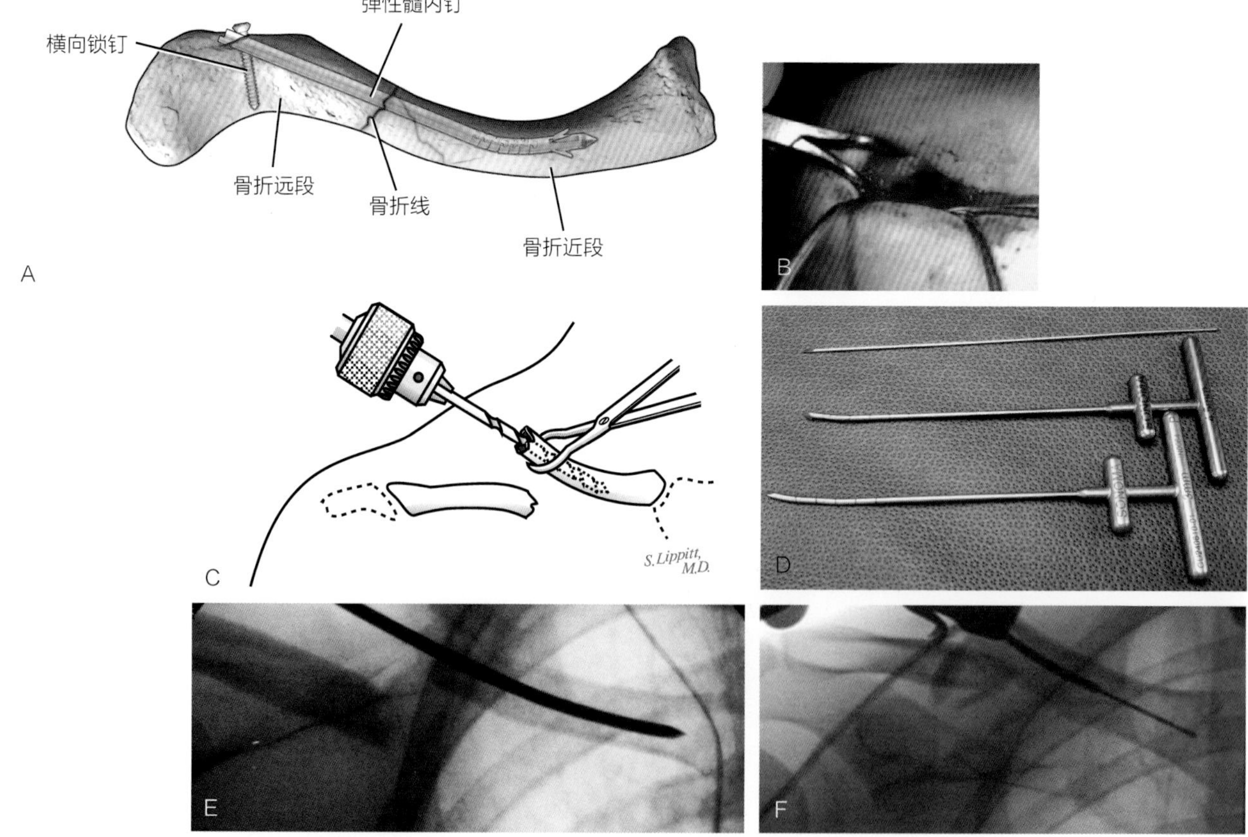

技术图2 A. Sonoma骨科锁骨固定内植物。B. 切口内，复位钳提起内侧骨折块。C. 先2 mm钻头预处理近端髓腔。D. 特制的Sonoma骨科用尖锥和导针。E. 利用Sonoma Orthopedic Products（SOP）尖锥轻轻地穿入髓腔。F. 将导丝完全置入内侧骨块，然后通过导丝，用一个带沟槽的扩孔钻再次扩髓。

管或者颈部。

- 利用弯锥或者钻孔器通过导丝对内侧髓腔进行处理，避免穿透前方骨皮质（技术图2D～F）。
- 在切口内，提起外侧锁骨骨折端，上肢外旋可使该操作更容易。
- 利用2 mm的钻头或者尖锥在C臂机指引下，处理外侧骨折端（技术图3A）。
- 然后，用3 mm的钻头顺着锁骨外侧的曲度，经过圆锥韧带结节，在离肩锁关节内侧几厘米处，穿透锁骨的后外侧皮质（技术图3B～D）。
- 导丝从外侧骨折端置入，并从后外侧皮质穿出，到达皮肤下。
- 当穿出皮质后，用手感触皮下的位置并做一个小切口（技术图3E）。
- 轻柔分离三角肌纤维，用4.5 mm空心钻通过导丝穿过后外侧骨皮质。

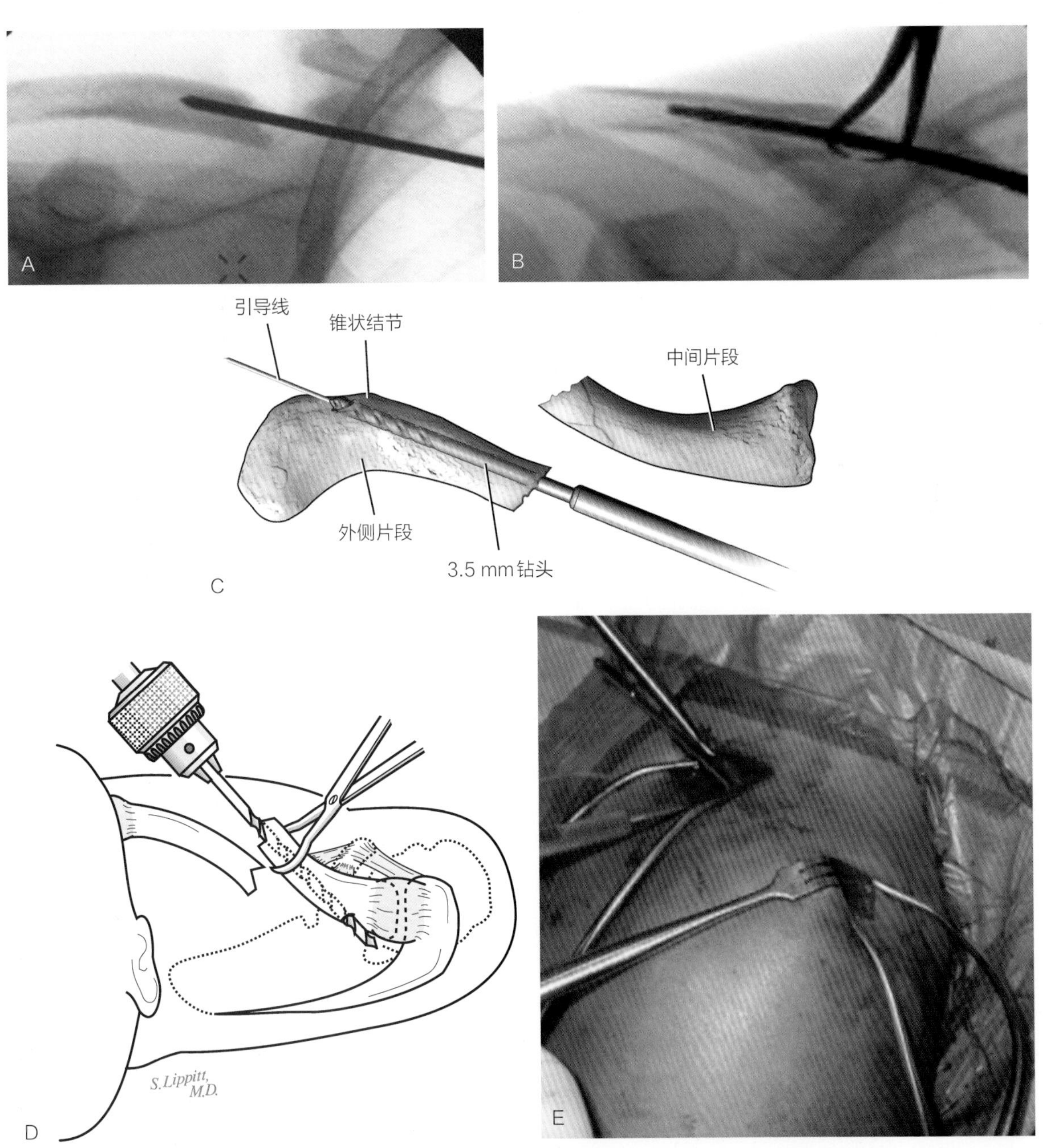

技术图3　A. 外旋手臂增加暴露，利用2 mm钻头或者直接用SOP尖锥轻轻置入外侧髓腔。C臂机下确保其准确的置入。B. 3 mm的钻头经过圆锥韧带结节，穿透锁骨的后外侧皮质。C. 扩髓隧道一定要与解剖学髓腔保持一致，如图中骨模型所示。D. 合适的出口点在肩锁关节囊的后内侧。E. 外侧骨折块通过两个小的切口处理。

骨折复位和弹性钉置入

- 复位骨折端，将导针穿过骨折端，完全进入内侧骨折块（技术图4A）。
- 空心钻穿过导丝，进入整个扩髓隧道（技术图4B）。空心钻的中点要穿过内侧骨折端大部分。然后，测深器测深（技术图4C）。
- 接下来要使用导向器（技术图4D）。放置在导针上，然后移去导针，置入髓内钉。
  - 置入髓内钉时避免角度扭力，切勿锤击敲入。
- 骨折复位及髓内钉置入的轴线满意后（髓内钉的弹性部分完全置入锁骨内侧，至少穿过骨折端2 cm），利用扭矩改锥将髓内钉固定，在外侧髓内钉的开口处连接并旋转扭矩扳手，扩大内侧的把持装置以咬合内侧骨质，并将髓内钉远端的弹性部分锁定在刚性位置。
- 安装套筒对外侧锁定孔进行钻孔、置入螺钉（技术图4E）。
- 螺钉是否锁入髓内钉可以核查。将扭矩改锥放回髓内钉尾端来：如果置入位置正确，扭矩改锥会碰到螺钉。

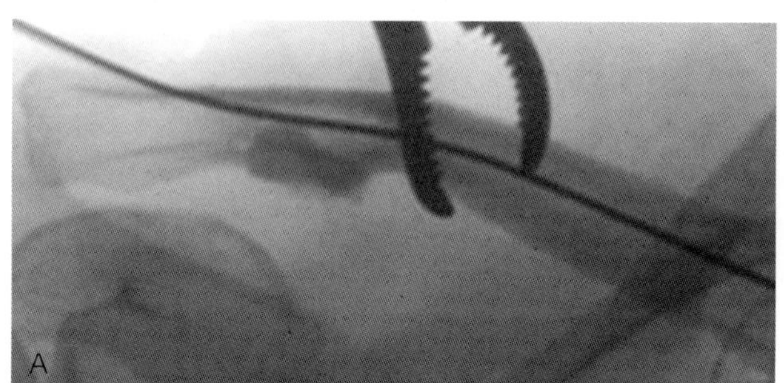

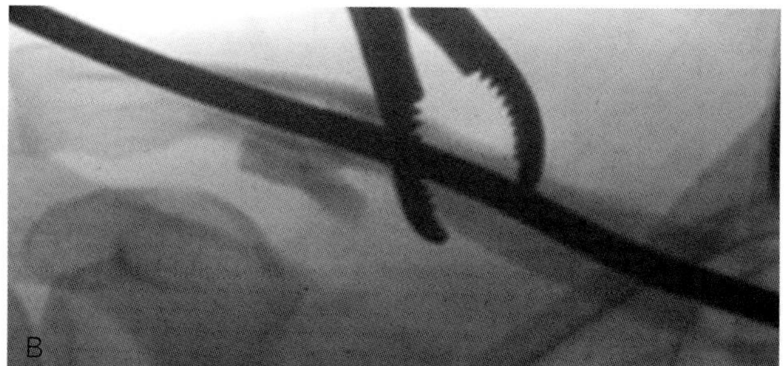

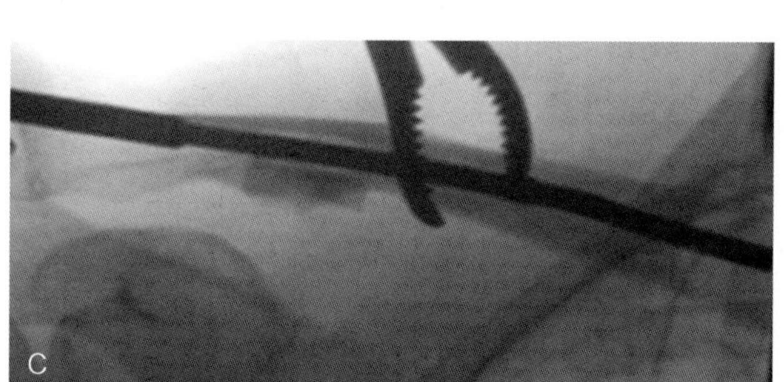

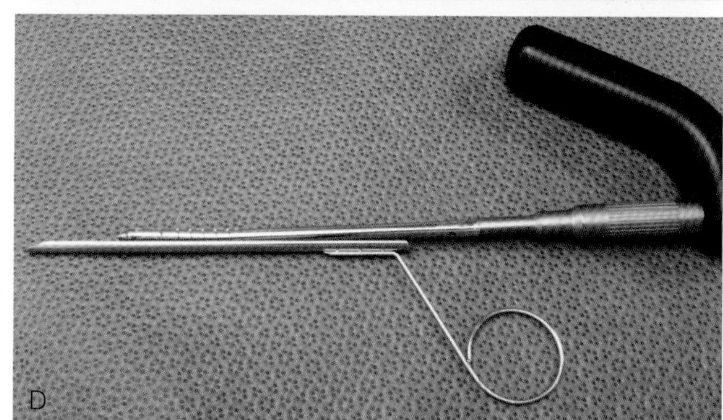

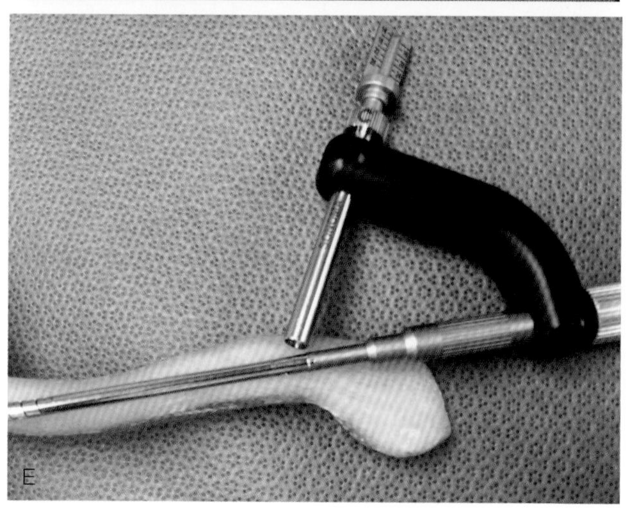

技术图4 A. 骨折端已复位，并利用复位钳一直维持，直到髓内针穿过骨折端，并达锁骨内侧。B. 在维持复位的同时，对髓腔扩髓为髓内钉置入作准备。该步骤保证在置入的过程中不会分离骨折端。C. 测深器测深。确保髓内针的弹性部分进入骨折端至少2 cm，最好3 cm。D. 外侧进口导板放置在导针上，允许髓内针进入锁骨的外侧入口。E. 髓内针导向器和外侧锁定保护套筒放置在锁骨模型上来阐述手术技巧。

蝶形骨块处理和关闭切口

- 如果蝶形骨块较大或者粉碎严重,可以将切口扩大,而不是做两个小切口。
- 如果是前方的蝶形骨块,可以利用缝线环扎。
  - 将骨膜剥离器置入锁骨下,以便于缝线穿过(技术图5A)。
  - 用2号可吸收吸线以8字形穿过蝶形骨块的骨膜下,将锁骨和骨块捆扎在一起(技术图5B)。
- 用0号可吸收线8字间断缝合骨折线上的骨膜。
- 用2-0的可吸收线8字间断缝合颈阔肌筋膜。
- 缝合两处切口的皮下组织和皮肤。

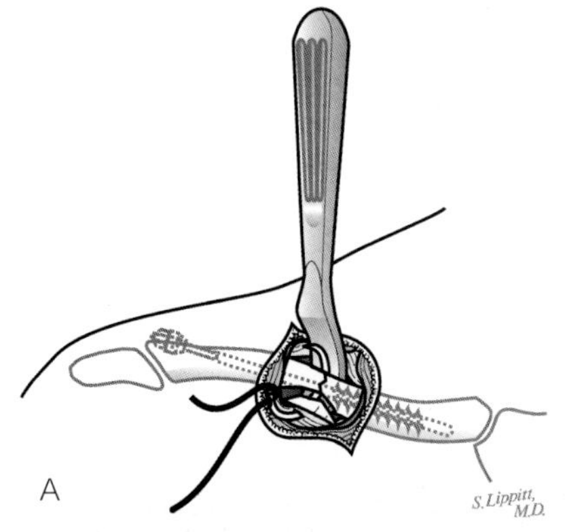

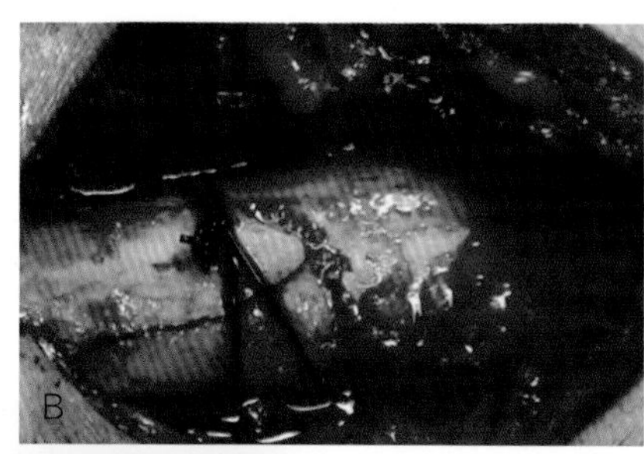

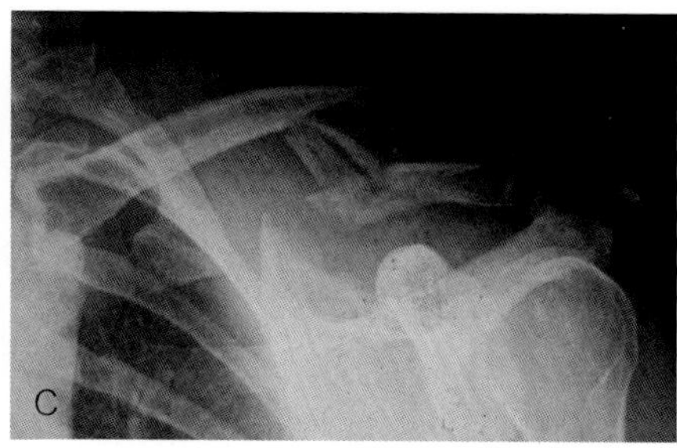

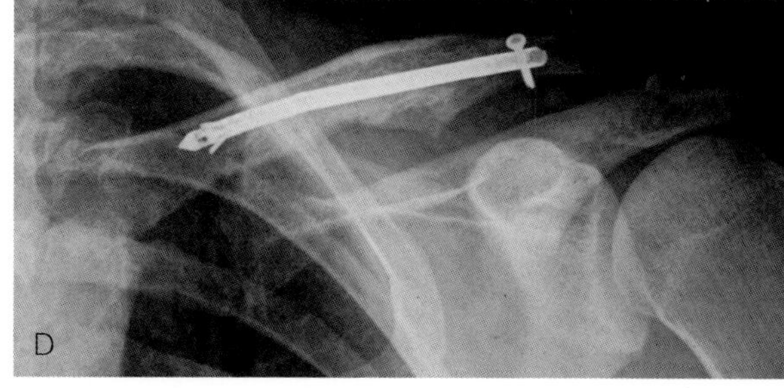

技术图5 A. 锁骨前方的蝶形骨块已缝线环扎完成,骨膜剥离器置入锁骨下,以便于缝线穿过,以8字形穿过蝶形骨块的骨膜下,将锁骨和骨块捆扎在一起。B. 蝶形骨块环扎固定的术中图片。C. 粉碎性锁骨中段骨折的X线片,Z形骨折伴有两个蝶形骨块。D. 该患者髓内固定和环扎固定后的X线片(图A经允许引自Steven B. Lippitt, MD)。

内固定取出

- 若骨折愈合,则于10～12周后取出髓内钉。
- 在原外侧切口上做切口,血管钳分离皮下组织,直到显露外侧置入点。
- 取出装置连接髓内钉,取出外侧螺钉。
- 使用扭矩改锥,反向扭转直到张力释放。
- 轻柔拔出或者敲出髓内钉(技术图6)。

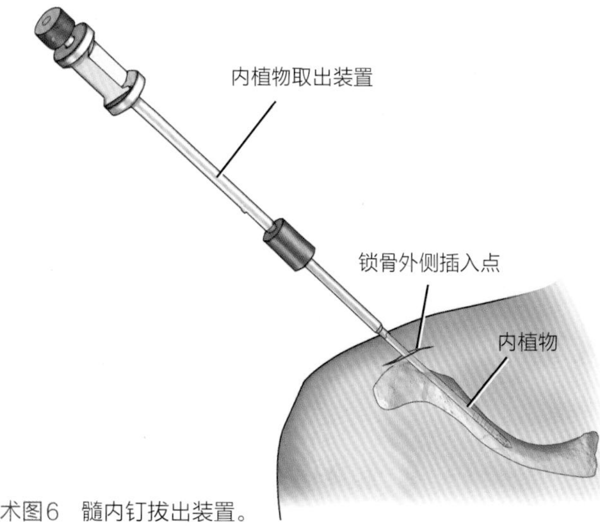

技术图6 髓内钉拔出装置。

要点与失误防范

内侧准备	• 首先,2 mm钻头进入髓腔,C臂机确认钻头100%进入髓腔。不要有遗漏的髓腔 • 然后,确保避免钻出内侧骨皮质。这可以利用弯锥或者导针来避免。利用C臂机 • 最后,钻过内侧骨折端5 cm来确保髓内钉穿过骨折端2～3 cm。可需要多次扩髓
外侧准备	• 2 mm钻头进入髓腔,C臂机确认 • 当导针或者3 mm钻头穿过后外侧骨皮质,确保出口在锁骨外侧弯曲部分的锥状韧带结节附近。这样可以确保髓内钉置入时直接穿过骨折端,进入内侧锁骨。在穿过外侧皮质时C臂机检查
置入髓内钉	• 首先,复位骨折端,然后置入导针,穿过骨折端,完全进入内侧骨块,通过导针对整个锁骨扩髓。期间要确保骨折端处于解剖复位,这可以保证在置入过程中不会出现骨折端分离 • 当通过外侧入口置入髓内钉时,轻轻地旋转并慢慢推进。不要用锤子敲打髓内针进入,因为这样会使髓内钉弹性部分过早弯曲 • 按照指示轻柔旋转扭力改锥,避免过大的扭力
锁定螺钉	• 根据需要分离三角肌。避免弯曲锁定套筒,以防螺钉偏移 • 通过C臂机确定最终的螺钉置入。可以按以下方法检测置入是否正确:将扭矩改锥放回髓内钉尾端,如果置入位置正确,扭矩改锥会碰到螺钉

术后处理

- 吊带悬吊患肢3～4周,在此期间,每天应去除吊带几次,进行肘关节主动活动和肩关节辅助下主动活动前屈至90°。
- 若骨折愈合好,3～4周后去除吊带,开始行正常范围的肩关节全面主动活动锻炼。
- 若6周后肩关节活动范围正常,骨折达到了临床愈合,且X线片证明骨折愈合,则逐渐行抗阻力锻炼。
- 一旦锁骨骨折完全愈合,则可于10～12周后拔出髓内钉,也可不取出。

预后

- 笔者利用上述的技术治疗了几百例锁骨骨折。严格遵循上述技术和原则,效果都很好。粉碎骨折愈合也很好,只要一些皮质接触就可以重建。图5显示利用该技术治疗的一例粉碎性锁骨骨折。
- Basamania[3]对160例锁骨骨折(46%急性骨折,29%畸形愈合,25%不愈合)进行了连续临床结果随访,只有一例发生机械硬件故障。急性骨折平均术后ASES评分为95分,所有患者平均评分达93分。

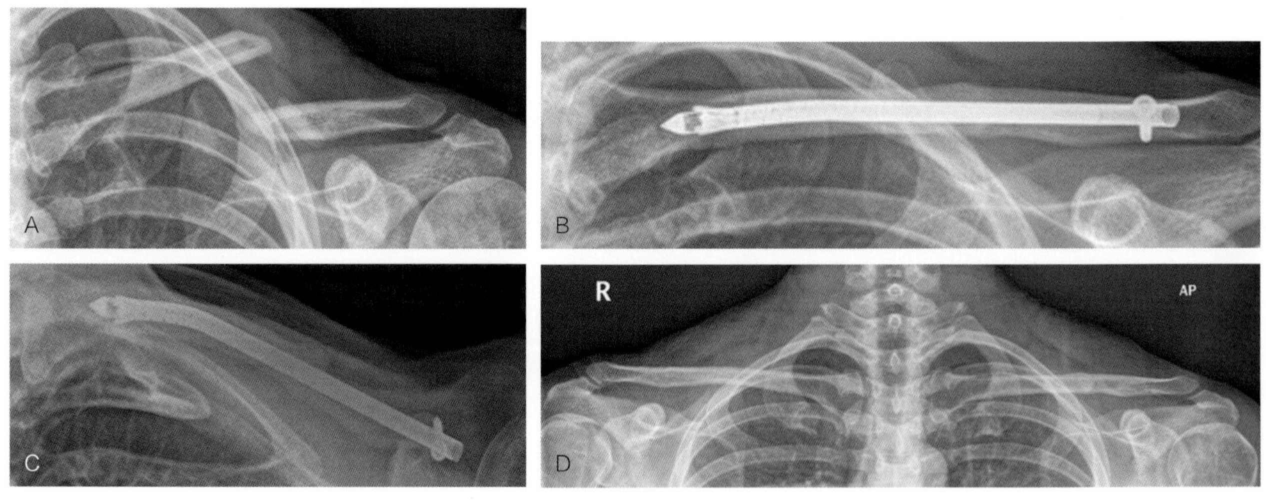

图5 A. 锁骨中段移位骨折的X线片。B、C. 锁骨骨折愈合后的术后X线片。D. 移除髓内钉后的双侧锁骨X线前后位片。

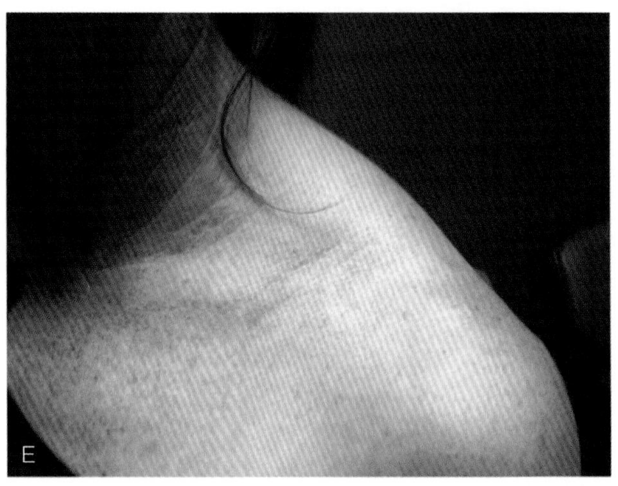

图5（续）　E. 伤口愈合后照片。

并发症

- 不愈合率较低，术中减少骨膜的剥离，注意技术细节以获得良好的骨折端加压和力线恢复，以及术后患者遵从医嘱，都有利于降低不愈合率。
- 神经血管并发症有可能发生，但可以避免。
  - 该技术并不需要在术中朝神经血管组织方向钻孔。
  - 当暴露骨折端时，术者应始终在骨面上小心操作。
- 感染也比较少见，尤其是使用该项技术，手术时间更短，切口暴露更小。术前抗生素，对软组织的保护和充分的冲洗都是必不可少的。
- 内植物并发症会发生。但只要髓内钉完全跨过带有曲度的内侧骨折块2 cm以上，避免骨折端分离，患者遵循术后康复计划，这种并发症发生率就会很低。
- 和其他微创手术一样，好的结果依赖于术者对细节的把控以及对软组织的保护。

（程萌旗　译，王磊　审校）

参考文献

[1] Altamimi SA, McKee MD. Nonoperative treatment compared with plate fixation of displaced midshaft clavicle fractures. J Bone Joint Surg Am 2008;90(suppl 2, pt 1):1-8.

[2] Andersen K, Jensen PO, Lauritzen J. Treatment of clavicular fractures. Figure-of-eight versus a simple sling. Acta Orthop Scand 1987;58:71-74.

[3] Basamania CJ. Intramedullary fixation of clavicle shaft fractures with the Sonoma CRx clavicle fracture nail device: a consecutive case series. Presented at 12th International Congress of Shoulder and Elbow Surgery, Nagoya, Japan, 2013.

[4] Eskola A, Vainionpää S, Myllynen P, et al. Outcome of clavicular fractures in 89 patients. Arch Orthop Trauma Surg 1986;105:337-338.

[5] Hill JM, McGuire MH, Crosby LA. Closed treatment of displaced middle-third fractures of the clavicle gives poor results. J Bone Joint Surg Br 1997;79(4):537-539.

[6] McKee MD, Wild LM, Schemitsch EH. Midshaft malunions of the clavicle. J Bone Joint Surg Am 2003;85-A(5):790-797.

[7] Moseley HF. The clavicle: its anatomy and function. Clin Orthop Relat Res 1968;58:17-27.

[8] Neer C. Nonunion of the clavicle. JAMA 1960;172:96-101.

[9] Nordqvist A, Redlund-Johnell I, von Scheele A, et al. Shortening of clavicle after fracture, incidence and clinical significance, a 5-year follow-up of 85 patients. Acta Orthop Scand 1997;68:349-351.

[10] Rowe CR. An atlas of anatomy and treatment of midclavicular fractures. Clin Orthop Relat Res 1968;58:29-42.

[11] Stanley D, Trowbridge EA, Norris SH. The mechanism of clavicle fracture. A clinical and biomechanical analysis. J Bone Joint Surg Br 1988;70(3):461-464.

第28章　肱骨近端骨折经皮穿针固定

Percutaneous Pinning for Proximal Humerus Fractures

Leesa M. Galatz

定义

- 肱骨近端骨折是指累及肱骨近端及肩关节的骨折。
- 肱骨近端的各骨化中心形成其特有的解剖结构，导致骨折时肱骨近端可分为几个“部分”。
  - “部分”(part)的概念最早由Codman提出，后来逐渐演变出现在广泛应用的Neer分型[7]。
  - 所谓的“部分”包括肱骨头、大结节、小结节和肱骨干(图1)。
  - 根据Neer分型，肱骨近端骨折可分为二部分、三部分和四部分骨折等类型[7]。
- 骨块移位形成“部分”的条件为移位≥l cm或成角≥45°。值得注意的是这里提到的“移位”并不是手术指征，而仅仅是骨折分型的标准。
  - 手术治疗计划需要考虑骨折分型、移位程度、骨坏死的可能性和患者身体状况等因素。

解剖

- 肱骨近端由四个不同骨化中心形成：肱骨头、大结节、小结节和肱骨干。
  - 肩袖肌中的冈上肌、冈下肌和小圆肌止于大结节，其相应止点形成大结节的三个面。
  - 肩胛下肌止于小结节。
- 肩袖间隙位于肩胛下肌上缘和冈上肌前缘之间。
  - 肱二头肌长头腱位于肱骨近端前方结节间的浅沟内，自肩袖间隙进入盂肱关节。
  - 肱二头肌长头腱近端3 cm位于关节内肩袖间隙组织的深面。
- 旋肱前动脉沿肩胛下肌下缘向外侧走行(图2)。
  - 旋肱前动脉的前外侧支沿结节间沟外侧上行，于结节间沟的最高处进入肱骨头，提供肱骨头约85％的血供[1]。
- 旋肱后动脉发出数支细小分支分布于肩关节囊下方区，提供肱骨头剩余大部分血供。
- 胸大肌止于肱骨干近端肱二头肌长头外侧，背阔肌止于肱骨干近端结节间沟内侧。

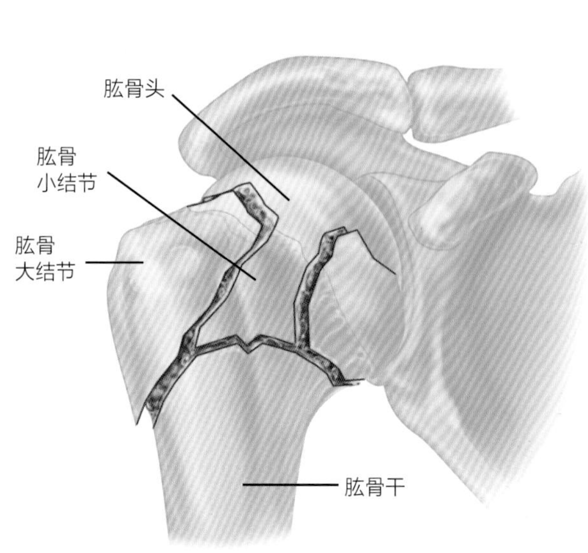

图1　根据大结节、小结节、肱骨头和肱骨干的骨折和移位程度，将肱骨近端骨折分为二部分、三部分和四部分骨折。

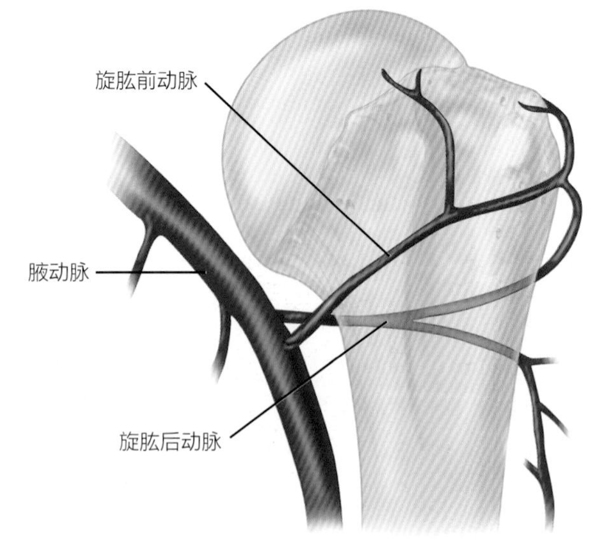

图2　肩袖间隙位于肩胛下肌上缘和冈上肌前缘之间，肱二头肌长头腱位于肩袖间隙组织的深面。值得注意的是：大、小结节间的骨折线刚好位于结节间沟的后方。旋肱前动脉的升支提供肱骨头约85％的血供。

发病机制

- 肱骨近端骨折的发生存在双峰分布。
  - 大多数肱骨近端骨折属“老年人骨折”,主要发生在骨质疏松的老年患者,常由绊倒和摔倒等低能量损伤所致。
  - 肱骨近端骨折也可累及青年患者,常由摩托车、汽车等交通事故等高能量损伤所致。
- 肱骨近端骨折可伴随神经损伤,通常能够自愈。最常见的是腋神经麻痹。

自然病程

- 85%的肱骨近端骨折可以采用保守治疗[7]。
- 外科颈的移位比大结节的移位更能被接受。
  - 因为肩关节在多个平面可大范围活动,上臂的活动能代偿外科颈的横向移位和成角移位。
  - 大小结节的移位会改变肩袖的力学状态,难以接受。
- 根据Neer分型,四部骨折肱骨头缺血性坏死率可高达45%。但外翻嵌插型四部骨折继发肱骨头缺血性坏死率较低,仅有11%[8]。
  - 大部分四部骨折可累及旋肱前动脉,导致了四部分骨折继发肱骨头缺血性坏死率高。
  - 由于旋肱后动脉也是肱骨头的滋养血管,当四部分骨折累及肱骨头外侧移位时也会增加其缺血坏死率。
  - 大部分外翻嵌插型骨折中,内侧骨膜完整,来自旋肱后动脉各分支血供得以保存(图3),所以此类骨折非常适合内固定。

病史和体格检查

- 详细的外伤史对于判断损伤机制很重要,有助于区分低能量和高能量损伤。
  - 老年肱骨近端骨折常因滑倒和摔伤等低能量损伤引起。此类移位骨折复位容易,骨折间骨膜层常常完整,肩袖亦无损伤,有利于微创复位和固定。
  - 年轻患者肱骨近端骨折常常因高能量损伤引起。此类骨折移位常常较大,结节间肩袖易撕裂,骨膜层不完整。这些不宜经皮穿针固定,反而更具挑战性,需要规范的术前计划。
- 病史中其他重要的方面包括:
  - 既往有无肩部外伤史。
  - 既往肩关节的功能。
  - 患肢麻木或刺痛史。
- 排除患肢肘部和腕部骨折,尤其是摔倒时上臂伸展的骨质疏松患者。
- 患者常常在患肢的下方托住肩关节。
- 体格检查应包括有无伤口、瘀斑、肩胛带下移及与肩关节脱位或肩锁关节脱位相关的畸形。
- 检查可能受累的相关神经损伤(通常是神经麻痹),检查不同神经分布区的触觉、两点辨别试验和肌力(因肩部活动范围减小和疼痛而受限)。
- 尤其关注腋神经的功能,其常被累及损伤。
- 可通过检查桡动脉搏动和毛细血管充盈来判断有无合并血管损伤。

影像学和其他诊断性检查

- 需拍肩关节创伤系列X线片(图4)。
  - 包括肩关节正位片、肩胛骨正位片、Y侧位片和腋位片。
  - 完整的肩关节创伤系列X线片能充分辨清骨折的状况。
- 在许多情况下,如对骨折受累程度、骨折移位程度或关节脱位、关节盂骨折有任何疑问的话,做CT扫描很有帮助。

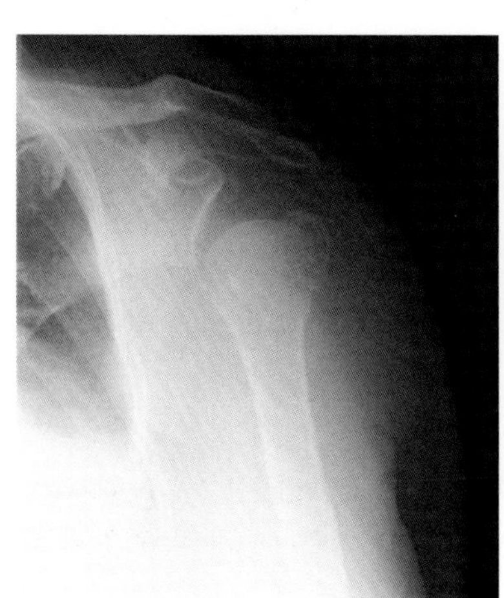
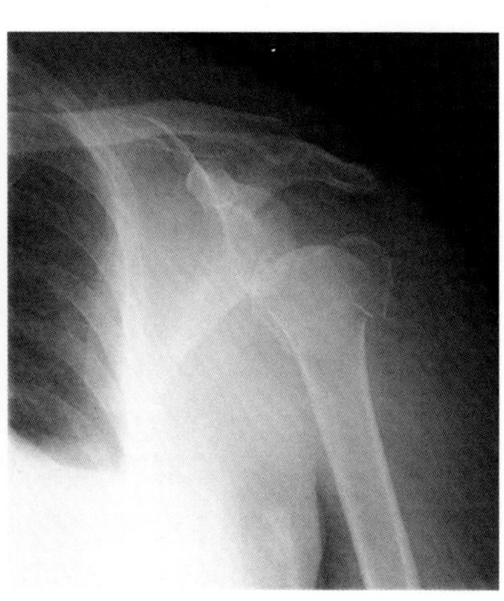

图3 外翻嵌插型骨折关节面的血供来自沿着完整内侧骨膜分布的旋肱后动脉的升支。

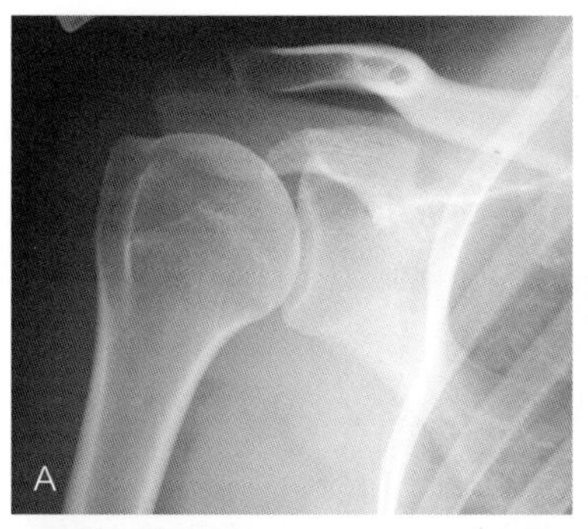
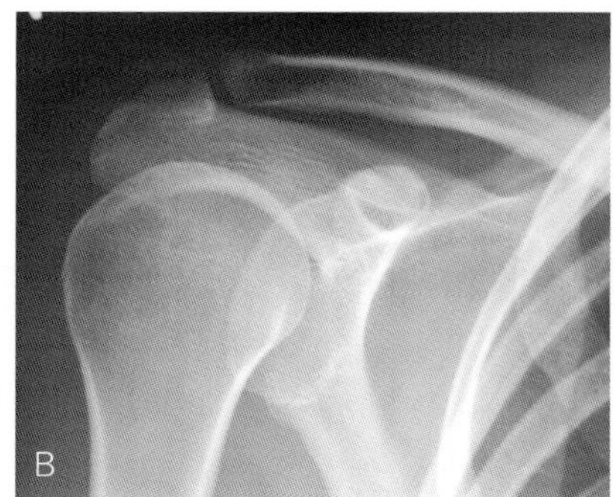
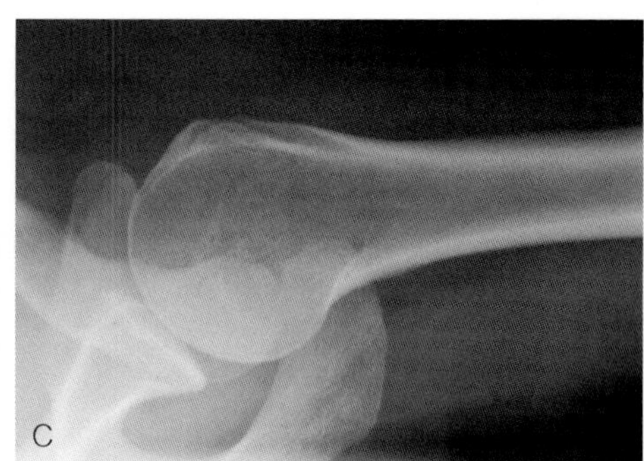
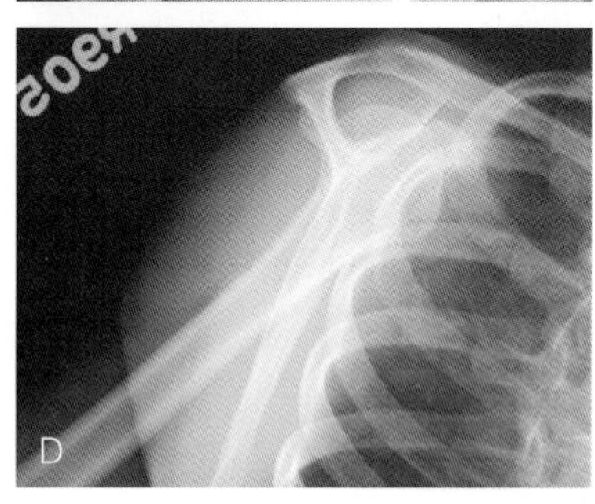

图4 肩关节创伤系列X线片包括肩胛骨正位片、肩关节正位片、腋位片和Y侧位片。A. 肩胛骨正位片，常规上臂中立位。B. 肩关节正位片，上臂内旋位。C. 腋位片上臂外展且中立位。D. Y侧位片有助于发现大结节骨折块发生轻度后移位。

- 影像学检查往往用于判断是否为二部分、三部分或四部分骨折，以及评估骨折的移位程度。
- CT三维重建有助于评价骨折情况，但并非常规要求。

鉴别诊断

- 肩锁关节脱位。
- 盂肱关节脱位。
- 肱骨干骨折。
- 肩胛胸臂分离。
- 肘部或腕部骨折(可共存)。

非手术治疗

- 轻度移位的骨折可采用保守治疗。
- 外科颈骨折的移位易被接受。
  - 仅拍摄肩关节正位片可漏诊单纯的肱骨外科颈骨折。
    - 胸大肌牵拉肱骨干向前，导致肱骨干相对于肱骨头向前移位。
  - 肩胛骨Y位片或腋位片能提示外科颈骨折的成角畸形。
- 大结节骨折的移位难以接受。
  - 过去认为大结节移位达1 cm为临床上显著移位。
  - 现在认为大结节移位5 mm具有手术指征。
- 患者患肢吊带悬吊2～3周，或悬吊至上臂轻柔内外旋时肱骨近端稳定。
  - 应该指导患者去除吊带，锻炼肘、腕和手部的功能，以免这些关节僵硬。
  - 早期的骨折愈合迹象(如骨痂形成)有助于判断何时开始安全的肩关节功能锻炼。
- 在难于判断的情况下，最好延长制动时间以确保骨折愈合，因为肩关节僵硬较骨不连更易于处理。
- 开始时可进行被动伸展活动，6周后可开始主动活动和力量锻炼，在可耐受情况下循序渐进。

手术治疗

术前计划

- 仔细阅读所有的影像学检查，以了解骨折类型、移位程度、骨折形态和骨的质量。
- 根据影像学表现，以下情况不适合采取微创内固定方法治疗：
  - 骨的质量差——骨质不能有效把持克氏针和螺钉，需要更稳定的内固定。
  - 大结节粉碎性骨折——粉碎的骨块不适合螺钉固定，而需切开经骨-腱性结构联合处缝合固定(需切开入路)。
  - 内侧柱肱骨距粉碎骨折——导致肱骨头相对肱骨干复位不稳。
- 适合微创内固定的二部分、三部分和外翻嵌插型四部分骨折，需符合以下条件：
  - 骨的质量好。
  - 大小结节骨折块大且粉碎程度轻微。
  - 内侧柱轻度或无粉碎性骨折。
- 微创内固定不适合依从性差或不可靠的患者，仅适合于术后能遵循定期随访的患者。

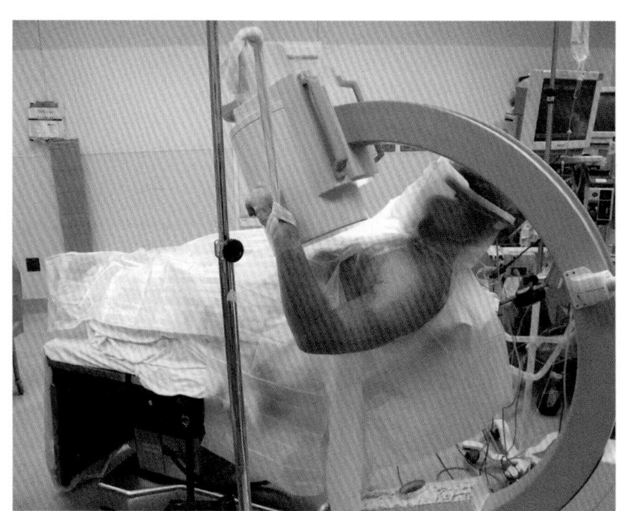

图5　患者仰卧位或轻度向上体位，C臂机平行于患者，可对上臂的外侧自如操作，患者的体位尽量靠外以利于透视时视野充分。

- ○ 术后早期需密切观察克氏针。
- ○ 克氏针可能松动移位，需及早发现，以避免刺伤胸腔组织。

体位

- 经皮穿针固定时，患者取45°沙滩椅位（图5）。
  - ○ 此体位便于术中C臂机透视。
- C臂机平行患者放置，从头侧推伸至肩部。
  - ○ 此体位允许在肩部外侧完全自如地行手术器械操作和穿针固定。
- 患者的体位必须尽量靠外或躺在专用的肩关节手术装置的手术床，以便术中透视时不被床架挡住。
  - ○ 术前准备和铺巾前需确认透视顺畅。
- 整个上肢消毒铺巾，可自由活动。

入路

- 闭合复位的入路为"复位切口"（图6）[3]。
  - ○ 复位切口类似于关节镜的通道或靠近骨折的小切口。
  - ○ 经复位切口用手术器械撬起或牵拉骨折块达复位位置。
  - ○ 术者亦可经此切口伸进手指触压骨折块。
    - – 可触及内侧的肱二头肌长头腱。
    - – 外科颈骨折刚好位于复位切口的深面。
    - – 往后上方可触摸到大结节及其移位程度。
- 复位切口的位置至关重要（图6B）。
  - ○ 三部分和四部分骨折时，大结节的骨折线位于结节间沟后外方0.5～1 cm处。
  - ○ 复位切口的位置应位于外科颈水平，结节间沟后方1 cm处。
- 上臂保持中立位。
  - ○ 使用透视确认外科颈水平（图6C、D）。
  - ○ 肱二头肌长头腱的位置可借肱骨近端解剖标志来辨认。
- 在体表做2 cm的切口（图6E）。
  - ○ 使用直止血钳钝性分离皮下组织和三角肌，以免损伤三角肌深层的腋神经。如有必要，术者滑移手指轻柔松解三角肌粘连。

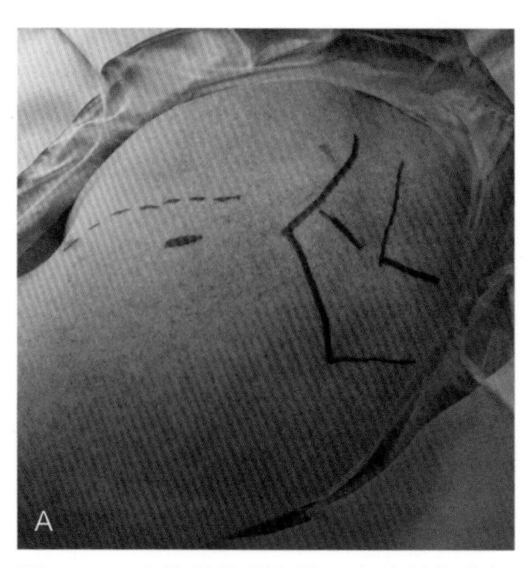

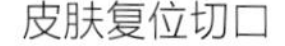

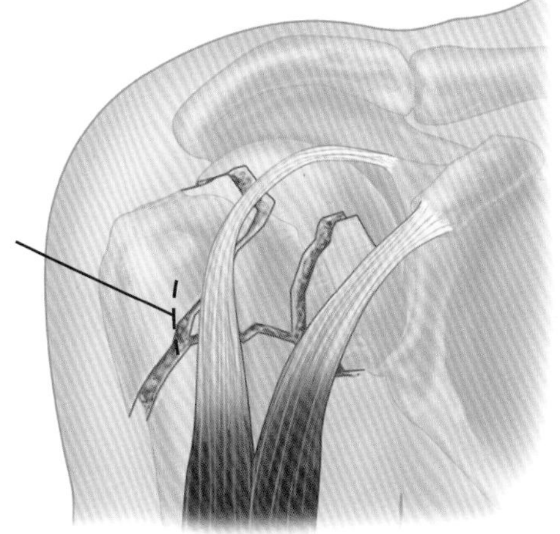

图6　A. 肩峰前外侧角的下方确认复位切口，经此切口用手术器械可复位骨折块。B. 复位切口的位置位于外科颈水平结节间沟后方0.5～1 cm处，C臂机透视确认复位切口。

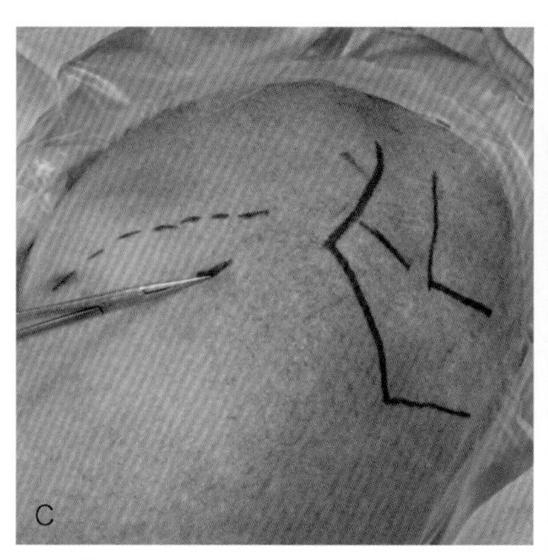

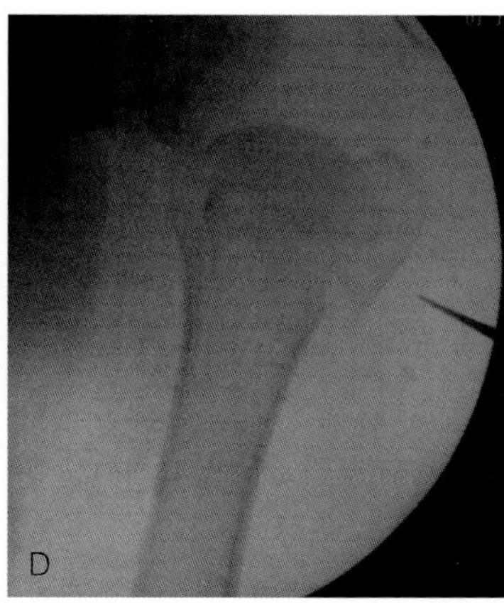

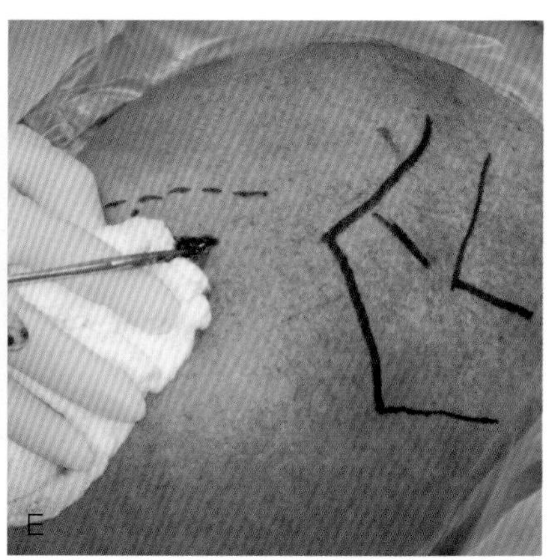

图6（续）　C、D. 止血钳置于体表（C），然后透视（D）确认此切口正好位于外科颈骨折水平。E. 体表做一小切口，钝性分离三角肌以免损伤其深层的腋神经。

TECHNIQUES

外科颈骨折

复位

- 主要因胸大肌的牵拉造成外科颈骨折移位。相对于肱骨头，肱骨干通常向前内侧移位。
  - 需腋位片或肩胛骨Y位片评估骨折移位程度。
- 复位方法包括：屈曲、内收和可轻微内旋以放松胸大肌牵拉[4]（技术图1）。
  - 上臂纵向牵引，肱骨干向后推顶。
- 钝性器械插入外科颈骨折处，撬拔肱骨头到肱骨干上。这种手法在复位时很有用，但必须注意避免肱骨头额外的损伤或骨折，尤其在骨质疏松患者复位时。
  - 肱二头肌长头腱可能会夹在骨折块之间而妨碍复位。因此如果复位失败，可通过复位切口探查肱二头肌长头腱（或考虑切开复位）。

固定

- 2或3根克氏针逆行从肱骨干钻入肱骨头（技术图2）。
  - 克氏针进针点在外科颈骨折线以远5～6 cm处。
  - 克氏针必须斜向钻入肱骨头，不能从后方切出（技术图2B、C）。
  - 克氏针应光滑，避免进针时损伤软组织，尖头带螺纹避免退针。
  - 采用内固定时常用2.5 mm或2.7 mm光滑、尖头带螺纹的克氏针或7.3 mm的空心钉。
- 克氏针导入不同的方向，以提高固定的稳定性。
  - 一根克氏针应从肱二头肌长头腱外进针，主要从前向后方向固定。
  - 另一根克氏针应更靠外侧进针，主要从外向内方向固定。
- 最后在动态透视下观察轻柔内旋和外旋活动时骨折的稳定性。
  - 任何骨折不稳定或移位均需切开复位钢板内固定。
- 为了预防针道感染，克氏针尾端应剪去且埋在皮肤下（技术图2D）。
- 可吸收线间断缝合关闭复位切口。
- 柔软敷料包扎和吊带悬吊患肢。

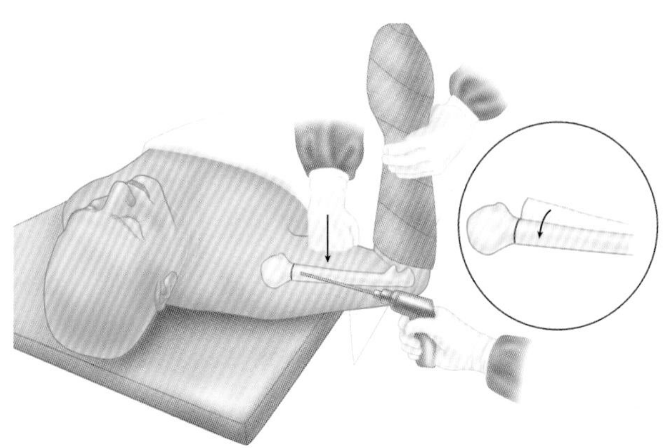

技术图1　外科颈骨折的复位手法：上臂屈曲和内旋以对抗胸大肌对肱骨干近端的牵拉作用。常常在上臂向后方推顶肱骨干或钝性器械经复位切口插入外科颈骨折处，撬拔肱骨头靠回肱骨干。

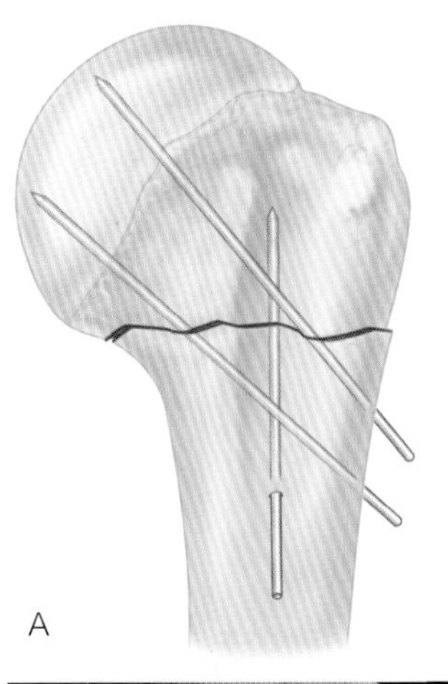
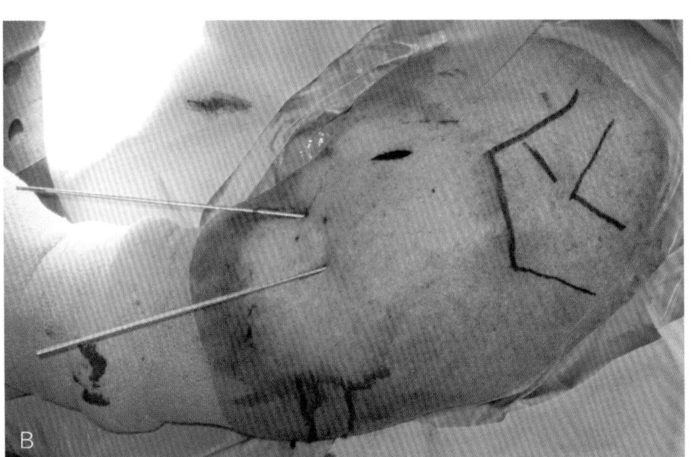
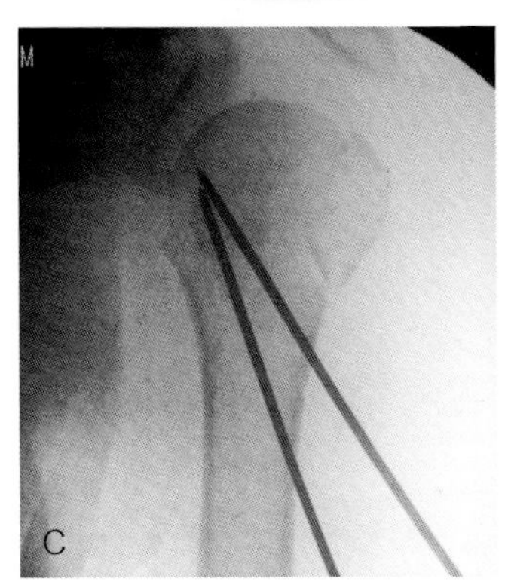
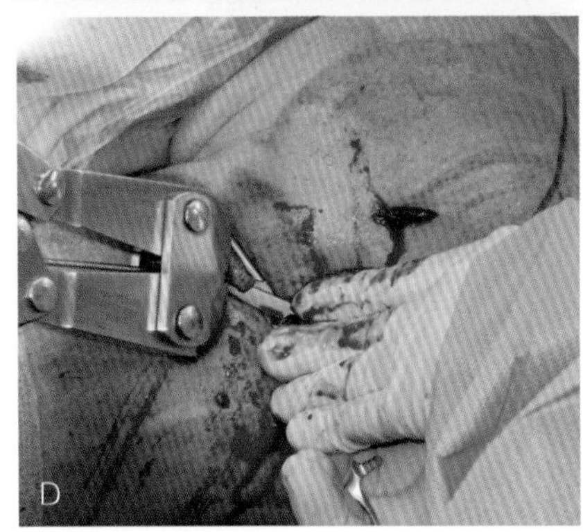

技术图2　A. 克氏针在外科颈骨折线以远间隔几厘米处逆行穿入肱骨头。为了达到稳定固定，克氏针应在不同的方向导入。B. 导入2根克氏针。C. 透视显示2根克氏针固定在位。D. 为了预防针道感染，克氏针尾端应剪去且埋在皮肤下。几周后，在诊室或手术室通过小切口很容易拔除克氏针。

累及大结节的三部分骨折

复位

- 导致三部分骨折移位的因素包括胸大肌（如前所述）和肩袖肌。肩袖肌牵拉大结节向内（在某些程度上）和向后。必须注意，大结节向后移位和旋转容易被忽视。
- 首先复位外科颈骨折（如前所述）。
- 经"复位切口"复位大结节，用牙科钳或小钩状器械经复位切口钩住大结节，把它拉向前下方至解剖位置。

固定

- 4.5 mm空心钉固定大结节。
  - 在肩袖肌止点远端的大结节处，从外侧骨皮质置入空心钉（技术图3A）。
  - 通过术中透视确认适当的空心钉位置。
- 首先经三角肌钻入导针，小切口尺寸以可以通过空心导钻和螺钉为宜（技术图3B、C）。
  - 导针穿过大结节和外科颈骨折线，抵达肱骨干近端内侧皮质。
  - 导针扩口以后，通过导针拧入带垫圈的半螺纹空心钉（技术图3D～F）。
  - 如果大结节骨折块很大，可在大结节上直接拧入一枚骨松质螺钉，把持松质的肱骨头。
- 克氏针剪断埋在皮下。
- 尼龙线间隔缝合关闭切口。
- 柔软敷料包扎和吊带悬吊患肢。

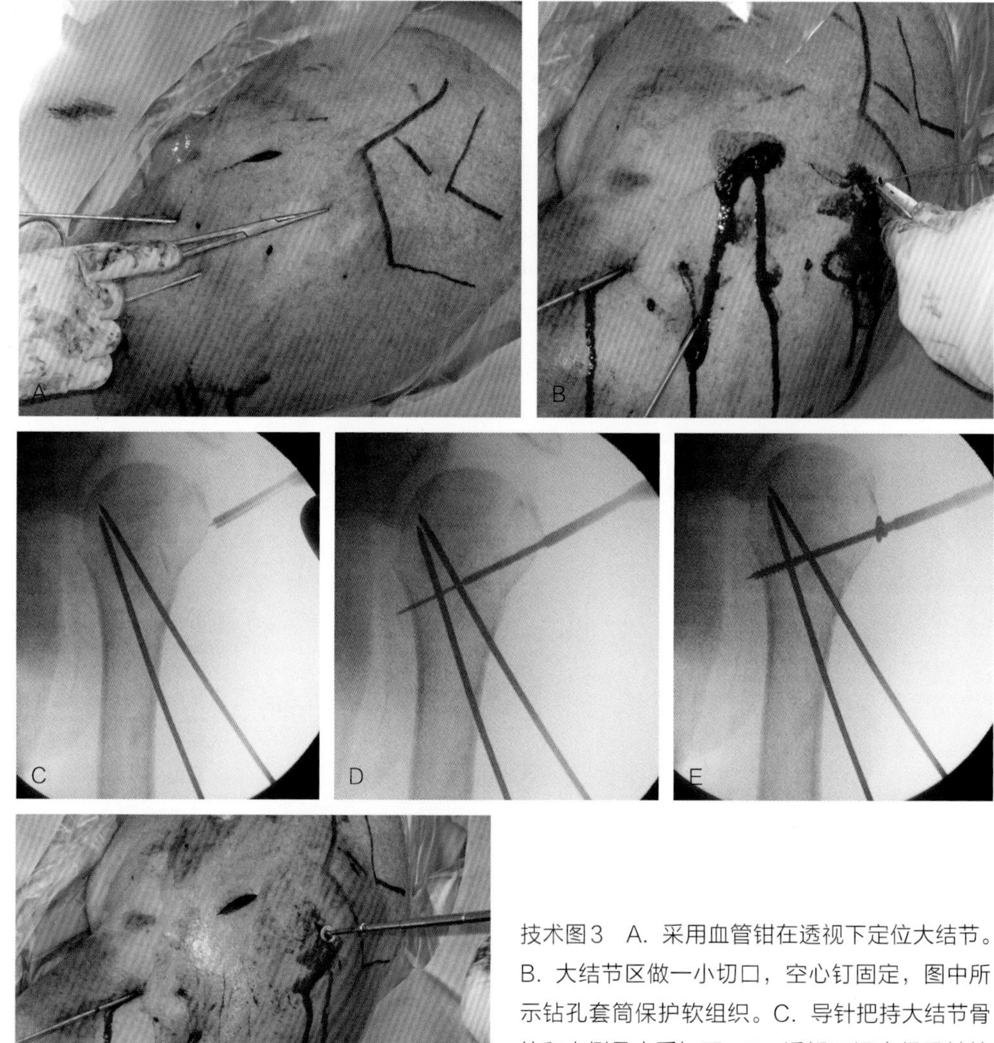

技术图3　A. 采用血管钳在透视下定位大结节。B. 大结节区做一小切口，空心钉固定，图中所示钻孔套筒保护软组织。C. 导针把持大结节骨块和内侧骨皮质加压。D. 透视下证实经导针拧入空心钉。E. 垫片起到一定加压作用。为了避免大结节医源性骨折，螺钉勿拧入过紧。F. 图中所示空心钉和垫片一起拧入。

肱骨近端外翻嵌插型四部分骨折

- 外翻嵌插型骨折指肱骨干长轴与肱骨头关节面呈90°角，正常的颈干角丢失[5]。大小结节相对于肱骨头向外侧移位，轻微向近端移位。
  - 这种骨折相对其他类型的四部分骨折缺血性坏死较少见，因为沿解剖颈内后方的软组织内侧骨膜层完整，保护了旋肱后动脉及其升支的血供。
- 此类骨折复位时要求肱骨头抬升到原来的解剖位置。
  - 用钝性的骨膜剥离子或小顶棒从前述复位切口插入到肱骨头下方(技术图4A、B)。
  - 复位器械经外科颈骨折和结节间沟后外侧0.5～1 cm处结节间骨折线复位。
- 用骨锤从远端向近端敲击复位器械，抬升肱骨头至解剖位置(技术图4C)。
- 外科颈和大小结节骨折如前所述的方法固定。

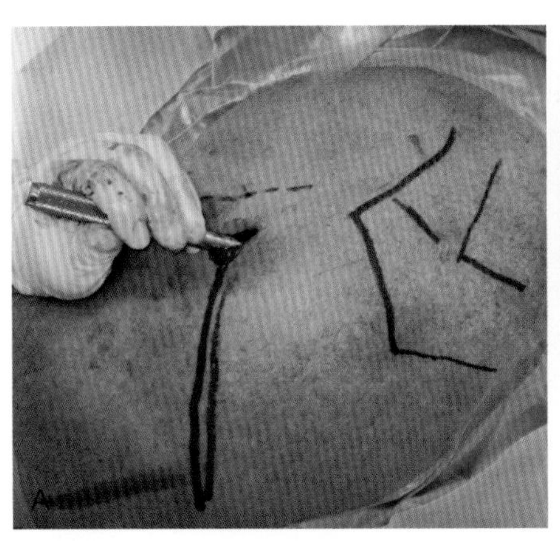
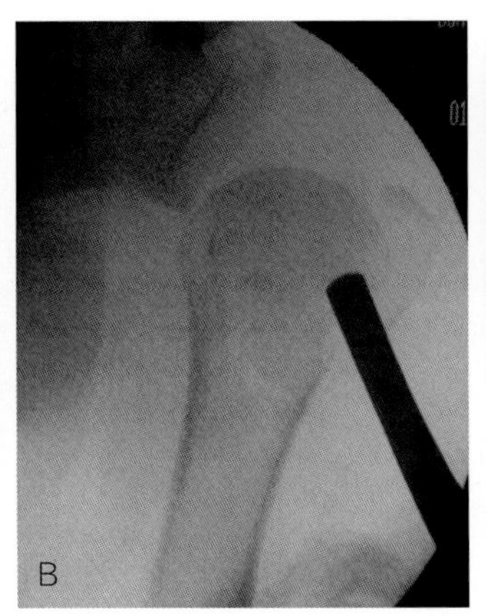
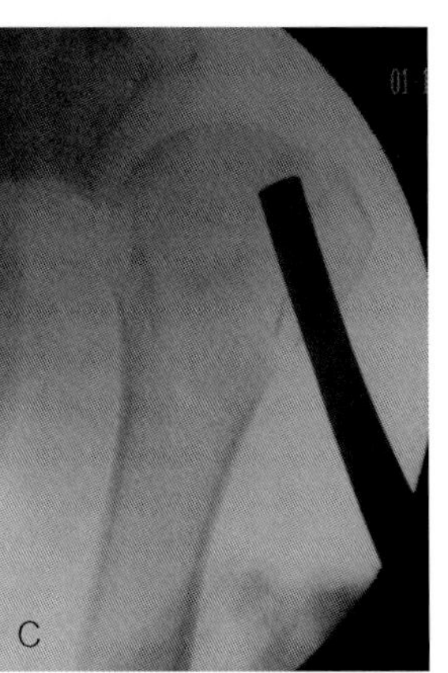

技术图4　A. 外翻嵌插型肱骨近端骨折用小顶棒或钝头器械复位。B. 复位器械经大小结节间沟后方的骨折线插入，并经透视确认。C. 小顶棒向上敲击，抬升肱骨头达复位要求。当肱骨头复位后，大小结节自行复位。

- 有些病例，小结节可能明显向内移位。在这种情况下，经复位切口用骨钩复位小结节并由前向后将小结节用螺钉固定到肱骨头上。
  - 在大多数情况下，小结节轻度内侧移位可以被接受且无需固定。
- 克氏针剪断埋在皮下。
- 尼龙线间隔缝合关闭切口。
- 柔软敷料包扎和吊带悬吊患肢。

要点与失误防范

指征	• 经皮穿针固定肱骨近端骨折的成功取决于选择合适的患者。选择标准包括：良好的骨质，大结节轻度粉碎性或无粉碎性骨折，内侧柱和肱骨干近端轻度粉碎性或无粉碎骨折，患者的依从性良好 • 禁忌证：骨质欠佳而克氏针把持力差，大结节或肱骨干近端粉碎，依从性差、不愿定期随访的患者
体位	• 患者体位需尽量靠手术床的外侧，利于肩部操作自如和良好的透视视野
复位方法	• 复位切口的位置至关重要，以利于复位时最大化利用这个入口 • 术者必须熟知肱骨近端的三维解剖结构和二维透视的结果
克氏针置入	• 确保远离腋神经入针，应在三角肌止点近端入针以免损伤神经 • 克氏针斜向进入肱骨头，避免从肱骨头后方切出 • 需不同平面至少两张透视影像确认克氏针位置良好 • 在克氏针导入时，用钻头套管保护软组织
螺钉置入	• 钝性分离三角肌，用钻头套管操作避免损伤腋神经。大多数情况下，螺钉入口在腋神经近端，且需经皮操作 • 带垫片固定螺钉时勿拧太紧，以免造成大结节医源性骨折 • 螺钉牢靠固定肱骨干内侧骨皮质
术中稳定性评估	• 内固定完成后，应动态透视下内外旋上臂。任何移位或不稳定迹象均需切开复位内固定

术后处理

- 术侧上臂用吊带悬吊。
- 指导患者进行肘、腕及手的主动活动度练习。
- 每周复查X线片，观察克氏针是否移位或固定是否失效。
  - 术后3～4周或影像学提示早期愈合时，可在诊室或手术室拔除克氏针。
- 术后2～3周开始钟摆活动，当克氏针拔出后被动伸展（在肩胛平面向前抬高上臂），外旋和内旋锻炼（均在仰卧位进行）。
  - 理想情况下，克氏针拔除和开始活动不要晚于术后4周。
- 术后6周开始能耐受对抗练习的主动活动。

预后

- Jaberg等[4]报道48例患者中，38例术后功能达到优良。其中外科颈骨折29例，解剖颈骨折3例，三部分骨折8例，四部分骨折5例。
- Resch等[9]报道9例三部分骨折和18例四部分骨折患者的术后结果。四部分骨折的患者中，肱骨头缺血性坏死率为11%。良好的临床结果与解剖复位相关。
- Keener等[6]报道了多中心研究的35例患者（二部分骨折7例，三部分骨折8例，外翻嵌插型骨折12例），平均随访时间35个月。所有患者骨折都愈合，ASES评分和Constant评分分别为83.4分和73.9分。4例患者术后畸形愈合，4例患者发生创伤性关节炎，在术后早期随访中疗效均好。
- 这些组的患者随后进行了平均50个月的随访（11～101个月）[2]。其中10人发生肱骨头缺血性坏死，坏死率达37%。另有2例由于症状严重而进行人工关节置换翻修。这项中期随访中，这些患者的平均ASES评分为82分。
- 许多学者报道了肱骨近端骨折经皮的治疗方法取得了满意的疗效。据已发表的文献，并非随机选择患者行经皮穿针方法，而是由手术医生精心挑选。因此，可以认为符合标准的患者适合经皮固定方法。

并发症

- 神经损伤[10]。
- 克氏针漂移。
- 固定失效。
- 畸形愈合。
- 骨不连。
- 感染。
- 盂肱关节僵硬。

（程萌旗 译，王磊 审校）

参考文献

[1] Gerber C, Schneeberger AG, Vinh TS. The arterial vascularization of the humeral head. An anatomical study. J Bone Joint Surg Am 1990;72A:1486-1494.

[2] Harrison AK, Gruson KI, Zmistowski B, et al. Intermediate outcomes following percutaneous fixation of proximal humeral fractures. J Bone Joint Surg Am 2012;94(13):1223-1228.

[3] Hsu J, Galatz LM. Mini-incision fixation of proximal humeral four-part fractures. In: Scuderi GR, Tria A, Berger RA, eds. MIS Techniques in Orthopedics. New York: Springer, 2006:32-44.

[4] Jaberg H, Warner JJ, Jakob RP. Percutaneous stabilization of unstable fractures of the humerus. J Bone Joint Surg Am 1992;74A:508-515.

[5] Jakob RP, Miniaci A, Anson PS, et al. Four-part valgus impacted fractures of the proximal humerus. J Bone Joint Surg Br 1991;73B:295-298.

[6] Keener J, Parsons BO, Flatow EL, et al. Outcomes after percutaneous reduction and fixation of proximal humeral fractures. J Shoulder Elbow Surg 2007;16:330-338.

[7] Neer CS II. Displaced proximal humerus fractures. I. Classification and evaluation. J Bone Joint Surg Am 1970;52A:1077-1089.

[8] Resch H, Beck A, Bayley I. Reconstruction of the valgus impacted humeral head fracture. J Shoulder Elbow Surg 1995;4:73-80.

[9] Resch H, Povacz P, Fröhlich R, et al. Percutaneous fixation of three- and four-part fractures of the proximal humerus. J Bone Joint Surg Br 1997;79B:295-300.

[10] Rowles DJ, McGrory JE. Percutaneous pinning of the proximal humerus: an anatomic study. J Bone Joint Surg Am 2001;83A:1695-1699.

第29章 肱骨近端骨折切开复位内固定

Open Reduction and Internal Fixation of Proximal Humerus Fractures

Mark T. Dillon, Stephen Torres, Mohit Gilotra, and David L. Glaser

定义

- 肱骨近端骨折可累及外科颈、大结节或小结节。
- 最常用的Neer分型基于移位骨折部位的数量分型(图1)。分型包括四个部分:肱骨头、大结节、小结节及肱骨干,位移≥1 cm或成角≥45°被称为移位骨折[22,23]。
- AO/ASIF(国际内固定研究学会)分型细分为三型:Ⅰ型为关节外单一骨折,Ⅱ型为关节外双处骨折,Ⅲ型为累及关节的骨折。
  - 每一类型又可细分为几个亚型[21]。
  - 这一分型系统更强调肱骨头的血供,累及关节内的骨折最易发生缺血性坏死[31]。
- 研究表明,两种分型系统判断时均会出现偏差[1,28,29]。
- 外翻嵌插型骨折虽然不包括在Neer最初的分型中,但它是一种很特别的骨折类型,必须对其充分认识:
  - 它是一种四部分骨折,肱骨头关节面外翻位撞击肱骨干,使两者之间的夹角变大。
  - 常常因肩袖完整而轻微移位[5]。
  - 因肱骨头的血供可能破坏较少,肱骨头缺血性坏死率较低。

解剖

- 肱骨近端的骨性解剖结构包括大结节、小结节及肱骨头。
  - 肩胛下肌止于小结节,而冈上肌、冈下肌和小圆肌止于大结节。

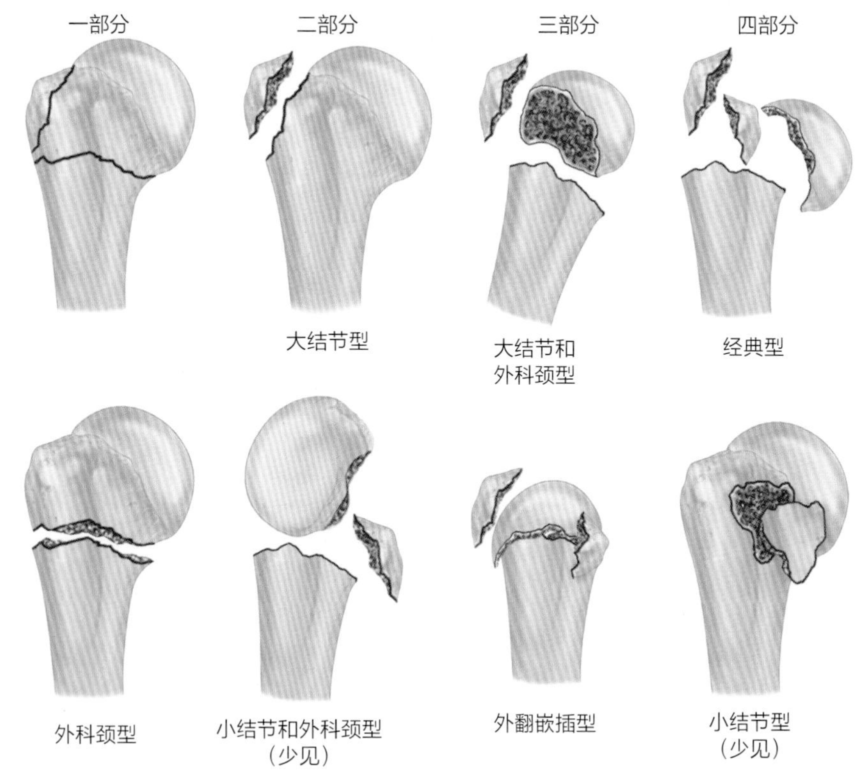

图1 肱骨近端骨折的Neer分型。

- 了解与肱骨近端骨折相关的作用力，可让手术医生用手术和保守方法更好地治疗骨折。
  - 二部分外科颈骨折时，胸大肌牵拉肱骨干向前内侧移位。
  - 二部分大结节骨折时，冈上肌、冈下肌和小圆肌牵拉大结节向上和(或)后方移位。
  - 累及小结节的三部分骨折时，止于大结节的肩袖肌完整，肱骨头的关节面外旋且面向前。
  - 累及大结节的三部分骨折时，肩胛下肌失去了拮抗肌的对抗作用，肱骨头关节面旋向后方。
  - 四部分骨折时肱骨干和大小结节的移位，肱骨头游离，上面只附带极少量软组织。
- 为了有效治疗肱骨近端骨折并预测缺血性坏死的可能性，了解其血管解剖至关重要。
- 肱骨近端的血供来自于腋动脉的两个分支：旋肱前动脉和旋肱后动脉。
- 过去，旋肱前动脉的前外侧升支被认为是肱骨头的主要血供[10]；然而，有新的证据表明其主要血供来自旋肱后动脉[12]。
- 弓状分支在结节间沟内，沿着肱二头肌长头腱的外侧进入肱骨头，于结节间沟和大结节移行处的最近端变成骨间动脉，滋养肱骨头的内侧部分[12]。
- 来自腋动脉的旋肱后动脉分支与腋神经伴行穿过四边孔，向外上方绕过肱骨后侧部分，滋养肱骨头的上方、外侧和下方部分[12]。
  - 这些血管与肱骨头的关系十分重要，尤其是评估某些特定骨折类型缺血性坏死的风险时，需要考虑到这些血管的损伤会增加其坏死风险。骨折线向背内侧干骺端延伸，破坏内侧肱骨距，会明显增加缺血性坏死的概率[11]。

发病机制

- 老年肱骨近端骨折通常由站立倒地这种低能量损伤引起。
- 相反，年轻患者常因高能量损伤引起，如车祸或运动伤(极限运动)。
- 必须注意可能并发盂肱关节脱位。

病史和体格检查

- 病史需要包括受伤机制、社会情境以及先前肩关节是否有症状，这些都可以提示是肩袖损伤或关节炎。
- 肱骨近端骨折的患者常常主诉肩部疼痛和活动时疼痛加剧。
- 视诊发现上臂淤血和肿胀，触诊会引起广泛性疼痛。
- 由于疼痛，很难评估其活动度，但有助于判断骨折的稳定性。如内外旋活动时，肱骨干和肱骨近端整体移动，则说明骨折稳定。不稳定骨折不会整体移动，且常常能听到骨擦音。
- 若并发肩关节脱位，可触摸到前方鼓起的肱骨头。
- 全面的神经血管检查判断有无相关的损伤至关重要。
- 小于50岁的患者更容易出现神经损伤。一项研究表明，神经损伤尤其是腋神经损伤，发生率占肩关节脱位或外科颈骨折患者的近40%[2]。
  - 该部位骨折合并血管损伤很少见，但是，当骨折明显向内侧移位时，要警惕腋动脉损伤的可能性，尤其是尺桡动脉搏动减弱时[13]。

影像学和其他诊断性检查

- 初次的影像学检查包括正位、肩胛骨Y位和腋位片。
  - 如果骨折稳定，亦可加拍内外旋位。内旋位有助于检查小结节，而外旋位有助于检查大结节。西点位片有助于检查关节盂缘的骨折，Stryker切迹位片有助于检查是否合并Hill-Sachs损伤。
  - 如果患者耐受疼痛，牵引下摄片也很有帮助。
- 如果X线片不能清楚显示骨折情况，CT扫描可能会有所帮助。
- 研究表明，CT扫描改善观察者内一致性较有限，且不影响观察者间一致性[1]。
- CT扫描在决定固定方法和判断有无相关损伤，如Hill-Sachs骨折和骨性Bankart损伤等方面很有价值。
- 尽管MRI检查在判断任何相关的软组织损伤，包括盂唇和肩袖损伤方面很有价值，但它的适应证有限。

鉴别诊断

- 盂肱关节脱位。
- 肩胛骨骨折。
- 锁骨骨折。
- 肱骨干骨折。
- 神经血管损伤。
- 神经源性关节病。

非手术治疗

- 传统观念认为，移位<1 cm、成角<45°的肱骨近端骨折的患者通常采用保守治疗[22]。大约85%的患者可采用保守治疗[20]。然而，由于新的内固定器械层出不穷，手术指征已经扩大。
- 单纯的大结节移位骨折难以接受。有学者认为大结节移位>5 mm预后功能差[19]。
  - Neer最初的描述，认为当肱骨大结节移位>1 cm才需要固定[22]。
  - 一些学者认为当大结节移位>5 mm时会导致肩峰撞击。
    - McLaughlin[19]首先指出当大结节移位>5 mm愈合时，会伴有长期疼痛以及较差的功能，而移位<5 mm时，则可能不需要手术治疗。
    - Platzer等[26]研究表明大结节移位<5 mm时，在不同程度上的移位差异没有统计学意义。
- 对于没有累及肱骨干的肱骨近端骨折，首先采用简单的吊带悬吊制动。
- 当患者疼痛减轻和骨折稳定时开始被动活动。通常在伤后2～3周开始钟摆运动，然后逐渐全方位活动。
- 伤后6～10周，骨折通常已经基本愈合，可开始力量锻炼[18]。
- 保守治疗时，理疗很重要。Koval等[15]研究表明，一部分骨折时，可提前2周开始理疗。
- 数项研究表明，肱骨近端骨折采用保守治疗临床结果可接受[27,30,32]。
- 有研究表明，针对二部分外科颈骨折[4]、移位的三部分和四部分骨折[33]，手术和保守治疗的临床结果并无差别，不过这些研究是在肱骨近端解剖钢板问世之前进行的。

手术治疗

- 患者必须对术后结果有合理的期望值，好的预后是基于这些期望值的。目标是达成良好的活动度以及最低限度的疼痛，但也要注意完全恢复活动度常常是不太可能的。

术前计划

- 术前必须行常规影像学检查，行X线片和(或)CT扫描。
- 每例肱骨近端骨折不甚相似，在大多数情况下，在进入手术室之前应有计划地选择好内固定方法。然而，术中看到具体的骨折情况时才能确定内固定方法。因此，骨科医生应准备不同手术方案的固定器械。
  - 如果术中不适合骨折内固定，骨科医生必须准备半肩或者反肩置换。
- 肱骨近端骨折手术固定方法多种多样。在本章中，笔者将介绍几种现在常用的内固定方法。最终选择合适的内固定方法取决于患者的个体化、骨折的类型和骨科医生自身的习惯和水平。

体位

- 本章介绍的肱骨近端骨折手术沙滩椅位最方便，患者接近坐位，屈髋和屈膝。患者尽可能靠手术床的外侧，允许肩关节全方位活动。外侧支撑物用以帮助患者维持体位。
- 术中C臂机透视判明复位的质量，C臂机最佳位置是增强球管置于肩部后方，C臂从上方跨过患者(图2)。
- 手术之前，预演透视以确保无阻碍地观察整个骨折端。

入路

- 手术入路取决于所使用的手术方法，将在手术技巧部分进一步讨论。
- 最常用的手术入路是经三角肌胸大肌入路。在一些特定的骨折中可选用经三角肌入路。

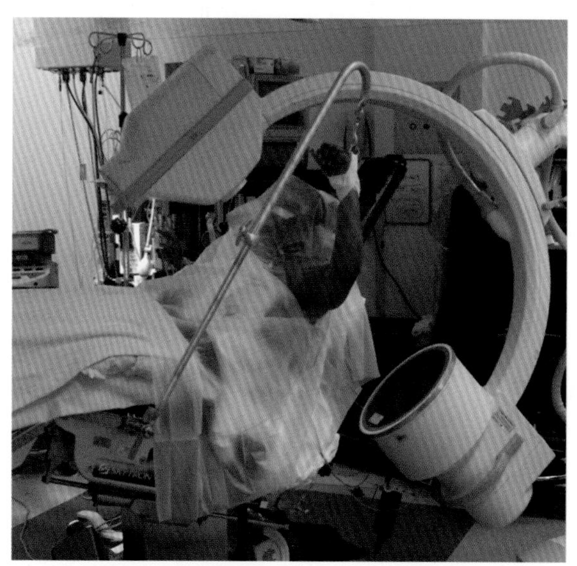

图2　患者置于沙滩椅位附带透视影像，C臂机增强球管置于肩部后方以取得理想的透视效果。

单纯大结节骨折的固定方法

- 患者置于沙滩椅位。
- 可以选择劈开三角肌入路或者三角肌胸大肌入路。
- 劈开三角肌入路：切口起于肩峰尖部外侧向上臂远端延伸。
  - 或者，切口平行于肩峰外缘，用于切开修补肩袖。
- 翻开切口皮瓣。
- 沿三角肌纤维方向劈开三角肌，可从肩峰分离三角肌前束。
  - 三角肌不宜劈开至肩峰下5 cm，以避免损伤腋神经。在劈开三角肌远端缝合，以防止无意延长劈裂三角肌[14]。
- 本章中介绍的所有切开手术过程都应清理骨折间血肿以便复位。
- 通常大结节向后或向上移位。外展和外旋肩关节将缓解肩袖肌后上方的牵拉，使大结节更易于复位。
  - 通过肩袖肌牵拉缝合可获得良好的复位。
  - 然后用克氏针临时固定（技术图1A、B）。
- 如果克氏针的位置良好，可用空心钉代替并做最终固定。
  - 选择合适长度的空心钉以达到足够的把持力（技术图1C、D），但也不能太长而产生临床症状。
  - 骨质疏松的患者可加用垫圈利于固定。

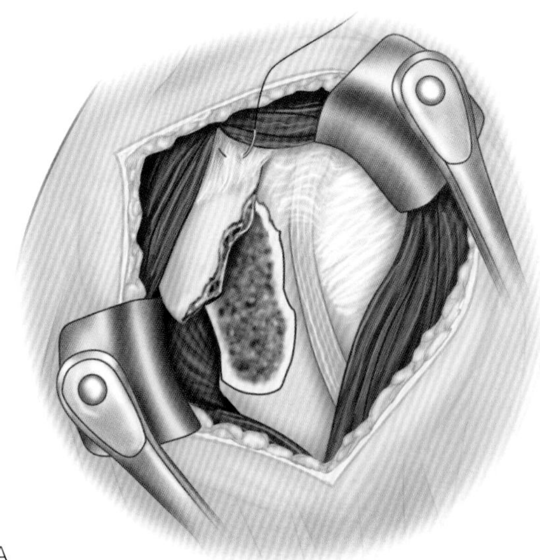

A

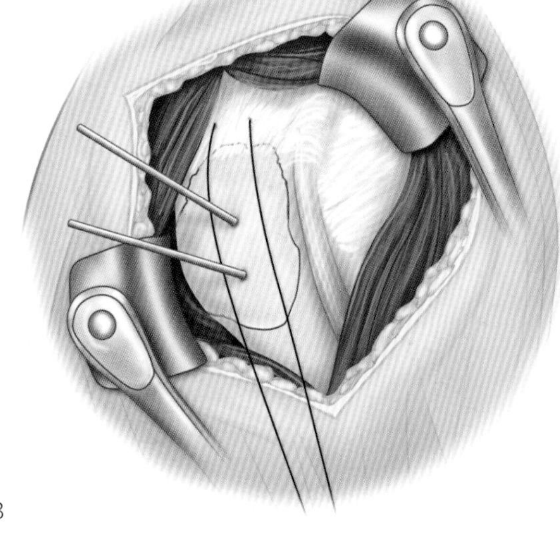

B

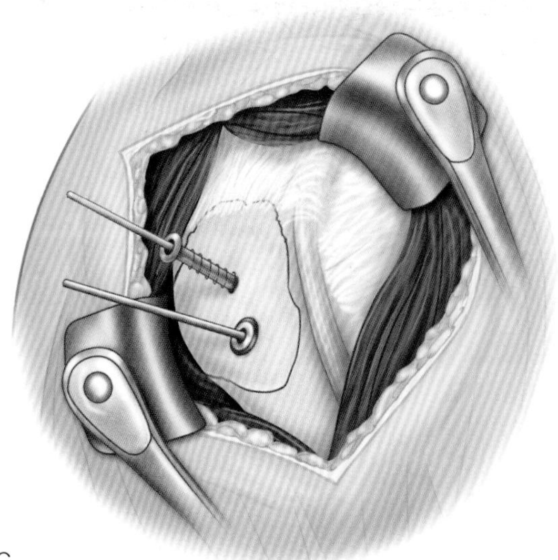

C

技术图1 A. 通过肩袖肌腱的牵拉缝合有助于移位大结节的复位。B. 可用克氏针维持复位的大结节。C. 多枚4.5 mm的空心钉固定大结节。

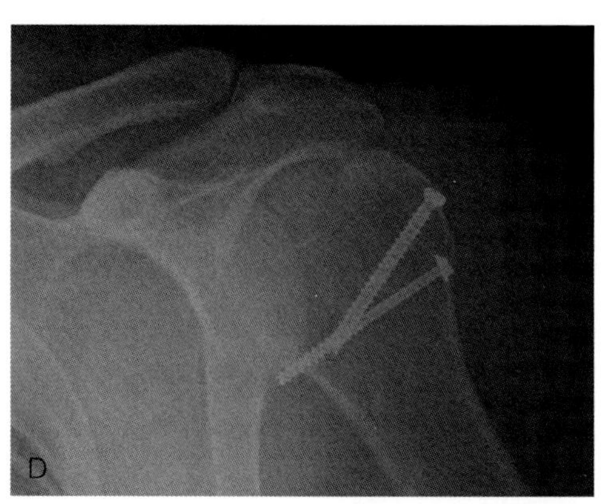

技术图1（续）　D. 最后固定时，螺钉应达到远侧骨皮质以获得足够的把持力，但螺钉不宜太长而损伤腋神经。E. 在骨折床的深面安置两个锚钉。F. 用锚钉上的缝线在复位的大结节上打结。

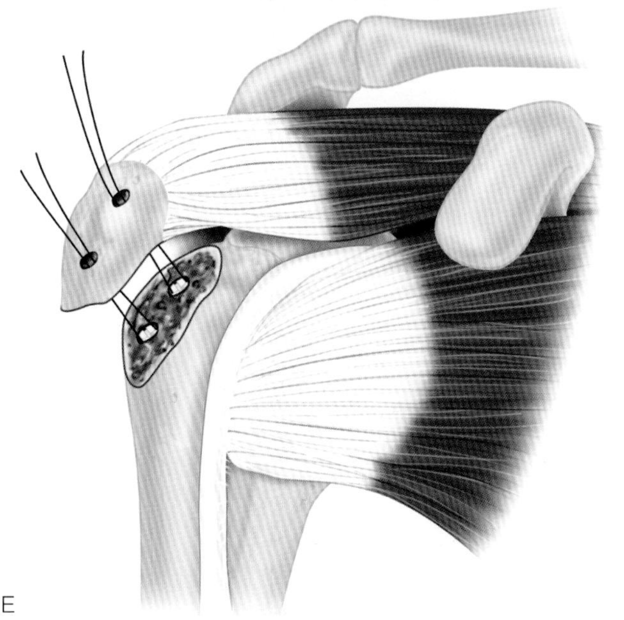

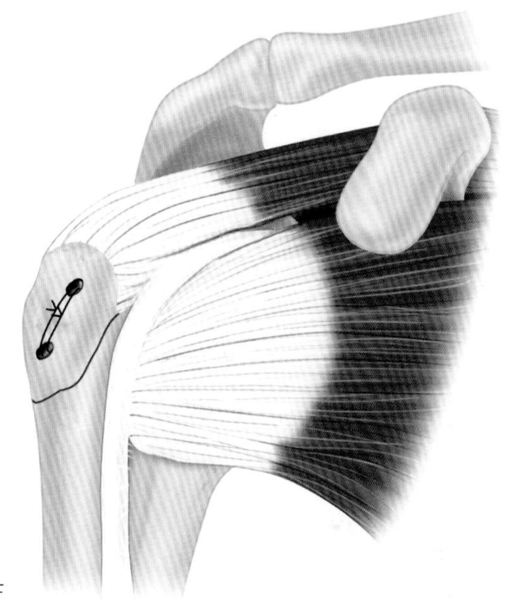

- 另外，骨质疏松患者用缝线将大结节缝至肱骨近端比用空心钉固定的效果更好。
  - 可在骨折床的深面安置两个锚钉（技术图1E）。
  - 每个锚钉上的两条缝线通过钻孔的大结节骨片打结固定于其上（技术图1F）。
  - 缝线也可穿过大结节骨片的骨-肌腱界面，然后穿过肱骨干上的钻孔打结固定，本章后面的内容会讨论。
- 如果手术入路时将三角肌前束剥离肩峰，术毕必须用不可吸收线将其缝回肩峰。

切开复位缝合固定三部分或四部分骨折

- 患者置于沙滩椅位，根据骨折类型，采取三角肌胸大肌入路或者劈开三角肌入路。
- 肱骨头劈裂骨折，而大小结节及肩袖完整时，根据需要，可以切开肩袖间隙，此间隙的显露可直视肱骨头关节面。
- 建议采用5号不可吸收缝线或1 mm捆绑线经肩袖肌腱多组缝合。
  - 肩胛下肌腱和后上方的肩袖肌腱应一起缝合[25]（技术图2A）。
- 应在骨折线的远端钻孔，结节间沟的两侧骨质最好，应能牢固缝合（技术图2B、C）。
- 多数情况下，要求解剖复位。
- 累及大结节的三部分骨折时，首先应将肱骨头复位固定于肱骨干上，然后复位大结节[25]。
- 对于高位外科颈骨折，应将缝线穿过任何尚存的结节固定于肱骨头上以利维持固定。

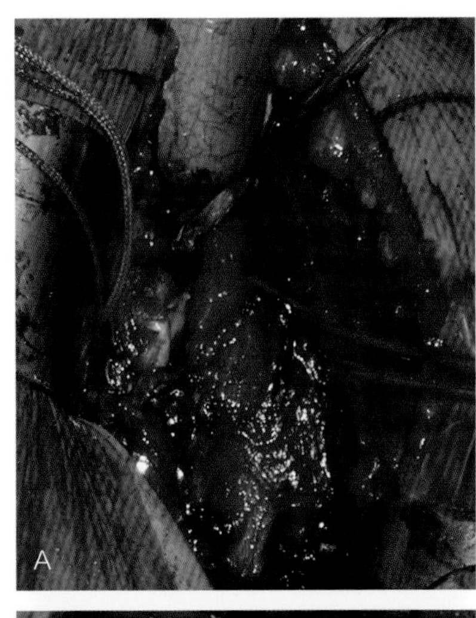

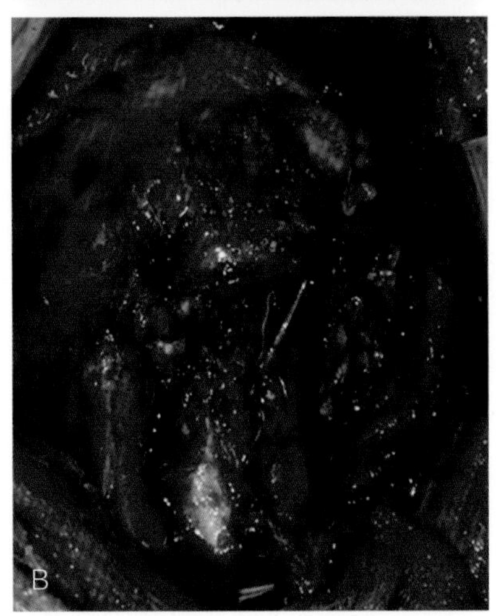

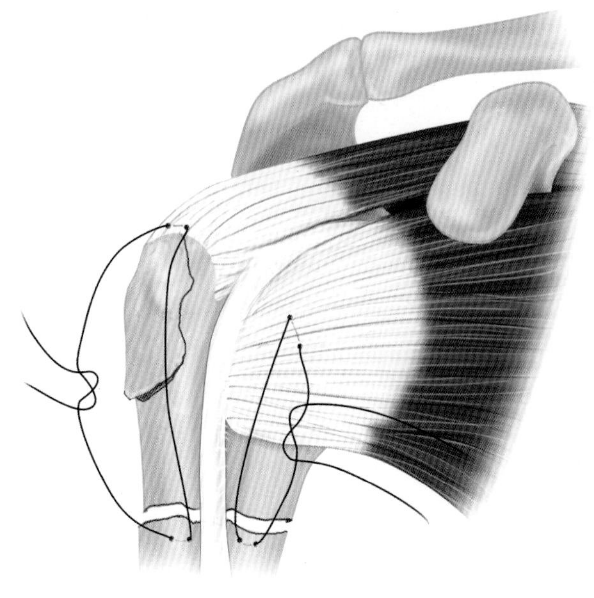

技术图2 A. 缝线应在肌-腱结合处穿过肩胛下肌和后上方的肩袖肌腱。B. 缝线穿过肱骨干近端所钻的孔里。C. 用1 mm的捆绑线穿过预先钻好的孔，将近端骨块固定到肱骨干上。

切开复位内固定——解剖钢板固定

暴露

- 采用肱骨近端的解剖钢板常经三角肌胸大肌入路。
- 患者置于沙滩椅位，切口起自喙突，沿着三角肌胸大肌间隙向远端延伸(技术图3A)。
- 分开三角肌和胸大肌间隙，牵开头静脉。
  - 可用Cobb骨剥分离三角肌和胸大肌间隙，易于手术医生识别和结扎头静脉的分支(技术图3B、C)。
- 找到深层的胸锁筋膜，靠联合腱外侧切开此筋膜[14]。
  - 将联合腱和胸大肌一起小心地牵向内侧，三角肌牵向外侧。

复位

- 此时可看见骨折端和肩袖。如果累及结节移位，笔者建议通过骨-肌腱界面缝线控制大小结节的复位(技术图4A)。
  - 经肩袖肌止点处用粗缝线牢固缝合。如果需要，再额外固定。
  - 对于轻度移位的大小结节，复位前不必缝合。
- Cobb骨剥置于骨折端有助于复位过程(技术图4B)。
  - 如果需要，胸大肌止点骨膜下剥离。为了避免破坏肱骨头的血供，需将钢板放在肱二头肌长头腱的外侧(技术图4C)。
  - 常常在放置钢板前需要剥离三角肌前束小部分止点。

钢板固定

- 放置钢板前，应透视确认骨折块复位，放置钢板时尤其关注钢板的高度。
  - 钢板放置过高或者骨折内翻固定会引起钢板肩峰下撞击。

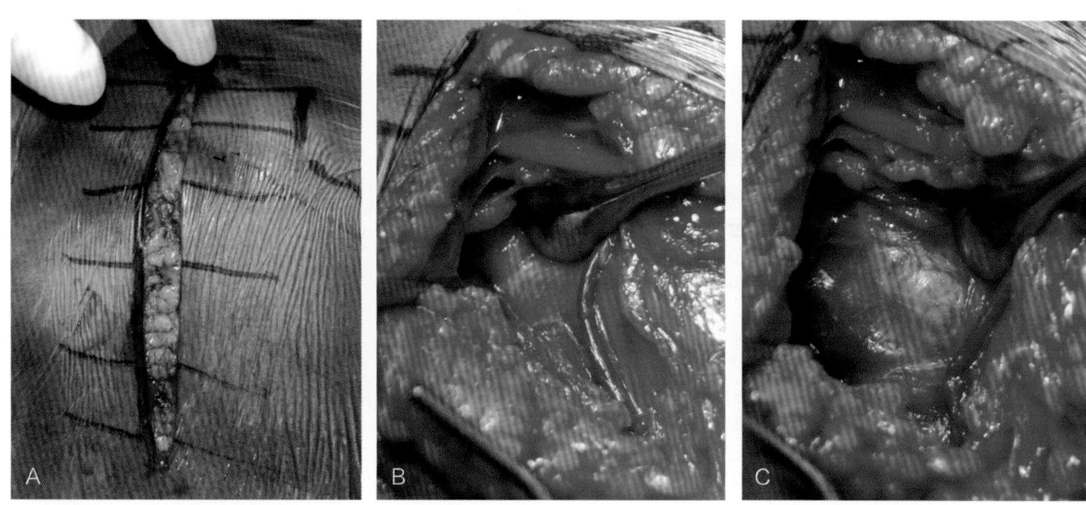

技术图3　A. 切口从喙突开始，沿着三角肌胸大肌间隙向远端延伸。B. 辨认三角肌和胸大肌间隙。C. 用两个Cobb骨剥分离三角肌和胸大肌间隙，头静脉牵向外侧。

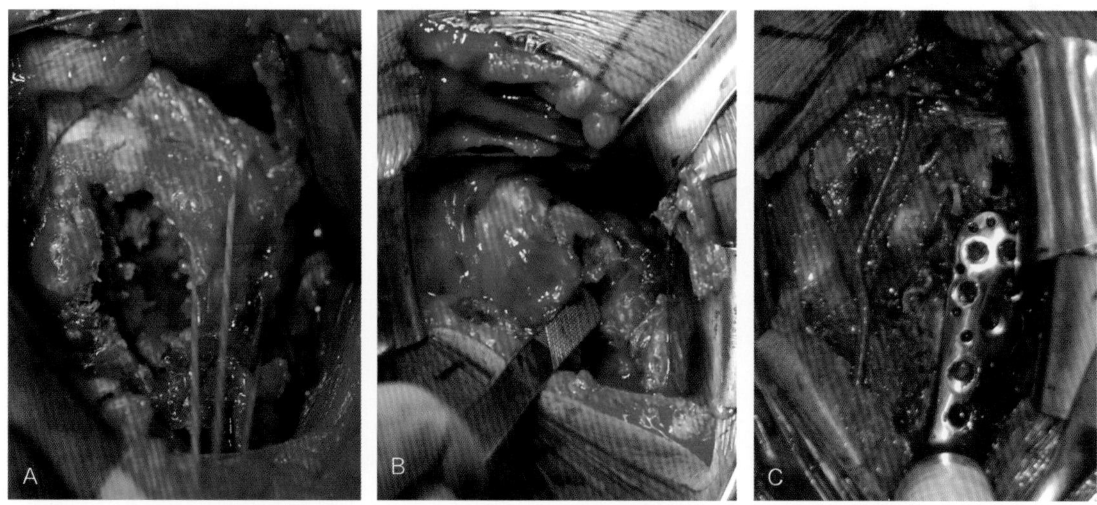

技术图4　A. 通过牵拉缝在肩袖肌腱止点的缝线有助于矫正内翻成角畸形。B. 抬升近端骨折块来复位。C. 钢板的正确位置放于肱二头肌长头腱外侧（这里没有显示），用缝线固定有助于维持固定和辅助钢板固定。

  - 在骨折近端和远端可用克氏针临时固定。
  - 另外，可用多根导针钻入钻头套管（技术图5A）。螺钉置入前再次确认钢板近端和远端。
- 通常先拧入锁定螺钉至近端的肱骨头，螺钉的方向要有变化。
- 一旦肱骨头牢靠固定于肱骨干上，就可拧入远端的螺钉（技术图5B）。
  - 肱骨距螺钉的置入被证明能够维持复位，并减少术后肱骨头内翻的风险[9]。
- 最后透视下确认钢板的位置，并在不同平面活动肩关节，透视下确认螺钉的长短（技术图5C、D）。
- 穿过肩袖肌腱的缝线可固定于钢板、肱骨干或相邻的结节上。这些缝线可以在固定前先置入钢板孔内。
  - 钢板固定后，可将胸大肌缝在钢板的缝合孔中。
- 骨质疏松患者的大小结节可先用缝线固定在肱骨干上，然后沿肱骨近端外侧安放锁定钢板。
- 移位的二部分肱骨近端骨折亦可用锁定钢板经皮固定。但这种方法必须特别注意预防腋神经的损伤。
  - 最近一项尸体解剖研究表明[8]，腋神经与钢板第2排干骺端螺孔间的平均距离为3 mm，与第3排干骺端螺孔间的平均距离为7 mm，与其他所有螺孔间的平均距离超过1 cm。

TECHNIQUES

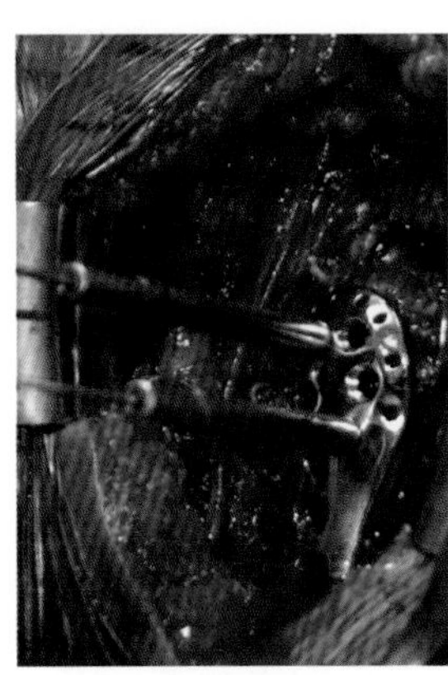
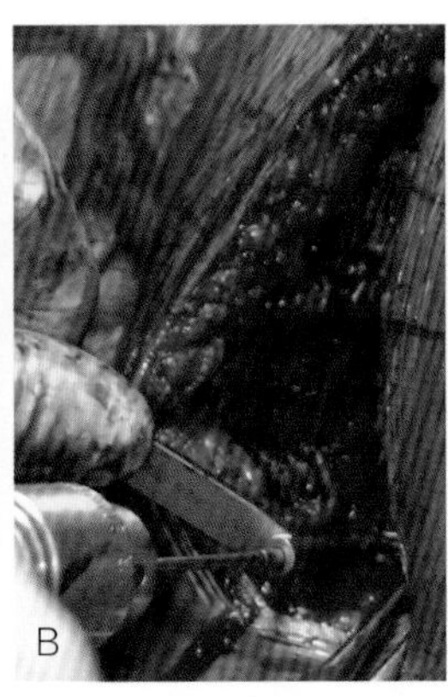
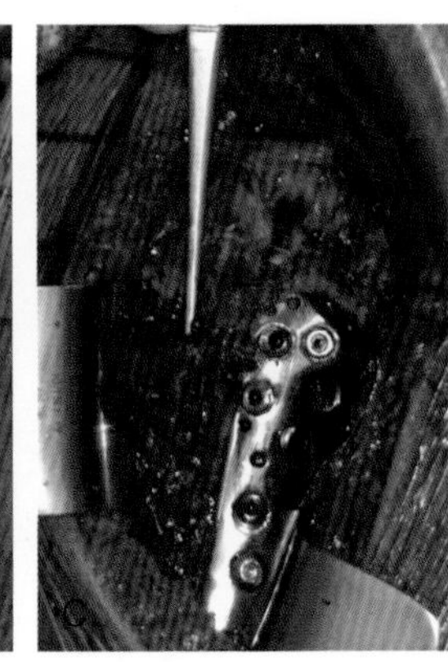
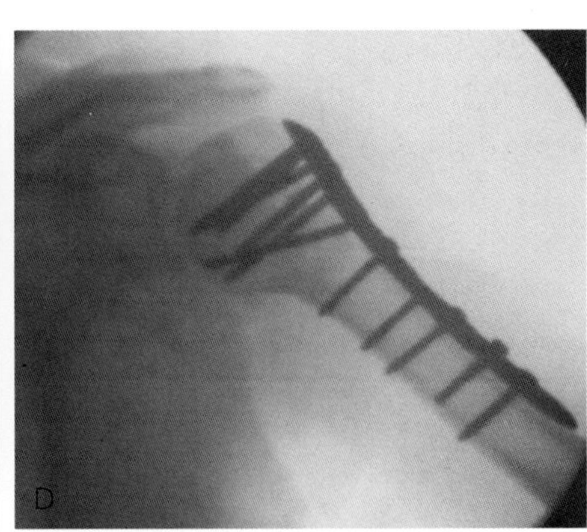

技术图5 A. 克氏针钻入钻头套管，维持钢板的位置。注意钢板顶部与大结节顶点的距离。B. 一旦肱骨头固定在钢板上，就可拧入远端的螺钉。C. 钢板最终固定。D. 透视显示安放的螺钉。

要点与失误防范

指征	• 为了有效地治疗肱骨近端骨折和决定哪些类型的骨折需要手术治疗，了解肱骨近端的神经血管解剖和骨折移位的牵拉力至关重要
手术显露	• 小心剥离骨片，不要破坏骨折块血供 • 切开肩袖间隙有助于直视下复位，无需分离肩袖肌腱。在固定年轻患者的肱骨头劈裂骨折时尤其有用
维持固定	• 克氏针用于临时维持固定 • 利用缝线固定时，沿肌间沟骨折远端骨质的缝合强度最牢靠
骨质差的情况	• 对于骨质疏松的三部分骨折患者，首先考虑缝合固定，其次考虑肱骨近端锁定钢板固定 • 对于内侧干骺端粉碎性骨折患者，解剖钢板固定非常有用
上方撞击	• 避免在大结节处将锁定钢板放置过高
螺钉穿出	• 多平面检查螺钉长度，避免术中发生螺钉穿出肱骨头

术后处理

- 必须获得牢靠的固定，才允许术后即刻活动。
- 应根据固定的稳定性、骨折类型、骨的质量和患者的具体情况，制订具体物理治疗计划。
- 理想情况下，术后第1日应可做钟摆运动、被动前屈130°和被动外旋30°锻炼。
- 术后4～6周，可做过顶的滑轮式锻炼。术后6～8周，可做拉伸和主动活动锻炼。
- 术后10～12周，开始进行弹力带力量锻炼[3]。
- 对于保守治疗者，物理治疗是取得良好预后的关键。
- 一项近期针对二部分和三部分骨折的研究表明，疗效不满意的是那些不依从物理治疗的患者[25]。

预后

- Flatow[7]等对16例大结节骨折移位>1 cm的患者进行手术治疗，其中12例患者临床结果达优良。前屈平均170°，外旋平均63°。
- 切开缝合或克氏针复位能获得相对满意的固定，尤其是骨质疏松患者，可有效治疗二部分和三部分骨折。
  - 研究表明，采用切开复位缝合固定，术后近80%的患者结果达到优秀，前屈平均155°，外旋平均46°，内旋平均达T11水平。此外，没有病例发生肱骨头坏死[25]。
- 早期切开复位采用侧方T形钢板内固定，不能达到持续良好的临床结果，尤其是四部分骨折[17,24]。其他早期内固定方法包括三叶草型钢板和接骨板，但是目前趋势更倾向于采用解剖钢板的方法。
  - 近期的多项研究表明尽管锁定钢板会有些并发症，但这种钢板普遍用于治疗肱骨近端骨折[6]。

并发症

- 感染。
- 僵硬/粘连性关节囊炎。
- 骨不连。
- 畸形愈合。
- 肱骨头缺血性坏死。

- 神经损伤。
- 继发于钢板或残留结节位移的肩峰下撞击。
- 螺钉穿出肱骨头(术中螺钉过长或内翻引起)[16]。
- 内固定失败,包括内翻畸形和肱骨近端解剖钢板断裂[6]。

(程萌旗　译,王磊　审校)

参考文献

[1] Bernstein J, Adler LM, Blank JE, et al. Evaluation of the Neer system of classification of proximal humeral fractures with computed tomographic scans and plain radiographs. J Bone Joint Surg Am 1996;78A:1371-1375.

[2] Blom S, Dahlback LO. Nerve injuries in dislocations of the shoulder joint and fractures of the neck of the humerus. Acta Chir Scand 1970;136:461-466.

[3] Cameron BD, Williams GR. Operative fixation of three-part proximal humerus fractures. Tech Shoulder Elbow Surg 2002;3:111-123.

[4] Court-Brown CM, Garg A, McQueen MM. The translated two-part fracture of the proximal humerus: epidemiology and outcome in the older patient. J Bone Joint Surg Br 2001;83B:799-804.

[5] DeFranco MJ, Brems JJ, Williams GR Jr, et al. Evaluation and management of valgus impacted four-part proximal humerus fractures. Clin Orthop Relat Res 2006;442:109-114.

[6] Fankhauser F, Boldin C, Schippinger G, et al. A new locking plate for unstable fractures of the proximal humerus. Clin Orthop Relat Res 2005;430:176-181.

[7] Flatow EL, Cuomo F, Maday MG, et al. Open reduction and internal fixation of two-part displaced fractures of the greater tuberosity of the proximal part of the humerus. J Bone Joint Surg Am 1991;73A:1213-1218.

[8] Gallo RA, Altman GT. A cadaveric study to evaluate the safety of percutaneous plating of the proximal humerus. Presented at Pennsylvania Orthopaedic Society 2006 Spring Scientific Meeting, Paradise Island, The Bahamas, May 4-6, 2006.

[9] Gardner MJ, Weil Y, Barker JU, et al. The importance of medial support in locked plating of proximal humerus fractures. J Orthop Trauma 2007;21(3):185-191.

[10] Gerber C, Schneeberger AG, Vinh T. The arterial vascularization of the humeral head. J Bone Joint Surg Am 1990;72A:1486-1494.

[11] Hertel R, Hempfing A, Stiehler M, et al. Predictors of humeral head ischemia after intracapsular fracture of the proximal humerus. J Shoulder Elbow Surg 2004;13(4):427-433.

[12] Hettrich CM, Boraiah S, Dyke JP, et al. Quantitative assessment of the vascularity of the proximal part of the humerus. J Bone Joint Surg Am 2010;92(4):943-948.

[13] Hofman M, Grommes J, Krombach GA, et al. Vascular injury accompanying displaced proximal humeral fractures: two cases and a review of the literature. Emerg Med Int 2011;2011:742870.

[14] Hoppenfeld S, deBoer P. Surgical Exposures in Orthopaedics, ed 3. Philadelphia: Lippincott Williams & Wilkins, 2003.

[15] Koval KJ, Gallagher MA, Marsicano JG, et al. Functional outcome after minimally displaced fractures of the proximal part of the humerus. J Bone Joint Surg Am 1997;79A:203-207.

[16] Konrad G, Bayer J, Hepp P, et al. Open reduction and internal fixation of proximal humeral fractures with use of the locking proximal humerus plate. Surgical technique. J Bone Joint Surg Am 2010;92(suppl 1, pt 1):85-95.

[17] Kristiansen B, Christensen SW. Plate fixation of proximal humeral fractures. Acta Orthop Scand 1986;57:320-323.

[18] McKoy BE, Bensen CV, Hartsock LA. Fractures about the shoulder: conservative management. Orthop Clin North Am 2000;31:205-216.

[19] McLaughlin HL. Dislocation of the shoulder with tuberosity fractures. Surg Clin North Am 1963;43:1615-1620.

[20] Moriber LA, Patterson RL Jr. Fractures of the proximal end of the humerus. J Bone Joint Surg Am 1967;49A:1018.

[21] Muller ME, Nazarian S, Koch P, et al. The Comprehensive Classification of Fractures of Long Bones. Berlin: Springer-Verlag, 1990.

[22] Neer CS II. Displaced proximal humeral fractures. Part I. Classification and evaluation. J Bone Joint Surg Am 1970;52A:1077-1089.

[23] Neer CS II. Displaced proximal humeral fractures. Part II. Treatment of three-part and four-part displacement. J Bone Joint Surg Am 1970;52A:1090-1103.

[24] Paavolainen P, Bjorkenheim J, Slatis P, et al. Operative treatment of severe proximal humeral fractures. Acta Orthop Scand 1983;54:374-379.

[25] Park MC, Murthi AM, Roth NS, et al. Two-part and three-part fractures of the proximal humerus treated with suture fixation. J Orthop Trauma 2003;17:319-325.

[26] Platzer P, Kutscha-Lissberg F, Lehr S, et al. The influence of displacement on shoulder function in patients with minimally displaced fractures of the greater tuberosity. Injury 2005;36:1185-1189.

[27] Rasmussen S, Hvass I, Dalsgaard J, et al. Displaced proximal humeral fractures: results of conservative treatment. Injury 1992;23:41-43.

[28] Sidor ML, Zuckerman JD, Lyon T, et al. The Neer Classification system for proximal humeral fractures. J Bone Joint Surg Am 1993;75A:1745-1750.

[29] Siebenrock KA, Gerber C. The reproducibility of classification of fractures of the proximal end of the humerus. J Bone Joint Surg Am 1993;75A:1751-1755.

[30] Young TB, Wallace WA. Conservative treatment of fractures and fracture-dislocations of the upper end of the humerus. J Bone Joint Surg Br 1985;67B:373-377.

[31] Zuckerman JD, Checroun AJ. Fractures of the proximal humerus: diagnosis and management. In: Iannotti JP, Williams JR, eds. Disorders of the Shoulder: Diagnosis and Management. Philadelphia: Lippincott Williams & Wilkins, 1999;639-685.

[32] Zyto K. Non-operative treatment of comminuted fractures of the proximal humerus in elderly patients. Injury 1998;29:349-352.

[33] Zyto K, Ahrengart L, Sperber A, et al. Treatment of displaced proximal humeral fractures in elderly patients. J Bone Joint Surg Br 1997;79B:412-417.

第30章 肱骨近端骨折髓内固定

Intramedullary Fixation of Proximal Humerus Fractures

Mark Morrey, Pascal Boileau, J. Dean Cole, and Thomas d'Ollonne

定义

- 根据Neer分型，肱骨近端骨折可以分为二部分、三部分和四部分骨折（图1）。
- 50%～80%的肱骨近端骨折是无移位或轻度移位的稳定骨折。经短期的旋转中立位固定后，配合早期合理的功能锻炼足以治疗这些骨折，已被证实有满意的临床疗效。
- 20%～50%的移位的、不稳定的肱骨近端骨折，往往有带血管蒂的肱骨头骨折块，需要切开复位内固定治疗。
- 在软组织损伤严重、骨量丢失、血运破坏的情况下，广泛的剥离以及不充分的生物力学固定，是常常被提及的引起内固定失效的原因。
- 已有报道提出利用髓内钉治疗二部分、三部分，甚至四部分肱骨近端骨折。髓内钉的最新设计能够确保其对肱骨头和干的稳定固定，同时利用经肩袖的微创入路最大限度地对大小结节进行生物力学固定。
- 本章节中对该技术的介绍，利用的是Aequalis髓内钉（Tornier, Inc., Bloomington, MN）。该髓内固定装置可以确保对结节骨折块的固定，并对肱骨头提供足够的稳定支持，有利于对骨量缺少的肱骨近端的重建及固定。

解剖

骨形态学

- 肱骨近端包括肱骨头、小结节、大结节以及肱骨干骺端。
- 肱骨头的位置比大小结节高，如果相互之间的位置发生变化，会引起较差的生物力学功能。相对于肱骨干来说，肱骨头的位置偏内侧（3 mm）和后方（7 mm）（图2）。
- 肱骨头后倾约30°（20°～60°）。
- 肱二头肌间沟将大小结节分开。肱骨近端骨质最硬的部位在肌间沟内，而骨折最好发于肌间沟后侧的大结节。

肱骨近端的血供

- 旋肱前动脉和旋肱后动脉是腋动脉的分支。
  - ○ 旋肱前动脉升支的终末支即弓状动脉，是肱骨头血供的主要来源。
    - 外科颈骨折时，如果弓状动脉破坏可引起肱骨头缺血。
  - ○ 肱骨近端骨折时，旋肱后动脉就显得尤其重要。
    - 骨折后的旋肱后动脉可能成为肱骨头的主要血供，必须加以保护，避免引起肱骨头进一步缺血损伤。
- 创伤性和医源性血管损伤，可引起骨折块缺血，导致延迟愈合、骨不连和缺血性坏死。创伤性血管损伤虽然不能避免，但是经过精心计划的微创手术操作，能够降低其进一步损伤的风险。

神经支配

- 对于上肢外伤的患者，存在臂丛损伤的风险，需要进行全面的神经系统检查。
- 腋神经经四边孔穿出，发生骨折脱位时有损伤的风险。
- 外侧交锁螺钉固定时（距肩峰尖以远4～5 cm），易伤及腋神经。

发病机制

- 肱骨近端的前方、外侧或后外侧受到撞击是肱骨近端骨折的常见原因。
- 骨质疏松患者，轴向负荷传递到肱骨干可引起嵌插骨折。
- 强烈的肌肉收缩，如癫痫大发作和电休克时，由于过强的内旋和内收，导致肩关节后脱位和嵌插骨折。
- 病理性骨折的原因包括骨肿瘤、多发性骨髓瘤、转移性肿瘤或代谢性疾病。
- 骨质疏松症与肱骨近端骨折相关（比其他任何骨折更多见）。
- 肱骨头与三角肌止点间的肱骨干长度的轻微短缩，会影响三角肌的长度－张力比。
- 在不稳定的三部分与四部分骨折中，由于肩袖肌肉对大小结节的横向牵拉而引起骨折移位。大结节被冈下肌及小圆肌拉向后内侧，小结节被肩胛下肌拉向前内侧（图3）。

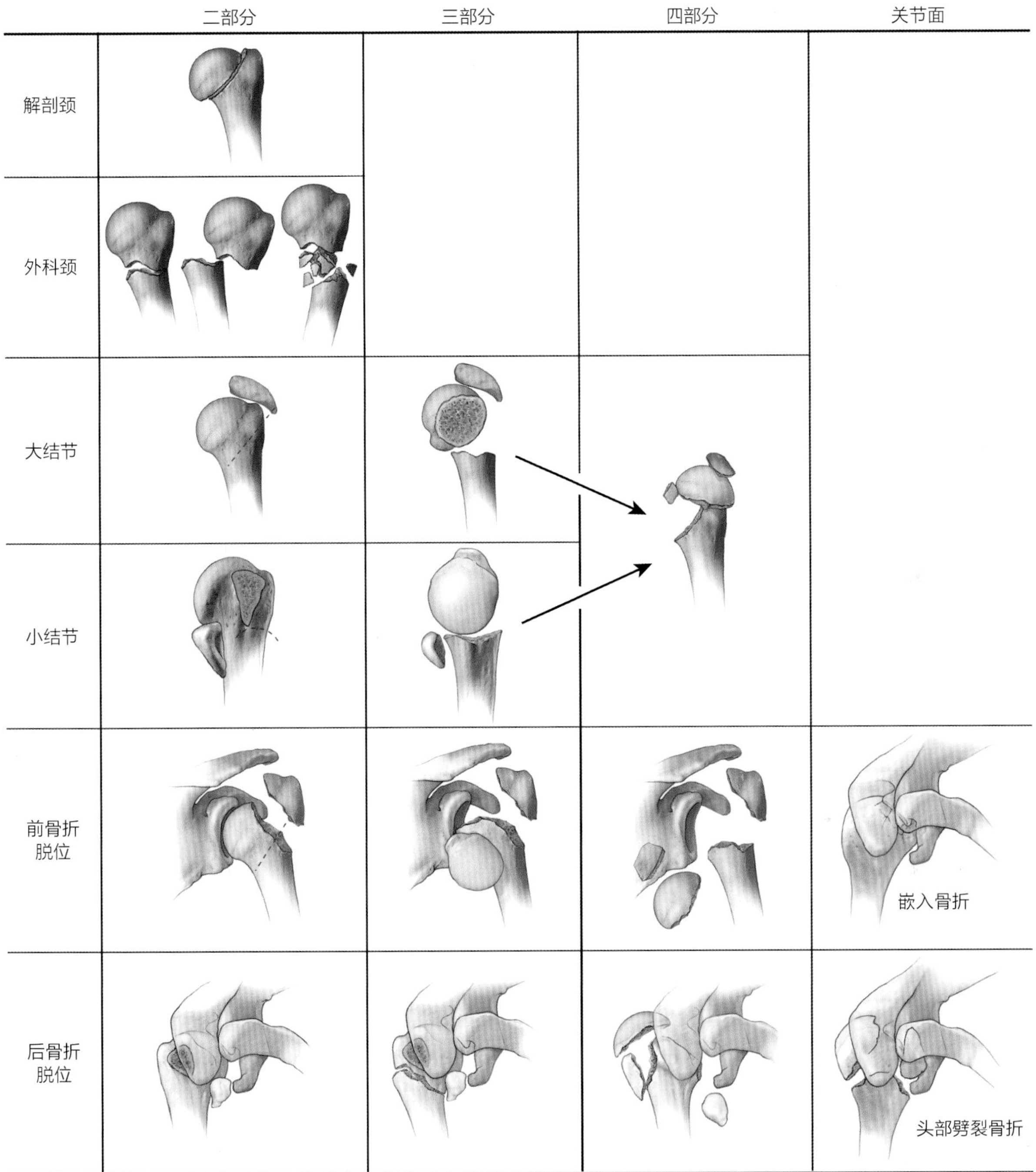

图1　根据Neer对肩关节骨折的分类。用蓝色阴影表示的骨折类型可进行肱骨髓内钉治疗。

- 在四部分肱骨近端骨折中，分离大结节的主要垂直骨折线位于肌间沟后侧，这种骨折主要的移位发生于水平面(图4)。
- 大结节如果没有很好的复位和固定，会最终导致肩袖外侧肌(冈下肌和小圆肌)的回缩和萎缩。
  - 无法手术治疗的患者，最终会引起肩关节假性瘫痪和僵硬。
- 相反，如果大结节在解剖位置上得到良好的愈合，并且没有螺钉穿出或者损伤关节盂，创伤后的肱骨头坏死是可以被接受的。因此，肱骨近端骨折的手术目标是复位固定大结节，而不是去纠结头部的复位。
- 当大小结节得到有效的复位和固定后，肱骨头也会随之稳定。
- 现代髓内钉的设计可以很好地固定大小结节，为头部提供足够的稳定，有利于骨质缺乏患者肱骨近端的重建和固定。这种髓内钉的设计可以有效地避免之前髓内钉治疗肱骨近端骨折引起的并发症和问题。

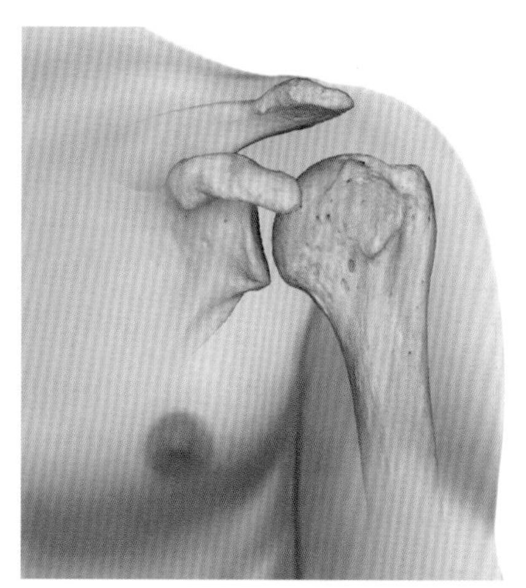

图2　正常肩关节解剖。肱骨头位置要比大小结节稍高些，相对于肱骨干来说，肱骨头位置稍偏内侧和后方，后倾约30°（版权：J. Dean Cole, MD）。

自然病程

流行病学

- 肱骨近端骨折占全身所有骨折类型的4%～5%。
- 在骨质疏松症患者和中老年患者中的发病率较高（为老年人骨折的第3常见病因）。
- >50岁的患者中，男女比例为1:4（骨质疏松症）。轻微站立摔倒和创伤可引起粉碎性骨折。
- <50岁的患者中，严重创伤、激烈运动损伤和高处坠落会致骨折。
- 外科颈骨折常见。

外伤的后果

- 无移位的骨折可愈合，无严重不良后果。
- 可发生急性、复发性或陈旧性肩关节脱位。
- 肩袖撕裂。
- 神经血管损伤：腋神经、臂丛损伤。
- 弓状动脉破损常引起肱骨头缺血性坏死。在骨折伴脱位时，也可能损伤腋动脉，但不常见。
- 畸形愈合：
  - 结节的畸形愈合由于改变了生物力学，会引起较差的肩关节功能。
  - 肱骨干短缩会引起三角肌乏力。
- 创伤性关节炎。
- 粘连性关节囊炎。
- 慢性疼痛。

病史和体格检查

- 相关损伤：
  - 肩袖撕裂。
  - 关节脱位。
  - 前臂骨折。
  - 臂丛、腋神经、桡神经和尺神经损伤（占复杂肱骨近端骨折的5%～30%）。
  - 肱二头肌腱损伤/卡压。

影像学和其他诊断性检查

- 肩关节创伤系列位片：
  - 肩胛骨前后位片（关节盂位）。
  - 经肩胛骨位片。
  - 腋位片。
- 旋转位片。
- CT扫描能够更好地显示骨折块，并有利于手术计划的制订。

手术治疗

- 适应证：
  - 移位的或不稳定的二部分、三部分以及部分特定的四部分肱骨近端骨折。

A

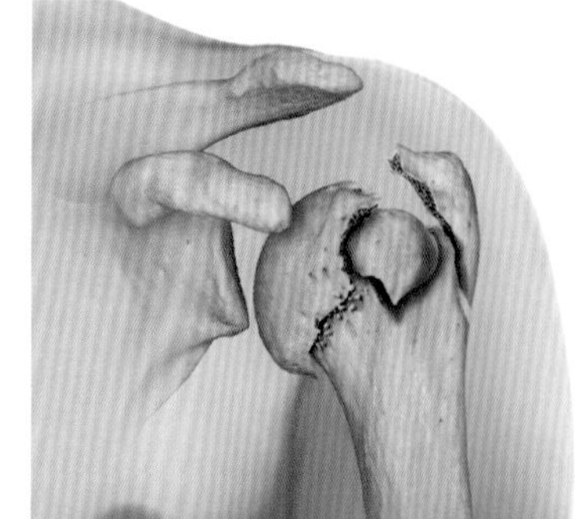

B

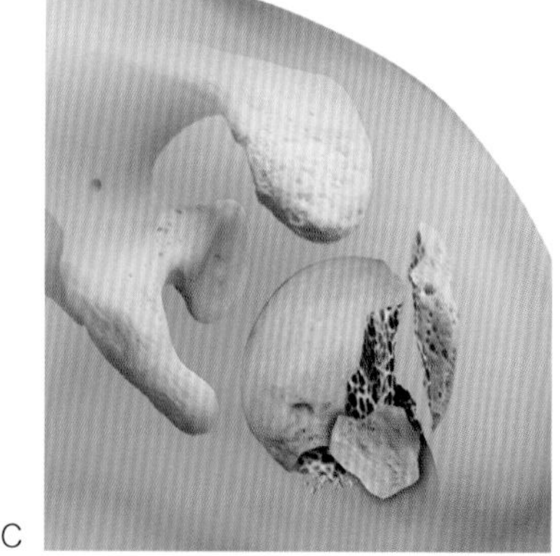

C

图3　A. 骨折类型和变形力。大小结节的肩袖肌止点会分别引起外展、外旋、内旋。无论大小结节是否完整，肱骨头都将移位。B、C. 四部分骨折时，肱骨头常常处于旋转中立位（版权：J. Dean Cole, MD）。

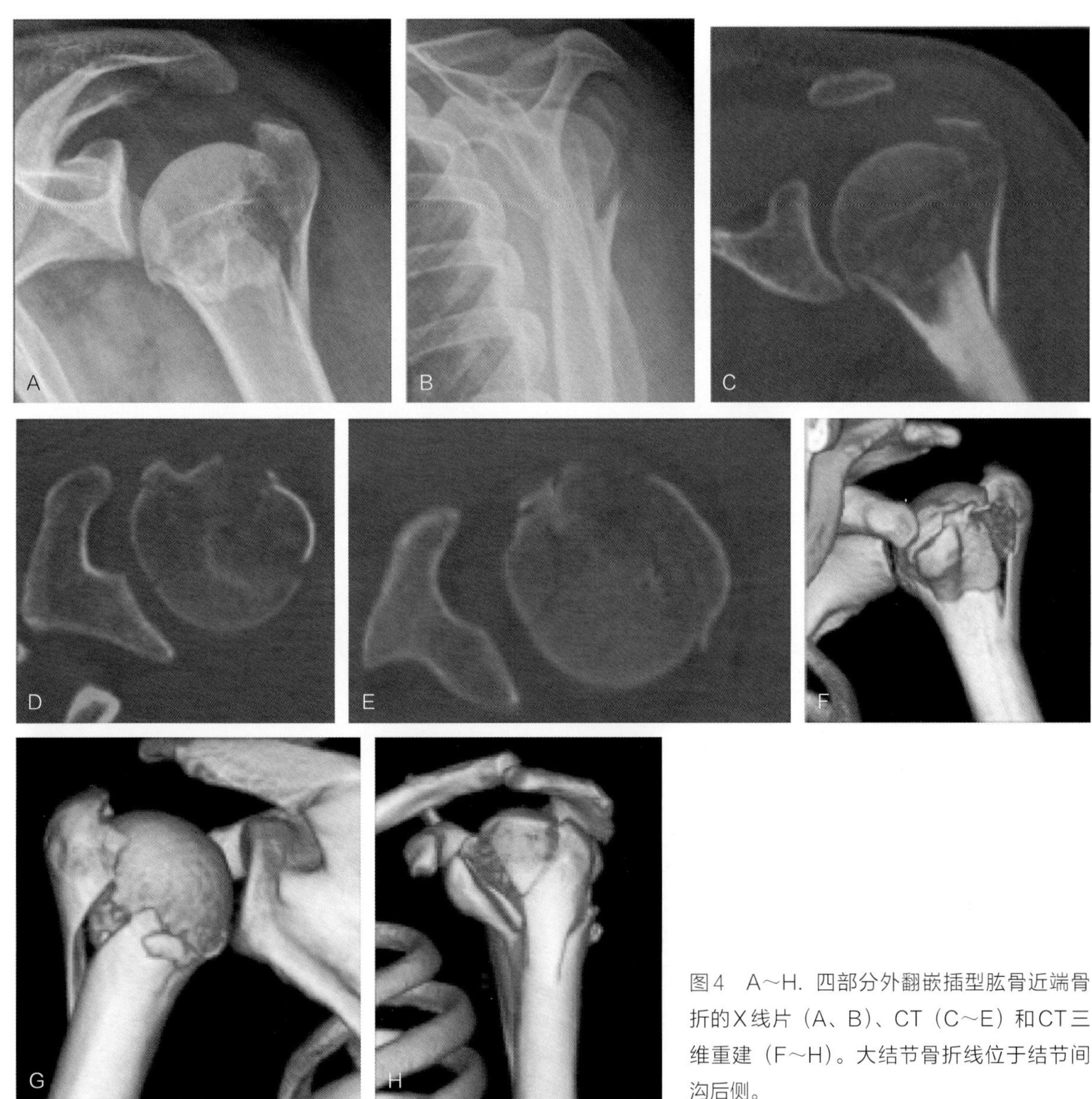

图4 A～H. 四部分外翻嵌插型肱骨近端骨折的X线片（A、B）、CT（C～E）和CT三维重建（F～H）。大结节骨折线位于结节间沟后侧。

- 术前准备：
  - 肩关节手术床、透视机和有经验的放射科技术员。
  - 理解学习曲线（手术医生应具备足够的二部分和三部分骨折的髓内钉手术经验后，才可尝试做四部分骨折的髓内钉手术）。
  - 在治疗复杂骨折时，如果决定肩关节置换术是最佳的治疗方法，需事先取得患者的同意，同时准备合适的假体。
- 禁忌证：肱骨头劈裂型骨折，骨折碎块没有软组织附着并发生移位。

术前计划

- 髓内钉治疗肱骨近端骨折成功的关键在于手术步骤和术中透视的良好配合。
- 患者应置于可透X线的手术床上，便于行微创手术。
- 入钉位置错误会引起手术过程中一系列不可避免的问题。
- 手术医生是否严格按照手术步骤操作十分关键。

体位

- 手术台上患者的体位应方便进行肩关节正位透视和过顶的腋窝轴位透视。
- 患者取仰卧沙滩椅体位，肘关节屈曲90°，置于可透X线的手术床上，倾斜60°～70°。C臂机置于手术床的非手术侧以便于肱骨近端的手术操作（图5）。
- 将一垫子置于手术台上垫高患者的肩部，使得患者的肩关节可以伸展。肩关节的伸展有助于暴露肱骨头的进钉点。

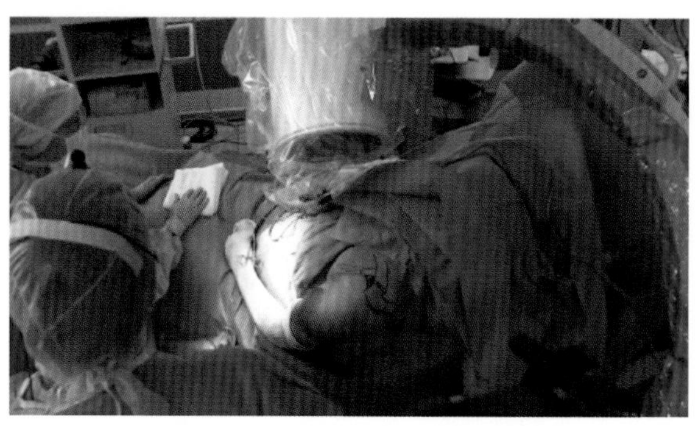

图5 患者体位要注意方便C臂机置入透视。

入路

- 不同类型的肱骨近端骨折(二部分、三部分、四部分)有各自的病理生理学特征及并发症。手术技术也要有相应的变化。三维CT扫描有助于观察骨折的具体几何形态,有助于术前计划的制订。
- 根据骨折类型及术者的偏爱,可以选择三种不同的入路。
  - 经皮入路是通过肩上部约1 cm的切口进入,钝性分离三角肌和冈上肌,常被用来治疗不需要复位固定结节的二部分骨折。
  - 肩峰下经三角肌入路需要剥离三角肌在肩峰前侧的止点来暴露肩袖,常被用来处理累及大结节的骨折。
  - 经三角肌胸大肌间隙入路需要将前侧三角肌拉开以暴露肩袖,常被用来处理累及小结节的三部分骨折。
- 本章将介绍如何通过肩峰下三角肌入路固定外翻嵌插型的四部分骨折以及经皮入路处理二部分骨折。这些技术几乎适用于所有的三部分骨折,包括累及单个结节的类型。
- 对于所有的入路来讲,直髓内钉要么经过冈上肌纤维,要么经过肩袖间隙居中置入。在透视监控下,利用尖锥和扩孔钻开口。如果结节间沟骨折,肱二头肌长头腱要固定,避免术后的疼痛和僵硬。

TECHNIQUES

上方经三角肌入路——外翻嵌插型四部分骨折

- 沿Langer线做一军刀样切口,暴露三角肌前束和中间束间隙(技术图1A),该间隙正好位于肩峰前缘外侧。
- 肩关节轻度外展,放松三角肌,分离三角肌前束和中间束肌纤维;肩峰前侧利用摆锯和骨刀截骨暴露进钉位置,有利于后续操作;三角肌分离不超过肩峰远端4 cm,以免损伤腋神经;军刀样切口避免了三角肌向远端的撕裂;Gelpi自动牵开器有助于暴露(技术图1B)。
- Hohmann拉钩置于喙突处增加暴露,切除肩峰下滑囊,暴露大小结节及肱骨头骨折块。注意保护三角肌筋膜下组织,避免损伤腋神经及其分支(技术图1C)。
- 确定骨折位置后,如果有需要,可以纵行切开肩袖纤维以暴露头部骨折块(技术图1D)。
- 找到肱二头肌腱,并将其固定在覆盖的软组织上。肱二头肌腱有可能卡压在骨折块间。缝线缝合悬吊切开的肩袖有利于暴露和复位骨折(技术图1E)。
- 利用斯式针或者类似的牵开器松解骨块,抬高头部骨折块,纠正外翻。也可以使用顶棒将肱骨头从外翻位抬起(技术图1F)。
- 通过牵拉缝合在冈上肌和肩胛下肌上的缝线,"关书样"闭合大小结节,帮助支撑肱骨头的复位;触诊确认骨折线已经对合;点式复位钳维持复位;克氏针穿入主钉通道后的肱骨头中,稳定肱骨头的复位(技术图1G)。
- 沿着肱骨干纵轴,在肱骨头上利用尖锥旋转开口。开口位于结节间沟后侧,肩袖止点内侧。该部位的关节软骨并不形成关节,且可以保护肩袖止点。开口后,置入导针并通过透视确认(技术图1H)。

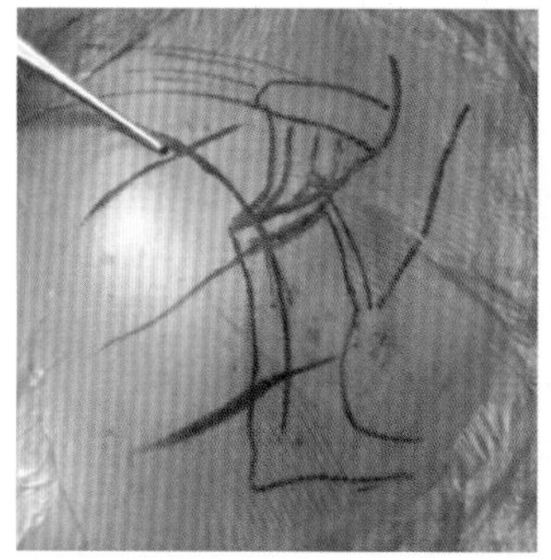

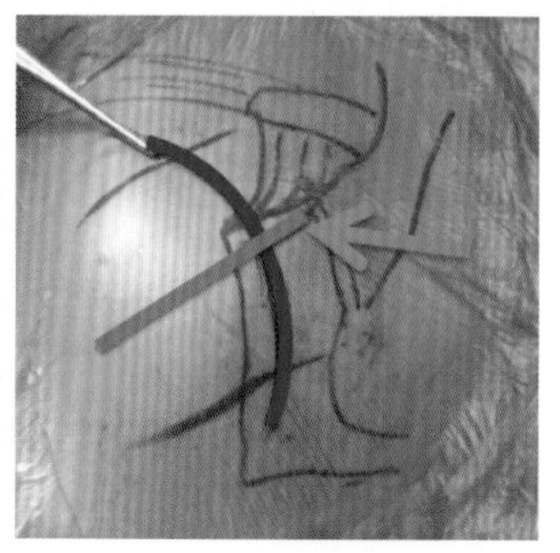

技术图1 A. 上方经三角肌入路切口已被标记出来。沿Langer线做一军刀样切口(红色弧线),暴露三角肌前束和中间束间隙(绿色线)。蓝色箭头为肩峰截骨位置,以便最后的三角肌修复。

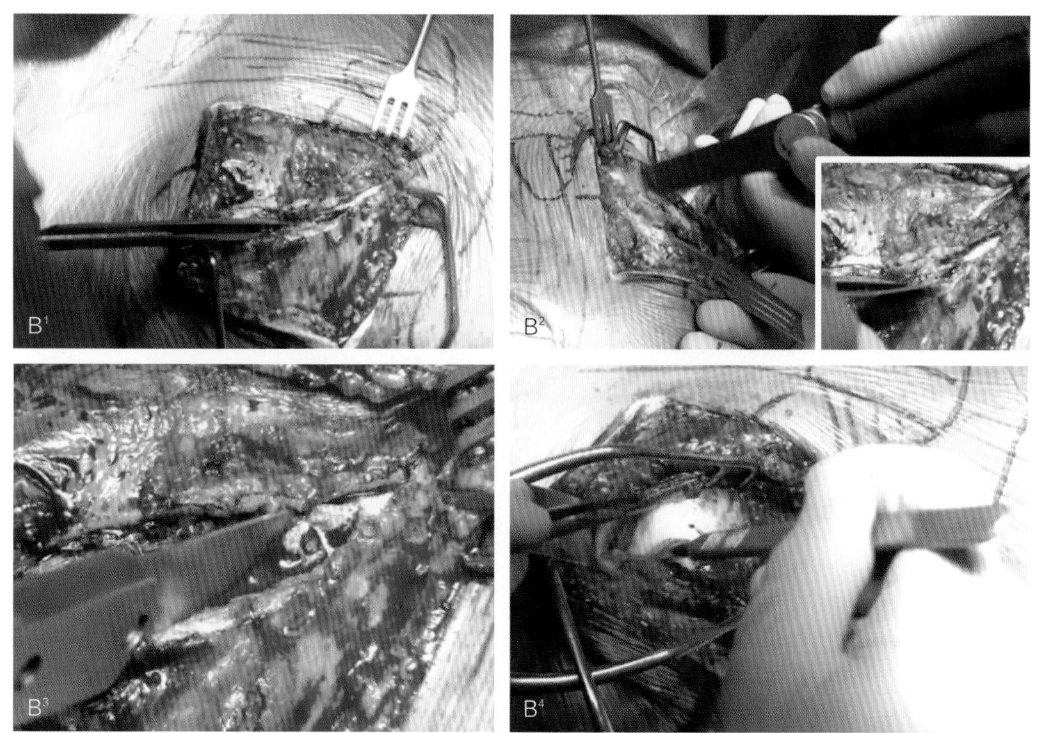

技术图1（续）　B1. 分离三角肌纤维前束和中间束。B2、B3. 摆锯（B2）和骨刀（B3）肩峰前侧截骨。B4. 三角肌分离不超过肩峰远端4 cm，以免损伤腋神经。

- 移去尖锥，近端进一步扩孔以允许髓内钉置入。扩孔钻仅适用于肱骨近端的开口。主钉连接在装配架导向器的刻度处，置入髓内钉，主钉顶点低于肱骨头。在夹具外侧置入一根克氏针确保进入的深度合适，通过C臂机透视确认（技术图1I）。
- 检查肱骨头的倾斜角度与大小结节的关系。这一过程通过一个连接与前臂对齐的导向架完成（技术图1J）。
- 此时，置入远端的锁钉，使髓内钉固定在髓腔合适的位置，髓内钉顶点低于关节软骨。校准钻头通过安装在导架上的套管，确保钻入的方向和位置正确，以防损伤神经血管组织。近侧皮质钻透后，对侧皮质可以通过钻头的敲击来感触。穿过对侧皮质后，进行测深。通过套筒拧入螺钉。锁钉一旦穿过主钉，聚乙烯锁定装置会“感知”并与其啮合（技术图1K）。第二枚骨干部螺钉以相同方式置入。

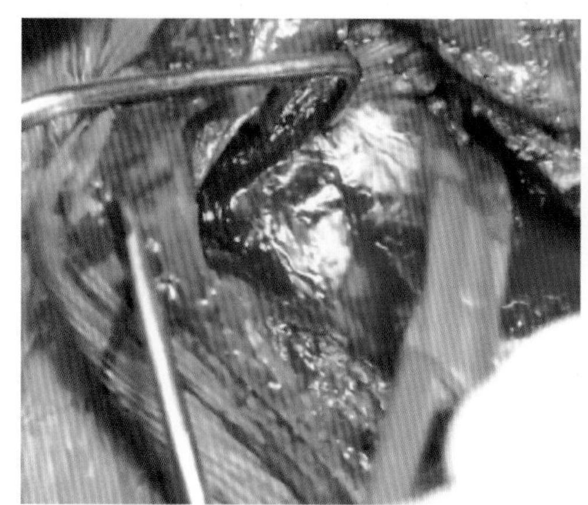
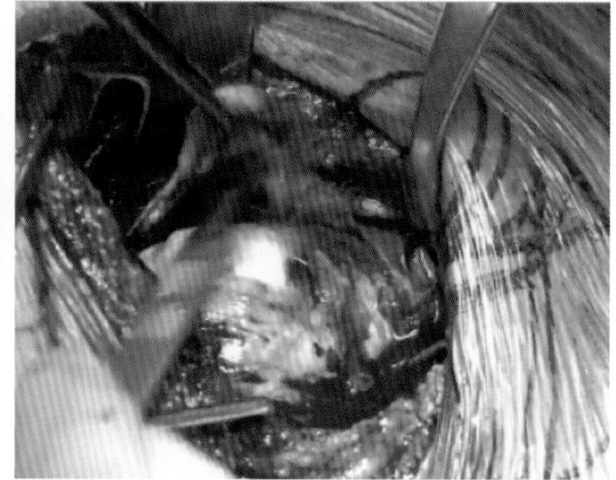

技术图1（续）　C. 切除肩峰下滑囊，暴露骨折。注意保护三角肌筋膜下组织，避免损伤腋神经及其分支。

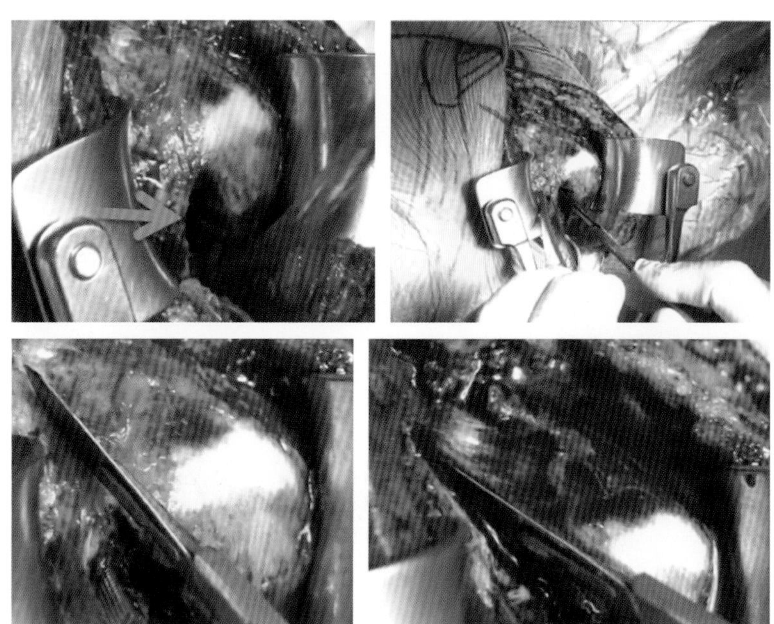

技术图1（续）　D. 滑囊切除后，可以看到骨折位置（蓝色箭头）。纵行切开肩袖纤维。骨折血肿被清除。

- 然后，可以置入近端的大结节螺钉。再次通过导向套筒置入套管针，直达骨皮质。对外层套筒施压，若已抵住骨皮质，则可以看到内套管针“回退”。这样可以确保钻头套筒直接抵住骨皮质。钻透外面的皮质。对侧的皮质无需穿透，因为锁钉会被主钉的锁定装置固定。这样可以确保锁钉不会误穿出肱骨头。在钻头到达主钉后，就可以置入大小合适的螺钉了。肱骨大结节处可以置入1或2枚螺钉固定（技术图1L）。
- 小结节螺钉以相同的方式置入，完成固定。前臂内旋和外旋，通过透视确定螺钉的位置（技术图1M）。
- 最后，缝合肩袖。肱骨头上的孔可以用纤维软骨覆盖，且不会与关节盂形成关节。修复肩峰截骨和劈开的三角肌，常规关闭切口（技术图1N）。

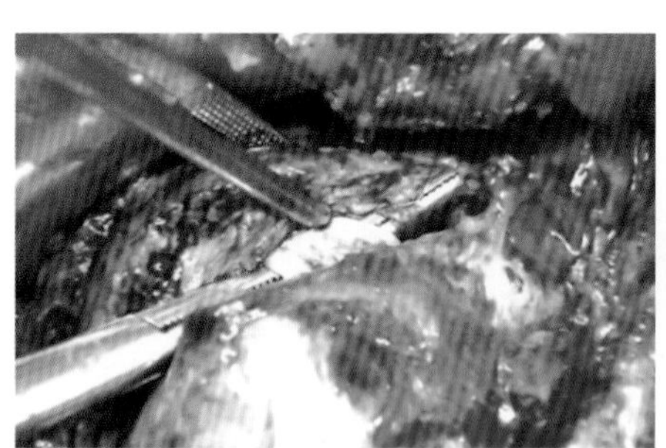

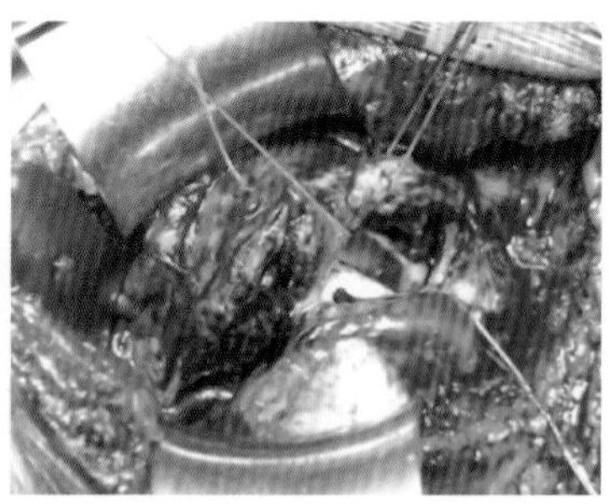

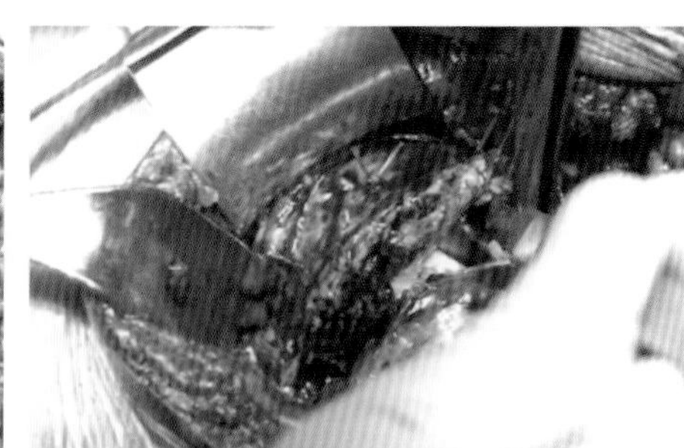

技术图1（续）　E. 找到肱二头肌腱，并将其固定在覆盖的软组织上。缝线缝合悬吊切开的肩袖有利于暴露和复位骨折。

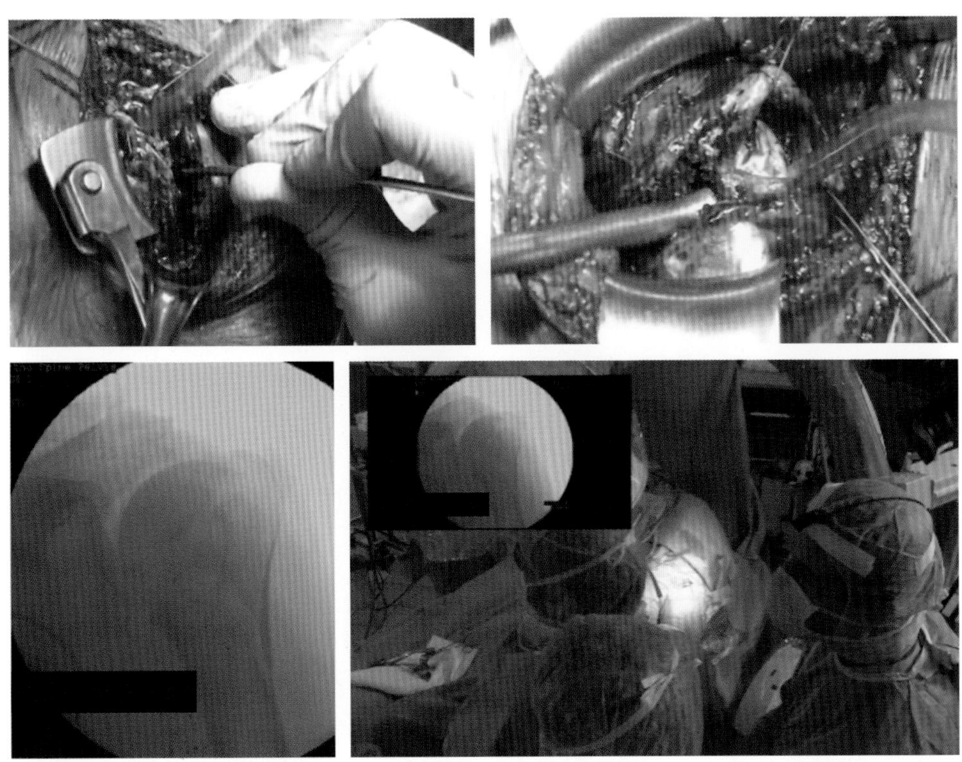

技术图1（续）　F．利用斯式针松解抬高骨折块，复位肱骨头。也可以使用顶棒将进一步辅助复位。透视确定复位情况。

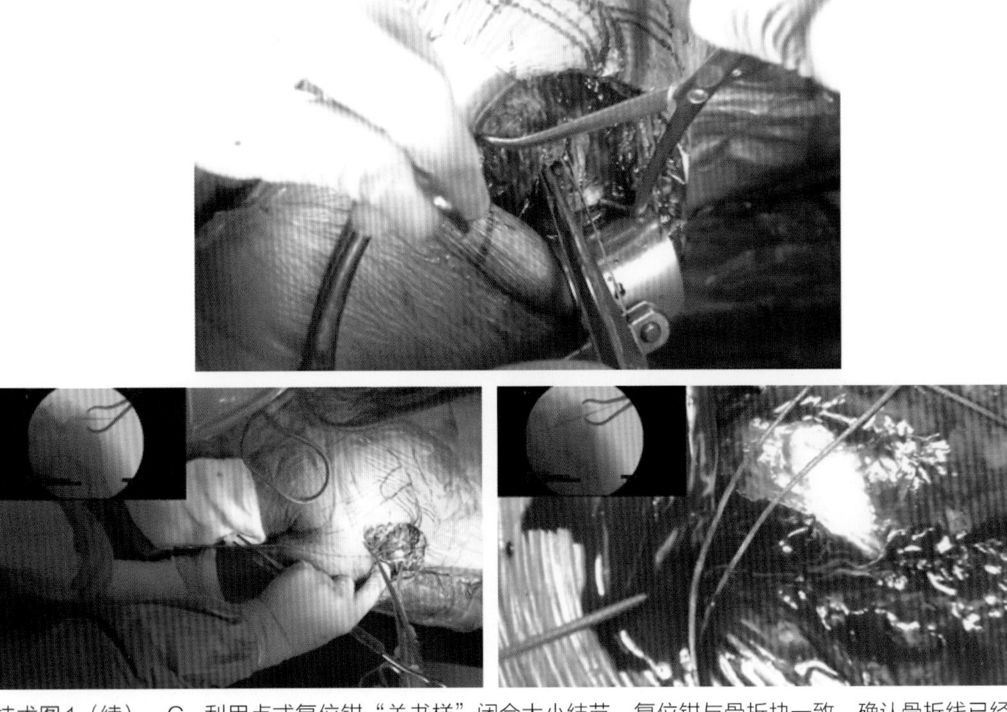

技术图1（续）　G．利用点式复位钳“关书样”闭合大小结节，复位钳与骨折块一致，确认骨折线已经对合；克氏针穿入主钉通道后的肱骨头中，稳定肱骨头的复位。

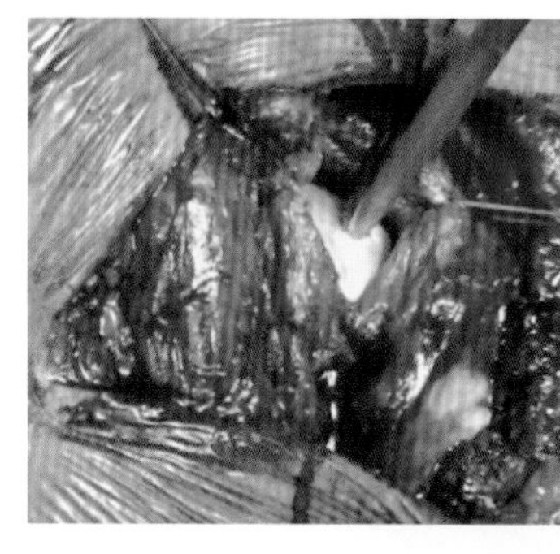
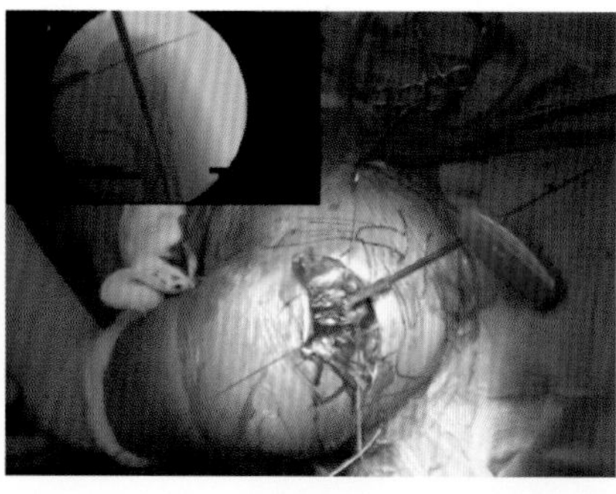

技术图 1（续） H. 沿着肱骨干纵轴，在肱骨头上利用尖锥旋转开口。开口后，通过尖锥置入导针并通过透视确认。

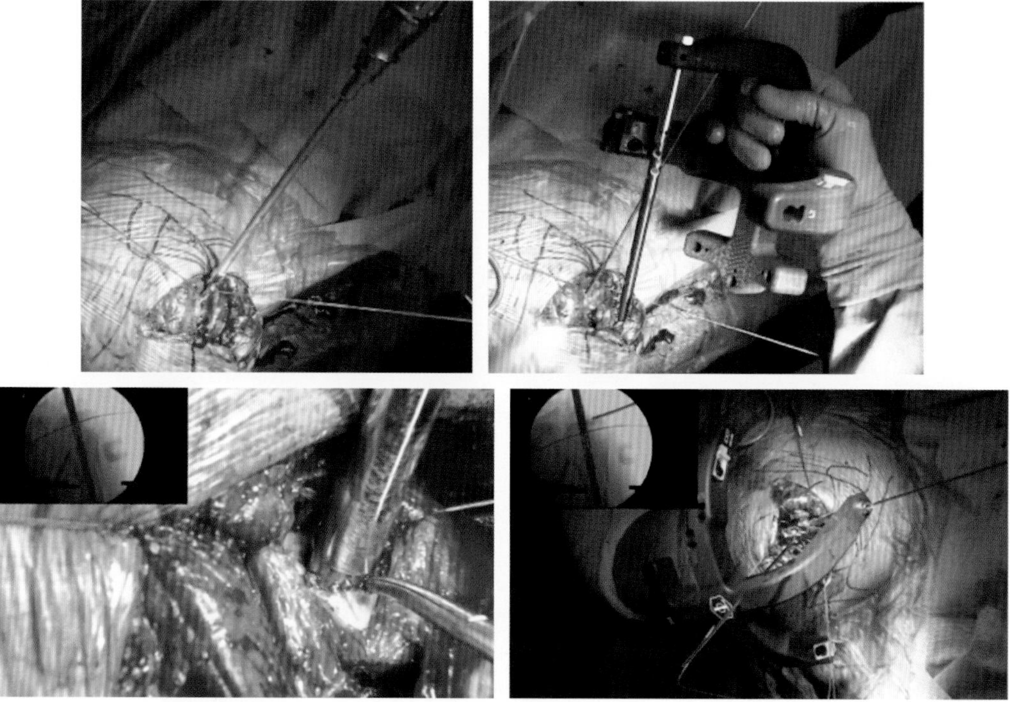

技术图 1（续） I. 移去尖锥，近端进一步扩孔以允许髓内钉置入。主钉连接在装配架导向器的刻度处，置入髓内钉，主钉顶点低于肱骨头。在夹具外侧置入一根克氏针确保进入的深度合适，通过 C 臂机透视确认。

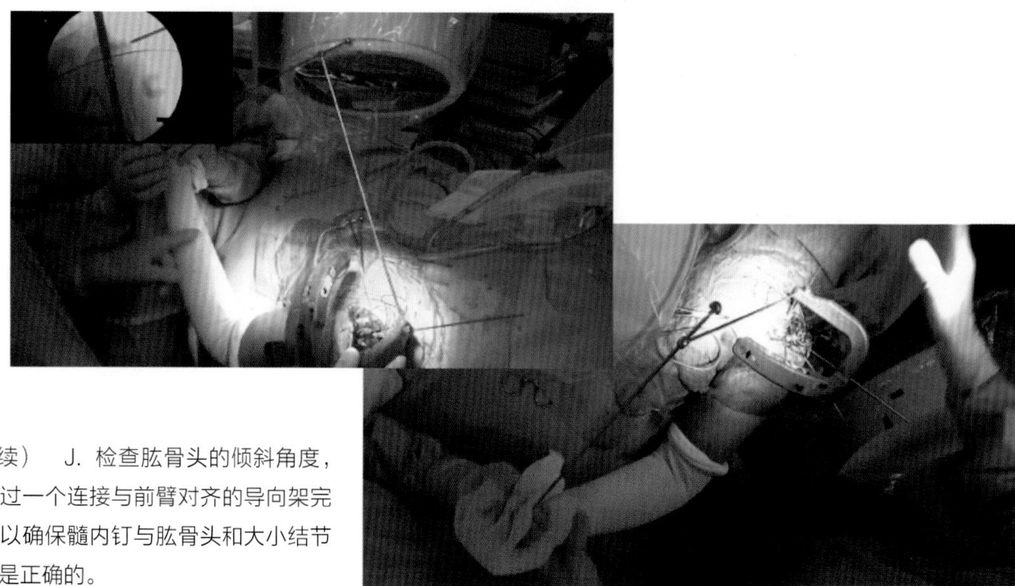

技术图 1（续） J. 检查肱骨头的倾斜角度，这一过程通过一个连接与前臂对齐的导向架完成。这样可以确保髓内钉与肱骨头和大小结节的位置关系是正确的。

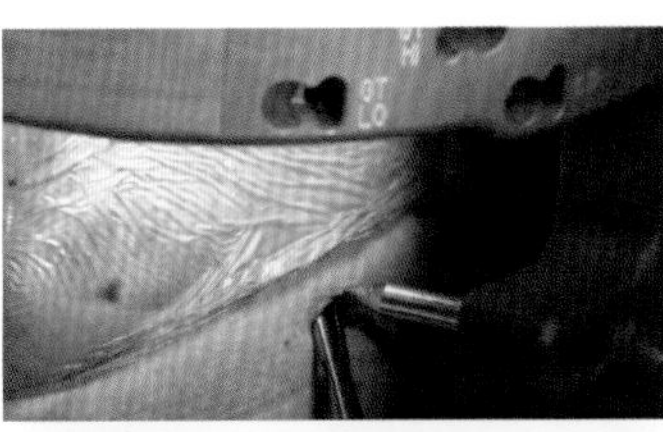

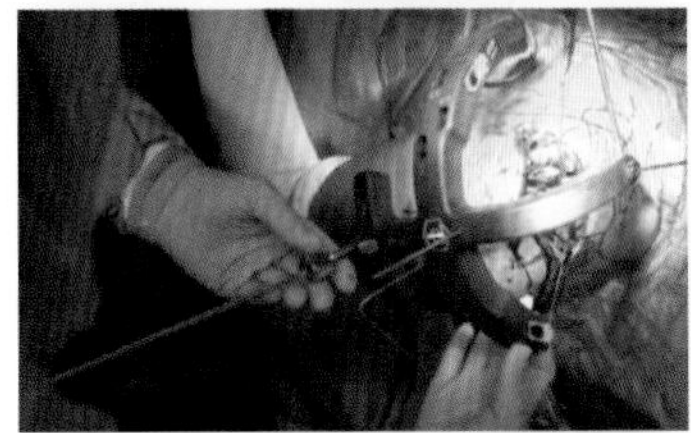

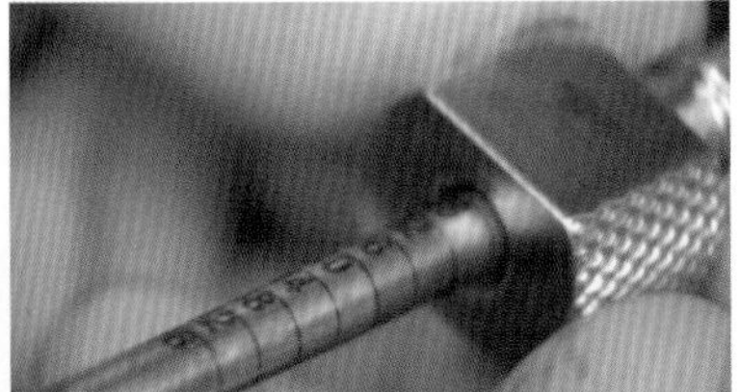

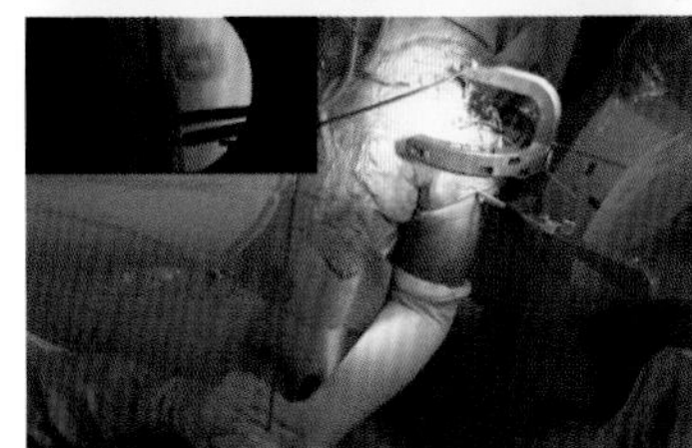

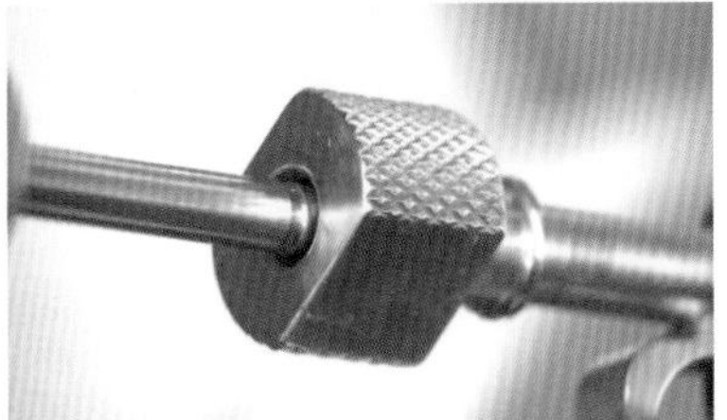

技术图1（续）　K. 首先置入远端的锁钉，固定髓内钉在髓腔内的位置，校准钻头通过套管钻入，并在穿过对侧皮质后进行测深。钻透对侧皮质前可以通过钻头的敲击来感触，以确保测深准确。通过套筒拧入螺钉，该处也有刻度线确保进深准确。锁钉一旦穿过主钉，聚乙烯锁定装置会“感知”并与其啮合。

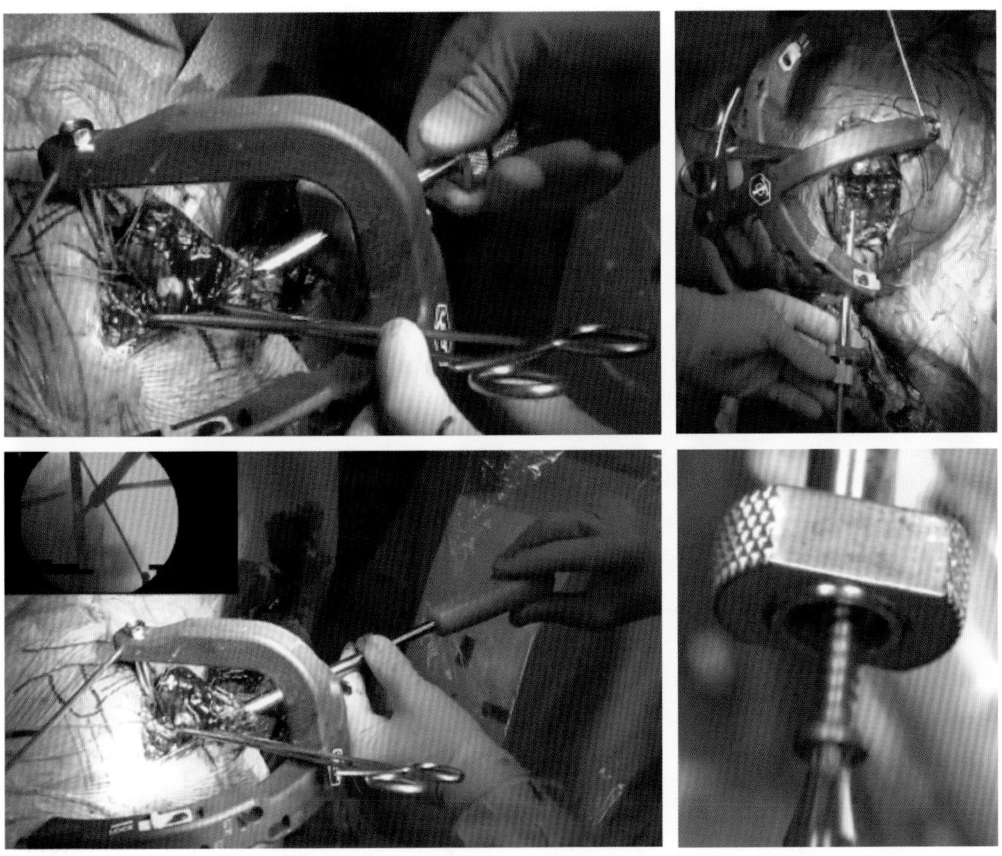

技术图1（续）　L. 然后，置入近端的大结节螺钉。皮肤切口可以牵开一些，避免额外做切口。前方皮质再次钻孔并通过套筒置入螺钉。

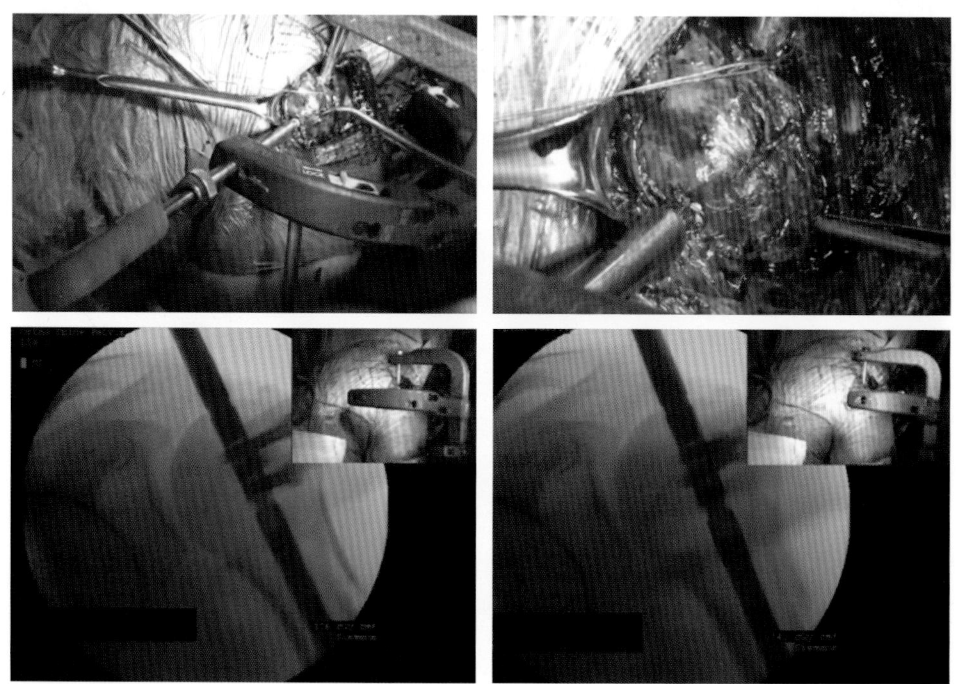

技术图1（续） M. 小结节螺钉以相同的方式置入，完成固定。前臂内旋和外旋，通过透视确定螺钉的位置。

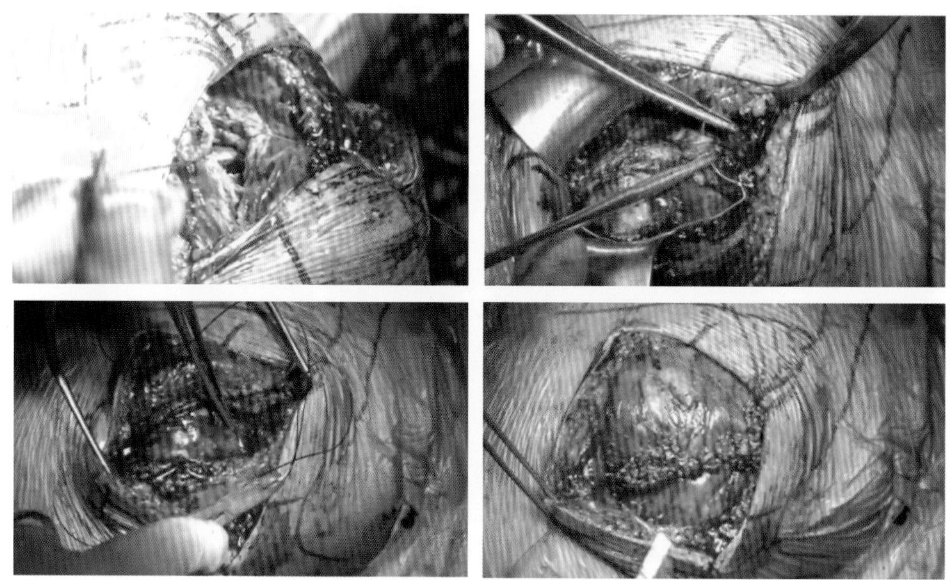

技术图1（续） N. 最后，缝合肩袖。肩袖切口下方是肱骨头的开口，髓内钉就位于其下方。修复肩峰截骨和劈开的三角肌，常规关闭切口。

上方经三角肌入路——大结节旋转不良的三部分骨折

- 在三部分（大结节）骨折中，由于大结节撕脱骨折，失去了冈下肌和小圆肌的平衡作用，在肩胛下肌的牵拉下，肱骨头骨折块内旋，肱骨干向前内侧移位。
- 主要的目标是旋转复位并固定大结节，将三部分骨折转变为二部分骨折。
- "旋转"技术可以在髓内钉置入之前或之后完成。
- 髓内钉置入前，通过缝线控制肱骨头、小结节和大结节骨折块，分别与肩胛下肌、冈上肌和冈下肌相连（技术图2A）。
- 或者，可以先置入髓内钉，内旋的肱骨头骨折块可以通过肩胛下肌的缝线或者骨钩来纠正。

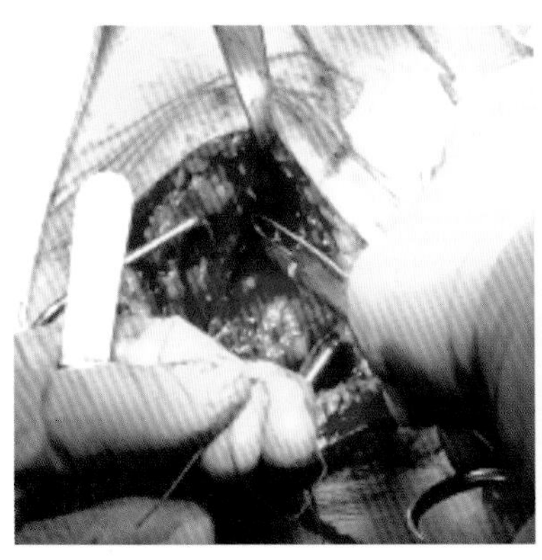
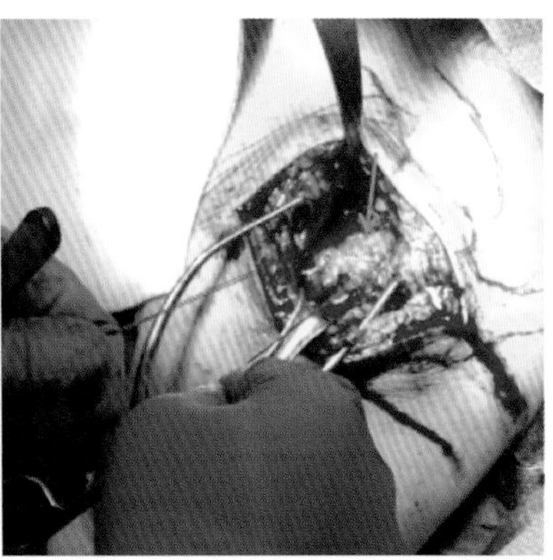

技术图2 A. 三部分骨折在髓内钉置入前，通过缝线悬吊肩袖纠正旋转。大小结节缝线悬吊并操作复位（蓝色箭头是小结节及头部骨折块和大结节之间的复位）。或者，可以先置入髓内钉，通过骨钩或者斯式针将大结节复位到髓内钉上，并螺钉固定，将三部分骨折转变为二部分的外科颈骨折。骨折端的加压通过撞击肘部来获得，然后再置入远端的两枚锁钉。

- 旋转纠正后，合适大小的髓内钉在内旋位置置入，前方螺钉置入小结节（技术图2B）。
- 小结节和肱骨头通过髓内钉重建，干骺端骨折通过外部的夹具外旋纠正，大结节通过冈下肌缝线或者弯钩来复位。
- 一旦复位完成，通过螺钉固定，将三部分骨折转变为二部分的外科颈骨折。
- 外科颈骨折通过旋转髓内钉与中立位的前臂位线一致来复位。最后骨折端的加压通过撞击肘部来获得，再置入远端的两枚锁钉。

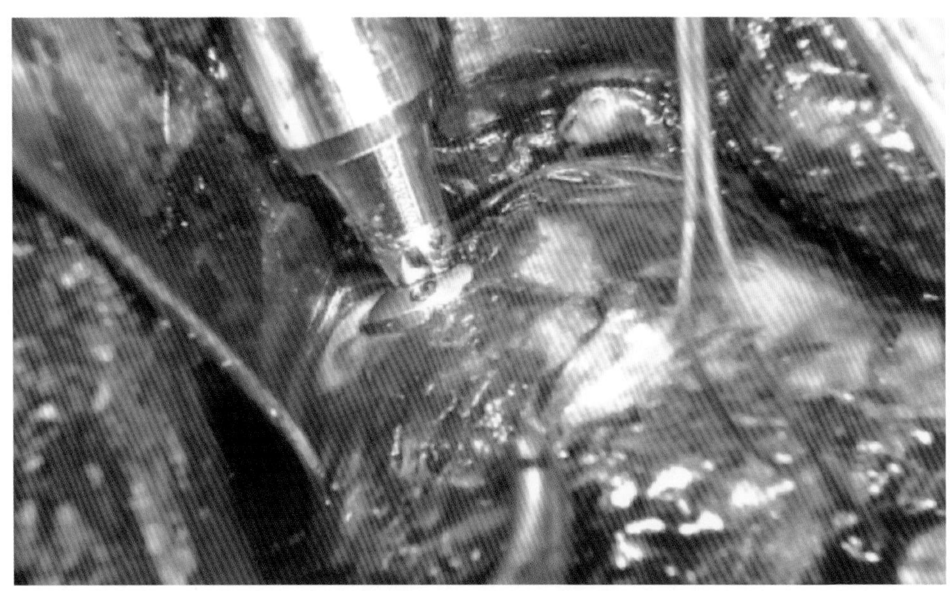

技术图2（续） B. 小结节处置入螺钉固定，缝线悬吊大结节并将其与小结节复位。或者利用骨钩来完成。

经皮入路——二部分（外科颈）骨折

- 二部分（外科颈）骨折中，干骺端的方向是可定位，并且因为内旋和外旋肌群的附着而保持平衡，所以有一个固定的位置。骨干部向内侧移位（由于胸大肌、背阔肌和大圆肌的内侧牵拉），处于内旋状态（因为前臂常常被腹部支撑）（技术图3A）。
- 二部分（外科颈）骨折常见且可以预期到的两大并发症是：
    - 当近端和远端锁钉时，若前臂处于内旋位，由于减小了肱骨的后倾，而导致外旋，这样往往会导致旋转畸形愈合。
        - 通过使用之前描述的外架导向装置来避免发生。

TECHNIQUES

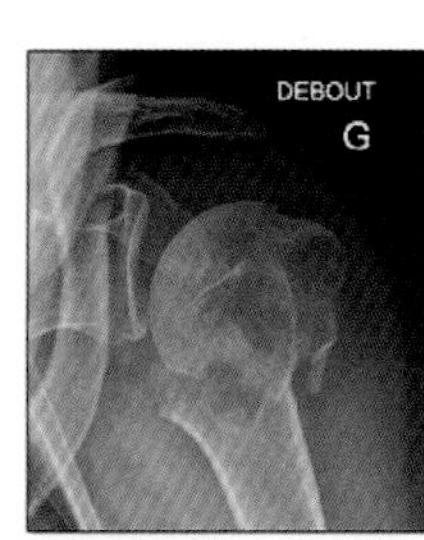

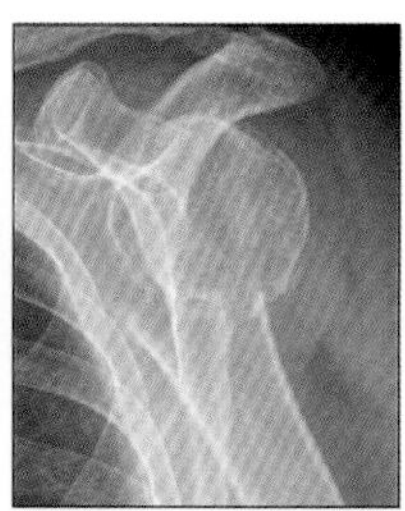
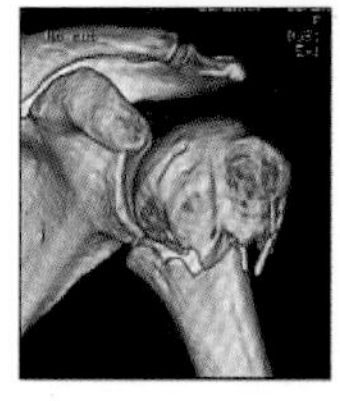
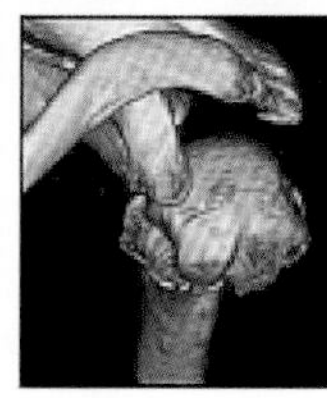
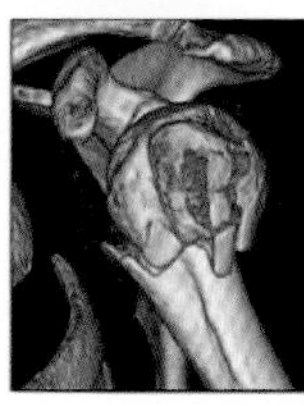

技术图3 A. 二部分外科颈骨折。骨干相对于头部骨折块内侧移位。该病例的肱骨头骨折轻微内翻成角。

- 骨折端的持续分离会导致外科颈不愈合。
  - 利用回敲技术来避免：远端锁定后，回敲可以使骨折端加压，从而避免骨不连。
- 经皮技术的透视方式与之前四部分骨折中介绍的一样。
- 经皮技术的进针点要么在肩锁关节前，要么在其后。当肱骨头骨折块内翻成角可以偏后或者从“Nevasier”进针（技术图3B）。
- 透视下利用穿刺针定位进针点后，做一个合适的切口，以便于最后髓内钉的置入。钝头组织镊分离肌纤维至肱骨头。避免损伤进针点外侧的腱性组织。前臂处于旋转中立位，以便于旋转力线的确定（技术图3C）。
- 尖锥开口并旋转进入肱骨头。然后利用尖锥操纵头部骨折块，以方便导针进入。导针通过尖锥进入，透视再次确认尖锥和导针的位置（技术图3D）。
- 筒状绞刀近端扩开，置入连接夹具的髓内钉。夹具外侧置入克氏针，透视下确认髓内钉置入深度。置入深度要比三部分和四部分骨折更深一点，为回敲留有空间。克氏针的位置要低于肱骨头水平，确保合适的置入深度（技术图3E）。
- 骨干部分的骨折独立于头部骨折块，会发生旋转。为了获得正确的复位，利用连接的外架力线干来辅助复位头部与骨干部，再次通过透视来确定。远端套管置入，校准钻头钻孔，置入静力锁定螺钉，透视确认（技术图3F）。动力锁定一般不需要，因为上肢很少会有压缩应力，一般分离的趋势更大（与股骨和胫骨相比）。这个可能在一定程度上是术后骨不连的原因。
- 第二枚螺钉能够保证髓内钉在干部居中。远端螺钉置入后，可以使用“回敲”技术使骨折断端加压。导向器上沟槽的顶部与肱骨头的顶部保持同一水平，并确认骨折端的加压情况。加压大概10 mm。加压过程中，外架力线干可以纠正旋转（技术图3G）。
- 然后，首先用与之前介绍的相同的方法置入结节螺钉，并透视确认。再次使用力线杆确保近端骨折块没有移位，一旦有一枚螺钉锁定，旋转就被固定了。通常对于二部分骨折，一枚螺钉就够了，但第二枚螺钉也会常常置入。透视可以确定螺钉的置入情况（技术图3H）。
- 移除近端导向器，最后通过透视确认骨折端加压和整个肱骨的旋转情况。这些都可以在“动态”透视下完成（技术图3I）。常规关闭伤口。

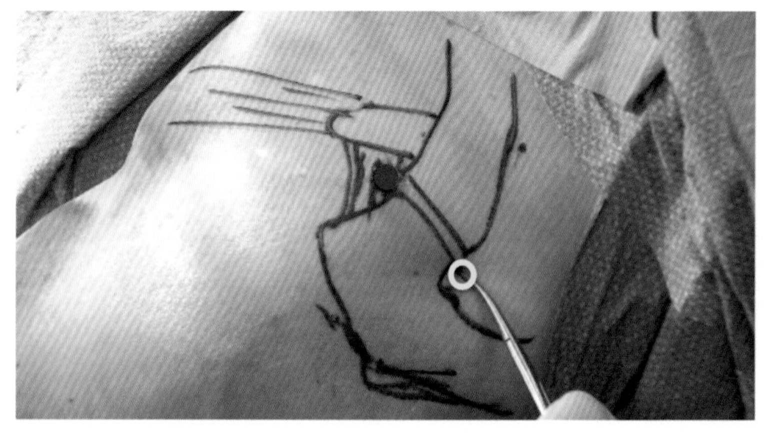

技术图3（续） B. 经皮技术的进针点可以在肩锁关节前方（红点）或者其后（黄圈）。该病例肱骨头骨折块内翻成角可以偏后或者从“Nevasier”进针。

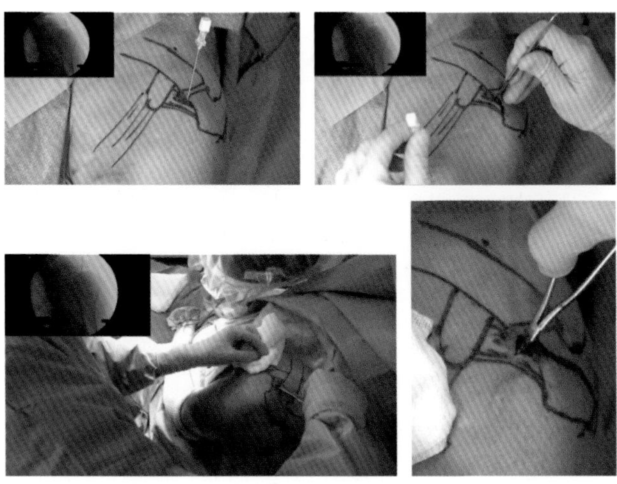

技术图3（续）　C. 透视下利用穿刺针定位进针点在大结节内侧。做一个合适的切口，以便尖锥和髓内钉进入。钝性分离肌纤维至肱骨头。Kelly钳分开切口。在这一步骤中，手臂的位置在患者的旁边。

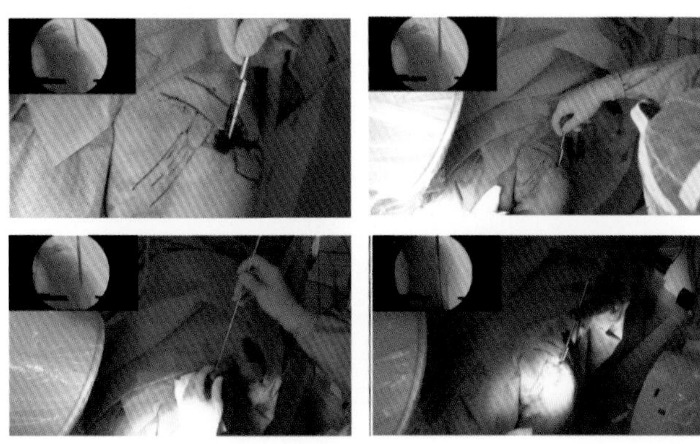

技术图3（续）　D. 尖锥开口并旋转进入肱骨头。利用尖锥操纵头部骨折块，以方便导针进入。透视确认尖锥和导针的位置。

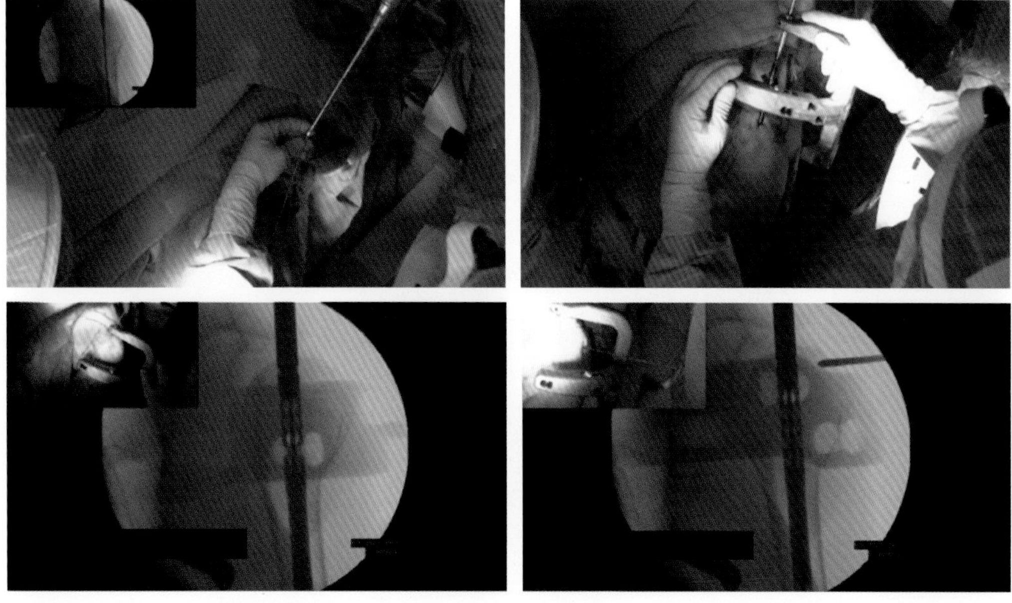

技术图3（续）　E. 筒状绞刀近端扩开，置入连接夹具的髓内钉。夹具外侧置入克氏针，透视下确认髓内钉置入深度。克氏针的位置要低于肱骨头水平。当需要加压时，髓内钉需要在关节软骨下约10 mm埋头。

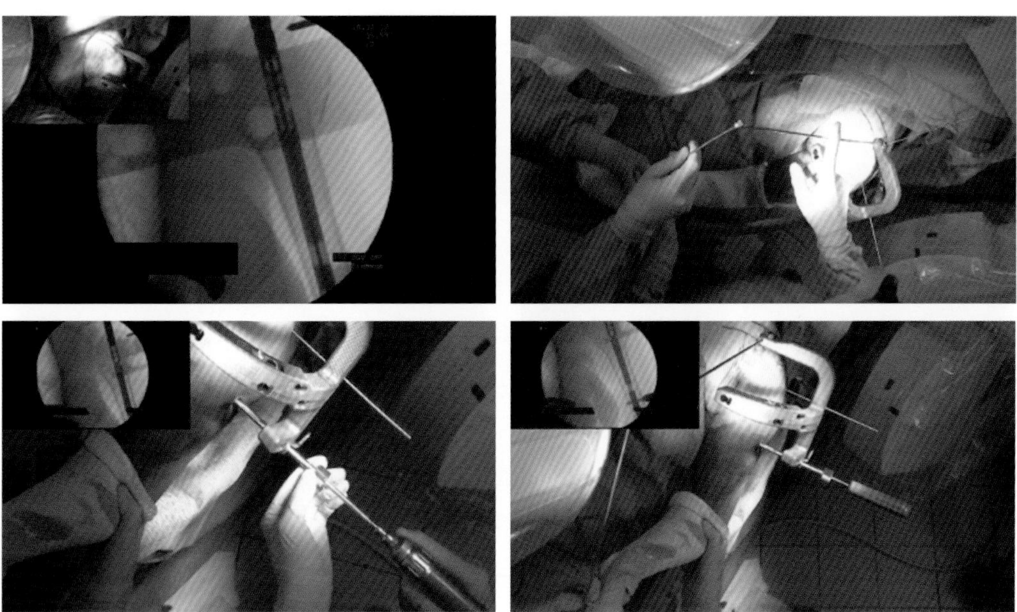

技术图3（续） F. 在四部分骨折中，骨干部分的骨折独立于头部骨折块，会发生旋转。为了获得正确的复位，利用连接的外架力线干来辅助复位头部与骨干部，再次通过透视来确定。远端套管置入，校准钻头钻孔，置入锁定螺钉，透视确认。

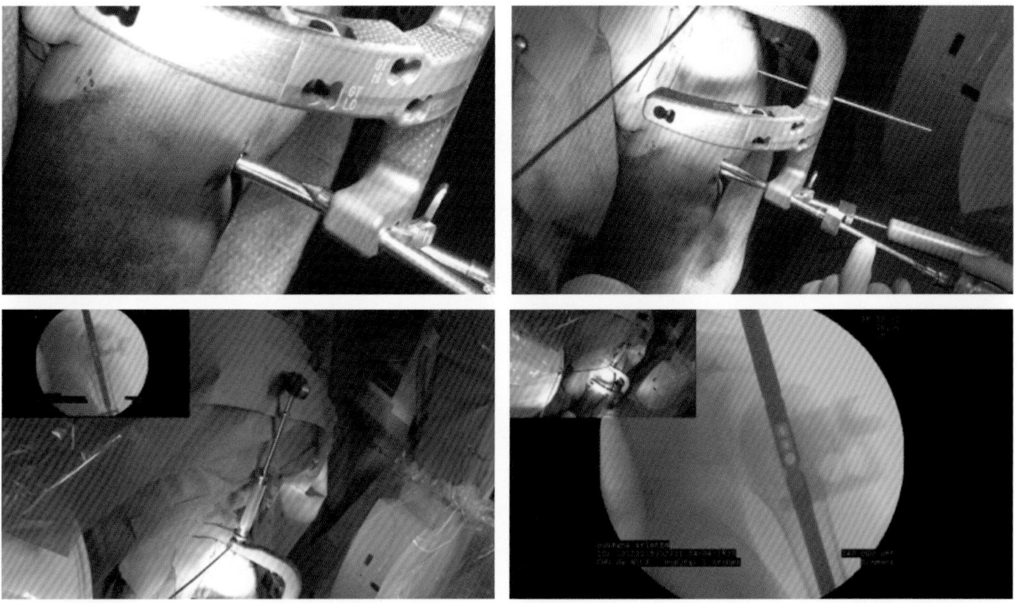

技术图3（续） G. 第二枚螺钉能够保证髓内钉在干部居中。远端螺钉置入后，可以使用“回敲”技术使骨折断端加压。导向器上沟槽的顶部与肱骨头的顶部保持同一水平，并确认骨折端的加压情况。

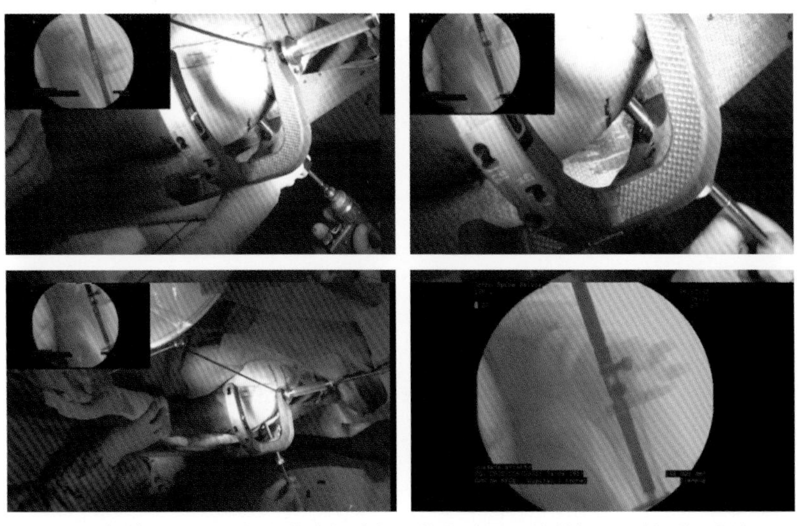

技术图3（续） H. 用与之前介绍的相同的方法置入结节螺钉，并透视确认。再次使用力线杆确保近端骨折块没有移位，一旦有一枚螺钉锁定，旋转就被固定了。透视可以确定螺钉的置入情况。

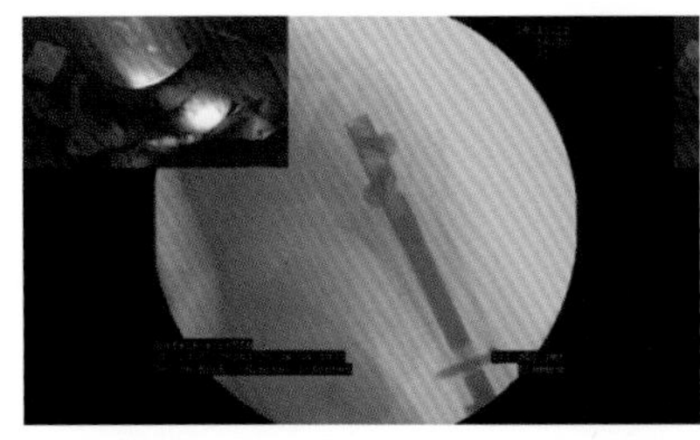

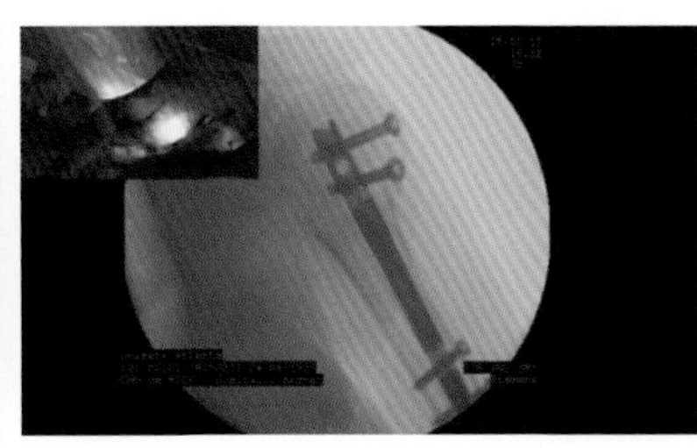

技术图3（续） I. 最后通过透视确认骨折端加压和整个肱骨的旋转情况。

要点与失误防范

适应证	• 肱骨近端二部分骨折 • 肱骨近端三部分骨折 • 部分肱骨近端四部分骨折
术前准备	• 肩关节手术床、透视机和有经验的放射科技术人员 • 意识到这项技术存在学习曲线 • 备选方案：对于复杂骨折的治疗，行半肩关节置换或者反肩置换之前需要征得患者同意并备有合适的假体
禁忌证	• 股骨头劈裂型骨折，骨折碎块没有软组织附着并发生移位
体位	• 沙滩椅位便于透视
复位技术	• 四部分骨折的骨折块比较分散，没有压缩，需要复位并用克氏针将其固定在关节盂上来维持 • 三部分骨折可以通过缝线或者骨钩来复位维持，纠正旋转并转化为二部分骨折 • 肩关节正交视图
髓内钉进针点	• 髓内钉进针点选择错误将不可避免地对手术其余步骤带来麻烦
交锁螺钉拧入	• 钻孔时使用导向套管防止腋神经和肱二头肌长头腱损伤
定位	• 外架力线杆辅助维持固有的旋转以及干骺端与骨干骨块之间正确的位置
失误防范	• 当近端和远端锁钉时，若前臂处于内旋位，由于减小了肱骨的后倾而导致外旋，这样往往会导致旋转畸形愈合 • 骨折端的持续分离会导致肱骨外科颈不愈合，二部分骨折在近端锁定前，应进行骨折端加压 • 这两种并发症可以避免： ○ 使用外部的力线导向装置 ○ 回敲技术：远端锁定后，回敲可以使骨折端加压，从而避免骨不连

术后处理

- 使用外展靠垫悬吊，保持肱骨近端旋转中立位和轻度外展位(放松肩袖和减小大结节的张力)3～4周。
- 可以立即进行轻度的肩关节钟摆样的活动以及手指、手腕和肘部的主动活动。
- 术后6～8周内，理疗师禁止前臂在侧方的外旋以及手在后侧的内旋活动。
- 术后4～6周允许肩关节活动范围内主动锻炼。鼓励游泳活动。

并发症

- 注意术中手术技巧、锁钉设计、正确的测量以及螺钉的定位可以有效地避免大部分的早期并发症。
- 早期。
  - 腋神经损伤。
  - 交锁螺钉穿入关节。
  - 复位不理想。
  - 感染。
- 后期。
  - 骨不连。
  - 创伤性关节炎。
  - 肱骨头缺血性坏死。
  - 内固定物突出。

（程萌旗　译，王磊　审校）

参考文献

[1] Bigliani LU, Flatow EL, Pollock RG. Fractures of the proximal humerus. In: Rockwood CA, Green DP, Bucholz RW, et al, eds. Fractures in Adults. Philadelphia: Lippincott-Raven, 1996:1055-1107.

[2] Boileau P. Intramedullary nail for proximal humerus fractures: an old concept revisited. In: Shoulder Concepts 2010-Arthroscopy & Arthroplasty. Montpellier, France: Sauramps, 2010:201-223.

[3] Connor PM, Flatow EL. Complications of internal fixation of proximal humeral fractures. Instr Course Lect 1997;46:25-37.

[4] Darder A, Darder A Jr, Sanchis V, et al. Four-part displaced proximal humerus fractures: Operative treatment using Kirchner wires and a tension band. J Orthop Trauma 1993;7:497－505.

[5] Esser RD. Open reduction and fixation of three-and four part fractures of the proximal humerus. Clin Orthop Relat Res 1994;(299):244-251.

[6] Goldman RT, Koval KJ, Cuomo F, et al. Functional outcome after humeral head replacement for acute three- and four-part proximal humeral fractures. J Shoulder Elbow Surg 1995;4:81-86.

[7] Hawkins RJ, Switlyk P. Acute prosthetic replacement for severe fractures of the proximal humerus. Clin Orthop Relat Res 1993;(289): 156－160.

[8] Ko J, Yamamoto R. Surgical treatment of complex fracture of the proximal humerus. Clin Orthop Relat Res 1996;(327):225-237.

[9] Mouradian WH. Displaced proximal humeral fractures. Seven years' experience with a modified Zickel supracondylar device. Clin Orthop Relat Res 1986;(212):209-218.

[10] Nayak NK, Schickendantz MS, Regan WD, et al. Operative treatment of nonunion of surgical neck fractures of the humerus. Clin Orthop Relat Res 1995;(313):200-205.

[11] Neer CS II. Displaced proximal humeral fractures. I. Classification and evaluation. J Bone Joint Surg Am 1970;52(6):1077-1089.

[12] Neer CS II. Displaced proximal humeral fractures. II. Treatment of three-and four-part displacement. J Bone Joint Surg Am 1970;52(6):1090－1103.

[13] Norris TR. Fractures of the proximal humerus and dislocations of the shoulder. In: Browner BD, Jupiter JB, Levine AM, et al, eds. Skeletal Trauma: Fractures-Dislocations-Ligamentous Injuries. Philadelphia: WB Saunders, 1992:120-129.

[14] Riemer BL, D'Ambrosia RD, Kellam JF, et al. The anterior acromial approach for antegrade intramedullary nailing of the humeral diaphysis. Orthopaedics 1993;16:1219-1223.

[15] Robinson CM, Christie J. The two-part proximal humeral fracture: a review of operative treatment using two techniques. Injury 1993;24:123-125.

[16] Rush LV. Atlas of Rush Pin Technique: A System of Fracture Treatment. Meridian, MI: Bervion, 1955:166-167.

[17] Szyszkowitz R, Seggl W, Schleifer P, et al. Proximal humeral fractures: management techniques and expected results. Clin Orthop Relat Res 1993;(292):13-25.

[18] Weseley MS, Barenfeld PA, Eisenstein AL. Rush pin intramedullary fixation for fractures of the proximal humerus. J Trauma 1977;17:29-37.

[19] Wheeler DL, Colville MR. Biomechanical comparison of intramedullary and percutaneous pin fixation for proximal humeral fracture fixation. J Orthop Trauma 1997;11:363-367.

[20] Yano S, Takamura S, Kobayashi I, et al. Use of the spiral pin for fracture of the humeral neck. J Orthop Science 1981;55:1607-1619.

第31章 肱骨近端骨折半肩关节置换

Hemiarthroplasty for Proximal Humerus Fractures

Kamal I. Bohsali, Michael A. Wirth, and Steven B. Lippitt

定义

- 肱骨近端骨折是累及大结节、小结节、关节面及肱骨干近端的单处或多处骨折。
- 总的来说，肱骨近端骨折占所有骨折的4%～5%[2,8,11,13]。

解剖

- 肱骨近端包括4个部分：大结节、小结节、肱骨头关节面及肱骨干（图1）。
- 肱骨头关节面最高点比大结节顶点平均高出8 mm[18]。肱骨头后倾角度平均为29.8°(10°～55°)[18,23]。
- 结节间沟位于大小结节之间，形成通道，容纳肱二头肌长头腱，其起自关节内，走行于上臂远端。
- 大小结节与关节内的肱骨部分于解剖颈处结合。大结节有3个面，分别有冈上肌、冈下肌及小圆肌腱的附着；小结节则仅有1个面，有肩胛下肌腱附着。
- 三角肌、胸大肌及背阔肌均附着于肱骨外科颈远端。这些附着于肱骨近端肌肉的牵拉产生的变形力致肱骨近端骨折。

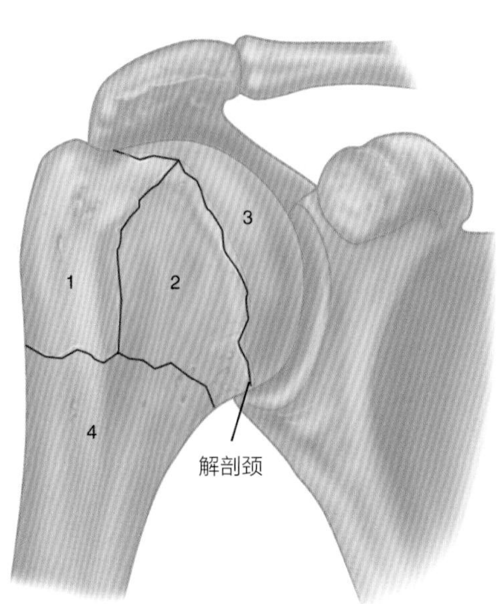

图1 肱骨近端骨折的Neer分型：*1*，大结节；*2*，小结节；*3*，肱骨头关节面；*4*，肱骨干。

- 旋肱前动脉的前外侧支（弓状动脉）和旋肱后动脉是肱骨头血供的来源，弓状动脉与肱二头肌长头平行且沿其外侧走行，在结节间沟和大结节间进入肱骨头[20]。最新的研究表明旋肱后动脉分支对骨折肱骨头的灌注更重要，其完整性可以降低肱骨头缺血性坏死的风险[10,15,16]。

发病机制

- 肱骨近端骨折的发生率与人口老龄化和骨质疏松症呈正相关。
- 对于年轻患者，肱骨近端骨折可由直接或间接损伤引起，可继发于高能量损伤（如车祸、运动损伤）。而老年肱骨近端骨折多因站立跌倒引起。
- 鉴别诊断应包括原发性和转移性骨肿瘤引起的病理性骨折。
- 老龄人群发生肱骨近端骨折的危险因素包括骨密度减低、未行激素替代疗法、骨折史、3个或以上的慢性疾病史和吸烟史[17]。

自然病程

- 1970年，Neer在一项经典研究中，对三部分和四部分骨折分别采用了保守治疗方法与半肩关节置换术，并将它们的治疗结果进行对照研究。采用保守治疗的患者，因复位不良、骨不连、畸形愈合和肱骨头缺血性坏死伴塌陷等原因临床效果较差[22]。
- Stableforth[28]在一项将患者随机分成保守治疗组和半肩关节置换组的研究中也证实了Neer的研究结果。有移位的肱骨近端骨折通过保守治疗，患者的疼痛、关节活动度和日常生活能力等总体疗效较差。
- Olerud等[25]最新的研究表明对于四部分骨折的患者进行半肩置换相对于保守治疗能够明显地缓解疼痛，进而提高生活质量。

病史和体格检查

- 应全面询问病史和进行完整的体格检查。询问病史应该包括患者的受伤机制、受伤前的功能状况、职业、优势手、恶性肿瘤史和是否能进行正规的康复计划[14]。

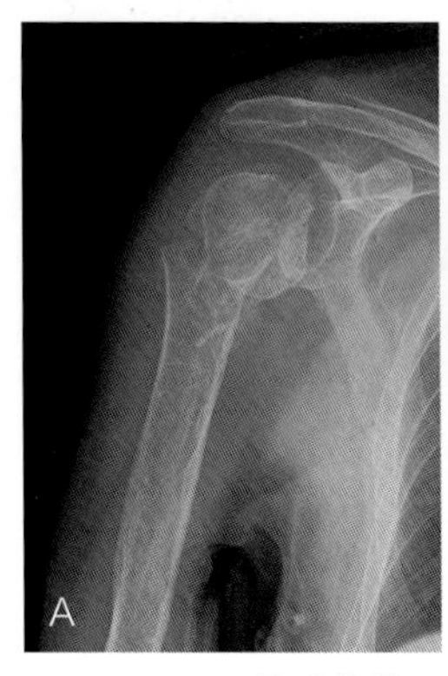

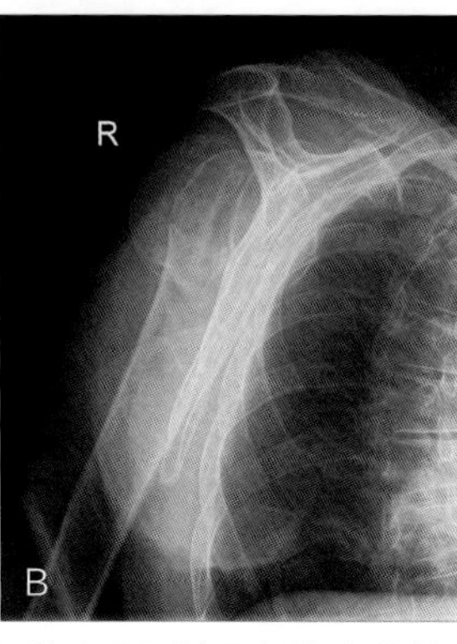

图2 A、B. 不伴脱位的四部分肱骨近端骨折的肩关节正位（A）和Y位（B）片（版权：Kamal I. Bohsali, MD）。

- 系统地询问病史，应包括患者是否有意识丧失、感觉异常、患侧肘或腕部的疼痛。
- 体格检查时，骨科医生应该查看患肢局部肿胀、软组织损伤的程度、是否有淤血和畸形。肱骨近端骨折伴后脱位时肩部前方会变平坦，而后方突起。而骨折伴前脱位时的体征则正好相反。

影像学和其他诊断性检查

- 常规的X线片包括肩关节前后位和腋位片[14]（图2）。如果患者因疼痛不能行腋位X线摄片，可采用其他方法，如Velpeau创伤腋位片可用于评估盂肱关节损伤情况并可对其进行分类[2]。
  - Neer分型是根据肱骨近端4个解剖结构：肱骨头、大结节、小结节及肱骨干[11]（见图1）。哪个类型的骨折取决于相邻骨块之间成角＞45°或移位＞1 cm的骨折块数量。
  - AO/ASIF/OTA的长骨综合分类系统将外翻嵌插型四部分骨折与其余四部分骨折区分开来，因为这种类型骨折具有完整的内侧关节囊，保留了肱骨头的部分血供[8,19,26]。
  - 但是即使增加了CT扫描，不同观察者在判断骨折分类时仍然存在分歧。尽管这些分类系统有其局限性，但在决定保守治疗与手术治疗时依然有其临床意义[2,11]。
- CT扫描在评估结节移位和累及关节面的损伤时很有帮助[12,14]。

鉴别诊断

- 急性出血性滑囊炎。
- 外伤性肩袖撕裂。
- 单纯关节脱位。
- 肩锁关节脱位。
- 钙化性肌腱炎[2]。

非手术治疗

- 80%的肱骨近端骨折有轻度移位，通常采用保守治疗。
- 骨折的特征（即骨的质量、骨折的方向和并发的软组织损伤），患者的特征（即主诉、期望值、精神状态），以及外科医生的经验，所有这些因素都会影响到是否决定进行手术治疗。
  - 生命垂危的患者和不能配合术后康复计划的患者（如闭合性颅脑损伤）不适合采用手术治疗。
- 总之，复杂的伴有移位的肱骨近端骨折保守治疗效果较差。
- 最初采用悬吊制动和腋窝衬垫有助于治疗。伤后7～10日患者疼痛减轻、顾虑减少后可做轻微的活动锻炼[2]。
- 定期进行肩关节在前后位和腋位的X线片检查，有利于观察骨折是否继发移位以及骨折愈合情况[2]。
- 影像学检查证实骨折愈合后才能在一定活动度范围内进行主动的和辅助下的功能锻炼。需要告知患者，其患侧肢体可能无法达到健侧肢体的活动度和力量。

手术治疗

- 手术的目的是要重建盂肱关节，包括恢复肱骨长度，保持适当的假体后倾角度，并牢靠固定结节。
- 假体置换适用于下列情况：大部分四部分骨折；三部分骨折-脱位型骨折伴骨质疏松的老年患者；肱骨头劈裂型骨折；累及＞40%关节面的慢性肩关节前脱位或后脱位[1,2,23]。
- 一些研究表明，肱骨近端骨折急性期采用一期半肩关节置换术后疗效优于晚期重建[6,24]。
- 市场上有根据不同骨折类型而定制的假体，能够进行骨移植和结节置换；还有一些有骨窗，可以减小近端柄直径；另外，还有一些拥有缝合领，可以转换为反肩（图3A、B）。

术前计划

- 尽管一些学者建议紧急手术（即48小时以内），但大多数学者建议制订术前计划，包括仔细评估患肢肩部神经血管损伤的情况，内科疾病的评估和调整，并进行健侧肩关节标准位摄片，以方便进行术前模板测量[12]。
- CT扫描能够更好地描述不同骨折类型的特征，例如关节内骨折的形态、结节粉碎的程度，这有利于术前计划的制订[2]。
- 肌间沟阻滞（局部麻醉）可以用于全身麻醉的辅助。

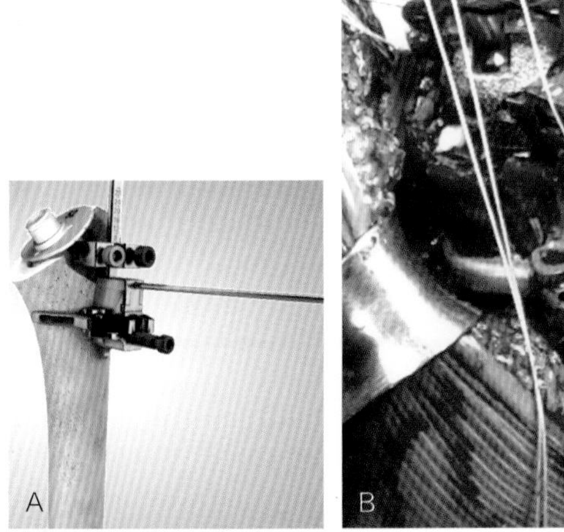
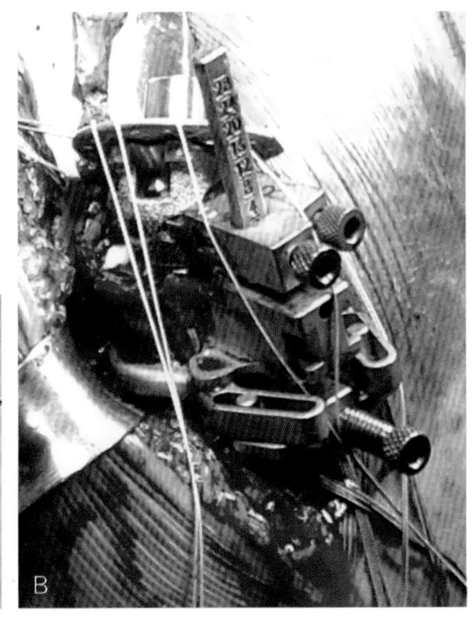

图3　A、B. 特定的假体柄具有骨块夹持器，便于术中尝试复位（图A经允许引自Depuy-Synthes, Warsaw, IN; 图B版权：Kamal I. Bohsali, MD）。

- 建议使用气管插管，利于术中肌肉松弛，但也可采用喉罩插管[12,14]。

体位

- 将患者置于沙滩椅位，患肢置于无菌的关节臂支架上，如果有助手在场，则可由助手维持患者患肢(图4)。
- 推荐术中使用C臂机透视，有助于假体置入及结节定位。

入路

- 手术消毒区域应包括整个上肢和肩部区域，包括肩胛骨和胸肌区。
- 切开皮肤前，适当地经静脉使用预防性抗生素。
- 采用标准的三角肌胸大肌入路。术中注意尽量减少对三角肌的损伤(如手术剥离、拉钩牵拉引起的继发性损伤)。术中应辨认并保护肌皮神经和腋神经。

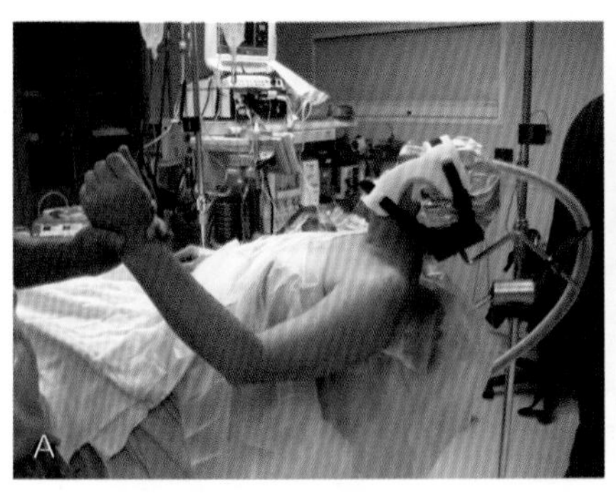
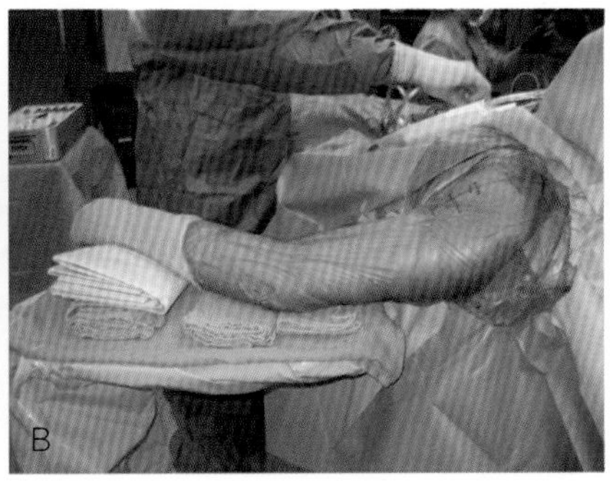

图4　A、B. 患者沙滩椅位，手臂被无菌的固定器固定或者用衬垫托起(版权：Kamal I. Bohsali，MD)。

三角肌胸大肌入路

- 切口始于喙突内上方，向三角肌止点前方延伸(技术图1A)。
- 辨认并保护头静脉，将其同三角肌一起牵向外侧，胸大肌牵向内侧。如果需扩大术野，则松解胸大肌止点近端1 cm(技术图1B)。
- 一旦切开胸锁筋膜，通常可见骨折端的血肿。此时，骨折和肩袖清晰可见。
- 可分别通过手指触摸肩胛下肌前下方和喙肱肌后方来辨认腋神经和肌皮神经。肱骨外旋能降低腋神经的张力。

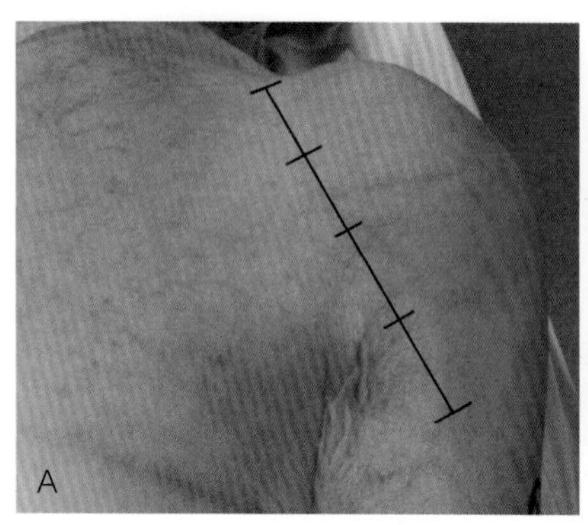

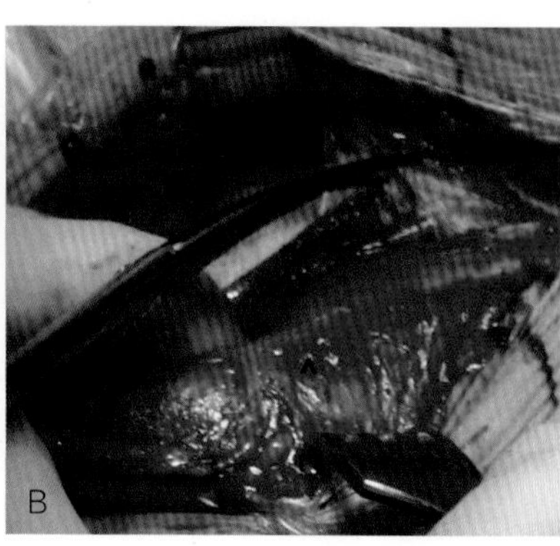

技术图 1　皮肤切口和三角肌胸大肌入路。A. 皮肤切口位于三角肌前部的中央，向外侧牵开头静脉，显露三角肌胸大肌间隙。B. 为了扩大术野，可切开胸大肌止点近端 1 cm（^，胸大肌；#，三角肌；*，头静脉）。

牵开结节

- 肱二头肌长头腱行走于结节间沟，并进入肩袖间隙，此处容易辨认。肱二头肌长头腱是重建大、小结节之间解剖关系的重要标志。
  - 同时切开肩袖间隙并松解喙肱韧带，牵开大小结节（技术图 2A、B）。
- 如果骨折没有累及结节间沟，则需要用骨刀或者骨锯在结节间沟处劈开，牵开结节。建议保留喙肩韧带以维持喙肩弓。
- 采用不可吸收的粗缝线（如 1 mm 棉涤纶）穿过结节的肩袖肌止点处，肩胛下肌腱穿 2 或 3 根线，冈上肌腱穿 3 或 4 根线。当使用具有缝合领的假体时，在置入假体柄后做最终的缝合。
- 结节骨块大小不一，可能需要修剪以便于复位和重建（技术图 2C、D）。
- 在大小结节肩袖肌止点处牵开结节，取出肱骨头和干部的碎骨块。四部分骨折中，肱骨头关节面缺乏软组织附着。
- 整个肱骨头取出后模板测量其大小，从而确认肱骨头假体的尺寸（技术图 2E）。取出肱骨头内的骨松质，留作后续的骨移植。
- 必须检查关节盂有无合并病理改变。用无菌生理盐水将血肿、软骨或骨碎片冲洗掉。
- 关节盂的骨折需用内固定加以固定。如果关节盂退化磨损明显或损伤后不可修复，则需置换关节盂。

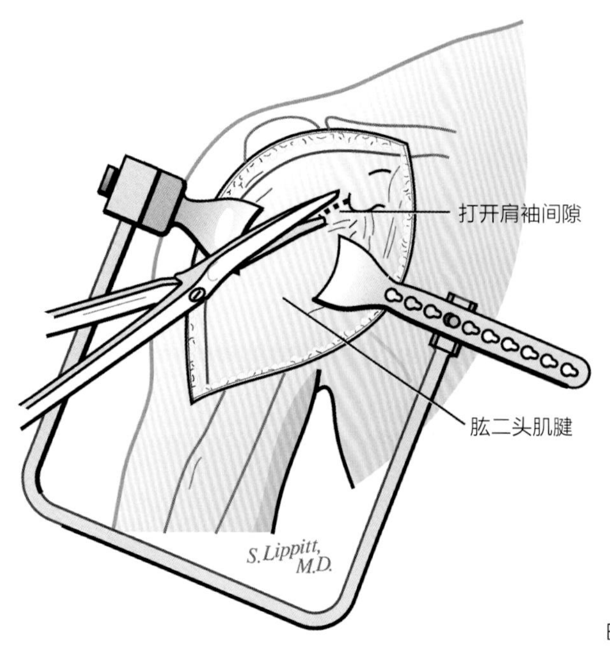

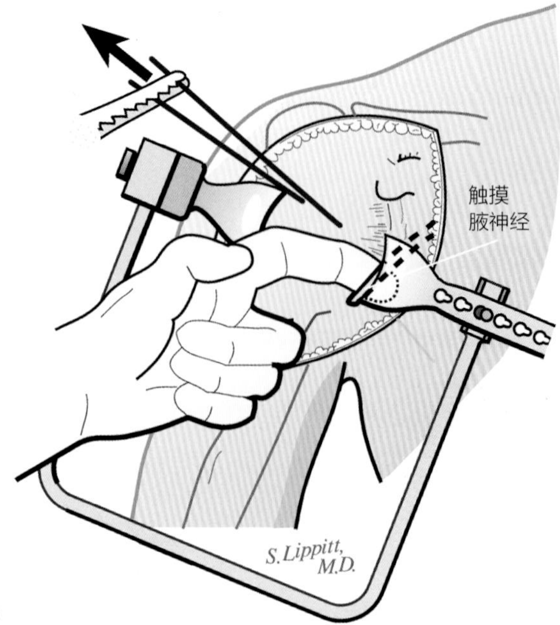

技术图 2　A. 找到肱二头肌长头腱并沿肩袖间隙向上方切开，肱二头肌长头腱是重建大、小结节之间的解剖关系的重要标志。B. 肩胛下肌前下缘可辨认腋神经。

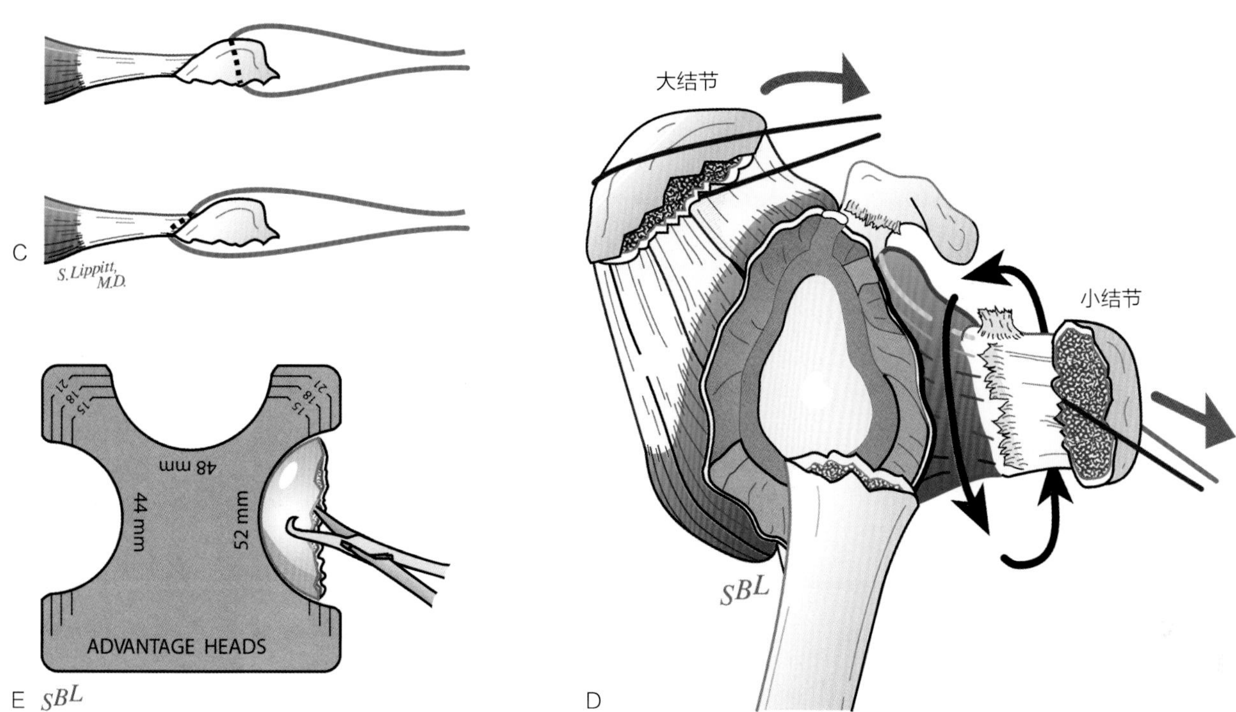

技术图2（续）　C. 不可吸收线穿过结节-肩袖肌腱交汇处，而不是穿过结节。D. 整个肱骨头取出后，可将大小结节及其各自肩袖肌牵开以便于准备肱骨髓腔操作及后期的手术重建。E. 肱骨头大小测量。整个肱骨头取出后用模板测量其大小，从而确定肱骨头假体的尺寸（版权：Steven B. Lippitt, MD）。

肱骨干的准备

- 切口视野处显露肱骨干近端，清除肱骨髓腔内部游离的骨块和血肿。
- 最好使用手动轴向扩髓器对肱骨干髓腔进行逐级扩髓，为假体试模准备。
- 在没有缝合领的假体系统中，笔者建议肱骨干假体试模的外侧翼放置于结节间沟稍后方，肱骨试模假体头至少与肱骨内侧皮质的高度齐平。
- 现在，笔者利用骨块夹持器来保持试模假体的高度和后倾，使肩关节达到功能活动的范围[12,14]（技术图3）。

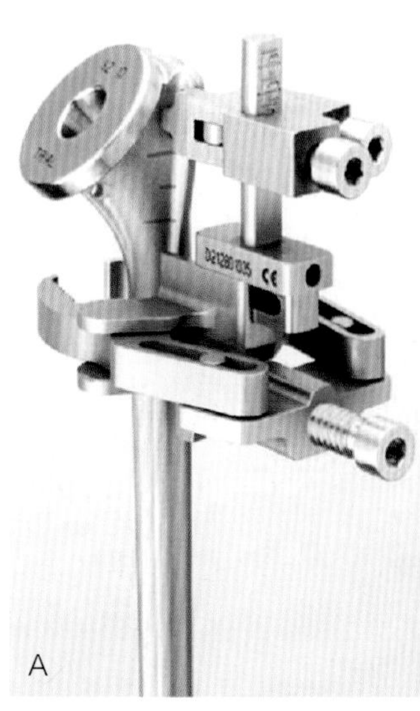

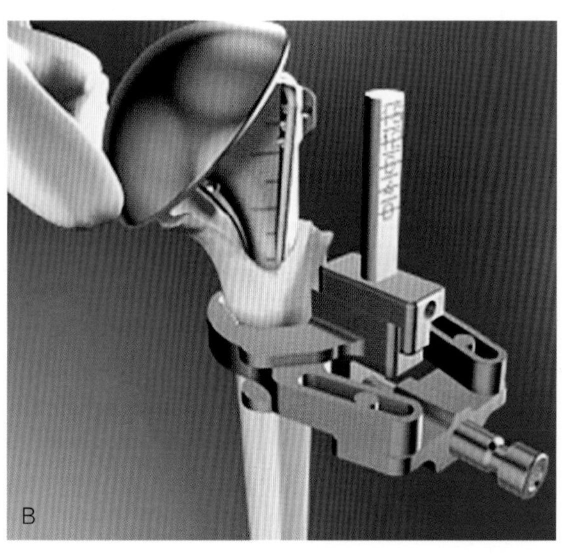

技术图3　A、B. 使用骨块夹持器将试模假体固定在合适的高度和后倾的位置上（DePuy-Synthes Orthopaedics, Warsaw, IN惠赠）。

确定肱骨头后倾角度

- 合适的肱骨后倾角度对于盂肱关节重建至关重要。尽管原始肱骨后倾角度在10°～50°之间，但绝大多数技术方法建议重建时以后倾30°作为标准[18,27]。
- 以下几种方法可用来测量后倾角：
  - 从身体的矢状面将肱骨外旋30°，使肱骨头假体直接面向内侧。
  - 肱骨远端髁上轴线的虚拟线平分假体柄与假体头轴线的夹角。
  - 肱骨干假体试模的外侧翼放置于结节间沟后方8 mm（技术图4）。

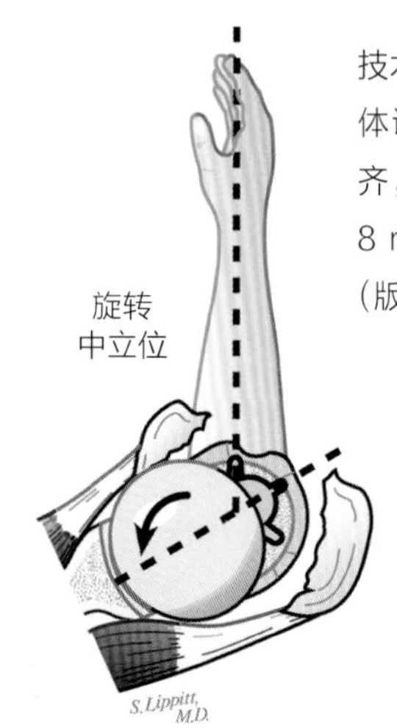

技术图4　后倾角度评估方法：假体试模的前翼与中立位的前臂对齐，外侧翼放置于结节间沟后方8 mm处，重建约30°的后倾角（版权：Steven B. Lippitt, MD）。

确定假体的高度

- 假体放置的高度对于重建合适的肌张力和肩关节生物力学结构也至关重要。
- 根据健侧肩关节的X线进行术前模版测量，有助于解剖学上的重建。
- 术中应检查软组织的张力，包括三角肌、肩袖和肱二头肌长头腱。另外，结合术中X线透视确认假体放置的高度。
- 常见的错误包括：假体位置过低而导致三角肌张力减弱，使肱骨大结节失去固定空间（技术图5）。

技术图5　调整假体高度：术中使用骨块夹持器调整假体的高度。同样，也可用海绵将假体试模柄固定在需要的高度，术中对假体的位置进行评估（版权：Steven B. Lippitt, MD）。

尝试复位

- 于肱骨近端结节间沟内外侧钻2～4个孔，随后利用2号不可吸收缝线穿孔，将大小结节固定于肱骨干上。根据布线技术，钻孔位置一般在肱骨近端前外侧和后外侧的骨折端下2 cm处（技术图6A）。
- 将结节恰好固定于肱骨头假体试模的下方，然后尝试复位。
- 可用巾钳或者特制的结节固定器固定住大小结节，然后进行X线透视检查并评估盂肱关节的稳定性。
- 术中X线透视有助于确定假体合适的高度以及盂肱关节的稳定性（技术图6B、C）。
- 为确保足够高的三角肌张力，肱骨头假体半脱位不应超过关节盂高度的25%～30%。

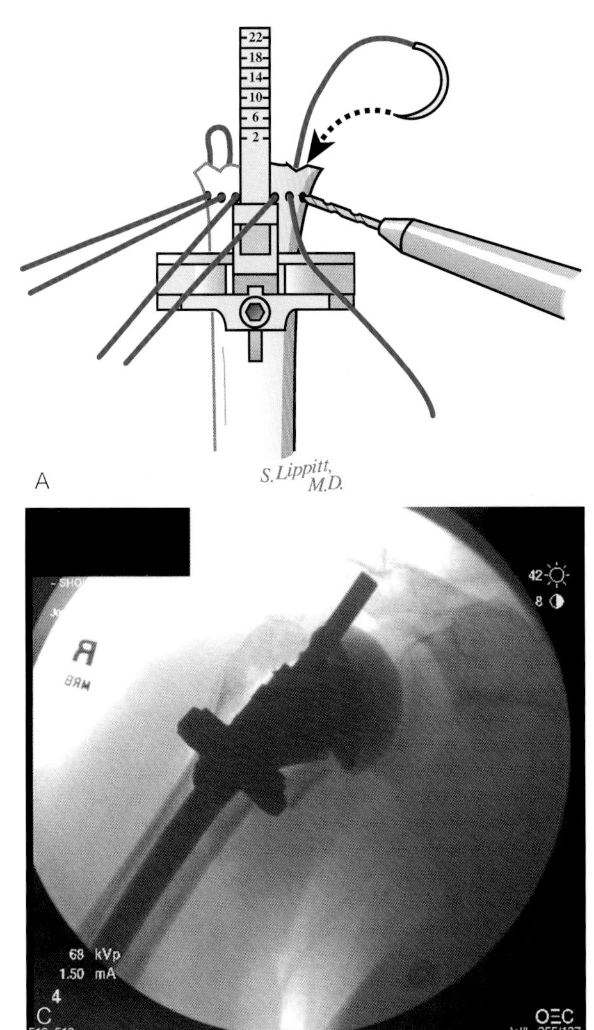

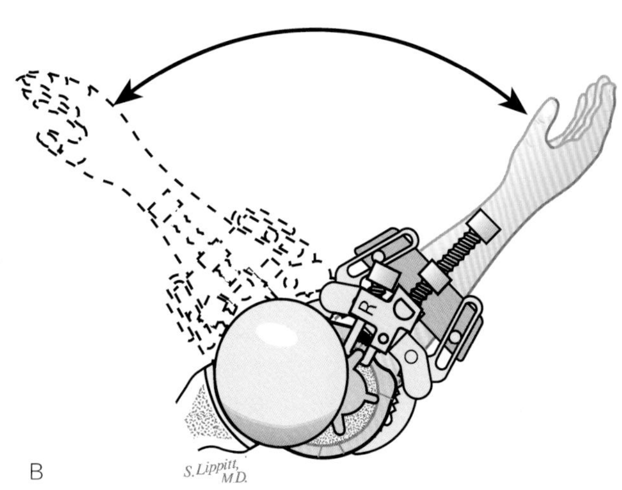

技术图6　A. 肱骨干的准备：在肱骨近端结节间沟的内外侧钻孔，在孔内穿过1 mm的棉涤纶线或者2号不可吸收线。B. 尝试复位：尝试复位时可用骨块夹持器固定，评估肩关节功能活动范围。C. 在假体最终植入前，通过透视确认假体高度和结节复位情况（图A、B版权：Steven B. Lippitt, MD；图C版权：Kamal I. Bohsali, MD）。

最终安放假体

- 对于骨质疏松或者骨干固定较差的患者，最后关节假体需要使用骨水泥进行固定。最新的假体设计可以对其进行压配置入。
  - 肱骨髓腔内放置骨水泥塞，防止骨水泥向远端渗漏。
  - 髓腔内使用脉冲冲洗并放置排气管，逆行注入骨水泥（技术图7A）。在骨水泥未固化前将多余骨水泥去除。
- 在肱骨头中取出骨松质，填塞入结节、假体和肱骨干间的腔隙里（技术图7B）。
- 骨水泥灌入肱骨干后或者压配固定假体柄后，放置肱骨头试模再次尝试复位。
- 肱骨头假体可以在假体柄置入前预先和假体柄安装，也可以在假体柄置入后先安装试模肱骨头并复位，满意后再安装肱骨头假体。当用具有缝合领的假体时，最后安装肱骨头假体，更有利于缝合的进行。
- 缝线绕过大结节后穿过冈上肌止点，然后沿假体内侧再穿过肩胛下肌止点（小结节）进行环扎缝合固定。一些学者认为结节间的环扎缝合固定比单纯结节间以及结节与假体翼间固定效果要好[9,23]。
- 术中应避免肱骨大、小结节复位过度，防止肩关节外旋（与小结节相关）和内旋（与大结节相关）受限。
- 打结的顺序根据术者的喜好和特制假体的说明而不同。一般来讲，打结时，首先把预先在结节与肱骨干之间穿好的缝线打结，然后才是结节间缝线打结（技术图7C）。
- 将上臂外旋约30°，用2号不可吸收线缝合肩袖间隙的外侧部分（技术图7D）。

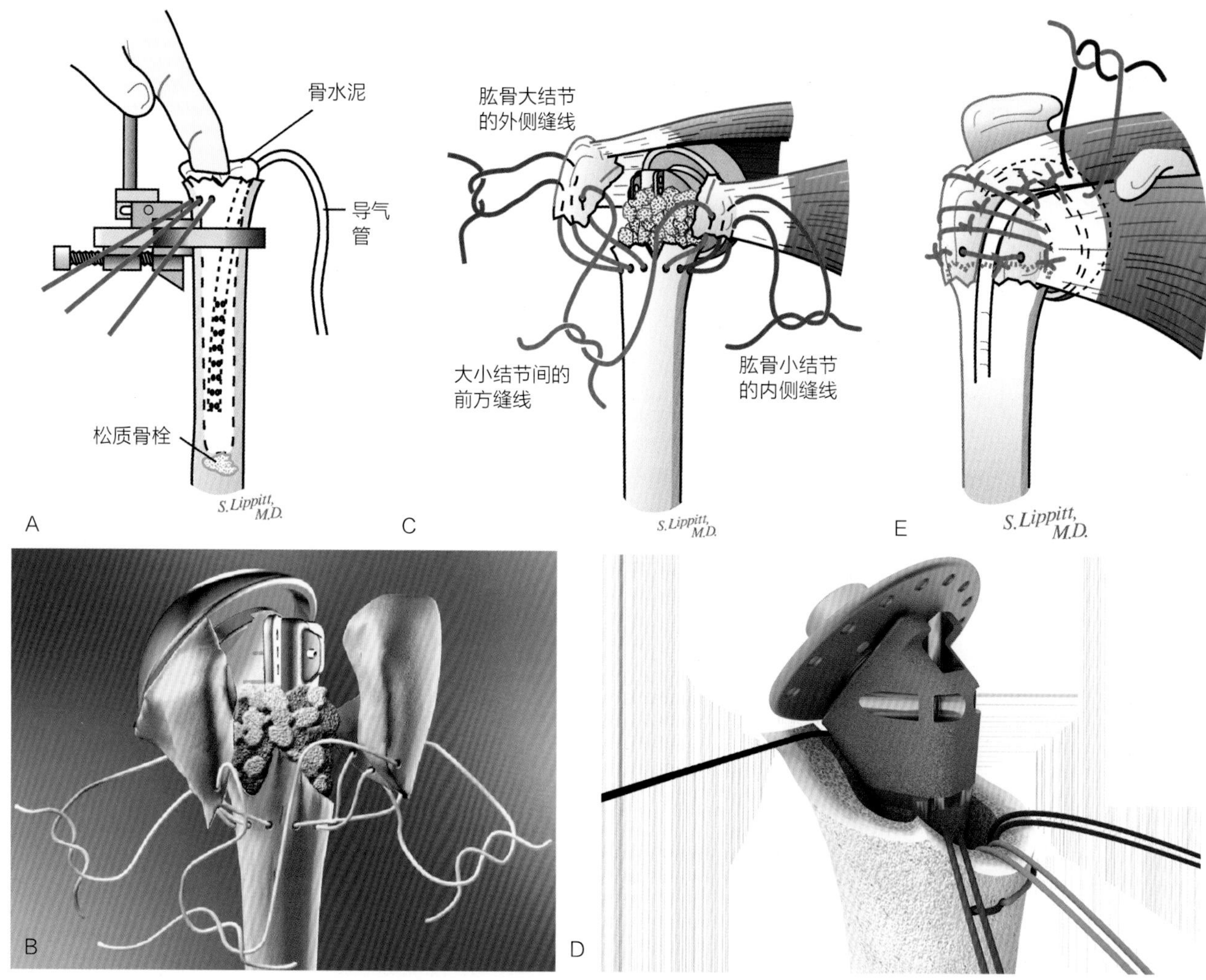

技术图7　A. 若用骨水泥，放置骨水泥塞，以防止骨水泥向髓腔远端渗漏。并使用脉冲灌洗和负压吸引逆行灌注骨水泥方法。B. 大小结节和肱骨干间的腔隙里填塞自体骨松质。C. 固定结节：采用之前穿好的缝线，使结节与肱骨干之间、结节之间收紧打结。D. 缝线环绕大结节，穿过冈上肌止点，然后沿假体内侧孔穿过肩胛下肌止点（小结节）进行环扎缝合和打结。E. 将上臂外旋约30°，用2号不可吸收线缝合肩袖间隙的外侧部分（图A、C、E版权：Steven B. Lippitt, MD；图B由DePuy-Synthes Orthopaedics, Warsaw, IN惠赠）。

关闭手术切口

- 三角肌胸大肌间隙不必缝合关闭。不管是急性和慢性损伤，都要置负压引流管以防止血肿形成。
- 镇痛泵可加强术后镇痛效果，减少麻醉药物的使用。
- 皮下组织采用2-0可吸收线缝合，皮肤采用2-0单丝缝线缝合。
- 使用颈腕带悬吊或肩部支具将患肢固定于外展45°的合适体位。

要点与失误防范

适应证	• 进行完整的病史采集和体格检查，应特别注意神经血管情况
影像学检查	• 拍摄X线片，必要时加拍CT帮助制订手术方案。C臂机透视有助于术中假体植入和结节的定位
辨认结节	• 以肱二头肌长头为标志，确认结节并将其牵开 • 标记肱二头肌长头以利于切口关闭前进行肌腱固定
假体植入	• 了解假体系统的特性，包括其局限性 • 植入假体要有合适的后倾角度(20°～30°) • 在骨水泥灌入前检查假体试模柄的高度，用骨块夹持器或海绵做临时填塞 • 术中透视可评估假体的高度是否合适
结节的固定	• 应避免大小结节过度复位，防止内旋和外旋功能受限
术后康复	• 术后第1日，开始轻度的钟摆运动、被动前屈和外旋(外展0°)。根据患者术中软组织情况和神经功能状况，经常调整康复计划

术后处理

- 术后第1日，在医生的指导下除了使用滑轮或手杖进行患侧肩关节的被动活动练习，还需要身体前倾做轻度的钟摆运动，以维持肩关节前屈和外旋功能(活动范围由医生根据术中关节稳定性而定)。
- 拔除引流后，需再次观察患者的伤口情况，术后10～14日拆线。嘱患者继续在适度的活动范围内进行锻炼。
- 术后6周，拍X线片进行复查，评估结节愈合情况。当X线片显示结节明显愈合，可开始进行第2阶段的锻炼，包括等距肩袖锻炼和滑轮辅助下主动抬高运动。
- 术后3个月(第3阶段)，建议使用橡皮带逐渐增加力量锻炼。术后12个月后，使肩关节达到最大的活动范围和功能。

预后

- 不管术后功能、活动度和力量恢复得怎么样，采用半肩置换术治疗的患者中，约90%的患者术后疼痛得到缓解。
- 骨折患者行半肩关节置换术后预后不佳的因素：结节畸形愈合、假体上移、关节僵硬、持续性疼痛、初次置换假体位置不当(过度后倾，高度过低)和年龄>75岁的女性患者[4,5,27]。
- 早期置换与晚期重建相比，大多学者认为患者手术时间延迟以后(2周以上)预后更差，尤其是术后功能恢复[22,29]。

并发症

- 并发症包括：伤口延迟愈合、感染、神经损伤、肱骨骨折、假体位置不良、关节不稳定、结节骨不连、肩袖撕裂、区域性疼痛综合征、关节周围纤维化、异位骨化、假体松动和肩盂关节炎等[3,7,21]。
- 对于骨折后急性期行半肩关节置换的患者，最常见的并发症有：关节僵硬、骨不连、结节畸形愈合或者结节吸收[7,21]。
- 慢性骨折的患者行半肩关节置换，术后最常见的并发症有：关节不稳定、异位骨化、结节畸形愈合或不愈合和肩袖撕裂[21]。

(程萌旗　译，王磊　审校)

参考文献

[1] Beredjiklian PK, Iannotti JP, Norris TR, et al. Operative treatment of malunion of a fracture of the proximal aspect of the humerus. J Bone Joint Surg Am 1998;80:1484-1497.

[2] Bohsali KI, Wirth MA. Fractures of the proximal humerus. In: Rockwood CA Jr, Matsen FA III, Wirth MA, et al, eds. The Shoulder, ed 4. Philadelphia: Elsevier, 2009:295-332.

[3] Bohsali KI, Wirth MA, Rockwood CA Jr. Current concepts review: complications of total shoulder arthroplasty. J Bone Joint Surg Am 2006;88A:2279-2292.

[4] Boileau P, Krishnan SG, Tinsi L, et al. Tuberosity malposition and migration: reason for poor outcomes after hemiarthroplasty for displaced fractures of the proximal humerus. J Shoulder Elbow Surg 2002;11:401-412.

[5] Boileau P, Walch G, Trojani C, et al. Surgical classification and limits of shoulder arthroplasty. In: Walch G, Boileau P, eds. Shoulder Arthroplasty. Berlin: Springer-Verlag, 1999:349-358.

[6] Bosch U, Skutek M, Fremery RW, et al. Outcome after primary and secondary hemiarthroplasty in elderly patients with fractures

of the proximal humerus. J Shoulder Elbow Surg 1998;7:479-484.
[7] Compito CA, Self EB, Bigliani LU. Arthroplasty and acute shoulder trauma. Clin Orthop Relat Res 1994;307:27-36.
[8] DeFranco MJ, Brems JJ, Williams GR Jr, et al. Evaluation and management of valgus impacted four-part proximal humerus fractures. Clin Orthop Relat Res 2006;442:109-114.
[9] Frankle MA, Ondrovic LE, Markee BA, et al. Stability of tuberosity attachment in proximal humeral arthroplasty. J Shoulder Elbow Surg 2002;11:413-420.
[10] Gerber C, Schneeberger A, Vinh T. The arterial vascularization of the humeral head: an anatomical study. J Bone Joint Surg Am 1990;72:1486-1494.
[11] Green A. Proximal humerus fractures. In: Norris T, ed. Orthopaedic Knowledge Update: Shoulder and Elbow 2. Rosemont, IL: AAOS, 2002:209-217.
[12] Green A, Lippitt SB, Wirth MA. Humeral head replacement arthroplasty. In: Wirth MA, ed. Proximal Humerus Fractures. Rosemont, IL: AAOS, 2005:39-48.
[13] Green A, Norris T. Proximal humerus fractures and fracture-dislocations. In: Jupiter J, ed. Skeletal Trauma, ed 3. Philadelphia: WB Saunders, 2003:1532-1624.
[14] Hartsock LA, Estes WJ, Murray CA, et al. Shoulder hemiarthroplasty for proximal humeral fractures. Orthop Clin North Am 1998;29(3):467-475.
[15] Hertel R, Stiehler M, Leunig M. Predictors of humeral head ischemia after intracapsular fracture of the proximal humerus. J Shoulder Elbow Surg 2004;13:427-433.
[16] Hettrich CM, Boraiah S, Dyke JP, et al. Quantitative assessment of the vascularity of the proximal part of the humerus. J Bone Joint Surg Am 2010;92(4):943-948.
[17] Huopio J, Kroger H, Honkanen R, et al. Risk factors for perimenopausal fractures: a prospective study. Osteoporos Int 2000; 11:219-227.
[18] Iannotti JP, Gabriel JP, Schneck SL, et al. The normal glenohumeral relationships: an anatomical study of one hundred and forty shoulders. J Bone Joint Surg Am 1992;74A:491-500.
[19] Jakob R, Miniaci A, Anson P, et al. Four-part valgus impacted fractures of the proximal humerus. J Bone Joint Surg Br 1991; 73B:295-298.
[20] Laing P. The arterial supply of the adult humerus. J Bone Joint Surg Am 1956;38A:1105-1116.
[21] Muldoon MP, Cofield RH. Complications of humeral head replacement for proximal humerus fractures. Instr Course Lect 1997:46:15-24.
[22] Neer CS. Displaced proximal humeral fractures. Part II: treatment of 3-part and 4-part displacement. J Bone Joint Surg Am 1970; 52A:1090-1103.
[23] Nho SJ, Brophy RH, Barker JU, et al. Innovations in the management of proximal humerus fractures. J Am Acad Orthop Surg 2007;15:12-26.
[24] Norris TR, Green A, McGuigan FX. Late prosthetic shoulder arthroplasty for displaced proximal humerus fractures. J Shoulder Elbow Surg 1995;4:271-280.
[25] Olerud P, Ahrengart L, Ponzer S, et al. Hemiarthroplasty versus nonoperative treatment of displaced 4-part proximal humeral fractures in elderly patients: a randomized controlled trial. J Shoulder Elbow Surg 2011;20:1025-1033.
[26] Orthopaedic Trauma Association Committee for Coding and Classification: fracture and dislocation compendium. J Orthop Trauma 1996;10(suppl):1-155.
[27] Pearl ML, Volk AG. Retroversion of the proximal humerus in relationship to the prosthetic replacement arthroplasty. J Shoulder Elbow Surg1995;4:286-289.
[28] Stableforth PG. Four part fractures of the neck of the humerus. J Bone Joint Surg Br 1984;66B:104-108.
[29] Zuckerman JD, Cuomo F, Koval KJ. Proximal humeral replacement for complex fractures: indications and surgical technique. Instr Course Lect 1997;46:7-14.

第32章 反式肩关节置换术治疗肱骨近端骨折

Reverse Shoulder Arthroplasty for Proximal Humerus Fractures

Michael M. Hussey, Brandon M. Steen, and Mark A. Frankle

定义

- 骨折累及肱骨近端对盂肱关节起支撑框架作用的区域，称为肱骨近端骨折。
- Ernest Codman 在 1934 年提出，这类骨折通常沿着骨骺线，大多数常发生于肱骨外科颈及大、小结节。
- 在 65 岁以上的老年群体中，肱骨近端骨折是上肢第二常见骨折，是全身第三常见骨折[1]。

解剖

- 肱骨近端由肱骨头、大结节、小结节和肱骨干上段组成。正常肩关节中，肱骨头由关节软骨覆盖，与关节盂形成光滑的关节。大、小结节由结节间沟区隔，其间有肱二头肌长头腱跨过。
- 肱骨头的顶点平均比大结节高 8 mm[11]，并与肱骨干之间有 30°后倾[18]。
- 胸大肌腱的上缘平均位于肱骨头顶点下方 56 mm 处[15]。
- 肩袖复合体（肩胛下肌、冈上肌、冈下肌、小圆肌）止于肱骨近端的大小结节，此复合结构不仅能让手臂进行复杂的活动，还能间接稳定盂肱关节。
- 此区域主要由旋肱血管网所包绕的干骺端组成。
- 肱骨头的血供主要由旋肱前动脉终末分支（弓状动脉）提供（图 1A）。骨折或医源性原因导致的血管破裂有可能导致缺血性坏死且预后不良。
- 大结节及肱骨头后侧主要由旋肱后动脉的分支供血[9]（图 1B）。
- 腋神经走行于肱骨近端外侧，距离肩峰中点平均 61 mm 远[4]。

发病机制

- 最常见于骨量减少的老年人摔伤后上肢撑地。
- 大多数骨折只是轻微移位。然而，若撞击力足够大，且

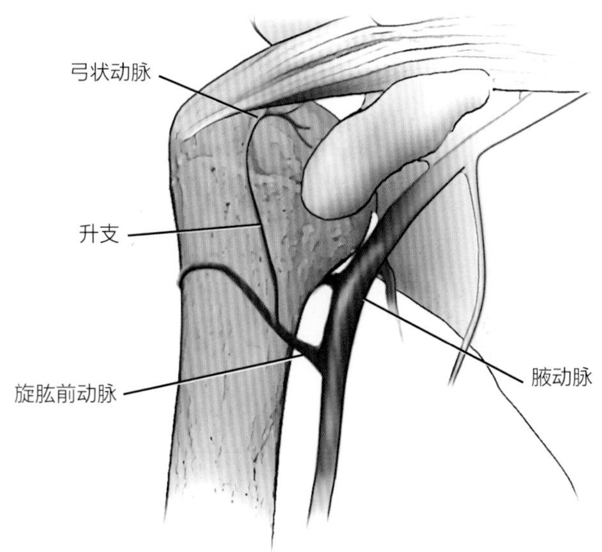

图1　A. 前面观。旋肱前动脉由腋动脉分出，形成升支，沿肱二头肌沟供应肱骨头。

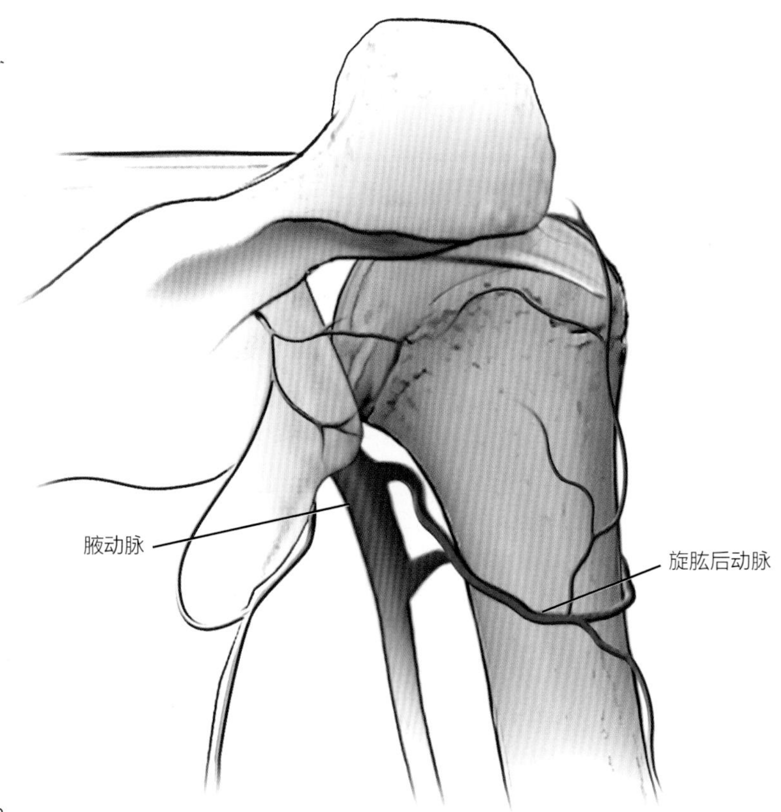

图1（续）　B. 后面观。旋肱后动脉向肱骨头后侧和大结节发出许多分支。

同时存在骨密度降低，就会发生错位，常常遵循Neer[16]所描述的特定的骨折类型。

- Neer分型常常用来描述这类损伤，主要根据骨折块的移位情况和(或)成角程度[16]，使用这种分类有利于更好地理解治疗的预后以及改进治疗措施。
- 由于许多肌腱附着于肱骨近端，该部分的骨折可呈现特征性移位类型。
- 大结节骨折常常受强大的外旋肩袖肌牵张而向后上方移位，小结节则由肩胛下肌向内侧牵拉，而肱骨干分别由三角肌和胸大肌牵拉向上和向内(图2)。由于关节囊覆盖，除了脱位或外翻塌陷，肱骨头通常与关节盂保持同心圆排列。
- 外翻损伤骨折使肱骨头外旋及向肱骨干嵌插塌陷，导致结节位移及其深部的骨松质损伤。

自然病程

- 肱骨近端骨折中，明显的位移发生率不到15%[16]。
- 患者预后不良与未及时治疗的三部分或四部分产生移位的骨折相关，会导致慢性疼痛、活动障碍，影响日常生活的质量。
- 明显的粉碎性骨折和位移可能导致肱骨头缺血性坏死(图3A～C)。肱骨头缺血的因素包括干骺端后内侧延伸＜8 mm、内侧铰链丢失、四部分骨折和肱骨头成角移位＞45°[10]。

病史和体格检查

- 完善的病史应包括患者的年龄、损伤机制、优势手、职业、摔伤史和吸烟状况。
- 老年人还需着重考虑功能状况、生活状态和内科合并症。
- 应进行全面的体格检查来评估创伤程度、伴随损伤和患肢功能障碍程度。
- 患肢的神经血管状况也需检查。触诊远端桡侧和尺侧脉搏并与健侧比较；评估腋神经、肌皮神经、正中神经、桡神经和尺神经支配区域的运动和感觉情况，这对多发伤和高能量创伤的患者至关重要。
- 评估软组织覆盖情况，包括瘀斑、开放伤口、擦伤和皮肤隆起等情况。
- 评估主动上举能力，倘若疼痛和骨折位移，则难以评估肩袖功能。
- 确定腋神经是否损伤至关重要，可以测试支配区感觉和三角肌的运动功能。

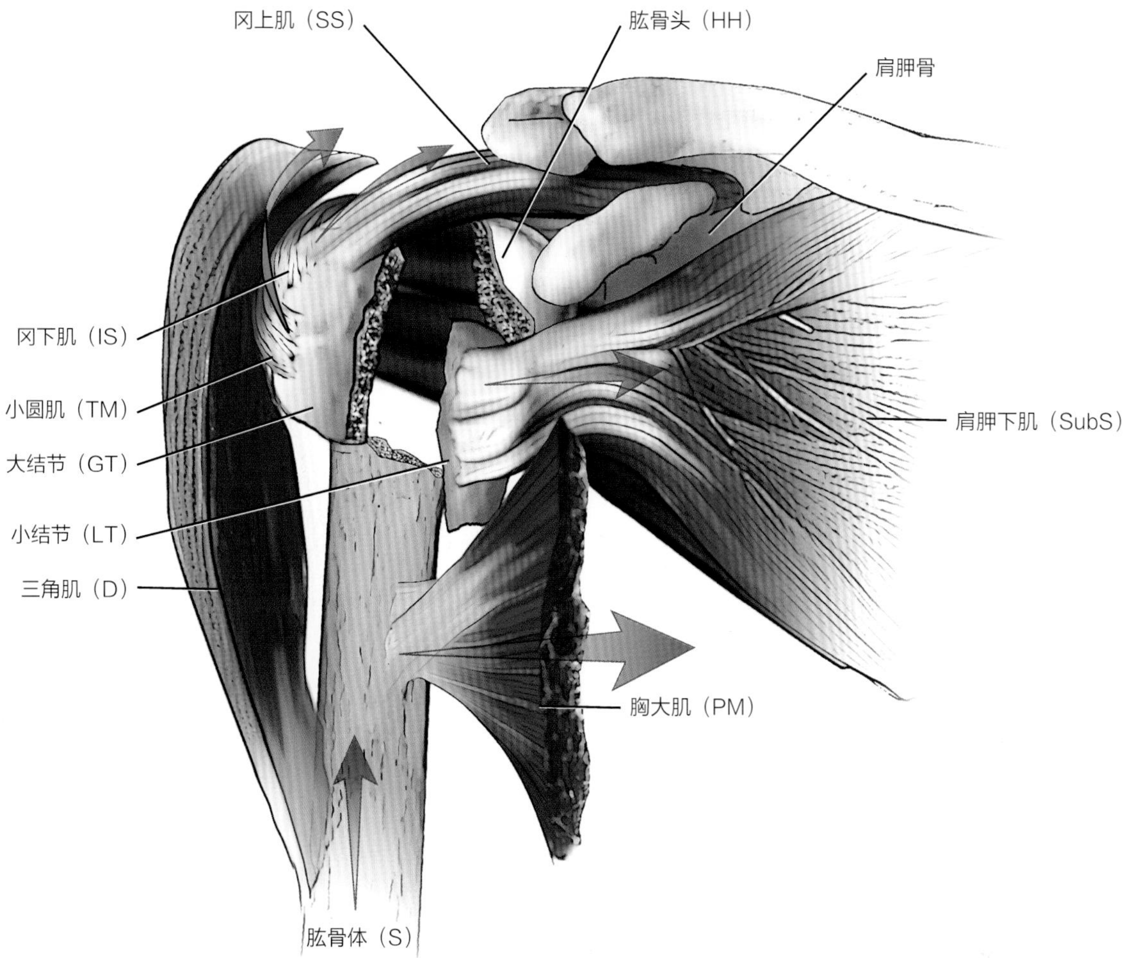

图2　大结节（GT）经常被冈上肌（SS）/冈下肌（IS）/小圆肌（TM）牵拉向后上方移位。小结节（LT）由肩胛下肌（SubS）牵拉向内侧移位，肱骨体（S）分别由三角肌（D）和胸大肌（PM）向上和向内牵拉。

影像学和其他诊断性检查

- 在骨折情况下，影像学分析常因患者不适而受到限制。通常情况下，通过准确的肩胛骨前后(AP)位、肩胛骨Y位和腋窝位X线片来评估骨折详细情况及是否存在脱位。当拍摄腋窝位片极度疼痛时可行Velpeau位拍摄(图4A、B)。
- 在某些情况下，CT扫描可以更好地确定骨折分型并对术前手术方案的制订起到帮助。CT对评估肱骨头受损、结节骨折及其移位有很大帮助(图4C)。

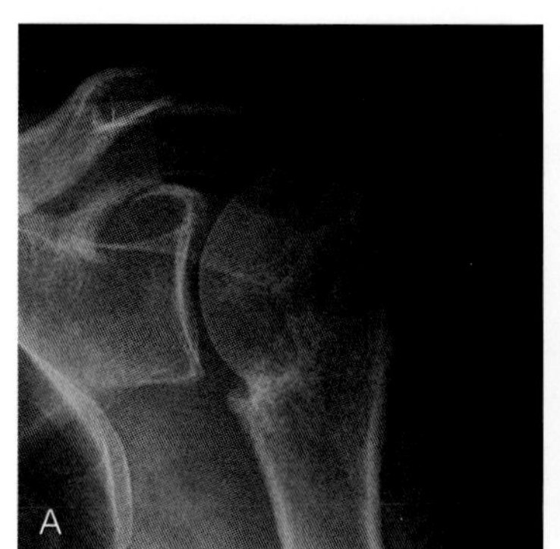

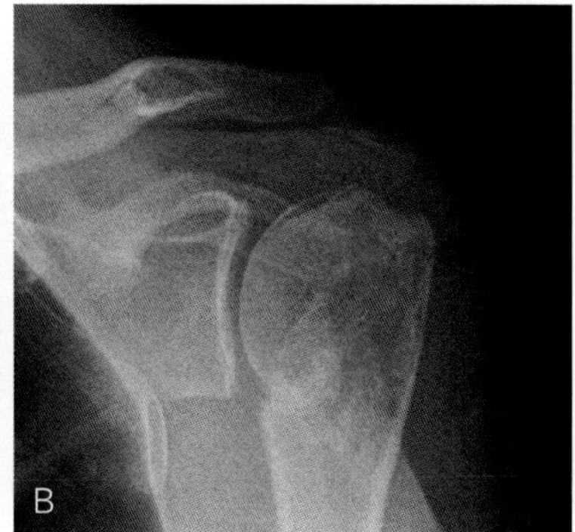

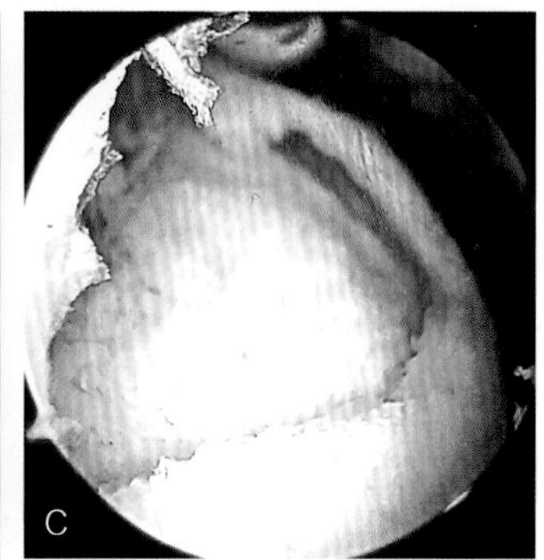

图3　A. 肱骨近端骨折伤后8个月内翻畸形愈合（X线正位片）。B. 在15个月时，可以看到新月形的征象，提示肱骨头缺血性坏死和塌陷。C. 同一患者在关节镜下清除坏死区后的表现。

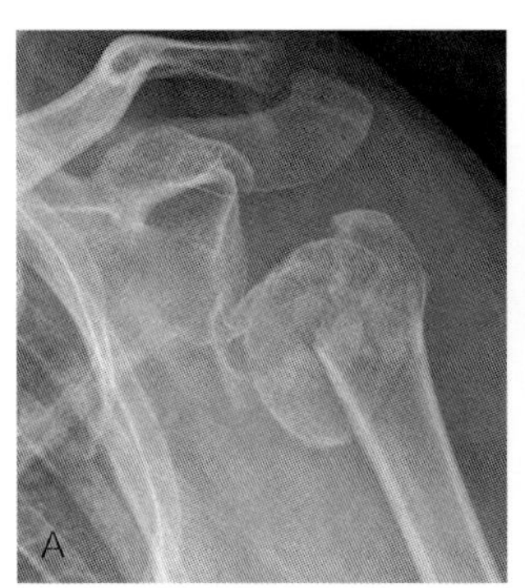

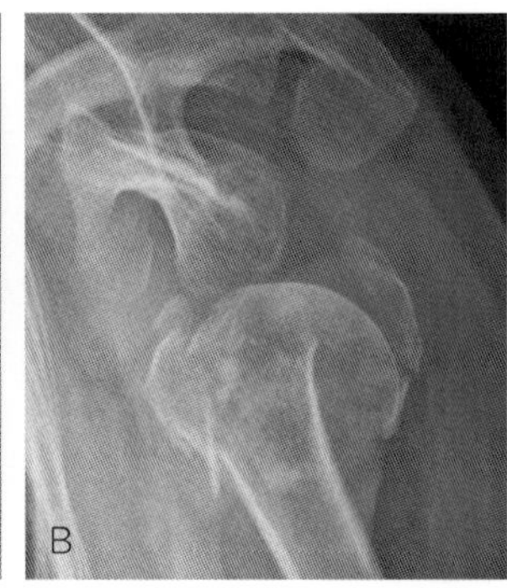

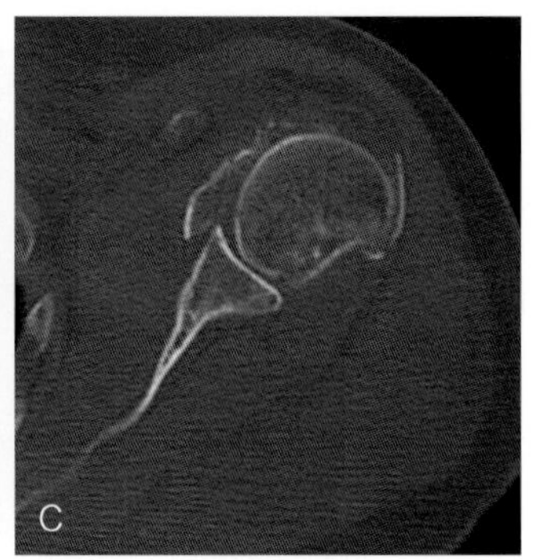

图4 A. 肱骨近端粉碎性移位骨折AP位片。B. Velpeau位片显示肱骨头塌陷，结节向外移位。C. 轴位CT扫描显示小结节的内侧移位和肱骨头的极度外旋。

鉴别诊断

- 肱骨干骨折。
- 肩袖撕裂。
- 肩胛骨骨折。
- 盂肱关节脱位。
- 臂丛损伤。

非手术治疗

- 保守治疗是大部分肱骨近端骨折的主要方法，因为大多数骨折移位轻微。这些创伤发生骨不连的概率很低。
- 大多数患者一旦骨折愈合即可恢复正常活动，即使有些活动受限，患者一般也能较好耐受，因为肩关节本身活动弧很大。
- 为了患者的舒适，在受伤后的10～14天中可进行悬吊或肩关节支具固定。为了防止关节僵硬，伤后即可指导患者开始手、腕、肘关节活动度锻炼。
- 一旦疼痛减轻，即可鼓励患者进行日常的轻柔的肩关节活动度训练，如钟摆运动。
- 若随访时摄片证实骨折愈合牢固（通常4～6周），治疗计划中需进一步加强被动和主动的活动度训练。
- 到3～4个月时，通常可以开始力量训练并恢复正常的日常活动。

手术治疗

- 有明显粉碎和移位的肱骨近端骨折常常选择手术治疗。对于年轻和骨质状况好的患者，需尽一切努力达到骨折解剖复位及固定。
- 常用的方法包括切开复位内固定（ORIF）、闭合复位经皮固定（CRPP）和髓内钉固定。
- 三、四部分骨折时可考虑假体置换术，尤其是骨质疏松症的老年人和肱骨头严重受损的患者。
- 人工半肩置换术已经是应用最广泛的一种方法，但其疗效却不尽相同。由于半肩置换术十分依赖正确的结节定位和愈合，因此，术后关节活动度和功能及疼痛的减轻已经被证实是不可预知的[2,12,17]。
- 近些年来反式肩关节置换术（RSA）已成为这类复杂损伤的首选治疗方案。对于老年骨质疏松、粉碎性骨折且结节重建和愈合困难及不可预知的患者来说，反肩置换成为一种值得选用的方案。由于假体设计的内在因素，其良好的疗效很少依赖于结节的骨质状况和愈合，更有利于合并不同骨病时的重建[6]。反肩置换术的生物力学优势使得三角肌在手臂上举和外展时发挥更大的作用。

术前计划

- 在决定是否实施反肩置换术时，三角肌功能的评估至关重要，因为其可靠性基于三角肌的功能。
- 健侧手臂的X线片摄取有助于术前计划的制订和假体的选择。
- 若仍考虑切开复位内固定，CT扫描对术前评估结节和肱骨头错位有帮助。

体位

- 患者取沙滩椅位，在所有骨性突起处用软垫垫好。患侧肢体单独消毒铺巾以便自由活动，及不影响入路。
- 在手术开始前，应确保手臂能够完全伸展和内收，以便暴露关节盂和进入肱骨髓腔。若手术床上没有凹口，则应尽可能将患者移至床边，以确保能自由活动。
- 助手的位置应位于患者肩部后方，帮助拉钩。
- 在整个过程中，术侧手臂可置于垫好的Mayo支架上。
- C臂机置于床头，便于术中透视。当不需要透视时，C臂机可推向对侧肩部，以免手术区的操作受干扰（图5）。

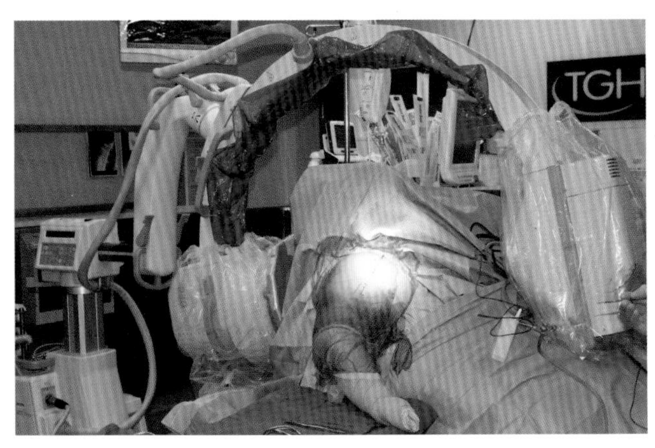

图5　术前，将透视C臂机用无菌套包裹，并从床头引入，以确保充分获取图像。拍摄后将C臂机推至对侧，以便主刀和助手在整个手术过程能在患者旁操作。

入路

- 采用标准的胸大肌三角肌间入路，可穿过神经间平面(腋神经和胸神经)，显露盂肱关节。
- 若因手术视野不佳需扩大切口，延长的切口也需要尽量减少创伤。
- 触摸骨性突起，包括锁骨、喙突和三角肌止点的肱骨干。

胸大肌三角肌入路

- 使用胸大肌三角肌切口，从肩锁关节内侧约5 cm处开始，沿着三角肌前缘达其在肱骨的止点(技术图1A)。
- 若保留头静脉，可在辨清后将其同胸大肌一起牵向内侧，电灼其三角肌来源的外侧支。
- 扩大三角肌下、肩峰下和喙突下间隙，去除所有粘连。将Browne三角肌牵开器置入三角肌下间隙，便于显露骨折。去除所有覆盖其上的滑囊，便于改善视野。
- 识别肱二头肌长头腱，并用2-0不可吸收线将其固定于胸大肌腱上缘(技术图1B)。

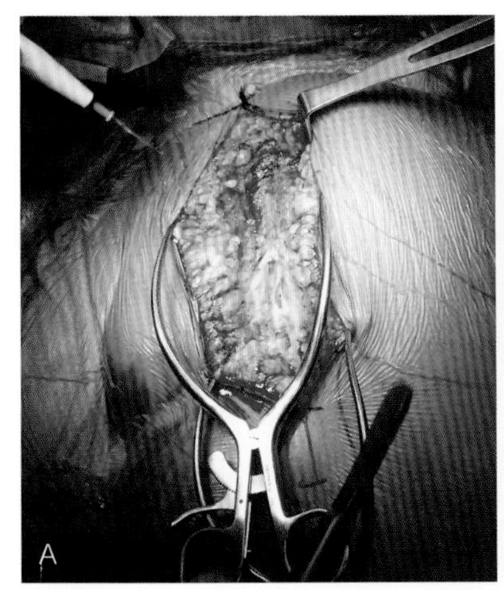

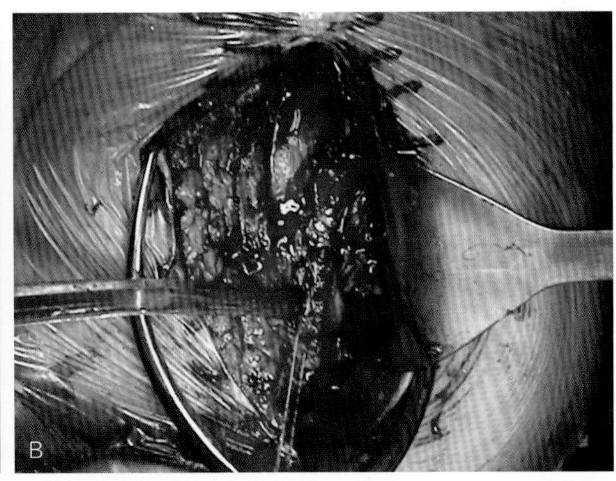

技术图1　A. 顺着三角肌前缘行标准的胸大肌三角肌切口。B. 辨认肱二头肌长头腱并固定于胸大肌腱上缘。

四部分骨折的结节松解

- 在肱二头肌腱固定的上方游离它，随着肌腱进入关节，再打开肩袖间隙。一旦显露清晰，将肱二头肌长头腱从盂上结节起点处切断。
- 辨认肩胛下肌附着的小结节并松解，在腱骨移行处用缝线缝合标记以助牵拉。辨认肩袖附着的大结节，并用另一根缝线缝合标记以便于牵拉(技术图2A)。仅仅松解妨碍手术操作的粘连。

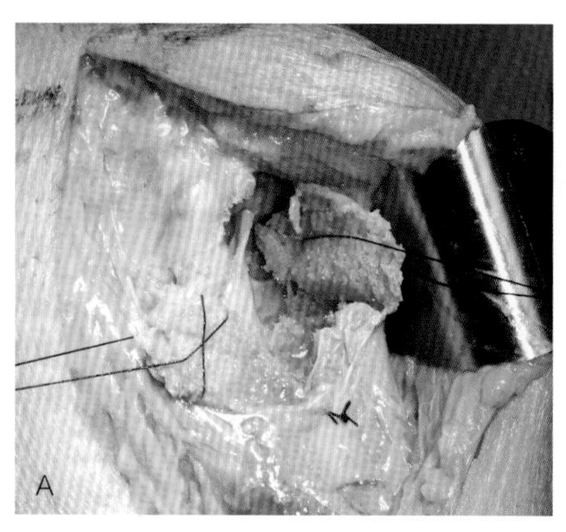
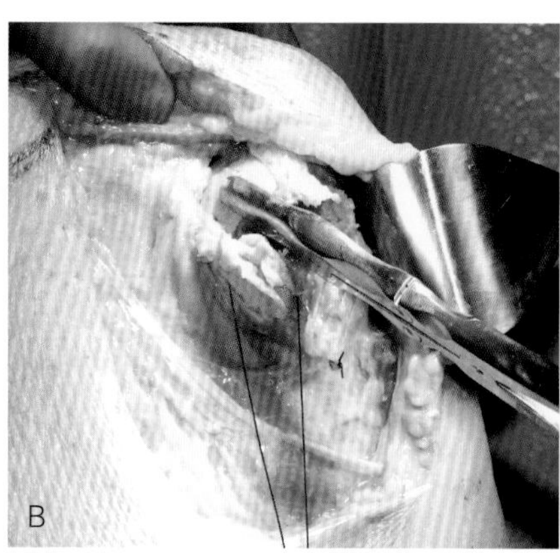
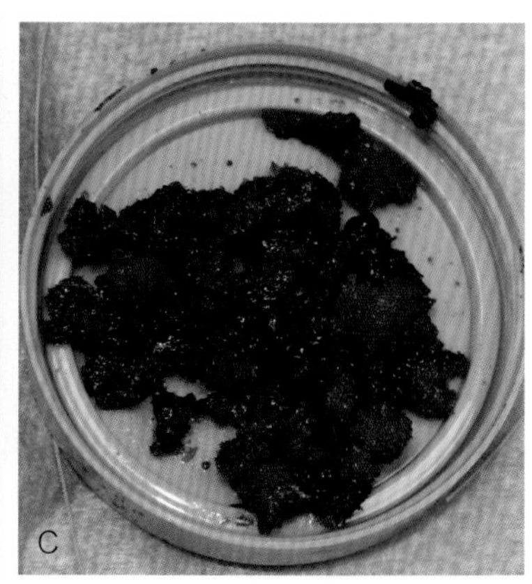

技术图2　A. 标记缝合线放置在结节周围以帮助牵移。B. 通过肩袖间隙将肱骨头用咬骨钳取出。C. 从肱骨头部取出干骺端骨，留作结节修复时植骨之用。

- 通过肩袖间隙，用咬骨钳将肱骨头碎片和其他游离碎片取出。保留肱骨头的干骺端骨，在手术后期用作植骨（技术图2B、C）。
- 将大小结节牵拉开以后，用电刀解离附着在肱骨外科颈处所有残留的关节囊，内收的手臂进一步外旋和伸展有助于松解。

关节盂侧准备

- 移除Browne牵开器，抬高Mayo架，使手臂外展，放松三角肌，便于肱骨向后牵拉。
- 将大而尖的Hohmann拉钩置于关节盂的上方和后方，Cobra牵开器置于前方。
- 用电刀360°松解盂唇及关节囊，在切除下方关节囊时，应特别注意保护腋神经。
- 一旦术野显露充分，即可用2.5 mm钻头，以10°～15°的下倾于视野中的肩胛骨上钻出一个垂直于盂关节面的中心孔（技术图3A）。可以用测深器来确保钻孔深度约为30 mm，从而使底板上的中央螺钉牢靠固定。
- 将6.5 mm丝锥插入中心孔，丝锥应牢牢地固定于肩胛骨中及手动测试不应晃动（技术图3B）。
- 在丝锥上放置中空适配的关节盂磨钻，钻磨直到软骨下骨明显出血。
- 卸下丝锥后，将带中心螺钉孔的恒定角度的基座插入中心孔中，基座应与肩胛盂帖服固定，当进一步拧入螺钉使整个肩胛骨旋转时，即实现了牢靠固定（技术图3C）。
- 将4枚5.0 mm锁定螺钉拧入底板四周以达到进一步稳固效果。当骨量不足影响垂直于底板的锁定螺钉放置时，可选择3.5 mm非锁定螺钉（技术图3D）。
- 根据关节盂的大小和质量、软组织挛缩情况及预期的不稳定程度，选择适当尺寸的盂球试模。盂球试模通过莫氏锥柄与底板咬合（技术图3E）。

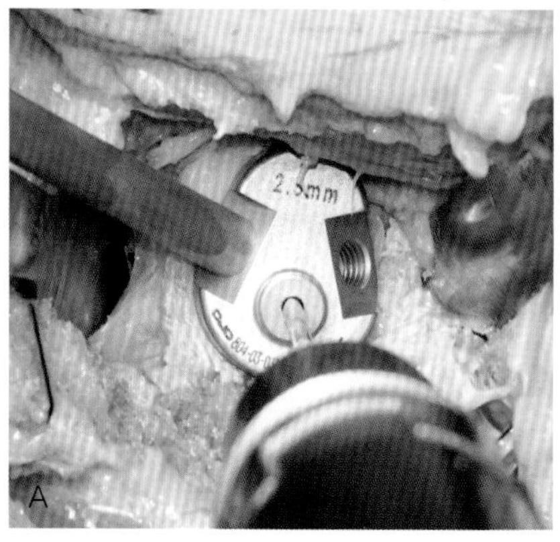

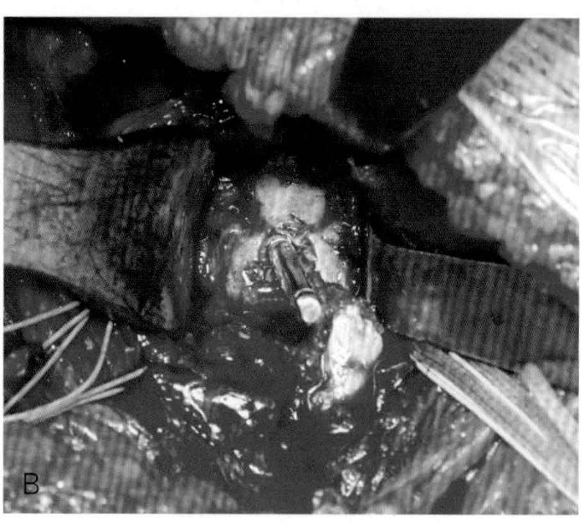

技术图3　A. 使用2.5 mm钻头在钻孔导向器的帮助下形成导孔。B. 将一个6.5 mm的丝锥插入导孔与之对齐。

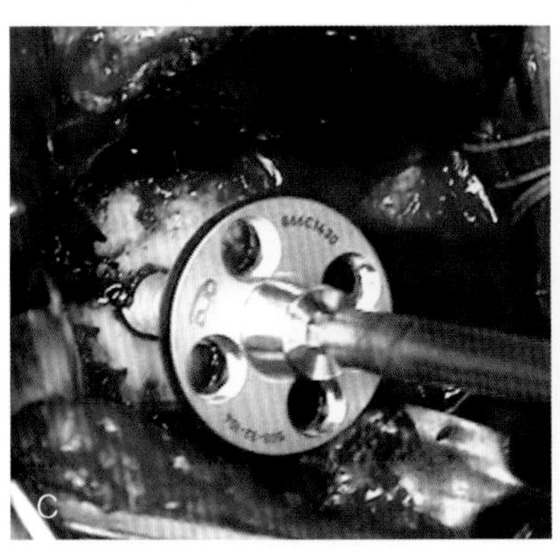
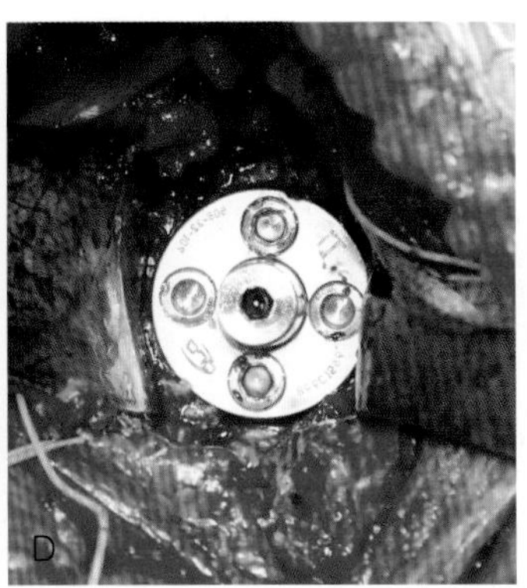
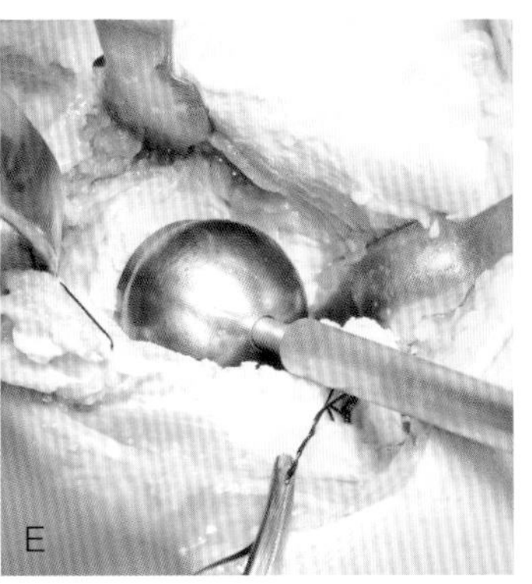

技术图3（续）　C. 将关节盂导板螺旋式安置到位，通过肩胛骨的旋转确保安放到位。D. 可以将锁定螺钉或非锁定螺钉钻入底板增强固定。E. 根据性别和尺寸选择一个肩胛盂试模，将它通过莫氏锥与基座接合。

肱骨侧准备

- 移除拉钩，将手臂摆至内收和相对伸展位置。将Browne牵开器置入三角肌下方，将大号Hohmann拉钩置入肱骨内侧距处，暴露肱骨。
- 在小结节的腱-骨界面放置三根5号编织的不可吸收线，间距均匀，取下针后将线头对齐打结，留作大结节缝合过线使用(技术图4A)。
- 用以上方式，将三条5号编织的不可吸收线和两条2 mm FiberTape(Arthrex，Naples，FL)置于大结节的腱-骨界面，间隔均匀，交替排列(技术图4B)。
- 按顺序用手动扩髓将肱骨髓腔扩充至扩髓器与皮质之间有良好的振动感，实际使用时通常选择小一号的假体，留出空间以便填充适当厚度的骨水泥。顺着髓腔置入适当大小的试模。另外一种方法是在注入骨水泥前用真正的肱骨假体上安装杯试模内衬进行模拟复位(技术图4C)。
- 内植物的高度可通过两种方法来估算。一般来说，骨折位于肱骨外科颈平面的内侧，若肱骨距完整，肱骨假体杯试模内衬紧贴肱骨距，以此判断是否达到正常高度；如果肱骨距破损，则应尽一切努力重建它，作为正确高度的判断标准(技术图4D、E)。

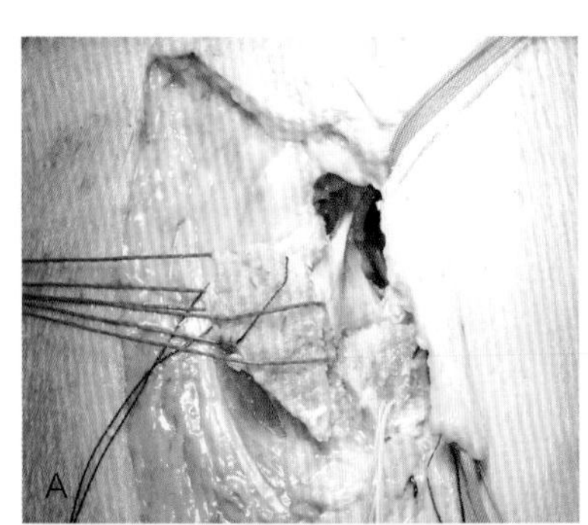
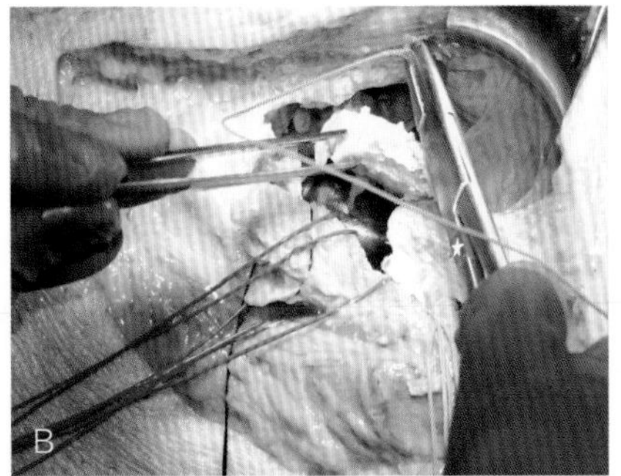
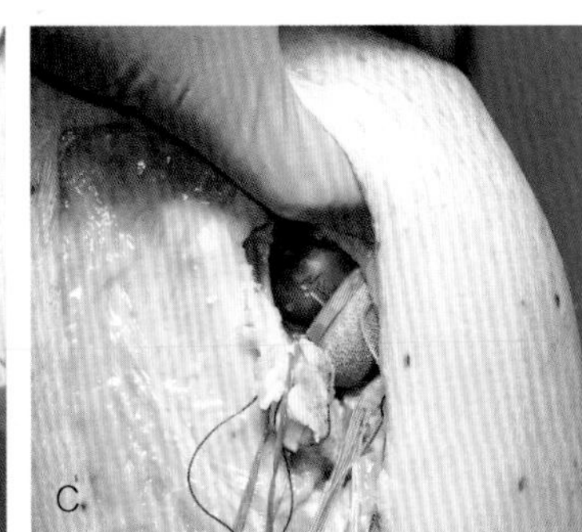
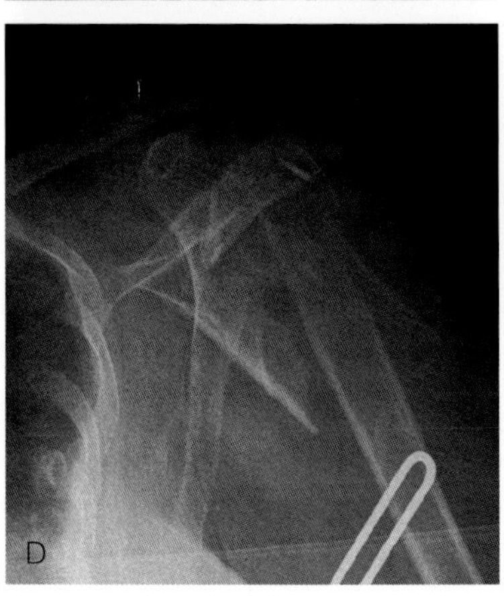
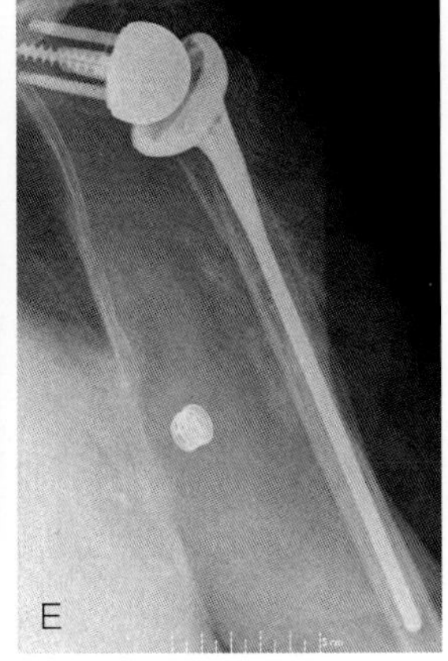

技术图4　A. 3根5号不可吸收线（红色）置于止点小结节内侧。B. 3根5号不可吸收线和2根2 mm FiberTape（绿色）交替放置在大结节内侧。C. 关节盂和肱骨试模组件已放置，并通过全方位的关节活动评估稳定性。D. 延伸至骨干的和粉碎性的肱骨近端骨折。E. 肱骨干和肱骨距内侧重建，作为术中评估假体高度的标准。

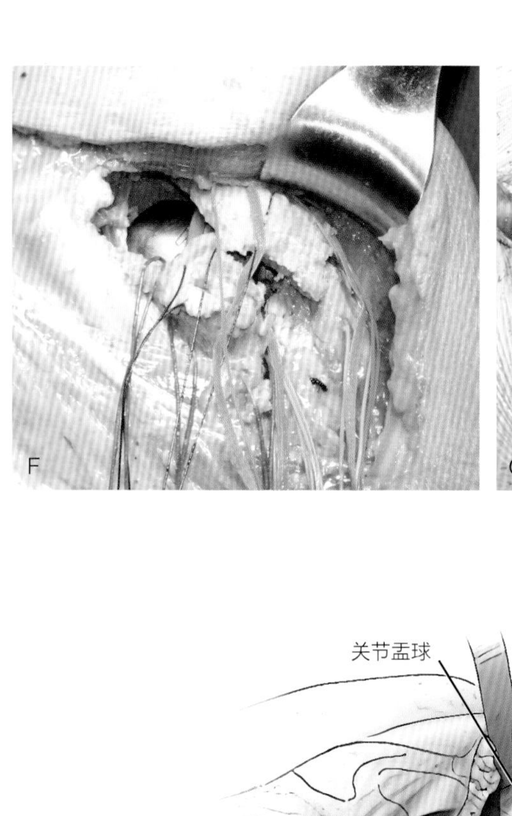

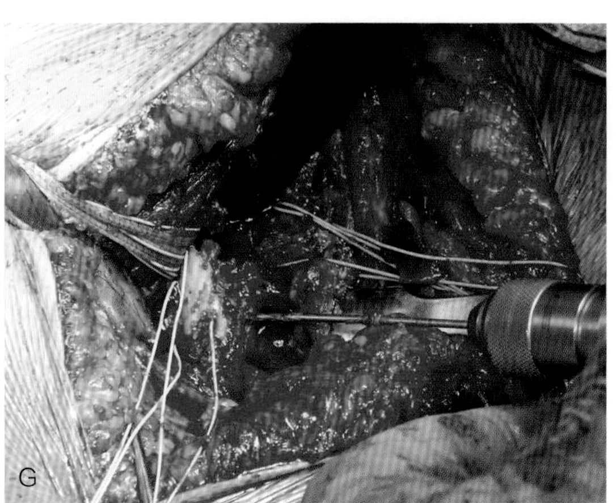

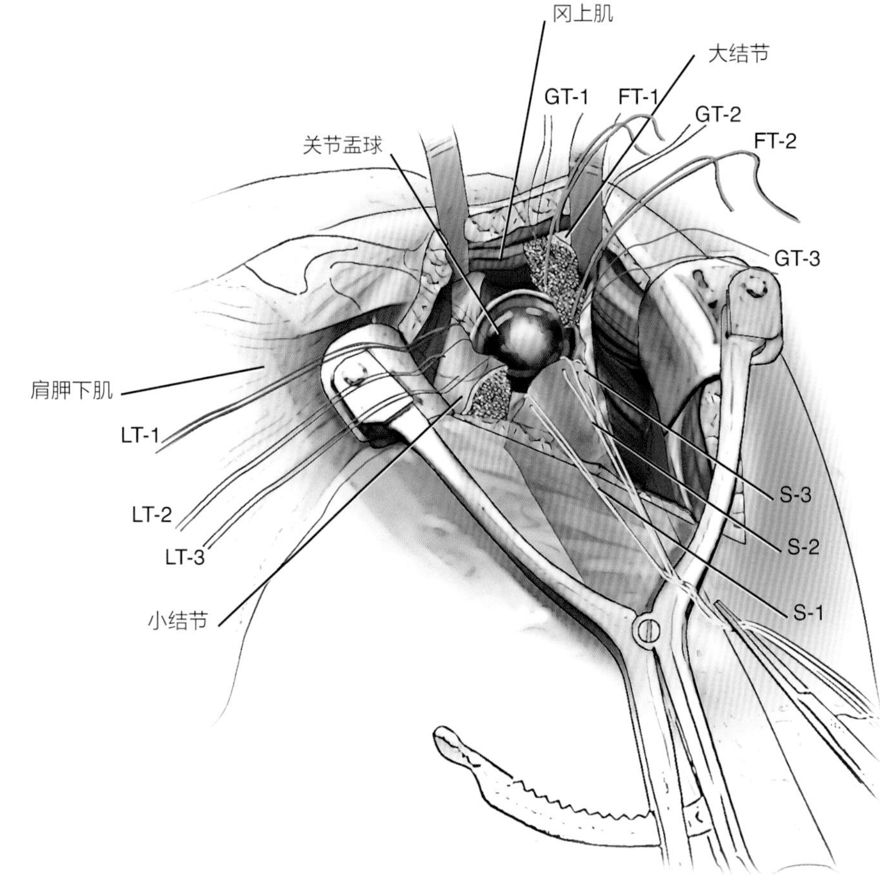

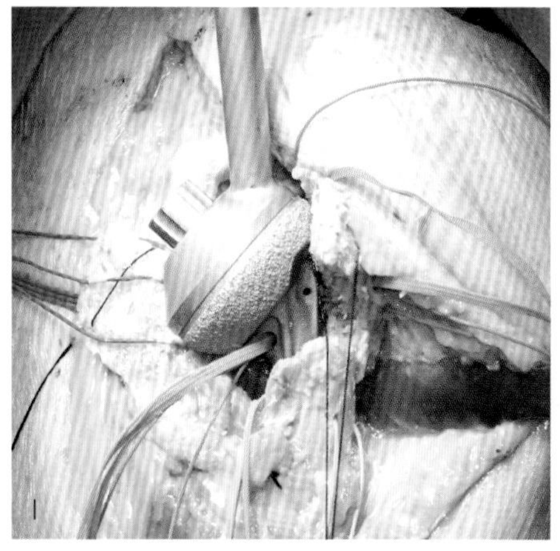

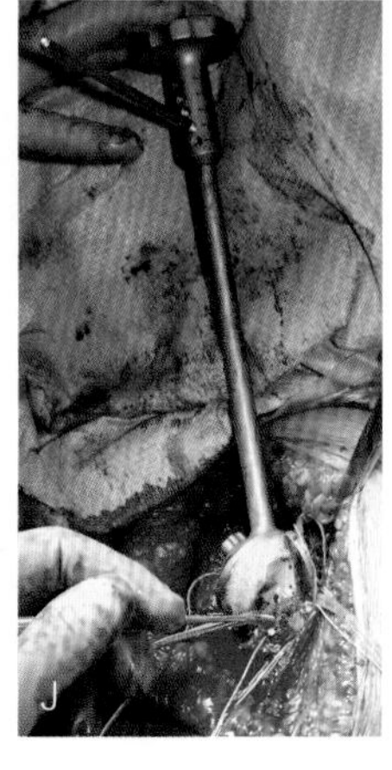

技术图 4（续） F. 拉拢结节以确保能在假体周围复位。G. 钻孔作为三条肱骨干固定缝线使用。H. 恰当放置小结节缝线（红色）、大结节缝线（绿色）和肱骨干缝线（黄色）。I. 在注入水泥前，大结节缝合线（绿色）已通过真正肱骨假体的内孔。J. 将真正肱骨假体插入含骨水泥的髓腔，直至试模时确定的高度和倾斜度。

- 倘若粉碎程度严重时，还有一种方法，即获取双侧肱骨全长片，用放射学比例尺来近似估计患侧的肱骨长度。健侧肱骨长度应从肱骨远端外上髁测量至大结节顶部，再测量近端轴骨折到外侧髁的长度，并从健侧肱骨测量值中减去该长度。该方法的不同之处在于对长度的预期，理应恢复到肱骨轴近端，从而更好地估计肱骨重建的高度。
- 使用一根定位导杆，将内植物置于相对于前臂呈30°后倾的位置，再依据试模尺寸等选择肱骨杯试模内衬。
- 移除拉钩并在试模下进行试复位，通过软组织张力判断假体相对于轴的高度是否合适，将结节拉至假体试模周围，模拟其正常位置（技术图4F）。理想情况下，试复位将证实结节可以解剖复位并修复。
- 对假体进行横向伸展，评估其在肩关节水平的张力。如果出现过大的松动，可将肱骨杯试模内衬换成更厚的尺寸，也可以换上更大的盂球假体。增加组件尺寸时应小心，因为它可能影响大小结节的解剖学重建，关节活动度也可能因为追求稳定性而有所影响。因此，在更换试模部件后立即应检查前举高度，确保没有明显丧失肩关节活动范围。
- 术中透视检查用于确保肱骨-肩胛骨弧度的恢复，盂球假体和肱骨假体对齐。若高度合适，即可在骨折的肱骨干近端做好标记，作为最终假体植入时的参考。
- 下一步，移除试模，将真正的盂球假体安装在基座上，盂球假体扣紧入带有中心固定螺钉的基座部位。
- 对肱骨髓腔进行冲洗，并准备骨水泥，在预估的假体尖端下1.5 cm处置入骨水泥限制器。
- 沿着肱骨干近端前外侧钻3个孔，并通过钻孔穿3根5号编织的不可吸收线（技术图4G、F），在肱骨柄植入后，这些线将用于将大、小结节固定至肱骨上。
- 将5根大结节缝线的内侧端穿过肱骨柄的内孔，然后置于一侧等待骨水泥备好。
- 使用水泥枪将含有抗生素的骨水泥注入肱骨髓腔内，直到水泥从髓腔近端溢出。然后将准备好的肱骨柄插入髓腔内，插入深度参考试模时在假体上标记的适当深度（技术图4I）。连接于肱骨柄上的指示杆是用来确保假体相对前臂处于30°的后倾位置（技术图4J）。
- 在骨水泥开始固化时，再次将假体安上试模进行复位，最后，在安装真正肱骨球杯内衬之前，再次验证假体稳定性和活动度。

结节处理及缝合

- 将穿过假体颈部内孔的大结节3根5号编织的不可吸收线分别与小结节缝线深部相连，牵拉小结节缝线的浅端，使大结节缝合线穿过肩胛下肌的腱-骨界面（技术图5A）。
- 接着将三条5号缝线的内侧端穿过位于结节上方的肩袖组织，通常将外侧两条缝合线经大结节上方穿过冈上肌腱和冈下肌腱，将最内侧缝线穿过小结节上方的肩胛下肌腱（技术图5B）。
- 然后将肱骨头部取出的植骨填充在轴-假体界面周围，在结节复位之后，植骨块可提供良好的促进结节愈合的环境。
- 将在大结节边的两根2 mm的FiberTape（未与小结节打结）与假体打结，使得大结节向假体汇拢（技术图5C）。
- 固定大结节后，将围绕小结节的3根5号大结节缝线依次打结，利用这些缝线汇拢小结节并打结，从而把大小结节都牢牢固定到肱骨柄周围（技术图5D、E）。
- 将垂直固定缝线打结，把结节固定在骨干上，形成一个环形交叉结构，从而将骨折块压至其下的植骨和假体上（技术图5F、G）。
- 关闭肩袖间隙，并进行术中的最后一次活动度评估。
- 透视摄片评估组件的位置和结节复位情况（技术图5H）。
- 逐层缝合伤口，皮下用2-0可吸收缝线缝合，皮肤用3-0不可吸收单丝缝线缝合。

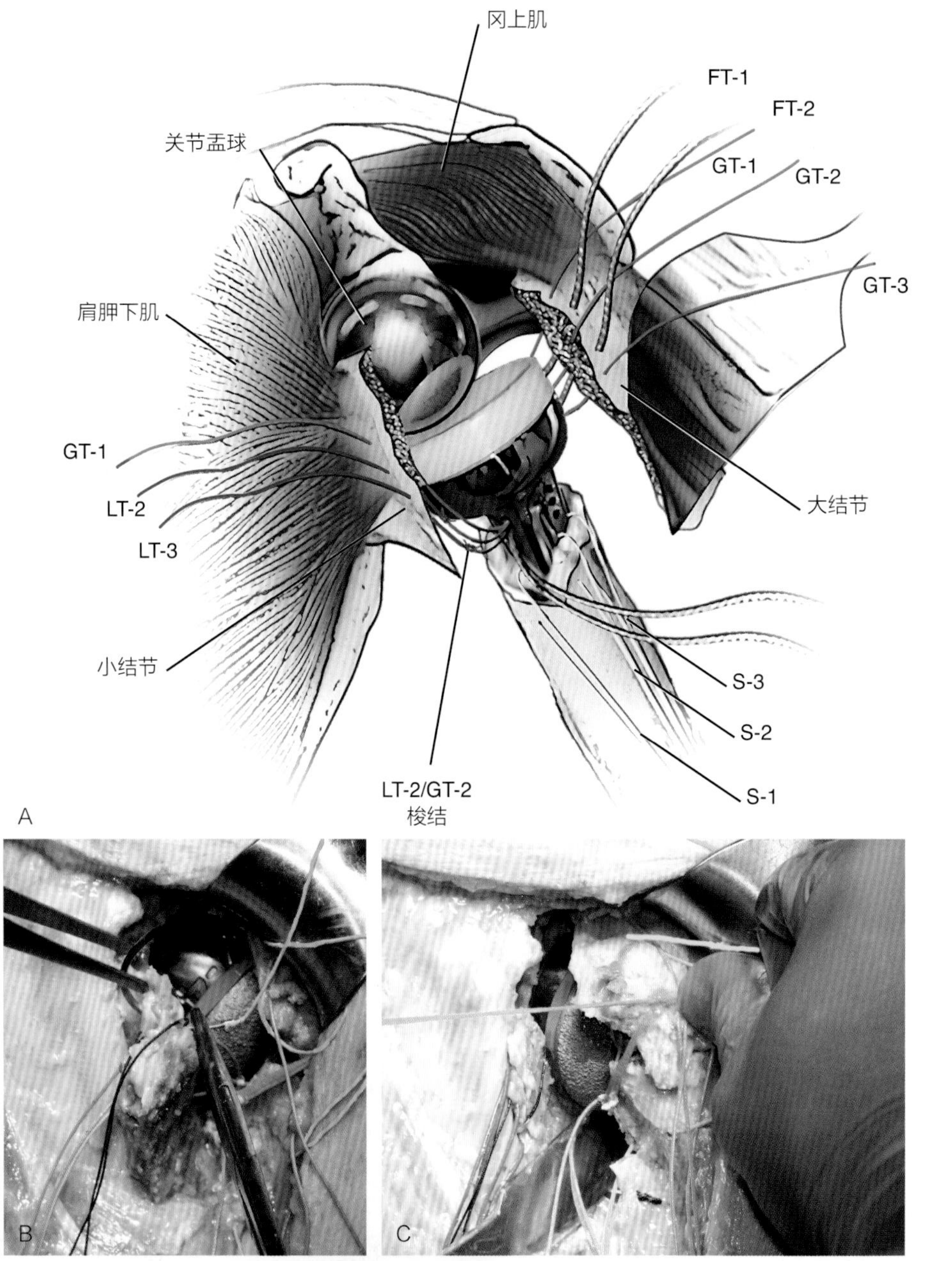

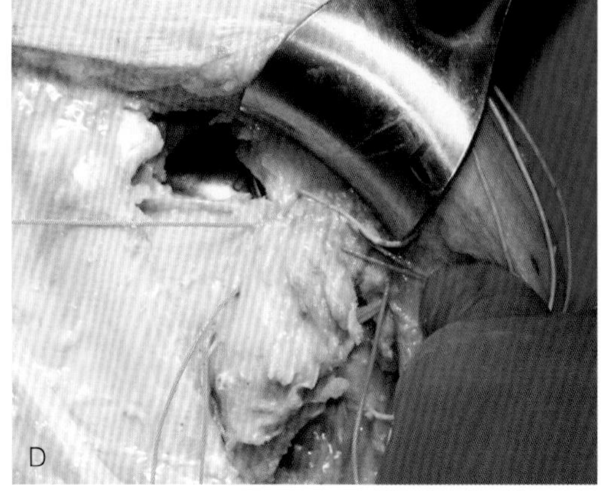

技术图5　A. 5号大结节缝线（绿色）在小结节缝线（红色）上打结，并穿过肩胛下肌。B. 5号骨干缝线（黄色）穿过大、小结节上方的肩袖。C. 2 mm的FiberTape（绿色）打结，将大结节固定于假体。D、E. 5号大结节缝线（绿色）相互打结，将大、小结节环扎至假体。

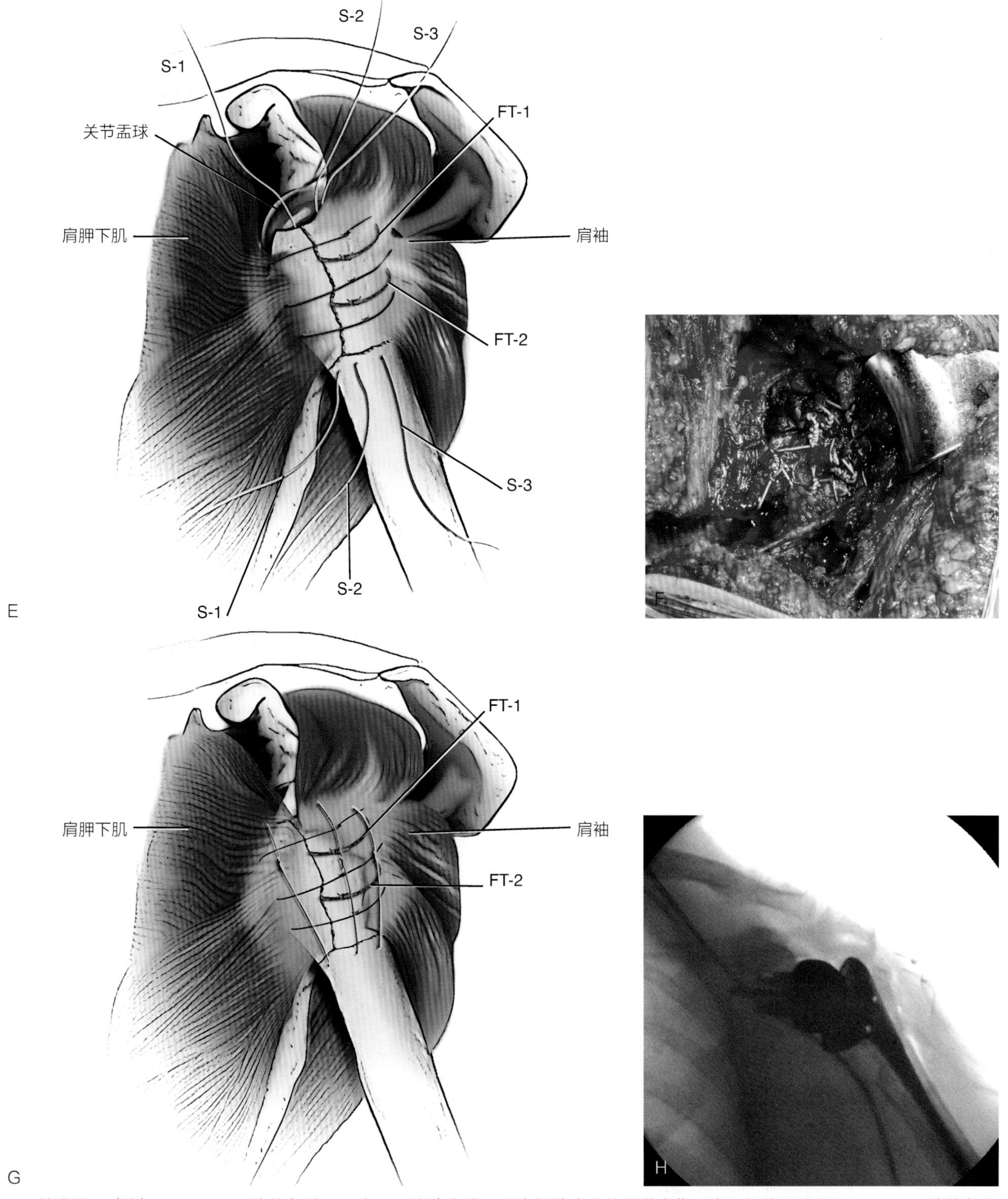

技术图5（续） F、G. 最终修复结果，水平环扎缝合线和垂直轴缝合线将结节牢靠固定于假体和肱骨干上。H. 最终修复的术中透视。

要点与失误防范

肱骨假体角度	• 多数假体系统都会提供一个固定在肱骨干上的校准杆，帮助判断放置假体的位置，前臂可以作为一个较为便利的导向标
骨移植	• 肱骨头的骨松质可以保存下来，留作假体和结节周围的自体骨填充物，为愈合提供更有利的环境
软组织张力	• 如果内植物放置过紧，术后关节活动度会受到限制，手术中实现的被动活动度可预示术后可预期的最大活动度。如果是由于内衬填充过度而致活动受限，则应考虑缩小肱骨内衬的尺寸
内植物高度	• 术前健侧的肱骨全长片可作为修复严重粉碎和肱骨干受累的模板，以此参考患侧假体植入高度，术中透视对于重建结节和是否达到合适重建高度有较高的价值
缝线管理	• 在注入骨水泥和植入肱骨侧假体之前，应预设好所有结节缝线。在骨水泥注入肱骨干之前，将大结节缝合线穿过内植物的内孔尤为重要，使用大号缝针有助于在结节周围缝合固定

术后处理

- 麻醉人员常对患肢施行区域麻醉，有利于改善术后疼痛。
- 术后6周内，除了个人卫生需求和进行轻柔的钟摆训练，患者应佩戴肩关节固定支具。鼓励患者日常进行肘关节、腕关节和手部的锻炼。
- 术后第一次随访即10～14天内，将伤口缝线拆除。
- 术后6周停止使用支具，在公共场合可佩戴前臂吊带，开始进行主动辅助活动训练，如平躺时将手臂前举。不允许患者举起任何重量超过一部电话机的物体。
- 到3个月时，在可承受范围内进行主动活动训练，可以开始轻微的力量训练并在数周内逐渐增加强度。
- 在术后2周、3个月、6个月和1年的随访时拍摄肩关节X线片，评估结节位置和愈合情况。
- 术后1年，肩关节功能通常会得到最大程度的改善。

预后

- 尽管缺乏已发表的长期研究，RSA在治疗这类复杂损伤仍有较好前景，RSA已经被用于治疗骨折半肩置换失败的病例。
- Levy等[14]证实，RSA可以改善关节活动度、功能预后和患者短期随访满意度，为失败的半肩置换术提供可靠的补救措施。
- 当用于治疗急性肱骨近端骨折时，RSA能可靠地恢复活动和功能[13]。关键是，不管结节是否愈合，患者都有希望恢复前举和外展。然而，应尽一切努力解剖修复假体周围的结节，因为肩关节旋转更多地依赖于结节的牢靠程度。
- Gallinet等[7]比较了解剖学上修复结节的RSA术后患者与未修复患者，研究结果表明，与未修复组相比，牢靠的解剖学重建能显著改善旋转功能和功能性结果评分。
- 笔者随访了18例急性肱骨近端骨折RSA术后的患者，平均随访周期27个月，这些患者都经历了复杂的损伤且术后结果良好，最后一次随访的主动前举、外展、外旋和内旋分别平均为139°、112°、37.5°和L1水平。ASES评分的平均评分为69.9分，平均视觉模拟(VAS)评分量表中疼痛评分为1.7分。
- 近期，研究对比了RSA与半肩置换术治疗这类损伤的结果，通过RSA治疗的患者短期到中期的疗效更好[3,6,8]。
- 虽然短期和中期研究似乎是有利的，但需要长期前瞻性研究来全面评估RSA治疗这种损伤类型的疗效。
- 选择治疗方案时，年龄和RSA特有的潜在并发症，也应纳入决策因素[5]。

并发症

- 感染。
- 脱位。
- 神经性失用症。
- 复杂的区域疼痛综合征(CRPS)。
- 肩峰骨折。
- 肩胛切迹合并基座失效。
- 结节不愈合/畸形愈合。

(徐才祺 译， 陈云丰 审校)

参考文献

[1] Baron JA, Barrett JA, Karagas MR. The epidemiology of peripheral fractures. Bone 1996;18(3 suppl):209S-213S.

[2] Boileau P, Krishnan SG, Tinsi L, et al. Tuberosity malposition and migration: reasons for poor outcomes after hemiarthroplasty for displaced fractures of the proximal humerus. J Shoulder Elbow Surg 2002;11(5):401-412.

[3] Boyle MJ, Youn SM, Frampton CM, et al. Functional outcomes of reverse shoulder arthroplasty compared with hemiarthroplasty for acute proximal humeral fractures. J Shoulder Elbow Surg 2013;22(1):32-37.

[4] Burkhead WZ Jr, Scheinberg RR, Box G. Surgical anatomy of the axillary nerve. J Shoulder Elbow Surg 1992;1(1):31-36.

[5] Cheung E, Willis M, Walker M, et al. Complications in reverse total shoulder arthroplasty. J Am Acad Orthop Surg 2011;19(7):439-449.

[6] Cuff DJ, Pupello D. Comparison of hemiarthroplasty and reverse shoulder arthroplasty for the treatment of proximal humeral fractures in elderly patients. J Bone Joint Surg Am 2013;95(22):2050-2055.

[7] Gallinet D, Adam A, Gasse N, et al. Improvement in shoulder rotation in complex shoulder fractures treated by reverse shoulder arthroplasty. J Shoulder Elbow Surg 2013;22(1):38-44.

[8] Garrigues GE, Johnston PS, Pepe MD, et al. Hemiarthroplasty versus reverse total shoulder arthroplasty for acute proximal humerus fractures in elderly patients. Orthopedics 2012;35(5):e703-e708.

[9] Gerber C, Schneeberger AG, Vinh TS. The arterial vascularization of the humeral head. An anatomical study. J Bone Joint Surg Am 1990;72(10):1486-1494.

[10] Hertel R, Hempfing A, Stiehler M, et al. Predictors of humeral head ischemia after intracapsular fracture of the proximal humerus. J Shoulder Elbow Surg 2004;13(4):427-433.

[11] Iannotti JP, Gabriel JP, Schneck SL, et al. The normal glenohumeral relationships. An anatomical study of one hundred and forty shoulders. J Bone Joint Surg Am 1992;74(4):491-500.

[12] Kralinger F, Schwaiger R, Wambacher M, et al. Outcome after primary hemiarthroplasty for fracture of the head of the humerus. A retrospective multicentre study of 167 patients. J Bone Joint Surg Br 2004;86(2):217-219.

[13] Lenarz C, Shishani Y, McCrum C, et al. Is reverse shoulder arthroplasty appropriate for the treatment of fractures in the older patient? Early observations. Clin Orthop Relat Res 2011;469(12):3324-3331.

[14] Levy J, Frankle M, Mighell M, et al. The use of the reverse shoulder prosthesis for the treatment of failed hemiarthroplasty for proximal humeral fracture. J Bone Joint Surg Am 2007;89(2):292-300.

[15] Murachovsky J, Ikemoto RY, Nascimento LG, et al. Pectoralis major tendon reference (PMT): a new method for accurate restoration of humeral length with hemiarthroplasty for fracture. J Shoulder Elbow Surg 2006;15(6):675-678.

[16] Neer CS II. Displaced proximal humeral fractures. I. Classification and evaluation. J Bone Joint Surg Am 1970;52(6):1077-1089.

[17] Noyes MP, Kleinhenz B, Markert RJ, et al. Functional and radiographic long-term outcomes of hemiarthroplasty for proximal humeral fractures. J Shoulder Elbow Surg 2011;20(3):372-377.

[18] Pearl ML, Volk AG. Retroversion of the proximal humerus in relationship to prosthetic replacement arthroplasty. J Shoulder Elbow Surg 1995;4(4):286-289.

第33章 肱骨干骨折钢板内固定

Plate Fixation of Humeral Shaft Fractures

Matthew J. Garberina and Charles L. Getz

定义

- 肱骨干骨折约占成人骨折的3%，通常因直接撞击或间接扭伤上臂导致。
- 对于肱骨干骨折患者，最常用预制骨折支具进行保守治疗。肱骨是自由活动度最大的长骨，一般骨折后不需要解剖复位。
- 肱骨骨折移位往往可以达到向前成角20°、内翻成角30°和短缩3 cm，却无明显的功能丧失。
- 肱骨干骨折手术治疗的指征：
  - 开放骨折。
  - 双侧肱骨干骨折，多发伤或浮肘。
  - 多段骨折。
  - 保守治疗后无法维持可接受的骨折对位（即成角>20°，完全或几近完全的骨折移位，缺乏足够的骨接触）——常见于横行骨折（图1）。

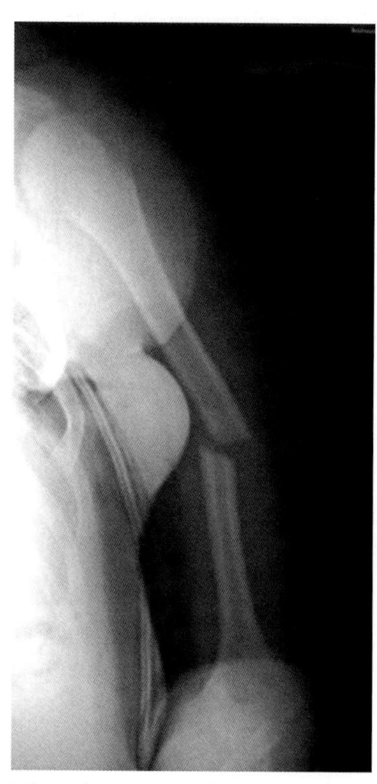

图1 肱骨干不稳定横行骨折X线片。

  - 肱骨干骨不连。
  - 病理性骨折。
  - 合并动脉或臂丛损伤。
- 切开复位钢板内固定需要软组织广泛剥离和一定的手术技巧。然而，钢板固定可使肩袖不受侵犯，术后肩关节功能恢复良好，相比髓内钉固定手术优点更多[3]。

解剖

- 肱骨干区域主要的解剖标记：胸大肌腱止点的上缘至肱骨髁上嵴之间[5]。
- 肱骨干的血供来自旋肱后动脉、肱动脉的分支和肱深动脉。
- 桡神经和肱深动脉穿过三边孔（上缘为大圆肌，内侧缘为肱三头肌内侧头，外侧缘为肱骨干）。桡神经沿肱骨干后方走行，从内侧横向至外侧，往远端走行于肱肌和肱桡肌之间（图2）。
- 肌皮神经走行于肱二头肌的深面，其远端的终末支移行为前臂外侧皮神经。
- 肱骨干分为前内侧面、前外侧面和后面。肱骨近端和肱骨中段的骨折更适合在前外侧面行钢板固定，而肱骨远端骨折常常需在肱骨后面行钢板固定。

发病机制

- 肱骨干骨折可发生于直接和间接的损伤。直接撞击上臂可导致横行骨折，常见蝶形骨片。高能量创伤则常导致更严重的粉碎性骨折。
- 间接损伤如掰手腕，常常因扭转暴力而导致螺旋形骨折。高能量创伤可导致骨折块之间肌肉嵌插，会妨碍复位和骨折愈合。
- 一项240例肱骨干骨折患者的研究表明：42例患者（18%）并发桡神经麻痹，其17%为闭合性损伤。肱骨干中段骨折更可能并发桡神经麻痹。桡神经麻痹患者中25例在伤后1日～10个月之内完全得到恢复，10例患者没有得到完全恢复。开放性骨折的患者很少发生正中神经和尺神经麻痹[7]。
- 大约3%的肱骨干骨折合并血管损伤。

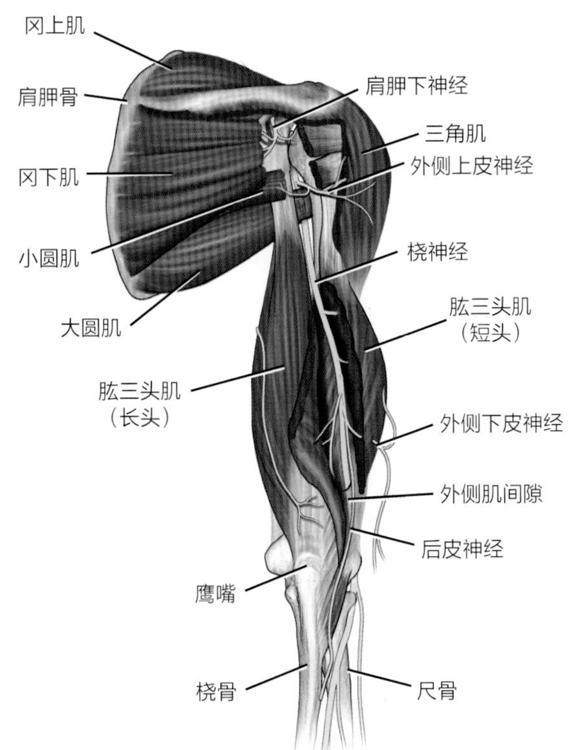

图2 桡神经沿着肱骨的走行。

自然病程

- 几乎所有的肱骨干骨折采用非手术处理均能愈合。最常见的治疗方法：开始采用从肩部到腕部的夹板固定，通常2周内当患者疼痛减轻后可用预制的骨折支具外固定。
- Sarmiento及其同事[10,11]的研究表明功能支具能有效治疗肱骨干骨折。这种方法骨不连发生率在4%范围内，低于外固定支架、钢板内固定或髓内钉治疗。
- 闭合性骨折合并原发桡神经麻痹预计3～6个月内恢复。继发的桡神经麻痹则需要手术探查。
- 肱骨干骨折愈合后可能遗留有成角畸形，一般成角＜20°可以接受，以内翻畸形最为常见[10]。
- 邻近的肩和肘关节僵硬也比较常见。如果存在这种情况，可以通过物理治疗恢复关节活动度。
- 保守治疗的相对禁忌证包括：双侧肱骨干骨折或多发伤的患者，对患肢预后功能恢复要求较高；横行骨折和肌肉明显嵌入骨折端的患者。这些患者更适合采用手术治疗[11]。

病史和体格检查

- 医生必须对患肢进行全面的检查，排除合并伤。
- 彻底评估皮肤损伤情况，确认是否存在开放性骨折，包括检查腋下区。对于枪弹伤的患者，需要寻找弹道入口和出口。肱骨干骨折常见局部肿胀，可能伴有明显的畸形。
- 患者就诊时通常自己或他人托住患肢，难以评估患者肩和肘关节的活动范围。应轻柔地触摸肱骨骨性突出部位以评估有无其他损伤，如鹰嘴骨折。
- 评估前臂的外观和骨骼的稳定性，以排除可能并存的前臂双骨折（“漂浮肘”）。存在这种损伤时，需对肱骨、桡骨和尺骨骨折行手术固定。
- 触诊腕部的桡动脉和尺动脉的搏动以判断上肢的血运情况，并与健侧对比。有些患者可能需行多普勒血管超声检查[2]。
- 对上肢神经系统进行全面评估是十分必要的，尤其应重点关注桡神经。桡神经在近端穿过三边孔后走行于肱骨干后方，在远端邻近走行于肱骨髁上嵴（邻近肱骨干远端1/3螺旋形的Holstein-Lewis骨折），因此桡神经在近端损伤的风险会大些。
- 检查虎口区背侧的感觉功能、伸腕功能、拇指指间关节背伸功能以判断桡神经功能状态。

影像学和其他诊断性检查

- 至少需正侧位X线片，以评估肱骨干骨折的移位、短缩和粉碎程度。
- 影像学检查必须包含肩部和肘部，以排除干部骨折延伸至近端或合并肘部损伤（如鹰嘴骨折）。在高能量损伤中尤其重要。
- 如果存在前臂肿胀或骨骼不稳定，加拍前臂X线片明确是否存在漂浮肘(即同侧肱骨干骨折合并前臂双骨折)。

鉴别诊断

- 肱骨远端骨折。
- 肱骨近端骨折。
- 肘关节脱位。
- 肩关节脱位。

非手术治疗

- 大部分单一的肱骨干单处骨折可采用非手术治疗。最初的治疗根据骨折的部位和夹板的类型不同而改变,可使用肘后夹板固定,也可用接骨夹板固定,肘关节固定于屈曲90°。单一的肱骨干骨折很少需要留院观察。
- 以前,传统的非手术治疗包括:接骨夹板或悬垂石膏。目前,功能性骨折支具可提供充分的骨折对位,局部肌肉间加压并允许断端微动,从而促进成骨。这种支具可提供软组织间加压并允许肢体活动[11]。
- 支具应用的时间取决于患肢的肿胀和不适程度。一般来说,支具适用于伤后2周后。最初颈腕带悬吊有助于提高患者的舒适感,躺卧时也应戴上,直到骨折愈合。
- 伤后2周患肢肿胀逐渐消退,支具需要反复收紧。应鼓励患者去除前臂吊带进行肘部和手腕活动度锻炼。
- 功能性支具要求患者能够坐直,禁止肱骨负重。即使骨折线超过支具固定的上下范围,也可使用功能性支具。
- 肱骨干骨折的解剖对位难以实现,以内翻畸形最为常见。然而,骨折后一定程度的成角畸形常常能够接受,可进行日常生活活动,外观畸形少见。
- 鼓励患者伤后尽快进行钟摆锻炼。为防止骨折成角畸形,骨折愈合前应避免主动抬高和外展。支具固定后拍X线片,1周后再次拍片。如果骨折对位可以接受,每隔3～4周拍X线片,直到骨折愈合[10,11]。

手术治疗

- 一些肱骨干骨折不能采用保守治疗。开放性骨折或高能量创伤导致具有明显的轴向移位的骨折需切开复位内固定。多发伤、双侧肱骨干骨折、合并血管损伤或无法坐直的患者最好采用切开内固定治疗。骨折对位不满意的患者会放弃保守治疗。肱骨干骨不连是切开复位内固定并植骨的明显手术指征[4,9]。

术前计划

- 手术医生必须审查所有影像学资料,排除同侧肘或肩部损伤[1]。
- 术前X线片可以帮助手术医生评估所需钢板的长度。高能量创伤导致的粉碎性骨折,适合行钢板内固定并植骨。手术医生必须根据不同情况制订治疗方案:中度粉碎性骨折或骨缺损可用异体或自体骨松质植骨,而更广泛的骨缺损,需要结构性植骨。
- 肱骨干近端和中1/3的骨折采用前外侧入路,而远端1/3肱骨骨折常用后侧入路。因为肱骨远端后方骨面平坦,是放置钢板的理想位置。
- 延伸至肱骨近端的肱骨干骨折可行三角肌胸大肌入路,延伸至肱骨前外侧。通常,一个长的肱骨近端锁定钢板能够提供足够的固定(图3)。
- 手术医生要注意任何先前手术后留下的瘢痕,它们可

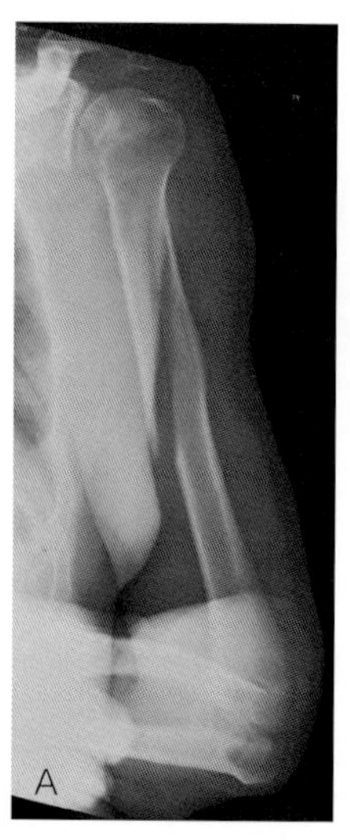

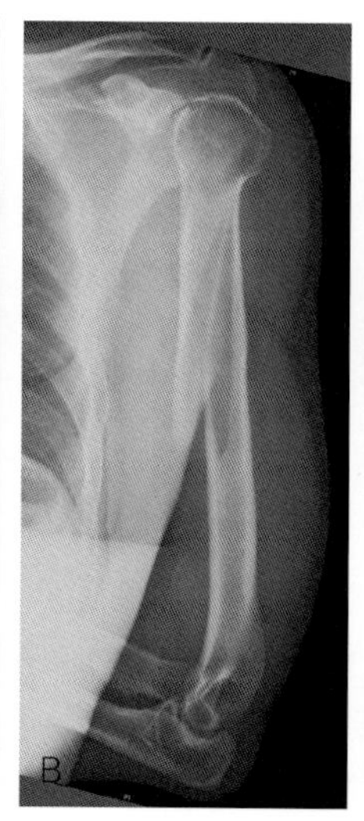

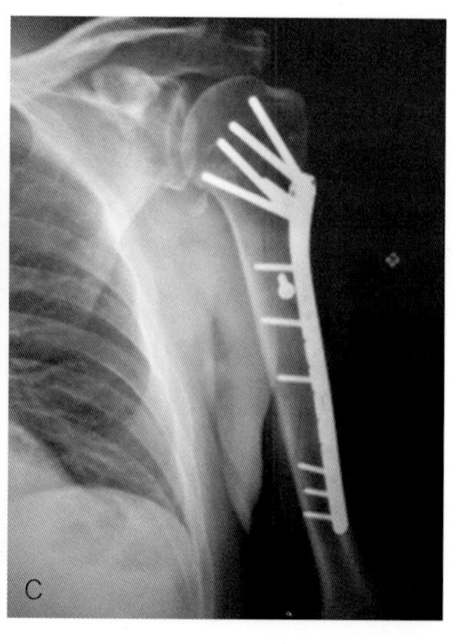

图3　A、B. 累及近端肱骨干骨折的前后位(A)与侧位(B)片。C. 通过三角肌胸大肌延伸的前外侧入路,利用近端锁定钢板固定。

能会影响手术入路。记录下神经血管状态，尤其注意桡神经的功能。

体位

- 体位取决于既定的手术入路。行前外侧或内侧入路时，患者取仰卧位并靠近手术床的边缘。将患肢置于与手术床相连的手术台上并将其稍微外展(图4A)。
- 后侧入路时，患者取俯卧位或侧卧位，术中用枕头支撑上臂(图4B)。

入路

- 手术入路取决于骨折的部位以及之前的手术瘢痕。前外侧和后侧入路最常见，分别适用于肱骨干近端2/3和远端1/3的骨折。
- Jupiter[6]建议对于患肢已经进行过多次手术的患者，考虑行内侧入路，这可利用正常的组织平面。

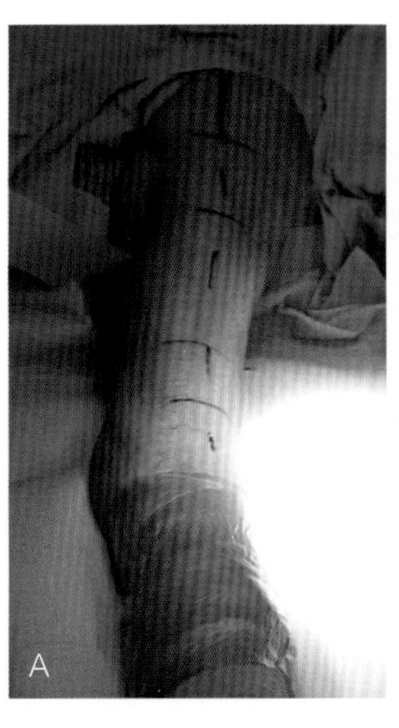

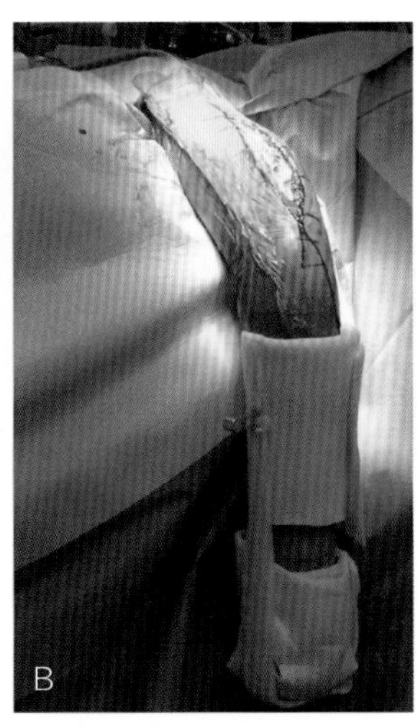

图4　A. 肱骨干前外侧入路的体位，患者肩部外展，上臂置于搁手台上。B. 后侧入路体位，患者侧卧位。

肱骨前外侧入路

- 沿肱二头肌外侧体表做切口，切口近端起于三角肌粗隆，止于肘部褶皱近端(技术图1A)。对于更近端的骨折，切口可以延长至喙突来暴露胸三角肌。
- 上臂止血带会阻碍近端组织的暴露，所以术中一般不使用止血带。沿着切口起开肱二头肌筋膜，暴露肱二头肌(技术图1B)。
- 前臂外侧皮神经位于切口的远端，术中必须给予保护。
- 用手指从近端向远端钝性分离肱二头肌和肱肌之间肌间隔。
- 在肱骨干中段，辨别肱二头肌深面的肌皮神经(技术图1C)。向远端探查肌皮神经并保护其终末支，终末支将形成前臂外侧皮神经。
- 在远端，分离肱肌和肱桡肌肌间隔以显露桡神经。用血管环套住桡神经加以保护，便于随时可以识别桡神经。
- 在肱肌内侧2/3和外侧1/3交界处沿肌纤维劈开。这是内侧为桡神经支配，外侧为肌皮神经支配的神经界面(技术图1E)。
- 显露骨折部位并清除血肿。剥离骨折端嵌入的骨膜来进行复位(技术图1F)。

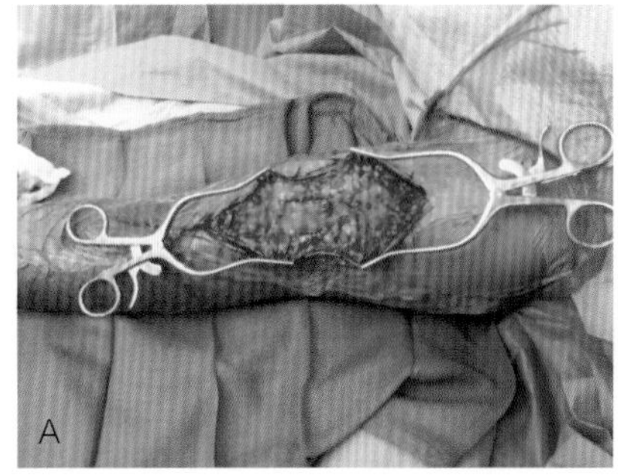

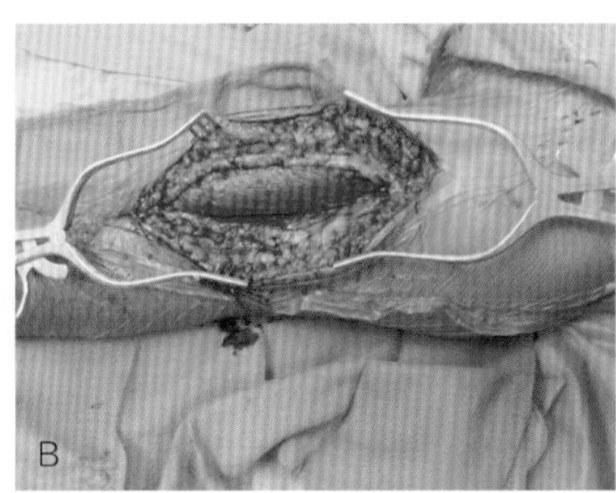

技术图1　A. 肱骨前外侧切口，暴露肱二头肌筋膜。B. 切开肱二头肌筋膜，暴露肱二头肌。

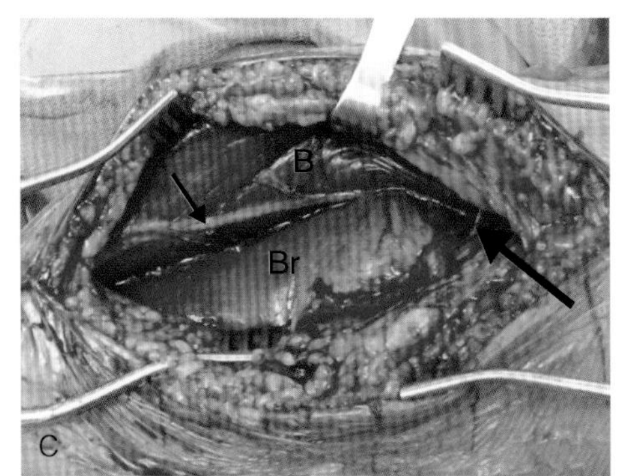

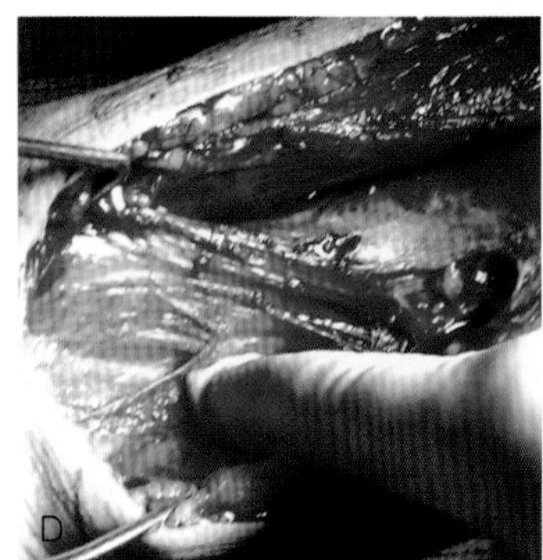

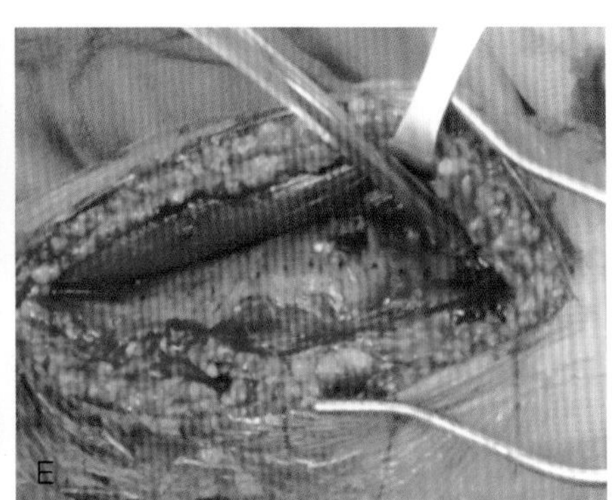

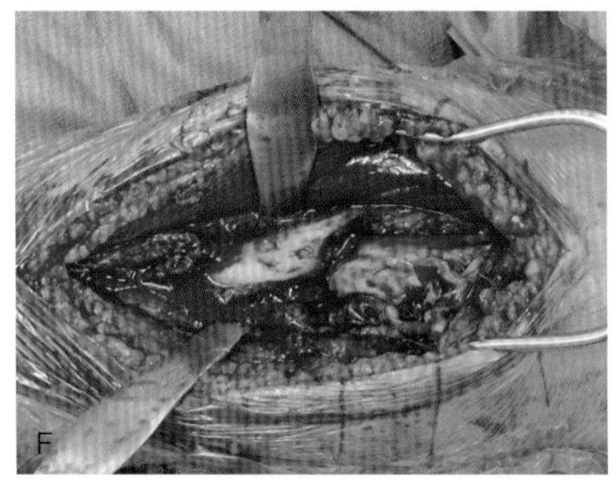

技术图1（续） C. 拉开肱二头肌（*B*），暴露其下的肌皮神经（小箭头）、肱肌（*Br*）和近端血管束（大箭头）。D. 桡神经位于肱肌和肱桡肌之间。E. 在肱肌外1/3处切开。F. 通过劈开肱肌间隙可以清楚地看到骨折。

骨不连暴露

- 这种情况下，桡神经的暴露很困难，但是非常重要。最好是，先在肱肌与肱桡肌之间游离桡神经远端，然后在桡神经沟内侧游离其近端，最后仔细地在骨不连的位置游离剩余的桡神经。
- 利用15号刀片准确地找到骨不连的位置。
- 清理骨不连的断端和纤维组织。
- 经过彻底的清创，明确骨缺损的范围。此时，手术医生可选择标准的骨松质植骨或结构骨植骨。

肱骨后侧入路

- 在上臂后方正中做一宽大的直切口，延伸至鹰嘴窝（技术图2）。
- 在肱三头肌近端辨认其长头和外侧头之间的肌间隔，并将之钝性分离，将长头拉向内侧，外侧头拉向外侧。
- 在该平面远端，一些小血管可电凝后切断。
- 在肱三头肌内侧头近端桡神经沟处辨认桡神经，术中保护桡神经。
- 沿肱三头肌内侧头中线从近端向远端将其劈开以显露骨折。

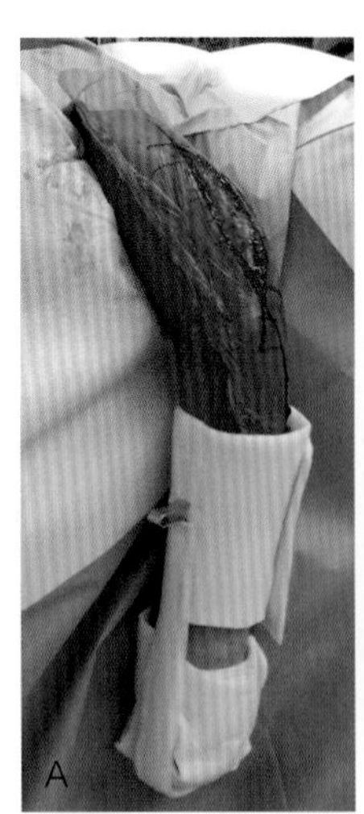

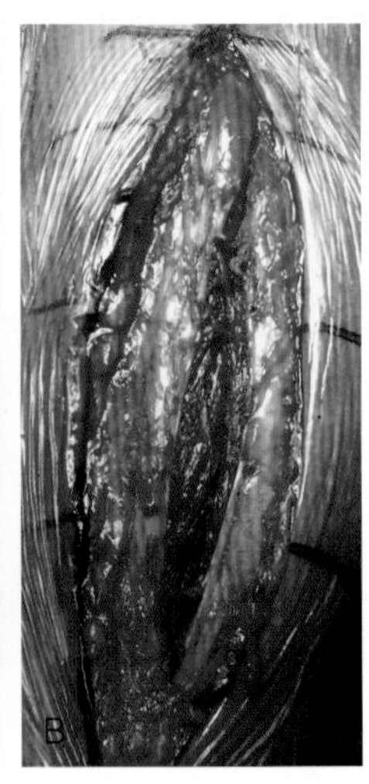

技术图2 A. 后侧入路切口。B. 劈开肱三头肌浅层。

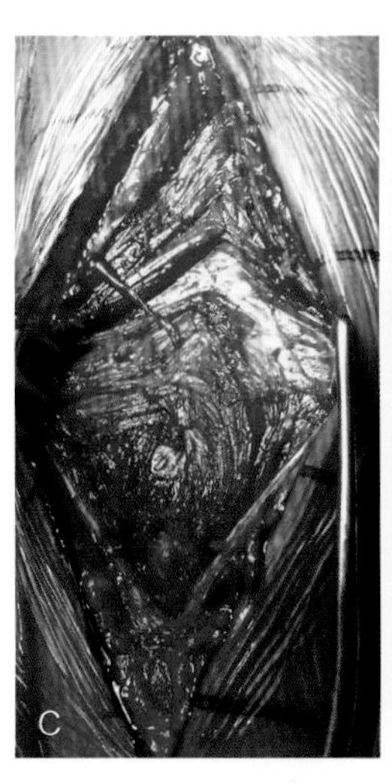

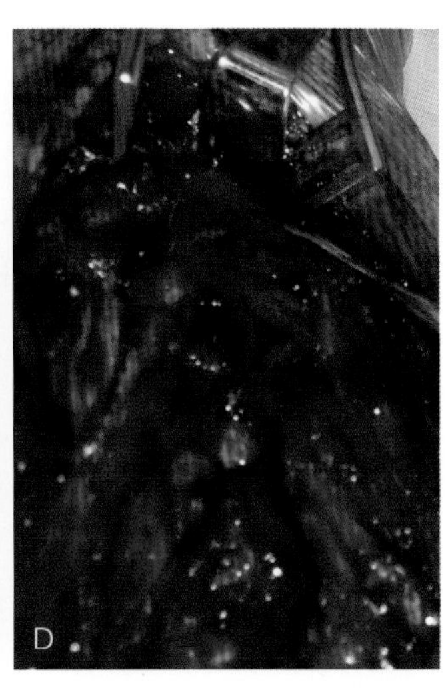

技术图2（续）　C. 劈开肱三头肌深层。D. 探针所指为桡神经，它从肱骨内侧向外侧走行于桡神经沟，骨折端位于它的远端。

内侧入路

- 体位与前外侧入路相同。
- 近端从腋下至远端肱骨内侧髁上5 cm，沿内侧肌间隔做切口（技术图3）。
- 松解尺神经。
- 切开内侧肌间隔，找到邻近的血管丛，用双极电凝将其电凝。
- 向后牵开肱三头肌，向前牵开肱二头肌及肱肌。
- 显露骨折端。
- 需注意腋下切口可能感染，还需注意尺神经结瘢粘住钢板。

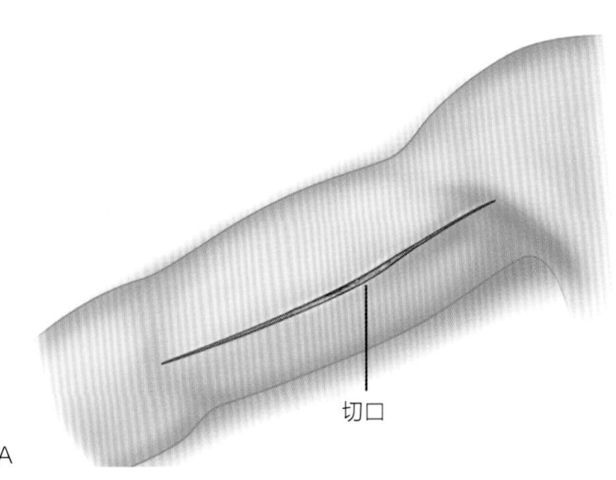

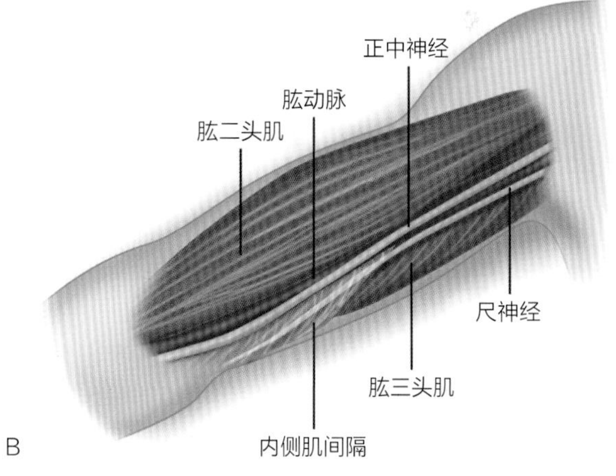

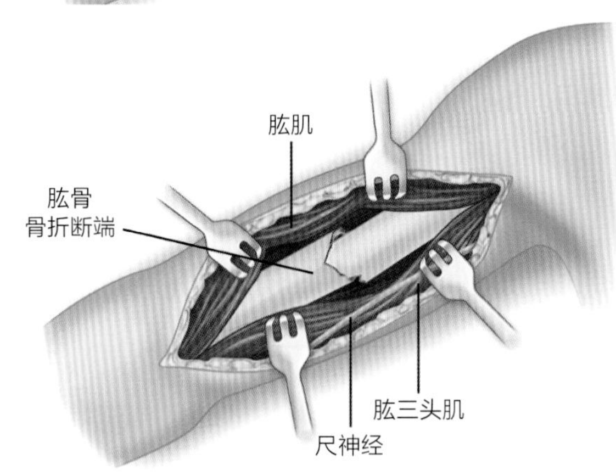

技术图3　A. 内侧入路的切口。B、C. 向前牵开肱肌、肱二头肌，向后牵开肱三头肌，显露骨折端。

骨折复位

- 锐性切开骨膜显露骨折端，粉碎性骨折需评估其粉碎程度。
- 有限剥离骨膜后充分显露骨折端。手术中，每一步骤都应该尽量保留附着于骨折块上的软组织，以避免骨折块失去血供。
- 牵引和旋转时要轻柔，这样有助于骨折对位。
- 用一个或多个复位钳使骨折端获得解剖复位。笔者建议在最终固定前应将骨折完全复位，通常需要使用多把复位钳（技术图4A）。
- 骨折复位后，在钢板固定前，用3.5 mm或4.5 mm加压螺钉固定骨折块维持骨折对位。也可以用克氏针做临时固定。
- 伴有小碎骨块的骨折常常直接用钢板和Faberge钳复位（技术图4B、C）。

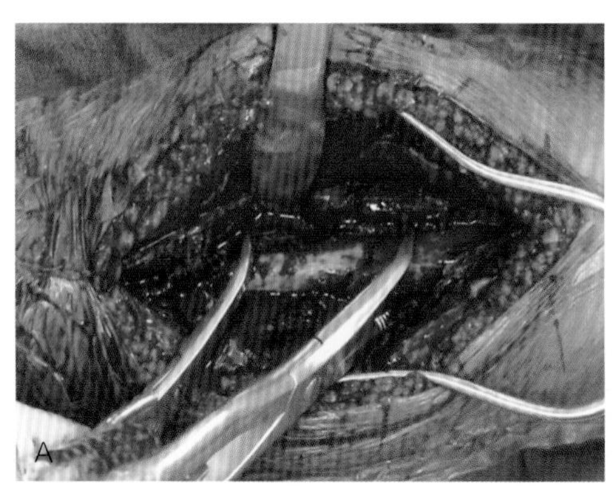

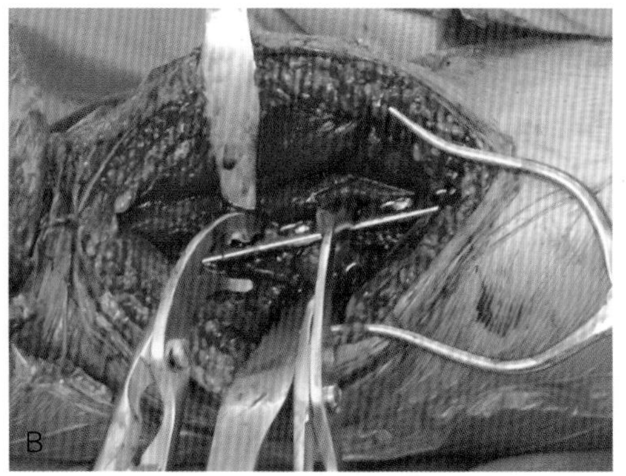

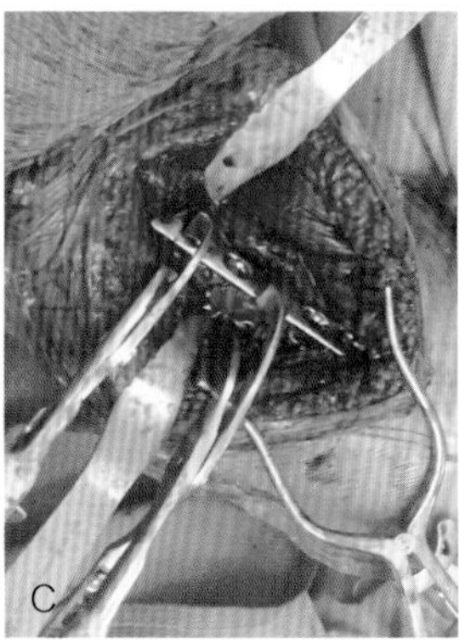

技术图4 A. 利用复位钳进行断端复位。B、C. 在钻孔和置入螺钉之前，利用Verbrugge钳固定，维持钢板与骨折端。

钢板固定

- 骨折复位后，选择长度合适的钢板。
- 肱骨干骨折，骨折端上方和下方至少分别需要6层骨皮质固定（技术图5A）。
- 骨骼较大的患者，可用宽的4.5 mm动力加压钢板以提供最佳的内固定。骨骼较小的患者，用4.5 mm有限接触动力加压钢板可获得更稳定的固定。
- 将钢板临时放置于较平坦的骨表面，并用钢板固定夹钳临时固定。
- 骨折端的近端和远端通过钢板上的孔用4.5 mm骨皮质螺钉固定，在合适的位置行骨折端加压（技术图5B）。
- 确认无软组织，尤其是神经，被卡压在钢板和骨之间。
- 确认骨折端的上方和下方至少有6层骨皮质固定（技术图5C）。
- 钢丝跨过钢板环扎能增加稳定性，尤其是在骨质较差的情况下（技术图5D）。
- 旋转上臂，屈伸肘关节评估骨折固定的稳定性。
- 如需要的话，骨缺损的部位骨松质植骨。
- 缝合肱肌覆盖钢板（技术图6）。

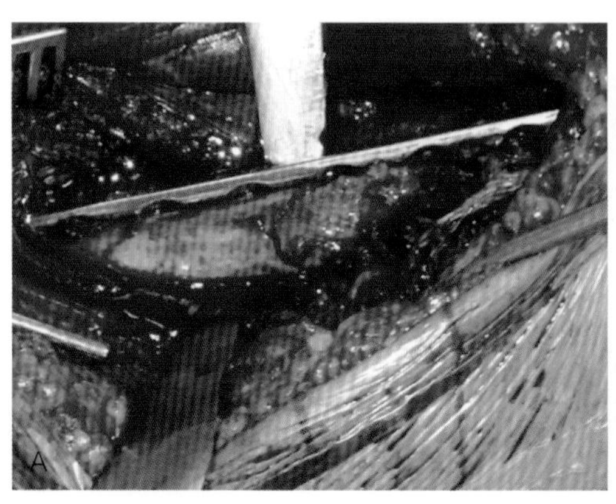

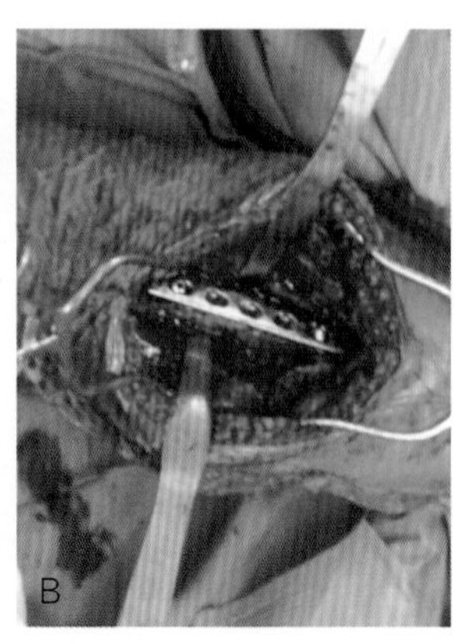

技术图5 A. 钢板跨过骨折端，其远近端至少需6层皮质螺钉固定。B. 置入4.5 mm皮质螺钉骨折端进行加压。

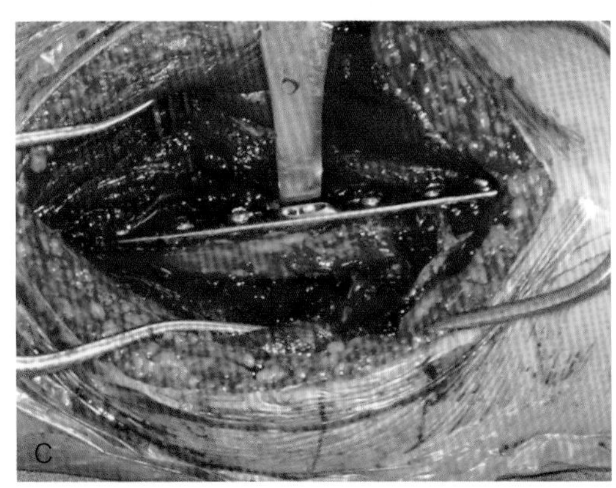

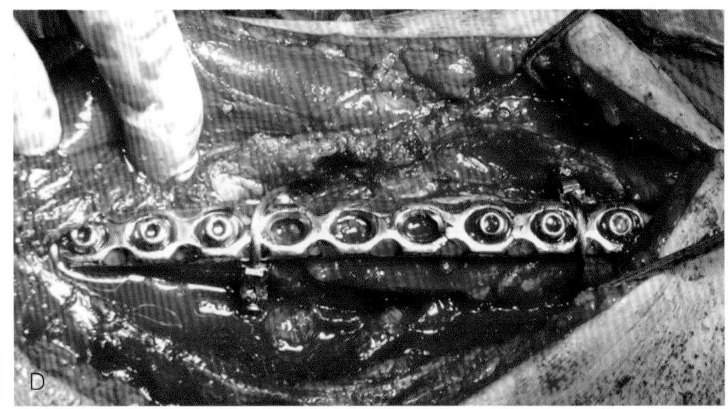

技术图5（续）　C. 骨折远近端各置入3枚骨皮质螺钉。D. 在骨质较差的情况下，钢丝环扎能增加钢板固定的稳定性。

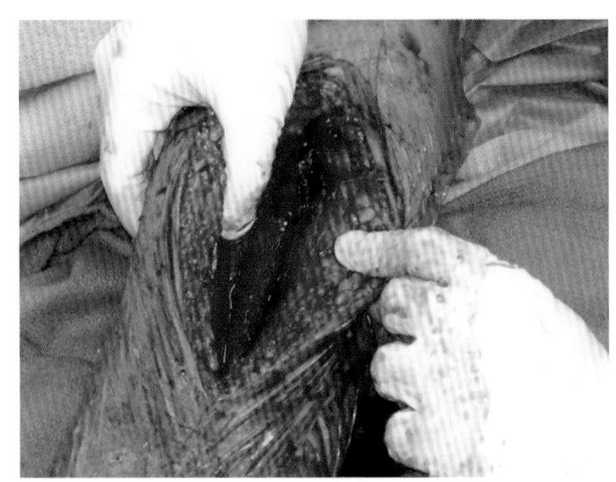

技术图6　最终固定结束后，缝合肱肌。

要点与失误防范

手术指征	• 手术治疗适合于开放性骨折、多发骨折及对骨折复位不满意的患者
术前计划	• 阅读所有的X线片，并确定最佳的手术入路 • 评估术中钢板的长度，准备可能需要植骨
手术显露	• 显露桡神经并加以保护 • 显露并复位骨折，可用克氏针和复位钳做临时固定 • 另外，大的骨块用螺钉固定
钢板固定	• 确保钢板长度允许在骨折远端和近端有6层骨皮质固定 • 使用4.5 mm的动力加压钢板或有限接触的动力加压钢板 • 有指征的话，可运用加压技术
桡神经功能	• 术前，详细记录患者的神经血管检查结果 • 切口关闭前，确保桡神经没有被钢板卡压

术后处理

- 术后拍X线片确认骨折对线是否良好以及钢板位置是否合适(图5)。
- 初期，患肢可用颈腕带悬吊或使用肘后夹板固定。当患者疼痛缓解，需去除外固定物进行活动锻炼(通常为术后1～2日)。
- 患者无明显不适，则可允许患肢承重[12]。
- 初期康复治疗包括肘关节的活动度训练、肩关节的钟摆运动及健侧肢体帮助下的被动锻炼。
- 术后2周，患者可拆除悬吊物，并开始在腰水平面进行患肢的活动锻炼。

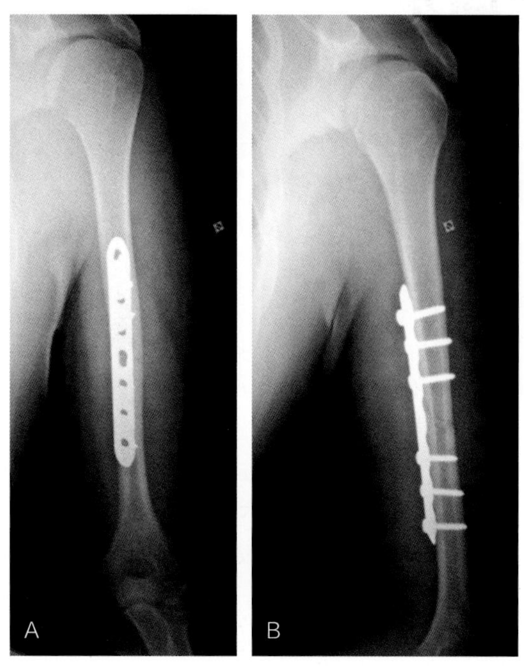

图5 4.5 mm动力加压钢板和螺钉固定肱骨干骨折的术后正侧位片。

- 术后6周,肘关节活动度应接近正常范围,可增加肩关节的力量锻炼。
- 术后3个月,X线片应该能看到骨痂的形成。如果没有骨痂形成,每隔6周拍X线片,直到出现骨愈合。

预后

- 钢板固定的骨折愈合率达到90%~98%。
- 相比髓内钉,钢板固定后发生并发症的概率更低,尤其是肩关节功能障碍[8]。
- 医源性桡神经麻痹发生率为2%~5%,通常在3~6个月内恢复。肌电图有助于监测神经延期麻痹的功能恢复。术后6个月桡神经功能未恢复需行手术探查。
- 术后肘关节和肩关节通常能够恢复到正常活动范围。

并发症

- 感染。
- 骨不连。
- 畸形愈合。
- 内固定失败。
- 桡神经麻痹。
- 肩撞击征。
- 肘关节僵硬。

(程萌旗 译,陈云丰 审校)

参考文献

[1] Garberina MJ, Getz CL, Beredjiklian P, et al. Open reduction and internal fixation of humeral shaft nonunions. Tech Shoulder Elbow Surg 2006;7:131-138.

[2] Gregory PR. Fractures of the shaft of the humerus. In: Bucholz RW, Heckman JD, eds. Rockwood and Green's Fractures in Adults, ed 5, vol 1. Philadelphia: Lippincott Williams & Wilkins, 2001:973-996.

[3] Gregory PR, Sanders RW. Compression plating versus intramedullary fixation of humeral shaft fractures. J Am Acad Orthop Surg 1997;5:215-223.

[4] Healy WL, White GM, Mick CA, et al. Nonunion of the humeral shaft. Clin Orthop Relat Res 1987;(219):206-213.

[5] Hoppenfeld S, deBoer P. Surgical Exposures in Orthopaedics: The Anatomic Approach. Philadelphia: Lippincott Williams & Wilkins, 1994:51-82.

[6] Jupiter JB. Complex non-union of the humeral diaphysis. Treatment with a medial approach, an anterior plate, and a vascularized fibular graft. J Bone Joint Surg Am 1990;72(5):701-707.

[7] Mast JW, Spiegel PG, Harvey JP Jr, et al. Fractures of the humeral shaft: a retrospective study of 240 adult fractures. Clin Orthop Relat Res 1975;(112):254-262.

[8] McCormack RG, Brien D, Buckley RE, et al. Fixation of fractures of the shaft of the humerus by dynamic compression plate or intramedullary nail. A prospective, randomised trial. J Bone Joint Surg Br 2000;82(3):336-339.

[9] Ring D, Perey BH, Jupiter JB. The functional outcome of operative treatment of ununited fractures of the humeral diaphysis in older patients. J Bone Joint Surg Am 1999;81(2):177-190.

[10] Sarmiento A, Latta LL. Functional fracture bracing. J Am Acad Orthop Surg 1999;7:66-75.

[11] Sarmiento A, Waddell JP, Latta LL. Diaphyseal humeral fractures: treatment options. J Bone Joint Surg Am 2001;83A:1566-1579.

[12] Tingstad EM, Wolinsky PR, Shyr Y, et al. Effect of immediate weightbearing on plated fractures of the humeral shaft. J Trauma 2000;49:278-280.

第34章 肱骨干骨折髓内固定

Intramedullary Fixation of Humeral Shaft Fractures

Saqib Rehman, Christopher Born, and Phillip Langer

定义

- 肱骨干骨折的发病率占全身所有骨折的3%～5%[12]。
- 肱骨干骨折的AO/ASIF分型基于骨折粉碎程度，根据2块主要骨块的接触面大小可分为3型。
    - A型：简单骨折（接触>90%）。
    - B型：楔形/蝶形骨块骨折（部分接触）。
    - C型：复杂/粉碎性骨折（无接触）。
- 髓内钉（IMN）可用于固定外科颈远端2 cm至鹰嘴窝近端3 cm的肱骨干骨折[12]。
- 髓内钉确切的治疗效果并不明确，支持者认为相比切开复位内固定（ORIF），髓内钉有以下一些优点：微创技术、软组织损伤小、无需剥离骨膜（可保护血管神经）[14]；具有生物力学优势；切口皮肤更美观（小切口）；髓内钉能够对肱骨干和肱骨近端骨折进行间接性、功能性复位。从感染的观点来看，对于开放性骨折，髓内钉相对于钢板固定更有优势（图1）。
    - 使用髓内钉可出现一些并发症，如肩部疼痛（顺行髓内钉）、骨折延迟愈合或不愈合、内植物周围骨折、医源性粉碎性骨折以及重建失败时固定难度大，这些并发症的发生使笔者对髓内钉技术相比于切开复位内固定手术的优越性产生了疑问[7]。
- 髓内钉的生物力学性能更接近肱骨正常的轴向力学特性，因此，如果骨皮质对位良好，髓内钉可分担负重负荷。
    - 与钢板螺钉内固定的承载负荷结构不同，髓内钉所承受到的弯曲力更小，内固定疲劳失效和由应力遮挡所导致的骨皮质萎缩发生的可能性较小。

解剖

- 相比较而言，上肢长骨与下肢长骨（股骨、胫骨）在解剖结构上有所不同：
    - 髓腔止于干骺端（下肢长骨止于骨干）。
    - 峡部：中远1/3交界处（下肢长骨为近中1/3交界处）。
    - 喇叭形状：肱骨髓腔近端2/3为圆柱形结构；远端髓腔迅速变细为菱柱形，止于骨干（硬的骨皮质），下肢长骨止于逐渐增宽的干骺端（软的骨松质）。
- 由于肱骨干呈漏斗形状，很难做到髓内钉与肱骨髓腔完全匹配。因此，髓内钉近端和远端的静态锁定已成为标准的肱骨干骨折的髓内钉固定方式。
- 对于神经血管，应考虑到它们与主要骨性标志之间的平均距离：

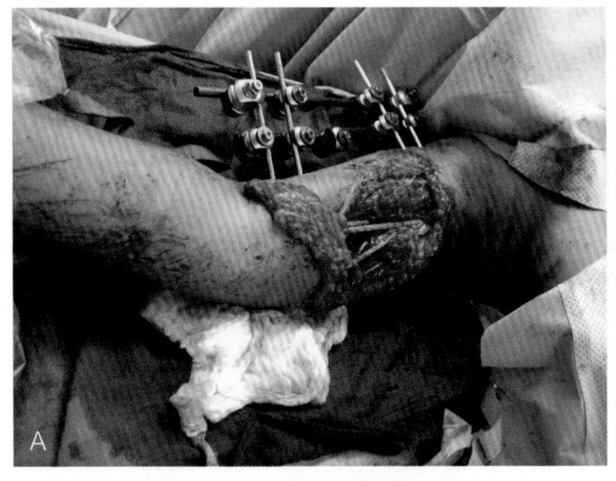

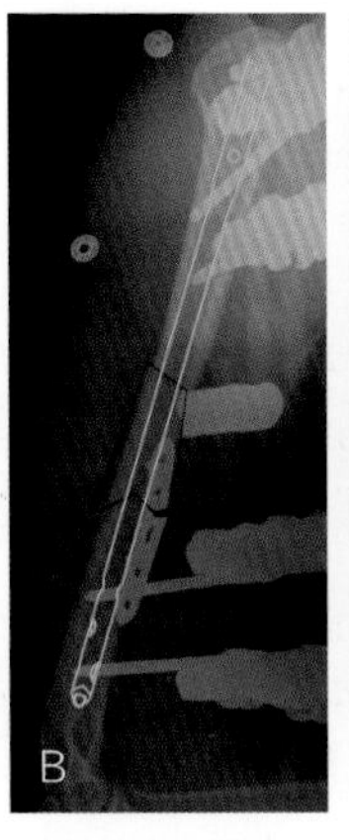

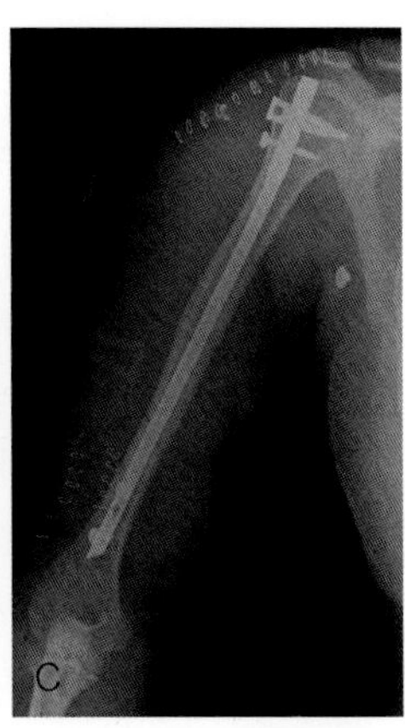

图1 A. 3C型开放性肱骨干骨折的术中照片，进行了血管修复、清创、有限内固定（血管修复后保护，紧邻骨折区域）和外固定。正中神经和尺神经以及修复的血管在图中可见。B. 一期术后，准备更换髓内钉的术前模板计划。由于软组织损伤和节段性骨折，广泛的剥离和长的钢板螺钉固定，会增加感染的风险，从神经血管的角度出发，这将会有极大的风险。因此，在血管修复术后2天更换髓内钉。C. 去除一期的外固定和临时钢板后，更换顺行髓内钉的X线照片。

- 腋神经到肱骨近端：6.1±0.7 cm(4.5～6.9 cm)。
- 腋神经到外科颈：1.7±0.8 cm(0.7～4.0 cm)。
- 腋神经到大结节：45.6 mm。
- 腋神经到肩峰远端：5～6 cm。
- 桡神经与外侧肌间隔交叉点到肱骨近端：17.0±2.3 cm (13.0～22.0 cm)。
- 桡神经与外侧肌间隔交叉点到鹰嘴窝：12.0±2.3 cm (7.4～16.6 cm)。
- 桡神经与外侧肌间隔交叉点到肱骨远端：16.0±0.4 cm (9.0～20.5 cm)[1,5,9]。

发病机制

- 双峰分布[17]。
  - 年轻患者，男性21～30岁：高能量创伤。
  - 老年患者，女性60～80岁：单一摔倒或扭转损伤。
- 5%开放性骨折[17]。
- 63%AO/ASIF分型A型[17]。
- 不同的暴力方式引起不同的骨折类型。
  - 张应力：横行骨折。
  - 压缩应力：斜行骨折。
  - 扭转应力：螺旋形骨折。
  - 弯曲应力：蝶形骨折。
  - 高能量创伤：粉碎性骨折。
- 注意：
  - 很小创伤导致的骨折提示可能为病理性骨折。
  - 病史与骨折类型不一致提示可能存在家庭暴力。

自然病程

- 肱骨周围覆盖丰富的肌肉及软组织，因此大部分简单肱骨干骨折预后良好。

病史和体格检查

- 肱骨干骨折的患者表现为上臂疼痛、畸形、肿胀。
- 需获得患者资料、疾病史，以及受伤环境和受伤机制。
- 对于上肢创伤，以下信息尤为重要：患者优势手、职业、年龄以及必须询问患者是否有其他基础疾病。所有这些因素在决定手术与非手术治疗时都有重要影响。
- 通过体格检查，可发现上臂常有典型的短缩、成角畸形或其他严重畸形以及异常活动和骨擦音。
- 记录皮肤的损伤状况(开放还是闭合性骨折)，对神经血管要仔细检查。
- 如果指征明确，应行多普勒超声检查和筋膜室压力监测。
- 需要检查肩关节和肘关节功能，可发现潜在的骨骼肌肉损伤。
- 通过测试肌力检查桡神经是否损伤，注意区分内在伸展和外在伸展[6]。

影像学和其他诊断性检查

- 初步检查必须拍两个正交平面的X线片(前后位片和侧位片)，需包括骨折端、肩关节及肘关节(图2)。拍X线片时，通过变换患者体位而不是通过旋转患肢来摄片。侧位成像通常需要经胸投影来防止骨折部位旋转。
  - 对于粉碎性或严重移位的骨折，患肢牵引下摄片有助于诊断。同时对健侧肢体进行摄片对比，有助于术前评估肢体长度。
- 一般不需要CT检查。少数情况需要CT检查：伴有严重的旋转畸形；无法获得标准正侧位X线片；怀疑有延伸至关节内的骨折或不同平面的骨折。
- 全面的体格检查后，如有指征，可行多普勒超声检查和筋膜室压力监测。
- 怀疑血管损伤时行血管造影检查。

鉴别诊断

- 骨质疏松。
- 病理性骨折。
- 高或低能量创伤。
- 开放性或闭合性骨折。
- 家庭暴力。

非手术治疗

- 大多数无移位或者轻度移位的肱骨干骨折，采用保守

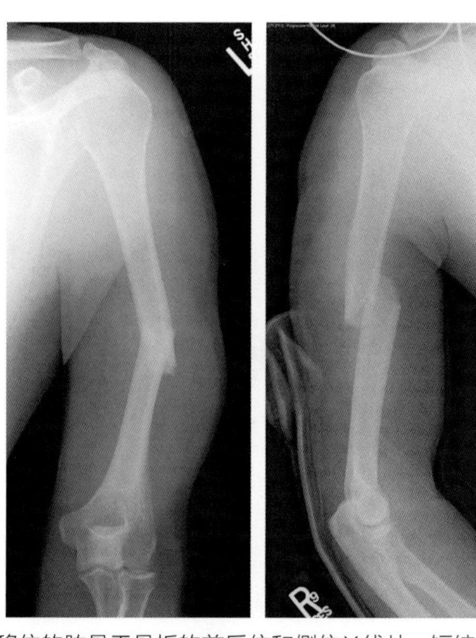

图2 移位的肱骨干骨折的前后位和侧位X线片，短缩和外翻。

治疗有良好的疗效，据文献报道骨折愈合率多在90%以上[12]。

- 常见的非手术治疗方法包括上臂悬垂石膏、接骨夹板、Velpeau夹具、上臂/肩关节外展固定支具、功能支具和牵引。
  - 所有这些方法都已经成功地运用于临床，但伤后1～2周最常用的是上臂悬垂石膏或接骨夹板，其次是功能支具，肿胀减退后需收紧。
  - 如果上臂悬垂石膏能超过骨折端2 cm或更靠近侧，对于移位的合并短缩的肱骨干中段骨折，尤其是斜行或螺旋形骨折，是一种非常好的选择。
- 为了非手术治疗更有效，患者无论站着还是坐着都应保持垂直体位，避免倚靠时用肘部支撑。这样有利于利用肢体重力来辅助复位。
  - 应尽早活动手指、腕、肘、肩，以减轻肿胀和减少关节僵硬。
- 可接受的肱骨干骨折对位：短缩3 cm以内、内翻（外翻）畸形30°以内、前（后）成角20°以内[10]。
  - 肱骨近端内翻（外翻）畸形更易接受，肥胖的患者可接受更大的成角移位。
  - 对于乳房下垂的患者，如果行保守治疗，会加大内翻成角的风险。
  - 暂没有肱骨干骨折后可接受的旋转畸形程度的给定值，但肩关节的代偿活动能够一定程度上弥补旋转畸形[10]。
- 对于低速枪伤，伤口经初步处理后转为闭合损伤。对枪伤的入口和出口部位进行冲洗和清创，之后注射破伤风针并运用预防性抗生素，通常采用非手术治疗[10]。

手术治疗

- 下列情况非手术治疗疗效差：
  - 骨折类型[如移位骨折、粉碎性骨折、节段性骨折（节段性骨折有单一或双处骨折端骨不连的潜在危险）]。
  - 长期卧床。
  - 病态性肥胖。
  - 乳房大且有下垂（女性患者）。
  - 因多发伤或依从性差而无法维持半坐位或倾斜位。
- 手术指征：
  - 肱骨近端骨折累及至肱骨干。
  - 伴有大量骨缺损。
  - 伴有移位的肱骨干横行骨折。
  - 节段性骨折。
  - 漂浮肘。
  - 病理性骨折或即将发生病理性骨折。
  - 开放性骨折。
  - 骨折合并血管损伤。
  - 关节内骨折。
  - 多发伤。
  - 脊髓或臂丛损伤。
  - 骨折部位软组织条件差，如烧伤患者。
- 上述诸多适应证中，最常提及的最佳指征是病理性骨折或即将发生的病理性骨折。
- 闭合复位后继发的桡神经麻痹是否需手术探查存在争议。
  - 有学者主张早期神经探查和观察。
  - 这种情况曾经被认为是手术的指征；然而，这观点已经受到质疑[12]。
- 单纯粉碎性骨折并不是手术治疗的指征[12]。但如果选择手术治疗而不是保守治疗，顺行髓内钉固定比钢板固定对粉碎性或节段性骨折更有利[2]。
- 相对禁忌证：
  - 开放性骺部骨折。
  - 髓腔狭窄（即<9 mm）。
  - 肱骨干骨折畸形愈合史。
  - 开放性骨折伴明显的桡神经麻痹和穿透伤后神经功能丧失。
    - 最后两个情况都需行神经探查，随后予以钢板螺钉内固定。
- 为避免牵引导致的臂丛麻痹和桡神经损伤，伴有长期移位的骨折需行切开复位内固定，而非髓内钉治疗。

术前计划

- 选择髓内钉尺寸时要考虑髓腔直径、骨折类型、患者解剖结构及术后康复计划。
  - 髓内钉的长度和直径应考虑肱骨远端逐渐狭窄的髓腔。
- 通过术前健侧肱骨X线片来评估所需髓内钉的直径、长度和扩髓的必要性。
- 另外，可在术中使用一把不透X线的计量尺，在C臂机透视下测量健侧肱骨，从而确定患肢髓腔的长度和直径。使用透X线的手术台将大大改善图像的质量以获得准确的C臂机影像。
  - 将测量尺置于健侧肱骨前方，远端至尺骨鹰嘴窝上缘2.5 cm以上处，近端离肱骨头关节面以远1 cm处。
  - 移动C臂机到肱骨近端，读取正确的长度（直接从髓内钉长度测量尺读取）。髓内钉远端需靠近尺骨鹰嘴窝近端1～2 cm处。
- 测量髓内钉的长度，允许其近端埋头。这将减少顺行置入髓内钉时肩峰下撞击征的发生率,如果逆行置入髓内钉会侵占鹰嘴窝,并阻碍肘关节伸展活动。
  - 对于粉碎性骨折,要慎重选择髓内钉的长度,以避免肱骨骨折端分离,否则容易导致骨折延迟愈合或不愈合。
- 在髓腔能够通过髓内钉最狭窄的部位测量其直径。
- 逆行置入髓内钉时,重要的是术前通过在健侧肱骨侧位片上测量肱骨远端的前倾程度,确定入钉口和肱骨髓腔轴线的关系。
  - 基于这些测量,如果前倾较小,髓内钉入口要尽量靠近肱骨远端,可包括鹰嘴窝上缘,入钉口要开得长一些。
  - 如果前倾较大,髓内钉入口可偏近端一些,入钉口可以开得短一些。

体位

- 患者的体位取决于选择固定的方法。

顺行交锁髓内钉

- 将患者取沙滩椅位或仰卧位,置于可透X线的手术床,床头抬高30°~40°(图3)。
- 在肩胛骨的内侧放置小的卷垫,头部转至对侧以增加肩部的暴露范围。
- 某些骨折类型需骨牵引。
  - 如果需要,可以采用尺骨鹰嘴骨牵引术,给予间歇性牵引,避免臂丛麻痹。
- 评估骨折旋转对线:将肩关节置于正常的解剖位置,旋转肱骨干骨折的远端,肘关节屈曲90°时上臂与手指向天花板。
- 对患肢行术前准备,按标准方式进行铺巾,整个上肢应该能在术中自如活动。手术消毒范围应包括乳头线近端的肩部、胸壁中线至颈项背及整个患肢到指尖。
- 将患者置于可透视手术床边缘,这样方便患肢在术中进行C臂机透视。
  - 必要时将患侧躯体部分移出手术台,置于可透视搁板上。
- 使用无菌隔离单罩住C臂机。虽然一些手术医生赞成从对侧推入C臂机,但是,大多数时候还是将C臂机直接置于患侧。
  - 无论将C臂机置于哪个方向,重要的是在手术开始之前要拍摄整个肱骨的正交透视图像。

逆行交锁髓内钉

- 患者取侧卧位或俯卧位,背部靠近手术床边缘。
  - 如果患者采用俯卧位,可将患肢上臂置于可透视的搁板上,或在上臂处安装专用的支撑器或圆垫。采用后两种方法,便于暴露鹰嘴窝及防止臂丛牵拉损伤。上臂应置于外展80°、屈肘超过90°的位置上。
  - 如果患者采用侧卧位,需要对患肢进行牵引,注意不要使骨折端分离,避免引起血管神经损伤。可以采用尺骨鹰嘴牵引来辅助手术。
- 对患肢行术前准备,按标准方式进行铺巾,整个上肢应该能在术中自如活动。手术消毒范围包括锁骨远端、肩峰、肩胛骨内侧及手术视野内的整个手臂和手。

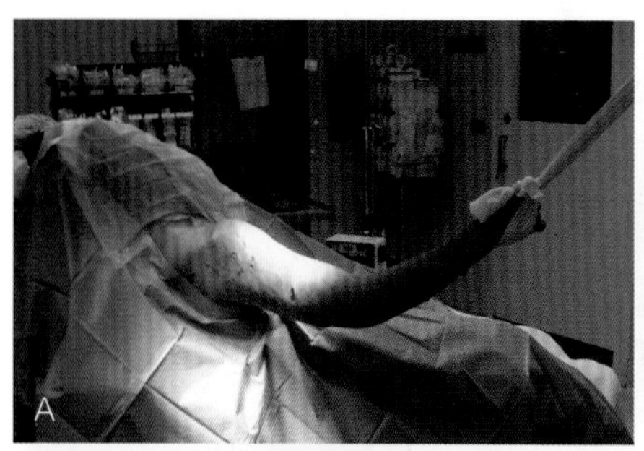

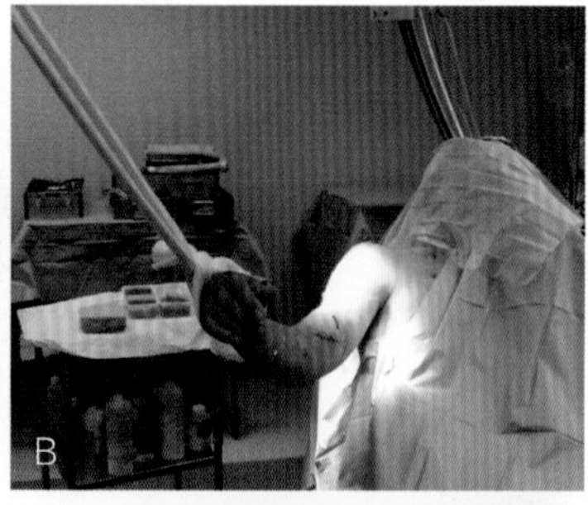

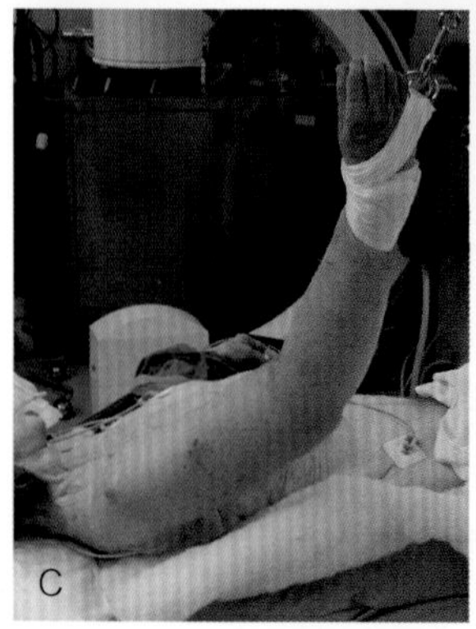

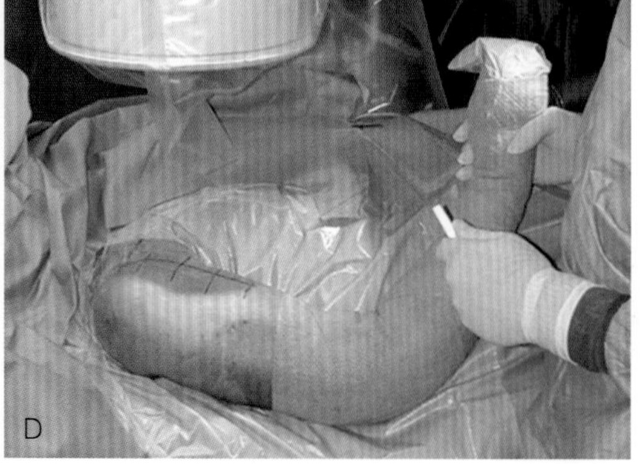

图3 A. 顺行髓内钉,沙滩椅位。B. 顺行髓内钉使用的沙滩椅位,McConnell体位(McConnell Orthopedic Manufacturing Co., Greenville, TX)。C. 仰卧位,注意肩胛骨下置衬垫,可从对侧伸入C臂机。D. 对侧伸入C臂机,患者取仰卧位。

- 使用无菌隔离单罩住C臂机。将C臂机置于患侧的同侧，保证术前能对患肢行C臂机正交透视。

入路

- 标准肱骨交锁髓内钉可以顺行或逆行置入。

顺行交锁髓内钉

入路

- 顺行置入肱骨髓内钉是传统的髓内钉技术。常规的髓内钉进针点位于肱骨近端，会经过肩袖，此处肩袖组织血供较少；而经关节面外侧的骨组织，则血供丰富（技术图1）。
- 触摸并描画肩峰、锁骨和肱骨头的体表解剖。
  - 触摸肱骨头的前后缘并定位，画出中线。
  - 在肩峰前外侧角的大结节中心做一小的纵行皮肤切口，并向远端延伸3 cm。
- 在行肩峰前入路进一步暴露前，使用C臂机精确定位髓内钉入口。
  - 在C臂机导引下找到合适的入钉点并置入一枚克氏针，通过正侧位透视确定位置满意。
  - 保留克氏针，做肩峰前入路。
- 沿皮肤切口纵行劈开三角肌纤维。
  - 三角肌劈开时，不要将切口向远端延伸超过4 cm或5 cm，以免损伤腋神经。
  - 切除术中可见的所有三角肌下滑囊，以便可以清晰地看到肩袖。
- 沿三角肌/皮肤切口纵向切开冈上肌，长1～2 cm，切口紧靠肱二头肌后方。
  - 在冈上肌边缘穿上缝线标记，在剩余手术过程中便于将其牵开，关闭切口时能更好地修复肩袖。
- 没有足够的证据表明，通过大切口在手术中识别肩袖并在特定部位切开的手术效果优于C臂机辅助下的小切口技术[13]。

入钉口开孔

- 入钉口位于大结节顶点内侧，紧靠关节面外侧及肱二头肌沟后方0.5 cm处，以便尽可能减少冈上肌的损伤（技术图2）。
  - 入钉口位于大结节和关节面之间的沟内，并对准肱骨髓腔。
  - 通过C臂机透视，确认入钉口位于正侧位影像的中

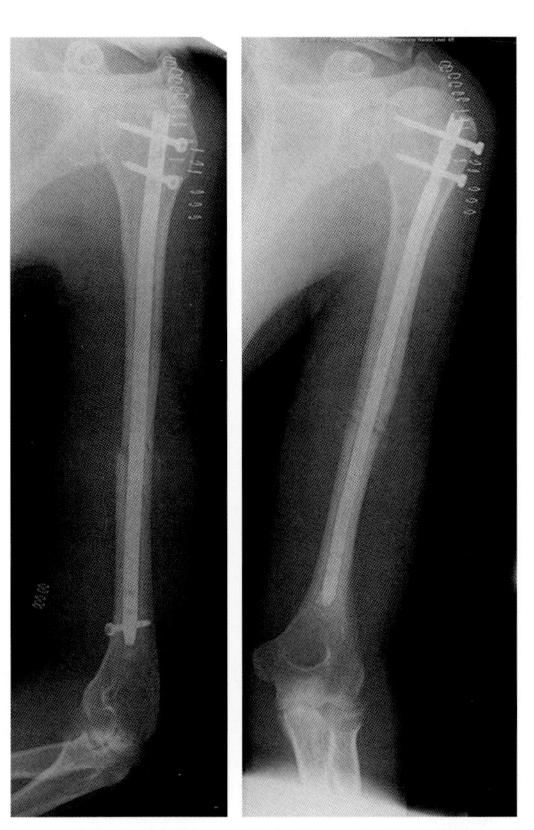

技术图1　肱骨中段骨折采用顺行髓内钉固定术后的前后位及侧位片。

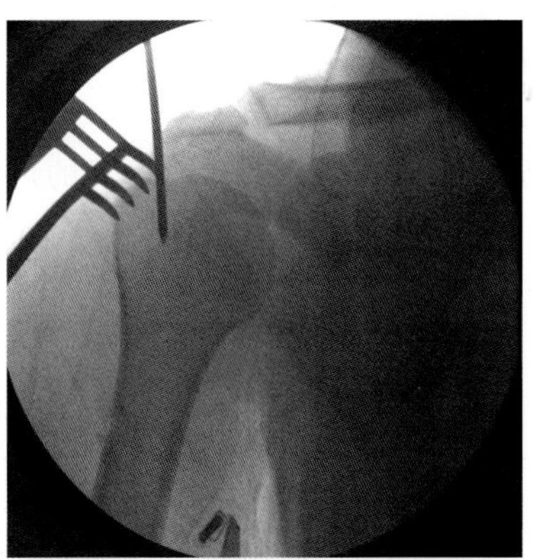

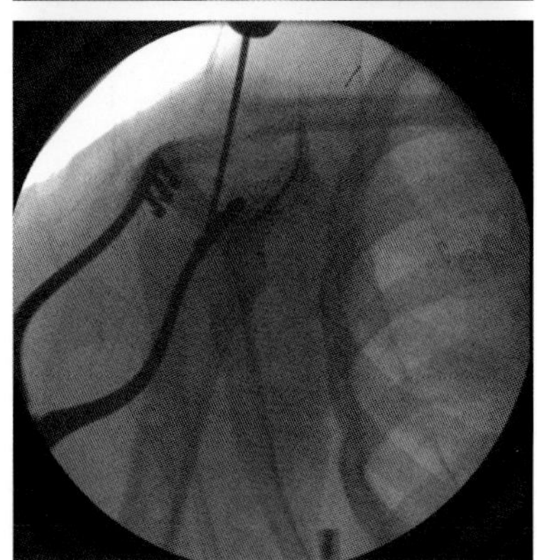

技术图2　肱骨中段骨折术中前后位及侧位片，展示顺行髓内钉时合适的导针置入位置。

心位置，以确保髓内钉位于肱骨中间。
 - 如果入钉口过于靠近内侧，将损伤冈上肌。如果入口过于靠近外侧，会造成一定程度的内翻成角（靠近肱骨近端的骨折），或在髓内钉插入时大大增加医源性骨折的风险。
 - 肱骨近端 1/3 的骨折，入钉口选择需要向内侧，以避免骨折端内翻成角。

进入髓腔

- 确定入钉口后，从入口处插入一根克氏针入髓腔至小结节的水平。
- 然后进行髓腔开口，使用空心锥或空心钻，在克氏针的引导下，套入保护套筒钻至小结节水平。
  - 内收肱骨骨折近端，并前伸肩关节，以清晰显露肩峰，便于空心锥或扩髓器能准确进入入钉口。
- 髓腔开口后，取出克氏针并插入一根长的顶部球形的导针。折弯导针的顶部可帮助顺利通过骨折端。

临时复位和导针通道

- 手法复位骨折端。在许多情况下，内收、前臂中立位旋转及轴向牵引可使骨折复位。
- 沿髓腔推进导针，沿纵轴旋转上臂和C臂机透视以确保导针在髓腔中。
  - 当肱骨干为严重粉碎性骨折时，该步骤尤为重要。
- 慢慢地、小心地将导针通过骨折端。
  - 当导针难以通过时，警惕软组织嵌插（可能为桡神经）。
  - 这种情况下，切开骨折端有利于直视骨折端，并可看清任何嵌入的软组织。
- 导针通过骨折端后，推进导针进入远端骨块的中心，将其顶部推入到鹰嘴窝近端 1～2 cm 处。
- 避免骨折端短缩或分离，同时保证导针进入远端骨折块。

确定髓内钉的长度

- 可运用以下两种方法确定髓内钉的长度。
  - 导针方法：导针尖部到达鹰嘴窝近端 1～2 cm 处，然后重叠第 2 根导针放置于肱骨近端入钉口。将相同导针的长度减去重叠部分导针长度（精确到 mm）来确定髓内钉的长度。
  - 髓内钉长度测量法：在患肢肱骨前方放一把不透 X 线的测量尺，移动C臂机至肱骨近端透视，从测量尺上读出所需髓内钉的长度。
- 髓内钉的理想长度应从肱骨头关节面远端 1 cm 至鹰嘴窝近端 1～2 cm 处之间的距离。
  - 如果计算出的长度位于两个标准化髓内钉长度之间，应选择偏短的髓内钉。
  - 过长的髓内钉有引起肩峰下撞击征或骨折端分离的风险。
    - 在将过长的髓内钉近端埋于软骨面下或当髓内钉的尖部过于楔入鹰嘴窝时，有引起医源性肱骨远端骨折或髁上骨折的危险。这种情况下应将其拔出并换以小一号的髓内钉。

肱骨干扩髓

- 通常情况下应避免肱骨干扩髓，尤其是粉碎性骨折时，避免因扩髓导致桡神经和肩袖损伤。
- 如果必须扩髓，可在带球形顶部的导针引导下每次递增 0.5 mm 慢慢地进行肱骨扩髓。
  - 相比下肢长骨，肱骨骨皮质厚度远薄于胫骨或股骨，扩髓时更应谨慎小心。
- 髓腔扩髓至比选择置入的髓内钉直径大 0.5～1 mm。逐号扩髓，听到摩擦骨皮质声音时即停止扩髓。
- 选择比最后使用的扩髓钻头直径小 1 mm 的髓内钉。
- 一些髓内钉置入系统需要用无球形顶部的导针来替换带球形顶部的导针。
  - 使用髓内交换管更换导针，以维持骨折端复位。

插入髓内钉

- 一旦确定了所选髓内钉的正确长度和直径，接上髓内钉适配器，通过螺钉将髓内钉与适配器对接拧紧，然后把可透 X 线的瞄准器接到适配器。
- 在需要安装交锁钉的位置，将钻头套管对准所需交锁的孔并插入钻头进行调整，确认位置正确后拧紧瞄准器。
- 使用手动方式插入髓内钉。
  - 插入髓内钉动作过于粗暴可导致医源性骨折或骨折端位移。
  - 如果髓内钉插入不顺利，应使用C臂机透视来明确问题根源。
- 插入髓内钉时，至少深至髓内钉适配器上的第 1 个圆槽，但不要超过第 2 个圆槽。
  - 理想的情况下，髓内钉应埋头于关节面下 5 mm，以避免引起肩峰下撞击征。
  - 髓内钉埋头于关节面下超过 1 cm 时，近端交锁螺钉位置可能位于腋神经水平。
  - 据报道，如果髓内钉近端埋头恰当，肩部疼痛的发生率不到 2%[4]。

- 在髓内钉装置近端安装滑锤打击板，使用滑锤打击，以消除骨折端的间隙或推进髓内钉。
  - 不要直接敲击瞄准器或髓内钉与适配器连接处的螺丝。
- 髓内钉远端应置于鹰嘴窝近端2 cm处。
- 拔出导针。

加压

- 近端交锁螺钉拧入前，需确保骨折端之间加压至最佳状态。
- 近端加压交锁可用于横行或短斜行骨折，严重的骨质疏松是其禁忌证。
  - 如果存在桡神经卡压的可能性，加压交锁前需探查神经。
  - 根据加压时断端可能产生的位移程度来估计髓内钉需过度插入的深度，防止骨折块在加压时，髓内钉向近端退出，造成肩峰下撞击征。
  - 此外，如果骨折类型适合加压，应选择比测量长度短6～10 mm的髓内钉，以避免髓内钉近端移位超出入钉口。
- 拧入近端交锁螺钉。
  - 建议使用斜行近端交锁螺钉，因其拧入点位于腋神经头侧。
  - 确保这些螺钉拧入点在肱骨外科颈水平面以上十分重要，以避免损伤腋神经。
  - 外侧螺钉位置过于靠近近端会导致手臂抬升时产生肩峰下撞击。
  - 一些髓内钉系统可提供一个螺旋桨状的螺钉用于近端锁定固定。从理论上讲，它形成了一个角稳定结构，并具有较强的抗松动作用(即“雨刷效应”，技术图3)。其他装置提供多平面螺钉固定，维持近端骨折稳定。

控制旋转

- 远端交锁螺钉拧入之前，确认骨折端旋转对位情况。这可通过临床和影像学来判断。
  - 根据骨折端C臂机前后位放大影像，通过判断骨折最近端和最远端内外侧骨皮质的宽度来判断旋转对位情况。
  - 当宽度相等时，就达到了正确的旋转对位。

远端交锁螺钉

- 徒手拧入远端交锁螺钉。
  - 拧入前后方向的螺钉时，可使用C臂机透视肱骨远端，直到椭圆形螺钉孔变为正圆。
  - C臂机透视下，在皮肤上用手术刀片精确地定位切口的位置。尽量紧靠肱二头肌腱外侧做切口，这将减少肱动脉、正中神经和肌皮神经受损的风险。
- 小心地切开皮肤并用血管钳钝性分离肱肌直达骨面。不要做经皮切口，最好是一个相对大点的切口，这样利用牵开器可以很好地暴露视野。
- 通过软组织保护套筒插入短钻头。
  - 钻头置于锁孔的中心并垂直于髓内钉。
- 用电钻钻入近侧骨皮质。然后卸下电钻，用木槌轻敲钻头，使其通过髓内钉达对侧骨皮质。
  - C臂机正侧位透视以确认钻头的位置满意。
- 重新装上电钻，钻过对侧骨皮质。
- 插入测深器，以确定交锁螺钉的长度。
- C臂机透视，确认螺钉位置已通过髓内钉及螺钉的长度。
  - 避免螺钉穿入盂肱关节。
- 外侧向内侧方向的远端交锁螺钉。
  - 拧入外侧向内侧的螺钉，可与前后位螺钉联合使用，也可仅使用该枚螺钉。如果骨质较差，需要相互垂直的螺钉来维持稳定。若前侧的皮肤或者软组织条件不好，也需要从外侧向内置入交锁钉。
- 做5 cm的宽大切口以降低桡神经损伤的风险。这是由于从外向内置入螺钉的轨迹相较于前后方向螺钉更易损伤桡神经。
- 采用置入前后方向螺钉相同的方法：钝性分离、使用钻

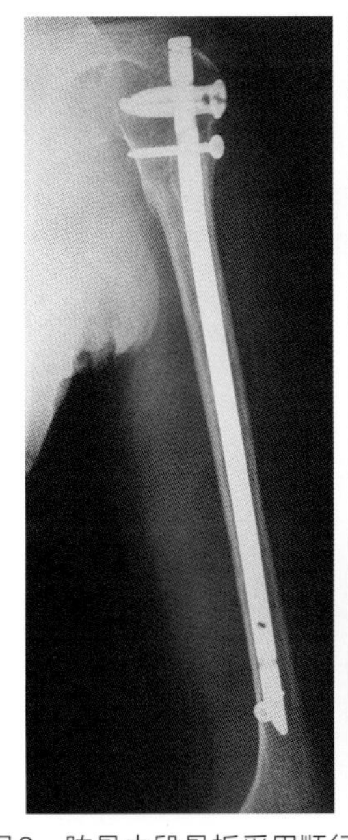

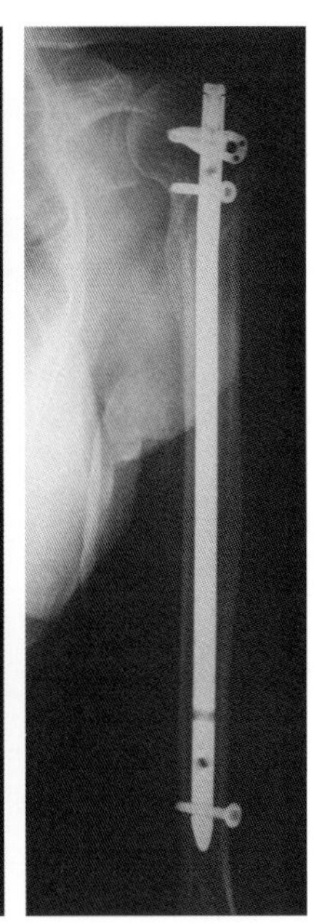

技术图3　肱骨中段骨折采用顺行髓内钉固定的前后位及侧位片。近端使用了螺旋桨状的螺钉固定。

头(螺钉)保护套筒和徒手操作的正圆技术。

- 最后,使用C臂机透视确认髓内钉的位置、骨折复位和交锁螺钉的位置。
- C臂机正交透视图像显示骨折复位和内植物位置满意后,去除近端瞄准装置和置入尾帽(根据手术医生的习惯选择性使用)。
  - 选择长度合适的尾帽,避免肩峰下撞击征。

关闭切口

- 关闭前充分冲洗手术切口。
- 关闭近端切口时,修复肩袖和劈开的三角肌。常用不可吸收线进行边-边缝合。

逆行交锁髓内钉

入路

- 切口从鹰嘴尖延伸至近端6 cm处,在肱骨远端后侧中心做有限切开。
- 沿切口纵向劈开肱三头肌达肱骨皮质并显露鹰嘴窝。
- 操作中避免进入肘关节,尽可能减少关节周围瘢痕的形成。

入钉口

- 正如先前手术入路章节所讨论的,肱骨远端的冠状面因人而异。因此,有两种入钉方法:
  - 传统的干骺端入钉口:在远端干骺端三角形中线,距鹰嘴窝近端2.5 cm处为入钉口。
  - 鹰嘴窝入钉口:在鹰嘴窝上界,鹰嘴窝近端斜坡作为入钉口。
- 更靠近远端的非传统鹰嘴窝入钉口,能增加远侧骨折端的有效固定长度,而且髓腔对线更佳。
  - 但是生物力学研究发现,选择鹰嘴窝作为入钉口会降低骨质抗扭转和负荷的能力而导致固定失败,这可能会增加医源性或术后骨折的发生率[16]。
- 无论选择哪个入钉口,特别注意鹰嘴窝和肱骨纵轴之间的关系,即所做的入钉口与肱骨干成一直线。肱骨轴线通常与鹰嘴窝的外侧成一直线。
- 可选用以下两种方法之一建立髓内钉入口:
  - 用4.5 mm的钻头在周围骨皮质钻孔开口。钻孔的同时,钻头方向逐步降低朝向上臂,直到C臂机侧位透视与其髓腔成一直线。
  - 在肱骨远端后方干骺端垂直骨面钻三个小的导向孔,呈三角形,运用大钻头将在三个小孔连接后,用小咬骨钳或小弯锥将三角扩大,开一个长的卵圆形的孔(宽1 cm、长2 cm),此孔直入髓腔。
- 除了入钉口的内侧和外侧壁,对后侧骨皮层的内面也要进行咬边,从而形成一个沿髓内钉插入路径的斜面。
  - 这将方便导针插入,有选择地进行扩髓和髓内钉置入。

临时复位和插入导针

- 与顺行髓内钉方法所述的步骤相同,插入导针,复位骨折,扩髓(可选),测量所需髓内钉的长度和直径,并插入所选择的髓内钉。
  - 通常将肱骨远端予以轻柔的纵向牵引进行骨折复位,矫正内翻(外翻)成角畸形。

扩髓(可选)

- 如果有必要进行扩髓,仔细选择扩髓钻头的大小,以避免损坏后侧皮质。此外,在C臂机透视的引导下慢慢地推进扩髓钻,以免过多地磨损前方的骨皮质。
  - 这两个步骤都能减小医源性骨折的潜在危险。

远端交锁螺钉

- 之后,将髓内钉远端进行交锁,防止髓内钉退出。否则,会阻碍肘关节伸直。
  - 使用瞄准器从后向前拧入远端交锁螺钉。
  - 依据瞄准套筒在皮肤上的印痕切开皮肤,然后用钝性血管钳分离皮下组织达骨面。
  - 依据所选择髓内钉的特性完成交锁步骤。
- 远端交锁后,用木槌轻轻敲击插钉接口螺栓,使骨折端加压。通过C臂机透视评估复位的情况。

近端交锁螺钉

- 交锁近端螺钉,从前往后、从后往前或者从外侧往内侧均可。
- 切开皮肤,并用钝性血管钳分离皮下组织到达骨面,保护肱二头肌腱(从前往后螺钉交锁时)或腋神经(从后往前和从外侧往内侧螺钉交锁时)。
- C臂机透视以确认螺钉通过髓内钉以及螺钉的长度。

关闭切口

- 关闭切口前,充分冲洗。采用不可吸收线间断缝合劈开的三角肌。

要点与失误防范

髓内钉技术的禁忌证	• 既往肩部疾病史(如肩峰撞击征及肩袖疾病) • 上肢患有永久性肌力不足(如四肢瘫痪或麻痹)
顺行髓内钉的入钉口	• 如果入钉口太靠外侧,插入髓内钉时,肱骨近端的外侧壁可能在扩髓时被穿破或导致骨折 • 将扩髓手柄靠近内侧扩髓可避免该并发症
髓内钉的插入	• 无论是顺行还是逆行插入髓内钉,当遇到阻力时需做一小切口探查桡神经,确保桡神经没有嵌入骨折端
交锁螺钉	• 在大多数情况下,任何交锁螺钉钻孔前应用血管钳钝性分离软组织到达骨面,最大限度减少神经血管损伤 • 顺行髓内钉远端交锁螺钉时:当置入远端交锁钉时,做一个相对较大的切口,可以提供较好的视野,避免损伤神经血管 • 顺行髓内钉技术:拧入远端交锁螺钉时,旋转C臂机180°,其顶部可作为手术台支撑上臂以置入远端交锁螺钉
髓内钉的长度	• 宁可选择使用较短的髓内钉:不会因置入髓内钉过长导致骨折端分离或医源性骨折 • 逆行髓内钉必须有足够的长度,以固定到肱骨头骨松质。肱骨干近端1/3的髓腔较宽,不能提供所插入的髓内钉足够的稳定性
开放性骨折的扩髓	• 经过彻底冲洗和清创,导针顺利通过骨折端后,关闭骨折端周围的深层肌肉,不让扩髓产生的碎屑被冲走

术后处理

- 根据手术方法(顺行或逆行髓内钉技术)、骨折的稳定性、患者的总体健康状况及患者受伤前生活(工作)需要制订术后康复计划。
- 顺行髓内钉技术。
  - 手术结束时患肢吊带悬吊或肩部制动。
  - 术后第2日:去除敷料,开始做肩部轻微的钟摆运动和肘部活动度锻炼。
  - 术后10~14日:予以拆线,制订规范化的、有专业人员指导的物理治疗方案。对患者进行密切的监护和正规的康复治疗是最大限度地恢复患肢术后功能的关键。
  - 之后,按计划每隔4~6周进行随访,这取决于患者的临床恢复情况和影像学表现。骨折愈合往往需要12周或更长的时间。
  - 当骨折出现愈合时,理疗师可开始督促患者进行恢复上肢的力量锻炼。直到影像学检查提示骨折愈合,才可进行旋转运动锻炼。
- 逆行髓内钉技术。
  - 初期的术后处理如同顺行髓内钉技术,除非因坐轮椅、行走或拄拐需负重。如需拄拐,则在臂后方予以夹板固定或适当支撑。
  - 为防止肘关节僵硬,早期进行肘关节主动活动锻炼或轻柔的被动活动很重要。
- 注意:
  - 避免过度的被动活动或伸肘活动,从而降低发生骨化性肌炎的风险。
  - 术后6周避免肘关节抗伸阻力活动,以帮助术中被劈开的肱三头肌得到修复。

预后

- 髓内钉与加压钢板的临床随机对照实验研究表明:术后翻修和肩关节并发症发生率在髓内钉手术组中比较高[11]。
- 采用顺行交锁髓内钉技术,术后肩关节活动受限发生率6%~37%[13]。
- 近来设计出一款入钉口在关节外的新型髓内钉,旨在能够消除髓内钉入口处的关节病变,该技术的前瞻性随机试验即将进行。
- 逆行髓内钉技术骨折愈合率为91%~98%,平均愈合时间为13.7周[15]。
- 逆行髓内钉技术的回顾性研究发现:骨折愈合后肩关节功能优良率达92.3%,肘关节功能优良率达87.2%[15]。
  - 最终结果表明功能优良者占84.6%,一般占10.3%,较差占5.1%。
- 生物力学研究表明,对于肱骨中段骨折,顺行和逆行髓内钉最初的稳定性差不多,抗弯和抗扭强度也接近,为正常肱骨干的20%~30%[8]。
  - 对于肱骨近端骨折(即大结节顶点以远10 cm),顺行髓内钉技术明显表现出更强的初期稳定性和更强的抗弯和抗扭稳定性。而肱骨干远端骨折则逆行髓内钉更好。

并发症

- 骨不连[3]。
  - 肱骨干骨折髓内钉术后骨不连，一般采用钢板固定，根据骨不连的类型决定是否植骨。这种情况与胫骨和股骨不同，更换髓内钉的成功率较低。
  - 顺行髓内钉：11.6%。
  - 逆行髓内钉：4.5%。
- 感染：1%～2%。
- 髓内钉入口病变。
  - 顺行髓内钉：肩部疼痛、撞击征、肩关节僵硬和乏力。
  - 逆行髓内钉：肘部疼痛、肘关节僵硬、肱三头肌乏力。
- 医源性骨折[3]。
  - 顺行髓内钉：5.1%。
  - 逆行髓内钉：7.1%。
- 在骨折端造成额外的医源性骨折和分离。
- 神经血管损伤。
  - 扩髓和插入髓内钉时可能损伤桡神经沟处桡神经。
  - 近端交锁螺钉拧入时可能损伤腋神经。
  - 远端交锁螺钉拧入时可能损伤桡神经、肌皮神经和正中神经或肱动脉。
- 扩髓后引起热传导导致节段性缺血。

（程萌旗 译，陈云丰 审校）

参考文献

[1] Bono CM, Grossman MG, Hochwald N, et al. Radial and axillary nerves. Anatomic considerations for humeral fixation. Clin Orthop Relat Res 2000;373:259-264.

[2] Chen AL, Joseph TN, Wolinsky PR, et al. Fixation stability of comminuted humeral shaft fractures: locked intramedullary nailing versus plate fixation. J Trauma 2002;53:733-737.

[3] Court-Brown C. Paper presented at the Orthopaedic Trauma Association Specialty Day Meeting, February 26, 2005, Washington, DC.

[4] Crates J, Whittle AP. Antegrade interlocking nailing of acute humeral shaft fractures. Clin Orthop Relat Res 1998;350:40-50.

[5] Farragos AF, Schemitsch EH, McKee MD. Complications of intramedullary nailing for fractures of the humeral shaft: a review. J Orthop Trauma 1999;13:258-267.

[6] Foster RJ, Swiontowski MF, Back AW, et al. Radial nerve palsy caused by open humeral shaft fractures. J Hand Surg Am 1993;18:121-124.

[7] Green AG, Reid JS, Carlson DA. Fractures of the humerus. In Baumgaertner MR, Tornetta P, eds. Orthopaedic Knowledge Update: Trauma. Rosemont, IL: American Academy of Orthopaedic Surgeons, 2005:163-180.

[8] Lin J, Inoue N, Valdevit A, et al. Biomechanical comparison of antegrade and retrograde nailing of humeral shaft fracture. Clin Orthop Relat Res 1998;351:203-213.

[9] Lin J, Hou SM, Inoue N, et al. Anatomic considerations of locked humeral nailing. Clin Orthop Relat Res 1999;368:247-254.

[10] Lyons RP, Lazarus MD. Shoulder and arm trauma: bone. In Vacaro AR, ed. Orthopaedic Knowledge Update 8. Rosemont, IL: American Academy of Orthopaedic Surgeons, 2005:275-277.

[11] McCormack RG, Brien D, Buckley RE, et al. Fixation of fractures of the shaft of the humerus by dynamic compression plate or intramedullary nail: a prospective randomized trial. J Bone Joint Surg Br 2000;82B:336-339.

[12] McKee MD. Fractures of the shaft of the humerus. In Bucholz RW, Heckman JD, Court-Brown C, eds. Rockwood and Green's Fractures in Adults, ed 6. Philadelphia: Lippincott Williams & Wilkins, 2006:1117-1157.

[13] Riemer BL, Foglesong ME, Burke CJ. Complications of Seidel intramedullary nailing of narrow diameter humeral diaphyseal fractures. Orthopedics 1994;17:19-29.

[14] Roberts CS, Walz BM, Yerasimides JG. Humeral shaft fractures: intramedullary nailing. In Wiss D, ed. Master Techniques in Orthopaedic Surgery: Fractures, ed 2. Philadelphia: Lippincott Williams & Wilkins, 2006:81-95.

[15] Rommens PM, Verbruggen J, Broos PL. Retrograde locked nailing of humeral shaft fractures. A review of 39 patients. J Bone Joint Surg Br 1995;77B:84-89.

[16] Strothman D, Templeman DC, Varecka T, et al. Retrograde nailing of humeral shaft fractures: a biomechanical study of its effects on strength of the distal humerus. J Orthop Trauma 2000;14:101.

[17] Tytherleigh-Strong G, Walls N, McQueen MM. The epidemiology of humeral shaft fractures. J Bone Joint Surg Br 1998;80B:249-253.

第35章 肩胛骨关节外骨折的切开复位内固定

Open Reduction and Internal Fixation of Nonarticular Scapular Fractures

Brett D. Owens and Thomas P. Goss

定义

- 肩胛骨关节外骨折包括盂颈骨折、肩胛冈和体骨折、肩峰骨折和喙突骨折。这些骨折占全部肩胛骨骨折的90%[6]。
- 多数肩胛骨关节外骨折可采用非手术治疗。这些骨折包括所有单纯肩胛体－冈的骨折。
- 如果上述部位中有一处或多处骨折移位明显，无论伴有或不伴有肩关节上部悬吊复合体断裂，都应考虑是否需要手术治疗[1,9]。

解剖

- 肩胛骨是一个扁平的三角形骨，外侧有3个突起：肩胛盂、肩峰和喙突。
- 肩胛盂包括盂窝、盂缘和盂颈。
- 肩关节上方悬吊复合体是在上、下骨性支撑结构的终端形成的骨与软组织环（图1）。这个环由肩胛盂、喙突、喙锁韧带、锁骨远端、肩锁关节和肩峰构成。上方的骨性支撑结构由锁骨中间1/3构成，下方的骨性支撑结构为肩胛体最外侧部分和盂颈最内侧部分之间的连接部[1]。

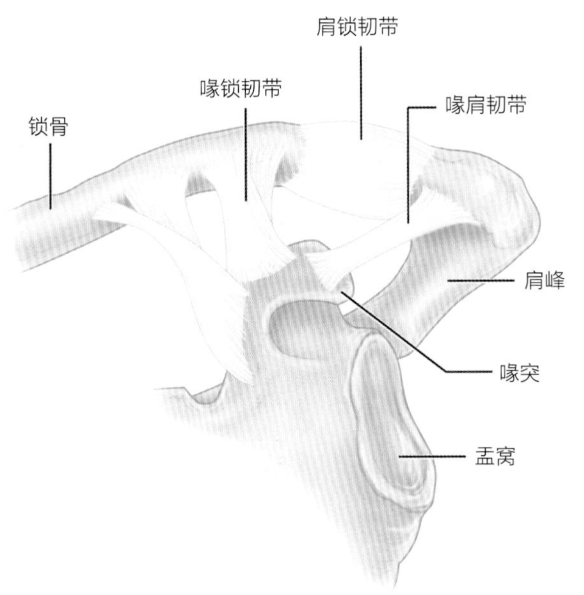

图1　肩关节上方悬吊复合体。

发病机制

- 肩胛骨骨折通常由高能量损伤引起，合并周围肌肉骨骼及其深面胸部损伤的概率较高[5]。
- 由于肩峰位于皮下，肩峰骨折可由直接暴力作用引起。而喙突骨折可由肌肉突然收缩引起[4]。

自然病程

- 对于肩胛骨关节外骨折，非手术治疗的效果通常比较好。肩胛骨血供丰富，因此骨不连罕见。盂肱关节和肩胸关节活动度较大，骨折断端的成角畸形一般不会影响肩关节活动。

病史和体格检查

- 除了了解损伤机制，还要询问患者的优势手、职业和体育活动等相关病史以了解患者对患肢功能的要求。
- 必须彻底检查神经血管功能。必要时可进行血管造影或肌电图检查。
- 仔细全面地检查软组织损伤情况。如存在软组织伤口，提示开放性骨折，需要进行探查。有水疱或肿胀明显时可延缓手术时间。

影像学和其他诊断性检查

- 肩胛骨关节外骨折通常可通过常规的肩关节创伤系列X线片检查确认，包括上臂在中立位的肩关节前后位片、盂肱关节腋位片和肩胛骨侧位片。必要时可拍摄负重前后位片。
- 由于肩胛骨解剖复杂，CT扫描和三维重建有助于明确肩胛骨骨折及其分型。此外还要评估骨性结构之间的关系，明确有无韧带断裂。

鉴别诊断

- 肩胛骨关节外骨折。
- 肩胛骨关节内骨折。
- 肩关节上部悬吊复合体两个部位的断裂，包括漂浮肩（即肩胛盂颈骨折合并同侧锁骨中1/3骨折）。
- 肩胸分离。

非手术治疗

- 多数（90%以上）肩胛骨骨折可予以非手术治疗。
- 盂窝和盂缘部位的骨折需要手术治疗，将在第36章进行讨论。
- 如果盂颈骨折在冠状面或矢状面上成角＞40°或移位≥l cm时，需要进行手术治疗。解剖颈（喙突外侧）骨折本身就不稳定，也需要手术治疗[2]。
- 单纯肩峰或喙突骨折通常移位比较小，可以进行非手术治疗。骨折移位明显、骨折伴肩胛带其他部位的骨或软组织损伤时需要手术治疗[4]。

手术治疗

术前计划

- 仔细分析患者影像学资料，并带入手术室供术中参考。术中需有专业的技师操作C臂机。

体位

- 肩胛骨骨折切开复位内固定的手术区域包括整个肩胛带。患者可采用侧卧位（图2A）或沙滩椅体位（图2B），注意要显露整个胛骨和锁骨。
- 肩胛带消毒铺巾，整个上肢也要进行消毒，并用无菌敷料包裹。
- 当然也可以根据手术的不同部位和阶段，分别安放体位，无菌消毒和暴露[10]。

入路

- 盂颈骨折可采用后侧入路。
- 对于存在较难复位的肩盂部位的骨折块，可增加肩上方入路。
- 喙突骨折可采用前侧入路。
- 肩峰骨折可采用肩上方入路。

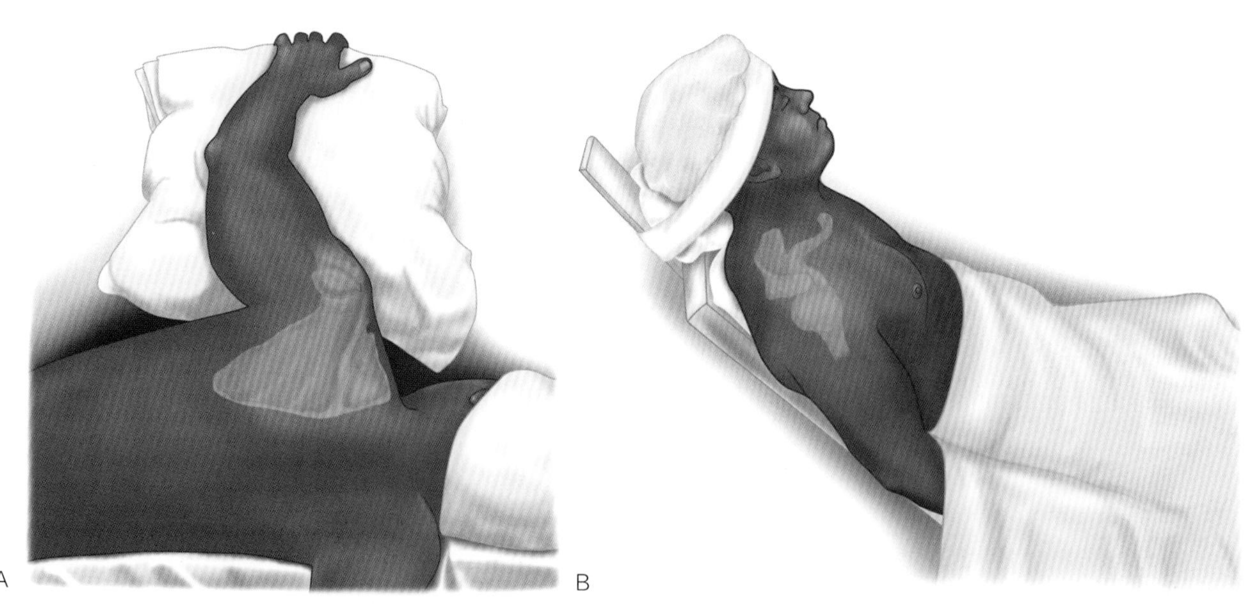

图2 A. 肩盂骨折采用侧卧位，适用于肩关节后侧和后上方入路。B. 沙滩椅体位。

TECHNIQUES

盂颈的后侧入路

- 用标记笔画出骨性标志(技术图1A)。
- 沿肩胛冈和肩峰做切口，必要时可向下延伸到肩关节外侧面。
- 从肩胛冈和肩峰突起处锐性剥离三角肌中部和后部的起点，并将它们拉向远端(技术图lB)。
- 沿冈下肌和小圆肌间隙入路。
  - 如果需要显露盂窝，可将冈下肌腱及深面后侧的盂肱关节囊于大结节止点外侧2 cm处切开，并将其翻向外侧(技术图1C、D)。
- 游离大圆肌，显露肩胛骨外侧缘。
- 向外侧牵引上臂，显露骨折断端并复位。
- 克氏针临时固定。
- 用已塑形的重建钢板和3.5 mm螺钉对骨折进行坚固内固定(技术图1D)。
- 避免螺钉进入盂窝内。
- 通过在肩胛冈-肩峰三角肌起点处钻孔，不可吸收缝线仔细修复三角肌。

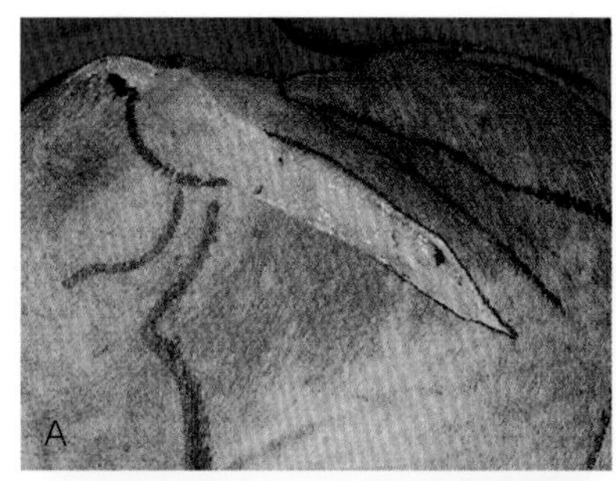

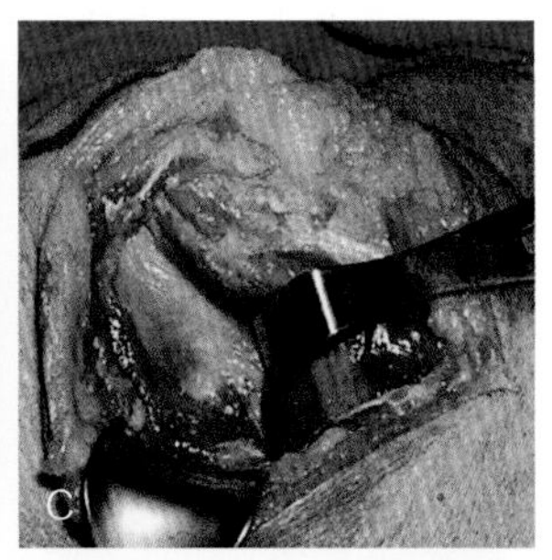

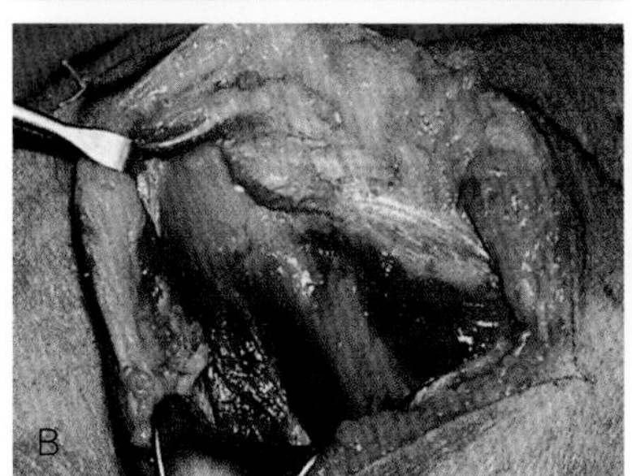

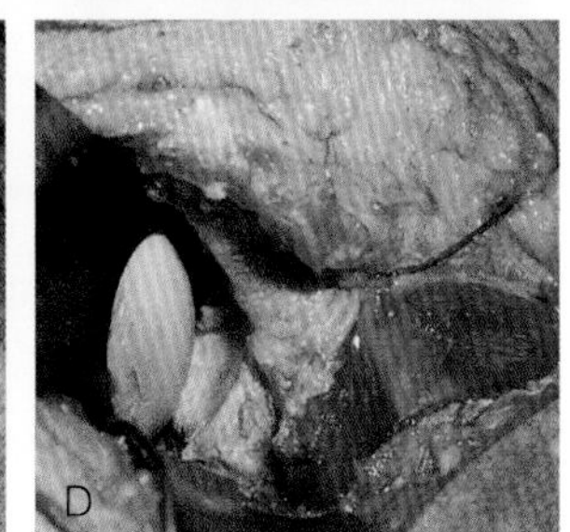

技术图1 A. 沿肩胛冈和肩峰下缘将标准后侧入路延长。在肩峰尖端切口沿中间外侧线延长2.5 cm。B. 自肩胛冈和肩峰剥离三角肌后侧和中间头，牵向远侧以显露冈下肌腱。C. 打开冈下肌-小圆肌间隙，将冈下肌拉向上方，小圆肌拉向下方，暴露盂肱关节后侧关节囊（冈下肌止点下侧部分已经剥离）。D. 在大结节止点外侧2 cm切断冈下肌腱和其深面的后侧肱盂关节囊，显露盂肱关节（经允许引自Goss TP. Glenoid fractures: Open reduction and internal fixation. In: Wiss DA, ed. Master Technique in Orthopedic Surgery: Fractures. Philadelphia: Lippinocott- Raven, 1998：1-17）。

盂颈的上方入路

- 通过向上方延伸后侧切口显露盂颈。
- 沿肌纤维方向劈开斜方肌和冈上肌(技术图2)。

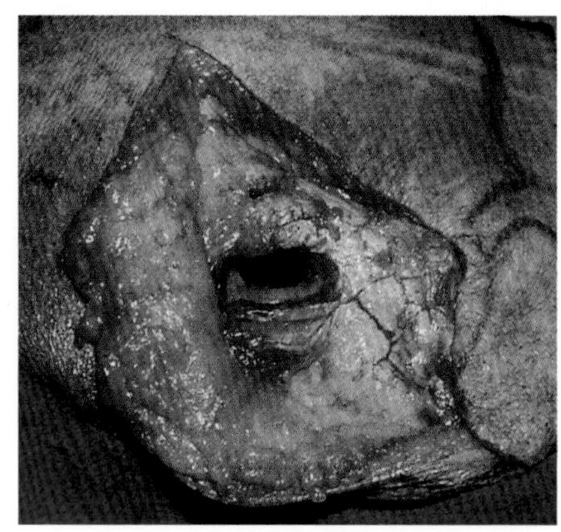

技术图2 在锁骨和肩胛冈-肩峰之间的间隙，将斜方肌和冈上肌腱沿纤维方向劈开（经允许引自Goss TP. Glenoid fractures: Open reduction and internal fixation. In: Wiss DA, ed. Master Technique in Orthopedic Surgery: Fractures. Philadelphia: Lippinocott-Raven, 1998：1-17）。

肩峰骨折的切开复位和内固定

- 沿肩峰做切口。
- 骨膜下剥离显露肩峰上侧面。
- 直视下解剖复位骨折。
- 近端骨折：用3.5 mm重建钢板固定（技术图3A）。
- 远端骨折：用张力带固定（技术图3B）。

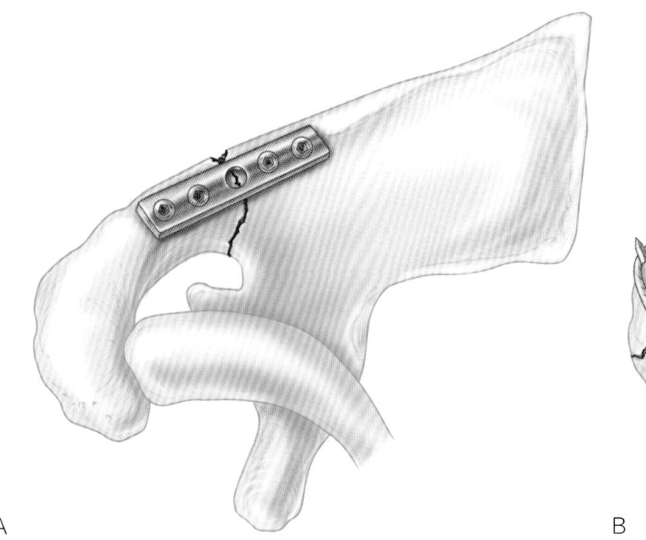

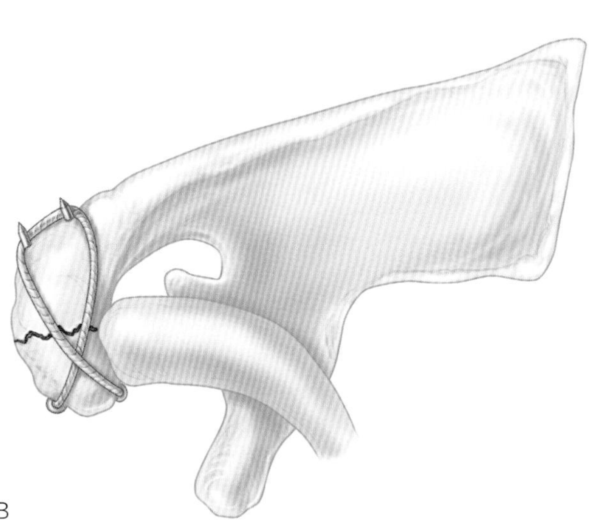

技术图3　肩峰骨折固定技术。A. 肩峰基底部骨折用钢板螺钉固定。B. 张力带钢丝固定。

喙突骨折切开复位内固定

- 喙突外侧1 cm做垂直切口（技术图4A）。
- 打开三角肌胸大肌间隙或直接劈开喙突表面的三角肌纤维。
- 暴露骨折处（如需要可打开肩袖间隙）。
- 如果喙突骨折尖部的骨块足够大，可用空心螺钉固定（技术图4B）。
- 如果骨块小，可将骨块切除，将联合腱缝合到残留的喙突上（技术图4C）。
- 喙突基底部骨折可用单个空心骨皮质螺钉固定（技术图4D）。

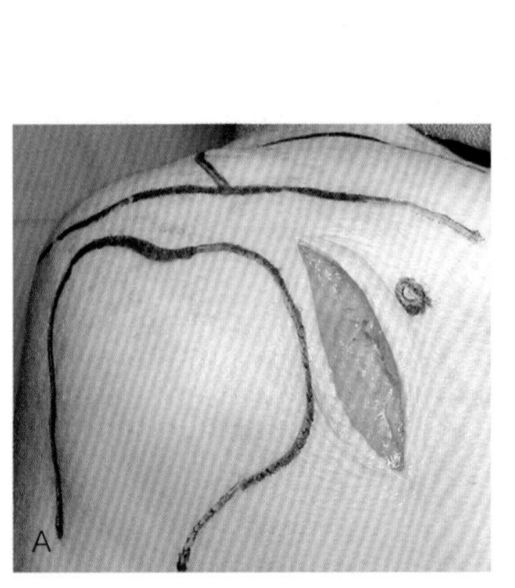

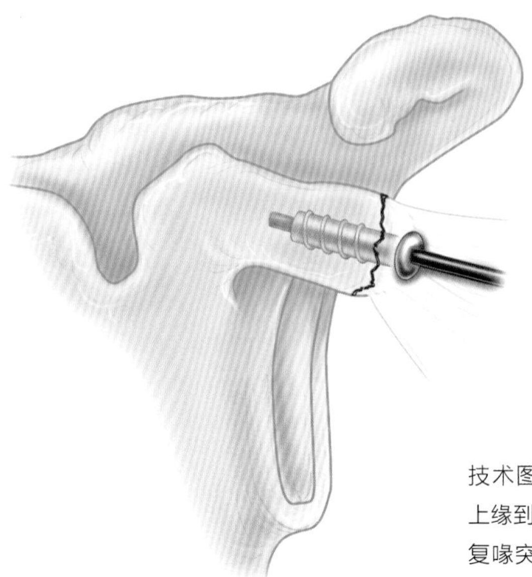

技术图4　A. 标准前侧入路，自肱骨头上缘到下缘，中点在肱盂关节。B～D. 修复喙突骨折的三种方法。B. 喙突尖部骨折骨块足够大，可用空心螺钉固定。

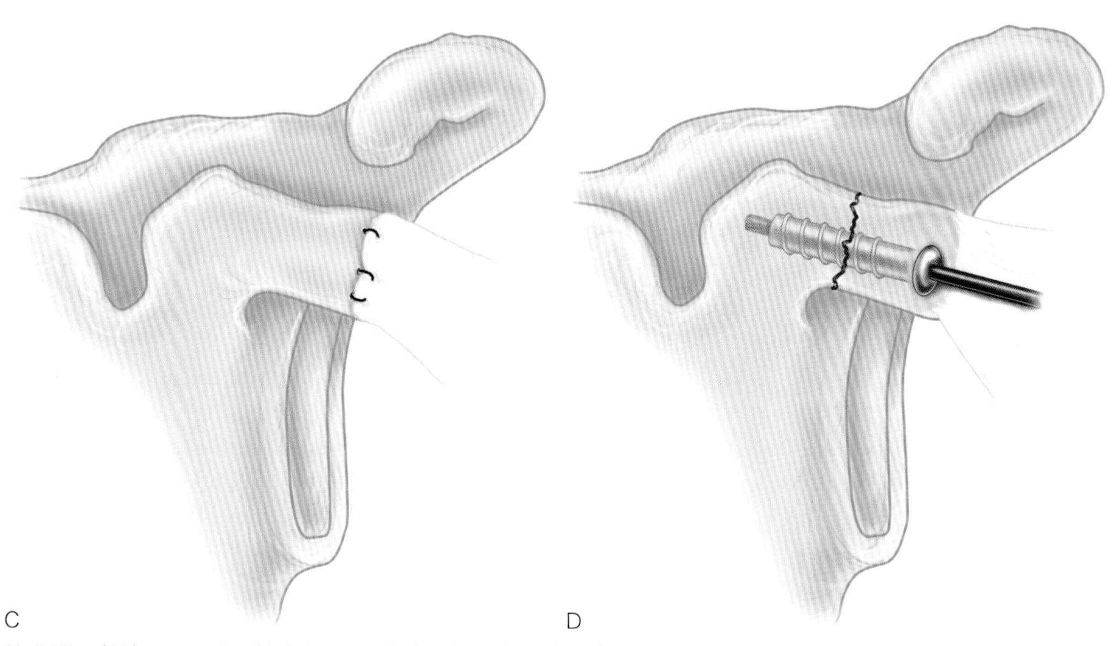

技术图4（续）　C. 当骨块大小不足以修复时，可将联合腱缝合固定。D. 近端用空心螺钉固定（图A经允许引自Goss TP. Open reduction and internal fixation of glenoid fractures. In: Craig EV, ed. Master Techniques in Orthopaedic Surgery: The Shoulder, ed 2. Philadelphia: Lippincott Williams & Wilkins, 2004）。

要点与失误防范

手术指征	• CT有助于明确骨折，评估骨折是否累及关节，确认有无合并损伤 • 多数未累及关节内的损伤和所有肩胛体-冈骨折可行非手术治疗
手术入路	• 剥离和翻转三角肌起点能获得最大手术视野，对后侧入路不熟悉的医生推荐使用该入路 • 在后侧入路中，神经界面位于上方的冈下肌（一种双羽肌）和下方的小圆肌之间
复位	• 克氏针可作为撬拨杆（joystick）协助骨折复位
固定	• 避免使用克氏针作为永久固定。但是可经皮穿克氏针，进行临时或辅助固定，4～6周后拔除 • 固定用的重建钢板可事先在肩胛骨模型上塑形
切口关闭	• 仔细修复位于肩胛冈和肩峰的三角肌起点，在肩胛冈和肩峰处钻孔，用不可吸收线将其缝合修复

术后处理

- 肩胛骨关节外骨折术后的康复进度取决于骨折固定的强度和软组织修复的强度[3]。
- 使用颈腕吊带和肩关节支具，术后2周内进行轻缓的钟摆锻炼。
- 术后2～6周内要积极进行被动和主动的肩关节活动。
- 术后6周开始去除所有的辅助固定。
- 术后6周如果肩关节活动度满意可进行力量训练。
- 术后4～6个月内限制进行体育锻炼和重体力劳动。

预后

- 有关肩胛骨手术治疗效果的研究比较少。
- 多数肩胛骨关节外骨折采用非手术治疗，但采用手术治疗的患者，治疗效果似乎比较好[7,8]。

并发症

- 神经系统的并发症主要是由过度的牵拉和错误的解剖引起的。
  - 行前侧入路时，肌皮神经和腋神经容易损伤。行上方入路肩胛上神经易损伤。行后侧入路腋神经和肩胛上神经容易损伤[10]。

（程萌旗 译，陈云丰 审校）

参考文献

[1] Goss TP. Double disruptions of the superior shoulder complex. J Orthop Trauma 1993;7:99-106.

[2] Goss TP. Fractures of the glenoid neck. J Shoulder Elbow Surg 1994;3:42-52.

[3] Goss TP. Glenoid fractures: open reduction and internal fixation. In: Wiss DA, ed. Master Techniques in Orthopaedic Surgery: Fractures, ed 2. Philadelphia: Lippincott Williams & Wilkins, 2006.

[4] Goss TP. The scapula: coracoid, acromial, and avulsion fractures. Am J Orthop 1996;25:106-115.

[5] Goss TP. Scapular fractures and dislocation: diagnosis and treatment. J Am Acad Orthop Surg 1995;3:22-33.

[6] Goss TP, Owens BD. Fractures of the scapula: diagnosis and treatment. In: Iannotti JP, Williams GR, eds. Disorders of the Shoulder: Diagnosis and Management, ed 2. Philadelphia: Lippincott Williams & Wilkins, 2007:793-840.

[7] Hardegger FH, Simpson LA, Weber BG. The operative treatment of scapular fractures. J Bone Joint Surg Br 1984;66(5):725-731.

[8] Kavanagh BF, Bradway JK, Cofield RH. Open reduction of displaced intra-articular fractures of the glenoid fossa. J Bone Joint Surg Am 1993;75(4):479-484.

[9] Owens BD, Goss TP. The floating shoulder. J Bone Joint Surg Br 2006;88(11):1419-1424.

[10] Owens BD, Goss TP. Surgical approaches for glenoid fractures. Tech Shoulder Elbow Surg 2004;5:103-115.

第36章 肩胛骨关节内骨折的切开复位内固定

Open Reduction and Internal Fixation of Intra-articular Scapular Fractures

Brett D. Owens, Joanna G. Branstetter, and Thomas P. Goss

定义

- 肩胛骨关节内骨折包含肩胛盂骨折，包括盂缘和盂窝骨折，占全部肩胛骨骨折的10%[6]。多数肩胛骨骨折是关节外骨折，50%累及肩胛体和肩胛冈。
- 90%以上的肩胛盂骨折移位不明显，可行非手术治疗[3]。
- 移位明显的骨折需行手术治疗，尽可能恢复肩关节功能。

解剖

- 肩胛骨是一个扁平的三角形骨，外侧有3个突起：肩胛盂突、肩峰和喙突。
- 肩胛盂突由盂（盂缘和盂窝）和盂颈组成。
- 肩胛盂为一个坚硬的窝陷表面，与肱骨头形成关节。其关节软骨的厚度平均为5 mm。
- 根据骨折是否累及盂缘或盂窝以及骨折线的方向，可对肩胛盂骨折进行分类（图1）。

发病机制

- 肩胛骨骨折往往由高能量创伤引起。通常合并有局部和远处部位的骨和软组织损伤（占90%）[5]。
- 当肱骨头撞击肩胛盂边缘时，可导致盂缘骨折。这种骨折是真性骨折，而不是间接暴力导致的撕脱性骨折。
- 当肱骨头撞击盂窝中心部位时，可导致盂窝骨折。根据肱骨头作用力的方向，骨折块可朝多个方向移位。

自然病程

- 若肩胛盂骨折移位不明显，且肱骨头位于肩胛盂中心位置，可以采用非手术治疗。
- 若肩胛盂骨折移位明显，可导致创伤性关节炎、盂肱关节不稳定和骨不连[2]。

病史和体格检查

- 除了了解损伤机制，还要询问患者的优势手、职业和体育活动等相关病史以了解患者对患肢功能的要求。
- 进行彻底的神经血管检查。如怀疑有神经和血管异常，可进行肌电图和血管造影检查。
- 仔细全面地检查软组织损伤情况。如存在软组织伤口，提示开放性骨折，需要进行探查。有水疱或肿胀明显时可延缓手术。

影像学和其他诊断性检查

- 通过常规肩胛骨创伤系列X线片评估肩胛骨关节内骨折情况（上臂在旋转中立位的肩关节前后位片，盂肱关节腋位片和肩胛骨侧位片；图2A）。
- CT扫描和三维重建有助于评估关节的匹配度和骨折移位程度（图2B～D）。此外还要评估骨性结构之间的关系，明确有无韧带断裂和肩关节不稳定。

鉴别诊断

- 肩胛骨关节内骨折。
- 肩胛骨关节外骨折。
- 肩胸关节分离。
- 肩关节上方悬吊复合体中两个部位断裂，包括漂浮肩（盂颈骨折合并同侧锁骨中1/3骨折）。

非手术治疗

- 多数（>90%）肩胛骨关节内骨折移位不明显，可行非手术治疗。
- 移位明显的盂窝和盂缘骨折需要手术治疗。

手术治疗

- 手术指征如下：
  - 盂缘骨折：盂前缘骨折≥25%，或盂后缘骨折≥33%，或骨折移位≥10 mm。
  - 盂窝骨折：关节面台阶≥5 mm，骨块显著分离，或肱骨头不在盂窝中心。

术前计划

- 仔细分析患者影像学资料，并带入手术室供术中参考。术中需有专业的技师操作C臂机。麻醉成功后需检查肩关节的稳定性。

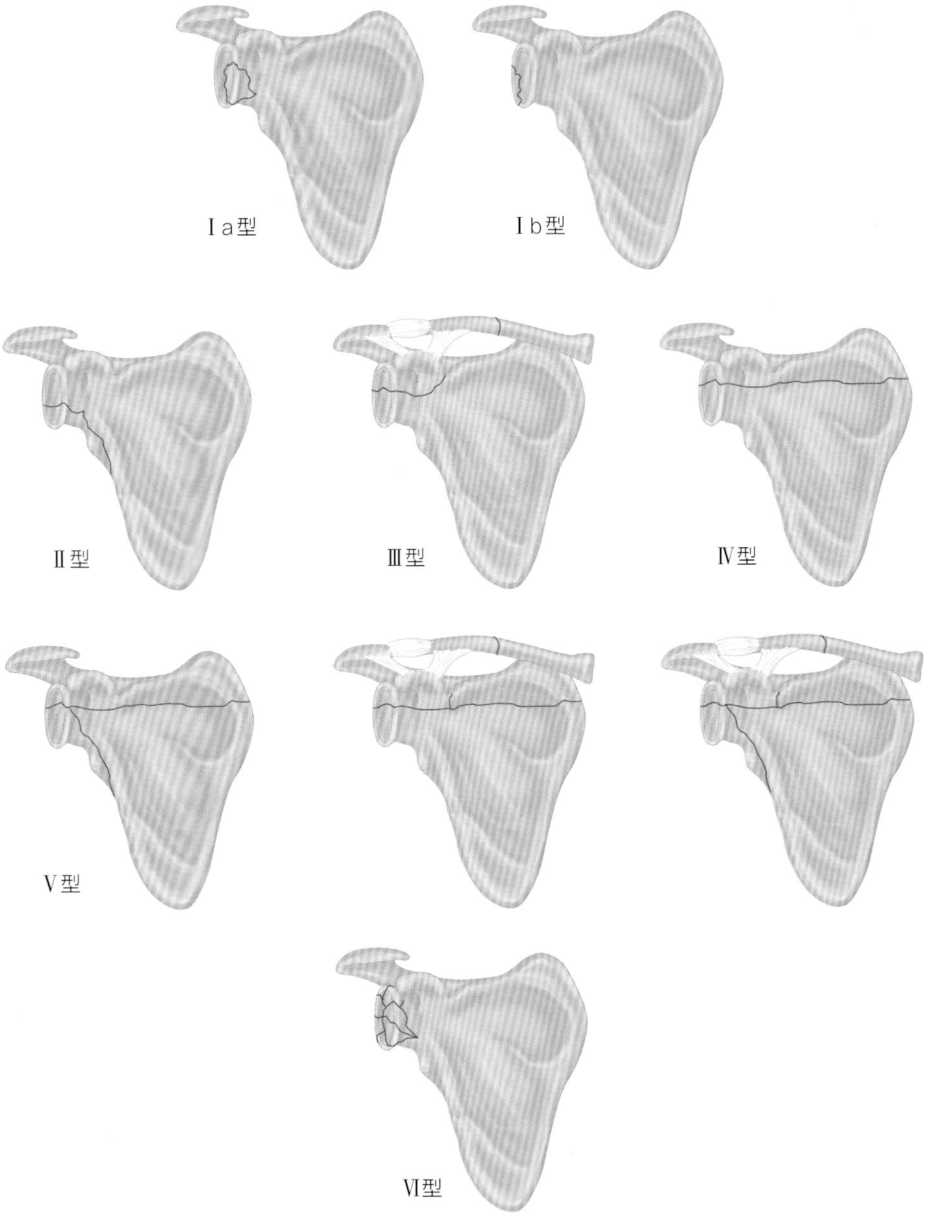

Ⅰa型　Ⅰb型

Ⅱ型　Ⅲ型　Ⅳ型

Ⅴ型

Ⅵ型

图1　肩胛盂骨折的Goss-Ideberg分类。Ⅰa型：盂前缘；Ⅰb型：盂后缘；Ⅱ型：盂下缘；Ⅲ型：盂上缘；Ⅳ型：经体横行骨折；Ⅴ型：混合骨折（Ⅱ～Ⅳ型）；Ⅵ型：粉碎骨折。

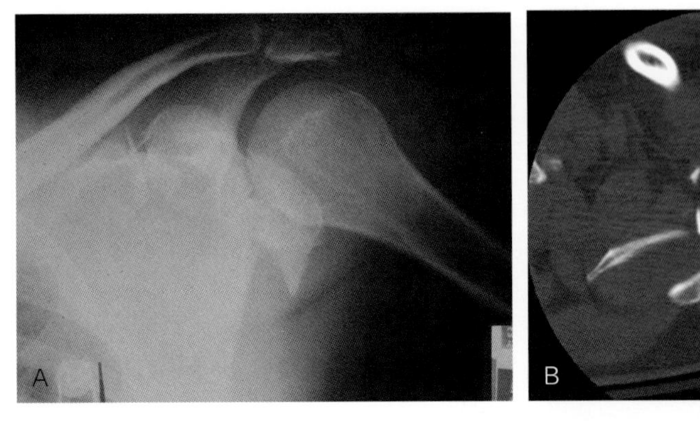

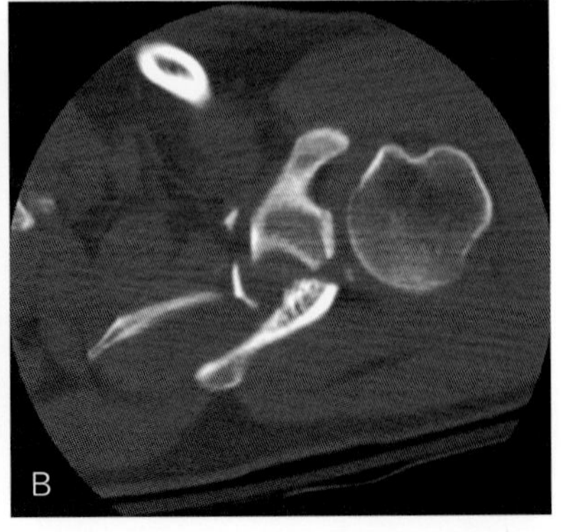

图2　A. 前后位X线片显示典型的Ⅴc型肩胛盂骨折。B. 腋位CT显示包含喙突的肩胛盂前上方大骨折块。

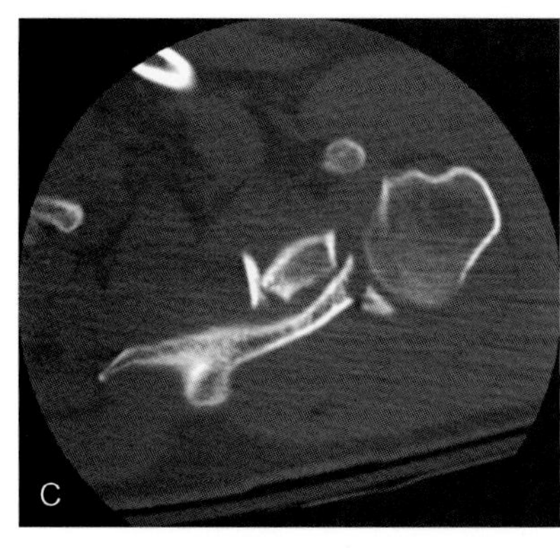

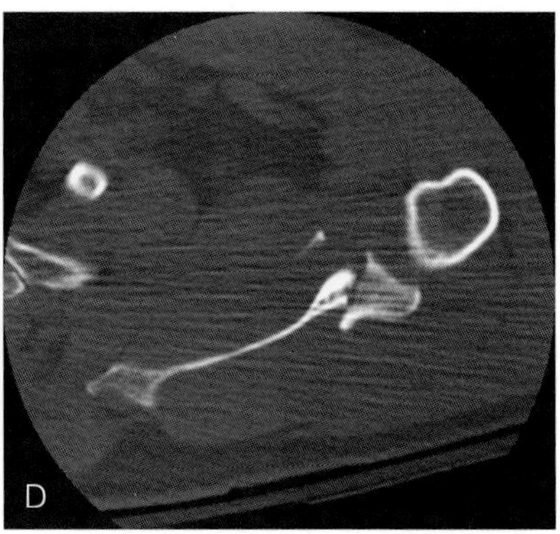

图2（续）　C. 腋位CT显示肩胛体外侧面位于肩胛盂骨块之间，毗邻肱骨头。D. 腋位CT显示后下窝部位较大骨折块（经允许引自Goss TP, Owen BD. Fractures of the scapula: Diagnosis and treatment. In: Iannotti JP, Williams GR, eds. Disorders of the Shoulder: Diagnosis and Management, ed 2. Philadelphia: Lippincott Williams & Wilkins, 2007:793-840）。

体位

- 肩胛骨关节内骨折的切开复位内固定（ORIF）要求切口大，以显露整个肩胛带。根据骨折的部位，患者可采取侧卧位（图3A）或沙滩椅体位（图3B）。
- 注意显露整个肩胛骨和锁骨。整个肩胛带要消毒并铺巾。整个上肢均要消毒并无菌敷料包裹。
- 当然在一些病例也可以根据手术的不同部位和阶段，分别安放体位，无菌消毒和暴露[10]。

入路

- 后侧入路用于盂后缘骨折和多数盂窝骨折。
- 肩上方联合后侧入路用于盂窝骨折伴盂上方有难以复位的骨折。
- 前侧入路用于盂前缘和一些累及盂窝上方的骨折。

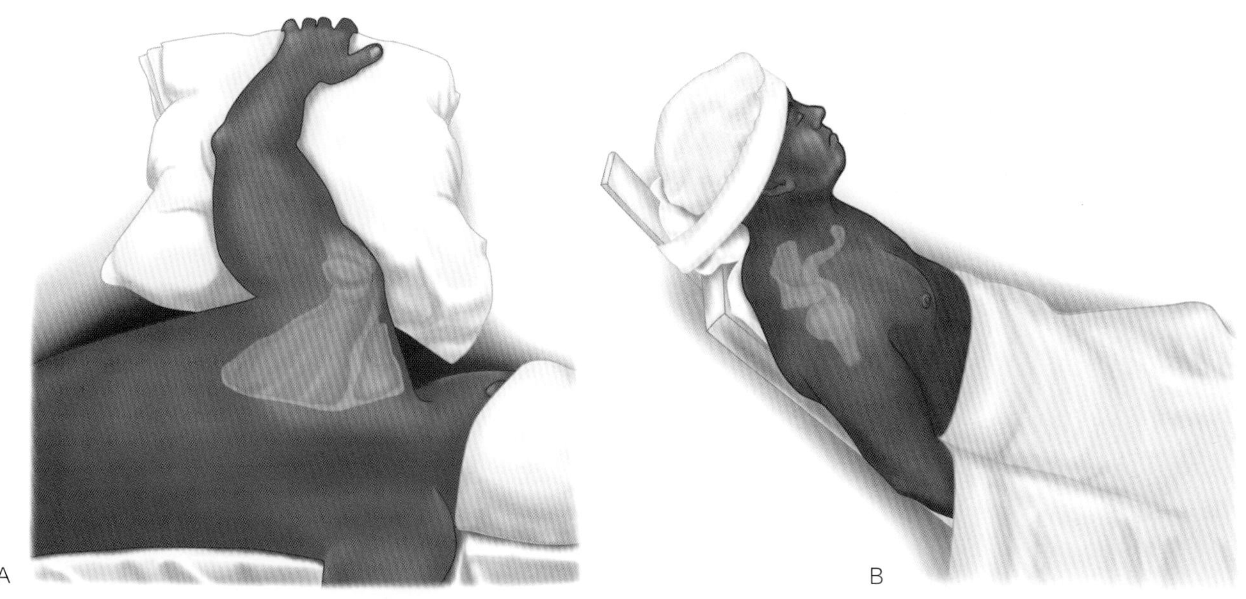

图3　A、B. 患者体位：侧卧位（A）和沙滩椅位（B）。

TECHNIQUES

肩胛盂后侧入路

- 用记号笔标出骨性标志。
- 沿肩胛冈和肩峰做切口，必要时可延至肩关节中间外侧面(技术图1A)。
- 锐性剥离肩胛冈和肩峰处的三角肌后侧和中间头。在侧中线上沿肌纤维方向劈开三角肌2.5 cm并将之拉向远端(技术图1B)。
- 采用冈下肌和小圆肌之间的肌间隙入路(技术图1C)，大结节止点外侧2 cm处切断冈下肌腱，和其深面盂肱关节后侧的关节囊一并拉向后侧(技术图1D)，显露盂窝。
- 骨膜下剥离小圆肌以显露肩胛骨外侧缘。

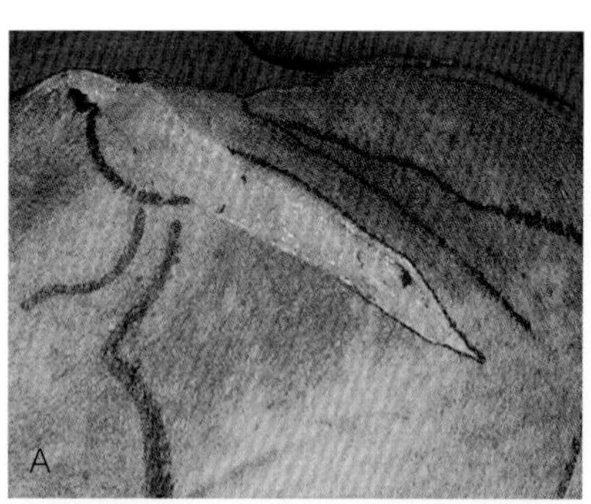

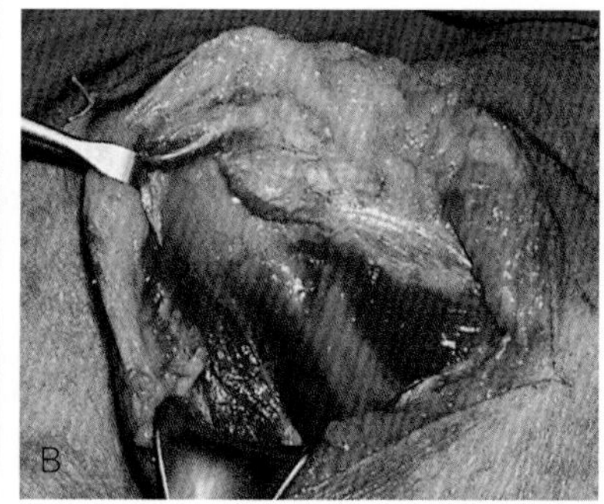

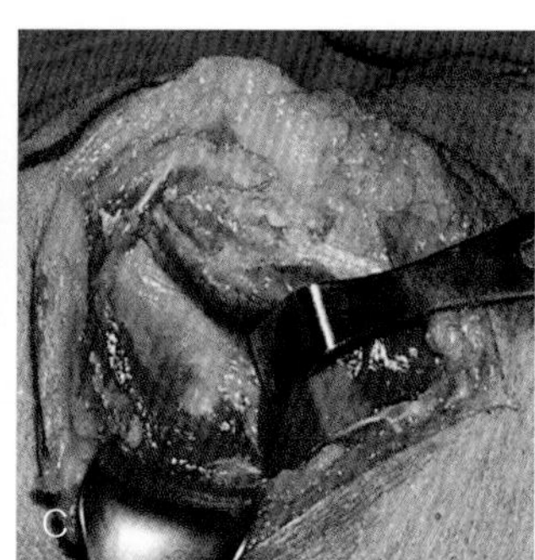

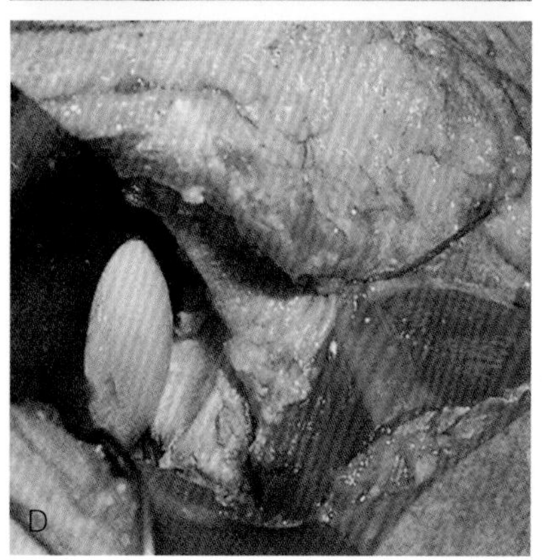

技术图1 A. 沿肩胛冈和肩峰做后侧入路的皮肤切口。B. 自肩胛冈和肩峰剥离三角肌的后侧和后内侧头起点。C. 打开冈下肌和小圆肌之间的肌间隙。D. 在大结节止点外侧2 cm处切断冈下肌腱，和其深面盂肱关节后侧的关节囊，并拉向后侧，显露盂肱关节（经允许引自Goss TP. Glenoid fractures: open reduction and internal fixation. In Wiss DA, ed. Master Technique in Orthopaedic Surgery: Fractures. Philadelphia: Lippincott-Raven, 1998: 1-17)。

肩胛盂上方入路

- 后侧入路向上延伸即为上方入路。
- 沿肌纤维走向劈开斜方肌以及深面的冈上肌(技术图2)。

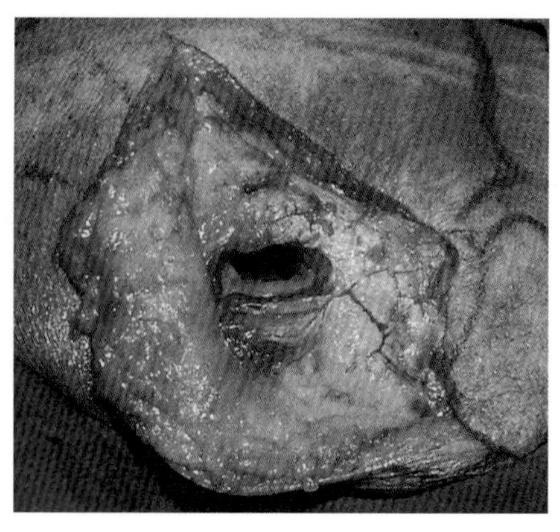

技术图2 上方入路。沿肌纤维走向劈开斜方肌和深面的冈上肌（经允许引自Goss TP. Glenoid fractures: open reduction and internal fixation. In Wiss DA, ed. Master Techniques in Orthopaedic Surgery: Fractures. Philadelphia: Lippincott-Raven, 1998：1-17)。

TECHNIQUES

肩胛盂前侧入路

- 沿Langer线做皮肤切口，中点位于肱骨头上下缘之间的盂肱关节（技术图3A）。
- 沿肌纤维走向劈开喙突表面的三角肌，拉向内侧和外侧。
- 沿内侧缘分离联合腱表面的筋膜组织，将联合腱拉向内侧（技术图3B）。
- 注意保护所有的血管和神经，防止损伤。
- 在小结节止点内侧2.5 cm的部位沿上下缘垂直切断肩胛下肌腱。
  - 将肩胛下肌腱与其深面前方的盂肱关节囊剥离。
- 标记肩胛下肌的边角并将其翻向内侧（技术图3C）。
- 用相同方式切开关节囊，标记其边角并翻向内侧，显露盂肱关节。

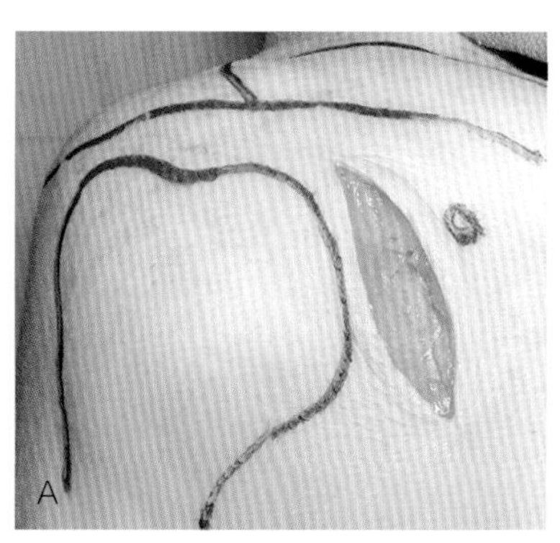
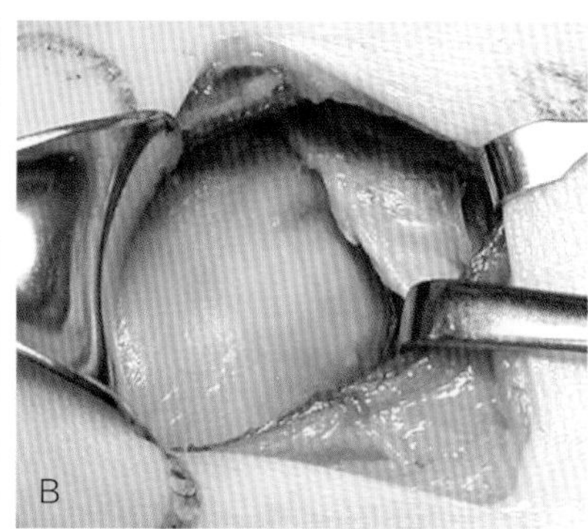
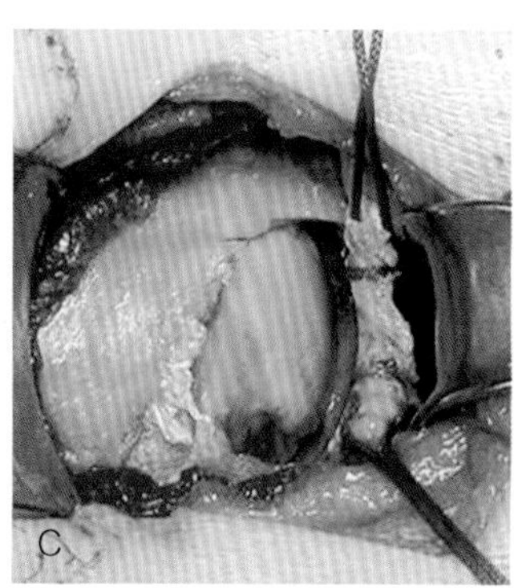

技术图3　A. 沿Langer线做肩关节前侧皮肤切口，中心位于盂肱关节。B. 将联合腱拉向内侧。C. 距小结节内侧2 cm处切断肩胛下肌腱，与深面的关节囊剥离，同样方法切开关节囊，并一起翻向内侧以显露肱盂关节（经允许引自GossTP. Open reduction and internal fixation of glenoid fractures. In: Craig EV, ed. Master Techniques in Orthopaedic Surgery: The Shoulder,ed 2. Philadelphia: Lippincott Williams & Wilkins, 2004）。

固定技术

- 骨折尽可能予以解剖复位。
- 可使用克氏针进行临时固定。
- 根据骨折的特点，使用重建钢板和3.5 mm骨皮质螺钉，或使用加压螺钉来获得坚强内固定。
- 注意防止在用螺钉进入盂窝（技术图4A、B）。
- 如果存在严重粉碎性骨折，可使用带三面骨皮质的髂骨块进行植骨（技术图4C）。
- 所有因显露骨折部位而切断的软组织必须仔细修复。在后侧入路中被剥离的三角肌必须通过钻孔将其用不可吸收缝线重新固定到肩峰和肩胛冈上。

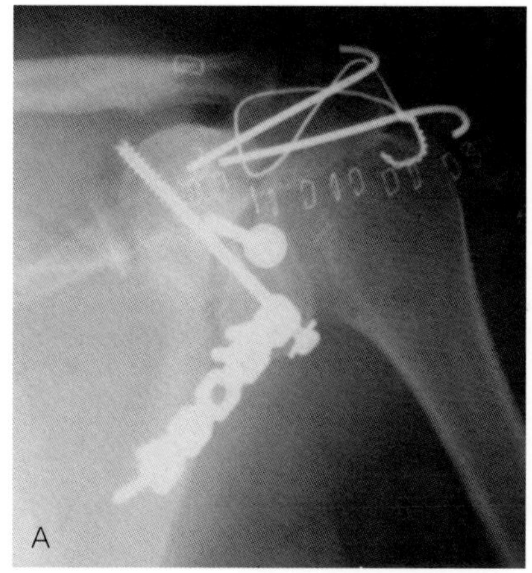
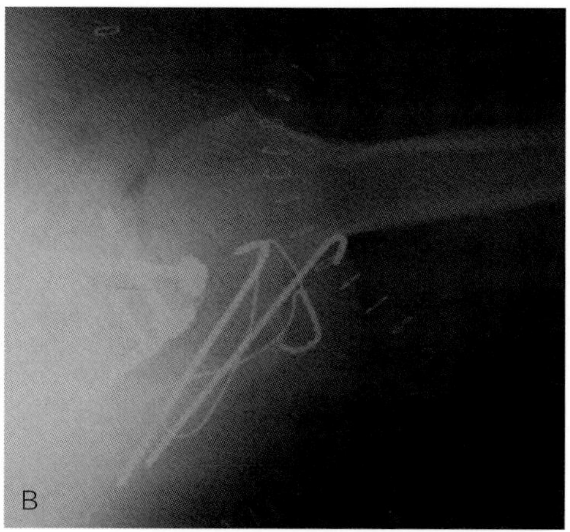

技术图4　A. 技术图1中的患者术后前后位X线片。B. 腋位X线片显示用空心螺纹钉固定肩胛盂骨折块，并采用重建钢板将其固定到肩胛体（肩峰骨折复位用张力带固定）。

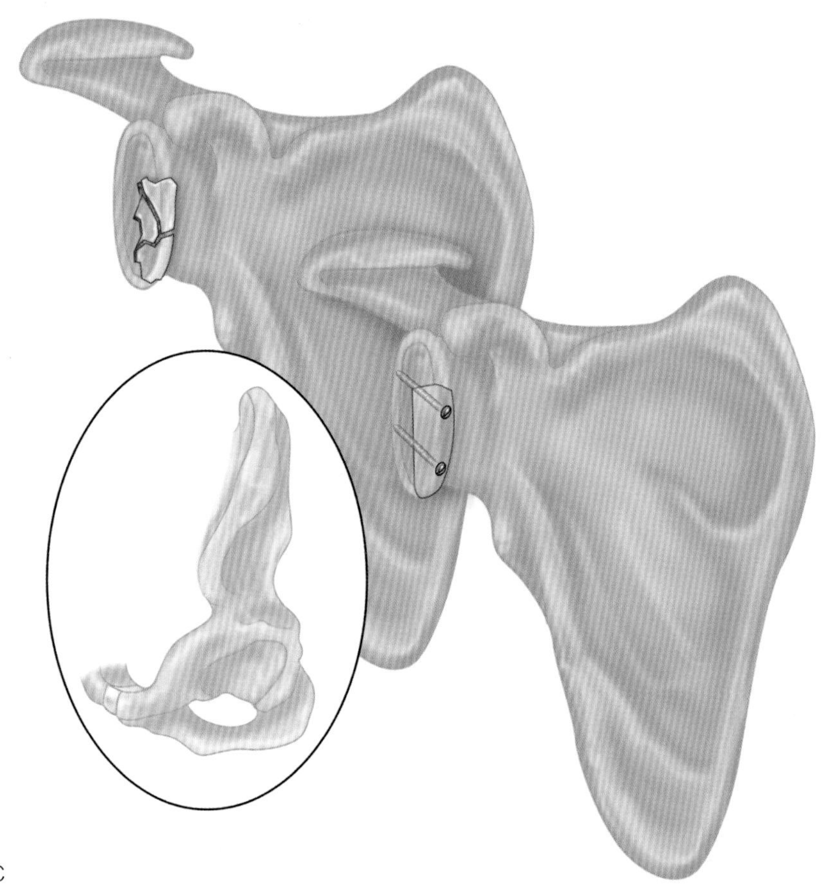

C

技术图4（续）　C. 如果出现严重的粉碎骨折，可用三面骨皮质的髂骨块重建肩盂窝（图A、B经允许引自Goss TP, Owens BD. Fractures of the scapula: diagnosis and treatment. In: Iannotti JP, Williams GR, eds. Disorders of the Shoulder: Diagnosis and Management, ed 2. Philadelphia: Lippincott Williams & Wilkins, 2007:793-840）。

要点与失误防范

手术指征	• 盂缘骨折：盂前缘，累及关节面≥25%；盂后缘，累及关节面≥33%；骨块移位≥10 mm • 盂窝骨折：关节面台阶≥5 mm，骨折块显著分离或者肱骨头不在盂窝的中心位置
手术入路	• 沿肩袖间隙切开，保留肩胛下肌的完整性，以便充分暴露移位的盂上骨折块 • 有些损伤可能需要前后或者后上联合入路 • 剥离并牵开三角肌可最大限度显露骨折块 • 在后侧入路中，神经界面位于上方的冈下肌和下方的小圆肌之间
复位技术	• 使用克氏针撬拨来协助复位，可穿过骨折线对骨折进行临时或永久固定
固定方法	• 了解肩胛骨哪些位置可以安置螺钉对骨折固定非常重要。理想部位的部位包括：盂颈、肩峰-肩胛冈、肩胛骨外侧缘和喙突。在术前将准备使用的重建钢板在肩胛骨模型上预先塑形并消毒。如果出现严重粉碎性骨折，带三面骨皮质的髂骨块是重建的最好选择。空心螺纹钉可沿预先放置的克氏针拧入
关闭切口	• 如果三角肌起点被剥离，需在肩峰和肩胛冈处钻孔，用不可吸收线将其仔细缝合

术后处理

- 对于肩胛骨关节内骨折切开复位内固定术后的康复计划，其进程取决于骨折固定的强度和软组织修复的程度[4]。
- 术后2周内使用颈腕吊带和肩关节支具，可以进行轻缓的钟摆锻炼。
- 术后2～6周进行肩关节被动和主动的活动度锻炼，注意前屈和内旋的功能恢复。
- 术后6周去除所有的保护装置。
- 术后6周后如肩关节活动度满意，则可进行力量训练。
- 术后3～6个月后可进行体育锻炼或体力劳动。
- 术后门诊密切随访，行X线检查，这在早期康复过程中非常重要。在专业人员督导下进行目的明确的康复锻炼也是非常重要的。

预后

- 已经有文献报道肩胛盂缘骨折通过手术治疗可以获得良好的效果[9,12]。
- Bauer等[1]报道6例肩胛盂骨折手术治疗的病例。4例解剖复位的患者获得良好效果；2例没能解剖复位的患者出现关节炎改变。
- Kavanaugh和他的同事们[7]报道了他们在梅奥医学中心治疗10例肩胛盂移位骨折切开复位内固定的经验。他们发现切开复位内固定是一个有效且安全的技术，能够恢复肩关节的良好功能。在他们报道的病例中，主要关节骨折块的移位在4～8 mm之间。
- Schandelmaier和他的合作者[11]报道22例肩胛盂骨折切开复位内固定治疗的患者，效果良好。
- Leung和他的同事[8]随访14例移位的肩胛盂骨折患者采用切开复位内固定（平均随访30.5年），结果为9例优，5例良。
- 基于以上这些报道，有理由得出这样的结论：对于肩胛盂骨折，手术治疗的效果是明确的。

并发症

- 神经系统并发症主要是由于过度牵拉或解剖错误造成。
  - 前侧入路中肌皮神经和腋神经易于损伤。
  - 肩上方入路易损伤肩胛上神经。后侧入路则容易伤及腋神经和肩胛上神经[10]。
- 其他的一些并发症可能由于手术技术差、术后康复计划不当以及患者的依从性差。

（程萌旗 译，陈云丰 审校）

参考文献

[1] Bauer G, Fleischmann W, Dussler E. Displaced scapular fractures: indication and long-term results of open reduction and internal fixation. Arch Orthop Trauma Surg 1995;14:215-219.

[2] DePalma AF. Surgery of the Shoulder, ed 3. Philadelphia: JB Lippincott, 1983.

[3] Goss TP. Fractures of the glenoid cavity. J Bone Joint Surg Am 1992;74:299-305.

[4] Goss TP. Glenoid fractures—open reduction and internal fixation. In: Wiss DA, ed. Master Techniques in Orthopaedic Surgery: Fractures. Philadelphia: Lippincott-Raven, 1998:1-17.

[5] Goss TP. Scapular fractures and dislocation: diagnosis and treatment. J Am Acad Orthop Surg 1995;3(1):22-33.

[6] Goss TP, Owens BD. Fractures of the scapula: diagnosis and treatment. In: Iannotti JP, Williams GR, eds. Disorders of the Shoulder: Diagnosis and Management, ed 2. Philadelphia: Lippincott Williams & Wilkins, 2007:793-840.

[7] Kavanagh BF, Bradway JK, Cofield RH. Open reduction of displaced intra-articular fractures of the glenoid fossa. J Bone Joint Surg Am 1993;75(4):479-484.

[8] Leung KS, Lam TP, Poon KM. Operative treatment of displaced intraarticular glenoid fractures. Injury 1993;24:324-328.

[9] Niggebrugge AH, van Heusden HA, Bode PJ, et al. Dislocated intraarticular fracture of the anterior rim of glenoid treated by open reduction and internal fixation. Injury 1993;24:130-131.

[10] Owens BD, Goss TP. Surgical approaches for glenoid fractures. Tech Shoulder Elbow Surg 2004;5:103-115.

[11] Schandelmaier P, Blauth M, Schneider C, et al. Fractures of the glenoid treated by operation. A 5- to 23-year follow-up of 22 cases. J Bone Joint Surg Br 2002;84(2):173-177.

[12] Sinha J, Miller AJ. Fixation of fractures of the glenoid rim. Injury 1992;23:418-419.

第37章 盂肱关节融合术

Glenohumeral Arthrodesis

Brent B. Wiesel and Robin R. Richards

定义

- 尽管肩关节成形术以及其他肩关节重建手术取得了显著的进步，但对一些患者来说，盂肱关节融合术仍然是一个重要的治疗方法。
- 盂肱关节融合术的目的是为上肢提供一个稳定的支点以改善肘与手的功能。
- 正常盂肱关节活动范围极大而可供融合的关节面相对较小，尤其是肩胛盂关节面，因此盂肱关节融合术的成功需要精细缜密的手术技巧。

解剖

- 肩胛盂关节面很小，不足以行有效的融合。因此，可以将盂肱关节面以及肱骨头与肩峰下表面之间的骨面皮质刮除，从而增加肩关节融合的面积(图1)。
- 肩胛骨非常薄，只有关节盂和喙突基底部能提供足够的强度予以固定。
- 盂肱关节融合的最佳位置尚存在争议[1,4]。
  - 笔者应用的体位为肩关节外展30°、前屈30°、内旋30°。
  - 该融合体位可将患者的手置于身前中线，屈肘时手能触及嘴部。

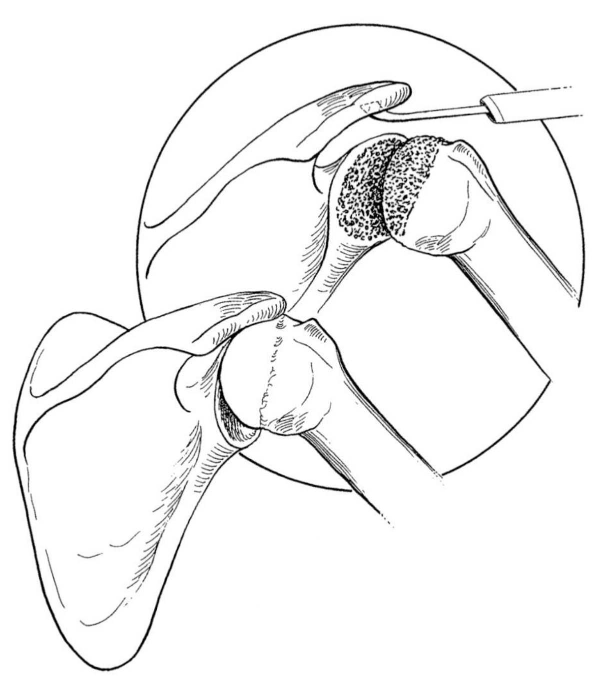

图1　去除盂肱关节及肱骨头与肩峰下表面之间对应的骨面皮质，增加融合面积（经允许引自Lannotti JP, Williams GR, eds. Disorders of the Shoulder: Diagnosis and Management, ed 2. Philadelphia: Lippincott Williams &Wilkins, 2007: 684）。

病史和体格检查

- 病史及体格检查能明确患者是否需要进行融合。
- 所有患者都有肩关节功能不良的表现，从而影响患肢的正常使用。

影像学和其他诊断性检查

- 标准X线片包括肩关节正位、侧位、腋窝位片，用来评估关节的变形以及可供融合的骨量。
- 术前CT可以用来评估肩胛盂的骨质丢失情况，特别是对于肩关节成形术失败后的患者。
- 必要时肌电图可用以评估患者肩袖肌肉功能。

手术治疗

适应证

- 盂肱关节融合术的适应证之一为连枷肩。
  - 连枷肩瘫痪的常见原因为：脊髓前角灰质炎、严重的臂丛神经根或不可修复性臂丛上干损伤、单纯腋神经麻痹。
  - 大多数连枷肩的患者伴有肱骨头向下半脱位和疼痛，关节融合后能很好缓解这种症状。
  - 单纯腋神经损伤是否需要关节融合术取决于损伤的程度。许多患者部分瘫痪，但仍保留了部分有用的肩关节功能；然而，如果腋神经完全损伤，这些患者的肩关节功能将严重受限。
- 完整切除肩关节周围的恶性肿瘤，常需要切除三角肌、肩袖或两者需要同时切除，之后行肩关节融合术十分有效。

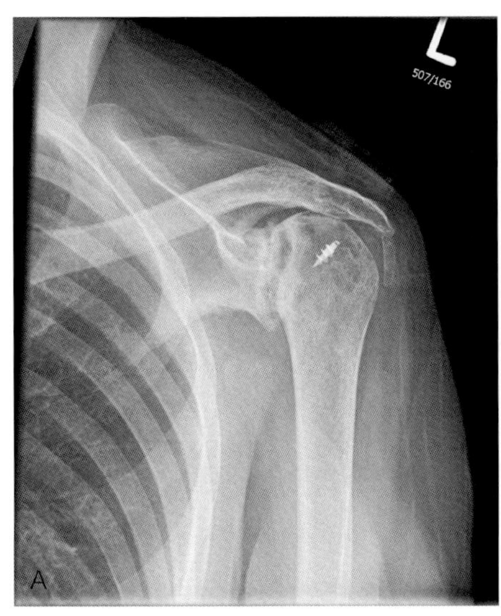

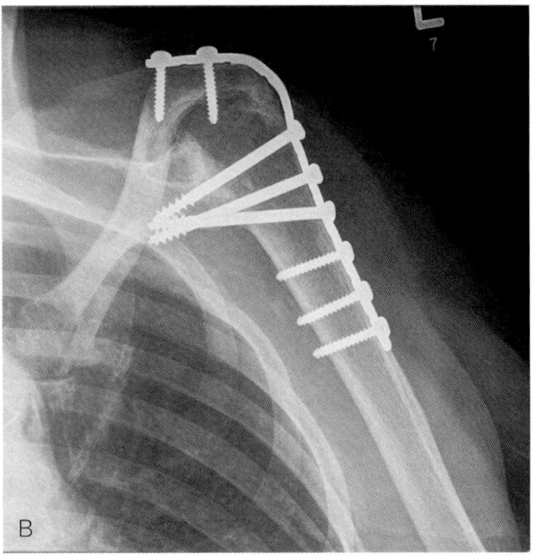

图2　A. 70岁女性化脓性关节炎患者正位X线片，肩袖经过9次手术后形成窦道。B. 感染通过盂肱关节融合联合广谱抗生素控制，术后1年的X线正位片。

- 肩部化脓性关节炎常导致关节严重破坏，也是肩关节融合术的适应证，尤其对于年轻患者（图2）。
- 对于进行过多次全肩关节成形术而已经没有足够骨质或软组织进行翻修的患者，肩关节融合术是一个补救方案。
- 症状明显，对软组织或骨性重建手术顽固无效，难以控制的肩关节不稳定的患者，可予以融合。
- 少数情况下，融合术也可用于有严重肩关节骨性关节炎的年轻患者，这些患者由于年龄偏小及活动量较大而不适合行关节成形术。

禁忌证

- 主要禁忌证为肩胛骨周围肌肉肌无力或麻痹，尤其是斜方肌、肩胛提肌及前锯肌。
  - 进展性神经疾病可能导致上述肌肉麻痹，也是禁忌证之一。
- 患者已行对侧肩关节融合术。
- 肩关节融合术后需要积极的功能锻炼，不愿或不能配合术后康复训练的患者为手术禁忌。

术前计划

- 术前影像学评估肩关节是否有骨缺损而需要植骨。
- 备好10孔骨盆重建钢板及所需折弯器（图3）。

体位

- 患者采用沙滩椅位，手术床上半部抬高30°～45°。
- 肩胛骨内侧垫一小枕，将肩胛骨抬高。
- 铺巾尽可能偏向内侧，以便手术中显露肩胛冈和前胸壁。上臂区域不用铺巾（图4）。
- 术中不常规使用X线透视机；然而，对于早期缺乏手术经验的外科医生，X线透视有助于内植物定位。

入路

- 术中使用10孔4.5 mm骨盆重建带。
- 首先经钢板从肱骨近端向肩胛盂置入加压螺钉，从而达到盂肱关节间加压的目的。
- 然后将一枚螺钉从肩胛冈向喙突基底部拧入，从而将钢板固定到肩胛冈上。

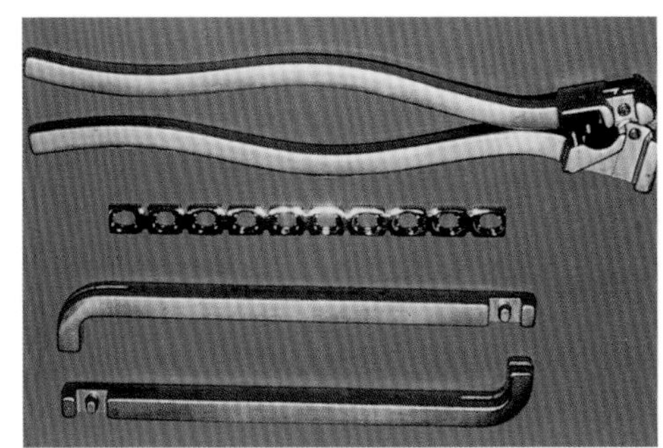

图3　4.5 mm骨盆重建带及配套折弯器（经允许引自Iannotti JP, Williams GR, eds. Disorders of the Shoulder: Diagnosis and Management, ed 2. Philadelphia: Lippincott Williams&Wilkins，2007:684）。

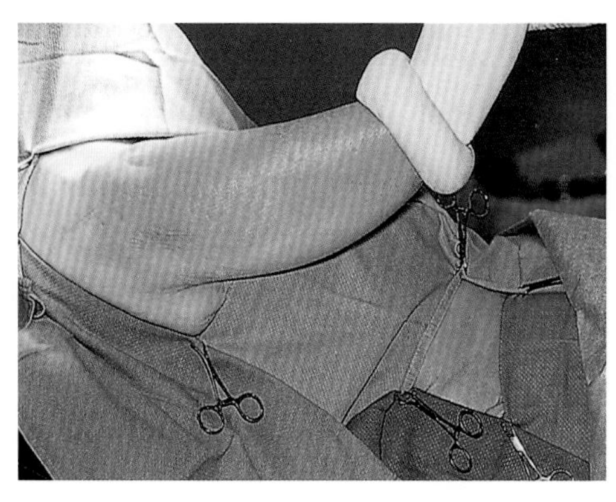

图4 铺巾应注意术中能充分暴露肩胛冈（经允许引自Craig EV，ed. Master Techniques in Orthopaedic Surgery: The Shoulder, ed 2. Philadelphia：Lippincott Williams＆Wilkins, 2007:647）。

暴露

- 行S形切口，切口始于肩胛冈上，横行向前跨过肩峰，然后延伸至上臂前外侧（技术图1A）。
- 沿切口全长切开皮肤、皮下软组织至筋膜组织。
- 首先使用电刀显露肩胛冈及肩峰，然后行骨膜下分离（技术图1B）。
- 向前显露胸大肌三角肌间隙，骨膜下剥离三角肌肩峰附着处。剥离时从三角肌前头的内侧开始，向外后侧剥离至肩峰后外侧角。
  - 三角肌失神经支配可发生于大多数臂丛损伤的患者，此时可以从三角肌前头与外侧头之间劈开，将前头向内侧牵拉，外侧头向外侧牵拉，以广泛显露肱骨近端。
- 辨认并分离肱二头肌腱，将其固定于胸大肌腱附着处上缘。

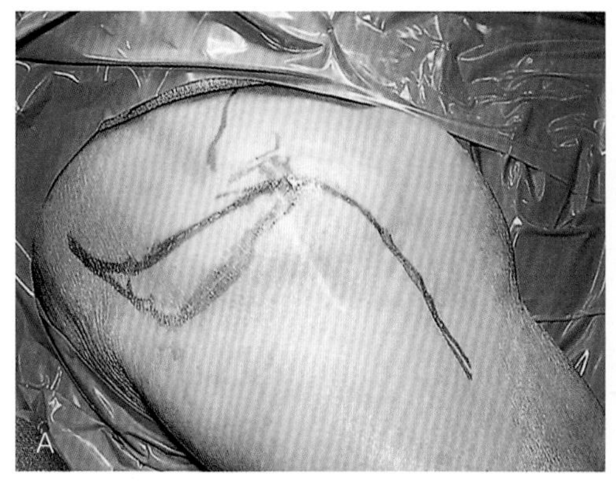

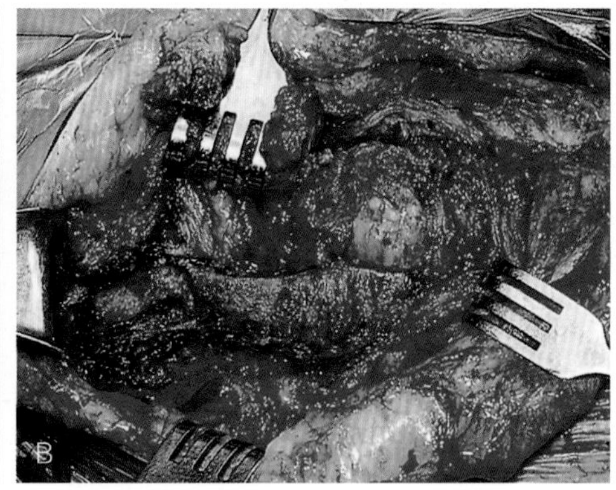

技术图1 A. S形皮肤切口跨过肩胛冈。B. 骨膜下分离软组织，显露肩胛冈与肩峰（经允许引自Craig EV, ed. Master Techniques in Orthopaedic Surgery: The Shoulder，ed 2. Philadelphia: Lippincott Williams＆Wilkins, 2007:647-648）。

肩关节融合步骤

- 切除肩袖。从肩胛下肌腱下缘开始往上、往后、再往下切至小圆肌水平。
- 在肩胛盂后缘放置一个Hohmann或Fukuda拉钩，将肱骨头往后拉开以显露肩胛盂。
- 使用3/8 in（9.5 mm）弧形骨凿或高速磨转将肩胛盂软骨去除，盂唇也需去除（技术图2A）。
- 取出拉钩，后伸、内收、外旋上肢以暴露肱骨头。
- 使用1/2 in（12.7 mm）弧形骨凿或骨钻高速磨转去除肱骨头软骨面。
- 用3/4 in（19.1 mm）弧形骨凿或骨钻高速磨转去除肩峰下表面骨皮质。
- 将上肢置于屈曲30°、外展30°及内旋30°位置，同时将肱骨头移向近端抵住除去皮质的肩峰下表面（技术图2B）。
  - 放一小枕于胸壁和上肢之间维持上肢位置，同时让助手在手术台对侧扶住患者前臂和手。

- 塑形4.5 mm 10孔骨盆重建带使之帖服于肩胛冈、肩峰及肱骨近端骨干(技术图2C)。
- 钢板在第3、4孔之间折弯60°,折弯处的远端再扭转20°～25°以帖服肱骨。
- 维持上肢于前述位置,将钢板帖服于肩胛冈、肩峰及肱骨近端骨干。通过钢板的螺钉孔,使用3.2 mm钻头,从肱骨向肩胛盂钻孔。
- 测深,通常为65～75 mm。
- 6.5 mm丝锥攻丝肱骨皮质。
- 6.5 mm短螺纹骨松质螺钉拧入至肩胛盂,用作拉力螺钉。
- 根据肩胛盂骨质情况,可再置入1或2枚螺钉。
- 用1或2枚全螺纹骨松质螺钉穿过钢板,从肩胛冈向喙突基底拧入,将钢板固定到肩胛骨。
- 肩峰肱骨融合部位再置入一枚骨松质螺钉。
- 远端其余孔置入骨皮质螺钉(技术图2D)。
- 以标准方式关闭切口,放置两根1/8 in(3.2 mm)负压吸引。注意将三角肌重新附着于肩峰,尽量覆盖钢板。

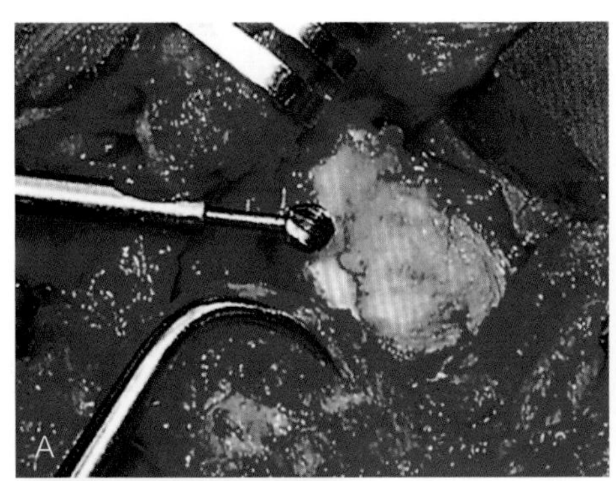

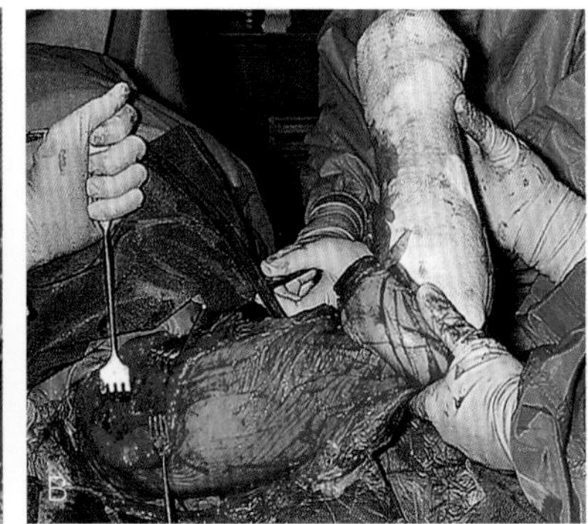

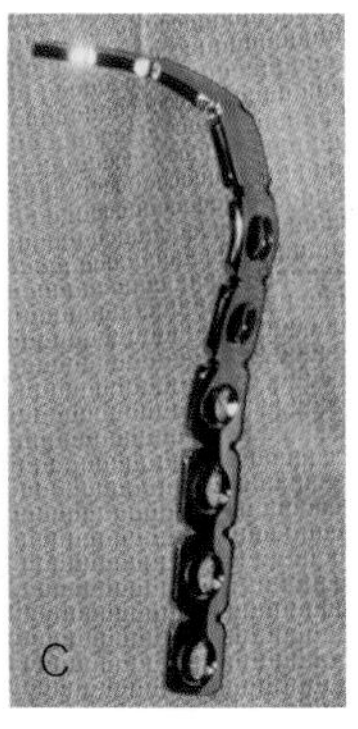

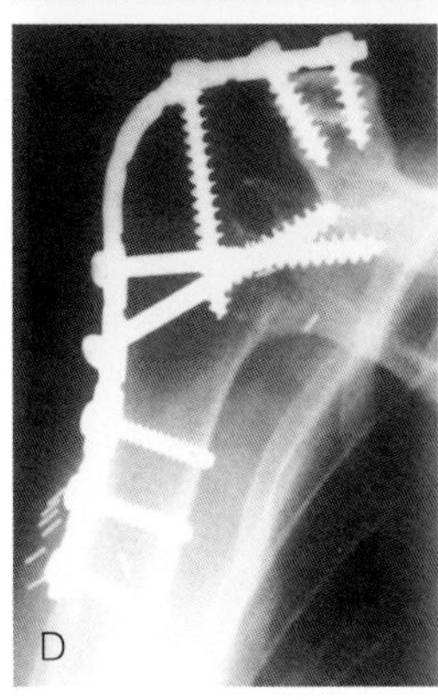

技术图2　A. 骨凿或骨钻高速磨转去除肩胛盂表面软骨。B. 上肢置于融合位置:屈曲30°、外展30°及内旋30°。该位置屈肘时手能触及嘴部。C. 钢板在第3、4孔之间折弯60°,远端垂直部分矢状面再扭转20°～25°。D. 融合术后前后位片。使用10孔4.5 mm骨盆重建带。两枚6.5 mm半螺纹螺钉最先拧入以实现盂肱关节间加压(图A、B经允许引自Craig EV, ed. Master Techniques in Orthopaedic Surgery: The Shoulder, ed 2. Philadelphia: Lippincott Williams & Wilkins, 2007:648-649;图C、D经允许引自Iannotti JP, Williams GR, eds. Disorders of the Shoulder: Diagnosis and Management, ed 2. Philadelphia: Lippincott Williams & Wilkins, 2007:683-685)。

骨移植

- 笔者在行肩关节融合术时不常使用骨移植。
- 骨移植适用于复杂融合或翻修手术以及肿瘤切除后填补大块骨缺损。
- 非结构性自体骨移植可从同侧髂嵴获取,通常结合内固定翻修治疗融合后骨不连。
- 当需要进行结构性植骨时,可取三皮质髂骨块置于肱骨头与肩胛盂之间(技术图3A)。
  - 该类型植骨通常用于治疗肩关节成形术失败后的骨缺损。
  - 植骨块正对钢板,拉力螺钉从钢板依次拧入肱骨近端、移植骨和肩胛骨。
- 如果骨缺损超过6 cm,手术医生应该考虑行带血管腓骨移植(技术图3B)。
  - 带血管移植骨应用小钢板或其他小内固定物固定两端。
  - 然后整个缺损区用一个很长的钢板桥接。
  - 将腓骨动脉与腋动脉或肱动脉吻合,同时吻合伴行静脉。
  - 带血管移植骨两边以非结构性自体骨移植填充,以增加融合成功率。

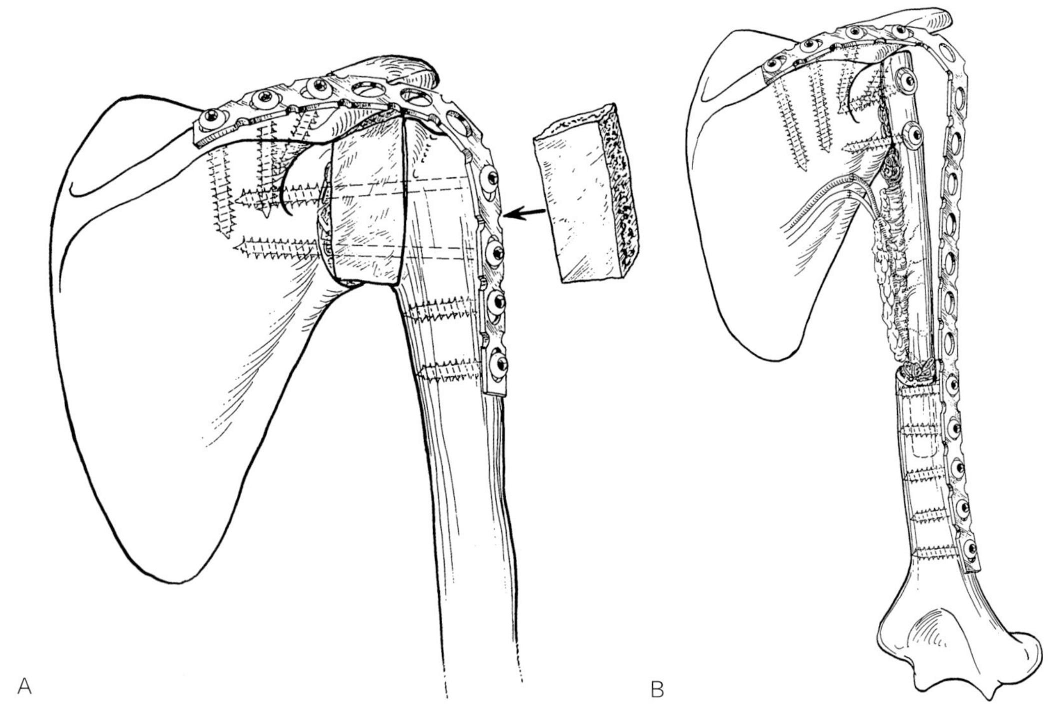

技术图3 A. 肱骨近端骨缺损时可用三皮质骨块置于肱骨头与肩胛盂之间。B. 骨缺损超过6 cm时行带血管骨移植（经允许引自Lannotti JP, Williams GR, eds. Disorders of the Shoulder: Diagnosis and Management，ed 2. Philadelphia：Lippincott Williams & Wilkins，2007: 689）。

要点与失误防范

术前谈话	• 大多数患者不能理解为什么行肩关节融合。最好让他们与已经做过肩关节融合的患者直接交流
融合位置	• 注意不能让上肢过度外展，因为这样会让患者休息时增加肩胛周围疼痛的发生 • 过度内旋会让患者碰不到嘴或口袋
增加融合成功率	• 放置融合位置时，注意将肱骨往近端移至接触肩峰下表面，增加融合面积 • 用作拉力螺钉的半螺纹松质钉依次拧入钢板、肱骨和肩胛盂，实现盂肱关节间加压
钢板突起	• 肩峰外侧可凿出凹槽以减少该部位钢板的突起 • 即使三角肌萎缩，肌纤维也有助于保护钢板，所以术中注意把三角肌重新附着于肩峰并尽量覆盖钢板 • 如取出钢板，要告知患者由于螺钉孔处应力集中，肱骨有骨折的风险

术后处理

- 术后，在手术室即用一个小枕放于患者上臂与胸壁之间，并用绷带把患肢绑于胸部。
- 术后摄片检查内固定物的位置。
- 术后第1日佩戴热塑性矫形支具，必要时予以调整。
- 术后2日出院，佩戴矫形支具6周。
- 如果6周时没有内固定物松动的放射学征象，患者可过渡到只用吊带悬吊上肢。
- 3个月后再次摄片，如果没有松动征象，则开始进行胸肩胛关节的力量及活动度锻炼。
- 盂肱关节融合给肩胛周围肌肉组织增加了很大应力，康复进程会很慢，康复期会长至6～12个月。

预后

- 融合成功后，患者能触及嘴巴、对侧腋窝、皮带扣及同侧口袋（图5），但患肢不能工作或做过顶活动，不能触及背后口袋或文胸吊带，患肢进行会阴清理会很困难。

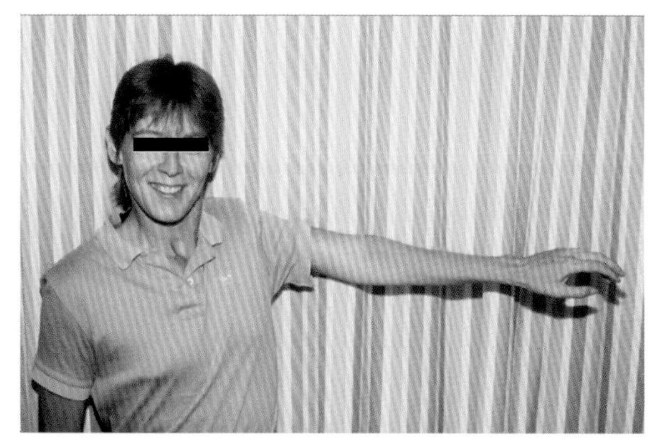

图5　42岁女性，臂丛损伤后成功进行了盂肱关节融合术。大部分患者能触及嘴巴、对侧腋窝、皮带扣及同侧口袋。

- Richards等[3]评估了33位行盂肱关节融合术后日常生活中某些特殊活动的能力。
  - 臂丛损伤、严重骨关节炎和全肩关节成形术失败后的患者行肩关节融合术后的满意度最高。
- Cofield和Briggs[2]报道了他们71位行盂肱关节内固定融合术的患者结果。82%的患者认为该手术是有益的，75%的患者能够做涉及触及躯干的活动。
- Scalise和Iannotti[5]分析了7位由于假体成形术失败而行融合术的患者结果。5位最后融合成功，4位患者需要额外植骨，但这4位中2位最终还是发生了骨不愈合。

并发症

- 骨不愈合。
- 内固定突起。
- 非功能位融合。
- 感染。
- 肱骨干骨折。

（程萌旗　译，陈云丰　审校）

参考文献

[1] Barr J, Freiberg JA, Colonna PC, et al. A survey of end results on stabilization of the paralysed shoulder. Report of the Research Committee of the American Orthopaedic Association. J Bone Joint Surg 1942;24:699-707.

[2] Cofield RH, Briggs BT. Glenohumeral arthrodesis. J Bone Joint Surg Am 1979;61A:668-677.

[3] Richards RR, Beaton DE, Hudson AR. Shoulder arthrodesis with plate fixation: a functional outcome analysis. J Shoulder Elbow Surg 1993;2:225-239.

[4] Rowe CR. Re-evaluation of the position of the arm in arthrodesis of the shoulder in the adult. J Bone Joint Surg Am 1974;56A:913-922.

[5] Scalise JJ, Iannotti JP. Glenohumeral arthrodesis after failed prosthetic shoulder arthroplasty. J Bone Joint Surg Am 2008;90A:70-77.

第38章 肩关节退行性病变的镜下清理和关节盂成形

Arthroscopic Débridement and Glenoidplasty for Shoulder Degenerative Joint Disease

Christian J.H. Veillette and Scott P. Steinmann

定义

- 骨关节炎(OA)是一种滑膜关节的退行性病变,其特征为关节软骨局灶性缺损,伴软骨下骨、边缘骨、滑膜和关节周围结构的反应性增生[1,9]。
- 患有肩关节退行性关节病(DJD)的患者常常有共存的病变,包括滑囊炎、滑膜炎、游离体、盂唇撕裂、骨赘和关节软骨缺损[2,3,8]。
- 保守治疗失败并且不愿意行关节置换术时,关节镜下清理术可能是这些患者合理的治疗选择。
- 从病程来看,早期OA的患者,腋位X线片上盂肱关节同心,并可见关节间隙,是关节镜下清理术的合适人选[13]。
- 对于患有严重盂肱关节炎患者,肩关节置换术并不是理想的选择,例如年轻或中年患者以及肩关节受到高负荷作用力或撞击的老年患者,仍然是一个尚未解决的临床问题,这些患者是关节镜方法的潜在待治疗者。
- 对肩关节DJD患者行关节镜治疗有五种基本选项:
  - 盂肱关节清理术(包括游离体取出和骨赘切除术)。
  - 关节囊松解。
  - 肩峰下减压。
  - 肱二头肌肌腱固定术[7]。
  - 关节盂成形术。
- 对于肩关节DJD患者,选择用五种手术中的哪一种,取决于关节炎的程度以及术者的技术、理念和经验。
- 最近,Millett等人[7]主张:如果患者在术前检查中存在肩关节后方或外侧疼痛,术前MRI显示神经有侵犯或关节镜下评估时下方的骨赘压迫腋神经,还需行腋神经减压术。
- 关节镜下清理术的目的是获得一段时间的症状缓解,而不是逆转或中止OA的进程。

解剖

- 正常的头-干角约为130°,且后倾30°。
- 肱骨头的关节面比关节盂的大,从而允许范围大的正常活动。
- 关节盂倾斜度即关节盂中心与肩胛体之间形成的角度平均为3°,这对稳定性至关重要。
- 关节盂窝浅,与肱骨头组成关节。其由骨性关节盂和盂唇组成。
- 盂唇是环绕关节盂周围的纤维软骨结构,使凹陷深度增加50%,并大大增加了盂肱关节的稳定性。
- 盂唇完整的关节盂在上下方向的平均深度为9 mm,前后方向为5 mm[4,6]。
- 关节囊韧带结构提供肩关节主要稳定性(图1)。
  - 关节囊内有三个不同的增厚结构,构成了盂肱上韧带、盂肱中韧带和盂肱下韧带。

发病机制

- OA可分为原发的,即没有明显的潜在因素时发病,和继发的,即在其之前存在诱发性疾病。
- 除了滑膜炎和软组织挛缩外,盂肱关节炎患者的病理改变还包括盂唇退行性变、游离体、骨赘和关节软骨缺损。
- 肩关节OA的病变过程与其他关节类似。退行性改变主要发生在关节软骨上,这是由于正常关节的过度负荷或原本病损的关节相对正常负荷造成的[11]。

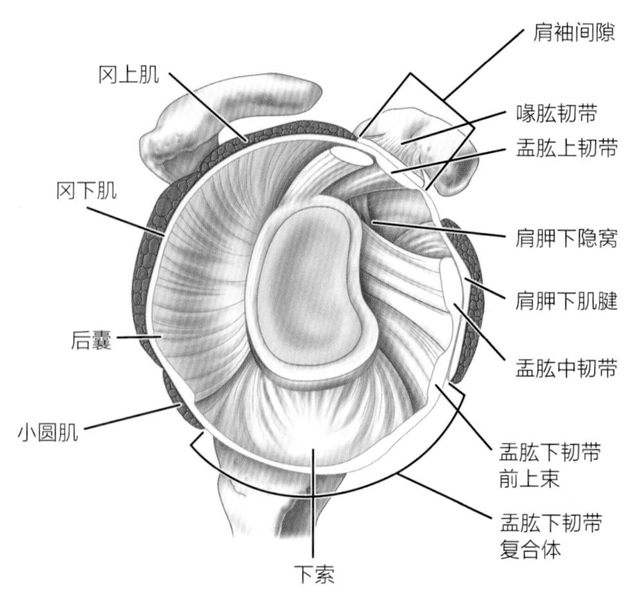

图1　关节盂解剖。盂唇完整的关节盂在上下方向的平均深度为9 mm,前后方向为5 mm。

- 随着软骨退变的加重，蛋白多糖和胶原合成减少，关节间隙进行性不对称性狭窄与关节软骨纤维化。
- 当应力超过骨与软骨下骨的承受负荷时，血管和细胞反应性增生，在压力增加的区域产生软骨下骨硬化。
- 由于继发慢性损伤的骨坏死或滑液的侵入，而导致囊性变。
- 软骨下骨骨髓血管化、滑膜结缔组织骨化及软骨骨化性突起，导致在非负重区的关节边缘形成骨赘。
- 这些骨赘或关节软骨本身的碎片形成关节内游离体。晚期，关节软骨完全缺损，随后发生骨性磨损。
- 关节盂后方磨损为主，导致关节盂后倾增加，易引起肱骨头半脱位和下沉，产生关节不稳定症状。

自然病程

- 关于个体OA的自然病程及其修复过程的资料是有限的。
- OA的病程通常是缓慢的（10～20年），不同部位的关节发生率不同[9]。
- 目前，没有关于肩关节OA病变过程的纵向研究。

病史和体格检查

- OA患者的典型病史是随着时间的推移，疼痛进行性加重。
- 早期，疼痛与剧烈或劳累活动有关，但随着时间的推移，日常生活活动中会产生疼痛。后期，休息和夜间时会发生疼痛。
- 当活动良好出现疼痛症状时可能被误认为是早期的撞击综合征或肩袖病变。
- 疾病的进一步加重常常导致继发性关节囊和肌肉挛缩而丧失主动和被动活动。
- 常常主诉肩关节活动时出现诸如交锁和研磨之类的机械性症状。
- 肩关节OA的疼痛可分为三种类型：
  - 活动极限时疼痛：由于骨赘及炎性关节囊和滑膜受到牵拉所致。
  - 静息痛：由于滑膜炎所致（与静息痛不同，夜间痛可能是由于位置不适或受压加重所致）。
  - 活动弧中段疼痛：通常伴有捻发音，提示出现关节面受损。
- 体检应包括以下内容：
  - 活动度：主动和被动活动度丧失与软组织挛缩一致。被动活动正常但主动活动丧失的患者，应排除肩袖病变。
  - 挤压-旋转试验：活动弧中段出现疼痛提示预后不良。
  - Neer试验和Hawkins试验：OA患者常常撞击征为阳性，与盂肱关节损伤或关节内滑膜炎和肩峰下病变有关。
  - 冈上肌评估：肌力弱可能反映相关的冈上肌撕裂。OA患者可能有与疼痛抑制相关的抗阻肌力弱。
  - 冈下肌和小圆肌评估：肌力弱可能反映相关的后方肩袖撕裂。OA患者可能有与疼痛抑制相关的抗阻肌力弱。
  - 肩胛下评估：肌力弱可能反映相关的肩胛下肌撕裂。OA患者可能有与疼痛抑制相关的抗阻肌力弱。

影像学和其他诊断性检查

- 术前，所有患者应拍标准的肩关节系列片，包括肩胛骨真正的前后位片，肩胛骨侧位片和腋位片（图2A、B）。
  - 盂肱关节OA的典型表现是关节间隙狭窄，软骨下骨硬化，软骨下骨囊肿和骨赘形成。
  - 晚期，常常在腋位片上发现关节盂后方的磨损。
- MRI对早期OA的诊断比X线片更敏感，并且可以识别并发的软组织病理改变。
- 高达45%的Ⅳ级软骨病变患者，术前无OA的影像学（MRI或X线片）证据[2,12]。
- CT扫描能很好地显示骨性关节盂、骨赘和游离体（图2C）。
  - 三维重建能非常好地显示双凹关节盂以辅助术前计划（图2D）。

鉴别诊断

- 撞击综合征。
- 粘连性关节囊炎。
- 上方盂唇从前至后（SLAP）损伤。
- 肩袖撕裂。
- 关节不稳定。

非手术治疗

- 在行关节镜手术之前，应尝试标准的非手术治疗，如非甾体抗炎药，类固醇类药物注射和物理治疗。

手术治疗

- 目前，关节镜下骨关节囊关节成形术和关节盂成形术的适应证为：
  - 中度至重度的盂肱关节OA。
  - 双凹面关节盂。
  - 中度至重度疼痛导致功能障碍，非手术治疗无效。
  - 盂肱关节在受压下活动出现无痛性捻发音。

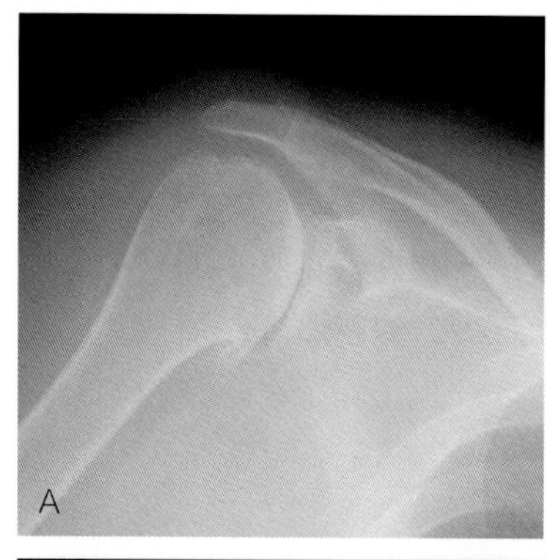

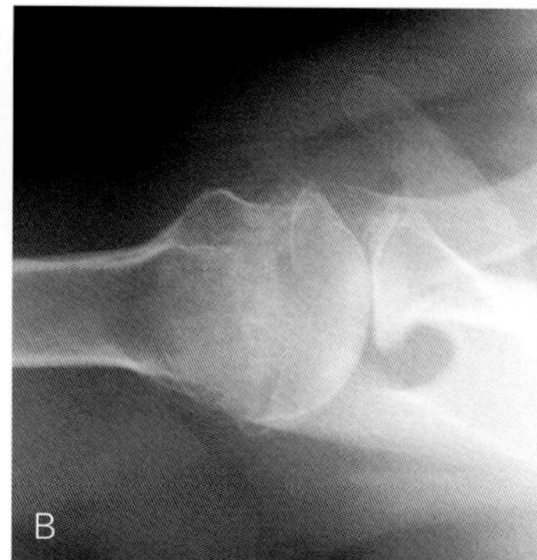

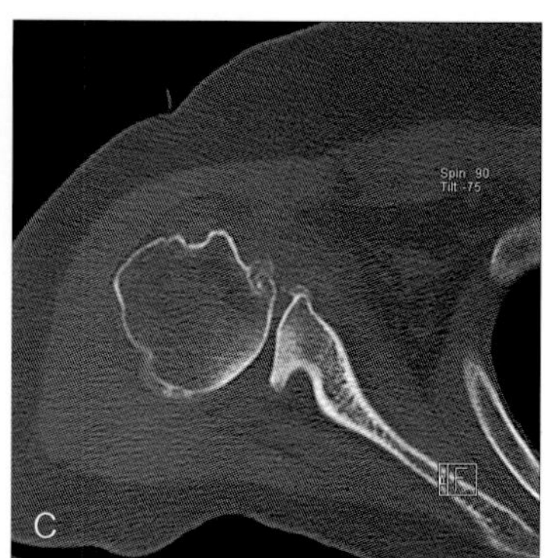

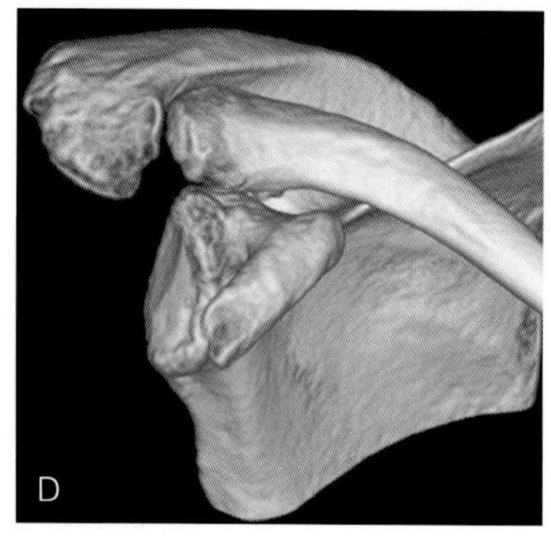

图2　A. 前后位X线片显示关节间隙消失，软骨下骨硬化，和早期下方骨赘形成的增生性改变。B. 腋位X线片显示关节间隙完全消失，典型的关节盂后方磨损和肱骨头静态后方半脱位。C. 二维CT扫描显示关节软骨消失，软骨下骨硬化，骨赘和关节盂后方磨损伴肱骨头静态后方半脱位。D. 从影像中去除肱骨的三维重建显示双凹面关节盂，这会是前上方关节镜入路时所预期的。这些影像可以旋转关节盂和肱骨，便于用不同的关节镜入路操作时理解病变的确切位置。

- 须是全肩关节置换相对禁忌证的患者，例如年龄<50岁，过高的生理需求，或不愿意考虑肩关节置换的。
- 年龄和对侧已成功行全肩关节置换术不是禁忌证。
- 如果存在来自后方磨损的双凹面关节盂，则行关节盂成形术，重新修整关节面以重建单个凹面。
  - 其基本原理是恢复肱骨头的位置，从而复位后方半脱位，增加关节面面积，降低关节压力，松弛前方软组织。
- 术前检查和术中关节镜检查提示肩峰下间隙为疼痛来源而行肩峰下减压。
  - 文献报道，滑囊增厚为慢性滑囊炎的表现，一些学者建议至少应行软组织减压术[3,14]。
  - 肩峰下出血可能导致肩峰下纤维化和活动受限。因此，不推荐常规行肩峰下减压。

术前计划

- 如果要行关节盂成形术，术者应阅读高质量的X线片，特别是腋位片，以计划将双凹面关节盂恢复到单凹面来增加关节盂深度。
- 麻醉下，术者检查活动范围并将其与对侧进行比较。

体位

- 在区域麻醉(肌间沟阻滞)或全身麻醉后，将患者置于沙滩椅位或侧卧位。
  - 能自如地进入肩关节的前方和后方(图3)。
- 侧卧位的潜在缺点是有时需要去除手臂牵引，以检查关节囊切除后的活动范围。
- 如果在腋神经区域操作，半外展侧卧位会使腋神经更靠近关节囊。

入路

- 常规行标准的后正中关节镜入路。
- 在关节镜直视下，用18号腰穿针以定位肩袖间隙的位置，行标准的前方入路。
- 常常要行辅助入路，包括用于去除骨赘的前正中入路(与肩胛下肌前缘相邻)，和用于放置牵开器的后内侧入路，以便于将腋囊与肱骨头和颈分离。
- 将后方和前方入路比平常稍微偏下一些，有助于顺利进入关节的下方。

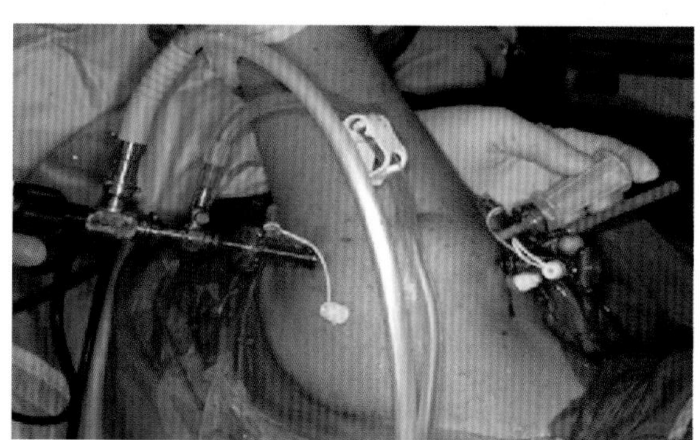

图3　患者置于侧卧位。

诊断性关节镜检查

- Snyder[10]归纳了15点关节镜下评估盂肱关节解剖结构的标准。
  - 典型的表现包括广泛的滑膜炎，尤其是在肩袖的下表面，盂唇的磨损，以及关节软骨的纤维化或消失。

滑膜切除术和清理术

- 使用最可能少出血的关节镜电刀和全半径刨刀(4.8 mm或5.5 mm)进行完整系统的滑膜切除术。
  - 术者首先从关节的前上方切除滑膜，再向后，然后向下到腋囊，最后到后下方滑膜。
  - 全半径刨刀用于清除磨损的盂唇，并去除游离体和不稳定的软骨边缘。

下方骨赘切除术

- 术者去除撞击的骨赘，特别是肱骨头下方骨赘，并进行适当的关节囊或间隙松解以恢复被动活动。
  - 显露并去除下方骨赘的有效方法是使用标准的30°关节镜从前方入路探查，然后行后下方操作入路。自后方入路置入刨刀或打磨头以去除关节囊或骨赘。
  - 首先通过后下方操作入路去除肱骨下方骨赘，用带保护套的4.0 mm打磨头(保护下方关节囊和腋神经)，自后向前移动。
  - 可以内旋肱骨显露骨赘，便于器械的安置。

关节囊切除术和松解术

- 应确定下方关节囊肱骨头附着处，并将其视作重建肱骨正常结构的标志。
  - 5.5 mm全半径刨刀可用于清除骨赘上的任何松散的骨碎片和软组织。
  - 应避免器械抽吸软组织，以减少意外损伤腋神经的可能性。
  - 可能需要带弯的刮匙，便于接近并去除下方骨赘的前侧面。
  - 如有必要，可以用刨刀或手锉完成精细成形。
- 下方骨赘去除后，下方腋囊的操作腔隙显著增加，且改善了下方关节囊的视野，提升了关节囊部分切除术的安全性。
- 后方入路置入全半径刨刀，紧贴关节盂边缘，在下方关节囊(右肩，位于7点钟位置)的后部行关节囊切除术。
- 然后用宽的鸭嘴篮钳自后向前，在下方关节囊与下方软组织之间分离。然后用刨刀扩大切除范围。
- 关节囊切除术应尽可能靠近关节盂边缘进行，在到达6点钟位置后，用探钩识别并保护腋神经，以尽量减少其损伤风险。
- 然后在前方进行关节囊部分切除术，去除前方骨赘，并去除肩袖间隙的关节囊(技术图1)。
  - 通过后方入路探查，前方入口置入射频装置或刨刀来松解关节盂前方的关节囊。
- 任何残留的前下方关节囊都可以通过前方入路切除，并与下方关节囊切除会师。
- 通常不切除后方关节囊，就像在全肩关节置换时不切除一样。OA时后方半脱位和关节盂后方磨损，所以后方关节囊常常是松弛的。

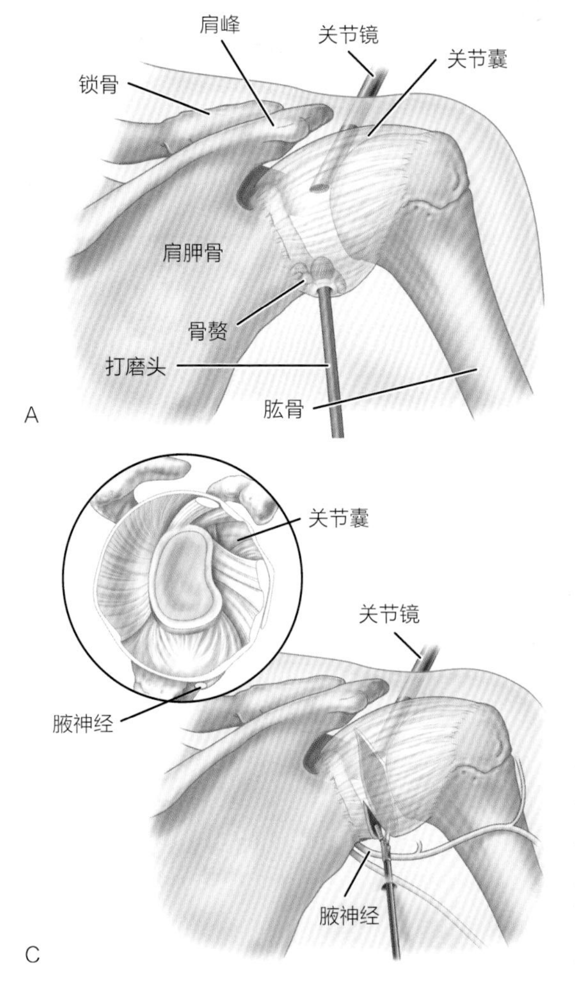

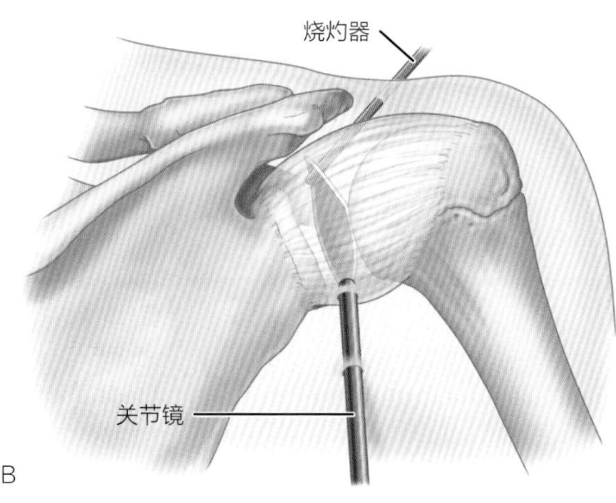

技术图1　骨关节囊关节成形术。去除骨赘最好在切除关节囊之前完成，主要在盂肱关节的下方操作。A. 前方入路置入标准的30°关节镜可以最佳探查骨赘，然后从后下方操作入路置入刨刀或打磨头以去除关节囊或骨赘。B. 前方关节囊切除术是从后方入路探查，前方入路置入射频或刨刀，从前方关节盂表面松解前方关节囊。C. 下方关节囊切除术是从前方入路探查，后方入路置入鸭嘴篮钳以去除下方关节囊。

关节盂成形术

- 该手术使用前方和后方入路，通过前方入路向下探查可以获取关节盂双凹形最佳视野(技术图2A)。
- 全半径刨刀用于去除前方关节盂剩余软骨(技术图2B)。
- 然后用4 mm圆形打磨头以自上而下的方向，自前而后去除中央垂直向的骨嵴。
- 将关节盂分成四个象限，首先将上半部成形以便与之前的双凹面关节盂对比(技术图2C)。
- 关节盂的探查可以前后方交替，一旦形成一个单一的凹面，就可以用一个大的半球形手锉来加深和平整关节面(技术图2D)。
- 术中通过加压旋转试验，触诊捻发音和关节镜下评估肱骨在新关节面上的旋转来评估关节盂成形术。

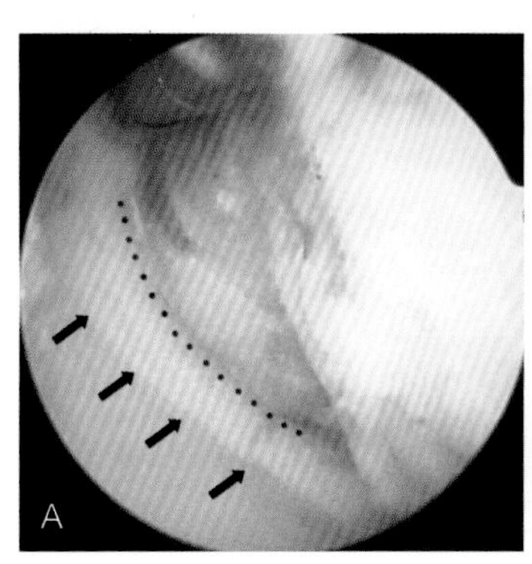

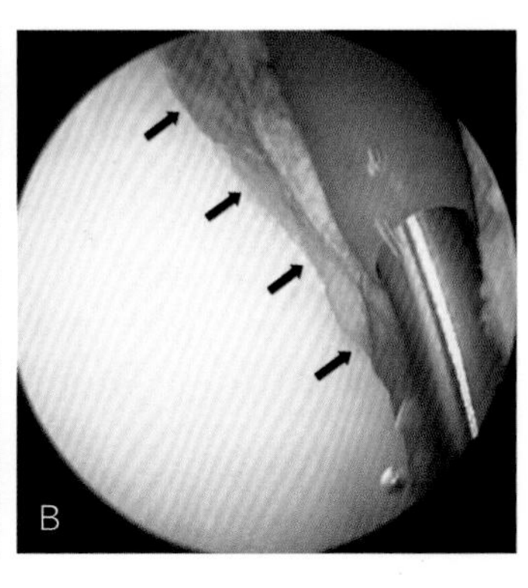

技术图2　A、B. 成形术前，关节盂后方磨损的镜下影像（A）和从关节盂去除前方软骨后（B）。骨性中央嵴将关节盂分成前部和后部。

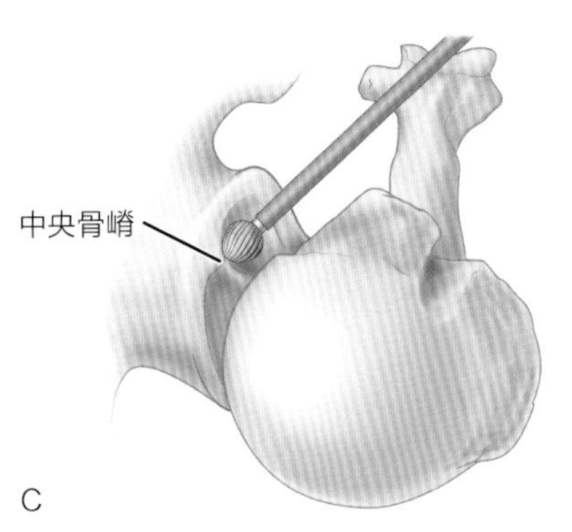

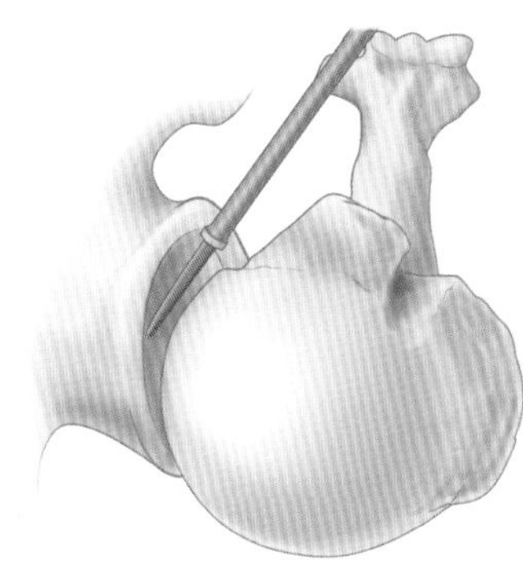

技术图2（续）　C、D. 关节盂成形是通过前方和后方入路进行的。C. 术者从前方和后方交替探查，首先从前方关节盂取出剩余的软骨，然后去除中央垂直向的骨嵴。通常4 mm的圆形打磨头足以去除骨嵴。D. 一旦形成单个凹面，就可以使用锉刀来磨平关节面。

肩峰下减压

- 使用标准入路探查肩峰下间隙，在肩袖上方放置刨刀或电灼射频探针，并去除所有的增厚的滑囊。
- 也可以同时处理肩袖滑囊侧磨损或撕裂的问题。
- 通常不需要行肩峰成形术，但如果遇到肩峰的轻微骨赘，则可予以切除，但应保留喙肩韧带。

要点与失误防范

适应证	• 中度至重度的盂肱关节OA • 盂肱关节加压活动时出现无痛的捻发音 • 年龄<50岁或对肩关节有重体力要求
术前计划	• 预期的关节镜术需求，CT扫描与三维重建，以观察双凹面关节盂
清理术	• 完整、系统的滑膜切除术，切除所有的滑膜炎 • 射频消融有利于滑膜炎的切除并同时控制出血 • 去除肱骨头的下方骨赘极大地增加了下方关节囊切除的操作空间 • 前方关节囊切除术采用关节镜后方探查和器械前方操作 • 下方关节囊切除术采用关节镜前方探查和器械后方操作 • 关节囊切除术应尽可能靠近关节盂边缘进行，尽可能降低腋神经损伤的风险
关节盂成形术	• 术者切除前方软骨并确定中央骨嵴 • 关节盂分为四个象限。关节盂成形术从上半部开始，以便与双凹面关节盂进行比较 • 当术者处理前方关节盂时，助手必须向后推肱骨头，反之亦然 • 用带弯的手锉调整关节盂轮廓

术后处理

- 术后第1天开始全方位无限制的被动和主动辅助活动。
- 骨关节囊关节成形术和关节盂成形术的患者，留置一个盂肱关节导管用于术后镇痛并在医院过夜。
- 大多数患者受益于由规范的理疗师监督的合理规划的治疗，鼓励完全的被动和主动活动。
- 患者立即开始等长肌力训练，并逐渐进行可耐受的等张运动。
- 允许患者在自觉舒适时尽快回去工作。

预后

- Ellman等[3]报告了关节镜下清理盂肱关节的益处，为18例患者初次行肩关节镜治疗撞击综合征，术中显示并存着盂肱关节DJD，但在术前临床和影像学评估中并无依据。
- Weinstein等[13]报道了25例早期OA患者接受关节镜下清理术，获得80%的满意度。
- Cameron等[2]报道了61例肩关节Ⅳ级软骨损伤的患者，采取关节镜下清理伴有或不伴有松解治疗。总体而言，88%的患者获得了满意的疗效。

- 疼痛缓解与关节炎的影像学分期与病变的部位无关。然而，疼痛的复发和治疗无效与直径>2 cm的骨软骨病变有关[2]。
- Kelly等[5]报道了14例平均年龄为50岁的患者采用骨关节囊关节成形术和关节盂成形术，3年的早期随访好转率86%，92%的人认为值得手术，无并发症，也没有出现肱骨内移。
- Millett等[7]评估了29名终末期的OA，有症状的盂肱关节炎的活跃期患者30个肩关节采用关节镜术(CAM)治疗，男性23人，女性6人，平均年龄52岁，平均随访时间为2.6年，没有进展到关节成形术(n=24)。结果显示：功能改善(ASES评分：58～83分)，疼痛水平下降，满意度中位数评分为9/10。1年总有效率为92%，2年时为85%。6个肩关节平均1.9年后进展到需行关节成形术。

并发症

- 以前发表的关于关节镜治疗盂肱关节OA的研究均未报道并发症。
- Ogilvie-Harris与Wiley[8]报道了439例肩关节镜术治疗的患者中15例(3%)出现并发症。
- 关节盂成形后肱骨内移而行全肩关节置换时尚未出现不能重建关节盂的问题。

(谢国明 译，陈云丰 审校)

参考文献

[1] Altman RD. Overview of osteoarthritis. Am J Med 1987;83:65-69.

[2] Cameron BD, Galatz LM, Ramsey ML, et al. Non-prosthetic management of grade IV osteochondral lesions of the glenohumeral joint. J Shoulder Elbow Surg 2002;11:25-32.

[3] Ellman H, Harris E, Kay SP. Early degenerative joint disease simulating impingement syndrome: arthroscopic findings. Arthroscopy 1992;8:482-487.

[4] Howell SM, Galinat BJ. The glenoid-labral socket: a constrained articular surface. Clin Orthop Relat Res 1989;243:122-125.

[5] Kelly E, O'Driscoll SW, Steinmann S. Arthroscopic glenoidplasty and osteocapsular arthroplasty for advanced glenohumeral arthritis. Presented at Annual Open Meeting of the American Shoulder and Elbow Surgeons, 2001.

[6] Lazarus MD, Sidles JA, Harryman DT II, et al. Effect of a chondrallabral defect on glenoid concavity and glenohumeral stability: a cadaveric model. J Bone Joint Surg Am 1996;78A:94-102.

[7] Millett PJ, Horan MP, Pennock AT, et al. Comprehensive Arthroscopic Management (CAM) procedure: clinical results of a joint-preserving arthroscopic treatment for young, active patients with advanced shoulder osteoarthritis. Arthroscopy 2013;29(3):440-448.

[8] Ogilvie-Harris DJ, Wiley AM. Arthroscopic surgery of the shoulder: a general appraisal. J Bone Joint Surg Br 1986;68:201-207.

[9] Rottensten K. Monograph series on aging-related diseases IX: osteoarthritis. Chron Dis Can 1996;17:92-107.

[10] Snyder SJ, Waldherr P. Shoulder arthroscopy techniques: 15-point arthroscopic anatomy. Orthopaedic Knowledge Online. April 7, 2004. Available at: http://www5.aaos.org/oko/shoulder_elbow/arthroscopy/anatomy/anatomy.cfm. Accessed October 30, 2006.

[11] Stacy GS, Basu PA. Primary osteoarthritis. eMedicine. Available at: http://www.emedicine.com/radio/topic492.htm. Accessed October 30, 2006.

[12] Umans HR, Pavlov H, Berkowitz M, et al. Correlation of radiographic and arthroscopic findings with rotator cuff tears and degenerative joint disease. J Shoulder Elbow Surg 2001;10:428-433.

[13] Weinstein DM, Bucchieri JS, Pollock RG, et al. Arthroscopic debridement of the shoulder for osteoarthritis. Arthroscopy 2000;16:471-476.

[14] Witwity T, Uhlmann R, Nagy MH, et al. Shoulder rheumatoid arthritis associated with chondromatosis, treated by arthroscopy. Arthroscopy 1991;7:233.

第39章 半肩关节置换伴随或者不伴随生物型肩胛盂表面重建治疗肩袖完整的肩关节炎

Hemiarthroplasty with and without Biologic Glenoid Resurfacing for Glenohumeral Arthritis with an Intact Rotator Cuff

Eddie Y. Lo and Wayne Z. Burkhead

定义

- 盂肱关节炎(OA)的发生伴随进展性的关节软骨退变。
- 半肩关节置换是指对肱骨侧进行假体置换而不对关节盂侧进行处理。
- 生物型关节盂表面重建涉及对关节盂同心圆扩孔,伴随或者不伴随生物组织介入。

解剖

- 盂肱关节包括骨性关节和静/动态软组织成分。
- 骨性关节包括肱骨盂和肱骨头。骨性结构由静态韧带结构支持,包括盂肱韧带、关节囊和盂唇复合体。
- 动态结构包括四条组成肩袖的肌腱。它们通过平衡肌肉的力量来维持盂肱关节的位线。若失去平衡,肱骨头会有向前、向后或向上移位的风险。
- 肱二头肌短头腱止点位于关节外的喙突。肱二头肌长头腱止于盂上结节,在关节内,但在囊外。它的生物力学功能仍存在争议。

发病机制

- 肩关节炎的发展来自关节软骨的慢性退变,原因复杂,涉及基因、代谢、生物化学、生物力学和社会因素。这一部分在之前的章节已有探讨,涉及关键点会在本章中重新阐述。
- 关节软骨为无神经结构,所以OA引起的疼痛并非来源于肩关节的软骨结构。
  - 炎症来源的疼痛常常与囊内滑膜炎有关。
  - 机械性来源的疼痛与不正常的生物力学相关。
- 骨关节炎进展期间,骨软骨接合处和骨赘会有神经血管渗透进去,变成疼痛产生的源头[26],对软骨下骨不正常的生物力学刺激会引起疼痛的症状。
- P物质、环氧化酶2(COX-2)和肿瘤坏死因子α(TNF-α)这些引起疼痛的生物化学介质可以在软骨下骨发现[21]。
- Arnoldi等[1,2]对比了疼痛和非疼痛患者,结果发现疼痛症状与骨内高压力相关。如果通过骨开窗释放压力,疼痛就会缓解。
  - 骨内高压会减少组织间隙液体流动,从而减少对软骨细胞的养分供给,并诱发软骨细胞凋亡。

自然病程

- 原发性OA并无明显原因,而继发性OA常常来源于其他合并的问题,如微创伤、重创、慢性关节不稳、巨大肩袖撕裂或者缺血性坏死。如果初始问题得不到解决,骨关节炎会越来越严重。
- OA最常见的磨损情况是发生在关节盂后侧。随着骨关节炎的进展,后侧磨损会加剧,最终导致肱骨头半脱位。临床上,这类患者即使进行了全肩关节置换(TSA),翻修率也会很高,功能也会很差[14]。

病史和体格检查

- 患者往往表现为慢性隐匿性疼痛,伴有或不伴有疼痛加重的情况。
- 另外一个典型的主诉为僵硬或者被动活动范围减小。僵硬的症状一般早晨比较重,中午时会有所改善。
- 检查时,患肩主动和被动活动范围往往会下降。检查过程中会有沉闷声响或者有骨擦音。
- 患者肩袖力量往往还可以,但检查时需要区分是真正的还是疼痛继发的力量减弱。一个有效的诊断方法是在关节腔内注入局麻药以缓解患者的疼痛症状,从而可以真实地评估肩袖力量。

影像学和其他诊断性检查

- 常规需要拍摄标准前后位、腋位和肩胛骨Y位X线片去诊断评估肩袖完整的骨关节炎。
  - 骨关节炎X线的4个表现包括软骨下硬化、软骨下囊肿、关节间隙变窄和骨赘形成。
  - 若无法判断肩袖是否完整,可以进一步进行CT或者MRI检查。
- CT扫描可能有助于评估关节盂同心与偏心的磨损情况。术中调校关节盂后倾须注意到磨损的严重程度。
- 若有明显的肱骨骨缺失,需要拍摄双侧肱骨全长片,通过双侧对比进行判断。

鉴别诊断

- 炎性关节炎。
- 软骨溶解。
- 粘连性关节囊炎。
- 肩袖撕裂。
- 肩袖撕裂关节病。
- 感染。

非手术治疗

- 盂肱关节骨关节炎的一线治疗是保守治疗,包括生活方式调整、物理治疗和疼痛管理。
  - 物理治疗有利于维持关节活动性和力量,但对长期的症状改善并不会太明显[25]。
  - 疼痛药物治疗包括非甾体抗炎药、对乙酰氨基酚或者阿片类药物。
- 可的松注射对于炎症性来源的肩关节疼痛来说是一种比较有效的辅助治疗。具体注射的次数、频率和结束时间取决于患者年龄、进展程度和全身情况。
- 透明质酸注射有望用于膝关节骨关节炎疼痛的治疗[4],但是,最近的研究表明透明质酸的临床治疗效果和类固醇相比没有明显差异[7]。
- 目前并没有对手术治疗和保守治疗效果的对照研究发表。

手术治疗

- 肩袖完整的盂肱关节骨关节炎的治疗金标准是全肩关节置换。对于原发性骨关节炎,全肩关节置换比半肩关节置换能够更好地减少疼痛,改善活动性和整体的功能。
  - Edwards等[10]发现在治疗骨关节炎中全肩关节置换(Constant肩关节评分:96%)优于半肩关节置换(Constant肩关节评分:86%)。
  - Gartsman等[12]进行了一级随机临床对照试验,证明了全肩关节置换比半肩关节置换能够更好地缓解疼痛;但由于患者数量较少,两组并没有显著性差异。
  - Radnay等[22]进行了一项meta分析研究,囊括了1 952例患者,平均随访43.4个月。全肩关节置换临床结果(疼痛、活动范围和满意度)的优势性得到了确定。他们还发现1.7%的关节盂部分需要翻修,而8.1%的半肩关节置换因为疼痛而需要翻修。
  - Sandow等[24]对13例半肩关节和20例全肩关节置换患者进行了最短10年随访的前瞻性队列研究。他们发现42%的全肩关节置换患者疼痛消失,而半肩关节置换的患者为0%。另外,31%的半肩关节置换患者需要翻修,而全肩关节置换患者需要翻修的只有10%。
- 当肩袖不完整和关节盂缺陷时全肩关节置换是次优选择。年轻OA患者是半肩关节置换的相对禁忌证。对于年轻患者来讲,利用半肩关节置换来治疗关节炎的另外一个相对禁忌证是肩胛盂组分会随着时间出现不可避免的松动。
  - Bartelt等[3]对于治疗55岁以下的患者进行了观察,发现平均在6.6年的时候有29.4%的患者关节盂处有透亮线或者假体组件有松动发生。
  - Denard等[9]对进行骨水泥关节盂假体置换的年轻患者进行了队列研究,发现10年生存率只有62.5%。
- 肱骨头表面置换也是一个治疗该类疾病的选择,优点是可以保留肱骨骨量。
  - 但是澳大利亚注册处统计研究结果显示,该技术增加了2年内再翻修率[15]。
  - 表面置换结果的不一致性可能与暴露困难和软组织平衡相关。其他学者还报道了有过度填充关节的趋势和无法恢复关节线的问题[18,19]。
- 关节盂一侧,进行伴随或者不伴有生物组织移植的关节盂表面重建有可能会缓解患者的长期疼痛,同时保有随后全肩关节置换的可能。
- 本章中,笔者将介绍半肩关节置换伴随或者不伴随生物组织移植关节盂表面重建的技术。

术前计划

- 肩关节置换术前应重点评估骨结构和相关的软组织组分。
- 若有足够的临床或者影像学证据表明肩关节存在慢性不稳定或者肩袖损伤,需要考虑使用限制性假体,如反肩关节置换。
- 若患者既往有Putti-Platt手术史,肩胛下肌腱是短缩的,这时需要对肩胛下肌要么进行截骨,要么进行Z字延长。
- 若患者既往有Magnuson-Stack手术史,需要考虑在外侧截骨,尽量将肩胛下肌腱止点恢复到原解剖位置。
- 若关节磨损严重,可能需要高位磨锉或者骨移植。若有严重磨损和肱骨头半脱位,Walch等[27]建议最好进行反肩关节置换。
  - 若关节盂中心骨量丢失,需要计划进行自体或者异体骨移植。
- 若担心感染,术前应进行血常规、电解质、血沉和CRP检测。术前关节穿刺和术中组织活检培养有利于感染预防。若担心感染,不应该再进行关节盂表面生物组织介入。

体位

- 患者沙滩椅位，一侧悬吊手臂。
- 衬垫固定身体，患肩垫高。
- 患肩消毒铺巾，包括喙突部位。碘膜覆盖手术区域，减少细菌污染的风险（图1A、B）。
- 前臂消毒后包好，肘关节屈曲90°，外展约20°，置入臂架固定。
- 确定骨性标志，包括锁骨、喙突和肩峰前缘。
- 标记胸大肌三角肌入路，从喙突到胸大肌肱骨端止点。

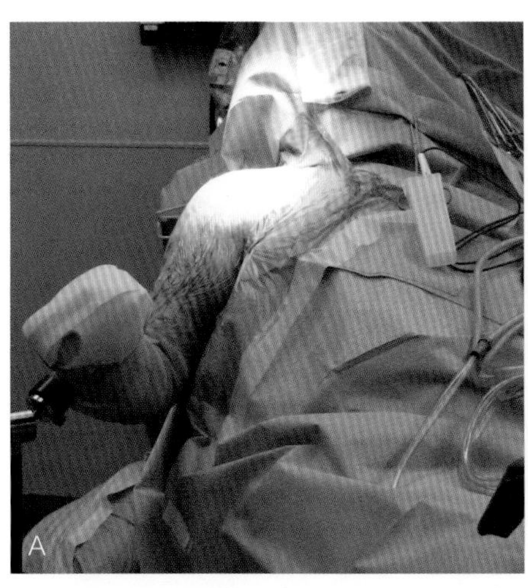

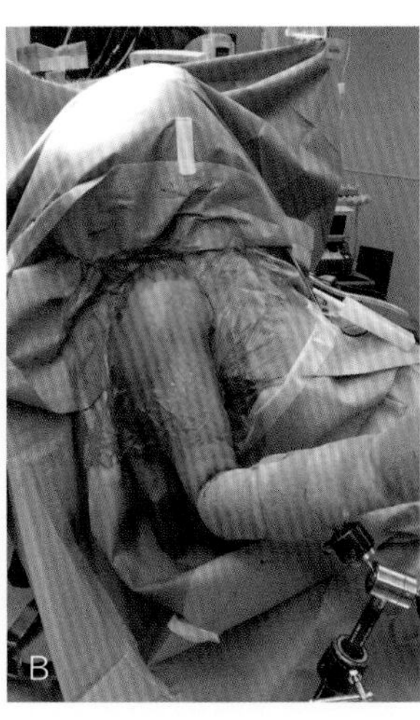

图1　A、B. 患者沙滩椅位。术侧前臂消毒包好，臂架固定。患者60°～70°半坐位。

肱骨暴露

- 做长的胸三角肌入路，分离头静脉拉向内侧。
- 结节间沟内辨认肱二头肌长头腱，并从盂上结节处松解下来，为随后的肌腱固定作准备。
- 松解胸大肌腱至其肱骨干上止点1 cm。
- 辨认肩胛下肌三个边（上、外和下边），通过三种方法（片状截骨、腱切断术、骨面剥离）中的一种进行肩胛下肌分离。
  - 缝线标记肩胛下肌，联同下方的关节囊从肱骨颈上连续松解下来，并固定在其上、后和下面。
  - 若外旋受限，则需要考虑切除前下方的关节囊。
  - 关节囊切除有利于肩胛下肌的偏移和增加盂肱的活动范围。
- 辨认旋肱前血管并结扎。
- 此时，前臂外旋，剥离器置入肱骨颈部内侧阻挡软组织，暴露肱骨颈下方。
  - 随着下方关节囊从颈部后下方松解，前臂会慢慢外旋。
  - 在骨干内侧可以观察到背阔肌腱，进行松解增加暴露。
- 此时，前臂可以完全外旋并能够暴露整个肱骨头。
- 利用四把牵开器暴露肱骨头：Bennett牵开器置入内侧，Chandler牵开器置入关节内，三角肌牵开器置入外侧，小的Hohmann牵开器置入肱骨头上方暴露后侧的肩袖（技术图1）。

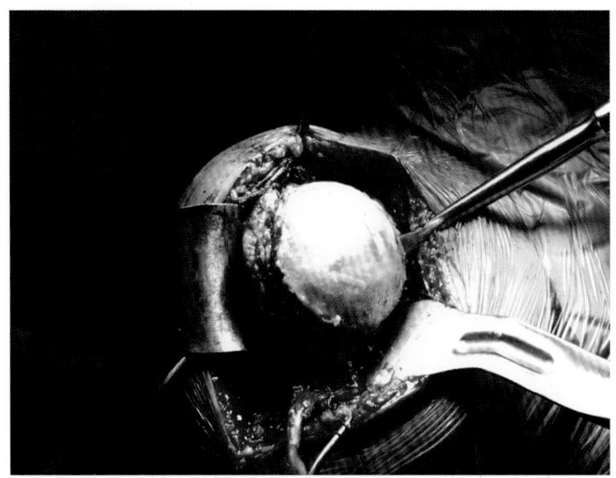

技术图1　四把牵开器暴露肱骨头，小的Hohmann牵开器在上方，三角肌牵开器在外侧，Chandler牵开器械在内侧（关节内），Bennett牵开器在内侧（干部）。

TECHNIQUES

肱骨置换

- 咬骨钳移除肱骨头边缘骨赘以利于辨认真正的肱骨颈部。
- 然后，沿着肱骨颈进行肱骨截骨(技术图2A)。

(一般来说，在这一点上，资深学者的偏好是将注意力转移到肩胛盂侧，但为了便于讨论，笔者将讨论肱骨部其余的准备工作。)

- 结节间沟后侧9 mm处开口，与肱骨头中心位线相一致(技术图2B)。
- 手动扩髓器循序对肱骨干髓腔进行扩髓，直到出现轻微的皮质阻力，测量肱骨倾角。
- 循序磨挫髓腔直到近端干骺端与假体有个好的匹配(技术图2C)。
- 试模假体置入。放置肱骨头试模并旋转获得最大的切面覆盖(技术图2D)。
- 术中透视，确定假体置入的高度和位置(技术图2E)。
- 可以术中判断假体的稳定性，肱骨头前后平移一般为其直径的50%，向下移动为其直径的1/2～2/3。若术中发现向后平移范围增加，就要考虑调整假体柄和肱骨头假体的大小。
  - 后侧关节囊缝合可以限制其进一步后移(技术图2F)。
- 此时，大量不可吸收线在假体肱骨颈处布线，用于随后肩胛下肌修复(技术图2G)。
- 压配置入肱骨假体，根据术者偏好选择骨水泥。笔者喜欢在肱骨干远端置入抗生素骨水泥，假体近端置入骨移植物以促进近端骨整合(技术图2H)。

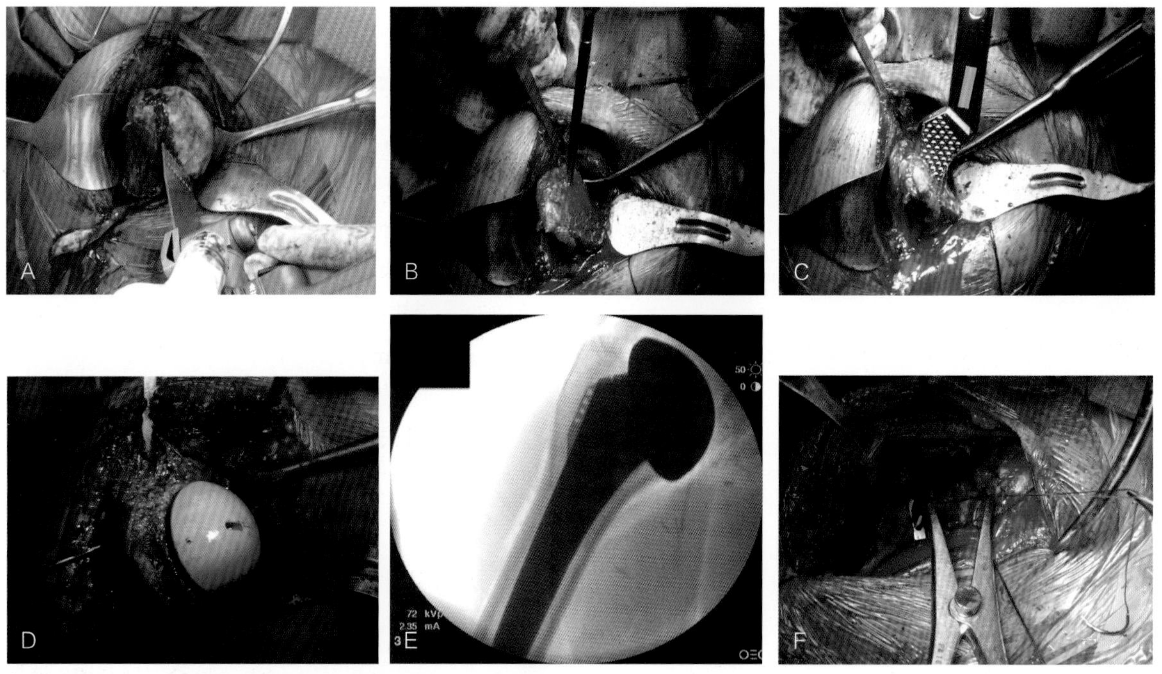

技术图2 A. 沿着解剖颈进行肱骨截骨。B. 结节间沟后侧9 mm开口，方向与肱骨干中心位线相一致。C. 循序磨挫髓腔直到近端干骺端与假体匹配。磨挫颈部可以测量后倾角。D. 试模假体置入。放置肱骨头试模并旋转获得最大的切面覆盖。复位关节测试软组织张力。E. 术中透视，确定假体置入的位置和肱骨头的大小。F. 若发现向后平移增加，不可吸收线缝合后侧关节囊，减少后侧关节囊空间。

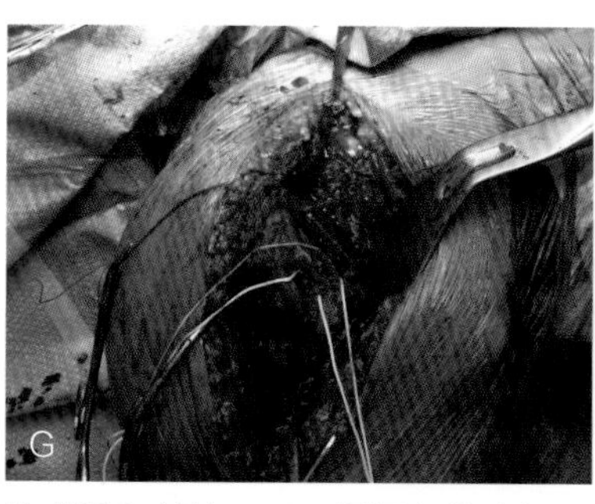

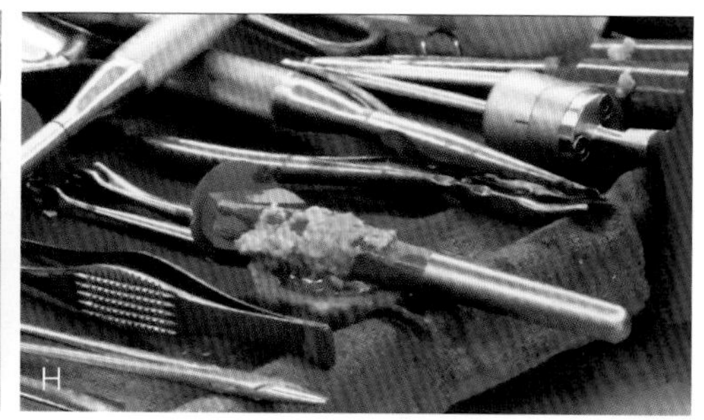

技术图2（续）　G. 根据之前对肩胛下肌分离方法的不同对其进行修复。该病例中，采用的是腱切断术，因此，利用两根不可吸收线穿过骨质备用。腱部多重8字缝合连接残端。H. 置入假体时使用混合骨水泥技术。假体近端置入来源于取下肱骨头的自体骨以促进近端骨整合。肱骨干远端置入抗生素骨水泥固定。

关节盂表面重建

- 一旦肱骨颈截骨完成，笔者偏好于先处理肩胛盂侧。
- 四把牵开器置入完全暴露肩胛盂：
  - Fukuda拉钩置于后下方关节盂边缘去拉开肱骨头。也可以用Darragh拉钩。
  - Rowe或者Bankart拉钩沿着关节盂颈部前方拉开肩胛下肌和前方关节囊。
  - 两把小的Hohmann拉钩或者Darragh拉钩分别放在喙突和关节盂后上方，完全暴露关节盂（技术图3A）。
- 一旦关节盂完全暴露，利用Tornier Aequalis磨锉（Tornier Inc., Minneapolis, MN）同心圆打磨关节盂（技术图3B）。
  - 磨锉的大小和曲度与关节盂假体相一致。
  - 通过有选择性地磨去边缘，使关节盂与自动磨锉部分对应。
  - 由于大部分男性患者体格比较大，两倍和三倍大的磨锉经常被用来磨软骨下骨。
- 大部分置换系统使用一个桶管状工具进入关节盂并进行磨锉。但是，考虑到软组织的暴露，经常没有一个垂直通路直接进入关节盂，因此限制了其效率。
  - 如果是这样的话，钻一个中央定位孔，将磨锉钝端置入中心孔内来进行同心圆磨锉。
- 沿着关节盂表面钻2.4 mm大小的孔。每个孔间隔2 mm，深度大概5 mm。
  - 笔者一直使用这种方法，目的是释放骨内压力[1,2]和软骨下骨去神经化[26]。

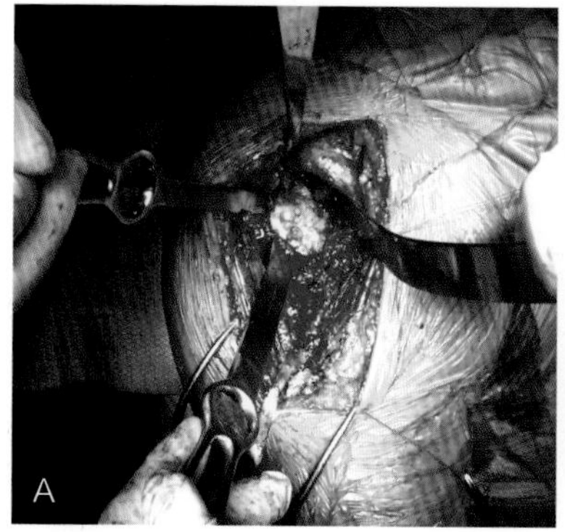

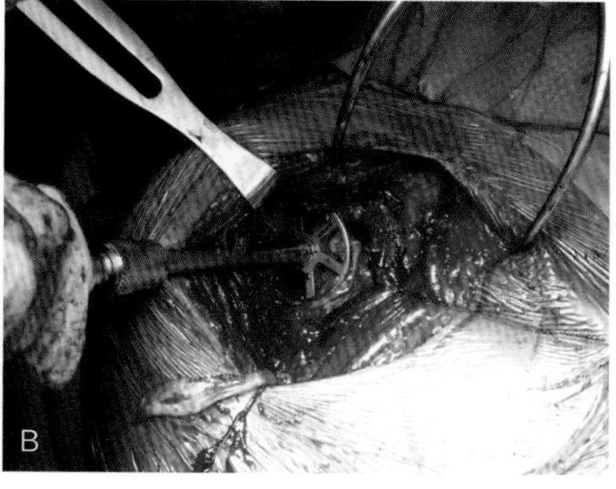

技术图3　A. 关节盂暴露。放置四把拉钩：Bankart拉钩在前下方，Hohmann拉钩在前上方，小的Darragh（或Hohmann）拉钩在后上方，内侧Darragh拉钩在后下方。B. 对关节盂进行同心圆磨锉可以为假体置换提供一个平滑的表面。磨到软骨下骨即可。

生物组织介入

- 关节盂经磨锉处理后，需要对关节盂盂唇进行仔细评估。
  - 若有足够健康的盂唇，利用2号不可吸收线沿着盂唇环绕穿过去帮助固定移植物。
  - 若盂唇有缺失或者质量较差，双股可吸收线缝合锚钉（Panalok Lupine Double-Strand Anchor with Orthocord, DePuy Mitek Inc., Raynham, MA）置入缺损部位来帮助固定移植物（技术图4A）。
- 对于移植物的选择，有许多报道支持不同的选择，包括自体阔筋膜、异体跟腱和异体半月板。
  - 目前，笔者偏好于使用去细胞真皮，联合生物支架负载软骨细胞，被证明有较好的结果[8]。
- 室温下解冻去细胞真皮，然后浸入血浆或者肱骨骨髓中。
- 5 cm×7 cm大小的移植物折叠后沿着关节盂长轴展开，利用大量的不可吸收线缝住移植物的边缘（技术图4B）。
- 通过将缝线穿过盂唇或者锚钉线缝合以床垫的方式将其嵌入。
- 缝线从后上方穿到前上方，然后依次打结（技术图4C）。

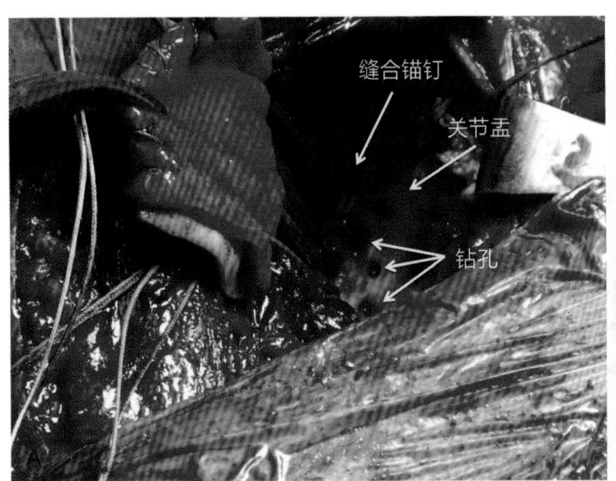

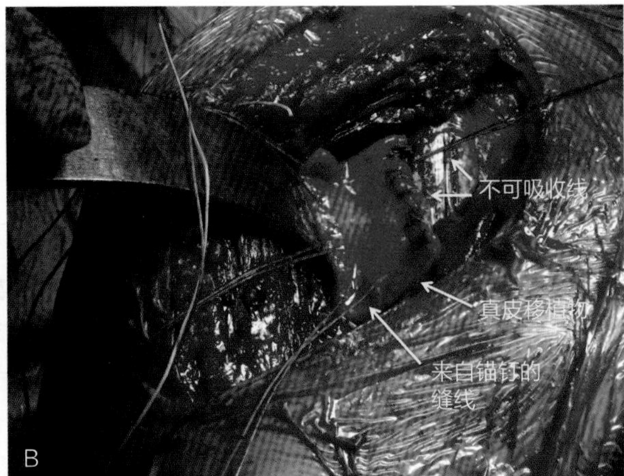

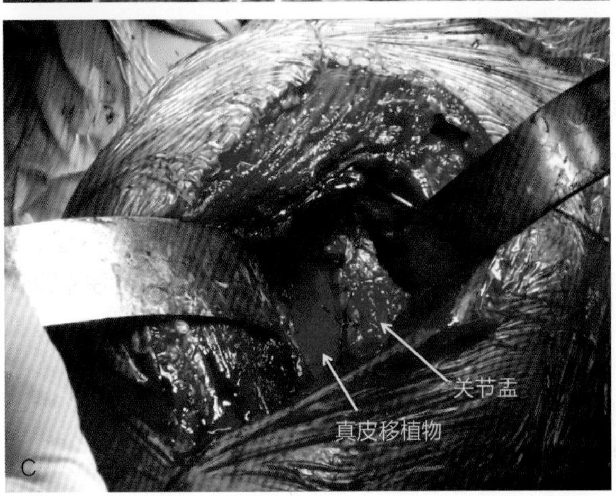

技术图4 A. 关节盂表面钻洞。盂唇周边布线。若盂唇不可用，可以用锚钉代替。B. 双层真皮移植物置入并沿着边缘缝线。关节盂上的缝线正在穿过移植物。C. 真皮移植物已经被嵌入关节盂表面。

关闭软组织

- 根据肩胛下肌分离方式的不同，对其进行修复。
  - 肩胛下肌骨面剥离后的修复是利用1 mm的棉涤纶缝线（Dektanel）经骨缝合技术修复。常常利用不可吸收线将肩胛下肌腱缝合在原解剖位置内侧1～2 cm处，来增加外旋。
  - 截骨分离后的肩胛下肌是利用双排修复，而腱切断术后，则利用2号线8字缝合断端。
- 前臂外旋30°时，缝合肩袖间隙。
- 将肱二头肌腱锁定缝合在肩袖间隙的胸大肌上。
- 常规关闭伤口，然后缝合胸三角间隙。

要点与失误防范

肱骨暴露不充分	• 移除所有拉钩并重新评估胸三角肌入路 • 评估肱二头肌腱。如果肱二头肌没有分离，肱骨外旋将受限 • 然后，评估胸大肌和背阔肌腱，确认是否充分剥离 • 完全松解肱骨下方连接的盂肱关节囊
关节盂暴露不充分	• 再次暴露肱骨头。在肩袖止点允许的情况下，可以尽量多地去除肱骨头。有时候，肱骨头背侧双平面切开是有必要的 • 若需要，可以松解盂肱关节周围的韧带 • 游离位于肩胛盂下缘的肱三头肌止点 • 放回所有拉钩 • 在翻修的病例中存在广泛的瘢痕组织，通过腱切断术或者截骨术从喙突上松解肱二头肌短头腱，有利于前方的暴露
严重的关节后半脱位	• 术中若发现关节后半脱位严重，在关节囊后方进行囊缝合术 • 若关节盂后倾，通过磨去关节盂前侧，可以纠正至15° • 若后倾超过15°，肱骨头骨质可以置于关节盂后侧作为骨性阻挡来纠正后倾
肱骨骨量丢失	• 术前计划评估肱骨骨量丢失的长度 • 决定是否需要同种异体骨、同种异体骨与人工关节复合移植物或者另外的假体
关节盂骨量丢失	• 可以利用肱骨头自体骨对关节盂内骨缺损处进行打压植骨 • 若关节盂缺损是非内在性的，可以从锁骨远端、肱骨或者髂骨处取骨进行结构性植骨

术后处理

- 术后，所有的患者都要像进行标准TSA的患者一样，Velpeau支具悬吊3周。
- 若是单纯的半肩关节置换，患者需要悬吊制动3周。
  - 3周后，开始钟摆运动，外旋和抬高的被动活动。
  - 6周后，去除悬吊带，开始各个方向的主动活动。
- 若进行了关节盂表面重建修复，术后应立马进行被动锻炼，包括外旋和抬高，避免术后僵硬。外旋范围被限制到中立位。
  - 3周后，去除悬吊带，开始主动活动。
  - 6周后，开始阻力运动锻炼。
  - 根据术后功能恢复情况，在3到6个月后可以开始所有活动（包括体育运动和体力劳动）。

预后

- 由于担心TSA的早期失败，尝试了各种各样的关节盂表面生物重建（表1）。
  - Burkhead和Hutton[5]利用前方肱骨关节囊或者阔筋膜对14名患者进行了半肩关节置换伴关节盂表面生物重建。根据Neer评定量表，笔者发现5例患者疼痛缓解非常明显，1例患者相对明显。
  - Krishnan等[16]报道了一个随访研究，包括Burkhead的队列研究。该研究中包括了使用前方关节囊、自体阔筋膜和异体跟腱作为介入移植物的患者。结果发现ASES评分从39分提高到91分，仅有14%的患者结果不满意。该队列有8.3%（3/36）的全肩关节置换翻修率。笔者认为前方关节囊并不耐磨，导致了不良预后率更高。
  - Clinton等[6]采用了ream-and-run技术，发现术后18个月的功能结果与TSA类似。
  - Gilmer等[13]发表类似的中期结果队列研究，结果发现有4%的TSA翻修率。另外，男性，60岁以上，原发性骨关节炎，无既往手术史，术前SST评分大于5

表1 半肩关节置换伴随生物型肩胛盂表面重建临床回顾的综合性表格

	肱骨侧	关节盂侧	术前关节盂磨损情况	移植物	术后临床结果	翻修率
Burkhead和Hutton[5]	半肩关节置换	磨锉＋钻孔	/	关节囊/阔筋膜	Neer评级：5(优秀)1(满意)	0%
Krishnan等[16]	半肩关节置换	磨锉＋钻孔	/	关节囊/阔筋膜/跟腱	ASES 91 Neer评级不满意率14%	8.33%
Elhassan等[11]	半肩关节置换＋表面重建	磨锉(有时钻孔)	大量偏心磨损，77%	跟腱(少部分阔筋膜和关节囊)	Constant 43% SANE 33%	85%
Lee等[18]	表面重建	磨锉	/	关节囊	ASES 74 Constant 84%	9%
Nicholson等[20]	半肩关节置换＋表面重建	磨锉	中到重度磨损，30%； 中到重度半脱位，20%	外侧半月板	ASES 69 SST 7.8	13%
Wirth[28]	半肩关节置换	磨锉(有时钻孔)	中到重度磨损，27%； 中到重度半脱位，44%	外侧半月板	ASES 67 SST 7.3	14%
Lee等[17]	半肩关节置换	磨锉＋钻孔	偏心磨损，58%	外侧半月板	DASH 28 SST 8	21%
Saltzman等[23]	半肩关节置换	磨锉	中到重度磨损，77%； 半脱位，27%	无	SST 9.5	14%
Burkhead，未发表，2013	半肩关节置换	磨锉＋钻孔	中到重度磨损，7%	去细胞真皮	ASES 82 WOOS 82	9%

注：①ASES，美国肩肘外科协会评分；SANE，肩关节功能评分；SST，简明肩关节功能测试；DASH，肩臂手功能障碍评分；WOOS，西安大略肩关节骨关节炎评分指数。
②平均翻修率在19%左右。肱骨假体的类型、关节盂的处理和生物介入的组织都各不相同。对于关节盂的处理也存在同心和偏心的不同。这些因素都可能潜在影响预后效果。

分的患者预后较好。

- 半月板同种异体移植物也常被用来作为关节盂表面重建。
  - Wirth[28]发现27位患者术后ASES评分得到提高(从30分提高到67分)。35个月的随访没有需要翻修的。
  - Nicholson等[20]也对30名患者进行了半月板同种异体移植，结果发现术后平均ASES评分达到69分。另外，在18个月随访后，发现有6.7%的翻修率，这和术后的早期活动有关。
- 相反的是，Elhassan等[15]报道利用跟腱、阔筋膜和前方关节囊对13位患者进行关节盂表面生物重建的治疗效果很差。全肩关节置换的翻修率达到76.9%(10/13)。
  - 但是，该队列中混杂了同心和偏心关节盂磨锉的患者，半肩关节置换和肱骨头表面置换的患者。最近的研究表明，术后的不良结果与偏心关节盂磨锉[14]和无柄的肱骨头表面置换[19]相关。
  - Lee等[18]的研究中结合了肱骨头表面置换和关节盂表面生物重建[16]。他们发现关节盂的侵蚀率达到了56%，认为这与关节过度填塞或者肩袖进展性损伤有关。
  - 临床上，如同澳大利亚肩部注册处的结果一样，表面置换会提高翻修风险[15]。

并发症

- 最高风险的并发症是来源于关节炎的持续疼痛，需要进行全肩关节翻修。根据报道翻修率从8%到85%不等[3,6,11,16,18,20,28]。
- 关节盂侵蚀是另一个主要的并发症，发生率可高达56%。可能是与关节内的过度填塞、表面关节置换和骨质疏松有关。
- 术后僵硬也会发生。在Matsen的研究中，生物型关节盂表面重建的患者在18个月后才能达到最好的功能恢复[6]。
- 术后撞击综合征或者肩袖失效也会发生。该并发症的真正发生率并不清楚，但在我们的研究中，19%的患者有临床撞击综合征，可以通过注射可的松治疗和(或)关节镜治疗。

(程萌旗　译，陈云丰　审校)

参考文献

[1] Arnoldi CC, Lemperg K, Linderholm H. Intraosseous hypertension and pain in the knee. J Bone Joint Surg Br 1975;57(3):360-363.

[2] Arnoldi CC, Linderholm H, Müssbichler H. Venous engorgement and intraosseous hypertension in osteoarthritis of the hip. J Bone Joint Surg Br 1972;54(3):409-421.

[3] Bartelt R, Sperling JW, Schleck CD, et al. Shoulder arthroplasty in patients aged fifty-five years or younger with osteoarthritis. J Shoulder Elbow Surg 2011;20(1):123-130.

[4] Blaine T, Moskowitz R, Udell J, et al. Treatment of persistent shoulder pain with sodium hyaluronate: a randomized, controlled trial. A multicenter study. J Bone Joint Surg Am 2008;90(5):970-979.

[5] Burkhead WZ Jr, Hutton KS. Biologic resurfacing of the glenoid with hemiarthroplasty of the shoulder. J Shoulder Elbow Surg 1995;4(4):263-270.

[6] Clinton J, Franta AK, Lenters TR, et al. Nonprosthetic glenoid arthroplasty with humeral hemiarthroplasty and total shoulder arthroplasty yield similar self-assessed outcomes in the management of comparable patients with glenohumeral arthritis. J Shoulder Elbow Surg 2007;16(5):534-538.

[7] Colen S, Haverkamp D, Mulier M, et al. Hyaluronic acid for the treatment of osteoarthritis in all joints except the knee: what is the current evidence? BioDrugs 2012;26(2):101-112.

[8] de Beer JF, Bhatia DN, van Rooyen KS, et al. Arthroscopic debridement and biological resurfacing of the glenoid in glenohumeral arthritis. Knee Surg Sports Traumatol Arthrosc 2010;18(12):1767-1773.

[9] Denard PJ, Raiss P, Sowa B, et al. Mid- to long-term follow-up of total shoulder arthroplasty using a keeled glenoid in young adults with primary glenohumeral arthritis. J Shoulder Elbow Surg 2013;22(7):894-900.

[10] Edwards TB, Kadakia NR, Boulahia A, et al. A comparison of hemiarthroplasty and total shoulder arthroplasty in the treatment of primary glenohumeral osteoarthritis: results of a multicenter study. J Shoulder Elbow Surg 2003;12(3):207-213.

[11] Elhassan B, Ozbaydar M, Diller D, et al. Soft-tissue resurfacing of the glenoid in the treatment of glenohumeral arthritis in active patients less than fifty years old. J Bone Joint Surg Am 2009;91(2):419-424.

[12] Gartsman GM, Roddey TS, Hammerman SM. Shoulder arthroplasty with or without resurfacing of the glenoid in patients who have osteoarthritis. J Bone Joint Surg Am 2000;82(1):26-34.

[13] Gilmer BB, Comstock BA, Jette JL, et al. The prognosis for improvement in comfort and function after the ream-and-run arthroplasty for glenohumeral arthritis: an analysis of 176 consecutive cases. J Bone Joint Surg Am 2012;94(14):e102.

[14] Iannotti JP, Norris TR. Influence of preoperative factors on outcome of shoulder arthroplasty for glenohumeral osteoarthritis. J Bone Joint Surg Am 2003;85-A(2):251-258.

[15] Khan L PR, Miller L, Graves SE, et al. Risk factors for early revision after shoulder arthroplasty: 7113 shoulder arthroplasties from the Australian Orthopaedic Association National Joint Replacement Registry. Paper presented at EFORT Congress 2012, Berlin, Germany.

[16] Krishnan SG, Nowinski RJ, Harrison D, et al. Humeral hemiarthroplasty with biologic resurfacing of the glenoid for glenohumeral arthritis. Two to fifteen-year outcomes. J Bone Joint Surg Am 2007;89(4):727-734.

[17] Lee BK, Vaishnav S, Rick Hatch GF III, et al. Biologic resurfacing of the glenoid with meniscal allograft: long-term results with minimum 2-year follow-up. J Shoulder Elbow Surg 2013;22(2):253-260.

[18] Lee KT, Bell S, Salmon J. Cementless surface replacement arthroplasty of the shoulder with biologic resurfacing of the glenoid. J Shoulder Elbow Surg 2009;18(6):915-919.

[19] Mechlenburg I, Amstrup A, Klebe T, et al. The Copeland resurfacing humeral head implant does not restore humeral head anatomy. A retrospective study. Arch Orthop Trauma Surg 2013;133(5):615-619.

[20] Nicholson GP, Goldstein JL, Romeo AA, et al. Lateral meniscus allograft biologic glenoid arthroplasty in total shoulder arthroplasty for young shoulders with degenerative joint disease. J Shoulder Elbow Surg 2007;16(5 suppl):S261-S266.

[21] Ogino S, Sasho T, Nakagawa K, et al. Detection of pain-related molecules in the subchondral bone of osteoarthritic knees. Clin Rheumatol 2009;28(12):1395-1402.

[22] Radnay CS, Setter KJ, Chambers L, et al. Total shoulder replacement compared with humeral head replacement for the treatment of primary glenohumeral osteoarthritis: a systematic review. J Shoulder Elbow Surg 2007;16(4):396-402.

[23] Saltzman MD, Chamberlain AM, Mercer DM, et al. Shoulder hemiarthroplasty with concentric glenoid reaming in patients 55 years old or less. J Shoulder Elbow Surg 2011;20(4):609-615.

[24] Sandow MJ, David H, Bentall SJ. Hemiarthroplasty vs total shoulder replacement for rotator cuff intact osteoarthritis: how do they fare after a decade? J Shoulder Elbow Surg 2013;22(7):877-885.

[25] Smidt N, de Vet HC, Bouter LM, et al. Effectiveness of exercise therapy: a best-evidence summary of systematic reviews. Aust J Physiother 2005;51(2):71-85.

[26] Suri S, Gill SE, Massena de Camin S, et al. Neurovascular invasion at the osteochondral junction and in osteophytes in osteoarthritis. Ann Rheum Dis 2007;66(11):1423-1428.

[27] Walch G, Moraga C, Young A, et al. Results of anatomic nonconstrained prosthesis in primary osteoarthritis with biconcave glenoid. J Shoulder Elbow Surg 2012;21(11):1526-1533.

[28] Wirth MA. Humeral head arthroplasty and meniscal allograft resurfacing of the glenoid. J Bone Joint Surg Am 2009;91(5):1109-1119.

第40章 全肩关节置换治疗盂肱关节炎

Total Shoulder Arthroplasty for Glenohumeral Arthritis

E. Scott Paxton and Gerald R. Williams, Jr.

定义

- 盂肱关节炎是由于不同的基本病理改变，以关节软骨的丢失、不同程度的软组织挛缩、肩袖功能不全以及骨磨损为特征的退变性疾病。
- 盂肱关节炎的治疗效果很大程度上取决于肩袖的完整程度，因此盂肱关节炎通常在此基础上分型。
- 盂肱关节炎，包括骨性关节炎、创伤性关节炎和缺血性坏死，肩袖可以是完整的，也可以是可修复的损伤。
- 虽然一些炎症性关节炎患者，比如类风湿关节炎，有完整的或可修复的肩袖组织，但很多患者的肩袖往往是撕裂或功能不全的。此章节中所涉及的炎症性关节炎的患者，将他们归为完整或可修复性肩袖的关节炎。

解剖

- 相关的手术解剖结构可以分为骨、韧带、肌肉和神经血管。
- 正常骨性结构关系包括肱骨头中心、厚度、曲率半径，肱骨颈干角，肱骨头偏心距，盂肱偏心距，大结节-肩峰距离，大结节-肱骨头距离，肩胛盂曲率半径，肩胛盂大小，肩胛盂后倾类型和肩胛盂偏心距（图1）[13,21]。
- 肱骨头半径和厚度根据患者的体型大小而不同，肱骨头半径平均约为24 mm（19～28 mm），肱骨头厚度平均约为19 mm（15～24 mm）[13,21]。
- 肱骨头厚度与曲率半径的比值相对比较恒定，一般为0.7～0.9，与患者身高及肱骨干大小无关[13,21]。
- 肱骨头中心的位置与肱骨干轴心不在一条线上。肱骨头中心与肱骨干髓腔中轴之间的距离为肱骨头偏心距，该偏心距偏内7～9 mm，偏后2～4 mm（图2）[2,21]。
- 肱骨后倾平均20°～30°，范围可至20°～55°[2,13,21]。肱骨头关节面最高点和大结节最高点之间的垂直距离（即肱骨头-大结节距离）约为8 mm，标本间差异较小[13]。
- 肱骨颈干角为肱骨干中轴与肱骨头关节面基底线之间的夹角，个体差异较大。平均颈干角为40°～45°（130°～135°），范围为30°～55°（120°～145°）[2,13,21]。
- 相关的肌肉肌腱解剖包括三角肌、胸大肌、喙肱肌和肱二头肌短头联合腱、肩袖及肱二头肌长头。
- 可能对肩关节手术产生重要影响的韧带结构包括喙肩韧带和肩关节囊韧带。在很多肩袖完整的盂肱关节炎患者中，前、下关节囊韧带往往挛缩从而导致外旋受限和肱骨头向后半脱位。
- 肩关节周围有大量神经血管，在肩关节成形术中可能

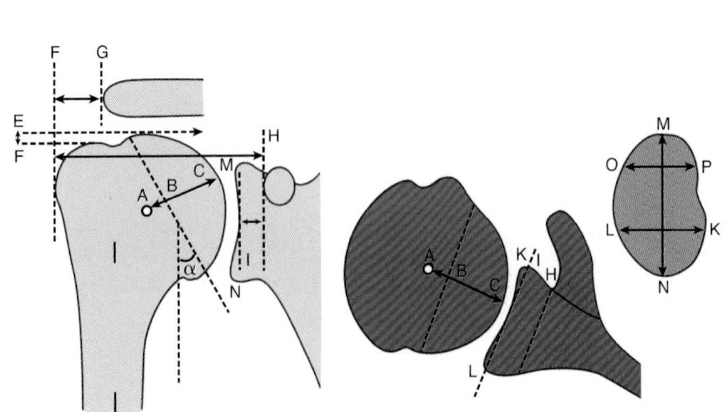

图1 正常盂肱关节解剖关系（经允许引自Iannotti JP, Gabriel JP, Schneck SL, et al. The normal glenohumeral relationships: an anatomical study of one hundred and forty shoulders. J Bone Joint Surg Am 1992;74A:491–500）。

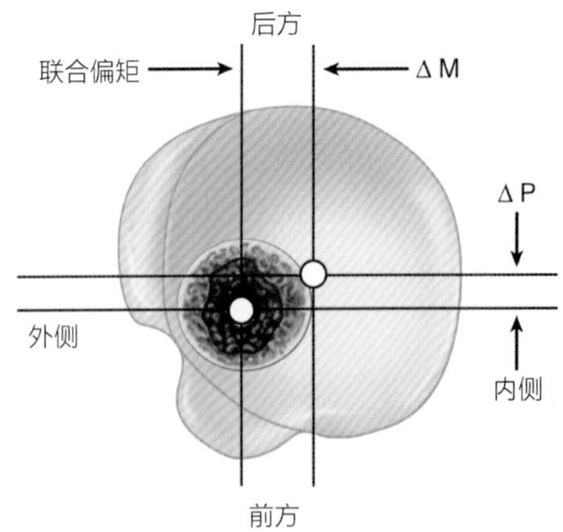

图2 肱骨头中心位于肱骨干轴心投影后方2～4 mm，内侧7～9 mm（经允许引自Boileau P, Walch G. The three-dimensional geometry of the proximal humerus: implications for surgical technique and prosthetic design. J Bone Joint Surg Br 1997;79B:857–865）。

会受到损伤。腋动脉及其分支动脉，尤其是旋肱前、后动脉和肩胛下动脉最容易损伤。

- 臂丛横跨肩关节的前方，容易被牵拉受伤或受到其他损伤。最易受伤的是腋神经和肌皮神经。
- 腋神经是臂丛后束的终末分支，主要由来自C5、C6神经根的运动纤维组成。它从肩胛下肌前方向下行至肩关节囊下方，穿过四边孔至肩关节后方。
- 肌皮神经是臂丛外侧束终末分支之一，走行于腋神经前外侧。它在喙突尖下方约5 cm处穿过喙肱肌和肱二头肌短头组成的联合腱。然而，此处解剖位置多有变异，穿入联合腱的位置可近至距喙突尖2 cm。

发病机制

- 盂肱关节炎的生物学基础目前尚不清楚。然而，与原发性关节炎、创伤性关节炎、关节缺血性坏死及其他关节炎相关的关节面软骨缺损，一定程度上是软骨损伤与正常修复失衡的结果。
- 在一些创伤性关节炎患者，单次或反复受伤引起的灾难性软骨损伤破坏了肩关节软骨的修复机制，从而导致了关节炎的发生。
- 原发性关节炎可能与力学因素有关，如肩胛盂发育不全、后倾角增加等，但是，在很多病例中没有明显的原因，最后的共同通路包括降解酶的释放，比如胶原酶、明胶酶和基质降解酶及一系列的炎症介质，破坏关节软骨，进一步破坏软骨下骨。
- 对肱骨头缺血性坏死的病理机制不在本章讨论范围内，但是，在这类患者中盂肱关节炎的发生可能是肱骨头塌陷后引起对软骨的进一步破坏。肩胛盂软骨直至肱骨头坏死后期才会累及，此时，不光整的肱骨头已经与原来正常的关节盂形成关节。
- 类风湿关节炎以免疫系统激活为特征，导致淋巴细胞进入到关节和滑膜组织中，释放一系列细胞因子、破坏性酶类和炎症介质，如白介素和肿瘤坏死因子。这种自体免疫反应被认为与永久性的关节破坏密切相关[25]。

自然病程

- 所有类型的盂肱关节炎，特征都为渐进性关节僵硬、疼痛和功能丧失。
- 原发性盂肱关节炎和多数创伤性关节炎都有进展性外旋功能障碍、肱骨头向后半脱位以及后盂唇骨质缺损。常见大量骨赘形成，尤其在肱骨解剖颈下部。全层肩袖撕裂较罕见，占5%～10%。
- 类风湿关节炎导致进行性区域性骨量减少、肩胛盂中心骨磨损和肩袖撕裂，类风湿关节炎患者中全层肩袖撕裂的发生率为25%～40%[31]，但肩袖功能不全和部分撕裂很常见。

病史和体格检查

- 肩关节炎患者一般主诉为慢性(数年)肩关节疼痛和活动受限，近期(数月)加重。创伤性关节炎患者有外伤史，如骨折、脱位或手术史。
- 通常活动后疼痛加重，影响睡眠。颈部疼痛、肘部以下放射痛、手掌指麻木和感觉异常少见，出现这些症状应考虑其他引起肩痛的疾病，如颈椎管狭窄或颈神经根病变。
- 原发性关节炎常累及双侧，往往一侧症状较重。
- 肩袖完整的盂肱关节炎体格检查：
    - 后方关节线压痛，特别是在肱骨头向后半脱位的患者中[18]。
    - 由于长期功能障碍导致肩关节周围肌肉广泛萎缩。
    - 肱骨头半脱位患者可触到肱骨头向后突出。
    - 主、被动活动范围呈对称性减少(图3)。
    - 相对其他活动，外旋受限特别明显，尤其是骨性关节炎或关节囊缝合术后的患者[18]。
    - 被动活动尤其是外旋活动时，关节囊被动牵张引起疼痛加重。
    - 神经功能完好，除非神经在以前的外伤或手术中受损。

影像学和其他诊断性检查

- 盂肱关节炎是影像学诊断。常规摄片包括内旋、外旋的前后位和腋窝位片。
- 原发性骨性关节炎的放射学表现包括软骨下骨硬化、囊肿形成、骨赘形成及不对称后方关节间隙狭窄(图4A、B)[18]。
- 创伤性关节炎患者可发现内固定物。
- Walch等[33]根据是否肱骨头向后半脱位及肩胛盂后方畸形将骨关节炎患者的肩胛盂畸形分为三型：
    - A型：肱骨头无脱位。
    - B型：肱骨头向后半脱位(B1)和向后半脱位伴后方关节盂磨损(B2)。
    - C型：肱骨头向后半脱位伴肩胛盂后倾增加(发育不全)。
- CT有助于量化后方半脱位患者的骨缺损(图4C)。
- MRI有助于判断类风湿关节炎患者的肩袖完整性(图4D)。
- 肌电图可用于怀疑有创伤后或术后神经损伤的患者。
- 对有其他伴发病的患者请相关科室会诊。

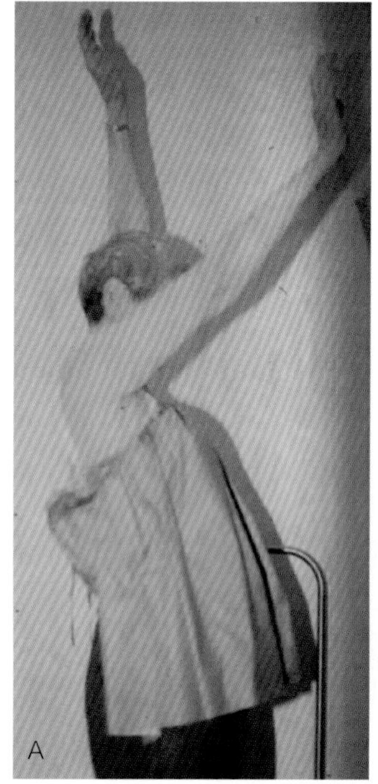
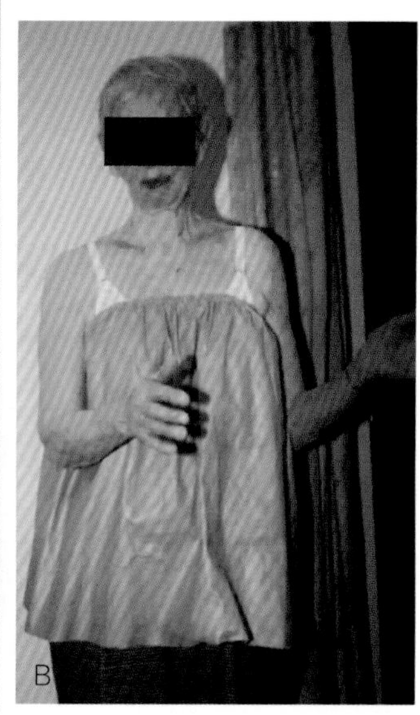

图3　A、B. 盂肱关节炎的特征是主被动活动范围呈对称性减少（A），尤其是外旋受限（B）。

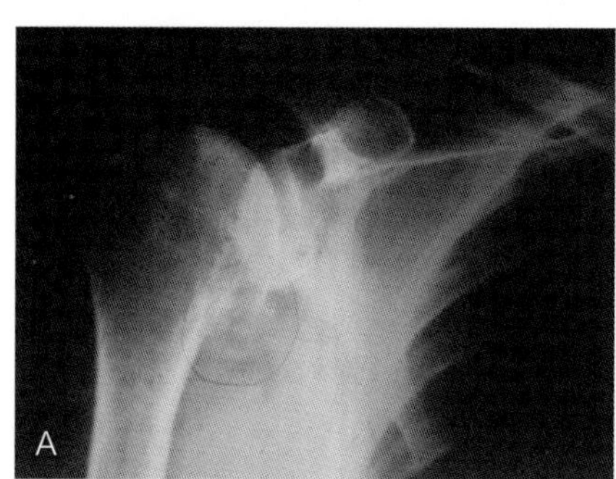
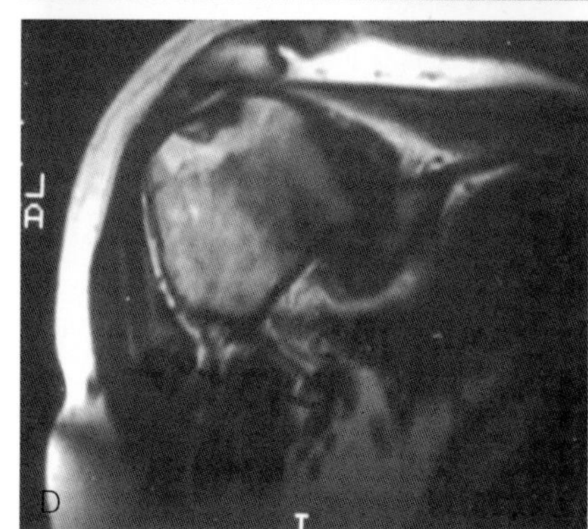
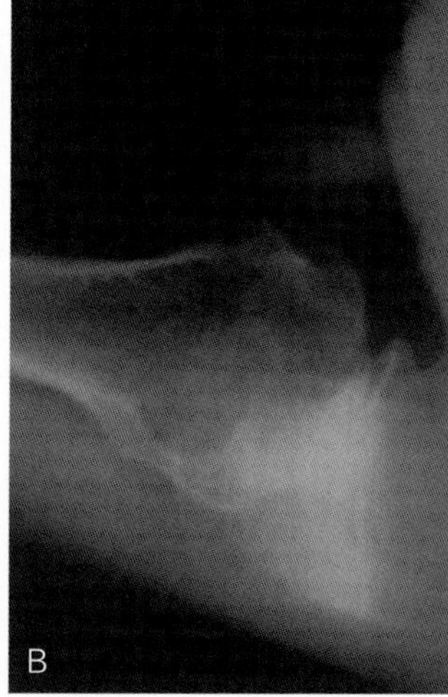
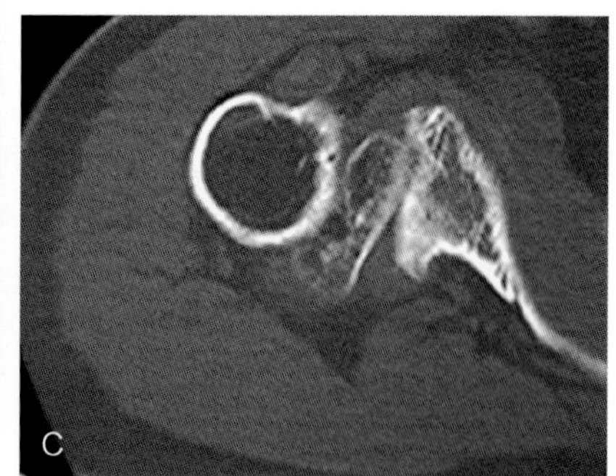

图4　A、B. 骨性关节炎的放射学表现，包括骨赘形成，特别是在正位片上看到的肱骨头下方骨赘（A），以及腋位片上见肩胛盂对称且后方磨损和肱骨头向后半脱位（B）。C. CT扫描发现肱骨头下方骨赘和后倾增加的C型肩胛盂。D. 一位类风湿患者的冠状位MRI影像提示肩袖虽然完整但很薄，且在肱骨止点有磨损，显示肩袖功能不全（即肱骨向近端移位）。

鉴别诊断

- 冻结肩。
- 创伤后或手术后感染。
- 颈椎管狭窄。
- 颈神经根病变。
- 肿瘤。

非手术治疗

- 避免引起肩关节疼痛或过度增加肩关节张力的活动，如负重。
- 非甾体抗炎药有助于缓解疼痛和炎症反应。
- 类风湿关节炎患者建议风湿科会诊以达到最好的药物治疗效果。
- 氨基葡萄糖软骨素及其他营养剂有助于减轻关节炎疼痛，但缺乏相关的标准化数据。
- 关节内注射糖皮质激素通常有效，但只是暂时缓解。
- 透明质酸尚未经美国食药监局批准用于肩关节，但使用后可能会对盂肱关节炎症状的改善有帮助。
- 治疗性锻炼应慎用，伸展活动可能有助于保持关节柔软，但剧烈运动会增加疼痛。

手术治疗

- 手术指征为：疼痛和功能障碍，非手术治疗失败，内科基础疾病不影响手术，患者愿意接受手术风险以及术后康复锻炼后仍存在关节活动受限的风险。
- 非假体植入手术，如关节镜或开放性清理术，适用于年轻和活动量大而不适合假体置换的患者。
- 假体置换手术包括半肩关节置换术、半肩关节置换结合生物型表面置换术以及全肩关节置换术。
- 使用聚乙烯肩胛盂假体的全肩置换术能更好地缓解疼痛，缺点为聚乙烯假体逐渐磨损并最终导致假体松动[29]。
- 半肩关节置换术、半肩关节置换结合生物型表面置换术和全肩置换术的相对适应证还存在争议，不同医生有不同意见，但都需根据患者年龄、活动水平、骨畸形情况和其他因素实行个性化治疗。
- 同样，假体类型也可根据患者因素和医生偏好来个性化选择。
- 关节保持同心性，无脱位，可增加假体的效能，因此，应尽可能纠正固定性半脱位。同时，由于关节盂后倾角与骨溶解增多相关，应尽可能纠正肩胛盂后倾角度，尤其针对B2型肩胛盂[12]，可选择行挛缩组织松解，通过偏心打磨、骨移植和特殊构件矫正骨畸形。
- 对肩袖完整或合并可修复肩袖损伤的盂肱关节炎患者，进行肩关节置换术的一般原则为：
  - 全肩关节置换术适用于肩胛盂骨量充分，年龄＜50岁，活动量在轻度到中度水平的患者。
  - 半肩关节置换术更适用于肩胛盂正常或病变很小，肩胛盂骨量不足，年龄不超过50岁，活动水平包括举重或其他剧烈活动者。
  - 对于准备对肩胛盂进行充分打磨或生物型重建的患者，去除肱骨头会比肱骨头表面置换的手术操作简单一点。现在最常用的是带柄的假体，但在骨质良好的患者中，干骺端固定型假体也适用。
  - 以上原则仅供参考，应根据每个患者的具体情况进行个体化治疗。
- 以下内容将讨论伴或不伴骨量丢失的全肩关节置换的手术技术，包括偏心打磨、肩胛盂部件加强和肩胛盂骨移植。

术前计划

- 术前应摄X线片和CT扫描以量化肱骨头半脱位（尤其是骨性关节炎的后方半脱位）、后倾和肩胛盂骨量丢失。这可确定是否需不对称磨锉关节盂、肩胛盂部件加强或骨移植。
- 如果不对称磨锉关节盂的目的是矫正肩胛盂畸形，并维持肩胛盂假体的所有部件在肩胛盂的弧形结构内，最大的磨锉范围应限制在5 mm或15°以内。若需更大范围地矫正，应进行骨移植。操作时，应尽可能少地磨除软骨下骨，因为其与关节盂部件松弛塌陷有关[34]。
- 若肩胛盂中央或后部骨量丢失3～11 mm，通常使用肩胛盂加强部件（Global Steptech Anchor Peg Glenoid, DePuy, Warsaw, IN），不对称磨锉肩胛盂2 mm，并运用3、5、7或9 mm加强部件以恢复肩胛盂原形。
- 若肩胛盂后部骨量丢失大于11 mm，在肩胛盂部件后方应行骨移植以恢复解剖形态，并且避免关节线内移。
- 应从术前X线片测算合适的肱骨头大小、髓腔直径和颈干角，若计划使用非骨水泥假体置换的患者，如果颈干角高度内翻（115°～120°）或外翻（145°～150°），需要改变肱骨截骨水平或使用颈干角可调的假体。同时应测量髓腔直径以及准备肱骨头表面生物型重建，尤其当患者是一个身材娇小的女性，因为标准的肱骨干假体可能不适合这类患者。
- MRI扫描应用于肩袖严重异常的类风湿关节炎患者，或其他怀疑肩袖撕裂的患者。
- 评估其他相关术前资料，包括相关科室会诊记录，核实相关内植物和器械的准备。
- 术中在摆体位前应测量患肢被动活动范围以决定是否

需要行挛缩组织松解，特别是患肢外旋受限的程度将决定肩胛下肌暴露和修补的方式。

- 通常肩胛下肌短缩不是被动外旋减少的主要因素，除非患者之前做过肩胛下肌短缩或紧缩术（如Putti-Platt术或Magnuson-Stack术）或者挛缩非常严重（如外旋活动≤30°），且肩胛下肌长期处于挛缩状态。
- 肩胛下肌的处理方式包括肌腱间切开和解剖重建，小结节截骨和解剖重建，外侧肌腱松解后内移和Z字延长。
- 最近的证据表明小结节截骨较软组织切断修复能得到更好的肩胛下肌功能[7,22,27]，但是，目前没有随机对照研究可供参考[15,16]。此外，最近的一项研究表明肌腱切断和软组织修复术后肩胛下肌功能良好[3]。
- 目前，在肩关节成形术中笔者推荐的肩胛下肌处理方法是小结节截骨及解剖修复，以下情况除外：
  - 类风湿关节炎患者MRI显示肩胛下肌附着处严重受损。
  - 肩胛下肌短缩术或紧缩术手术史（如Putti-Platt或Magnuson-Stack手术）。
  - 被动外旋≤30°。
- 如果不行小结节截骨，通常可行肌腱外侧松解后内移。很少需要行肩胛下肌Z字延长术。

体位

- 肩关节置换术通常采用半卧位（图5A），屈髋约30°防止患者下滑，同时屈膝约30°以松弛坐骨神经；背部抬高35°～40°。
- 整个肩部应置于手术台外，允许内收、后伸肩关节（图5B）。这对安全进入肱骨髓腔是必需的。这可以通过摆体位时将患者尽量移向手术台的一侧或使用肩部专用手术台来完成。
- 特殊衬垫的马蹄形头架有助于术中暴露肩关节上部。
- 可调式的上肢机械固定装置（McConnell Orthopedic Mfg. Co., Greenville, TX，或 Tenet Medical Engineering, Inc., Calgary, Alberta, Canada）有助于摆放上肢体位，也可选择有衬垫Mayo支持架（图5C）。

术中神经监测

- 当患者曾有过开放性前向肩关节脱位稳定手术且同侧外旋小于10°，通常考虑行术中神经监测。
- 神经监测既可以帮助检测神经损伤的恢复，也可帮助进行腋神经松解术，特别是对于肩关节慢性脱位的患者。
- 术中监测的指征仍在不断探索中，且该项技术具有较高的假阳性率。

入路

- 肩关节置换术最常用的手术入路是Neer推荐的胸大肌三角肌入路[18]，该入路保留了三角肌起点和止点，可延伸性，又能很好显露肱骨。缺点为需向后牵拉三角肌，尤其是在肌肉发达的男性患者，这给显露肩胛盂

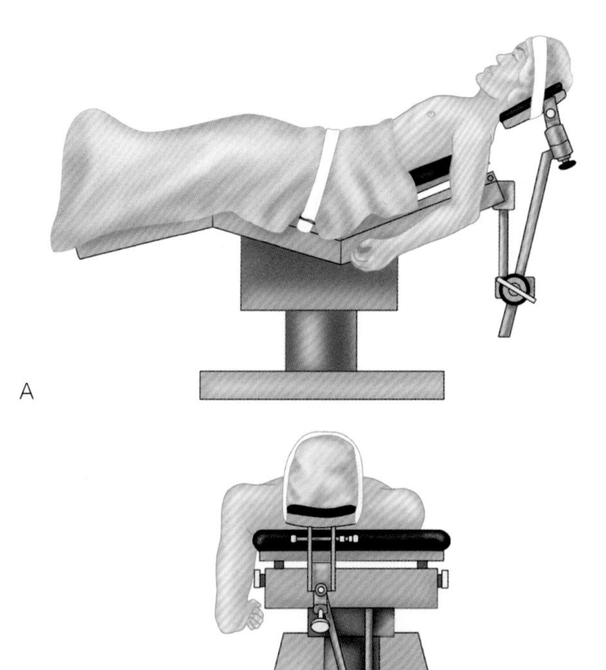

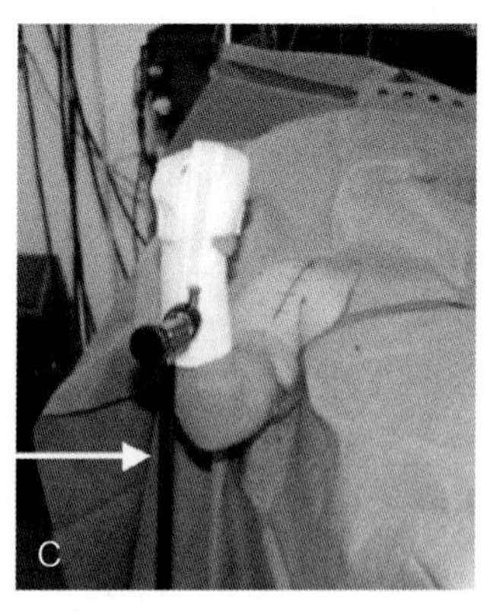

图5　A. 肩关节成形术中患者采用半卧位，特殊的马蹄形头架有助于术中显露肩关节上部。B. 手术体位应不限制内收和后伸以显露肱骨干。C. 上肢固定装置可在术中帮助摆放上肢。

后部带来困难。同时可能导致头静脉、三角肌或臂丛损伤。

- MacKenzie[17]推荐上方入路和前上方入路，该入路通过从肩峰剥离三角肌显露肩关节。其优点是前、后肩胛盂显露清晰，较传统的胸大肌三角肌入路腋神经牵拉伤发生率低。缺点为无延伸性，内、下肱骨显露困难及三角肌撕裂可能。
- 上述入路的改良包括外加锁骨截骨和三角肌起点广泛剥离，有助于暴露困难病例的显露[8,23]。
- 胸大肌三角肌入路是用于肩袖完整或可修复性肩袖损伤肩关节初次成形术最普遍的入路。本章以下部分均使用该入路。

全肩关节置换

浅部组织分离

- 使用胸大肌三角肌入路，从喙突尖向三角肌止点做一8～10 cm切口。
- 上臂处于中立位，切口远端止于肱骨头中心体表投影点，大致在手臂内外侧中点部位。对于明显肥胖或者肌肉发达的患者，肌肉脂肪组织主要分布在肱骨的外侧缘，可能导致切口过于靠外。
- 如果手臂内外侧间距不明显，切口通常过于靠外。这时，喙突尖也可作为近端切口止点的标记，因为它位于脂肪三角顶点，即三角肌和胸大肌分别走形至锁骨裸露区的部位。
- 将头静脉与三角肌一起往外牵拉，胸大肌往内牵拉。
- 可松解胸大肌上部1 cm以增加关节下部的显露，此操作并非必需的。

深部组织分离

- 在肱二头肌短头和喙肱肌联合腱外侧切开胸锁筋膜，向上延长至喙肩韧带，喙肩韧带无需切开或松解。
- 用手指探查确定腋神经，手术全程注意保护该神经。肌皮神经在手术视野中通常不易触及，但当其入点接近喙突尖时可触及。因此需注意避免过度牵拉联合腱。
- 将联合腱往内牵拉，三角肌往外，手臂轻度外旋以显露旋肱前动静脉（“三姐妹”）。该血管束夹住电凝或结扎以防止意外损伤引起术中出血。
- 轻度内旋上肢，切开肱二头肌长头周围软组织鞘及肩袖间隙关节囊以显露胸大肌止点上缘至盂上结节间的肱二头肌长头，用两根不吸收线在胸大肌止点上缘行肱二头肌长头腱固定术，然后在腱固定点近端松解肱二头肌长头腱并从盂上结节处切断。

小结节截骨

- 使用大（2 in，5.1 cm）弯骨凿进行小结节截骨（技术图1A），目的是凿取0.5～1 cm厚的完整骨块，用于重建肩胛下肌止点。
- 截骨时，术者一手将骨凿置于肱二头肌间沟基底部，另一手示指摸到小结节最前缘，由术者调整骨凿方向，让一助手敲击骨凿完成截骨。
- 小结节截断后，将大号直骨凿插入截骨面，旋转骨凿，将骨块与附着的周围软组织分离。
- 用大号Cobb骨膜剥离器将截骨块往前撬起，进一步将骨块从下面的关节囊附着处游离同时切断盂肱上韧带附着点。
- 此时截骨块已完全游离，用3根1 mm不可吸收线穿过小结节骨肌腱连接处进行牵引，为肩胛下肌的止点重建做准备（技术图1B、C）。
- 外旋上肢以显露肩胛下肌最下部分，这需要使用直角拉钩拉开胸大肌，距肌肉下缘1 cm处从肌腹顺肌纤维方向切开肩胛下肌。
- 从切口处先后用Freer剥离器、小Cobb骨膜剥离器和大Cobb骨膜剥离器钝性分离肩胛下肌和关节囊之间间隙，适当分离后，在肩胛下肌和关节囊之间置入手术刀，将肌腱从关节囊上游离。往前牵拉小结节，将手术刀向外滑动，从截骨块下面穿出，反过来重复此动作，手术刀从下到上将小结节肩胛下肌腱和下方的前下关节囊分离。

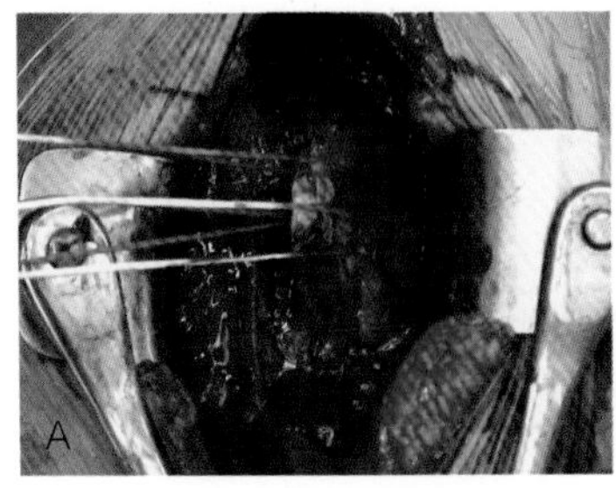

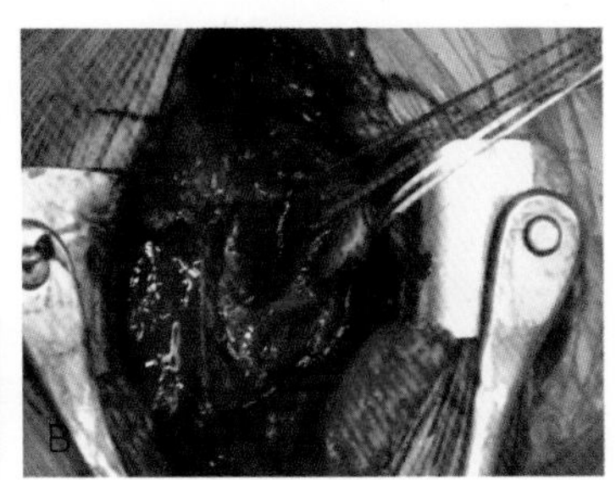

技术图1　A. 使用大弯骨凿进行小结节截骨，从肌间沟基底部向内凿取0.5～1 cm厚骨块。B、C. 在右肩进行小结节截骨。B. 截骨块与周围软组织分离后用粗的不可吸收线穿过骨肌腱连接处。

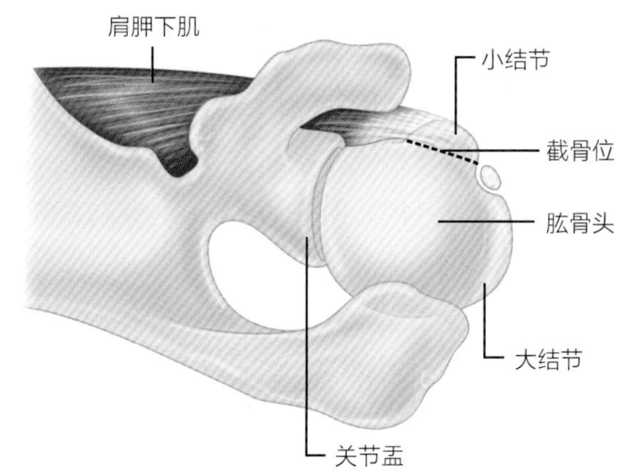

技术图1（续）　C. 将截骨块向内翻转，分离肩胛下肌及小结节下面的关节囊，并向内牵拉［图A经允许引自Gerber C，Pennington SD，Yian EH，et al. Lesser tuberosity osteotomy for total shoulder arthroplasty：surgical technique.J Bone Joint Surg Am 2006；88A（suppl1，pt2）：170-177］。

关节囊松解和骨赘切除

- 分离肩胛下肌和相连的小结节后，将其往内牵拉显露前方关节囊。用钝头剥离器插入剩余的下部1 cm肩胛下肌与关节囊之间稍做分离，以放置Hohmann拉钩，可在行下关节囊松解和切除时拉开保护腋神经。
- 从肱骨解剖颈处由上到下松解前关节囊，直到6点钟位置。可逐渐屈曲外旋内收的肱骨来加速此步骤。
- 然后同时内收、后伸、外旋上肢将肱骨头显露于切口正中（技术图2A）。患者休息握拳的手维持置于术者的髋部而不使用手臂支架。使用咬骨钳和骨凿去除肱骨上所有骨赘（技术图2B），以确定肱骨头解剖颈及固有关节面周围边界。笔者倾向于从肱骨头前内侧开始，因为这个部位肱骨干和骨赘之间的界面相对清晰，在骨赘和固有骨面之间可发现一纤维脂肪层，这是正确定位骨赘切除平面非常好的参考点，需在小结节和肱骨头截断平面之间留有一圈骨皮质，以在牵拉显露肩胛盂时保持肱骨近端结构的完整性。
- 探查肩袖，若有小的撕裂，进行修补。

肱骨头切除

- 于解剖颈或接近解剖颈处进行肱骨头截骨（技术图3A），可徒手操作或使用髓内、髓外导针辅助完成。
- 后倾角度可根据原关节面边缘（也就是原后倾角）平面确定，可以保留冈上肌附着处内侧的少量骨块（2～3 mm）（技术图3B）。
- 肱骨截骨面的颈干角由所使用的植入假体所决定。
- 对颈干角固定式假体，截骨面应精确对应所使用假体的颈干角。
- 对颈干角可调式假体，截骨角度有更多选择，尤其在假体颈干角可调范围很大时。

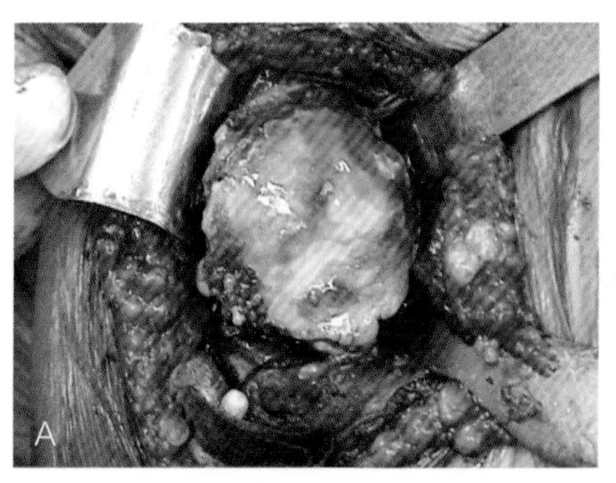

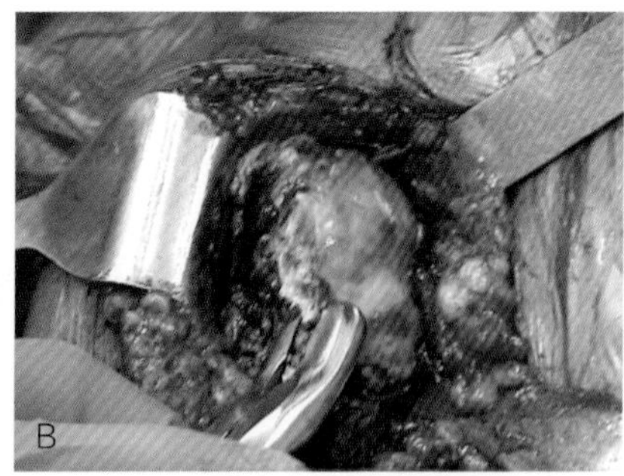

技术图2　A. 内收、后伸、外旋上肢将肱骨头显露于切口正中，使用Brown三角肌拉钩置于上方，大的Darrah拉钩置于内侧，钝头Hohmann拉钩置于前下方骨矩处。B. 去除肱骨上所有骨赘以确定解剖颈。

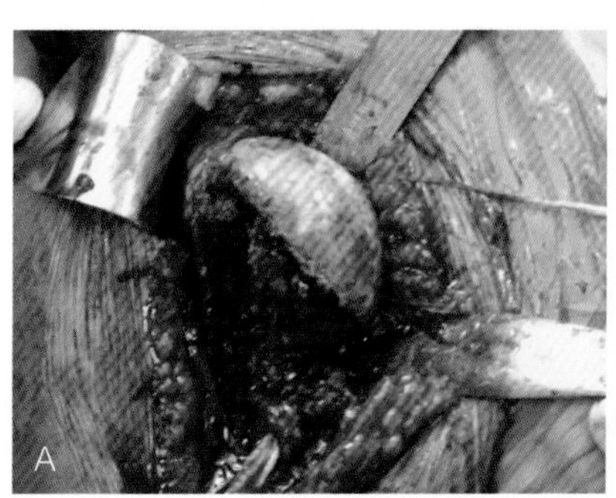

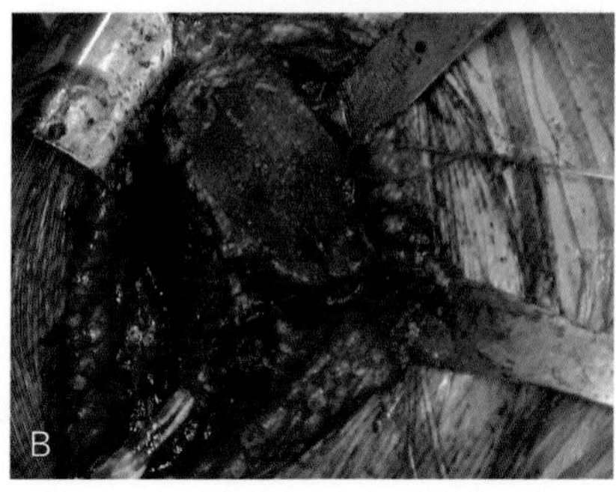

技术图3　A. 切除骨赘后，解剖颈的位置可用电刀徒手或用外部导针标出。B. 肱骨头按照原来的后倾角度切除，保留冈上肌附着点内侧2～3 mm的骨组织。

- 术前计划应确定伴颈干角极度内翻（<125°）或外翻（>145°）的患者。
- 在极度内翻患者中，使用颈干角固定式非骨水泥假体时，肱骨头切除时需较原颈干角更外翻。
    - 截骨线上方在肩袖反褶2～3 mm内侧，下方经原肱骨头。在肱骨头下方骨赘去除后，保留一小部分原肱骨头。
- 在极度外翻患者中使用非骨水泥颈干角固定式假体时，肱骨头切除时需较原颈干角更内翻。
    - 截骨线下方在关节面边缘、上方经原肱骨头，在肩袖反褶内侧保留一小部分原肱骨头。
- 此外，可按原颈干角切除肱骨头，使用颈干角可调式假体匹配原颈干角。
- 肱骨头假体的大小适配在截骨面放置试模假体进行，此时应谨记，总的来说，肱骨头前后向宽度比上下向较小。笔者通常倾向于以前后向宽度来匹配肱骨头，以利于重建大结节高度的相对解剖关系。但是，在极端椭圆的肱骨头中，应更多地去贴合上下向的曲率而避免去除一部分的肱骨矩。

肩胛盂显露，关节囊切除，肩胛盂表面处理

- 肱骨头切除后，关节内放入Fukuda环形拉钩，把肱骨往后牵开。
- 将反向双叉Bankart拉钩置于肩胛颈前部，关节囊前部与肩胛下肌之间。
- 用一把钝头Hohmann拉钩置于肩胛颈前下方，牵开保护腋神经，然后切除前、下关节囊。
- 若术前肱骨头向后半脱位没有超过25%，则松解后关节囊；若超过25%，予以保留后关节囊。
- 环形切除盂唇以显露整个肩胛盂边缘，对于术前肱骨头向后脱位超过25%的患者注意保留后关节囊在肩胛盂的附着。
- 用测量盘测量肩胛盂大小，前面估计的肱骨头大小能提示肩胛盂的大小。
- 标记肩胛盂中心，钻出用于引导肩胛盂磨锉的中央孔。
- 中央孔的方向应垂直于估计的磨锉平面，可在术前通过CT测量估计肩胛盂后方骨缺损的量。
- 磨锉肩胛盂至表面呈同心圆状。
- 肩胛盂同心状磨锉是进行肩胛盂重建的重要一步，能增加假体的服帖和稳定性。于肩胛盂中心钻一导向孔（技术图4A），使用特殊的肩胛盂磨锉在导向孔周围呈同心状磨锉（技术图4B）。无后部加强的标准肩胛盂假体可用于在非对称性磨锉后仍有不超过3 mm肩胛盂骨缺损的病例中。
- 肩胛盂表面磨锉成同心状后，钻出假体锚孔，可选择固定桩肩胛盂假体或舟状肩胛盂假体，本章介绍的是偏轴桩状肩胛盂假体的技术（Anchor Peg Glenoid）。
- 先钻出放置中央带槽的大固定桩中央孔，然后钻周围3个固定桩的孔（技术图4C）。周围钉孔打穿肩胛盂不常见，但应注意，若出现打穿关节盂，则在灌入骨水泥前先从肱骨头取一骨栓塞入。
- 放置肩胛盂试模，确定其服帖与稳定。
- 冲洗骨孔后擦干。
- 用注射器往周围3个骨孔注入骨水泥并加压。如果骨孔被打穿，进行了植骨则不行加压。
- 肩胛盂假体打压至肩胛盂，用手压住维持其位置直至骨水泥硬化（技术图4D）。

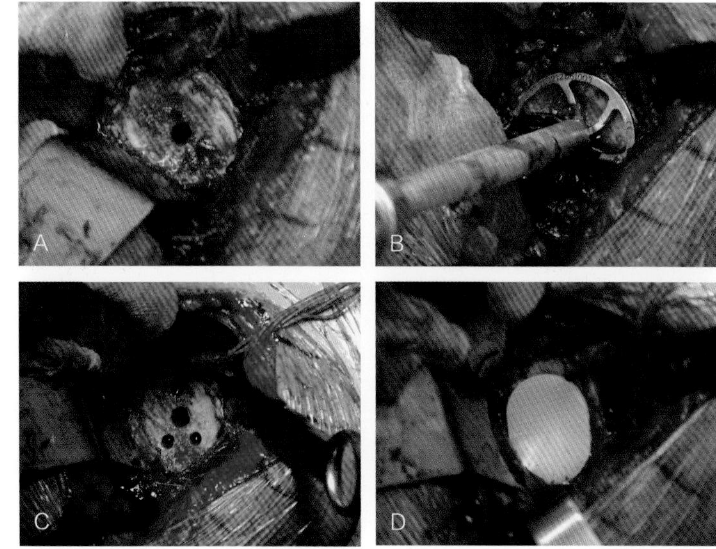

技术图4　A、B. 于肩胛盂钻一个中央导孔（A），用球形磨锉磨锉出同心圆状表面（B）。C. 扩钻中孔并钻3个周围锚孔。D. 用骨水泥将聚乙烯假体固定到肩胛盂。

肩胛盂加强技术

- 若肩胛盂后方骨缺损达3～11 mm，则使用后部加强的全聚乙烯内植物。
- 根据肩胛盂前方或肩胛盂解剖结构关节面，为使恢复原来肩胛盂类型，需判断放置相关导针的位置。同时，可以使用加强导向器判断在钻孔固定前肩胛盂需要磨锉矫正多少。
- 用2 cm非对称磨锉在肩胛盂前方磨锉使之成标准形状。
- 确定所需肩胛盂加强的大小，钻取部件中央孔，在肩胛盂前方置入Steptech引导器，最后用两个固定桩固定（技术图5A）。
- 用圆头锉磨锉掉肩胛盂后半部分关节面1～2 mm硬化骨。然后，通常用振动粗锉刀磨锉掉肩胛盂后方中央少量的软骨下骨。
- 移除引导器，使用圆头锉清理肩胛盂周围以保证加强部件服帖性（技术图5B），再放置合适尺寸的测量盘最终确定加强部件的尺寸。
- 放置肩胛盂周围钻孔引导部件，钻孔。同时应注意钻孔周围的骨皮质裂口。
- 放置内植物试模，保证内植物的服帖性。确保植入假体没有松动，整个假体背面与肩胛盂充分接触贴合。
- 最后将类似形状的加强肩胛盂部件放置在标准假体中。

肩胛盂骨移植技术

- 若肩胛盂后方骨缺损＞11 mm（主要是B2或C型肩胛盂）伴向后半脱位，则需进行骨移植。
- 标准操作截除肱骨头，注意保留肱骨头的方向。
- 根据术前测量肩胛盂后方骨缺损大小，切除肱骨头一部分以恢复其解剖形态。
- 使用刮匙去除肩胛盂后方可能剩余的软组织和软骨，然后将骨块放置在肩胛盂缺损部位，对软骨下骨不做穿孔处理。
- 用1.6 mm的克氏针将骨块固定。
- 使用两个3.5 mm螺钉将移植骨块垂直于原始肩胛盂平面进行固定，经移植骨块和肩胛盂钻孔，忽略肱骨头移植物松质骨块的部分，直接测量从软骨下骨到骨皮质的距离（技术图6A）。
- 最后按标准操作，包括缓慢细心磨锉肩胛盂，将肩胛盂植入假体放入对应部位（技术图6B）。

肱骨处理与假体植入

- 显露肱骨，髓腔用递增扩髓器进行扩髓，直至髓腔内能获得适当的抓持力。
- 用与最后扩髓器相同大小的方形骨凿在髓腔凿出假体肱骨柄放置沟槽。
- 插入与骨凿及扩髓器直径对应大小的髓腔锉至合适

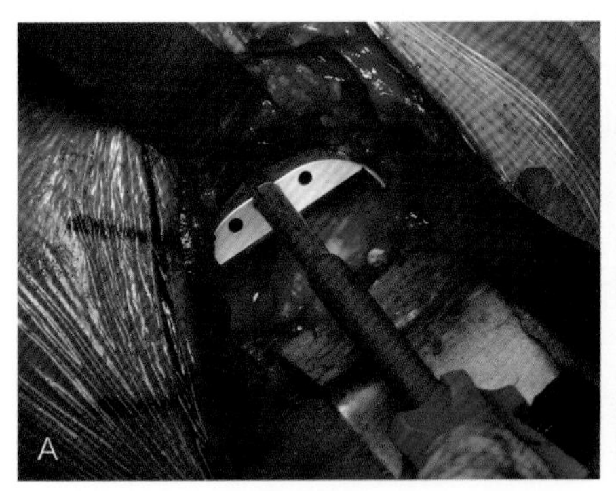

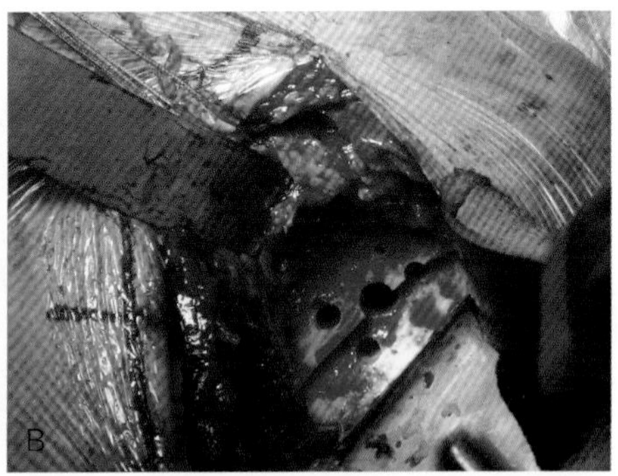

技术图5　A、B. 肩胛盂后部加强部件：当使用这种类型的加强部件（DePuy），部件后半部分引导器放置在原来肩胛盂的前半部分（A），最后磨锉完，肩胛盂表面形成一个带有锚合部件钻孔的阶梯状结构（B）。

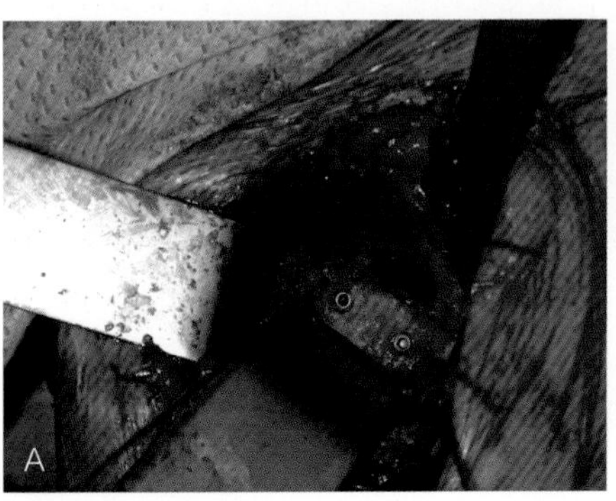

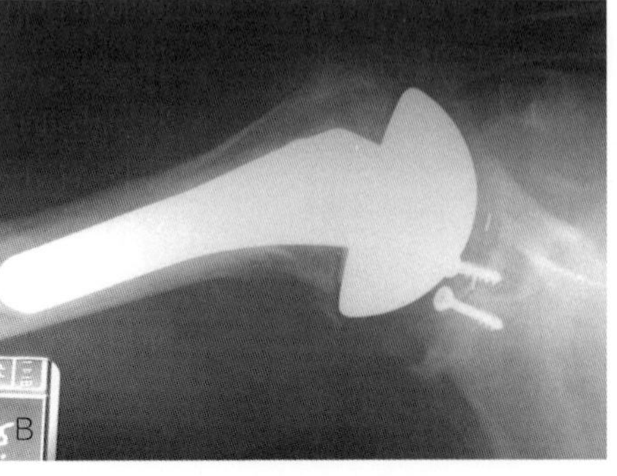

技术图6　A. 术中照片示使用自体肱骨头移植骨块进行肩胛盂后方骨移植。应使用埋头式螺钉，使得螺钉头部低于移植骨块表面。B. 术后腋位摄片示移植物在位且肱骨头假体在肩胛盂中心。

深度。

- 笔者使用的置换系统是135°固定颈干角式假体或者120°～150°颈干角可调式假体(Global AP, DePuy)。
- 接着,在肱骨髓腔锉上安装颈干角为135°的试模假体颈,将肱骨矩磨锉置于假体颈部,如果磨锉的平面与截骨平面平行,那么磨锉形成的骨面为135°。这样,可以使用固定颈干角为135°的假体。
- 在试模假体颈上安装试模肱骨头,调整肱骨头偏心距使其均匀覆盖肱骨干骺端,锁定试模假体颈与肱骨髓腔锉。
- 如果肱骨矩磨锉平面与截骨平面不平行,则使用颈干角可调式假体。取下试模假体颈,在髓腔锉上插入与肱骨头试模匹配的球锥。将球锥和试模的位置调整到均匀覆盖干骺端,锁定球锥与试柄。
- 肱骨头试模锁定到合适位置后,清除肱骨头周围增生的骨质,使肱骨头边缘骨质平滑。
- 如果肱骨复位后周围软组织张力适当,肱骨头稳定性较好,则取出肱骨髓腔锉,组装假体,选用135°固定颈干角或颈干角可调的假体,根据先前试模的位置植入假体。
- 肱骨假体需要将从后方半脱位的状态向前移位50%至复位状态,若后方稳定性极差,通常使用经皮带线锚钉将后方关节囊紧缩固定在肩胛盂后部,但不能过度紧缩后方关节囊,防止发生前向半脱位以及肩关节内旋活动受限。
- 在假体颈穿一根不可吸收线,置于前方,将假体打入肱骨固定。
- 复位肱骨。

小结节修复

- 小结节修复方法包括:使用打入肱骨内之前穿过假体颈的缝线,三根之前固定在小结节周围的缝线进行褥式缝合。
- 假体颈部位的缝线以褥式缝合方式由深至浅穿肩胛下肌腱-骨连接处,缝线夹紧但先不打结。
- 肱骨复位时,手臂处于中立位,用一根易穿骨的大针将先前穿过小结节的三根缝线端尽可能向外侧穿过截骨床的骨松质,深入肱二头肌间沟,从肱骨外侧皮质穿出,所有穿引线都要用新针导引,且所有的线都需夹紧但先不打结。有时需用捣棒或者木椎敲击针以完成穿线,褥式缝合后,缝线在小结节周围上下穿行。
- 小结节周围三根缝线夹紧后,将小结节向外牵拉固定在原位。此外,用一个锯齿状大夹钳将小结节牢牢固定住。

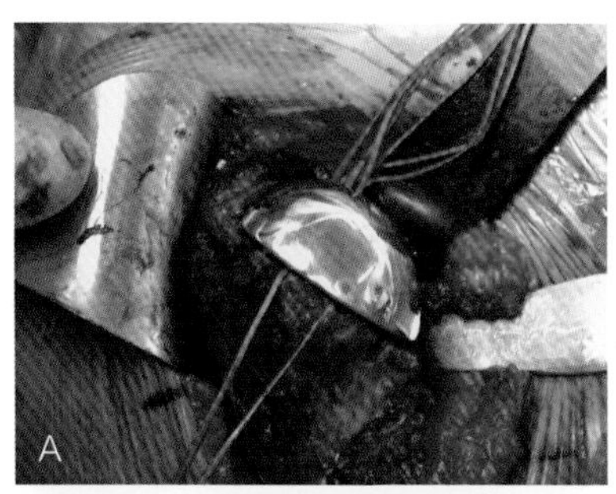

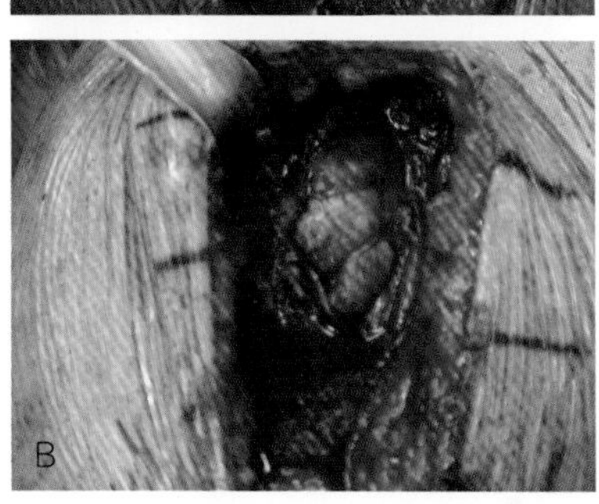

技术图7 A. 假体最终固定，去除多余骨赘。假体后方可见小结节骨块的3根缝线；放置于假体颈的缝线在假体头与干骺端之间。B. 在外侧肩袖间隙用边-边缝合修复小结节；截骨块上3根缝线在二头肌间沟处打结；内侧缝线绕过假体颈部，穿过骨-肌腱交界处缝合。

- 褥式缝线首先打结将小结节固定在位,防止其旋转或脱位。对于骨质疏松的患者,结可以打在一个小的盘状物、塑料套筒或纽扣上,然后,三根缝线先在中间打结,使得小结节和肩胛下肌修复稳固。之后,用一根1 mm不可吸收线在外侧缝闭肩袖间隙。
- 修复肩胛下肌时,应保留适当张力,便于指导术后康复中的被动活动(技术图7A)。
- 因此,截骨块通过以下3组缝线固定:
  - 小结节截骨块与截骨床之间的3根缝线。
  - 截骨块上部的肩袖间隙缝合缝线。
  - 假体到肩胛下肌腱-骨连接处的缝线(技术图7B)。
- 切口关闭方法与肱骨表面置换术相同。

肩胛下肌Z字成形术

- 预判是否需要行肩胛下肌Z字成形,须在进行小结节截骨和前关节囊松解之前。
- 显露完整的肩胛下肌腱,分离肩胛下肌和前关节囊之间间隙的方式同之前小结节截骨时的操作相同:即顺肌纤维方向纵向切开肩胛下肌下部,再从切口处先后使用Freer离器、小号Cobb骨膜剥离器和大号Cobb骨膜剥离器钝性彻底分离肩胛下肌和关节囊之间间隙。
- 切断肩胛下肌在肱骨头上的止点,注意不要破坏前关节囊的止点。然后,用3根1 mm涤纶缝线穿肩胛下肌肌腱固定(技术图8A)。

- 用钝头剥离器插入剩余的下部1 cm肩胛下肌与关节囊之间稍作分离,以放置Hohmann拉钩,这可在行下关节囊松解时拉开保护腋神经。
- 前关节囊在肩胛下肌腱下面从肩胛盂侧由外到内分离,以获得一个附着在肱骨头前方结实的袖套样组织(技术图8B、C)。
- 最后,用之前3根涤纶缝线缝合肩胛下肌腱和外侧固定在肱骨头的前关节囊组织,并打结固定,外旋可达约40°即可。

切口关闭

- 于三角肌深层放置引流,引流管从腋神经远端另造小切口引出。
- 逐层缝合皮下组织,可吸收缝线间断缝合,皮肤做连续皮内缝合。

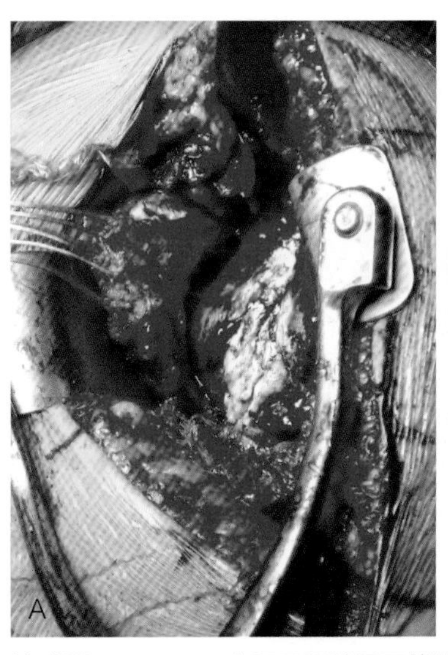

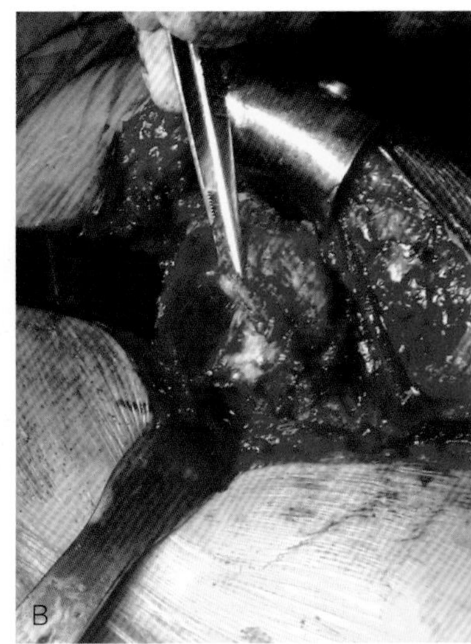

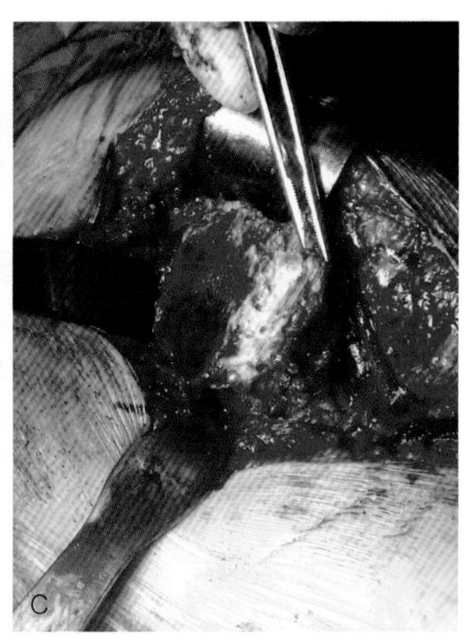

技术图8 A～C. 肩胛下肌腱尽可能从小结节处游离且与前关节囊分离(A),前关节囊从肩胛盂分离(B),并由此一直到肱骨头止点处尽可能游离,以获得最长的延展长度(C)。

要点与失误防范

影像学	• 放射学评估需包括定量肩胛盂形态、不对称磨损程度及骨量测定,这要求拍摄正确的腋位片,最好行CT扫描
病例选择	• 肩胛盂假体在年轻(<50岁)或运动量大的患者中应慎重使用
体位	• 在肱骨准备和肱骨假体安装时安全显露肱骨,需最大限度内收肱骨,故患者体位应避免受到手术台边缘干扰
肩胛盂显露	• 恰当的肩胛盂显露需要精确的肱骨头切除、骨赘切除和合适的关节囊切除和松解
肱骨准备	• 不要过度外旋或扩髓,这可导致假体周围骨折
神经处理	• 了解腋神经的位置,手术全程进行保护。避免联合腱的过度牵拉,尤其是肌皮神经接近喙突尖的情况下。任何情况下都应避免将上肢置于极限体位

术后处理

- 早期康复(6周)。
  - 术后6周的康复目标是最大范围被动活动,并促进肩胛下肌或小结节的愈合。
  - 应在术中确定肩关节安全活动范围,并防止肩胛下肌受到过大张力。
  - 术后第1天即开始肩关节被动活动。
  - 总的来说,不复杂的肩关节置换术允许被动上举140°、外旋40°;如果担心肩胛下肌修复,被动上举和外旋则降至130°和30°;如果肩胛下肌质量很差,被动上举应限制在不超过90°,禁止外旋。
  - 术后进行6周的被动活动,同时进行钟摆运动练习。
  - 在家时,术后1周至10天可取下支具,患肢可辅助日常活动。
- 手术6周后才允许主动上举90°以上。
- 中期康复(6～12周)。
    - 鼓励主动活动范围锻炼,开始被动牵张运动,进行肩袖肌、三角肌和肩胛骨稳定肌的力量锻炼。
    - 疼痛范围内的主动辅助活动可通过过顶滑轮和三脚拐杖进行。
    - 逐渐过渡到可忍受的关节主动活动。
    - 开始各平面的全范围拉伸运动,并逐步加强。
    - 主动活动达到最大时,开始用弹性阻力带行力量锻炼。
- 后期康复(12～24周)。
    - 肩袖肌、三角肌和肩胛骨稳定肌的力量锻炼贯穿整个后期康复。
    - 除了极限运动范围,患者可进行大多数日常活动。
    - 鼓励上肢力量锻炼和逐渐回归日常活动。
    - 虽然功能改善会持续1年,但从康复锻炼开始,前24周(6个月)功能改善最大。

预后

- 全肩关节置换术。
    - 许多研究结果表明,全肩关节置换术后能有效缓解疼痛,功能恢复良好。
    - 一些研究显示全肩关节置换术较半肩关节置换术能更好缓解疼痛,对部分患者,术后功能也更优。肩袖完整或可修复的患者,全肩关节置换术的15年假体存活率为84%～88%,20年假体存活率为81%[9,28,29]。
- 肩胛盂设计。
    - 相比于固定桩式肩胛盂假体,舟状肩胛盂假体在影像或临床假体松动发生率较低[32]。
    - 研究发现灌入部分骨水泥、内有成骨的桩式肩胛盂假体在短、中期随访中有较好的预后[35]。
- 伴后倾的全肩关节置换。
    - 肩胛盂中央磨锉是一项常用技术,常用于矫正<15°的倾斜角度[5,9,20]。
        - Gerber等[6]和Habermeyer等[10]研究发现在短期随访中没有任何患者术后发生向后半脱位。
        - 虽然没有显著临床差异性的研究报道,但研究显示没有充分矫正倾斜角度到15°之内会产生生物力学缺陷,发生骨溶解的概率增加[12]。
- 骨移植。
    - 很少在全肩置换中进行植骨,所以,相关的临床资料有限。一些系列报道研究显示:Sabesan等[26]研究发现使用阶梯式截骨移植骨块植骨的12例患者中有10例在短期随访中发生骨融合(2个再次手术);Steinmann和Cofield[30]研究发现较高比率的射线可透性(54%),临床结果不一(28例患者中,结果5例不满意,10例满意);Neer和Morrison[19]研究显示19例患者中有16例取得较满意结果而未再次手术;Hill和Norris[11]研究发现术后临床结果不一,仅有53%的患者植骨后肩关节稳定。
- 肩胛盂加强。
    - 阶梯状的肩胛盂加强部件相对较新,尚无相关的临床结果的报道。但是,生物力学方面的测试显示,相对于楔形设计,进行偏心力加载时,阶梯状肩胛盂加强部件设计有更好的牢固性和前向稳定性[14]。
    - 一个小型病例系列报道显示使用楔形设计的加强部件矫正4°倾斜角度的12例患者中,有7例术后发生交锁性向后半脱位以及各自有不同的临床结果,随后,该作者停止使用该类产品[24]。

并发症

- 据报道,肩关节置换术后的并发症发生率为12%～14.7%[1,4,36],有一个病例系列报道称并发症发生率随时间降低,这可能是由于假体松动只发生在一个病例中[4]。
- 并发症包括:
    - 肩关节不稳。
    - 肩袖撕裂。
    - 异位骨化。
    - 肩胛盂假体松动。
    - 术中骨折。
    - 神经损伤。
    - 感染。
    - 肱骨假体松动。

(陈杰波　徐才祺　译,王磊　审校)

参考文献

[1] Bohsali KI, Wirth MA, Rockwood CA Jr. Complications of total shoulder arthroplasty. J Bone Joint Surg Am 2006;88A:2279-2292.

[2] Boileau P, Walch G. The three-dimensional geometry of the proximal humerus: implications for surgical technique and prosthetic design. J Bone Joint Surg Br 1997;79:857-865.

[3] Caplan JL, Whitfield B, Neviaser RJ. Subscapularis function after primary tendon to tendon repair in patients after replacement arthroplasty of the shoulder. J Shoulder Elbow Surg 2009;18:193-198.

[4] Chin PY, Sperling JW, Cofield RH, et al. Complications of total shoulder arthroplasty: are they fewer or different? J Shoulder Elbow Surg 2006;15:19-22.

[5] Clavert P, Millett PJ, Warner JJ. Glenoid resurfacing: what are the limits to asymmetric reaming for posterior erosion? J Shoulder Elbow Surg 2007;16:843-848.

[6] Gerber C, Costouros JG, Sukthankar A, et al. Static posterior humeral head subluxation and total shoulder arthroplasty. J Shoulder Elbow Surg 2009;18(4):505-510.

[7] Gerber C, Yian EH, Pfirrmann CA, et al. Subscapularis muscle function and structure after total shoulder replacement with lesser tuberosity osteotomy and repair. J Bone Joint Surg Am 2005;87A:1739-1745.

[8] Gill DR, Cofield RH, Rowland C. The anteromedial approach for shoulder arthroplasty: the importance of the anterior deltoid. J Shoulder Elbow Surg 2004;13:532-537.

[9] Gillespie R, Lyons R Lazarus M. Eccentric reaming in total shoulder arthroplasty: a cadaveric study. Orthopedics 2009;32(1):21.

[10] Habermeyer P, Magosch P, Lichtenberg S. Recentering the humeral head for glenoid deficiency in total shoulder arthroplasty. Clin Orthop Relat Res 2007;457:124-132.

[11] Hill JM, Norris TR. Long-term results of total shoulder arthroplasty following bone-grafting of the glenoid. J Bone Joint Surg Am 2001;83-A(6):877-883.

[12] Ho JC, Sabesan VJ, Iannotti JP. Glenoid component retroversion is associated with osteolysis. J Bone Joint Surg Am 2013;95(12):e82.

[13] Iannotti JP, Gabriel JP, Schneck SL, et al. The normal glenohumeral relationships: an anatomical study of one hundred and forty shoulders. J Bone Joint Surg Am 1992;74A:491-500.

[14] Iannotti JP, Lappin KE, Klotz CL, et al. Liftoff resistance of augmented glenoid components during cyclic fatigue loading in the posterior-superior direction. J Shoulder Elbow Surg 2013;22(11):1530-1536.

[15] Lapner PL, Sabri E, Rakhra K, et al. Comparison of lesser tuberosity osteotomy to subscapularis peel in shoulder peel in shoulder arthroplasty: a randomized controlled trial. J Bone Joint Surg Am 2012;94(4):2239-2246.

[16] Lapner PL, Sabri E, Rakhra K, et al. Healing rates and subscapularis fatty infiltration after lesser tuberosity osteotomy versus subscapularis peel for exposure during shoulder arthroplasty. J Shoulder Elbow Surg 2013;22(3):396-402.

[17] MacKenzie D. The antero-superior exposure for total shoulder replacement. Orthop Traumatol 1993;2:71-77.

[18] Neer CS. Replacement arthroplasty for glenohumeral osteoarthritis. J Bone Joint Surg Am 1974;56A:1-13.

[19] Neer CS II, Morrison DS. Glenoid bone-grafting in total shoulder arthroplasty. J Bone Joint Surg Am 1988;70(8):1154-1162.

[20] Nowak DD, Bahu MJ, Gardner TR, et al. Simulation of surgical glenoid resurfacing using three-dimensional computed tomography of the arthritic glenohumeral joint: the amount of glenoid retroversion that can be corrected. J Shoulder Elbow Surg 2009;18(5):680-688.

[21] Pearl ML, Volk AG. Coronal plane geometry of the proximal humerus relevant to prosthetic arthroplasty. J Shoulder Elbow Surg 1996;5:320-326.

[22] Qureshi S, Hsiao A, Klug RA, et al. Subscapularis function after total shoulder replacement: results with lesser tuberosity osteotomy. J Shoulder Elbow Surg 2008;17:68-72.

[23] Redfern TR, Wallace WA, Beddow FH. Clavicular osteotomy in shoulder arthroplasty. Int Orthop 1989;13:61-63.

[24] Rice RS, Sperling JW, Miletti J, et al. Augmented glenoid component for bone deficiency in shoulder arthroplasty. Clin Orthop Relat Res 2008;466(3):579-583.

[25] Rodnan G, Schumacher H, Zvaifler N. Rheumatoid arthritis. In Rodnan GP, Schumacher H, Zvaifler N, eds. Primer on the Rheumatic Diseases. Atlanta: Arthritis Foundation, 1983:38-48.

[26] Sabesan V, Callanan M, Ho J, et al. Clinical and radiographic outcomes of total shoulder arthroplasty with bone graft for osteoarthritis with severe glenoid bone loss. J Bone Joint Surg Am 2013;95(14):1290-1296.

[27] Scalise JJ, Ciccone J, Iannotti JP. Clinical, radiographic, and ultrasonographic comparison of subscapularis tenotomy and lesser tuberosity osteotomy for total shoulder arthroplasty. J Bone Joint Surg Am 2010;92(7):1627-1634.

[28] Singh JA, Sperling JW, Cofield RH. Revision surgery following total shoulder arthroplasty: analysis of 2588 shoulders over three decades(1976 to 2008). J Bone Joint Surg Br 2011;93:1513-1517.

[29] Sperling JW, Cofield RH, Rowland CM. Neer hemiarthroplasty and Neer total shoulder arthroplasty in patients fifty years old or less: long-term results. J Bone Joint Surg Am 1998;80:464-473.

[30] Steinmann SP, Cofield RH. Bone grafting for glenoid deficiency in total shoulder replacement. J Shoulder Elbow Surg 2000;9(5):361-367.

[31] Thomas BJ, Amstutz HC, Cracchiolo A. Shoulder arthroplasty for rheumatoid arthritis. Clin Orthop Relat Res 1991;265:125-128.

[32] Vavken P, Sadoghi P, von Keudell A, et al. Rates of radiolucency and loosening after total shoulder arthroplasty with pegged or keeled glenoid components. J Bone Joint Surg Br 2013;95(13):215-221.

[33] Walch G, Badet R, Boulahia A, et al. Morphologic study of the glenoid in primary glenohumeral osteoarthritis. J Arthroplasty 1999;14(6):756-760.

[34] Walch G, Young AA, Boileau P, et al. Patterns of loosening of polyethylene keeled glenoid components after shoulder arthroplasty for primary osteoarthritis: results of a multicenter study with more than five years of follow-up. J Bone Joint Surg Am 2012;94(2):145-150.

[35] Wirth MA, Loredo R, Garcia G, et al. Total shoulder arthroplasty with an all-polyethylene pegged bone-ingrowth glenoid component: a clinical and radiographic outcome study. J Bone Joint Surg Am 2012;94(3):260-267. doi:10.2106/JBJS.J.01400.

[36] Wirth MA, Rockwood CA Jr. Complications of shoulder arthroplasty. Clin Orthop Relat Res 1994;307:47-69.

第41章 半肩关节置换和反肩关节置换治疗合并不可修复性肩袖损伤的肩关节炎

Hemiarthroplasty and Reverse Shoulder Arthroplasty for Glenohumeral Arthritis with an Irreparable Rotator Cuff

Scott P. Stephens, Steven B. Lippitt, Ryan T. Bicknell, and Michael A. Wirth

定义

- 盂肱关节炎是指关节软骨及关节间隙丢失，常常伴随着骨赘和囊肿形成、骨侵蚀和软组织挛缩。
- 退变、炎症性病变、创伤、肩袖损伤，或者是多因素导致该疾病的发生，常常有不同程度的功能丧失和疼痛，并显著影响患者的生活质量。
- 肩袖肌腱撕裂随着年龄增长而增多，可以是独立发生的，也可以是盂肱关节退变的进行性结果。但是关节炎的病因学研究可以帮助我们更好地了解肩袖的全貌。
- 肩袖撕裂关节病（RCTA）描述了盂肱关节炎独特的进展，这些患者有持续的巨大肩袖肌腱撕裂和肱骨向头侧迁移的特征性退行性变化[10]。
- 尽管不可修复的肩袖撕裂多是与RCTA相关，但是类风湿关节炎及骨关节炎中也会引起，只是累及肌腱的程度和质量可能有所不同。
- 最初的手术治疗包括全肩关节置换，但是由于反常的接触应力而导致关节盂松动的发生率较高，后来，半肩关节置换变成更多术者倾向的选择[1,5,6,11]。
- 反肩关节置换（RTSA）的发展扩展了假体的选择，并使术者有能力处理关节盂持续恶化和肩袖功能丧失的患者[2,4]。
- 处理这种情况的关键是要认知盂肱关节炎的独特性和理解传统全肩置换导致不良结果的病理生理学。
- 确定患者的生理年龄、活动水平和患者手术干预的预期（改善功能，缓解疼痛，维持稳定）也是必不可少的。

解剖

- 盂肱关节依赖于关节腔负压、关节面的几何形态、盂唇、关节囊韧带这些静力平衡装置与肩袖肌肉、三角肌、胸大肌、背阔肌这些动态平衡装置的结合[3,7,9,13]。
- 肩袖是一个肌腱复合体，由肩胛下肌、冈上肌、冈下肌和小圆肌组成，并依附在关节面外侧的结节上。
- 尽管静力和动力平衡装置都影响肩关节的稳定性，但在整个运动范围内，肩袖肌的力偶平衡作用在维持肱骨头始终居中在关节盂窝内和稳定肱骨头中起着重要作用。这些肌腱损伤会导致盂肱关节球窝挤压机制的失效，也是肩袖关节病进展的关键步骤。
- 即使肱骨未向头侧迁移，这些结构受损也会折损传统肩关节置换的寿命，加速功能受损和疼痛恶化。
- 三角肌起源于锁骨外侧、肩峰和肩胛冈，止于肱骨三角肌粗隆，受腋神经支配。三角肌是支配上臂抬起最主要的肌肉，尤其是在肩袖功能障碍后。
- 当失去软组织限制后，盂肱关节周围的骨性组织也会受到严重影响，尤其是由肩峰、喙突和喙肩韧带组成的喙肩弓。
- 肩袖提供的凹面压力的丢失更加强调了这些结构的作用。三角肌主动牵拉使肱骨头朝向肩峰，最终失去喙肩韧带的静力限制，逐渐导致喙突和肩峰的移位[14]。

发病机制

- Neer在20世纪80年代初首次提出肩袖撕裂关节病的概念，描述了许多症状，包括肩袖功能不全、肱骨头向上迁移、盂肱关节炎和潜在的骨结构改变（包括肩峰下假关节形成和肱骨近端改变）[10]。
- 进行性退行性变、创伤或者多因素会引起肩袖撕裂。多肌腱的慢性回缩性撕裂是疾病进展的初始步骤。
- 尽管多肩袖肌腱受损是进展为RCTA所必需的，但并非所有肩袖撕裂的患者都会进展为关节炎。
- 各种各样的理论被提出，来解释为什么只有部分患者在失去肩袖功能后会进展为关节炎。理论包括滑液流失后的营养丢失、软骨细胞废用性变性、不正常的物理应力、钙磷结晶或软骨碎片的蓄积。但是具体的机制并不明确，有可能同时涉及生物和力学因素。
- 失稳定导致肱骨头在三角肌的牵拉下向上迁移，直到肩峰下机械磨损和关节盂上缘偏心应力。
- 相同情况下，迁移会减小三角肌肉的张力，改变力臂，降低上臂抬高的功能。

- 因此，完整的喙肩弓成为裸露的肱骨头上方主要的稳定结构。
- 肱骨头持续的磨损或者肩峰成形术中喙肩韧带的切除都会导致喙肩弓受累。
- 喙肩弓受损加上严重的肩袖缺损，使得三角肌收缩时可导致肱骨头前上不稳定。
- 肱骨头前上的不稳定或滑脱消除了三角肌抬高手臂所需的支点，导致了盂肱关节球窝机制的丧失。
- 肩袖肌肉受损导致球窝机制的失效，功能完好的三角肌无法举起手臂，这被称为假性麻痹，其表现为盂肱关节不能主动抬高超过90°。

自然病程

- 肩袖肌腱撕裂由多种病因造成。随访研究发现保守治疗患者的肌腱撕裂，肌肉萎缩和功能减退引起的疼痛都会持续加重[14,16]。
- 骨关节炎、缺血性坏死和类风湿关节炎导致盂肱关节退变的患者往往保有完整的肩袖，尽管肩袖可能变薄。这些患者功能的丢失主要是因为退行性改变引起的疼痛，由于患肩主动活动减少，肩袖得到了保护。
- 对于伴有持续性不可修复肩袖撕裂和已经发展为RCTA的患者，整个肩袖、关节软骨和喙肩弓都特征性地发生进行性退变。
- 一些研究尝试对RCTA患者进行保守治疗随访，结果发现肩袖撕裂加剧、脂肪浸润、头部迁移和盂肱关节炎加重。
- 随着疾病进展，根据喙肩弓的完整性，关节盂前上方会发生不同程度的骨质侵蚀。头部迁移也会导致肩峰的侵蚀，这有可能会导致反肩置换后三角肌张力增高和肩峰骨折。
- 进展性的迁移和退变会导致疼痛、僵硬和功能丢失加重，以及潜在的肱骨头前上方不稳。

病史和体格检查

- 患者主诉可能是导致退变的急性病变，或者是慢性进展的功能下降和疼痛(分别对应“撕裂”和“磨损”)。
- 肩袖缺损引起功能受限，或者骨性侵蚀改变肩关节动力学和稳定性，都会导致患者的运动范围减小。
- 体格检查通常发现肱骨头和肩峰之间的活动性疼痛和骨擦音。
- 由于肩袖完整性的丧失，患者可以有滑膜液渗出引起的巨大肩峰下积液。
- 仔细评估肩袖：
  - 可以通过不能从侧面外展上臂以及垂臂试验阳性来评估冈上肌功能。
  - 可以通过抬离试验、压腹试验、熊抱试验阳性来测试内旋力量减弱，以评估肩胛下肌功能，前方稳定性的问题可能影响内植物的选择。
  - 可以通过内收位外旋受限和Lag征阳性来评估冈下肌功能；通过外展位外旋受限和Hornblower试验阳性来评估小圆肌功能。另外，重要的是要排除这些肌肉的功能障碍，这些功能障碍可能会损害结果，并在手术过程中需要进行软组织转移，以最大限度地提高患者伸手触摸头部的能力。
- 评估三角肌功能也很重要，特别是对于有脱位、创伤史或可能伴有腋神经损伤手术史的患者。这可能需要进一步的神经功能检查来证明其完整性。腋神经功能不全会严重影响患者的预后，因此需要确定后方可进行反肩关节置换。
- 患肩还可因失去动力限制而不稳定，应该评估趋势。嘱患者前臂内收位时收缩三角肌，注意近端向肩峰的迁移和撞击(图1A、B)。
- 若喙肩弓损伤，则在三角肌收缩过程中，肱骨近端可以在肩峰和喙突之间的皮下移动。这被称为肱骨头前上脱出(图1C、D)。

影像学和其他诊断性检查

- 初始诊断需要拍摄两个位面的X线片，包括肩胛骨前后位和腋位。肩关节前后位片，肱骨内外旋时盂肱关节的前后位片和肩胛骨Y位片也可能有助于诊断。
- X线片可以看到关节炎过程中的典型特征，例如关节间隙的丧失、骨赘的形成、囊性变以及骨质的丢失。
- 另外，X线片可以提供病因的线索，例如骨关节炎，类风湿性关节炎，缺血性坏死，肱骨近端骨折史或RCTA。
- RCTA有典型的X线影像学表现。
  - 前后位片。
    - 肩峰-肱骨间距缩小，通常<6 mm。
    - 关节盂上缘和前缘磨损。
    - 肩峰侵蚀导致“髋臼化”(图2A、B)。
    - 肱骨近端“股骨头化”(即大、小结节变圆)。

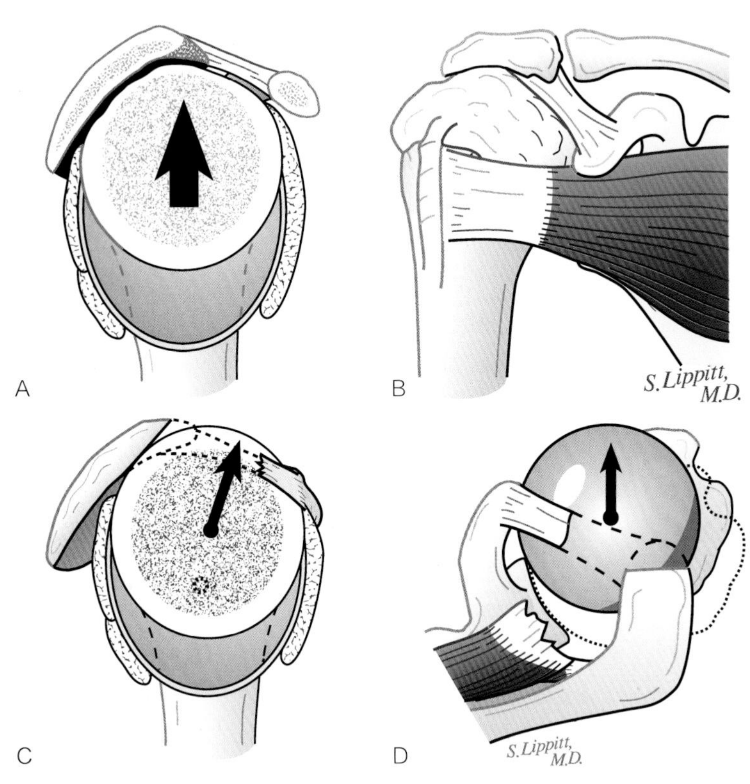

图1　A、B. 肩袖损伤关节病（cuff tear arthropathy, CTA）的典型表现包括肱骨头向上移位、肱骨头“股骨头化”和喙肩弓“髋臼化”。这种情况下，可以考虑行传统半肩关节置换术，使用特殊的CTA肱骨头。C、D. 手术切除喙肩弓后出现肱骨头前上脱出。这种情况下，传统的肩关节置换术不能提供足够的稳定性，可考虑Delta假体或反肩关节假体（版权：Steven B. Lippitt, MD）。

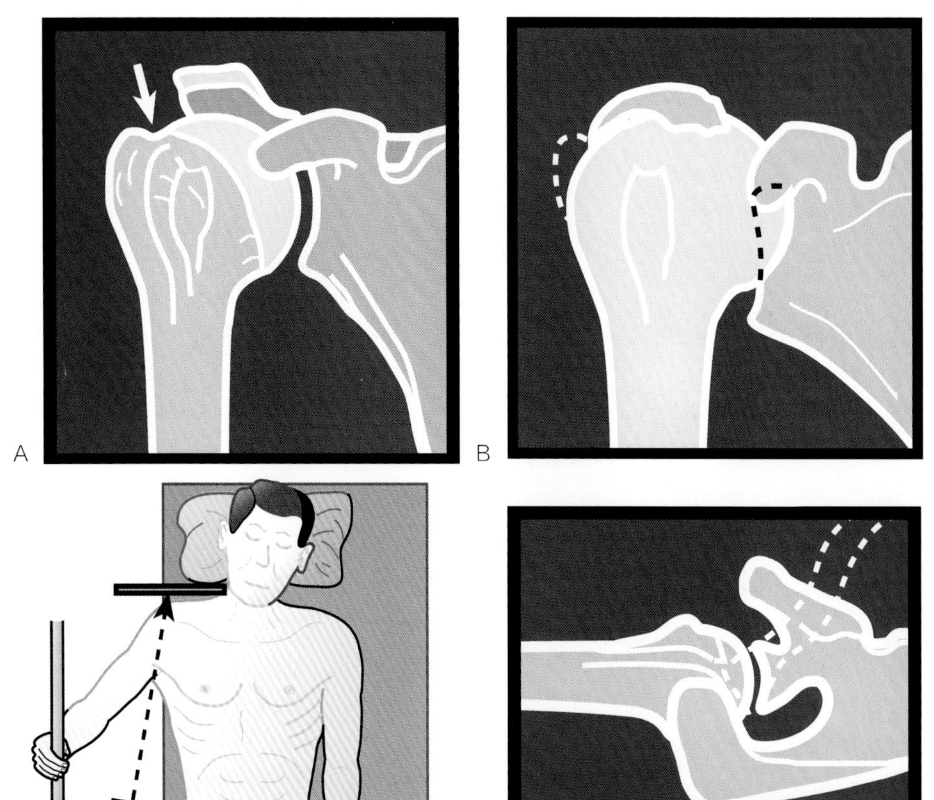

图2　A. 肩胛骨前后位片显示正常肩胛盂和正常头-盂关系。B. 肩胛骨前后位片显肩胛盂上部磨损，肱骨头向上移位。肱骨近端“股骨头化”和喙肩弓“髋臼化”。C、D. 正确的腋窝位能显示肩胛盂前方、后方或内侧磨损（版权：Steven B. Lippitt, MD）。

  - ○ 腋位片。
    - – 肱骨方向和角度不稳。
    - – 肩胛盂内侧的磨损程度,和可供重建肩胛盂的骨量。
    - – 关节盂的形态和前后方的磨损情况。
- CT评估:
  - ○ 肱骨、关节盂和肩峰的骨性结构。
  - ○ 关节盂骨量。
  - ○ 关节盂的形态和盂肱关系。
  - ○ 先前肩袖修复的内植物。
- MRI评估:
  - ○ 软组织及肩袖肌腱的完整性,尤其是炎症性关节炎的患者。
  - ○ 肩袖回缩和肌腹的脂肪浸润,这可能预示着肌腱的不可修复性。

鉴别诊断

- 化脓性关节炎。
- 骨关节炎。
- 炎症性关节病。
- 神经营养性关节病(Charcot关节病)。
- 晶体性关节病。
- 肩胛上神经卡压综合征。
- 颈椎病变。

非手术治疗

- 不可修复的肩袖损伤合并盂肱关节炎通常源于慢性过程,可以尝试采用非手术方式来减轻疼痛并改善功能。是否选择非手术治疗取决于患者的整体生理健康状况。
- 非手术治疗方式包括使用抗炎药、可的松注射和物理疗法。
- 物理治疗应着重于无痛范围内运动,而不会引起更多的炎症和疼痛,这可能会导致功能进一步丧失。计划应集中于加强三角肌、剩余的肩袖以及肩周围肌肉的力量,以补偿肩袖功能的受损。
- 若可能不可避免地需要手术干预,应限制可的松的注射。因为这可能导致剩余的肩袖进一步损伤,增加感染的风险。

手术治疗

术前计划

- 手术干预的类型应考虑包括患者年龄、原有疾病、疼痛、功能水平、日常生活活动以及患者的依从性和期望。
- 体格检查尤其要注意肩袖的完整性和稳定性以及关节炎的病因,有助于确定可以最大程度提高患者预后的假体类型(表1)。
- 术前应进行X线片和CT扫描检查,以确定关节盂骨质量、关节盂形态和畸形,并确定是否需要植骨。
- 影像学也可以识别出可能阻止肱骨干假体通过的任何潜在畸形。通过前后位X线片可以模拟估算出肱骨组件的大小和合适度(图3)。
- 如果体格检查不能确定功能丧失是生理性的还是疼痛性关节炎进展的结果,则MRI对肩袖的评估就很有价值,尤其是对骨关节炎和类风湿关节炎患者。
- 进行半肩关节置换术和反肩关节置换术时,患者必须抱有现实的期望,并在知晓麻醉并发症、感染、神经血管损伤、持续性疼痛、僵硬、无力、骨折、不稳定、部件松动和磨损等风险后同意。
- 半肩关节置换术的适应证如下:
  - ○ 肩袖不可修复。
  - ○ 完整的三角肌。
  - ○ 肱骨头迁移能在肩峰下方稳定。
  - ○ 患肩主动前举>90°。
  - ○ 主诉是疼痛。
  - ○ 降低手术风险。
  - ○ 肩胛下肌足够。
  - ○ 年轻、运动多的患者。
- 反肩关节置换的适应证如下:
  - ○ 肩袖无法修复。
  - ○ 完整的三角肌。
  - ○ 肱骨头不稳定,喙肩弓功能不全。
  - ○ 关节盂严重磨损。
  - ○ 患者主动前举<90°,肱骨头前上脱出(假性麻痹)。
  - ○ 年龄较大、运动较少的患者。
  - ○ 了解增加的手术风险。
  - ○ 肩胛下肌缺损。
- 术前使用抗生素。
- 如果患者曾经接受过手术,并且手术计划包括了新假体翻修,则应考虑术中冰冻切片分析。

体位

- 可以使用Mayfield或McConnell(McConnell Orthopedic Mfg.Co., Greenville, TX)头枕,将患者置于沙滩椅位或半坐卧位(semi-Fowler recumbent position)。
- 患者置于手术床边,允许手臂内收和伸展,可以安全地

表1　关节炎和不可修复肩袖损伤的类型及其特征

盂肱关节表面	肩袖	盂肱关节力线关系	主动上举	喙肩弓	前上脱出	三角肌	手术意义
关节炎	冈上肌不可修复	盂肱关节力线正常	>90°，但力量减弱	完整	无	完整	考虑传统半肩或全肩关节置换术
关节炎	冈上肌不可修复	肱骨头上移但肩峰-肱骨稳定	>90°，但力量减弱	完整	无	完整	考虑传统或特殊的(如CTA)半肩关节换术
关节炎	冈上肌和冈下肌不可修复	肱骨头上移且肩峰-肱骨不稳定	<45°	破坏	有	完整	考虑Delta或反肩关节置换术
关节炎	冈上肌和冈下肌不可修复	肱骨头上移且肩峰-肱骨不稳定	<45°	破坏	有	严重损伤	考虑保守治疗，切除成形术或者关节融合
假体失败	冈上肌和冈下肌不可修复	肱骨头上移且肩峰-肱骨不稳定	<45°	破坏	有	完整	考虑反肩关节置换

注：CTA（cuff tear arthropathy）：肩袖撕裂关节病。

进入肱骨髓腔。垫枕置于肩胛骨内侧缘下，帮助肩胛骨前倾和关节盂暴露。

- 铺巾并最大限度地暴露手术肢体，同时方便麻醉。
- 可调节的机械手臂支架或带衬垫的Mayo支架可用于协助在手术过程中将手臂保持在所需的位置。

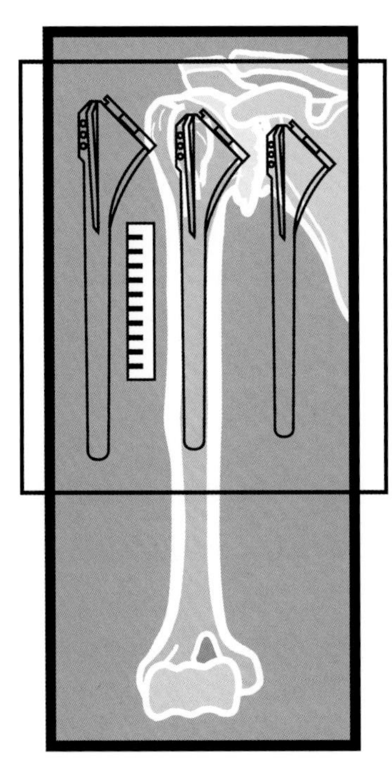

图3　相对于X射线束手臂外旋30°时所获得的放大的肱骨模板图（版权：Steven B. Lippitt, MD）。

入路

- 最常见的入路是经胸三角肌间隙进入盂肱关节，也有人使用上外侧经三角肌入路。笔者偏向于采用胸三角肌入路，因为它可以重现并且不会破坏三角肌止点，在需要外侧通路，尤其是在翻修的时候，还可以向前外侧延伸。应保留喙肩韧带，因为在巨大肩袖撕裂的情况下，喙肩弓缺损可能会导致前上方的脱出。该入路将用于本章中描述的所有外科手术。
- 肩胛下肌可以通过不同的技术松解，包括腱切断术、肩胛下肌剥离术或者小结节截骨术。笔者偏向于进行肩胛下肌剥离术，然后再通过钻孔和2号线，使其重新附着到小结节上。
- 360°松解肩胛下肌，确保分离并结扎旋肱前动静脉。使肩胛下肌的长度最大化并从喙突下界面剥离，标记肌腱以便后期修复。肩胛下肌前下缘辨认腋神经并加以保护。
- 若肱二头肌腱存在，用2号不可吸收线将其固定在胸大肌上缘。
- 辨认肩袖撕裂情况，并证实其无法修复，若还有剩余的肩袖肌腱存在，标记出来以便后期重新恢复其附着。
- 置入关节盂假体时，要对瘢痕组织和关节囊进行彻底的清创，以使关节盂完全暴露。
- 不可修复肩袖撕裂和盂肱关节炎患者的假体选择如下：
  - 解剖型关节置换术。
    - 使用传统假体的半肩关节置换术。

- 使用特殊肱骨头假体的半肩关节置换术（如Delta CTA，Depuy, Inc., Warsaw, IN）。
○ 反肩关节置换术。

- 放置假体时，肩袖肌腱的丢失会产生死腔，并可能形成血肿。完成手术后，将一个引流管放置在三角肌平面下方，并在三角肌止点正前方穿出侧臂。
- 若需要关闭胸三角肌间隙，常规关闭皮下和皮肤切口。
- 干燥无菌敷料覆盖并悬吊。

传统半肩关节置换和特殊半肩关节置换

切口和入路

- 采用胸三角肌入路。
- 评估肩袖并确定其无法修复。
- 应特别注意关节盂软骨，并决定其退行性改变是否需要不同的假体而不是半肩关节置换。

肱骨侧处理和假体测量

- 肱骨的术前评估有助于确定假体的尺寸和肱骨头切除的水平。
- 逐级扩髓，一旦与髓腔内皮质有咬合感即停止（技术图1A）。
- 于外旋30°，并与肱骨干长轴成45°的位置切除肱骨头（技术图1B）。
- 另一种替代技术是使用截骨模板来确定肱骨的解剖颈，从而确定颈干角和肱骨头后倾，确保去除周围的骨赘。截骨角度用电灼标记。使用牵开器保护软组织结构，切除肱骨头。
- 测量肱骨头的高度和曲率半径（技术图1C）。
- 切除的肱骨头可以颗粒化，行髓腔内加压植骨，有利于提高骨量并增加假体的固定（技术图1D）。

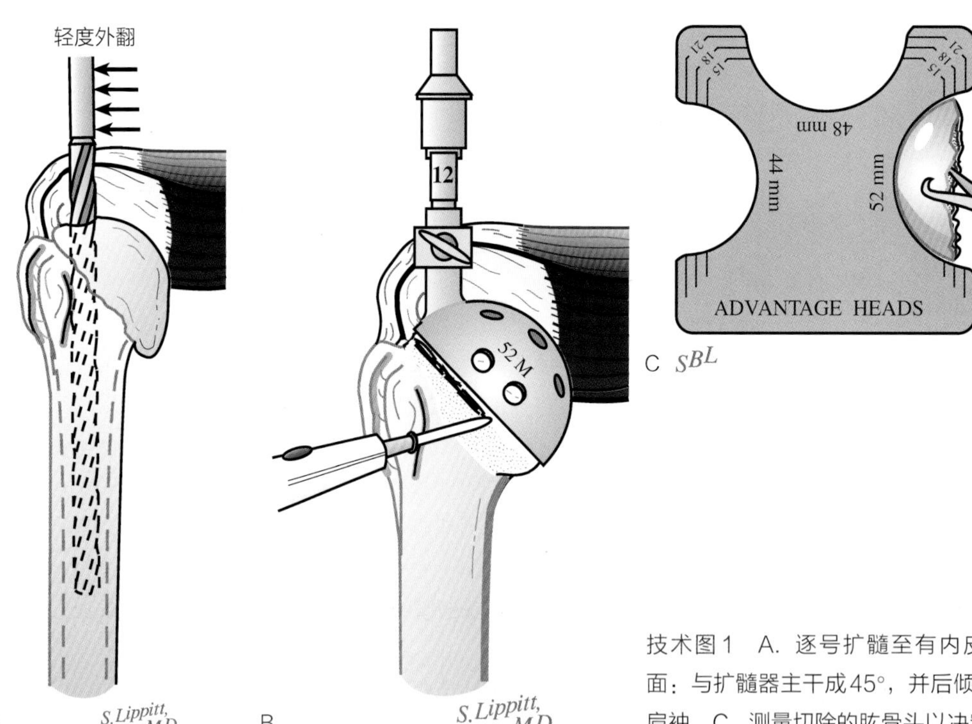

技术图1　A. 逐号扩髓至有内皮质咬合感。B. 标记截骨面：与扩髓器主干成45°，并后倾30°。截骨时密切注意保护肩袖。C. 测量切除的肱骨头以决定肱骨头曲率半径和高度。

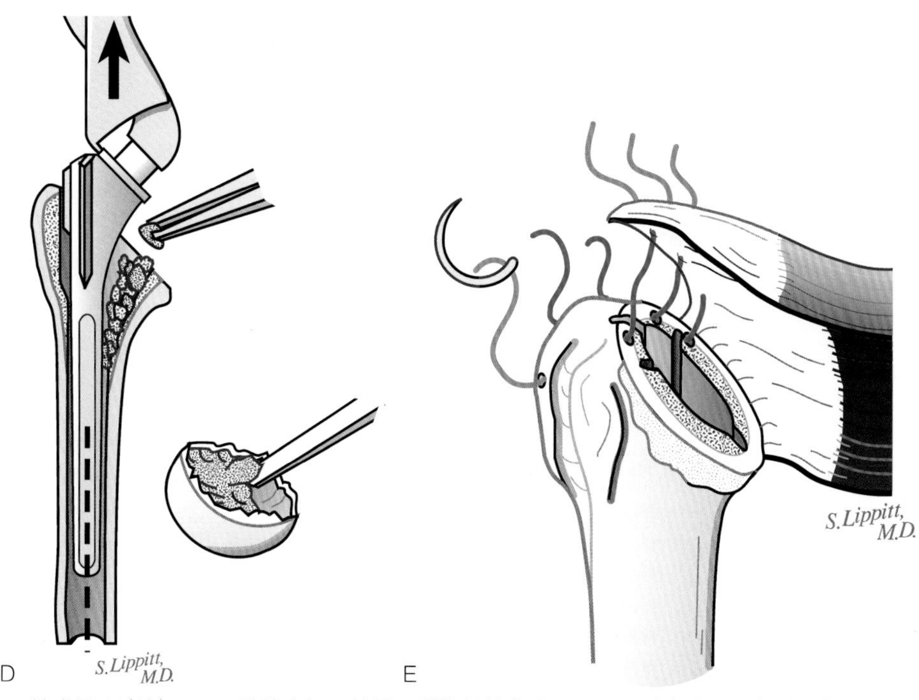

技术图1（续） D. 髓腔内加压植骨可以使假体牢固压配而不影响肱骨干皮质强度。E. 部分修复肩袖，固定至肱骨截骨面边缘（版权：Steven B. Lippitt, MD）。

假体植入

- 植入试模假体后，将患肢上举时可能撞击喙肩弓的大结节突出的部分切除(技术图2A、B)。
- 考虑使用特殊肱骨头(如CTA肱骨头)覆盖大结节区域，与肩峰下表面的弧度更契合(技术图2C)。
- 置入试模后，确保假体允许肩胛下肌外旋40°，后抽屉试验时向后移位50%，以及上臂外展90°时可内旋60°(技术图2D～G)。
- 最后，组装假体并植入髓腔。
- 2号不可吸收线置入预先的钻孔内来重建肩胛下肌止点(技术图2H)。

最后修整和切口闭合

- 确保肱骨近端在喙肩弓下方平滑通过。如果发生碰撞，修整肱骨端，保留喙肩弓完整。
- 修复肩胛下肌。
- 放置引流管。
- 如之前所述关闭切口。
- 干燥无菌敷料包扎和悬吊。

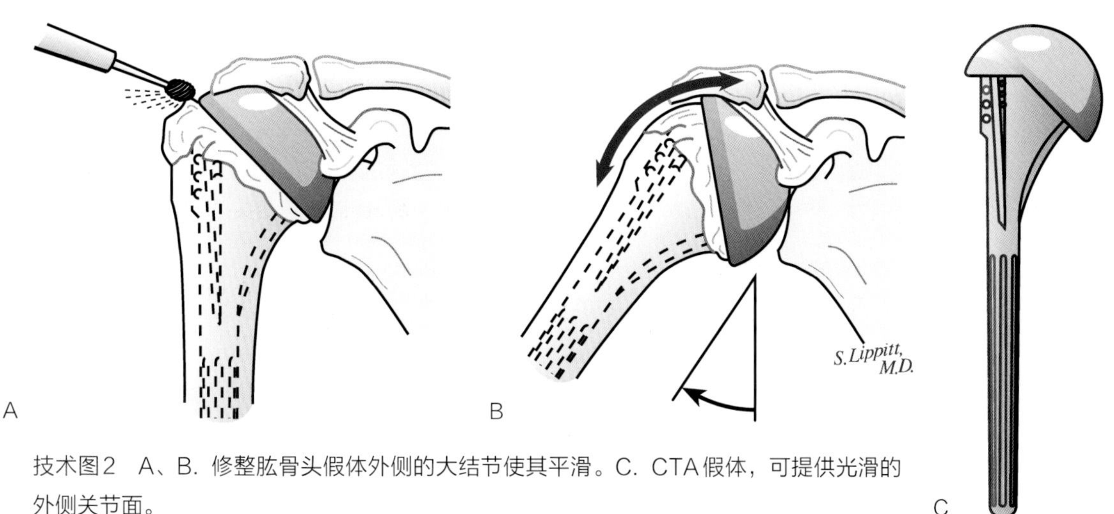

技术图2 A、B. 修整肱骨头假体外侧的大结节使其平滑。C. CTA假体，可提供光滑的外侧关节面。

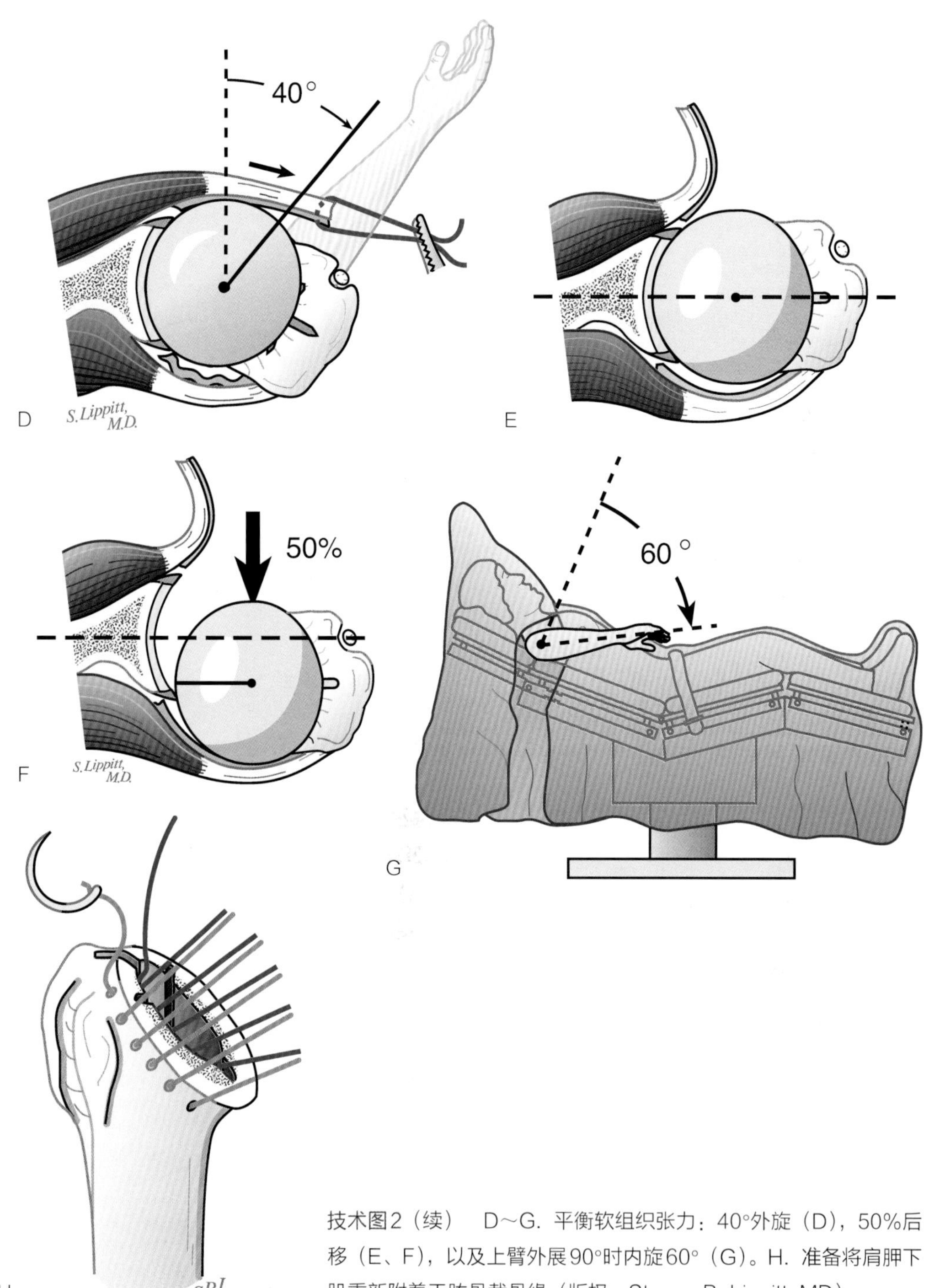

技术图2（续） D～G. 平衡软组织张力：40°外旋（D），50%后移（E、F），以及上臂外展90°时内旋60°（G）。H. 准备将肩胛下肌重新附着于肱骨截骨缘（版权：Steven B. Lippitt, MD）。

反肩关节置换

切口和入路

- 评估术前X线片和CT扫描，以确保有足够的关节盂骨量并确定可以将合适的螺钉置入到本体骨内。
- 做三角肌胸大肌切口。
- 松解肱骨肩胛骨活动界面之间的粘连组织并去除滑囊，保护三角肌、肩峰和残留的肩袖组织。
- 确认肩袖损伤已不可修复，切除无用的肌腱组织。
- 松解肩胛下肌和关节囊，尽量保留肌腱长度。
- 术中保护好腋神经。

肱骨侧准备

- 将肱骨切除导向柄插入肱骨的上半部，通常在结节间沟的后外侧，以确保能够进入髓腔（技术图3A）。
- 于后倾0°的位置切除肱骨头，从大结节的上端水平开始（技术图3B）。

肩胛盂侧处理

- 保护腋神经的情况下，松解关节盂周围的关节囊并确保关节盂的完全暴露。此步骤可以松解肱三头肌长头。
- 从关节盂上切除盂唇、剩余的软骨和骨赘。
- 注意骨缺损情况，如需要可以植骨。
- 在肩胛盂后缘前方13 mm处和下缘上方19 mm处做一标记，或者是关节盂轴线交界处后下方的一个大概的点。导针的位置也可以通过金属基座定位器来确定（技术图4A）。
- 在该标记点处钻入导针（技术图4B）。
- 金属基座应位于关节盂的下缘，并且向关节盂平面倾斜约10°[12]。
- 金属基座的边缘与肩胛骨腋缘平齐后，去除金属基座，使用阶梯钻头钻出中央孔（技术图4C）。
- 修整打磨关节盂表面，使其与基座背面保持一致，但要尽量少地去除软骨下骨。维持磨锉柄与关节盂表面垂直（技术图4D）。
- 手动磨锉去除任何残留的软骨或者保持各个方向的关节面平整（技术图4E）。

金属基座的安装

- 将金属基座的固定栓插入中央孔。
- 触摸肩胛骨和肩胛颈的前面，确定下方螺钉置入的轨迹（技术图5A）。
    - 下方锁定螺钉通常定位于垂直关节盂的面。
    - 钻孔要慢慢前进，并反复确认是在骨内。
    - 皮质穿孔以额外固定。
    - 至少钻36 mm深的骨孔。
        - 如果深度不足36 mm，应重新定向或者调整金属基座，保证足够长的螺钉置入。

螺钉固定

- 下方螺钉置入后，注意其他螺钉的置入点。
- 然后，置入上方螺钉，朝向前上方的喙突基底部。用相同的技术钻孔并置入上方螺钉（技术图5B）。
- 然后，前后方向的螺钉可使用锁定或非锁定螺钉，从中央栓位置保持会聚或者平行的模式向可靠的骨块置入。同时要注意关节盂在横向平面上呈漏斗形，并且会迅速向内变窄。
- 前方螺钉可以通过触摸前方肩胛颈的位置来定位导向。
- 钻孔置入后方螺钉。
- 评估金属基座固定情况，并保证其与原关节盂同心置入（技术图6A）。
- 在金属基座上插入肩胛球头试模（技术图6B）。

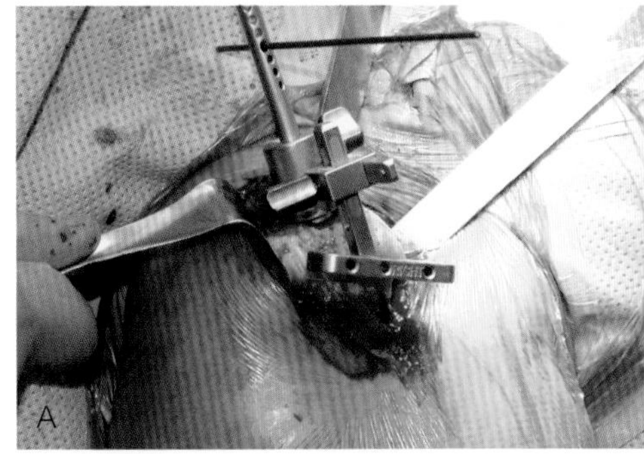

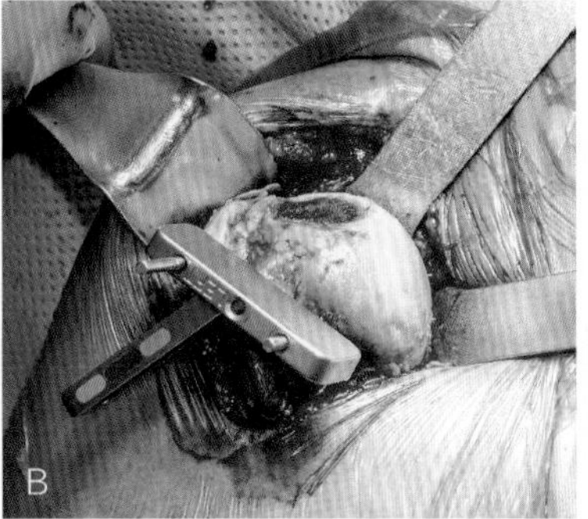

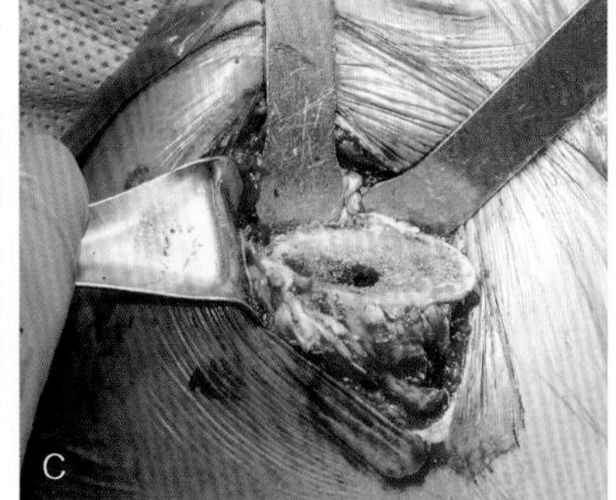

技术图3　A、B. 插入肱骨截骨导向器，以0°后倾角切除肱骨头。C. 清除骨赘后切除肱骨头（版权：Michael A. Wirth, MD）。

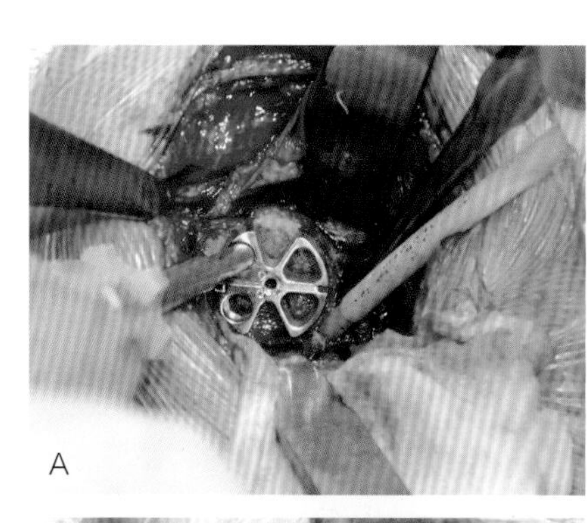
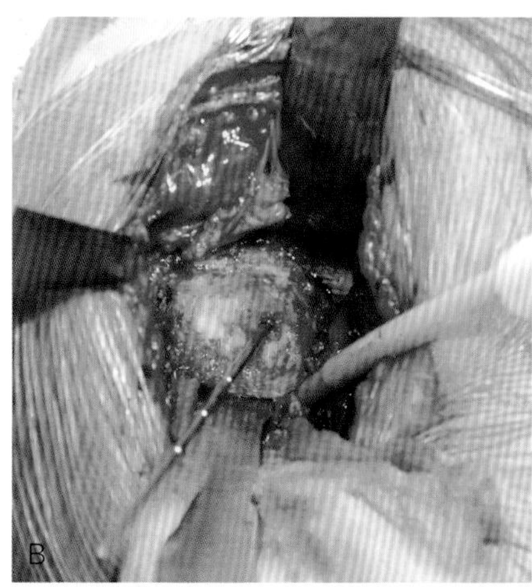
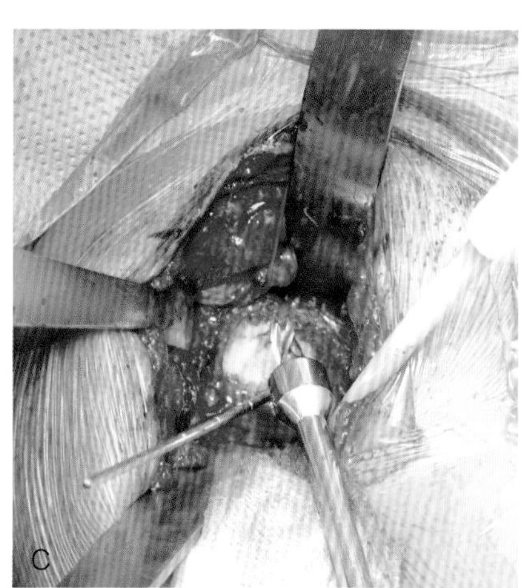
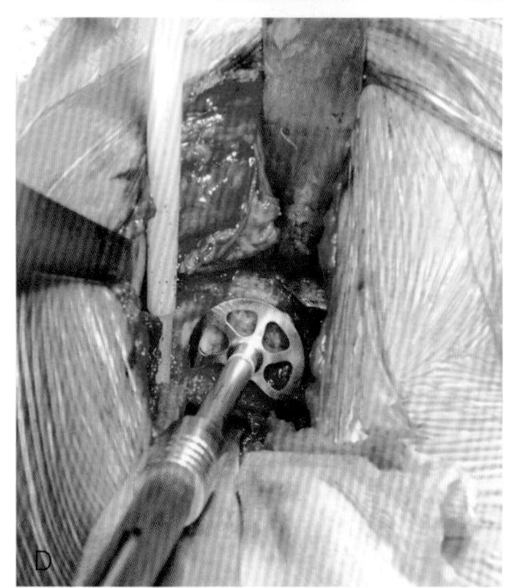
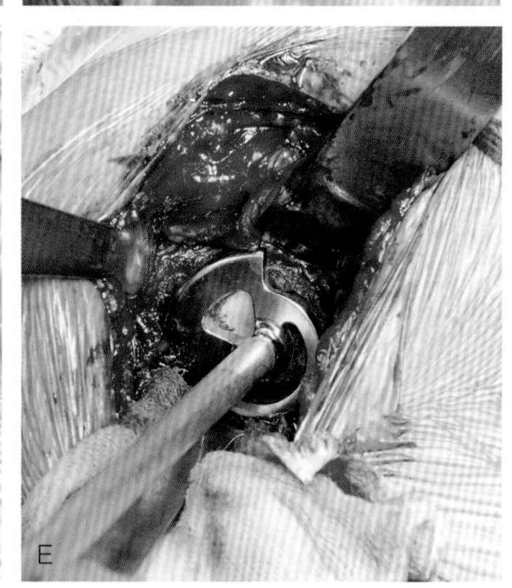
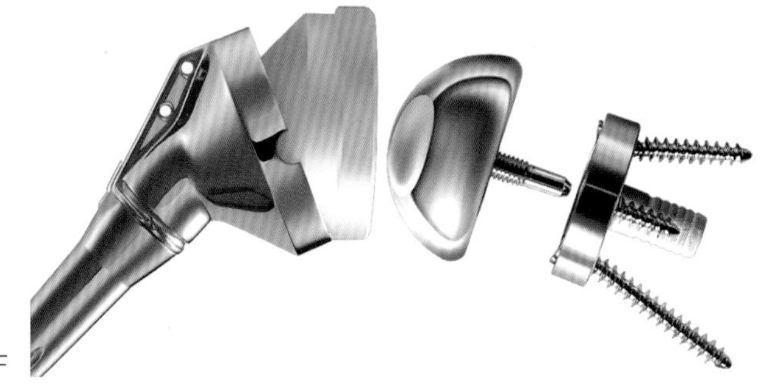

技术图4　A. 置入试模导向器，以便导针准确定位置入。B. 在肩胛盂下缘的上方19 mm、后缘前方13 mm处打入导针。C. 通过导针插入阶梯钻头。D. 尽可能少地磨锉肩胛盂，保留肩胛盂骨量。E. 手动磨锉保持关节面平整，以适应金属基座。F. Delta假体。从左至右依次为：肱骨柄、聚乙烯杯、肩胛盂球头部和金属基座（版权：Michael A. Wirth, MD）。

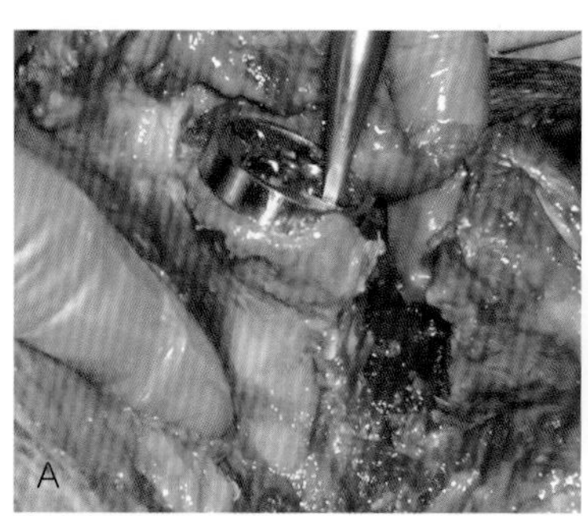
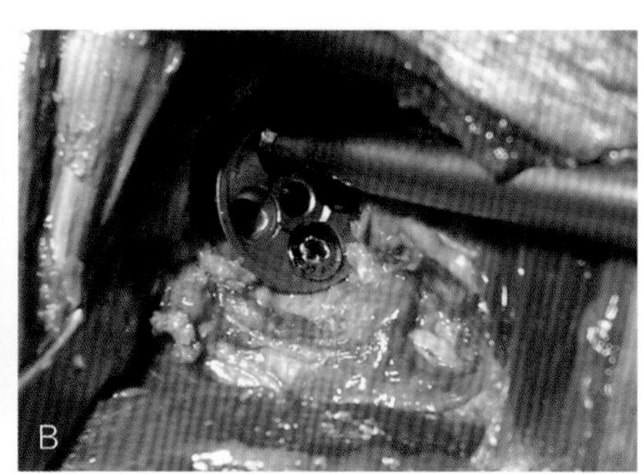

技术图5　A. 肩胛骨腋缘优先置入下方螺钉。B. 朝向喙突基底部置入上方螺钉（版权：Frederick A. Matsen, MD）。

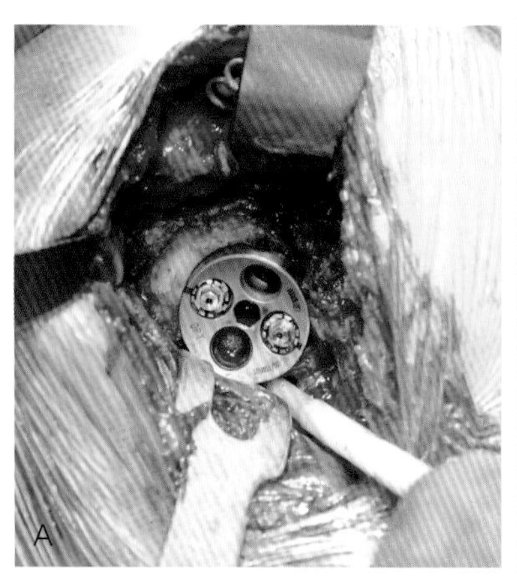
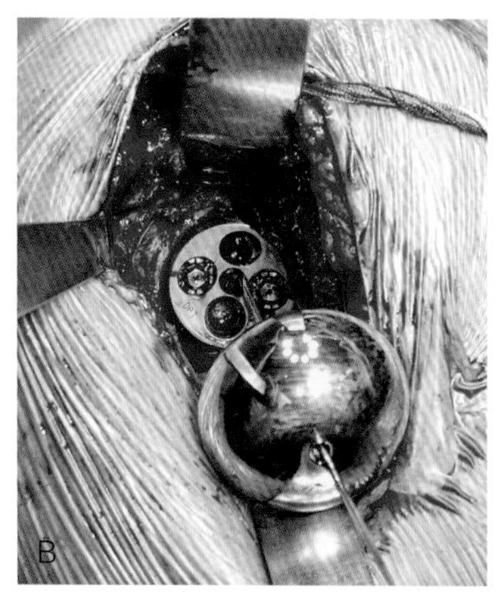

技术图6　A. 插入金属基座，注意金属基座应该与肩胛盂下缘平齐。下方螺钉的理想位置在肩胛骨腋缘。B. 肩胛盂球头插入金属基座（版权：Michael A. Wirth, MD）。

肱骨扩髓

- 肱骨髓腔扩髓时注意保留骨量，逐号扩髓，直到接触骨皮质（技术图7A）。
- 插入带有干骺端扩髓导向器的肱骨柄试模，保持0°后倾（技术图7B）。
- 用干骺端扩髓器磨锉肱骨干骺端，直到获得骨把持力（技术图7C）。

安装试模

- 试模安装前，复位肱骨近端，检查扩髓后的干骺端能否复位至肩盂球头，从而提示肱骨截骨是否足够（技术图8A）。
- 肱骨侧组装并置入与肩盂球头大小匹配的试模杯。通过屈曲肩关节和纵向牵引来复位。
- 若无法复位，则应依次去除肱骨的骨质，或最好是要游离松解软组织。
- 评估假体情况：
    - 活动范围。
    - 稳定性。
    - 检查内收时肩胛骨与聚乙烯内衬内侧，内旋时与聚乙烯内衬前侧，外旋时与聚乙烯内衬后侧是否有撞击。若有撞击存在，应去除周围的骨性或者软组织阻挡物。
    - 评估关节张力：
        - 触诊联合腱。
        - 前臂内收时，纵向牵引，检查肱骨是否与肩盂球头分离。分离应＜1～2 mm。

最后假体植入

- 在金属基座上安装肩盂球头，确保肩胛球同心轴线固定在金属基座上。
- 组装肱骨假体。
- 清理冲洗肱骨髓腔。
- 若需要骨水泥，髓腔远端置入骨水泥限制器。
- 小结节处钻孔。
- 尽可能修复后方肩袖肌腱。
- 组装好的肱骨假体保持0°后倾角，压配植入髓腔或者骨水泥固定植入（技术图8A）。
- 聚乙烯内衬试模，确定合适的稳定性和张力。确保聚乙烯周围无阻挡。
- 置入聚乙烯内衬，并确保其充分固定在肱骨假体上（技术图8B）。
- 彻底冲洗伤口。
- 复位肩关节。

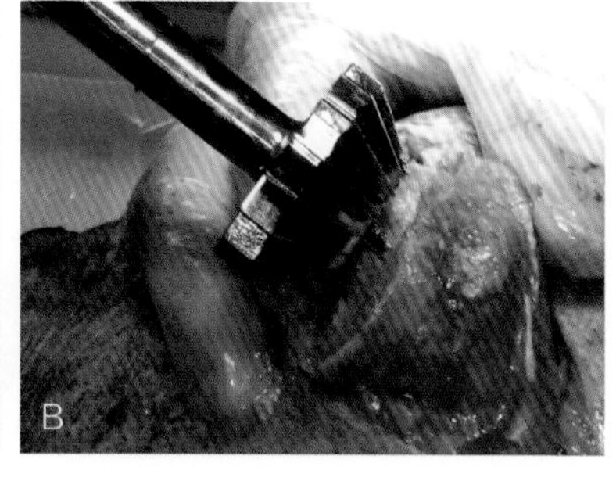

技术图7　A. 将0°后倾角的干骺端扩髓导向器插入至相应深度，以选择合适的假体。B. 通过导向器进行干骺端扩髓（版权：Michael A. Wirth, MD）。

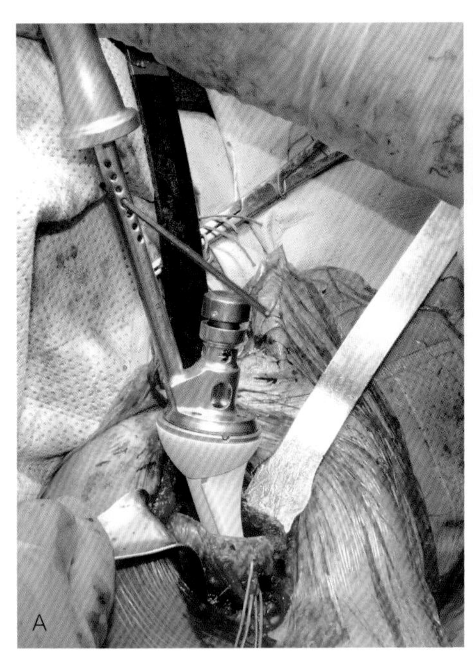

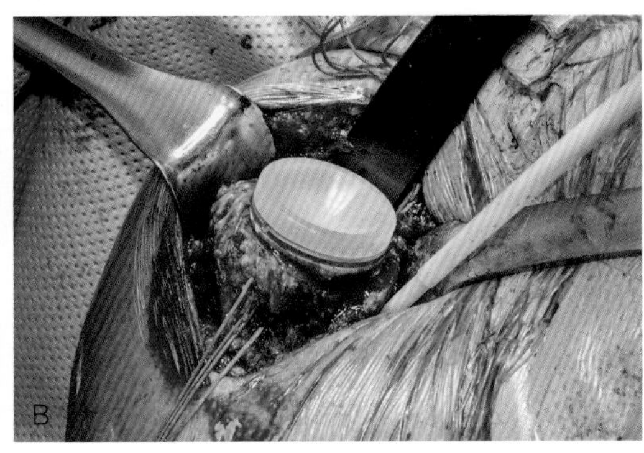

技术图8 A. 置入肱骨侧假体试模。B. 置入聚乙烯内衬（版权：Michael A. Wirth, MD）。

切口关闭

- 通过前述小结节上的钻孔修复肩胛下肌。
- 胸三角肌间隙放置引流管。
- 关闭三角肌胸大肌间隙，缝合皮下，关闭皮肤。
- 干燥无菌敷料包扎并悬吊。

要点与失误防范

指征	• 肩袖失去稳定作用的患者，选择半肩关节或反肩关节置换的假体。假体选择要考虑患者的年龄和功能水平
影像学	• 术前X线片和其他影像学来评估关节盂的形态和剩余骨量
患者体位	• 患侧自由，可以完全内收和伸展，以便进入肱骨髓腔
入路	• 对于无肩袖功能的患者，手术入路需要保护三角肌止点和腋神经的完整性。关节盂的良好暴露对于基座的合理安置是必要的
翻修手术	• 警惕无痛性感染，术前实验室检查和术中冰冻切片是有必要的。培养两周确保没有痤疮丙酸杆菌感染
术后	• 无肩袖组织的患者更容易发生血肿，应置入引流避免血肿形成

术后处理

- 使用传统假体的半肩关节置换术，或使用特殊假体（如CTA）的半肩关节置换术。
  - 术后应尽早开始持续被动活动（图4）和早期主动辅助锻炼（已行较大的部分肩袖修复手术除外）。
  - 患者出院前应恢复至能抬举上肢至140°。
  - 术后6周内，外旋应限制在术中能够轻易达到的外旋水平。
  - 术后6周开始轻柔的力量训练，包括卧推训练。
- 反置式肩关节置换。
  - 术后开始握拳和主动屈肘运动。
  - 36小时内禁止肩关节活动，减低血肿形成风险。
  - 可在术后36小时进行轻柔的活动，如进食，然后逐渐

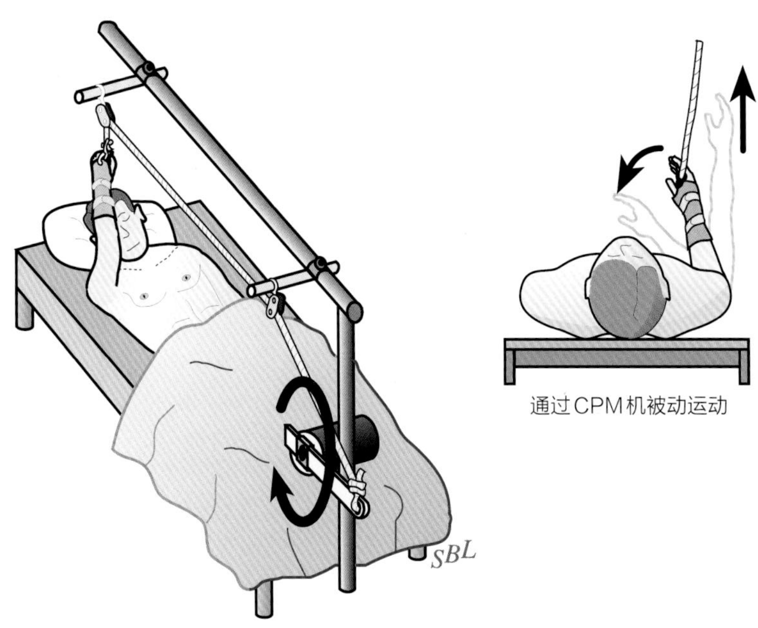

图4　持续的被动运动（版权：Steven B. Lippitt, MD）。

进行其他轻缓的进行性活动，提醒患者肩关节骨骼和肌肉需要时间恢复新的应力的模式。
- ○ 6周后开始正式的物理治疗。
- ○ 3个月内避免持重超过1 lb(0.5 kg)。

预后

- 最近的研究表明，对于肩袖关节病，与半肩关节置换相比，使用反肩关节置换术可改善疼痛和功能，但并发症发生率无明显差异[8,15]。
- 半肩关节置换和反肩关节置换术均能够改善疼痛和功能。反肩关节置换的优势是延长了三角肌杠杆，一定程度上弥补了下降的肩袖功能。
- 在反肩关节置换术中，这些研究仅提供了短期到中期的结果，而长期结果仍然未知。多项研究表明功能性结果在大约12年后会下降，因此患者年龄和活动水平是重要的考虑因素。还必须考虑文献中与反肩关节置换术相关的发生率较高的并发症。
- 术前决策必须考虑患者的年龄和目标以及关节盂骨量储备。
- 任何一种手术方法都可能遇到风险，在进行手术选择之前，应优先进行保守治疗。

并发症

- 围手术期全身并发症：
  - ○ 麻醉并发症。
  - ○ 深静脉血栓。
  - ○ 肺不张。
  - ○ 心脏事件。
- 围手术期局部并发症：
  - ○ 术中肱骨、肩胛盂或肩峰骨折。
  - ○ 腋神经或血管损伤。
  - ○ 三角肌损伤。
- 术后并发症：
  - ○ 血肿。
  - ○ 感染。
  - ○ 不稳定。
  - ○ 肱骨、肩胛盂或肩峰骨折。
  - ○ 假体松动。
  - ○ 疼痛。
  - ○ 肌力减弱。
  - ○ 功能恢复失败。

（程萌旗　译，王磊　审校）

参考文献

[1] Barrett WP, Franklin JL, et al. Total shoulder arthroplasty. J Bone Joint Surg Am 1987;69:865-872.

[2] Boileau P, Watkinson DJ, Hatzidakis AM, et al. Grammont reverse prosthesis: design, rationale, and biomechanics. J Shoulder Elbow Surg 2005;14(1 suppl S):147S-161S.

[3] Eukland KJ, Lee TQ, Tibone J, et al. Rotator cuff tear arthroplasty. J Am Acad Orthop Surg 2007;15:340-349.

[4] Frankle M, Siegal S, Pupello D, et al. The reverse shoulder prosthesis for glenohumeral arthritis associated with severe rotator cuff deficiency. A minimum two-year follow-up study of sixty patients. J Bone Joint Surg Am 2005;87(8):1697-1705.

[5] Franklin JL, Barrett WP, Jackins SE, et al. Glenoid loosening in total shoulder arthroplasty. Association with rotator cuff deficiency. J Arthroplasty 1988:3:39-46.

[6] Jensen K, Williams G, Russell I, et al. Rotator cuff tear arthropathy. J Bone Joint Surg Am 1999;81:1312-1324.

[7] Labriola JE, Lee TQ, Debski RE, et al. Stability and instability of the glenohumeral joint: the role of shoulder muscles. J Shoulder Elbow Surg 2005;14: 32-38.

[8] Leung B, Horodyski M, Struk AM, et al. Functional outcome of hemiarthroplasty compared with reverse total shoulder arthroplasty in the treatment of rotator cuff tear arthropathy. J Shoulder and Elbow Surg 2012;21:319-323.

[9] Matsen FA III, Lippitt SB. Shoulder Surgery: Principles and Procedures. Philadelphia: WB Saunders, 2003.

[10] Neer CS II, Craig EV, Fukuda H, et al. Cuff-tear arthropathy. J Bone Joint Surg Am 1983;65(9):1232-1244.

[11] Nwakama AC, Cofield RH, et al. Semiconstrained total shoulder arthroplasty for glenohumeral arthritis and massive rotator cuff tearing. J Shoulder Elbow Surg 2000; 9: 302-307.

[12] Nyffeler RW, Werner CM, Gerber C, et al. Biomechanical relevance of glenoid component positioning in the reverse Delta III total shoulder prosthesis. J Shoulder Elbow Surg 2005;14:524-528.

[13] Rockwood CA, Matsen FA III, Wirth MA, et al, eds. The Shoulder, ed 3. Philadelphia: WB Saunders, 2004.

[14] Yamaguchi K, Tetro AM, Blam O, et al. Natural history of asymptomatic rotator cuff tears: a longitudinal analysis of asymptomatic tears detected sonographically. J Shoulder Elbow Surg 2001;10: 199-203.

[15] Young SW, Zhu M, Walker CG, et al. Comparison of functional outcomes of reverse shoulder arthroplasty with those of hemiarthroplasty in the treatment of cuff-tear arthropathy: a matched-pair analysis. J Bone Joint Surg Am 2013;95:910-915.

[16] Zingg PO, Jost B, Sukthankar A, et al. Clinical and structural outcomes of nonoperative management of massive rotator cuff tear. J Bone Joint Surg Am 2007;89:1928-1934.

第42章 胸大肌修复

Pectoralis Major Repair

Grant E. Garrigues, Matthew D. Pepe, Bradford S. Tucker, and Carl Basamania

定义

- 胸大肌撕裂是涉及肩胛带的最大且最强壮肌肉之一的损伤。
- 基于撕裂部位和撕裂大小可对损伤进行分类。
  - 撕裂部位：撕裂往往发生于腱-骨交界处，但也可发生于肌肉-肌腱-骨联合体的任何一处（包括肌肉内、肌肉-肌腱移行处、肌腱内，或带有肱骨近端骨片的撕脱骨折）。
  - 撕裂大小：部分撕裂可影响胸大肌的任何一头，全层撕裂常常累及胸大肌胸肋头，但也可合并胸大肌锁骨头撕裂而表现为完全撕裂。

解剖

- 胸大肌为宽大的三角形肌肉，由两个头构成，锁骨头起自锁骨内侧，胸肋头起自胸骨前侧、1～6肋软骨及腹外斜肌。
- 肌腱部分长约5 cm，在肱二头肌间沟外侧嵴处，呈条带样止于肱骨近端。
- 胸大肌腱分为两层，相对应于两个头。锁骨头的肌腱止点约1 cm长，位于前远侧，胸肋头肌腱止点长约2.5 cm，位于后侧[6]。
- 胸肋头自身旋转180°，止于锁骨头后上方，形成一条卷曲的下缘，为腋部皱襞（图1）。
- 胸大肌的功能因部位而异，主要为内收肱骨，其次为前屈及内旋。锁骨头部分的主要功能为前屈和水平方向的内收，胸肋头部分则为内旋及内收。

发病机制

- 典型的胸大肌撕裂由强力的偏心或同心收缩引起，发生于肱骨强而有力的前屈或内收（如仰卧推举）。肱骨后伸至最后30°时，胸大肌胸肋头的下部肌纤维受到不均匀的牵拉，造成受力不均而易于损伤。撕裂首先发生于下部肌纤维，进而累及锁骨头部。
- 胸大肌撕裂还可见于其他牵拉损伤，如上肢受到快速的后伸、外展或外旋暴力（如在摔倒时撑地或打橄榄球时擒抱）。
- 直接打击可引起肌腹损伤，导致血肿形成。
- 患者常可听到或感觉到肩部发生了撕裂，伴有烧灼样疼痛感，有时可听到"啪"的一声。
- 年轻患者（<30岁）胸大肌撕裂发生于腱-骨止点，而30岁以上患者的撕裂易发于肌肉-肌腱移行处。
- 伤后数小时至数日出现外侧胸壁、上臂或腋窝处肿胀、瘀斑。

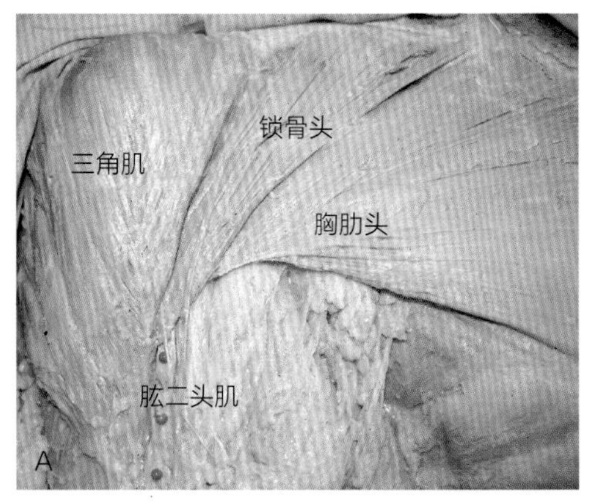

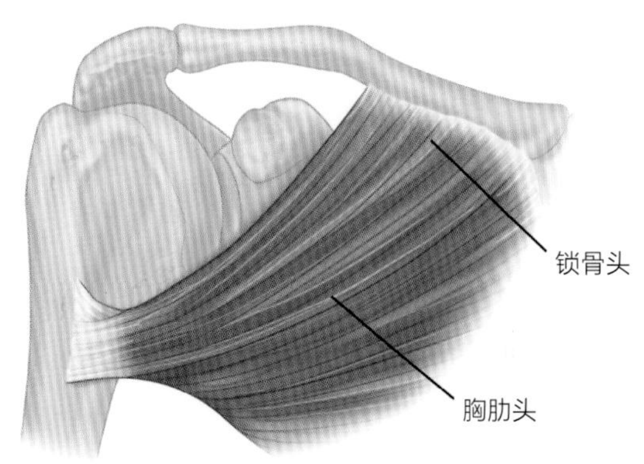

图1　A. 胸大肌的解剖。图示清晰可见两个不同的头部。B. 肌腱的锁骨头部分止于前远侧，胸肋头止于后近侧。

- 数日后肿胀消失，方可明显观察到内侧肌肉回缩及腋窝皱襞消失。
- 类固醇药物能增强肌肉产生动能，但会减弱肌肉-肌腱联合体强度，从而增加撕裂风险[4]。

自然病程

- 胸大肌全层撕裂的患者，经过保守治疗后会出现患侧肩部内收、前屈和内旋力量减弱。
- 对术前患者及采取保守治疗的患者进行等速肌力测试，结果提示其内收及内旋肌力减弱25%～50%[6,7,11]。
- 腋窝皱襞处肌腱的缺失以及胸大肌收缩时，内侧断端的回缩可导致外观畸形。
- 部分撕裂可出现不同程度的力量减弱及畸形，因肌腱撕裂部位及数量而异。
- 胸大肌收缩时出现的疼痛和痉挛通常在2～3个月后慢慢消失。
- 全层撕裂患者接受保守治疗后，可能抱怨工作或娱乐活动时肌肉乏力、疲劳及外观畸形。

病史和体格检查

- 既往疼痛史不典型。
- 患者的惯用手、职业、参加运动及持重活动水平对决定采用何种治疗措施至关重要。
- 此类患者中，常见使用类固醇药物史。
- 受伤初期体格检查时可发现患者上肢和肩关节活动度因疼痛而受限，而肿胀消退以后，盂肱关节通常具有全范围活动度。
- 肿胀和淤血的程度取决于病程长短以及撕裂的程度。

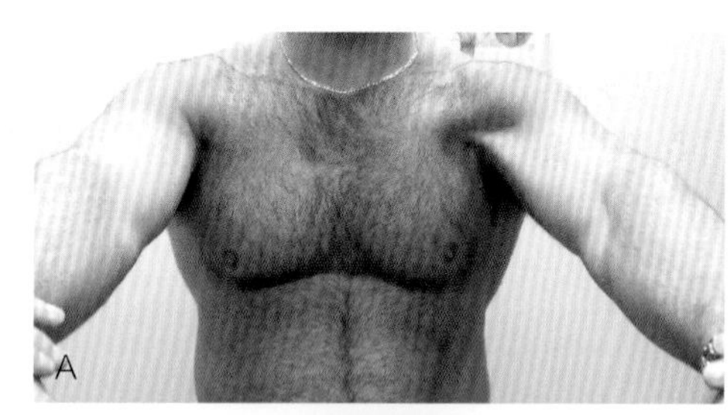

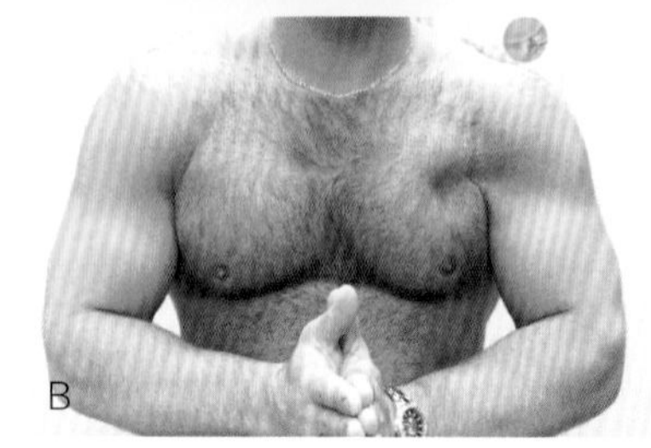

图2　A. 抗阻前屈试验显示胸大肌锁骨头部完好而胸肋头部撕裂处缺损，可明显看到胸肋头部回缩。B. 等长内收试验显示右侧胸大肌轮廓正常，而左侧胸肋头部向内回缩。

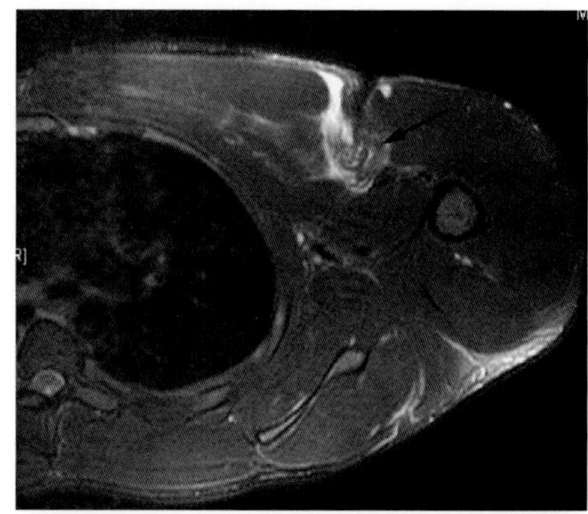

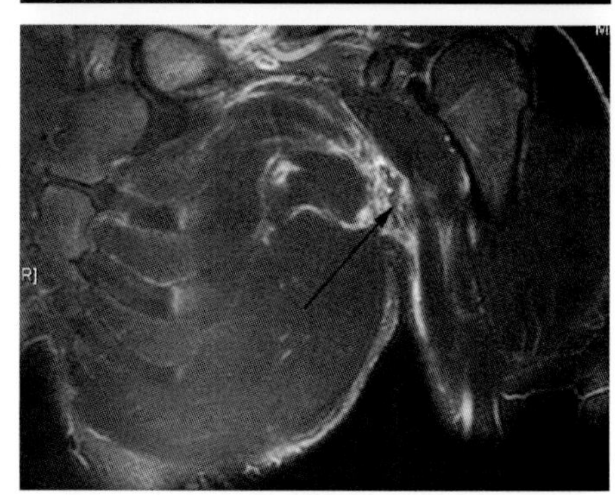

图3　MRI的冠状位和轴位T2加权像。

- 当肌肉进行等长收缩或肩关节抗阻力内收和前屈时，可出现前侧腋窝皱襞处肌腱轮廓消失以及胸肌内侧回缩。然而，损伤早期的肿胀可使腋窝皱襞表现出完好的假象，同时掩盖了胸大肌轮廓的缺损。
- 检查者应嘱患者上臂外展90°，使三角肌前头部突出。前屈上臂则可使显示胸大肌锁骨头部突出(图2A)。
- 指导患者双手置于腹前相互挤压，使胸肌等长内收，突出胸肋头及前侧腋窝皱襞的轮廓，如此方可同时对双侧胸肌进行视诊及触诊(图2B)。
- 手法肌力测试可发现上臂内收和前屈力量减弱。

影像学和其他诊断性检查

- 拍摄肩关节标准位X线片，排除骨折、撕脱骨折和关节不稳定。
- 拍摄胸部MRI，增大显像范围以涵盖胸大肌，可评估撕裂部位或辅助诊断[8,13]。MRI可鉴别肌肉-肌腱交界处撕裂和肌腱止点撕脱，这会影响到治疗方案的选择(图3)[13]。
- 超声可用于确诊撕裂的部位及严重程度，然而检查结果与检查者水平相关。

鉴别诊断

- 肩袖撕裂。
- 肱二头肌腱近端撕裂。

- 肱骨近端骨折。
- 肩关节前向不稳。
- 三角肌撕裂。
- 背阔肌撕裂。
- 臂丛损伤。

非手术治疗

- 非手术治疗适用于肌肉部的撕裂以及部分肌肉-肌腱移行处的撕裂；其次，对活动功能要求不高的肌腱远端撕裂者也可考虑非手术治疗。
- 伤后7～10日内颈腕带悬吊上肢，72小时内间歇冰敷。
- 逐渐开始主动辅助下全面的活动练习，初期避免过度外旋、外展或后伸牵拉。
- 通常6～8周后逐步开始力量训练。根据患者的职业或运动需求，8～12周后可恢复工作或运动。
- 非手术治疗后胸大肌肌力预计下降25%～50%[6,7,11]。

手术治疗

- 胸大肌修复术适用于胸大肌两头部肌肉-肌腱移行处以远（肌腱内、腱-骨交界处或撕脱骨折）的完全撕裂。位于肌肉-肌腱移行处以远的单纯胸肋头部撕裂或肌肉-肌腱移行处严重撕裂的患者，若预后功能要求较高也推荐手术治疗。
- 对于远端完全撕裂和胸肋头部撕裂的患者，可用直径较粗的不可吸收线进行直接肌腱-骨修复。
- 肌肉-肌腱移行处的撕裂可行边-边修复，或同时行异体跟腱移植物加强。

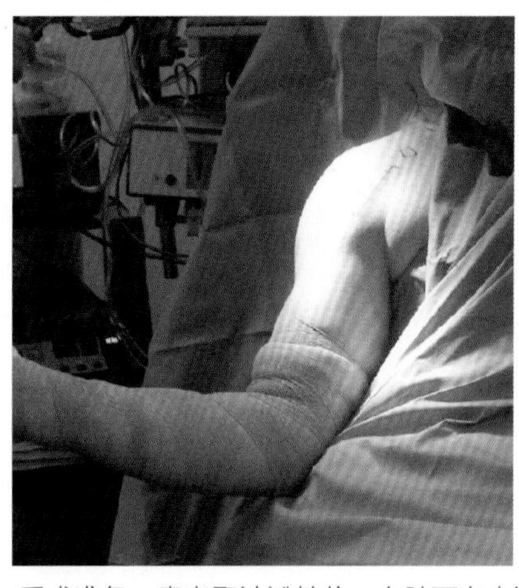

图4　手术准备。患者取沙滩椅位，上肢可自由活动。

术前计划

- 麻醉状态下对盂肱关节进行标准检查以评估关节稳定性。

体位

- 患者取30°改良沙滩椅位，允许肩关节和上肢自由活动，使用肩关节固定器有助于术中手臂摆位，但并非必要（图4）。

入路

- 采用肩关节和肱骨近端前方入路——此入路的神经间平面位于支配三角肌的腋神经和支配胸大肌的胸内、外侧神经之间。

肱骨钻孔胸大肌修补术

- 笔者偏好的胸大肌腱直接修补方法是通过在肱骨皮质上钻孔，直接把肌腱修补至肱骨上。
- 行三角肌-胸大肌有限切口，长4～5 cm（技术图1A）。显露头静脉，将其与三角肌一起牵向外侧。
  - 由于胸肋头部肌腱止点位于锁骨头部后方，单纯胸肋头部撕裂时胸大肌腱可能给人完好无损的第一印象。
- 辨认肱二头肌腱，在肱骨近端肱二头肌腱外侧处找到胸大肌止点。如果是肌肉-肌腱移行处撕裂或部分撕裂，可见到整条肌腱或其中一部分完好无损。
- 用小号尖头Hohmann拉钩从肱二头肌长头腱的外侧沿肱骨内侧皮质置入，保护性地将肱二头肌腱从内侧拉出肌间沟至半脱位。
- 向内侧分离找到回缩的肌腱，辨认出胸肋头部和锁骨头部，确认肌腱或肌肉-肌腱移行处撕裂的部位。
  - 肌腱往往向内回缩并折叠在一起，可通过触诊识别。
- 在腱性部位以牵引缝线向外牵拉胸大肌，逐步钝性松解肌肉和肌腱。
- 尝试滑动牵拉肌腱。即使是慢性撕裂，松解后肌腱也能轻松牵拉至骨面。
- 用手术刀修整腱缘，露出新鲜创面，用5号不可吸收编织缝线以Bunnell法或改良Mason-Allen法锁紧肌腱残端（技术图1B）。依据肌腱宽度，选用2或3根缝线，间隔约1 cm。
- 用高速磨钻将肱二头肌腱外侧的胸大肌止点处去除皮质。
- 用钻头贯穿肱骨钻出远近两组孔，根据肱骨厚度保留8～10 mm的骨桥。
  - 这一部位的肱骨皮质尤其厚且硬，故骨孔一般需要具

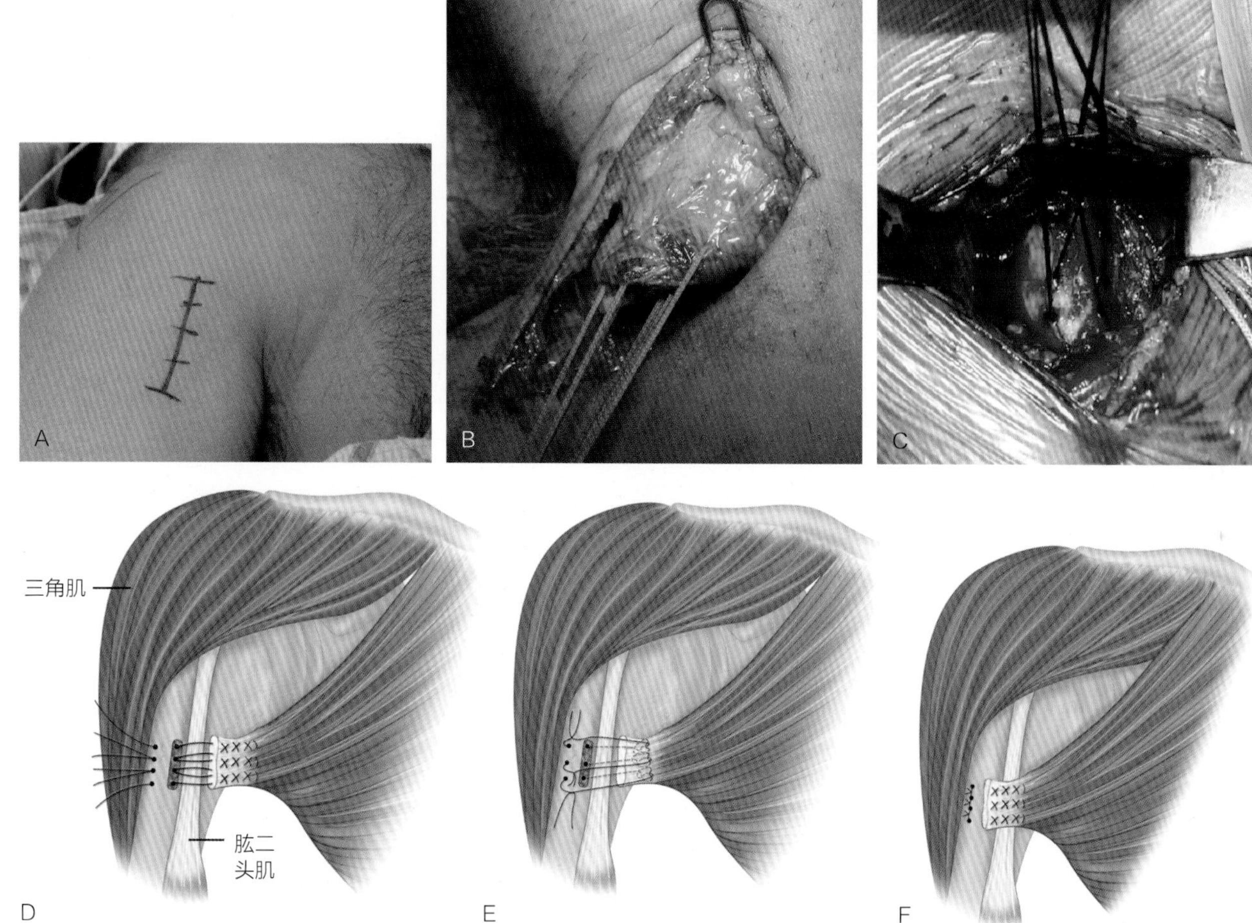

技术图1　肱骨钻孔方法。A. 有限三角肌-胸大肌切口。B. 在肌腱边缘采用改良Mason-Allen缝合。C. 钻孔部位置入2-0薇乔缝线。D. 用Bunnell技术缝合过线准备打结。中央孔同时穿过两根缝线。E. 用改良Mason-Allen技术缝合过线，深部的缝线穿过钻孔。F. 用Bunnell技术打结后的示意图。

有2 mm的直径，甚至可能需要用3-0倾斜刮匙扩孔。
- ○ 可使用曲钻，现已商品化。
- 将2-0薇乔用作穿梭线，并用曲率半径匹配的缝针过线(技术图1C)，每根缝线都用2-0薇乔穿梭线从内向外穿出骨孔。
  - ○ 单纯胸肋头部撕裂时，撕裂的肌腱应固定至锁骨头部后方稍偏上处，以重建正常的解剖结构并恢复前侧腋窝皱襞卷曲的外形。
  - ○ 完全撕裂时，可能需要扭曲肌腱以提供旋转层次的正常方向。
  - ○ 如采用Bunnell技术，上、下两组对应的水平褥式缝线同时穿过中间的骨孔(技术图1D)。
  - ○ 如采用改良Mason-Allen技术，深面的缝线穿过骨孔，并在肌腱的上表面打结(技术图1E)。
- 上肢置于内收内旋位打结缝线，确保肌腱与肱骨对位良好(技术图1F)。
- 对于单纯胸肋头部肌腱撕裂，可用额外的缝线将撕裂的一头，缝至完好的锁骨头部背后。

纽扣悬吊胸大肌修复术

- 运用骨钻孔修复技术中描述的方法松解肌肉-肌腱复合体。用高速磨钻磨去部分肱骨皮质。
- 在肱骨止点处放置2或3枚纽扣钢板，间隔1 cm，用Kessler法将每根缝线的一头褥式缝过胸大肌腱的远端(技术图2)。
- 每根缝线的另一头以简单的方式穿过，打结时作为桩，使结滑动而推动肌腱与肱骨紧贴，同时结也不会留在修补侧。

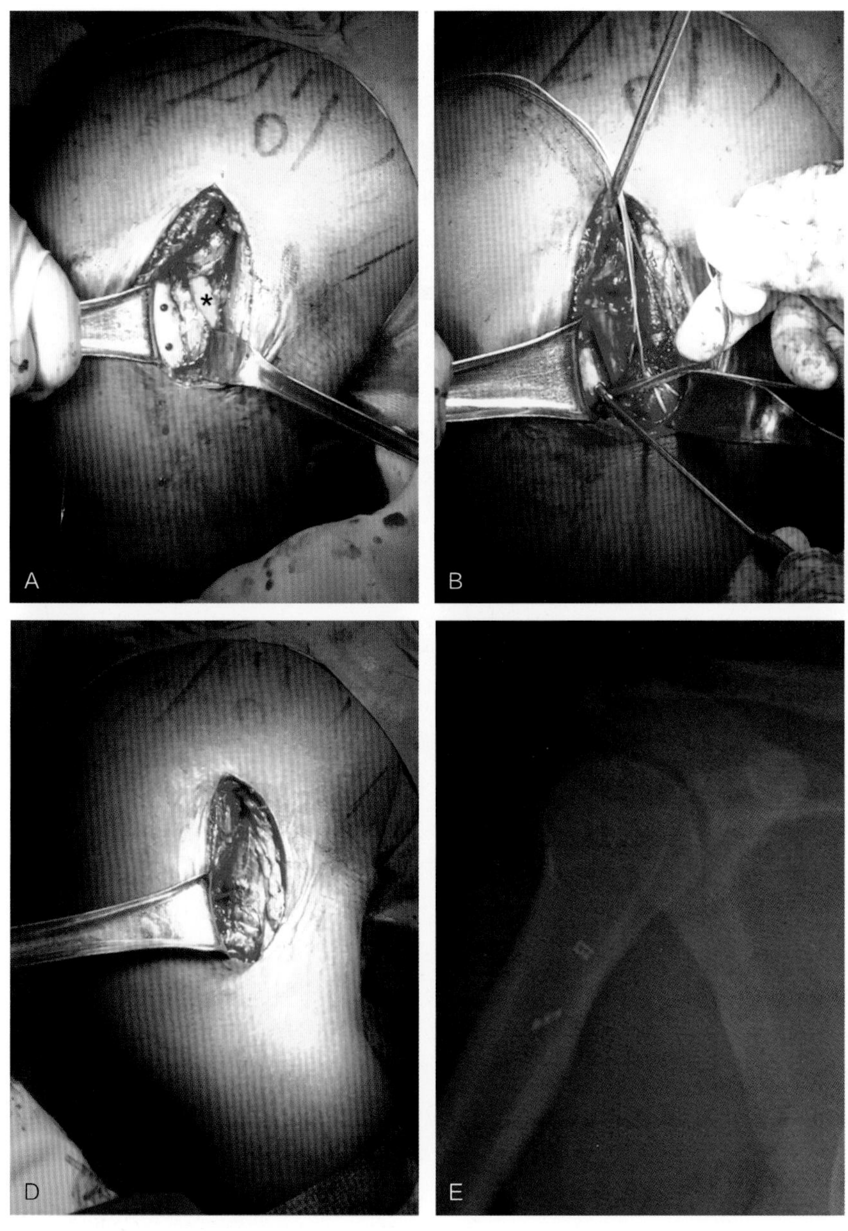
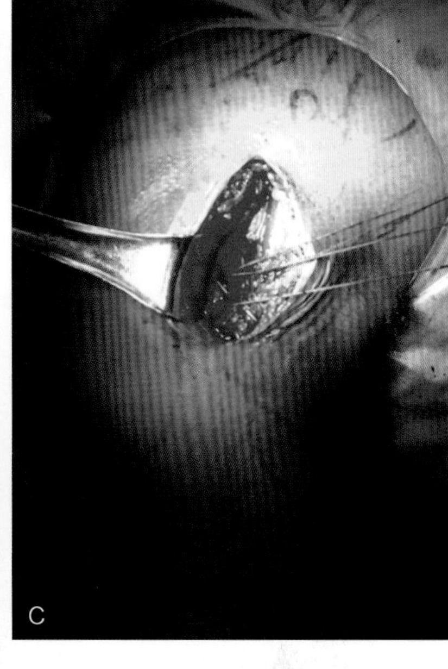

技术图2　纽扣钢板悬吊技术。A. 三角肌-胸大肌有限切口，肱二头肌长头腱（星标）向内半脱位脱出腱沟，在腱沟外侧钻两个孔。B. 置入带线的皮质纽扣钢板。C. 拉紧缝线，使肌腱贴近骨面。D. 打结完成修补。E. 术后内旋位X线摄片显示纽扣钢板贴于骨皮质（经允许引自Scott Buckel，DO）。

带线锚钉的胸大肌修复术

- 肌肉-肌腱复合体的松解与钻孔修复技术一样，用高速磨钻磨去部分肱骨皮质。
- 在胸大肌的肱骨止点处置入2或3枚带线锚钉，间隔1 cm，用Kessler法将每根缝线的一头褥式缝过胸大肌腱的远端(技术图3)。
- 每根缝线的另外一头以简单方式穿出，打结时作为桩，使结滑动而推动肌腱与肱骨紧贴，同时结也不会留在修补侧。
- 用带5号不可吸收编织线的金属锚钉，此处肱骨皮质太厚，因此无法使用可吸收锚钉。

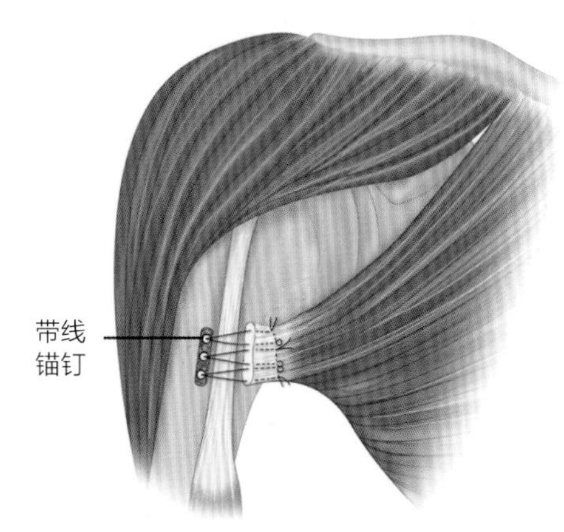

技术图3　带线锚钉技术：缝线穿过肌腱断端并固定在肱骨止点的方法。

TECHNIQUES

肌肉肌腱结合部的修复

- 在浅层和深层都可用2号不可吸收编织线进行多个8字缝合或改良Kessler法缝合修复。
- 由于肌肉本身不足以把持缝线，修复的质量取决于在肌肉侧残留肌腱的量与强度。
- 跟腱移植物宽而平的部分可用以加强修补。

要点与失误防范

修复指征	• 对于胸大肌部分撕裂和肌肉-肌腱移行处撕裂的患者，术前讨论和风险及收益分析十分必要
肌腱松解	• 对于慢性撕裂的患者，需要在胸大肌内侧松解肌肉周围的粘连，尽管提起粘连的皮下组织即可进行松解，当有必要对深层进行松解时，了解神经血管束的部位有助于降低风险
过线	• 用已商业化的配套钻头和穿线针有助于在肱骨上穿过缝线(CurvTek)，由于肱骨皮质厚，对骨孔扩口使缝针更容易通过
慢性撕裂	• 胸大肌撕裂后在5年内都可进行修复，慢性撕裂修复后常常出现肌力减弱，预后不如急性撕裂的修复

术后处理

- 术后上肢悬吊6周。每天取下吊带2次进行肘、腕和手的日常活动。僵硬一般不是大问题，当患者出现僵硬时可进行肩关节轻柔的被动活动。
- 术后6周内患肢避免极度外展、外旋活动。6周后去除悬吊，不限制活动，并开始力量训练，从轻量开始，循序渐进。
- 一般3～5个月可完全恢复活动，包括卧推。

预后

- 急性损伤(3～4周内)修复的结果普遍较好。
- De Castro Pochini等[2]在2010年发表了唯一一项前瞻性随机对照研究结果，研究包括了手术与非手术治疗患者各10个。手术治疗组具有更好的功能结果。
- Park和Espiniella[9]在1970年评估了30例胸大肌撕裂患者的治疗效果，通过手术治疗优良率为90%，而非手术治疗则为75%。
- Zenman及其同事[12]在1979年随访了9例胸大肌撕裂的运动员，4例行手术治疗，疗效很好。其余5例行非手术治疗，均出现持续性的力量减弱，其中2人对治疗结果不满意。
- Kretzler和Richardson[6]在1989年报道了他们对16例肌腱远端撕裂进行修补的治疗结果：81%的患者肩部活动范围和胸大肌力量完全恢复，2例患者在受伤5年后进行修补，结果持续性力量减弱。
- Wolfe及其同事[11]在1992年对14例胸大肌撕裂的患者进行评估，其中一半患者进行了手术修复，塞贝克斯(Cybex)肌力测试表明，通过手术修补的患者肌力正常，而采用保守方法治疗的患者出现持续性肌力减弱。
- Jones和Matthews[5]在1988年综述文献总结得出，若在7日内行早期修复，57%的治疗结果为优，30%为良。慢性撕裂的修复，仅有0%的结果为优，60%为良。他们认为，纵使慢性损伤在伤后5年仍可进行修复，但结果不如早期修复，患者很可能残留持续性的肌力减弱和外观畸形。
- Schepsis及其同事[10]在2000年报道表明，手术修补的患者(无论急性还是慢性)预后明显好于保守治疗。
- Äärimaa及其同事[1]在2004年评估了他们的33个病例，并对发表在英文文献中的73个病例进行meta分析，结果表明，胸大肌撕裂在受伤3周内行修补术具有可预期的优的结果；3周后的修补结果相对难以预料，而非手术治疗在所有组都表现出最差的结果，患者肌力减弱并出现外观畸形。
- Garrigues等[3]在2012年发表了一项大型胸大肌腱撕裂单一术种队列研究结果，除一个病例外，手术治疗均有优良的功能预后，外形及卧推肌力也可被接受。
- 据笔者所知，并没有女性胸大肌撕裂的报道。

并发症

- 胸大肌修补术后并发症相对较少。再撕裂并不常见，但当使用异体移植物时可能发生。慢性损伤的病例具有不对称外观及肌力恢复不全的风险[10]。丧失外展功能及皮肤感觉异常罕见[8,10]。
- 已有一些关于老年患者胸大肌撕裂后行非手术治疗后出现并发症的报道，肌肉损伤及血肿形成可导致需要输血治疗的急性贫血、血肿感染引起的败血症或骨化性肌炎。

（戚文潇 徐才祺 译，王磊 审校）

参考文献

[1] Äärimaa V, Rantanen J, Heikkilä J, et al. Rupture of the pectoralis major muscle. Am J Sports Med 2004;32(5):1256-1262.

[2] de Castro Pochini A, Ejnisman B, Andreoli CV, et al. Pectoralis major muscle rupture in athletes: a prospective study. Am J Sports Med 2010;38(1):92-98.

[3] Garrigues GE, Kraeutler MJ, Gillespie RJ, et al. Repair of pectoralis major ruptures: single- surgeon case series. Orthopedics 2012;35(8):e1184-e1190.

[4] Hunter MB, Shybut GT, Nuber G. The effect of anabolic steroid hormones on the mechanical properties of tendons and ligaments. Trans Orthop Res Soc 1986;11:240.

[5] Jones MW, Matthews JP. Rupture of the pectoralis major in weightlifters: a case report and review of the literature. Injury 1988;19:219.

[6] Kretzler HH Jr, Richardson AB. Rupture of the pectoralis major muscle. Am J Sports Med 1989;17:453-458.

[7] Liu J, Wu JJ, Chang CY, et al. Avulsion of the pectoralis major tendon. Am J Sports Med 1992;20:366-368.

[8] Miller MD, Johnson DL, Fu FH, et al. Rupture of the pectoralis major muscle in a collegiate football player. Use of magnetic resonance imaging in early diagnosis. Am J Sports Med 1993;21:475-477.

[9] Park JY, Espiniella LJ. Rupture of the pectoralis major muscle. A case report and review of the literature. J Bone Joint Surg Am 1970;52(3):577-581.

[10] Schepsis AA, Grafe MW, Jones HP, et al. Rupture of the pectoralis major muscle. Outcome after repair of acute and chronic injuries. Am J Sports Med 2000;28:9-15.

[11] Wolfe SW, Wickiewicz TL, Cavanaugh JT. Ruptures of the pectoralis major muscle: an anatomic and clinical analysis. Am J Sports Med 1992;20:587-593.

[12] Zeman SC, Rosenfeld RT, Lipscomb PR. Tears of the pectoralis major muscle. Am J Sports Med 1979;7:343-347.

[13] Zvijac JE, Schurhoff MR, Hechtman KS, et al. Pectoralis major tears: correlation of magnetic resonance imaging and treatment strategies. Am J Sports Med 2006;34:289-294.

第43章 弹响肩胛综合征

Snapping Scapula Syndrome

Jon J. P. Warner, Matthew F. Dilisio, and Bassem T. Elhassan

定义

- 弹响肩胛综合征由Boinet[4]于1867年首次描述。
- 其特征为肩胛胸壁关节活动时出现疼痛性肩胛骨活动伴捻发音。患者有或没有明确外伤史[20,21]。
- 该综合征也被称为肩胛胸壁滑囊炎、肩胛后弹响、上肩胛综合征、肩胛后疼痛、搓板综合征和肩胛骨格格作响[8,14,20,21,28]。
- 听到捻发音的同时大多数情况下也可触及震颤，Milch和Burman[21]将其称为触听现象，可能产生于肩胛胸壁间隙的异常。
- 这种捻发音根据其响声大小可分为3级[20]。

解剖

- 肩胛胸壁关节面为肩胛骨前面和后胸壁肋骨之间的接触面（图1）。
- 肩胛骨内上角平均139°～154°，肩胛骨上极厚度平均3.4～3.9 mm[1,17,36]。
- 肩胛骨的骨性解剖变异较多[1]。肩胛胸壁关节面之间有数块肌肉衬垫分隔，具体有肩胛下肌和前锯肌。前锯肌在胸壁侧有比较广泛的起点，并广泛止于肩胛骨内侧的腹面（图2）。
- 在肩胛下肌起点和前锯肌之间有一约22.3 mm×10.8 mm大小的缺乏肌肉附着的裸露区，这可能是病理性肩胛胸撞击的原因[5]。
- 此外，肩胛胸壁关节之间有2大、4小，共6个滑囊（图1）。
  - 2个大的滑囊为前锯肌下滑囊和前锯肌上滑囊。前锯肌下滑囊位于前锯肌和胸壁之间，而前锯肌上滑囊位于前锯肌和肩胛下肌之间。
  - 4个小的滑囊分布如下：2个位于肩胛骨内上角，1个位于肩胛下角，还有1个位于肩胛冈内侧基底部，斜方肌下面。
- 大滑囊在尸体和临床研究中出现较恒定，而小滑囊则不常见[8,33,34]。

发病机制

- 肩胛胸壁关节面轮廓不匹配被认为是引起弹响肩胛综合征的主要原因，可能与局部骨质解剖形态异常有关，也可能无关[25,31]。
- 肩胛胸壁关节间运动轨迹异常或动态挤压被认为是该综合征的主要病因。因为肩胛骨上角和肋骨间的病理性接触可刺激滑囊组织[9,37]。
  - 肩胛胸壁关节运动轨迹异常被认为是软组织源性弹响肩综合征的原因。已有报道肩关节融合后和胸长神经麻痹后肩胛下肌萎缩引起弹响肩胛的病例[21,38]。
  - 临床研究和组织学发现有肌肉束内纤维化、滑囊炎、水肿和肩胛带肌肉萎缩，这些发现支持该假说[14,31]。
- 骨性结构异常引起的弹响肩胛综合征很少见，包括骨

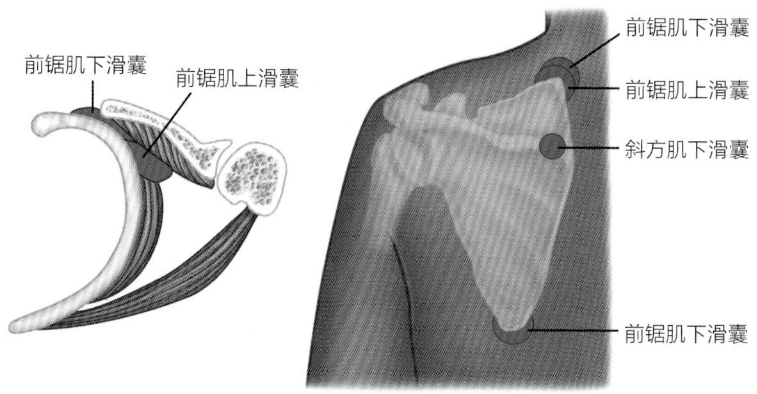

图1　4个滑囊：2个前锯肌下滑囊，1个前锯肌上滑囊，1个斜方肌下滑囊。

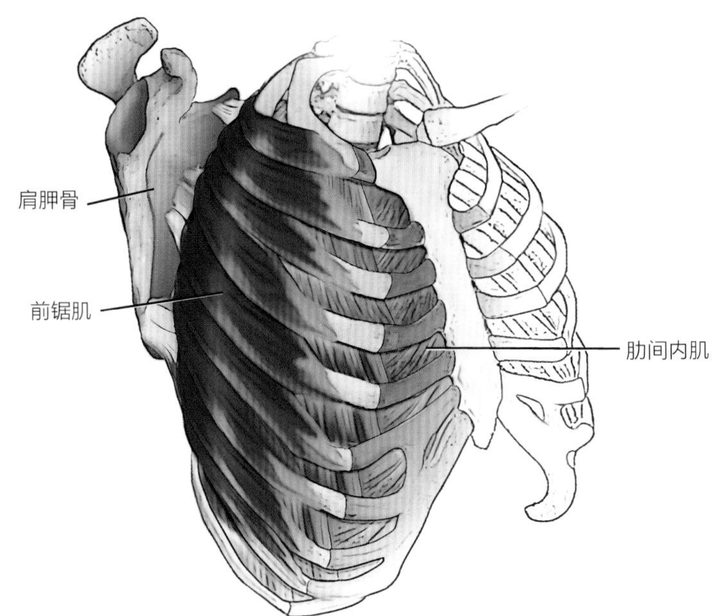

图2 前锯肌在胸壁侧有比较广泛的起点，并广泛止于肩胛骨内侧的腹面。

软骨瘤和外生骨疣(图3)、肩胛骨向前成角、肩胛骨骨折、肩胛骨Luschka结节、椎骨异常(肩胛背柱骨)、肋骨成角异常和肋骨肿瘤[20,21,35]。

- 肩胛骨腹侧面的骨性变异被认为可能会引起弹响肩胛综合征。
- Luschka结节也就是肩胛骨内上角腹侧面的骨性突起，发现于3%的尸体标本中，而大圆肌结节和大圆肌突起分别发现于43.2%和6.8%的尸体标本中[36]。

自然病程

- 弹响肩胛综合征常有肩胛带周围疼痛。
- 这种疼痛最常见继发于肩胛胸壁关节内上缘的滑囊炎。反复固定的活动刺激软组织引起炎症反应，形成慢性滑囊炎和瘢痕愈合的不良循环。

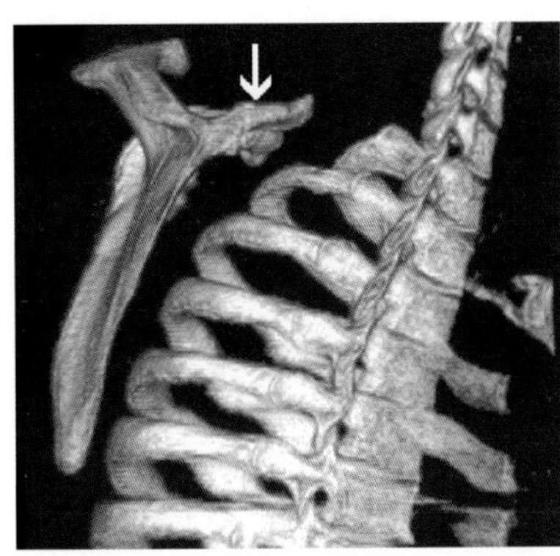

图3 肩胛骨内上角骨软骨瘤（箭头）是引起弹响肩胛综合征的少见病因。

- 滑囊慢性炎症可导致纤维化和瘢痕形成，硬化滑囊组织在运动时引起机械撞击和疼痛，进一步加重炎症反应。
- 一旦患者达到了这种程度的慢性滑囊炎，症状很少能自行缓解，需休息和进行理疗。
- 多数情况下尤其是有骨性结构异常引起的弹响，需要进行手术干预。

病史和体格检查

- 肩胛胸壁滑囊炎的患者主诉当进行过顶活动时出现肩或颈部疼痛达数月或数年。通常有既往工作或娱乐活动中过度使用或有外伤史[12]。
- 一部分患者主诉为无痛的肩部捻发音，只是最近开始疼痛。
- 应询问有无颈部外伤史、肩部外伤或骨折史和肩关节手术史。
- 肩胛胸壁运动时听见或触及捻发音。
- 患者能够在要求下重现这种捻发音，经常在大幅度耸肩的过程中发生。
- 一些患者可有家族史，双侧受累。
- 肩胛骨抬离胸壁后可改善症状，有助于定位病变。
- 运动功能障碍引起的弹响肩患者在肩胛骨辅助测试(SAT)中，通过提高后倾角，能够改善症状。该项测试是检查者直接在肩胛骨中下部施压尝试纠正肩胛骨的运动轨迹。阳性测试结果是指患者的症状得到改善[11]。SAT测试结果阳性意味着加强物理治疗纠正肩胛骨运动功能障碍使患者的症状得到明显改善。

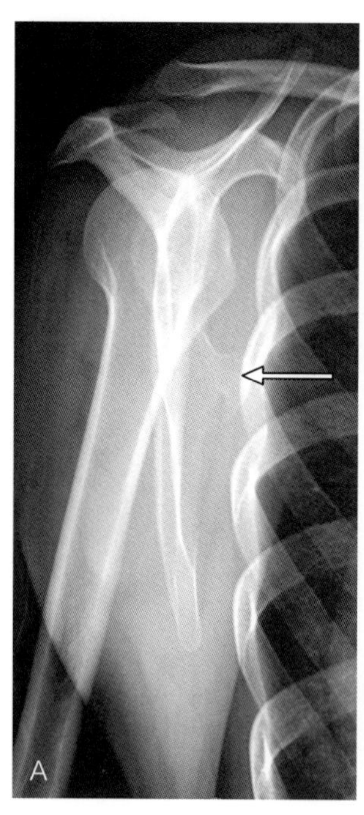

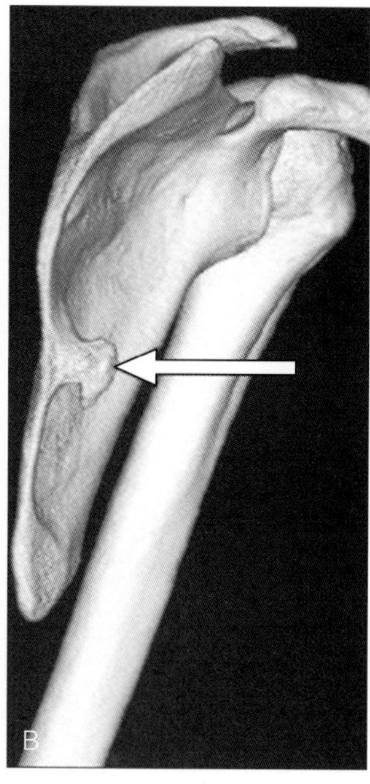

图4 A. 肩胛骨Y位X线片显示肩胛体部一个突出的骨软骨瘤(箭头)，导致症状性弹响。B. 三维CT扫描更详细显示骨性结构，箭头所指为同一个骨软骨瘤。

- 如果在肩胛上角下滑囊内注射局麻药或糖皮质激素后疼痛缓解甚至消失，可明确诊断。
- 检查者应评估患肩周围软组织张力、肌肉力量和柔软性。
- 斜角肌、胸小肌或胸大肌紧张会改变肩胛骨的正常运动，前锯肌或者斜方肌下部的肌力减弱也会引起肩胛骨运动功能障碍和翼状肩。最后，由于肩胛体在胸壁上的前倾，斜方肌上部的肥大会引起肩胛骨运动学的改变[11]。
- 有翼状肩胛表现者，应进行详细的神经肌肉检查以鉴别由于肩胛胸壁关节疼痛引起的代偿性假翼状肩胛。

影像学和其他诊断性检查

- 拍摄标准的肩关节前后位片及肩胛骨切线Y位片，检查肩胛骨和肋骨有无骨质异常(图4A)。
- CT扫描可更清楚地显示骨性结构。但不管是否进行三维重建，CT在诊断中的作用仍存在争议[19,25]。然而，CT扫描对怀疑有骨性结构异常的患者还是很有帮助的(图4B)。
- 透视可用于模拟肩关节运动时观察弹响。
- MRI可以确定炎症滑囊的位置和大小，但笔者认为没有必要进行MRI检查来诊断滑囊炎。
- MRI经常被用来评估肩胛带周围的软组织情况。根据位置的特殊性及磁共振特征，背部弹力纤维瘤很容易被诊断[27]。
- 神经传导速度和肌电图检查对怀疑神经源性翼状肩胛的患者很有帮助。

鉴别诊断

- 软组织恶性肿瘤或者良性肿瘤。
- 肌肉萎缩或者纤维化。
- 异常肌肉止点。
- 肩胛下弹力纤维瘤。该肿块并非真性肿瘤，而是在反复损伤或微损伤后形成的。多数患者会诉局部触及肿块而不是疼痛[27]。
- 颈椎病或颈神经根病变。
- 肩胛周围肌肉拉伤。
- 盂肱关节或肩峰下病变。

非手术治疗

- 一旦诊断弹响肩胛综合征后，首先应进行保守治疗。
- 保守治疗包括休息，活动改变，给予非甾体抗炎药。
- 然后进行物理治疗恢复肩部正常运动力学，防止偏斜。
- 前锯肌力量减弱，哪怕只是微小的减弱，都可导致肩胛骨前倾，从而增加肩胛骨内侧上极与胸肋之间的摩擦，引起肩胛胸壁之间滑囊的刺激和炎症反应。
- 治疗应强调加强肩胛周围肌肉的力量，尤其是前锯肌和肩胛下肌，这两块肌肉力量增加可将肩胛骨从胸壁上拉高[6,31]。
- 姿势训练可以使肩部倾斜和胸椎后凸最小化。
- 肩胛胸滑囊注射激素和局麻药可用于诊断，也可用于治疗，有助于康复锻炼。
- 对于患者应进行多长时间的试验性理疗目前还没有共

识。疾病原因的明确对治疗很重要，一般可以尝试进行3～6个月的试验性治疗。

- 如果诊断明确，无解剖结构损伤，保守治疗3～6个月后无效，应考虑手术治疗。
- 如果患者有解剖结构病变如外生骨疣或骨软骨瘤，应更早考虑手术治疗。

手术治疗

术前计划

- 术前阅读所有放射学摄片。
- 保守治疗失败或结构病变引起的有症状的弹响肩胛患者，在肩胛胸区域注射麻醉药后可缓解疼痛，可以考虑手术治疗。
- 术者必须意识到特定患者的不利预后因素可能会影响手术结果。这些因素包括长期使用毒品、既往手术史、劳工保险赔偿水平或者任何附加的问题。
- 术前与患者讨论不同的手术途径和手术方法。

体位

- 关节镜手术和切开手术都采用俯卧位（图5）。
- 患肢内旋置于下背部（鸡翅位）。该体位可使肩胛骨抬离胸壁，令内上角更突出。
- 术者站于患肢对侧以方便操作。

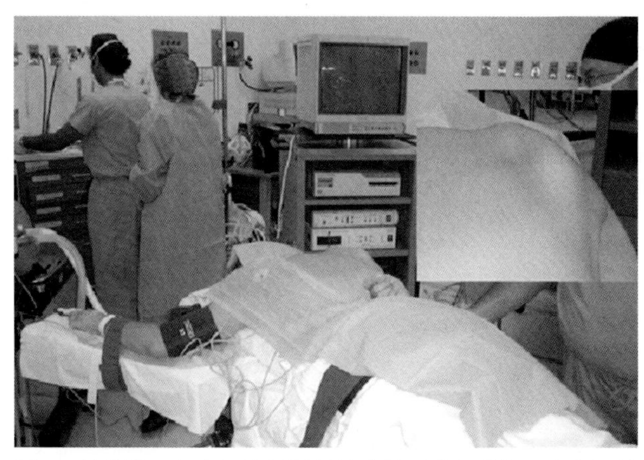

图5　关节镜下行肩胛胸滑囊切除术的手术室准备。患者取俯卧位，患肩手置于背部使肩胛骨抬离胸壁。

入路

- 多种手术入路可适用于肩胛骨内上区域撞击征减压。
  - 包括切开减压、关节镜减压或两者联合使用。
  - 两种手术方法都可进行单纯滑囊切除术、单纯肩胛骨内上部切除术或同时进行两种手术。
  - 高年资医生通常同时进行两种手术，在关节镜下滑囊切除术后，进行肩胛骨内上部切除术。

切开减压术

- 取肩胛骨内缘纵行切口（技术图1）。
- 分离皮下组织，暴露肩胛骨上部，范围从肩胛冈到肩胛骨内上角。
- 在肩胛冈水平顺斜方肌纤维方向分开并剥离斜方肌显露肩胛骨内上缘（技术图1B）。
- 于肩胛骨上、内缘剥离肩胛提肌和菱形肌以显露肩胛骨上方边界（技术图1C）。根据骨切除的大小，肩胛提肌和上部前锯肌的止点连带小菱形肌上部的一小部分也经常会被剥离。
- 注意不要从肌肉处分离菱形肌或将其全部剥离以防止损伤肩胛背神经，该神经位于肩胛骨内缘内侧2 cm。
- 肩胛骨下放置拉钩将其抬离胸肋。
- 在前锯肌下面和肋骨之间确定肩胛胸滑囊。
- 钳夹滑囊后将其从上到下锐性切除。
- 使用电刀电灼法骨膜下剥离肩胛骨内上角周围的肌肉，包括冈上肌、冈下肌、肩胛下肌和前锯肌，以显露1～2 cm肩胛骨骨面（技术图1D）。
- 用摆锯切除显露的肩胛内上角骨块（技术图1E）。
- 骨切除后，于肩胛内上边缘钻孔，将离断的肌肉（技术图1F）在其解剖位置用2号不可吸收编织缝合线重新固定（技术图1G）。
- 可吸收线皮内缝合关闭切口。

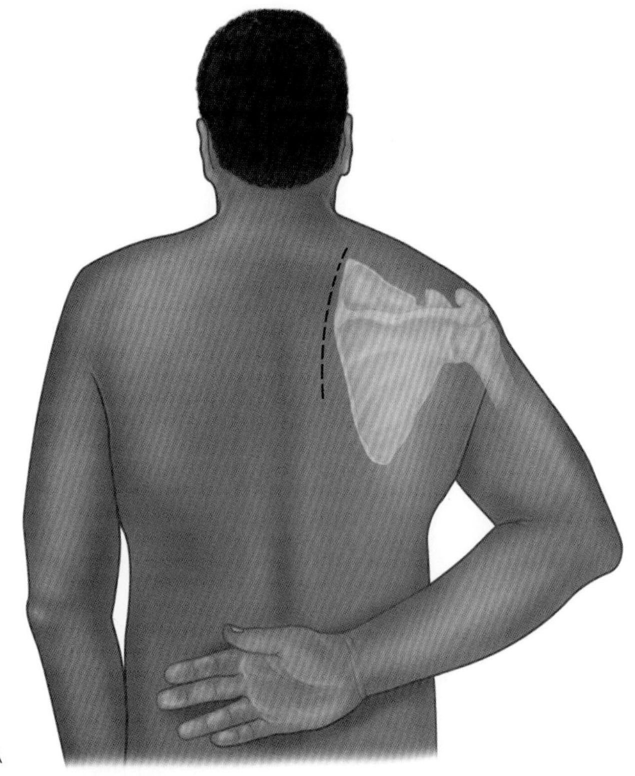
A

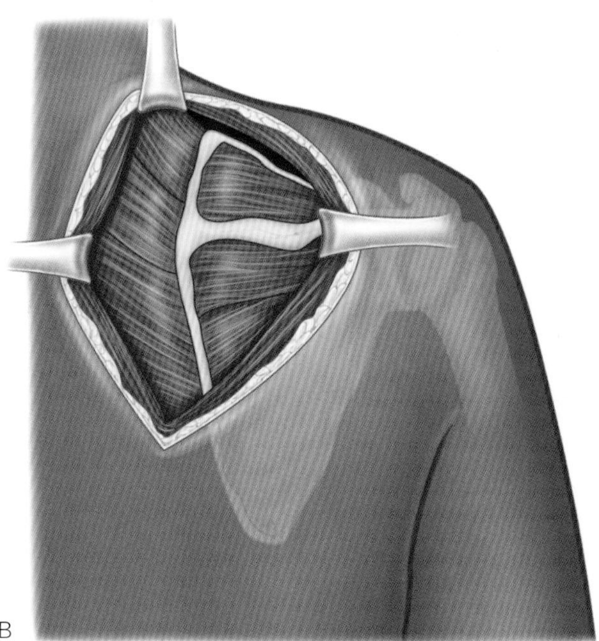
B

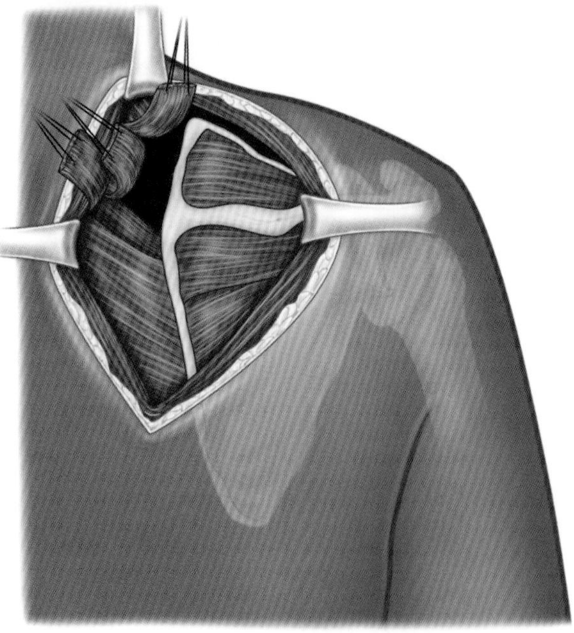
C

技术图1 A. 患者采用俯卧位，患肢放于背后以将肩胛骨抬离胸壁。手术切口于肩胛骨内缘，以肩胛冈水平为中心。B. 顺斜方肌纤维方向将其分开，显露肩胛提肌、菱形肌和肩胛骨后面。C. 肩胛提肌、大菱形肌和小菱形肌从止点剥离，并以缝线标记。

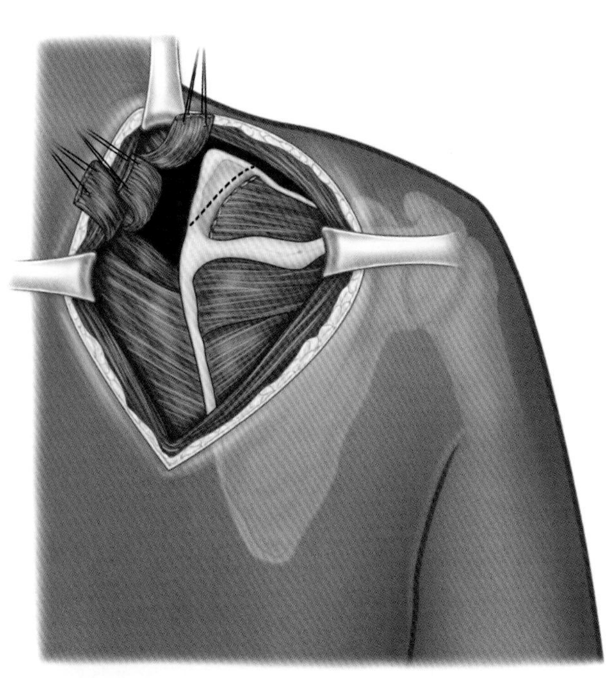

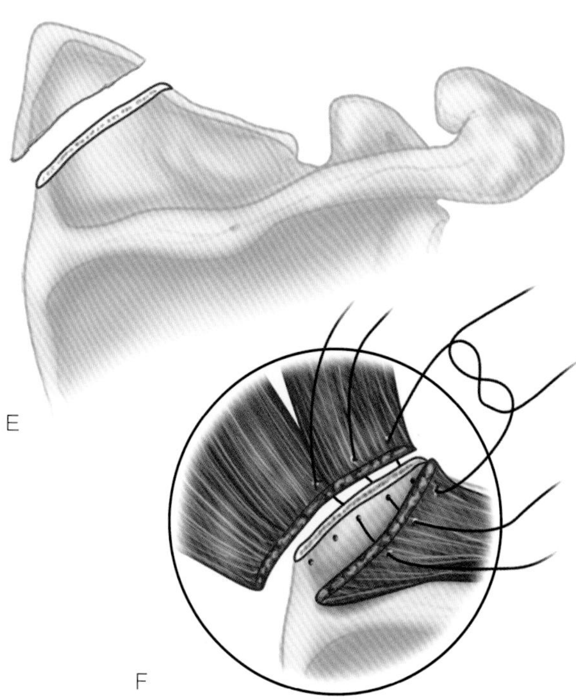

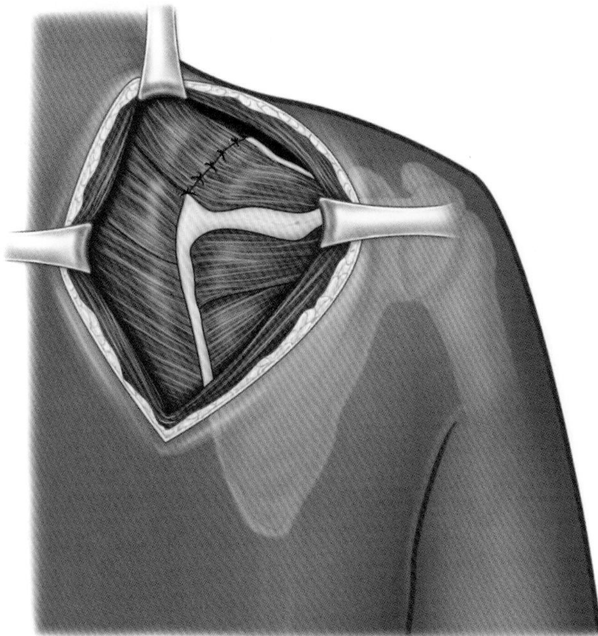

技术图1（续）　D、E．切除肩胛骨内上角。F．钻孔重建剥离肌肉止点于肩胛骨上。G．修复肩胛提肌和菱形肌。

TECHNIQUES

关节镜滑囊切除术

- 体位与切开减压相同。
- 上肢置于“鸡翅位”形成翼状肩胛使肩胛骨抬离后胸壁。这有助于关节镜器械进入滑囊间隙[16]。
- 第1个安全入口位于肩胛冈水平，肩胛骨内缘以内2 cm，注意避免损伤肩胛背神经和动脉(技术图2A)。
- 使用腰椎穿刺针定位肩胛胸壁间隙，然后用约30 mL生理盐水扩张，建立关节镜入口通道。
- 于后胸壁和前锯肌之间的前锯肌下滑囊插入圆钝内芯。
- 注意避免插入过深以致穿过前锯肌到肩胛下间隙或穿过胸壁。
- 将30°关节镜镜头插入经生理盐水扩张的肩胛胸壁间隙。
- 可使用液压泵。笔者偏向于使用液压泵，但将压力调低至30 mmHg左右，以减少生理盐水外溢。
- 直视下用腰椎穿刺针定位第2个入口。
- 该入口通常与第1个入口平行，在其远端约4 cm处。
    - 或者，肩胛骨上方入口(Bell入口)也可作为操作窗口[7]。上方入口位于肩胛骨内中1/3处。笔者不常使用该入口，是因为该入口容易损伤脊副神经、胸长神经和肩胛上神经。
- 下方入口插入6 mm套筒，作为工作通道，用于插入双极射频汽化电刀、电动刨刀切除滑囊组织。由于炎症滑囊切除时容易引起出血，射频汽化电刀用于这些组织的止血尤其有用(技术图2B)。
- 应按一定条理进行切除，因为没有真正的解剖标志。
- 射频切除组织的顺序为从内至外，由下到上。
- 术者可转换入路，并准备70°角镜头以扩大视野。使用探针探触上方的肩胛骨和前锯肌以及下方的肋骨和肋间肌。
- 如果需要，可再建立一个上方入口。但笔者不喜欢用这个入口，因为其可能损伤脊副神经、颈横动脉和肩胛背血管神经结构。
- 完全切除滑囊后，退出关节镜设备，可吸收线皮内缝合关闭切口。

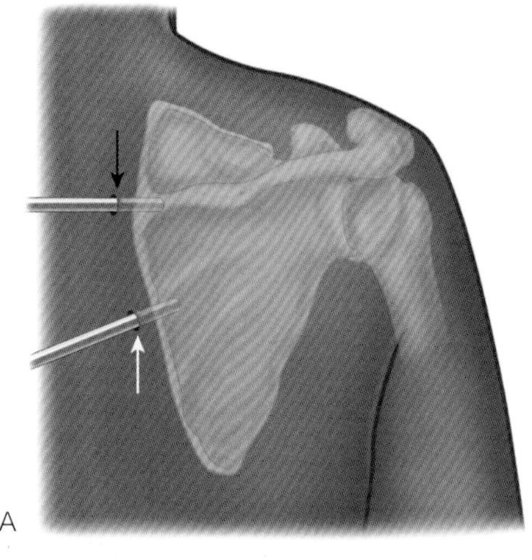

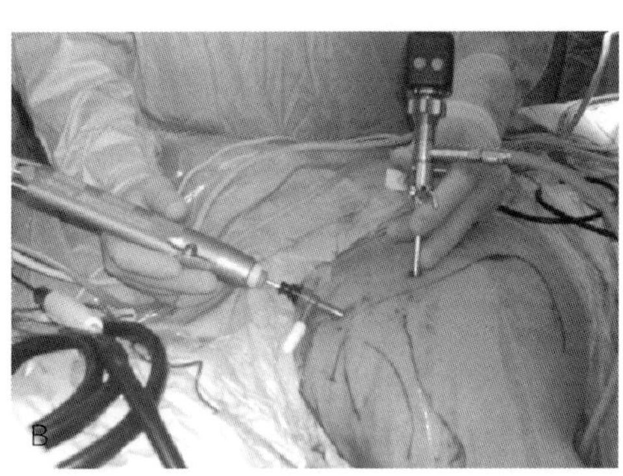

技术图2 A. 关节镜入口位置。近端（安全）入口（黑色箭头）位于肩胛冈内侧2 cm。远端入口（白色箭头）位于近端入口以远4 cm。B. 关节镜入口位置。刨削刀和镜头可在两个入口交替插入以方便切除和观察。

关节镜下滑囊切除术和肩胛骨内上角部分切除术

- 首先，根据前述关节镜下滑囊切除步骤进行滑囊切除。
- 滑囊切除后，通过皮肤触诊确定肩胛骨内上角位置。
- 用射频电刀切断肩胛提肌、冈上肌和菱形肌的联合止点[22]。
- 用电动刨刀和高速磨钻行肩胛骨部分切除。笔者不行骨膜周围组织修复，通过瘢痕组织愈合。
- 常用穿刺针来标记肩胛骨内上角的轮廓，并估计切除的范围[23]。
    - Bell等[2]定义了关节镜下内上角切除的安全区。内侧边缘为肩胛骨内侧缘和肩胛冈。外侧边缘为肩胛骨内中1/3，关节镜下切除目标位于肩胛冈与肩胛下角的结合部[2]。笔者不常使用该入口，是因为该入口容易损伤脊副神经、胸长神经和肩胛上神经。
- 之后步骤与镜下滑囊切除步骤相同。

TECHNIQUES

关节镜下滑囊切除术结合切开肩胛骨内上角部分切除术

- 可在术前或术中决定通过小切口行肩胛骨内上角切除而不是关节镜下切除[15]。
- 如果关节镜手术的灌洗液导致组织肿胀，使肩胛骨内上角边界难以辨认，则通过小切口切除肩胛骨内上角。
- 于肩胛骨内上角做4～6 cm斜切口(见技术图1A)。
- 劈开斜方肌，从肩胛骨内上角剥离肩胛提肌和菱形肌(见技术图1B、C)。
- 切除肩胛骨内上角。于肩胛骨上缘钻孔修复肩胛提肌和菱形肌(见技术图1D)。
- 可吸收线皮内缝合关闭切口。

要点与失误防范

指征	• 应进行准确的病史采集、体格检查和放射学评估 • 诊断性局部注射有助于明确诊断，同时可预测手术效果
关节镜减压禁忌证	• 由斜方肌滑囊产生的症状。该滑囊位于肩胛胸间隙表面，因此切除该滑囊后并未去除病变组织
体位	• 取俯卧位，患肢置于背部，使肩胛骨抬离胸壁 • 术者站在患肩对侧
切开减压	• 切除肩胛骨内上角时避免伤及肩胛上切迹 • 必须在肩胛骨上钻孔重建离断肌肉止点
关节镜减压	• 使用腰椎穿刺针定位肩胛胸间隙 • 注意不要穿入过深而穿过前锯肌到肩胛下肌间隙或穿过胸壁 • 有必要使用双极射频电刀防止炎症滑囊的出血 • 应完全切除滑囊组织

术后处理

- 切开减压术或关节镜结合切开减压术后：
  - 悬吊上肢，术后早期开始轻柔地被动关节运动，并持续4周。
  - 4周后，开始主动活动。
  - 8～12周开始力量锻炼。
- 关节镜减压术后：
  - 患肢悬吊，术后马上开始被动和主动辅助关节运动。
  - 4周后开始等长收缩锻炼。
  - 8周后开始肩胛骨周围肌肉力量锻炼。

预后

- 文献报道切开减压效果良好[14,24,31,32]。
- Nicholson和Duckworth[26]做了一个切开减压治疗弹响肩平均2.5年的随访报道，结果显示患者的肩关节功能评分提高，疼痛得到缓解。
- Lien等[18]的报道结果与上述一致，不过手术方式是关节镜下滑囊切除联合小切口部分肩胛骨切除。
- 最近有许多关于关节镜下治疗弹响肩的报道，但大部分报道是技术介绍和尸体解剖研究。
- 小型病例系列早期的研究报道，关节镜减压的效果可观，并发症少，可尽早返回工作岗位[7,10,15,29,30]。
- Pearse等[30]报道关节镜下治疗弹响肩综合征，能够获得70%的满意率。
- Millett等[22]对21名弹响肩患者进行了关节镜下肩胸滑囊切除和部分肩胛骨切除术，通过平均2.5年的随访，结果显示功能得到改善。但是，功能评分比预期的要低，患者满意度适中，翻修率为13%[22]。
- 最近，Blønd和Rechter[3]对20例平均随访2.9年的患者进行了前瞻性分析，结果显示有95%的满意率，并且90%的患者功能得到了改善。
- 目前，没有令人信服的证据能够表明哪一项技术更好。

并发症

- 切除不完全引起症状复发。
- 气胸。
- 肩胛骨内上角周围神经血管医源性损伤[3]：脊副神经、胸长神经和肩胛上神经损伤。
- 过多的骨切除有损伤肩胛上切迹处肩胛上神经的风险。
- 由于术中剥离导致术后肩胛骨周围肌肉功能不全。

(程萌旗 译，陈云丰 审校)

参考文献

[1] Aggarwal A, Wahee P, Harjeet, et al. Variable osseous anatomy of costal surface of scapula and its implications in relation to snapping scapula syndrome. Surg Radiol Anat 2011;33(2):135-140.

[2] Bell SN, van Riet RP. Safe zone for arthroscopic resection of the superomedial scapular border in the treatment of snapping scapula syndrome. J Shoulder Elbow Surg 2008;17(4):647-649.

[3] Blønd L, Rechter S. Arthroscopic treatment for snapping scapula: a prospective case series. Eur J Orthop Surg Traumatol 2014;24(2):159-164.

[4] Boinet W. Bulletin de la Societe Imperiale de Chirugie de Paris. 2nd ser. 1867;8:458.

[5] Boyle MJ, Misur P, Youn SM, et al. The superomedial bare area of the costal scapula surface: a possible cause of snapping scapula syndrome. Surg Radiol Anat 2013;35(2):95-98.

[6] Carlson HL, Haig AJ, Stewart DC. Snapping scapula syndrome: three case reports and an analysis of the literature. Arch Phys Med Rehabil 1997;78:506-511.

[7] Chan BK, Chakrabarti AJ, Bell SN. An alternative portal for scapulothoracic arthroscopy. J Shoulder Elbow Surg 2002;11:235-238.

[8] Ciullo JV, Jones E. Subscapular bursitis: conservative treatment of "snapping scapula" or "washboard syndrome." Orthop Trans 1992-1993;16:740.

[9] Glousman R, Jobe F, Tibone J, et al. Dynamic electomyographic analysis of the throwing shoulder with glenohumeral instability. J Bone Joint Surg Am 1988;70(2):220-226.

[10] Harper GD, McIlroy S, Bayley JI. Arthroscopic partial resection of the scapula for snapping scapula: a new technique. J Shoulder Elbow Surg 1999;8:53-57.

[11] Kibler WB. Snapping scapula. Arthroscopy 2010;26(3):299-300; author reply 301.

[12] Kibler WB, Sciascia A, Wilkes T. Scapular dyskinesis and its relation to shoulder injury. J Am Acad Orthop Surg 2012;20(6):364-372.

[13] Kolodychuk LB, Reagan WD. Visualization of the scapulothoracic articulation using an arthroscope: a proposed technique. Orthop Trans 1993-1994;17:1142-1148.

[14] Kuhn JE, Plancher KD, Hawkins RJ. Symptomatic scapulothoracic crepitus and bursitis. J Am Acad Orthop Surg 1998;6:267-273.

[15] Lehtinen JT, Macy JC, Cassinelli E, et al. The painful scapulothoracic articulation. Clin Orthop Relat Res 2004;(423):99-105.

[16] Lehtinen JT, Tetreault P, Warner JJ. Arthroscopic management of painful and stiff scapulothoracic articulation. Arthroscopy 2003;19(4):E28.

[17] Lehtinen JT, Tingart MJ, Apreleva M, et al. Quantitative morphology of the scapula: normal variation of the superomedial scapular angle, and superior and inferior pole thickness. Orthopedics 2005;28(5):481-486.

[18] Lien SB, Shen PH, Lee CH, et al. The effect of endoscopic bursectomy with mini-open partial scapulectomy on snapping scapula syndrome. J Surg Res 2008;150(2):236-242.

[19] Manske RC, Reiman MP, Stovak ML. Nonoperative and operative management of snapping scapula. Am J Sports Med 2004;32:1554-1565.

[20] Milch H. Partial scapulectomy for snapping of the scapula. J Bone Joint Surg Am 1950;32-A(3):561-566.

[21] Milch H, Burman MS. Snapping scapula and humerus varus. Report of six cases. Arch Surg 1933;26:570-588.

[22] Millett PJ, Gaskill TR, Horan MP, et al. Technique and outcomes of arthroscopic scapulothoracic bursectomy and partial scapulectomy. Arthroscopy 2012;28(12):1776-1783.

[23] Millett P, Pacheco I, Gobezie R, et al. Management of recalcitrant scapulothoracic bursitis: endoscopic scapulothoracic bursectomy and scapuloplasty. Tech Shoulder Elbow Surg 2006;7:200-205.

[24] Morse BJ, Ebraheim NA, Jackson WT. Partial scapulectomy for snapping scapula syndrome. Orthop Rev Relat Res 1993;22:1141-1144.

[25] Mozes G, Bickels J, Ovadia D, et al. The use of three-dimensional computed tomography in evaluating snapping scapula syndrome. Orthopedics 1999;22:1029-1033.

[26] Nicholson GP, Duckworth MA. Scapulothoracic bursectomy for snapping scapula syndrome. J Shoulder Elbow Surg 2002;11(1):80-85.

[27] Parratt MT, Donaldson JR, Flanagan AM, et al. Elastofibroma dorsi: management, outcome and review of the literature. J Bone Joint Surg Br 2010;92(2):262-266.

[28] Parsons TA. The snapping scapula syndrome and subscapular exostoses. J Bone Joint Surg Br 1973;55B:345-349.

[29] Pavlik A, Ang K, Coghlan J, et al. Arthroscopic treatment of painful snapping of the scapula by using a new superior portal. Arthroscopy 2003;19:608-611.

[30] Pearse EO, Bruguera J, Massoud S, et al. Arthroscopic management of the painful snapping scapula. Arthroscopy 2006;22:755-761.

[31] Percy EC, Birbrager D, Pitt MJ. Scapping scapula: a review of the literature and presentation of 14 patients. Can J Surg 1988;31:248-250.

[32] Richards RR, McKee MD. Treatment of painful scapulothoracic crepitus by resection of the superomedial angle of the scapula. A report of three cases. Clin Orthop Relat Res 1989:(247):111-116.

[33] Ruland LJ III, Ruland CM, Matthews LS. Scapulothoracic anatomy for the arthroscopist. Arthroscopy 1995;11:52-56.

[34] Sisto DJ, Jobe FW. The operative treatment of scapulothoracic bursitis in professional pitchers. Am J Sports Med 1986;14:192-194.

[35] Strizak AM, Cowen MH. The snapping scapula syndrome: a case report. J Bone Joint Surg Am 1982;64(6):941-942.

[36] Totlis T, Konstantinidis GA, Karanassos MT, et al. Bony structures related to snapping scapula: correlation to gender, side and age. Surg Radiol Anat 2014;36:3-9.

[37] Warner JJ, Micheli LJ, Arslanian LE, et al. Scapulothoracic motion in normal shoulder and shoulders with glenohumeral instability and impingement syndrome. A study using Moiré topographic analysis. Clin Orthop Relat Res 1992;(285):191-199.

[38] Wood VE, Verska JM. The snapping scapula in association with the thoracic outlet syndrome. Arch Surg 1989;124:1335-1337.

第 44 章 肩胛胸壁关节镜

Scapulothoracic Arthroscopy

Ryan J. Warth and Peter J. Millett

定义

- 肩胛胸壁滑囊炎和肩胛骨弹响综合征是罕见的病症，其特征为伴有或不伴有机械性捻发音的肩胛周围疼痛。
- 肩胛胸捻发音最早由Boinet[6]于1867年提出。
- 1904年Mauclaire最初将捻发音描述为沙沙声、摩擦声和撕裂声[21]。
  - Milch[24]区分了由软组织产生的声音(摩擦声)和由骨或纤维-骨病变产生的声音(撕裂声)。

解剖

- 骨性解剖。
  - 肩胛骨位于第2至第7肋骨之间，并通过肩锁关节和胸锁关节连接到中轴骨。
  - 肩胛骨由骨缘(内侧缘、外侧缘和上缘)和四个角(内下角、内角、外角和内上角)组成，它们是重要的关节镜标志。
  - 肩胛骨前表面为凹面，与胸廓凸面形成关节。
  - 肩胛胸壁关节的骨性解剖结构差异很大[1]，尽管有些非病理性变异可能与弹响肩胛有关[39]：
    - 肩胛骨内侧缘的凹度增加[39]。
    - 内上方钩[12]。
    - Luschka结节(内上角骨性突起)[24,39]。
    - 大圆肌结节[39]。
    - 增厚的内上角和内下角[1]。
  - 肩胛上切迹位于喙突内侧，Rengachary[34]将其分为6型(Ⅰ～Ⅵ)[34]：
    - Ⅰ型(8%)：无切迹。
    - Ⅱ型(31%)：切迹呈V形，位于内侧。
    - Ⅲ型(48%)：切迹呈U形，与肩胛上神经卡压有关[2]。
    - Ⅳ型(3%)：切迹很小，呈V形。肩胛上神经在切迹附近的沟中走行。
    - Ⅴ型(6%)：切迹呈U形，伴肩胛横韧带骨化。
    - Ⅵ型(4%)：肩胛横韧带完全骨化，残留一个肩胛上神经通过的孔。
  - 横跨肩胛骨上切迹的肩胛横韧带在形态上也各有不同。Polguj等将其分为3型[33]：
    - 扇形(55%)。
    - 带状(42%)：易压迫神经。
    - 分叉(3%)。
- 肌肉解剖。
  - 斜方肌。
    - 起于颈椎和胸椎棘突，止于肩胛骨上部。
    - 由沿其深面走行的脊副神经支配。
  - 前锯肌。
    - 起于肋骨，止于肩胛骨内侧缘前方。
    - 由沿其前方走行的胸长神经支配。
  - 肩胛下肌。
    - 起于肩胛前方的肩胛下窝，止于肱骨近端的小结节。
    - 由沿其前方走行的肩胛下神经上支和下支支配。
  - 肩胛提肌。
    - 起于颈椎棘突，止于肩胛骨内侧缘。
    - 受肩胛背神经支配。
  - 大菱形肌。
    - 起于上胸椎，止于肩胛骨内侧缘。
    - 受肩胛背神经支配。
  - 小菱形肌。
    - 起于下颈椎和上胸椎棘突，止于肩胛冈基底的肩胛骨内侧缘。
    - 由肩胛背神经支配。
- 神经血管解剖(图1)。
  - 深入了解周围神经血管结构是预防医源性损伤的必要条件。
  - 肩胛背神经和动脉位于肩胛骨内侧缘内侧1～2 cm处，在菱形肌(Ruland)深面自上而下走行。入口位置距肩胛骨内侧缘<3 cm会危及这些结构。
  - 副神经位于肩胛提肌的中央部，斜方肌深面[36]。入口位置位于肩胛冈上方会危及此结构。

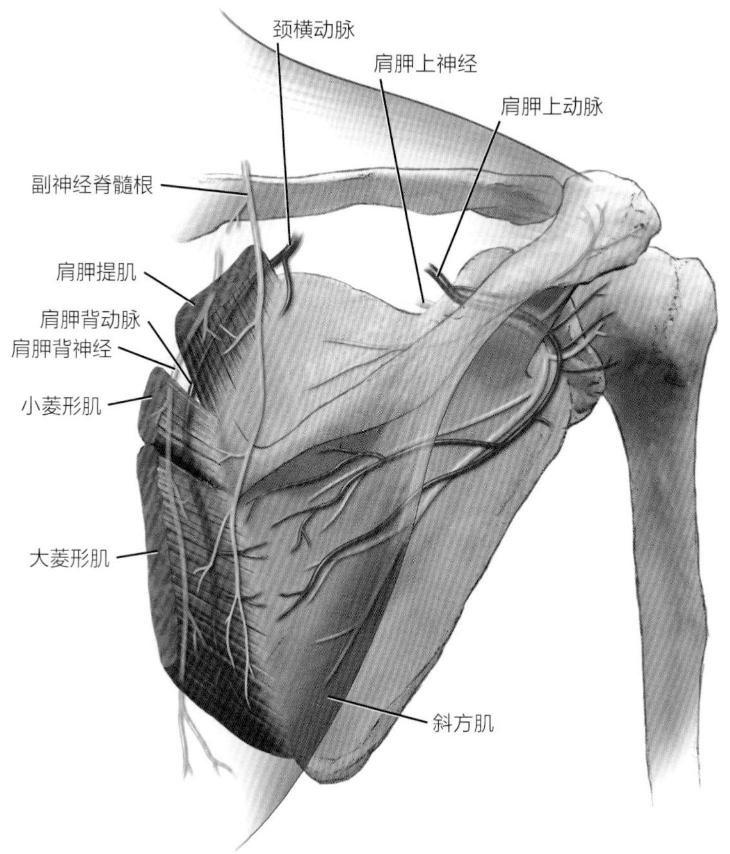

图1 肩胛胸壁关节周围的神经血管解剖和安全入口位置示意图。

- ○ 胸长神经沿前锯肌肌腹前方走行。除非入口位于非常靠外的位置,神经一般很少受损。
- ○ 肩胛上神经为臂丛发出的分支,沿肩胛上动脉后上方伴行。神经从肩胛横韧带下方的肩胛上切迹穿过,而动脉则从韧带上方穿过。内上方入口或行内上方肩胛骨切除时会危及这些结构。将关节镜入口置于肩胛骨上切迹外侧2～3 cm处是很重要的,以避免医源性损伤[1,4]。
- 滑囊解剖(图2)。
  - ○ 滑囊相关解剖。
    - 非病理性滑囊是正常存在的,允许在肩胛胸关节内和周围表面滑动。
    - 肩胛胸滑囊位于前锯肌前方和后胸壁之间,以允许在两个结构之间滑动(Kuhne)。
    - 肩胛下肌滑囊位于肩胛下肌的前方和前锯肌的后方之间,以允许在两个结构之间滑动[18]。
  - ○ 外膜滑囊。
    - 病理性滑囊最常发生在肩胛骨内上角和内下角[10,32]。
    - 内下角出现症状很可能是由于前锯肌和后胸壁之间的病理性滑囊组织引起的[24,37]。
    - 内上角出现症状是由于病理性肩胛下或肩胛胸滑囊造成的[11,17]。
    - 发生在肩胛冈内侧基底部的症状通常由病理性肩胛斜方肌滑囊引起,位于斜方肌深面,内侧缘和肩胛冈交界处附近。
- 生物力学。
  - ○ 由于肩胛周围肌肉的协调收缩和位于肌肉平面内各种滑囊允许在其表面之间滑动的功能,使肩胛骨具有平滑的稳定性和活动。肩胛胸关节有效地维系关节盂最大化的盂肱关节活动范围。

发病机制

- 存在解剖变异倾向时,肩胛骨疾病由异常应力引起。
- 滑囊炎。
  - ○ 最常见的原因是肩部过度活动综合征。
  - ○ 在不平坦的骨面上滑动时,滑囊组织会受到刺激。

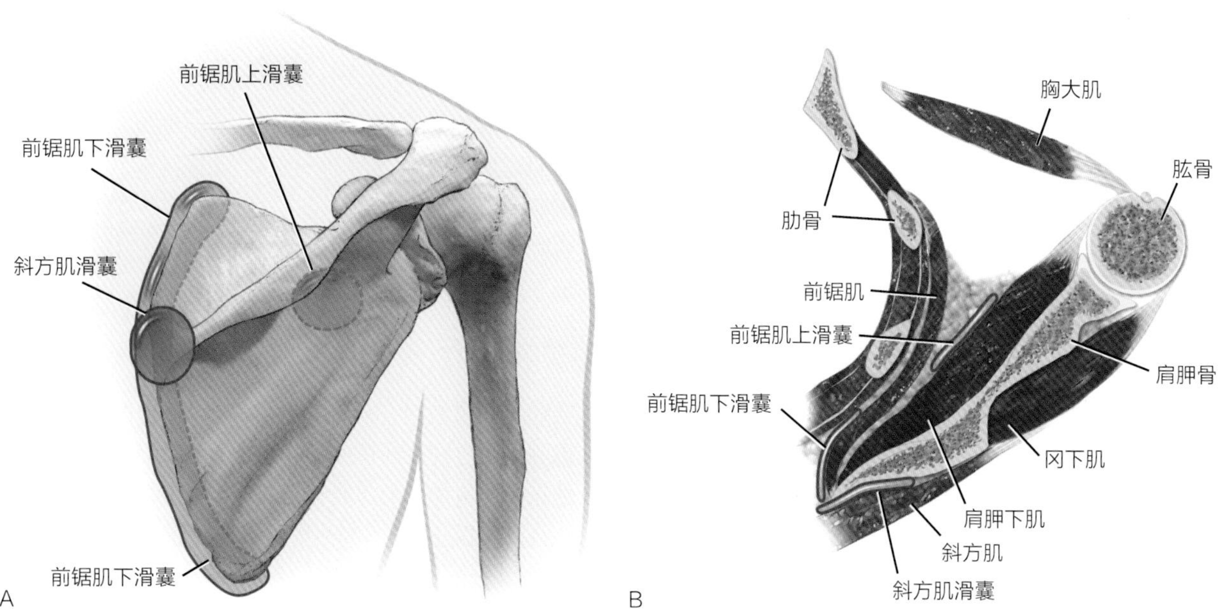

图2 A. 图示肩胛骨周围解剖和外膜滑囊的相对位置。B. 轴位图示肩胛胸滑囊的不同位置及与肩胛周围肌肉和肩胛体的关系。

- ○ 最常发生在肩胛骨内上角、内角和下角。
- ○ 如果存在慢性炎症,可发生纤维化。在没有明显的肩胛骨肿块时,滑囊组织纤维化可产生复发性滑囊炎和肩胛弹响[17,32]。
- 弹响肩胛。
  - ○ 最常见的是由肩胛骨及其下的胸腔之间的软组织卡压引起的。非常少见的是,肩胛弹响也可能是由于骨或软组织肿块伴有或不伴有并发性滑囊炎。捻发音也可以出现在无症状的个体中;因此,除非伴有疼痛和(或)肩部功能障碍,否则不应将其视为病理性的。
  - ○ 临床工作中,肿块很少见。然而,最常见的导致捻发音的肩胛骨肿块包括内上角的骨软骨瘤[13,40],内下角的背部弹力蛋白纤维瘤[8],以及软骨肉瘤(特别是老年患者)。大多数情况下,切除这些肿块是有效的[13,40]。
  - ○ "弹响"的其他机械原因包括滑囊纤维化[23,24],肩胛骨或肋骨骨折畸形愈合[38],肩胛骨或后胸壁解剖变异[1,12,39],脊柱侧凸/脊柱后凸[20],第一肋骨切除[41],很少有肌肉组织异常。

自然病程

- 存在解剖变异倾向时,反复的肩胛胸活动可导致炎症、瘢痕形成和慢性滑囊炎。
- 骨或软组织肿块加剧了炎症反应,导致疼痛和肩胛肱骨运动学的改变。

病史和体格检查

- 病史。
  - ○ 患者可能会主诉反复过顶活动或诱发性创伤史[22]。
  - ○ 患者可能出现各种症状,从轻度、间歇性疼痛到致残性疼痛和功能障碍。某些患者过顶活动时疼痛加剧。
  - ○ 在有或没有滑囊炎时,可听到或触到捻发音[3,22]。大约1/3的患者主诉双侧受累。
  - ○ 据报道,肩胛胸捻发音可能存在遗传易感性。
- 体格检查。
  - ○ 颈椎和胸椎视诊是否存在脊柱侧凸和脊柱后凸,这可能导致肩胛胸不协调[10]。颈神经根病或椎间盘病也可引起疼痛综合征。
  - ○ 触诊肩胛骨边缘可发现滑囊刺激的部位和捻发音。
    - 内上角的炎症最为常见;然而,有时也会出现内下角的炎症。
  - ○ 应自始至终检查活动范围。
    - 主动和被动活动度检查来评估肩部疼痛性捻发音和肩肱运动学。
    - 肩胛胸肿块或代偿运动可导致病理性翼状肩胛。
    - 手臂外展时,肩胸关节受压可使捻发音加剧[23]。
  - ○ 应自始至终测试肩胛周围肌力。

- 斜方肌。
    - 主动耸肩，与对侧进行比较。
- 菱形肌和肩胛提肌。
    - 主动收缩肩胛骨，与对侧进行比较。
- 前锯肌。
    - 前锯肌无力的患者，靠墙俯卧撑可能出现内侧翼状肩胛。

影像学和其他诊断性检查

- X线片(图3)。
    - 应获得肩胛骨平面的前后位、侧位和腋位片以筛查骨质异常。
- CT扫描。
    - 当通过X射线可识别病变时，CT扫描(三维重建，如果可行)也适用。
    - 对于检测可能导致弹响肩胛或肩胛胸滑囊炎的骨性病变，CT三维扫描的敏感性最高[27]。
- MRI扫描(图4)。
    - MRI扫描最适合用于辨别软组织肿块、滑囊炎，有时也可用于检查肩胛成角异常，因此在怀疑这些病因时建议使用MRI扫描。

鉴别诊断

- 肩胛胸滑囊炎。
- 肿块。
    - 背部弹力蛋白纤维瘤。
    - 骨软骨瘤。
    - 软骨肉瘤。
- 脊柱侧凸/脊柱后凸。
- 引起疼痛的病症(如颈神经根病、胆囊疾病)。
- 盂肱关节病。
- 肩胛骨或肋骨骨折畸形愈合。
- 第一肋骨切除并发症。

非手术治疗

- 当病变是良性时，通常会尝试保守治疗。但是，必须认识到在没有肿块的情况下非手术治疗最有效[23]。
- 休息和非甾体抗炎药通常是有帮助的[16]。
- 在许多情况下，类固醇注射既可以用于诊断，也可以用于治疗。
- 物理治疗应注重肩胛周围肌力训练(特别是前锯肌和肩胛下肌[15,30])以及姿势训练。
- 超声波的使用一直存在争议；但它不太可能加剧症状，由临床医生自行决定是否使用。
- 8字背带通常有益于脊柱后凸的患者，以减轻肩胛胸的不协调。

手术治疗

- 适用于保守治疗失败的患者。当局部注射症状改善时，滑囊切除术在改善症状方面最可靠[17,20,28]。

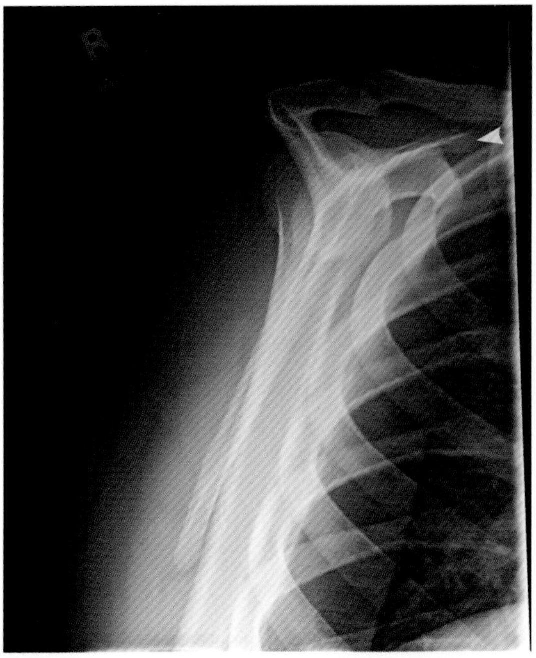

图3　X线片显示内上角的前方角状突起（黄色箭头）。

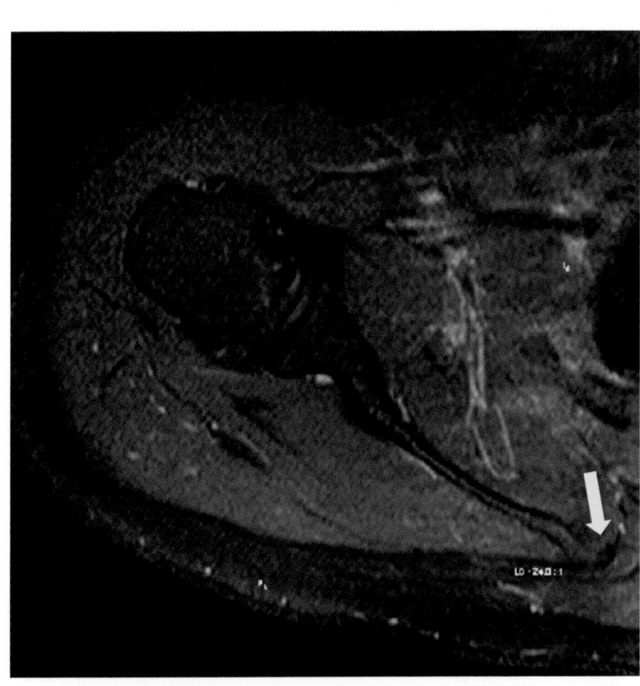

图4　MRI显示内上角的前方角状突起（黄色箭头）。

- 关节镜直视下或术前X线发现角状突起时，应行肩胛骨内上角切除术。
- 切开手术已成功运用于滑囊炎[28,37]和疼痛性捻发音[23,35]的治疗。
    - 需要对内侧肌肉组织进行大范围显露和骨膜下剥离，病理组织清理后将其重新修复回骨组织。
    - 可用于切除大的固着的肿块。
- 关节镜手术可最大限度地减少相关病症的显露，不需要分离肌肉，可改观视野，并促进早期康复。
    - 可用于带蒂肿块的切除。

术前计划

- 术前，症状处和骨性标志用记号笔标记，以便在术中识别。

体位

- 患者俯卧位，上肢铺巾，以便于术中肩胛骨定位。后胸部广泛消毒，患肢置于弹力织物中。
- 手的背部放在背部的一小部位（所谓的"鸡翅"位）上（图5）。这种最大限度内旋和后伸体位增加了肩胛骨前方和后胸壁之间的可操作空间[26,29]。术中通过对上臂向内施力可以获得更大的空间。

入口

- 首先用100 mL含有局麻药和肾上腺素的生理盐水注入肩胛胸滑囊，以增强止血效果。
- 为了避开肩胛背神经和动脉，将入口置于肩胛冈水平以下，肩胛骨内侧缘以内约3 cm处（图6，图7）。内侧位置更平行于炎性滑囊，避免穿透胸壁[36]。
- 在肩胛骨内下角内侧约3 cm处建立初始探查入口（图8）。置入4.0 mm的30°关节镜进行诊断性关节镜检查。直视下，通过三角定位在肩胛冈水平以下，肩胛骨内侧缘以内约3 cm，建立第2个操作入口（图9）。
- Bell上方辅助入口，大致位于肩胛骨上缘内侧1/3和外侧2/3之间的交界处，有助于进行内上角切除[4,7]。但是，任何高于肩胛冈水平的入口，都会增加副神经、肩胛背神经和动脉以及颈横动脉医源性损伤的风险。
- 有时，可能需要使用70°关节镜来改观视野。
- 内上角的肩胛胸滑囊内，肋间肌位于下方，菱形肌和肩胛提肌位于内侧，肩胛下肌位于外侧。

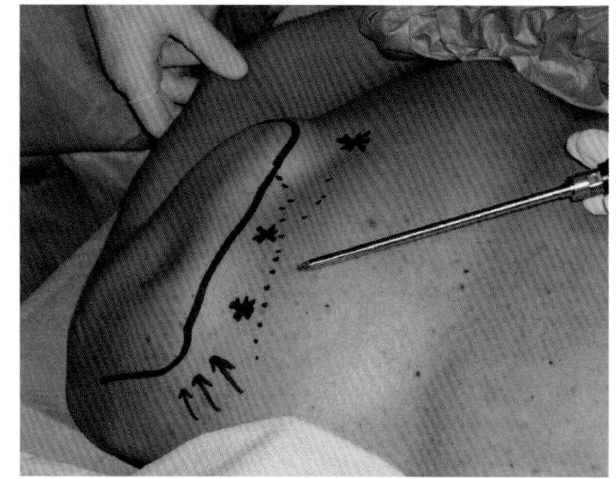

图6 放置第1个关节镜入口。

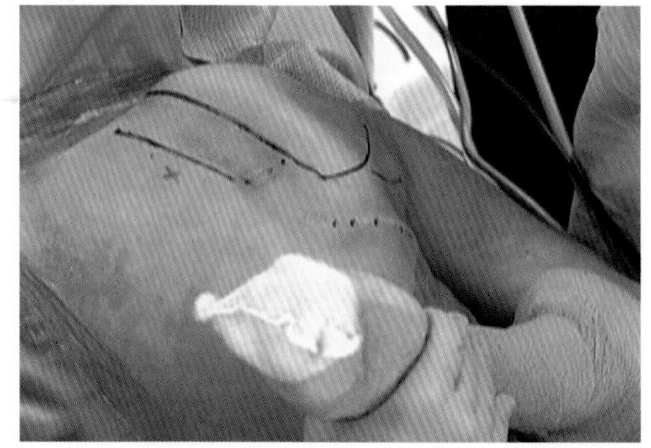

图5 手臂内旋，放在背后，以增加关节镜下观察的空间。也称鸡翅位。

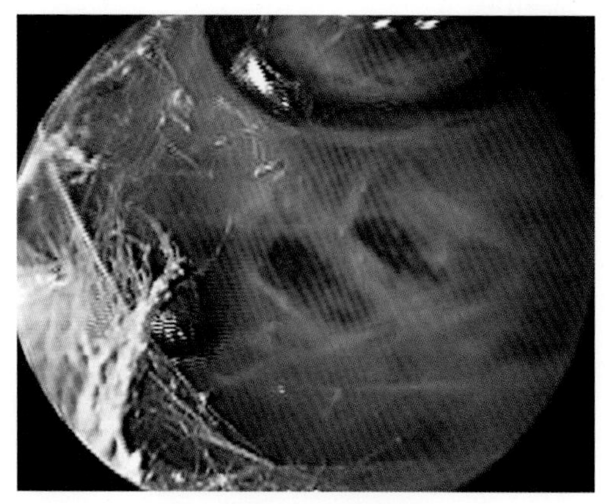

图7 第1个入口镜下观。

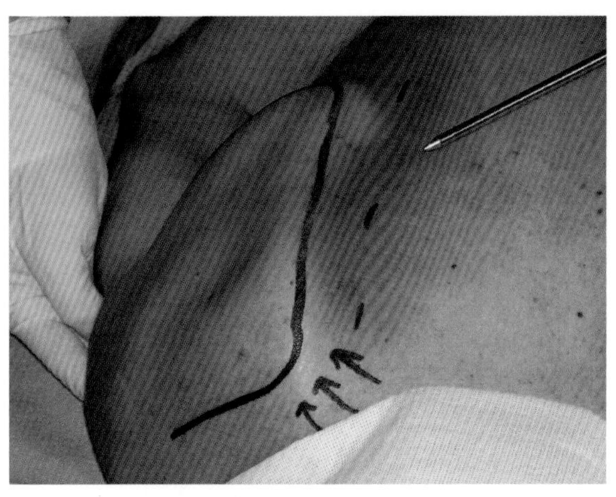

图8 第2个关节镜操作入口。

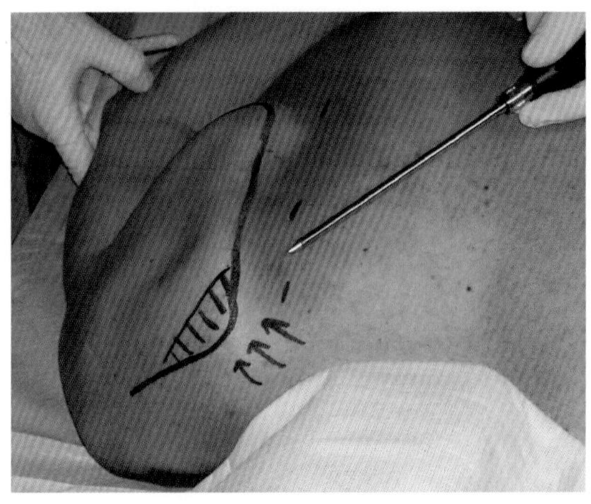

图9 可选的上方入口。

滑囊组织切除术

- 切除肩胛胸滑囊，注意避免切除该区域的肌纤维。
- 使用射频消融将肩胛骨内上缘骨骼化，以确保完全切除有症状的肩胛下或肩胛胸滑囊(技术图1A、B)。

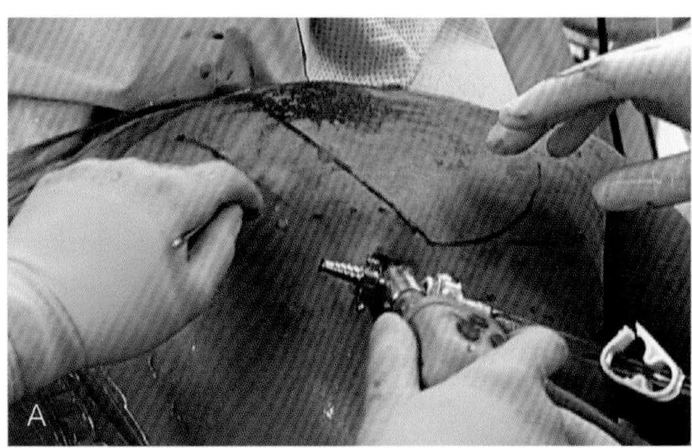

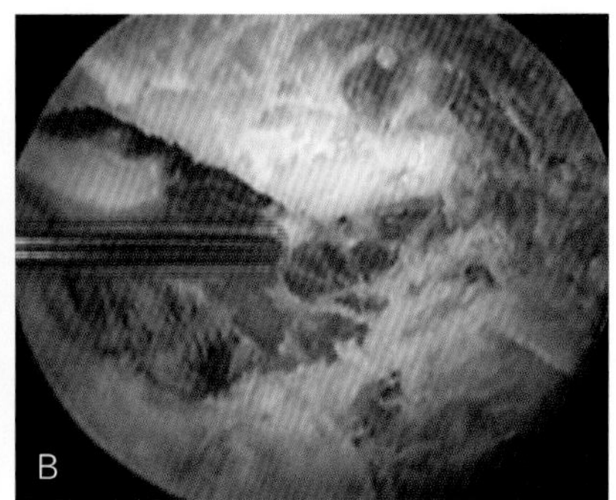

技术图1 A、B. 肩胛骨切除术和清创术。

内上角切除术

- 内上角骨骼化后，肩胛骨弹响还是很明显时，在关节镜引导下置入腰穿针，以帮助定位内上角外侧的最大范围并进行切除(技术图2A、B)[26]。
- 置入高速打磨头从内上角去除2 cm(由上至下)×3 cm(从内到外)骨组织，有效去除曾经存在的内侧缘突起[25]。
- 从每个入口进行探查，以确保骨面光滑和清理充分(技术图2C、D)。

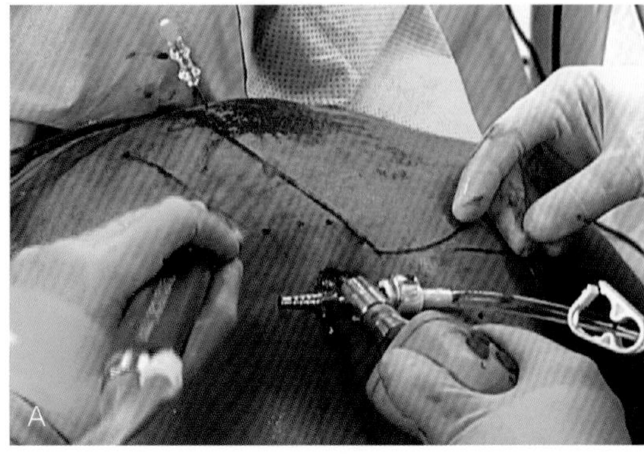

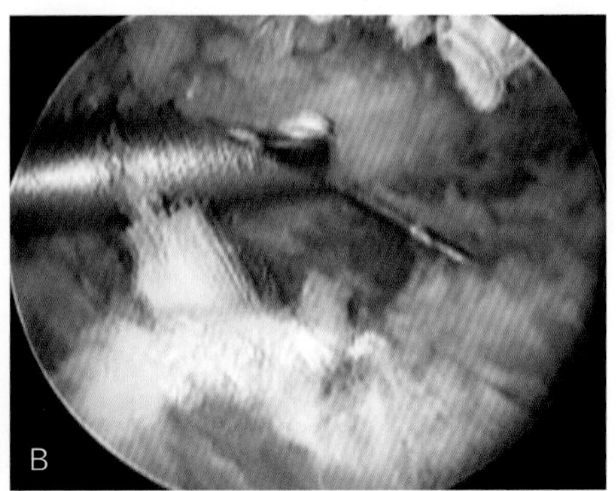

技术图2 A、B. 腰穿针用作肩胛骨内侧缘的引导。

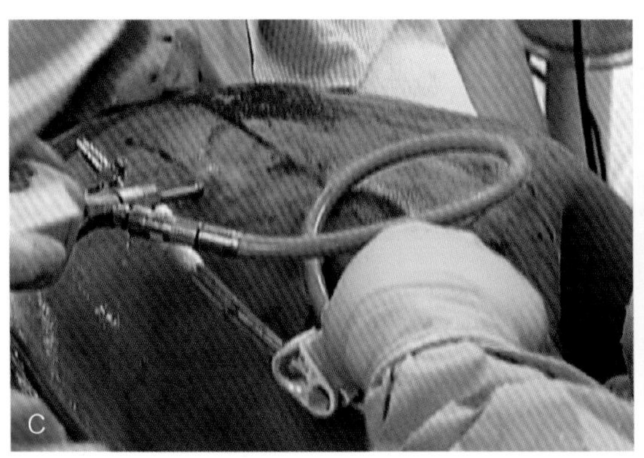

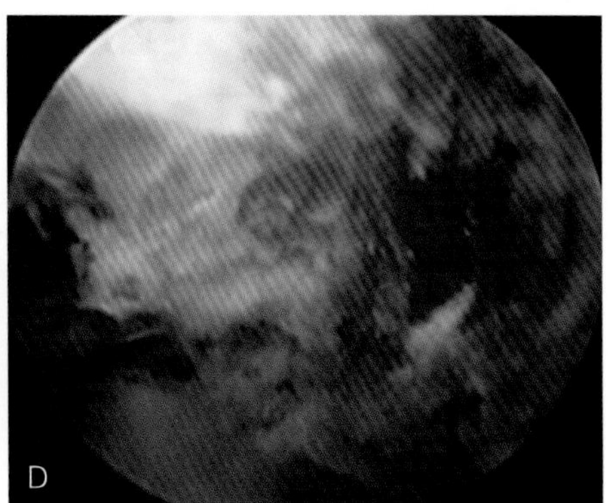

技术图2（续） C、D. 最终清创。

肩胛骨动态检查

- 当患者仍处于麻醉状态时，需要对肩胛骨进行动态检查，以确保捻发音消失，并进一步确定肩胛体与后胸壁之间的充分清理。

关闭切开

- 常规关闭入口，肩部放置吊带，以保证术后舒适。

要点与失误防范

入口位置	• 术者应考虑神经血管和胸腔结构 • 术者应平行于肋骨进入，并使用腰穿针准确定位内上角 • 入口位置越低越安全，因为肩胛背神经在上部与末端分叉
视野	• 用含有生理盐水和肾上腺素的溶液预先扩张，利于探查和止血 • 优化泵压 • 避免无意中开胸
滑囊切除术	• 进行完整的滑囊切除术 • 避免向内侧刺穿肩胛下肌，因为这会导致明显的出血
肩胛骨部分切除术	• 通过常规或三维CT来制订术前计划 • 用腰穿针定位内上角 • 进行充分的切除，笔者偏向于去除内上角的三角形骨组织，包括内侧缘最上方2 cm和上缘最内侧3 cm

术后处理

- 切开术中需要分离的内侧肌肉组织，通常需要悬吊固定4周，然后进行被动活动练习。术后8周，开始主动活动，这是由术中为了充分显露需要修复特定肌肉所决定的。术后约12周开始进行肩胛周围肌力训练[14]。
- 关节镜术后也需要悬吊固定，但大约48小时后可停止使用。术后立即开始被动活动训练，基于患者耐受性和经验丰富的物理治疗师的决策逐步进行主动活动训练。术后约4周，开始进行盂肱关节肌力训练。术后约8周开始肩胛周围肌力训练[25]。

预后

- 切开滑囊切除术和肩胛骨成形术。
    - McCluskey和Bigliani[22]报道了9名患者中8名预后良好。效果不佳的患者有医源性脊髓副神经损伤。
    - Nicholson和Duckworth[28]报道，术后ASES评分和VAS疼痛评分均显著改善。
    - Arntz和Matsen[3]报道，14例接受部分肩胛骨切除术的患者，随访42个月，12例疼痛完全缓解。
- 关节镜下滑囊切除术和微创切开肩胛骨成形术。
    - Lien等[19]报道了12例患者使用该方法的结果，平均随访约3年。与术前相比，ASES评分提高了52分，VAS疼痛评分改善了6分。
- 关节镜下滑囊切除术和肩胛骨成形术。
    - 许多学者报道了关节镜技术与切开或微创切开手术相比较有类似的疗效[9,13,19,31]。
    - Millett等[25]报道，23名肩胛胸部滑囊炎患者接受了滑囊切除术伴或不伴有肩胛骨切除术，至少随访2年，疼痛和功能均显著改善。与单独滑囊切除术的患者相比，滑囊切除术和肩胛骨切除术的患者疗效评分更佳。
    - 在Pearse等[31]的一项研究中，在伴有或不伴有肩胛骨部分切除术时，13位患者中有9位疼痛和功能显著改善。Constant评分中位数为87分(58～95分)。其余4名患者认为与术前比没有改善，其Constant评分为55分(32～66分)。9名患者中有6名恢复至伤前运动竞技水平。
    - Blønd和Rechter[5]报道，20例患者接受了肩胛胸滑囊切除术和内上角切除术，平均随访2.9年。20名患者中有18名有所改善。WORC指数中位数从术前的35.0提高到术后的86.4。

并发症

- 由于关节镜入口偏内引起的肩胛背神经和(或)动脉损伤。
- 由于关节镜入口的位置位于肩胛冈汇合处上方，导致副神经损伤。
- 由于广泛的外侧切除导致胸长神经损伤。
- 滑囊切除不完全导致症状持续。
- 肩胛骨切除不足导致症状持续。
- 诊断不正确。

（谢国明　译，陈云丰　审校）

参考文献

[1] Aggarwal A, Wahee P, Harjeet, et al. Variable osseous anatomy of costal surface of scapula and its implications in relation to snapping scapula syndrome. Surg Radiol Anat 2011;33(2):135-140.

[2] Albino P, Carbone S, Candela V, et al. Morphometry of the suprascapular notch: correlation with scapular dimensions and clinical relevance. BMC Musculoskelet Disord 2013;14:172.

[3] Arntz C, Matsen FI. Partial scapulectomy for disabling scapulothoracic snapping. Orthop Trans 1990;14:252-253.

[4] Bell SN, van Riet RP. Safe zone for arthroscopic resection of the superomedial scapular border in the treatment of snapping scapula syndrome. J Shoulder Elbow Surg 2008;17(4):647-649.

[5] Blønd L, Rechter S. Arthroscopic treatment for snapping scapula: a prospective case series. Eur J Orthop Surg Traumatol 2014;24(2):159-164.

[6] Boinet W. Snapping scapula. Societe Imperiale de Chirurugie 1867;8(2):458.

[7] Chan BK, Chakrabarti AJ, Bell SN. An alternative portal for scapulothoracic arthroscopy. J Shoulder Elbow Surg 2002;11:235-238.

[8] Cinar BM, Akpinar S, Derincek A, et al. Elastofibroma dorsi: an unusual cause of shoulder pain [in Turkish]. Acta Orthop Traumatol Turc 2009;43(5):431-435.

[9] Ciullo JV. Subscapular bursitis: treatment of "snapping scapula" or "wash-board syndrome." Arthroscopy 1992;8:412-413.

[10] Cobey MC. The rolling scapula. Clin Orthop Relat Res 1968;60:193-194.

[11] Codman E. The Shoulder. Malabar, FL: Krieger Publishing, 1984:1-31.

[12] Edelson JG. Variations in the anatomy of the scapula with reference to the snapping scapulas. Clin Orthop Relat Res 1996;(322):111-115.

[13] Fukunaga S, Futani H, Yoshiya S. Endoscopically assisted resection of a scapular osteochondroma causing snapping scapula syndrome. World J Surg Oncol 2007;5:37.

[14] Gaskill TR, Millett PJ. Snapping scapula syndrome: diagnosis and management. J Am Acad Orthop Surg 2013;21:214-224.

[15] Groh GI, Simoni M, Allen T, et al. Treatment of snapping scapula with a periscapular muscle strengthening program. J Shoulder Elbow Surg 1996;5(2):S6.

[16] Kibler WB. Snapping scapula. Arthroscopy 2010;26(3):299-300.

[17] Kuhn JE, Plancher KD, Hawkins RJ. Symptomatic scapulothoracic crepitus and bursitis. J Am Acad Orthop Surg 1998;6(5):267-273.

[18] Kuhne M, Boniquit N, Ghodadra N, et al. The snapping scapula: diagnosis and treatment. Arthroscopy 2009;25(11):1298-1311.

[19] Lien SB, Shen PH, Lee CH, et al. The effect of endoscopic bursectomy with mini-open partial scapulectomy on snapping scapula syndrome. J Surg Res 2008;150(2):236-242.

[20] Manske RC, Reiman MP, Stovak ML. Nonoperative and operative management of snapping scapula. Am J Sports Med 2004;32(6):1554-1565.

[21] Mauclaire M. Craquements sous-scapulaires pathologiques traits par l'interposition musculaire interscapuothoracique. Bull Mem Soc Chir Paris 1904;30:164-168.

[22] McCluskey G III, Bigliani L. Surgical management of refractory scapulothoracic bursitis. Orthop Trans 1991;15:801.

[23] Milch H. Partial scapulectomy for snapping of the scapula. J Bone Joint Surg Am 1950;32-A(3):561-566.

[24] Milch H. Snapping scapula. Clin Orthop 1961;20:139-150.

[25] Millett PJ, Gaskill TR, Horan MP, et al. Technique and outcomes of arthroscopic scapulothoracic bursectomy and partial scapulectomy. Arthroscopy 2012;28(12):1776-1783.

[26] Millett PJ, Pacheco IH, Gobezie R, et al. Management of recalcitrant scapulothoracic bursitis: endoscopic scapulothoracic bursectomy and scapuloplasty. Tech Shoulder Elbow Surg 2006;7:200-205.

[27] Mozes G, Bickels J, Ovadia D, et al. The use of three-dimensional computed tomography in evaluating snapping scapula syndrome. Orthopedics 1999;22(11):1029-1033.

[28] Nicholson GP, Duckworth MA. Scapulothoracic bursectomy for snapping scapula syndrome. J Shoulder Elbow Surg 2002;11(1):80-85.

[29] O'Holleran J, Millett P, Warner JJ. Arthroscopic management of scapulothoracic disorders. In: Miller M, Cole B, eds. Textbook of Arthroscopy. Philadelphia: Saunders, 2004:277-287.

[30] Pavlik A, Ang K, Coghlan J, et al. Arthroscopic treatment of painful snapping of the scapula by using a new superior portal. Arthroscopy 2003;19(6):608-612.

[31] Pearse EO, Bruguera J, Massoud SN, et al. Arthroscopic management of the painful snapping scapula. Arthroscopy 2006;22(7):755-761.

[32] Percy EC, Birbrager D, Pitt MJ. Snapping scapula: a review of the literature and presentation of 14 patients. Can J Surg 1988;31(4):248-250.

[33] Polguj M, Jędrzejewski K, Podgórski M, et al. A proposal for classification of the superior transverse scapular ligament: variable morphology and its potential influence on suprascapular nerve entrapment. J Shoulder Elbow Surg 2013;22(9):1265-1273.

[34] Rengachary SS, Burr D, Lucas S, et al. Suprascapular entrapment neuropathy: a clinical, anatomical and comparative study. Part 2: anatomical study. Neurosurgery 1979;5(4):447-451.

[35] Richards RR, McKee MD. Treatment of painful scapulothoracic crepitus by resection of the superomedial angle of the scapula. A report of three cases. Clin Orthop Relat Res 1989;(247):111-116.

[36] Ruland LJ III, Ruland CM, Matthews LS. Scapulothoracic anatomy for the arthroscopist. Arthroscopy 1995;11:52-56.

[37] Sisto DJ, Jobe FW. The operative treatment of scapulothoracic bursitis in professional baseball pitchers. Am J Sports Med 1986;14(3):192-194.

[38] Takahara K, Uchiyama S, Nakagawa H, et al. Snapping scapula syndrome due to malunion of rib fractures: a case report. J Shoulder Elbow Surg 2004;13:95-98.

[39] Totlis T, Konstantinidis GA, Karanassos MT, et al. Bony structures related to snapping scapula: correlation to gender, side and age. Surg Radiol Anat 2014;36(1):3-9.

[40] van Riet RP, Van Glabbeek F. Arthroscopic resection of a symptomatic snapping subscapular osteochondroma. Acta Orthop Belg 2007;73(2):252-254.

[41] Wood VE, Verska JM. The snapping scapula in association with the thoracic outlet syndrome. Arch Surg 1989;124(11):1335-1337.

第45章 肩胛胸壁融合术

Scapulothoracic Arthrodesis

Brody A. Flanagin, Raffaele Garofalo, and Sumant G. Krishnan

定义

- 难治性的肩胛胸壁关节疾病可导致令人心身备受折磨的疼痛和功能障碍，可能需要手术介入。
- 临床上最常见的翼状肩胛在1723年被初次报道，自此陆续报道了一些导致翼状肩的病因[14]。
- 有报道认为，在一些合适的患者中，采用软组织性手术（如胸大肌腱转移术）可以成功地稳定运动异常的肩胛骨。
- 尽管有比较成功的临床结果，但仍有一部分翼状肩患者出现复发，哪怕是进行了胸大肌转移术的患者[6,10,14]。
    - 一些学者报道肌腱转移术失败的患者可以选择关节融合术作为一种挽救的方法[5,7,10,14]。对那些胸大肌转移术失败或难复位的固定性翼状肩患者，肩胛胸壁融合术可作为成功的挽救手术[13]。

解剖

- 肩胛骨位于胸廓后外侧第1～7肋骨之间，通过锁骨向前悬吊在胸骨上，在维持上肢在正常位置进行功能活动中起到了重要作用。
- 肩胛骨外侧有和肱骨头相关节的肩胛盂。
- 在肩胛骨上存在16块肌肉的附着点，这些肌肉可以维持肩胛骨在正常的功能位置。肩胛骨和胸腔相关节，允许抬高/下降、伸长/收缩、内/外旋转和前/后倾。
- 薄的滑囊样组织将肩胛骨和下方肋骨隔开。

发病机制

- 很多文献记录了肩胛胸壁关节功能障碍。
- 肩胛胸壁关节功能障碍最常见的表现是翼状肩[7,14]（图1）。
    - 创伤引起的前锯肌或胸长神经损伤可引起有症状的翼状肩[7,8,11,14,19,20]。
    - 非创伤性病因，如神经性肌萎缩、脊髓灰质炎、肌营养不良症，也可产生致残性的翼状肩[1,2,4,5,8,10,15,16]。
    - 翼状肩也可发生在骨异常（如肋骨或肩胛骨骨软骨瘤和畸形愈合的肩胛骨骨折）或软组织病变时（如稳定肩胛骨的肌肉挛缩、肌肉撕脱和肩胛胸壁滑囊炎）[3,11,14]。
    - 最近有学者报道了在一些盂肱关节损伤，如肩袖撕裂、盂肱关节不稳定（特别是后方和多向的盂肱关节不稳定）的患者中，继发性翼状肩发病率较高[18]。
- 肩胛胸壁关节疾病也是肩部难治性疼痛的一个潜在因素。
    - 一些学者报道了疼痛性肩胛胸壁关节捻发音（弹响肩胛骨综合征）和肩胛胸壁滑囊炎的发病率[9,12,17,18]。
    - 疼痛性捻发音可由于肌肉嵌顿、纤维和肉芽肿性病变或骨软骨瘤、骨折、脊柱侧弯或后凸导致的骨性异常而引起[12]。

自然病程

- 大多数表现为症状性翼状肩，肩胛胸廓处疼痛或捻发音的患者可以采用保守治疗。
- 然而，在这类保守治疗的患者中会有复杂的肩胛胸壁功能障碍或难治性疼痛。

病史和体格检查

- 肩胛胸壁功能紊乱的典型患者会主诉折磨身心的疼痛、肩关节功能障碍或肩胛胸壁关节捻发音。
- 物理检查包括翼状肩、捻发音、盂肱关节活动节律和是否存在神经损伤。
- 体格检查的重点是观察肩胛骨在肩部静息和活动时的形态位置。

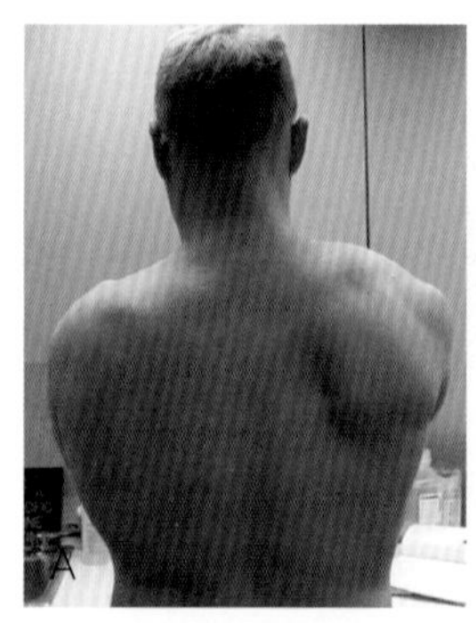

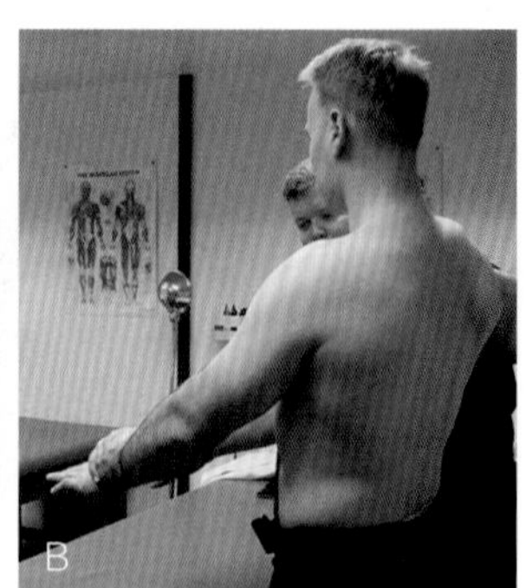

图1 A. 上肢从额状面缓慢往前抬起过程中，出现中等程度的动态翼状肩。B. 同一患者在抗阻力抬起上肢至30°时出现明显的内侧翼状肩。

- 患者上肢抬起或做爬墙运动的同时对肩胛骨进行视诊和触诊。这些动态检查可使隐性的翼状肩胛变得更为明显。
- 翼状肩可分为前锯肌功能障碍(胸长神经)或斜方肌麻痹(副神经)。
- 内侧翼状肩常见前锯肌功能障碍,而外侧翼状肩常见斜方肌麻痹。
- 进一步评估,如肩胛骨稳定性测试,用以明确翼状肩是固定性的还是可恢复性的。这个试验可以确定患者的疼痛程度,并提示肩胛骨恢复到怎样的程度可以缓解这种疼痛。
- 将1%利多卡因经肩胛骨的内侧缘,注入其下方的肩胛胸壁滑囊。通过这种诊断性注射可以确定疼痛性捻发音是否位于肩胛胸壁区域,如果疼痛得到改善,则支持诊断。

影像学和其他诊断性检查

- 标准肩关节X线片,包括肩关节在内旋、外旋位时的前后位片、腋位片和肩胛骨Y位片,以评估锁骨、肩锁关节、盂肱关节、肩胛骨轮廓的情况。
- CT扫描,包括轴位图像和重建的冠状面和矢状面图像,可提供进一步的细节,并能评估肩胛骨形态,以及是否存在外生性骨疣或畸形。
- 肌电图和神经传导速度对确定胸长神经或副神经是否存在功能障碍是非常重要的。

鉴别诊断

- 胸长神经麻痹。
- 副神经麻痹。
- 继发于翼状肩的盂肱关节紊乱。
- 肩胛胸壁滑囊炎。
- 弹响肩胛综合征。
- 肩胛骨外生骨疣或骨软骨瘤。

非手术治疗

- 非手术治疗是处理肩胛胸壁功能障碍的基础。
- 治疗方法包括使用肩胛骨稳定装置,盂肱关节拉伸和肌力训练,根据情况给予口服抗炎药物及注射可的松。

手术治疗

- 对于采用各种保守治疗方法无效的患者可考虑采用手术治疗。
- 肩胛胸壁功能障碍的手术方案包括:
  - 通过关节镜或切开减压术,滑囊切除术或肩胛骨内侧缘切除术来缓解治疗疼痛性捻发音。
  - 胸大肌腱转移术治疗动态性翼状肩。
  - 肩胛胸壁融合术。
- 肩胛胸壁融合术指征为:
  - 疼痛导致病废并伴捻发音,行肩胛骨上内侧缘切除术后失败的患者具有融合术的手术指征。
  - 疼痛导致病废,并伴固定性翼状肩或胸大肌转移术失败的患者具有融合术的手术指征,指征包括:
    - 显著的翼状肩。
    - 通过肩胛骨稳定性试验复位肩胛骨困难。
    - 在肩胛骨稳定性试验中,疼痛明显减轻(>75%),功能显著改善。

术前计划

- 术前建议请麻醉科会诊。术中采用双腔气管导管插管的全身麻醉,在导管通过时选择性地使患侧肺萎陷。

体位

- 患者俯卧位。
- 在所有的骨性突起部位垫衬垫。
- 手术准备区域包括整个手臂、肩胛骨,向内到脊柱中线,向下到髂后上棘(图2)。
  - 为了在术中方便控制肩胛骨的活动并准确地将肩胛骨紧贴肋骨以方便融合,需对整个手臂进行消毒铺巾。

入路

- 手术采用肩胛骨内侧缘切口来暴露肩胛胸壁关节,这个切口可以很好地暴露肩胛骨下方的肋骨和肩胛骨胸骨面。肩胛骨位置浅表,可以使这个手术入路相对容易。

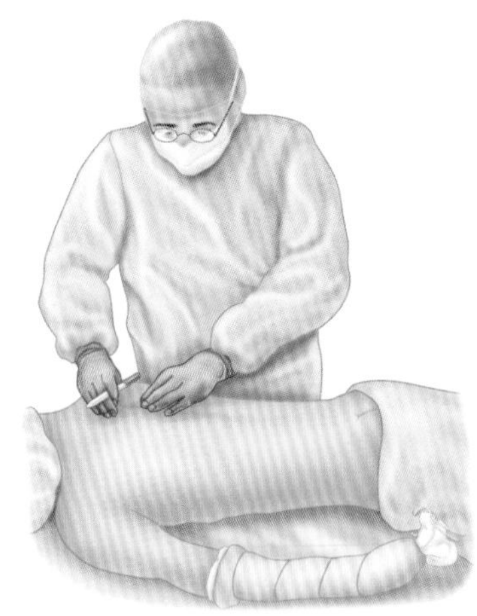

图2 患者俯卧位,手术准备区域需包括整个手臂和背部,向内侧延伸至脊柱中线,向下方到髂后上棘。

暴露

- 手术切口沿肩胛骨内侧缘，从肩胛冈上方至肩胛下角。
- 切开浅筋膜，辨认斜方肌并牵向内侧（技术图1A）。从肩胛骨内侧缘剥离菱形肌，并标记便于手术关闭前将其缝回原处（技术图1B）。
- 牵开菱形肌，在肩胛内侧界前方放置一把拉钩，将肩胛骨从胸壁上牵开（技术图1C）。
- 切除内侧约1/3的前锯肌和肩胛下肌，以暴露肩胛骨前面，便于提供更广的融合的骨表面（技术图1D）。
- 切除肩胛下肌时需避免超过肩胛骨的中线，以防止失神经支配。

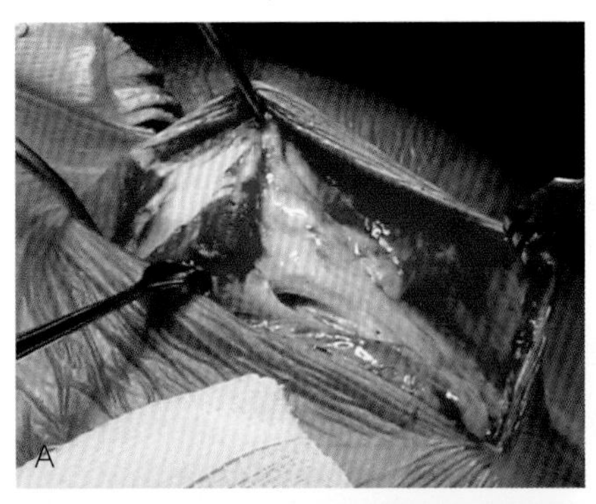

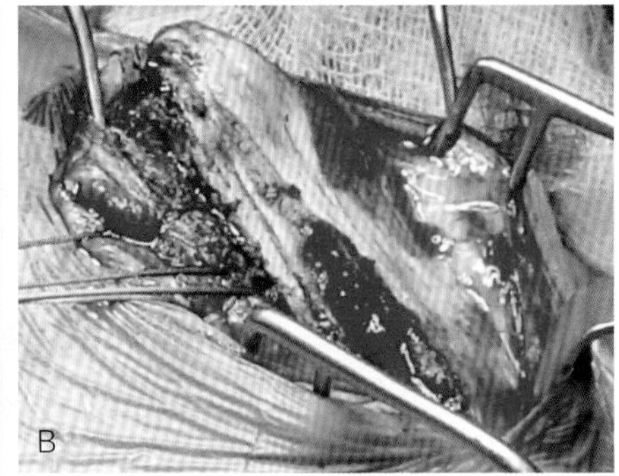

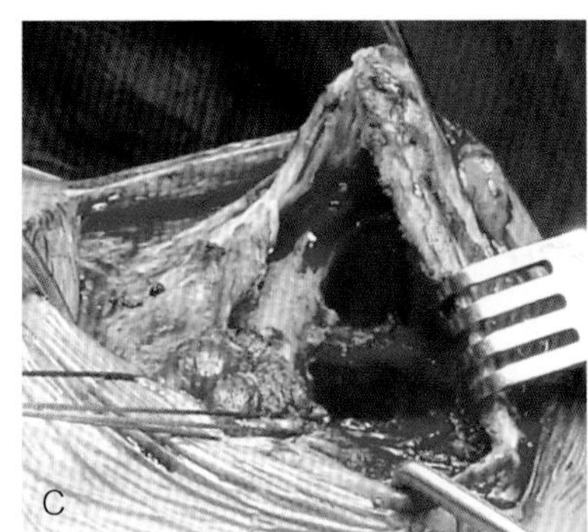

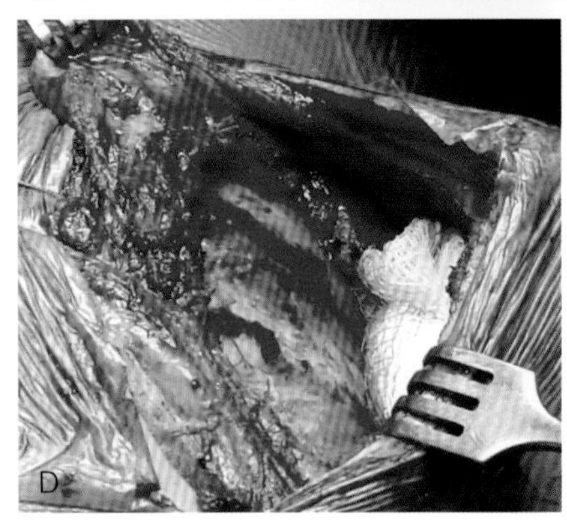

技术图1 A. 切开斜方肌浅筋膜，并将斜方肌牵向内侧。B. 从肩胛骨内侧缘剥离菱形肌并进行标记，便于之后修复。C. 拉钩置于肩胛内侧缘前方，将肩胛骨从胸壁上牵开，方便分离肩胛胸壁关节和下方的肋骨。D. 切除内侧1/3的前锯肌和肩胛下肌，提供更广的融合骨床。

骨床的准备

- 用磨头轻轻打磨肩胛骨前方骨面，使其毛糙（技术图2A）。操作时须注意避免过度打磨而使肩胛骨骨质过薄，防止使用固定物时引起骨折。
- 将肩胛骨复位到胸壁，位置相对于中线外旋20°～25°，以获得术后肩部最大的活动范围（主要是前举和外旋活动）。
- 如果患者同时伴有多向盂肱关节不稳定且病变主要集中在肩关节下方，需将肩胛骨外旋35°～40°（相对于中线），利用关节盂下缘进行支撑，以避免肩关节向下移位。
- 确认肩胛骨前面对应的肋骨区，再次牵开肩胛骨，处理肋骨。
  - 根据肩胛骨的大小和形态，常需融合3或4根肋骨（通常是第3～6肋骨）。
- 仔细纵行切开肋骨的骨膜，做骨膜下剥离（技术图2B、C）。
- 使用磨头轻柔打磨肋骨骨面使之粗糙，可见骨床有出血点。
- 手术的关键是要清除肩胛骨和肋骨之间的所有软组织，以允许肩胛骨和肋骨之间有最大的接触面积（技术图2D）。

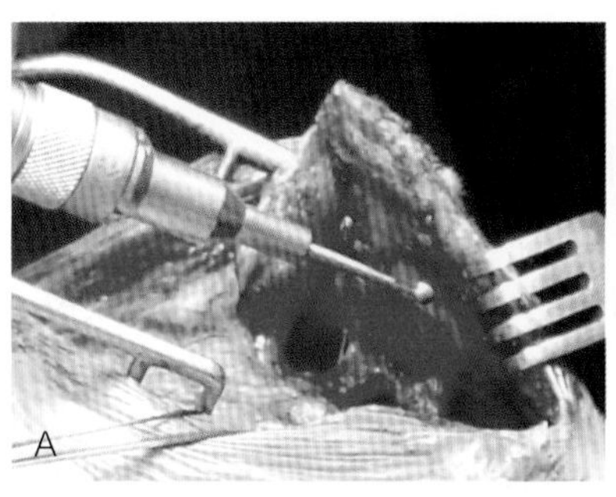

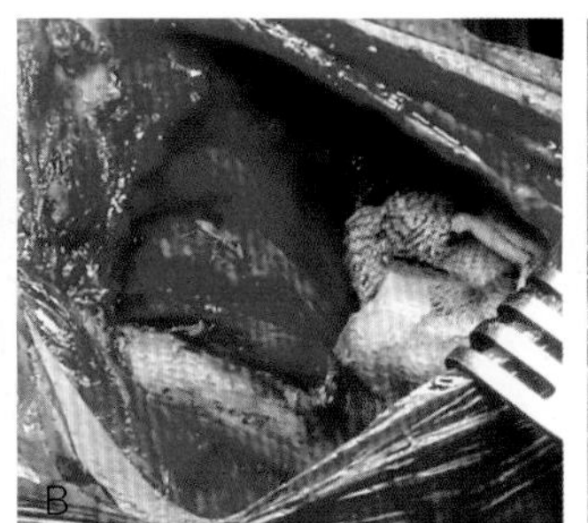

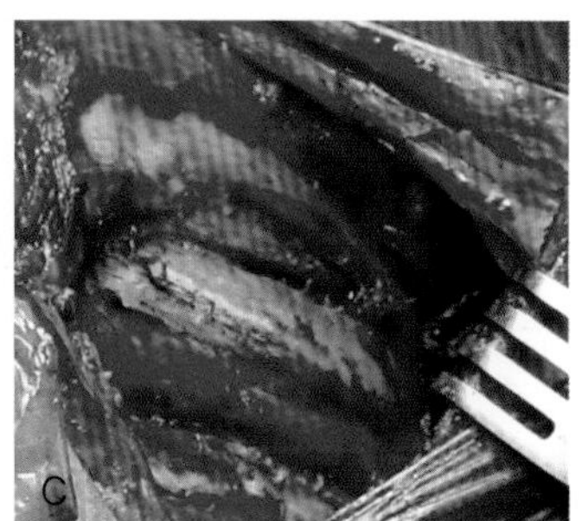

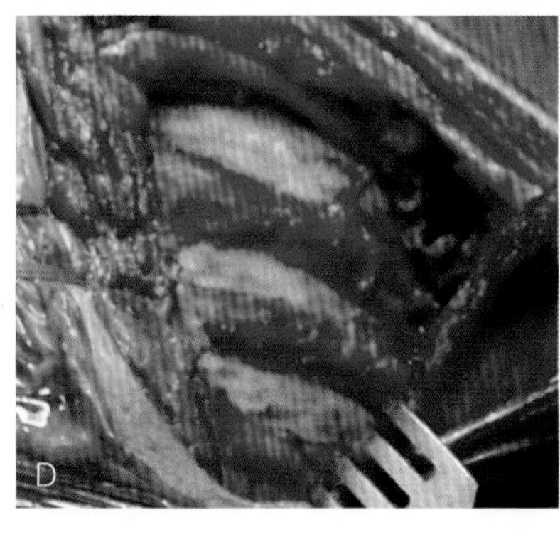

技术图2　A. 使用磨头轻柔地打磨肩胛骨前面。B. 第1肋骨骨膜已切开、剥离，待打磨。C. 继续肋骨骨床的准备，暴露与肩胛骨相对应的肋骨骨面，通常需3或4根肋骨。D. 已经打磨过的肋骨表面，可见有出血点。此病例中有3根肋骨进行了融合手术所需的骨床准备。

钢丝和半管状钢板的放置

- 此时，通过麻醉医生操作将同侧肺萎缩，以防止钢丝穿过肋骨时造成肺部损伤。
- 使用骨膜剥离器保护软组织，采用直径至少为1.5 mm的钢丝，在肩胛骨内侧缘的相应位置穿过需融合的肋骨（技术图3A、B）。笔者偏向使用闭环式的Luque或类似的钢丝。
- 然后，将1/3半管形钢板（通常是5或6个孔，根据肩胛骨的大小而定）置于肩胛骨内侧缘后方（肩胛骨最厚的部分）（技术图3C）。
- 在钢板孔对应的肩胛骨处用直径3 mm的钻头钻孔（技术图3D）。

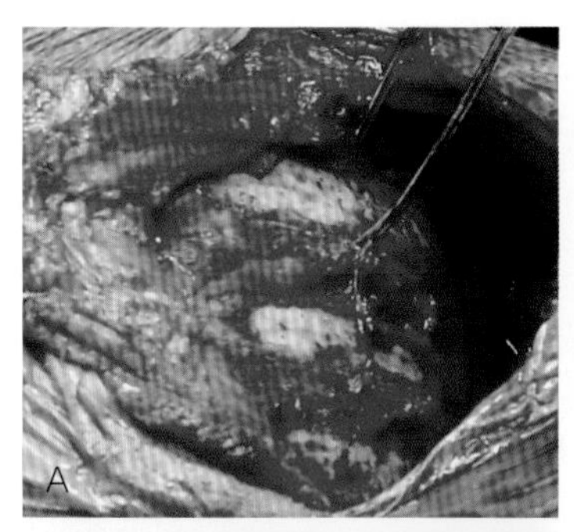

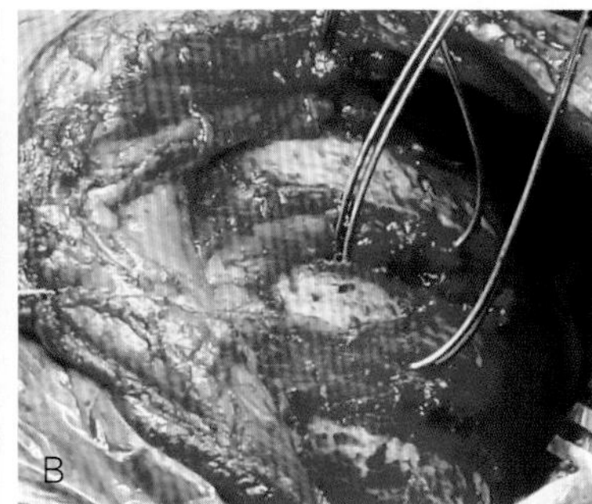

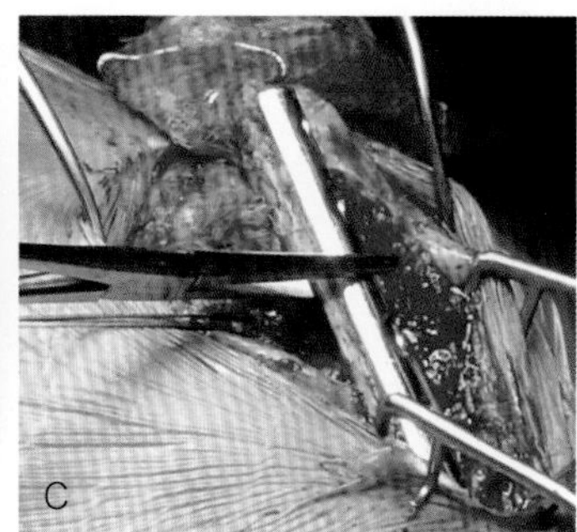

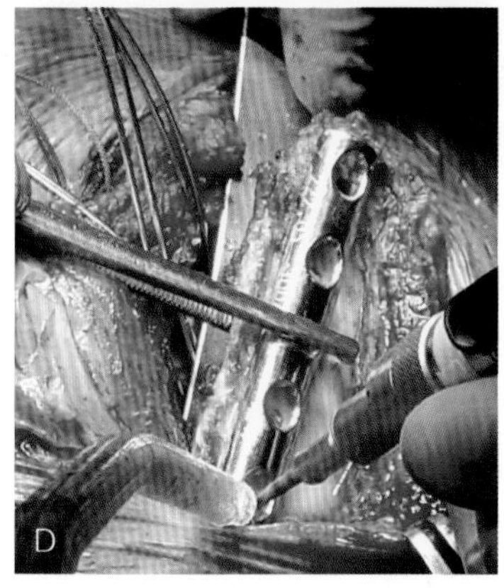

技术图3　A. 在骨膜剥离器的协助下将直径1.5 mm的钢丝穿过需融合的肋骨。麻醉师将患侧的肺萎缩，防止钢丝穿过肋骨时造成肺部损伤。B. 每根需融合的肋骨都穿上钢丝。C. 1/3半管形钢板（通常是5或6孔）置于肩胛骨内侧缘后方。D. 在钢板孔对应的肩胛骨处用直径3 mm的钻头钻孔，同时在肩胛骨的深面放置拉钩，以防止钻头突入造成胸腔损伤。

复位和钢板固定

- 在髂后上棘另做一切口，使用常规技术在髂后上棘取骨松质。
  - 若需更多的植骨块，可以使用异体骨松质或人工骨。
- 此时，钢丝穿过肩胛骨和1/3半管型钢板（技术图4A），骨移植物置于肩胛骨和肋骨之间。
- 将肩胛骨复位，紧贴肋骨（技术图4B），在相对于中线外旋20°～25°的位置逐根收紧钢丝（技术图4C、D）。
  - 钢丝收紧后，半管状钢板可使应力分布均匀（技术图4E、F）。
- 剪断钢丝，准备关闭切口（技术图4G）。

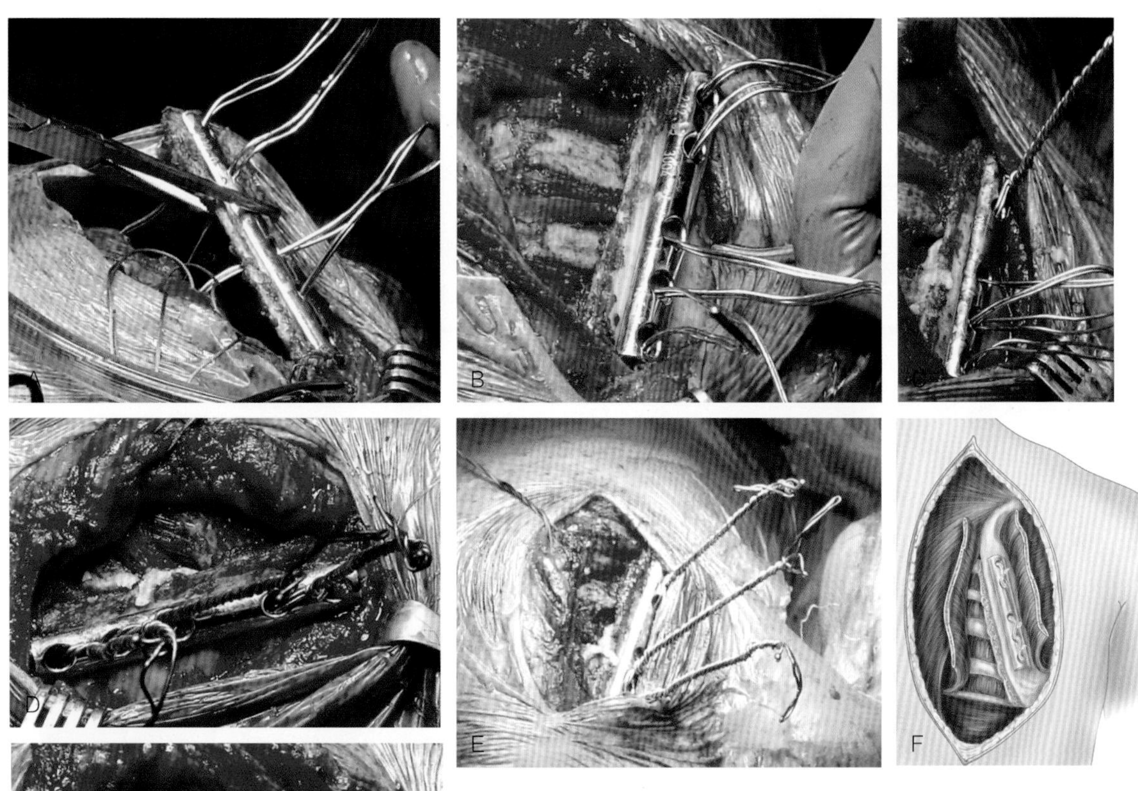

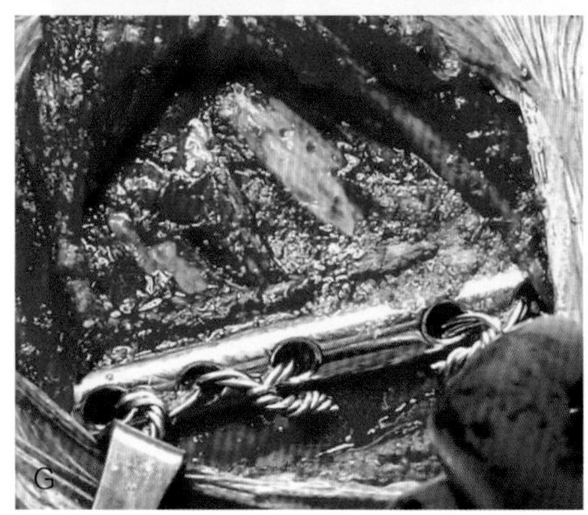

技术图4 A. 在合适的钢板位置，将事先准备好的钢丝穿过肩胛骨和钢板。B. 将肩胛骨复位到预定的位置上，覆盖肋骨，收紧钢丝之前维持其位置。C、D. 依次收紧钢丝，使其张力均匀，将肩胛骨紧压肋骨。E. 最后肩胛骨的位置用钢丝固定。注意自体骨移植物沿肩胛骨内侧缘填塞。F. 完成融合手术后的示意图。G. 最后，剪断钢丝，准备关闭伤口。

闭合伤口和放置胸腔引流管

- 肺部重新充盈，冲洗，评估是否存在气胸。
- 然后将菱形肌缝于肩胛骨的内侧缘（技术图5），缝合皮下组织和皮肤。
- 有必要放置一根胸腔引流管，可以处理任何相关联的气胸和引流术后可能产生的胸腔积液。

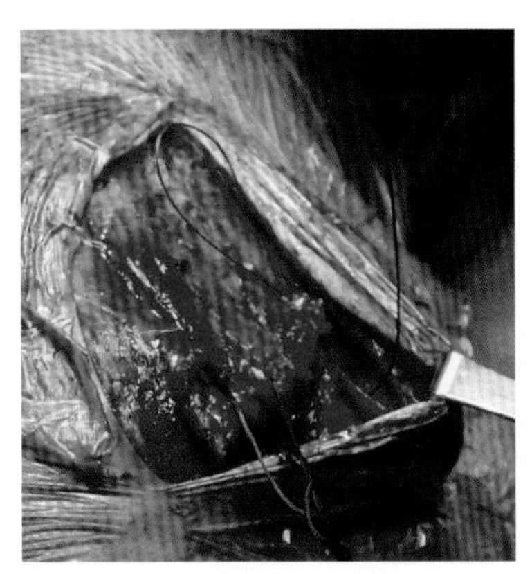

技术图5　将菱形肌缝于肩胛骨的内侧缘为钢板提供足够的软组织覆盖。

要点与失误防范

避免肺部并发症	• 使用双腔气管导管插管和萎缩同侧肺 • 仔细将钢丝穿过肋骨下面 • 必要时使用胸管
避免固定物的并发症和骨不连	• 使用直径至少为1.5 mm的钢丝 • 取髂后上棘骨松质 • 进行自体骨移植 • 术后将患肢固定于"持枪式"支具或类似的支具
避免神经并发症	• 预防该并发症的最好方法是尽量减少肋间神经的损伤
避免手术伤口并发症	• 伤口感染较罕见，但骨科医生必须保持警惕

术后处理

- 将患肢置于"持枪式"支具上，臂部于中立位（图3）。术后拍摄胸片，记录任何血肿和（或）气胸。
- 如果已放置胸腔引流管，根据引流量和肺的具体情况，术后1日或2日拔除引流管。
- 患肢需在支架上固定12周。
- 12周开始康复训练，先轻柔地被动活动锻炼，注重前举和外旋活动。
- 术后15周，患者进行主动活动的锻炼。
- 支架去除后6周才可以进行抗阻力的力量锻炼。

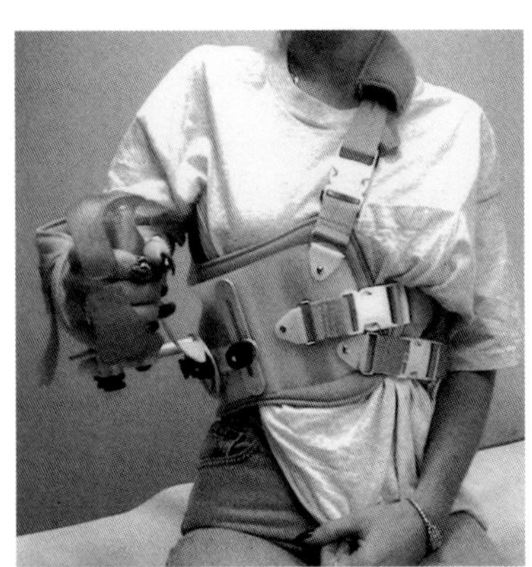

图3　"持枪式"悬吊支具固定患肢于中立位。

预后

- 尽管肩胛胸壁关节融合术有较高的并发症发生率（近50%），但根据文献记载该手术可改善疼痛和功能障碍。
- 提高术后患者的满意度需要选择合适的患者和提高手术技术，这对患者和医生来说都很重要。
- 一项有关肩胛胸壁关节融合术治疗23例患者的研究表明，ASES分数平均从35.8分提高到40.1分。术后疼痛评分从平均5.5分下降到4.7分。手术后患者的平均满意度为9.5/10。91%的患者表示愿意再次进行此项手术[13]。

并发症

- 肩胛胸壁关节融合术并发症较常见，在一些研究报道高达50%[13]。
- 最常见的并发症包括：
  - 气胸。
  - 血胸。
  - 内植物相关并发症，包括钢丝断裂、骨不愈及假关节。
  - 神经系统并发症，包括肋间神经痛。
  - 伤口并发症，包括感染或伤口裂开。

（程萌旗 译，陈云丰 审校）

参考文献

[1] Bunch WH, Siegel IM. Scapulothoracic arthrodesis in fascioscapulohumeral muscular dystrophy. Review of seventeen procedures with three to twenty-one-year follow-up. J Bone Joint Surg Am 1993;75(3):372-376.

[2] Connor PM, Yamaguchi K, Manifold SG, et al. Split pectoralis major for serratus anterior palsy. Clin Orthop Relat Res 1997;341:134-142.

[3] Cooley LH, Torg JS. "Pseudowinging" of the scapula secondary to subscapular osteochondroma. Clin Orthop Relat Res 1982;(162):119-124.

[4] Fery A. Results of treatment of anterior serratus paralysis. In: Post M, Morrey BF, Hawkins RJ, eds. Surgery of the Shoulder. Philadelphia: Mosby, 1990:325-329.

[5] Foo CL, Swann M. Isolated paralysis of the serratus anterior. A report of 20 cases. J Bone Joint Surg Br 1983;65(5):552-556.

[6] Freedman L, Munro RR. Abduction of the arm in the scapular plane: scapular and glenohumeral movements. J Bone Joint Surg Am 1966;48(8):1503-1510.

[7] Gozna ER, Harris WR. Traumatic winging of the scapula. J Bone Joint Surg Am 1979;61(8):1230-1233.

[8] Gregg JR, LaBosky D, Harty M, et al. Serratus anterior paralysis in the young athlete. J Bone Joint Surg Am 1979;61(6A):825-832.

[9] Harper GD, McIlroy S, Bayley JI, et al. Arthroscopic partial resection of the scapula for snapping scapula: a new technique. J Shoulder Elbow Surg 1999;8:53-57.

[10] Hawkins RJ, Willis RB, Litchfield RB. Scapulothoracic arthrodesis for scapular winging. In: Post M, Morrey BF, Hawkins RJ, eds. Surgery of the Shoulder. Philadelphia: Mosby, 1990:340-349.

[11] Hayes JM, Zehr DJ. Traumatic muscle avulsion causing winging of the scapula. J Bone Joint Surg Am 1981;63(3):495-497.

[12] Krishnan SG, Hawkins RJ, Michelotti JD, et al. Scapulothoracic arthrodesis: indications, technique, and results. Clin Orthop Relat Res 2005;435:126-133.

[13] Kuhn JE, Plancher KD, Hawkins RJ. Scapular winging. J Am Acad Orthop Surg 1995;3:319-325.

[14] Kuhn JE, Plancher KD, Hawkins RJ. Symptomatic scapulothoracic crepitus and bursitis. J Am Acad Orthop Surg 1998;6:267-273.

[15] Marmor L, Bechtol CO. Paralysis of the serratus anterior due to electric shock relieved by transplantation of the pectoralis major muscle: a case report. J Bone Joint Surg Am 1963;45:156-160.

[16] Perlmutter GS, Leffert RD. Results of transfer of the pectoralis major tendon to treat paralysis of the serratus anterior muscle. J Bone Joint Surg Am 1999;81(3):377-384.

[17] Richards RR, McKee MD. Treatment of painful scapulothoracic crepitus by resection of the superomedial angle of the scapula. Clin Orthop Relat Res 1989;(247):111-116.

[18] Strizak AM, Cowen MH. The snapping scapula syndrome. J Bone Joint Surg Am 1982;64(6):941-942.

[19] Warner JJ, Navarro RA. Serratus anterior dysfunction. Recognition and treatment. Clin Orthop Relat Res 1998;349:139-148.

[20] Wiater JM, Flatow EL. Long thoracic nerve injury. Clin Orthop Relat Res 1999;(368):17-27.

第46章 肩胛上神经减压术

Suprascapular Nerve Decompression

Jason J. Shin, Marc S. Haro, Nikhil N. Verma, and Anthony A. Romeo

定义

- 肩胛上神经(SSN)受压因肩部疼痛、无力、冈上肌和冈下肌萎缩而逐渐被认知。1963年Thomas[18]对其首次进行了描述,随后在1959年,由Kopell和Thompson[19]予以定义。
- SSN受压通常发生在肩胛上切迹和冈盂切迹,临床表现为弥散的肩部疼痛和冈上肌、冈下肌的无力和萎缩。
- 在过顶运动中,对肩胛上神经反复的牵拉和微创伤,常常会引起肩胛上神经的损伤。上唇囊肿或者其他包块会卡压神经,另外,最近发现肩胛上神经损伤与巨大肩袖撕裂的回缩有关。

解剖

- SSN发自臂丛的上干(C5～C6),极少数可来源于C4,它发出运动神经分支支配冈上肌和冈下肌。同时,向喙肩韧带、肩锁关节和盂肱关节发出感觉纤维。15%的SSN发出皮支,支配肩关节的外侧[8]。
- 肩胛上神经横穿经过两个潜在的受压点,即肩胛上切迹和冈盂切迹(图1),并与肩胛上动、静脉伴行。
- SSN从臂丛发出后,向后方穿过锁骨到达肩胛上切迹,然后穿过肩胛上横韧带下的肩胛上切迹,到达冈上窝,运动神经支配冈上肌。
- 伴行的动静脉往往在肩胛上横韧带上方通过,但偶尔也会有主要血管的一束分支伴随SNN在韧带下方穿过肩胛上切迹。
- 肩胛上切迹是一个纤维-骨性通道,位于喙突基底部内侧。肩胛上切迹位于肩峰后外侧角内侧约4.5 cm,盂上结节内侧约3 cm处[4]。肩胛上切迹的解剖具有高度变异性。
- SSN顺着通道与肩胛上动静脉伴行,穿过冈盂切迹,到达冈下窝,支配冈下肌。
- 冈盂切迹位于关节盂缘内侧约1.8 cm,盂上结节内下侧约2.5 cm处[4]。
- 一些解剖研究也报道了冈盂切迹处冈盂韧带(肩胛下横韧带)的存在,报道的存在率在16%～100%之间不等,并且冈盂韧带在这个部位是否会导致SSN受压也存在着争议[6,7,10]。

发病机制

- 肩胛上切迹是神经卡压最常见的位置,因为此处相对狭窄,神经的活动性受到限制。
- 在肩胛上切迹处有限的活动性使SSN更容易受到牵拉损伤,常见于急性创伤或反复过顶运动,如投掷、排球、网球或者举重。
- 受压也可来自盂唇囊肿,典型的是位于冈盂切迹处[1,3]。这种囊肿可以是因为盂唇撕裂引起关节液外渗而回流障碍(类似单向阀)形成。
- 近期有研究认为肩袖后上方巨大撕裂回缩,可以导致神经的牵拉性损伤[2,11]。
- 直接或间接的损伤如肩关节脱位、肱骨近端骨折或肩胛骨骨折导致SSN病变。
- 医源性SSN损伤可见于锁骨远端切除术,脊柱手术时

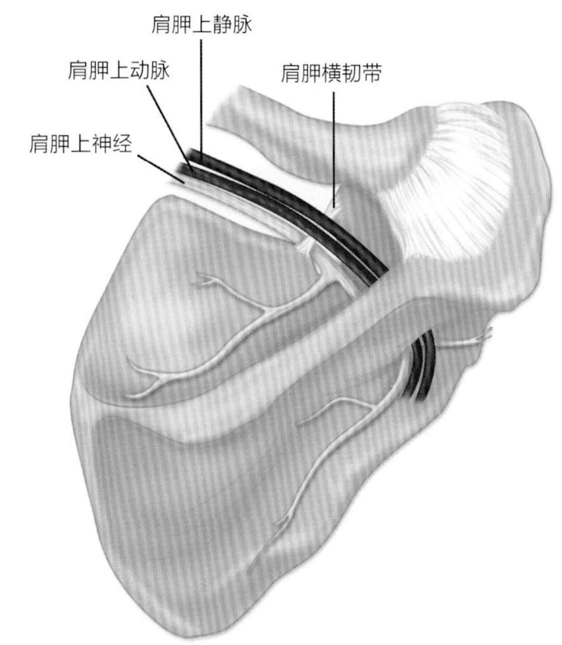

图1 肩胛上神经(SSN)解剖。SSN与肩胛上动静脉伴行,肩胛上动静脉在肩胛上横韧带(TSL)上方经过,而SSN从其下方经过。然后,三者一起横穿经过冈盂切迹。

的体位放置，肩关节不稳经关节盂钻孔的修复手术，肩关节融合术及肩关节后方入路的手术。

自然病程

- 该疾病的转归取决于是否存在导致SSN神经疾病的占位性损害。
  - 如果没有占位性受压，大多数患者随着时间的推移或者是经物理治疗后病情会得到改善[12]。
  - 相反，如果存在占位性受压，如囊肿或腱鞘囊肿，保守治疗常常失败，需要进行减压手术。
- 关节周围腱鞘囊肿的转归存在争议，多数情况下会持续存在并随时间推移而增大[15]。但有报道在极少数情况下，腱鞘囊肿会自然消失。

病史和体格检查

- SSN在肩胛上切迹受压引起的损伤其典型症状常表现为肩部后侧和外侧钝性疼痛，疼痛也可牵涉至前胸壁、臂外侧及同侧颈部。如受压部位在冈盂切迹，则疼痛不明显而表现为单纯的冈下肌萎缩(图2)。
- 患者常有急性或反复的肩部创伤史，如手伸展时摔倒或者在如投掷、排球、网球或举重等活动中有反复的过顶运动。
- 排球运动者中无明显疼痛症状而表现为单纯的冈下肌萎缩，这种情况的发病率有增加迹象。对于这种损伤，一般采用保守治疗，且效果良好。
- 根据病程的长短和神经受压的程度，通过体格检查可以发现肩关节外展和外旋时的肌力下降程度。

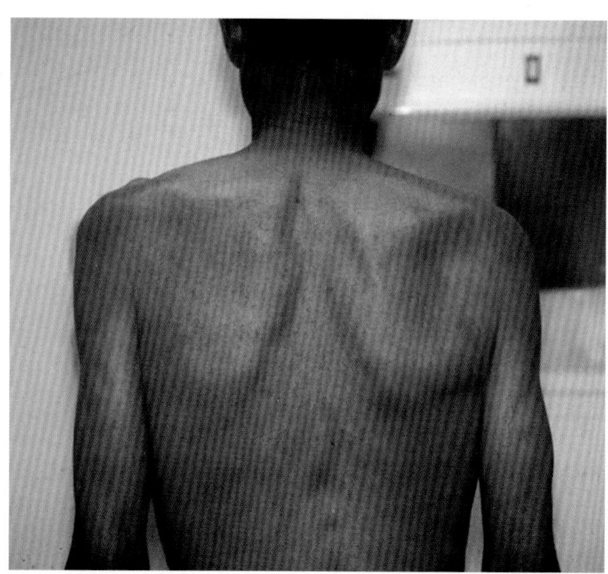

图2 继发于冈盂切迹处的肩胛上神经受压的右侧冈下肌萎缩(后面观)。

  - 如果神经受压时间长，可观察到冈上肌及冈下肌的萎缩。
- 如果存在肌萎缩，可以进一步鉴别受压部位位于肩胛上切迹还是冈盂切迹，因为冈上肌萎缩只发生在肩胛上切迹部位受压。
- 按压冈盂切迹和双臂十字交叉内收有可能诱发症状。
- SSN拉伸试验能够诱发疼痛。进行该试验时，医生向外侧旋转患者的头部，使其远离患侧肩部，同时向后回缩患肩[9]。
- 注意与其他疾病来源的疼痛鉴别，如颈椎、肩锁关节或者肩袖撕裂[14]。
- 若患者有手术切口，或者既往脊椎或肩部手术史时，应怀疑SSN医源性损伤可能。

影像学和其他诊断性检查

- Stryker切迹位或肩胛骨前后位X线片(射线与尾侧成15°～30°)，可清楚地显露肩胛上切迹。另外，CT扫描可为创伤后畸形和肩胛横韧带骨化提供良好的骨性情况报告。
- MRI检查可以发现在盂唇上部是否存在撕裂，肩胛上切迹和冈盂切迹处是否存在唇旁囊肿(图3)。神经囊肿可以表现为T1加权像均质的团状低信号，T2加权像均质的高信号。

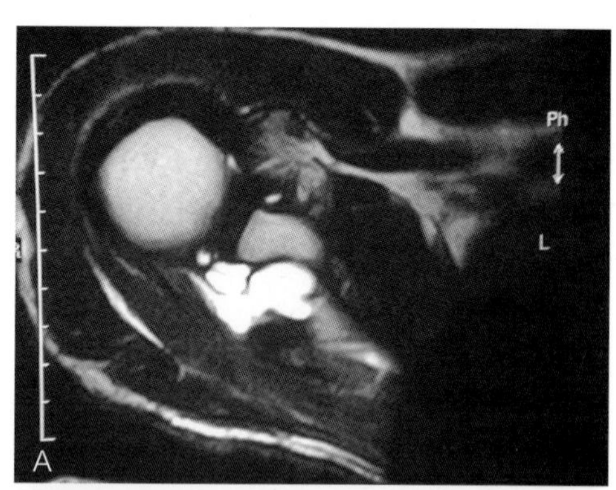

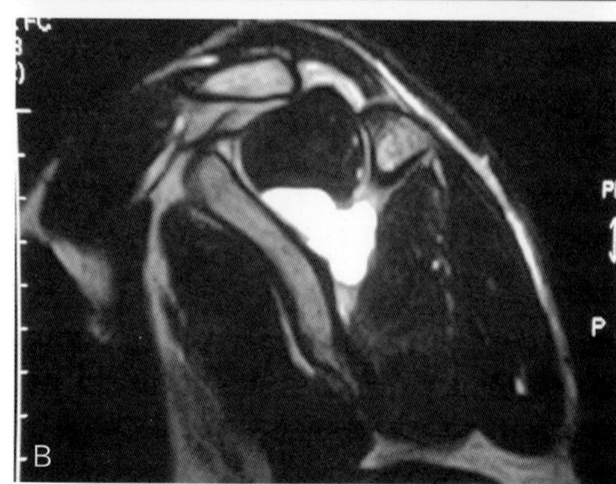

图3 A、B. T2加权像轴位(A)和斜矢状位(B)显示在冈盂切迹处存在囊肿。

- 肌电图(EMG)和神经传导(NCV)等检查常常可以提供明确的诊断。根据神经受压部位和程度的不同,冈上肌或冈下肌可以表现为失神经电位、纤颤、自发性活动、复合肌肉动作电位潜伏期延长等[17]。但EMG和NCV的敏感性和特异性依赖于操作技术和解读报告的水平。
- 在肩胛上切迹部位局部注射麻醉药后出现疼痛完全但暂时性的缓解,这种情况具有诊断价值。

鉴别诊断

- 颈神经根病变。
- 肩关节不稳定。
- 肩袖病变。
- 肩锁关节疾病。
- 神经痛性肌萎缩(Parsonage-Turner综合征)。

非手术治疗

- 对于初发且非占位性引起的SSN病变,可采用保守治疗,绝大多数患者的症状可以几乎完全缓解。
- 有监护的理疗及随后自我指导的家庭训练计划,应包括关节活动度练习和肌肉力量训练,包括肩袖肌群、三角肌和肩胛周围肌肉组织(斜方肌、菱形肌、齿状肌)。恢复适当的肩胛功能对康复有益,并可以防止症状复发。
- 非手术治疗的时间因人而异,取决于症状的时程和严重程度。疼痛和肌无力完全消退,有时需要1年以上。
- 对于唇旁囊肿的患者,影像学引导下的囊肿穿刺抽吸治疗在半数患者中是有效的,然而仍有半数患者囊肿持续存在或复发[15,20]。

手术治疗

- 手术治疗适用于经过6个月保守治疗仍然存在明显的疼痛和功能障碍的患者。对于年轻、积极或者合并明显肌肉萎缩或者肌无力的患者,可以考虑早期手术干预。
- SSN病变若继发于占位性病变,则最好采用减压术,同时评估和修复可能的盂唇损伤。对于这类患者,一些医生建议早期手术干预以防对神经进一步的损伤。
- 如果占位性肿块的直径<1 cm或者神经血管束没有直接受压,需注意排除引起肩关节疼痛和功能障碍的其他原因。

术前计划

- 斜矢状位MRI可观察冈上窝、冈盂切迹和冈下窝处的SSN病变。
- 如果存在占位性病变,那么该影像不但能够确定其位置,还可判别其是否局限于冈上窝、冈下窝或两者都波及,为术前计划提供帮助。
- 局限在一个区域的盂唇周围囊肿,特别是伴随盂唇撕裂和其他关节内病变时,可采用经关节镜的减压。
- 首先采用诊断性肩关节镜探查及处理潜在的关节内病变,然后选择关节镜下或开放减压手术。
- 关节镜下神经减压技术对于治疗如盂唇撕裂等关节内损伤还具有潜在的优势,可避免由开放手术带来的相关损伤。

体位

- 可采用沙滩椅位或侧卧位。

TECHNIQUES

关节镜下减压

肩胛上切迹入路

- 常规肩关节镜探查用于评估关节内伴随病变,特别要注意是否存在上后方的盂唇撕裂,这常常与冈盂切迹处的囊肿有关。
- 切除肩峰下滑囊,其范围要比通常的肩峰下减压术更向内侧延伸。
- 滑囊切除使得从肩锁关节和喙突前部到肩胛冈后部之间的区域得到足够的显露。辨认喙肩韧带,在喙突基底部的内侧。
- 外侧入路进行观察,用探针或转换棒从前入路探明喙突,也可用于钝性分离周围软组织以暴露喙锁韧带。其后,能够看到冈上肌肌腹。仔细分离暴露锥状韧带。在锥状韧带附着点后侧触及肩胛横韧带。
  - 另外一种方法是在肩锁关节内侧约15 mm处找到喙锁韧带,然后沿韧带向下找到喙突止点。
- 锥状韧带在喙突的附着点恰好位于肩胛上切迹的外侧,其纤维与肩胛横韧带相连续。
- 肩胛上切迹通常被冈上肌和脂肪覆盖,使得暴露神经血管束变得复杂(技术图1A)。
- 在锁骨和肩胛冈所构成的夹角的均分线上,标准Neviaser入路内侧约2 cm处,做辅助入口。用一18号腰椎穿刺针帮助准确定位入路。

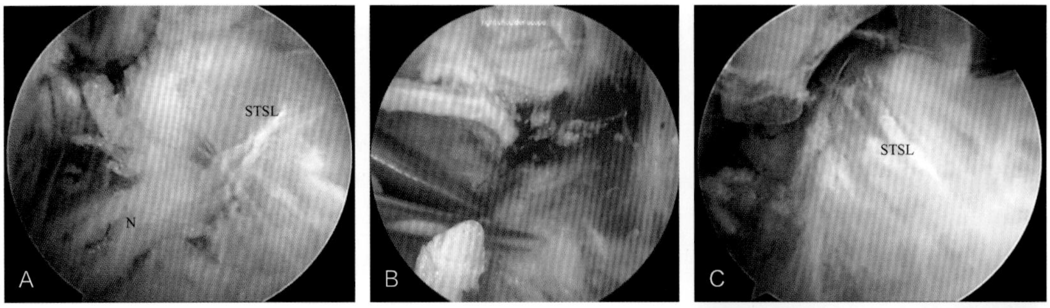

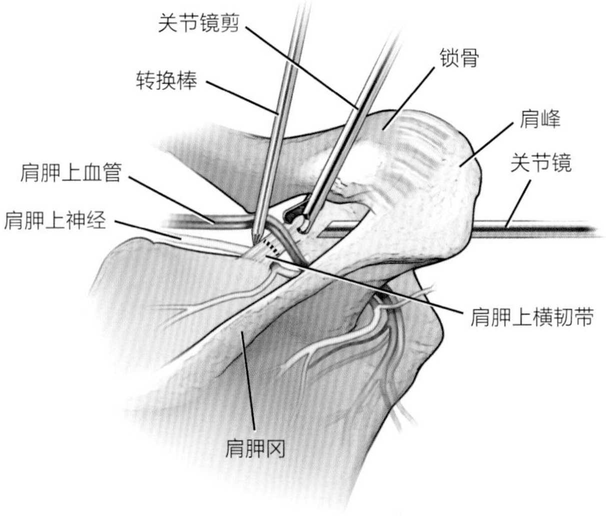

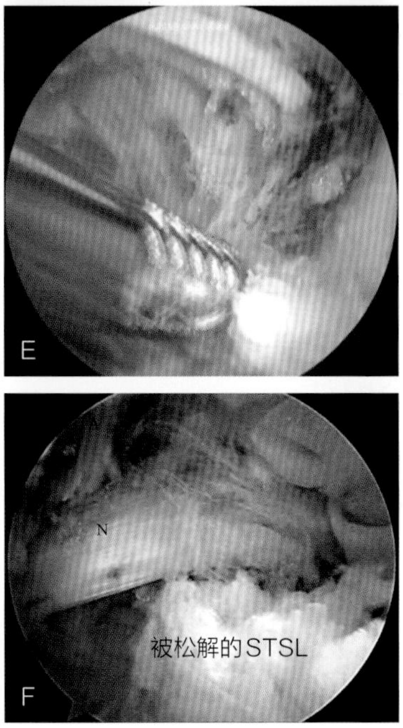

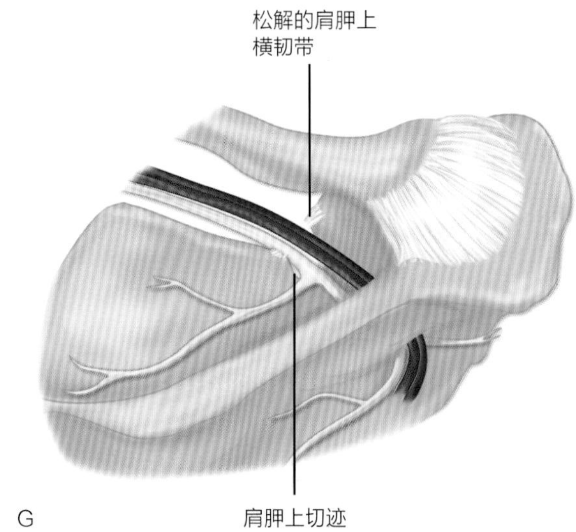

技术图1 肩胛上切迹处肩胛上神经卡压，关节镜下松解的示意图及术中关节镜图片。A. 软组织去除后，可见神经（*N*）位于肩胛上横韧带（*STSL*）的下方，用钝头套管针牵开上方血管。B. 关节镜通过外侧入路置入，转换杆通过Neviaser入路进入，拉开肩胛上血管束。穿刺针定位，通过标准Neviaser入路建立操作区域。C. 关节镜剪刀剪断STSL。D. 确定保护好神经后，通过标准的Neviaser工作入路，尽量靠近外侧，去切断肩胛上横韧带。E. 残留的骨性组织，可以使用关节镜下刨刀或者磨头去除压迫。F、G. 韧带已经被松解。*A*，动脉（图A、C、F版权：Dr. Laurence Higgins）。

- 用转换棒或套管针通过Neviaser入路，钝性分离脂肪组织暴露肩胛上横韧带上方的肩胛上血管，可见白色反光的肩胛横韧带。
- 通过腰椎穿刺针定位，在标准的Neviaser位置建立工作入路。钝性分离组织以获得足够的视野。仔细操作避免出血以及肩胛上动脉分支的损伤（技术图1B）。
- 一旦肩胛横韧带被充分暴露后，首先使用探针或小的套管头保护韧带下方的神经，然后使用关节镜剪刀尽可能靠近肩胛横韧带的外侧将韧带切断（技术图1C、D）。若存在韧带骨化或者切迹上方被骨质桥接，利用小的骨刀或者Kerrison咬骨钳去除。
- 用探针探查SSN，以确保减压成功。残留的骨性组织压迫，可以使用关节镜磨头去除（技术图1E～G）。

冈盂切迹入路

- 术前通过MRI明确囊肿与关节盂的位置关系尤为重要。冈盂切迹处最常见的是与盂唇撕裂相关的腱鞘囊肿。其常延伸至冈下窝。
- 当盂唇结构完整时，切开上后方盂唇上方的关节囊。切口起始于肱二头肌腱根部的后方，向后延伸2～3 cm。
- 关节囊切开后，位于冈盂切迹外侧冈上肌与冈下肌之间的纤维缝隙，可作为定位的参照标志。
- 冈盂切迹可以用肩关节镜器械触到，并可以作为定位在术前MRI上所见的腱鞘囊肿的骨性标志。
- 先用18号腰椎穿刺针准确定位后，做前外侧辅助入路，并置入转换棒（技术图2A）。
- 通过转换棒可以触及冈盂切迹及囊肿。SSN在冈盂切迹内侧并与其骨面直接接触；血管结构位于外侧，靠近肩胛盂。
- 腱鞘囊肿通常位于神经的后方，应该完整去除，包括其内壁结构。
- 不同角度检查进一步减压，关节镜头转向前外侧，刨刀和转换棒进入后侧入口。
- 看到浑浊液体流出可以判断囊肿压迫解除（技术图2B）。
- 与切开肩胛横韧带不同，冈盂切迹处的关节镜下减压无需直接暴露SSN。但是，当使用刨刀的时候，要注意SSN位于关节盂边缘内侧1.5 cm处，直接与冈盂切迹的骨面相接触，若清创操作太靠内时，会损伤到SSN。
- 与切开减压相似，在神经暴露前，需要用转换棒或类似的工具通过辅助入路钝性分离神经血管束上覆盖的纤维血管组织。
- 囊肿去除后，应检查神经有无其他部位的卡压。
- 完全减压后，处理盂唇病变。

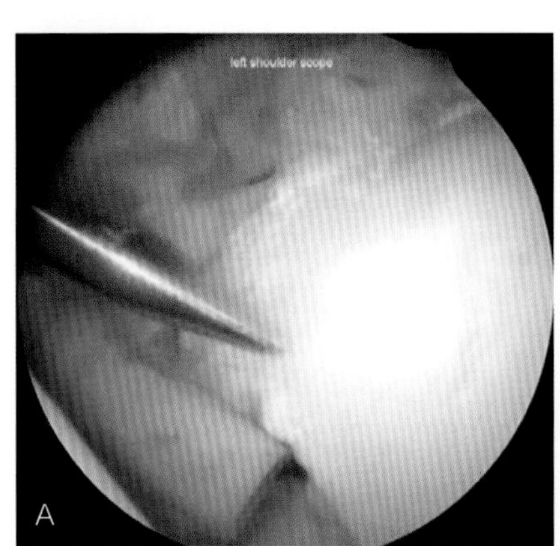

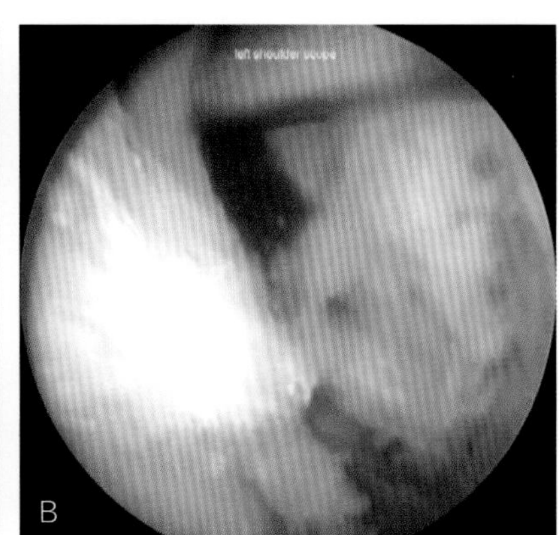

技术图2　冈盂切迹入路的术中图片。A. 通过前外侧辅助入路置入转换棒。B. 浑浊液体流出可以判断囊肿压迫解除。

切开减压术

肩胛上切迹入路

- 肩胛上切迹处肩胛上神经减压最好通过斜方肌劈裂入路。
- 由于前侧入路需要繁琐的解剖游离，神经血管并发症风险较高，且肩胛上切迹后方的SSN不能充分显露，故一般不推荐该入路。
- 沿Langer皮纹线在肩顶端做“军刀”切口。切口由后向前，起始于肩胛冈外侧段1/3，直到肩锁关节内侧约2 cm处（技术图3A）。
- 也可选用平行于肩胛冈的横行皮肤切口，但是会产生少量瘢痕而影响美观。
- 电刀切开斜方肌筋膜，沿肌纤维方向分离斜方肌约5 cm，直到冈上肌处。
- 臂外展可减少斜方肌张力，如果有必要可将斜方肌自肩胛冈处剥离掀开以获得更好的暴露。
- 钝性分离位于冈上窝前部的冈上肌并向后牵拉，以暴露肩胛上切迹（技术图3B）。

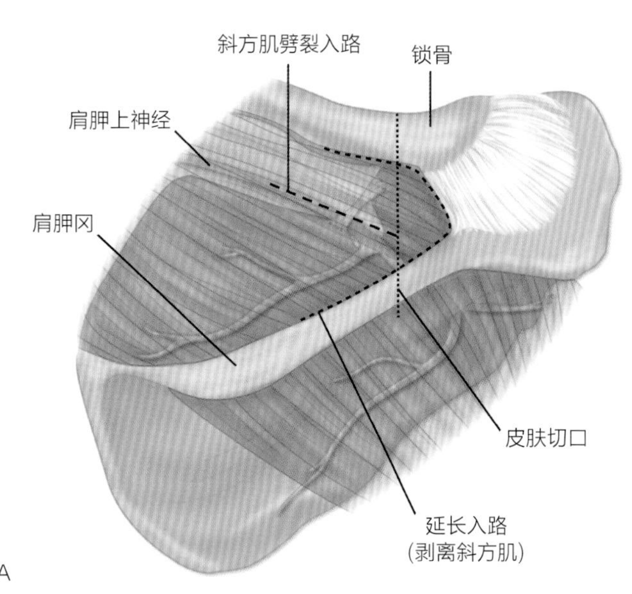

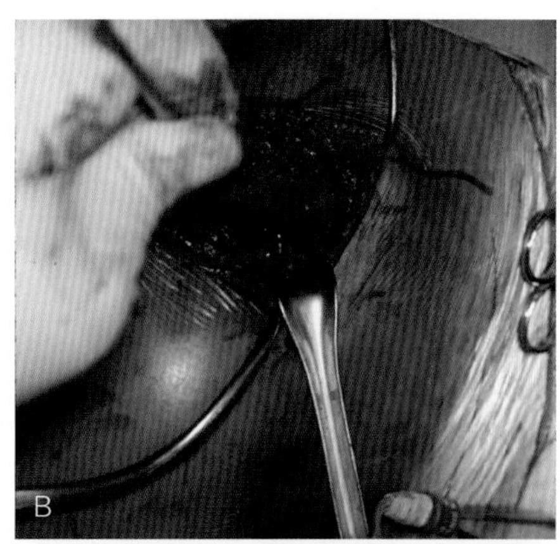

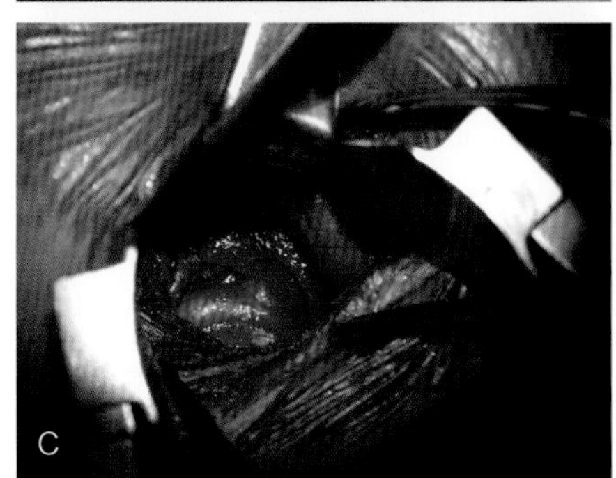

技术图3　肩胛上切迹处松解SSN的示意图及术中照片。A. 斜方肌分离时沿其肌纤维方向。B. 钝性分离位于冈上窝的冈上肌，并拉开以暴露肩胛上切迹。C. 肩胛上横韧带已被松解。

- 轻柔地牵开肩胛上动静脉，暴露肩胛横韧带。
- 用一把小的直角钳在肩胛横韧带下行钝性分离，使用刀片切断该韧带时注意保护下方的神经。
- 少数情况下，肩胛横韧带松解后神经仍然被束缚，此时需要非常小心地切除肩胛上切迹的内侧部分，在操作完成后需保证内侧截骨缘的光滑。
- 如果术中剥离了斜方肌，则需将其缝回肩胛冈，如果只是沿肌纤维方向做了分离，则用可吸收缝线间断缝合。

冈盂切迹入路

- 后侧入路能直接暴露冈盂切迹处的SSN。
- 以距肩峰后外侧角内侧3 cm处为中心做长约5 cm纵行皮肤切口。沿皮纹线切开，可以获得一个外观上可以接受的皮肤瘢痕。
- 沿三角肌纤维走行方向分离肌筋膜和三角肌，起自肩胛冈，向远端延伸至距肩峰后方5 cm处（技术图4A）。在裂口的最远端用缝线缝合固定，防止向远端延伸，损伤腋神经。
- 分离冈下肌表面筋膜，辨认冈下肌。从肩胛冈分离冈下肌，向下牵开（技术图4B）。
- 通常可以发现，冈盂切迹后方有一小面积的血管纤维组织，覆盖在肩胛上神经血管结构上。
- 如果存在腱鞘囊肿，囊肿内容物应沿囊壁清除（技术图4C）。
- 肩胛下横韧带呈薄膜纱状，连接肩胛冈外侧缘和肩关节囊后方。如果存在肩胛下横韧带，应予切除，切开分离要小心仔细，以免损伤神经和血管。
- 利用一个光滑的小器械，轻轻地触及神经，确定其移动性。
- 当SSN从冈盂切迹到冈下肌肌支分叉水平都得到暴露时，减压才得以完成（技术图4D）。
- 冈下肌自由回缩到原有解剖位置。
- 采用可吸收线间断缝合三角肌和筋膜。

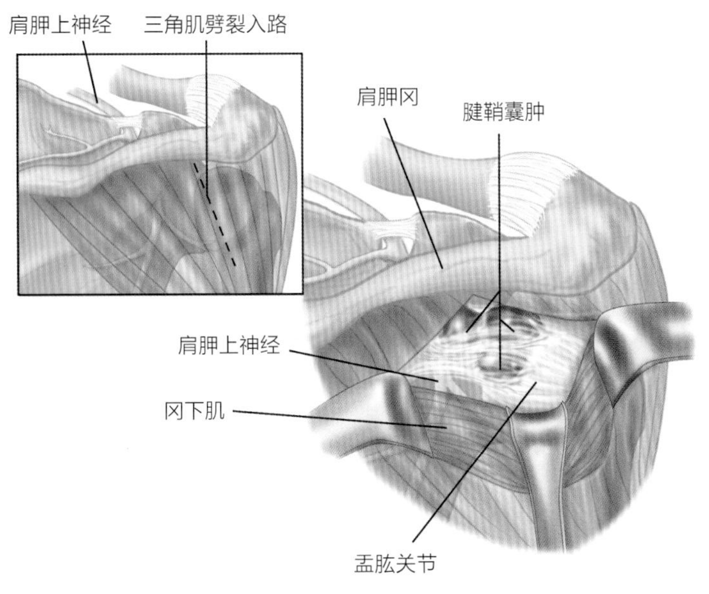

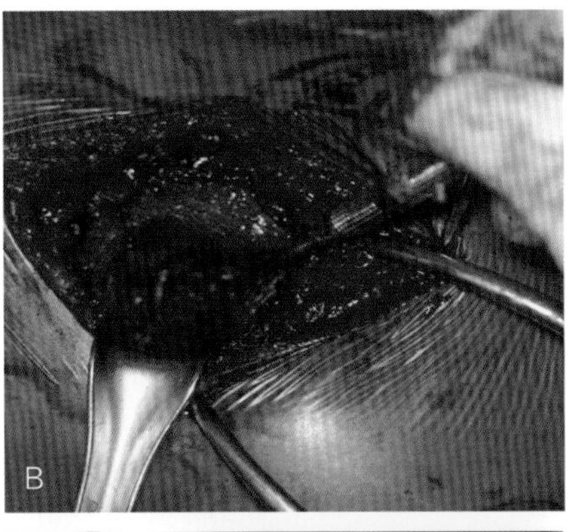

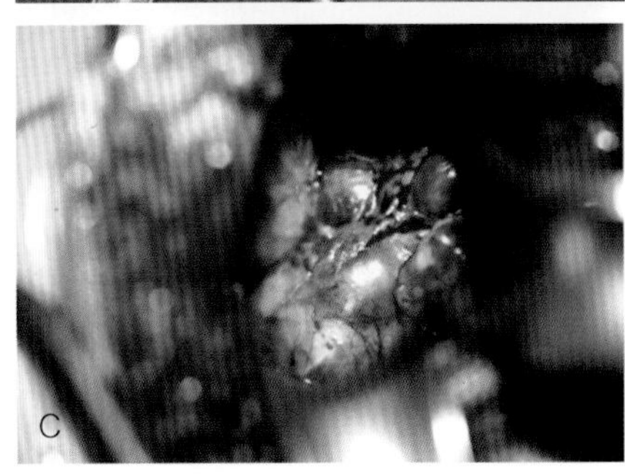

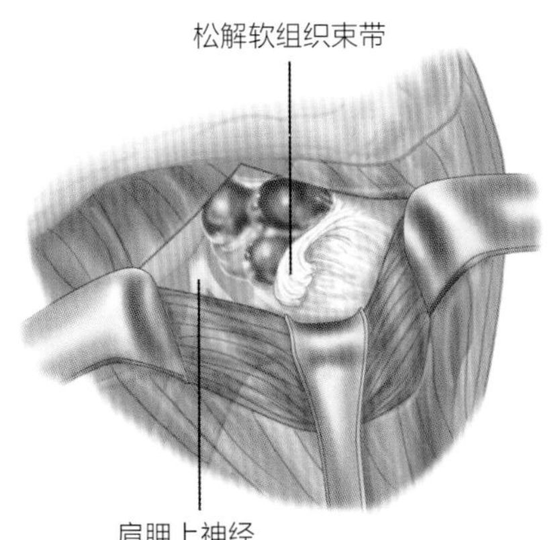

技术图4　冈盂切迹处松解SSN的示意图及术中照片。A. 沿三角肌纤维方向劈开三角肌，起始点距肩峰后外侧角内侧约4 cm。B. 暴露冈盂切迹。使用拉钩将冈下肌向后、向下牵拉。C. 多发腱鞘囊肿。D. 切断软组织束带后，可以显露肩胛上神经。

要点与失误防范

关节镜下减压	• 可以通过增加灌注压到50 mmHg和电凝止血的方法来达到止血和改善视野的目的 • 减压术应在处理其他伴随病变之前，以避免液体外渗和膨胀使手术变得复杂 • 70°视角的镜头有时可以帮助显示切迹 • 通过外侧入路观察，辅以后侧和内侧辅助操作入路

术后处理

- 为缓解疼痛，前臂悬吊固定2～3日。
- 术后第1日在理疗门诊开始肩关节钟摆样运动，在耐受情况下，可进行主动运动。
- 当患侧肩部的运动功能达到对侧的80%时，可开始强化运动。

预后

- 无占位性病变患者采用非手术治疗成功率达80%[12]。
- 采用切开减压，松解肩胛横韧带，73%～87%患者可改善疼痛和无力症状[5,21]。
- 最近研究结果表明，进行肩关节镜下减压，75%的患者可以达到功能改善，100%的患者感觉功能障碍得到恢复[13,16]。

并发症

- 肩胛上神经、血管损伤。
- 斜方肌分离时太过内侧可能损伤脊副神经。
- 减压不彻底，特别是罕见的肩胛上切迹和冈盂切迹同时卡压的病例。

（程萌旗　译，陈云丰　审校）

参考文献

[1] Aiello I, Serra G, Traina GC, et al. Entrapment of the suprascapular nerve at the spinoglenoid notch. Ann Neurol 1982;12(3):314-316.

[2] Albritton MJ, Graham RD, Richards RS II, et al. An anatomic study of the effects on the suprascapular nerve due to retraction of the supraspinatus muscle after a rotator cuff tear. J Shoulder Elbow Surg 2003;12(5):497-500.

[3] Bhatia S, Chalmers PN, Yanke AB, Romeo AA, Verma NN. Arthroscopic suprascapular nerve decompression: transarticular and subacromial approach. Arthrosc Tech 2012;1(2):e187-e192.

[4] Bigliani LU, Dalsey RM, McCann PD, et al. An anatomical study of the suprascapular nerve. Arthroscopy 1990;6(4):301-305.

[5] Callahan JD, Scully TB, Shapiro SA, et al. Suprascapular nerve entrapment. A series of 27 cases. J Neurosurg. 1991;74(6):893-896.

[6] Cummins CA, Anderson K, Bowen M, et al. Anatomy and histological characteristics of the spinoglenoid ligament. J Bone Joint Surg Am 1998;80(11):1622-1625.

[7] Demaio M, Drez D Jr, Mullins RC. The inferior transverse scapular ligament as a possible cause of entrapment neuropathy of the nerve to the infraspinatus. A brief note. J Bone Joint Surg Am 1991;73(7):1061-1063.

[8] Horiguchi M. The cutaneous branch of some human suprascapular nerves. J Anat. 1980;130(pt 1):191-195.

[9] Lafosse L, Piper K, Lanz U. Arthroscopic suprascapular nerve release: indications and technique. J Shoulder Elbow Surg 2011;20 (2 suppl): S9-S13.

[10] Mall NA, Hammond JE, Lenart BA, et al. Suprascapular nerve entrapment isolated to the spinoglenoid notch: surgical technique and results of open decompression. J Shoulder Elbow Surg 2013; 22(11):e1-e8.

[11] Mallon WJ, Wilson RJ, Basamania CJ. The association of suprascapular neuropathy with massive rotator cuff tears: a preliminary report. J Shoulder Elbow Surg 2006;15(4):395-398.

[12] Martin SD, Warren RF, Martin TL, et al. Suprascapular neuropathy. Results of non-operative treatment. J Bone Joint Surg Am 1997;79(8):1159-1165.

[13] Oizumi N, Suenaga N, Funakoshi T, et al. Recovery of sensory disturbance after arthroscopic decompression of the suprascapular nerve. J Shoulder Elbow Surg 2012;21(6):759-764.

[14] Piasecki DP, Romeo AA, Bach BR Jr, et al. Suprascapular neuropathy. J Am Acad Orthop Surg 2009;17(11):665-676.

[15] Piatt BE, Hawkins RJ, Fritz RC, et al. Clinical evaluation and treatment of spinoglenoid notch ganglion cysts. J Shoulder Elbow Surg 2002;11(6):600-604.

[16] Shah AA, Butler RB, Sung SY, et al. Clinical outcomes of suprascapular nerve decompression. J Shoulder Elbow Surg 2011;20 (6):975-982.

[17] Shi LL, Freehill MT, Yannopoulos P, et al. Suprascapular nerve: is it important in cuff pathology? Adv Orthop. 2012;2012:516985.

[18] Thomas A. La paralysie du muscle sous- epineux. Presse Med 1936;64:1283-1284.

[19] Thompson WA, Kopell HP. Peripheral entrapment neuropathies of the upper extremity. N Engl J Med 1959;260(25):1261-1265.

[20] Tirman PF, Feller JF, Janzen DL, et al. Association of glenoid labral cysts with labral tears and glenohumeral instability: radiologic findings and clinical significance. Radiology 1994;190(3): 653-658.

[21] Vastamaki M, Goransson H. Suprascapular nerve entrapment. Clin Orthop Relat Res 1993;(297):135-143.

第47章 关节镜下神经卡压松解术

Arthroscopic Release of Nerve Entrapment

Felix H. Savoie III and Michael J. O'Brien

定义

- 肩胛上神经卡压可由肩胛上切迹变窄、冈上窝底部腱鞘囊肿压迫或冈盂切迹变窄引起。
- 用 Thomas Samson 与 Laurent Lafosse 设计的关节镜技术，可以很容易地处理该神经。

解剖

- 肩胛上神经主要来自C5神经根，此外还有少数来自C4和C6神经根。
- 从臂丛上干发出，穿过锁骨上窝，从肩胛横韧带下方的肩胛上切迹穿过，分为2支。
  - 1支向内侧至冈上肌。
  - 第2支穿过肩胛上窝底部，至肩胛冈与关节盂后上方颈部交界处。一些研究表明存在第3感觉支，向外侧走行至关节盂。
- 神经在不恒定存在的冈盂韧带下方骨结合部小转弯，从内侧跨过肩胛骨冈下窝的上方，发出分支至冈下肌，直至其内侧面[3]。

发病机制

- 神经卡压通常发生在肩胛上切迹。
  - 创伤、反复的过顶动作需要过度收缩和拉长肩胛骨（如排球），以及慢性肩袖损伤可能会使这一部位产生肿胀，导致对神经的压迫。
  - 先天性V形肩胛上切迹被认为是引起卡压的原因之一。
- 不太常见的卡压可能是由肩胛窝中部或后部以及冈盂切迹的腱鞘囊肿压迫所致。
  - 冈盂韧带增厚也可能导致冈盂切迹处的卡压。
  - 不常见的神经卡压源包括血管扩张（动脉瘤或静脉曲张）和肿瘤[2]。
- 在运动员中，当手臂极度外旋（如排球和网球发球）时，冈盂切迹内侧粘连可能会产生神经病变。

自然病程

- 肩胛上神经卡压的自然病程取决于病因和解剖结构的病理变化。
- 据报道，康复治疗后可自发性恢复。
- 然而，如果肌电图神经传导显示有压迫迹象，通常需要手术治疗。
- 肩胛上切迹或冈盂切迹处压迫通常是主要问题，与关节内病变无关[6]。冈上窝腱鞘囊肿压迫通常与上盂唇撕裂有关，这需要进行盂唇固定和囊肿清理。如果非手术治疗无效，所有这些区域的手术操作都可以在关节镜下完成。

病史和体格检查

- 患者经常出现撞击和肩袖撕裂、过顶无力、被动屈曲疼痛和肩峰下捻发音等症状和体征。
- 仔细检查可能会发现：与对侧相比，冈上窝和冈下窝萎缩。
- 单纯冈上肌或冈下肌无力，Whipple试验通常阳性。
- 肩袖触诊没有发现缺损；然而，通常在冈上肌腱远端不能或仅触及极轻微的肿胀。
- Lafosse等[4,5]描述了一种对肩胛上神经卡压的测试，即头颈部朝远离患肢方向伸展的同时伸展肩胛骨。

影像学和其他诊断性检查

- 大多数患者必须做MRI。
  - 该检查显示肩袖完整，伴有冈上肌和冈下肌萎缩，而在早期（如运动员）可能只看到神经受压所致的肌肉水肿。
  - 有时，肩袖会出现撕裂，伴有与撕裂大小或持续时间不相称的萎缩。
- 由专门研究上肢近端卡压病变的神经学家进行肌电神经传导检查，可以确定是否存在肩胛上或冈盂切迹神经卡压。

鉴别诊断

- 这一区域主要易与原发性撞击征和肩袖撕裂混淆。
- 病史和体格检查通常是相似的,但仔细的评估和体格检查将揭示先前在体格检查讨论中所描述的差异。

非手术治疗

- 对于真正的神经卡压症,非手术治疗的方法和疗效有限。超声或透视引导下的卡压区注射,随后对受累肌肉进行治疗和电刺激,初步研究显示可以减缓病痛。
- 通过注射器抽吸囊肿可以减少压力,但这种改善相对短暂。
  - 然而,如果神经传导检查显示肩胛上或冈盂切迹区域神经受压,则需行松解术。

手术治疗

- 已报道了多种切开松解手术方法[6,7]。
- 最近,Samson与Lafosse(Samson与Lafosse,个人通讯,2000)均关注于关节镜下松解方法[1-6]。

体位

- 患者位于侧卧位(笔者首选)或沙滩椅位。

TECHNIQUES

- 为了排除关节内病变,需进行诊断性肩关节镜检查。
- 然后,关节镜定位在前外侧入路,方向与肩峰前缘一致,进入肩峰下滑囊,探查冈上肌和肌腱(技术图1A)。
- 镜头沿着冈上肌前缘向前推进,直到看到喙突基底为止(技术图1B)。
- 将一根交换棒经外侧Neviaser入口置入,沿着冈上窝前缘内侧到喙突基底部内侧面进行触诊(技术图1C)。
- 于前方入口,使用全半径刨削刀小心清除软组织,只要保持刨削刀在交换棒的外侧即可,交换棒除了作为诊断工具外还起着牵开器的作用(技术图1D)。
- 然后将关节镜推进到一个"有墙的房间",其后壁是冈上肌,地板是喙突的基底,前壁是喙锁韧带,内侧壁是保护性的交换棒,其后是受保护的肩胛上神经及动脉(技术图1E)。
- 建立第二个内侧Neviaser入口,并将牵开的交换棒移到该入路,将动脉和神经拉向内侧,以保护这两个结构。也可以直接置入肩胛上切迹,进一步保护神经和动脉(技术图1F)。

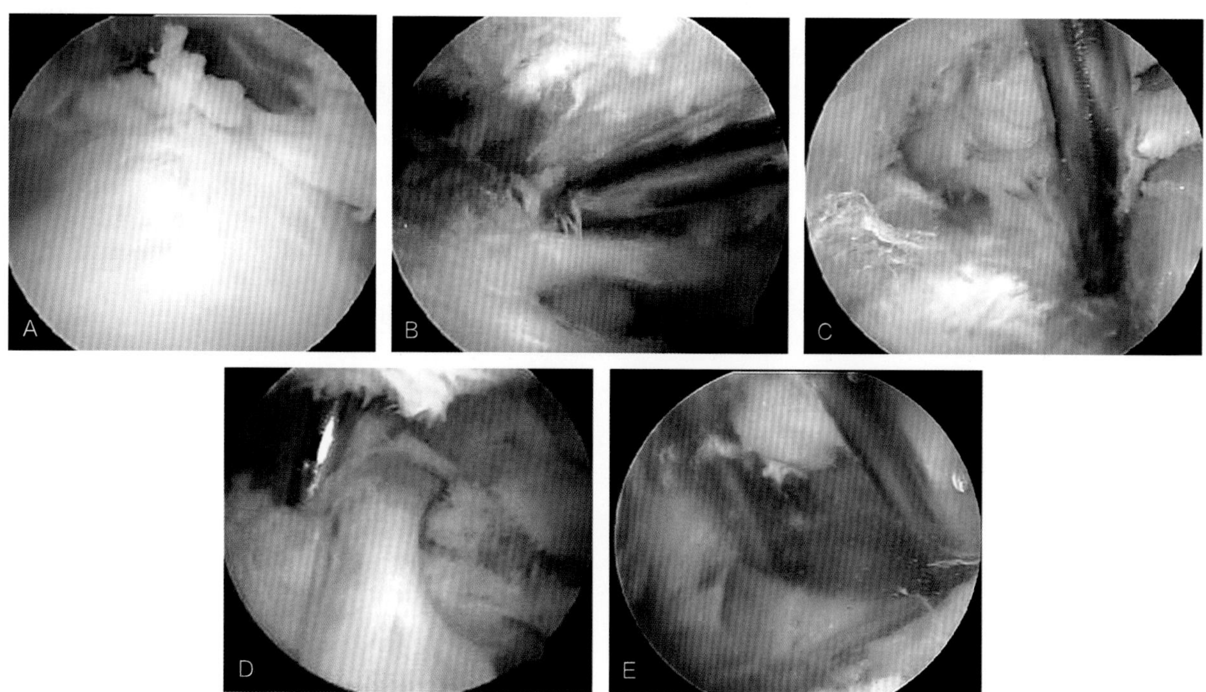

技术图1 A. 将关节镜置于外侧入口,与肩峰前缘平行,进入肩峰下滑囊,可以看到冈上肌和肌腱。B. 镜头沿着冈上肌前缘向前推进,使术者看到喙突。C. 将一根交换棒经外侧Neviaser入口置入,术者沿着冈上窝前缘内侧到喙突基底部内侧面进行触诊。D. 于前方入口,用刨削刀清除软组织,术者必须始终保持刨削刀在交换棒的外侧。E. 然后将关节镜推进到一个"有墙的房间"。

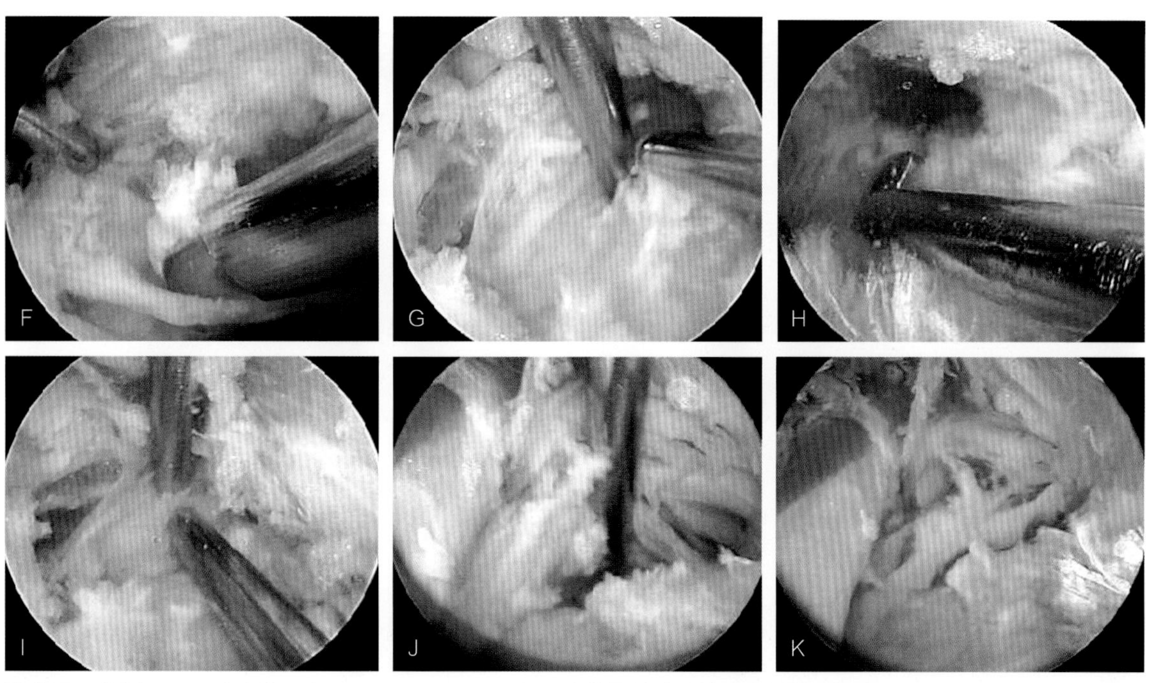

技术图1（续）　F. 建立第二个Neviaser入口，以便用交换棒将动脉拉向内侧并对其进行保护。然后进入一个“有墙的房间”，冈上肌是一面墙，喙锁韧带是对面墙，喙突基底和冈上窝是地板，锁骨是屋顶。G. 置入钝性探钩，辨认韧带并保护其下方的神经。H、I. 用侧方咬钳或刨削刀松解韧带。J. 显露的神经。K. 肩胛上神经、动脉和静脉回至松弛状态。

- 沿着韧带顶部滑动牵开器，以保护任何通过韧带上方变异的神经分支。
- 通过外侧Neviaser入口放置一个钝性探钩，进一步辨认韧带并保护其下方的肩胛上神经（技术图1G）。
  - 然后用侧方咬钳（技术图1H）或刨削刀（技术图1I）松解切迹上的韧带，显露神经（技术图1J）。
- 神经随动静脉向内侧回缩时，韧带切除完成。在可能出现粘连的翻修病例中，触诊神经前后至切迹是非常重要的。
- 此时，也可以清理并切除肩胛上切迹外任何尖锐的边缘。关节镜锉可用来完成该过程。
- 移除牵开器，使肩胛上神经、动脉和静脉回至松弛状态（技术图1K）。
- 从冈上窝的底部朝向冈盂切迹探查神经。
- 可以评估冈上肌，然后向前牵拉，显露肩胛冈，此时如果需要评估收缩的冈盂韧带，则顺至冈盂切迹。

冈盂切迹松解

- 肩胛冈基底附近的解剖结构不如肩胛上切迹前方恒定。在该区域，笔者建议类似于前方入路的双入路方法（技术图2A～H）。
- 关节镜保持在外侧探查入路。
- 标准后方入口使用刨削刀，并确认肩胛冈。
- 建立一个与冈盂切迹平齐的辅助后方入路，并将钝性交换棒或套管针放置在冈盂切迹的基底以保护神经。
- 然后用电刀或刨削刀向下解剖肩胛冈，直到可以看到冈盂韧带或牵开器。一旦靠近基底，则用钝性探头定位神经。
- 在原发病例中，笔者发现通常在切迹内侧存在粘连，必须进行充分的松解减压，因为冈盂韧带是一个不恒定的解剖结构。
- 在翻修病例中，似乎在上方前后部盂唇（SLAP）修复过程中放置后上方锚钉和缝线之后，在神经外侧通常存在瘢痕。

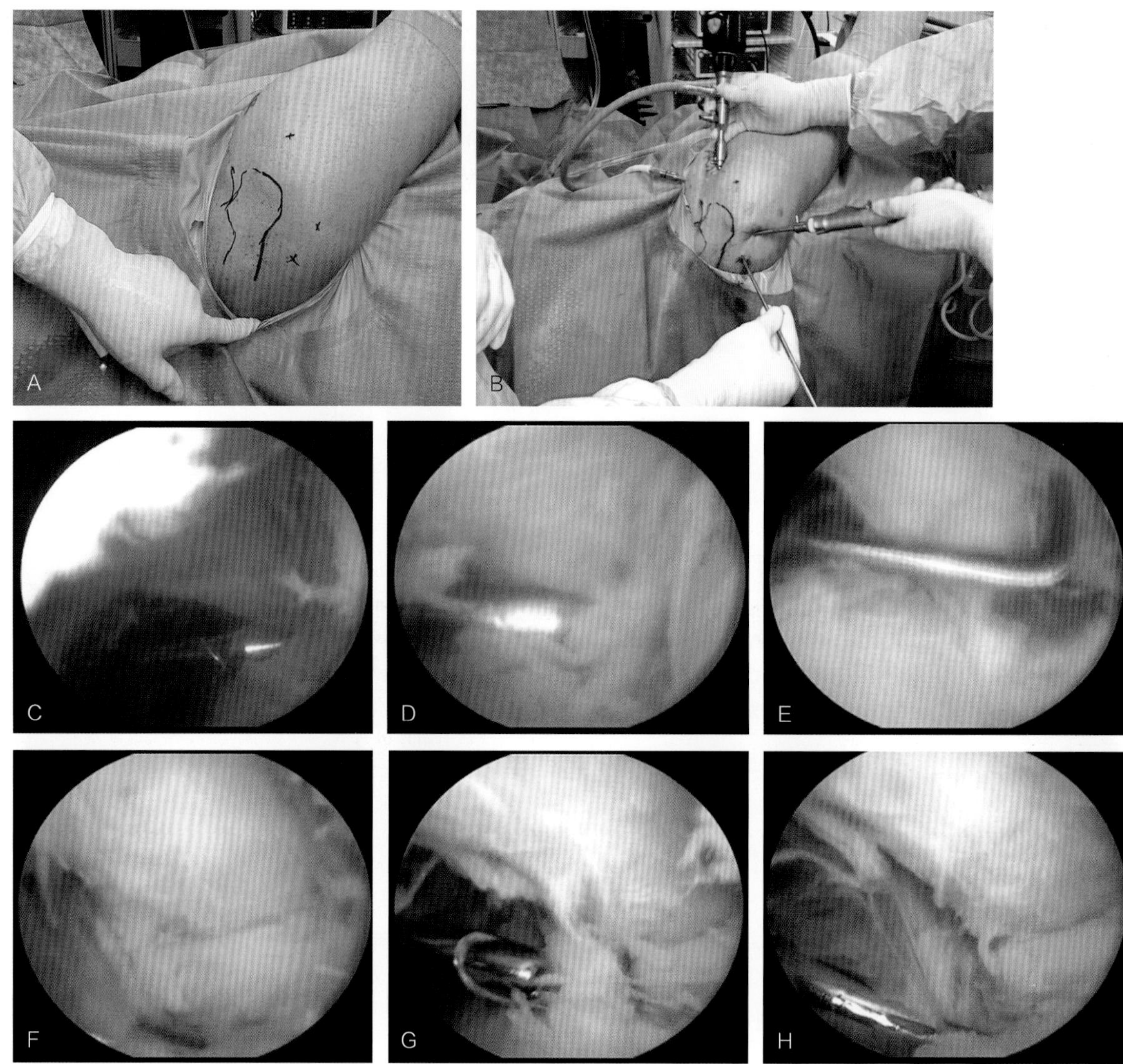

技术图2 A. 侧卧位显示入路的位置。B. 关节镜外侧入口，刨削刀于标准后方入口，交换棒于后内侧入口保护神经。C. 通过后方辅助入口置入探钩以保护神经。D. 继续解剖神经周围脂肪，同时牵开器继续保护神经。E. 将钝性探钩放在肩胛冈上，然后在直视下仔细解剖神经。F. 可见肩胛上神经包绕肩胛冈。G. 继续向内侧解剖，松解运动员常见的内侧粘连。H. 一旦内侧粘连得到松解，就可以探查神经内侧，观察冈下肌的肌支。

要点与失误防范

要点	• 术者应将关节镜保持在外侧入口，并沿着冈上窝前缘向前推进 • 喙突基底的内侧面用作到达肩胛上切迹的引导 • 内侧Neviaser入口用于牵开器的使用 • 冈盂韧带并非恒定存在，所以在这个区域一定要用牵开器保护神经
失误防范	• 主要的失误是未使用牵开器来保护神经、动脉和静脉 • 刨削刀吸力太大会由于真空效应吸入神经，并可能切断它 • 缺乏熟练的尸体操作是尝试手术的相对禁忌证

术后处理

- 患者立即开始冈下肌治疗，并用家用神经肌肉刺激器。正确的肩胛骨位置对恢复至关重要，有助于恢复正常的力量。
- 虽然大多数患者疼痛立即减轻，肌力立即增加，但通常需要6～12个月冈下肌和冈上肌才能恢复至正常肌力。
- 继续治疗和电刺激，直至患者恢复正常活动。

预后

- 据Lafosse等[5]报道，使用他的方法超过90%松解成功。
- 他的疗效等于或优于其他学者报道的大多数切开手术。
  - 文献检索中，未发现关节镜下冈盂韧带松解的实质性报道。
- Mall等[6]报道了一系列切开松解冈盂韧带的患者，获得满意疗效。

并发症

- 用这项技术很少出现并发症。
- 主要并发症是神经意外切除，但据笔者所知尚未有相关报道。

（谢国明 译，陈云丰 审校）

参考文献

[1] Bencardino JT, Rosenbert ZS. Entrapment neuropathies of the shoulder and elbow in the athlete. Clin Sports Med 2006;25:1-19.

[2] Fabre TH, Piton C, Leclouerec G, et al. Entrapment of the suprascapular nerve: upper limb. J Bone Joint Surg Br 1999;81-B:414-419.

[3] Goslin KL, Krivickas LS. Proximal neuropathies of the upper extremity. Neurol Clin 1999;17:525-547.

[4] Lafosse L, Piper K, Lanz U. Arthroscopic suprascapular nerve release: indications and technique. J Shoulder Elbow Surg 2011;20(2 suppl): S9-S13. doi:10.1016/j.jses.2010.12.003.

[5] Lafosse L, Tomasi A, Corbett S, et al. Arthroscopic release of suprascapular nerve entrapment at the suprascapular notch: technique and preliminary results. Arthroscopy 2007;23(1):34-42.

[6] Mall NA, Hammond JE, Lenart BA, et al. Suprascapular nerve entrapment isolated to the spinoglenoid notch: surgical technique and results of open decompression. J Shoulder Elbow Surg 2013;22(11):e1-e8.

[7] Post M. Diagnosis and treatment of suprascapular nerve entrapment. Clin Orthop Relat Res 1999;368:92-100.

第48章 斜方肌麻痹的Eden-Lange手术

Eden-Lange Procedure for Trapezius Palsy

Stephanie M. Gancarczyk and William N. Levine

定义

- 斜方肌麻痹由第11脑神经(CN Ⅺ)损伤引起,该神经也称为副神经。
- 斜方肌由第11脑神经单独支配,故该神经任何部位损伤都会引起斜方肌麻痹。
- 斜方肌麻痹多是由医源性损伤引起[12]。
- 斜方肌对稳定肩胛骨有重要作用,其功能丧失可导致肩关节疼痛、功能障碍。
- 非手术治疗,包括加强锻炼胸肩胛肌肉,往往效果不满意[2,5]。
- 肩胛提肌、大小菱形肌移位术(Eden-Lange术式,或三联合转移术)是解决这个棘手问题的可接受的技术[19]。
- 该技术由Eden[6]于1924年首次描述,Lange[10]于1951年、Francillon[8]于1955年进一步报道确证,均获得满意的短期效果。该技术之后被进一步改良[1]。
- 将3块肌肉止点往外侧转移后,外展和前屈时肩胛骨得以稳定[20]。

解剖

- 斜方肌宽大而表浅,分为上、中、下三束,起于枕骨隆突、上项线内1/3、项韧带和C7～T12棘突,止于肩峰、锁骨和肩胛冈(图1A)。
- 上部由下降纤维组成,其功能为辅助悬吊肩带和耸肩。中部包括横向纤维,起外展和旋转肩胛下角的作用。下部的上升纤维跟前锯肌一起将肩胛骨固定于胸壁。
- 其功能为上抬和旋转肩胛骨。斜方肌麻痹后肩胛带下垂,引起外向翼状肩胛。
- 斜方肌的血供变异较多,但总的来说,大部分由肩胛背和颈横动脉供应。
- 第11脑神经在颈后三角走行于皮下。表浅的位置使其在颈淋巴结活检等操作中容易受到损伤。
- 副神经或前锯肌麻痹均可引起翼状肩胛。前锯肌麻痹后,肩胛下角往内侧旋转(图1B),这是最常见的一种翼状肩。而斜方肌麻痹后,肩胛下角往外侧旋转(图1C)。比较少见的是肩胛背神经损伤时,会导致菱形肌麻痹,产生轻微的外侧翼状肩[18]。

发病机制

- 副神经麻痹最常见于医源性损伤,是颈淋巴结活检及颈部肿块切除时罕见但常被提及的一种并发症[12,20,21]。
- 其他原因包括外伤(包括牵拉损伤)或其他手术操作造成的损伤,如根治性颈部清扫术[1]。
- 有病毒感染后导致第11脑神经麻痹的病例报道[15]。

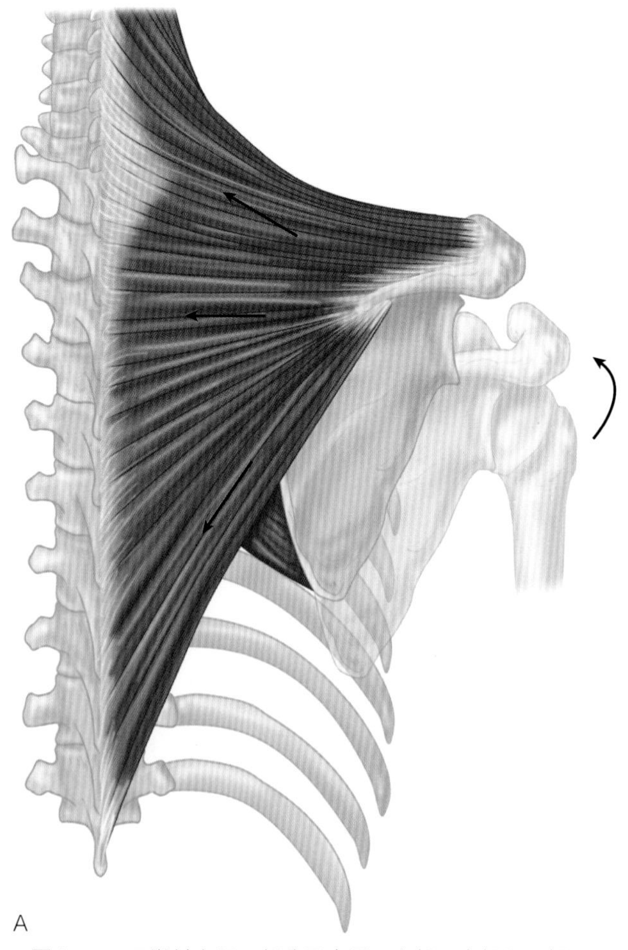

图1 A. 正常斜方肌三部分示意图：上部、中部和下部。

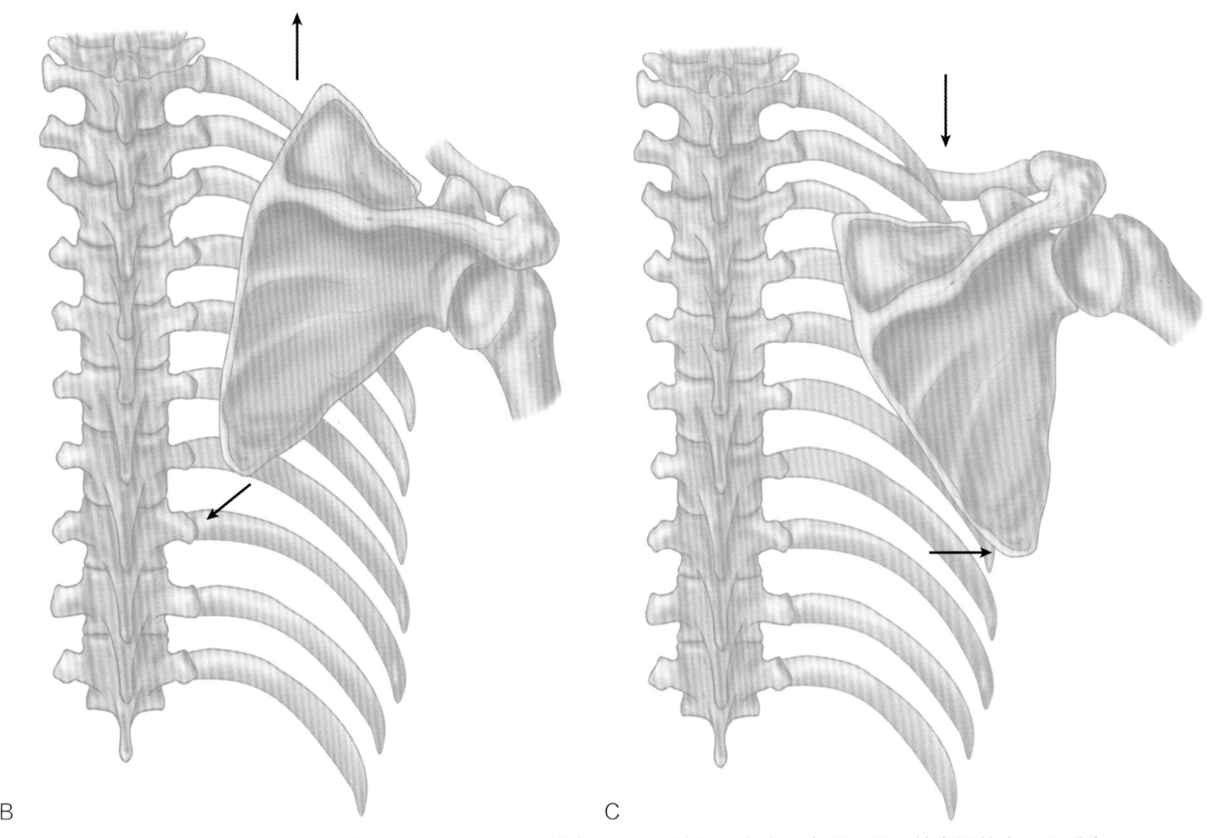

图1（续）　B.前锯肌麻痹示意图，显示前内向翼状肩胛。C. 斜方肌麻痹示意图，显示外向翼状肩胛和垂肩。

- 也有特发性第11脑神经麻痹的报道[7]。
- Patterson[13]报道了肩锁关节和胸锁关节脱位后的斜方肌麻痹。
- 更罕见的原因包括颈动脉内膜切除术后和颈内静脉导管插入术后[3]。
- 大多数患者诉肩部疼痛和明显的肩部畸形及功能障碍。

自然病程

- 如前所述，斜方肌麻痹最常见于医源性损伤，如果不进行处理，将导致进行性肩胛带生物力学恶化改变和疼痛。
- 一般情况下，患者以急性肩部疼痛起病而没有斜方肌麻痹，几日后疼痛减轻出现前举和外展减弱。几周后临床上表现为斜方肌萎缩[19]。
- 上肢放射痛考虑是由肩胛带下垂牵拉臂丛所致[15]。
- 保守治疗虽然可减轻疼痛，但不能恢复功能。非手术治疗的患者肩关节功能往往进行性下降。

病史和体格检查

- 斜方肌麻痹后很可能导致整个肩胛带力学机制的改变。
- 由第11脑神经麻痹引起的典型的翼状肩胛其特征为肩胛骨下降、向外侧移位。
- 从背后观察患者，跟对侧进行比较。
- 第11脑神经麻痹的特有体征包括外向翼状肩胛（图2A），颈部轮廓不对称，胸锁乳突肌前侧废用性萎缩，患肩下坠，疼痛，肩部外展和前举减弱[16]，明显的斜方肌萎缩[19]（图2B）。
- 症状包括长时间使用上肢后力量减弱加重，上肢沉重感，从肩胛骨放射到前臂的钝痛（有时放射至手）。这种放射痛称为类胸廓出口综合征（上肢内侧）。疼痛特征为肩部外展和前举时加重[19]。有些患者出现耳大神经分布区感觉异常（颈部后外侧）[19]。

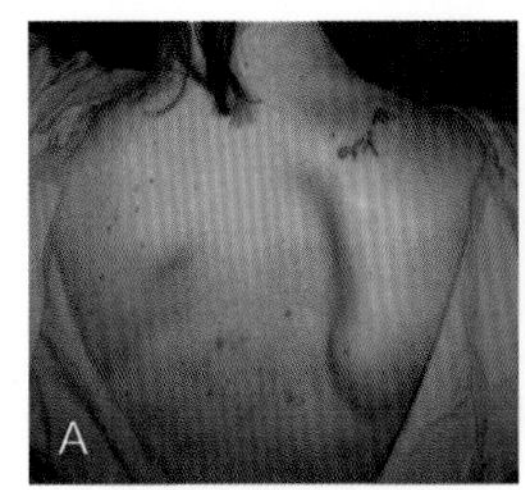

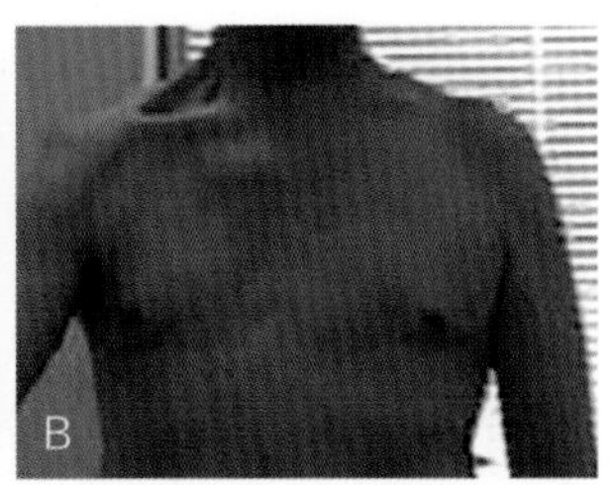

图2　A. 斜方肌麻痹导致的典型翼状肩胛。B. 副神经麻痹导致胸锁乳突肌前侧废用性萎缩。

- 患者还常诉感到上肢难以控制[15]。
- 需注意,有些患者没有疼痛,仅表现为翼状肩胛和肩胛下坠。
- 关节活动度上举和外展受限,通常不能超过90°[15]。Teboul等[19]报道主动外展平均78°(30°～140°),主动前举平均110°(50°～180°)。从而导致患者不能进行过顶位活动和耸肩。
- 肩关节外旋和屈肘不受第11脑神经损伤的影响[19]。
- 文献中对于肩关节僵硬和被动活动范围的报道有些是相互矛盾的。Romero和Gerber[15]表示患者不一定有肩关节僵硬,但通常患者的被动活动范围降低。另一方面,Teboul等[19]则报道患者常出现关节僵硬但被动活动范围不受影响。
- 第11脑神经功能不全的诊断是一个排除性诊断,患者进行理疗无效才会推荐肌电图检查,从而确诊副神经麻痹。
- 肌电检查的必要性还存在争议。Romero和Gerber[15]表示第11脑神经麻痹的诊断不需要肌电检查,但如果怀疑有其他神经损伤时,该检查还是很有价值的。而Setter等[16]认为肌电检查应该作为基本检查之一。
- 嘱患者做推墙动作以检查肩胛骨外移体征。
- 副神经麻痹还对胸锁乳突肌有影响。

影像学和其他诊断性检查

- 虽然第11脑神经麻痹通常没有伴随的骨性结构病理改变,但每一个患者均应拍摄标准的肩关节5个方位系列片(肩关节中立位、内旋、外旋时的前后位片,肩胛骨Y位片和腋窝位片)。
- MRI检查不是必需的,虽然其可以评估斜方肌脂性萎缩的程度以及排除其他相关病变如肩袖损伤。
- Setter等[16]推荐对每一位患者进行肌电检查。肌电图不仅可以确诊副神经麻痹,还可以用于确定转移的肌肉功能是否正常。
- 尽管肌电检查有助于确定肌肉受累情况,监测好转和神经再生情况,但早期的神经再生并不能预示着恢复。另外,肌电检查与临床结果并不是必要相关的[12]。

鉴别诊断

- 漏诊副神经麻痹较常见[15],可能因为其本身就比较罕见。
- 由于肩部的活动涉及盂肱、胸锁、肩锁和肩胛胸多个关节,因此很难去鉴别诊断[21]。
- 其他可能与副神经麻痹混淆的肩部功能障碍包括前锯肌麻痹、多向盂肱关节不稳、撞击综合征、颈神经根病、胸廓出口综合征和肩袖病变。
- 对于儿童患者,尤其要考虑斜方肌缺如或发育不全和波兰综合征[22]。
- 必须能够鉴别副神经(斜方肌)麻痹和胸长神经(前锯肌)麻痹。前锯肌麻痹时,肩胛下角向内旋转;而斜方肌麻痹时,肩胛下角向外旋转。

非手术治疗

- 如果未在6个月内(该时间点后不建议行神经修复)发现神经损伤,建议尝试进行12个月的非手术治疗[16]。
- 由于肩胛提肌的代偿作用,必须个体化评估副神经损伤对患者的影响[20]。
- 颌面外科医生报道30%～49%副神经在根治性颈部清除术中被切除的患者没有出现任何临床症状[11]。
- 如果副神经麻痹出现症状,一段时间的非手术治疗后,有时可以缓解疼痛,但不能恢复满意的功能。
- 加强其他肩胛胸周围肌肉的力量不能代偿斜方肌功能缺陷。一项研究表明,选择进行非手术治疗的患者上肢不能举过水平高度[15]。
- 有研究报道长时间静坐的人和老年人在保守治疗后效果良好,因为不适症状得到了缓解[14]。

手术治疗

- 早期进行神经探查松解、显微修复或者是腓肠神经移植可取得较好的结果[18]。关于神经修复的时机还存在争议。一些学者认为损伤6个月内才可尝试神经修复[16],而其他医生认为神经损伤20个月内都可进行修复[19]。并不针对慢性翼状肩。
- 对于自发性副神经麻痹保守治疗无效的患者,一些学者认为应该直接进行肌肉转移,因为神经修复手术效果不佳[20]。
- 神经修复术或保守治疗失败后的患者应考虑进行Eden-Lange手术,该手术是现在第11颅神经麻痹后稳定肩胛骨的首选。这种动态重建的手术是由起初的静态重建术发展过来的,例如肩胛胸融合术,起初是用来治疗脊髓灰质炎引起的慢性斜方肌麻痹[9,21]。
- 治疗斜方肌麻痹的动态重建技术是由Dewar和Harris[4]第一次提出,他们将肩胛提肌止点转移至外侧,创建筋膜悬吊肩胛骨的内侧缘和椎体棘突。这种方法失败了,因为较小的肩胛提肌无法代替斜方肌。Eden在1924年第一次提出了将菱形肌和肩胛提肌的止点向外迁移来治疗斜方肌麻痹[9,21]。

- 进行Eden-Lange手术的时机同样存在争议。但是，损伤12个月后推荐进行重建手术[21]。
- Eden-Lange手术的目的在于重建斜方肌3个部分。由于大、小菱形肌和肩胛提肌都止于肩胛骨内侧，只有把它们的止点往外侧转移后才能够起到稳定肩胛骨的作用[19]。

术前计划

- 术前应该跟患者进行充分讨论，以让患者理解手术、术后康复计划以及术后不同时期应达到的改善效果。
- 对于老年、久坐和症状较轻的患者，非手术治疗可能是最合适的。
- 另外，术前要确定既有的肩部病理学基础，并制订完善的治疗方案。例如，患者合并多方向的肩关节不稳定，若两种手术同时进行，术后将很难进行康复。最好是先确保肩胛骨的稳定性，然后针对盂肱关节的稳定性进行手术，这样会降低失败的风险[18]。
- 进一步来讲，对于合并不稳定或者肩袖损伤的患者，让肩胛骨先获得稳定，允许患者进行有效的物理治疗，能够避免进一步的手术干预[17,18]。

体位

- 患者取侧卧位，于胸壁、耻骨和骶骨处放置枕垫支持[19,20]。包括肩带的整个上肢铺巾时露在外面(图3)。头部抬高15°[9]。

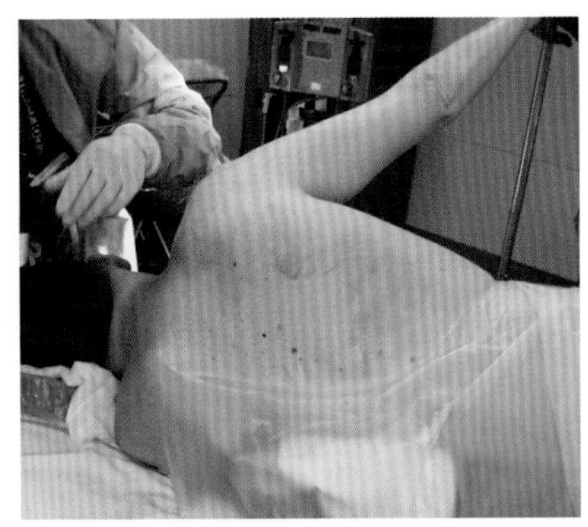

图3　患者取侧卧位，上肢外露。

TECHNIQUES

暴露

- 沿肩胛骨内侧缘和椎体棘突之间从上到下做一10 cm切口[8](技术图1A)。
- 劈开斜方肌并牵开，辨认肩胛提肌、大菱形肌、小菱形肌并分离，以橡皮条标记(技术图1B)。肌腱可以直接从肩胛骨内侧缘剥离或者带着部分截骨的骨块分离下来[8]。
- 自由活动上臂有利于操作，使肩胛提肌和大、小菱形肌更好地暴露[8]。
- 冈上肌和冈下肌必须剥离5～6 cm，以分别暴露冈上窝、冈下窝进行菱形肌转移(技术图1C)[8,19]。超过神经血管束的部分不要剥离[8]。

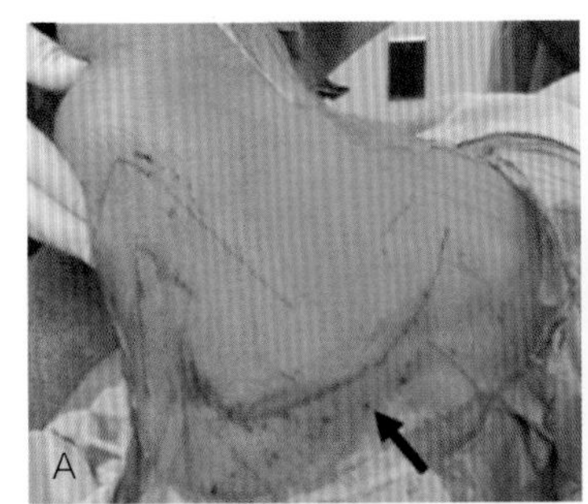

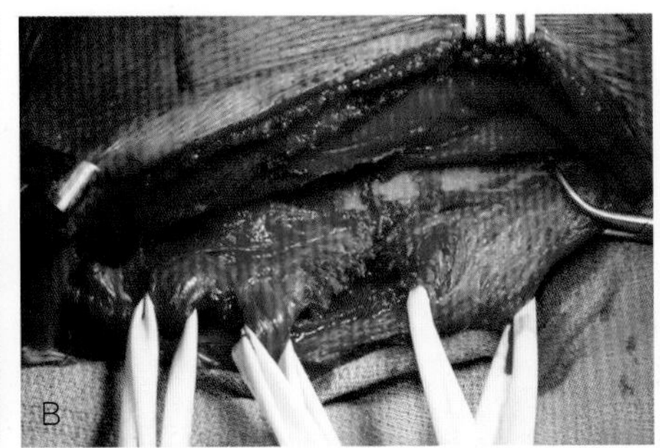

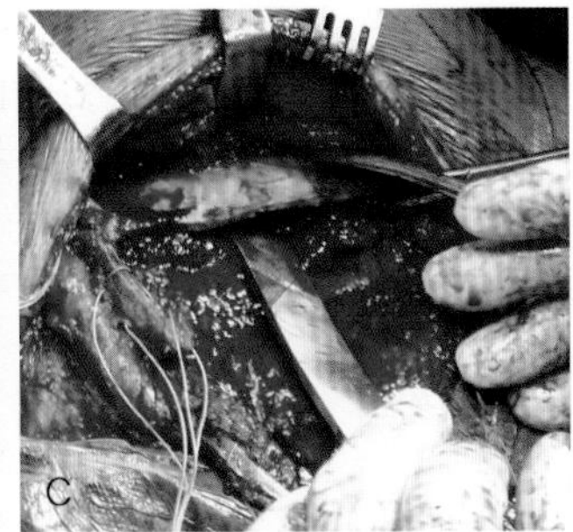

技术图1　A. 沿肩胛骨内侧缘和椎体棘突之间做大切口，向上延伸以显露肩胛提肌、小菱形肌和大菱形肌，准备转移。B. 辨认肩胛提肌、小菱形肌和大菱形肌，分别从肩胛骨止点处离断。C. 内侧的冈上肌和冈下肌剥离至少5 cm以适当显露肩胛骨。

菱形肌转移

- 留置一系列经骨褥式缝线用于菱形肌转移。冈下窝至少留置4组褥式缝线(技术图2A),冈上窝留置2组。
- 菱形肌向外侧移位,以粗的不可吸收线经骨将其固定于肩胛骨(技术图2B)。当肌肉缝合完毕后,外展上臂以复位肩胛骨[8]。

改良术式

- Bigliani等[1]提出一个改良的菱形肌转移术式,改良术式将小菱形肌向头侧转移到肩胛冈,从而关闭肩胛提肌和小菱形肌之间的间隙(技术图3)。
- 改良后的小菱形肌转移能更好代替中部斜方肌。

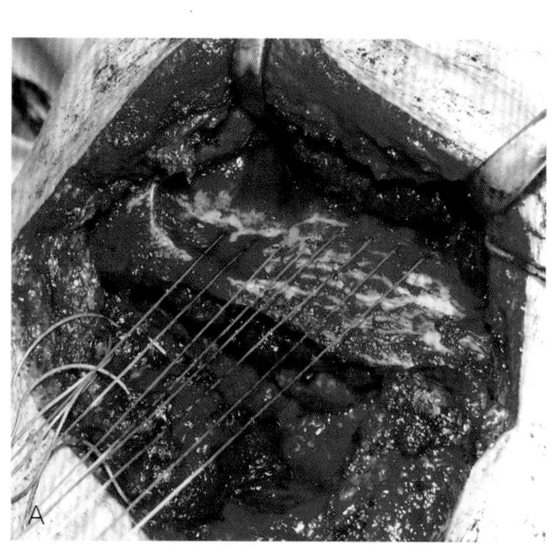

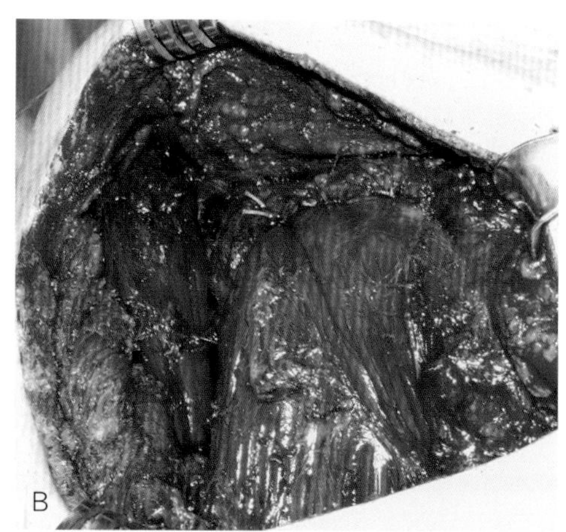

技术图2　A. 钻一排骨孔，经骨孔留置缝线用于固定转移的肌肉。B. 小菱形肌和大菱形肌分别转移到冈上窝和冈下窝。

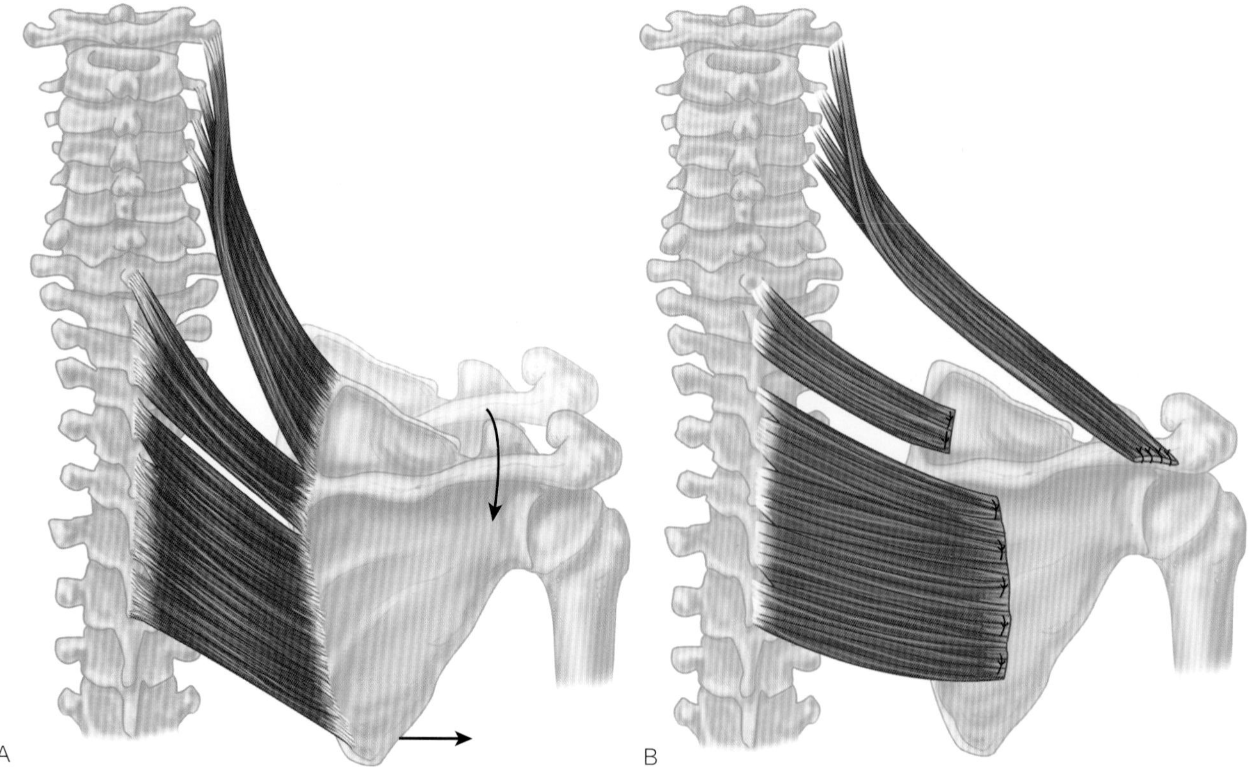

技术图3　A. 肩胛提肌、小菱形肌和大菱形肌在肩胛骨内缘的正常位置。B. 肩胛提肌、小菱形肌和大菱形肌向外转移，改良术式包括小菱形肌转移至冈上窝。

肩胛提肌转移和切口关闭

- 在离肩峰后外侧角5～7 cm处，另做一个3 cm的切口进行肩胛提肌转移(技术图4A)。
- 剥离斜方肌、三角肌和冈上肌，以便在肩胛冈上钻三个孔[8]。
- 注意确保充分游离肩胛提肌使其无张力转移至肩胛冈(技术图4B)。然后从皮下转移肩胛提肌，用粗的不可吸收线将其附着固定于肩胛冈。
- 然后将冈下肌覆盖菱形肌新止点并缝合。
- 最后，逐层关闭切口。
- 置入引流，降低术后血肿形成风险[20]。

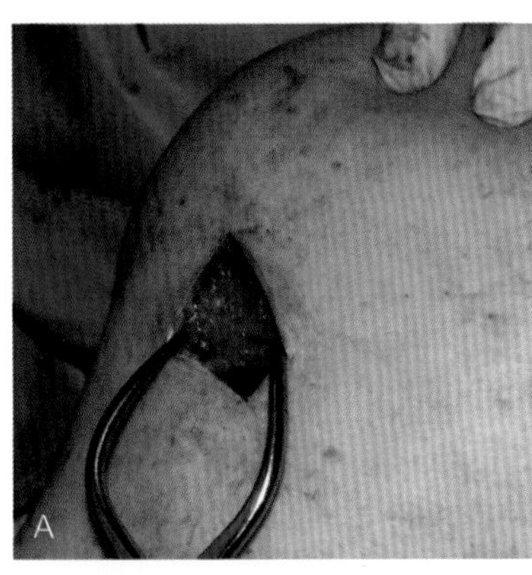

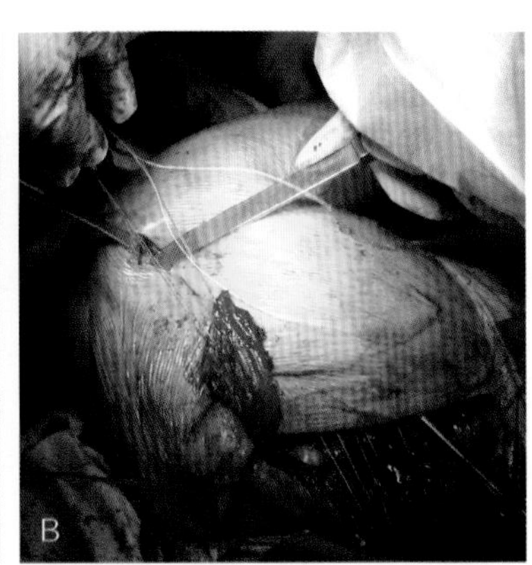

技术图4 A. 在离肩峰后外侧角5～7 cm处，另做一个切口以转移肩胛提肌。B. 肩胛提肌经皮下隧道转移到目标位置前确定其充分游离。

要点与失误防范

菱形肌转移	• 将大小菱形肌分开，分别进行转移 • 冈上肌和冈下肌分别从冈上、冈下窝剥离大约5 cm。这种对原始手术的改良使小菱形肌可以转移到一个能更好代替中部斜方肌作用的位置 • 注意避免损伤肩胛上神经，该神经位于冈上肌深面
肩胛提肌转移	• 向外充分分离肩胛提肌使其可在无张力下转移到肩胛冈 • 避免损伤颈横动脉和肩胛背神经，它们分别走行于肩胛提肌的浅面和深面，其终末支在接近菱形肌肩胛骨止点处进入菱形肌深面 • 在萎缩的斜方肌上平行其上部肌纤维做一隧道，以通过标记后的肩胛提肌 • 肩胛提肌不宜转移至过于外侧，这可引起颈部蹼样畸形。最佳的位置为距肩峰后外角5～7 cm的位置

术后处理

- 大多数学者提倡术后制动6周，然后开始理疗(主、被动运动)[15,16,19]。
- Romero和Gerber[15]提倡使用外展架，而Teboul等[19]建议用弹性绷带将上肢固定于胸部。
- 笔者的常规术后处理为使用泡沫楔形板或矫形支具将上肢固定于外展60°～70° 4周。笔者鼓励在固定装置上行早期被动活动以防止关节僵硬(4周内前举140°、外旋40°)[9]。
- 4周时去除楔形板，开始轻柔的力量练习。笔者设计了一个渐进性力量锻炼计划。该计划通过使用橡胶管、自由重量训练和掷实心球来达到动态稳定肩胛骨，改善肩胛胸壁节律。该计划中的运动项目均为了增强移位后肩胛提肌和菱形肌的力量而设计。

预后

- Eden-Lange手术对棘手的斜方肌麻痹有满意的疗效。
- 一个对16位患者平均随访32年的病例研究报道，治疗结果为9例优，2例可，1例差(根据Constant评分)[15]。临床效果不满意的患者中，一些人同时合并有肩胛背神经和胸长神经损伤。
- Romero和Gerber[15]描述了一个放射学结果测量。他们在前后位片上肩胛盂头侧和尾侧画一条线，测量这条线和中轴线的角度，并与对侧对比，结果两侧间未发现统计学差异。
- Teboul等[19]指出肌肉转移手术应该只用于神经修复失败或受伤后20个月的患者。该研究中7位患者进行

Eden-Lange手术(其他20个患者进行神经修复),结果3例优,1例好,3例差。结果指出最能预测重建术后效果差的两个因素为:年龄超过50岁;由根治性颈部清扫术、穿刺伤或自发性麻痹导致的神经损伤。

- 笔者机构最近的研究结果表明,Eden-Lange术后患者的ASES评分有所提高。患者前举平均从术前141.7°提高到术后151.0°。视觉模拟评分法平均从术前7.0分降低到术后2.3分。进行过该手术的患者没有翼状肩的表现[9]。

并发症

- 与Eden-Lange手术及普通手术风险相关的并发症包括移植后的肌肉未能整合为一体导致肩关节持续功能不良。这种并发症很罕见,笔者只找到一篇关于该并发症的报道[19]。
- 患者于术后严格制动对于预防转移肌肉尤其是菱形肌的拉脱很重要。菱形肌重新附着于肩胛骨,但跟肩胛提肌不同,后者肌腱-骨界面仍完整保留。
- 初期并发症不是Eden-Lange手术的主要问题,其主要并发症在于后期功能结果不能达到患者的期望。
- 尚无相关文献讨论失去肩胛提肌和菱形肌生理功能所引起的医源性功能障碍。然而,由于这些肌肉的止点只是往外侧转移了,所以Eden-Lange手术并不会在解决一个问题的同时又产生一个新的问题。
- 在手术失败的病例,即患者疼痛和功能障碍继续存在,肩胛胸关节融合可作为一个补救性措施。

(程萌旗　译,陈云丰　审校)

参考文献

[1] Bigliani LU, Compito CA, Duralde XA, et al. Transfer of the levator scapulae, rhomboid major, and rhomboid minor for paralysis of the trapezius. J Bone Joint Surg Am 1996;78:1534-1540.

[2] Bigliani LU, Perez-Sanz JR, Wolfe IN. Treatment of trapezius paralysis. J Bone Joint Surg Am 1985;67:871-877.

[3] Burns S, Herbison GJ. Spinal accessory nerve injury as a complication of internal jugular vein cannulation. Ann Intern Med 1996;125:700.

[4] Dewar FP, Harris RI. Restoration of function of the shoulder following paralysis of the trapezius by fascial sling fixation and transplantation of the levator scapulae. Ann Surg 1950;132(6):1111-1115.

[5] Dunn AW. Trapezius paralysis after minor surgical procedures in the posterior cervical triangle. South Med J 1974;67:312-315.

[6] Eden R. Zur behandlung der trapeziuslahmung mittelts muskelplastik. Deutsche Zeitschr Chir 1924;184:387-397.

[7] Eisen A, Bertrand G. Isolated accessory nerve palsy of spontaneous origin. A clinical and electromyographic study. Arch Neurol 1972;27:496-502.

[8] Francillon MR. Zur Behandlung de Accesoriuslahmung. Schweiz Med Wochenschr 1955;33:787-788.

[9] Galano GJ, Bigliani LU, Ahmad CS, et al. Surgical treatment of winged scapula. Clin Orthop Relat Res 2008;466:652-660.

[10] Lange M. Die Behandlung der irreparablen Trapeziuslahmung. Langenbecks Arch Klin Chir 1951;270:437-439.

[11] Leipzig B, Suen JY, English JL, et al. Functional evaluation of the spinal accessory nerve after neck dissection. Am J Surg 1983;146:526-530.

[12] Martin RM, Fish DE. Scapular winging: anatomical review, diagnosis, and treatments. Curr Rev Musculoskelet Med 2008;1(1):1-11.

[13] Patterson WR. Inferior dislocation of the distal end of the clavicle: a case report. J Bone Joint Surg Am 1967;49(6):1184-1186.

[14] Pelissier J, Lopez S, Herisson C, et al. Shoulder pain and trapezius paralysis: Evaluation of a rehabilitation protocol [in French]. Rev Rhum Mal Osteoartic 1990;57:319-321.

[15] Romero J, Gerber C. Levator scapulae and rhomboid transfer for paralysis of trapezius. The Eden-Lange procedure. J Bone Joint Surg Br 2003;85(8):1141-1145.

[16] Setter KJ, Voloshin I, Bigliani LU. Operative treatment of spinal accessory nerve palsy. Techniques in Shoulder and Elbow Surgery 2004;5:25-36.

[17] Skedros JG, Kiser CJ. Modified Eden-Lange procedure for trapezius paralysis with ipsilateral rotator cuff-tear arthropathy. J Bone Joint Surg Am 2011;93:e131.

[18] Skedros JG, Knight AN. Treatment of scapular winging with modified Eden-Lange procedure in patients with pre-existing glenohumeral instability. J Shoulder Elbow Surg 2012;21:e10-e13.

[19] Teboul F, Bizot P, Kakkar R, et al. Surgical management of trapezius palsy. J Bone Joint Surg Am 2004;86-A(9):1884-1890.

[20] Teboul F, Bizot P, Kakkar R, et al. Surgical management of trapezius palsy. J Bone Joint Surg Am 2005;87(suppl 1):285-291.

[21] Wiater JM, Bigliani LU. Spinal accessory nerve injury. Clin Orthop Relat Res 1999;(368):5-16.

[22] Witbreuk MM, Lambert SM, Eastwood DM. Unilateral hypoplasia of the trapezius muscle in a 10-year-old boy: a case report. J Pediatr Ortho B 2007;16:229-232.

第49章 胸大肌转移治疗胸长神经麻痹

Pectoralis Major Transfer for Long Thoracic Nerve Palsy

Paul J. Cagle, Jr., Raymond A. Klug, Bradford O. Parsons, and Evan L. Flatow

定义

- 典型的内侧翼状肩胛(图1)是由胸长神经麻痹导致前锯肌功能减弱引起的。
  - 其他类型的翼状肩胛包括斜方肌麻痹引起的外侧翼状肩胛和菱形肌麻痹引起的翼状肩胛。
- 胸长神经损伤包括从局部麻痹到完全麻痹,引起不同程度的肩关节功能障碍。
- 前锯肌的功能为将肩胛骨稳定于胸壁,在上肢活动时为肱骨提供背靠支点[4,6]。
  - 如果失去这个支点,前举功能将减弱,导致在前举时上肢无法使用。
  - 肩关节前举受影响最大,然后是外展。

解剖

- 前锯肌是宽大的肌肉,覆盖胸廓的外侧部分。它有多个指状突起起源于上9肋,通过肩胛骨深面止于肩胛骨内缘[19]。
- 该肌肉分为三部分[7]。
  - 第1部分包括1个头,起源于上2肋,稍微上行然后止于肩胛上角。

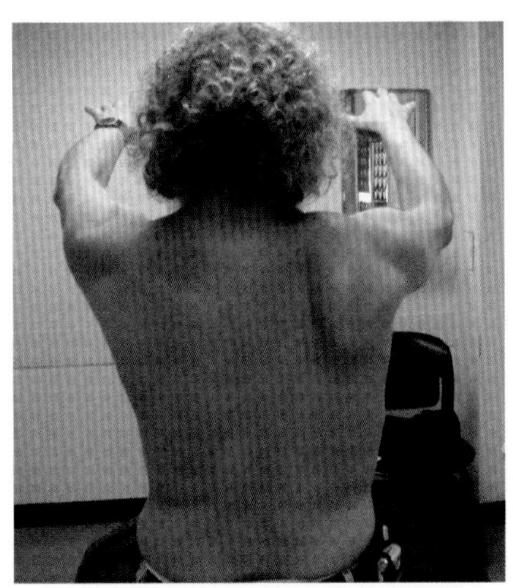

图1　前锯肌性翼状肩胛的临床照片。

  - 第2部分由3个头组成,起于第2～4肋,止于肩胛骨内缘前面。
  - 第3部分包括下面5个头,起于第5～9肋,止于肩胛下角。该部分行程最长,力臂最长,旋转肩胛骨的力量最大。
- 前锯肌将肩胛骨稳定于胸壁,在上肢运动时为近端肱骨提供支点。
  - 前锯肌使肩胛骨向上旋转和向前伸展。
  - 它的牵拉将肩胛骨下内缘往前拉,上臂前举时牵拉肩胛骨下缘前移。这使肩胛盂往后倾斜,使之无撞击地完全前举。
  - 前锯肌力量减弱后,肩胛骨向上、内移,下缘向内、背侧旋转(图2A)。
- 前锯肌由胸长神经支配,该神经起于C5～C7神经根腹支。
  - C5、C6神经根从中斜角肌穿出,接收C7分支前合为一支。
  - 该神经在第1肋水平进入腋鞘,走向腋窝后方。
  - 然后经过第2肋突起处,沿外侧胸壁下降,进入前锯肌筋膜和肌肉(图2C)[7,19]。
- 该神经全长约24 cm,有几个易受损伤的区域。
  - 沿胸壁走行的近端和远端由于位置表浅易受损伤。
  - 该神经受腋鞘的束缚,上肢前举时受到牵拉。
  - 尸检结果表明当外展和外旋时,由于悬吊筋膜的扭转可能会引起神经绞索。带状结构从臂丛深面延伸至中斜角肌表面[5]。

发病机制

翼状肩胛

- 翼状肩胛可原发、继发或自发[10]。
- 原发性翼状肩胛可分为神经源性、骨性和软组织性。
  - 最常见的原因是神经源性疾病,包括:
    - 胸长神经麻痹(前锯肌减弱)。
    - 副神经麻痹(斜方肌减弱)。
    - 肩胛背神经麻痹(菱形肌减弱)。

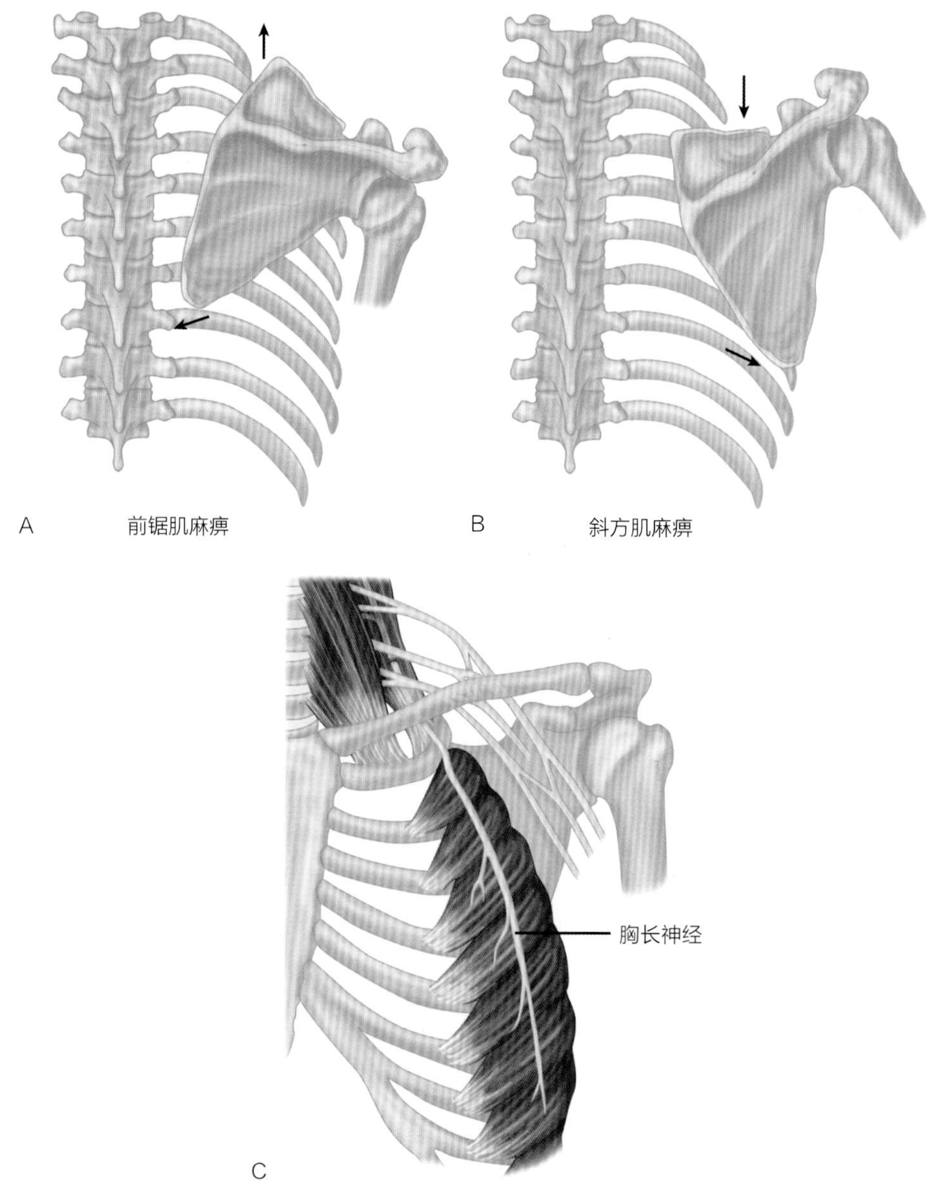

图2　A、B. 前锯肌麻痹和斜方肌麻痹时肩胛骨的静息位。C. 胸长神经的表浅位置。

- 斜方肌减弱所致翼状肩胛可通过肩胛骨松弛的位置和方向与前锯肌减弱所致的翼状肩胛进行区别(见图2A、B)。

- 骨性结构异常包括肩胛骨骨软骨瘤或肩胛骨骨折畸形愈合。
- 软组织性疾病包括:
  - 软组织挛缩,导致翼状肩胛。
  - 面肩肱型肌营养不良是一种关于常染色体4q35的显性遗传疾病,导致支配面部、肩胛带和手臂的肌力减弱。
  - 肩胛周围肌肉先天性缺如或外伤性破裂。
  - 肩胛胸滑囊炎。
- 继发性翼状肩胛可发生于肩关节功能紊乱后。最常见的原因为肩关节多向或后方不稳定。
- 导致继发性翼状肩胛的原发性肩关节疾病依次为:
  - 原发性盂肱关节或肩峰下疾病。
  - 肩关节活动受限。
  - 代偿性肩胛胸活动范围增加。
  - 对肩胛周围肌肉功能需求增加。
  - 肩胛周围肌肉疲劳(前锯肌、斜方肌和菱形肌)。
  - 继发性翼状肩胛。
- 自发性翼状肩胛可见于精神患者或继发性获得。

胸长神经麻痹

- 胸长神经麻痹是前锯肌功能不全导致翼状肩胛最常见的原因，尤其是在翼状肩胛保守治疗失败考虑进行胸大肌腱转移者[1]。
- 胸长神经麻痹的原因有：特发性麻痹、医源性损伤、病毒感染、压迫或外伤损伤（挫伤或穿刺伤）[19]。
- 大多数损伤为挫伤导致的神经失用性损伤。
    - 病变也可由C5或C6神经根在中斜角肌处受到卡压引起，牵拉时卡压在第2肋，或在全身麻醉或上肢过度外展时受到牵拉和肩胛下角压迫而引起。
- 医源性损伤可发生于根治性乳房切除术，第1肋切除，经腋窝交感神经切除术，或摆手术体位时[8]。
- 其他少见的原因包括病毒感染、Parsonage-Turner综合征、单纯性胸长神经炎、免疫接种或C7神经根损伤。
    - 这些原因通常都为特发性的，有可疑的外伤史或病毒感染病史。

病理解剖

- 将肩胛骨固定于胸壁可获得机械效益。
    - 一旦失去这个机械效益，上肢抗阻力前举将由于肩胛胸之间的活动而减弱。
- 为代偿稳定肩关节可导致其他类型的肩关节疾病：
    - 肩峰相对旋前导致撞击（图3）。
    - 前举时失去机械效益引起的力量减弱。
    - 关节废用导致的粘连性关节囊炎。
- 前锯肌完全麻痹后，上肢上举和外展不能超过110°[4,19]。

自然病程

- 如前所述，大多数胸长神经损伤为神经牵拉或挫伤所致的神经失用。
- 大多数情况非手术治疗12个月内可自行缓解，但是最长的恢复时间可能需要24个月[3,9,11]。
- 不符合上述规律的患者其损伤为穿刺伤或医源性损伤所致的神经断裂。
- 肌电生理检查结果表明神经麻痹恢复后的疲劳曲线与健康对照组的没有区别[2]。

病史和体格检查

- 必须进行详细的病史采集（包括既往史、手术史、优势手和运动水平）和全面的肩背部体格检查。
- 胸长神经损伤的诊断往往是在针对其他疾病的治疗无效后才做出的，所以治疗往往被耽误。
    - 而且，由于关节废用继发性肩关节僵硬，患者就诊时往往主诉关节僵硬。
- 患者常诉肩部定位不清的疼痛或过顶活动减弱。
    - 由于翼状肩胛的体征可能不明显，体检时需脱去上衣充分暴露，从背后观察，嘱患者双手抗阻力前举或推墙，翼状肩的体征会变得明显。
- 疼痛可由多个地方引起，从而难以从疼痛分布情况诊断胸长神经。
    - 其他肩胛胸肌肉的代偿性过度使用可引起肩胛骨后部的疼痛。
    - 患者可在前举上肢时出现撞击综合征样疼痛。
    - 在继发性翼状肩胛患者，疼痛可能由基础疾病如肩关节不稳定引起。
    - 如果疼痛很严重，应考虑胸长神经炎或Parsonage-Turner综合征。
- 体格检查发现典型的翼状肩胛表现。

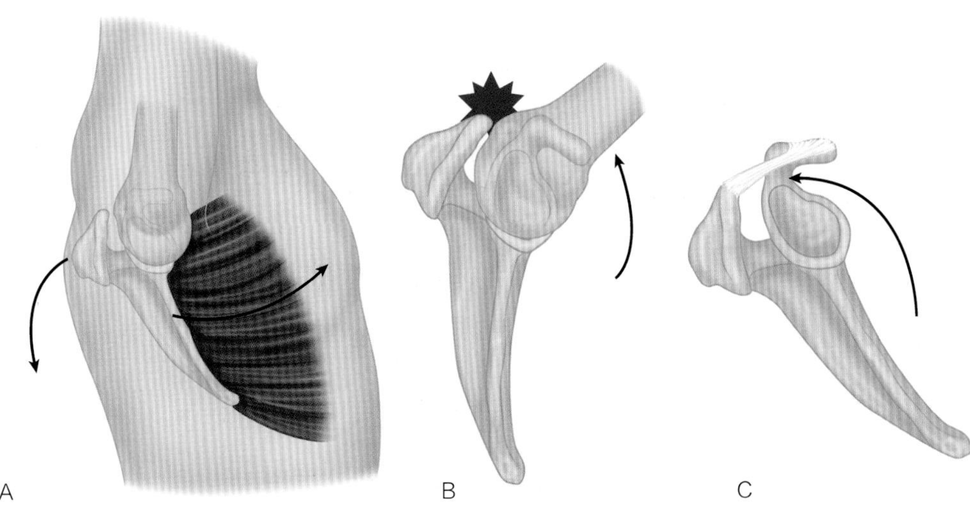

图3　A～C. 正常与异常肩胛骨运动学及与肩峰下撞击征的关系。

- 患者可出现不同程度的上肢前举减弱。
  - 抗阻力测试可突出肩胛骨翼状表现，嘱患者做推墙运动也可以达到这一目的。这可能会使内移更加明显。
  - 检查者用手将患者肩胛骨固定于胸壁可改善前举减弱，该试验称为“肩胛骨稳定试验”[17]。

影像学和其他诊断性检查

- 拍摄肩关节、颈椎和胸部X线片。
  - 虽然X线片很少起到诊断作用，但可发现一些骨性结构异常如骨软骨瘤、颈椎强直或脊柱侧弯。
  - CT或MRI可能有帮助，但不是必需的。
- 肌电图检查和神经传导速度测定有助于确诊及临床随访。
  - 另外，在特发性患者或怀疑营养不良的患者，这些检查有助于排除其他神经肌肉疾病（如面肩肱型肌营养不良），这些患者不宜进行肌肉转移稳定肩胛骨。
  - 推荐每隔3个月进行监测。
  - 检查应包括颈神经根、臂丛和副神经。

鉴别诊断

- 机械病理学——肩袖撕裂，肩胛骨骨折畸形愈合，肩关节不稳定，肩锁关节疾病，肱二头肌肌腱炎。
- 神经系统疾病——肩胛上神经卡压，Parsonage-Turner综合征。
- 脊柱侧弯。
- 肩胛骨骨软骨瘤。

非手术治疗

- 不管是特发性、病毒感染还是神经压迫，几乎所有由胸长神经麻痹引起的前锯肌性翼状肩胛都可在1～2年内自行缓解[3,9,11,13]。
  - 如果没有明确的穿刺外伤史，所有患者均应先行保守治疗（图4）。
  - 物理治疗应进行关节活动度锻炼，避免肩关节继发性僵硬。
  - 避免前锯肌被过度拉长，可以通过支具使其维持在合适的长度。
  - 设计用于稳定肩胛骨于胸壁的支具和矫形器可缓解症状，但它们的使用还存在争议，患者觉得佩戴很麻烦。
  - 合适的支具可以降低慢性疼痛，另外，还可以增加一个力量等级[12]。
  - 一些学者建议支具疗法以减少对神经的持续牵拉[18]。

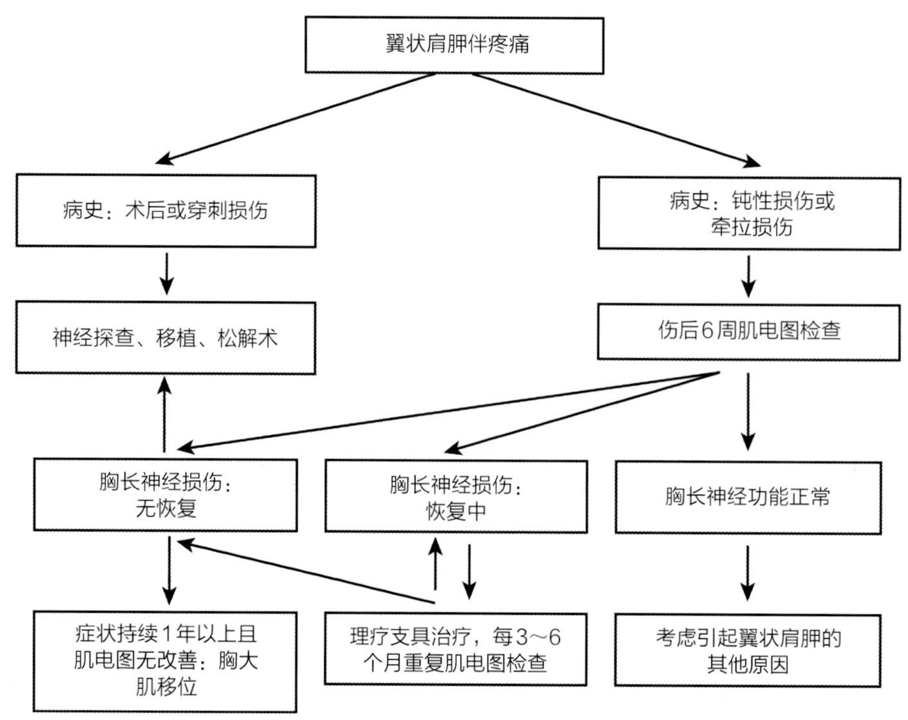

图4 前锯肌麻痹治疗流程（经允许引自Kuhn JE. The scapulothoracic articulation: anatomy, biomechanics, pathophysiology, and management. In: Iannotti JP, Williams GR Jr, eds. Disorders of the Shoulder: Diagnosis and Management, ed 2. Philadelphia: Lippincott Williams &Wilkins, 2007:1058-1086）。

手术治疗

- 非手术治疗无效，有持续症状的翼状肩胛患者适合进行手术治疗。
- 术前，通常给患者24个月时间恢复神经肌肉功能。
  - 然而，Fery[3]报道高达25%的前锯肌麻痹患者保守治疗无效。
  - 怀疑胸长神经断裂的穿刺伤或医源性损伤患者，可考虑尽早进行神经探查和修复。
- 至今有3种不同的手术用于治疗前锯肌功能障碍：肩胛胸融合术、静态稳定手术和动态肌肉转移术。
  - 肩胛胸融合术主要是一种补救性措施，有时用于前次手术失败的患者或营养不良的患者，如累及肩周多块肌肉的面肩肱型肌营养不良。
  - 静态稳定手术使用筋膜悬吊或栓绑来帮助稳定肩胛骨。
  - 这些手术逐渐被淘汰，因为悬吊软组织可被逐渐拉伸，导致肩胛骨再次失去稳定。
- 动态肌肉转移术由Tubby[16]于1904年首次描述，已被证明可基本恢复正常的肩胛胸运动和良好的预后。
- 虽然有多种不同的肌肉转移方法，但多数外科医生如今主要把胸大肌胸骨头转移到肩胛下角重建前锯肌功能。
  - 选择胸大肌胸骨头是因为它有良好的滑动性，力量和前锯肌接近，而且它的肌纤维走行方向和前锯肌相似[1,3]。

术前计划

- 术前和患者商讨胸大肌增强移位术是采用自体移植还是异体移植。
  - 可供选择的移植物包括自体对侧阔筋膜、自体半腱肌腱或异体半腱肌腱。
- 如果需要，备用肌腱剥离器获取自体肌腱。
- 备用5 mm双向高速磨钻或钻头用以在肩胛下角处钻孔。
- 粗的不可吸收线（2号或5号）用于胸大肌重新附着及移植物加强。

体位

- 患者取沙滩椅位，注意显露前后中线。
  - 于后方胸中线后放置一个护垫改善后部的显露。
  - 铺巾时显露手术侧半侧躯体，使整个肩胛骨位于术野。
- 气动上肢体位器（蜘蛛形肢体体位器，Tenet Medical Engineering, Smith & Nephew Endoscopy, Andover, MA）可帮助术中维持肢体位置。
- 如果准备采用自体阔筋膜或半腱肌移植，同时对下肢进行消毒铺巾。

入路

- 以下部分描述胸大肌胸骨头转移到肩胛下角治疗前锯肌功能障碍的手术技术。

暴露

- 于腋皱襞向后至肩胛骨外侧之间做一长10～15 cm切口（技术图1A）。
- 分离三角肌胸大肌间隙，向外侧牵开头静脉。
- 确定胸大肌肱骨止点。
- 辨认位于胸大肌锁骨头深面的胸骨头肌腱，钝性分离（技术图1B、C）。
  - 外展外旋上肢通常有助于显露胸大肌胸骨头。
- 从肱骨止点锐性切断胸骨头肌腱，注意不要损伤胸大肌锁骨头或下面的肱二头肌长头腱（技术图1D、E）。
- 于胸骨头肌腱留置牵引线，往内侧分离肌腹。

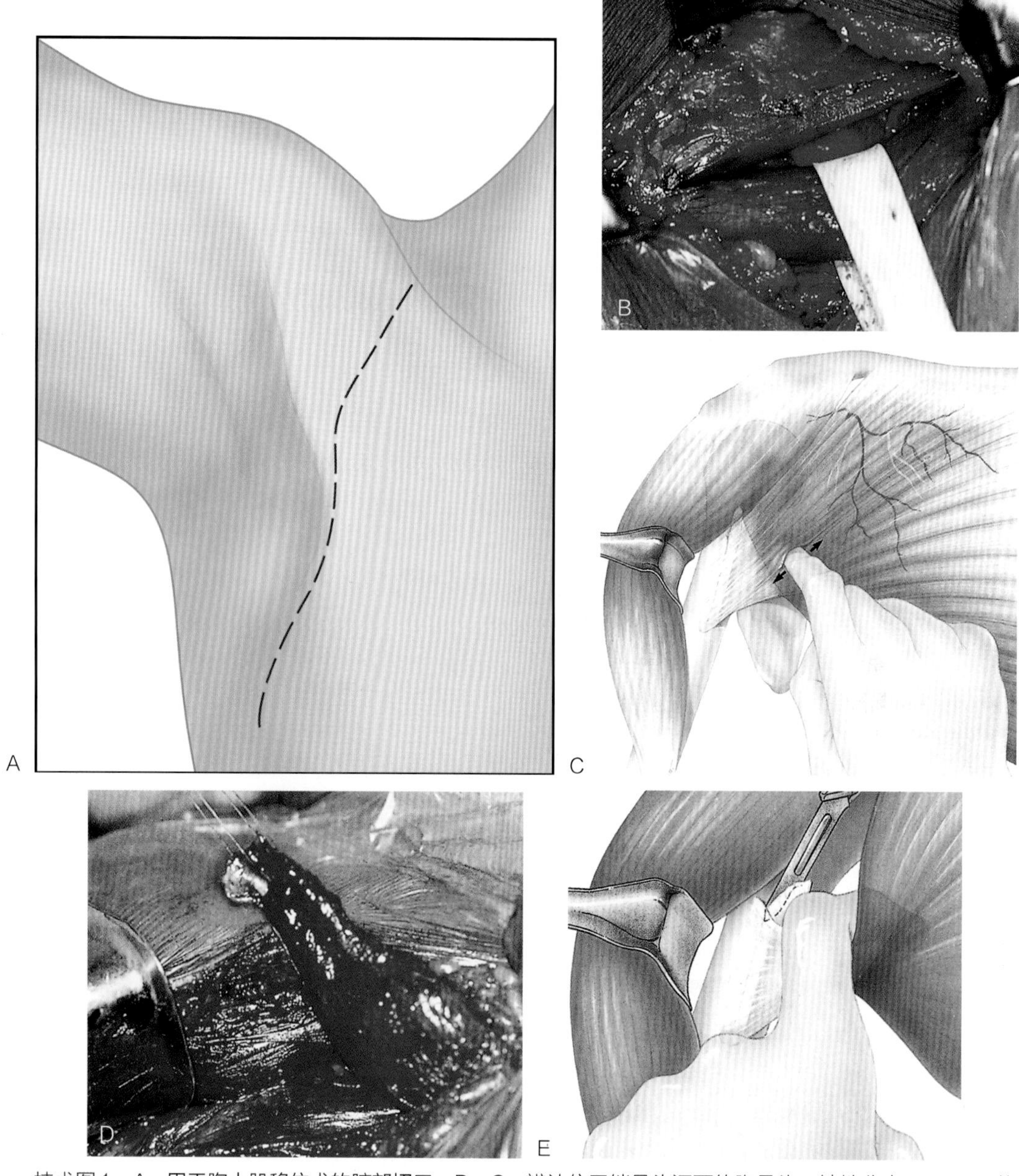

技术图1　A. 用于胸大肌移位术的腋部切口。B、C. 辨认位于锁骨头深面的胸骨头，钝性分离。D、E. 从肱骨止点处锐性切断游离胸骨头，注意不要损伤胸大肌锁骨头或下面的肱二头肌腱（图B～E经允许引自Post M. Orthopaedic management of neuromuscular disorders. In: Post M, Flatow EL, Bigliani LU, et al, eds. The Shoulder: Operative Technique. Philadelphia: Lippincott Williams & Wilkins, 1998:201 -234）。

移植物获取

- 此时，切取阔筋膜或准备异体肌腱。
  - 如果取阔筋膜移植，于大腿外侧相距20 cm左右的地方做两个小切口（2～3 cm）。
  - 切开后显露阔筋膜，在两切口间以骨膜剥离器分离。
  - 确定并分离阔筋膜后，用肌腱剥离器取约6 cm×20 cm的阔筋膜。
  - 将取下的移植物对折，用粗的不可吸收线卷成管状。
  - 准备好后，移植物编织缝合到胸大肌胸骨头止点，用粗的不可吸收线固定缝合（技术图2）。

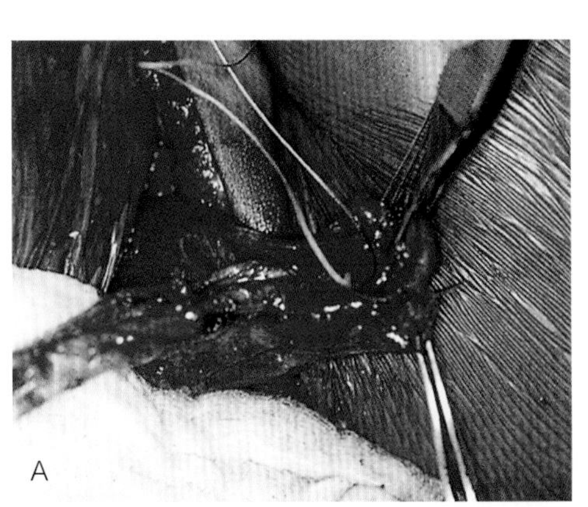

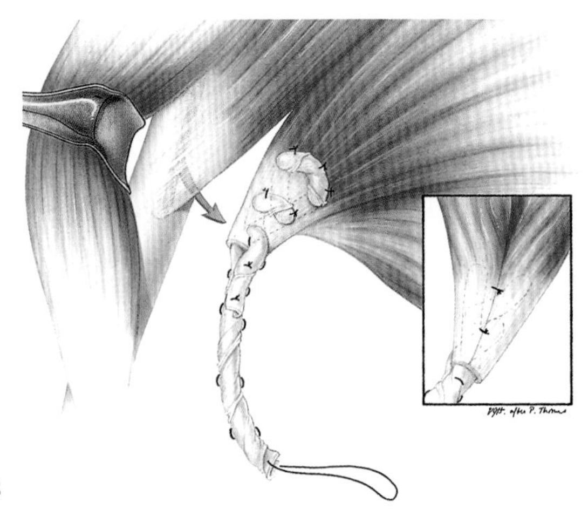

技术图2　A、B. 移植物准备好后，编织缝合到胸大肌胸骨头止点，用粗的不可吸收线固定缝合（经允许引自Post M. Orthopaedic management of neuromuscular disorders. In: Post M, Flatow EL, Bigliani LU, et al, eds. The Shoulder: Operative Technique. Philadelphia: Lippincott Williams & Wilkins, 1998:201–234）。

肩胛骨暴露、准备和肌腱附着固定

- 准备好胸大肌腱和移植物后，显露肩胛骨。
- 辨认肩胛下角，沿胸壁钝性分离进行显露。
- 背阔肌和大圆肌往远侧牵拉，侧方的神经血管结构留在内侧避免损伤。
- 辨清肩胛下角后，骨膜下剥离，在距肩胛下角外缘和下缘2 cm地方钻6～8 mm骨孔。
- 移植物从前往后穿过骨孔，复位肩胛骨于胸壁，拉紧移植物使胸大肌腱与骨孔平齐。
- 移植物绕过骨孔并用粗的不可吸收线缝合到自身（技术图3）。
  - 必须保证把胸大肌腱本身拉到肩胛骨，因为移植肌腱能随时间拉长。
- 逐层关闭切口，放置引流。
- 上肢悬吊并佩戴肩胛胸矫形器，维持将肩胛骨压迫于胸壁。

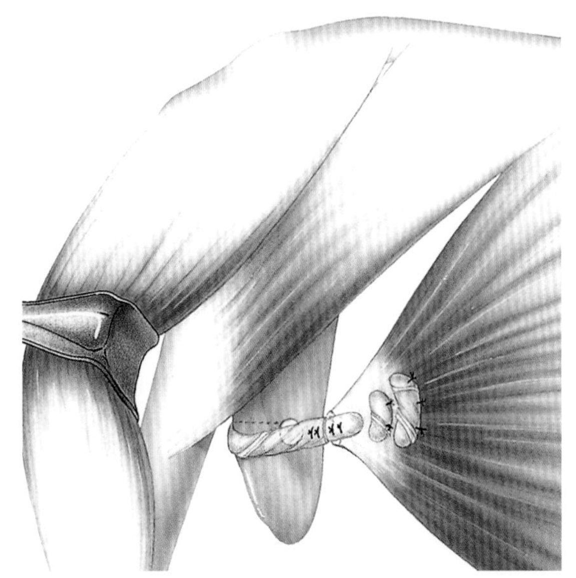

技术图3　移植物绕过骨孔并用粗的不可吸收线缝合到自身（经允许引自Post M. Orthopaedic management of neuromuscular disorders. In: Post M, Flatow EL, Bigliani LU, et al, eds. The Shoulder: Operative Technique. Philadelphia: Lippincott Williams & Wilkins, 1998:201–234）。

要点与失误防范

- 肌电图有助于辨别肌营养不良和其他麻痹，这些情况应排除在进行胸大肌胸骨头转移的适应证外
- 挫伤或特发性的患者应首先进行非手术治疗，因为大多数患者可恢复前锯肌功能
- 胸大肌胸骨头位于锁骨头深面，外展外旋上肢有助于辨别肌腱止点
- 显露肩胛下角时注意在内侧操作，往远端牵拉背阔肌和大圆肌，因为神经血管结构位于外侧
- 拉紧转移的胸大肌前应由助手将肩胛骨复位于胸壁
- 骨孔离肩胛骨边缘最少1 cm以避免肩胛骨骨折
- 胸大肌胸骨头用自体或异体移植物延长，关键在于把有活力的原胸大肌腱直接附着于肩胛下角，移植物只是用于加强

术后处理

- 术后吊带和矫形器制动6周。
- 6周后去掉支具开始肩关节活动度锻炼。
- 活动度恢复后即开始力量锻炼。
- 6个月内限制举重物或体力劳动。

预后

- 大多数胸大肌胸骨头转移治疗前锯肌功能障碍和翼状肩胛病例报道显示效果优良，患者获得功能改善、疼痛缓解及翼状肩胛的纠正。
  - Post[15]报道了8位进行胸骨头转移的患者，疗效优良。
  - Connor等[1]报道了11个病例，10位（91%）有明显的疼痛和功能改善及翼状肩胛改善。
  - Warner和Navarro[17]报道了8例患者中7例疗效优良，另一位因为发生深部感染而导致结果不满意。
- 相反，Noerdlinger等[14]报道15位患者中有7位（47%）疗效优良。他们随访时发现外旋受限的患者疗效不佳，因此可能需要针对旋转功能进行更积极的治疗。

并发症

- 血肿和感染[17]。
- 神经血管损伤。
- 经骨道的肩胛骨骨折。
- 肩关节僵硬[14]。
- 移植物松动，张力不足[15]。

（程萌旗 译，陈云丰 审校）

参考文献

[1] Connor PM, Yamaguchi K, Manifold SG, et al. Split pectoralis major transfer for serratus anterior palsy. Clin Orthop Relat Res 1997;(341):134-142.

[2] Ebied AM, Kemp GJ, Frostick SP. Measuring myoelectric fatigue of the serratus anterior in healthy subjects and patients with long thoracic nerve palsy. J Orthop Res 2004;4:872-877.

[3] Fery A. Results of treatment of anterior serratus paralysis. In: Post M, Morrey BF, Hawkins R, eds. Surgery of the Shoulder. St. Louis: Mosby-Year Book, 1990:325-329.

[4] Gregg JR, Labosky D, Harty M, et al. Serratus anterior paralysis in the young athlete. J Bone Joint Surg Am 1979;61(6A):825-832.

[5] Hester P, Caborn DNM, Nyland J. Cause of long thoracic nerve palsy: a possible dynamic fascial sling cause. J Shoulder Elbow Surg 2000;9:31-35.

[6] Inman VT, Saunders JB, Abbott LC. Observations on the function of the shoulder joint. J Bone Joint Surg 1944;26:1-30.

[7] Jobe CM. Gross anatomy of the shoulder. In: Rockwood CA Jr, Matsen FA III, eds. The Shoulder. Philadelphia: WB Saunders, 1998:34-94.

[8] Kauppila LI, Vastamäki M. Iatrogenic serratus anterior paralysis. Long-term outcome in 26 patients. Chest 1996;109:31-34.

[9] Kuhn JE, Hawkins RJ. Evaluation and treatment of scapular disorders. In: Warner JJ, Iannotti JP, Gerber C. Complex and Revision Problems in Shoulder Surgery. Philadelphia: Lippincott- Raven, 1997:357-376.

[10] Kuhn JE, Plancher KD, Hawkins RJ. Scapular winging. J Am Acad Orthop Surg 1995;3:319-325.

[11] Leffert RD. Neurologic problems. In: Rockwood CA Jr, Matsen FA III, eds. The Shoulder. Philadelphia: WB Saunders, 1998:965-988.

[12] Marin R. Scapula winger's brace: a case series on the management of long thoracic nerve palsy. Arch Phys Med Rehabil 1998; 79:1226-1230.

[13] Meininger AK, Figuerres BF, Goldberg BA. Scapular winging: an update. J Am Acad Orthop Surg 2011;19:453-462.

[14] Noerdlinger MA, Cole BJ, Stewart M, et al. Results of pectoralis major transfer with fascia lata autograft augmentation for scapula winging. J Shoulder Elbow Surg 2002;11:345-350.

[15] Post M. Pectoralis major transfer for winging of the scapula. J Shoulder Elbow Surg 1995;4:1-9.

[16] Tubby AH. A case illustrating the operative treatment of paralysis of the serratus magnus by muscle grafting. Br Med J 1904;2: 1159-1160.

[17] Warner JJ, Navarro RA. Serratus anterior dysfunction. Recognition and treatment. Clin Orthop Relat Res 1998;(349):139-148.

[18] Watson CJ, Schenkman M. Physical therapy management of isolated serratus anterior muscle paralysis. Phys Ther 1995;75:194-202.

[19] Wiater JM, Flatow EL. Long thoracic nerve injury. Clin Orthop Relat Res 1999;(368):17-27.

第50章 上盂唇前后向（SLAP）撕裂的关节镜下治疗

Arthroscopic Treatment of Superior Labral Anterior Posterior（SLAP） Tears

Thomas H. Wuerz, Davietta C. Butty, Annemarie K. Tilton, and Brian J. Cole

定义

- 上盂唇前后向(SLAP)撕裂的特点为上盂唇损伤,从前方向后方的撕裂[25]。
    - 撕裂可伴有或不伴有肱二头肌腱起点受损[4]。

解剖

- 上盂唇由关节盂表面的透明软骨和关节囊纤维组织之间的纤维软骨组成[22]。
    - 该纤维软骨作为盂唇和关节盂之间的附着物。
- 盂唇的血运并非来自下方的关节盂,而是来自周围关节囊和骨膜组织中肩胛上动脉、旋肩胛动脉和旋肱后动脉的穿支。
- 组织学证实,关节盂唇的前方、前上方和上方的血管分布较少[7],尽管没有描述明显的血管过渡区[15]。
    - 盂唇内部是无血运的[23]。

发病机制

- 完整的盂唇可加深关节窝,增加关节盂的有效直径,提高关节的稳定性[15]。
- 肱二头肌的长头腱下压肱骨头,并作为肩关节前方辅助稳定结构[12,14]。
- 如Ⅱ型SLAP撕裂,肱二头肌腱附着部和上盂唇的撕裂可导致盂肱关节不稳定。
- 最常见的SLAP撕裂机制包括有力的牵拉手臂,直接挤压负荷及反复的过顶投掷活动[17]。对肱二头肌腱的直接牵拉伤也与SLAP撕裂有关[4]。
    - 然而,有证据表明,多达1/3的SLAP损伤患者没有外伤史[20]。
- Snyder分型是最常用的SLAP撕裂分型方法[25]。
    - Ⅰ型:上盂唇磨损,肱二头肌腱附着部完好。
    - Ⅱ型:上盂唇磨损和肱二头肌腱附着部从关节盂分离。
    - Ⅲ型:上盂唇桶柄样撕裂,肱二头肌腱附着部完好。
    - Ⅳ型:上盂唇桶柄样撕裂,并延伸累及肱二头肌腱。
- Snyder分型已经得以拓展,以反映前方盂唇和其他结构的相关损伤[18]。

自然病程

- SLAP撕裂保守治疗通常是不成功的。
- 通常不建议对不稳定的SLAP撕裂(Ⅱ型和Ⅳ型)进行简单的清理,因为疗效很差[8]。

病史和体格检查

- 牵拉和挤压是SLAP撕裂的两个主要损伤机制。
- 对于有牵拉或挤压损伤病史,且有持续的机械症状(如卡顿或交锁)的患者,应考虑SLAP撕裂。
- 已有一些临床试验重点检查关节盂上方肱二头肌腱附着部。通常使用Speed、Yergason、O'Brien和负荷挤压试验。
    - Speed试验和Yergason试验:查体时出现疼痛提示SLAP撕裂。
    - O'Brien试验:下压内旋手臂出现疼痛,外旋后疼痛缓解,提示SLAP撕裂。
    - 负荷挤压试验:疼痛性弹响或弹跳,提示SLAP撕裂。
- 年轻患者的Ⅱ型SLAP撕裂通常与不稳定和Bankart损伤有关,而40岁以上患者的Ⅱ型SLAP撕裂通常与肩袖病变有关[16]。
- 没有一个临床试验可用于明确诊断SLAP撕裂[13],应使用所有试验,结合病史和临床高度怀疑指数,作出SLAP撕裂的诊断。

影像学和其他诊断性检查

- 虽然传统的X线片(前后位、冈上肌出口位和腋位)是对肩关节疾病患者进行初步评估的标准,但MRI是评估上盂唇最灵敏的影像工具,其灵敏度和特异度约为90%[3]。
- 用MRI关节造影可以提高诊断SLAP撕裂的总体准确性[19]。
- 尽管影像技术不断进步,但关节镜检查仍是诊断SLAP撕裂的金标准。

鉴别诊断

- 盂肱关节不稳。

- 肩袖病变。
- 肩锁关节病变。

非手术治疗

- 物理治疗是大多数肩关节损伤非手术治疗的主要方法。
- 选择性关节内注射局麻药和皮质类固醇进行诊断，偶尔也可用于治疗。
- 康复计划应着重于实现和维持全关节活动度，并加强肩袖和肩周稳定结构的肌肉力量。
- 虽然物理治疗可能有助于恢复活动度和肌力，但大多数SLAP撕裂的患者物理治疗后仍有症状。

手术治疗

- 尽管进行了适当的保守治疗，但对于有持续症状的患者，应考虑手术治疗SLAP撕裂。
- SLAP修复的禁忌证包括高危手术患者（即麻醉并发症的风险超过成功修复的可能收益）。

术前计划

- 术前评估盂肱关节不稳定对于了解患者肩部疾病的病理生理学至关重要。
- SLAP修复时，必须同时处理相关的不稳定和其他伴发病变。

体位

- 沙滩椅位。
- 侧卧位。
    - 对于疑似有盂唇病变，特别是有与后方不稳相关的病情时，侧卧位可能更为适合，因为该体位在牵引下有利于探查和操作。
    - 由于臂丛损伤的风险增加，牵引重量不应超过10～15 lb（4.5～6.8 kg）。
    - 应常规进行麻醉下的全面检查，以评估是否存在不稳定。

入路

- SLAP修复的主要目的是稳定肱二头肌腱附着部并处理伴发的病变。
- 全面的诊断性评估后，根据Snyder法[25]治疗SLAP损伤（参见“技术”部分）。
    - 建立标准的前上入口和前下入口。
    - 还可以根据SLAP撕裂的位置建立辅助入口。

Ⅰ型SLAP撕裂

- Ⅰ型SLAP撕裂用刨刀简单地对退变或磨损的组织进行清理即可。
- 必须注意不要将肱二头肌腱附着部从上关节盂上分离。

Ⅱ型SLAP撕裂

- Ⅱ型SLAP撕裂最为常见（技术图1）。
    - 表现为肱二头肌腱附着部从上关节盂上分离。
    - 因此，修复的主要目的应该是将上盂唇组织重新牢固地附着到上关节盂。

技术图1　Ⅱ型SLAP损伤镜下观。

关节盂准备

- 通过探钩确定分离后，用4.5 mm电动刨刀轻柔地清理任何磨损或退变的组织。
- 用打磨头清理上关节盂直至骨床出血（技术图2）。

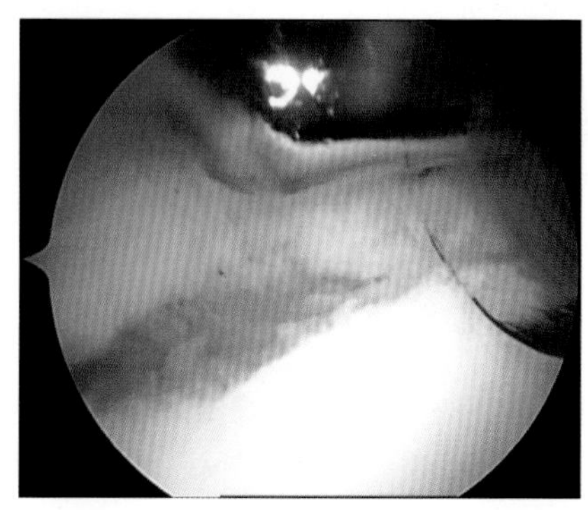

技术图2　用打磨头准备上方关节盂。

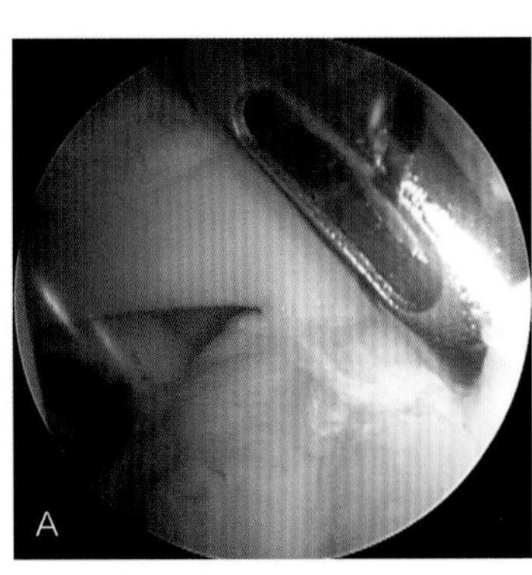

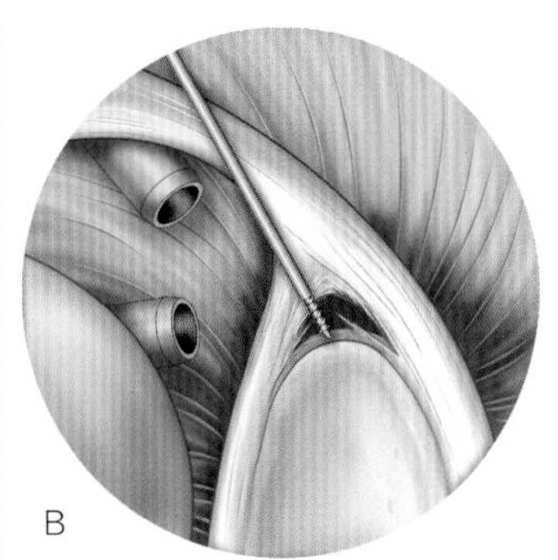

技术图3　A、B. 通过外侧入口，为锚钉钻孔。

辅助入口位置

- 采用由外向内方法建立辅助穿肩袖入路。无需插入套管，因为此入路仅用于置入锚钉。
  - 可以根据SLAP撕裂的位置向前或向后调整该入路。
  - 腰穿针用于确保锚钉达到正确的位置，与关节盂面约成45°角。
  - 11号刀片做皮肤切口，不插入套管，因为该入口仅用于置入钻孔导向器和锚钉。

缝合锚钉位置

- 将缝合锚钉钻孔导向器放置在关节盂面上，成角约45°，确保锚钉固定在骨中（技术图3）。
  - 选用1或2根不可吸收的2号编织缝线锚钉，视偏好而定。
  - 如果需用1枚以上缝合锚钉，术者从后向前修复以改观视野。
- 置入锚钉位置与钻头方向相同，确保导向器保持在其正确的方向和位置。

缝线管理

- 用缝线钩或抓线钳通过前上套管抽出一根缝线（缝线A）。
- 用缝线钩抓持另一根缝线（缝线B）并将其从前下套管中抽出（技术图4）。

过线

- 通过前上套管，从上方撕裂的后缘开始，术者用组织穿刺器（Spectrum, ConMed Linvatec, Largo, FL）通过盂唇（技术图5A、B）。
  - 右肩SLAP撕裂用一个装有1号单丝线的45°的左弯组织穿刺器（45°右弯用于左肩），或Shuttle Relay缝线穿刺器（ConMed Linvatec, Largo, FL）来穿线。
- 通过前下套管置入关节镜抓线钳，抓持从上盂唇穿过的单丝缝线尾端，从前下套管抽出（技术图5C、D）。
- 在穿过的缝线上打一个简单的结（参见技术图5D的插图），将锚钉缝线B的尾端穿过该环。通过前上入口轻轻地拉动缝线至完全穿过，使得缝线的两端一起从前上入口（技术图5E、F）中抽出。如果正在用Shuttle Relay过线器，则将缝线的尾端穿过线环并按照相同的步骤进行。
  - 术者应通过关节镜时刻观察锚钉，以确保在此过程中锚钉不脱线。
  - 锚钉孔眼中的缝线不应有活动。

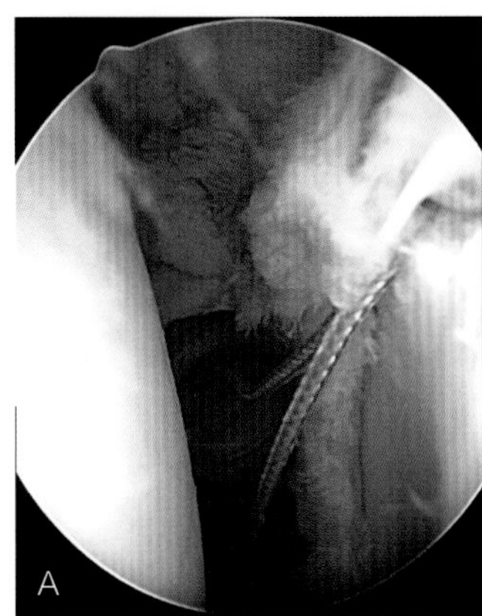

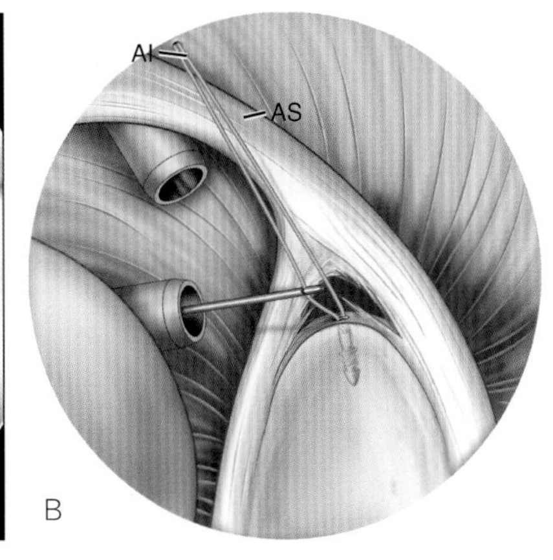

技术图4　A、B. 术者从前上方套管（*AS*）中取出一根锚钉缝线，从前下方套管（*AI*）中取出另一根。

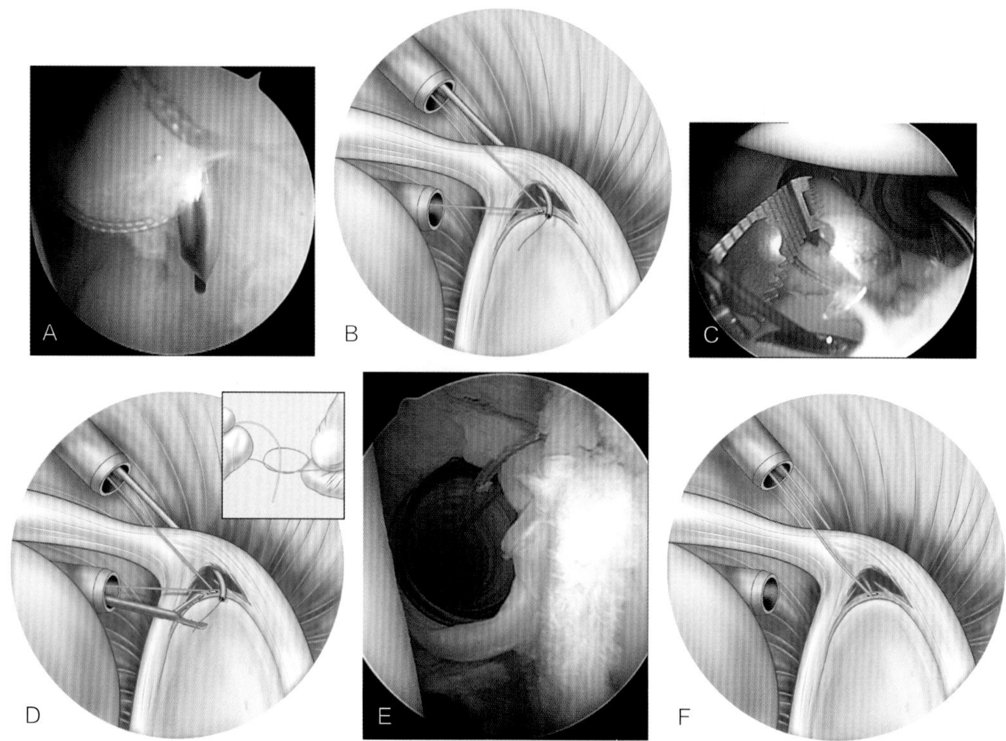

技术图5　A、B. 装有单丝缝线的Spectrum组织穿刺器穿过上盂唇。C、D. 通过前下方套管抽出穿梭缝线。E、F. 术者通过前上套管将缝线抽出，使得锚钉缝线的两端一起被抽出。

打结

- 确保主线远离关节盂，术者用滑结或一系列半结，注意交换主线和变换环的方向。
- 用关节镜缝线切割器切割多余的缝线。

附加缝线锚钉的置入

- 重复该步骤，直到肱二头肌腱附着部重新牢固地附着到上关节盂(技术图6)。
- 固定前方SLAP撕裂时，术者应该小心，不要将正常的盂唇孔或前上盂唇变异误认为SLAP撕裂，从而被无意的拉紧导致活动度减小。

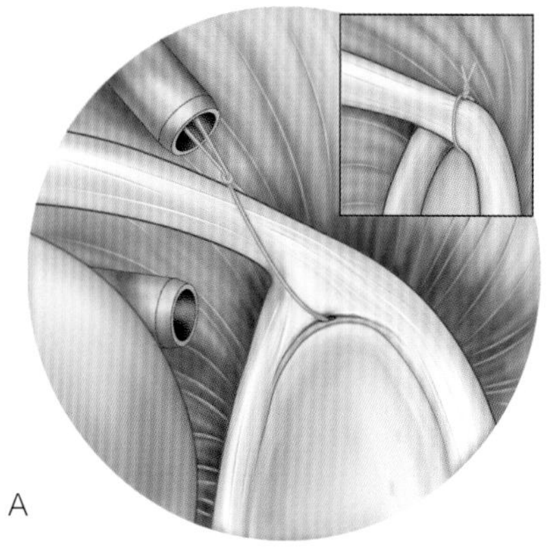

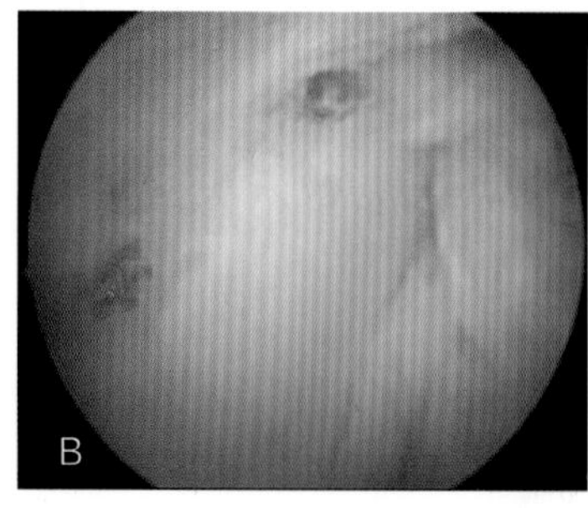

技术图6　A. 使用所述方法完成SLAP损伤修复。B. 使用无结技术完成SLAP损伤修复，以消除线结撞击的可能性。

Ⅲ型SLAP撕裂

- 对于Ⅲ型SLAP损伤，盂唇桶柄样撕裂首选简单清理，因为肱二头肌腱附着部是完整的。

Ⅳ型SLAP撕裂

- Ⅳ型SLAP撕裂包括上盂唇的桶柄样撕裂，伴肱二头肌腱撕裂。
  - 肱二头肌腱附着部也可能有分离。
- 治疗原则为清理盂唇撕裂和肱二头肌腱撕裂，如果需要则修复肱二头肌腱附着部，基本上将撕裂转换为Ⅱ型，然后进行修复。
  - 对于肱二头肌腱严重退行性变的老年患者，应考虑行肌腱固定术。
  - 同样，对于撕裂延伸到肱二头肌腱的年轻患者，应考虑修复肌腱。

要点与失误防范

适应证	• 识别并处理所有相关病变（如不稳定，肩袖病变，肩锁关节病）
术前计划	• 如果怀疑后盂唇损伤，则考虑侧卧位
入路位置	• 必须使用恰当的方法建立入路，并注意入路在上下平面和内外平面上的定位。入路位置不当会大大增加手术的难度。做入路前用腰穿针判断每个入路的角度，以确保正确的位置
缝线管理	• 在回抽和处理缝线时，术者不应对其施加张力，并应时刻观察锚钉缝线界面，以确保锚钉不脱线。术者应注意避免绕线，因为这会增加对缝线或结的应力并导致破损。术者应该1次放置1个锚钉并将每根缝线打结，或去除并更换套管并将缝线放置在套管外以进行缝线储备，以防止打结时出现绕线
其他	• 通过将钻孔导向器牢固地置于关节盂边缘上，以及避免刮削到关节盂，以避免关节软骨损伤

术后处理

- 0～4周：除个人卫生和锻炼外，始终保持悬吊（2周开始除了外展外旋外所有平面的主动活动）。
- 4周：停止悬吊。开始被动活动，重点是后方关节囊的拉伸。
- 6周：允许外展外旋。开始肌力训练。
- 3个月：允许体育运动，除了投掷（4个月）。

预后

- 表1总结了SLAP撕裂修复的研究结果。

并发症

- 感染（罕见）。
- 侧卧位牵引手臂继发臂丛病变。
  - 必须注意确保使用最小的牵引力，并密切监测施加于神经血管结构的张力。
- 持续性疼痛。
  - 已愈合的修复：应考虑肱二头肌肌腱固定术以缓解疼痛。
  - 修补失败。
    - 应考虑再次关节镜翻修手术。
    - 严重退变或难治性病例应考虑行肱二头肌肌腱固定术。

表1 关节镜下SLAP损伤修复的结果

研究者	手术方式	患者数	结果
Cohen等[5]	生物可吸收的大头钉	39	随访3.7年，14/39重返赛场，恢复至伤前水平；优良率为27/39
Coleman等[6]	生物可吸收的大头钉	50	随访3.4年，优良率为65%
Enad等[9]	缝合锚钉固定	27	优良率为24/27
Funk和Snow[10]	缝合锚钉固定	18	95%恢复至伤前水平；满意度为89%
Yung等[26]	缝合锚钉固定	16	优良率为87.5%
Boileau等[1]	缝合锚钉固定	25（2组：肱二头肌肌腱固定组与SLAP修复组）	肌腱固定组满意度为13/15；SLAP修复组满意度为4/10

(续表)

研究者	手术方式	患者数	结果
Brockmeier等[2]	缝合锚钉固定	47	随访2.7年，优良率为41/47
Galano等[11]	缝合锚钉固定	22	90%重返赛场，恢复至伤前水平
Neuman等[21]	缝合锚钉固定	30	满意率为93.3%
Sayde等[24]	生物可吸收的大头钉，缝合锚钉，钉书钉	506(系统综述)	63%重返赛场，恢复至伤前水平

(谢国明 译，陈云丰 审校)

参考文献

[1] Boileau P, Parratte S, Chinard C, et al. Arthroscopic treatment of isolated type II SLAP lesions: biceps tenodesis as an alternative to reinsertion. Am J Sports Med 2009;37(5):929-936.

[2] Brockmeier SF, Voos JE, Williams RJ III, et al. Outcomes after arthroscopic repair of type-II SLAP lesions. J Bone Joint Surg Am 2009;91(7):1595-1603.

[3] Chandnani V, Yeager T, Deberardino T, et al. Glenoid labral tears: prospective evaluation with MR imaging, MR arthrography, and CT arthrography. AJR Am J Roentgenol 1993;161:1229-1235.

[4] Chang D, Mohana-Borges A, Borso M, et al. SLAP Lesions: anatomy, clinical presentation, MR imaging diagnosis and characterization. Eur J Radiol 2008;68:72-87.

[5] Cohen DB, Coleman S, Drakos MC, et al. Outcomes of isolated type II SLAP lesions treated with arthroscopic fixation using a bioabsorbable tack. Arthroscopy 2006;22(2):136-142.

[6] Coleman SH, Cohen DB, Drakos MC, et al. Arthroscopic repair of type II superior labral anterior posterior lesions with and without acromioplasty: a clinical analysis of 50 patients. Am J Sports Med 2007;35(5):749-753.

[7] Cooper D, Arnoczky S, O'Brien S, et al. Anatomy, histology, and vascularity of the glenoid labrum: an anatomical study. J Bone Joint Surg Am 1992;74A:46-52.

[8] Cordasco F, Steinman S, Flatow E, et al. Arthroscopic treatment of glenoid labral tears. Am J Sports Med 1993;21:425-431.

[9] Enad JG, Gaines RJ, White SM, et al. Arthroscopic superior labrum anterior-posterior repair in military patients. J Shoulder Elbow Surg 2007;16(3):300-305.

[10] Funk L, Snow M. SLAP tears of the glenoid labrum in contact athletes. Clin J Sport Med 2007;17(1):1-4.

[11] Galano GJ, Ahmad CS, Bigliani L, et al. Percutaneous SLAP lesion repair technique is an effective alternative to portal of Wilmington. Orthopedics 2010;33(11):803.

[12] Healey J, Barton S, Noble P, et al. Biomechanical evaluation of the origin of the long head of the biceps tendon. Arthroscopy 2001;17:378-382.

[13] Hegedus EJ, Goode AP, Cooke CE, et al. Which physical examination tests provide clinicians with the most value when examining the shoulder? Update of a systematic review with meta-analysis of individual tests. Br J Sports Med 2012;46(14):964-978.

[14] Itoi E, Kuechle D, Newman S, et al. Stabilizing function of the biceps in stable and unstable shoulders. J Bone Joint Surg Br 1993; 75B:546-550.

[15] Keener JD, Brophy RH. Superior labral tears of the shoulder: pathogenesis, evaluation, and treatment. J Am Acad Orthop Surg 2009;17:627-637.

[16] Kim T, Quaele W, Cosgarea A, et al. Clinical features of the different types of SLAP lesions: an analysis of one hundred and thirty-nine cases. J Bone Joint Surg Am 2003;85A:66-71.

[17] Knesek M, Skendzel JG, Dines JS, et al. Diagnosis and management of superior labrum anterior posterior tears in throwing athletes. Am J Sports Med 2013;41(2):444-460.

[18] Maffet M, Gartsman G, Moseley B. Superior labrum-biceps tendon complex lesions of the shoulder. Am J Sports Med 1995;23: 93-98.

[19] Magee T, Williams D, Mani N. Shoulder MR arthrography; which patient group benefits most? AJR Am J Roentgenol 2004; 183:969-974.

[20] Mileski R, Snyder S. Superior labral lesions in the shoulder: pathoanatomy and surgical management. J Am Acad Orthop Surg 1998;6:121-131.

[21] Neuman BJ, Boisvert CB, Reiter B, et al. Results of arthroscopic repair of type II superior labral anterior posterior lesions in overhead athletes: assessment of return to preinjury playing level and satisfaction. Am J Sports Med 2011;39(9):1883-1888.

[22] Prodromos C, Ferry J, Schiller A, et al. Histological studies of the glenoid labrum from fetal life to old age. J Bone Joint Surg Am 1990;72A:1344-1348.

[23] Sandhu B, Sanghavi S, Lam F. Superior labrum anterior to posterior(SLAP) lesions of the shoulder. Orthop Trauma 2010;25(3): 190-197.

[24] Sayde WM, Cohen SB, Ciccotti MG, et al. Return to play after type II superior labral anterior-posterior lesion repairs in athletes: a systematic review. Clin Orthop Relat Res 2012;470:1595-1600.

[25] Snyder S, Karzel R, Del Pizzo W, et al. SLAP lesions of the shoulder. Arthroscopy 1990;6:274-279.

[26] Yung PS, Fong DT, Kong MF, et al. Arthroscopic repair of isolated type II superior labrum anterior-posterior lesion. Knee Surg Sports Traumatol Arthrosc 2008;16(12):1151-1157.

第51章 投掷肩

Throwing Shoulder

Brian C. Werner and Stephen F. Brockmeier

定义

- 在投掷动作期间，手臂反复的加速和减速将投掷者的肩关节置于极端位置并承受很大的压力，这可能导致投掷肩关节慢性过度活动损伤及急性损伤。
- 过顶运动员针对投掷的压力形成了良好的适应性，包括关节活动度改变(GIRD，盂肱关节内旋受限)、软组织改变和骨结构适应。
- 在过顶运动员中发生的软组织改变是由于盂肱关节在投掷过程中经受巨大的旋转力和牵引力；随着时间的推移，这会导致盂肱关节前方关节囊松弛和后下方关节囊的不良适应性挛缩[6]。
- 后下方关节囊挛缩改变了盂肱关节在投掷运动过程中的生物力学，并在伤残投掷者中产生一系列可预测的损伤，称为内撞击，包括上盂唇和肱二头肌腱附着部的病变，肩袖下表面部分撕裂可以逐渐发展为全层撕裂，及前下方关节囊或盂唇的撕裂[2]。
- 这些损伤症状可能导致“死臂综合征”，投掷运动员由于投掷时肩部不适，导致投掷速度和控制的丧失[5]，从而无法恢复至伤前水平。
- 肌肉力量不平衡和肩胛运动障碍可能导致投掷运动员肩痛进一步发展，作为症状的潜在病因不应被忽视。

解剖

- 需同时考虑到肩关节正常解剖以及投掷者肩关节骨和软组织适应性的解剖改变。
- 在从躯干到肱骨的能量转移中，肩胛骨起着关键作用。18块肌肉附着在肩胛骨上并控制其在胸壁上的位置。
  - 肩胛骨位置的改变可能是由于前倾、内撞击、肩袖力量减弱和前方关节囊应变而导致外部撞击。静态和动态肩胛力学改变是由于肩胛稳定结构和后方肩袖的过度活动和无力引起的。
- 挥臂晚期(late cocking phase)投手的肩膀承受的力量接近其体重的一半，减速阶段(deceleration phase)几乎承受了整个体重的牵引力。专业投手可以产生高达92 N·m的肱骨旋转扭矩，高于尸检中的扭转失效极限。肩胛骨稳定结构和后方肩袖肌肉在球脱手时剧烈收缩，以保护盂肱关节免受手臂的减速力的影响。
- 盂肱韧带的相对位置随手臂位置的变化而变化。当手臂处于完全外展和外旋(挥臂晚期)时，盂肱下韧带的后束(PIGHL)复合体从关节盂后下方移动到正下方位置(6点钟方向)[4]。
- 在投掷者的肩关节病理中，有多达五种解剖结构处于危险之中：后上盂唇、肩袖肌腱(特别是后方冈上肌和前方冈下肌的关节面侧)、大结节、盂肱下韧带(IGHL)复合体和后上方关节盂。

发病机制

内撞击

- 肩部内撞击的特点是，当手臂外展和外旋时，肱骨头的大结节过度或重复地与后上方关节盂抵触。这导致肩袖和盂唇受到撞击。
  - 关于内撞击是正常的还是病理性的仍存在争议；然而，它通常被描述为一种慢性的病理性病变，与投掷和其他反复的过顶运动有关。
- 慢性重复性负荷引起的肩后部肌肉无力，导致投掷运动员伤残的诱发性损伤。
- 后部肌肉无力导致肩功能障碍，由肩胛骨运动障碍(见下文所述)和后方关节囊(PIGHL)挛缩共同所致，其中一个可能在残疾投掷者中占主导，但通常它们是密切相关的[6]。
- PIGHL挛缩主要是由于肩后部肌肉无力，无法抵消球脱手后手臂的牵张力。由于随球动作，手臂处于前屈和内收位，这使后方关节囊处在异常应力之下。纤维增厚和PIGHL挛缩是对这些实质性压力的不良反应。
  - PIGHL挛缩在临床上可诊断为稳定肩胛的GIRD投掷肩[4]。
- PIGHL增厚改变了盂肱关节的正常生物力学，特别是当手臂处于外展和外旋(挥臂晚期)时，挛缩的PIGHL占据了肱骨头正下方(图1A、B)，使盂肱关节的旋转中心向后上方移动[7]。

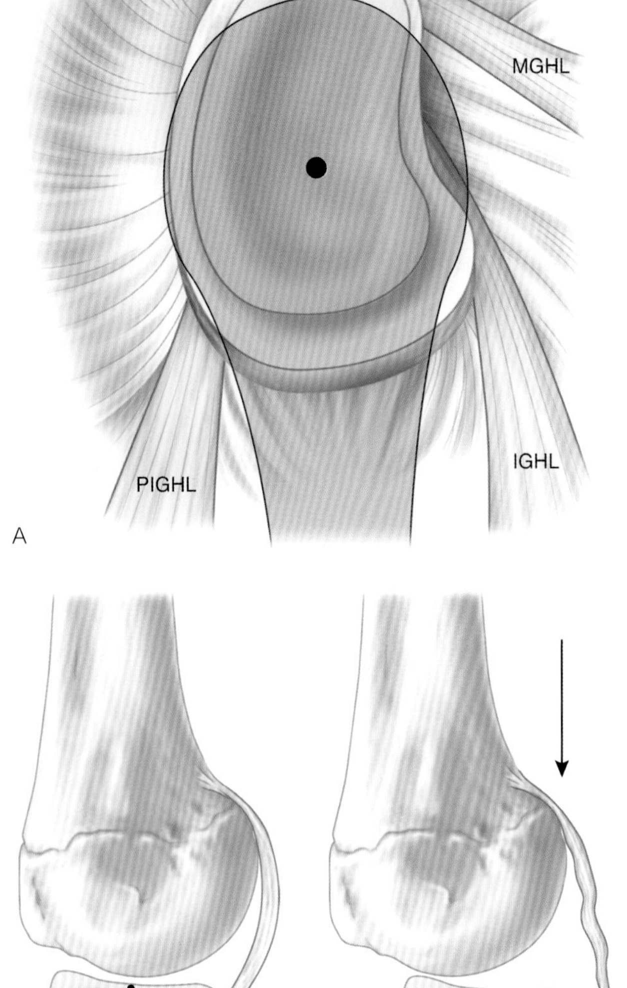

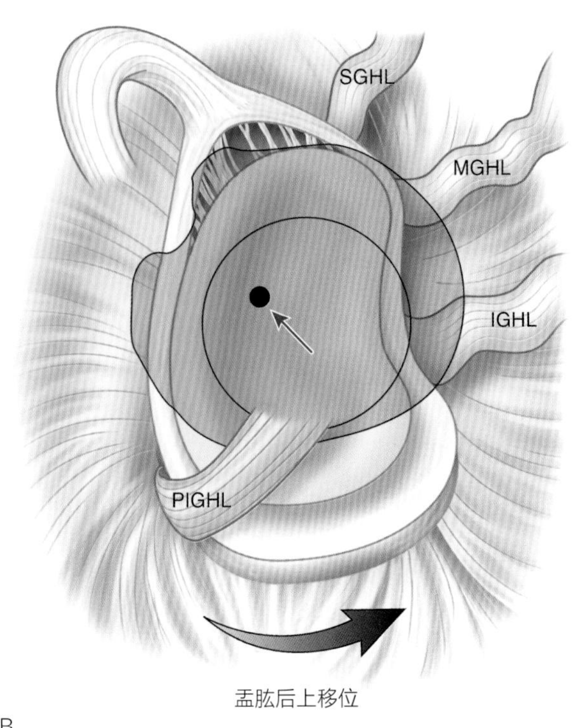

图1　A、B. 由于继发性PIGHL挛缩及盂肱关节抵触点后上移位引起的肩关节生物力学改变的示意图，当手臂从中立位（A）到完全外展外旋位（B）或挥臂晚期。在完全挥臂时，PIGHL占据了肱骨头下方的位置，这迫使肱骨头向后上移位。*SGHL*，盂肱上韧带；*MGHL*，盂肱中韧带。C、D. 轴位图示，在挥臂晚期，由于肩关节PIGHL挛缩使盂肱关节抵触点向后上移位，导致前方关节囊相对松弛。C. 正常肩关节，前方关节囊紧绷在凸轮状的肱骨头上。D. PIGHL挛缩的患者，肱骨头向后移位，降低了前方关节囊的张力，相对*C*点产生松弛。*C*点为关节盂中心。

- 持续投掷时，盂肱关节抵触点的改变导致可预测的病理连锁反应[4]。
  - 后上移位使结节有更大的空间跨过后上关节盂边缘，使手臂在挥臂晚期处于病理性的过度外旋，从而导致以下情况：
    - 肩袖和肱二头肌腱盂唇止点产生异常后向剪切应力和扭转力。肱二头肌腱附着部最终失效，沿后上方关节盂颈内侧“向后剥离”［上盂唇前后（SLAP）撕裂］。SLAP撕裂通常是Ⅱ型撕裂的前后或后方亚型（“投掷者SLAP型”）[10]。
    - 肌腱纤维反复磨损和扭转，导致肩袖撕裂。扭转破坏在肌腱关节面侧最为明显，导致部分底面撕裂，这在投掷者中最常见，随着持续投掷，可能会发展到全层撕裂。

- 盂肱关节抵触点后上方移动导致前方关节囊相对松弛和“伪松弛”（图1C、D）。这称为微型不稳定或继发性前方关节囊松弛，使手臂在运动时肱骨头移位增加。虽然一些关节囊松弛和移位增加代表功能性适应，但超过一定阈值，增加的松弛就会成为病理性。
- 随着持续的过度外旋，张力最终引起前下方关节囊纤维变薄，导致第三级的盂肱关节前向不稳。不相关的“Bankart型”盂唇损伤偶发。前向不稳是病理连锁反应一个后期继发损伤，而不是先前描述的原发性损伤[8]。

肌肉不平衡

- 有症状和无症状的投掷者都显示出肩部肌力不平衡。投掷运动员需要同心主动肌力和偏心拮抗肌力的平衡比例，以实现稳定和功能。
- 有内撞击的运动员，肩袖肌肉组织不平衡，包括内旋肌的力量相对弱，导致内/外旋肌力比异常。
  - 这些不平衡改变了前/后力偶，而力偶可以稳定盂肱关节和增加关节的压力。
  - 这也会降低肩关节在投掷后期减速的能力。

肩胛骨运动障碍

- 在肩胛骨运动障碍中，由于肩胛骨抬高和收缩控制的丧失，肩胛骨在胸壁上的位置发生了改变。肩胛骨下降（低位），从中线向外侧移动（牵伸），从中线向外展。肩胛下角也可能抬离胸壁，并向身体前方倾斜（前倾）。
  - 这些肩胛骨位置的变化导致前倾、内撞击、肩袖肌力减弱和前方关节囊应变引起的外撞击[9]。
  - 肩胛骨位置的改变会导致肩胛骨稳定肌肉止点张力异常，随着时间的推移会导致炎症和疼痛[6]。
  - 投掷者的肩胛骨位置异常由Burkhart标记为“SICK”，即肩胛骨位置不正（Scapular malposition）、内下缘突起（Inferior medial border prominence）、喙突疼痛（Coracoid pain）和肩胛骨运动障碍（dysKinesis of scapular movement）[6]。

自然病程

- 投掷运动员临床表现为后方肌肉无力和肩胛骨不对称，包括投球速度降低、沉重或疲劳，没有盂唇或肩袖病变的征象，可以尝试通过逐步的肩胛骨肌力训练纠正他们的肩关节功能障碍，在肩胛不对称被纠正后通过投球训练恢复其正常功能。
- 肩关节隐约不适并出现内旋受限（GIRD）的投掷者开始专注内旋伸展（“睡眠者”伸展）练习，以减轻PIGHL挛缩，恢复正常的盂肱关节生物力学和关节活动度。GIRD降低到20°以下，可使运动员避免肩伤的风险，一般可恢复到伤前的功能。
- 投掷引起的疼痛提示盂肱关节结构损伤。
  - 一旦盂肱关节结构受损，特别是盂唇损伤，就会出现机械症状，投掷者在没有手术干预的情况下，将无法恢复之前的功能。

病史和体格检查

- 症状通常包括主观感觉的沉重、缓慢、僵硬、疲劳和无力。
- 功能障碍的客观指标包括投掷速度降低、投球时运动乏力、准确性和控制力下降。
- 过顶投掷运动员确实会发生急性损伤；然而，由于过度活动和疲劳而导致的继发损伤更为常见。
- 应确定症状出现的时间、既往和目前的治疗以及既往肩部损伤史。
- 除了标准的询问病史外，还应向投掷运动员询问与他们的投球有关的具体问题，包括力学改变、增加的新的投球、增加的投球次数、训练变化以及是否有身体其他部位（如髋部、躯干中心、腰椎）受伤，这可能导致投掷力学的代偿性变化。
- 体格检查不仅应集中在肩部或上肢，还应关注包括下肢和躯干在内的其余运动链。
- 投掷的挥臂晚期，由盂肱关节后上移位引起的上盂唇的剥离现象，疼痛最为明显[5]。
  - 疼痛局限于肩关节前方或后上方，患者描述为“深部”。
  - 上盂唇损伤后可能会出现机械症状，如痛性爆裂声、咔嗒声或弹响声，特别是在挥臂晚期和早期加速时。
- 术者应检查喙突、肩锁关节和肩胛内上角是否有压痛。
- 必须充分暴露双肩胛带，否则会忽略轻微的不对称。
  - 视诊时，患者站在固定的垂直和水平参照物（如百叶窗或门框）前，这样可以比较受累和未受累肩胛骨的高度和有无错位（图2）。
  - 上角、下角以及肩胛骨内侧边缘标记为视觉参考。标记棘突作为中线参考。
  - 当延长或下降与健侧不对称时，提示肩胛稳定肌无力。
  - 当处于外展或前倾时，与健侧相比幅度增大提示肩胛肌无力。
- 应特别注意肩关节和肩胛胸壁主动活动度（AROM）和被动活动度（PROM）的评估。应在站立和仰卧位检查患者。

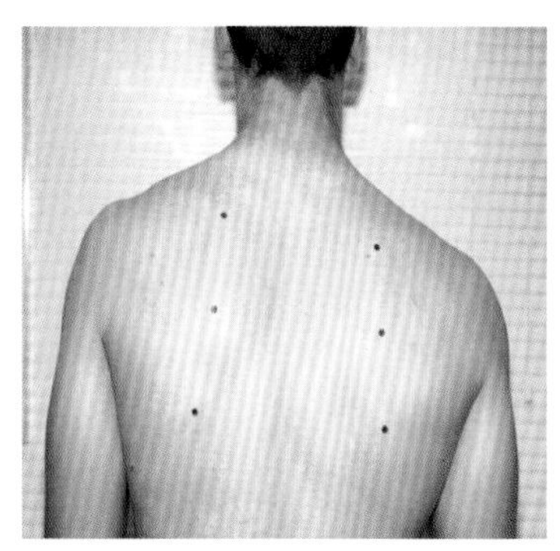

图2　右侧肩胛骨运动障碍的抛掷者。通过标记肩胛骨上角、下角以及内侧缘中点，不对称非常明显。与左侧相比，受累的右侧肩胛骨明显低位和牵伸。

- 在肩胛骨平面45°外展和90°外展的情况下，以评估盂肱关节PROM的外旋（ER）和内旋（IR）。
    - 患者仰卧位，手臂在体侧外旋增加提示肩袖间隙松弛。
    - 外展外旋和外旋均增加提示前下方关节囊松弛或肱骨后倾。
- 必须对GIRD进行仔细评估。固定肩胛骨，手臂外展90°时，被动旋转来评估后下方关节囊。由于投掷肩骨和软组织适应性改变，可发现肩关节内旋受限15°～20°；但是，投掷（ts）和非投掷肩（nts）的总活动弧应该相似。
    - ER＋IR＝TMA（总活动弧）。
    - $IR_{nts}-IR_{ts}=GIRD$。
    - $TMA_{ts}=TMA_{nts}$（对于健康投掷者）。
    - $GIRD_{ts}>20°$视为“肩关节有损伤风险”；一般来说，$GIRD_{ts}\approx TMA_{nts}-TMA_{ts}$。
- 活动度确定后，应进行肌肉力量评估。应单独评估包括肩胛下肌在内的肩袖肌肉组织。
- Hawkins-Kennedy试验和Near试验用来评估肩峰下撞击。
- 多种试验可以检查投掷运动员的盂唇。检查者应使用他们熟悉的试验，并保持检查一致。以下是投掷者Ⅱ型SLAP损伤常用的检查[10]：
    - 改良的Jobe复位试验：专用于检查后方亚型。SLAP撕裂的投掷者，通常会反复出现疼痛，并且会局限于后上方关节线（“深部”）。外展外旋（ABER）位疼痛是由于盂唇不稳定所致；向前施压使盂唇复位，疼痛缓解[2]。
    - O'Brien主动加压试验：对前方亚型具有特异性。旋前位前屈抗阻出现疼痛为阳性；旋后位疼痛减轻或消失。
    - Speed试验：专用于检查前方亚型。前屈抗阻出现疼痛为阳性。

影像学和其他诊断性检查

- X线片：前后（AP）位、肩胛骨侧（Y）位和腋位片检查骨或关节间隙异常。
    - X线片发现可能与内部撞击有关，包括后下关节盂缘外生骨疣、大结节硬化性改变、肱骨头后方骨软骨损伤或后方关节盂缘变圆。
- MRI：MRI仍然是年轻肩痛患者，特别是过顶运动员影像学检查的金标准。是否进行关节内造影存在广泛争论，这很大程度上取决于放射科医生阅片的偏好。笔者常规使用关节内造影，因为它可以提高发现盂唇和关节囊异常以及肩袖部分撕裂的可能性（图3A、B）。
    - 内撞击的典型MRI表现包括关节面侧肩袖部分撕裂和后方或上盂唇损伤。
    - 患臂外展外旋（ABER）位的特殊MRI序列影像有助于显示轻微的上盂唇病变和肩袖部分层裂。

鉴别诊断

- 肩袖无力和功能障碍继发的肩峰下滑囊炎。
- 各种肩前痛、肩锁关节功能障碍和继发于肩胛运动障碍和SICK肩胛综合征的肩胛周围后方疼痛[6]。

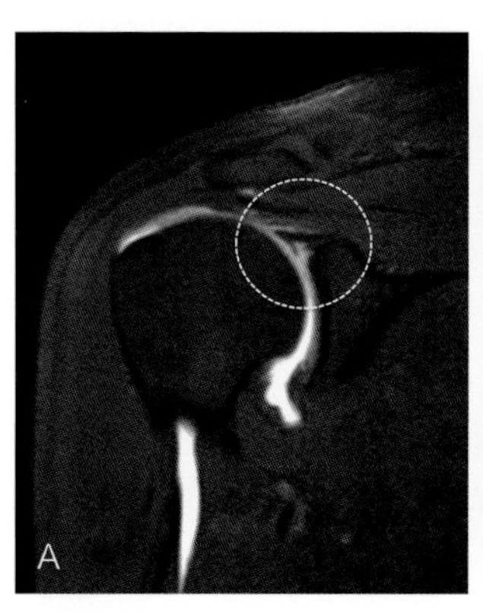

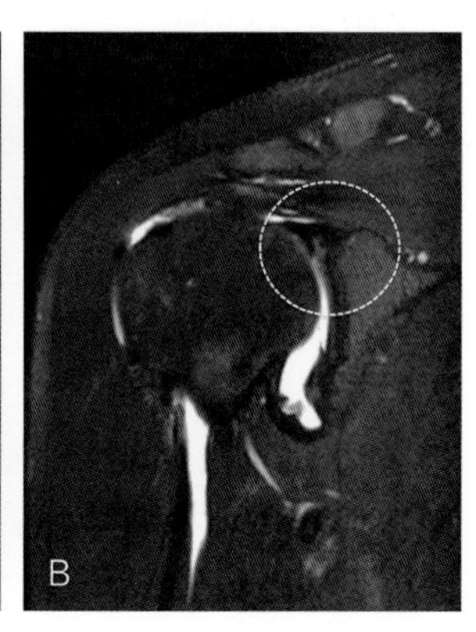

图3　A、B. 冠状面MRI关节造影检查。肱二头肌腱附着部（圆圈）垂直方向高信号提示SLAP撕裂。此外，还存在冈上肌下表面部分撕裂。

- 投掷引起的疼痛可能发生在罕见的情况下，如骨肿瘤、应力性骨折和青少年运动员的生长板异常。

非手术治疗

- 除了少数值得关注的例外状况，在考虑手术之前，投掷运动员应该尽可能选择保守治疗。
- 休息、冷冻疗法、口服抗炎药和指导性分阶段物理治疗是非手术治疗的基石。
- 有症状的运动员开始肩胛康复计划，结合后下方关节囊内旋的睡姿伸展。
- 肩胛康复的重点是恢复肩胛的抬高和收缩控制；通过反复检查来评估进程，以规范肩胛骨对称性。
    - 最初，双侧耸肩和转动及"没有钱"（"no money"）状收缩练习。
    - 患者逐步进行闭链"桌面"（"table top"）运动和墙壁清洗运动。
    - 最后，进行俯卧位"Blackburn"式练习。
- 肩胛周围肌肉组织和肩袖的肌力训练可以减少盂肱关节的过度伸展和外旋。
- 睡姿伸展的重点是针对引起盂肱关节内紊乱的后下方关节囊挛缩（图4）。对内旋拉伸的反应将决定PIGHL挛缩的程度。
    - 90%的运动员通过10～14天的集中拉伸，其GIRD将减小到可接受的范围（<20°），使TMA_{ts}和TMA_{nts}接近正常。
    - 剩下的10%顽固性PIGHL挛缩，拉伸一段时间后，GIRD几乎没有减少；称为拉伸无反应。这些运动员通常都是有着长期GIRD的资深运动员，可能需要后下方关节囊切开术来恢复内旋。

手术治疗

- 一般来说，过顶运动员的手术适应证与普通患者相同，尤其是完成彻底的康复计划后症状没有改善或无法恢复至竞技状态的运动员。
- 运动员在投掷过程中出现疼痛和机械症状，以及磁共振关节造影提示关节内病变，可进行关节镜下评估和治疗。
- 极少数情况下，对内旋伸展训练没有反应的投掷者，需要行后下方关节囊切开术以减少GIRD。然而，对于年轻的投掷运动员来说，该手术几乎是不必要的。
- 下文中手术方法的禁忌证类似于其他选择性关节镜肩部手术的禁忌证。

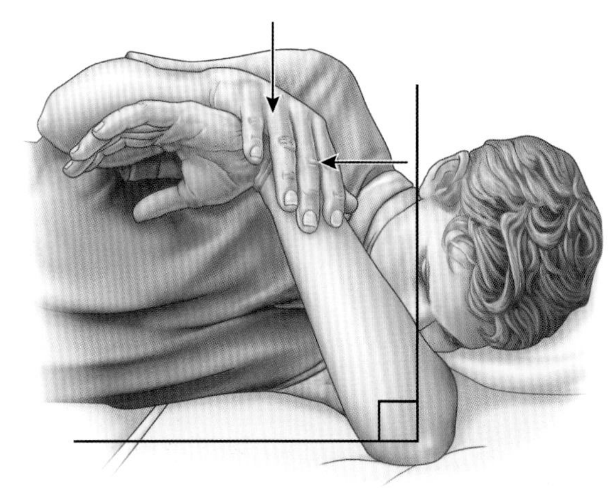

图4 左肩后下方关节囊的睡姿伸展。患者患侧卧位，以稳定肩胛骨，并单独伸展盂肱关节囊，患肩和肘关节屈曲90°。另一只手对患臂向下施力，以便在内旋时拉伸肩关节，缓解PIGHL挛缩。

术前计划

- 投掷肩的手术治疗可能涉及上盂唇和肩袖和前方关节囊盂唇结构相关损伤的修复，以及后下方关节囊挛缩的处理。
    - 术前必须预判所有病变，并且在后台上准备所有需要的器械和材料以防止术中延误。
- 术中使用流压泵来扩张关节并控制出血以改善视野。手术时间过长会使组织膨胀，增加手术风险，这使得关节内器械操作变得困难并且可能严重影响手术。
- 建议采用以下手术顺序，以便于获得良好的视野及防止遗漏关节的各个部位：
    - 前下盂唇修复（如果需要）。
    - 后方SLAP修补。
    - 前方SLAP修补。
    - 前方关节囊修整（如果存在）。
    - 后下方关节囊切开术（如果需要）。
    - 肩袖撕裂（如果存在）。

治疗相关的损伤

- 如第16章所述，肩袖部分撕裂，小于直径的50%行清理术，大于直径的50%行修补术。
- 前下方关节囊盂唇损伤。
    - 投掷者肩可能会演变为前下方关节囊拉伸和变薄，前下盂唇与盂缘分离，或两者兼而有之。
- 笔者在以下情况下行前方关节囊切除术：
    - 前方关节囊磨损或变薄，前方盂唇完好。

  - 上盂唇修复后持续的跨越征或术前检查发现外展90°时外旋超过120°。
- 很少行后方关节囊松解(约10%的病例)。
  - 术前评估对内旋拉伸的反应。
  - 对拉伸几乎没有反应(无法达到GIRD＜20°)的患者需要行关节囊切开术,以恢复全关节活动度和正常的盂肱关节生物力学。

体位

- 建议术前使用肌间沟神经阻滞,以改善术后疼痛。
- 给予皮肤菌群抗生素。
- 根据术者的偏好,患者可以取沙滩椅位或侧卧位。
  - 笔者通常偏爱沙滩椅位。在该体位,可以自然体位探查患者的解剖结构,并且改善关节间隙和肩峰下滑囊的视野。
  - 在消毒和铺巾之后,将术臂放置在铰接式固定架上,允许定位手臂和轻柔牵引以便于各种手术操作和改善视野(图5)。

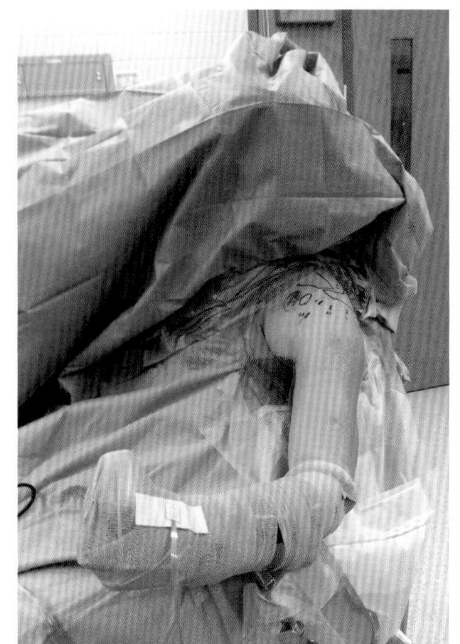

图5 典型的沙滩椅位。通常术者偏爱沙滩椅位来完成这些手术。使用该体位，可以自然体位探查患者的解剖结构，良好地观察关节间隙和肩峰下滑囊。在消毒和铺巾后，将术臂放在铰接式固定架上，它可以定位手臂和轻柔牵引以优化各种手术的视野和操作。

入路

- 在伤残投掷者手术时可以选择使用以下关节镜入路(图6A、B):
  - 后方入路:首先建立;主要的探查入路。
  - 直接前方入路:主要的操作入路;多用途的;可用于诊断性关节镜检查、肩袖关节面的清理和后方探查。
  - 低位前方入路:位于肩胛下肌腱上缘的正上方;用于锚钉置入、关节囊紧缩和前方盂唇修复或关节囊缝合的打结操作入路。
  - 前上入路:位于肱二头肌滑车前方,肩袖间隙的高位;用于11点～1点位置进行上盂唇修复的锚定置入;SLAP修补打结;修复前方盂唇和探查后方盂唇和关节囊的理想术野。
  - Wilmington入路:后上方关节盂锚钉的置入;后上方盂唇穿线过线。该经皮入路中没有使用套管。只用小直径锚钉置入器械和过线器,对肩袖肌肉组织的损伤最小化,因为该入路穿过后上方肩袖的肌肉部分。
  - 后外侧入路(7点钟位置):辅助入路,用于对后方盂唇进行锚钉置入和修复。

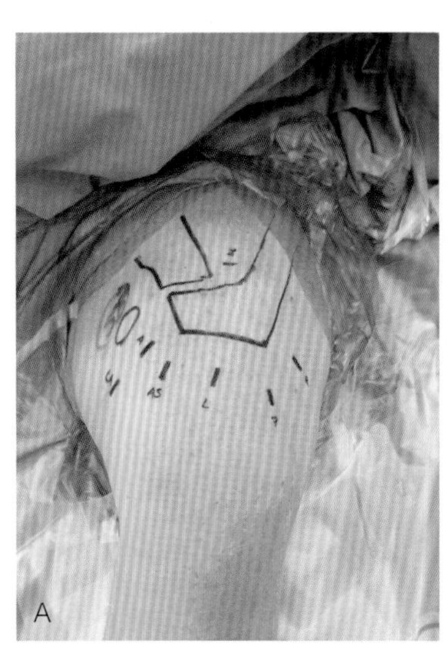

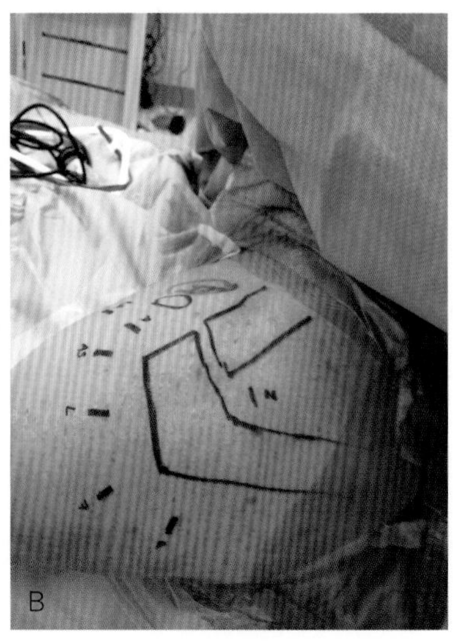

图6 A、B. 入路的位置。*P*，后方入路：首先建立；主要的探查入路。*A*，直接前方入路：主要的操作入路；多用途的；可用于诊断性关节镜检查，肩袖关节内面的清理及后方探查。*LA*，低位前方入路：位于肩胛下肌腱上缘的正上方；该操作入路用于置入锚钉、关节囊紧缩，及前方盂唇修复或关节囊缝合术的打结。*AS*，前上方入路：位于肱二头肌滑车前方肩袖间隙的高位；用于从11点到1点位置上盂唇修复锚钉的置入；SLAP修补打结；前方盂唇修复时理想的探查视野，或用于后方盂唇和关节囊的探查。*L*，外侧入路：用于进入肩峰下间隙，肩袖修复。*7*，后外侧入路（7点钟位置）：辅助入路用于后方盂唇锚钉的置入和修复。

建立入路

- 识别肩峰后外侧边缘，肩峰后角内侧约2 cm，下方2～3 cm，在冈下肌和小圆肌之间的触诊软点做一5 mm皮肤切口，建立后方入路。
  - 轻柔触压外侧圆形肱骨头和内侧关节盂边缘之间的间隙，从皮肤切口向其置入钝性套管针。
  - 对侧示指触摸喙突，引导套管针以正确的方向进入盂肱关节。
- 关节镜检查后，用18号腰穿针"由外向内"技术建立其余入路。
  - 腰穿针对软组织损伤最小，可以根据需要进行多次穿刺以确定最佳的入口位置，从而可以无阻碍地对需要修复的区域进行操作（技术图1）。

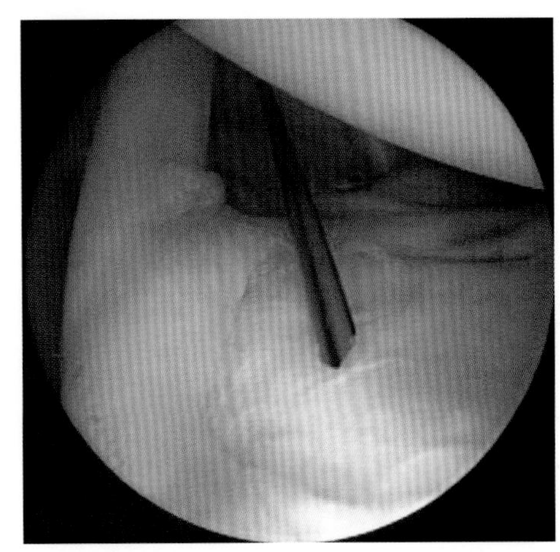

技术图1　18号腰穿针用于定位前上入口。

麻醉下查体

- 投掷肩手术处理的第一步是麻醉下对患者进行检查，清醒时检查会由于恐慌、防卫和疼痛而难以判断。
- 麻醉下的检查应在铺巾前完成，以便将患肩与对侧进行比较。
- 应评估每个肩关节的活动度和稳定性，记录移位或松弛。准确地记录外部和内部活动度的差异，以及施加负荷和移位操作时前向、后向和下方的不稳定。
  - 1级：轻度但移位正常。
  - 2级：移位超过关节盂边缘，自行复位。
  - 3级：移位导致交锁性脱位。

诊断性关节镜检查

- 在诊断性关节镜检查中，直视下确认病变结构，再确定最终的手术方案。
- 对关节进行系统检查，以确保探查到所有区域，没有遗漏。
  - 这包括完整观察和探查关节软骨，肩袖关节面侧，上方、前方、后方盂唇，关节囊，肩胛下肌，关节内肱二头肌腱和滑车，及肩袖间隙结构。
- 肩关节外展90°位将手臂外旋，以动态评估后上方肩袖和肱骨头与关节盂之间是否存在异常抵触。
- 在诊断性关节镜检查时还可以进行以下诱发试验：
  - Peel-back试验：动态评估后上盂唇是否在外展外旋位（挥臂晚期位）存在不稳定。手臂解除牵引后置于最大挥臂位；不稳定的盂唇将从关节盂边缘脱落，并沿关节盂颈部向内侧移位（技术图2A～D）。
  - Drive-through试验：正常情况下，完整的关节囊和盂唇将肱骨头限制于关节盂内，因此关节镜在关节盂中点从后向前轻松通过，或沿前方关节盂从上至下平扫是不可能的。当这些操作成为可能时，根据盂肱关节稳定性的"圆周概念"，这是盂唇或关节囊韧带撕裂的非特异性依据[2,11]。
- 经过诱发试验后，根据病变修复需要建立辅助入口（如前所述）。
- 置入探针，探触这些结构，确认视觉所见（技术图2A、B）。
- 盂唇损伤的表现可能很轻微[5]。经常需要仔细观察和探查：
  - 止于关节盂的上盂唇纤维的磨损和撕裂。
  - 相邻关节囊的激惹。
  - 关节盂边缘关节软骨的光滑构型破坏。
  - 上盂唇沟超过5 mm或肱二头肌腱根部沿关节盂颈部向内侧移位。

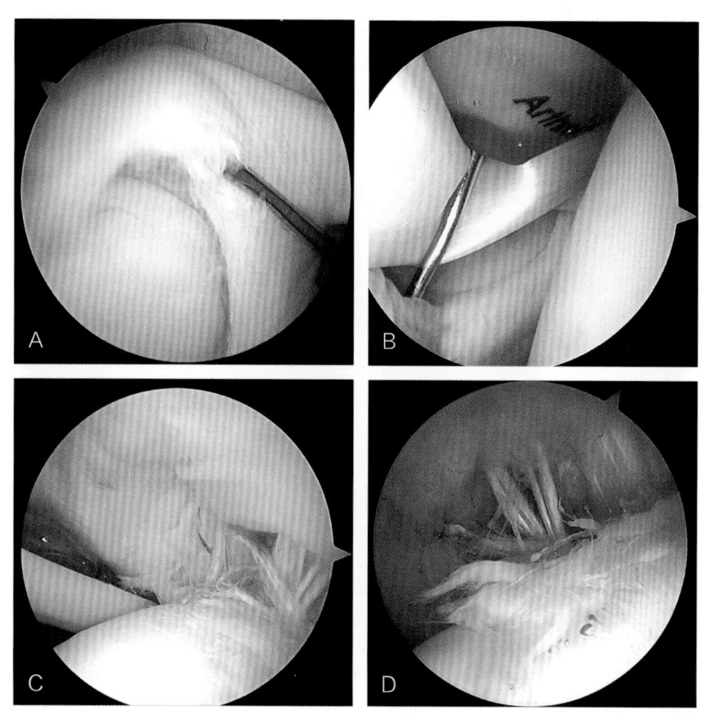

技术图2　肩部疼痛的过顶运动员诊断性关节镜检查。A. 沙滩椅位，关节镜置于后方入路，通过标准前方入路置入探钩，检查盂唇，显示Ⅱ型SLAP撕裂。B. 检查关节内肱二头肌腱，发现其完好，无滑膜炎或撕裂。C、D. 检查肩袖显示关节面侧部分撕裂。

关节内清理

- 用全半径刨刀轻柔地去除磨损或瓣状组织及关节松动的碎屑。
- 小心控制刨刀的吸力，确保仅移除松散的组织并保留大部分可修复的盂唇。

上盂唇修补

入路位置

- 在SLAP修补中，入路的位置至关重要，以便于解剖修复，同时最大限度地减少对周围结构的相关损伤。
  - 创建前方和后方入路时，与关节盂面成恰当角度，以便锚钉的置入。
  - 高位和外侧放置前方入路可以有效地进行单纯上盂唇的修复。该入路位于肩袖间隙的高位和外侧，用腰穿针进行定位。非刚性套管有助于在肱二头肌腱附着部后方置入锚钉。
  - 可用于SLAP修补的辅助入路包括Wilmington入路（肩峰后外侧角前方、外侧各1 cm处）或Neviaser入路（锁骨、肩峰、肩胛冈组成的三角形内，肩峰内侧1 cm处）（技术图3A）。
- 首先用腰穿针确定辅助入路的适当位置和方向。然后在皮肤上做一小切口，并将钻孔导向器置入关节中（技术图3B）。

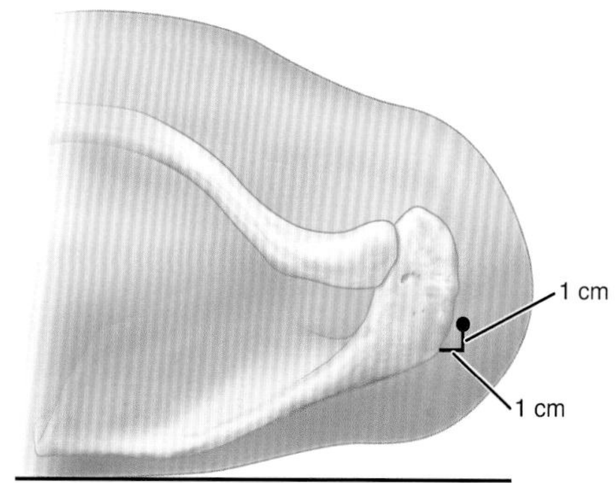

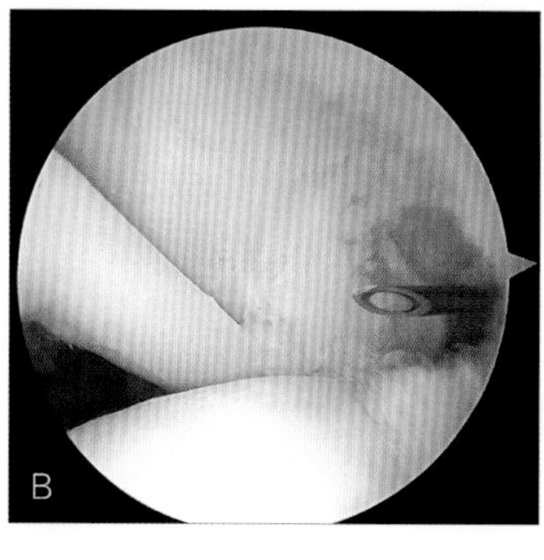

技术图3　A. Wilmington入路皮肤切口的大致位置。B. 应首先用腰穿针确定辅助入路的恰当位置和方向。然后在皮肤上做一个小切开，钻头导向器置入关节。

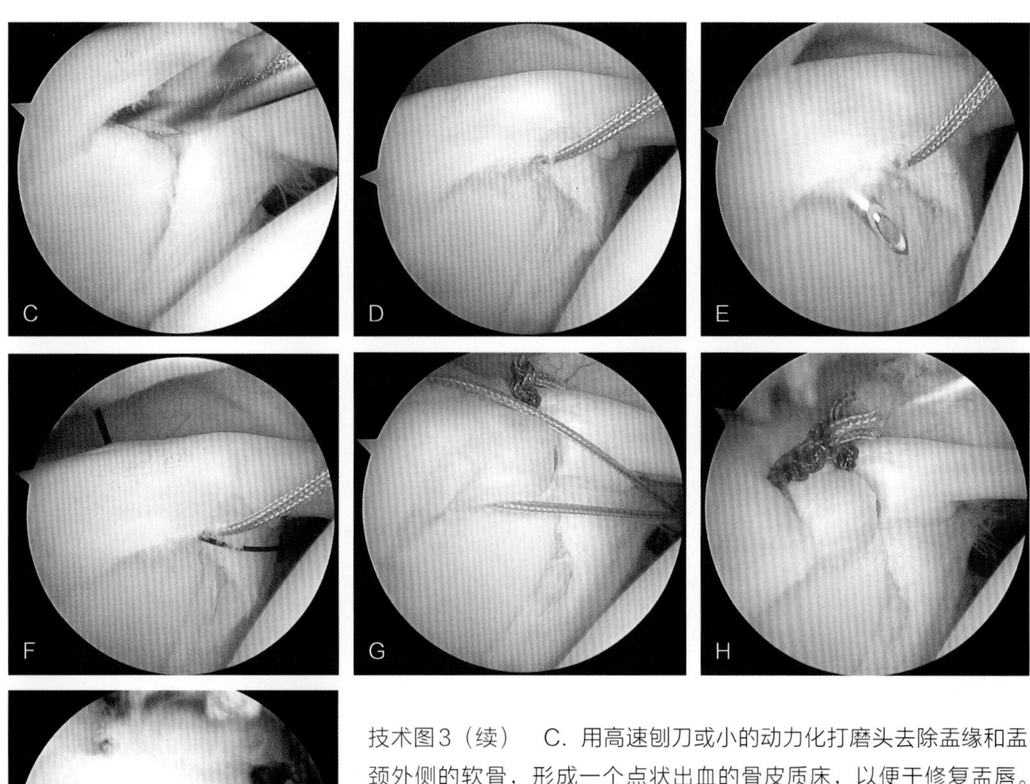

技术图3（续） C. 用高速刨刀或小的动力化打磨头去除盂缘和盂颈外侧的软骨，形成一个点状出血的骨皮质床，以便于修复盂唇。D. 在紧邻肱二头肌腱附着部后方的关节盂缘放置缝线锚钉，盂唇周缘穿线。E、F. 通过腰穿针内穿PDS缝线，用于过1根锚钉缝线，从前上入路穿过盂唇并向上从Neviaser入路穿出。然后用非创伤性抓线器从肱二头肌腱上方的前上入路抽出缝线。G、H. 标准修复，缝线以简单的构型打结，缝线后肢高于盂唇。I. 该患者还有肩袖全层撕裂，用标准的双排技术修补。

修复处准备

- SLAP修补的目的是将肱二头肌腱附着部牢靠地固定在盂缘上并稳定peel-back现象。
- 用关节镜锉将盂唇上所有的松动附着物从盂缘上分离，游离病变组织并将其与内移的瘢痕分开。
  - 与锋利的剥离器相比，锉刀更可取，因为前者会刮伤和损伤正常的盂唇组织。
- 用高速刨刀或小的打磨头去除盂缘和盂颈外侧的软骨，形成一个点状出血的皮质骨床来接纳修复的盂唇（技术图3C）。这一步对于修复的最终愈合至关重要。
- 制备盂缘时要小心，避免对盂唇组织、肱二头肌腱止点和周围滑膜造成附带损伤。

置入后方锚钉

- 评估适当的锚钉位置。关节镜修复SLAP撕裂时，锚钉的数量和位置是可变的，应根据撕裂的位置和尺寸来确定。大多数SLAP损伤，撕裂从肱二头肌腱附着部向后延伸，因此需要在附着部后方放置1或2枚锚钉。
  - 笔者更喜欢生物可吸收的攻丝锚钉，因为在置入过程中，其比拧入式锚钉更容易控制。
- 先前建立的用于探查的高位外侧前方入口用于上盂唇区锚钉的置入，包括肱二头肌腱附着部后方锚钉的置入。
- 如果置入更多的后方锚钉，需使用辅助入口（通常为Wilmington入路，如前所述）。
  - 做一个4 mm的皮肤切口，用一个小的锋利的套管针或直的止血钳穿刺后方肩袖的肌肉部分，直至进入关节。
  - 关节镜直视下完成肩袖的穿透，以确保进入肩袖索内侧，而肩袖索标志着肩袖肌肉肌腱连接的位置。因为其直径小，穿过肩袖的肌肉部分时，该方法医源性损伤最小。
  - 移除套管针或止血钳，并立即将锚钉导向器放置于关节盂边缘，毗邻先前准备好的骨床。如前所述，牢牢固定在正确的方向上。

- 1名助手将电钻置入导向器,小心地将钻头钻到底。
- 移除钻头时,小心地保持导向器的位置,将锚钉置入导向器,并将其完全敲入骨中。
    - 笔者将这些锚钉置入到手柄的末端。
    - 通常需要轻轻地扭转手柄来将其从骨密质中移除。
        - 或者,可以使用锤子轻轻敲击来移除。
    - 移除导向器,轻轻拉动缝线,测试锚钉固定效果(技术图3D)。

过线

- 使用环形过线器将2根缝线从前方套管抽出(技术图3E)。
    - 内侧缝线(最靠近盂唇)用于穿过盂唇。
- 用可抽回的金属线环的小直径过线器或带0号PDS缝线的腰穿针将缝线穿过盂唇(技术图3F)。
    - 缝线过线器通过前上入路进入关节。
    - 在锚钉的位置从上到下穿过盂唇,以实现对盂唇组织的适当的咬合。
- 置入线圈于盂缘上方,从前方入路取出。
- 将先前确定的缝线穿入线圈,轻轻地将过线器从前方入路取出,同时将缝线"后肢"穿过上盂唇。
- 直视下缓慢过线,以便及时发现缝线缠结,用抓线钳从前方入路纠正。
- 或者,也可以通过Nevaiser入路经皮放置1根腰穿针,通过上关节囊进入关节。然后,腰穿针可以从上到下穿过锚钉位置的盂唇。随后PDS缝线穿过腰穿针,用于过经前上入路穿盂唇的1根锚钉缝线,然后向上从Nevaiser入路穿出。用非创伤性抓线器从肱二头肌腱上方的前上入路抽出缝线(技术图3E、F)。
- 标准修复时缝线以简单构型打结,缝线后肢高于盂唇(技术图3G、H)。或者,每根缝线肢穿过形成一个水平褥式,固定在其上。
- 一些术者更喜欢在这个区域进行无结盂唇修复。对于无结修复,用前面描述的技术穿过缝线或小"胶带"(宽缝线)。两个缝线肢通过前上入路抽出体外并加载到锚钉系统中。定位锚钉位置,并通过导向器钻孔。然后置入锚钉并拉紧缝线以固定盂唇。
- 根据需要,重复上述步骤,以增加上盂唇的后方锚钉。

前上方修复

- 通过前方套管放置前上方锚钉,其方向和技术与后方锚钉所述相同。
- 前方缝线肢从同1个锚钉穿过抽回,会产生缠结。另外,考虑到通过前方套管的前方缝线穿过和取出的方向,当缝线拉过组织时会产生"锯切"效果,这可能损伤前上盂唇。
    - 需要注意的是,应该明智地在肱二头肌腱附着部前方放置锚钉,因为该区域存在解剖学上的变异。大多数的SLAP损伤,单独的后方锚钉可以稳定肱二头肌腱盂唇复位体并消除peel-back现象。
    - 当需要置入前方锚钉时,应小心修复盂唇,不需修复前方关节囊、盂肱中韧带或肩袖间隙结构,以避免相关的活动受限。

动态评估修复

- Peel-back试验:完全挥臂时,peel-back现象应消失,盂唇应牢牢地固定在上关节盂上(技术图3H)。
- Drive-through试验:SLAP修复后则不能从盂中部通过关节;如果该试验仍为阳性,则可能存在前下方关节囊松弛(见下文)。

肩袖部分撕裂的修补

- 在过顶运动人群中,肩袖部分撕裂最常见于肩袖索后部,并可能有不同程度的分层。
- "低度"撕裂累及<50%厚度的肩袖止点,理想情况下行清理术和所有相关病变的处理。
- 对于关节面侧部分撕裂,占据肩袖足印迹超过6 mm(或50%),应考虑进行正规修复。
- 修复技术和构型的选择取决于撕裂特征,如位置、深度和组织质量。
- 在撕裂处放置PDS缝线,以便在滑囊侧准确评估。
    - 在肌腱修复前,进行彻底的滑囊切除和肩峰成形术,以获取更好的视野。对PDS缝线标记的组织进行评估,以确认是部分撕裂,没有实质性的滑囊侧受累。
- 一旦认定该组织适合传统或经肌腱修复,将关节镜重新置入盂肱关节。

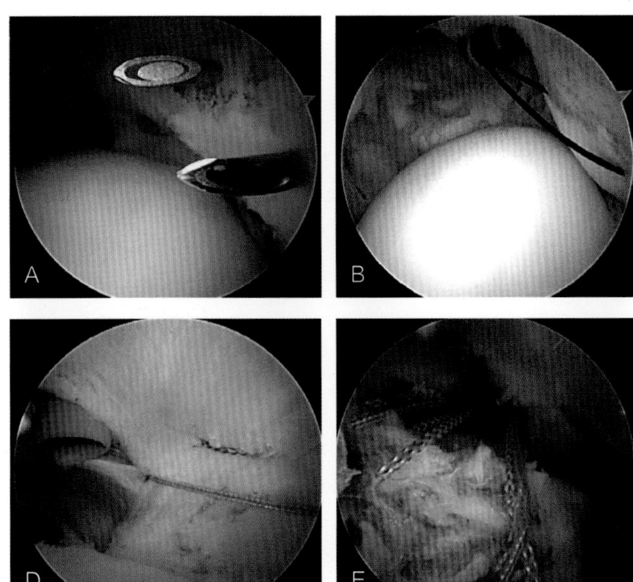
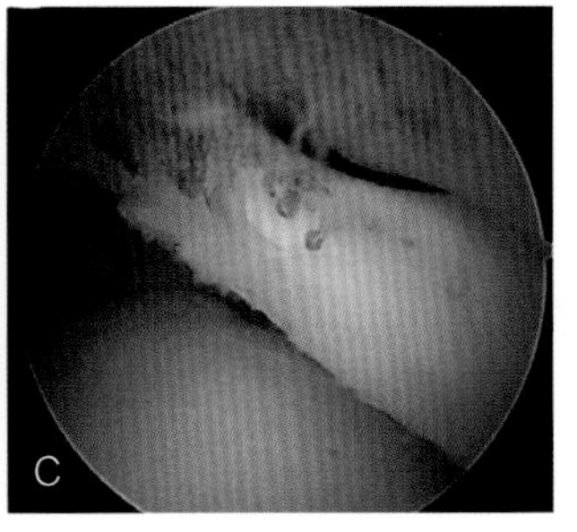

技术图4 肩袖关节面侧部分撕裂的肌腱内修补。A. 经皮穿过肌腱放置2根腰穿针固定部分撕裂。B、C. PDS缝线穿过每根腰穿针，从前方入路过线。D. 然后用不可吸收线替换每根PDS缝线。E. 然后将不可吸收的缝线在肩胛下间隙取出并在关节镜下打结，形成褥式结构，减少关节侧部分缺损并闭合分层。

- 在严重关节侧部分撕裂的情况下，通常人为全层撕裂并正规修复。
  - 关节内可见撕裂程度，残余的滑囊侧止点纤维锐性分离。
  - 小心地清理结节，激惹骨床出血，以促进愈合。
  - 然后进行单排或穿骨道修复，目的是在不过度拉伸相关肌肉肌腱的情况下，在足印迹范围内重新置入肩袖组织。
- 在存在严重分层损伤时，另一种选择是肌腱内修复。
  - 该方法的第一步是探查撕裂，并确认内层撕裂可以解剖复位（技术图4A）。
  - 下一步，清理足印迹骨质刺激愈合，以类似的方式行标准修复。
  - 非创伤性抓线器用于复位固定内层，成对的腰穿针或缝线穿梭器从滑囊侧到关节面侧经皮放置。置入缝线，并从前方套管穿出，用褥式缝合复位撕裂。根据撕裂尺寸和构型（技术图4B～D），进行额外的褥式缝合。
  - 然后关节镜下于肩胛下间隙将缝线打结，压配分层的肌腱，恢复至肌腱先前的结构（技术图4E）。
  - 根据术者的偏好，可添加1枚或多枚锚钉以进一步增加稳定性。
- 投掷运动员肩袖全层撕裂与非运动员的撕裂相近。
- 应注意的是，这类患者对过度张力的耐受性较差，因此偏紧的修复构造疗效不佳。在不改变肩袖止点的正常解剖和结构的情况下，应尽一切努力修复病变组织。

前方关节囊微紧缩

- 关节囊紧缩的程度是主观的。其目的是通过从下到上依次缝合来减少松弛的关节囊，以消除前向不稳，同时避免外旋受限（技术图5A、B）。
- 用锉刀或“whisker”刨刀打磨关节囊，以促进紧缩的愈合（技术图5C、D）。
- 用不同弯度的尖头缝线器，将1号PDS缝线从前下方向开始缝合。
  - 将“咬合”状关节囊向外向前，缝合到前下方盂唇，以消除多余的前方隐窝（技术图5E、F）。
- 依次缝合，反复检查，以确保在不造成活动受限的情况下恢复前向稳定性（技术图5G）。
- 很少出现前下方盂唇离散地从关节盂撕脱。其修复方法如正文其他部分所述。这在上盂唇修复前最容易完成。
- 可能需要一个额外的前下入路，以完成在关节盂边缘上适当的锚钉置入角度，并便于过线和缝线管理。

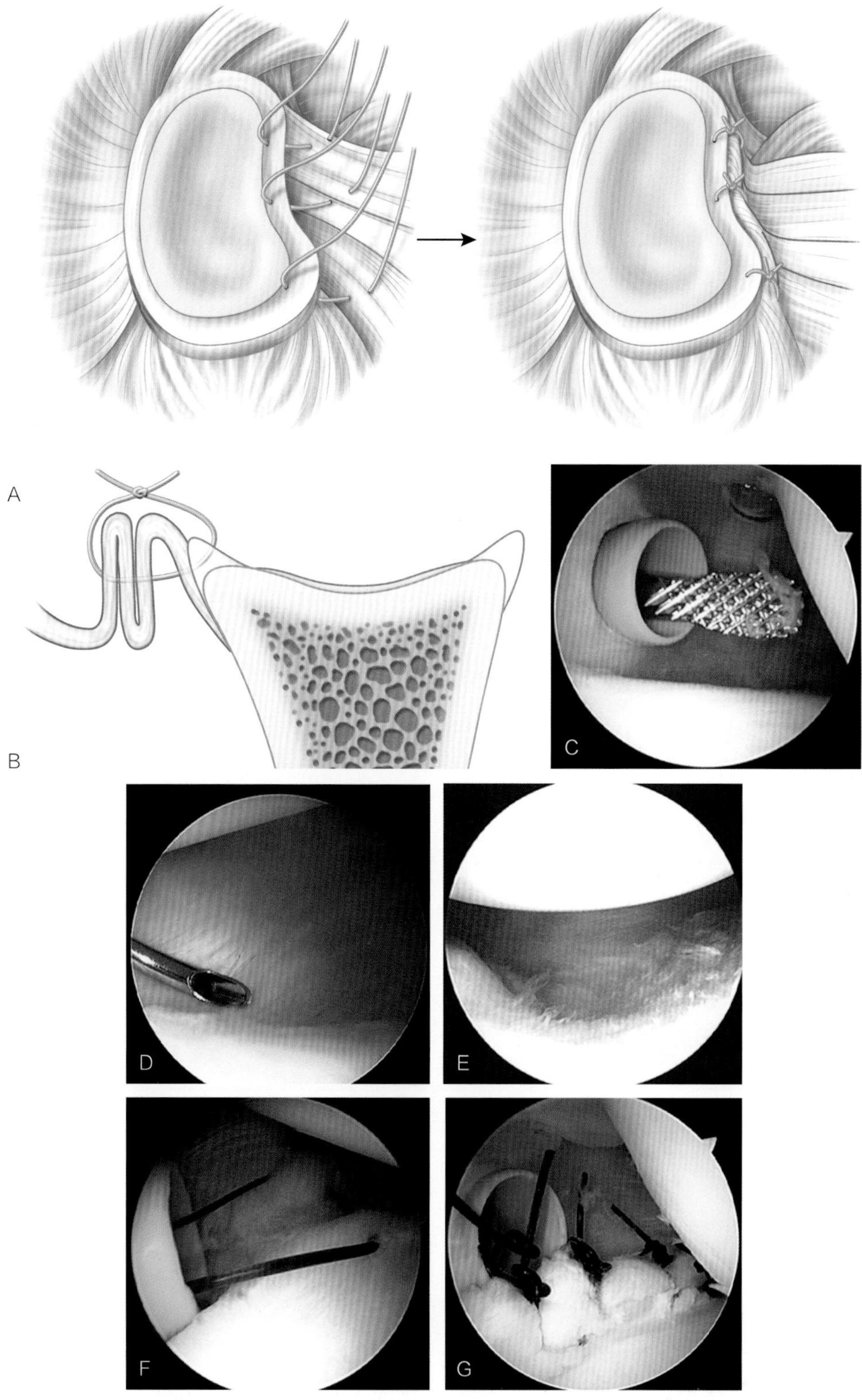

技术图5 A. 多根前方紧缩缝线用于消除松弛的前下方关节囊组织。B. 关节盂轴位图示，前方关节囊缝合到盂唇时呈手风琴样紧缩和缩短。C. 通过前上方入路，用关节镜锉刀打磨关节囊，以利于紧缩后促进组织产生愈合反应。D. 打磨后、缝合前的前方关节囊。E、F. 从前下方开始，用一个尖头过线器将关节囊一角缝到盂唇上，如图F所示。当打结收紧时，该缝线可有效地紧缩前方关节囊。G. 图示为在最上方也是最后一根紧缩缝线打结后，多处1号PDS前下方关节囊的紧缩缝合。

后下方关节囊切开术

- 如前所述，只有当患者无法达到GIRD<20°时，才进行后方关节囊切开术，以恢复正常的活动度和盂肱关节生物力学(技术图6A)。
- 在这些顽固的病例中，关节镜检查发现下隐窝挛缩和PIGHL增厚(超过6 mm厚)。
- 最常见的手术方式是将关节镜置于前上方套管内，器械置于标准的后方入路(技术图6B)。
- 用长杆的钩状关节镜电刀在后下象限从6点钟到3点钟或9点钟位置完成全层的关节囊切开术。
- 关节囊切开在离盂唇约1/4 in(6.4 mm)处进行。
- 直视下轻柔地平扫并连续地分离组织(技术图6C～E)。
- 手术时，没有麻醉伴随的药物麻痹至关重要。
  - 肌肉抽搐是提醒术者电刀离腋神经太近，有可能造成神经损伤。
  - 如发生上述情况，应转移到更高和更内侧的部位手术，如果没有找到安全区域，则放弃。
- 后下方关节囊切开术后，内旋通常就能增加50°～60°。

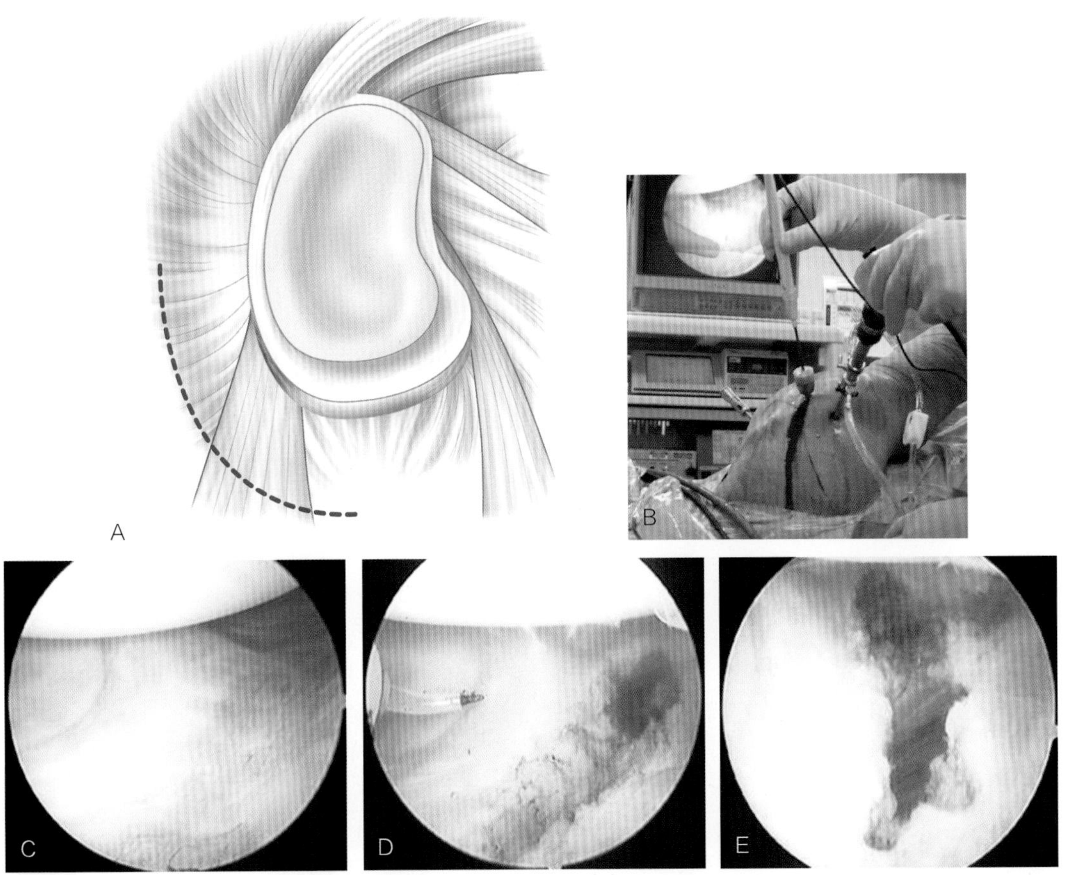

技术图6　A. 后下象限关节囊切开术的部位。B. 图示后下象限关节囊切开术中器械放置的位置。关节镜位于标准后方探查入路，电刀位于Wilmington入路。需要一个小直径套管（5.5 mm），以便钩头电刀通过Wilmington入路。C. 图示后下方关节囊的增厚和下隐窝挛缩。D. 直视下，用钩头电刀在离盂唇3～5 mm处连续切开关节囊。E. 完成关节囊切开术。在切开的关节囊边缘之间可以看到其下方的肌纤维。

要点与失误防范

体格检查	• 检查者必须对盂肱关节向前施压稳定肩胛带，以抵消肩胛胸壁关节活动的影响，同时进行活动度测量，以明确总活动弧和肩关节内旋受限。如果不能单独地测量肩关节活动度，将产生较高的错误值。这对于诊断病变和监测治疗是无用的
体位	• 所有手术都可以在沙滩椅位或侧卧位完成。沙滩椅位可提供便利的盂肱关节操作和肩峰下间隙的良好视野
使用液压泵时避免肩部膨胀的方法	• 术前应制订一套有效的手术方案；关节镜诊断检查后根据需要调整计划。术者应操作迅速，这需要熟练的关节镜技能，包括过线和打结 • 在手术开始时，应把所有可能需要的器械在后面的桌子上打开 • 如果需要暂停手术，应关闭液压泵 • 一旦套管穿过关节囊，特别是过线和打结时，助手应将套管维持在关节中。否则套管会退出，使浅层组织膨胀
缝线锚钉	• 对于盂唇修复，建议用小的可吸收锚钉。线结应固定在关节周围，以避免在随后的关节活动或运动中刺激周围软组织或磨损软骨。或者，用盂唇无结固定
过线	• 过线时容易发生缝线缠结。当缝线松弛时，很容易纠正。应在直视下缓慢过线，以便于及时纠正
打结	• 术者不要尝试经皮打结，因为组织会干扰结的滑动和收紧。缝线应转移到套管内打结 • 助手应将套管指向锚钉并维持，以便于打结 • 术者应熟悉掌握1种滑结和1种非滑动结

术后处理

- 随访：
  - 手术在门诊进行。
  - 术后前72小时鼓励用冰敷或冷敷。
  - 术后10天拆线。
  - 1周时，在具体的指导下开始进行自主活动度练习(见下文)。患者定期复查评估其进展，并根据需要修改康复计划。

康复时间表

- 即刻：
  - 被动外旋，手臂在侧边(不是外展)，在特定参数范围内。
  - 肘关节屈伸练习。
  - 术后第1天，关节囊切开的患者开始睡姿伸展。
- 1～3周：
  - 钟摆运动。
  - 使用滑轮装置，进行90°范围内的前屈和外展被动活动度练习。
  - 悬吊时，开始耸肩和肩胛骨收缩练习。
  - 不锻炼时应佩戴吊带。
- 3～6周：
  - 4～6周时停止悬吊。
  - 前屈和外展被动活动度训练推进到全关节活动度。
  - 未行关节囊切开术的患者开始睡姿伸展练习。
- 6～16周：
  - 继续伸展和柔韧性练习。
  - 开始90°外展被动外旋伸展练习。
  - 6周时开始肩袖、肩胛稳定装置和三角肌的肌力练习。
  - 肱二头肌的肌力练习推迟到8周。
  - 每天继续睡姿伸展练习。
- 4个月：
  - 间歇性水平面投掷练习。
  - 继续拉伸和肌力练习(注重内旋拉伸)。
- 6个月：
  - 开始全速投球，这取决于间断性投球练习是否已达到无痛的程度。
  - 继续每天的内旋伸展练习。
- 7个月：
  - 从土墩上全速投掷。
  - 每天无限制地进行睡姿伸展和肩胛骨康复练习，同时患者继续竞技性投掷练习。

预后

- Burkhart等[3]：高水平投手的SLAP修补中，8年治疗了182名投手(1/3职业，1/3大学生，1/3高中生)。
  - 92%的人恢复至伤前水平或更好。
  - 1年时，平均UCLA评分92%优，3年时87%优。
  - 164名投手进行了SLAP修补和后下方关节囊伸展练习。

  - 平均GIRD＝术前46°，术后2年15°。
- 8名投手进行了SLAP修补和后下方1/4关节囊切开术。
  - 平均GIRD＝术前42°，术后2年12°。
  - 平均快速球速度＝术后1年增加11 mph。
- Brockmeier等[1]：前瞻研究了47名接受关节镜下修补的Ⅱ型SLAP患者的疗效，其中34名为运动员。
  - 优良率87%。
  - ASES和L'Insalata评分中位数分别为97分和93分。
  - 34名运动员中25名（74%）能够恢复到伤前水平。
- Van Kleunen等[12]：回顾性研究了17名高水平棒球运动员，患有GIRD和SLAP撕裂以及冈下肌撕裂50%以上，均接受了两种损伤的手术修复。
  - 只有6名患者能够恢复到相同或更高的水平。
  - 5名患者恢复到较低水平或改变位置。
  - 6名患者无法重返运动。
  - 对于超过50%的冈下肌撕裂合并SLAP撕裂和GIRD者，很难说预后能否恢复至正常运动水平。

并发症

- 与其他关节镜下肩关节重建手术相似：感染罕见，修复失败，疼痛性粘连形成，肩峰下激惹，僵硬。
- 医生和理疗师必须警惕过顶运动员术后僵硬的发生。如果早期定期随访和指导治疗，通过修改康复计划可以有效地解决僵硬问题。

（谢国明 译，陈云丰 审校）

参考文献

［1］Brockmeier SF, Voos JE, Williams RJ III, et al. Outcomes after arthroscopic repair of type-II SLAP lesions. J Bone Joint Surg Am 2009;91(7):1595-1603.

［2］Burkhart SS. Arthroscopically-observed dynamic pathoanatomy in the Jobe relocation test. Presented at Symposium on SLAP Lesions. 18th Open Meeting of the American Shoulder and Elbow Surgeons, Dallas, TX, Feb. 16, 2002.

［3］Burkhart SS, Morgan CD. SLAP lesions in the overhead athlete. Orthop Clin North Am 2001;32:431-441.

［4］Burkhart SS, Morgan CD, Kibler WB. The disabled throwing shoulder: spectrum of pathology, part I: pathoanatomy and biomechanics. Arthroscopy 2003;19:404-420.

［5］Burkhart SS, Morgan CD, Kibler WB. The disabled throwing shoulder: spectrum of pathology, part II: evaluation and treatment of SLAP lesions in throwers. Arthroscopy 2003;19:531-539.

［6］Burkhart SS, Morgan CD, Kibler WB. The disabled throwing shoulder: spectrum of pathology, part III: the SICK scapula, scapular dyskinesis, the kinetic chain, and rehabilitation. Arthroscopy 2003;19:641-661.

［7］Grossman MG, Tibone JE, McGarry MH, et al. A cadaveric model of the throwing shoulder: a possible etiology of superior labrum anteriorto-posterior lesions. J Bone Joint Surg Am 2005;87A:824-831.

［8］Jobe CM. Posterior superior glenoid impingement: expanded spectrum. Arthroscopy 1995;11:530-537.

［9］Kibler WB, Kuhn JE, Wilk K, et al. The disabled throwing shoulder: spectrum of pathology-10-year update. Arthroscopy 2013;29(1):141-161.

［10］Morgan CD, Burkhart SS, Palmeri M, et al. Type II SLAP lesions: three subtypes and their relationship to superior instability and rotator cuff tears. Arthroscopy 1998;14:553-565.

［11］Panossian VR, Mihata T, Tibone JE, et al. Biomechanical analysis of isolated type II SLAP lesions and repair. J Shoulder Elbow Surg 2005;14:529-534.

［12］Van Kleunen JP, Tucker SA, Field LD, et al. Return to high-level throwing after combination infraspinatus repair, SLAP repair, and release of glenohumeral internal rotation deficit. Am J Sports Med 2012;40(11):2536-2541.

第52章 关节僵硬的镜下关节囊松解术

Arthroscopic Capsular Releases for Loss of Motion

Ruth A. Delaney, Ryan W. Simovitch, Lindsay R. Miller, and Laurence D. Higgins

定义

- 肩关节僵硬可由软组织瘢痕形成、挛缩或骨质改变导致。
- 僵硬或冻结肩被命名为粘连性关节囊炎。
- 对于粘连性关节囊炎的定义尚无共识，但一般认为这是一种活动受限，即无骨性因素参与的肩关节主动和被动活动均受限[18]。
- 其主要特点是X线片上盂肱关节正常，被动外旋受限[4]。
  - 钙化性肌腱炎是一个例外，可在X线片上看到。
- 主要有两种类型的粘连性关节囊炎会导致活动受限，这可以通过关节镜下松解安全地解决：
  - 原发性粘连性关节囊炎(特发性)。
  - 继发性粘连性关节囊炎。
    - 内部因素：
      - 例如，与肩袖疾病、钙化性肌腱炎、肱二头肌肌腱炎、肩关节既往手术史或肱骨近端骨折有关。
    - 外部因素：
      - 盂肱关节外的远处或局部异常，如同侧乳房手术、颈神经根病变、肱骨干骨折史、肩胛胸关节异常、肩锁关节炎或锁骨骨折。
    - 系统性因素：
      - 与糖尿病、不太常见的甲状腺功能亢进、甲状腺功能减退、肾上腺功能减退甚至心肌梗死等疾病有关。
- 肩关节僵硬可由关节内粘连、关节囊挛缩、肩峰下粘连和三角肌下粘连引起。
- 治疗肩关节僵硬的基本原则是确认导致僵硬的解剖区域，并以可控的方式松解该区域的特定结构。
  - 对解剖学的充分理解是恢复运动与避免伴随肌腱和神经损伤的关键。

解剖

- 肩关节运动主要发生在两个界面上：
  - 盂肱关节。
  - 肩胛胸壁关节。
- 总体来说，盂肱关节与肩胛胸壁关节活动度的正常比值为2:1，大多数上举通过盂肱关节完成。
- 关节囊韧带结构有助于肩关节的稳定，在非病理状态下，极端运动时起约束作用。

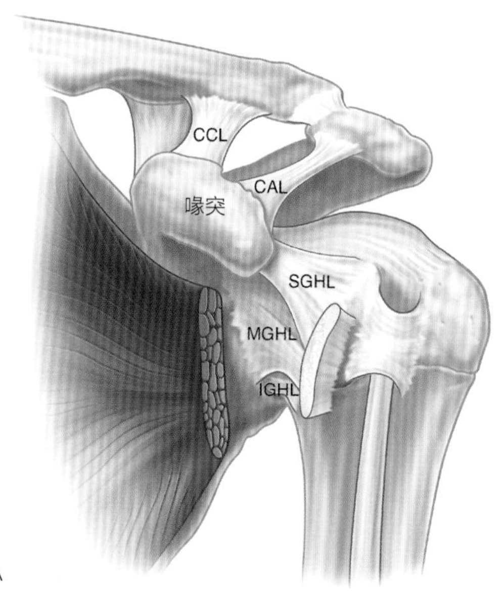

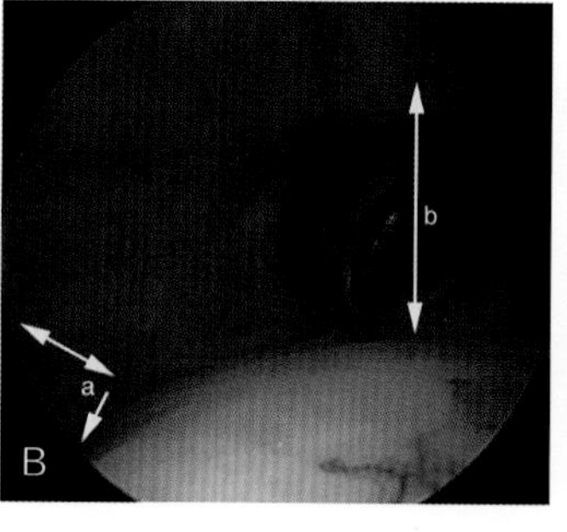

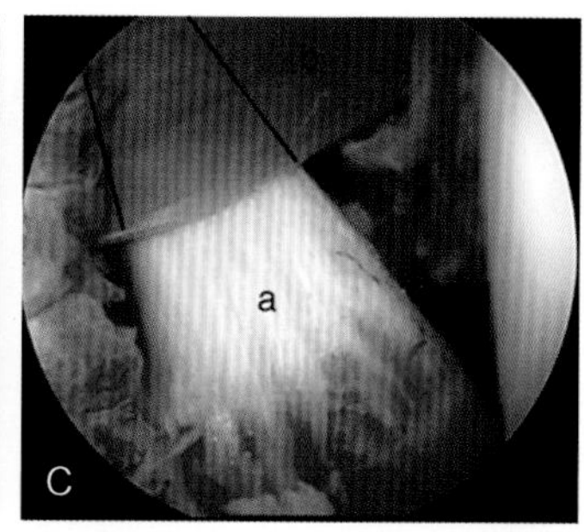

图1 A. 增厚的关节囊为盂肱韧带。在正常状态下，极度活动时其起到生理性约束作用。*CCL*，喙锁韧带；*CAL*，喙肩韧带；*SGHL*，盂肱上韧带；*MGHL*，盂肱中韧带；*IGHL*，盂肱下韧带。B. 纤维束存在于肩峰与肩袖之间的肩峰下间隙（*a*），及三角肌与肩袖或肱骨之间的三角肌下间隙（*b*）。这些结构可以限制肩袖的偏移，从而约束主动和被动活动范围。C. 腋神经穿过肩胛下肌的浅面，然后紧贴肩胛下肌下缘转向后方。只要能看到肩胛下肌，前方关节囊松解就是安全的。

- 关节囊内的许多区域增厚，包括盂肱韧带（图1A）：
  - 盂肱上韧带。
  - 喙肱韧带。
  - 盂肱中韧带。
  - 盂肱下韧带复合体。
    - 前束。
    - 腋襞。
    - 后束。
- 肩袖间隙是位于冈上肌腱前缘和肩胛下肌上缘之间的三角形区域。它包括盂肱上韧带和喙肱韧带。
- 肩关节运动时，随着肩袖和三角肌的拉长和缩短，盂肱韧带和关节囊随之收紧和松弛。
  - 三角肌和肱骨（三角肌下）之间存在一个间隙，当瘢痕形成时，可以约束肩关节的活动。
  - 肩袖和肩峰之间存在一个间隙，通常由肩峰下滑囊占据。
  - 这个界面上的瘢痕组织和粘连可以限制肩袖的偏移，从而限制肩关节的活动（图1B）。
- 关节镜下松解关节囊治疗僵硬时，保留区域附近或与之相连的一些结构非常重要。
  - 肩胛下肌腱位于盂肱中韧带浅面。肩胛下肌上2/3位于关节内。
  - 肱二头肌腱穿过肩袖间隙。
  - 腋神经与肩胛下肌下缘相邻，然后与盂肱下韧带和关节囊并行，从四边孔穿出（图1C）。
- 后方关节囊位于关节盂后方，覆盖层次分明的肩袖。
  - 后方肩袖肌腱和关节囊并行，外观无法辨别。
  - 应紧贴关节盂行后方关节囊松解，以避免肩袖肌肉和肌腱断裂。
- 特定关节囊区域和韧带的挛缩与特定的临床活动受限相关。因此必须在术前确定，以指导关节镜下松解（表1）。

发病机制

- 肩关节僵硬可以是原发的，也可以是继发的。
  - 原发性僵硬常被称为粘连性关节囊炎。
    - 粘连性关节囊炎，也被称为冻结肩，可能是特发性的，女性更为常见。
  - 继发性僵硬是外伤或肩部手术后瘢痕形成和粘连造成的，由软组织破裂、细胞因子释放及损伤后机体炎症反应导致。
    - 继发性僵硬也可以是医源性的，如Putti-Platt或Magnuson-Stack术后所致。
- 冻结肩的发病机制分为三个阶段（表2）。这些阶段作为一个连续体共存，每个患者发病时间多变。

自然病程

- 虽然继发性肩关节僵硬的自然病程使大家普遍接受非手术治疗的持久性和难治性，但粘连性关节囊炎（原发性和继发性）的时间进程和最终疗效仍存在争议。
- 最近的报告显示，未进行手术干预，除粘连性关节囊炎患者50%有持续性症状外[2]，随访患者39%～76%存在活动受限[3,11,13]。
- 粘连性关节囊炎病程很长，症状平均持续时间为30个月[13]。
- 活动范围受限与疼痛之间呈弱相关。
  - 有些患者疼痛严重，但活动范围接近正常。
  - 有些患者活动受限非常严重，但没有疼痛。
- 在一项研究中，超过50%的粘连性关节囊炎患者活动受限，但只有7%的患者功能缺陷[13]。
- 活动受限或疼痛对每个患者生活质量的影响很大程度上取决于患者的功能需求。
- 与特发性粘连性关节囊炎相比，糖尿病患者粘连性关节囊炎往往更持久，非手术治疗效果差。

表1 特定关节囊韧带区域挛缩及其对肩关节运动的影响

解剖部位	肩关节运动受限
肩袖间隙（盂肱上韧带和喙肱韧带）	肩关节内收外旋
盂肱中韧带	中度外展时外旋
盂肱下韧带（前束）	外展90°时外旋
下方关节囊	外展和前屈
后方关节囊和盂肱下韧带（后束）	内旋

表2 冻结肩的发病机制

阶段	表现	持续时间
冰冻或炎症期	逐渐出现疼痛，随疼痛加重出现活动受限	6周～9个月
冻结期	疼痛逐渐缓解但僵硬仍然存在	4～9个月或更长
解冻期	肩关节活动逐渐恢复正常	5～26个月

病史和体格检查

- 特发性粘连性关节囊炎患者常否认外伤史，但会主诉隐匿性疼痛，物理治疗难以治愈且出现在活动受限之前。
- 继发性粘连性关节囊炎患者常有外伤、手术或内科合并症的病史。
  - 骨折或长期固定的病史。
  - 以前的手术，包括肩袖修复、关节囊移位、Putti-Platt、Bristow-Latarjet、开放性关节盂植骨、骨折切开复位内固定等，都应记录为可能导致僵硬的原因。
  - 应该记录合并症，包括糖尿病和甲状腺疾病，因为它们与粘连性关节囊炎有关。
- 肩关节僵硬患者的症状包括：
  - 活动受限转变为功能受限。
  - 运动时疼痛弧。
  - 由于"非出口"撞击，疼痛常放射到三角肌区[6]。
  - 由于盂肱关节活动受限，肩胛周围疼痛可转移到肩胛胸壁关节。
  - 肩胛胸壁活动增加导致肩锁关节疼痛。
- 必须对患肩进行全面检查，以记录任何伴随的病变。体检方法包括：
  - 被动活动范围检查：将结果与对侧进行比较。应始终与主动活动范围受限进行比较。
    - 评估前上方关节囊：被动内收外旋受限提示前上方关节囊在肩袖间隙处挛缩。
    - 评估前下方关节囊：被动外展外旋受限提示前下方关节囊挛缩。
    - 评估下方关节囊：被动屈曲外展受限提示下方关节囊挛缩。
    - 评估后方关节囊：通过记录假想的水平面和手臂轴线之间的角度来测量过胸内收。被动内旋受限提示后方关节囊挛缩。
  - 应检查肩关节有无既往手术史、外伤、畸形和萎缩。
  - 应手动检查肩袖和三角肌。
  - 无论是坐位还是仰卧位，应注意所有平面的主动和被动活动范围。应该从患者的前方和后方观察肩关节的活动。
  - 评估仰卧位的活动范围可控制代偿性肩胛胸运动和腰椎倾斜，从而获取更准确的检查结果。
  - 被动和主动活动受限范围相等提示粘连性关节囊炎。
  - 主动活动范围受限大于被动提示肩袖或神经损伤。
  - 被动活动范围整体受限是粘连性关节囊炎的典型表现，而在一个平面上的活动范围受限通常归因于术后瘢痕或创伤。
  - 利多卡因关节内注射试验：盂肱关节注射前，应记录各平面的被动和主动活动范围。注射后再次评估，应注意疼痛缓解后的任何改善。疼痛减轻后，可以更准确地评估活动范围。注射后活动范围增加表明活动受限是由粘连和软组织挛缩引起的，而不是由非出口撞击或症状性肩锁关节引起的疼痛导致。当出现滑膜炎时，注射也可用于早期粘连性关节囊炎的治疗。关节内注射也可与肩峰下注射相结合[11]。

影像学和其他诊断性检查

- 常规放射学检查应包括肩关节中立、内旋、外旋的前后位以及肩胛骨Y位和腋位片。
  - 常发现废用性骨量减少。
  - 伴随的发现可能包括钙化性肌腱炎或先前手术的金属内固定物（如切开复位内固定、Putti-Platt术）（图2）。
- 当怀疑肩袖撕裂或其他软组织紊乱时，行MRI检查。
- 笔者通常不做关节造影或实验室检查以明确粘连性关节囊炎的诊断。

鉴别诊断

- 盂肱关节炎。
- 肩锁关节炎。

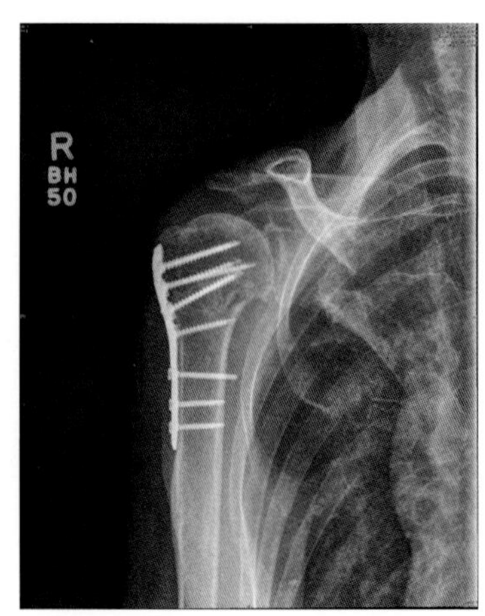

图2 X线片上的金属内固定物有助于指导治疗。在这种情况下，肱骨近端骨折采用切开复位内固定治疗后，三角肌下间隙可能出现粘连。

- 肩袖肌腱炎。
- 肩峰下或三角肌下滑囊炎。
- 肱二头肌肌腱炎。
- 钙化性肌腱炎。
- 化脓性关节炎。
- 肩袖撕裂。
- 痛风或晶体性关节病。

非手术治疗

- 对于继发性肩关节僵硬的患者，可以尝试非手术治疗，但通常不成功。
- 适用于原发性和继发性粘连性关节囊炎患者僵硬时间<4～6个月或未经治疗者。
- 非甾体抗炎药用于缓解疼痛，由于阿片类药长期使用会导致依赖性，因此应避免使用。
- 粘连性关节囊炎早期注射治疗有利于控制疼痛。
    - 连续关节内注射三次可以缓解疼痛。关节内注射通常也用来诊断，可以减轻疼痛，但不改善活动受限[10,12]。
    - 可以进行成对注射(肩峰下和关节内注射)[14]。
- 在理疗师的指导下，主动辅助的活动范围训练集中于关节囊挛缩的拉伸，5～10分钟/次，1天4或5次[7]。另一种为训练前后冰敷和热敷可使患者舒服，但通常在炎症期或冰冻期不太有效。

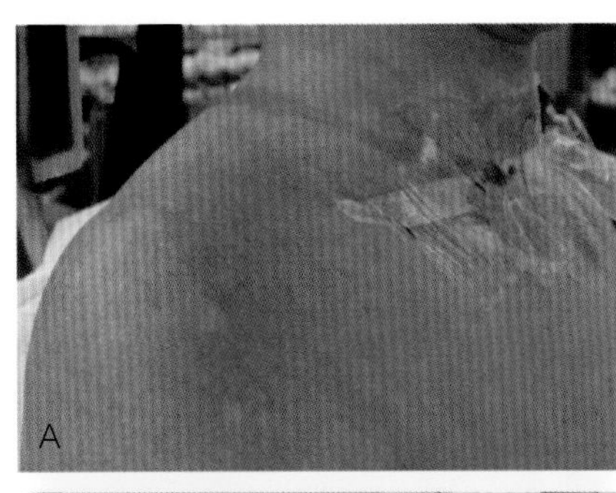

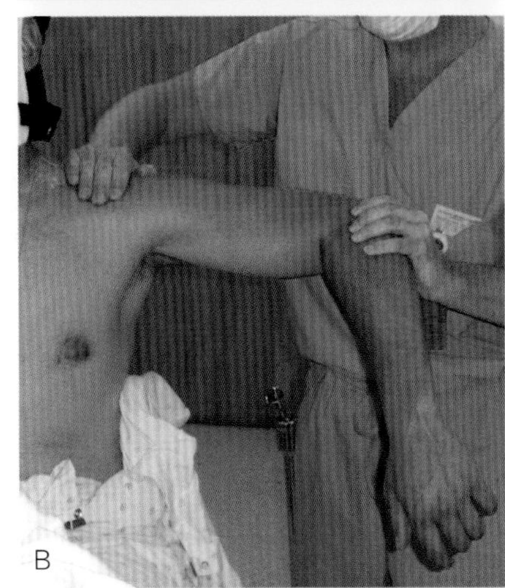

图3 A. 术前建立肌间沟导管，在术中提供肌肉麻痹和疼痛控制，并用于关节镜松解术后48小时持续疼痛控制。B. 麻醉下检查被动活动范围，以指导关节镜下松解。检查者用一只手控制住肩胛骨，以避免引起肩胛胸壁活动。

手术治疗

- 粘连性关节囊炎早期，不应尝试手术干预。手术可能会适得其反，并因大量瘢痕形成而导致活动受限。
- 一旦疼痛只出现在运动终末，而不是整个运动弧，就需要对继发性或原发性粘连性关节囊炎进行手术治疗。
    - 笔者倾向于活动范围增加时继续非手术治疗，建议只有当患者的活动范围平稳时才进行手术。
- 关节镜松解结束时，笔者更喜欢在麻醉下以可控的方式行手法松解，而不单纯行手法松解或关节镜评估和松解之前行手法松解。

术前计划

- 反复阅片，并关注伴随的病变。
    - 应关注肩袖撕裂，因为修复会影响术后治疗和手术时机。
    - 应注意盂肱关节炎。这些患者可能从关节镜下松解中获益，但其结果受盂肱关节协调性的影响。
- 除非有禁忌证，笔者会使用一个肌间沟留置导管进行局部麻醉(30～40 mL 1.5%甲哌卡因和0.5%布比卡因组合)，为术中以及关节镜下关节囊松解术后48小时内提供肌肉麻痹和疼痛控制(图3A)。
    - 这对于术后治疗至关重要，并且证明是有效和安全的[5,16,17]。在术后肌间阻滞麻醉下，允许患者在48小时内行强化物理治疗。
- 麻醉下检查活动范围来评估前上、前下、下方、后方关节囊，以指导关节囊松解的重点(图3B)。

体位

- 患者仰卧于手术台上，取沙滩椅位。
- 麻醉下查体后，肩部广泛消毒，铺巾前方至喙突内侧，后方至肩胛骨内侧缘。
- 消毒整个手臂，然后将其放入液压手臂支架(蜘蛛臂，Tenet Medical Engineering, Inc., Calgary, Canada)(图4)。这就省了一个助手来把持手臂。

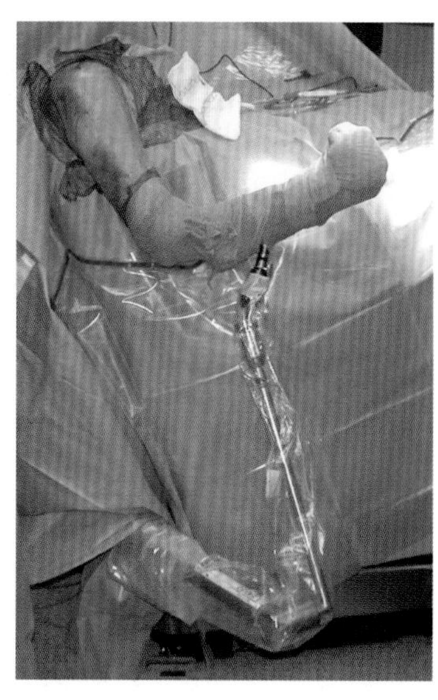
图4　使用液压臂架（蜘蛛臂）固定手臂，不需要助手固定。

建立入路

- 关节镜下关节囊松解的挑战在于进入挛缩的关节，同时避免医源性关节损伤（技术图1A）。
- 笔者建立的后方关节镜入口比通常略高些（技术图1A～C）。
- 18号腰穿针插入关节，并用无菌生理盐水灌注（通常为挛缩的关节内10～15 mL）（技术图1B）。
  - 观察到腰穿针内生理盐水回流可以确认进入关节。
  - 这一步骤可确保入口部位，并扩张关节，从而降低医源性关节损伤的风险（技术图1F）。

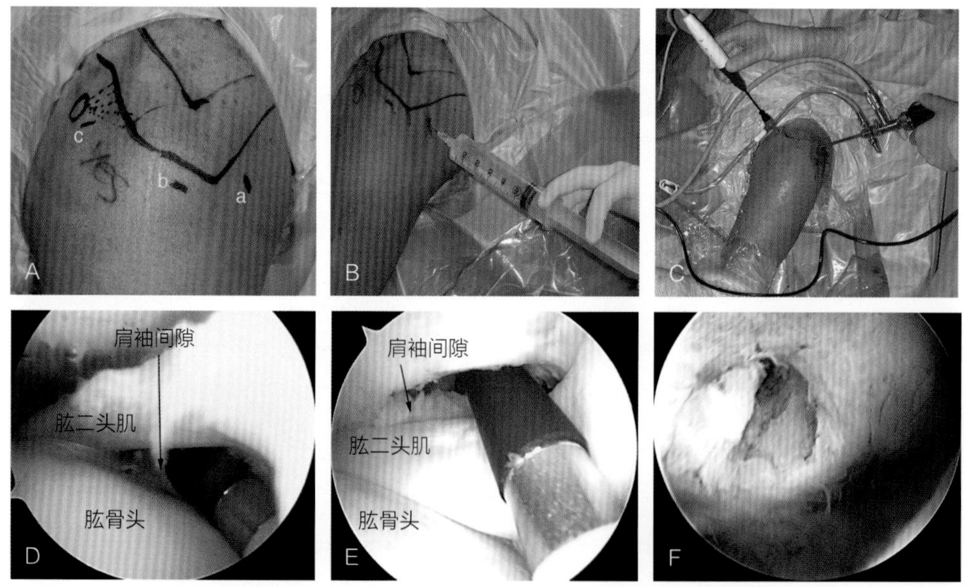

技术图1　通常很难进入具有明显关节囊挛缩和瘢痕的肩关节。A. 后方入路（*a*）的部位高于平时位置，以降低医源性关节损伤的风险。用18号腰穿针由外向内建立外侧（*b*）和前方（*c*）入路。B. 将无菌生理盐水注入盂肱关节。引起关节扩张，从而降低医源性关节损伤的风险，并确定入路的部位。生理盐水从腰穿针回流以确保进入了关节，而不是软组织。C. 关节镜从后方入路探查前方关节囊，前方套管置入射频去除滑膜并创造一个潜在的操作空间。D. 通常在肱二头肌或其上方的前方入路插入套管。E. 向下牵拉肱二头肌，射频消融肩袖间隙以松弛关节，并进一步向下松解。F. 如图所示，视野不清强行进入可能导致明显的骨软骨损伤。

- 11号刀片在进针点做切口，关节镜镜鞘进入盂肱关节。
  - 镜鞘内生理盐水回流确认进入关节。
- 关节镜置于后方入口，腰穿针插入喙突外侧，通过肱二头肌下方和肩胛下肌上方的肩袖间隙。
- 11号刀片做切口，然后将一根6 mm的套管插入该入路。
- 将射频装置穿过套管，用于去除遮挡视野的滑膜和软组织（技术图1C～E）。有时可能需要使用射频穿透增厚的关节囊以完成入路的制备。笔者发现最好不要使用尖钩样器械，因为当试图刺穿挛缩的关节囊时，会出现尖端断裂的情况。可用常规射频打开关节囊，然后换尖钩样器械切除关节囊。

前方关节囊松解

- 可以用射频装置、刨刀或关节镜篮钳来切除挛缩和增厚的关节囊。
  - 笔者更喜欢使用钩尖样射频来避免出血，以可控的方式进行切除，并可获得邻近肌肉和神经的电刺激反馈。
  - 一旦在关节囊中形成前缘，就可以使用关节镜篮钳（技术图2A、B）。
- 在粘连性关节囊炎中，关节囊通常比正常的2 mm厚1 cm。
- 系统地切除前方关节囊。
- 肩袖间隙关节囊位于上方的肱二头肌和下方关节内的肩胛下肌之间，包括盂肱上韧带和喙肱韧带（技术图2C）。
- 首先切开（切除）肱二头肌腱下方的关节囊组织（技术图2D）。
- 关节囊组织向下松解，直到肩胛下肌上缘，从而松解肩袖间隙及其内容物（技术图2E）。
- 然后，使用一根转换棒钝性分离关节囊与肩胛下肌深面，以创建一个明确的间隙。此处关节囊即盂肱中韧带（技术图2F）。
- 然后分离关节囊与覆盖其表面的肩胛下肌至6点钟位置（技术图2G）。
  - 轻轻的外旋可以使关节囊承受额外的张力，以便于切除。
- 只要看到肩胛下肌，腋神经就没有危险（见图1C）。
- 置入刨刀从内到外切除关节囊组织，以提供足够的间隔（10 mm），并防止关节囊组织在收缩位置的愈合。

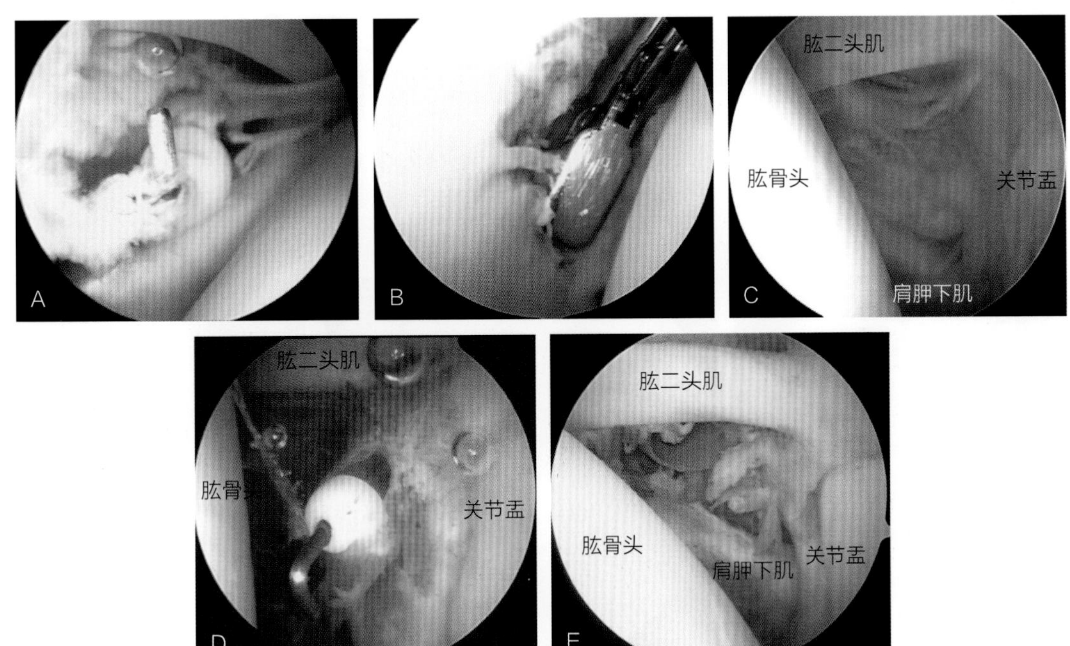

技术图2　A、B. 通过（A）射频或（B）关节镜篮钳切除关节囊。C. 肩袖间隙是位于冈上肌和肩胛下肌之间的关节囊部分。关节镜下可见肱二头肌、肩胛下肌、肱骨头和关节盂。D. 从外侧切开肩袖间隙的关节囊，平行于关节盂，从肱二头肌下方开始。E. 从肱二头肌下方到肩胛下肌腱的前缘切开关节囊。

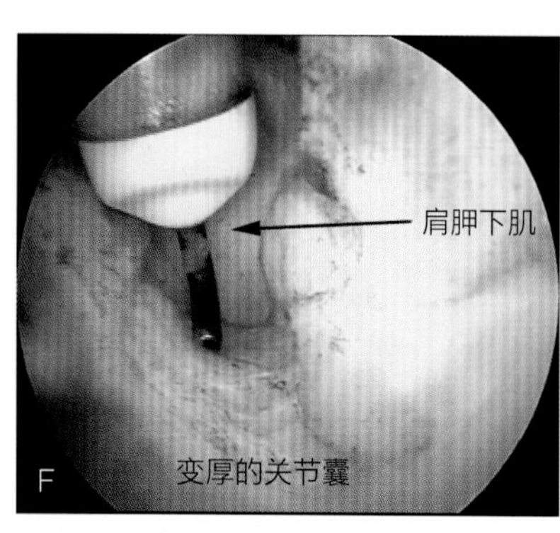

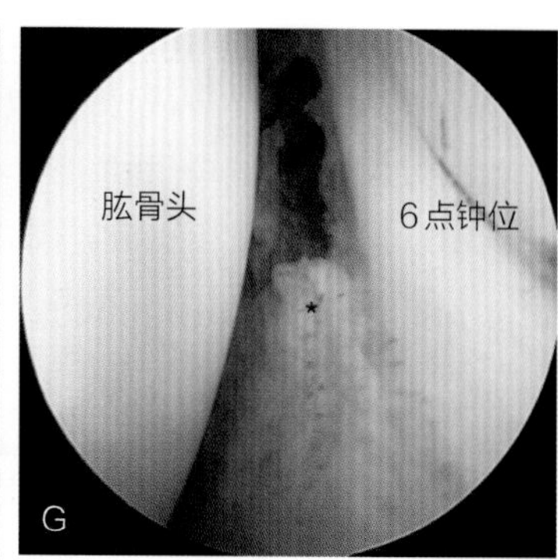

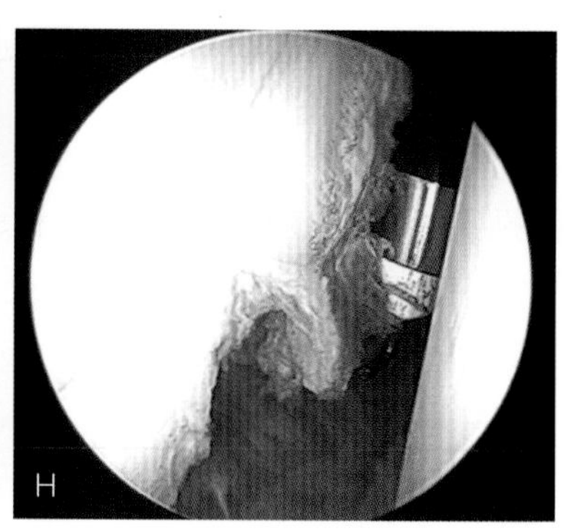

技术图2（续） F. 钝性内芯或交换棒钝性分离深面的关节囊与浅面的肩胛下肌腱前方。射频消融分离关节囊。G. 将前方关节囊（星号）分离到6点钟位置。H. 分离下方关节囊和盂肱下韧带以完成松解。

后方关节囊松解

- 某些患者可能出现不连续、孤立的内旋受限，这通常是痛苦的，常见于Warner等[15,16]所述的非出口撞击症状患者。对这些患者和全关节囊挛缩患者，特别注意松解后方关节囊是非常必要的。
- 关节镜通过前用6 mm套管置入。
  - 灌注液从前方套管注入。
  - 交换棒从后方入路穿过关节镜镜鞘进入关节(技术图3A)。

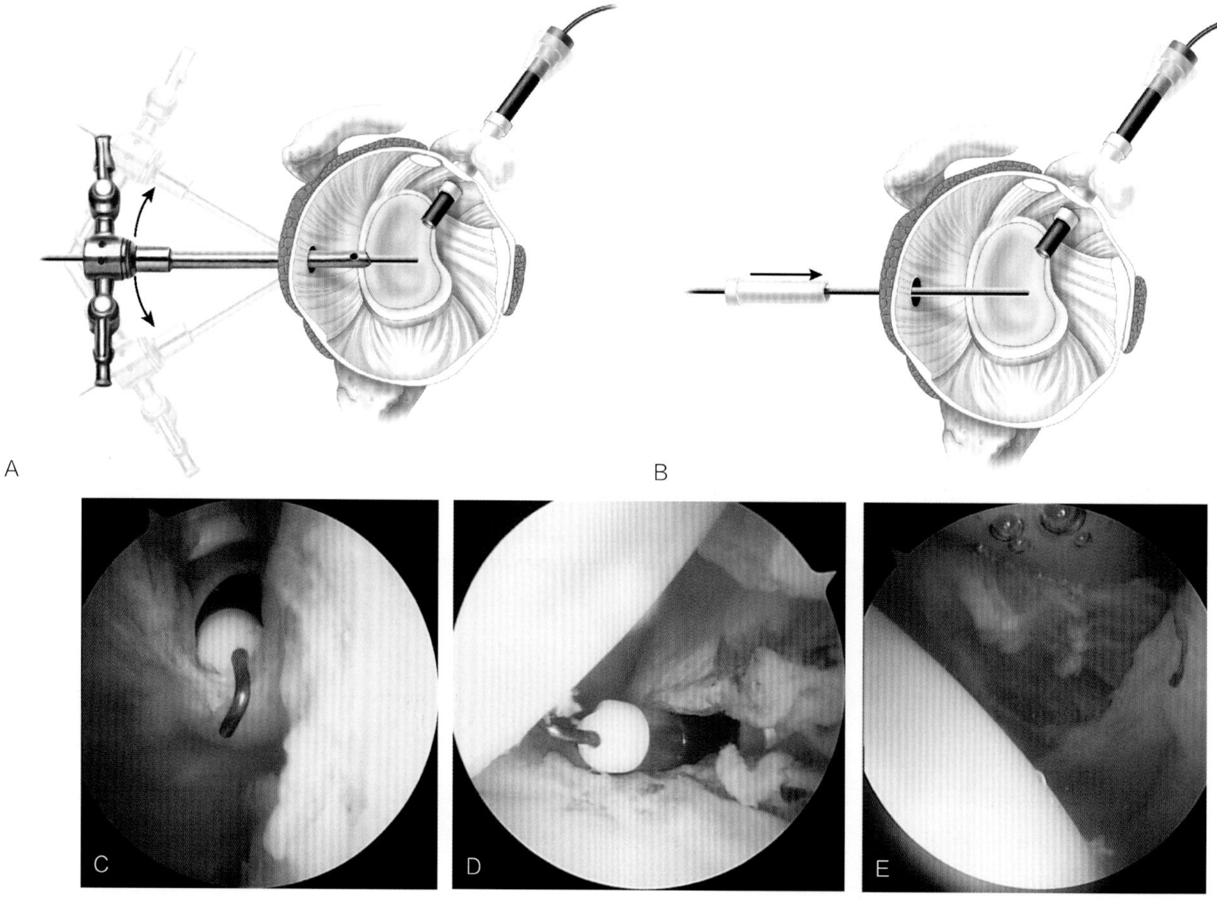

A

B

C

D

E

技术图3 A. 前方套管置入关节镜以探查后方关节囊。通过关节镜镜鞘将一根交换棒放在后方，前方套管注入灌注液。B. 从后方经交换棒插入一根6 mm的光滑套管，以便于松解后方关节囊。C. 用射频电刀通过后方套管松解后方关节囊，注意关节囊增加的厚度。D. 如有必要，可将套管抽回，以便与电刀成更好的角度。E. 关节囊松解到8点钟位置。

- 通过后方入路的交换棒，将关节镜镜鞘更换为一根6 mm的套管（技术图3B）。
- 尖钩样射频装置通过套管，将后方关节囊从肱二头肌长头的正后方松解到8点钟位置（技术图3C～E）。
- 用刨刀进一步切除内侧和外侧的组织，留下一个10 mm的无关节囊间隔。关节囊与冈下肌紧密相连，应在遇到该肌肉时终止松解。

下方关节囊松解

- 下方关节囊松解的必要性一直是术者们争论的焦点，一些学者认为关节镜下盂肱关节囊松解成功与否取决于下方关节囊的完全切开[8]。
- 笔者常规松解下方关节囊。
- 关节镜保持在前方入路，通过后方入路使用尖钩样射频装置将下方关节囊和盂肱下韧带后束分开，完成从8点钟到6点钟位置的松解，前方松解和后方松解会师（技术图2H）。
- 腋神经邻近下方关节囊和盂肱下韧带是一个问题。研究表明，下方松解时手臂最安全的位置是外展和外旋[8]。
- 此外，应紧贴下方关节囊关节盂止点进行松解。
- 在使用射频分离下方关节囊时，如果出现明显的三角肌挛缩，提示邻近腋神经，一种选择是在该处进行操作以完成下方松解，而不继续使用射频。
- 另一种松解下方关节囊的方法是用篮钳将关节囊与下方组织分离，而不是用射频将关节囊分开。通常最容易的方法是从前方入路探查，后方入路使用篮钳。

肩峰下和三角肌下滑囊关节镜技术

- 肩袖修复和骨折内固定后，肩胛下和三角肌下瘢痕和粘连很常见。
- 在粘连性关节囊炎的病例中，往往存在肩峰下滑囊炎。
- 常规评估肩峰下间隙和三角肌下间隙的滑囊炎和粘连。
- 关节镜通过后方入路进入肩峰下间隙，随之向下至肩峰后方。
- 前方入路置入6 mm光滑套管（技术图4A）。
- 通过前方套管置入射频，与关节镜头会合，开始进行肩峰下减压，直到与外侧三角肌相邻的空间没有粘连为止。

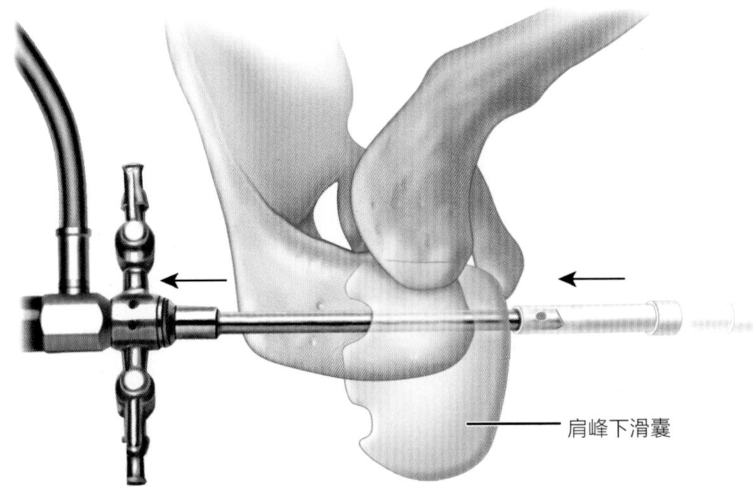

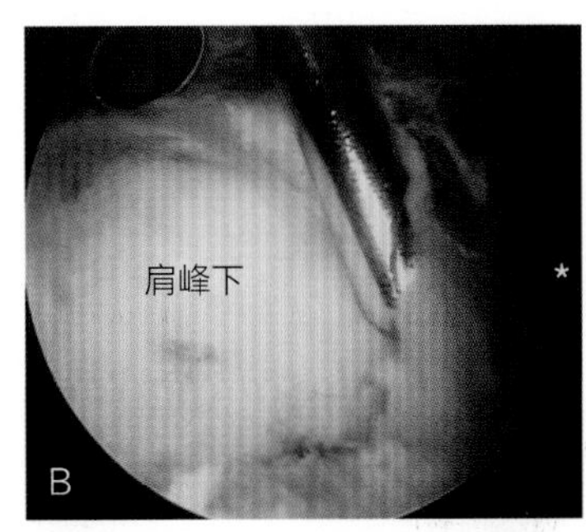

技术图4　A. 关节镜镜鞘和钝性内芯作为一个整体通过肩胛下间隙，从先前制作的前方入路穿出。关节镜头更换鞘内的内芯，在镜鞘和镜头尖端放置一个6 mm的套管。将两者均撤至肩峰下，在关节镜视野内，用射频装置清理增厚的软组织。B. 使用刨刀和射频设备，将瘢痕和滑囊从肩峰下间隙和三角肌下间隙（星号）去除。松解肩袖与肩峰和三角肌之间的粘连。

TECHNIQUES

- 然后用腰穿针定位外侧入路。
- 11号刀片制作外侧入路，并将一根6 mm的套管置入肩峰下间隙。
- 可以交替使用前方和侧方套管来实现充分的肩峰下减压。
- 松解肩峰和肩袖之间的间隙，以及外侧三角肌和肱骨近端之间的间隙，这都是必要的（技术图4B）。
- 如果需要，可以行肩峰成形术，尽管在原发性粘连性关节囊炎的病例中通常不需要。

麻醉下松解术后手法松解

- 麻醉下手法松解前评估活动范围，以确定哪些结构需要额外松解。
- 无菌敷料包扎，去除铺巾，固定肩胛骨。
- 关节囊松解术后的手法松解需要的力要小得多，因此骨折的风险要低得多。
- 一只手固定肩胛骨，另一只手牢牢抓住肘部以上的肱骨（技术图5）。
- 操作顺序：
    - 内收外旋。
    - 外展。
    - 外展外旋。
    - 外展内旋。
    - 屈曲。
    - 内收内旋。

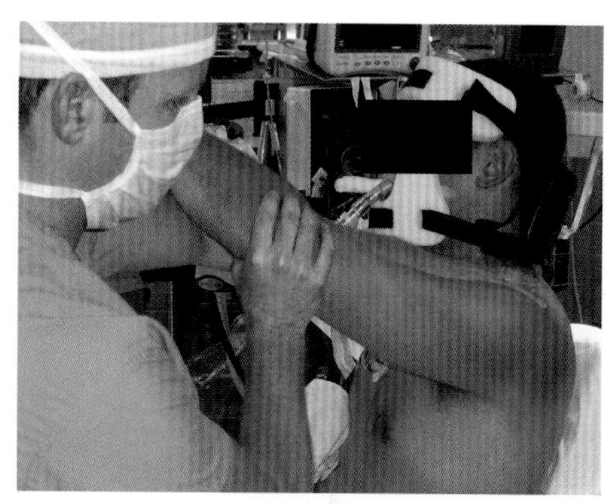

技术图5　关节镜下松解术后，去除覆盖物，在麻醉下行轻柔的手法松解。

要点与失误防范

止血	• 在关节囊松解过程中，视野清晰至关重要。笔者常规在生理盐水袋中加入肾上腺素。此外，笔者依靠射频设备的使用，限制刨刀和关节镜篮钳的使用
关节镜进入盂肱关节困难	• 用无菌生理盐水通过18号腰穿针扩张关节，确保入路位置正确 • 通常，在肱二头肌水平的上方进入关节，最初松解该间隙可使关节松弛，从而改善视野
肩峰下间隙视野不清和致密瘢痕下建立入路困难	• 以下顺序有助于进入肩峰下间隙，安全减压，以及粘连的松解： ○ 关节镜镜鞘（及内芯）通过邻近肩峰后方穿过后方入路，朝向前方入路 ○ 镜鞘与肩峰相邻，镜鞘和内芯穿过已有的前方入路 ○ 移除内芯，关节镜固定在镜鞘内（镜头和镜尖端从前方入路退出） ○ 6 mm的套管放在镜鞘尖上 ○ 在控制状态下，将关节镜退至肩峰下间隙，同时套管维持在镜鞘尖，随之进入肩峰下间隙 ○ 在套管中放置射频装置，同时退离镜鞘1～2 mm ○ 现在关节镜可以以可控状态观察射频设备，并进行安全减压，而不是在致密的瘢痕和滑囊中盲目操作

术后处理

- 术后，立即将手臂行简单的吊带悬吊，肩关节放在冷敷袖套中。
- 患者可住院48小时，根据疼痛程度，通过预置的肌间沟导管以10～20 mL/h的速度连续输注0.1%布比卡因。
- 术后第1天上午，由物理治疗师开始所有平面的被动活动度训练。1天2次。
- 患者于术后第2天下午取出留置导管后出院。
- 出院时佩戴简单舒适的吊带，但鼓励患者使用术侧肩进行日常生活活动。
- 出院后，患者立即开始门诊理疗，尽可能包括拉伸和水疗：
    - 1周5天，持续2周。
    - 1周3天，持续2周。
    - 1个月时，治疗方案转变为家庭康复计划。
    - 只有活动度恢复时，才能使用弹力带和重物进行肌力训练。笔者偏向于在获得全活动度之前不进行肌力训练。

预后

- 多项研究表明，关节镜下关节囊松解术治疗肩关节僵硬是有效的。
- 在一项平均随访33个月的研究中，最后随访，最终活动度为对侧的93%，而术前为41%，健康状况（SF-36）和手臂功能显著改善[6]。
- 长期随访表明，关节囊松解术后疼痛和功能改善得以维持甚至加强。在一项平均随访7年（5～13年）的研究中，Le Lievre和Murrell[9]报道，研究中所有49个肩关节在疼痛频率、严重程度、患者自诉的肩部功能、僵硬程度和完成活动的困难等方面与最初的表现相比（$P<0.001$）和与1年随访评估相比（$P<0.01$至$P<0.001$）均显著改善，与对侧肩相比，肩关节活动度也有所改善（$P<0.001$）[9]。
- Warner等[16]报道，关节镜下松解术治疗23例特发性粘连性关节囊炎患者，活动范围（较对侧正常肩关节的活动范围在7°以内）有显著改善。所有患者肩部用力时没有疼痛或者只是偶尔轻微的疼痛。
- Warner等[17]报道，11例术后僵硬患者，非手术治疗失败后，接受了前路或前路和后路联合关节镜下关节囊松解术治疗，在所有平面上的活动范围都明显增加。
- 关节镜下后方关节囊松解术有效地治疗了非出口撞击合并后方关节囊挛缩，9例患者中除1例外，其余患者平均改善外展90°，内旋37°，疼痛减轻[15]。
- Beaufils等[1]研究表明，无论肩关节僵硬的原因是什么，关节镜下关节囊松解术都能有效地改善活动度。尽管与粘连性关节囊炎相比，术后僵硬的松解术缓解疼痛效果较差。

并发症

- 腋神经损伤。
- 肩袖肌腱断裂。
- 医源性软骨损伤。
- 麻醉下手法操作时骨折或脱位。
- 僵硬复发。

（谢国明 译，陈云丰 审校）

参考文献

[1] Beaufils P, Prevot N, Boyer T, et al. Arthroscopic release of the glenohumeral joint in shoulder stiffness: a review of 26 cases. Arthroscopy 199;15:49-55.

[2] Binder A, Bulgen DY, Hazelman BL. Frozen shoulder: a long-term prospective study. Ann Rheum Dis 1984;43:361.

[3] Bulgen DY, Binder A, Hazelman BL, et al. Frozen shoulder: a prospective clinical study with an evaluation of the three treatment regimens. Ann Rheum Dis 1983;43:353.

[4] Bunker TD. Time for a new name for "frozen shoulder"—contracture of the shoulder. SOT 2008;31:370-373.

[5] Cohen NP, Levine WN, Marra G, et al. Indwelling interscalene catheter anesthesia in the surgical management of stiff shoulder: a report of 100 consecutive cases. J Shoulder Elbow Surg 2000;9:268.

[6] Harryman DT, Matsen FA III, Sidles JA. Arthroscopic management of refractory shoulder stiffness. Arthroscopy 1997;13:133-147.

[7] Holovacs T, Warner JP. Acquired shoulder stiffness: posttraumatic and postsurgical. In: Warner JP, Iannotti J, Flatow W, eds. Complex and Revision Problems in Shoulder Surgery. Philadelphia: Lippincott Williams & Wilkins, 2005:236.

[8] Jerosch J, Filler TJ, Peuker ET. Which joint position puts the axillary nerve at lowest risk when performing arthroscopic capsular release in patients with adhesive capsulitis of the shoulder? Knee Surg Sports Traumatol Arthrosc 2002;10:126-129.

[9] Le Lievre HMJ, Murrell GAC. Long-term outcomes after arthroscopic capsular release for idiopathic adhesive capsulitis. J Bone Joint Surg Am 2012;94:1208-1216.

[10] Lundber BJ. The frozen shoulder: clinical and radiographical observations. The effect of manipulation under general anesthesia: structure and glycosaminoglycan content of the joint capsule. Acta Orthop Scand Suppl 1969;119:1-59.

[11] Murnagham JP. Frozen shoulder. In: Rockwood CAJ, Matsen FA, eds. The Shoulder. Philadelphia: WB Saunders, 1990:837.

[12] Quin CE. "Frozen shoulder": evaluation and treatment with hydrocortisone injections and exercises. Ann Phys Med 1965;8:22.

[13] Reeves B. The natural history of the frozen shoulder syndrome. Scand J Rheumatol 1986;4:193.

[14] Richardson AT. Ernest Fletcher lecture: the painful shoulder. Proc R Soc Med 1975;68:731.

[15] Ticker JB, Beim GM, Warner JP. Recognition and treatment of refractory posterior capsular contracture of the shoulder. Arthroscopy 2000;16:27-34.

[16] Warner JP, Allen A, Marks PH, et al. Arthroscopic release for chronic, refractory adhesive capsulitis of the shoulder. J Bone Joint Surg Am 1996;78A:1808-1816.

[17] Warner JP, Allen A, Marks P, et al. Arthroscopic release of postoperative capsular contracture of the shoulder. J Bone Joint Surg Am 1997;79A:1151-1158.

[18] Zuckerman JD, Rokito A. Frozen shoulder: a consensus definition. J Shoulder Elbow Surg 2011; 20:322-325.

第53章 肱骨内上髁炎的手术治疗

Open Treatment of Medial Epicondylitis

Peter J. Evans and Sebastian C. Peers

定义

- 肱骨内上髁炎是一种发生在屈肌-旋前肌肌群起点的慢性肌腱退行性病变。
- 虽然常用“高尔夫球肘”代指此疾病，但是此疾病与球拍运动以及体力劳动之间的关系更为密切[4]。

解剖

- 屈肌-旋前肌肌群的共同起点主要位于肱骨内上髁的前面。
- 屈肌-旋前肌肌群的共同起点包括旋前圆肌（PT）的肱骨头、桡侧腕屈肌（FCR）、尺侧腕屈肌（FCU）和指浅屈肌（FDS）的一小部分。
- 掌长肌虽然也是共同起点的一部分，但是与该疾病关系不大。

发病机制

- 肱骨内上髁炎最常见于机体无法彻底修复频发的微小创伤所导致的肌腱变性，是一种退变肌腱无法自行有效愈合的病理状态。
- 肱骨内上髁炎也可见于内侧副韧带不稳定的病例，其原因在于肌-腱移行区代偿性过度载荷以动态维持肱尺关节稳定性。在此类病例中，尺神经病变也较为常见。
- 肱骨内上髁炎可累及屈肌-旋前肌肌群起点中的所有肌肉起点，但以累及旋前圆肌和桡侧腕屈肌最为常见。

自然病程

- 大多数患者通过非手术治疗症状可以缓解。
- 但是与肱骨外上髁炎相比较，肱骨内上髁炎需要手术治疗的概率更高[3]。

病史和体格检查

- 通常情况下，主诉多为前臂疼痛而非肘关节疼痛。当炎症非常明显时，炎症可穿经尺侧腕屈肌累及尺神经，引发局部激惹、远端麻木和刺痛等尺神经症状。
- 起病常较为隐匿，但患者可回想起诱发事件。
- 肱骨内上髁炎可并发肱骨外上髁炎。
- 检查方法如下：
  - 肱骨内上髁炎最常见的体征是肱骨内上髁压痛。
- 抗阻旋前试验阳性是肱骨内上髁炎敏感性较高的体征[1]。
- 关节活动受限提示关节内病变，如关节炎。
- 腕关节抗阻屈曲试验诱发症状则提示肱骨内上髁炎。
- 沿尺神经走行方向，自肘管开始直至其穿入尺侧腕屈肌，轻叩尺神经，如局部出现刺痛则应进一步完善尺神经相关检查。
- 极度屈曲肘关节，在肘管近端按压尺神经，如出现手部麻木或刺痛则应进一步完善尺神经相关检查。

影像学和其他诊断性检查

- X线片可显示屈肌-旋前肌肌群起点的钙化。
- MRI可以明确显示T2加权像中肌腱内信号的增强。绝大多数病例还伴有T1加权像中肌腱内信号的增强和（或）肌腱增厚。
  - 少数病例在肱骨内上髁或肘肌水肿处可出现T2信号增强[2]。
  - 骨膜反应并不常见[2]。
- 如果患者有尺神经症状，可行肌电图和神经传导测试等电生理检查。但是，这些检查对尺神经轻度病变敏感性较低。

鉴别诊断

- 旋前圆肌综合征。
- 内侧副韧带损伤。
- 尺神经病变。
- 关节炎。
- 颈椎神经根病变。
- 诈病。

非手术治疗

- 基本治疗措施包括避免痛性活动，以及应用冰敷和非甾体抗炎药缓解症状。
- 体力劳动时佩戴腕关节支具。
- 对依从性差的患者，可以采取物理疗法和作业疗法来监督和指导患者开展伸展训练和力量训练。

- 虽然在肱骨内上髁注射类固醇激素的局封治疗可以暂时缓解症状，但并不能缩短自然病程[5]。此外，反复的局封治疗可导致肌腱变弱或断裂，应予以避免。
  - 局封治疗还可能损伤尺神经，因此局封治疗时应格外注意尺神经的位置以及是否伴有尺神经半脱位。

手术治疗

- 少数非手术治疗失败的患者可行手术治疗。
- 严格把握手术指征可以确保手术疗效显著。

术前计划

- 做好同时处理伴发的尺神经病变的准备。必要时，应行尺神经原位松解以及皮下或肌肉下转位术。
  - 对体型偏瘦的患者，尤其是有肘关节内侧频繁撞击生活史的患者，笔者倾向于通过延长屈肌–旋前肌肌群行尺神经肌肉下转位术，原因在于屈肌–旋前肌肌群延长术对肱骨内上髁炎也有着显著疗效。
- 做好处理屈肌–旋前肌肌群撕裂或撕脱的准备。此类损伤的症状往往是突发的，表现为急性或慢性疼痛、瘀斑和肿胀。
  - 处理此类损伤的关键在于清除损伤的退变组织（图1），尽可能恢复其张力后使用周围正常的屈肌–旋前肌起点组织修复（如技术图2D所示）。

体位

- 患者取仰卧位。
- 肩部外展，上肢外旋，肘下放置软垫。
- 理想体位应该是无需助手把持，术者即可很容易地接触到患者的肘内侧部位。

入路

- 麻醉成功后，首先检查肘关节稳定性并记录。
- 手术的目的是清除屈肌–旋前肌肌群起点的退变组织，并改善局部环境以期其利于肌腱愈合。

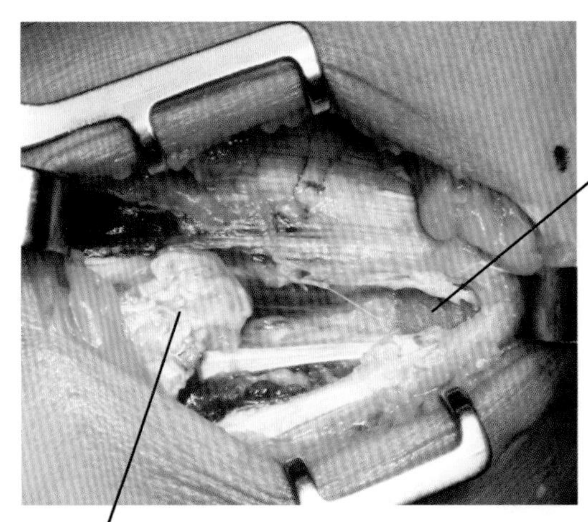

图1　屈肌总腱起点处断裂并回缩至肱骨内上髁的远端。

肱骨内上髁筋膜切除术和部分骨切除术

切口与解剖

- 切口长约3～5 cm，起自肱骨内上髁中心稍近端，沿前臂轴线向远端延长（技术图1A）。
- 剪刀钝性分离皮下组织，注意保护横贯术野的前臂内侧皮神经分支（技术图1B）。
- 轻柔地剥离皮下组织，暴露屈肌–旋前肌腱膜。
- 触诊尺神经，最大幅度活动肘关节以检查是否伴有尺神经半脱位并记录。

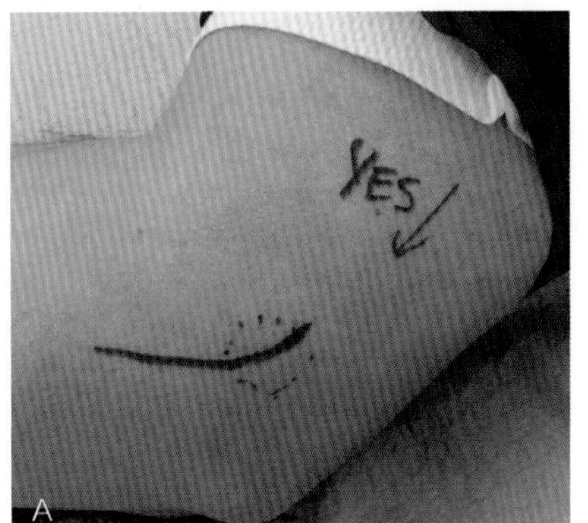

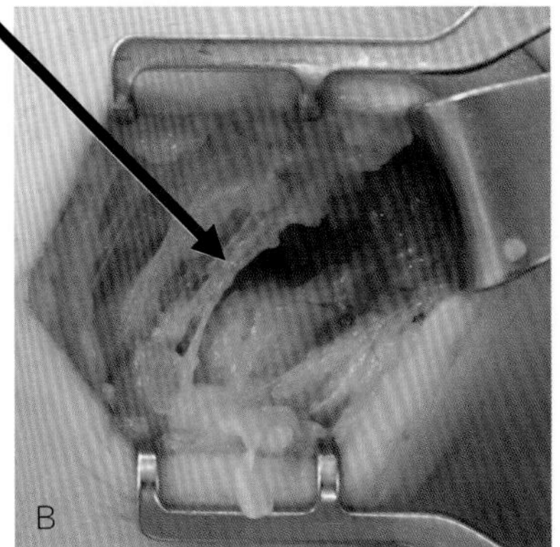

技术图1　A. 切口长约3～5 cm，起自肱骨内上髁中心稍近端。B. 找到并保护前臂内侧皮神经。

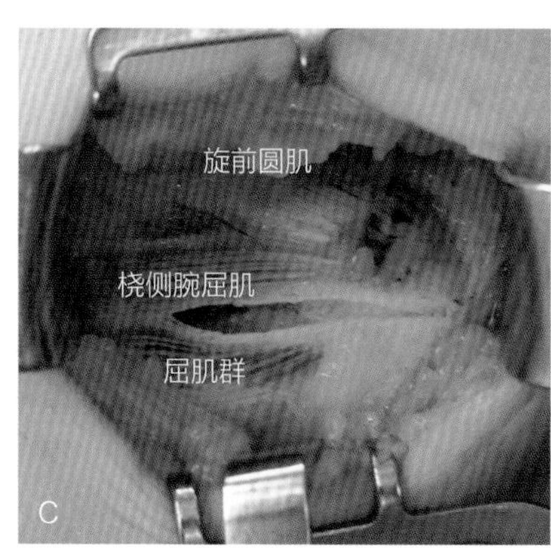

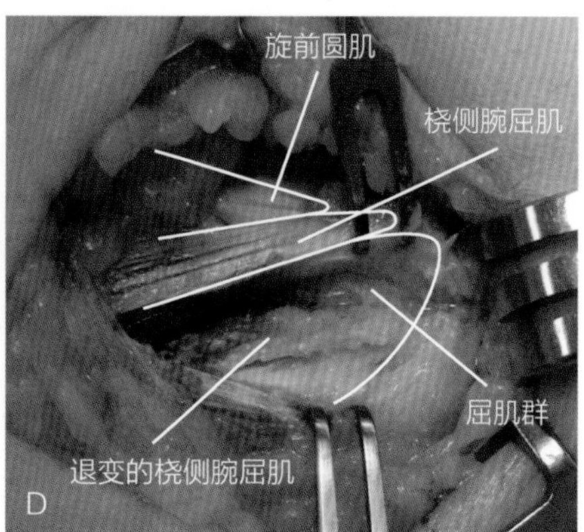

技术图1（续） C. 顺纤维走行方向劈开桡侧腕屈肌和屈肌总腱之间的间隙。D. 拉开桡侧腕屈肌，暴露深面的退变组织。

- 最常用的手术入路为旋前圆肌和桡侧腕屈肌肌间隙，需沿纤维走行方向切除该肌间隙表面附着的腱膜，以暴露肌腱起点。可以通过观察腱膜纤维走行方向辨认正确的肌间隙，旋前圆肌腱膜纤维向桡侧走行，而其他屈肌–旋前肌腱膜纤维走行偏向平行于前臂轴线。
- 可根据临床检查和术中情况调整入路方案。例如，图示为选择桡侧腕屈肌和屈肌总腱之间的间隙进入病变组织（技术图1C）。
- 随后，经选中的肌间隙暴露深层的退变组织（技术图1D）。

筋膜切除术与部分骨切除术

- 切除浅灰色、结构紊乱、黏液状的异常组织。可以使用15号刀片刮剥组织，异常组织可被刮除而正常组织仍然保持附着（即Nirschl刮痕试验）。
- 切除范围应直至正常腱性组织。
- 切除区域大致长1～1.5 cm，宽3～5 mm（技术图2A）。
- 在肱骨内上髁前部用咬骨钳做一粗糙面至骨面渗血，但不要去除骨皮质（技术图2B、C）。
- 肌腱缺损使用0号或1-0号带圆针可吸收缝线连续缝合修复（技术图2D）。
- 皮下组织使用可吸收缝线间断包埋缝合，随后皮内缝合缝皮，辅以Steri-Strips敷贴粘贴（技术图2E）。

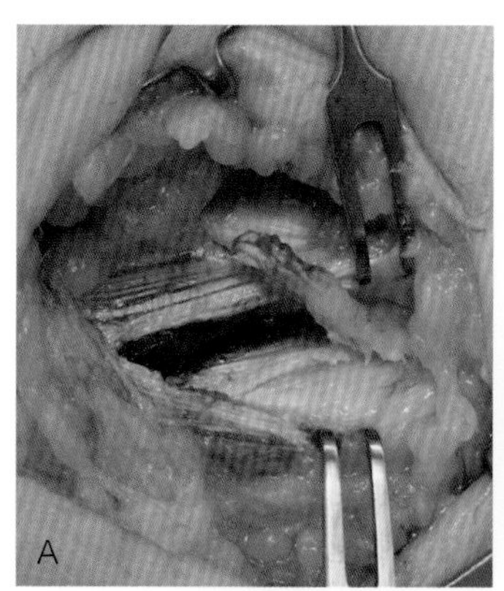

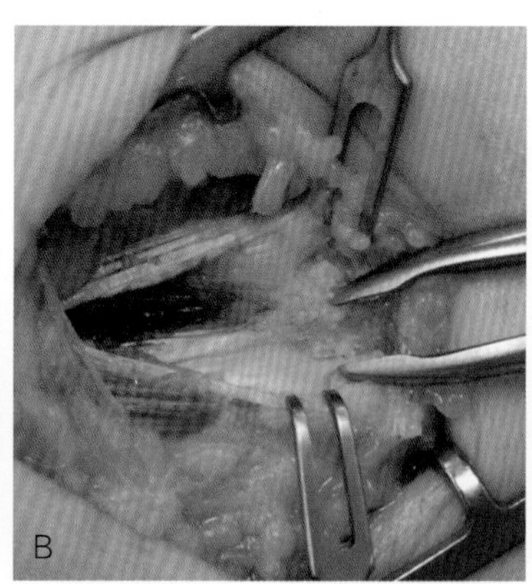

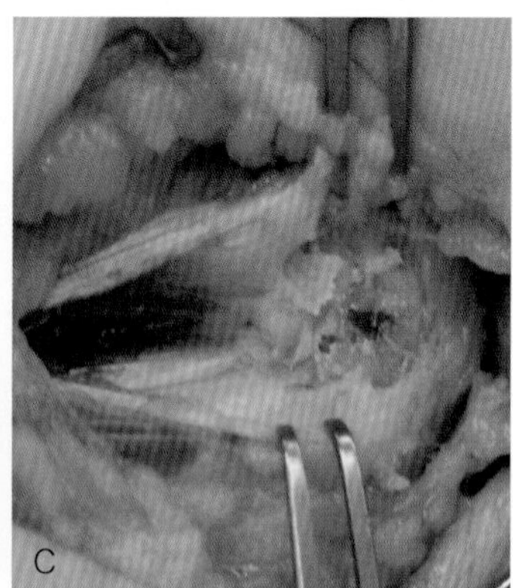

技术图2 A. 切除退变组织。正常组织无法被15号刀片刮除，依然保持附着。B. 用刀片或咬骨钳彻底清理肱骨内上髁前方的残留退变组织。C. 避免破坏骨皮质。

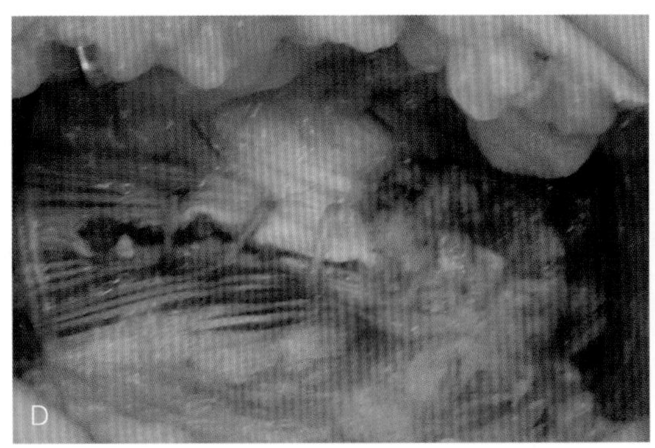

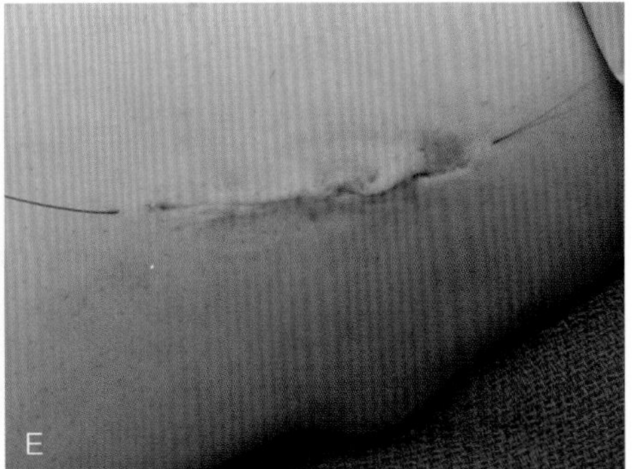

技术图2（续）　D. 0号薇乔可吸收缝线连续缝合关闭肌间隙，并将线结埋在深面。E. 3-0 Prolene缝线连续缝合关闭切口。

微创射频清理术

- 针对部分病例，可应用ArthroCare TOPAZ MicroDebrider（ArthroCare Sports Medicine Sunnyvale, CA）行微创手术。
- 手术适应证为炎症局限于屈肌-旋前肌肌群的共同起点。
- 手术禁忌证包括急性创伤、肌腱部分性或完全性撕裂、神经源性疾病以及骨与关节病变。

切口与解剖

- 切口位于压痛处，长约1.5 cm。最常见的切口始于肱骨内上髁，沿前臂轴线向远端走行。
- 暴露屈肌-旋前肌肌群止点，如前文所述的方法找寻尺神经。

射频清理术

- 将设备尖端垂直置于肌腱表面(技术图3)。
- 在炎症累及区域内，轻轻穿透肌腱至合适深度。
- 划方格样重复如上操作(即间隔5 mm左右反复穿孔)，直至覆盖全部累及区域。
- 冲洗切口，可吸收缝线间断包埋缝合皮下组织，皮内缝合缝皮，辅以Steri-Strips敷贴粘贴。

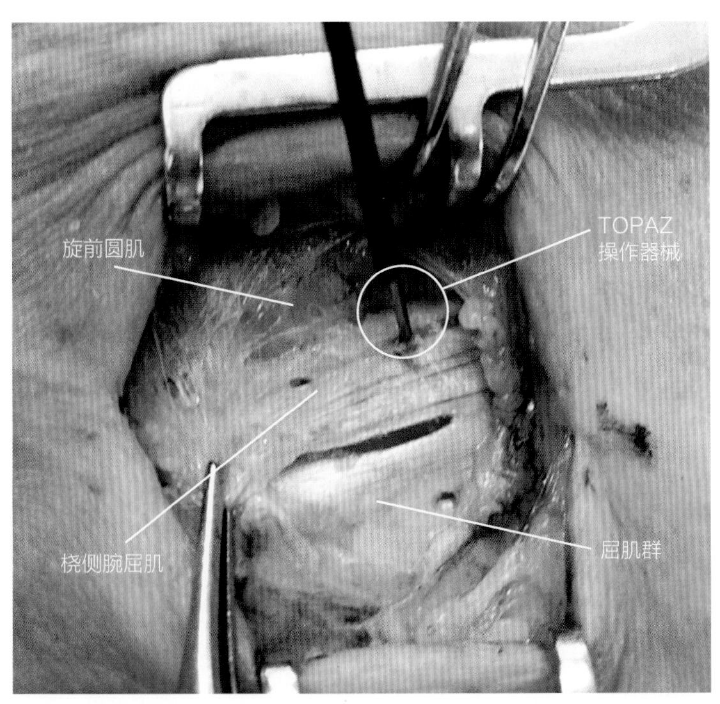

技术图3　将ArthroCare TOPAZ MicroDebrider的尖端垂直置于受累肌腱表面。该图中的受累区域是桡侧腕屈肌。

要点与失误防范

适应证	• 症状持续至少3～6个月，非手术治疗无效
合并疾病	• 尺神经激惹、神经病变、半脱位，需行解压术和前置术 • 屈肌腱起点断裂，需行清创术和修补术
未完全切除退变肌腱	• 导致预后不佳或疾病复发；如需进一步清理，则应暂缓康复计划
内侧副韧带损伤	• 该韧带位于肌腱的深面，附着在前方关节囊，但较退变肌腱偏后方，且表面光滑，而肌腱起点则表面粗糙

术后处理

- 术后伤口松软敷料包扎，可脱卸式腕关节支具固定。
- 肘部术后即可开始小范围活动，无需制动。
- 3～5日后去除敷料。患者可在支具保护下开始日常活动，每日脱卸支具数次行活动度训练。
- 避免用力过度。
- 术后6周开始使用阻力支具加强功能锻炼。
- 术后3个月去除所有限制，术后4～6个月内不应参与撞击肘关节内侧的运动。恢复全范围、无痛活动需要6～24个月。

预后

- 85%以上的患者完全恢复活动，完全无痛或偶尔有轻度疼痛。75%～85%的高水平运动员可以恢复先前的运动水平。没有或仅有轻度尺神经症状的患者，手术成功率高达95%以上[1,6]。
- 尽管伴有中度或以上尺神经症状的患者术后疗效相对较差且难以预测，但是仍有一定可能获得满意疗效。
- 即使患者主观感觉不满意，也罕有术后疼痛完全没有改善。此类病例应该考虑是否误诊或者是否会引发二次病变。

并发症

- 前臂内侧皮神经损伤。
- 握力减弱。
- 腕部屈曲或旋前力量减弱。
- 血肿形成。
- 感染。
- 尺神经损伤。
- 内侧副韧带损伤。

（殷文靖 译，丁坚 审校）

参考文献

[1] Gabel GT, Morrey BF. Operative treatment of medial epicondylitis. Influence of concomitant ulnar neuropathy at the elbow. J Bone Joint Surg Am 1995;77(7):1065-1069.

[2] Martin CE, Schweitzer ME. MR imaging of epicondylitis. Skeletal Radiol 1998;27:133-138.

[3] O'Dwyer KJ, Howie CR. Medial epicondylitis of the elbow. Int Orthop 1995;19:69-71.

[4] Ollivierre CO, Nirschl RP, Pettrone FA. Resection and repair for medial tennis elbow: a prospective analysis. Am J Sports Med 1995;23:214-221.

[5] Stahl S, Kaufman T. The efficacy of an injection of steroids for medial epicondylitis: a prospective study of sixty elbows. J Bone Joint Surg Am 1997;79:1648-1652.

[6] Vangsness CT Jr, Jobe FW. Surgical treatment of medial epicondylitis: results in 35 elbows. J Bone Joint Surg Br 1991;73:409-411.

第54章 肱骨外上髁炎的开放手术与内镜治疗

Open and Arthroscopic Treatment of Lateral Epicondylitis

Abhishek Julka and Peter J. Evans

定义

- 肱骨外上髁炎是腕伸肌总腱起点的慢性肌腱退行性病变。
- 此疾病通常被称为“网球肘”，但直接命名为“肘外侧肌腱病”可能更为准确[15]。

解剖

- 伸肌总腱的起点位于肱骨外上髁。
- 伸肌总腱的起点包括桡侧腕短伸肌（ECRB）、指总伸肌（EDC）、小指伸肌与尺侧腕伸肌。
- 肱骨外上髁炎最常累及桡侧腕短伸肌腱，其次为指总伸肌腱，累及其各分支肌腱的汇合处[13]。

发病机制

- 肱骨外上髁炎最常见于机体无法彻底修复频发的微小创伤所导致的慢性肌腱炎[13]。
- 从功能学角度来看，将肱骨外上髁炎称为“夹持肘”可能更为合适。因为伸腕动作可以增强手指的屈曲力量，而受肱骨外上髁炎困扰的患者从事的工作多需要在抬、推、拉和扭转物体的同时进行反复的强力夹持动作。
- 随着近年来关节镜技术的推广与应用，学者们发现肱骨外上髁炎常伴有肱桡关节面的软骨损伤[14]。

自然病程

- 肱骨外上髁炎是一种自限性疾病，80%以上患者可在一年内自愈[4]。
- 经抗炎药物、矫形器、超声波、理疗、作业疗法、注射治疗等疗法积极治疗，大多数患者的症状可改善。
- 通常仅有不足10%的患者需要接受手术治疗。

病史和体格检查

- 急性期：肘关节活动后外侧疼痛，休息、冰敷或服用抗炎药物后缓解。
- 亚急性期：肘关节外侧活动性疼痛或静息痛，较长时间制动方可缓解。
- 慢性期：睡眠痛，休息、药物和注射治疗无效[13]。
- 体格检查方法包括以下内容：
  - 肱骨外上髁触诊压痛，是肱骨外上髁炎最常见的体征。
  - 以下检查出现肱骨外上髁疼痛或沿桡侧腕短伸肌的放射痛，均为阳性体征：
    - 被动牵拉试验：完全伸直肘关节，屈曲腕关节，前臂旋前。
    - Mill试验：屈肘，前臂轻度旋前，腕关节轻度背伸，患者对抗检查者而主动做腕关节旋后。
    - Thompson试验：伸肘，腕关节轻度背伸、握拳，患者对抗检查者主动背伸腕关节。

影像学和其他诊断性检查

- X线片可显示伸肌起点的钙化。
- MRI。
  - T2加权像中肌腱内信号增强是可靠的诊断依据。
  - 绝大多数病例还伴有T1加权像中肌腱内信号的增强或肌腱增厚。
  - 少数病例在肱骨外上髁或肘肌水肿处可出现T2信号增强[9]。
  - 骨膜反应并不常见[9]。
  - MRI报告中的外侧副韧带撕裂可能为假阳性，必须通过询问受伤史和术前、术中体格检查明确诊断。

鉴别诊断

- 滑膜皱襞综合征。
- 外侧副韧带撕裂。
- 桡管综合征。
- 关节内游离体。
- 关节退变性疾病（特别是早期的肱桡关节炎）。
- 肱骨小头缺血性坏死。

非手术治疗

- 基本治疗措施包括避免痛性活动，以及应用冰敷和非甾体抗炎药（NSAIDs）缓解症状。
- 无论从生物力学角度还是临床角度，白天使用弹性支具固定都是十分有效的。

- 夜间腕关节支具固定防止腕关节过屈和伸肌腱张力过大。
- 对依从性差的患者，可以采取物理疗法和作业疗法来监督和指导患者进行伸展训练和力量增强训练。
- 大量研究发现类固醇皮质激素注射的疗效并不优于安慰剂，甚至弱于安慰剂。因此，仅在其他保守疗法无效的情况下可以考虑行单剂量激素注射，切忌反复激素注射治疗。
- 富血小板血浆注射可以获得令人满意的短期疗效[1,11]，但是远期疗效仍待进一步的研究证实[8]。

手术治疗

- 少数患者非手术治疗失败。
- 严格把握手术指征可以确保手术疗效显著。
- 目前尚无前瞻性的随机对照研究对比开放手术与内镜手术治疗肱骨外上髁炎的疗效。但是如果存在滑膜皱襞激惹或滑膜激惹的表现（端点痛），笔者倾向于选择内镜手术以便直视下检查并治疗这些伴随疾病。
- 目前有两种相对较新的经皮腱切除术可以使用：Tenex Microtenotomy（Tenex Health Inc., Lake Forest, CA）和Topaz MicroDebrider（ArthroCare, Austin, TX）。两种方法的应用均可使得微创手术的疗效比肩开放手术和内镜手术。
- Topaz MicroDebrider的作用机制在于其可以通过预设的能量清除退变组织并刺激新生血管生成。而Tenex Microtenotomy的作用机制则在于通过超声乳化的方式清除退变组织。
- 研究发现经皮微创手术的短期疗效喜人[7,10]，但是目前尚无研究比较经皮微创手术和其他术式的疗效。

术前计划

- 做好同时处理伴发的伸肌腱断裂的准备。
- 做好同时处理伴发的外侧副韧带断裂的准备。

体位

- 患者取仰卧位。
- 肩关节内旋，肘下放置软垫，注意保护尺神经。
- 理想体位应该是无需助手把持，术者即可很容易地接触到患者的肘外侧部位。
- 麻醉成功后，首先检查肘关节稳定性并记录。
- 手术的目的是清除伸肌起点的退变组织，并改善局部环境以期其利于肌腱愈合。

TECHNIQUES

开放肱骨外上髁筋膜切除术和部分骨切除术

- 切口长约3～5 cm，起自肱骨外上髁中心的近侧缘，经肱桡关节中心，沿前臂轴线向远端延长（技术图1A）。
- 用剪刀钝性分离皮下组织，暴露指总伸肌腱膜和桡侧腕长伸肌。
- 找寻起自肱骨外上髁的桡侧腕长伸肌和指总伸肌。前者呈淡红色，且位置偏前，而后者腱性成分较多（技术图1B）。
  - 在肱桡关节平面，经桡侧腕长伸肌和指总伸肌腱膜之间进入。在该解剖平面的远端经常可以看见与腱膜伴行的脂肪垫。
  - 在后侧做一个小型指总伸肌肌瓣用于闭合创面。在桡侧腕短伸肌起点的前方掀起桡侧腕长伸肌。起点可能被退变组织所包裹。
- 锐性切除呈浅灰色、结构紊乱、黏液状的退变组织。注意应将桡侧腕短伸肌腱自深面的关节囊上剥离。
  - 异常组织可被15号刀片刮除而正常组织仍然保持附着（即Nirschl刮痕试验）。有时，难以将桡侧腕短伸肌腱从关节囊表面剥离，或桡侧腕短伸肌已从止点处断裂从而暴露深部的关节（技术图1C），但是这些情况不会影响手术疗效。

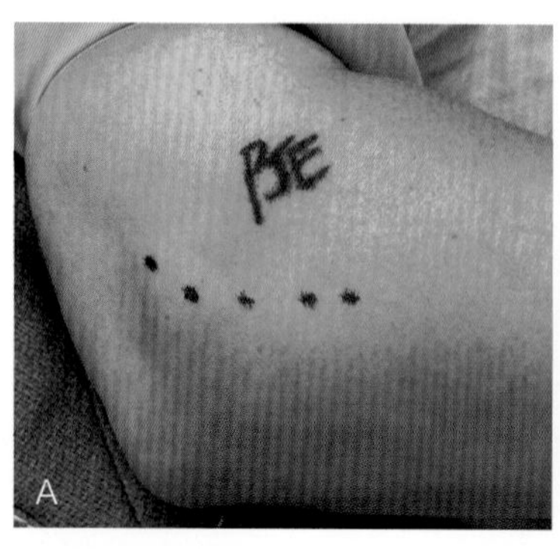

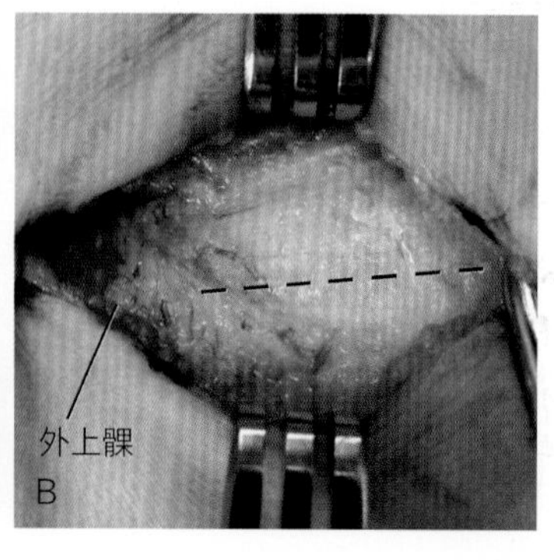

技术图1 A. 在肱骨外上髁做一长约3 cm切口，可沿前臂轴线向远端延长，避免损伤外侧副韧带。B. 经指总伸肌腱膜和深色的桡侧腕长伸肌腱的肌间隙进入，拉开桡侧腕长伸肌，暴露深面的桡侧腕短伸肌（患者手在图片右侧）。

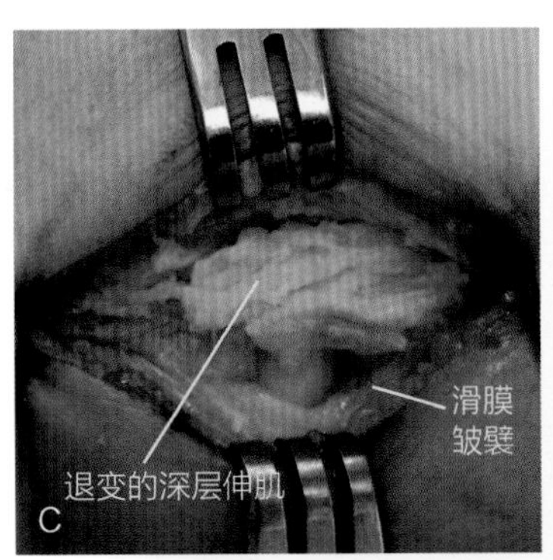

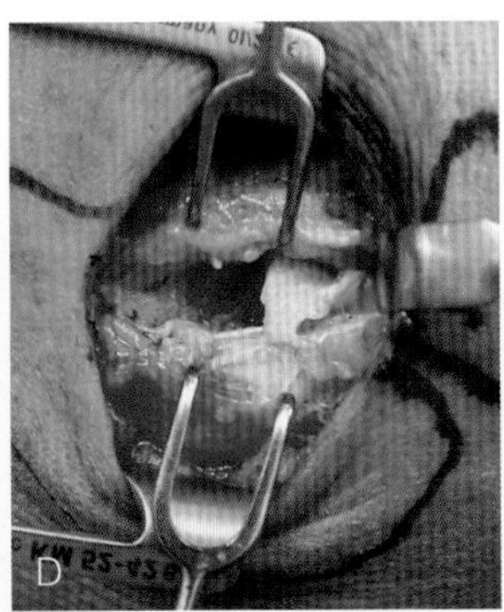

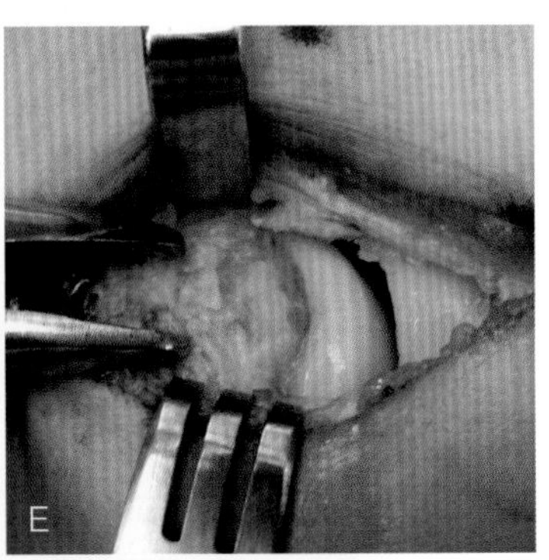

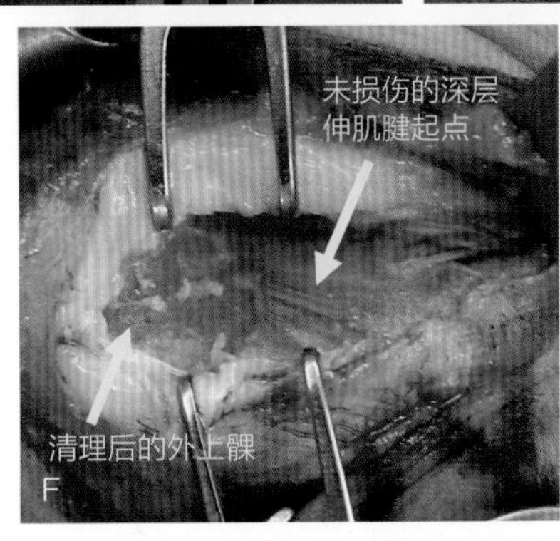

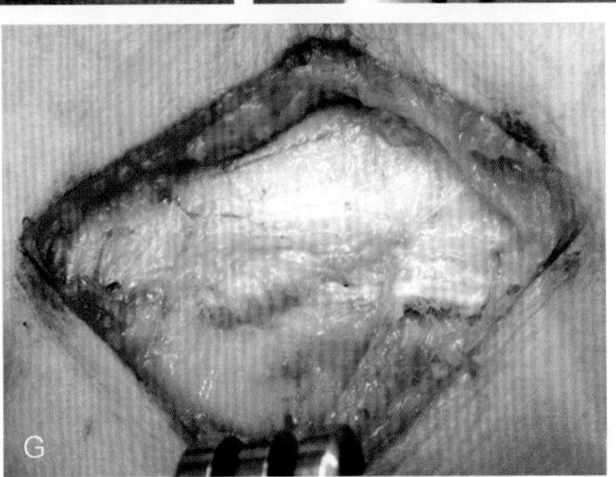

技术图1（续） C. 锐性切除退变的桡侧腕短伸肌腱。有时，难以将桡侧腕短伸肌从关节囊表面剥离，例如此病例，此时应切除一部分关节囊。15号刀片刮剥毗邻的指总伸肌腱以去除退变组织。D. 在此病例中，可以仅切除浅面的桡侧腕短伸肌腱的退变部分，保留深部的关节囊。E. 在肱骨外上髁前部用咬骨钳或15号刀刮除退变组织，但不要去除骨皮质。F. 正常、完整的桡侧腕短伸肌腱纤维应予以保留。G. 带圆针0号薇乔（Vicryl）可吸收缝线连续缝合肌间隙，并将线结埋在深面。

  - 如果关节已经暴露，应仔细检查关节有无退行性改变。退行性改变最常发生在滑膜皱襞的下方。如发现退行性改变，应该将滑膜皱襞切除（技术图1D）。
- 切除退变组织直至有活力的正常腱性组织边缘。如果桡侧腕短伸肌起点处仍有部分健康组织，则无需将其完全切除（技术图1E）。
  - 桡侧腕短伸肌近端附着点较大，不会明显挛缩，故无需修复。
  - 切除区域通常长1～2 cm，宽5～10 mm。
  - 指总伸肌的底面通常也被累及，此处的退变组织也应一并切除。
- 在肱骨外上髁前部用咬骨钳或刀片做一粗糙面至骨面渗血，但不要去除骨皮质。
- 肱骨外上髁钻孔不仅不能改善预后，反而会提高患者术后不适和关节僵硬的发生率[6]。
  - 对于肱骨外髁明显突出的病例，尤其是体型非常瘦且对突出非常关注的病例，可考虑将其切除，但是早期康复会更为痛苦（技术图1F）。
- 肌腱缺损使用0号或1-0号带圆针可吸收缝线连续缝合或包埋缝合修复。即使关节囊破裂，也无需特地修补，但是应将肌腱近端修补得密不透风，以免术后继发腱鞘囊肿（技术图1G）。
- 皮下组织使用可吸收缝线间断包埋缝合，随后皮内缝合缝皮，辅以Steri-Strips敷贴粘贴。

内镜下肱骨外上髁筋膜切除术和部分骨切除术

- 体位根据手术医生的偏好而定。
  - 笔者偏向于Tenet蜘蛛臂固定器（Smith & Nephew, Andover, MA）的辅助下摆放侧卧位。
  - 俯卧位和侧卧位的优势在于可保持肘关节在胸壁平面以上，以保证内上侧入路时前方内镜镜头在最佳位置。
- 用30～50 mL的灌洗液填充肘关节直至撑开关节间隙，建立前方内上入路。
  - 在肱骨内上髁近端2 cm，紧贴内侧肌间隔前方做一纵行小切口进入。用一弯钳潜行分离并感知内侧肌间隔，然后顺其前面滑动至肱骨的外侧及前侧。

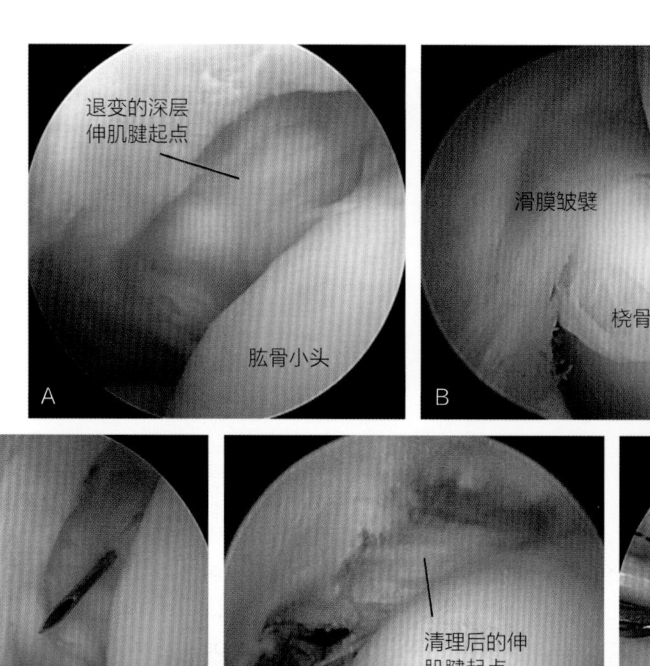

技术图2 A. 内镜图像显示沿断裂的桡侧腕短伸肌凹陷的关节囊。B. 肱桡关节内见病理性滑膜皱襞引发桡骨头外侧缘的退行性改变。C. 在肱桡关节水平或稍近端水平、桡骨头前缘位置建立外侧入口，常可以直达病变位置。D. 使用刨刀清理退变的关节囊和桡侧腕短伸肌腱，保留健康的、有光泽的桡侧腕长伸肌腱。E. 反向应用刨刀或小磨钻将从肱骨小头至镜头入口处的肱骨外上髁前方的退变桡侧腕短伸肌腱组织全部清理。

   - ○ 自该切口插入镜头套管针，沿肱骨前面向远端肱桡关节方向前行，刺入关节囊后进入关节。
- 记录关节内游离体、滑膜皱襞(技术图2A)、剥脱性骨软骨炎、关节炎等关节内病变，以及外侧关节囊、肌腱的病变(技术图2B)，并做出针对性处理。
- 在桡骨头水平或稍近端位置，沿桡骨头上缘由外向内穿入25号针头找寻暴露肱桡关节的最佳入口(技术图2C)。
- 用刨刀清理指总伸肌起点深部的退变关节囊，并清理退变的桡侧腕短伸肌直至出现浅面的正常纤维边缘。如果桡侧腕短伸肌已断裂，则切除所有变性部分。正常情况下，浅层可以看见桡侧腕长伸肌有光泽的腱性部分和暗红色的肌性部分(技术图2D)。
- 不得清理肱桡关节后侧，以免损伤外侧副韧带。
- 反向应用刨刀或小磨钻将从肱骨小头至镜头入口处的肱骨外上髁前方的骨面打磨粗糙，但不要去除骨皮质(技术图2E)。
   - ○ 钩状电凝探针有助于分开滑膜皱襞并使其易于切除。
- 用3-0 Prolene缝线关闭外侧和后侧入口，保留内侧入口以便于灌洗液流出并缓解疼痛。

使用Tenex Microtenotomy的经皮肌腱清理术

- 控制器用于调节电切和吸引器的强度。
- 超声发现低回声灶即为退变组织。
- 用尖刀在超声探头和伸肌总腱起点的远端做一小切口。
- 在超声引导下将吸切器的尖端逆行引入退变组织。
- 启动设备，彻底清理超声发现的低回声灶。
- 术毕，生理盐水冲洗。
- 缝合或贴合切口。

使用Topaz MicroDebrider的微创射频清理术

- 在伸肌总腱在肱骨外上髁的起点处做一长约1 in(2.5 cm)切口。
- 钝性分离暴露伸肌总腱起点。
- 装配Topaz MicroDebrider。
- 调节生理盐水流速至每秒2～3滴。
  - 将设备尖端垂直置于肌腱表面，向下轻压后开启设备0.5秒。
  - 重复上述操作，每个操作点之间间隔0.5 mm，并不断调整操作深度，以从三个维度改变退变伸肌总腱内的结构(技术图3)。
- 术毕，生理盐水冲洗。
- 关闭切口方式参考开放手术。

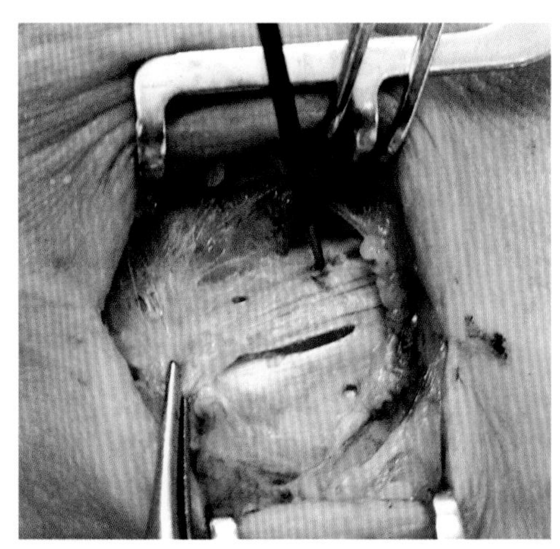

技术图3　图示Topaz MicroDebrider在伸肌总腱处反复穿刺的操作方法。

要点与失误防范

适应证	• 症状持续至少3～6个月，非手术治疗无效
合并疾病	• 伸肌腱起点断裂，可能需要清理和修复 • 30%的病例合并有肱骨内上髁炎
未完全切除肌腱	• 导致预后不佳或疾病复发；如需进一步清理，则应暂缓康复计划
外侧副韧带损伤	• 该韧带位于肱桡关节的正后方，应避免清理该区域
伸肌腱断裂	• 桡侧腕短伸肌断裂不影响手术疗效，无需修复 • 修复指总伸肌断裂可以通过向后推进桡侧腕长伸肌和向前推进尺侧腕伸肌。如上述方法失败，则应尝试通过旋转肘肌来修复

术后处理

- 术后伤口松软敷料包扎，可脱卸式腕关节支具固定。
- 肘部术后即可开始小范围活动，无需制动。
- 2～5日后去除敷料。患者可在腕关节支具保护下开始日常活动，每日脱卸支具数次行活动度训练。
- 避免用力过度。
- 术后6周开始加强功能锻炼。
- 术后3个月去除所有限制，术后4～6个月内不应参与撞击肘关节外侧的运动。恢复全范围、无痛活动需要6～12个月。

预后

- 无论是短期随访还是超过10年的中远期随访均提示，85%～90%的肱骨外上髁炎患者术后可以恢复无痛性活动，10%～15%的患者虽然无法恢复至伤前的正常水平，但是疼痛和力量可有明显改善[12,13,16]。据现有文献报道，内镜手术术后患者康复速度优于开放手术，但是这一观点仍需要进一步开展前瞻性的随机对照研究证实。
- 短期随访提示，本章所介绍的微创手术疗效良好。
- 即使患者主观感觉不满意，也罕有术后疼痛完全没有改善的病例(＜5%)。此类病例应该考虑是否误诊或者是否会引发二次病变。

并发症

- 血肿。
- 感染。
- 外侧副韧带损伤。
- 握力减弱。

(殷文靖　译，丁坚　审校)

参考文献

[1] Ahmad Z, Brooks R, Kang S-N, et al. The effect of platelet-rich plasma on clinical outcomes in lateral epicondylitis. Arthroscopy 2013;29(11):1851-1862.

[2] Altay TT, Günal II, Oztürk HH. Local injection treatment for lateral epicondylitis. Clin Orthop Relat Res 2002;(398):127-130.

[3] Coombes BK, Bisset L, Brooks P, Khan A, Vicenzino B. Effect of corticosteroid injection, physiotherapy, or both on clinical outcomes in patients with unilateral lateral epicondylalgia: a randomized controlled trial. JAMA 2013;309(5):461-469

[4] Greenbaum B, Itamura J, Vangsness CT, et al. Extensor carpi radialis brevis: an anatomical analysis of its origin. J Bone Joint Surg Br 1999;81(5):926-929.

[5] Hay EM, Paterson SM, Lewis M, et al. Pragmatic randomised controlled trial of local corticosteroid injection and naproxen for treatment of lateral epicondylitis of elbow in primary care. BMJ 1999;319:964-968.

[6] Khashaba A. Nirschl tennis elbow release with or without drilling. Br J Sports Med 2001;35(3):200-201.

[7] Koh JSB, Mohan PC, Howe TS, et al. Fasciotomy and surgical tenotomy for recalcitrant lateral elbow tendinopathy: early clinical experience with a novel device for minimally invasive percutaneous microresection. Am J Sports Med 2013;41(3):636-644.

[8] Krogh TP, Fredberg U, Stengaard-Pedersen K, et al. Treatment of lateral epicondylitis with platelet-rich plasma, glucocorticoid, or saline: a randomized, double-blind, placebo-controlled trial. Am J Sports Med 2013;41(3):625-635.

[9] Martin CE, Schweitzer ME. MR imaging of epicondylitis. Skeletal Radiol 1998;27:133-138.

[10] Meknas K, Odden-Miland A, Mercer JB, et al. Radiofrequency microtenotomy: a promising method for treatment of recalcitrant lateral epicondylitis. Am J Sports Med 2008;36(10):1960-1965.

[11] Mishra AK, Skrepnik NV, Edwards SG, et al. Efficacy of platelet-rich plasma for chronic tennis elbow: a double-blind, prospective, multi-center, randomized controlled trial of 230 patients. Am J Sports Med 2014;42(2):463-471.

[12] Nirschl RP, Davis LD. Mini-open surgery for lateral epicondylitis. In: Yamaguchi K, King GJW, McKee M, et al, eds. Advanced Reconstruction— Elbow. Rosemont, IL: American Academy of Orthopaedic Surgeons, 2007:129-135.

[13] Nirschl RP, Pettrone FA. Tennis elbow. The surgical treatment of lateral epicondylitis. J Bone Joint Surg Am 1979;61A:832-841.

[14] Sasaki K, Onda K, Ohki G, et al. Radiocapitellar cartilage injuries associated with tennis elbow syndrome. J Hand Surg Am 2012;37(4):748-754

[15] Stasinopoulos D, Johnson MI. "Lateral elbow tendinopathy" is the most appropriate diagnostic term for the condition commonly referred- to as lateral epicondylitis. Med Hypotheses 2006;67: 1400-1402.

[16] Verhaar J, Walenkamp G, Kester A, et al. Lateral extensor release for tennis elbow: a prospective long-term follow-up study. J Bone Joint Surg Am 1993;75(7):1034-1043.

第55章 肱骨外上髁炎(网球肘)的关节镜治疗

Lateral Epicondylitis (Tennis Elbow) Arthroscopic Treatment

Alexander A. Fokin, Colin P. Murphy, and Kevin P. Murphy

定义

- 肱骨外上髁炎(LE)是一种常见的运动系统疾患,主要表现为肱骨外上髁疼痛,肱骨外上髁稍远端前侧的桡侧腕短伸肌起点处压痛,以及对抗阻力的伸腕动作可加重疼痛。
- "肱骨外上髁炎"这个命名并不严谨,因为该疾病并不会导致局部的"炎"性反应。
- 描述肱骨外上髁炎的术语还包括桡侧腕短伸肌创伤性起点病、肌腱病、肌腱炎以及肱骨外上髁痛、肱骨外上髁病、网球肘等。
- 肱骨外上髁炎最早由德国学者F. Runge于1873年提出。当时,Runge认为这种疾病的病因是肱骨外上髁骨膜炎,将之称为书写痉挛。1882年,H. Morris在*Lancet*上发文称肱骨外上髁炎与频繁反手击球有关,并将之称为"网球臂";受其启发,H.P. Major学者于1883年提出了"网球肘"这一名称[35]。

发病率

- 肱骨外上髁炎总发病率约3%;各年龄段的发病率在0.7%~4.0%之间,以45~54岁之间的年龄段发病率最高;男性与女性发病率基本一致[19,36]。黑人病例较为少见。肱骨外上髁炎主要累及惯用手,累及双侧或非惯用手者较为罕见。
- 肱骨外上髁炎是一种职业病,在食品加工、汽车制造等劳动密集型产业中发病率可高达14.5%。这些职业劳动过程中的反复"拧毛巾"的动作是导致本疾病的重要危险因素[23]。
- 肱骨外上髁炎在网球运动员中的发病率为1.3%~14.1%,男性与女性发病率基本一致。危险因素包括球拍过沉、握把尺寸不佳以及拍线张力过大等。但是有研究表明拍线减震器和握把调节器并不能有效防治肱骨外上髁炎。肱骨外上髁炎可能与缺乏经验的运动员技术动作不到位的关系更为密切[1]。

解剖

- 肱骨外上髁炎涉及的基本解剖结构包括肱骨外上髁和桡侧腕短伸肌腱。
- 桡侧腕短伸肌腱所处的解剖位置必然导致肘关节活动时,尤其是伸肘和旋前运动时,其底面易与肱骨小头的外侧缘接触并磨损。
- 桡侧腕短伸肌近端起于肱骨外上髁的伸肌总腱,远端止于第三掌骨基底部的背侧面,是背伸手腕的主力肌。
- 桡侧腕短伸肌的近侧部为桡侧腕长伸肌所覆盖,因此,暴露桡侧腕短伸肌之前必须拉开桡侧腕长伸肌。
- 桡侧腕短伸肌起点以腱性成分为主,呈菱形;而桡侧腕长伸肌起点以肌性成分为主,呈三角形。
- 必须确保完全找到桡侧腕短伸肌变性部分,并将之完全切除(一般为13~15 mm)。如需快速鉴别桡侧腕短伸肌和指总伸肌起点,可自前臂远端顺着纤维方向向近端分离,亦可通过观察肌腱的底面[13]。
- 此外,滑膜皱襞、肱骨小头、桡骨头和关节囊与肱骨外上髁炎也有一定的关系。
- 滑膜皱襞,在英语中可被称为synovial fold、synovial plica或synovial fringe,是环状韧带近侧缘的滑膜增厚,但是其并不是环状韧带的组成部分。滑膜皱襞可以保护肱桡关节,避免过度运动。
- 肱骨小头和桡骨头反复相互撞击其中间的滑膜皱襞,尤其是在肘关节伸直和前臂旋前时,可造成滑膜皱襞反复损伤,导致滑膜皱襞综合征,即滑膜皱襞局部炎症反应和增厚。继发性的滑膜炎最常见于滑膜皱襞的后外1/4,表现为肘关节的痛性弹响[12,37]。

发病机制

- 描述肌腱和韧带在骨骼上附着部的术语为enthesis,即希腊文的"止点"。
- 止点部位生物力学应力高度集中,而年龄增长和局部的磨损、撕裂,最终将导致止点发生退行性改变。
- 桡侧腕短伸肌止点的成分为纤维软骨。纤维软骨有利于在硬组织和软组织的界面构建力学特性呈梯度变化的三维结构。这样止点可以确保关节活动附着其上的肌腱/韧带纤维自骨面扩散,从而避免应力集中。
- 止点部位对抗集中应力的结构并非仅有止点本身,还包括一些毗邻组织。许多止点周围存在黏液囊和脂肪组织，部分止点还有深筋膜覆盖。

- 功能性滑膜-止点复合体中，微小创伤好发于止点，而炎症反应则好发于滑膜。
- 止点是一相对缺血的组织结构，且内容量有限，难以积攒过多的积液[7]。

组织病理学

- 桡侧腕短伸肌反复遭受微小创伤可引发以内生修复组织薄弱为特点的退行性改变，最终导致血管内皮成纤维细胞增生，即血管内皮成纤维细胞源性肌腱变性。
- 非炎症性的退行性改变的特征性表现为胶原排列混乱、未成熟的成纤维细胞以及血管颗粒化。肌腱内注射糖皮质激素也会引发类似表现。
- 如前文所述，桡侧腕短伸肌和肱桡关节之间的特殊关系导致手术治疗的肱骨外上髁炎患者中有65%伴有肱骨小头关节面软骨损伤，81%伴有桡骨头关节面软骨损伤[33]。

自然病程

- 肱骨外上髁炎通常情况下起病较为隐匿，多源于反复遭受微小创伤，极少继发于急性创伤。
- 肱骨外上髁炎的病程可分为三个阶段：①急性期：3个月内；②亚急性期或中间期：3～6个月；③慢性期：6个月以上。
- 急性期的处理除了非甾体抗炎药等保守疗法外，还可以采用冰敷、休息、改变生活方式。
- 及时采用非手术治疗手段，结合日间佩戴前臂至肱骨外上髁以上水平的护具覆盖桡侧腕短伸肌以减轻压力，可缓解90%～95%患者的急性症状。
- 持续不断的反复创伤导致的肌腱磨损及微小撕裂最终可进展至肉眼可见的肌腱撕裂，甚至断裂或撕脱。
- 如果外侧关节囊为慢性肱骨外上髁炎所累及，则其可能与桡侧腕短伸肌腱一并撕脱，导致外侧滑膜囊肿和关节不稳定。
- 慢性难愈性肱骨外上髁炎可自桡侧腕短伸肌蔓延至指总伸肌前侧部分，最终导致腕关节背伸和旋后力量减弱。
- 极少数严重的慢性肱骨外上髁炎可能需行肌腱转位术重建伸肌功能。
- Baker等[6]学者提出的肱骨外上髁炎的关节镜下分型较为可靠（表1）。

表1 肱骨外上髁炎的关节镜下分型

分型	描述
Ⅰ	不伴撕裂的桡侧腕短伸肌底面磨损
Ⅱ	局限于桡侧腕短伸肌底面和外侧关节囊的线性撕裂
Ⅲ	桡侧腕短伸肌起点的部分性或完全性撕脱

注：经允许引自Baker CL Jr, Murphy KP, Gottlob CA. Arthroscopic classification and treatment of lateral epicondylitis: two-year clinical results. J Shoulder Elbow Surg 2000;9:475-482。

病史和体格检查

- 详细询问病史是明确肱骨外上髁炎诊断的第一步，而明确诊断则是指导进一步的临床评估和选择合适治疗方案的重要依据。
- 病史应包括疼痛的诱因、情况、持续时间以及伴随症状。
- 应详细记录惯用手、体育特长以及职业。
- 应详细记录患者曾接受何种治疗，并评估治疗效果。
- 非手术治疗早期效果满意但随后出现症状加重的原因可能在于患者过早地恢复力量锻炼，进一步试验性的非手术治疗仍有可能取得较好疗效。
- 患肘既往手术史对于制订手术计划具有极为重要的参考价值，对于明确诊断也有一定的意义。更重要的是，既往有尺神经前置手术史的患者的尺神经可能位于关节镜手术入路附近，从而导致只能选择开放性手术。
- 如果紧靠肱骨外上髁远侧区域有疼痛或压痛，伸腕阻抗触发疼痛加剧，则可以诊断肱骨外上髁炎。

体格检查

- 体格检查应注意检查同侧和对侧的上肢以及颈椎。
- 触诊肱骨外上髁和伸肌总腱区域。疼痛和压痛的中心应位于肱骨外上髁稍前侧、远端（1～3 cm）的位置，即桡侧腕短伸肌起点的位置。局部不应伴有红斑、发热以及肿胀等体征。
- 椅子试验阳性：患者前臂旋前可以诱发肘关节疼痛，导致患者拒绝或无法提起椅子。
- Cozen试验阳性：肘关节屈曲90°、前臂旋前时腕关节对抗阻力背伸可以诱发肱骨外上髁疼痛加剧。
- Mill试验阳性：肘关节屈曲90°、前臂旋前、腕关节屈曲时中指对抗阻力伸直可诱发肱骨外上髁疼痛。
- 前臂抗阻旋后和握力检查：肱骨外上髁炎病例中，78%伴有握力减弱，51%伴有对抗阻力旋后疼痛加重。旋转门把手诱发疼痛提示肱骨外上髁炎可能。

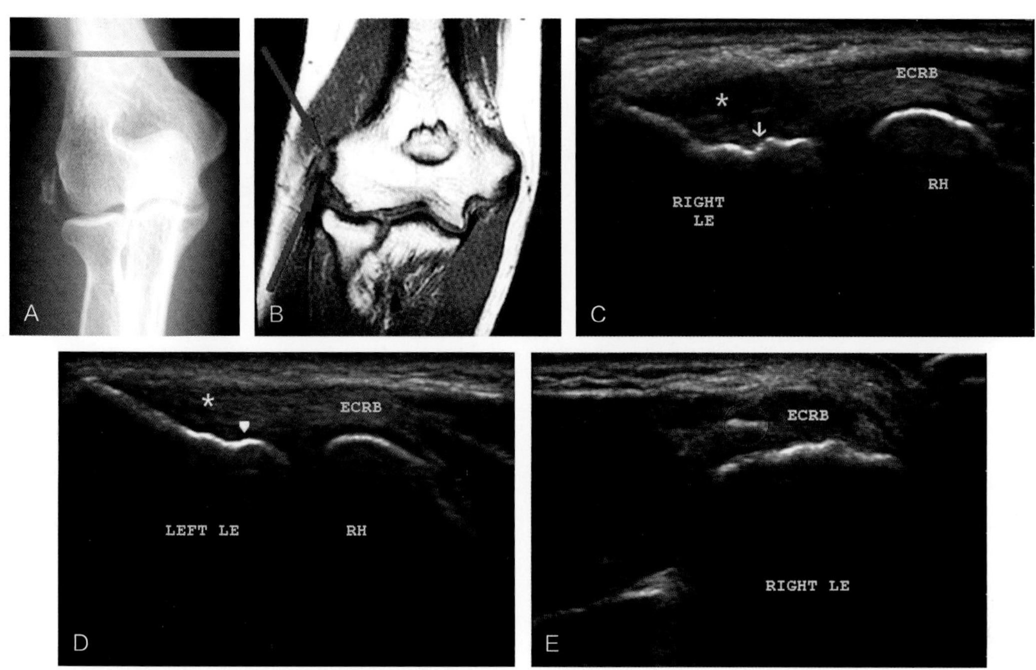

图1 A. 肘关节标准正位片提示桡侧腕短伸肌腱钙化。B. MRI T1加权像提示肱骨外上髁桡侧腕短伸肌起点处的中介信号或高信号（箭头）。C. 男性，42岁，惯用手侧的单侧慢性肱骨外上髁炎，超声波长轴观提示桡侧腕短伸肌增厚伴肌腱内低回声区（星号），正常纤维组织结构消失，伴肱骨外上髁皮质不规则（箭头）。D. 同一病例的健侧超声波长轴观图像提示，健侧桡侧腕短伸肌起点处（星号）和肱骨外上髁皮质（箭头）结构正常。E. 同一病例的患侧超声波短轴观提示，桡侧腕短伸肌腱近起点处的钙化灶（红圈）。*ECRB*，桡侧腕短伸肌；*RH*，桡骨头；*LE*，外上髁。

影像学和其他诊断性检查

- 影像学检查应作为常规检查以排除伴随疾病，尤其对于顽固性疼痛的病例。X线片只需拍摄伸肘位的正位片和90°屈肘位的侧位片。
    - 约25%患者可伴有桡侧腕短伸肌起点处的钙化（图1A）[28]。
- MRI诊断肱骨外上髁炎的敏感性约90%～100%，特异性约83%～100%[27]。
    - MRI提示T1和T2加权像信号增强，伸肌腱增厚（图1B）。
    - 冠状位和轴位T2加权像上可显示桡侧腕短伸肌腱全层或部分撕裂区域内出现液体信号。T2加权像还可以显示毗邻软组织水肿。
    - 关节腔注射钆造影剂的增强MRI对于侧副韧带撕裂、关节囊撕裂、关节内游离体等关节内和关节周围组织损伤有较高的诊断价值。静脉注射钆造影剂可以更好地显示骨组织的灌注和活力[16]。
    - 滑膜皱襞增厚超过3 mm、信号强度异常伴关节间隙不规则提示滑膜皱襞综合征可能。
    - 组织学和手术探查结果证实，MRI在肌腱损伤和变性的诊断方面极具优势[38]。
- 超声波检查是一种无创性检查方法，可用于肱骨外上髁炎的诊断。此外，超声波检查还可以在肘关节进行屈曲和伸展活动的同时对肱骨外上髁炎进行动态评估。
    - 超声波检查诊断肱骨外上髁炎的敏感性约80%，特异性约50%。但是超声假阳性率较高，最佳用途可能是用于评估有症状患者的肌腱损伤程度。
    - 肌腱退行性变主要表现为肌腱增厚和混杂的低回声结构伴正常纤维组织结构消失（图1C、D）。肌腱撕裂表现为肌腱内出现无回声区域。
    - 多普勒成像可以通过检查组织充血程度来分析局部血流量的增长情况。肱骨外上髁炎的多个病程中均可出现局部血流量增加，既可见于局部病理性变化进展，亦可见于局部组织修复。
    - 超声还可以发现周围组织的积液和钙化（图1E）。
    - 如灰阶超声提示伸肌腱边缘突出、肱骨外上髁皮质腐蚀、肌腱钙化和撕裂，结合多普勒提示局部新生血管形成，即基本可以明确诊断[22,30,38]。
    - 反复的激素局封治疗可影响肌腱在超声波检查中的回声性质。
    - 正常的滑膜皱襞在超声波检查中表现为高回声的三角形团块，病变的滑膜皱襞则表现为组织增厚伴不规则回声。

其他评估方法

- 自我评价法包括多种基于患者主观感受的评价量表。
  - PRTEE（Patient-Related Tennis Elbow Evaluation）评分可同时评价肘关节的功能和疼痛情况，是一种较为可靠的评价方法，也是评估肱骨外上髁炎疗效的标准方法。
  - VAS（Visual Analog Scale）评分广泛用于疼痛情况的评估。
  - DASH（Disability of the Arm, Shoulder, and Hand）评分可以定量评价上肢的功能和疼痛情况。
  - ACES（Andrew-Carson Elbow Scores）评分和MEPS（Mayo Elbow Performance Score）评分亦可用于评价肱骨外上髁炎患者治疗前、后的肘关节功能。
- 生物力学评价包括应用Jamar握力器检测无痛性握力检测和发力率。肱骨外上髁炎多伴有极限握力显著减弱。
  - 治疗前后应对比惯用手和非惯用手的握力。惯用手力量一般强于非惯用手，因此，两手力量基本一致则提示受肱骨外上髁炎所累的惯用手力量显著减弱。
- 表面肌电图也是一种较为成熟的定量评估法。

鉴别诊断

- 近30种疾病可导致肘关节外侧疼痛综合征。肘关节外侧疼痛的鉴别诊断包括但不限于以下疾病：
  - 肘后外侧皱襞撞击征：可导致难愈性肘关节外侧疼痛综合征。如果疼痛位于肘关节后外侧，以肱桡关节处为重，而非肱骨外上髁或桡侧腕短伸肌，伴前臂旋前时屈伸肘关节加重，则应该高度怀疑滑膜皱襞综合征，即炎症累及关节内的滑膜皱襞。该疾病还可能导致痛性弹响和肘关节交锁。治疗方案可考虑行关节镜下滑膜皱襞切除术。
  - 桡管综合征（RTS）：旋后肌压迫骨间背神经（PIN）引发。最剧烈的压痛点大多数位于肱骨外上髁的前、远3～4 cm处，较肱骨外上髁炎更远处。骨间背神经是桡神经深支的延续。桡管综合征症状以力量较弱为主，多不伴有疼痛。神经传导检测和表面肌电图等电诊断学手段可以明确诊断。可有高达5%的肱骨外上髁炎患者并发桡管综合征。
  - 肘关节后外侧旋转不稳定（PLRI）：维持内翻稳定性的桡侧尺副韧带（LUCL）损伤导致。尽管该疾病可有肘关节外侧疼痛，但是可凭借侧向旋转移位试验、后外侧旋转抽屉试验和上推试验等阳性结果将之与肱骨外上髁炎相鉴别[26,29]。轻度肘关节后外侧旋转不稳定可导致继发性的肱骨外上髁炎。反之，慢性肱骨外上髁炎患者偶尔也可因为遭受急性创伤而导致肘关节后外侧旋转不稳定[17]。
  - 骨性关节炎：尤其需要与肱桡关节骨性关节炎相鉴别。体格检查多可发现机械症状和活动度下降。X线片可发现硬化带、骨赘形成、关节内游离体和肱桡关节间隙狭窄。

非手术治疗

- 有40余种非手术治疗方案可供选择。
- 90%～95%的肱骨外上髁炎非手术治疗有效[9,29]。
- 从休息、支具固定、改变生活方式，到针灸和肉毒杆菌注射，再到大量的电物理疗法以及传统医学，各类治疗措施数不胜数。加之各种治疗措施还可联合应用，使得肱骨外上髁炎的非手术治疗方案不胜枚举。
- 鉴于部分肱骨外上髁炎有自愈性倾向，休息和避免反复过劳性损伤于情于理都是基本治疗措施的重要组成部分。非手术治疗方案还推荐佩戴腕关节支具限制腕关节夜间无意识的屈曲活动以减轻伸肌张力，联合包括力量训练和拉伸训练的理疗。
  - 激素局部封闭：有部分证据证明该疗法可以通过抑制炎症反应和神经肽的止痛作用获得了一定的镇痛疗效。然而，较高的复发率（72%）和激素对肌腱的潜在不良作用导致越来越多学者反对该疗法[14,34]。
  - 富血小板血浆（PRP）注射：用于治疗慢性肱骨外上髁炎。血小板颗粒可释放多种促进血管再生、组织重塑和伤口愈合的生长因子和细胞因子。PRP是一种从自体血里提取的血小板富集物，其血小板浓度可达全血的3～10倍。PRP疗法是一种安全、简单、方便且价格相对低廉的技术，其制备方法、最佳成分和浓度以及应用规范仍在进一步完善与进步中。大量研究（其中不乏随机对照试验）发现，PRP可以显著减轻疼痛，改善功能[18,20]。
  - 体外震波：美国FDA于2003年批准将其用于肱骨外上髁炎的治疗。将电动液压、电磁、压电等技术生成的脉冲能量集中于靶点即可获取震波。震波可以诱导腱-骨联合处新生血管生成，改善局部血供，从而缓解疼痛，促进组织再生。据报道震波疗法成功率可达68%～91%。但是有研究认为，震波疗法的疗效可能更多地源于安慰剂效应[39]。
  - Graston技术：实质上是一种强力的按摩技术，借助带有坚硬边缘的器械来增强按摩的软组织松解作用。该疗法宣称可以通过有控微创伤和瘢痕松解来促进肱骨外上髁炎患者肌腱愈合和功能改善，但是其理论缺乏有力证据[8]。

  - 再生注射疗法：该疗法通过向毁损肌腱注射刺激性药物或硬化剂以期促进组织修复，是肱骨外上髁炎的一种辅助疗法。该疗法的机制可能是通过诱发局部炎症反应以促进胶原合成，从而在肱骨外上髁构建一块更强力的纤维结缔组织。该疗法可作为一种相对便宜的替代疗法用于反对激素局部封闭治疗的病例[10]。
  - 水蛭疗法是一种非传统的疗法。随机对照试验发现，水蛭唾液中含有蛋白酶抑制剂和组胺样血管扩张剂等成分，水蛭疗法可以通过前者减轻痛感的作用和后者改善局部血供的作用，短期内显著缓解肱骨外上髁炎患者的疼痛症状。但是有研究认为，水蛭疗法的疗效可能也更多地源于安慰剂效应[5]。
  - 其他非手术治疗方法还包括自体血注射、激光疗法、低强度超声理疗、地塞米松离子导入法、经皮神经电刺激、一氧化氮外用等。
- 没有一种非手术治疗方案具有无与伦比的优势，也没有一种非手术治疗方案得到循证医学证据支持。

手术治疗

- 从常规的桡侧腕短伸肌腱松解术，到肌腱重建术，再到肱骨外上髁去神经术，已有超过15种术式经报道可用于肱骨外上髁炎的治疗。这些术式可以大致分为三类：①开放手术；②经皮松解术；③关节镜手术。
- 手术指征包括：①疼痛影响日常生活和工作；②非手术治疗6个月后症状无明显缓解。
- 肘关节镜技术最早可追溯至1931年，Burman MS在一项尸体研究中首次探索了肘关节镜的可行性。
- 肘关节镜手术可以探查并明确关节内有无合并病变，保留浅层的指总伸肌腱起点从而避免握力减弱，术后并发症发生率低，恢复工作和运动的时间短。因此，关节镜手术与其他术式相比具有显著优势。
- 与开放手术和经皮手术相比，肘关节镜手术在探查并明确关节内有无合并病变方面优势明显。而肱骨外上髁炎合并关节内损伤概率较高，因此，肘关节镜手术的这一优势极具临床价值。
  - 肘关节镜手术禁忌证包括：①感染活动期；②肘关节解剖结构因手术、创伤及关节病变而发生较大改变，如严重的肘关节僵硬和既往尺神经前置术手术史；③医生尚未熟悉肘关节镜的相关技术和设备；④伴有神经系统症状。

循证医学支持关节镜手术用于肱骨外上髁炎治疗

- 基于大量具有一致性的Ⅱ级或Ⅲ级证据支持，B级推荐将肘关节镜手术用于治疗肱骨外上髁炎[40]。

术前计划

- 术前需详细回顾患者的所有影像学检查以排除合并损伤，如骨软骨游离体、肱桡关节骨性关节炎、骨折以及外侧副韧带复合体损伤等关节周围软组织损伤。
- 全身麻醉成功后，完善以下检查：
  - 侧向轴移试验：最早由O'Driscoll提出，用于评估外侧尺副韧带是否合并损伤[29]。肘关节被动旋后、过顶完全伸直位，将肘关节逐渐屈曲至20°～40°的同时，外翻肘关节并行轴向加压。
    - 如肱桡关节半脱位，导致桡骨头近端可出现沟痕，则提示肘关节后外侧旋转不稳定。
  - 此外，术者必须检查患肢麻醉状态下的肘关节最大活动度，包括伸肘、屈肘、旋前和旋后活动度。
  - 应注意对比患侧和健侧的体格检查结果。

体位

- 患者取俯卧位。
- 患肘屈曲90°，自然下垂于床沿，患肢下可垫沙袋以保持肘关节屈曲。
- 术者可坐于手术床边操作。

入路

- 手术方式包括肱骨外上髁部分切除、环状韧带部分切除以及伸肌腱延长术或滑移术。
- 文献已报道过大量肘关节镜入路可供选择，其中，9个入路临床应用较为广泛，包括内侧2个，外侧4个和后侧3个入路。
- 在肘关节镜治疗肱骨外上髁炎术中，术者必须探查肘关节前间室，镜下观察、评估并处理外侧关节囊和桡侧腕短伸肌腱底面的病损。
- 尽管多种内外侧联合入路均可用于肱骨外上髁炎的肘关节镜治疗，但是笔者倾向于使用近端前内侧入路观察和近端外侧入路操作以期改善术野暴露并避免血管神经损伤。
  - 近端前外侧入路需在肘关节屈曲90°时穿过肱桡肌、肱肌和外侧关节囊方可进入肘关节前间室。
    - 桡神经距离该入路的套管平均13.7 mm，而距离标准前外侧入路的套管约7.2 mm[2]。
  - 近端前内侧入路经内侧肌间隔的前方进入肱肌深面，可以避开肱动脉和正中神经。
    - 该入路一般距离远端的前臂内侧皮神经6 mm，后方的尺神经3～4 mm，正中神经22 mm[24]。

TECHNIQUES

诊断性肘关节镜术

- 摆放体位，消毒、铺巾，标记体表解剖标志，经直接外侧入路插入18号针头，注入20 mL生理盐水扩张关节（技术图1）。
- 首先构建用于观察的近端内侧入路，然后在肘关节镜监视下建立近端外侧入路。
- 在肱骨内上髁前方、近端各2 cm处用11号刀片做一2 mm纵行切口。
  - 皮肤切口不宜过深以免损伤皮神经和静脉。
  - 亦可使用关节镜光源照射皮肤以显现皮神经和静脉，从而在切开皮肤时避开这些组织结构。

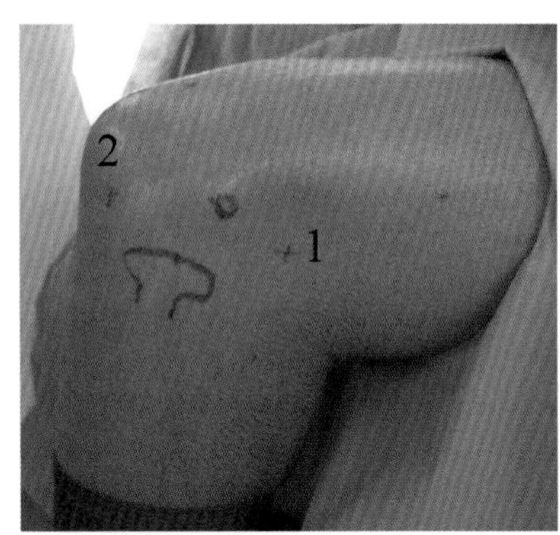

技术图1 肘关节外侧术中照。标记体表解剖标志，标准近端前外侧入路（*1*）和直接外侧入路（*2*），经直接外侧入路注入20 mL生理盐水扩张关节。

- 将血管钳刺过皮下组织，直抵肱骨内上髁和内侧关节囊后行钝性分离。
  - 关节囊质地坚韧，穿透时可闻及声响。
  - 如扩张关节的生理盐水此时自入路部位溢出，证实已进入关节。
  - 操作须限于内侧肌间隔的浅面以免损伤尺神经。
- 套管针钝性分离进入关节，随之换为4 mm的30°关节镜镜头。
- 首先应探查肘关节前间室内的病变，包括骨性关节炎、游离体、关节韧带损伤等，并通过近端外侧入路处理。
- 前间室探查完毕后，探查外侧关节囊和桡侧腕短伸肌腱。
- 18号腰椎穿刺针在肱骨外上髁前侧、近端各2 cm处穿刺。
- 在肘关节镜直视下构建近端外侧入路，皮肤和软组织处理方法同前所述。
  - 构建此入路时务必注意保护桡神经。

肘关节镜下肘关节外侧（桡侧腕短伸肌）松解术

- 近端内侧入路用于观察，30°关节镜镜头绕过桡骨头，观察外侧关节囊和桡侧腕短伸肌起点的底面（技术图2A）。
- 外侧关节囊与桡侧腕短伸肌起点底面之间常有粘连，并伴有不同程度的退行性变，可表现为线性撕裂（Ⅱ型损伤）、磨损、脂肪浸润或呈菲薄透明样表现（技术图2B）。
  - 如果关节囊完整，则经近端外侧入路（即操作入路）插入4.5 mm滑膜刨刀将之切除以更好地暴露桡侧腕短伸肌在肱骨外上髁的附着部位。
  - 如关节囊和肌腱完全撕脱、挛缩，则为Ⅲ型损伤（技术图2C）。
- 清理关节囊后即可暴露桡侧腕短伸肌底面。
- 桡侧腕短伸肌松解应使用4.5 mm刨削刀自退变或撕裂部位开始操作（技术图2D）。
- 继而向近端推进镜头，观察桡侧腕短伸肌在肱骨外上髁的起点。
  - 该步操作时应格外注意避免损伤肱骨小头和桡骨头的软骨面（技术图2E）。
- 暴露桡侧腕短伸肌浅面的桡侧腕长伸肌（技术图2F）。
- 经近端外侧入路置入4.0 mm磨头进一步清理残留的桡侧腕短伸肌起点，并将肱骨外上髁和外髁远侧骨嵴去皮质化，以促进骨愈合（技术图2G）。
  - 据报道，使用上述技术可以安全地切除平均23 mm的桡侧腕短伸肌腱和22 mm的肱骨外上髁[24]。
  - 此外，30°镜头的视野有限，可以避免损伤关节囊内桡骨头中线后方的外侧尺副韧带[31]。
- 如有必要，可在肘关节屈曲90°时构建直接外侧入路进入后间室。
  - 该入路途经桡骨头、尺骨鹰嘴和肱骨外上髁之间的三角形间隙。
  - 该入路有损伤前臂内侧皮神经的风险。
- 镜头进入关节腔后即应伸直肘关节，并将镜头插入后间室。
- 如需操作入路，则在肱骨内外上髁间的中线，尺骨鹰嘴尖近端3 cm水平构建直接后方入路。
- 最后，完全抽弃关节腔积液，3-0尼龙线关闭切口，无菌敷料包扎。

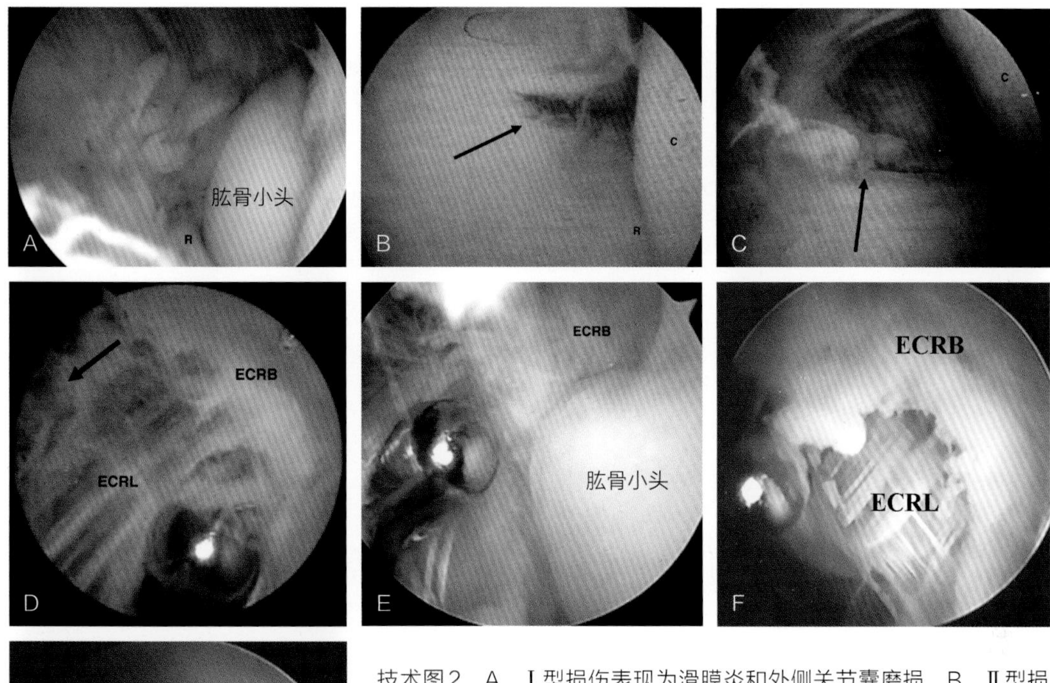

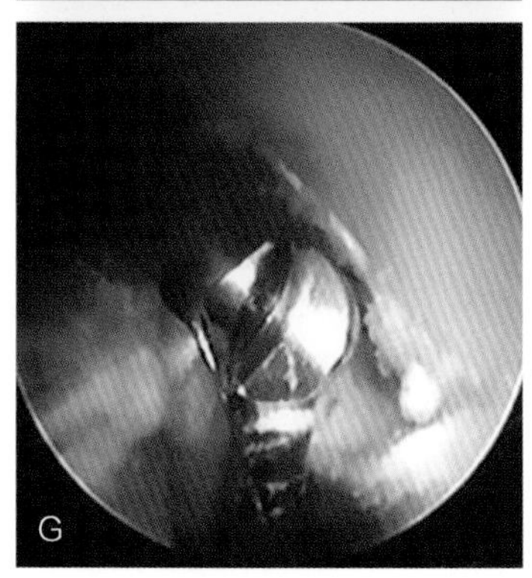

技术图2　A. Ⅰ型损伤表现为滑膜炎和外侧关节囊磨损。B. Ⅱ型损伤表现为外侧关节囊与桡侧腕短伸肌腱近起点处的线性撕裂。C. Ⅲ型损伤表现为关节囊和肌腱完全撕脱和挛缩。D. 桡侧腕短伸肌腱的脂肪浸润（箭头所示），其浅面为桡侧腕长伸肌肌-腱移行区。E. 用4.5 mm刨削刀初步清理肱骨小头（*C*）和桡骨头（*R*）稍近端的桡侧腕短伸肌腱。F. 清理桡侧腕短伸肌腱和关节囊的病变组织，显露浅面正常的桡侧腕长伸肌。G. 最后，用4.0 mm磨头将肱骨外上髁去皮质化，桡侧腕短伸肌腱松解术即告完成。*ECRB*，桡侧腕短伸肌；*ECRL*，桡侧腕长伸肌。

- 对于伴有桡骨头外侧1/4或肱骨小头微骨折等软骨损伤的病例，建议使用电动刨刀或刮匙清理不稳定的关节软骨[33]。
- 在单纯桡侧腕短伸肌腱松解术的基础上，还可以考虑联合应用关节镜下去骨皮质术。但是，这一术式可能加剧术后疼痛和切口出血，减小术后早期肘关节活动度，且并不能进一步改善手术的长期疗效[21,32]。
- 在标准的30°镜头中，桡侧腕短伸肌腱起点和桡侧副韧带位于视野边缘，从而一定程度上增加了确定清理平面的难度[4]；而在70°镜头中，上述组织位于视野中心，术中暴露更为充分。虽然70°镜头提供的广阔视野使得清理范围更大的肘关节镜手术成为可能，但是这一广阔视野提高了损伤外侧副韧带复合体的风险，而30°镜头不仅可以满足常规肘关节镜清理手术的需求，还在一定程度上保护了外侧副韧带[31]。
- 就笔者的经验来看，标准的30°镜头完全可以满足手术需要，而且可以避免70°镜头过度后推导致的桡侧副韧带损伤及其引发的关节不稳定。此外，70°镜头学习曲线更长，需要设备更多，手术时间更长，手术费用更高。

要点与失误防范

手术指征	• 疼痛持续6个月以上，休息、拮抗支具固定、牵引、力量训练等非手术治疗后仍不缓解
绝对禁忌证	• 骨性结构或软组织解剖结构异常，妨碍手术入路的安全构建 • 既往尺神经前置术史或内植物植入史妨碍内侧入路的安全构建 • 骨髓炎或局部蜂窝织炎

（续表）

避免神经血管损伤	• 通过“由点及面”技术避免神经血管损伤： ○ 11号尖刀片刺穿皮肤，并将皮肤向远端牵拉以实现小切口技术 ○ 用血管钳钝性分离关节囊 • 用2.7 mm的关节镜镜头替代4.0 mm镜头 • 如确需4.0 mm镜头，则在进入关节腔时使用转换棒 • 术后关节腔注射10 mL麻卡因可提供24小时术后镇痛，但是麻卡因渗出导致一过性桡神经麻痹，从而影响术后对神经功能的即时评估
完全外侧松解	• 桡侧腕短伸肌起点在肱骨外上髁上的跨度约为1.5 cm • 桡侧腕短伸肌腱自肱骨外上髁剥离 • 应使用磨头行肱骨外上髁去皮质化，务必确保桡侧腕短伸肌松解完全
肘关节后间室进入	• 直接外侧入路用于观察 • 直接后方入路用于操作 • 术者坐位，无菌单覆盖大腿。患者手腕屈曲，手背置于术者大腿上，调整手术床高度使肘关节可以自由屈伸
外侧副韧带复合体医源性损伤	• 不得打磨肱骨外上髁后方皮质 • 虽然通过30°镜头难以观察肱骨后方，妨碍了扩大清理范围，但是可以避免损伤外侧副韧带

术后处理

- 术后伤口敷料包扎2天，患肢颈腕带悬吊。
- 术后即可开始肘关节活动度的主动和被动锻炼。
- 术后72小时常规冰敷消肿。
- 术后2天后患者自行去除包扎敷料，伤口聚维酮碘消毒后绷带包扎。
- 首次术后随访应安排在术后10日内，主要随访内容包括检查伤口愈合情况、拆线和肘关节活动度评估。
- 若肘关节镜下行桡骨侧或肱骨侧的侧副韧带修复术，术后应石膏固定3周，后在铰链支具保护下锻炼6周。
- 术后4周内禁止用力握拳。
- 术后4周后开始循序力量训练。
- 术后4～6周内，应避免反复性或繁重的手工劳作。
- 术后2周内即可恢复日常生活，术后6周以后方可恢复体育锻炼。

预后

- 据文献报道，肘关节镜治疗肱骨外上髁炎的优良率可高达92%[3,40]。
- 笔者在过去10年间已使用肘关节镜治疗超过250例肱骨外上髁炎病例，就笔者经验来看，约85%病例伴有游离体、滑膜炎、肘关节后方骨赘、肱桡关节软骨损伤等关节内疾患，80%病例伴发滑膜皱襞，其中，至少1/3病例伴有增厚、炎症等滑膜皱襞异常表现。
- 笔者随访肘关节镜下肘关节外侧松解术后病例发现，95%患者自觉症状改善或明显改善，62%患者在平均2.8年的随访期内疼痛完全消失[6]。
- 肘关节镜治疗肱骨外上髁炎安全可靠，可重复且持续。

并发症

- 据报道，肘关节镜术后可有11%病例继发轻微并发症，包括关节镜入口处延期愈合、肘关节持续性轻度挛缩（＜20°）和一过性神经麻痹。
- 继发性一过性神经麻痹的危险因素包括类风湿性关节炎和肘关节屈曲挛缩畸形。神经失用症发生率约2.5%，关节感染发生率约0.8%。医源性损伤还包括关节软骨损伤、滑膜瘘以及止血带相关并发症[3]。
- 神经损伤为肘关节镜术后常见并发症，可能与入路选择、套管针置入方向、锐性剥离、烧灼热损伤等有关。
- 肘关节镜术的特征性神经损伤包括骨间背神经横断、正中神经和骨间前神经（正中神经分支）神经瘤形成。外侧入路，即近端前外侧入路，和关节囊切除术易伤及骨间背神经。套管针置入应指向关节间隙，避免穿越肘关节前方神经血管结构密集的软组织[11]。
- 笔者所做的手术术后继发一过性桡神经麻痹发生率不足3%，与文献报道一致[25]。
- 部分肘关节镜术预后差，其原因可能是术中肌腱清理不彻底，残留肉眼不可见但镜下可见变性肌腱组织[15]。
- 肘关节后外侧旋转不稳定多源自术中清理过多而伤及外侧尺副韧带。术中应注意仅在肱骨外上髁前方清理肌腱，以免导致肘关节后外侧旋转不稳定。
- 血肿和持续性握力下降较为罕见。

（殷文靖　译，丁坚　审校）

参考文献

[1] Abrams GD, Renstrom PA, Safran M. Epidemiology of musculoskeletal injury in the tennis player. Br J Sports Med 2012;46:492-498.

[2] Adolfsson L. Arthroscopy of the elbow joint: a cadaveric study of portal placement. J Shoulder Elbow Surg 1994;3:53-61.

[3] Ahmad CS, Vitale MA. Elbow arthroscopy: setup, portal placement, and simple procedures. Instr Course Lect 2011;60:171-180.

[4] Arrigoni P, Zottarelli L, Spennacchio P, et al. Advantages of 70° arthroscope in management of ECRB tendinopathy. Musculoskelet Surg 2011;95:S7-S11.

[5] Bäcker M, Lüdtke R, Afra D, et al. Effectiveness of leech therapy in chronic lateral epicondylitis. A randomized controlled trial. Clin J Pain 2011;27:442-447.

[6] Baker CL Jr, Murphy KP, Gottlob CA. Arthroscopic classification and treatment of lateral epicondylitis: two-year clinical results. J Shoulder Elbow Surg 2000;9:475-482.

[7] Benjamin M., McGonagle D. The enthesis organ concept and its relevance to the spondyloarthropathies. Adv Exp Med Biol 2009; 649:57-70.

[8] Blanchette MA, Normand MC. Augmented soft tissue mobilization vs. natural history in the treatment of lateral epicondylitis: a pilot study. J Manipulative Physiol Ther 2011;34:123-130.

[9] Boyd HB, McLeod AC. Tennis elbow. J Bone Joint Surg Am 1973;55A:1183-1187.

[10] Carayannopoulos A, Borg-Stein J, Sokolof J, et al. Prolotherapy versus corticosteroid injections for the treatment of lateral epicondylosis: a randomized controlled trial. PM R 2011;3:706-715.

[11] Carofino BC, Bishop AT, Spinner RJ, et al. Nerve injuries resulting from arthroscopic treatment of lateral epicondylitis: report of 2 cases. J Hand Surg Am 2012;37(A):1208-1210.

[12] Cerezal L, Rodriguez-Sammartino M, Canga A, et al. Elbow synovial fold syndrome. AJR Am J Roentgenol 2013;201:W88-W96.

[13] Cohen MS, Romeo AA, Hennigan SP, et al. Lateral epicondylitis: anatomic relationships of the extensor tendon origins and implications for arthroscopic treatment. J Shoulder Elbow Surg 2008;17: 954-960.

[14] Coombes BK, Bisset L, Brooks P, et al. Effect of corticosteroid injection, physiotherapy, or both on clinical outcomes in patients with unilateral lateral epicondylalgia: a randomized controlled trial. JAMA 2013;309:461-469.

[15] Cummins CA. Lateral epicondylitis: in vivo assessment of arthroscopic debridement and correlation with patient outcomes. Am J Sports Med 2006;34:1486-1491.

[16] Dewan AK, Chhabra B, Khanna AJ, et al. MRI of the elbow: techniques and spectrum of disease. J Bone Joint Surg Am 2013;95: e99(1)-e99(13).

[17] Dzugan SS, Savoie FH III, Field LD, et al. Acute radial ulno-humeral ligament injury in patients with chronic lateral epicondylitis: an observational report. J Shoulder Elbow Surg 2012;21:1651-1655.

[18] Halpern BC, Chaudhury S, Rodeo SA. The role of platelet-rich plasma in inducing musculoskeletal tissue healing. HSS J 2012;8: 137-145.

[19] Herquelot E, Gueguen A, Roquelaure Y, et al. Work-related risk factors for incidence of lateral epicondylitis in a large working population. Scand J Work Environ Health 2013;39:578-588.

[20] Kaux JF, Crielaard JM. Platelet-rich plasma application in the management of chronic tendinopathies. Acta Orthop Belg 2013; 79:10-15.

[21] Kim JW, Chun CH, Shim DM, et al. Arthroscopic treatment of lateral epicondylitis: comparison of the outcome of ECRB release with and without decortication. Knee Surg Sports Traumatol Arthrosc 2011;19:1178-1183.

[22] Kotnis NA, Chiavaras MM, Harish S. Lateral epicondylitis and beyond: imaging of lateral elbow pain with clinical-radiologic correlation. Skeletal Radiol 2012;41:369-386.

[23] Krogh TP, Bartels EM, Ellingsen T, et al. Comparative effectiveness of injection therapies in lateral epicondylitis: a systematic review and network meta-analysis of randomized controlled trials. Am J Sports Med 2013;41:1435-1446.

[24] Kuklo TR, Taylor KF, Murphy KP, et al. Arthroscopic release for lateral epicondylitis: a cadaveric model. Arthroscopy 1999;15: 259-264.

[25] Lattermann C, Romeo AA, Anbari A. Arthroscopic debridement of the extensor carpi radialis brevis for recalcitrant lateral epicondylitis. J Shoulder Elbow Surg 2010;19:651-656.

[26] Mehta JA, Bain GI. Posterolateral rotatory instability of the elbow. J Am Acad Orthop Surg 2004;12:405-415.

[27] Miller TT, Shapiro MA, Schultz E, et al. Comparison of sonography and MRI for diagnosing epicondylitis. J Clin Ultrasound 2002;30:193-202.

[28] Nirschl RP, Pettrone FA. Tennis elbow: the surgical treatment of lateral epicondylitis. J Bone Joint Surg Am 1979;61A:832-839.

[29] O'Driscoll SW, Bell DF, Morrey BF. Posterolateral rotatory instability of the elbow. J Bone Joint Surg Am 1991;73A:440-446.

[30] Obradov M, Anderson PG. Ultra sonographic findings for chronic lateral epicondylitis. JBR-BTR 2012;95:66-70.

[31] Owens BD, Murphy KP, Kuklo TR. Arthroscopic release for lateral epicondylitis. Arthroscopy 2001;17:582-587.

[32] Rhyou IH, Kim KW. Is posterior synovial plica excision necessary for refractory lateral epicondylitis of the elbow? Clin Orthop Relat Res 2013;471:284-290.

[33] Sasaki K, Onda K, Ohki G, et al. Radiocapitellar cartilage injuries associated with tennis elbow syndrome. J Hand Surg Am 2012;37:748-754.

[34] Snyder KR, Evans TA. Effectiveness of corticosteroids in the treatment of lateral epicondylitis. J Sport Rehab 2012;21:83-88.

[35] Thurston AJ. The early history of tennis elbow: 1873 to 1950s. Aust N Z J Surg 1998;68:219-224.

[36] Tosti R, Jennings J, Sewards JM. Lateral epicondylitis of the elbow. AJM 2013;126:357.e1-357.e6.

[37] Tsuji H, Wada T, Oda T, et al. Arthroscopic, macroscopic, and microscopic anatomy of the synovial fold of the elbow joint in correlation with the common extensor origin. Arthroscopy 2008;24: 34-38.

[38] Walz DM, Newman JS, Konin GP, et al. Epicondylitis: pathogenesis, imaging, and treatment. Radiographics 2010;30:167-184.

[39] Wang CJ. Extracorporeal shockwave therapy in musculoskeletal disorders. J Orthop Surg and Res 2012;7:11.

[40] Yeoh KM, King GJ, Faber KJ, et al. Evidence-based indications for elbow arthroscopy. Arthroscopy 2012;28:272-282.

第56章 肱二头肌腱远端断裂：一期和择期重建以及单切口和双切口技术

Distal Biceps Tendon Disruptions: Acute and Delayed Reconstruction and One- and Two-Incision Techniques

Matt Noyes and Edwin E. Spencer, Jr.

解剖

- 肱二头肌在桡骨近端的止点平均长22～24 mm，宽15～19 mm。
- 肱二头肌呈带状止于桡骨粗隆尺侧面。
- 肱二头肌在左臂呈顺时针螺旋状，而在右臂则呈逆时针螺旋状[12]。
- 肱二头肌止点稍近端，有一相对缺血区。
- 肱二头肌腱膜通常起自肱二头肌腱的远端短头[1]。

自然病程

- 完全性断裂。
  - 绝大多数的肱二头肌腱远端断裂发生于40～60岁男性的惯用手。
  - 典型受伤机制为肌肉的偏心收缩，最常见于上肢90°屈曲旋后位时被迫伸直。
  - 初始的疼痛症状消失很快，但是肱二头肌的收缩和回缩可导致上臂前方出现明显畸形。如肱二头肌腱膜完整，则肱二头肌回缩程度通常不太严重。
  - 屈肘和前臂旋后力量减弱是最为常见的主诉，尤其是在技工和水管工等需要反复进行旋后动作的患者中尤为常见。尽管有些患者回缩的肌腹处可出现类似疲劳性疼痛和抽搐的感觉，但是疼痛往往不是最主要的主诉。
  - 研究表明，肱二头肌腱完全性断裂可导致屈肘力量减弱30%，前臂旋后力量减弱40%[3,15]。
- 部分性断裂。
  - 肱二头肌腱部分性断裂所导致的疼痛往往比完全性断裂更为剧烈。患者常感到肘窝疼痛，尤其是抗阻屈肘或旋后前臂的时候，但是不会出现上臂畸形。
  - 部分性断裂可进一步进展为完全性断裂。
  - 肱二头肌腱部分性断裂的女性患者往往年龄较大（平均63岁）[7]。
  - 少数女性患者查体可触及一界限清晰的囊性包块[7]。
  - 部分性断裂多见于慢性退行性变，而非急性创伤。
  - 高危因素包括激素应用、吸烟、滑囊炎和肱二头肌嵴上的骨性不规整[17]。

病史和体格检查

- 急性完全性断裂的患者多伴有肘窝和上臂远端大面积瘀斑形成。
- 与健侧相比，患侧肘窝常无法触及肱二头肌腱。局部肿胀可能会增加查体难度，可以通过在患者主动旋后前臂时检查者尝试由外向内"钩住"肱二头肌腱，即所谓的"拉钩试验"，协助明确诊断。据报道，拉钩试验在肱二头肌腱断裂的诊断中具有较高的可靠性[16]。
  - "拉钩试验"的特异性和敏感性均可达到100%[16]。
- 完整的肱二头肌腱膜可以阻止断端向近端回缩。
- MRI并非明确诊断所必需。但是，如检查者认为肱二头肌腱的腱性部分完整，而怀疑肌-腱移行区断裂或者肌腱止点处的部分性撕脱，则需行MRI检查。鉴别桡骨粗隆处的完全性断裂和肌-腱移行区的损伤非常重要，其原因在于靠近近端的损伤最适合采用非手术治疗[19]。
- 桡骨粗隆处的肱二头肌腱止点部分性损伤通常不伴有瘀斑和肌肉回缩，可伴有迟发性的抗阻屈肘或旋后前臂时疼痛。肱二头肌腱可触及，但多伴有压痛。MRI有助于明确诊断。

鉴别诊断

- 肘关节滑囊炎。
- 肘关节脱位。
- 桡骨头骨折。
- 前臂外侧皮神经卡压。

非手术治疗

- 肱二头肌腱完全性断裂的非手术治疗措施包括应用理疗和非甾体抗炎药减轻疼痛和肿胀，在避免痛性活动的前提下多活动上肢，加强屈肘和前臂旋后的锻炼。
- 应告知患者肱二头肌腱完全性断裂非手术治疗不会导致疼痛持续，但是将导致屈肘力量减弱30%，前臂旋后力量减弱40%[3,15]。如这些功能减退对患者的工作生活不会造成太大影响，则可以考虑接受非手术治疗。
- 肱二头肌腱部分性断裂和肌-腱移行区断裂的治疗方式类似。当患者的活动度完全恢复正常后应开始行力量锻炼。肱二头肌腱部分性断裂非手术治疗失败时可考虑手术治疗。一般来说，3～4个月以上的观察期较为合适。应告知患者，肱二头肌腱部分性断裂主要表现为疼痛，而不是力量减弱。

手术治疗

完全和部分断裂

- 研究表明袢钢板(EndoButton, Smith & Nephew, Andover, MA)固定的极限拉伸载荷最强[14,22]。临床研究也发现，EndoButton固定的临床疗效较好且并发症较少[2,6]。
- 其他的固定方法有缝合锚钉修复术和界面螺钉固定术等。

慢性断裂

- "慢性"并没有明确的定义。有些学者认为伤后8周即为慢性，术中需要移植肌腱修复。但是笔者尝试行单纯修复术治疗3个月的肱二头肌腱断裂并取得了成功。在这种情况下，修复后患者不宜伸肘超过60°，术后3个月即完全恢复正常活动范围。随着时间推移，肱二头肌像胸大肌一样，具有显著恢复伸展的能力。
- 应告知患者慢性断裂术中需肌腱移植术的可能性较大，并告知患者移植物的种类。目前，已报道过的可用移植物包括自体或异体半腱肌[23]、异体跟腱(仅使用腱性组织部分修补或将止点端的骨块植入桡骨粗隆)[18]、自体桡侧腕屈肌[13]和阔筋膜[9]。
- 治疗急性断裂患者时使用的桡骨粗隆固定方法同样适用于治疗慢性断裂的患者，笔者选用EndoButton。

体位

- 患者取仰卧位，上肢置于搁手台上，上臂上无菌止血带。

入路

双切口

- 双切口由Boyd和Anderson首先介绍[4]。首先，在肘窝处做一小切口找寻肱二头肌腱。然后在桡骨粗隆水平，尺骨嵴的桡侧1 cm，做一纵行切口。
- 做第二切口时注意保持前臂旋前，以保护通常无法直视下暴露的骨间背神经。
- Kelly等[10]学者提出，双切口技术可以通过将第二入路改为劈开尺侧腕伸肌的背侧入路来改良。该背侧入路可以避免旋后肌肌群的剥离，从而减少骨桥形成。
- 较单切口技术，双切口技术术后异位骨化发生率较高。

单切口

- 单切口技术，最初被称为以肘窝为中心的S形扩大Henry入路。神经相关并发症较双切口多见。
- 手术全程必须保持前臂旋前以保证骨间后神经远离术野。
- 内固定技术的革新使得较为安全的肘窝小切口技术成为可能。
- 通过肱桡肌和旋前圆肌肌间隙进入。
- 应注意避免暴力侧向牵引，以保护前臂外侧皮神经和骨间后神经。
- 可能需要结扎桡动脉的分支以尽量避免术后局部血肿形成。

EndoButton修复术

- 做一前侧纵行切口，长4～5 cm，起自肘窝，沿肱桡肌的尺侧缘向远端延伸。应注意找到并保护好前臂外侧皮神经和桡神经浅支。
- 肱二头肌腱的断端多回缩至伤口内，可通过屈曲肘关节和用拉钩拉开上臂远端组织来暴露。如断端与毗邻组织或肱二头肌腱膜粘连，则需行松解术将其游离。术中注意找到并保护好前臂外侧皮神经和肱动脉。
- 有时候，通过前侧切口不能找到肱二头肌腱。在这种情况下，可以在上臂远端内侧做一切口。分离并准备好肌腱，然后穿至远端切口。
- 游离好肱二头肌腱后，使用2号不可吸收线应用Krackow或其他锁边缝合技术编织缝合肱二头肌腱的近侧残端，直至超过残端4～5 cm，距残端1 cm内的部分可不予锁边。
- 两根缝线从肌腱断端穿出，穿过EndoButton的两个中间孔后打结，注意保证肌腱断端与EndoButton之间不留空隙。也可以将其中一根缝线穿过EndoButton的一个中间孔后再回穿过另一个中间孔，再与另一根缝线打结，将线结留在EndoButton和肌腱断端之间(技术图1A)。引导线穿过EndoButton的另两个孔(技术图1B)。
- 暴露桡骨粗隆，用磨钻在骨皮质上开一卵圆形窗，其直径和肌腱残端大致相同。操作过程中应注意保持前臂完全旋后，可使用两把Bennett拉钩暴露桡骨粗隆。然后，用EndoButton钻头在对侧皮质钻孔用于穿过EndoButton。

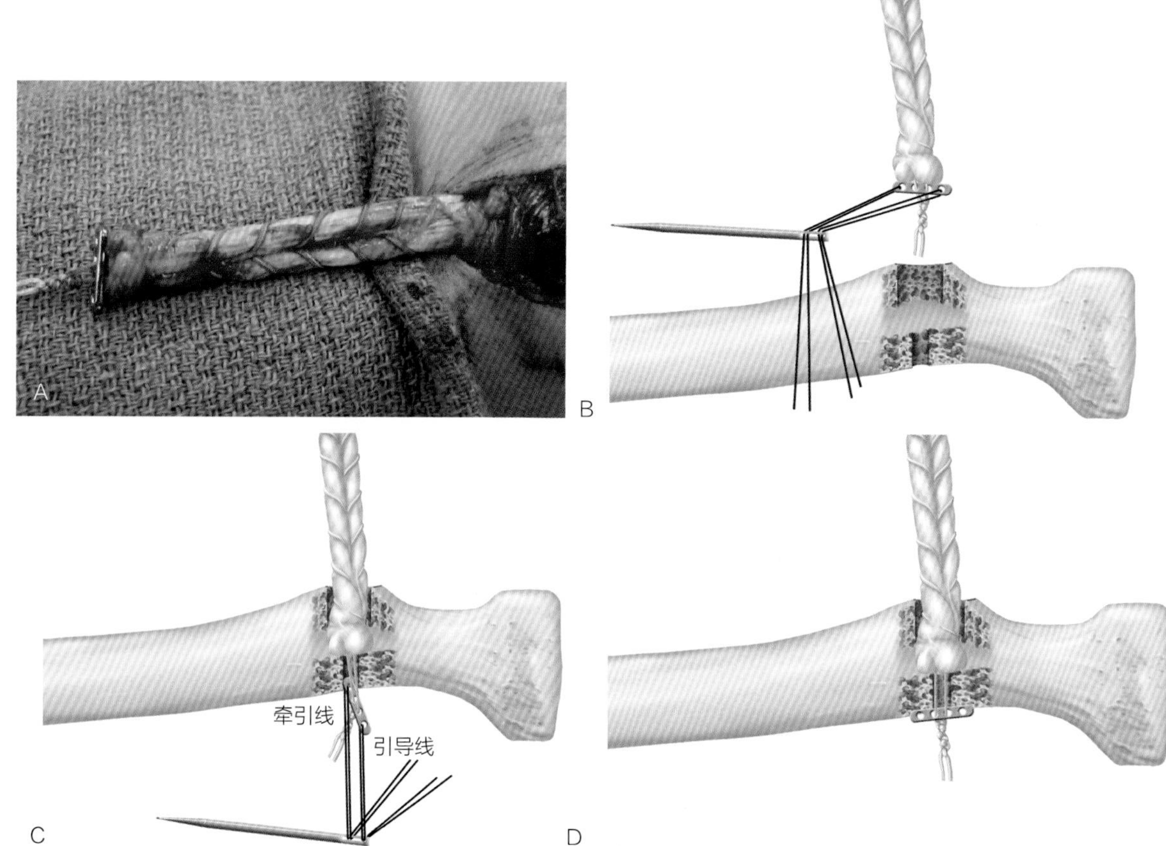

技术图1　A. 将EndoButton紧贴肱二头肌腱远端残端。B. 引导线穿过EndoButton的外侧两孔后，借助Keith针，穿过桡骨近端。C. 牵拉EndoButton穿过骨隧道的对侧口，将肌腱拉入骨隧道。D. 翻转EndoButton并紧扣于对侧桡骨皮质上。

- Neith或Beath缝针带引导线穿过骨隧道，将针穿出前臂背侧皮肤并取下。
- 牵拉其中一根引导线，将肌腱拉入桡骨粗隆。保持引导线紧绷，从而使EndoButton可沿其长轴方向穿入桡骨粗隆。待EndoButton穿过对侧皮质后，牵拉另一根引导线，从而将EndoButton方向翻转过来并锁住。笔者使用术中透视确认EndoButton的放置位置。最后，直视下检查肌腱放置满意后，完全拉出引导线（技术图1C、D）。

张力挤压技术

- 发明该技术的初衷是在维持纽扣皮质悬吊术固定强度的基础上，减小修复处的组织间隙。
- 生物力学研究提示，该技术可以在维持标准纽扣皮质悬吊术固定强度的前提下，显著减小修复处的组织间隙和相对活动[21]。
- 入路与EndoButton术类似，选取标准的单切口入路。
- 以直径3.2 mm的钻头在桡骨粗隆处开孔供纽扣穿过，注意应打穿桡骨粗隆的双侧皮质。以直径8.0 mm的空心磨钻清理前方皮质和骨隧道，以便肌腱可以平滑地进入。应注意不要清理对侧骨皮质。
- 将纽扣穿过双侧皮质后反转，锁定于桡骨对侧皮质处。然后收紧缝线，从而将肌腱拉入骨隧道。
- 自骨隧道的桡侧打入1枚7 mm×10 mm的界面螺钉，向尺侧推挤肌腱，从而模拟正常的解剖结构，对增强旋后力量可能有潜在作用。
- 该技术的优点在于可以通过前侧入路增加修复处的张力，减小肌腱固定后的再发移位，而且不需要预先决定肌腱与纽扣之间的缝线的预留长度[20]。

缝合锚钉或界面螺钉固定术

- 两种术式入路均选用前文所述的前侧入路，肌腱处理方法也较为类似，但是桡骨粗隆处理方法不尽一致。
- 行界面螺钉固定术时，在桡骨粗隆上开孔，孔的直径取决于使用的螺钉和工具。
- 行缝合锚钉固定术时，将桡骨粗隆轻度去皮质化，然后选取合适的缝合锚钉置入。有些学者报道可置入2枚缝合锚钉，大多数学者均采用滑动结将肌腱推挤至腱-骨界面[8]。
  - 该技术的缺点在于其将肌腱推挤至桡骨近端的表面，而非骨隧道。

双切口技术

- 首先，在肘窝处做一横向小切口找寻肱二头肌腱残端。然后在桡骨粗隆水平，尺骨嵴的桡侧1 cm，做一纵行切口。
- 首先剥离尺侧腕伸肌，然后剥离旋后肌。应特别注意避免尺骨的骨膜下剥离。
- 前臂置于极度旋前位，在桡骨粗隆处用磨钻开一卵圆形骨窗。轻度旋后前臂，在骨窗前方钻三个孔。
- 用两根2号不可吸收线以Krackow技术锁边缝合肌腱远端。
- 用长血管钳将缝线从前侧切口送至后侧切口并拉紧。注意务必保证缝线穿过骨组织。
- 将缝线穿过孔内，旋后前臂，将肌腱残端拉入桡骨近端后将缝线打结。

陈旧性肱二头肌断裂的修复重建

- 陈旧性肱二头肌断裂修复重建术中需进一步充分暴露肱二头肌的腱性部分及肌-腱移行区。可在上臂远端内侧做第二切口以实现上述目的。虽然可以将两个前侧切口相连接，但是如此操作造成的额外瘢痕可能导致伸肘受限。
- 剥离时需格外注意保护前臂外侧皮神经和肌皮神经。不出意外的话，局部瘢痕和粘连常比较严重，尤其是肱二头肌及其腱膜之间。部分腱膜可用于肱二头肌重建术。
- 笔者使用自体半腱肌移植术治疗陈旧性肱二头肌断裂。自体半腱肌截取方法与前交叉韧带重建术的相关步骤基本一致。将肌腱对折成双股，两游离端编入肱二头肌腱残端及肌-腱移行区（技术图2A）。
- 使用Bunnell过腱器对于肌腱编织有一定的帮助。
- 所谓合适的移植物长度是指其可以让重建的肱二头肌腱在屈肘60°时保持合适张力。为实现上述目标，可以先固定移植物远端再编织肌腱，亦可反之。
- 使用不可吸收线锁边缝合移植物的远端，牵拉不可吸收线将移植物拉至桡骨粗隆处固定（技术图2B）。

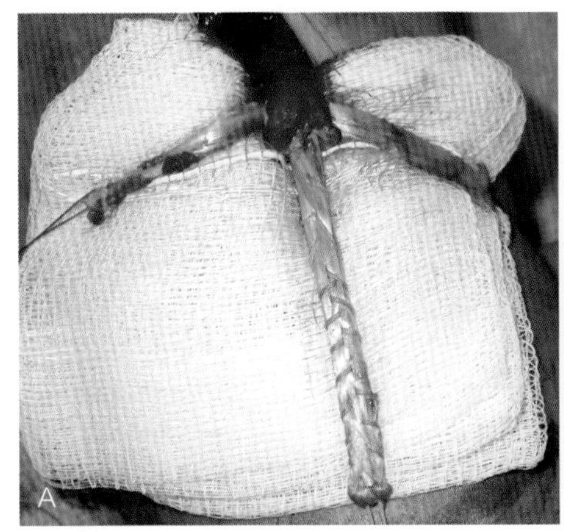

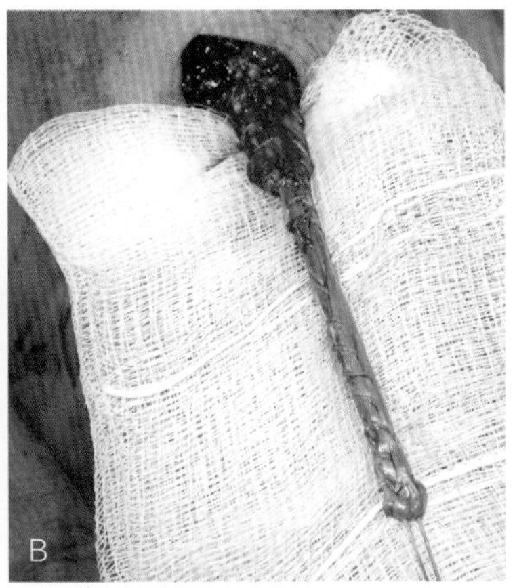

技术图2　A. 腘绳肌对折成双股，两游离端编入肱二头肌腱残端的远端以延长其长度，两游离端自肱二头肌腱外侧面穿出。B. 使用不可吸收线锁边缝合移植物的远端，牵拉不可吸收线将移植物拉至桡骨粗隆处固定。

要点与失误防范

单切口技术	• 避免过度牵拉桡侧 • 先预处理肱二头肌腱，再预处理桡骨粗隆 • 注意时刻保持极度旋后位以保护骨间后神经 • 张力挤压技术中的界面螺钉应自桡骨粗隆的桡侧打向尺侧，以模拟正常的解剖结构
双切口技术	• 避免任何暴露尺骨或尺骨骨膜下剥离的动作 • 骨孔、骨隧道之间保持合适间距以避免骨隧道处骨折 • 注意时刻保持极度旋前位以保护骨间后神经

术后处理

- 如术中使用EndoButton或其他X线片可见的固定装置，术中和术后第一次查房时应拍摄X线片以确认固定装置在位。
- EndoButton修复术患者术后2周去除外固定，开始全范围的主动和被动活动锻炼，但是术后6周内持重不得超过一杯咖啡。随后即可开始力量训练，但是很少需要常规理疗。
- 有些学者认为早期功能锻炼疗效显著[2]。
- 有些学者倾向于选择更为保守的方法，于术后6～8周内限制伸肘运动。常见的做法是使用肘关节铰链支具，每周增大伸肘角度10°，直至可以完全伸肘。

预后

- 基于患者主观感受的评分系统，如DASH评分和MEPS评分，已在很多研究中应用，结果证实早期修复预后极佳[2,8]。
- 力量测试等客观数据也证实，解剖修复预后良好，尤其就恢复旋后力量而言[11]。
- 延期修复/重建术也有着较好的疗效，但是劣于早期修复术，而且术后并发症发生较多[23]。

并发症

- 无论采用何种术式，术后再发断裂均非常罕见。
- 不同术式的术后并发症也不尽一致。
  - 经典双切口技术：异位骨化、尺桡骨骨性连接、僵硬和骨间后神经麻痹。骨隧道处骨折也是双切口技术特有的并发症。避免尺骨骨膜下剥离可以有效降低异位骨化和尺桡骨骨性连接的发生率[5,10]。
  - 单切口技术：前臂外侧皮神经和骨间后神经麻痹，尤以前者多见。此外还可见肌腱再发断裂、僵硬、肘前区疼痛、尺桡骨骨性连接以及复杂性局部痛综合征。

（殷文靖 译，丁坚 审校）

参考文献

[1] Athwal GS, Steinmann SP, Rispoli DM. The distal biceps tendon: footprint and relevant clinical anatomy. J Hand Surg Am 2007;32(8):1225-1229.

[2] Bain GI, Prem H, Heptinstall RJ, et al. Repair of distal biceps tendon rupture: a new technique using the Endobutton. J Shoulder Elbow Surg 2000;9(2):120-126.

[3] Baker BE, Bierwagen D. Rupture of the distal tendon of the biceps brachii. Operative versus non-operative treatment. J Bone Joint Surg Am 1985;67(3):414-417.

[4] Boyd HB, Anderson DL. A method for reinsertion of the distal biceps brachii tendon. J Bone Joint Surg Am 1961;43(7):1041-1043.

[5] Failla JM, Amadio PC, Morrey BF, et al. Proximal radioulnar synostosis after repair of distal biceps brachii rupture by the two-incision technique. Report of four cases. Clin Orthop Relat Res 1990;(253):133-136.

[6] Greenberg JA, Fernandez JJ, Wang T, et al. EndoButton-assisted repair of distal biceps tendon ruptures. J Shoulder Elbow Surg 2003;12(5):484-490.

[7] Jockel CR, Mulieri PJ, Belsky MR, et al. Distal biceps tendon tears in women. J Shoulder Elbow Surg 2010;19(5):645-650.

[8] John CK, Field LD, Weiss KS, et al. Single-incision repair of acute distal biceps ruptures by use of suture anchors. J Shoulder Elbow Surg 2007;16(1):78-83.

[9] Kaplan FT, Rokito AS, Birdzell MG, et al. Reconstruction of chronic distal biceps tendon rupture with use of fascia lata combined with a ligament augmentation device: a report of 3 cases. J Shoulder Elbow Surg 2002;11(6):633-636.

[10] Kelly EW, Morrey BF, O'Driscoll SW. Complications of repair of the distal biceps tendon with the modified two-incision technique. J Bone Joint Surg Am 2000;82-A(11):1575-1581.

[11] Klonz A, Loitz D, Wöhler P, et al. Rupture of the distal biceps brachii tendon: isokinetic power analysis and complications after anatomic reinsertion compared with fixation to the brachialis muscle. J Shoulder Elbow Surg 2003;12(6):607-611.

[12] Kulshreshtha R, Singh R, Sinha J, et al. Anatomy of the distal

biceps brachii tendon and its clinical relevance. Clin Orthop Relat Res 2007;456:117-120.

[13] Levy HJ, Mashoof AA, Morgan D. Repair of chronic ruptures of the distal biceps tendon using flexor carpi radialis tendon graft. Am J Sports Med 2000;28(4):538-540.

[14] Mazzocca AD, Burton KJ, Romeo AA, et al. Biomechanical evaluation of 4 techniques of distal biceps brachii tendon repair. Am J Sports Med 2007;35(2):252-258.

[15] Morrey BF, Askew LJ, An KN, et al. Rupture of the distal tendon of the biceps brachii. A biomechanical study. J Bone Joint Surg Am 1985;67(3):418-421.

[16] O'Driscoll SW, Goncalves LB, Dietz P. The hook test for distal biceps tendon avulsion. Am J Sports Med 2007;35(11):1865-1869.

[17] Safran MR, Graham SM. Distal biceps tendon ruptures: incidence, demographics, and the effect of smoking. Clin Orthop Relat Res 2002;(404):275-283.

[18] Sanchez-Sotelo J, Morrey BF, Adams RA, et al. Reconstruction of chronic ruptures of the distal biceps tendon with use of an achilles tendon allograft. J Bone Joint Surg Am 2002;84-A(6):999-1005.

[19] Schamblin ML, Safran MR. Injury of the distal biceps at the musculotendinous junction. J Shoulder Elbow Surg 2007;16(2):208-212.

[20] Sethi P, Cunningham J, Miller S, et al. Anatomic repair of the distal biceps tendon using tension slide technique. Tech Shoulder Elbow Surg 2008;9:182-187.

[21] Sethi P, Obopilwe E, Rincon L, et al. Biomechanical evaluation of distal biceps reconstruction with cortical button and interference screw fixation. J Shoulder Elbow Surg 2010;19(1):53-57.

[22] Spang JT, Weinhold PS, Karas SG. A biomechanical comparison of EndoButton versus suture anchor repair of distal biceps tendon injuries. J Shoulder Elbow Surg 2006;15(4):509-514.

[23] Wiley WB, Noble JS, Dulaney TD, et al. Late reconstruction of chronic distal biceps tendon ruptures with a semitendinosus autograft technique. J Shoulder Elbow Surg 2006;15(4):440-444.

第57章 肱三头肌腱断裂

Triceps Tendon Ruptures

Andrea Celli

定义

- 肱三头肌远端腱性部分断裂或从鹰嘴撕脱可导致肘关节抗重力/阻力活动受限甚至障碍。
- 如肱三头肌长头、外侧头、内侧头均断裂，手术干预则在所难免。
- 功能要求不高的患者多数可耐受肱三头肌腱部分损伤对肢体活动功能的影响。

解剖

起点

- 肱三头肌起点可分为三个头(图1)：
  - 长头起自盂下结节。
  - 外侧头呈线状起自桡神经沟的上缘。
  - 内侧头起自桡神经沟的外侧缘下方，其附着点覆盖肱骨下段的整个背侧面。

止点

- 外侧头和长头在肱骨背侧下1/3交汇，共同构成肱三头肌止点的表层腱性组织，止于尺骨鹰嘴背侧面。内侧头构成肱三头肌的深层部分，直接止于尺骨鹰嘴，止点由肌性纤维和腱性纤维共同构成。
- 肱三头肌近止点处的表层腱性组织可分为两个部分(图2)：
  - 外侧部宽而单薄，与肘肌及其筋膜相延续。
  - 内侧部较为厚实，参与构成肱三头肌真正意义上的

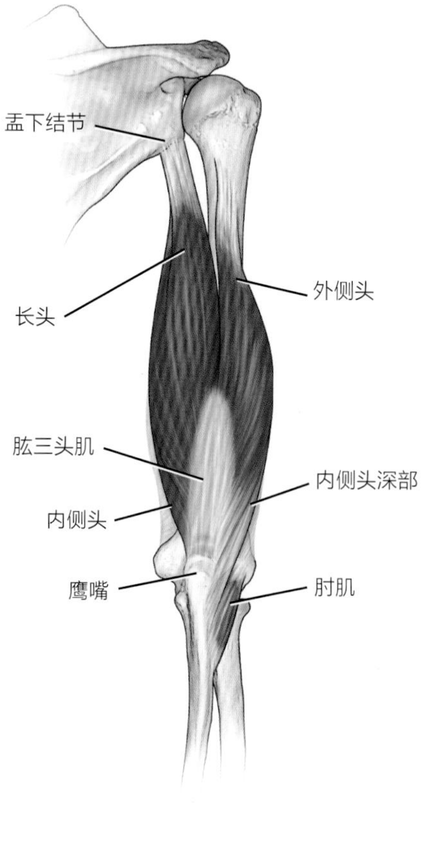

图1　肱三头肌解剖示意图。

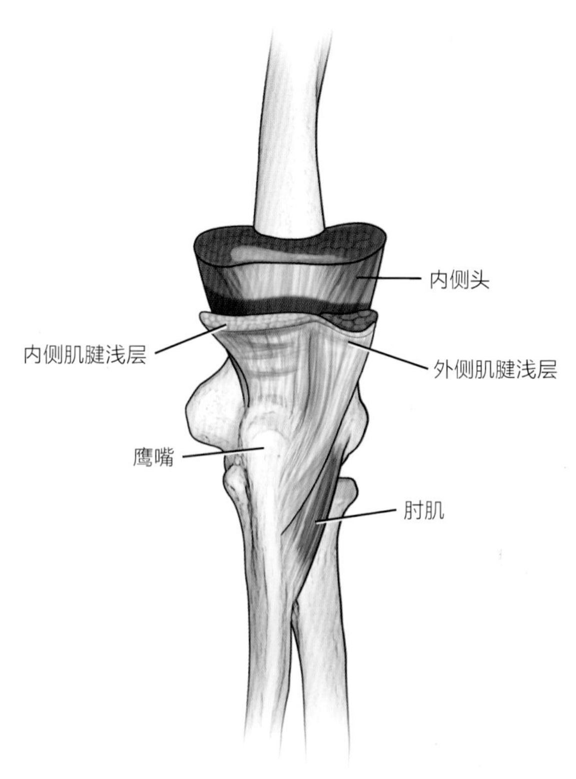

图2　肱三头肌止点（浅层和深层部分）示意图。肱三头肌止点外侧部宽而单薄，与肘肌及其筋膜相延续；内侧部较为厚实，参与构成肱三头肌真正意义上的止点，并直接止于尺骨鹰嘴。

止点，并直接止于尺骨鹰嘴。

- 在肱三头肌腱外侧部和内侧部之间有一间隙，即所谓的“肱三头肌十字交叉”（triceps decussation），位于尺骨鹰嘴的稍近端，沿尺骨鹰嘴尖走行。
- 肱三头肌止点深层腱性组织部分表面附着有一薄层肌性组织。
- 肱三头肌内侧头深层的中间部和外侧部宽阔而扁平，内侧部狭窄而厚实[22]。
- 肱三头肌远端内侧的浅层和深层逐渐融合，构成肱三头肌腱，止于肱三头肌在尺骨鹰嘴止点的内侧部分。
- MRI可见肱三头肌在尺骨鹰嘴的止点可以分为浅层和深层两层[7]（图3）。
- 但是，肱三头肌的三个头均参与构成肱三头肌在尺骨鹰嘴穹窿状附着区域[1]（图4）。

肱骨三头肌在尺骨鹰嘴的附着区域

- 肱三头肌在尺骨鹰嘴的附着区域内侧缘至外侧缘平均宽20 mm，近侧缘至远侧缘平均长13 mm[22]。
- 肱三头肌内侧头止点附着区域的近端距尺骨鹰嘴尖约14.8～16 mm[4,22]。
- 肱三头肌内侧头附着区域平均宽16 mm，厚4 mm。
- 肱三头肌浅层附着区域平均宽19 mm，厚8 mm[4]。
- 熟练掌握肱三头肌的解剖结构是进一步提高创伤性肱三头肌断裂修复或止点重建术疗效的关键所在。

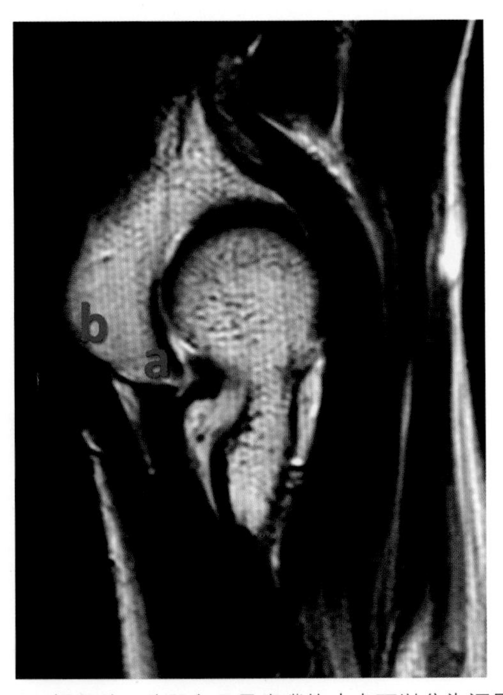

图3　MRI提示肱三头肌在尺骨鹰嘴的止点可以分为深层（*a*）和浅层（*b*）两层。

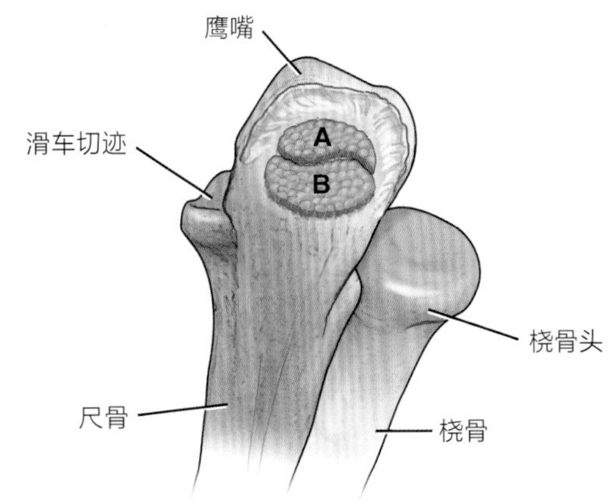

图4　肱三头肌内侧头附着区域（*A*）平均宽16 mm，厚4 mm；浅层附着区域（*B*）平均宽19 mm，厚8 mm。

发病机制

- 肱三头肌腱损伤可能是最罕见的人体肌腱损伤，可见于任何年龄段，但是男性患者占据绝对多数（男女比例为3∶1）[56]。
- 肱三头肌腱断裂可分为四类：
  - 创伤性损伤（最为常见）。
  - 自发性断裂。
  - 疲劳性损伤。
  - 全肘置换术后。

创伤性损伤

- 肱三头肌腱断裂最常见的受伤机制为肘关节轻度屈曲位时患者手撑地摔倒，暴力作用于收缩中的肱三头肌腱导致其断裂。断裂部位最多见于肱三头肌腱的止点处，如尺骨鹰嘴的撕脱骨折。肱三头肌肌腹或肌-腱移行区断裂较为罕见[3,5,39]。
- 肱三头肌腱断裂既可能是部分断裂，也可能是全部断裂[5,23]。有文献报道，肱三头肌腱断裂可伴发桡骨头骨折[30,31]、内侧副韧带损伤[24,32,49]和肱骨小头骨折[57]，但是单纯的肱三头肌腱断裂更为多见。
- 肱三头肌腱-骨联合处部分性损伤伴尺骨鹰嘴近端撕脱性骨折（鳞片征），常伴有桡骨头骨折[31]或桡骨头骨折合并内侧副韧带损伤[57]。
- Yoon等[57]学者将合并肱三头肌腱撕脱、桡骨头骨折和内侧副韧带断裂的复合性损伤称为肘关节损伤三联征。

自发性断裂

- 肱三头肌腱自发性断裂可见于局部的高损耗性状态累及肌腱组织的完整性。肌腱组织完整性的损耗可见于以下情况：
- ○ 类风湿性关节炎。
- ○ 慢性肾衰竭。
- ○ 内分泌系统疾病。
- ○ 代谢性骨病。
- ○ 激素滥用，包括局部或全身性使用类固醇激素或合成代谢类固醇[18]。

- 腱鞘的病理性组织增生、局部血供不足以及机械性磨损等多方面因素综合作用最终导致肌腱自发性断裂。

疲劳性损伤

- 疲劳性损伤是指组织反复承受次极量载荷所导致的损伤，而完全性断裂好发于肌腱已有病理性改变的部位。
- 熟悉跟腱疲劳性损伤的分型[46]有助于理解肱三头肌疲劳性损伤：
  - ○ 腱周围炎。
  - ○ 肌腱炎，伴或不伴有腱周围炎。
  - ○ 部分性断裂。
  - ○ 完全性断裂。
- 体育锻炼导致的肌腱变性并不罕见。慢性肌腱疼痛的典型病理表现为受累部位慢性退行性变，伴有局部血供不足[2]。这些特征性的病理改变可能通过减弱肌腱耐受拉伸载荷的能力，导致肱三头肌腱易于断裂。局部反复应用类固醇激素可进一步提高上述风险。
- 如临床检查和MRI提示肌腱部分性断裂伴退行性变，则需手术治疗。

全肘置换术后

- 肱三头肌腱再附着不良可见于术中剥离肱三头肌腱的全肘置换术后。
- 全肘置换术中需要剥离或滑移肱三头肌。虽然这些操作一般不会残留后遗症，但是可能导致部分患者肱三头肌腱再附着处牢固度下降甚至断裂。
  - ○ Mayo Clinic的数据显示，887例全肘置换术后有16例发生上述并发症，发生率约为2%[10]。
- 易感因素包括炎性关节病伴软组织条件较差。
- 肱三头肌力量减弱是全肘置换术后较为常见的并发症。
- 全肘置换术后肱三头肌力量减弱或断裂的可能原因包括：
  - ○ 关节假体的轴线位置可以改变肱三头肌的力臂[14]。当假体设计与解剖结构不匹配时，可能导致肱三头肌力量减弱。腱性组织质量不佳以及手术破坏腱性组织血供导致肌腱再附着不良。
  - ○ 过度激进的主动活动康复锻炼导致肱三头肌腱再附着部位松弛或撕脱。

病史和体格检查

- 对于疑似肱三头肌断裂的病例，医生应注意收集以下病史信息：
  - ○ 年龄和惯用手。
  - ○ 是否有疲劳性损伤导致的疼痛[44]。
  - ○ 局部或全身性反复应用类固醇激素或合成代谢类固醇[12]。
  - ○ 肘关节手术史。
- 患者常自诉手臂外展状态下直接暴力撞击或跌倒后肘关节后侧急性疼痛[16,17,29,38]。最常见的受伤机制是暴力导致伸直的肘关节急剧屈曲[48-50]。
- 撕脱伤和开放性损伤的病例，无论是否伴有肘关节骨折脱位，都有可能伴有肱三头肌腱断裂[27]。
- 一般情况下，肱三头肌腱损伤的典型临床表现包括：
  - ○ 尺骨鹰嘴近端压痛，触诊肱三头肌腱处空虚感。
    - – 急性期的局部肿胀、瘀斑和体位可能导致肱三头肌腱处空虚感难以触及。一旦肿胀消退，多数患者肱三头肌腱处可触及较为明显的间隙。
  - ○ 根据肱三头肌腱断裂是部分性的还是完全性的，主动伸肘功能检查可表现为伸肘受限或伸肘障碍[9,40]。
- 肱三头肌内侧头的部分性断裂诊断难度较高，经常出现漏诊，应仔细评估X线片有无鳞片征。
- 全肘置换术后肱三头肌功能不全的临床表现包括[10,11]：
  - ○ 肘关节后侧边缘可看到并触及内植物突起。
  - ○ 继发性尺骨鹰嘴滑囊炎。
  - ○ 肱三头肌萎缩。
  - ○ 近端回缩或伸肘装置外侧半脱位。
- 肱三头肌腱断裂最常见的体征是肘关节无法对抗重力伸直（图5）。

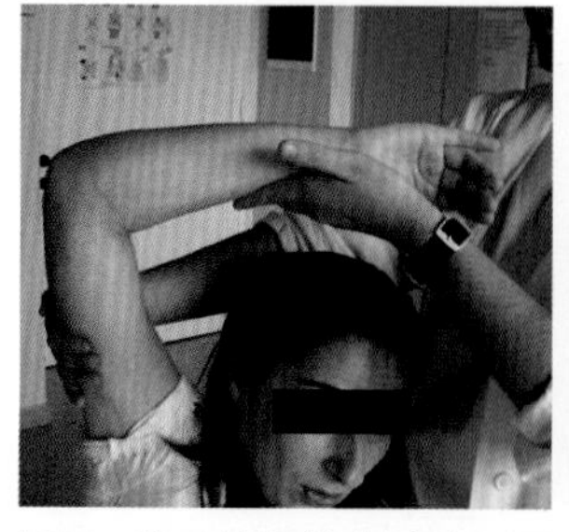
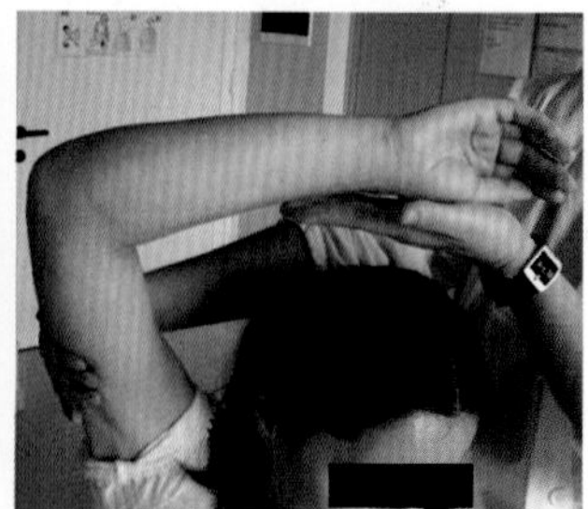

图5　肱三头肌伸直试验可用于评估患者对抗重力伸直肘关节过顶的能力。

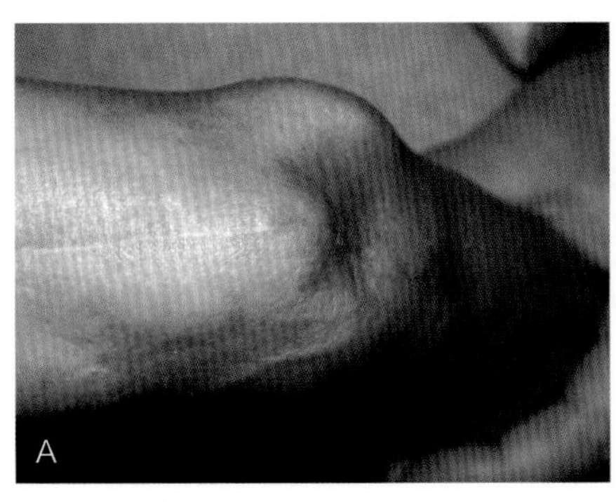

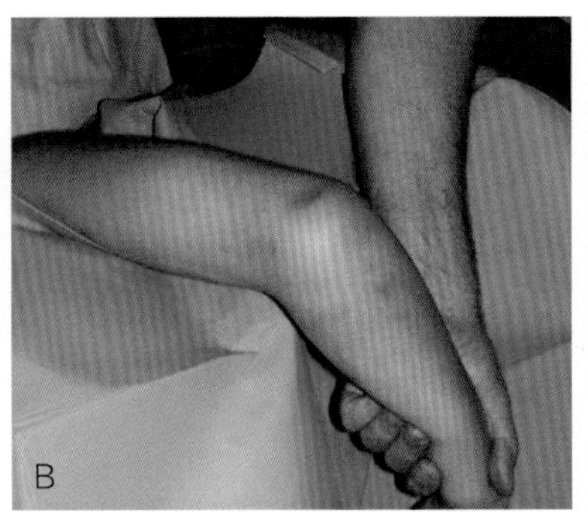

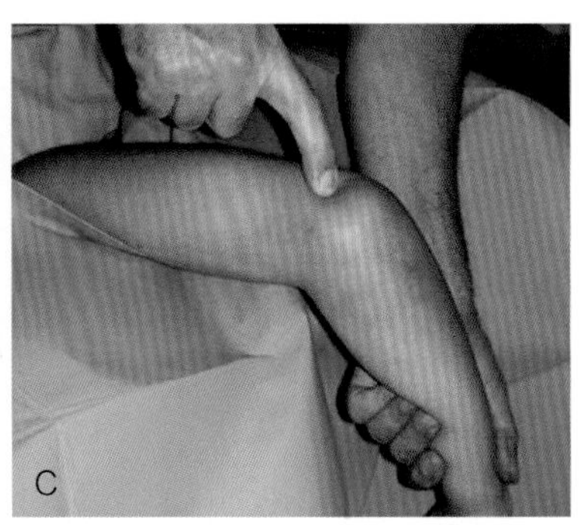

图6　A. 肱三头肌功能不全的临床表现为肘关节后侧边缘可见并触及骨质突触。B、C. 触诊肱三头肌腱可以触及断裂处。

- 当患者尝试对抗应力伸肘时，肱三头肌腱处可看到并触及空虚（图6A～C）。
- 鉴别肱三头肌腱完全性还是部分性断裂较为困难。评估肱三头肌对抗重力和阻力的功能时，患者取俯卧位，肘关节屈曲90°，上臂置于搁手台上，前臂自然下垂（图7）。
    - 肱三头肌腱部分性断裂表现为伸肘力量减弱，可对抗重力伸肘，但无法对抗阻力伸肘。这种表现的原因可能在于肱三头肌腱外侧部完整或肘肌代偿。
- 肱三头肌腱完全性断裂表现为对抗重力伸肘活动受限，主动伸肘活动障碍。Viegas[51]报道了一种类似于Thompson试验的激发试验方法用于肱三头肌腱断裂的诊断。患者取俯卧位，前臂于搁手台外自然下垂，检查者挤压肱三头肌肌腹，如肘关节轻度伸直则提示肱三头肌腱部分性断裂，如无任何反应则提示完全性断裂（图8）。
- 笔者通过检查患者前臂在过伸位对抗重力的能力，即所谓的"肱三头肌跌落试验"，来诊断肱三头肌腱断裂。检查方法如下：患者站立位，肩关节90°外展、内旋，检查者立于患者背后，保持肘关节被动极度伸直，如患者前臂在检查者松开后自然跌落则提示肱三头肌腱断裂（图9）。

影像学和其他诊断性检查

- 影像学检查可以明确肱三头肌腱止点、肌-腱移行区或者肌性组织损伤的程度，鉴别完全性和部分性损伤，评估肌腱回缩距离以及排除伴随性骨性损伤[16,29,52]。
- 侧位X线片上可呈鳞片征。通常情况下，撕脱的骨折块较小，易于漏诊，但是其一旦出现则提示肱三头肌腱撕脱性损伤（图10）。X线片还可以用于桡骨头和肱骨小头骨折等伴随性损伤的诊断。
- 超声波也有一定的诊断价值，但是其难以清晰展示局部的解剖结构，因此其只适用于诊断尚无法明确的损伤急性期病例[20]。
- MRI可以鉴别完全性和部分性损伤，评估肌腱回缩距离以及肌肉萎缩和损伤部位（图11）[25]，是评估肌腱损伤最有效的手段[13,55]。

鉴别诊断

- 桡神经卡压或损伤等因素导致的神经性肌肉功能不全[21]。
- 单发性的C7神经根损伤。
- 尺骨鹰嘴骨折。

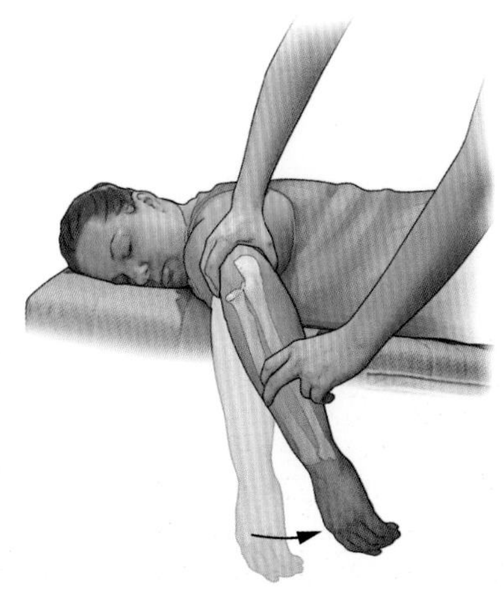

图7　评估伸肘活动能力时，患者取俯卧位，肘关节屈曲90°，上臂置于搁手台上，前臂自然下垂。

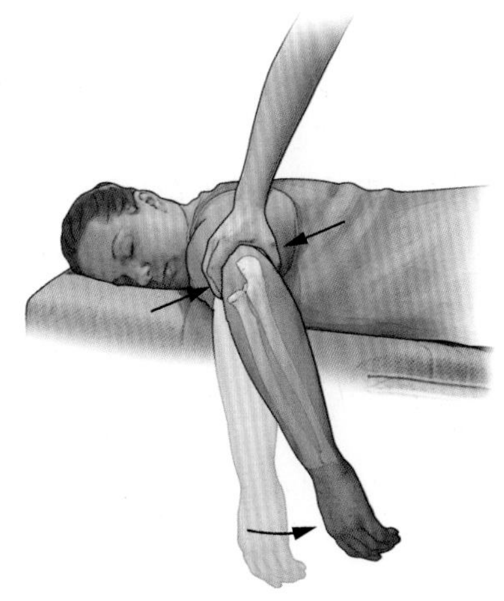

图8　Viegas试验。患者取俯卧位，前臂于搁手台外自然下垂，检查者挤压肱三头肌肌腹。

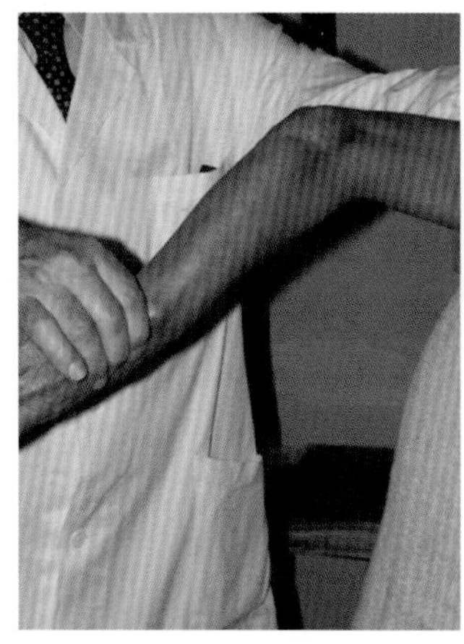
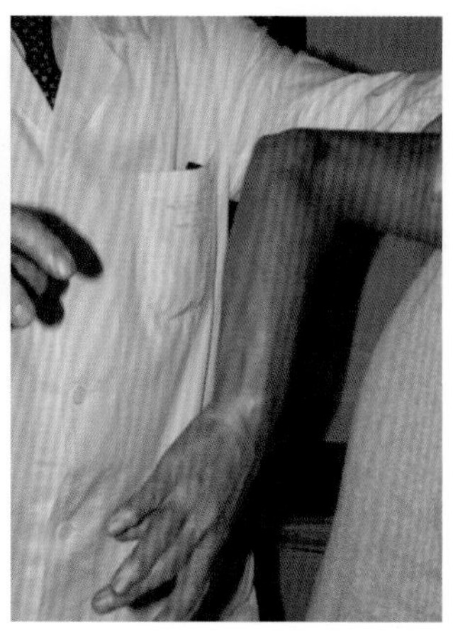

图9　肱三头肌跌落试验。检查者保持患者肘关节被动极度伸直，松手后任患者前臂跌落。如患者前臂仅有小幅度跌落提示肱三头肌腱部分性断裂；如患者前臂跌落至屈肘90°则提示完全性断裂。

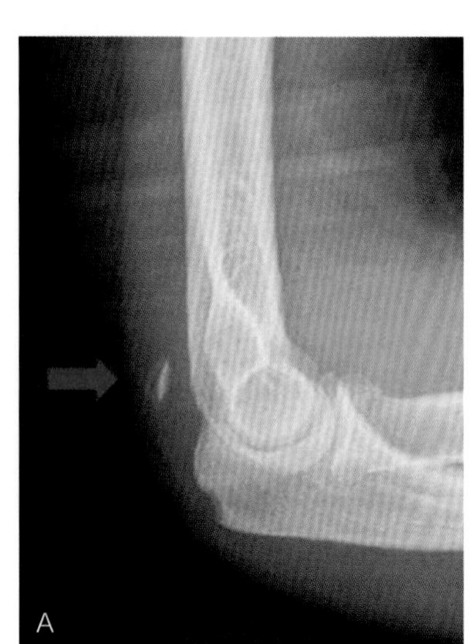

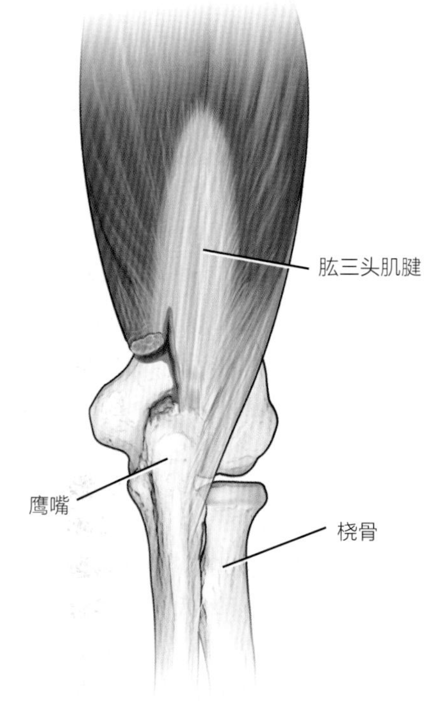

图10　A、B. 肘关节侧位片有助于尺骨鹰嘴关节外撕脱骨折的确诊（箭头指示“雪片征”阳性）。

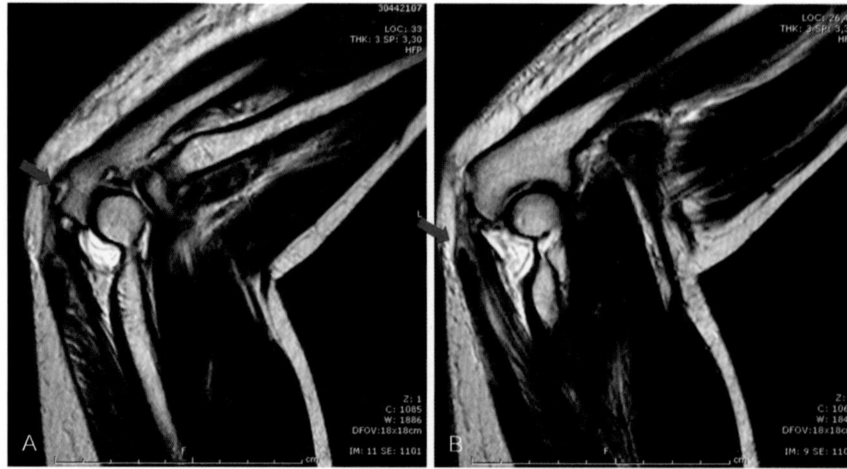

图11　A、B. 如图中箭头所示，矢状位MRI可以鉴别肱三头肌腱部分性（A）和完全性（B）断裂。

非手术治疗

- 不伴有对抗重力伸肘力量显著减弱的肱三头肌腱部分性断裂应以非手术治疗为主。
  - 患者年龄和生活习惯是评判患者是否适用于非手术治疗的重要参考依据。非手术治疗的适应证包括非惯用手损伤，日常久坐不动以及术后并发症发生率较高的高龄患者。
- 非手术治疗即可以选择不予特殊处理，也可以选择肘关节伸直位夹板固定4周[37]。
- 非手术治疗可能导致强力伸肘功能持续性受限甚至丧失，因此，非手术治疗应慎用于健康且活动较多的患者。

手术治疗

- 无论是治疗急性还是慢性损伤，都有很多种手术方式和入路可供医生选择。
- 手术方案的选择应依据软组织条件、肌肉回缩距离以及损伤的新鲜程度。此外，尺骨鹰嘴的骨质情况也是需要考虑的重要因素之一，尤其是对于全肘置换术后的病例。
- 单纯修复成功的关键在于，修复时肘关节应伸直70°～90°并保证腱-骨附着处的无张力修复。张力下的单纯修复术后再发断裂和肘关节伸直障碍发生风险较高。
- 可选择的手术方案包括：
  - 将肱三头肌腱直接缝至尺骨鹰嘴上。
  - 使用自体或异体组织移植＋肱三头肌腱延长术。
  - 肘肌旋转肌瓣。
  - 带或不带骨松质的异体跟腱移植术。

术前计划

- 麻醉成功后，检查肘关节稳定性以评估是否伴随肘关节不稳定。除了肘关节内外翻稳定性以外，还应该通过轴移试验检查肘关节旋转稳定性。
- 检查肘关节的被动屈伸和俯卧旋后活动度。

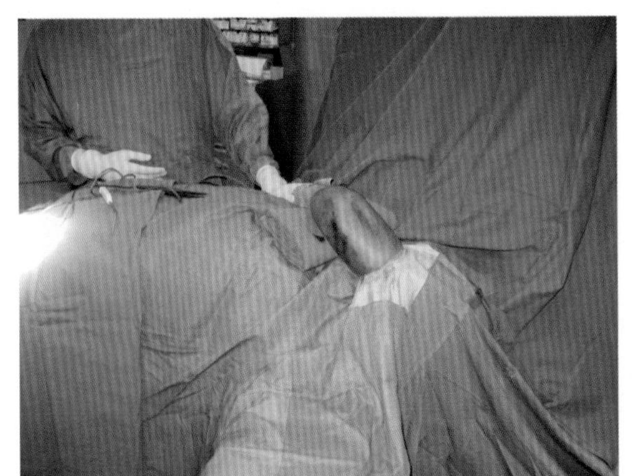

图12 患者取仰卧位，躯干向对侧倾斜30°～40°，上肢置于胸前。

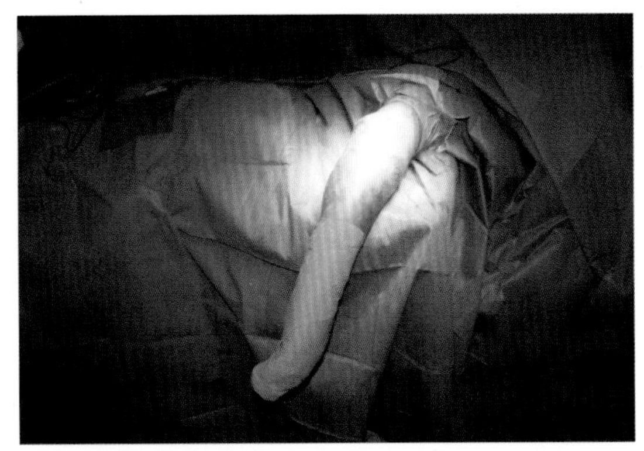

图13 亦可将患者置于侧卧位，上臂衬垫托扶，肘关节屈曲。

体位

- 患者取仰卧位，躯干向对侧倾斜30°～40°，上肢置于胸前(图12)。
- 亦可将患者置于侧卧位，上臂衬垫托扶，肘关节屈曲，保证可随意活动前臂(图13)。
- 肱三头肌腱位置表浅，而且压迫肱三头肌可能妨碍其止点处的无张力修复，因此，止血带并非手术所必需。
- 对于肌肉回缩严重的病例，应扩大肌肉松解的手术范围，并上消毒止血带以分离尺神经和桡神经。但是进行肱三头肌腱止点重建时应松开止血带，以避免其压迫肱三头肌腹。

入路

- 取肘关节后侧正中线稍外侧做一切口(图14)。
- 拉开皮肤和皮下组织，暴露肱三头肌、尺骨鹰嘴和尺骨，找到肘肌和尺侧腕屈肌的止点。
- 如发现尺骨鹰嘴滑囊炎，应予以清理。
- 找到并保护尺神经。

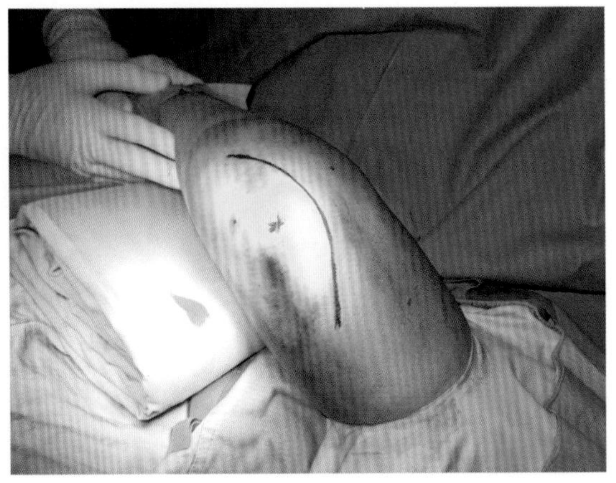

图14 取肘关节后侧正中线稍外侧做一直行切口。

肱三头肌腱修复术

部分性损伤的修复

- 肱三头肌腱回缩通常不会超过3～5 cm。肱三头肌腱外侧部分通常与肘肌及深筋膜仍有一定的连续性，从而限制了肌腱的进一步回缩。
- 找到肌腱的近侧残端，清理后将之与尺骨鹰嘴上的正常腱性组织相吻合(技术图1A、B)。
- 如不伴撕脱性骨折，可直接将腱性组织缝至尺骨鹰嘴骨质上(技术图2A～C)。
- 如为陈旧性部分性损伤并伴有撕脱性骨折，则应清理掉骨折块后将腱性组织缝至尺骨鹰嘴骨质上。

完全性损伤的修复

- 游离肱三头肌肌腹和肌腱，用不可吸收粗线编织肱三头肌腱，采用Bunnell或Krackow连续锁边缝合法均可(技术图3A～D)。
- 在止点重建前，将肱三头肌腱在尺骨鹰嘴原止点处去皮质化。
- 自肱三头肌腱止点处向尺骨鹰嘴背侧做两条直径2.5 mm的骨隧道。
- 过线器将缝线带进骨隧道。
- 屈肘90°时将肌腱推至其原止点处并将缝线打结。线结应置于尺骨嵴的桡侧，以避免其激惹皮肤(技术图4)。

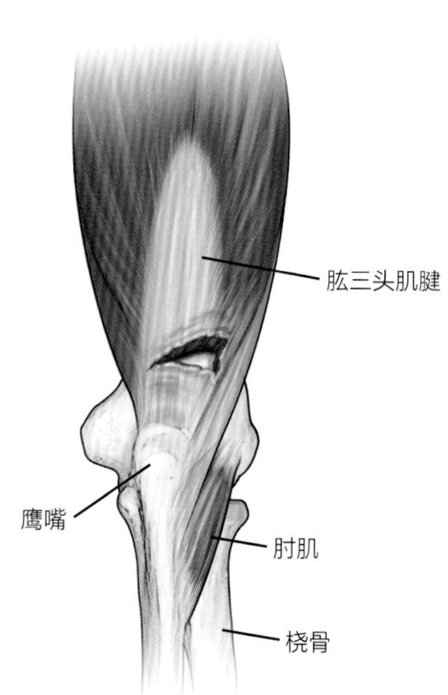

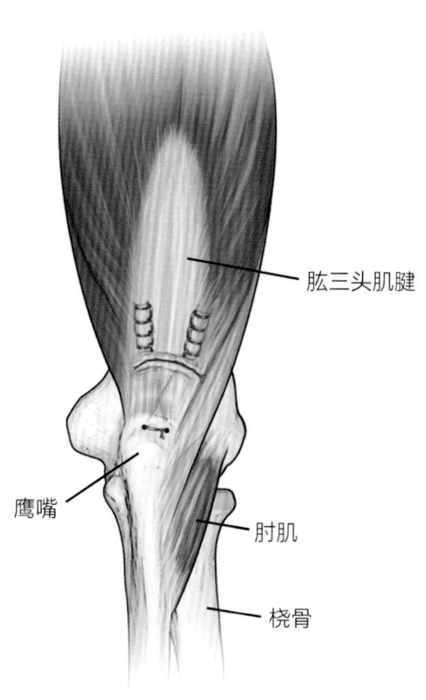

技术图1 A、B. 找到肌腱的近侧残端，清理后将之与尺骨鹰嘴上的正常腱性组织相吻合。

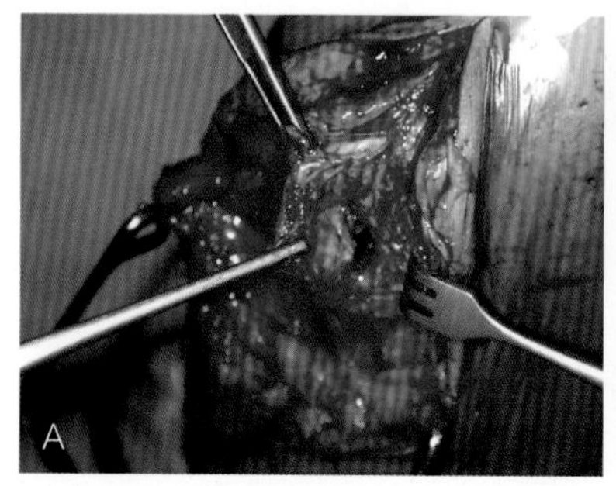

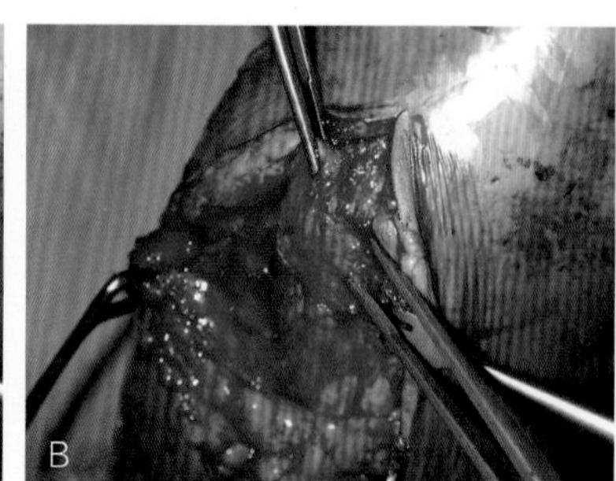

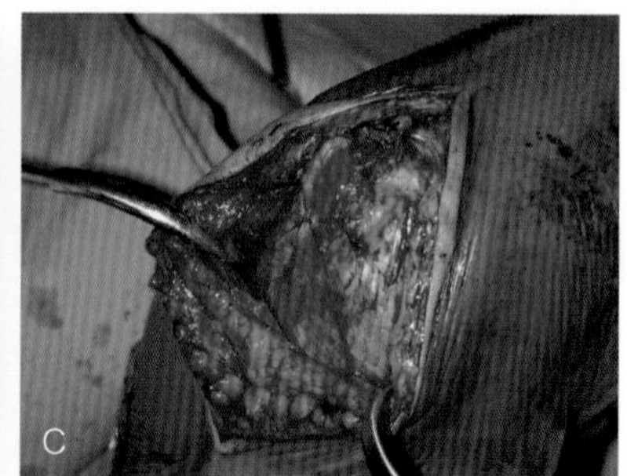

技术图2 A～C. 如部分性损伤且不伴撕脱性骨折，可直接将腱性组织缝至尺骨鹰嘴骨质上。

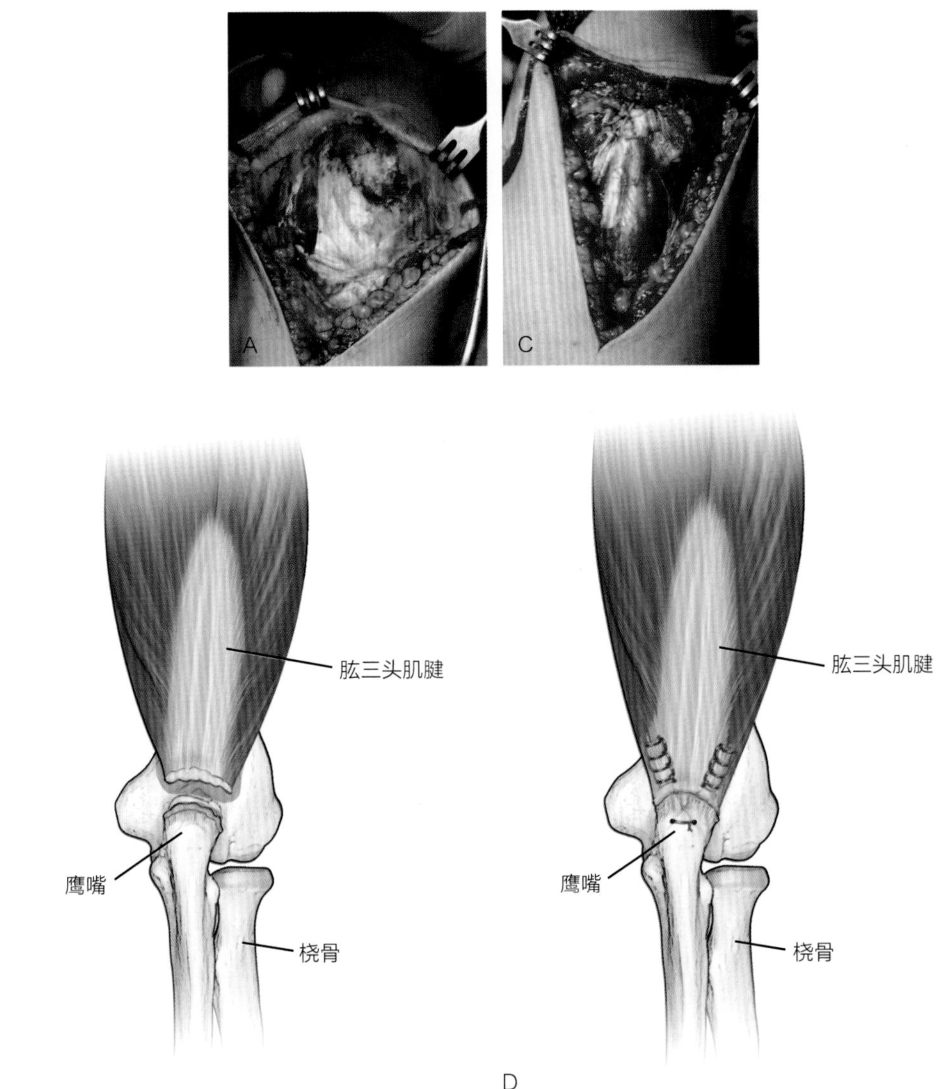

技术图3　A～D. 游离肱三头肌肌腹和肌腱，不可吸收粗线锁边缝合肱三头肌腱后穿过尺骨近端的骨隧道。

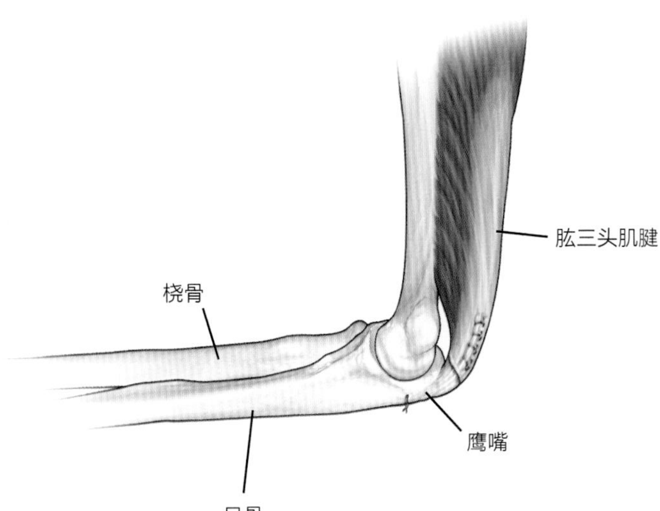

技术图4　屈肘90°时将肱三头肌腱推至原止点处。

- 可使用缝合锚钉加强肱三头肌腱止点近端部分的固定，即所谓的双排修复(技术图5)。
- 游离内外侧皮瓣，缝合筋膜和皮下组织，以杜绝残留死腔。
- 检查肘关节活动度。尤其需要注意避免过张修复导致肘关节屈曲受限。
- 背侧皮下放置引流条24小时。
- 缝合皮下组织和皮肤。
- 术后，患肘屈曲30°～40°位后托固定。

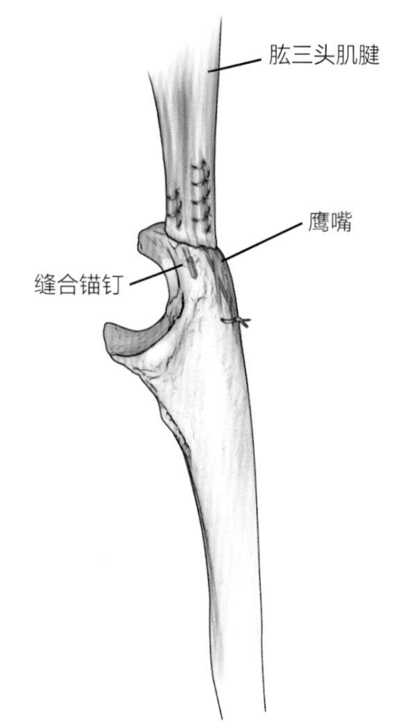

技术图5 可使用缝合锚钉加强肱三头肌腱止点近端部分的固定。

肱三头肌腱延长术

- 如需屈肘50°～60°方能使陈旧性损伤或全肘置换术后损伤的肱三头肌腱重新贴近尺骨鹰嘴，那么就应行肱三头肌腱延长术(技术图6)。
- 小段缺损可行自体掌长肌腱或跖肌腱移植术，或异体桡侧腕屈肌或半腱肌移植术。大段缺损需行异体跟腱移植术。
- 肱三头肌腱止点和断端的处理方法同肱三头肌腱修复术。
- 将取好的掌长肌腱、跖肌腱、桡侧腕屈肌或半腱肌自肌腱残端编入，并用不可吸收线将其与肱三头肌腱连续锁边缝合(技术图7A、B)。
- 然后将移植的肌腱穿过骨隧道，操作方法与修复术类似(技术图8)。
- 可以联合应用前臂近端筋膜瓣反转覆盖移植物以增强其牢固度。取前臂筋膜瓣时应注意保留其在尺骨鹰嘴上的附着区域(技术图9A、B)[8,12]。
- 屈肘90°，在合适的张力下固定移植物，前臂筋膜瓣反转覆盖自体移植物及肱三头肌腱(技术图10A～D)。

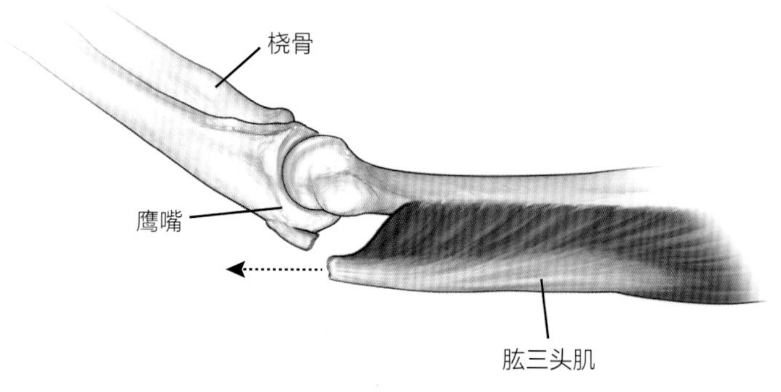

技术图6 如需屈肘50°～60°方能使肱三头肌腱贴近尺骨鹰嘴，那么就应行肱三头肌腱延长术（箭头为牵拉方向）。

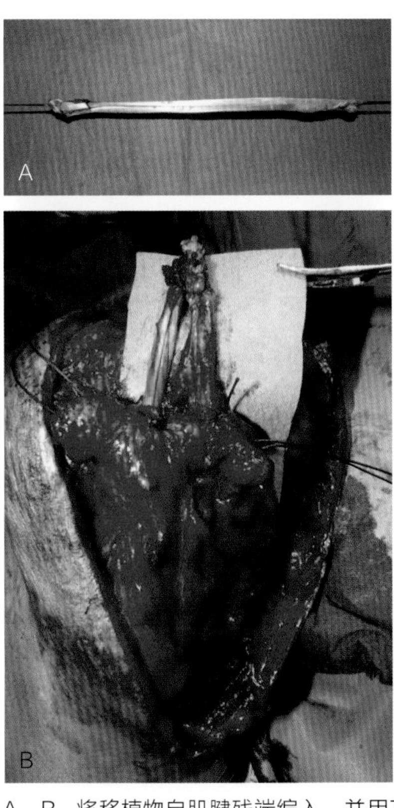

技术图7　A、B. 将移植物自肌腱残端编入，并用不可吸收线将其与肱三头肌腱连续锁边缝合。

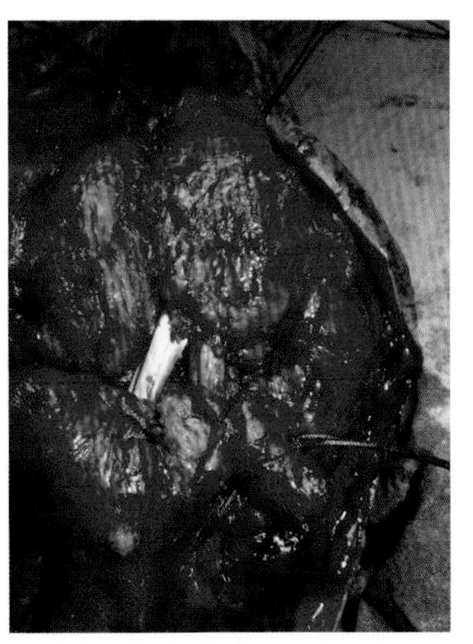

技术图8　将移植的肌腱穿过骨隧道，操作方法与修复术类似。

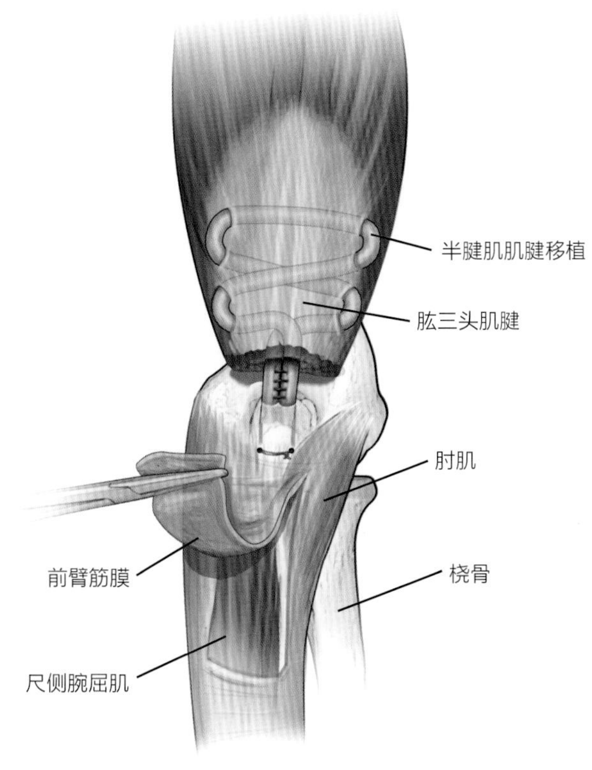

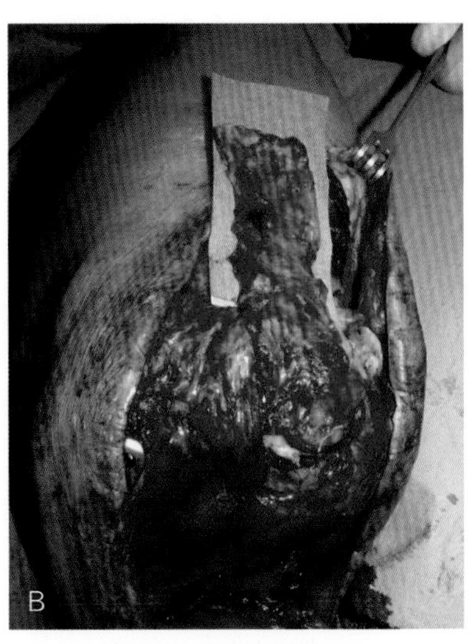

技术图9　A、B. 联合应用自体肌腱移植和前臂筋膜瓣修复肱三头肌腱，注意保留前臂筋膜瓣在尺骨鹰嘴上的基底区域。

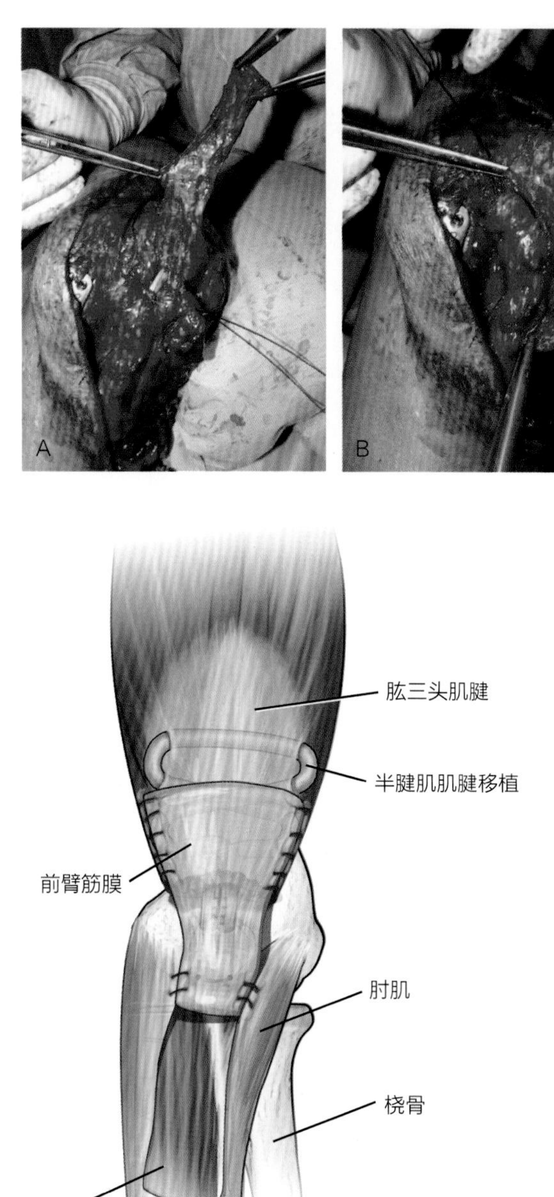

技术图10 A～D. 屈肘90°，在合适的张力下固定移植物，前臂筋膜瓣反转覆盖自体移植物及肱三头肌腱。

肘肌旋转肌瓣

- 肘肌旋转肌瓣由Morrey[35-37]提出，对于肌腱退行性变或质地变脆等问题导致难以直接修复肱三头肌腱的病例尤为实用。手术适应证为肱三头肌腱缺损较小且肱三头肌外侧筋膜和肘肌保留完整。此外，全肘置换术后肱三头肌外侧部脱位，但腱部仍与肘肌保持一定连续性的也可考虑行肘肌旋转肌瓣(技术图11)。
- 肱三头肌腱止点和断端的处理方法同肱三头肌腱修复术。
- 暴露肘肌和尺侧腕伸肌间的Kocher间隙。注意保留与肱三头肌腱外侧相连续的浅筋膜(技术图12)。
- 将肘肌自尺骨和肱骨上游离，但不要伤及肘肌的远端止点。然后将肘肌和肱三头肌外侧头内移以覆盖肱三头肌腱缺损。
- 将肘肌瓣覆盖尺骨鹰嘴尖，并通过钻孔将其缝至尺骨鹰嘴尖上(技术图13A、B)。
- 将肘肌固定于尺骨鹰嘴上，其内侧筋膜与肱三头肌断端的腱性部分吻合。

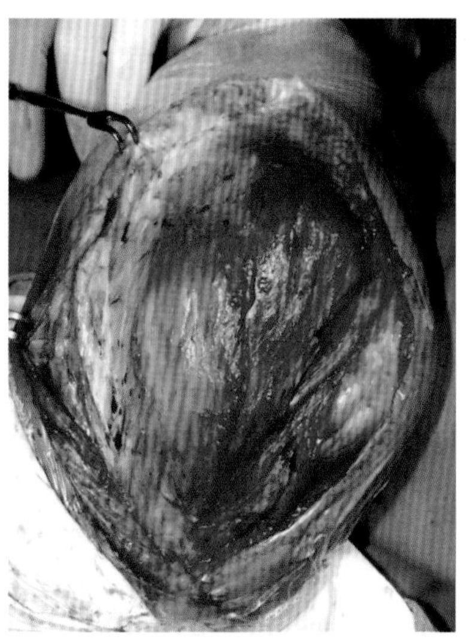
技术图11　全肘置换术后肱三头肌外侧部脱位，但腱部仍与肘肌保持一定连续性。

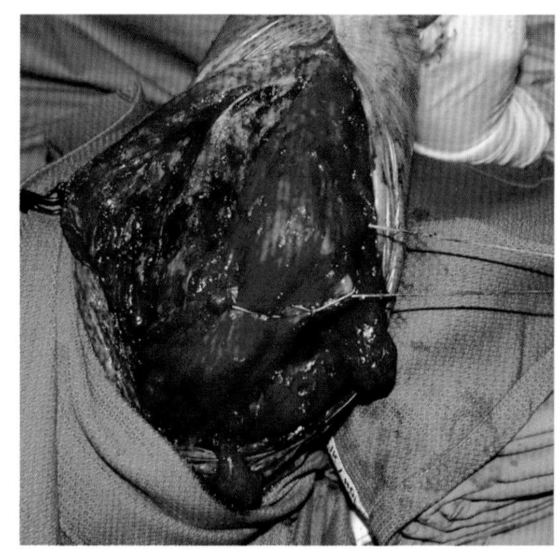
技术图12　暴露肘肌和尺侧腕伸肌间的Kocher间隙，注意保留与肱三头肌腱外侧相连续的浅筋膜。

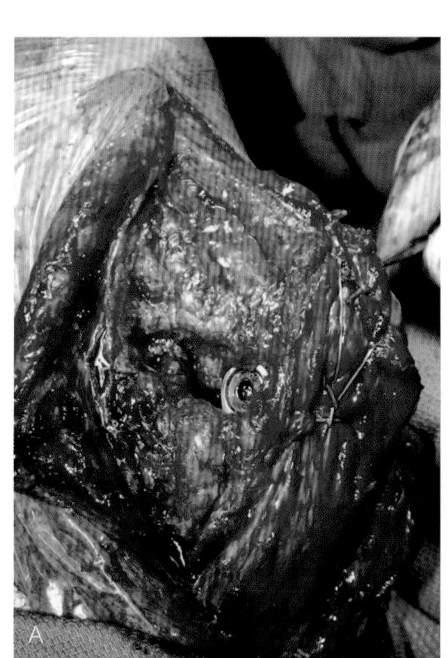

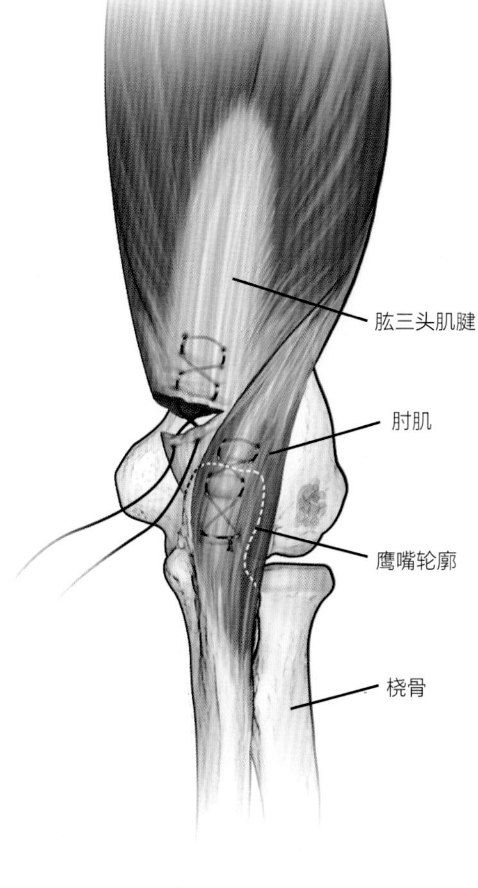

技术图13　A、B. 将肘肌瓣覆盖尺骨鹰嘴尖，并通过钻孔将肘肌瓣缝至尺骨鹰嘴尖上。

TECHNIQUES

异体跟腱移植术

- 异体跟腱移植术适用于伴有严重肌肉回缩和腱性组织缺损的陈旧性肱三头肌腱断裂(技术图14)。
- 带有一小块跟骨的异体跟腱不仅可以用于肱三头肌腱的修复,还可以用于修复尺骨鹰嘴的骨质缺损[35-37]。
- 选择标准后侧入路进入,肱三头肌腱止点和断端的处理方法同肱三头肌腱修复术。
- 将肱三头肌及其肌腱自肱骨背侧剥离,去除肌腹和皮下组织内的瘢痕组织。
- 做该步骤时应格外注意避免伤及肱骨中下1/3桡神经沟内的桡神经。
- 有两种术式可供选择:
    - 将异体跟腱直接通过骨隧道固定于尺骨鹰嘴,方法如前文所述。
    - 将移植物的跟骨部分用一枚螺钉或张力带固定于尺骨鹰嘴。移植物的跟骨部分也是很好的移植材料,尤其适用于伴有尺骨鹰嘴骨质缺损的病例。全肘置换术后继发肱三头肌腱功能不全的病例常伴有尺骨鹰嘴骨质缺损(技术图15A～C)[10,11]。

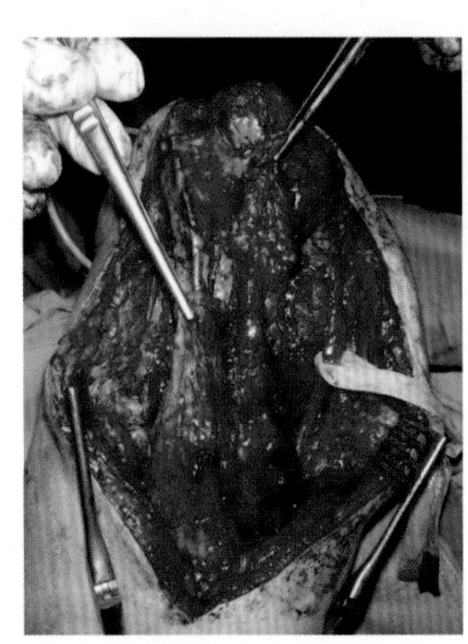

技术图14　异体跟腱移植术适用于伴有严重肌肉回缩和腱性组织缺损的陈旧性肱三头肌腱断裂。

- 无论哪种术式,均需使用不可吸收线将肱三头肌腱的远侧断端连续锁边缝合至移植物上(技术图16)。
- 移植物的近侧扩张部用于覆盖残存的肱三头肌及其肌腱,并使用不可吸收的粗线将之固定(技术图17A～D)。
- 所有操作均应在肘关节屈曲90°时完成。
- 使用腱骨联合移植物则应延缓术后功能锻炼,以保证有充足的时间供骨移植物血管再生。

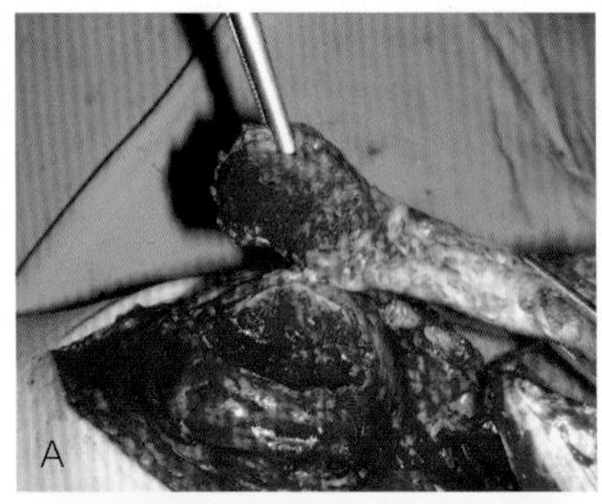

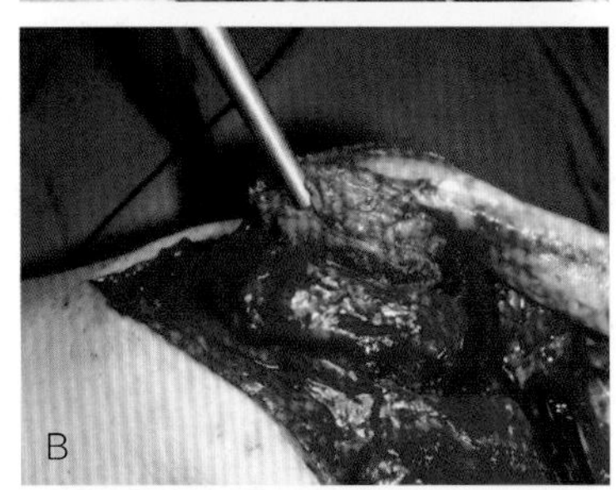

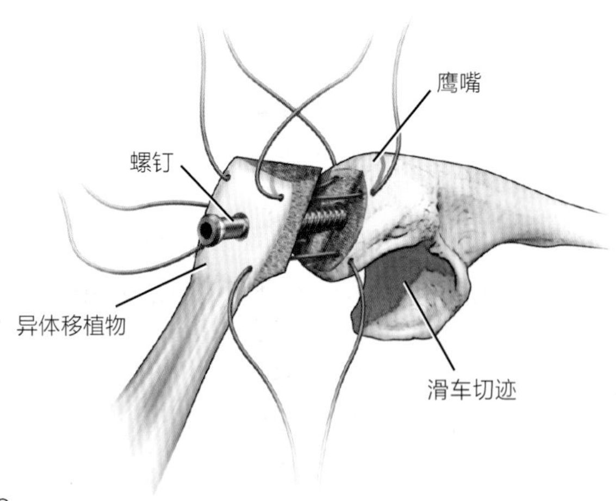

技术图15　A～C. 移植物的跟骨部分也是很好的移植材料,尤其适用于伴有尺骨鹰嘴骨质缺损的病例。全肘置换术后继发肱三头肌腱功能不全的病例常伴有尺骨鹰嘴骨质缺损。

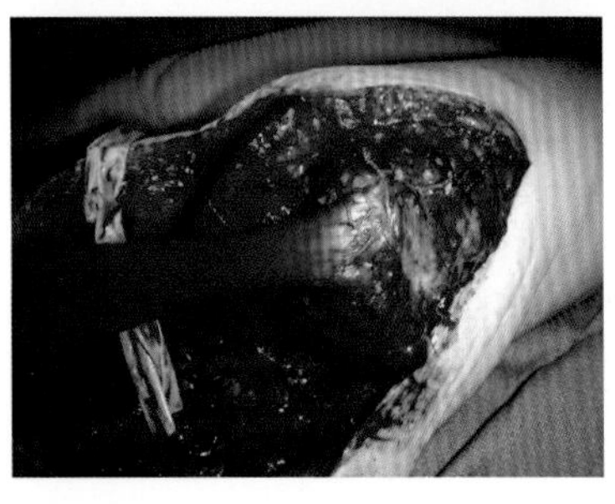

技术图16　使用不可吸收线将肱三头肌腱的远侧断端连续锁边缝合至移植物上。

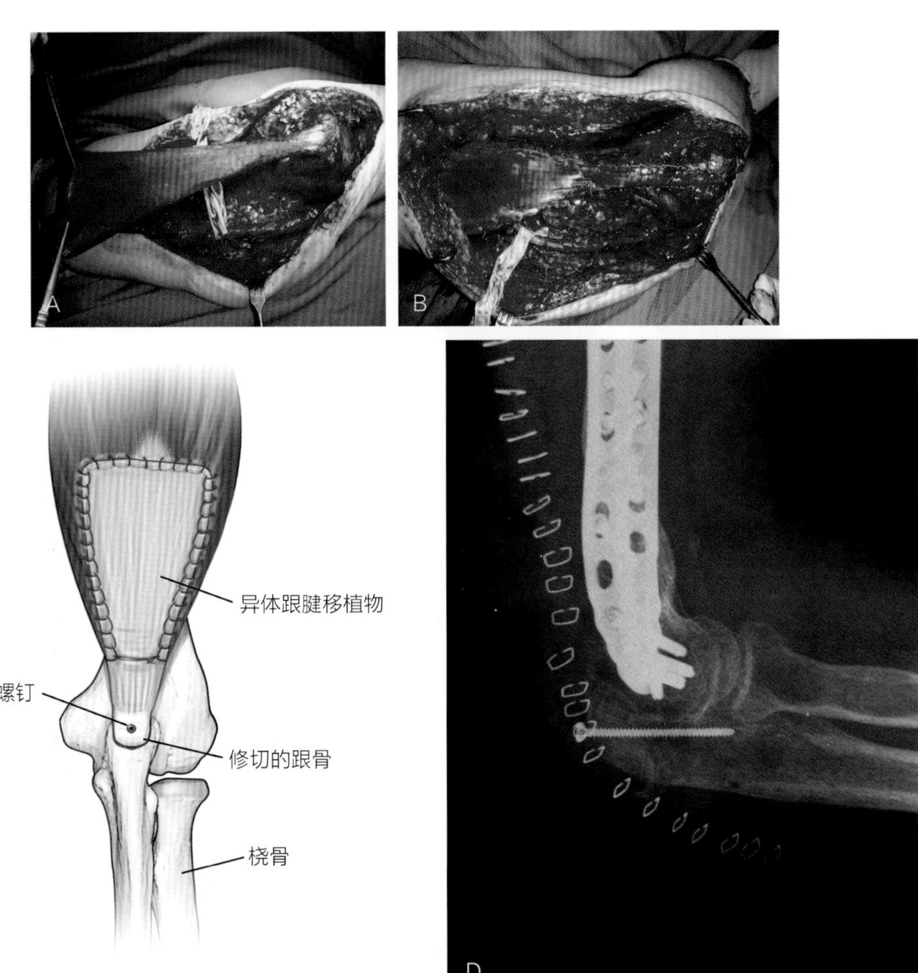

技术图17 A～D. 移植物的近侧扩张部用于覆盖残存的肱三头肌及其肌腱，并使用不可吸收的粗线将之固定。

要点与失误防范

急性损伤 vs 陈旧性损伤	• 急性损伤 ○ 急性期的肿胀和体位可能导致肱三头肌腱断裂难以触及。一旦肿胀消退,触诊多可发现阳性体征 • 陈旧性损伤 ○ 在陈旧性损伤病例中,尺骨鹰嘴滑囊炎多提示肱三头肌腱断裂 ○ 肘肌旋转肌瓣适用于肱三头肌腱缺损较小且肱三头肌外侧筋膜和肘肌保留完整的病例。术中应充分松解筋膜外侧,并保证肘关节屈曲时内移的筋膜和肘肌不会滑移回外侧,肘关节伸直时肘肌与肱三头肌腱融为一体 ○ 异体跟腱移植术应注意以下内容: – 植入大块异体腱性组织可能导致伤口难以闭合 – 应注意选择合适的内植物长度,以免术后发生伸肌装置功能不全或挛缩 – 减缓术后功能锻炼以给予异体移植物更充分的愈合时间
影像学检查	• MRI在损伤分级、完全性和部分性损伤的鉴别、肌腱回缩距离和肌肉萎缩程度的评估等方面均有较高的诊断价值,尤其是对于陈旧性损伤的病例而言。X线片和CT可用于排除伴随性的骨骼损伤
治疗	• 非手术治疗肱三头肌腱部分断裂慎用于健康而活动较多的患者

术后处理

- 术后患肘应于屈曲30°～40°位固定2周。对于行肌腱延长术治疗的陈旧性损伤病例,应延长固定时间。
- 在上述计划完成后,应使用可调节活动范围的支具继续保护4周。
- 术后即可开始被动功能锻炼,术后6周开始主动功能锻炼,术后3个月方可开始完全恢复正常活动。对于行肌腱延长术或跟腱移植术的病例，固定时间应延长至术后4周，然后在随后的1个月内使用可调节的支具进行保护性锻炼。

预后[6,15,26,41,42,49,54]

- 报道肱三头肌腱修复预后的文献能提供的信息非常有限。所有相关的研究均为回顾性研究，且样本量较小。肱三头肌腱断裂是最为罕见的大肌腱损伤[45,53]，仅占上肢肌腱断裂的不足1%[1,34]。
- 大多数研究者声称，就关节活动度、缓解疼痛和重建伸肌装置功能而言，其手术疗效为非常良好甚至优秀[5,31,33,47,51]。
- 有报道称一期和延期修复均可以取得良好的疗效[37]。尽管重建术手术难度更高且术后恢复时间更长[37]，但是其疗效并不劣于修复术[28,37]。
- 据报道，肱三头肌腱部分性断裂非手术治疗可以取得较好的疗效[3,9]。Mair等学者[33]随访了10例肱三头肌腱部分性断裂的职业橄榄球运动员，经非手术治疗后，6例获得康复并重返赛场。
- Sierra等学者[45]随访了其1976～2001年收治的16例（15名患者）肱三头肌腱急性断裂病例，平均年龄50岁（16～71岁）。最常见的损伤类型为肱三头肌腱止点的撕脱骨折（13例），其他还有2例经腱性组织断裂和1例经肌肉断裂。11例行手术治疗而5例行非手术治疗。手术方式以单纯修复为主，即用不可吸收线锁边缝合腱性组织后将肌腱拉至尺骨鹰嘴处，缝线穿过骨隧道后打结，将肌腱固定于尺骨鹰嘴。此外，1例伴有肌腱止点撕脱骨折的病例使用钢丝加强固定，2例行肘肌转移肌瓣术。在11例手术病例中，3例由于并发症而再次手术。术后，患者随访7个月～14年，平均1.4年。所有手术病例，肌力测试结果均为良好或优秀。
- Sanchez-Sotelo和Morrey[43]报道了7例行肘肌旋转肌瓣和异体跟腱移植术治疗的陈旧性肱三头肌功能不全的病例，平均随访时间33个月（9～93个月）。1例患者因肘肌旋转肌瓣失败而于术后6月行翻修手术治疗，其他6例均可以实现功能性活动时无痛或仅有轻微疼痛，且伸直力量正常或仅有轻度减弱，患者对治疗结果均感满意。末次随访时，5例Mayo肘关节评分达100分，1例75分。基于以上数据，笔者认为肘肌旋转肌瓣和异体跟腱移植术对于伴有中大段缺损的陈旧性肱三头肌腱断裂有着较好的疗效。

并发症

- 并发症包括再发断裂、伸直力量减弱和阵发性尺神经麻痹。
- 肌腱组织质量差和肌肉回缩剧烈是再发断裂的高危因素，尤其是对于仅行单纯修复术而未行肌腱延长术的病例。

（殷文靖 译，丁坚 审校）

参考文献

[1] Anzel SH, Convey KW, Weiner AD, et al. Disruption of muscles and tendons: an analysis of 1014 cases. Surgery 1959;45:406-414.

[2] Apple DV, O'Toole J, Annis C. Professional basketball injuries. Physician Sports Med 1982;10:81-86.

[3] Aso K, Torisu T. Muscle belly tear of the triceps. Am J SportsMed 1984;12:485-487.

[4] Athwal GS, McGill RJ, Rispoli DM. Isolated avulsion of the medial head of the triceps tendon: an anatomic study arthroscopic repair in 2 cases. Arthroscopy 2009;25(9):983-988.

[5] Bach BR Jr, Warren RF, Wickiewicz TL. Triceps rupture. A case report and literature review. Am J Sports Med 1987;15(3):285-289.

[6] Bava ED, Barber FA, Lund ER. Clinical outcome after suture anchor repair for complete traumatic rupture of the distal triceps tendon. Arthroscopy 2012;28(8):1058-1063.

[7] Belentani C, Pastore D, Wangwinyuvirat M, et al. Triceps brachii tendon: anatomic-MR imaging study in cadavers with histologic correlation. Skeletal Radiol 2009;38:171-175.

[8] Bennet BS. Triceps tendon rupture. J Bone Joint Surg Am 1962; 44:741-744.

[9] Bos CF, Nelissen RG, Bloem JL. Incomplete rupture of the tendon of the triceps brachii. A case report. Int Orthop 1994;18:273-275.

[10] Celli A, Arash A, Adams RA, et al. Triceps insufficiency following total elbow arthroplasty. J Bone Joint Surg Am 2005;87(9): 1957-1964.

[11] Celli A, Morrey BF. Triceps insufficiency following total elbow arthroplasty. In: Morrey BF, Sanchez-Sotelo J, eds. The Elbow and Its Disorders, ed 4. Philadelphia: Saunders Elsevier, 2009: 873-879.

[12] Clayton ML, Thirupathi RG. Rupture of the triceps tendon with olecranon bursitis. A case report with a new method of repair. Clin Orthop Relat Res 1984;(184):183-185.

[13] Gaines ST, Durbin RA, Marsalka DS. The use of magnetic resonance imaging in the diagnosis of triceps tendon ruptures. Contemp Orthop 1990;20:607-611.

[14] Guerroudj M, de Longueville JC, Rooze M, et al. Biomechanical properties of triceps brachii tendon after in vitro simulation of different posterior surgical approaches. J Shoulder Elbow Surg 2007;16:849-853.

[15] Guitton TG, Doornberg JN, Raaymakers EL, et al. Fractures of the capitellum and trochlea. J Bone Joint Surg Am 2009;91(2): 390-397.

[16] Herrick RT, Herrick S. Ruptured triceps in powerlifter presenting

as cubital tunnel syndrome. A case report. Am J Sports Med 1987; 15(5):514-516.

[17] Holleb PD, Bach BR Jr. Triceps brachii injuries. Sports Med 1990;10:273-276.

[18] Huxley AF, Niedergerke R. Structural changes in muscle during contraction: interference microscopy of living muscle fibers. Nature 1954;173(4412):971-973.

[19] Inhofe PD, Moneim MS. Late presentation of triceps rupture. A case report and review of the literature. Am J Orthop 1996;25(11): 790-792.

[20] Kaempffe FA, Lerner RM. Ultrasound diagnosis of triceps tendon rupture. A report of 2 cases. Clin Orthop Relat Res 1996;(332): 138-142.

[21] Kapandji IA. The Physiology of the Joints: Upper Limb. New York: Churchill Livingstone, 1982.

[22] Keener JD, Chafik D, Kim HM, et al. Insertional anatomy of the triceps brachii tendon. J Shoulder Elbow Surg 2010;19:399-405.

[23] Khiami F, Tavassoli S, De Ridder Bauer L, et al. Distal partial ruptures of triceps brachii tendon in an athlete. Orthop Traumatol Surg Res 2012;98:242-246.

[24] Kibuule LK, Fehringer EV. Distal triceps tendon rupture and repair in an otherwise healthy pediatric patient: a case report and review of the literature. J Shoulder Elbow Surg 2007;16(3):e1-e3.

[25] Kijowski R, Tuite M, Sanford M. Magnetic resonance imaging of the elbow. Part II: abnormalities of the ligament, tendons, and nerves. Skeletal Radiol 2005;34:1-18.

[26] Kim JY, Lee JS, Kim MK. Fractures of the capitellum concomitant with avulsion fractures of the triceps tendon. J Hand Surg Am 2013;38(3):495-497.

[27] Lambers K, Ring D. Elbow fracture-dislocation with triceps avulsion: report of 2 cases. J Hand Surg Am 2011;36(4):625-627.

[28] Lawrence TM, Evans O, Shahane S. Distal triceps rupture: a case series, anatomical study of the triceps footprint and description of surgical technique. Paper presented at the 21st Annual Meeting of the British Elbow & Shoulder Society, March 25-26, 2010, Oxford, United Kingdom.

[29] Lee ML. Rupture of the triceps tendon. Br Med Jr 1960;2:197.

[30] Levy M, Fishel RE, Stern GM. Triceps tendon avulsion with or without fracture of the radial head—a rare injury. J Trauma 1978;18(9):677-679.

[31] Levy M, Goldberg I, Meir I. Fracture of the head of the radius with a tear or avulsion of the triceps tendon. A new syndrome? J Bone Joint Surg Br 1982;64(1):70-72.

[32] Madsen M, Marx RG, Millet PJ, et al. Surgical anatomy of the triceps brachii tendon: anatomical study and clinical correlation. Am J Sports Med 2006;34:1839-1843.

[33] Mair SD, Isbell WM, Gill TJ, et al. Triceps tendon ruptures in professional football players. Am J Sports Med 2004;32(2):431-434.

[34] McMaster PE. Tendon and muscle ruptures. Clinical and experimental studies on the causes and location of subcutaneous ruptures. J Bone Joint Surg Am 1933;15:705-722.

[35] Morrey BF. Open treatment of acute and chronic triceps tendon ruptures. In: Yamaguchi K, ed. Advanced Reconstruction Elbow. Rosemont, IL: American Academy of Orthopaedic Surgeons, 2007:107-113.

[36] Morrey BF. Rupture of the triceps tendon. In: Morrey BF, ed. The Elbow and Its Disorder, ed 3. Philadelphia: WB Saunders, 2000: 479-548.

[37] Morrey BF. Rupture of the triceps tendon. In: Morrey BF, Sanchez- Sotelo J, eds. The Elbow and Its Disorders. Philadelphia: Saunders Elsevier, 2009:536-546.

[38] Nirschl RP. Prevention and treatment of elbow and shoulder injuries in the tennis player. Clin Sports Med 1988;7:289-308.

[39] O'Driscoll SW. Intramuscular triceps rupture. Can J Surg 1992;35: 203-207.

[40] Pina A, Garcia I, Sabater M. Traumatic avulsion of the triceps brachii. J Orthop Trauma 2002;16:273-276.

[41] Ring D, Jupiter JB, Gulotta L. Articular fractures of the distal part of the humerus. J Bone Joint Surg Am 2003;85(2):232-238.

[42] Ruchelsman DE, Tejwani NC, Kwon YW, et al. Coronal plane partial articular fractures of the distal humerus: current concepts in management. J Am Acad Orthop Surg. 2008;16(12):716-728.

[43] Sanchez-Sotelo J, Morrey BF. Surgical techniques for reconstruction of chronic insufficiency of the triceps. Rotation flap using anconeus and tendo achillis allograft. J Bone Joint Surg Br 2002;84(8):1116-1120.

[44] Sherman OH, Snyder SJ, Fox JM. Triceps tendon avulsion in a professional body builder. A case report. Am J Sports Med 1984; 12(4):328-329.

[45] Sierra RJ, Weiss NG, Shrader MW, et al. Acute triceps ruptures: case report and retrospective chart review. J Shoulder Elbow Surg 2006;15:130-134.

[46] Smart GW, Taunton JE, Clement DB. Achilles tendon disorders in runners—a review. Med Sci Sports Exerc 1980;12:231-243.

[47] Sollender JL, Rayan GM, Barden GA. Triceps tendon rupture in weight lifters. J Shoulder Elbow Surg 1998;7(2):151-153.

[48] Strauch RJ. Biceps and triceps injuries of the elbow. Orthop Clin North Am 1999;30:95-107.

[49] Tatebe M, Horii E, Nakamura R. Chronically ruptured triceps tendon with avulsion of the medial collateral ligament: a report of 2 cases. J Shoulder Elbow Surg 2007;16:e5-e7.

[50] Van Riet RP, Morrey BF, Ho E, et al. Surgical treatment of distal triceps ruptures. J Bone Joint Surg Am 2003;85-A(10):1961-1967.

[51] Viegas SF. Avulsion of the triceps tendon. Orthop Rev 1990;19(6): 533-536.

[52] Wagner JR, Cooney WP. Rupture of the triceps muscle at the musculotendinous junction: a case report. J Hand Surg Am 1997;22: 341-343.

[53] Waugh RL, Hathcock TA, Elliot JL. Ruptures of muscles and tendons with particular reference to rupture or elongation of long tendon, of biceps brachii with report of 50 cases. Surgery 1949; 25:370-392.

[54] Weistroffer JK, Mills WJ, Shin AY. Recurrent rupture of the triceps tendon repaired with hamstring tendon autograft augmentation: a case report and repair technique. Shoulder Elbow Surg 2003;12:193-196.

[55] Wenzke DR. MR imaging of the elbow in the injured athlete. Radiol Clin North Am 2013;51:195-213.

[56] Yeh PC, Dodds SD, Smart LR, et al. Distal triceps rupture. J Am Acad Orthop Surg 2010;18(1):31-40.

[57] Yoon MY, Koris MJ, Ortiz JA, et al. Triceps avulsion, radial head fracture, and medial collateral ligament rupture about the elbow: a report of 4 cases. J Shoulder Elbow Surg 2012;21:12-17.

第58章　肱尺关节成形术（Outerbridge-Kashiwagi）

Ulnohumeral（Outerbridge-Kashiwagi） Arthroplasty

Loukia K. Papatheodorou, Alexander H. Payatakes, Filippos S. Giannoulis, and Dean G. Sotereanos

定义

- 原发性肘关节骨关节炎非常少见，多见于上肢活动较多的中年男性。典型患者为重体力劳动者或者运动员。和其他大关节相比，骨关节炎较少累及肘关节。
- 早期的肘关节骨关节炎的疼痛主要表现在极端活动时，并伴有伸屈活动度的少量丢失。部分患者表现为伸肘持物时疼痛。骨关节炎进一步发展时表现为关节活动时疼痛、有捻发音，僵硬或交锁。根据肱桡关节的累及情况，前臂的旋转可能不同程度受限。
- X线检查显示尺骨鹰嘴及冠突部位骨赘形成，但早期阶段关节间隙正常。进一步进展时，可能表现为严重的关节间隙狭窄。
- 已经有多种手术方式用于肘关节原发性骨关节炎的治疗：关节清理成形术、间置式成形术、肱尺关节成形术、关节镜下关节清理术以及全肘关节置换术。
    - 肱尺关节成形术（Outerbridge-Kashiwagi）最早于1978年提出，若干年后开始流行。手术采用肘后入路，去除鹰嘴骨赘，清理鹰嘴窝，再环钻鹰嘴窝后暴露前关节囊，切除冠突骨赘。
    - 最新的进展是采用关节镜下尺骨鹰嘴开窗，关节清理并去除游离体。

解剖

- 肘关节包括3个独立的关节：肱尺关节、肱桡关节以及桡尺近侧关节。
- 肘关节主要有两大功能：控制手的空间位置，稳定上肢的活动和力量。
- 正常的肘关节屈伸活动范围为0°～150°。正常的前臂的旋转范围为旋前80°～旋后80°。
- 日常生活所需的肘关节屈伸活动为100°，伸屈30°～130°；前臂功能旋转活动也为100°，旋前50°～旋后50°。
- 肱骨远端髁关节面包括内侧的肱骨滑车及外侧的肱骨小头。其与肱骨干纵轴形成30°的前倾角和近6°的外翻角。
- 髁关节面近端即冠突窝和鹰嘴窝，分别在肘关节屈伸时和尺骨冠状突、尺骨鹰嘴相匹配。
- 尺骨鹰嘴和冠状突形成较大的弧形切迹，构成尺骨近端主要的关节部分。在切迹的中央部分常无关节软骨覆盖。

发病机制

- 在普通人群中，有症状的肘关节骨关节炎发病率为2%，仅占退变性关节炎患者的1%～2%。
- 本病多见于男性，发病率为女性的4～5倍，主要见于中老年患者。
- 大部分患者的症状出现于其优势侧关节。
- 原发性肘关节骨退变性关节炎的确切病因学仍未知。通常认为由肢体过度使用导致。据报道，约60%的患者参与需反复活动上肢的职业、偏好或运动。少量年轻患者则有可能的诱因，如分离性骨软骨炎。
- 肘关节有特征性的病理变化：在鹰嘴、鹰嘴窝、冠突及冠突窝有骨赘形成。
- 病变早期，关节间隙存在，关节周围软骨下骨硬化。
- 关节内常出现游离体，表现为肘部有响声或关节交锁。
- 前关节囊挛缩及纤维化进一步导致肘关节伸直受限。

自然病程

- 原发性肘关节骨关节炎的早期阶段主要表现为在极端活动时出现疼痛并伴有关节伸屈活动度的少量丢失。随着严重程度加重，疼痛、僵硬或活动受限也随之加重。
- 当保守治疗不能缓解症状时，建议行手术治疗。
- 由于骨关节炎是一种进展性疾病，其症状以及病理变化会反复，典型症状是关节撞击疼痛以及关节的屈曲挛缩。

- 决定本病预后的因素包括病因、活动度丢失程度、肘关节活动中段和末段的不适程度、是否存在游离体、机械症状以及是否伴随有肘管综合征等。

病史和体格检查

- 原发性肘关节骨关节炎典型病例一般为男性，年龄>45岁，有上肢过度使用病史，症状为关节屈伸活动终末时出现疼痛，特别是关节伸直时。
- 年轻患者常有参与举重、拳击以及其他类似投掷运动的病史。运动员发现肘关节炎时常伴随一系列病理改变，如游离体及骨赘形成。
- 部分患者则有长期使用拐杖或轮椅的病史。
- 最常见主诉为疼痛，尤其是伸直最终阶段时的疼痛，主要由机械撞击导致。
- 患者常诉在完全伸肘持物时出现疼痛。
- 疼痛常为轻到中度，极少为剧痛。
- 除非进展，一般在疾病早期屈伸过程中段无痛。
- 肘关节的活动度丢失是另一个常见的症状。
- 关节伸直受限常常是由于尺骨鹰嘴及肱骨后侧骨赘形成导致，或者由于前方关节囊挛缩导致。
- 屈曲受限则是继发于冠突或冠突窝的骨赘和(或)游离体形成。
- 前臂旋前旋后基本不受限制或轻度受限，原因是肱桡关节较少受累。
- 由于关节不匹配或游离体的存在，可能表现为关节交锁。
- 关节屈伸活动时有时伴有捻发音。
- 有时会有肿胀，但不是典型体征。
- 由于大量骨赘的形成可能会出现尺神经症状。体检时不能遗漏，因为此症状将影响治疗策略，甚至直接影响手术入路的选择。
- 体检时可发现Tinel征阳性和肘关节屈曲试验阳性，并伴有尺神经支配区域的感觉减退和肌力下降。近20%的患者可能会出现肘管综合征的表现。

影像学和其他诊断性检查

- 肘关节正侧位及斜位X线片用于诊断及病情评估(图1)。
- 拍摄正位X线片时需使射线与肱骨远端垂直以评估肱骨远端的病情，与桡骨头垂直以评估前臂近端的病情。可同时显示鹰嘴窝及冠突窝的钙化和骨赘形成。
- 拍摄侧位片时肘关节需屈曲90°，并且前臂处于旋转中立位。侧位片可以反映冠突及冠突窝前方、鹰嘴及鹰嘴窝后方的骨赘。
- 外侧斜位片可以更清楚地反映肱桡关节、肱骨内髁以及桡尺近侧关节的情况。
- 内侧斜位片可以更清晰地反映肱骨滑车、鹰嘴窝和冠突尖的情况。
- 如果有肘管综合征，可以加拍肘管位片。
- CT扫描或侧位断层X线影像有助于术前的评估，对于游离体和骨赘的诊断和定位很有帮助(特别是病变处于早期阶段时)。

鉴别诊断

- 创伤性肘关节炎。
- 类风湿(炎症性)肘关节炎。

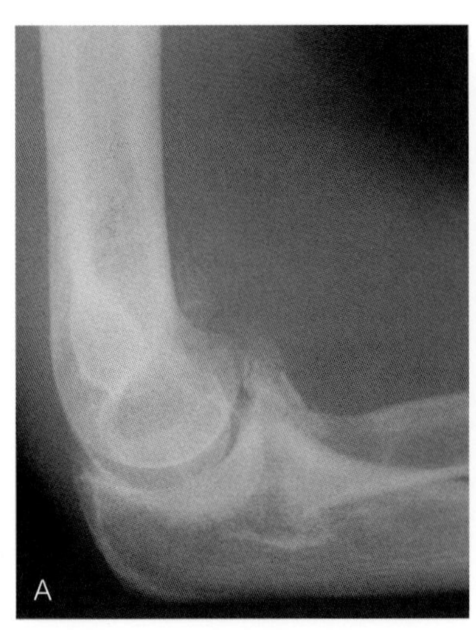

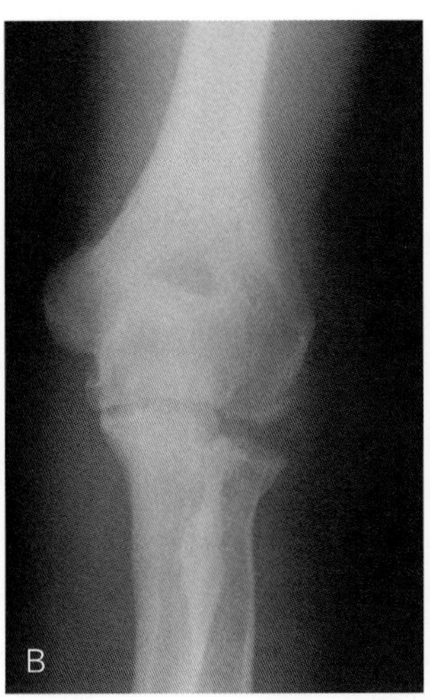

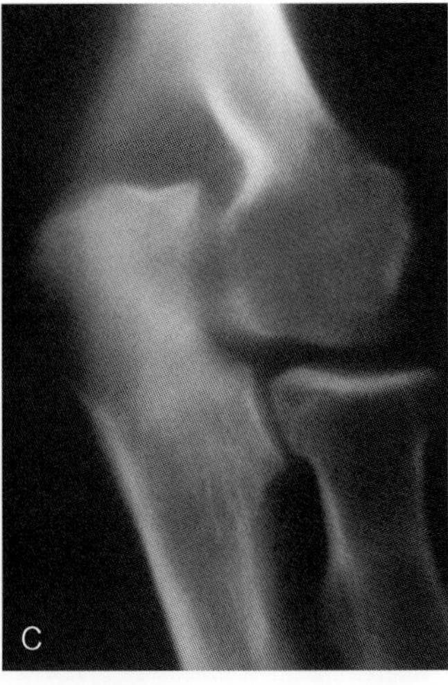

图1　A. 一位50岁重体力劳动者的肘关节侧位X线片。患者在肘关节屈伸终末时有剧痛。X线片显示尺骨鹰嘴和冠突明显骨赘形成。B. 肘关节正位片（同一患者）。X线片显示冠突窝和鹰嘴窝骨化及骨赘形成。C. 外侧斜位X线片。可以更清楚地反映肱桡关节及桡尺近侧关节。显示尺骨鹰嘴尖端有骨赘形成，可导致肘关节完全伸直时疼痛。

非手术治疗

- 在疾病早期,保守治疗可能有所帮助。
- 患者尽量限制或避免使肘关节负重。
- 理疗可以维持关节的活动范围及肌力。热疗及冷疗亦有所作用。
- 非甾体抗炎药可以一定程度得缓解疼痛。关节内注射皮质激素能改善症状,但其效果是暂时的。
- 如果伴有尺神经症状时,需避免肘管受压,同时避免长时间屈肘状态。

手术治疗

- 当适当的保守治疗无法缓解症状时,可能需要手术治疗。
- 手术适应证包括:肘关节伸屈终末阶段剧痛;影像发现尺骨鹰嘴或冠突骨赘形成;尺神经病变以及疼痛或活动度丢失导致的功能受限。
- 手术禁忌证包括:肘关节伸屈全过程均有剧痛;活动度显著受限,范围少于40°;或肱桡关节或桡尺近侧关节明显受累。
- 关节镜技术的相对禁忌证包括:既往肘关节创伤病史;因为解剖变异,为降低邻近血管神经结构潜在损伤风险而进行了尺神经转位者。

术前计划

- 术前仔细阅片,包括肘关节正侧位及斜位X线片,评估关节病变的严重程度,以及是否存在游离体。CT扫描可以辅助评估。需避免遗漏任何游离体,因为残留将导致术后顽固性机械刺激症状。
- 需特别重视尺神经病变情况,如有尺神经受累,术中需要探查。

体位

- 切开或关节镜技术。
    - 患者侧卧位,肘关节屈曲90°置于搁手台上。
- 切开技术。
    - 亦可选择仰卧位。患侧肩胛骨下垫高,肘关节屈曲90°。患肢置于胸前。患者向健侧旋转35°,以便更好地暴露患肘后方。

手术入路

- 切开技术。
    - 采用肘后入路。纵行切口起自尺骨鹰嘴尖近端6~8 cm,止于鹰嘴以远4 cm(图2)。
    - 于肱三头肌筋膜下剥离。
    - 可以劈开或翻起肱三头肌腱。最初的描述中,可经中线劈开肱三头肌腱,暴露肘关节后面肱骨髁上嵴从外至内侧。亦可将肱三头肌腱自内侧缘从鹰嘴上剥离翻起。
    - 至于是选择劈开还是剥离翻起肱三头肌腱,取决于肱三头肌腱远端部分的大小以及是否需要对尺神经进行探查或者减压。如果肱三头肌很发达,则肌腱剥离翻起将不利于充分暴露。

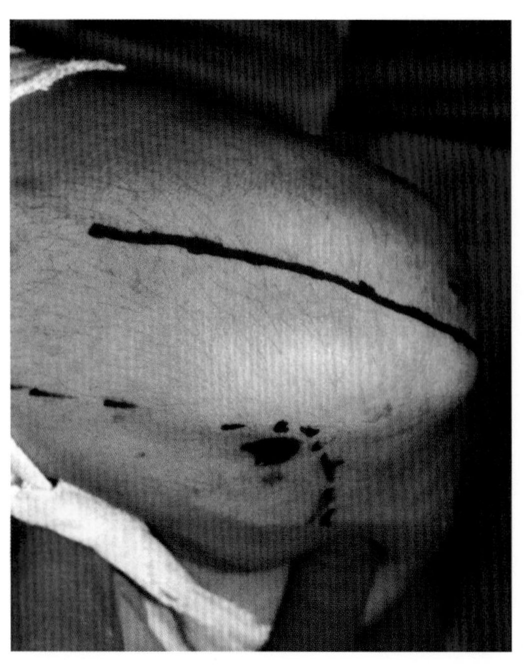

图2　患者采用侧卧位，患肘屈曲90°，下垫枕头（笔者推荐）。采用后侧入路，纵行切口起自鹰嘴尖近端6～8 cm，止于鹰嘴以远4 cm。可见标记的肱骨内上髁。

切开肱骨成形术

暴露

- 切开皮肤后，将皮下软组织从肱三头肌内侧面翻起。
- 如有尺神经病变的话，辨识并于肘管处减压，游离尺神经。
- 可以纵向劈开或剥离翻起肱三头肌腱。
- 用骨膜剥离器在肱骨远端后侧面钝性剥离肱三头肌。
- 切开肘后关节囊（技术图1）。

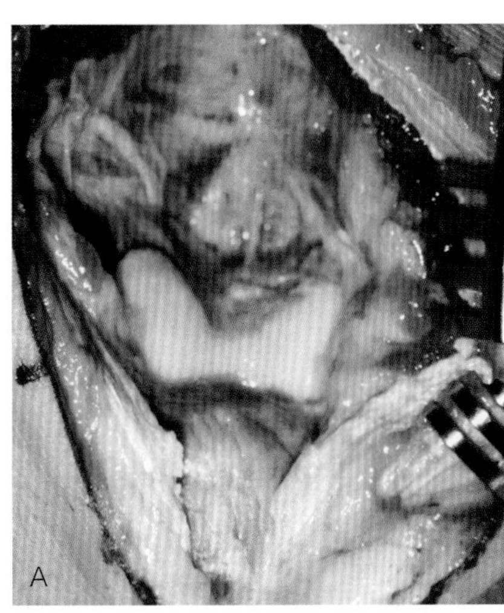

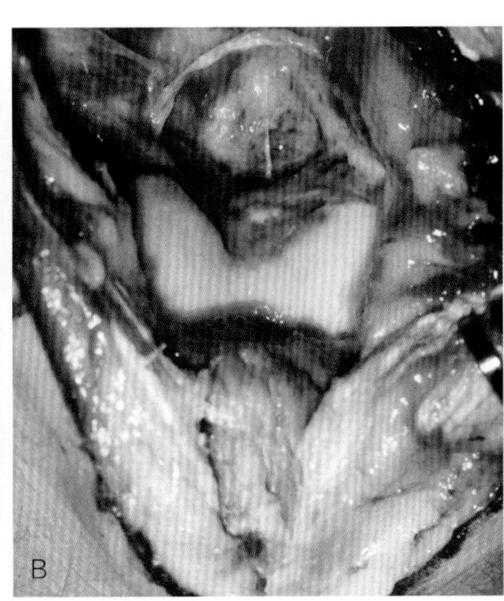

技术图1　A、B. 劈开肱三头肌暴露肘关节后侧。将鹰嘴表面明显突起的骨赘及鹰嘴尖去除。截骨开始时可使用摆锯获得理想的定位。然后用骨刀继续劈开鹰嘴，截骨面需与肱骨滑车关节面平行。

去除骨赘以及切除鹰嘴

- 为尽量减少伸肘时的撞击，使用摆锯切除鹰嘴后方及鹰嘴尖上的骨赘。进一步再用骨刀完成鹰嘴截骨。截骨的方向需与肱骨滑车的关节面平行。
- 使用咬骨钳打磨边缘使其平滑。
- 在清理鹰嘴窝周围骨赘后，于鹰嘴窝处钻孔，进入肘关节前间室并显露冠突（技术图2）。

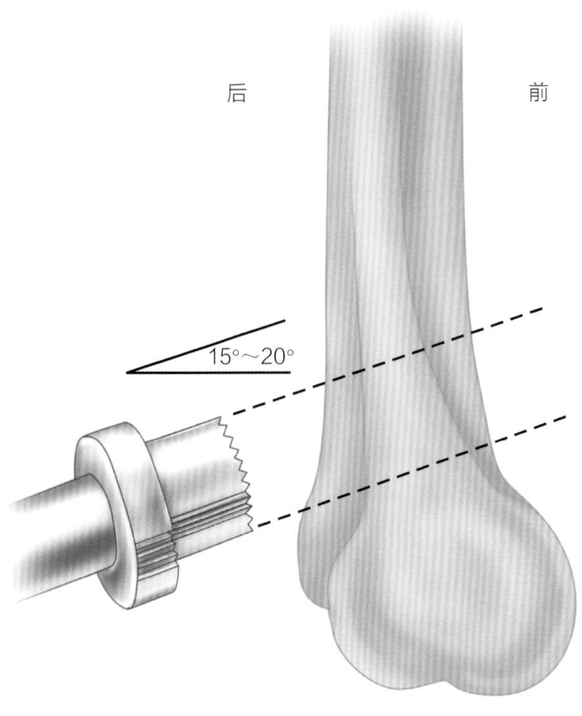

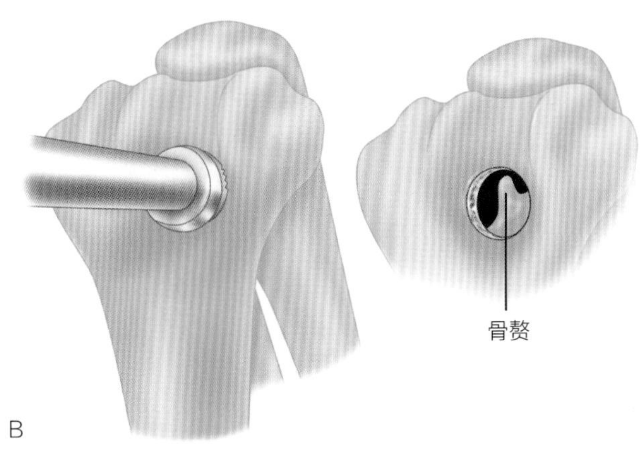

技术图2　A、B. 清理鹰嘴窝后用神经外科磨钻钻孔。正确放置开窗截骨器非常重要。磨钻需与滑车的曲度相匹配。

开窗

- 使用1.5 cm的神经外科磨钻扩孔开窗。正确定位开窗位置非常重要。磨钻需与滑车的曲度相匹配。
- 开窗完成后，从肱骨远端开窗处取下窗口内的骨块。该骨块上可能包含关节前方的骨赘(技术图3A、B)。
- 开窗的目的是清除肘关节前方的碎屑，并移除游离体(技术图3C、D)。
- 在肘关节完全屈曲时，使用弧形截骨刀自冠状突上清除前方的骨赘。
- 有时，需要钝性骨膜剥离器将肘关节前方关节囊自肱骨前侧剥离以恢复肘关节伸直。
- 需特别注意避免遗漏骨赘或游离体。
- 使用骨蜡封闭骨窗边缘，使用明胶海绵填充死腔。
- 常规方法仔细冲洗，闭合切口。
- 小心活动肘关节达到最大活动范围。

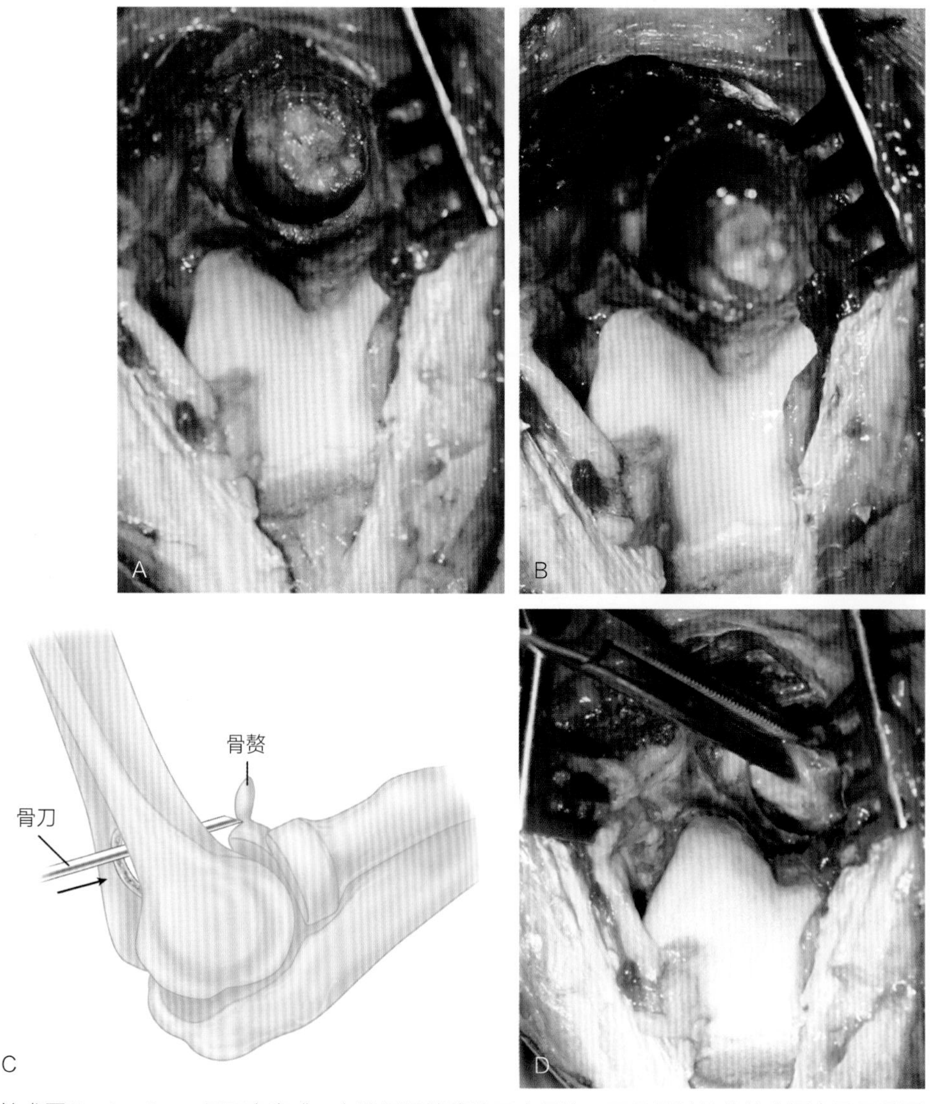

技术图3 A、B. 一旦开窗完成，自肱骨远端移除开窗骨块。可显露肘关节前方间室及尺骨冠突，并可探查及去除游离体。C. 极度屈曲肘关节，利用弧形截骨刀去除冠突表面的骨赘。D. 使用器械通过骨窗去除冠突骨赘及部分冠突。

关节镜下肱尺关节成形术

- 向肘关节囊内注射15～20 mL生理盐水扩张关节囊。
- 前外侧入路位于肱骨远端外上髁嵴前方、肱桡关节近侧。
- 通过前外侧入路置入关节镜可以观察关节前方的病变结构，而后建立前内侧入路。
- 使用关节镜钳和刨刀移除游离体，并清理肘关节前方。
- 然后触诊肘关节后部，建立标准的后外侧和后正中入路。
- 从后正中入路清理鹰嘴窝并移除肘关节后方的游离体。
- 通过后正中入路将一个3.2 mm钻置入到鹰嘴窝的中央，并朝向冠突窝的中心。然后自后向前在鹰嘴窝钻孔。
- 通过前外侧入路关节镜监视下，用更大的钻头扩大钻孔至直径至少1 cm。
- 一旦在鹰嘴窝开窗成功，在肘关节完全屈曲的状态下可以使用关节镜枪清理冠突上的骨赘。
- 使用常规方法关闭切口。

要点与失误防范

适应证	• 原发性肘关节骨关节炎，伴有鹰嘴或冠突和鹰嘴窝或冠突窝骨赘形成导致的最大幅度运动时疼痛
禁忌证	• 肱桡关节严重受累 • 肘关节活动全过程疼痛 • 既往肘关节创伤或尺神经转位是关节镜技术的相对禁忌证
评估	• 仔细筛选患者很重要 • 通过仔细阅片不遗漏任何骨赘和游离体。术前CT有助于此 • 术者需评估尺神经病变情况，有必要术中探查
手术	• 适当的位置开窗 • 小心地探查前后关节间室 • 去除所有的游离体和骨赘

术后处理

- 术后1周内使用伸肘15°石膏固定。
- 术后7～10日后可以开始肘关节主动屈伸活动。
- 术后3周、6周及3个月随访。
- 术后当日起开始连续被动活动（CPM）锻炼直至术后3周停止。
- 术后6周后才可以开始运动，由于在肱骨内外侧柱之间存在生物力学薄弱区域，以避免发生骨折可能[5]。

预后

- 文献回顾显示采用切开或关节镜技术治疗的患者中有80%对结果表示满意[1,3,4,6,8-20]。
- 采用这两种技术的患者中有90%表示疼痛得到缓解[1,3,4,6,8-20]。
- 肘关节伸直改善10°～15°，肘关节屈曲改善达到10°。整个肘关节屈伸活动度改善20°～25°（图3）。
- 比较切开和关节镜技术的文献显示在总的有效率方面两种技术没有明显差别[3,4]。采用切开技术可以获得更多的肘关节屈曲活动，可能是由于对关节后方的清理更加彻底。采用关节镜技术可以获得更明显的疼痛缓解，可能是由于瘢痕形成减少。
- 因此，在有中度疼痛以及关节前间室病变的患者可以考虑使用关节镜技术。而肱尺关节切开成形术更适合关节前后间室存在较严重关节病变的患者。
- 目前尚无手术后肘关节不稳定的报道。

并发症

- 与其他肘关节重建手术相比，本手术的并发症发生率很低[1,3,4,9,10,14-19]。
- 症状复发率低于10%。
- 在使用关节镜技术以及切开手术中过度牵拉组织时可能会造成医源性尺神经麻痹。此外，术后尺神经出现症状也见于术前存在严重肘关节僵硬的患者，在明显增加肘关节屈曲时出现[1,7]。笔者建议预防性地游离尺神经，并在术后避免肘关节屈曲超过100°[21]。

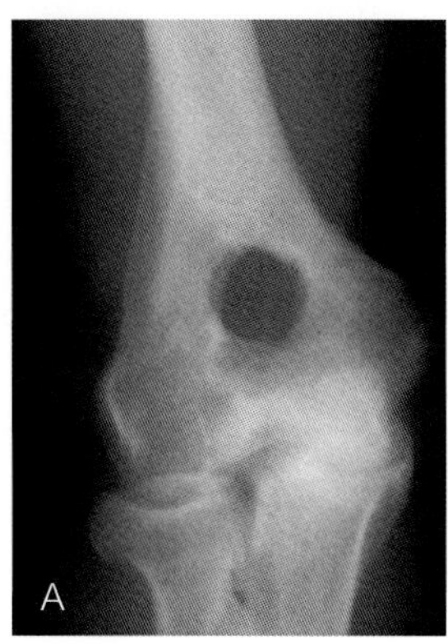

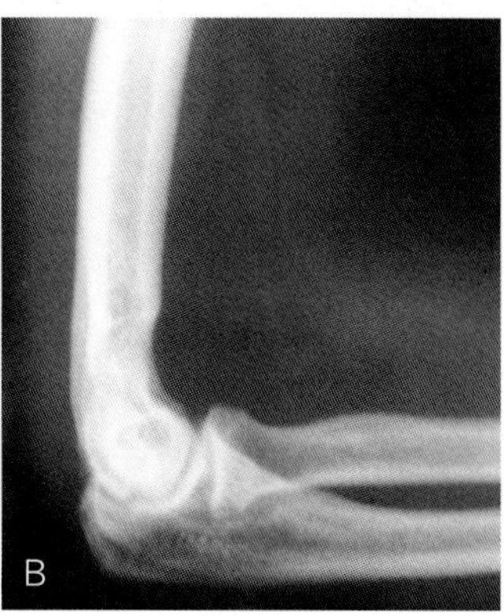

图3 A、B. 肱尺关节成形术后正侧位X线片，可以清楚地看见肱骨远端的骨窗。尺骨鹰嘴和冠突的骨赘已全部去除，患者肘关节活动度增加且无痛。

- 据报道，在采用劈肱三头肌入路行肱尺关节成形术时会出现异位骨化合并肘关节活动度受限[2]。然而，在采用关节镜技术治疗的一些患者中也出现了异位骨化，但不伴有肘关节活动度受限[16]。
- 开窗部位的选择不正确可能导致肱骨远端骨折。同样，由于肱骨远端两个柱之间存在薄弱点，如果术后即刻给予较大的应力可能会引起骨折[5]。

（孙辉 译，丁坚 审校）

参考文献

[1] Antuna SA, Morrey BF, Adams RA, et al. Ulnohumeral arthroplasty for primary degenerative arthritis of the elbow: long-term outcome and complication. J Bone Joint Surg Am 2002;84-A(12):2168-2173.

[2] Chandrasenan J, Dias R, Lunn PG. Heterotopic ossification after the Outerbridge-Kashiwagi procedure in the elbow. J Shoulder Elbow Surg 2008;17:e15-e17.

[3] Cohen AP, Redden JF, Stanley D. Treatment of osteoarthritis of the elbow: a comparison of open and arthroscopic debridement. Arthroscopy 2000;16:701-706.

[4] Degreef I, De Smet L. The arthroscopic ulnohumeral arthroplasty: from mini-open to arthroscopic surgery. Minim Invasive Surg 2011;(2011):798084.

[5] Degreef I, Van Audekercke R, Boogmans T, et al. A biomechanical study on fracture risks in ulnohumeral arthroplasty. Chir Main 2011;30:183-187.

[6] Forster MC, Clark DI, Lunn PG. Elbow osteoarthritis: prognostic indicators in ulnohumeral debridement—the Outerbridge-Kashiwagi procedure. J Shoulder Elbow Surg 2001;10:557-560.

[7] Jeon IH, Lee SM, Kim PT. Acute ulnar nerve palsy after Outerbridge-Kashiwagi procedure. J Hand Surg Eur Vol 2007;32:596.

[8] Kashiwagi D. Outerbridge-Kashiwagi arthroplasty for osteoarthritis of the elbow. In: Kashiwagi D, ed. Elbow Joint: Proceedings of the International Congress, Kobe, Japan. Amsterdam: Elsevier Science Publishers, 1986:177-188.

[9] Minami M, Kato S, Kashiwagi D. Outerbridge-Kashiwagi's method for arthroplasty of osteoarthritis of the elbow: 44 elbows followed for 8-16 years. J Orthop Sci 1996;1:11-15.

[10] Morrey BF. Primary degenerative arthritis of the elbow. Treatment by ulnohumeral arthroplasty. J Bone Joint Surg Br 1992;74(3):409-413.

[11] Morrey BF. Primary degenerative arthritis of the elbow: ulnohumeral arthroplasty. In: Morrey BF, ed. The Elbow and Its Disorders. Philadelphia: WB Saunders, 2000:799-808.

[12] Morrey BF. Ulnohumeral arthroplasty. In: Morrey BF, ed. Master Techniques in Orthopaedic Surgery: The Elbow. New York: Raven Press Ltd, 1994:277-289.

[13] O'Driscoll SW. Elbow arthritis: treatment options. J Am Acad Orthop Surg 1993;1:106-116.

[14] Redden JF, Stanley D. Arthroscopic fenestration of the olecranon fossa in the treatment of osteoarthritis of the elbow. Arthroscopy 1993;9:14-16.

[15] Sarris I, Riano FA, Goebel F, et al. Ulnohumeral arthroplasty: results in primary degenerative arthritis of the elbow. Clin Orthop Relat Res 2004;(420):190-193.

[16] Savoie FH III, Nunley PD, Field LD. Arthroscopic management of the arthritic elbow: indications, technique, and results. J Shoulder Elbow Surg 1999;8:214-229.

[17] Tsuge K, Mizuseki T. Debridement arthroplasty for advanced primary osteoarthritis of the elbow. J Bone Joint Surg Br 1994;76(4):641-646.

[18] Tsuge K, Murakami T, Yasunaga Y, et al. Arthroplasty of the elbow. Twenty years' experience of a new approach. J Bone Joint Surg Br 1987;69:116-120.

[19] Ugurlu M, Senkoylu A, Ozsoy H, et al. Outcome of ulnohumeral arthroplasty in osteoarthritis of the elbow. Acta Orthop Belg 2009;75:606-610.

[20] Vingerhoeds B, Degreef I, De Smet L. Debridement arthroplasty for osteoarthritis of the elbow (Outerbridge-Kashiwagi procedure). Acta Orthop Belg 2004;70:306-310.

[21] Williams BG, Sotereanos DG, Baratz ME, et al. The contracted elbow: is ulnar nerve release necessary? J Shoulder Elbow Surg 2012;21:1632-1636.

第59章 肘关节囊外挛缩的外侧柱松解

Lateral Columnar Release for Extracapsular Elbow Contracture

Leonid I. Katolik and Mark S. Cohen

定义

- 肘关节囊外挛缩是指继发于肘关节囊及关节周围软组织的纤维化、增厚及骨化所导致的肘关节僵硬。
- 与肘关节囊内挛缩相反的是，关节面不受累或很少受累，不涉及内在的关节粘连及关节软骨破坏。
- 虽然引起肘关节囊内挛缩和囊外挛缩的病因是不同的，但这些因素常常混杂在一起。

解剖

- 肘关节是一个复合单轴滑膜关节，包含3个高度协调的关节。
- 肱尺关节是一个屈戌关节。肱桡关节及桡尺近侧关节是滑动关节。
- 这3个关节被包裹在同一关节囊中，并且由相互靠近的关节面、关节囊内韧带及囊外重叠的肌肉组织得到进一步加强。

发病机制

- 肘关节即使遭受轻微损伤也容易造成其僵硬。轻微的损伤能够导致关节囊结构和生化的改变，从而造成增厚、柔韧性降低和活动能力丧失。
- 肘关节囊外挛缩的病因包括关节囊挛缩，屈、伸肌腱止点的损害和纤维化，副侧韧带的瘢痕化，异位骨化及皮肤挛缩。
- 外伤后的长期制动可能是肘关节僵硬进展的一个独立危险因素。

自然病程

- 对关于关节囊挛缩的自然病程尚未达成共识。对于急性肘关节损伤正确的诊断和治疗，避免长期制动，早期的主动活动可能会有助于减轻创伤后囊外挛缩的严重程度。
- 因为邻近的其他关节不能提供足够的代偿运动，患者的典型症状表现为无法耐受肘关节的僵硬。
  - Morrey[10]指出，大部分日常活动需要肘关节30°～130°的屈伸活动范围。
  - Vasen和他的同事[11]已经证明那些没有肘关节损伤的志愿者能够以肘关节70°～120°的屈伸活动完成日常生活中的12件事。
  - 肘关节挛缩患者在伸肘受限超过40°和屈肘不超过120°时需要治疗。
  - 那些无法通过保守治疗改进肘关节活动度的患者往往需要手术松解治疗。
- 典型的肘关节僵硬是由软组织损伤、关节积血以及患者对疼痛的反应引起的。肘关节外伤可以引起关节周围软组织的撕裂及挫伤。典型表现是患者会将肘关节保持在屈曲位以减轻疼痛。纤维组织在血肿和损伤的肌肉组织中反应产生。这些纤维组织也可能会骨化。此外，过于激进的治疗反而会进一步加重这些损伤，使肘关节肿胀、反复周期性疼痛，限制肘关节活动最终导致肘关节挛缩。
- 侧副韧带损伤可能会导致肘关节挛缩。肘关节的损伤可能会导致侧副韧带纤维化。另外，长期制动以及瘢痕形成也可能会继发侧副韧带纤维化。
- 肘前侧关节囊及其表面的肱肌的损伤也可能会导致关节囊肥大和纤维反应增生，从而引起关节僵硬。这在肘关节骨折合并脱位的患者中尤其多见。

病史和体格检查

- 挛缩的原因通常可以根据病史来解释。应特别关注合并损伤，包括闭合性头颅损伤或者相应部位的烧伤。
- 要注意症状的持续时间及可能的进展。
- 关注挛缩对于患者上肢功能的影响以及对于患者日常生活的任何限制。
- 之前关于关节挛缩的任何治疗都应该说明清楚，包括以往所接受的物理疗法、夹板固定、关节内注射以及外科手术治疗的适应性、持续时间和结果。
- 对于之前接受过肘关节手术的患者，其肘关节内残留的任意内固定的种类和型号都应该说明。另外，任何肘关节感染的病史都应留意。
- 体格检查应该要包括一般体格检查及相关患肢的详细特殊检查。
  - 体格检查时必须仔细检查覆盖肘关节的皮肤和软组

织情况，用符号标记以往的切口、植皮、皮瓣及伤口破裂面积。

- 肘关节活动角度必须用量角器测量，同时比较主动活动度和被动活动度情况。
- 要注意前臂完全旋前位时肘关节的活动是否会有改善，这提示后外侧旋转不稳。
- 尺侧副韧带功能不全较少见，可通过体格检查发现。
- 需要评估患肢的肌力，因为如果关节松解术后缺乏足够的肌力不太可能保持关节活动。
- 由于许多创伤后以及炎症性的肘关节挛缩通常伴有尺神经损伤的症状，因此需要进行仔细的神经功能检查。肘管Tinel试验以及屈肘试验阳性提示同时合并尺神经损伤的可能性增加。

影像学和其他诊断性检查

- 前后位和侧位X线片通常是术前计划所需的全部(图1)。
- CT扫描对于关节面成像，尤其对于骨折后的表现很有帮助。
    - 建议对于中度到重度异位骨化病例术前计划时行CT检查。
- 典型的关节囊外挛缩在关节可活动角度内以及休息时患者是无痛的。如果疼痛是患者的显著症状，则需要进行感染相关血清学检测包括全血细胞计数、红细胞沉降率、C反应蛋白。

鉴别诊断

- 转化症。
- 感染。
- 炎性关节病。
- 关节囊内挛缩。

非手术治疗

- 改善肘关节僵硬可供选择的治疗方法包括通过保守疗法来减轻肘关节肿胀和炎症，以及舒展挛缩的软组织。对于治疗后迁延的肿胀，水肿控制袖套、冰敷、抬高患肢、主动活动(包括前臂、腕部及手)、口服抗炎药物都是有用的。
- 短期口服泼尼松对于难治的病例相当有效。此外，还可考虑可的松关节内注射来减轻炎症及关节滑膜炎。
- 患者表现出自我保护和无意识的协同收缩是很少见的，这些生物反馈对患者的恢复是一种很好的辅助。
- 动态支具能够对软组织提供持续不变的压力，可能会起到一定的作用[5]。
    - 这些支具通过软组织蠕变改善了关节活动范围。但是佩戴支具会比较疼痛，还可能会造成意想不到的炎症反应。
- 患者可调的静态支具会更加有效。这些支具使用了软组织被动持续牵拉的原理，使得软组织的应力松弛。对于患者来说，这种方法治疗时间短而且更容易耐受。

手术治疗

- 为了改善肘关节的屈曲功能，必须松解任何可能束缚关节的后侧软组织。这些组织包括附着于肱骨的后侧关节囊(包括尺侧副韧带的后束)、肱三头肌及其肌腱[1,6,8,9]。
    - 关节前侧任何阻挡的骨和软组织结构必须切除，包括尺骨冠突上骨赘及冠突和桡骨窝上过度增生的骨及软组织。
    - 肱骨滑车上必须要有一个凹面，收纳内侧冠突及外侧桡骨头，以达到完全屈曲。
- 类似地，为了改善伸肘功能，在尺骨鹰嘴尖和鹰嘴窝间的后侧阻挡结构必须切除。
    - 在关节前侧，任何束缚的软组织必须松解，也就是前方关节囊和肱肌与肱骨间的所有粘连部分[4,7]。

术前计划

- 必须复习患者所有的影像学资料。
- 之前置入的任何内固定及其型号在术前都要明确。

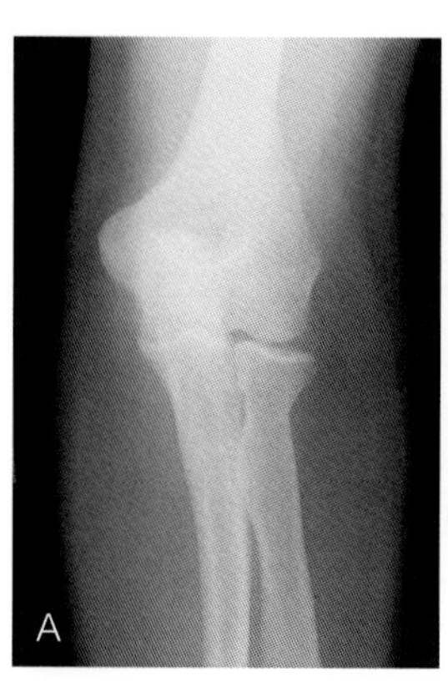

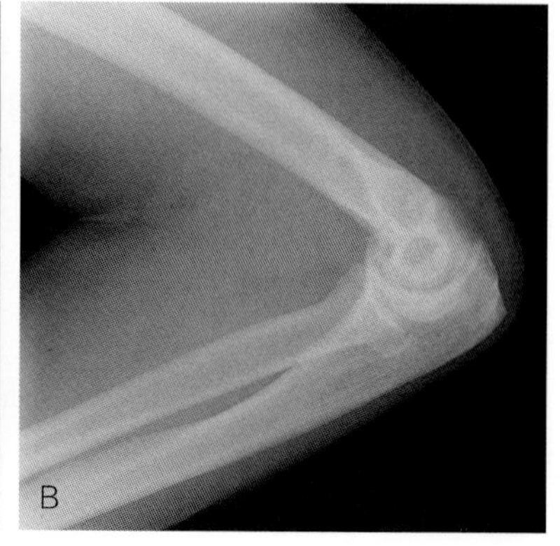

图1　A、B. 所有病例术前常规正位(A)、侧位(B)X线片都是必须准备的。挛缩也可能继发于细微的损伤。本例患者在保守治疗没有移位的桡骨颈骨折后发生肘关节僵硬。

- 在麻醉和X线下检查关节活动范围及轴移试验。

体位

- 患者取仰卧位并把患肢置于搁手台上。
- 患者的躯干部应置于手术台的边缘，以确保术中能充分暴露肘关节进行X线透视。
- 可以将一块枕垫于肘关节内侧下方。

入路

- 使用肘关节后侧切口或外侧切口。
  - 不建议后侧直接入路，因为术后易导致血肿形成。
  - 采用可同时进入内、外侧的切口有一定的优势。
- 外侧入路的优势主要包括简单，较少干扰伸肌和屈肌-旋前肌，可以暴露肱尺、肱桡、桡尺近侧三个关节。
  - 外侧入路的主要缺点是无法探查尺神经和尺侧副韧带的后束。
- 暴露前侧肘关节囊的深部间隙在桡侧腕长伸肌近端和桡侧腕短伸肌远端之间。后侧能够在肱三头肌和肱骨之间将其暴露。

手术入路

- 手术操作能在全麻或者长效的区域阻滞下进行。
- 对于后侧入路切口，要注意避免将切口直接做在尺骨鹰嘴突起之上。全厚皮瓣向外侧掀起可暴露伸肌肌群。
- 对于外侧入路，常使用一种延展的Kocher切口，切口自肱骨外侧髁上嵴开始，通过肘肌和尺侧腕伸肌之间到达远端。

后侧松解

- Kocher间隙位于肘肌和尺侧腕伸肌之间。
- 肘肌在后方持续性地和肱三头肌协同作用。这个切口可以暴露后侧及后外侧关节囊(技术图1A、B)。
- 用剥离器进行肱三头肌腱松解。松解位于肌肉和肱骨后侧的所有粘连部分。确认肱尺关节后侧，清除鹰嘴窝内任何限制关节伸直的纤维或瘢痕组织。如果尺骨鹰嘴尖有明确的过度增生或撞击症状，则需切除(技术图1C)。
- 通过肘关节外侧的软点(soft pot)在外侧副韧带和环状韧带复合体交界处的近侧切除肘关节囊后，可以检查肱桡关节的后侧。复合体的近侧缘沿着桡骨头的近端边缘。

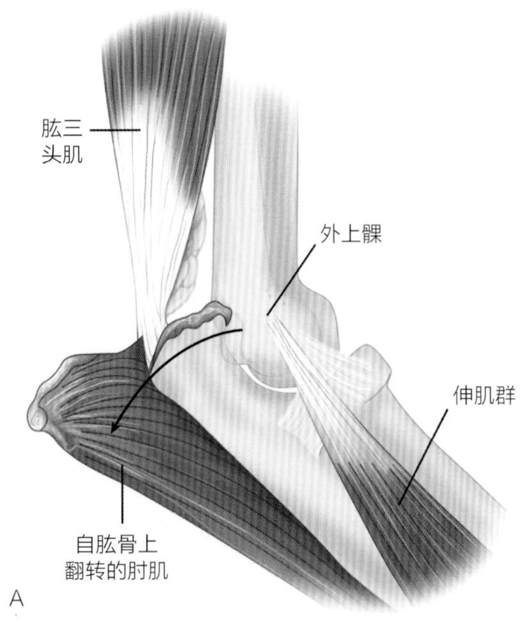

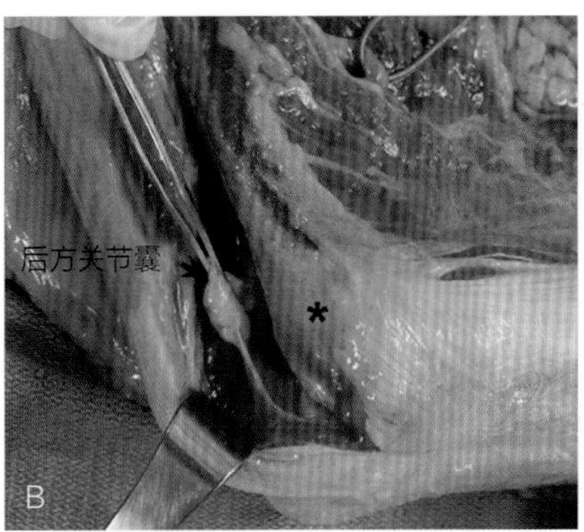

技术图1　A、B. 暴露肱尺关节外侧及后侧。肘肌和肱三头肌向后方翻开，暴露了后侧关节囊、尺骨鹰嘴尖、鹰嘴窝。星号表示肱骨外上髁。

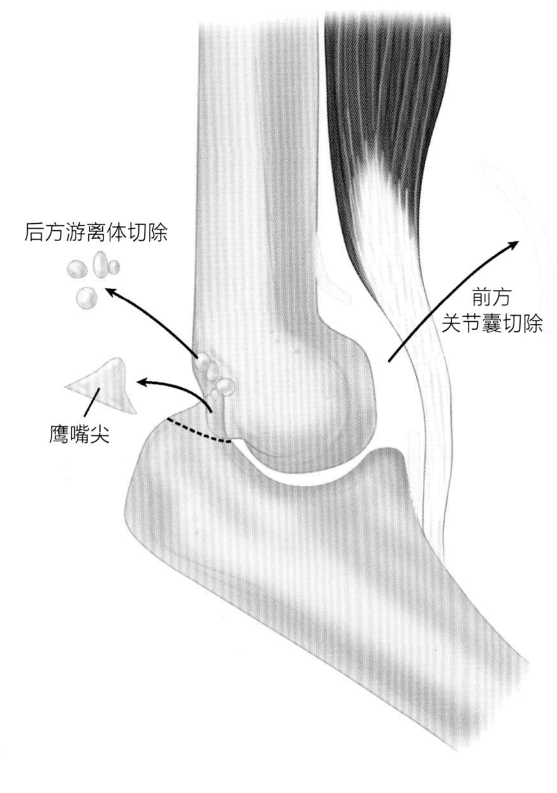

技术图1（续）　C. 肘关节后间室的显露有利于关节后侧的清理，包括清除鹰嘴窝和尺骨鹰嘴尖引起撞击的骨赘。

前侧松解

- 一旦完成了后侧松解手术，则需进行前侧松解。前侧间室的近端位于外上髁柱、肱桡肌及桡侧腕长伸肌之间；远端位于桡侧腕长伸肌和指总伸肌之间(技术图2A)。
- 可以用一拉钩将肱肌拉离肱骨和前侧关节囊，以松解肌肉和肱骨前侧之间的所有粘连(技术图2B)。
- 将肱桡肌和桡侧腕长伸肌从肱骨外上髁缘上松解下来(技术图2C)。
- 继续向远端分离桡侧腕长伸肌和桡侧腕短伸肌，以暴露前侧关节囊。注意保留外侧副韧带和桡侧腕短伸肌、指总伸肌、小指伸肌、尺侧腕伸肌在肱骨外上髁的止点。
- 之后，在肘关节和肱肌之间、关节囊下继续分离。尽量向内侧切除关节囊。
- 如果纤维组织过度增生或是在屈曲位下有明显撞击，

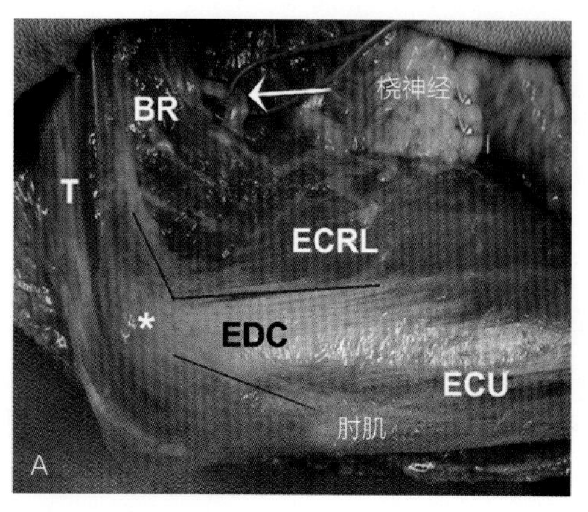

技术图2　A. 从侧方看切开的肘关节。蓝色线标记的是筋膜间隙，可以由此进入关节前方及后方。这个切口保护了尺侧腕伸肌（*ECU*）、指总伸肌（*EDC*）、桡侧腕长伸肌（*ECRL*）止点的完整，以及位于下方的外侧副韧带复合体。从肱骨外上髁嵴松解桡侧腕长伸肌后可以暴露前侧肘关节囊。远端可以在桡侧腕长伸肌（*ECRL*）及桡侧腕短伸肌（*ECRB*）间继续暴露。*T*，肱三头肌；*BR*，肱桡肌；*，外侧髁。

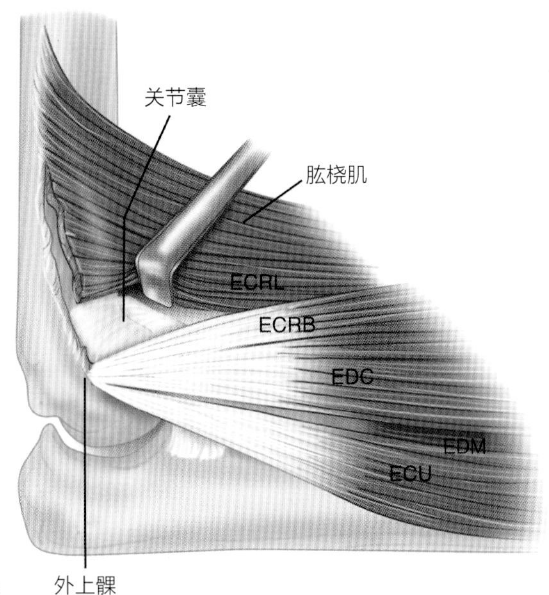

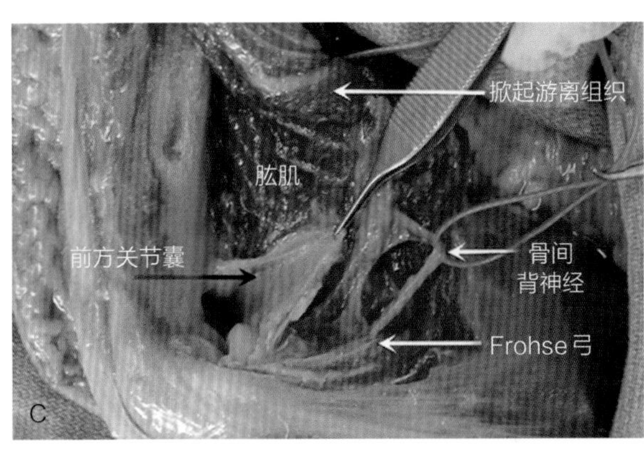

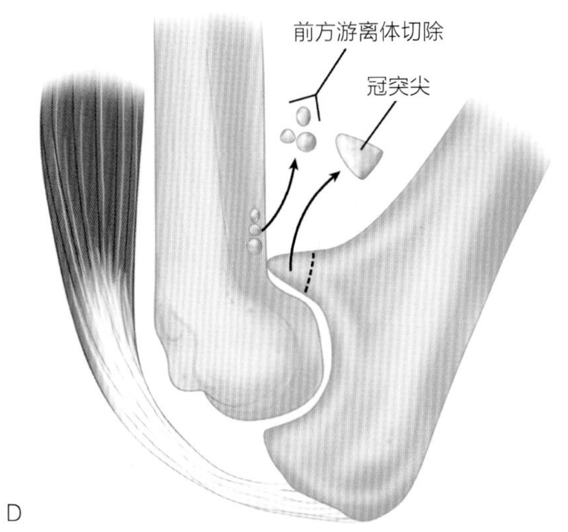

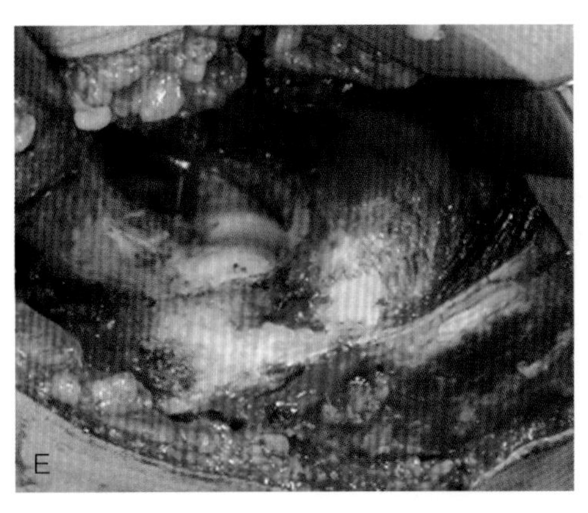

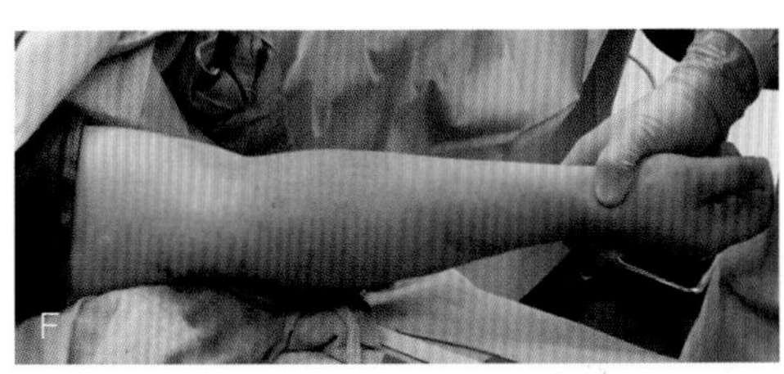

技术图2（续）　B、C. 松解术的前方显露。分开桡侧腕长伸肌近端在肱骨上的止点，以及远端桡侧腕长伸肌（*ECRL*）和桡侧腕短伸肌（*ECRB*）间的肌间隙后，就能暴露前侧关节囊。从前侧关节囊松解下来肱肌。当所有肌肉向前翻起时，关节囊至内侧关节全程完全暴露。*EDM*，小指伸肌。D、E. 前间室的清理，清除冠突尖、冠突窝和桡骨头窝。F. 术中挛缩松解后伸直肘关节。

则把桡骨头窝和冠突窝中所有的纤维组织清理干净，并切除冠突尖。清理游离体(技术图2D、E)。

- 在松解前侧关节囊之后，施加适当的压力通常能使肘关节接近完全伸直位。
- 对于长期挛缩的患者，肱肌是紧缩的，抑制了肘关节的完全伸直。这类肌短缩性挛缩在术中可通过拉伸几分钟后被拉开。这些在后期的物理治疗中要引起注意(技术图2F)。

要点与失误防范

手术指征	• 术后长期的康复治疗极为重要。主动和被动活动度训练，腕关节负重以牵拉肘关节的锻炼，规范的治疗，以及佩戴患者可调的肘关节支架在术后3~6个月是常规治疗方案 • 对于那些术后没有接受正规康复训练及治疗的患者，手术疗效可能很容易就会丢失
尺神经	• 术前有尺神经刺激症状的患者术中要进行尺神经松解及转位术。尽管没有严格的指征存在，术前肘关节屈曲不足100°的患者即使没有尺神经刺激的症状和体征，一般也要进行尺神经松解术 • 从外侧入路对所有软组织进行松解以获得屈曲功能时，需要仔细观察。剩余的屈曲受限可能是由于尺侧副韧带后束挛缩所致。暴力操作可能会导致对尺神经的牵拉损伤
正中神经和肱动脉	• 正中神经和肱动脉一般很好地被肱肌所保护。如果在肘关节囊和肱肌间进行切开，正中神经和肱动脉就更安全了
桡神经损伤	• 当在肱桡关节远端关节囊外进行切开操作时可能会损伤到骨间后神经。在分离切开远端时必须加倍注意，在关节囊松解术之前必须要对神经解剖有完整充分的理解。除非肘关节前外侧存在明显的异位骨化，否则不需要在远端切开和分离桡神经
医源性后外侧旋转不稳	• 此不稳定可能是由术中过度剥离肱骨外侧髁所引起的。应该注意在桡侧腕短伸肌起点的前方进行操作

术后处理

- 虽然有多套康复治疗方案都是有效果的，但是笔者依然发现术后立刻在治疗室开始不间断进行持续性的被动运动恢复治疗直到第2日早晨，对于术后恢复功能运动是有帮助的（图2A）。
- 正规治疗是从术后第1日开始的。
  - 去除包扎，可用防止术后肿胀的一些装置（如消肿套管、酒精辅料或冰块等）来消肿。
  - 主动和轻度的被动肘关节活动与周期性的持续性被动运动锻炼相结合。
  - 为了帮助恢复伸肘功能，将2 lb（0.9 kg）的重量负于腕关节，在一软垫上行被动伸肘锻炼，每日数次，每次10～15分钟。
  - 由于侧副韧带在术中是不进行松解的，故康复治疗中不需要对肘关节的体位严格要求[3]。
- 术后早期治疗中患者应该佩戴静态递增性的肘关节支具。这个支具每日应佩戴2～3次，每次30分钟。根据患者手术前的肘关节功能缺陷及术后早期肘关节活动的进展轮流进行屈、伸运动恢复（图2B）。
  - 术前即要备好支具，以便确保术后运用起始时间。
- 通常在术后使用一种非甾体抗炎药（吲哚美辛）数周来预防异位骨化。同时在康复期间也帮助预防关节及软组织的炎症。
- 患者一般在术后第1日出院回家。回家后每日都要进行康复治疗，包括主动及被动肘关节活动练习，持续性被动运动，负重伸展练习及佩戴可调节的肘关节支具。
  - 康复治疗过程应该由一名熟悉患者病程的康复医生监护。医生也必须亲自随访这些患者。
- 虽然大部分患者在术后6～8周就可以恢复完全肘关节

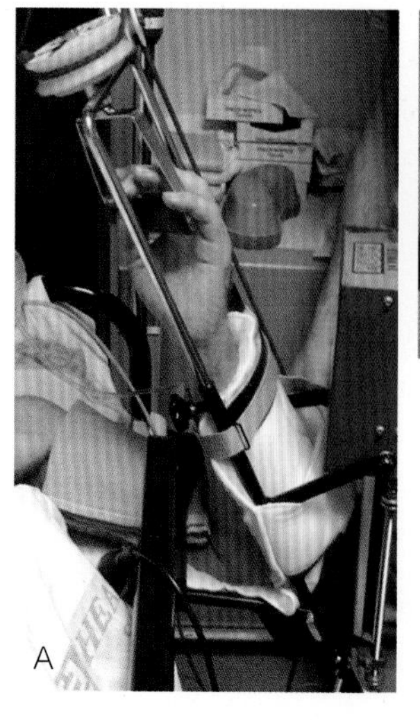

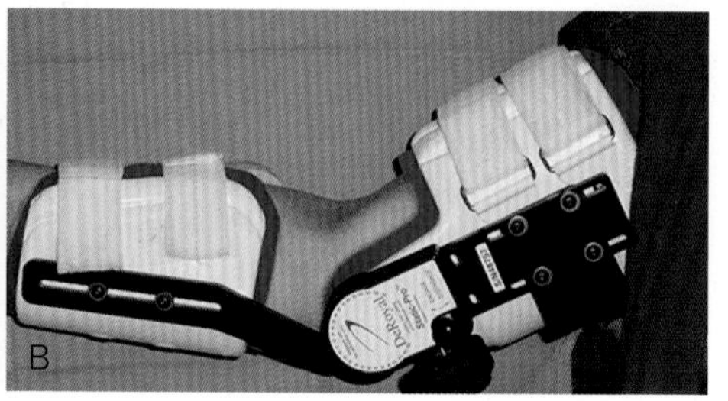

图2 A. 肘关节持续性被动运动装置。B. 患者可调节型静态肘关节支具。

活动，但是患者仍能从术后数月坚持屈伸康复锻炼中受益，尤其是屈肘运动。

- 持续性被动运动常常在3～4周停止，但是肘关节支具需要继续佩戴数月。直到患者每日能够完成1次全幅度的肘关节屈、伸运动（佩戴支具），如果随访一直坚持，就会有良好的预后。

预后

- 对于一般患者，挛缩肘关节松解的疗效是可靠且满意的，这是可以预见的。
- 笔者对22例创伤后肘关节僵硬的患者采用外侧入路进行软组织松解的结果进行评估。平均随访时间是29个月[2]。
  - 所有受试患者的肘关节总的活动度都有所改善。在随访中，伸肘范围从术前的平均39°±10°增加到了8°±6°。屈肘范围从术前的113°±18°增加到了137°±9°。因此，肱尺关节的活动度平均增加了55°（$P<0.001$）。
  - 由视觉疼痛评分量表评估的肘关节疼痛在所有受访患者中都有所减轻。由标准化评分评估的肘关节功能在所有受访患者中同样也显著改善。
  - 影像学分析显示随访中没有患者再次出现切除骨赘的再生及游离体。

并发症

- 尺神经。
  - 肘关节松解术后最常见的并发症就是影响尺神经功能。这可能与术后改善了肘关节的屈曲功能有关，因为屈曲状态下尺神经所受的压力增加了。这可能导致临床症状不明显的神经症状。
  - 术前已经有尺神经刺激症状和体征的患者术中应当进行尺神经松解及转位术。
  - 尽管没有严格的指征，术前肘关节屈曲运动<100°的患者一般需要进行尺神经松解术，即使其术前没有任何症状和体征。
- 正中神经和肱动脉。
  - 虽然正中神经和肱动脉一般被肱肌所保护，在做前侧的分离解剖时仍有损伤危险。如果分离解剖在肘关节囊和肱肌之间的间隙进行，正中神经和肱动脉能被更好地保护。
  - 另外，在松解术后会发生短暂的正中神经炎症。这有可能是伸展状态下肘关节强力收缩导致正中神经牵拉造成的。
- 桡神经损伤。
  - 当在肱桡关节远端关节囊外进行切开操作时可能会损伤到骨间后神经。
  - 除非肘关节前外侧存在明显的异位骨化，否则桡神经一般不需要分离标记。
- 永久性僵硬。
  - 术后长期的康复锻炼极为重要。主动和被动活动，腕关节负重以牵拉肘关节的锻炼，规范的治疗，以及佩戴患者可调的肘关节支架在术后3～6个月是常规治疗方案。

（孙辉 译，丁坚 审校）

参考文献

[1] Cohen MS, Hastings H II. Operative release for elbow contracture: the lateral collateral ligament sparing technique. Orthop Clin North Am 1999;30:133-139.

[2] Cohen MS, Hastings H II. Post-traumatic contracture of the elbow. Operative release using a lateral collateral sparing approach. J Bone Joint Surg Br 1998;80(5):805-812.

[3] Cohen MS, Hastings H II. Rotatory instability of the elbow. The anatomy and role of the lateral stabilizers. J Bone Joint Surg Am 1997;79(2):225-233.

[4] Gates HS III, Sullivan FL, Urbaniak JR. Anterior capsulotomy and continuous passive motion in the treatment post-traumatic flexion contracture of the elbow. J Bone Joint Surg Am 1992;74(8):1229-1234.

[5] Green DP, McCoy H. Turnbuckle orthotic correction of elbow flexion contractures after acute injuries. J Bone Joint Surg Am 1979;61(7):1092-1095.

[6] Jupiter JB, O'Driscoll SW, Cohen MS. The assessment and management of the stiff elbow. Instr Course Lect 2003;52:93-111.

[7] Kasparyan NG, Hotchkiss RN. Dynamic skeletal fixation in the upper extremity. Hand Clin 1997;13:643-663.

[8] Mansat P, Morrey BF. The column procedure: a limited lateral approach for extrinsic contracture of the elbow. J Bone Joint Surg Am 1998;80(11):1603-1615.

[9] Modabber MR, Jupiter JB. Reconstruction for post-traumatic conditions of the elbow joint. J Bone Joint Surg Am 1995;77(9):1431-1446.

[10] Morrey BF. Post-traumatic contracture of the elbow. Operative treatment, including distraction arthroplasty. J Bone Joint Surg Am 1990;72(4):601-618.

[11] Vasen AP, Lacey SH, Keith MW, et al. Functional range of motion of the elbow. J Hand Surg Am 1995;20(2):288-292.

第60章 外源性挛缩松解：内侧过顶入路

Extrinsic Contracture Release: Medial Over-the-Top Approach

Pierre Mansat, Aymeric André, and Nicolas Bonnevialle

定义

- 目前已有多种技术方法用以行肘关节挛缩松解术。内侧入路的优点在于切开后可以直接观察到肱尺关节的前后部分，同时直接显露尺神经。
- 基于内侧入路的松解最初是由Wilner[24]提出，他的方法包括肱骨内上髁截骨和大范围的剥离。
  - 随后，Weiss和Sachar[23]描述了劈开屈肌-旋前肌复合体的方法，而不是完全地松解该肌群。
  - Mansat等[12]推广这种方法用来治疗肘关节囊外挛缩和松解尺神经。
  - Itoh等[10]和Wada等[22]都强调内侧副韧带的后斜束的重要性，如果存在广泛的挛缩，则应将其作为一个关键的结构并进行松解。

解剖

- 肘关节的内侧间室包含肱尺关节的内侧面、内侧副韧带、屈肌-旋前肌复合体、尺神经以及前臂内侧皮神经(图1A)。
- 肱尺关节内侧面由内侧柱、肱骨内上髁、尺骨近端内侧面及冠突组成。
- 内侧副韧带由前、后和横束三个部分组成(图1B)。
  - 前束是最分散的。后束则由后关节囊增厚而来，只有在屈曲约90°时才能辨识该束。
  - 横束对肘关节的稳定性几乎没有作用。
  - 内侧副韧带从肱骨内上髁宽阔的前下表面发出，而不是从滑车的位于关节旋转轴的下方的髁部分发出[18]。尺神经位于内上髁后方，但它本身与内侧副韧带前侧束的纤维并不密切相关。
- 屈肌-旋前肌复合体包括：旋前圆肌，位于屈肌-旋前肌复合体的最近端；桡侧腕屈肌，发出于旋前圆肌起点下方的内上髁前下部分；掌长肌，起源于肱骨内上髁和前臂深筋膜，同样也是桡侧腕屈肌和尺侧腕屈肌的起点；尺侧腕屈肌，位于屈肌总腱最后侧，起自内上髁、冠突内侧缘和尺骨近端内侧面；指浅屈肌，位于屈肌总腱最深部和指深屈肌的浅面。

影像学和其他诊断性检查

- 肘关节挛缩的诊断通常是由特征性的既往病史和体格检查来确诊的。
- X线片可证实关节是否受累。从肘关节正位片上能清楚地观察各关节线；而从侧位片上即使可以看到关节间隙仍然存在，也可以观察冠突和鹰嘴尖骨赘的存在。
- 在CT上则可以精确地显示关节受累的范围。
- 目前MRI还很少用于该疾病的诊断中。

非手术治疗

- 目前已有多种治疗肘关节挛缩的方法。
- 在挛缩发生的初期，交替使用屈伸支具[17]或动态活动支具[8]来活动肘关节，这种非手术治疗方法起到不错的效果。
- 也可以采用在麻醉下手法松解，但也有发生过活动丢失和尺神经受损的报道[6]。
- 近期，有报道称使用肉毒毒素来松解肌肉挛缩以有助于肘关节康复训练和功能恢复[20]。
- 非手术治疗通常只对发生在6个月以内的关节外在僵硬有效，而且其疗效无法预测。当非手术治疗失败时，可以通过手术来进行松解。近期，有些研究报道了使用关节镜来松解关节囊的技术。但是切开松解仍然是安全、可重复性好的使肘关节功能恢复的方法。

手术治疗

适应证

- 挛缩松解。
- 肘关节僵硬。
- 退行性肘关节炎伴前侧、后内侧骨赘。
- 尺神经症状。

优点

- 可以暴露、保护和转位尺神经。
- 保留了内侧副韧带前束。
- 可以暴露冠突并避免损伤桡骨头。

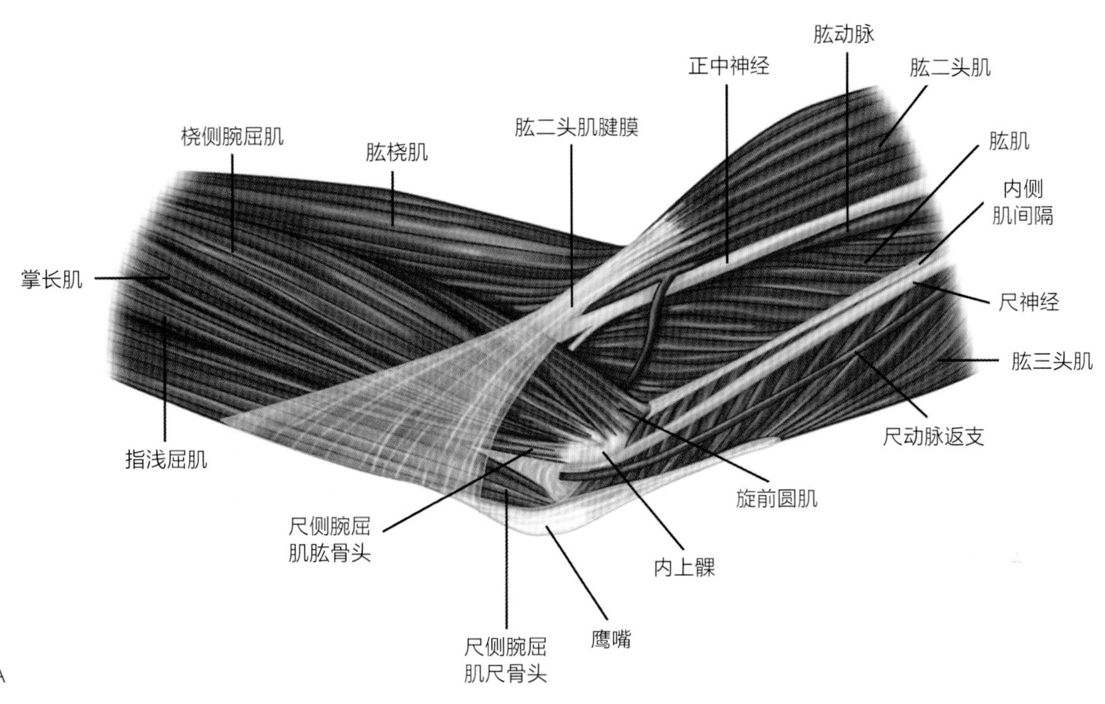

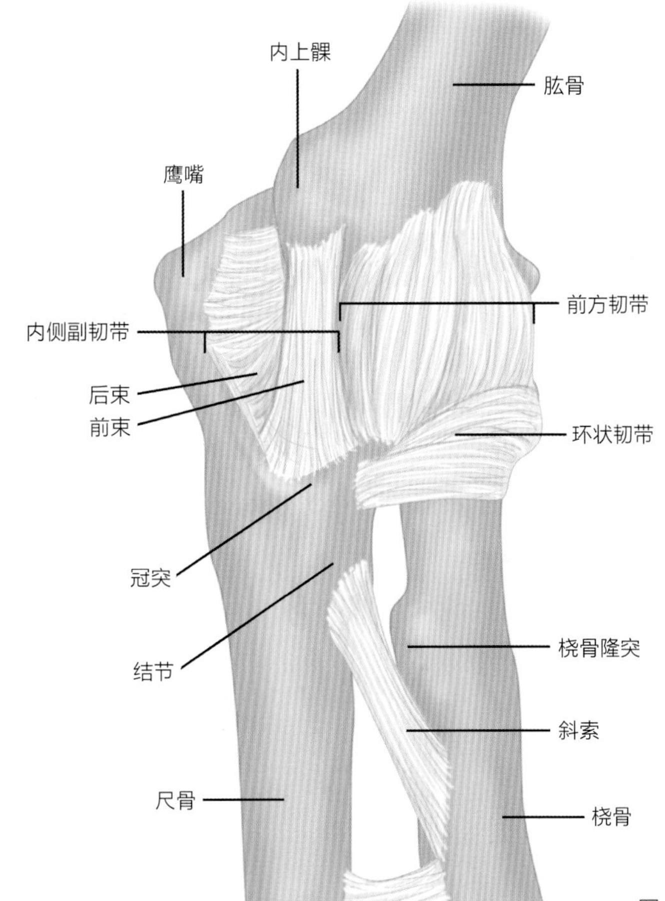

图1　A、B. 肘关节内侧面浅层（A）和深层（B）解剖。

缺点

- 难以切除关节外侧的异位骨。
- 无法暴露桡骨头。

术前计划

- 手术前必须决定是从外侧还是内侧切开。
  - 如果尺神经需要探查或有广泛的关节内侧或冠突关节病变，选择内侧入路。
  - 如果累及肱桡关节或只需简单的松解就能解决问题，那么可以通过外侧柱入路来完成。

体位

- 患者通常取仰卧位，将患肢置于搁肘台或搁手台上。
- 将两块折叠好的铺巾置于同侧肩胛骨下。
- 放置无菌止血带。
- 为暴露后侧关节面，患肢的肩关节应该可以自由外旋；否则，应将患肢放置在胸前。

手术入路

- 切口可以是中线偏后侧切口或内侧切口(图2)。
- 确认肱骨内侧髁上嵴是暴露的关键。
- 在这个层面上，术者可以找到内侧肌间隔、屈肌-旋前肌复合体的起点和尺神经。
- 这个部位同样可以作为从肘关节前后侧骨膜下囊外剥离的起点。

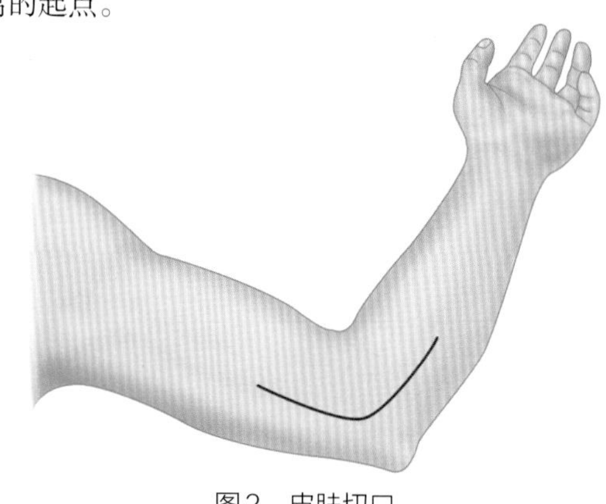

图2 皮肤切口。

TECHNIQUES

尺神经与内侧筋膜的暴露

- 一旦找到内侧肌间隔后，可以识别前臂内侧皮神经，将其向远端分离并加以保护。
  - 但是，由于该神经分支变异较大，所以偶尔需要将该神经全程暴露并能充分移动尺神经，特别是在翻修手术时。
  - 如果有必要，则应将神经尽量向近端分离至皮肤切口处，以确保切口端位于皮下脂肪内(技术图1)。
- 如果以前做过尺神经前置转位术，则在进行松解前应确切地辨认出尺神经。
  - 必要时术者应向近端延长切口。
  - 在这种情况下，尺神经通常是贴着内侧屈肌-旋前肌复合体潜行，亦可能"半脱位"至后侧。
  - 这种剥离很需要术者的耐心，可能需要花相当长的时间来完成。并且应将尺神经剥离至足够远端，这样才能使神经前置，避免被肱骨内上髁卡住。
- 应将肌间隔从髁上嵴的附着处切断至皮肤切口的近端，通常5～8 cm。
  - 在肌间隔最远端部分有许多静脉和穿动脉，需要电凝切断。

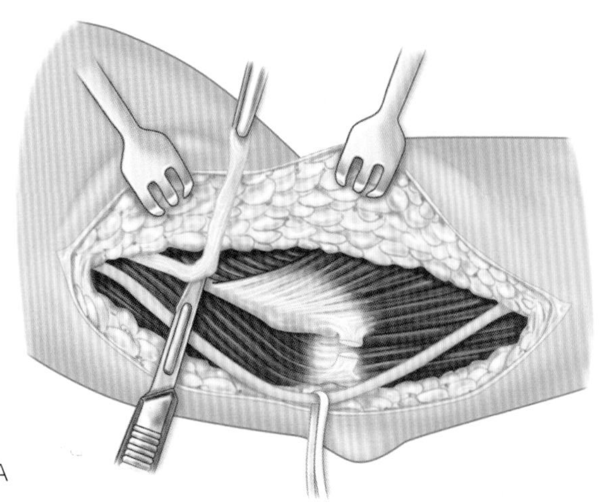

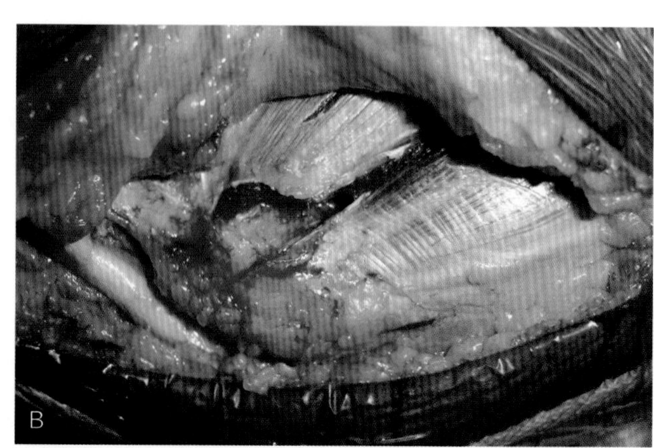

技术图1 A、B. 暴露尺神经和内侧筋膜。

前关节囊的暴露、切开和切除

- 肌间隔一旦被切断，沿肌纤维方向劈开屈肌-旋前肌复合体，同时预留大约1.5 cm宽度的尺侧腕屈肌腱，使其附着于内上髁(技术图2A、B)。
  - 接着回到髁上嵴处进行操作，并用Cobb剥离子开始剥离前方肌群。
- 用一把宽的Bennett拉钩在骨膜下提起肱骨远端靠近关节囊近侧的前方结构。握住把手仔细提起拉钩，将拉钩从内侧向外侧牵拉，保持拉钩边缘贴着骨面行走。
  - 当肱骨远端外侧有较大异位骨化时，若桡神经包埋在骨表面的瘢痕组织中时，剥离过程中则会有损伤的危险。
  - 这种情况下需要在外侧再做一个切口。

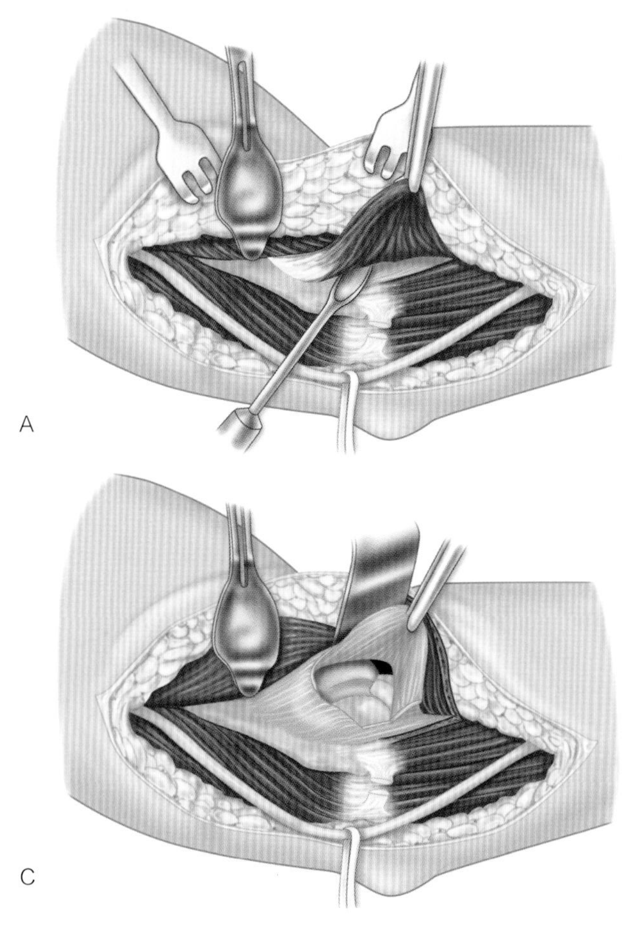

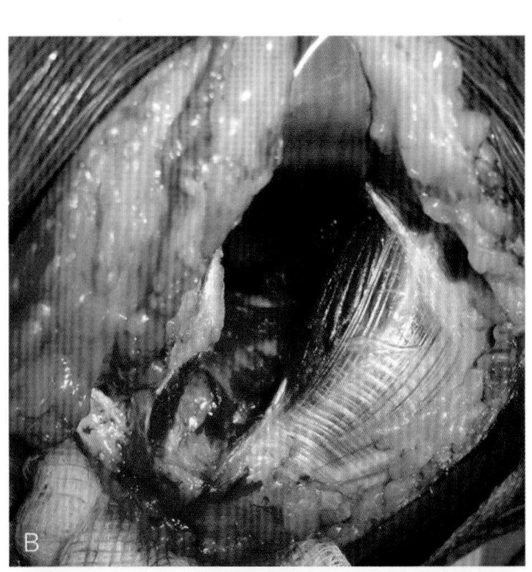

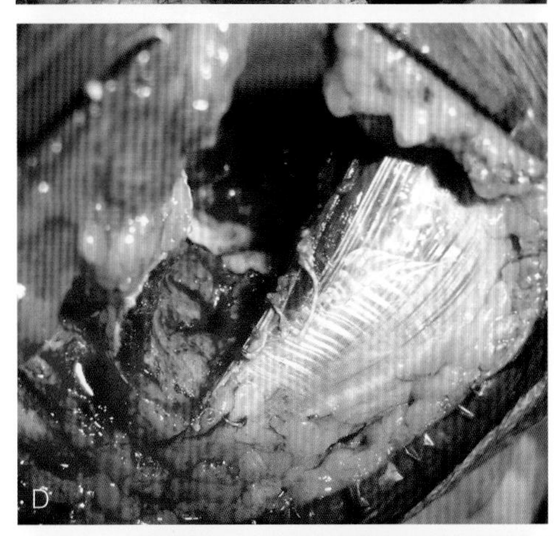

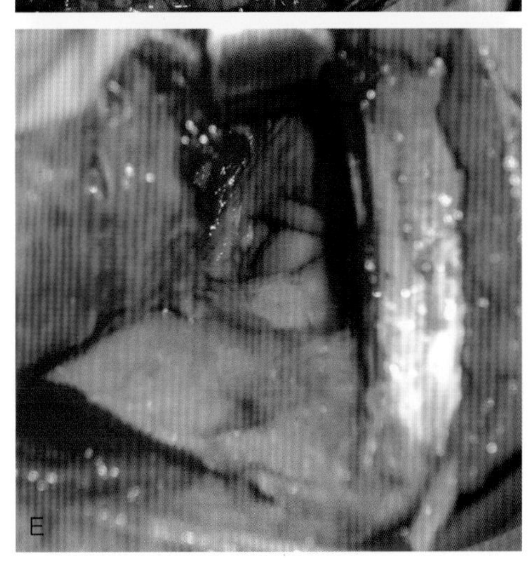

技术图2 A、B. 暴露前方关节囊。C～E. 在切开前方关节囊后，可以看到肱尺关节位于肱桡关节下方。

- 正中神经、肱静脉和肱动脉位于肱肌的浅面。
  - 当掀起屈肌-旋前肌群时,保留其起点处的一小部分肌袖于肱骨髁上嵴处。这有利于关闭切口时将该肌群重新附着于起点。
  - 可能需要在腱膜近端上做一横行切口,可以使该肌群活动度增加。
- 当Bennett拉钩放到位,屈肌-旋前肌内侧部分已经被切开。应该小心地暴露肌肉和关节囊之间的平面。
  - 暴露该平面后,可以观察到底部的肱肌。保留该肌位于关节囊前方,并从前方关节囊和肱骨远端前方剥离向前牵开。
  - 需要通过仔细辨认来确定该平面。
  - 从肱肌的外侧和远端处起剥离关节囊。
- 当轻柔地屈伸肘关节时触诊冠突很有帮助。刚开始使用该入路时,会感觉冠突的位置又深又远。
  - 使用窄而深的拉钩有助于术者观察到冠突平面。
- 需要特别留意切口暴露的前内侧角尖处。
  - 在挛缩松解手术中,肘关节前内侧部分一般都需要松解。
  - 为观察此部分,需要用小的窄拉钩将尺侧副韧带拉向内、后侧牵开。
  - 这样方便显露内侧关节囊,同时可以保护前尺侧副韧带。
- 应该在可操作、安全的范围内切开前侧的关节囊(技术图2C～E)。
  - 首先在关节前方由内向外切开关节囊。
  - 当关节囊边缘被切开后,可以提起并尽可能安全地向远切除关节囊。当关节囊被切除后,就可以很好地显露桡骨头和肱骨小头。如果有需要,可以切除瘢痕组织。
- 在肘关节原发性骨关节炎的病例中,去除尺骨冠突部位的大块骨赘是至关重要的。
  - 使用Cobb剥离器,可将肱肌向前牵拉至距冠突2 cm。
  - 将Cobb剥离器插入两者之间撑起肱肌,用截骨刀去除大块骨赘。
  - 肱肌止点位于冠突尖的远端。

暴露和切除后关节囊及骨赘

- 暴露后关节囊,再次辨认肱骨内侧髁上嵴(技术图3)。
  - 使用Cobb剥离器,将肱三头肌抬离肱骨远端后侧面。
  - 向近端分离,分离范围需足够使用Bennett拉钩。
- 当使用骨膜剥离器自近端向远端剥离时,肘关节后关节囊可以从三头肌上分离下来。同时应辨认后内侧关节线,因为该部位通常有骨赘或异位骨形成。
  - 做挛缩松解术时,应切除后关节囊和内侧副韧带后束。
  - 暴露从内侧关节线到尺侧副韧带前束部分的关节囊并予以切除。该区域是肘管的基底部。
- 行肘关节挛缩松解术或治疗原发性骨关节炎病变时必须切除鹰嘴尖,以使肘关节能充分伸展。
  - 后内侧关节线很容易暴露,但必须仔细触摸后外侧部分,以确保清理充分。

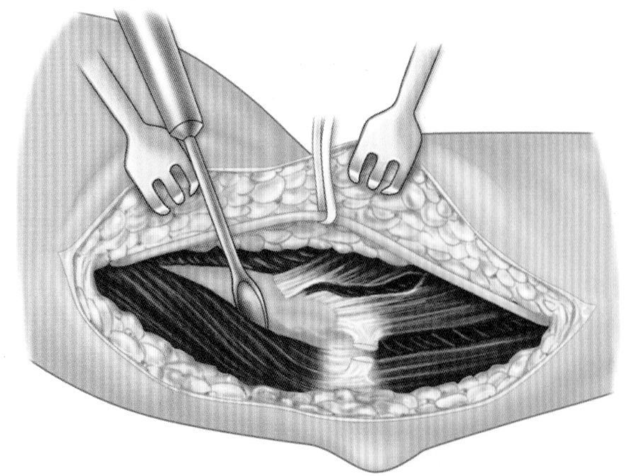

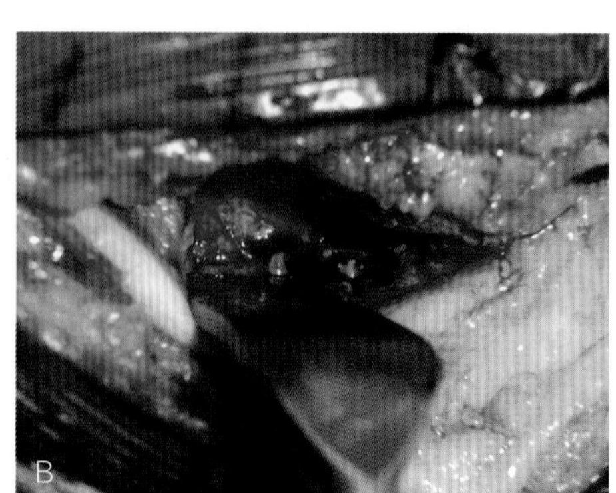

技术图3 A、B. 暴露肘关节后间室。

尺神经转位

- 应该将尺神经转位并用筋膜悬吊的方法固定，以防止其向后侧半脱位。
  - 用于悬吊的筋膜可以由两个掀起的重叠的矩形筋膜瓣或由一个连到皮下组织的内侧组织瓣构成。
  - 完成这一步骤后，尺神经绝对不能受到压迫或扭曲。
  - 屈伸肘关节以确保尺神经可以自由移动。

关闭切口

- 用1-0或0号不可吸收缝线将屈肌-旋前肌群重新缝合在肱骨内侧髁上嵴。
  - 如果内上髁上残留有足够的结缔组织，则不需要在肱骨上钻孔。
  - 否则，需要在内侧髁上嵴的边缘钻洞，使屈肌-旋前肌缚牢在上面(技术图4)。

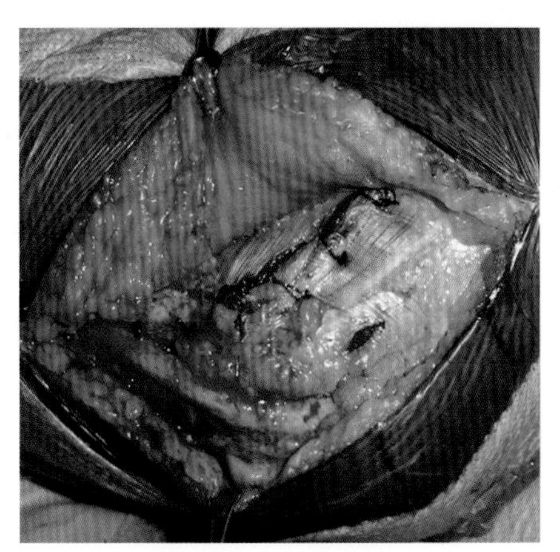

技术图4　关闭切口。

要点与失误防范

错误的切口	• 确认内侧髁上嵴
前臂内侧皮神经损伤	• 确认前臂内侧皮神经
尺神经损伤	• 确认、游离和保护尺神经
屈肌-旋前肌复合体从内上髁处断裂	• 屈肌-旋前肌复合体沿肌纤维方向分离
肘前侧血管和神经损伤	• 前侧肌群和关节囊之间放置一个Bennett拉钩
内侧副韧带前束的断裂	• 用一个小而窄的拉钩将内侧副韧带向内侧和后方牵拉

术后处理

- 如果在恢复室内神经系统检查结果是正常的，那么可以给予臂丛神经阻滞并使用持续的经皮导管泵来维持。
  - 尽可能地上举手臂，从术后当日就开始用器械持续被动锻炼，在疼痛耐受范围内或器械所允许的运动范围内调适，并尽可能地多运动。
  - 2日后停止神经阻滞，在第3日停止被动运动。
- 不推荐物理治疗，但应制订一份使用支具进行治疗的详细方案。
  - 视运动前后的功能状况调节支具。该支具包括一个过伸位或一个过屈位的支架，或两者兼而有之。
  - 提供一份关于何时进行热敷、冰敷或抗炎治疗的详细方案和一份支具疗法的可视化方案。
  - 在前3个月，患者应佩戴支具睡眠并根据需要将位置调整在极度屈曲或过伸位。然而无论如何都要保证每天至少6小时的睡眠时间。
  - 因为治疗的主要目的是为了恢复关节的活动且无痛、无肿胀和炎症，所以常规使用抗炎药物是需要的。
  - 使用支具治疗的3个月内，尽可能每2～4周随访一次。
  - 4周后，取得约80°的运动弧度，之后应逐渐减少支具佩戴时间。
- 如果不使用支具会有发生屈曲挛缩的倾向，则夜间佩戴支具的时间持续到6个月。
- 同时告知患者完全矫正可能需要1年的时间。

预后

- 最近的报道显示，通过手术进行关节松解，至少可获得30°～60°屈伸功能[1,3-5,7,9-11,14-16,19,21]。
  - 有超过50%的患者恢复了30°～130°的屈伸功能，另有文献报道超过90%的患者在运动后功能得到了改善[1,3-5,7,9-11,14-16,19,21]。
  - 在欧洲，内外侧联合入路的方法已使用多年。屈曲活动度平均获得40°～72°的运动弧（约400例患者）[1,3,7,14]。如果准备做内侧和外侧暴露，有学者更偏好使用后侧延长入路。
  - 基于一项46例的研究中有44例（95%）的患者对手术入路表示满意，因此连续松解组织的重要性已被认识到[13]。运动弧从术前的45°提高到了99°。
    - 学者们强调当发生挛缩时需要切除外生骨疣和松解副韧带，特别要注意松解内侧副韧带后侧部分，当术前有尺神经症状时一定要行尺神经减压[13]。
- Wada等[22]使用内侧入路，使得患者的平均运动弧改善了64°。14例中有7例获得了30°～130°功能性屈伸运动弧。没有患者出现尺神经症状。根据这些学者报道，内侧的入路与前侧和外侧入路相比有以下几个优点：
  - 可以观察到内侧副韧带后斜束的病理变化，并可在直视下切除。
  - 通过一个内侧切口可同时暴露关节的前部和后部。如有必要，可通过该切口进行彻底的软组织松解和对部分鹰嘴及冠突的切除。只有当内侧入路暴露不够充分时，才需要从外侧暴露。
  - 在内侧入路中，常规需要将尺神经在直视下分离并加以保护，从而降低损伤风险。

并发症

- 在治疗肘关节僵硬时，必须考虑到尺神经的易损性。
- 导致治疗失败的最常见的原因是未对患者术前尺神经症状进行评估和诊断；或者患者的尺神经症状在术后加重而未得到充分的治疗，这是由于在手术操作过程突然增加肘关节屈伸动作牵拉引起的神经炎。
- 即使术前未出现神经系统症状，神经也可能受到了亚临床损害，术后由于肘关节活动度增加而出现神经临床症状。因此，对于所有肘部僵直的患者，必须对是否存在尺神经症状进行评估。
- Antuna等[2]建议对于术前屈曲活动受限在90°～100°而期望通过手术改善活动度30°～40°的患者，需要进行神经探查，并依据松解完成时尺神经的情况常常需要进行预防性的神经减压和转位。
  - 此外，所有术前有尺神经症状的患者，即使是轻度的，也要进行神经松解术。
  - 学者们指出，如果未进行预防性尺神经减压或转位，必须避免术后早期对肘关节的手法治疗。

（孙辉　译，丁坚　审校）

参考文献

[1] Allieu Y. Raideurs et arthrolyses du coude. Rev Chir Orthop 1989;75(suppl 1):156-166.

[2] Antuna SA, Morrey BF, Adams RA, et al. Ulnohumeral arthroplasty for primary degenerative arthritis of the elbow: long-term outcome and complications. J Bone Joint Surg Am 2002;84-A(12):2168-2173.

[3] Chantelot C, Fontaine C, Migaud H, et al. Etude retrospective de 23 arthrolyses du coude pour raideur post-traumatique: facteurs prédictifs du résultat. Rev Chir Orthop 1999;85:823-827.

[4] Cikes A, Jolles BM, Farron A. Open elbow arthrolysis for post-traumatic elbow stiffness. J Orthop Trauma 2006;20:405-409.

[5] Cohen MS, Hastings H II. Posttraumatic contracture of the elbow. Operative release using a lateral collateral ligament sparing approach. J Bone Joint Surg Br 1998;80(5):805-812.

[6] Duke JB, Tessler RH, Dell PC. Manipulation of the stiff elbow with patient under anesthesia. J Hand Surg Am 1991;16:19-24.

[7] Esteve P, Valentin P, Deburge A, et al. Raideurs et ankyloses post-traumatiques du coude. Rev Chir Orthop 1971;57(suppl 1):25-86.

[8] Gelinas JJ, Faber KJ, Patterson SD, et al. The effectiveness of turnbuckle splinting for elbow contractures. J Bone Joint Surg Br 2000;82:74-78.

[9] Husband JB, Hastings H II. The lateral approach for operative release of post-traumatic contracture of the elbow. J Bone Joint Surg Am 1990;72(9):1353-1358.

[10] Itoh Y, Saegusa K, Ishiguro T, et al. Operation for the stiff elbow. Int Orthop 1989;13:263-268.

[11] Mansat P, Morrey BF. The column procedure: a limited surgical approach for the treatment of stiff elbows. J Bone Joint Surg Am 1998;80(11):1603-1615.

[12] Mansat P, Morrey BF, Hotchkiss RN. Extrinsic contracture: the column procedure, lateral and medial capsular releases. In: Morrey BF, ed. The Elbow and Its Disorders, ed 3. Philadelphia: WB Saunders, 2000:447-456.

[13] Marti RH, Kerkhoffs GM, Maas M, et al. Progressive surgical re-

lease of a posttraumatic stiff elbow: technique and outcome after 2-18 years in 46 patients. Acta Orthop Scand 2002;73:144-150.

[14] Merle D'Aubigne R, Kerboul M. Les opérations mobilisatrices des raideurs et ankylose du coude. Rev Chir Orthop 1966;52:427-448.

[15] Morrey BF. Post-traumatic contracture of the elbow: operative treatment, including distraction arthroplasty. J Bone Joint Surg Am 1990;72(4):601-618.

[16] Morrey BF. The posttraumatic stiff elbow. Clin Orthop Relat Res 2005;431:26-35.

[17] Morrey BF. The use of splints for the stiff elbows. Perspect Orthop Surg 1990;1:141-144.

[18] O'Driscoll SW, Horii E, Morrey BF. Anatomy of the attachment of the medial ulnar collateral ligament. J Hand Surg Am 1992;17:164.

[19] Park MJ, Kim HG, Lee JY. Surgical treatment of post-traumatic stiffness of the elbow. J Bone Joint Surg Br 2004;86(8):1158-1162.

[20] Rosenwasser M. Sequelae of fractures of the elbow. Presented at 11th Trauma Course, AIOD, Strasbourg, 2005.

[21] Urbaniak JR, Hansen PE, Beissinger SF, et al. Correction of post-traumatic flexion contracture of the elbow by anterior capsulotomy. J Bone Joint Surg Am 1985;67(8):1160-1164.

[22] Wada T, Ishii S, Usui M, et al. The medial approach for operative release of post-traumatic contracture of the elbow. J Bone Joint Surg Br 2000;82:68-73.

[23] Weiss AP, Sachar K. Soft tissue contractures about the elbow. Hand Clin 1994;10:439-451.

[24] Willner P. Anterior capsulectomy for contractures of the elbow. J Int Coll Surg 1948;11:359-362.

第61章 关节镜治疗肘关节僵硬

Arthroscopic Treatment of Elbow Loss of Motion

Laith M. Al-Shihabi, Chris Mellano, Robert W. Wysocki, and Anthony A. Romeo

定义

- 肘关节僵硬是肘关节创伤或非创伤自然病程的后遗症，将严重影响上肢的功能并阻碍了日常生活活动(activities of daily living, ADLs)的进行。
  - 对于大多数ADLs，肘关节屈伸功能范围是100°(30°～130°)，前臂旋前旋后范围100°(各50°)[19]。
  - 周围的关节提供很少的功能代偿，使得肘关节僵硬的患者无法耐受功能的丢失。
- 关节僵硬可能源于内在因素(关节内)或外在因素(关节外)，或者两者兼而有之[6,14]。
- 创伤后僵硬是最常见的，但骨关节炎、炎症反应、系统性损伤(头颅创伤)以及神经系统疾病均可能会导致肘关节挛缩。
- 伸直受限是最常见的。尽管屈曲功能丢失是更不易耐受的，因为这会使患者无法使手达到面部进而无法吃东西或洗漱打扮[18]。
- 治疗的关键是辨识、纠正恢复功能性及职业性损害；治疗方法的选择不能仅取决于肘关节的功能丢失[11]。
- 关节镜技术治疗肘关节僵硬目的在于恢复活动、功能以及如果有疼痛时能缓解疼痛[23]。
- 关节镜技术治疗范围涵盖从单纯的关节囊松解到关节成形术，包括游离体摘除、清理骨赘、关节囊切除[22]。

表1 基于受累结构部位的肘关节僵硬分型

类型	部位	描述
内在型	位于肘关节内部	骨折后关节不匹配、关节退行性变、软骨丢失、关节内粘连、游离体、滑膜炎、感染
外在型	紧邻肘关节的组织	软组织和关节囊挛缩、肌肉纤维化(特别是肱肌)、侧副韧带僵硬、肘关节移位骨化、皮肤挛缩
外围型	其他与肘关节无明显解剖联系的因素	卒中、神经系统疾病、周围神经病变、头颅损伤、脑性瘫痪

注：经允许引自Jupiter JB, O'Driscoll SW, Cohen MS. The assessment and management of the stiff elbow. AAOS Instr Course Lect 2003;59: 93-111。

解剖

- 从解剖上来看，肘关节容易发生僵硬，因为关节囊与周围的肌肉和韧带的关系比较近、密切。同时三个关节在一个滑囊腔内——肱尺关节(屈戌关节)、肱桡关节和桡尺近侧关节[11]。
- 肘关节囊附着在冠突窝的近端上面，远端延伸到冠状突内侧面和环状韧带的外侧面。后关节囊起自尺骨鹰嘴窝的近端上面，附着到滑车切迹的关节边缘和环状韧带(图1)。
- 前关节囊在肘关节伸直时拉紧，屈曲时松弛，这种牵张力量来源于其纤维的十字方向。
- 关节腔在关节80°屈曲时容积最大[9,24]。正常关节囊容积是25 mL，在挛缩状态下时可以减少到最少6 mL[9,24]。
- 肘关节囊由途径关节的主要神经分支和肌皮神经分支支配[16]。
- 肘管容纳尺神经，在关节屈曲时被挤压(由于尺骨鹰嘴与肱骨内上髁之间的支持带拉伸)，在伸肘时松弛。
- 屈肘挛缩可能会加重对尺神经的压迫，导致尺神经病变(图2)。

发病机制

- O'Driscoll[23]描述了创伤后肘关节僵硬的四个阶段：
  - 出血期：伤后数分钟到数小时。
  - 水肿期：伤后数小时至数天。出血和水肿一起会导致关节和周围组织内肿胀，从生物力学方面来说关节囊顺应性减小。在第一和第二阶段，早期肘关节全活动度的运动有助于防止肘关节僵硬。
  - 肉芽组织期：数天至数周。支具可以用于恢复肘关节的活动度。
  - 纤维化期：肉芽组织的进一步成熟将减少肘关节的活动范围。更加激进的支具锻炼是必需的，必要时可接受手术治疗。
- 创伤后肘关节囊对挛缩敏感，继发于无序的胶原纤维在细胞水平沉积增加，使关节囊增厚致使关节屈伸活动及关节容积的丢失[9,16,23]。
- 导致关节囊性质改变的原因是多种多样的，而且很多

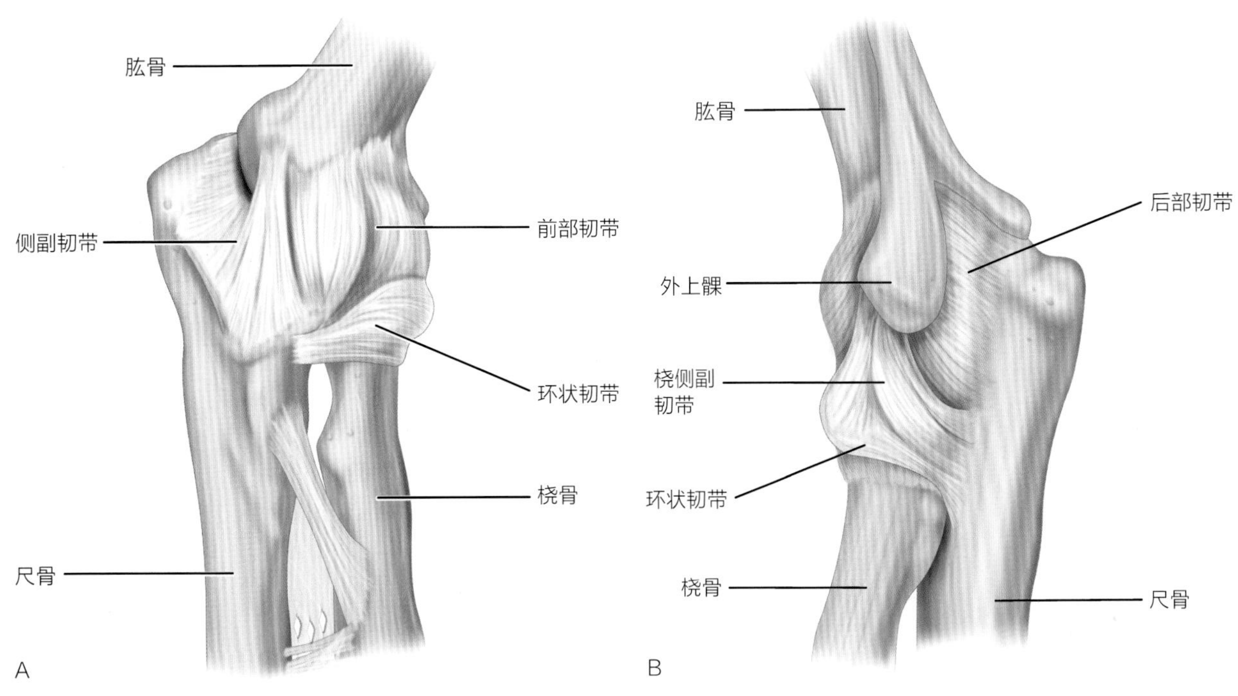

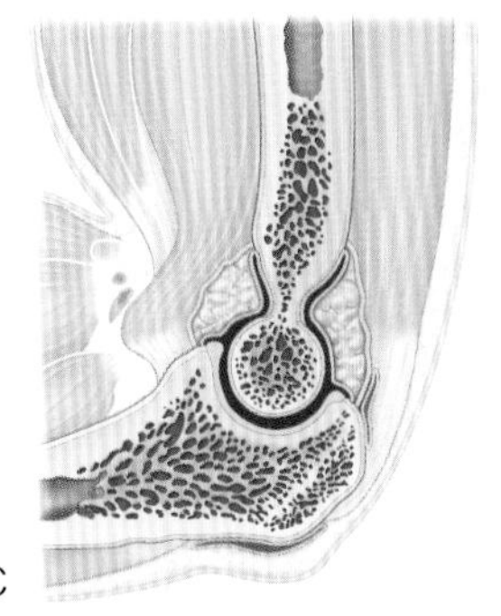

图1　肘关节囊解剖示意图。A、B. 前方（A）和后方（B）关节囊区域如图所示。前方关节囊向远端向内延伸到冠状突、向外延伸到环状韧带。C. 肘关节侧位示意图显示关节尺寸和脂肪垫。

是未知的。

- ○ 肌成纤维细胞增强了胶原的形成和组织收缩，并且在创伤后前关节囊处细胞数量增加[10]。
- ○ 在挛缩的肘关节囊组织中胶原形成、交联、肥大等增加，同时水分及蛋白多糖成分减少[1]。
- ○ 有文献报道在挛缩的关节囊组织中基质金属蛋白酶活性以及胶原降解增加[10]。
- ○ 其中还可能有生长因子和其他细胞机制参与。在个体之间存在较大的差异[17]。

- 当关节囊增厚的同时还可能会发生异位骨化。异位骨化作为骨性阻挡会妨碍关节的活动。对于合并有头颅和肘关节损伤、烧伤以及有肘关节手术史的患者风险最高。这些情况会引起复杂的炎症反应链，从而导致肘关节挛缩和异位骨化[7]。

自然病程

- 肘关节僵硬的发生和发展与其诱因密切相关（见表1）；大多数肘关节挛缩都由多种因素引起[14]。
  - ○ 肘关节创伤后挛缩是最常见的原因。在肘关节直接创伤后导致肘关节无法恢复正常活动，而不是肘关节逐渐丧失活动度。典型的创伤后挛缩的肘关节在很长时间内是稳定的，除非发生关节内退变将会导致关节活动度的进一步丢失。
  - ○ 由关节退变或炎症性关节炎而导致的关节挛缩可能随着时间推移缓慢地发生。它由关节囊挛缩和骨赘或增生肥大的滑膜造成的撞击引起。这类病例常常伴有间歇性肿胀和僵硬的发作，并伴有稳定的基线进展。
- Morrey[17]也根据累及的组织范围将肘关节僵硬区分为静态或动态僵硬（表2）。

病史和体格检查

- 明确每个患者功能受损的程度和症状持续的时间是非常重要的。治疗决策应该基于患者主观的功能受损情况和需求，而不必拘于关节活动度丢失的程度[11]。
- 需确认合并的相关病损，如存在周围或中枢性神经性

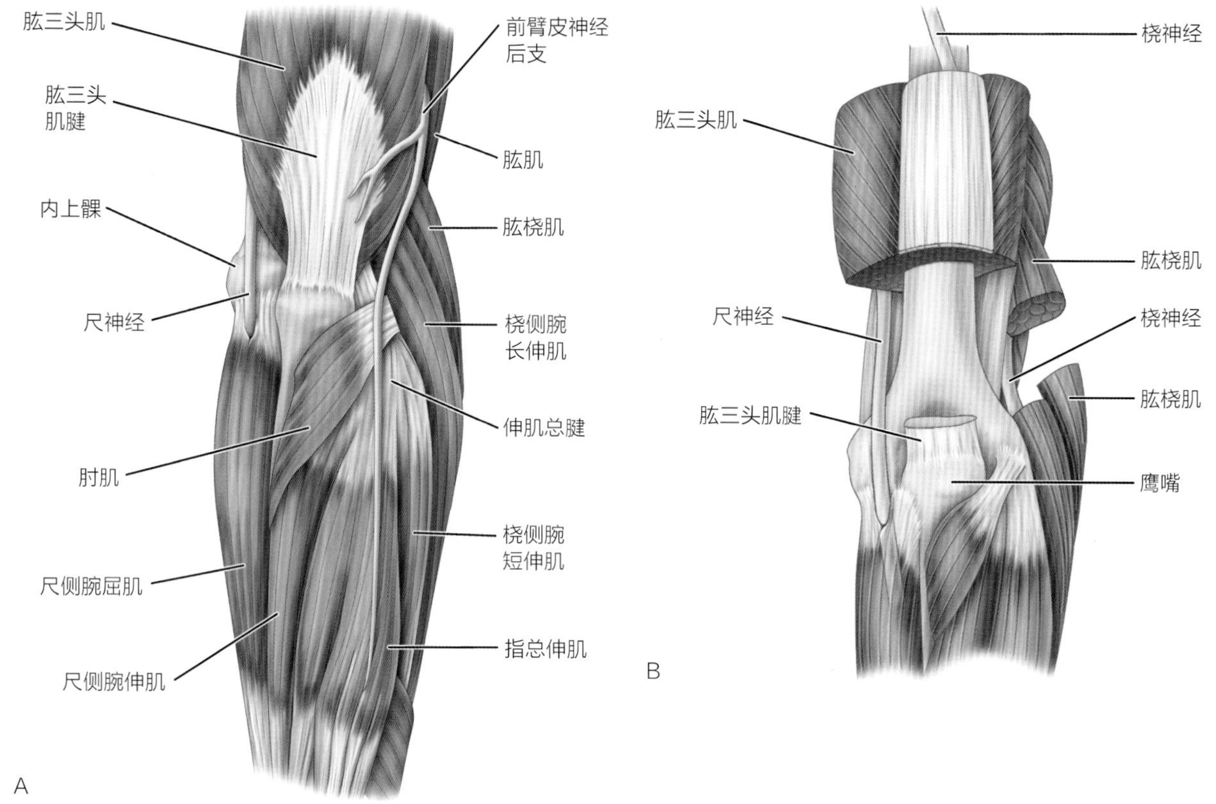

图2　A、B. 尺神经在肘关节的解剖位置（A），其位于肘管内（B）。

病损会影响治疗方案的选择。

- 左利手还是右利手，患者的职业，以及之前的治疗都应记录在案。
- 应该对同侧整个肢体和对侧上肢的功能进行评估。
- 体格检查：
  - 检查颅神经和颈椎以评估神经系统病变情况。
  - 评估肩关节活动和力量。
  - 仔细评估尺神经。
    - 在邻近肘关节发生病理改变的情况下患者常常忽视了尺神经病变存在的可能，所以对尺神经检查是至关重要的。肘关节屈曲以及尺神经压迫试验对于发现肘关节水平的尺神经病变是最敏感的[21]。
    - 两点辨别觉：尽管两点辨别能力<6 mm也被考虑为正常，但仔细比较同侧正中神经和对侧的尺神经对于发现细微的神经损伤是必要的。
    - Froment征和手内在肌功能：拇收肌和骨间肌肌力降低可能表明尺神经病变。
    - 触诊肘管评估是否有触痛或Tinel征阳性。
  - 肘关节活动范围：将肩关节屈曲至90°时检查肘关节屈曲和伸直功能；将肘关节屈曲固定在身体旁时评估前臂的旋前和旋后功能。
    - 测量前臂近手腕处的平面，以肱骨轴线为对照。如果用手掌来测量肘关节旋后的话，测量结果可能是错误的，因为患者通常可以通过腕间旋后来进行代偿。
    - 对于无法将肢体完全内收的肥胖患者的测量可能

表2　基于受累组织范围的肘关节僵硬分型

分型	相对发生概率	部位	描述
静态	最常见	肘关节内和周围的组织	关节囊、韧带、异位骨化、关节和关节软骨组分
动态	相对少见	累及肘关节周围的肌肉	肌张力下降、神经损伤、横跨肘关节的肌肉活动差

注：经允许引自Moorey BF. The stiff elbow with articular involvement. In: Jupiter JB, ed. The Stiff Elbow. Rosement, IL: American Academy of Orthopaedic Surgeons, 2006:21-30。

会出现错误，因为如果测量是以躯干轴为对照，而不是外展的肱骨，测量结果可能显示一定的旋后功能丢失。因此应该使用肱骨而不是躯干作为测量的参照。

○ 肘关节不稳：术者应该检查肘关节韧带限制关节内翻和外翻的情况。因为在肘关节脱位或半脱位时可能会同时伴有肘关节不稳和僵硬。
  - 在患者活动范围许可的情况下，于肘关节0°位和屈曲30°位时进行内翻和外翻应力试验以评估韧带。

影像学和其他诊断性检查

- 一般X线片（前后位和侧位片）是足够的。
  - 前后位可以观察关节线和软骨下骨。
  - 如果肘关节挛缩超过45°，在前后位X线片上关节线是扭曲的[17]。
- 侧位片可以观察到鹰嘴、冠突或其对应的窝部位的骨赘（图3A、B）。
- 可以使用影像检查追踪异位骨化的成形过程。异位骨化的出现通常意味着肘关节挛缩的多种外在原因，这就排除了选择关节镜治疗的可能（图3C）。
- CT扫描对于更好地观察撞击的骨赘、游离体以及关节内不愈合或畸形愈合非常有帮助。这些检查往往用于制订术前计划，而不是用于诊断。
- MRI在肘关节僵硬治疗的应用意义不大。但是它在剥脱性骨软骨炎和尺侧副韧带松弛的诊断和分期中有一定意义，因为这些情况导致关节活动丢失并不少见。好在这些患者的年龄和病史具有特异性，将有助于降低鉴别诊断的难度。

鉴别诊断

- 肘关节骨折脱位。
- 骨性关节炎、创伤性关节炎。
- 炎症性关节病。
- 剥脱性骨软骨炎。
- 尺侧副韧带松弛伴后内侧撞击。
- 异位骨化。
- 闭合性颅脑损伤。
- 烧伤。
- 桡骨头发育不良（先天性）。
- 神经肌肉病。
- 卒中。

非手术治疗

- 在挛缩发生后6个月内可以考虑非手术治疗[14]。
- 如果在关节活动过程中有软性终点，非手术治疗可能会有较好的疗效[14,23]。当关节活动中出现骨性阻挡，如异位骨化或骨赘，对于牵拉治疗方案可能无效。
- 非手术治疗的目的是在不引起关节囊额外损伤及其后的关节囊收缩（疼痛、炎症反应和肿胀的加剧将导致更严重的挛缩）的情况下逐渐恢复关节的活动度。
- 控制水肿非常重要，治疗应该关注这一点，不要做导致关节周围炎症的运动。
- 静态-渐进型支具是治疗关节囊挛缩的一线方法，应该在治疗间歇每天使用3次[11,18]。动态支具的治疗结果与静态支具相当，但是耐受性比较差，因为动态支具提供了长时间的持续张力而不允许软组织应力松弛[16,20]。需要特别注意不要过度牵拉肘关节，因为这会导致炎

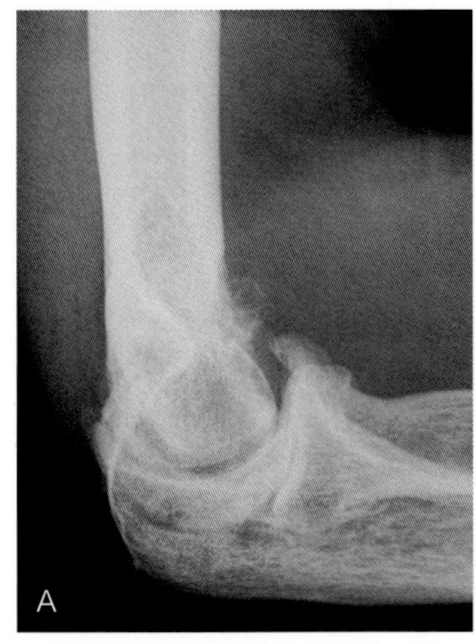

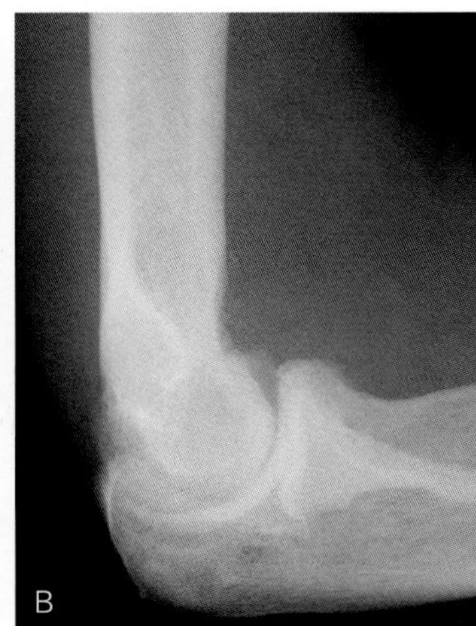

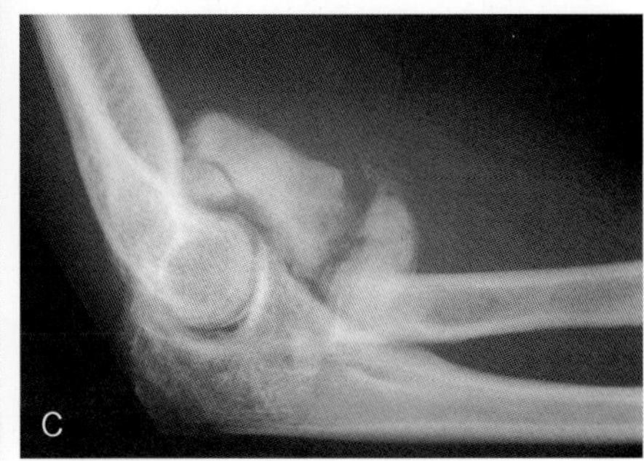

图3　A. 一例接受了关节镜下切除鹰嘴和冠突骨赘并伴有前关节囊挛缩的患者的术前X线侧位片。未见异位骨化。B. 术后X线片可见骨赘切除。C. 一例肘关节异位骨化病例的侧位X线片。对于这类患者不建议采用关节镜下切除。

症反应进而加重关节囊挛缩。无论是选择静态还是动态支具，对于创伤后肘关节僵硬这种支具可以提供长达1年的帮助[16]。

- 非手术治疗改善患者关节活动度的程度差异较大。Müller[20]发表的一项系统性回顾发现采用静态-渐进型支具可以使患者关节活动度平均改善40°。但有其他研究报道了10°～50°甚至更大幅度的改善[14,17,23]。

手术治疗

- 手术治疗的关键在于判断患者功能障碍(疼痛、活动度丢失或兼而有之)以及纠正什么是收益最大的。
- 适应证包括功能丢失使患者无法进行正常的日常生活活动和工作等。
- 只有阻挡结构可以在关节镜下被处理时才考虑使用关节镜治疗肘关节僵硬。关节囊挛缩和关节内骨赘是关节镜治疗的最佳适应证。而关节畸形愈合、异位骨化或皮肤、肌肉的挛缩是无法通过关节镜松解改善的。
- 与患者沟通时应该了解患者对关节活动度及功能恢复的期望值。患者是希望使他们的手能够到嘴部、能梳头、伸到背后还是有更广泛的需求?
- 使用关节镜松解的禁忌证：
    - 既往手术治疗史改变了血管神经的解剖状态，特别是改变了桡骨头区域附近桡神经的解剖状态。
    - 关节畸形可能会影响关节镜下的观察，例如严重的创伤后畸形愈合或炎症性关节炎。
    - 关节镜不适用于需要切开操作的情况，例如异位骨化或骨折畸形愈合需要截骨治疗[3,26,27]。

术前计划

- 麻醉下查体有助于鉴别静态或动态肘关节僵硬，以及进一步明确术前临床诊断。
- 对疾病的病理解剖全面深入的理解将使术者更好地计划手术操作顺序，以使手术效果最大化，并最大限度地保证患者的安全。
    - CT扫描联合冠状面和矢状面二维重建影像以及三维表面重建影像对于观察骨赘和游离体情况非常有帮助，可以为骨关节囊成形术提供清晰的解剖“地图”。
    - 如果关节后侧间室与内外侧沟需要广泛的处理，从技术来讲，在软组织明显肿胀之前先处理这些区域是比较容易的。在已经出现软组织肿胀时如果要观察肘关节前间室，可能更适合用关节镜拉钩。
- 如果术前的体格检查记录了尺神经刺激症状或神经变性，或者如果患者有尺神经的半脱位[3]，应该暴露并原位松解尺神经。
    - 笔者建议在液体灌注进行关节镜下软组织剥离前先松解尺神经。
    - 对于肘关节屈曲＜100°的患者，为了防止术后屈曲功能恢复时肘关节受压，建议预防性地松解尺神经[17]。
    - 对于既往已经接受过尺神经转位的患者，在关节镜之前探查和辨识尺神经是必需的。对这类患者更适合采取切开松解。
    - 在神经松解后，在放置前内侧关节镜器械时必须保护神经防止医源性损伤。

体位

- 侧卧位或俯卧位都可以使用，患肢采用搁手架或单巾卷支撑(图4A、B)。
- 采用无菌止血带以减少关节内出血，优化视野。
- 其余的关节镜设置在后文中介绍。
- 术者需要使用手术记号笔清晰地标记尺神经路径、器械窗以及骨性标志点(图4C)。

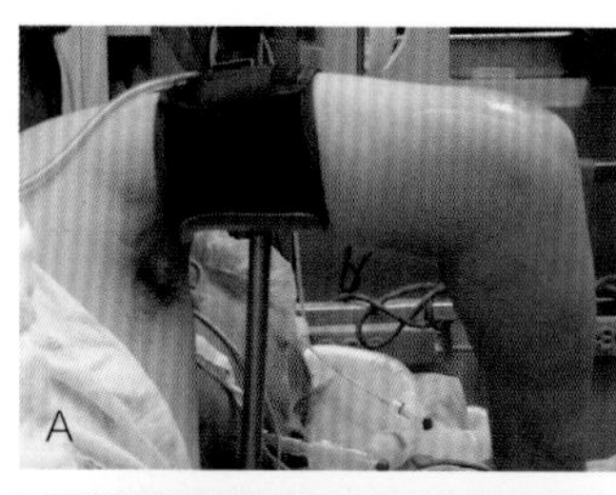

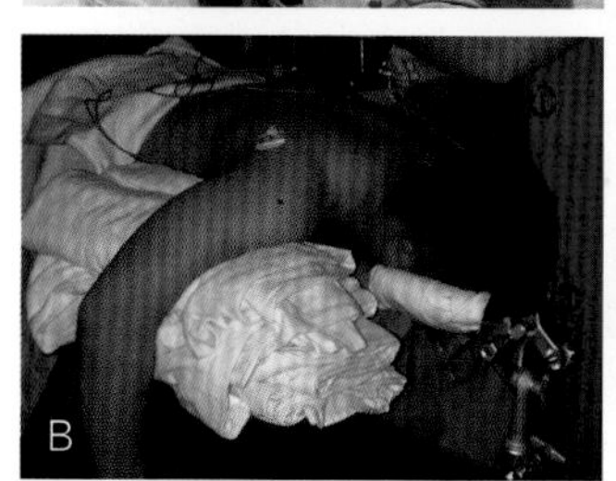

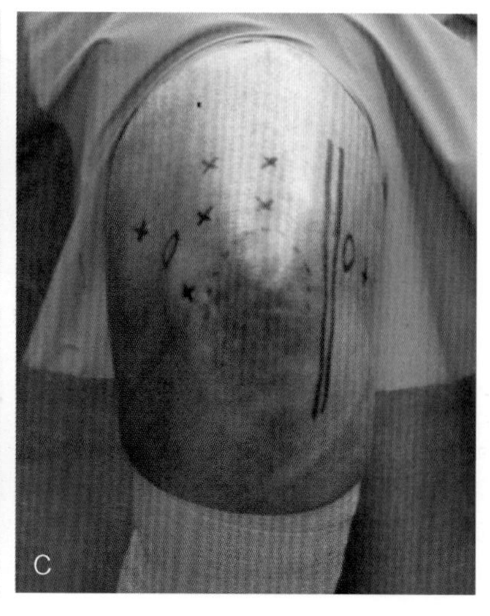

图4 A、B. 采用肘关节镜治疗时患者的体位放置：侧卧(A)，仰卧(B)。C. 在俯卧位下，标记的肘关节手术切口以及风险结构，包括尺神经。

手术入路

- 关节镜下肘关节骨关节囊成形术需要逐步操作。
  - 建立一个进入关节内的视野并明确解剖方向。
  - 创造一个操作空间，用于滑膜切除及碎屑清理。
  - 骨牵开器用于牵开并维持软组织，避免触及关节镜刨刀或磨钻。
  - 关节囊切除：使用大的刨刀有利于灌注液流出，并在切除关节囊前发挥骨膜剥离器的作用，将软组织从骨上剥离下来。
- 关节囊挛缩和关节容积丢失使关节镜视野受限，但通过使用关节镜拉钩可以极大地辅助暴露。关节镜拉钩放置于标准的内侧和外侧窗上方1～2 cm近内侧和近外侧窗处[22,23]。
- 在入路过程中和关节囊治疗时避免神经损伤是至关重要的。
- 如果需要，在关节镜操作前给予尺神经减压，以避免灌注液流出时软组织扭曲(图5)。

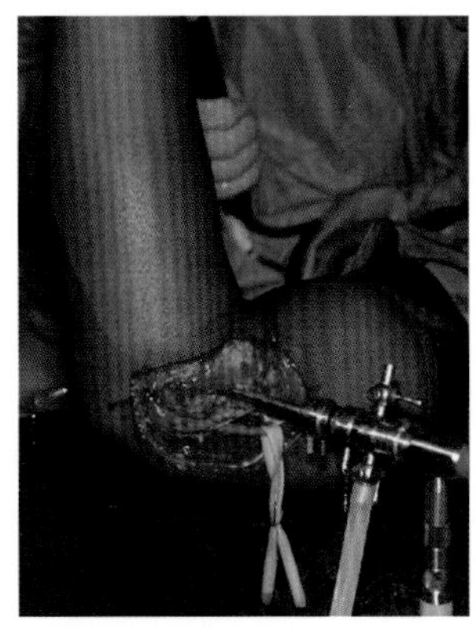

图5 如果考虑到可能涉及尺神经，则在开始关节镜操作之前松解神经，因为在关节镜操作过程中灌注液流出会导致软组织解剖关系改变。使用一根引流管标记尺神经。

TECHNIQUES

尺神经松解及转位

- 对尺神经可以给予皮下转位或原位减压；这些技术在其他章节中有描述。
- 在进行关节镜松解前暴露尺神经，以便于灌注液从后内侧窗缓慢流出[23]。
  - 在这个区域进行关节镜下松解操作时，使用烟卷式引流管轻柔地牵开神经将有助于保护神经，特别是在后内侧骨赘处。

挛缩肘关节的操作窗建立

- 通过“软点”入口灌注盐水使关节膨胀(挛缩的关节容积最多可达40 mL)。
- 建立入口。
  - 首先建立近端前内侧窗(位于肱骨内上髁近端2 cm及肌间隔前方1 cm处)。使用4.5 mm、30°关节镜形成视野(技术图1A、B)[2]。
  - 建立近端前外侧窗(肱骨外上髁近侧1.5～2 cm)，放置拉钩改善灌注和视野。建立这个窗时可以使用钝尖Wissinger棒的由内向外的技术，或使用脊柱穿刺针直视下由外向内的技术(技术图1C)。
- 使用Wissinger棒这一更灵活的剥离器或特别设计的牵开器钝性撑开，将关节囊从关节和肱骨前方掀起，将有助于创造更大的操作空间。
- 避免过度灌注以及灌注压过高(>35 mmHg)，否则将

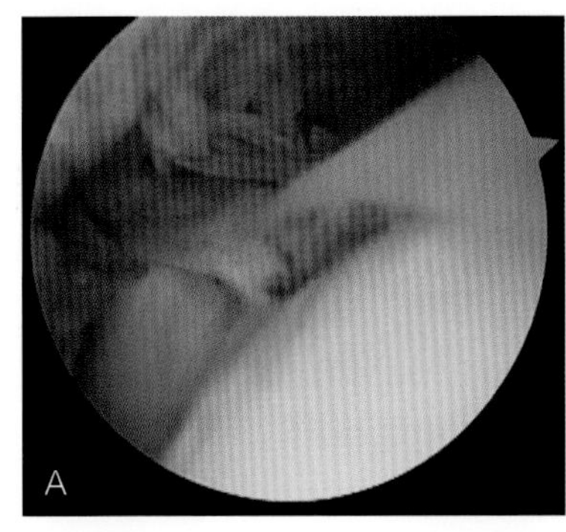

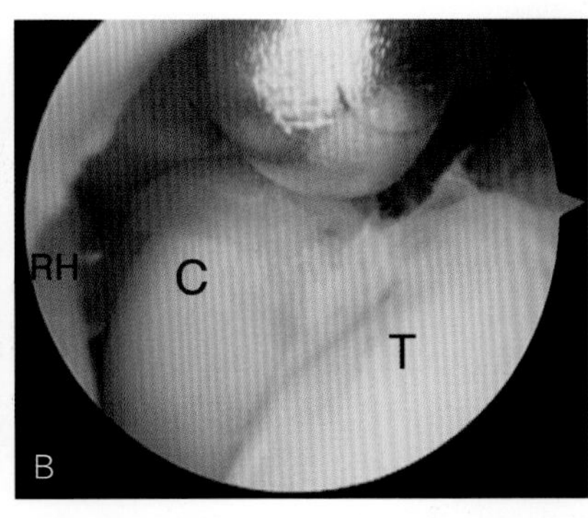

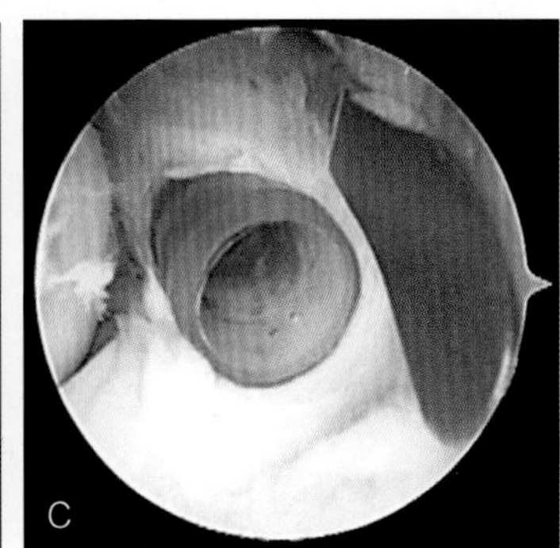

技术图1 A. 一例右侧肘关节的关节镜下视野。首先从近端前内侧窗置入关节镜向外侧投视，可见关节有滑膜炎。B. 在使用关节镜刨刀清理滑膜炎后，可见冠突和桡窝的骨增生。可见滑车和肱骨小头区域凹面结构消失。C. 从内侧窗看到的关节镜视野。采用关节内牵开器后增加了关节内视野。*C*，肱骨小头；*RH*，桡骨头；*T*，滑车。

会导致液体流出增加，关节外软组织膨胀，影响手术视野。

- 使用4.5 mm刨刀(震荡功能)清理关节内滑膜炎或关节剥脱的软骨。
- 也可以使用一个小型射频器械烧灼关节内瘢痕组织。在使用这些产热器械时要增加灌注液体量以防止关节软骨热损伤。
- 如果需要，使用磨钻或刨刀对冠突尖和冠突窝或滑车窝会引起撞击的骨赘切除。
  - 使用过程中要使磨钻远离前方关节囊以防止损伤前方的血管神经结构。
- 要把关节囊作为一个结构，清理其表面及所有的炎性滑膜。然而，为了限制液体流出，只有当关节囊内的骨组织和软组织清理完成后才清理关节囊。

前关节囊松解

- 使用关节镜闭式铰刀或高频消融器切除前关节囊，沿着肱骨远端没有关节的表面从外向内切除。
  - 桡神经位于桡骨头水平的前关节囊处。为了防止桡神经受损，切除关节囊时应该尽量贴近肱骨。
  - 骨间后神经在桡骨颈水平贴近前外侧关节囊[26]。
  - 关节囊切除达到两侧的侧副韧带水平，但不切开侧副韧带。
- 暴露肱肌，从外侧工作窗分离出肱肌与关节囊之间的间隙(技术图2A)。
  - 肱肌保护了正中神经，所以术者应该避免穿透该肌肉。肱肌的肌纤维可以作为关节囊松解到合适深度的判断标志。
- 其后将关节镜移到前外侧窗，相同的步骤松解关节囊确保内侧部分得到充分松解(技术图2B)。
- 在后方骨赘切除和单纯前方关节囊切除后检查被动伸肘功能。如果伸肘功能完全恢复，则不需要做全关节囊切除。
- 全关节囊切除包括了从自肱骨上从内到外的关节囊切除，对于前方松解是足够了。应避免损伤血管神经结构，这是全关节囊切除的最大风险。

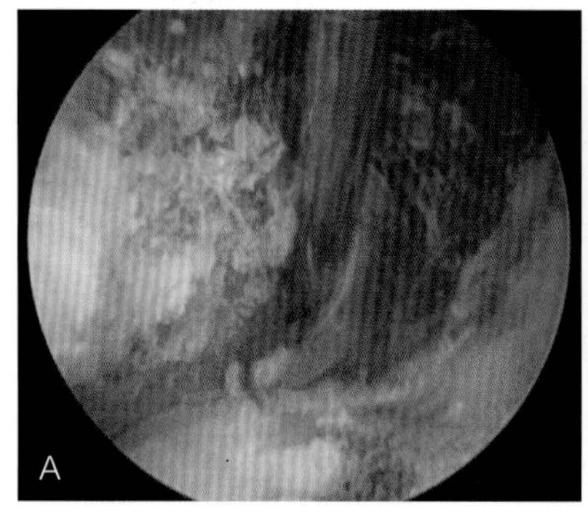

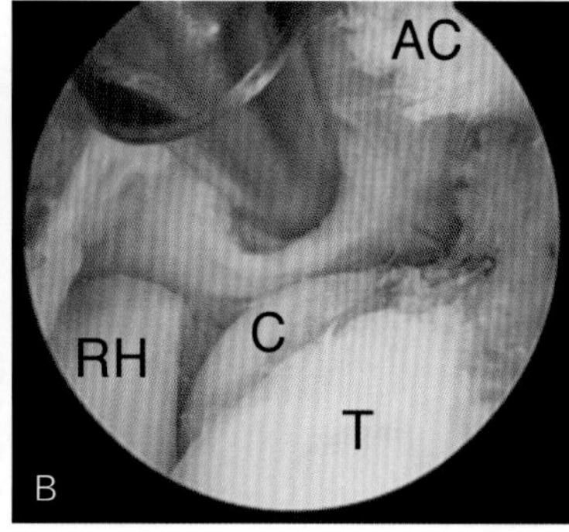

技术图2　A. 关节囊切除和冠突窝、桡窝清理加深后的肘关节关节镜下观。于肱肌纤维下剥离，但是不损伤肱肌(被牵拉的结构)。B. 从外侧窗看到的部分松解后的情况。在关节囊切除前骨性阻挡已完全切除。冠突窝和滑车窝的凹面恢复，但前关节囊并没有被完全切除。*AC*，前关节囊；*C*，肱骨小头；*RH*，桡骨头；*T*，滑车。

后关节囊松解

- 操作入路建立：
  - 首先建立后正中入路(位于鹰嘴尖近侧3～4 cm，穿过肱三头肌)。这个入路必须尽量位于近端，以便能够清理鹰嘴尖和进入整个鹰嘴窝。
  - 使用由外向内的技术建立近端后外侧工作入路(位于鹰嘴尖近侧2 cm，肱三头肌外侧)。
- 使用刨刀清理后侧脂肪垫并打开后侧操作空间，在获得完整视野前应避免对中线内侧区域以及沿着内侧沟进行清理。
- 使用钝性分离器或剥离器将关节囊从肱骨远端剥离下来。
- 使用中外侧(软点)工作入路有助于暴露和清理肱桡关节后侧。
  - 在后外侧入路监视下，使用脊柱穿刺针通过软点直接放置到肱桡关节后侧，直视下建立中外侧入路。
  - 关节镜刨刀通过该入路对后侧关节囊和纤维变性的软骨进行清理。在内侧沟或者沿着内侧沟应避免使用吸引器。
- 在切除关节囊以获得最佳视野前，清除游离体和撞击的骨赘。

- 使用关节镜磨钻或刨刀自鹰嘴窝、肱骨小头后侧和鹰嘴尖上切除骨赘。
- 必要时，仔细清理位于内侧沟的骨赘。使用磨钻或锯齿状的刨刀可能会损伤到尺神经。因此，建议使用刨刀刃。
- 最长 14 mm 的鹰嘴尖可以被切除，避免损伤肱三头肌肌腱[12]。
- 在取出体积大的游离体时可能需要小口径的关节切开。
- 使用篮钳刀或关节镜剥离器从内侧和外侧松解后侧关节囊；特别小心避免松解至鹰嘴窝内侧，以防止损伤尺神经。
- 肘关节屈曲严重丢失时，应切除后内侧关节囊（内侧副韧带的后束）。松解这一组织不会导致肘关节内侧不稳定[25]。
  - 需要确切保护尺神经，因为它代表了肘管的底部。如果计划对后内侧进行松解，建议在进行关节镜治疗前有限切开对尺神经进行减压或完全转位。
  - 沿着鹰嘴进行松解，而不是沿着肱骨，因为这部分关节囊离尺神经更远。
  - 对内侧结构进行操作时应避免使用射频消融器或吸引器以保护神经。
- 对关节镜视野受限的病例，通过尺神经切口切开关节囊损伤率极低，将有助于通过后内侧关节囊进行松解并切除尺骨鹰嘴尖。
- 最终通过两个窗口探查明确松解完全（技术图3）。

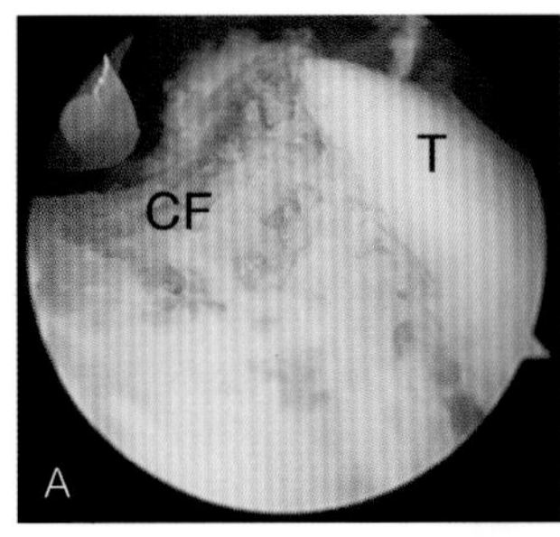

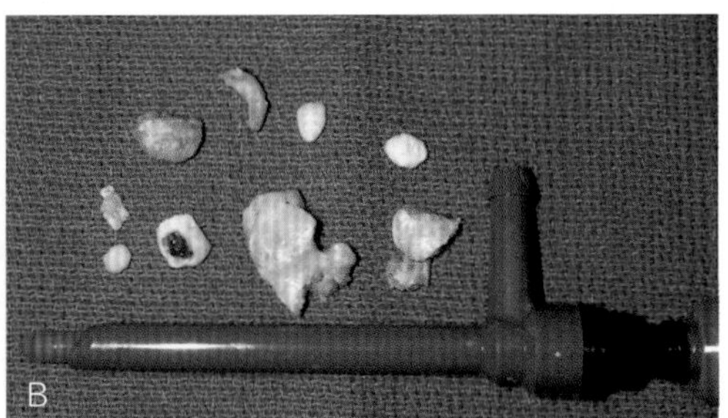

技术图3　A. 在对内侧松解后从外侧窗观察可见关节囊完全切除，位于冠突窝区域的骨赘清理完全。B. 在这个过程中，通过一个 5 mm 光滑套管移除了游离体。*CF*，冠突窝；*T*，滑车。

切口闭合及术中支具

- 通过近端前内侧窗放置一根引流管，因为残留的灌注液和术后的出血将限制关节的活动范围。
- 术后使用柔软宽松的绷带，结合 Webril、Kerlix 和 Ace 绷带从腕部缠绕到肩部。肘窝部位的绷带材料切除以有利于关节屈曲（技术图4）。术后当天在医生监护下即开始持续被动活动（CPM）。
  - 或者，于前方放置一块石膏板以保持肘关节几乎完全伸直位，同时使用交替休息屈伸夹板。
- 留置导管、长效区域阻滞或降温治疗可用于辅助 CPM（从完全屈曲到伸直）。

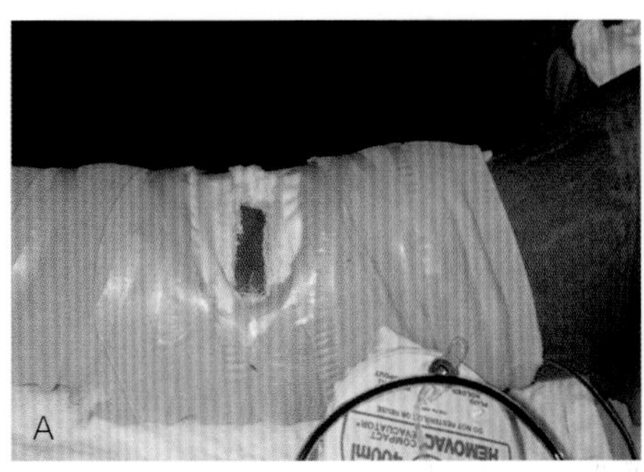

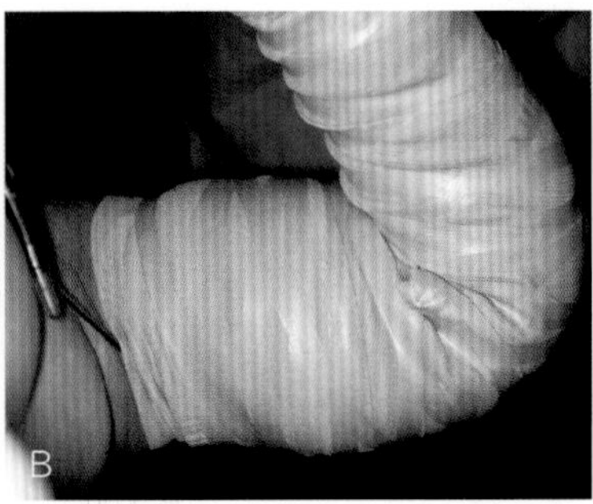

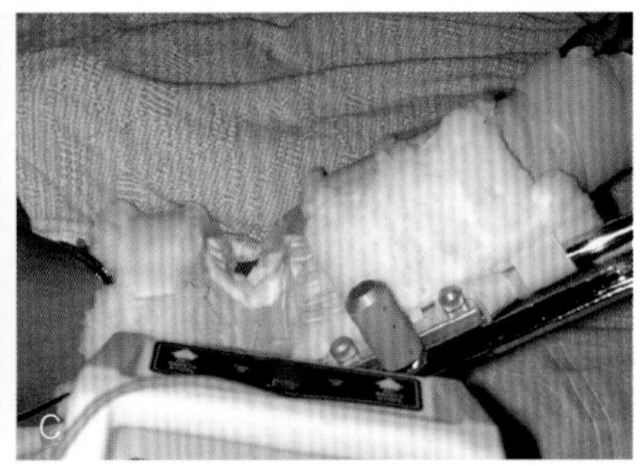

技术图4　A. 在手术室，术后绷带应用于接受了关节囊松解并留置了引流管的患者。B. 将肘窝处的夹板材料切除后关节屈曲活动恢复。C. 术后即刻开始CPM。

要点与失误防范

处理尺神经	• 如果屈曲挛缩严重或如果体格检查持续表现神经病变或神经炎症状，则在关节镜处理前预防性松解
视野优化	• 在前后间室使用关节镜撑开器辅助暴露
避免血管神经损伤	• 术者应避免使用动力磨钻。在高危区域避免在刨刀上使用吸引器。建议使用关节镜撑开器
前方关节囊松解	• 使用间隔器或撑开器在关节囊和肱肌之间的平面分离，直到看到肱桡关节中部明确的脂肪条纹，这代表了桡神经。避免靠近前外侧关节囊远侧的骨间后神经
后方关节囊松解	• 如果在内侧和外侧沟操作则考虑首先进行后方关节囊松解。牵开尺神经并使用刨刀刃以避免医源性神经损伤

术后处理

- CPM可以居家进行，最长可以持续4周。进行CPM时应该保证关节活动度达到完全的范围(0°～145°)。在肘关节后侧放置一个垫枕[26]。
- 术后即刻开始制订每天的物理治疗方案，同时使用居家静态(推荐)或动态的渐进型支具。
- 术者应该考虑使用吲哚美辛预防异位骨化。只有在最严重的异位骨化病例中才考虑使用单剂光束外照射，对这类严重患者通常采用切开松解。

预后

- 患者通常恢复大约丢失活动的50%[11,23]。
- 大约80%的患者获得的活动功能弧度超过100°[11]。
- Kodde等[15]进行的一项系统性回顾发现尽管有报道称使用关节镜进行肘关节松解的患者获得了达到80°的活动弧度[26]，但平均获得的活动弧度为40°(从84°提升到124°)。
- Ball等[3]报告了术后较高的患者满意度和功能恢复情况，所有患者自述可能会再次接受手术治疗。
- 对于伸直终末受限(＜35°)的高水平运动员在接受关节镜松解后，平均屈曲丢失从27°降低到6°，26个患者中有23位恢复到了以前的运动水平[4]。
- 很难比较关节镜和切开关节囊松解。因为关节镜手术往往用于症状较轻的患者，切开松解常常用于比较复杂的病例[15]。

并发症

- 关节镜松解手术的总并发症发生率较低，为5%(切开手术为23%)[15]。
- Blona等[5]报道了在超过500例肘关节僵硬的关节镜松解病例中没有发生永久性的神经损伤病例。对于没有经验的术者，发生神经损伤的可能性更大，需要评估学习曲线。
- 持续的僵硬需要二次手术松解是最常见的并发症[15]。
- 尺神经。
  - 尽管使用肘关节镜时尺神经损伤的总发生率较低(1%)，但术前诊断肘关节挛缩以及进行关节囊切除操作是短暂性尺神经麻痹的危险因素[13]。
  - 在关节内侧，术者需要使用撑开器将关节囊向内侧移动，避免沿着肱骨切开关节囊，或者在后内侧沟进行任何操作之前通过小的切口辨认和保护尺神经。
- 尺神经炎。
  - 如果术前存在，或者术后在屈曲时明显加重，则需要对尺神经进行松解。
  - 术后可能发生短暂性的尺神经炎。如果在既往的手术中已经进行了转位，则发生率极低。
- 桡神经或骨间后神经。
  - 在肘关节镜中桡神经和骨间后神经麻痹的总发生率为1%[13]。
  - 在肱桡关节中线前方区域操作时尽量不要使用吸引器，以避免医源性损伤。
  - 使用软组织撑开器将改善视野和肿胀。
- 正中神经或骨间前神经。
  - 不要刺穿肱肌，以避免医源性损伤。
  - 术者在定位窗口时需小心，避免不必要地向前移动。
- 切除骨性结构过多导致的医源性骨折，或者过度切除桡骨头周围的软组织导致的侧副韧带损伤以及肘关节不稳。
  - 当在前外侧关节操作时，避免向后清理超过肱桡关节中线，因为这对应的是外侧副韧带的上缘[8]。

(孙辉 译，丁坚 审校)

参考文献

[1] Akai M, Shirasaki Y, Tateishi T. Viscoelastic properties of stiff joints: a new approach in analyzing joint contracture. Biomed Mater Eng 1993;3:67-73.

[2] An K, Morrey BF. Biomechanics of the elbow. In: Morrey BF, ed. The Elbow and Its Disorders. Philadelphia: WB Saunders, 2000: 43-74.

[3] Ball CM, Meunier M, Galatz LM, et al. Arthroscopic treatment of post-traumatic elbow contracture. J Should Elbow Surg 2002;11: 624-629.

[4] Blonna D, Lee G, O'Driscoll SW. Arthroscopic restoration of terminal elbow extension in high-level athletes. Am J Sports Med 2010;38:2509.

[5] Blonna D, Wolf JM, Fitzsimmons J, et al. Prevention of nerve injury during arthroscopic capsulectomy of the elbow utilizing a safety-driven strategy. J Bone and Joint Surg Am 2013;95:1373-1381.

[6] Bruno RJ, Lee ML, Strauch FJ, et al. Posttraumatic elbow stiffness: evaluation and management. J Am Acad Orthop Surg 2002; 10:106-116.

[7] Cohen MS. Heterotopic ossification of the elbow. In: Jupiter JB, ed. The Stiff Elbow. Rosemont, IL: American Academy of Orthopaedic Surgeons, 2006:31-40.

[8] Cohen MS, Romeo AA, Hennigan SP, et al. Lateral epicondylitis: anatomic relationships of the extensor tendon origins and implications for arthroscopic treatment. J Should Elbow Surg 2008;17: 954-960.

[9] Gallay S, Richards R, O'Driscoll SW. Intraarticular capacity and compliance of stiff and normal elbows. Arthroscopy 1993;9:9-13.

[10] Hildebrand K, Zhang M, van Snellenberg W, et al. Myofibroblast numbers are elevated in human elbow capsules after trauma. Clin Orthop Relat Res 2004;419:189-197.

[11] Jupiter JB, O'Driscoll SW, Cohen MS. The assessment and management of the stiff elbow. AAOS Instr Course Lect 2003;52:93-111.

[12] Keener JD, Chafik D, Kim HM, et al. Insertional anatomy of the triceps brachii tendon. J Should Elbow Surg 2010;19:399-405.

[13] Kelley ED, Morrey BF, O'Driscoll SW. Complications of elbow arthroscopy. J Bone Joint Surg Am 2001;83:25-34.

[14] King GJ, Faber KJ. Posttraumatic elbow stiffness. Orthop Clin North Am 2000;31:129-143.

[15] Kodde IF, van Rijn J, van den Bekerom MP, et al. Surgical treatment of post-traumatic elbow stiffness: systemic review. J Should Elbow Surg 2013;22:574-580.

[16] Lindenhovius AL, Doornberg JB, Brower KM, et al. A prospective randomized control trial of dynamic versus static progressive elbow splinting for posttraumatic elbow stiffness. J Bone Joint Surg Am 2012;94:694-700.

[17] Morrey BF. Anatomy of the elbow joint. In: Morrey BF, ed. The Elbow and Its Disorders. Philadelphia: WB Saunders, 2000:13-42.

[18] Morrey BF. The stiff elbow with articular involvement. In: Jupiter JB, ed. The Stiff Elbow. Rosemont, IL: American Academy of Orthopaedic Surgeons, 2006:21-30.

[19] Morrey BF, Askey LJ, Chao EY. A biomechanical study of normal functional elbow motion. J Bone Joint Surg Am 1981;63:872-877.

[20] Müller AM, Sadoghi P, Lucas R, et al. Effectiveness of bracing in the treatment of nonosseous restriction of elbow mobility: a systematic review. J Should Elbow Surg 2013;22:1146-1152.

[21] Novak CB, Lee GW, Mackinnon SE, et al. Provocative testing for cubital tunnel syndrome. J Hand Surg 1994;19:817-820.

[22] O'Driscoll SW. Arthroscopic osteocapsular arthroplasty. In: Yamaguchi K, King G, McKee M, et al, eds. Advanced Reconstruction Elbow, 1 ed. Rosemont, IL: American Academy of Orthopaedic Surgeons, 2007:59-68.

[23] O'Driscoll SW. Clinical assessment and open and arthroscopic treatment of the stiff elbow. In: Jupiter JB, ed. The Stiff Elbow. Rosemont, IL: American Academy of Orthopaedic Surgeons, 2006:9-19.

[24] O'Driscoll SW, Morrey BF, An K. Intra-articular pressure and capacity of the elbow. Arthroscopy 1990;6:100-103.

[25] Ruch DS, Shen J, Chioros GD, et al. Release of the medial collateral ligament to improve flexion in post-traumatic elbow stiffness. J Bone Joint Surg Br 2008;90:614-618.

[26] Savoie FH III, Field LD. Arthrofibrosis and complications in arthroscopy of the elbow. Clin Sports Med 2001;20(1):123-129.

[27] Tucker SA, Savoie FH, O'Brien MJ. Arthroscopic management of the post-traumatic stiff elbow. J Should Elbow Surg 2011;20:S83-S89.

第62章 简单肘关节脱位的处理

Management of Simple Elbow Dislocation

Bradford O. Parsons and David M. Lutton

定义

- 简单肘关节脱位是指无合并骨折的肱尺关节脱位。
- 复杂性关节不稳是指骨折脱位合并有骨折。
- 肘关节脱位是第二常见的大关节脱位。

病理解剖

- 肘关节的稳定性取决于骨与韧带两者解剖结构的约束。
- 肘关节主要稳定结构由三部分构成[9,12]。
  - 肱尺关节的稳定装置包括关节的骨性结构：尺骨冠突、尺骨半月切迹以及肱骨滑车。
  - 内侧副韧带前束(aMCL)对抗外翻应力。aMCL起自肱骨内侧髁的前下方，止于尺骨近端的高耸结节。
  - 外侧尺副韧带(LUCL)对抗内翻应力。其起于外侧肱骨髁上等长点上，跨越桡骨头下方，止于尺骨旋后肌嵴[8]。不同于aMCL, LUCL起于肘关节旋转正中心，这对重建该韧带非常重要。
- 次要稳定结构包括桡骨头和动力性限制结构，如前臂的屈肌和伸肌。
  - 当肘关节伸直时，前方关节囊起到15%的内外翻稳定作用。
  - 当aMCL完整时，桡骨头不对抗生理状态下的外翻应力；而当aMCL缺失时，桡骨头起主要的对抗外翻作用。
- O'Driscoll提出过“失稳环”的概念以描述肱尺关节脱位这一系列病理事件的发生。
  - 简单肘关节脱位起始于伸展内翻应力引发的LUCL断裂，随后向内侧进展出现前后关节囊撕裂。这会导致尺骨嵌顿至肱骨远端，骨与软组织损伤导致关节脱位[13](图1A)。
    - 大多数创伤性LUCL损伤导致韧带自肱骨外侧的撕脱(图1B)。
  - 当暴力自外侧向内侧持续延伸整个关节，前后关节囊及最后受累的MCL可能会撕裂。但是理论上，肱尺关节脱位有可能LUCL撕裂而aMCL得以保存[12]。
- O'Driscoll等[12]提出后外侧旋转不稳(PLRI)的概念以描述陈旧性损伤的LUCL强度不够导致旋转时肱尺关节经常性不稳。
- 骨折可产生于肘关节脱位，并且复杂肘关节脱位会明显增加经常性不稳定的发生。伴随肘关节脱位的常见骨折包括桡骨头或桡骨颈骨折以及冠突骨折，当然其他肘关节相关的骨折也能见到。
  - 桡骨头骨折一般在X线片中就能清楚显示。
  - 冠突骨折可能骨折块较小，斑片状的冠状突骨折常常是严重损伤的标志(如恐怖三联征)，不能低估其重要性。
  - 最近提出一种肘关节不稳的类型——后内侧旋转不稳(PMRI)，继发于LUCL损伤及冠突内侧面骨折。这种不稳往往不合并桡骨头骨折，X线片上显示为轻微损伤，CT扫描可显示骨折细节，若怀疑应尽可能完成CT检查(图1C～E)[2,11]。

病因学和分类

- 多数肘关节脱位为伸直位跌倒撑地所致。
- 外翻、伸直、旋后以及跨越肘关节的轴向应力可导致尺骨旋离肱骨，外前侧软组织撕裂，以及肘关节脱位。
- 简单肘关节脱位依据尺骨相对于肱骨移位的方向来分类，后外侧脱位最为常见。
  - 较少的类型有前侧、内侧及外侧脱位。

病史和体格检查

- 病史主要是了解受伤时间、损伤机制、脱位频率和之前的治疗。
- 不同于肩关节脱位，简单肘关节脱位如得到妥善处理很少会再度脱位。
  - 复发性脱位多与合并骨折相关(如恐怖三联征)。
  - 陈旧不稳尽管在美国极少，但的确偶有发生，常常需做重建手术或关节置换。封闭治疗对此类患者往往无效。
- 医源性LUCL损伤(如网球肘松解术或桡骨头骨折处理过程中)是导致PLRI复发的原因之一。然而，这类患者常抱怨活动时半脱位产生轻微的外侧肘关节疼痛，如扶椅站立时，但很少发生脱位。

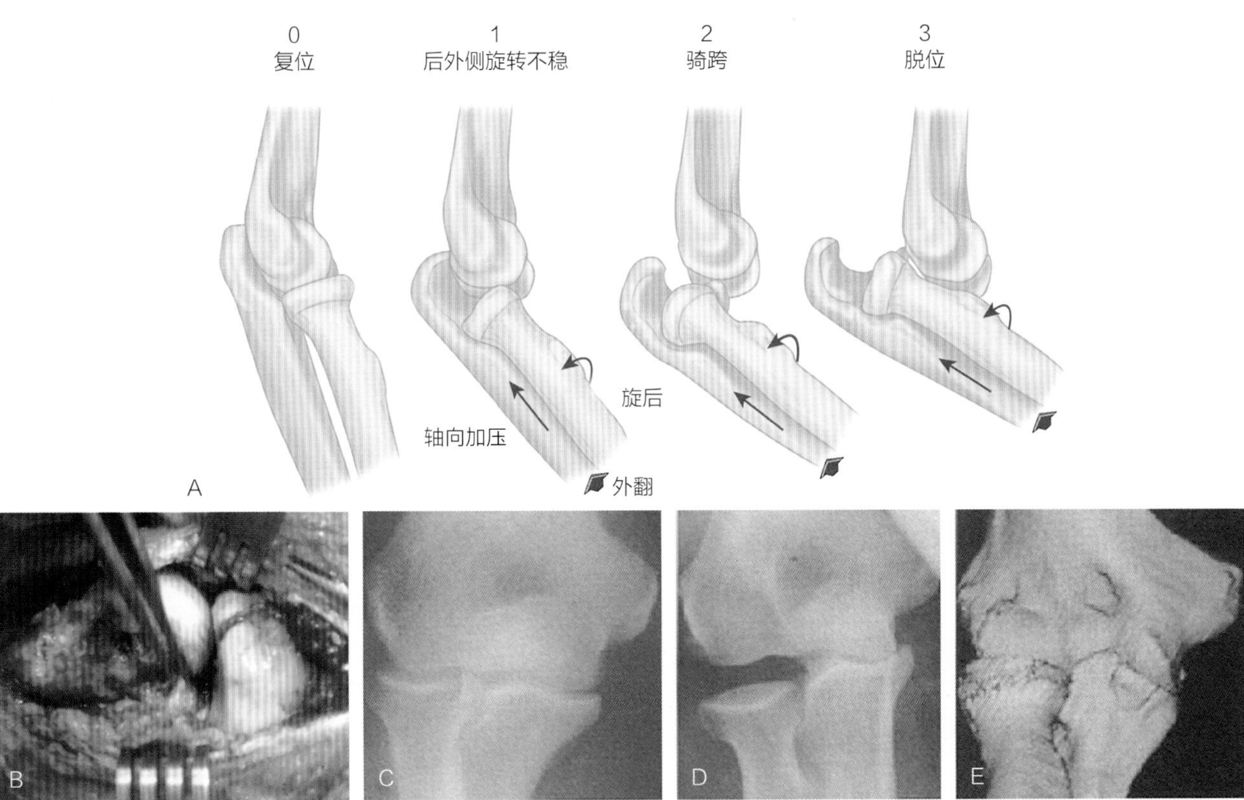

图1 A. 后外侧旋转不稳典型的损伤过程，损伤使关节至骑跨位，若软组织损伤继续则导致脱位。B. 术中图片显示肘关节创伤性脱位后LUCL起点撕脱。C～E. 后内侧旋转不稳是肘关节不稳的一种，其LUCL断裂，冠突内侧为压缩骨折。C、D. 这种损伤模式中桡骨头保持完整，标准X线片难以诊断损伤的严重程度。CT扫描能更好地显示损伤类型。E. 冠突的压缩骨折可在CT三维重建显示（图A经允许引自O'Driscoll SW, Morrey BF, Korinek S，et al. Elbow subluxation and dislocation: a spectrum of instability. Clin Orthop Relat Res 1982;280:194；图C～E版权：Mayo Foundation，Rochester，MN）。

- 损伤时查体需关注神经血管。
  - 神经损伤可发生在关节脱位后，治疗脱位前必须全面完善患肢的神经检查。
    - 大多数神经损伤为神经失用症，可自行康复。
    - 最常累及的神经是尺神经，正中神经和桡神经也会累及[14]。
- 脱位的肘关节具有明显的畸形，肘关节常处于内翻位，前臂旋后位。
- 初步复位后，神经血管状况需再次评估。复位后很少发生神经功能障碍，一旦发生，往往是手术探查嵌压神经的指征。
- 关节的稳定性根据可获得的伸展度和相关的旋前、旋后稳定性进行评估。
  - 患者处于麻醉状态时检查肘关节活动度有利于评估关节的稳定性。麻醉下的查体也可指导治疗方案的选择。
  - 通过外侧轴移试验检验外侧软组织应力状态，可在麻醉和透视下进行[12]（图2）。
    - 这项检查用以评估后外侧不稳的程度，并帮助制订治疗方案。
- 内侧瘀斑可能是aMCL损伤的迹象，通常在脱位MCL损伤后3～5日时明显。

影像学和其他诊断性检查

- 复位前后评估骨折及复位状况均需拍标准的肘关节正侧位片。
  - 注意肱骨滑车-尺骨切迹和肱骨小头-桡骨头的契合度。
  - 应注意是否存在肱尺关节间隙轻微增宽（Drop征）或桡骨头相对肱骨小头的后侧移位。
- 关节复位后外翻应力位片可以帮助证实aMCL损伤。
  - 肘关节屈曲30°且前臂旋前时，外翻应力下透视观察内侧肱尺关节与休息位相比是否张开。
- 内翻应力位片往往帮助不大。
- 怀疑有骨折时，CT扫描和三维重建都应完成，有助于PMRI类型或微小冠突骨折的证实，以确定是否存在手术治疗的指征。
- 在处理急性简单脱位时往往并不需要MRI检查，但对

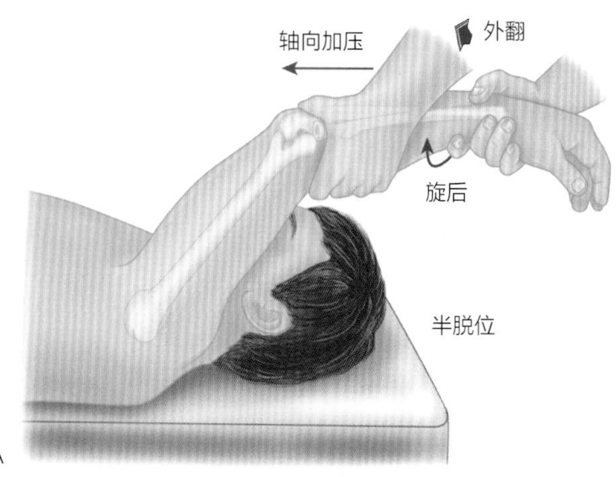

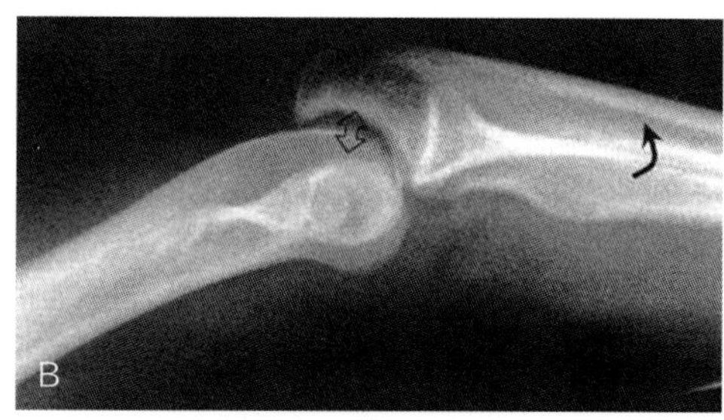

图2 A. 外侧轴移试验：患者前臂过头，施加旋后外翻应力，当肘关节屈曲位复位时常伴有弹响。B. 在透视下进行，若可观察到桡骨头相对肱骨小头向后半脱位，则提示后外侧旋转不稳（图B经允许引自O'Driscoll SW, Bell DF, Morrey BF.Posterolateral rotatory instability of the elbow. J Bone Joint Surg Am 1991;73［3]：440- 446）。

于PLRI患者MRI检查还是有必要的。

非手术治疗

- 大多数简单脱位，视麻醉下复位后检查关节的稳定程度，可以采用非手术治疗，如夹板或支具固定[12]。
- 一旦复位，肘关节的稳定度可在前臂中立旋转位屈伸关节来评估。
  - 若肘关节在整个活动弧内均处于稳定状态，则采用悬吊或夹板固定，3～5日后开始活动度锻炼。
  - 如屈曲<30°时出现发生不稳，则于前臂旋前位再次评估关节的稳定性。
    - 如旋前位稳定，可采用铰链式支具维持旋前位固定，3～5日后进行保护下的活动度锻炼。
- 肘关节在屈曲<30°和前臂旋前半脱位时（透视下确认），应使用支具做短期的固定，然后再用铰链支具固定以控制旋转和设定伸直限度。
- 若关节在屈曲>30°时仍不稳，则应采用手术治疗。
- 铰链式支具需固定6周，期间在保持关节稳定的状态下可逐渐增加伸直和旋转。
  - 固定的前4～6周，每周需拍片确认关节对位情况。
- 固定6周后支具停止使用，如存在屈曲挛缩则应做末端拉伸以重获活动度。

手术治疗

适应证

- 手术适应证：关节处于旋前位屈曲>30°时仍不稳定；保守治疗过程中反复发生半脱位或脱位；合并骨折的关节脱位（复杂性肘关节不稳）。
- 治疗简单脱位要求修复或重建损伤后导致不稳的韧带结构。根据定义，简单脱位不合并骨折。
- 应用韧带修复的常规入路来重建关节的稳定。简单脱位中LUCL是主要的损伤结构，应首先着手处理。
- LUCL通常自肱骨撕脱，急性损伤后常可修复。
  - 可根据术者的喜好采用肱骨骨隧道或缝合锚钉固定。
  - 急性损伤时很少需要重建LUCL，但陈旧性不稳则往往需要。若需重建，常采用自体掌肌、股薄肌腱或者异体肌腱。
    - 重建或修复LUCL通常就能恢复关节的稳定，即使存在MCL损伤，因为完整的桡骨头可作为次主要的稳定结构对抗外翻应力。
- LUCL修复后关节持续不稳极为少见，而骨折脱位或陈旧性脱位的病例持续不稳则较常见。
  - 若存在持续不稳，则应做MCL修补或重建，铰链式外固定支架固定，以保护修复的韧带组织。

术前计划

- 计划应包括准备可能进行的LUCL重建，这将需要使用自体或异体移植物。
  - 若切取自体韧带，需备韧带剥离器。
  - 异体韧带笔者常规采用半腱肌腱。
- 需备铰链式外固定支架。很少有病例在完成韧带修复或重建后仍不稳，此时需采用铰链式外固定支架。
- 用2.0 mm和3.2 mm的钻头、磨钻建骨隧道为LUCL修补或重建作准备。
  - 另外，一些术者习惯使用缝合锚钉做撕脱韧带修补，也应预备。
- 透视设施用于确认复位和安置铰链式外固定支架螺钉。
- 应备消毒止血带以确保手术区域无出血。

体位

- 患者应仰卧位，上肢置于可透视的搁手台上。
- 患侧肩胛下可安置衬垫帮助上臂的放置。
- 铺巾后保证上臂完全处于手术视野中。
- 如果自体腘绳肌腱用于LUCL重建，铺巾后下肢应显露，同侧骨盆下放置衬垫。

TECHNIQUES

LUCL修复

手术入路和关节切开术

- 手术过程应用止血带。
- 麻醉下透视以便准确评估脱位的状态。
- 有两种入路处理关节不稳。
- 后正中入路较通用，可以同时顾及关节内外侧。
  - 另外，可采用以外上髁为中心的"柱"的入路(技术图1A)。如需显露内侧，也可以选择内上髁为中心的"柱"的入路。
  - 两种入路均有优点，目前没有证据显示哪种入路更好。
    - 对于简单脱位，笔者常规采用外侧柱入路。
- 皮肤切开后，深筋膜水平做前后游离两侧皮瓣。
- 在急性损伤中，外侧软组织常自上髁撕脱而使关节暴露。偶尔可见伸肌腱起点完整而其下的韧带损伤。
  - 如伸肌腱完好，常可采用尺侧腕伸肌与肘肌间隙的Kocher入路，LUCL位于两肌腱正下方。通过深筋膜的脂肪带确认之间的间隙(技术图1B)。肘肌向后翻转，尺侧腕伸肌向前翻，以暴露关节囊韧带复合体。
- 随后通过切开沿肱骨外侧柱的关节囊显露肘关节，按尺侧腕伸肌与肘肌间隙的方向向桡骨颈远端延长(经旋后肌及其下方关节囊)。
  - 骨间后神经(PIN)有损伤的风险，故前臂始终处于旋前位。
- 探查肱桡关节和冠突是否存在骨折，及是否有软组织嵌顿影响关节复位。
- 关节清理完毕后透视确认是否能够同心复位。

韧带修复

- 确认LUCL起点。
  - 通常LUCL自肱骨小头外侧的等长点上撕脱，起点常看到为深层关节囊上的"折叠"组织(技术图2A)。
- 自LUCL起点以2号不可吸收缝线沿韧带的前后两侧做Krackow连续锁定缝合。一旦起点放置到位，缝线与韧带保持张力，确认是否与尺骨止点成为一体。
  - 常见的错误是缝合于撕脱浅表软组织的近侧起点，这不是LUCL的起点而是伸肌腱的起点。
- 在肱骨小头的中心确认肱骨远端等长点，而不是在外上髁(技术图2B、C)。
  - 钳夹缝线头于等长点，通过屈伸肘关节来确认位置

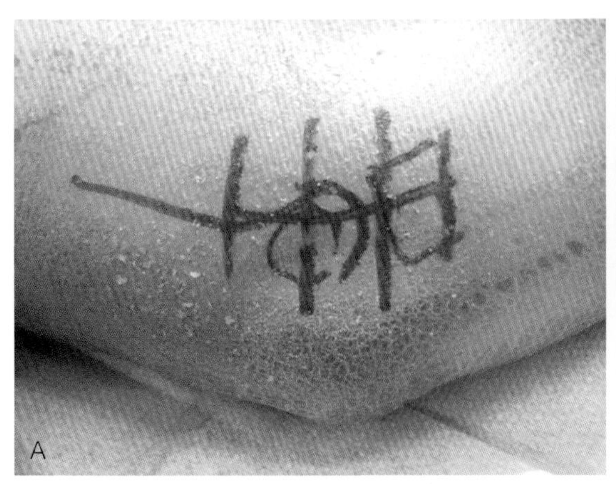

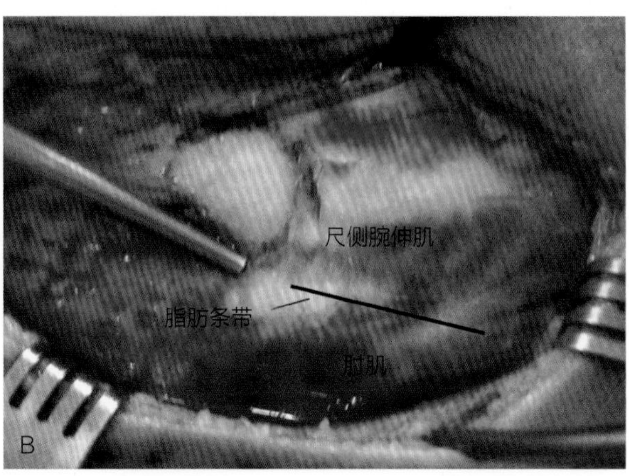

技术图1　A. 外侧柱切口。外侧切口以外上髁和肱桡关节为中心，常为主要切口，因为简单脱位的主要损伤往往是LUCL断裂。B. 通过尺侧腕伸肌与肘肌的间隙暴露关节，常可依据脂肪条带辨别此间隙。注意勿损伤LUCL，LUCL沿该间隙方向位于筋膜和旋后肌深层。

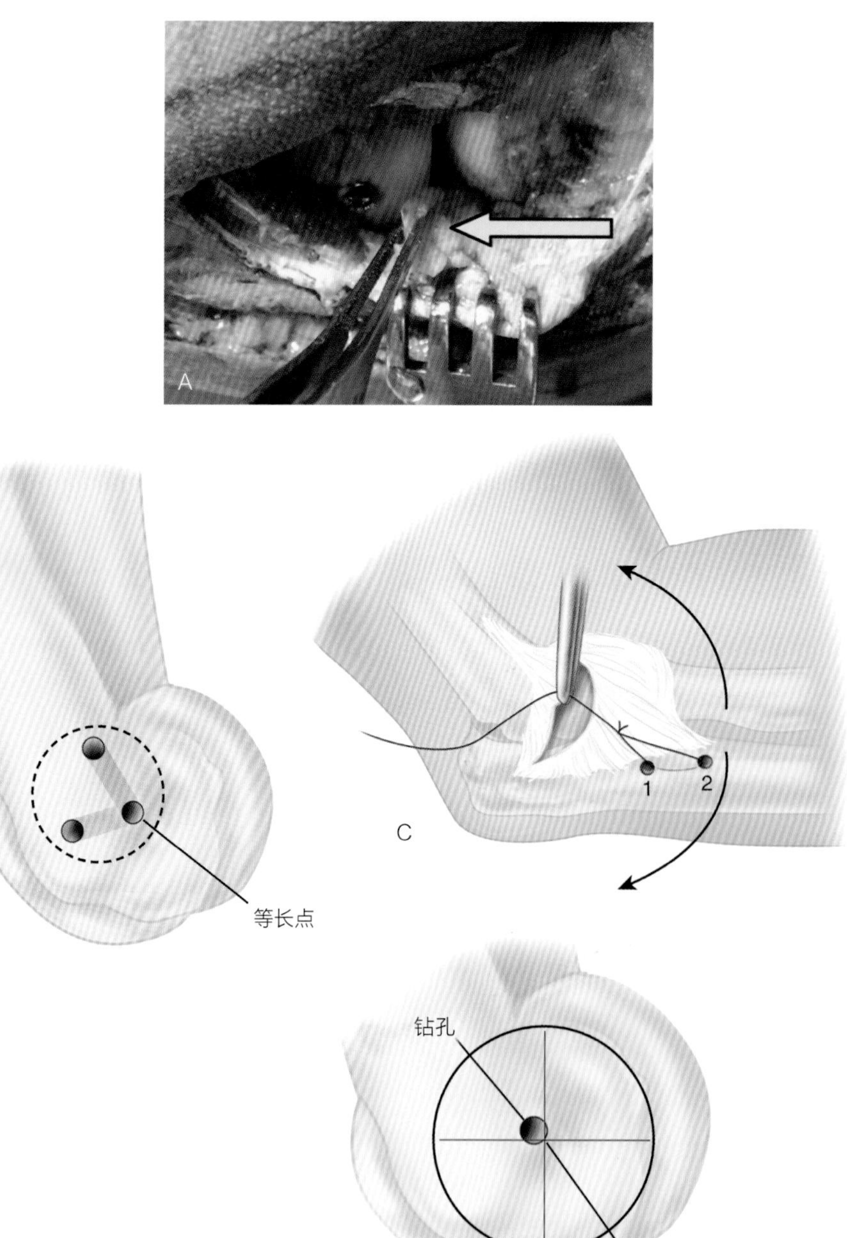

技术图2　A～C. LUCL的起点在肘关节脱位时往往撕脱，可通过深层关节囊上的折叠组织辨认。等长点为肱骨小头的旋转中心（B），通过之前残余的韧带上缝线来确定等长点位置，确保韧带修复是等长点修复（C）。D. 等长点应位于骨隧道的最前方。肱骨骨隧道出口位于肱骨外上髁缘的前后（B）。

是否正确。

- 2.0 mm钻头做骨隧道。
  - 等长点应位于骨隧道的最前方的切线位，而不是骨隧道的中心，韧带轻微的移位即可导致LUCL松弛（技术图2D）。
- 2.0 mm钻头或磨钻做两个骨隧道出口（Y形），分别位于外侧柱的前后，与等长点骨隧道相连通。
- 骨隧道完成后即将缝线线头穿过。
- 透视确认关节为同心复位后，肘关节于中立位屈曲30°将缝线打结。
- 活动肘关节确认稳定与否，注意桡骨头与肱骨小头关节位置，若后移则提示LUCL松弛或非等长点修复。
- 若肘关节在活动弧保持稳定，即用0号不可吸收缝线间断缝合伸肌腱起点，依层缝合皮肤皮下组织。

LUCL重建

- LUCL损伤后偶有难以修复时(医源性损伤所致的PLRI比初次发生的关节不稳更多见),或复位后持续性关节不稳以及陈旧性不稳导致韧带纤弱时,则需要重建。
- 常需使用自体掌肌、股薄肌或异体肌腱。
- 术前需与患者沟通,确定是切取自体肌腱还是使用异体肌腱。笔者常规使用异体肌腱做重建,除非患者要求选择自体肌腱移植。

骨隧道准备

- 笔者采用“对接”技术,类似于MCL重建技术[1],做LUCL重建。
- LUCL的止点为尺骨旋后肌骨嵴,重建的第一步即于此做骨隧道。
- 将旋后肌自起点尺骨背侧向桡骨头处翻转,暴露旋后肌骨嵴。
  - 前臂处于旋前位以防止骨间后神经损伤。
- 一旦骨嵴暴露,用3.4 mm钻头于桡骨头水平做两个间距为1 cm的骨隧道,注意用小的刮匙和锥子将两孔连接以免隧道顶壁骨折(技术图3)。
- 当尺骨隧道完成,便使用缝线贯通隧道,帮助移植物通过,采用类似LUCL修复技术,确认肱骨上LUCL起点的等长点。
- 确认肱骨上的等长点后,采用类似前文描述的修复LUCL技术建立肱骨侧隧道。
  - LUCL重建的等长点隧道的深度应达1 cm,以确保移植物进入骨隧道对接。
  - 再者,对接隧道可使用3.4 mm钻头扩宽使其可接纳双股移植物。
  - 重要的是对接口的前侧和近侧需扩大,因为隧道的后侧壁必须处于等长点。

移植物准备

- 移植物一端修整,用2号不可吸收缝线做Krackow法连续缝合。
- 移植物通过预置的引导线穿过尺骨隧道。
- 随后移植物通过锁边缝合线牵引落位于肱骨起点,完成关节复位。
- 拉紧移植物,确认移植韧带未编织的一端通过等长点的位置,并做标记,从而确定了移植物的最终长度。
  - 注意确保移植物合适的张力和长度。移植物完全拉入隧道后,标记韧带未编织端与肱骨隧道口的接触点,保证移植韧带两端骨在隧道内有重叠接触的节段,并且使重建后韧带松弛的可能降到最低。
- 做过标记的一端以另一端一样的方式做修整和缝合。

最后的重建

- 一旦移植韧带已安置,准备最后的拉紧固定,如果可能,将关节囊和残余的LUCL修补至肱骨,尽可能在关节外完成重建。
- 移植物的两端均穿过等长的肱骨隧道,并由相应的锁边缝线拉出肱骨近侧出口。
  - 移植韧带两端的锁边缝线一头穿出肱骨近侧的骨隧道,另一头穿过第二个肱骨近侧出口。
- 关节复位移植物做最后的拉紧确保无松弛,移植物的两端也均落位于肱骨隧道中。
- 两端的锁边缝合线于肱骨的外侧柱上相互打结,肘关节处于同心复位,屈曲30°中立位旋转。
- 活动肘关节评估关节稳定性。如关节稳定则不再做其他重建措施。用不可吸收缝线间断缝合伸肌腱,关闭切口。

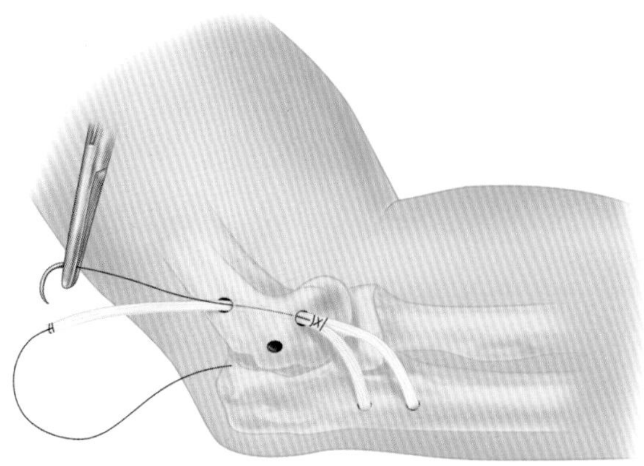

技术图3　LUCL的止点为尺骨旋后肌骨嵴。于旋后肌骨嵴上桡骨头水平做两个相距1 cm的孔以建立骨隧道。

TECHNIQUES

铰链式外固定支架固定

- 陈旧性不稳、骨折脱位或罕见的简单脱位LUCL修补或重建后仍不稳定时,可采用铰链式外固定支架固定[4,16]。
- 清理阻止复位的软组织,同心复位后即可安置外固定支架。
- 所有的铰链式肘关节支架均需围绕肘关节旋转轴,以保证活动度,并保持同心复位。
  - 绝大多数外固定支架器械围绕旋转轴定位针设计,定位针安置于旋转轴的中心。
  - 旋转轴的中心:外侧为肱骨小头中心点,内侧正好位于内上髁前下,即肱骨滑车弯曲弧的中心(技术图4)。
  - 旋转轴定位针通过内外两点平行于关节面,经透视确认位置。
- 安置定位针,确认肘关节为同心复位后打入肱骨和尺骨的支架螺钉。
- 一旦安置好外固定支架,尝试肘关节活动弧度并确定关节处于复位状态。
- 外固定支架使用6~8周。
- 注意支架螺钉护理以免发生钉道的感染和松动。

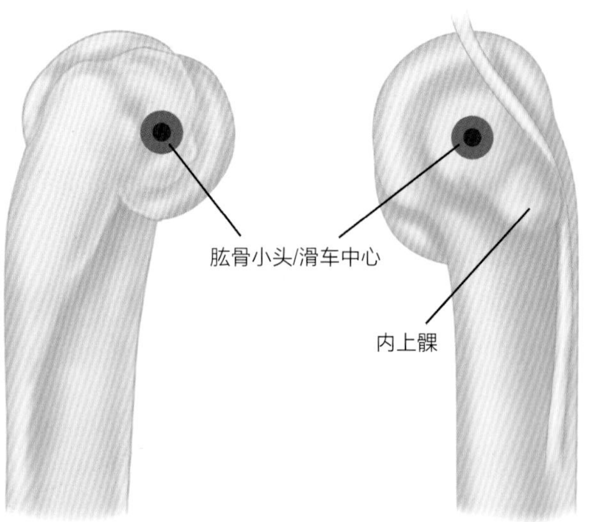

技术图4 肘关节的旋转轴的中心,与铰链式支架的旋转轴定位针的安置一致,通过肱骨小头中心点和内上髁前下位点来确定。

要点与失误防范

- 大多数肘关节简单脱位中LUCL撕脱是主要的韧带损伤
- 若桡骨头和冠状突完好(如简单脱位),MCL很少需要做修补或重建,因为修复外侧韧带复合体后,桡骨头可作为次要的稳定结构
- LUCL起点可通过关节囊折叠卷曲的组织来辨认,这是修补缝合的位点,而不是浅层的伸肌腱起点
- LUCL的等长点为肱骨小头的中心,应投影在外侧柱上,修补或重建需修复在该点以保证韧带等长重建
- 修补或重建时肱骨骨隧道应于等长点的前下
- 陈旧性或复发性肘关节脱位时,可能需要铰链式外固定支架固定
- 所有铰链式支架围绕肘关节旋转轴设计,该轴是外侧为肱骨小头中心点和内侧为肱骨滑车屈曲弧中心的连线
- 关节僵硬是肘关节脱位最常见的后遗症。因此,在软组织和皮肤愈合允许的条件下应尽早进行肘关节活动度训练,同时避免内外翻应力

术后处理

- 术后复位稳定无外固定支架固定时，可于90°屈曲位夹板固定3～5日，以保证切口的愈合。
- 然后开始进行屈伸旋转的活动度的训练，避免内外翻应力。
  - Orthosis的铰链式支具可以帮助保护修补或重建的韧带。
- 主被动活动持续6周后，开始逐步进行力量训练。
- 残余的挛缩导致伸直受限，可以通过静态支具固定和拉伸康复。
- 大多数患者完全恢复活动需4～6个月。

预后

- 大多数文献报道的是闭合复位治疗简单脱位。
  - Mehlhoff及其同事[7]报道了52例简单脱位，大多数患者基本恢复正常肘关节功能。固定时间长，特别是超过3周较容易发生永久性的伸直受限。
  - Eygendaal及其同事[3]报道50例闭合治疗的简单脱位有类似结果。62%患者肘关节功能优良，24例(48%)存在5°～10°的伸直受限。
- 一些报道评估了采用手术治疗创伤性脱位复发不稳的PLRI病例系列。
  - Nestor及其同事[10]报道11例复发不稳的PLRI病例进行了LUCL修复或重建。10例(91%)保持了稳定性，7例(64%)具有很好的结果。
  - 近期，Sanchez-Sotelo及其同事[15]报道44例复发不稳的PLRI病例(9例为简单脱位复发)。32例(75%)Mayo评分为优。
  - Lee和Teo[5]发现对于陈旧性PLRI患者，重建效果比修复更值得期待。

并发症

- 关节僵硬[3,7]。
- 异位骨化[6]。
- 神经血管损伤[14]。
- 复发关节不稳[3,7]。
- 骨筋膜室综合征。
- 血肿或感染。

(丁坚　译，张伟　审校)

参考文献

[1] Dodson CC, Thomas A, Dines JS, et al. Medial ulnar collateral ligament reconstruction of the elbow in throwing athletes. Am J Sports Med 2006;34:1926-1932.

[2] Doornberg JN, Ring DC. Fracture of the anteromedial facet of the coronoid process. J Bone Joint Surg Am 2006;88(10):2216-2224.

[3] Eygendaal D, Verdegaal SH, Obermann WR, et al. Posterolateral dislocation of the elbow joint. Relationship to medial instability. J Bone Joint Surg Am 2000;82(4):555-560.

[4] Jupiter JB, Ring D. Treatment of unreduced elbow dislocations with hinged external fixation. J Bone Joint Surg Am 2002;84-A(9):1630-1635.

[5] Lee BP, Teo LH. Surgical reconstruction for posterolateral rotatory instability of the elbow. J Shoulder Elbow Surg 2003;12:476-479.

[6] Linscheid RL, Wheeler DK. Elbow dislocations. JAMA 1965;194:1171-1176.

[7] Mehlhoff TL, Noble PC, Bennett JB, et al. Simple dislocation of the elbow in the adult. Results after closed treatment. J Bone Joint Surg Am 1988;70(2):244-249.

[8] Morrey BF, An KN. Functional anatomy of the ligaments of the elbow. Clin Orthop Relat Res 1985;(201):84-90.

[9] Morrey BF, Tanaka S, An KN. Valgus stability of the elbow. A definition of primary and secondary constraints. Clin Orthop Relat Res 1991;(265):187-195.

[10] Nestor BJ, O'Driscoll SW, Morrey BF. Ligamentous reconstruction for posterolateral rotatory instability of the elbow. J Bone Joint Surg Am 1992;74(8):1235-1241.

[11] O'Driscoll SW. Acute, recurrent, and chronic elbow instabilities. In: Norris TR, ed. Orthopaedic Knowledge Update: Shoulder and Elbow 2. Rosemont: American Academy of Orthopaedic Surgeons, 2002:313-323.

[12] O'Driscoll SW, Bell DF, Morrey BF. Posterolateral rotatory instability of the elbow. J Bone Joint Surg Am 1991;73(3):440-446.

[13] O'Driscoll SW, Morrey BF, Korinek S, et al. Elbow subluxation and dislocation. A spectrum of instability. Clin Orthop Relat Res 1992;(280):186-197.

[14] Rana NA, Kenwright J, Taylor RG, et al. Complete lesion of the median nerve associated with dislocation of the elbow joint. Acta Orthop Scand 1974;45:365-369.

[15] Sanchez-Sotelo J, Morrey BF, O'Driscoll SW. Ligamentous repair and reconstruction for posterolateral rotatory instability of the elbow. J Bone Joint Surg Br 2005;87(1):54-61.

[16] Tan V, Daluiski A, Capo J, et al. Hinged elbow external fixators: indications and uses. J Am Acad Orthop Surg 2005;13:503-514.

第63章 肘关节外侧副韧带重建

Lateral Collateral Ligament Reconstruction of the Elbow

Vikram Sathyendra and Anand M. Murthi

定义

- 外侧副韧带(LCL)损伤最常见于以关节脱位为主的严重肘关节创伤。
- LCL力量减弱也可发生于各种实施于肘外侧的手术之后和可的松注射之后[9]。最近报道发现就算只注射一次可的松也可导致康复率下降及1年后复发率上升[6]。
- 最近有报道发现肱骨髁上骨折残余内翻畸形也可致LCL力量减弱[12]。
- 严重的LCL复合体损伤可导致后外侧旋转不稳(PLRI)。

解剖

- LCL由4部分组成:外侧尺副韧带(LUCL),也称桡侧肱尺韧带(RUHL);桡侧副韧带(RCL);环状韧带;副侧副韧带(图1)。
- 韧带起自肱骨外上髁宽大的纤维束,位于伸肌肌群的深层,且与伸肌腱不连续。
- RUHL是防止PLRI最主要的稳定结构,远端止于尺骨旋后肌嵴[11]。
- 旋后肌结节位于上尺桡关节(PRUJ)近侧边界以远约15 mm左右。
- RCL相对位于前侧,主要起防止内翻的作用。
- 环状韧带环绕桡骨头/桡骨颈,稳定PRUJ。
- 关节囊为静态稳定结构,尤其是前臂伸直位时关节囊的前侧部分。
- 肘肌和伸肌群为动态稳定结构。
- 骨间背侧神经在前臂旋后位时穿过桡骨中点位置距离桡骨近端平均为(33.4±5.7)mm,而旋前位时这一距离增加到(52.0±7.8)mm,因而增加了暴露外侧肘关节的安全区[7]。

发病机制

- 多个研究显示LCL损伤可导致PLRI,可由最初的肘关节不稳逐渐发展导致关节脱位。
- 单纯RUHL损伤能否导致PLRI,还是需要进一步损伤LCL复合体才会产生PLRI,这方面仍存在争议[10]。
- 当前臂旋后轻度屈肘,外翻应力作用在减弱的LCL时可产生肱尺关节旋转,压迫肱桡关节,最终可导致桡骨头向后半脱位或脱位。

自然病程

- PLRI并不是一种新的疾病,只是最近才被提及和研究。
- PLRI的发病率和自然发展史目前仍不清楚。

病史和体格检查

- 患者常自述有外伤史,但可能存在肱骨外上髁炎复发或手术史。

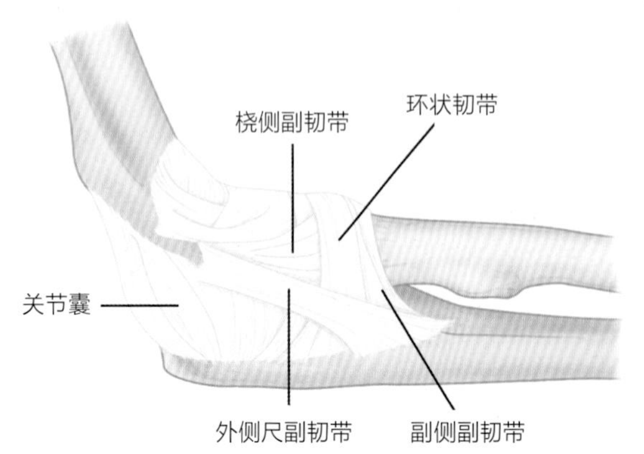

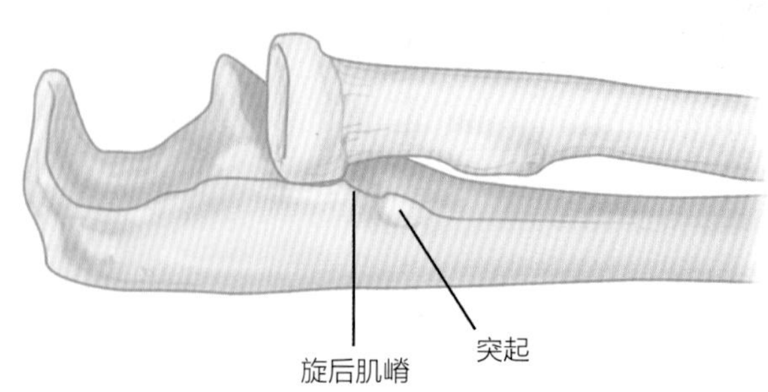

图1 A. 外侧韧带复合体由四个主要部分构成：外侧尺副韧带，也叫桡侧肱尺韧带；桡侧副韧带；环状韧带；副侧副韧带。B. 外侧副韧带附着的骨性结构。

- 老年患者可以表现为无明显的关节脱位，而75%年龄<20岁的患者会自述有脱位[10]。
- 患者会自述关节旋后和伸直时有机械性症状，如弹响、弹出和滑移感，但很少有再次脱位发生。这些症状会影响一些活动，例如俯卧撑或手撑扶手椅。
- 体格检查较为困难；激惹性检查描述如下。往往需要在麻醉和透视辅助下实施这些检查。
  - 检查水肿情况：急性损伤往往存在外侧沟组织水肿，而在陈旧性损伤则不明显。
  - 活动度的检查：肘关节交锁提示可能有游离体存在；关节僵硬提示内在关节囊有挛缩。
  - 旋后外侧轴移试验：当肘关节轻度屈曲，桡骨头能够按压至半脱位或明显脱位，肘关节屈曲过40°时，桡骨头可重新复位，并常伴有弹响[11]。患者清醒时常难以完成检查，这是由于恐惧感而阻止检查的进行。
  - 旋前轴移试验：桡骨头或肱尺关节半脱位即为阳性，同旋后外侧轴移实验。检查须在麻醉下进行。
  - 俯卧撑试验：旋后而不旋前时可引发患者的恐惧感即为阳性，不能完成俯卧撑也为阳性。
  - 足置椅上俯卧撑实验：引发疼痛即为阳性。
  - 推桌复位试验：当肘关节屈曲40°引发疼痛或恐惧感即为阳性。
  - 肘关节抽屉试验：肱尺关节半脱位即为阳性。
- 全面的肘关节查体以排除其他损伤。
  - 前臂旋前屈曲30°时外翻不稳提示内侧副韧带（MCL）损伤。
  - 肱骨外上髁炎或桡管综合征表现为伸肌近侧部压痛或伸腕阻抗（Thompson试验）和伸指阻抗疼痛。
  - 游离体表现为捻发音或肘关节活动时交锁。

影像学和其他诊断性检查

- 标准的前后位和侧位X线片常显示正常结构，也可显示外上髁小的撕脱骨折和肱桡关节的磨损。
- 应力位正位和侧位X线片可显示肱尺关节间隙变宽和桡骨头向后半脱位（图2A）。
- MRI可揭示LCL复合体损伤，特别是使用关节内对比增强后。近侧伸肌腱也需要关注（图2B）。陈旧性的后外侧旋转不稳可导致肱骨小头后外侧的骨软骨损伤，即形成Osborne-Cotterill病损（图2C、D）[8]。
- 也可应用诊断性关节镜检查，但是笔者并不推荐常规

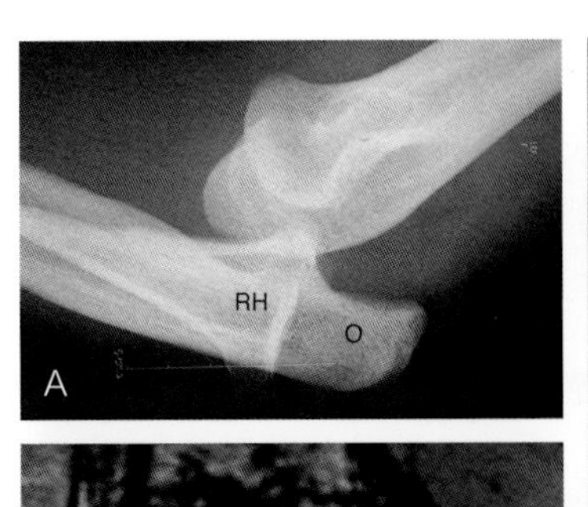

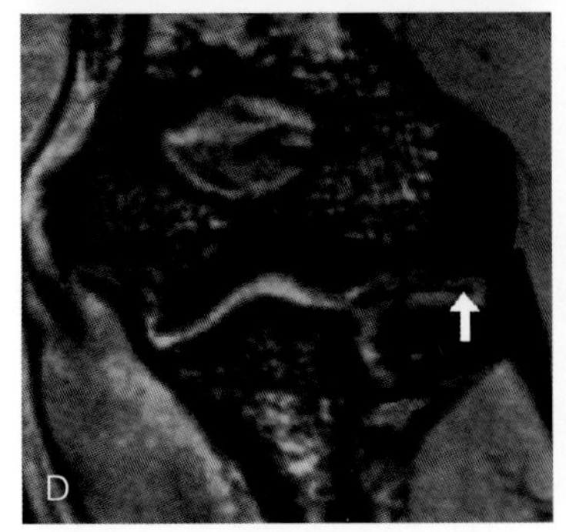

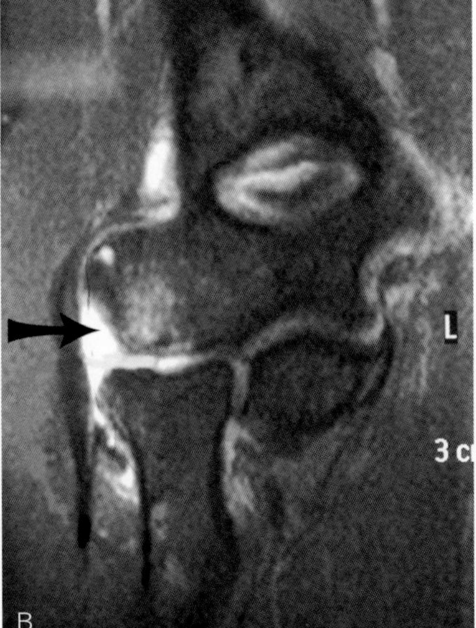

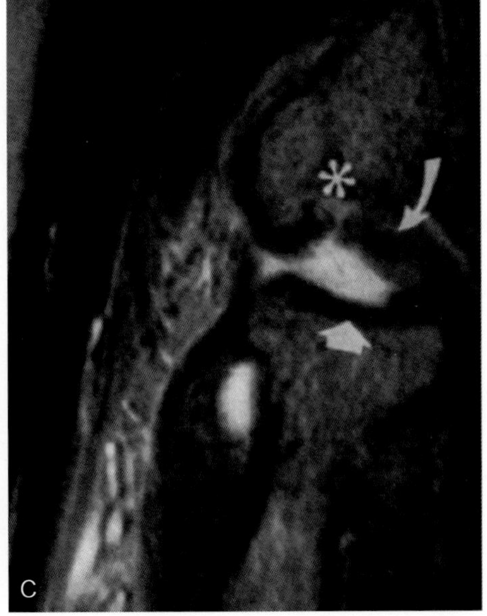

图2　A. 应力位侧位X线片显示肱尺关节和桡骨头（*RH*）旋转不稳。*O*，尺骨鹰嘴。B. MRI冠状斜面（已对比增强），可以观察到LCL断裂（箭头）。C. 矢状位MRI示Osborne-Cotterill损伤（星号及白色箭头）。D. 冠状位MRI示Osborne-Cotterill损伤（白色箭头）。

使用。
  - Drive-through征：关节镜很容易从后外侧入口通过外侧沟进入肱尺关节。
  - 轴移试验也可在关节镜下完成，可以观察到桡骨头向后半脱位。

鉴别诊断

- 肱骨外上髁炎。
- 伸肌腱撕裂。
- 游离体。
- 肘关节骨折脱位。
- MCL损伤。
- 桡骨头脱位。

非手术治疗

- 若早期就诊断出LCL损伤，铰链式支具固定4～6周可防止慢性不稳的发生[5]。
- 也可使用可移除的合成胶袖套作为固定。
- 可尝试进行肘关节伸肌力量训练。

手术治疗

适应证

- 尽管已采用保守治疗但仍出现复发性PLRI。

术前计划

- 需获取所有影像学检查资料，并征得同意。
- 应在麻醉下完成肘关节查体，特别是轴移试验。
- 如果诊断仍存在疑问，轴移试验应该在透视下进行。

体位

- 患者仰卧于手术床上。
- 上臂安置于手术桌上或横跨胸前，备消毒止血带，铺巾时上臂需显露(图3)。
- 在做手术切口时，前臂应尽量旋前以避免损伤骨间后神经。

入路

- 主要入路是肘肌和尺侧腕伸肌间的Kocher入路。必须小心地掀起肘肌显露其下的LCL复合体。
- 这可通过外侧皮肤切口或实用的后侧入路进入该间隙。
  - 如需同时修补内侧韧带或骨性损伤而需显露内侧时，可考虑后侧入路。

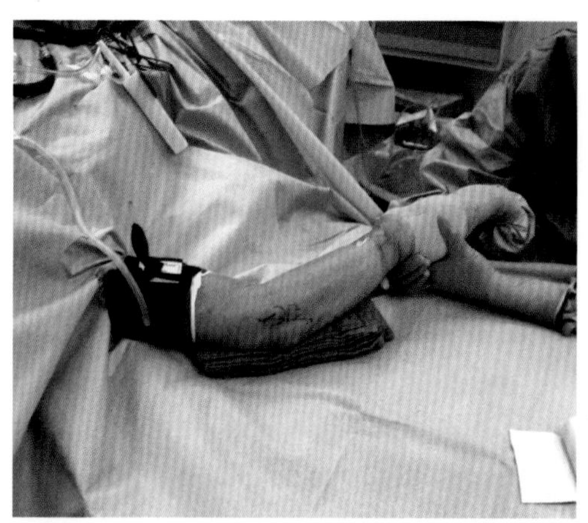

图3 患者仰卧位，前臂置于手术桌上，上臂安放消毒止血带，铺巾后上肢完全显露。建立入路时前臂应旋前以避免骨间后神经受损。

TECHNIQUES

8字形Yoke手术技术

手术入路

- 在Kocher间隙做一个10 cm的切口。
  - 打开肘肌和尺侧腕伸肌间隙，确认LCL复合体残余物，其沿尺骨旋后肌嵴至肱骨外上髁。
- 暴露外上髁及髁上嵴近侧2 cm的范围。

建立骨隧道

- 在尺骨钻两个孔为肌腱移植作准备。
  - 一个钻孔位于旋后肌嵴的结节附近(旋后内翻后可按压到此点)，另一钻孔位于其近侧1.25 cm，靠近环状韧带止点(技术图1A)。
- 在两钻孔间穿过一缝线，一头打结在线上。持线的另一头至外上髁处，反复活动肘关节以确定韧带等长点。
  - 韧带等长点正确时缝线不会随屈伸活动而移动。
  - 等长点往往比预想的偏前下方(技术图1B、C)。
- 做一Y形肱骨外上髁骨隧道，韧带出口即为等长点。
  - 等长点隧道需扩宽以接受三股的移植肌腱同时通过(通常取同侧掌长肌腱，也可使用股薄肌腱或异体韧带)。移植肌腱长度达16 cm就已足够。

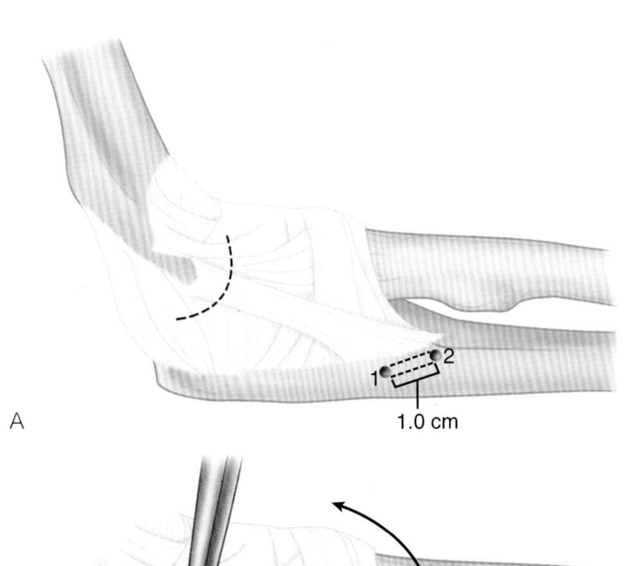

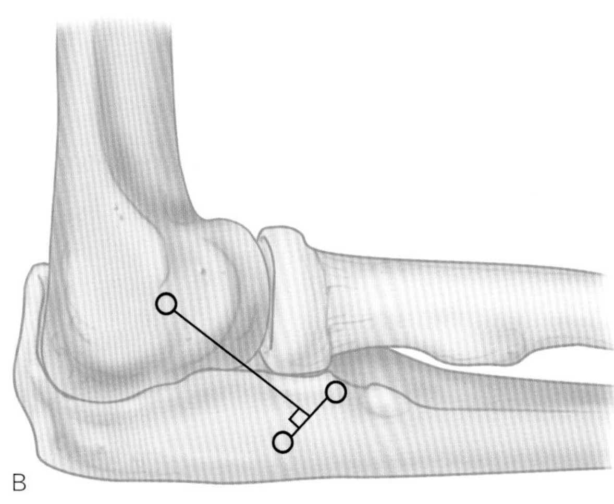

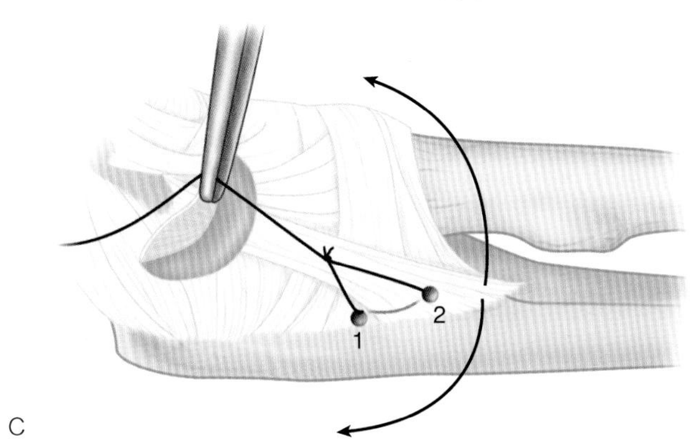

技术图1　A. 尺骨上钻两个孔作为移植肌腱的附着点。一个钻孔位于旋后肌嵴的结节附近（旋后内翻后可按压到此点），另一钻孔位于其近侧1.25 cm，靠近环状韧带止点。*1*，近侧孔靠近环状韧带附着点；*2*，旋后肌嵴的结节。B. 尺骨钻孔的方向应与LUCL走向相互垂直。C. 缝线穿过尺骨两孔后相互打结，线的另一头牵移至外上髁处，反复活动肘关节以确定韧带等长点。缝线落位等长点正确时，缝线不会随屈伸活动而移动。

移植肌腱的贯穿、张力控制和切口关闭

- 移植肌腱穿过尺骨隧道，短的一端预留足够长度使其拉向近侧时刚好到等长点的位置。
  - 短的一端编织缝合在长的一端的移植肌腱上（Yoke缝合法）。
  - 长的一端穿过等长点自近侧的肱骨隧道拉出（技术图2A）。
- 长的一端绕过髁上嵴，通过肱骨远端的骨隧道再次从等长点拉出至尺骨隧道。
  - 移植肌腱在屈肘40°、完全旋前并保持轴向张力时拉紧。
  - 若移植肌腱长度不足以回拉至尺骨隧道，则可缝合在肌腱上（技术图2B）。
- 可采用2号FiberWire缝线（Arthrex, Inc., Naples, FL）由远侧向近侧按8字形编织缝合，这样移植肌腱相互缝合，以加强重建的韧带。
- 如需要可重叠缝合前后关节囊。
- 伸肌腱起点修复于外上髁，用可吸收线将尺侧腕伸肌的腱膜重新与肘肌缝合。

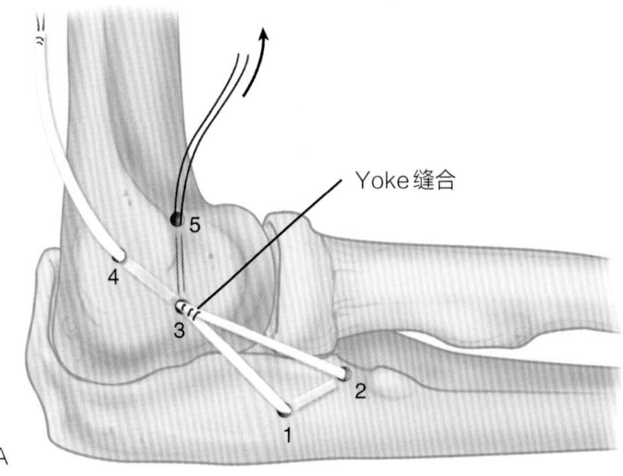

技术图2　A. 基于等长点出口在肱骨远端做一Y形骨隧道（*3*），隧道扩宽以接纳三股肌腱。移植肌腱穿过尺骨隧道（*1*→*2*）短的一端，预留足够长度使其拉向近侧时刚好到等长点的位置，然后编织缝合在长的一端的移植肌腱上（Yoke缝合法）。长的一端穿过等长点，自靠近侧的肱骨隧道拉出（*3*→*4*）。

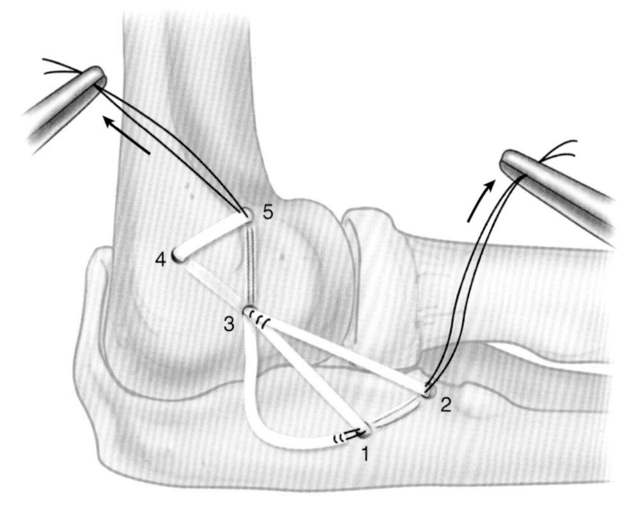

技术图2（续）　B.长的一端穿过远端骨隧道后再次从等长点拉出（*5→3*）至尺骨隧道（*3→1→2*）。移植肌腱在屈肘40°、完全旋前并保持轴向张力时拉紧。若移植肌腱长度不足以回拉至尺骨隧道，则可缝合在肌腱上。

劈开肘肌筋膜移植

- 笔者设计了一种可重复的LCL重建技术，并且已证实具有生物力学强度和可重复性。
- 该项技术的优点是可选取术区的移植物和最少的骨隧道制作[3,4]。

手术入路

- 做6～8 cm的Kocher入路皮肤切口，暴露尺侧腕伸肌与肘肌间隙（技术图3A、B）。
- 扩开该间隙，注意保护残存的LCL复合体。
    - 游离显露环状韧带、外上髁及肱骨髁上嵴2 cm（技术图3C）。

移植物的准备

- 肘肌及肱三头肌远端筋膜作为一整体进行游离。选取宽1.0 cm、长8.0 cm的筋膜带从肌组织剥离，保持尺骨附着完整（技术图4A、B）。

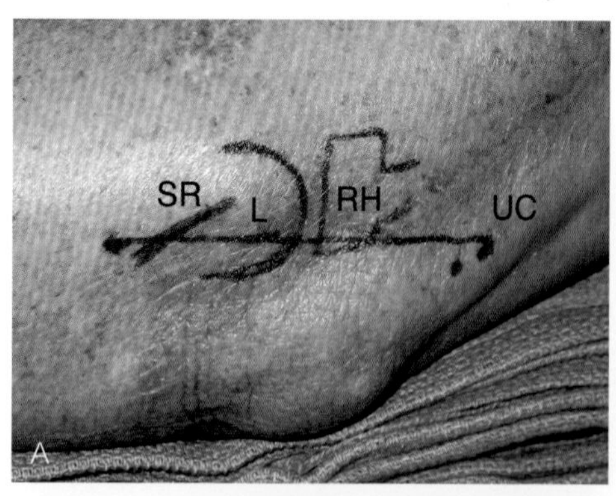

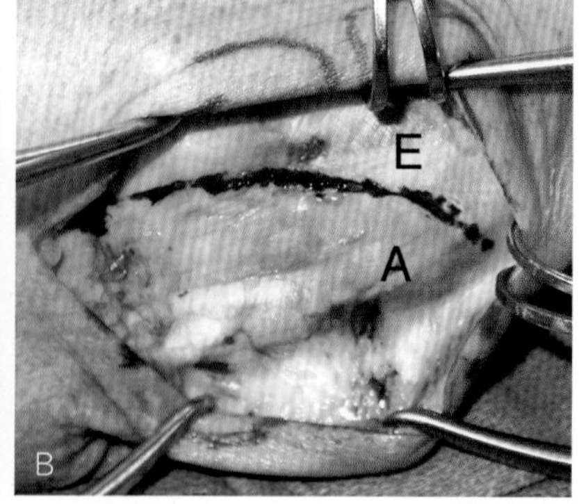

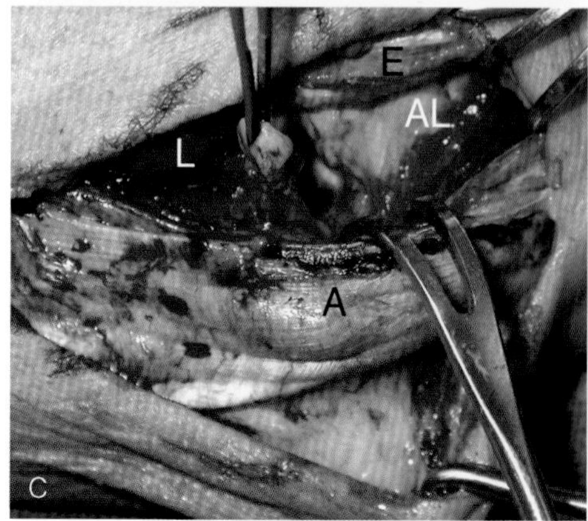

技术图3　A. 6～8 cm的Kocher入路皮肤切口。*SR*，肱骨髁上嵴；*L*，外上髁；*RH*，桡骨头；*UC*，尺骨嵴。B. 暴露尺侧腕伸肌（*E*）与肘肌（*A*）间隙。C. 分离扩开该间隙，注意保护残存的LCL复合体（被血管钳钳夹的组织）。游离显露环状韧带（*AL*）、外上髁（*L*）及肱骨髁上嵴2 cm。

- 游离的筋膜带沿纵轴等宽地分为两束(技术图4C)。
- 前束穿过环状韧带远侧切口,后束从肘肌下穿过(技术图4D)。
- 等长点可通过在外上髁上处牵拉两束筋膜并活动肘关节来确定(技术图4E)。
- 两束筋膜的最终长度通过其各自需要走行的路径确定。适当修整筋膜束,避免落位肱骨隧道之前就过早修剪纤细。
- 使用0号FiberWire缝线Krackow缝合法分别编织两束。

骨隧道的准备

- 使用5 mm的圆头磨钻在肱骨等长点上做一1.5 cm深的隧道,1 mm的侧切钻头于隧道前后分别做一骨孔。两孔相距1.5 cm。自两个骨孔从近侧穿过套线,分别从骨隧道拉出(技术图5)。

移植物的贯穿、张力控制和切口关闭

- 前束的缝线通过导线从肱骨远端前侧的骨孔拉出,后束缝线经环状韧带的浅层自肱骨远端后侧的骨孔拉出。

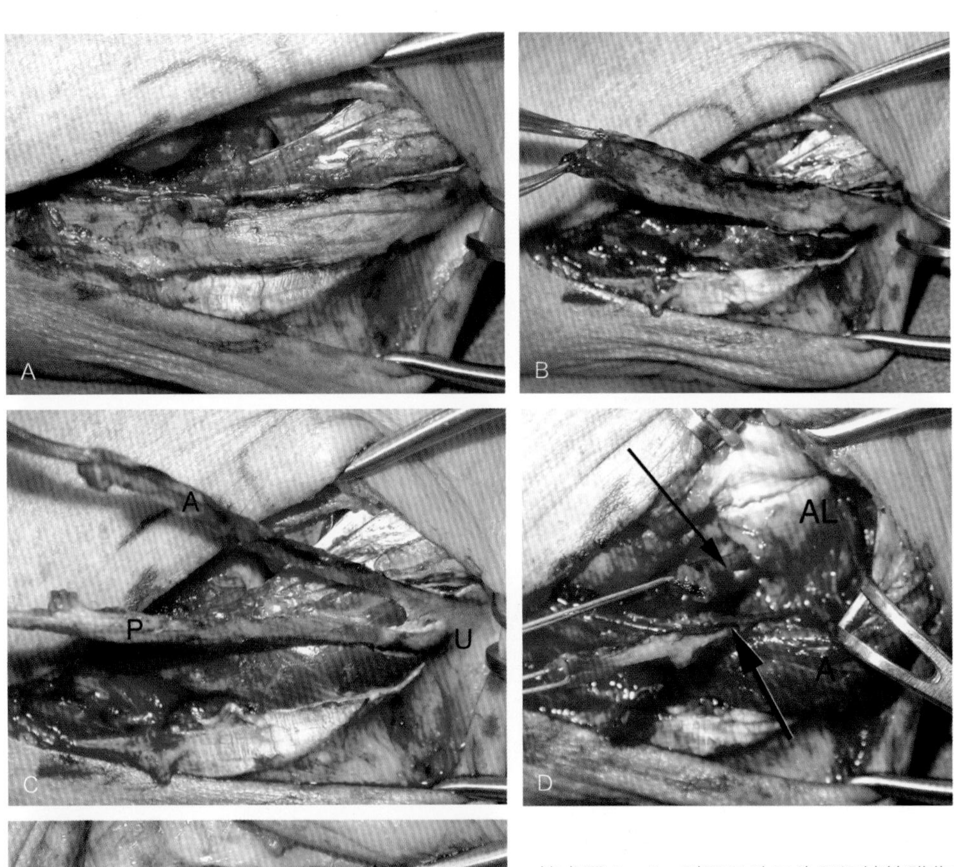

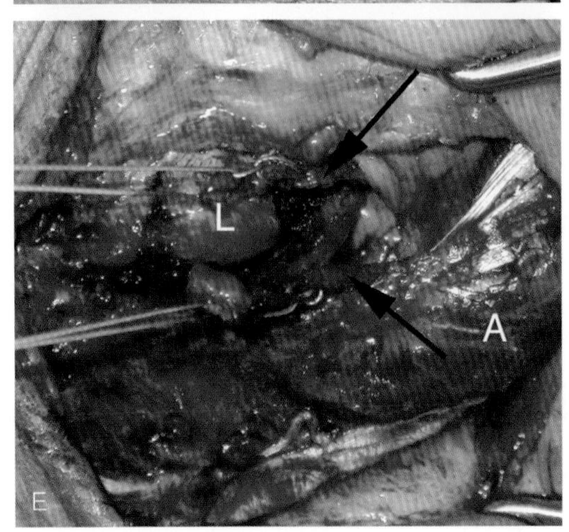

技术图4 A. 肘肌及肱三头肌远端筋膜作为一整体游离。B. 宽1.0 cm、长8.0 cm的筋膜从肌组织剥离,尺骨附着点不作处理。C. 游离的筋膜带沿纵轴等宽地分为两束。*A*,前束;*P*,后束;*U*,尺骨附着点。D. 前束(细箭头)穿越环状韧带(*AL*)远侧切口,后束(粗箭头)从肘肌(*A*)下穿越。E. 等长点通过在外上髁(*L*)处牵拉两束并活动肘关节来确定。活动肘关节时两束张力丢失最小则为最佳等长点。箭头所示为前后劈开的筋膜束。

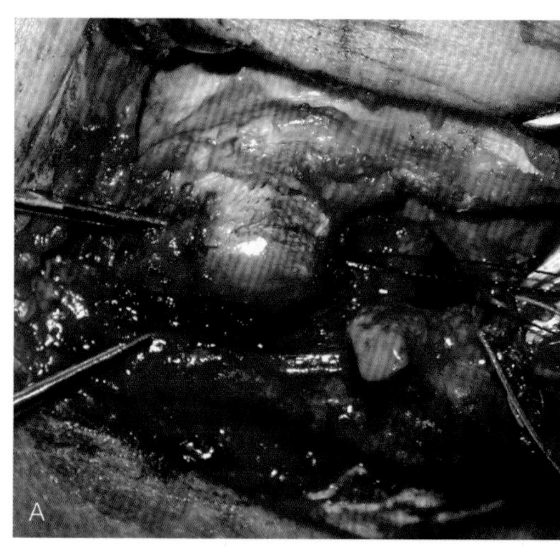
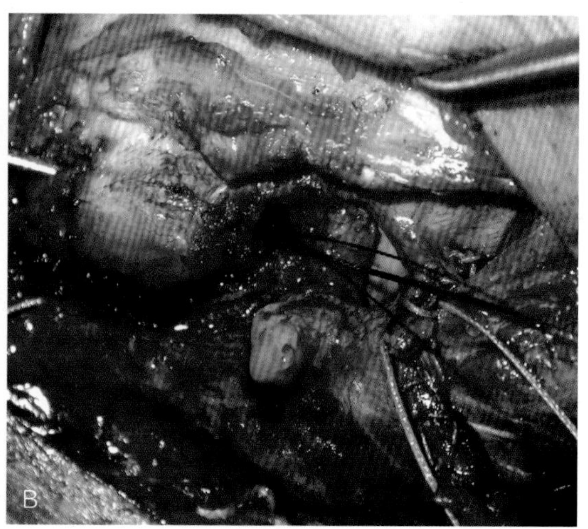

技术图5 A. 缝线的套线通过肱骨骨孔自肱骨骨隧道远端拉出。B. 缝线套线正穿出骨隧道。

- 两筋膜束的近侧端落位于肱骨骨隧道，在肘关节屈曲40°、前臂完全旋前、施以外翻应力的情况下，拉紧筋膜束。
- 拉出的缝线在肱骨髁上嵴上相互打结（技术图6A）。
- 残余的LCL复合体组织可用于加强移植物强度。
- 伸肌腱重新修补于外上髁，尺侧腕伸肌和肘肌间隙用可吸收线缝合。
- 皮肤切口通过皮内缝合关闭（技术图6B）。

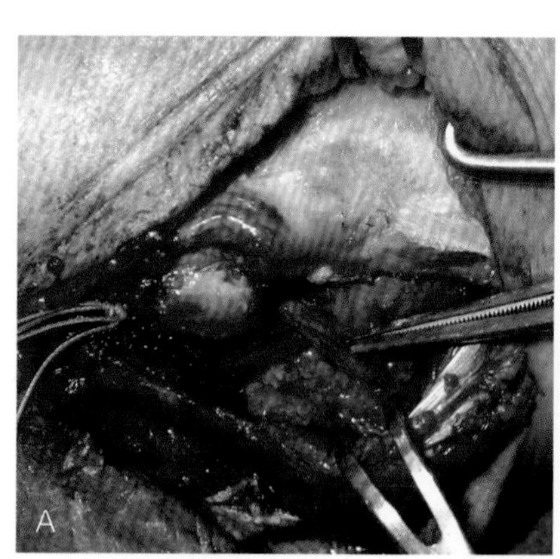
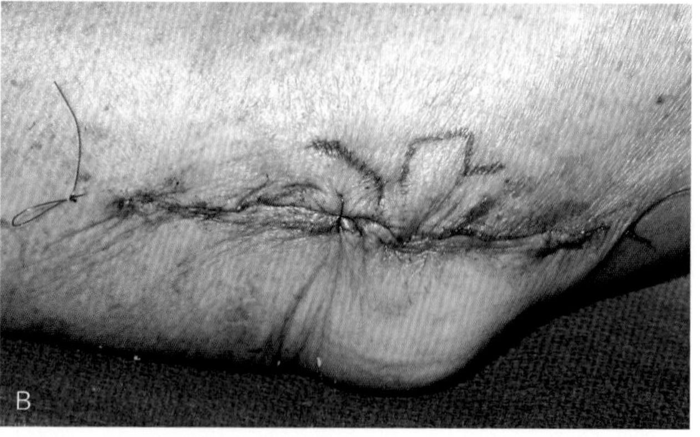

技术图6 A. 筋膜束的近侧端落位于肱骨骨隧道，在肘关节屈曲40°、前臂完全旋前、施以外翻应力的情况下拉紧筋膜束。拉出的缝线在肱骨髁上嵴上相互打结（在后束位置加紧打结）。B. 皮肤切口通过皮内缝合关闭。

移植物对接

- 如前文所述，应用Kocher入路完成移植物的落位。
- 尺骨钻孔的准备在“8字形Yoke手术技术”部分已做了描述。
- 使用5 mm的圆钻头在肱骨等长点上做一1.5 cm的隧道，1 mm的侧切钻头于隧道前后分别做一骨孔。两孔相距1.5 cm。自两个骨孔从近侧穿过套线，分别从骨隧道拉出（技术图5）。
- 移植物通过尺骨隧道后，在肘关节复位位置，屈肘40°、完全旋前、施以轴向张力情况下，通过持两束近侧端于落位的骨隧道来估计两股移植物的最终长度。
- 适当修整筋膜束，避免落位肱骨隧道之前过早修剪。
  - 两束使用0号FiberWire缝线Krackow缝合法分别编织1 cm。
- 前束的缝线通过导线从肱骨远端前侧的骨孔拉出，后束缝线经环状韧带的浅层自肱骨远端后侧的骨孔拉出。
- 两筋膜束的近侧端落位于肱骨骨隧道，在肘关节屈曲40°、前臂完全旋前、施以外翻应力的情况下，拉紧筋束。
- 拉出的缝线在肱骨髁上嵴上相互打结。
- 常规关闭切口。

直接修补

- 如前文探讨，应用Kocher入路完成直接修补。
- 如LCL复合体完整但自尺骨或肱骨附着点撕脱（或双侧均撕脱），可以应用缝合锚钉或骨隧道技术直接修复于解剖位置。这种情况多为急性创伤所致。
- 使用2号FiberWire缝线连续锁边缝合撕脱的LCL复合体，通过前后的钻孔修补回外上髁（技术图7）。
- 仔细修补伸肌腱起点及肘肌和尺侧腕伸肌间隙。

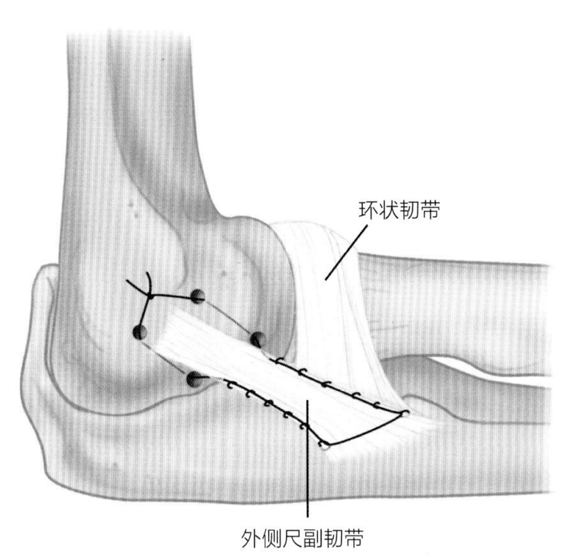

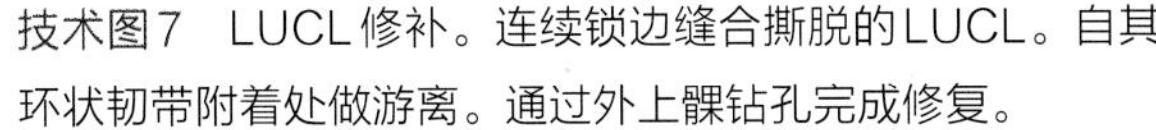
技术图7 LUCL修补。连续锁边缝合撕脱的LUCL。自其环状韧带附着处做游离。通过外上髁钻孔完成修复。

要点与失误防范

适应证	• 医源性损伤（如"网球肘"手术治疗）非常普遍 • 仔细询问病史和查体以排除其他病理损伤 • 有多次肘关节外侧可的松注射史
劈开肘肌筋膜技术：暴露	• 分离Kocher间隙；可见间隙上的脂肪条带 • 肘肌筋膜纤维斜向尺侧腕伸肌 • 确认LCL断裂 • 游离环状韧带，保护骨间后神经
肘肌筋膜条带的准备	• 注意获取足够长的筋膜条带（近侧需过肱骨远端骨隧道） • 注意勿从尺骨附着处游离 • 游离显露LCL复合体起始的等长点 • 获取的筋膜与原有的LUCL走行一致
8字形Yoke技术	• 仔细暴露外上髁的等长点，通常偏前下位；向下放置存在误差 • 做尺骨骨隧道，与LUCL走向相垂直 • 骨隧道口削成斜面以免与移植物撞击或断裂
骨隧道的准备	• 骨孔间保持足够宽的骨桥 • 骨隧道口光滑可以避免移植物的激惹
移植物最后拉紧时肘关节的位置	• 肘关节40°屈曲 • 前臂完全旋前 • 施以轴向外翻应力

术后处理

- 第1阶段（0～3周）。
  - 后托或支具固定肘关节于屈曲40°。
  - 腕关节和手部耐受范围内等长活动。
  - 肩关节主被动活动度训练。
- 第2阶段（3～6周）。
  - 铰链式肘关节支具或Orthoplast支具固定，医生设定限制性活动范围。
  - 屈肌和旋前圆肌开始等长活动。
  - 腕关节和手部开始力量练习。
  - 肩关节活动同前所述。
  - 辅助主动活动度训练：屈曲20°～120°，前臂始终处于完全旋前位。
- 第3阶段（6～12周）。
  - 结束制动。

  - ○ 完全活动范围内被动和辅助主动活动，包括旋后。
  - ○ 开始非限制性屈肌、旋前圆肌和伸肌的力量练习。
- 第4阶段(3～6个月)。
  - ○ 避免肘关节在极度屈伸位时受内翻应力或冲击。
  - ○ 肩关节开始做轻度阻抗力量练习(重点放在肩袖)。
  - ○ 开始全身性练习。
  - ○ 肘关节活动做最终的拉伸。
  - ○ 在能承受范围内进行肘关节阻抗练习。

预后

- Nestor等[10]报道使用8字形重建技术治疗获得良好的功能结果，并且结果具有可重复性。
- 笔者早期治疗采用肘肌筋膜重建显示优良的效果。22例患者平均随访2年，所有肘关节恢复关节稳定且没有丢失关节活动度。

并发症

- 约8%再次出现肘关节不稳[2]。
- 肘关节僵硬。
- 感染。
- 移植物供区病损(如果重建用的是自体移植物)。
- 肱骨骨隧道处应力性骨折。
- 尺骨骨隧道处应力性骨折。
- 骨桥破坏。

(丁坚 译，张伟 审校)

参考文献

[1] Anakwenze OA, Khanna K, Levine WN, et al. Characterization of the supinator tubercle for lateral ulnar collateral ligament reconstruction. Orthop J Sports Med 2014;2(4).

[2] Anakwenze OA, Kwon D, O'Donnell E, et al. Surgical treatment of posterolateral rotatory instability of the elbow. Arthroscopy 2014;30(7):866-871.

[3] Chebli CA, Murthi AM. Lateral collateral ligament complex: anatomic and biomechanical testing. Presented at the 73rd Annual Meeting and Scientific Program of the American Academy of Orthopaedic Surgeons, Chicago, March 2006.

[4] Chebli CM, Murthi AM. Split anconeus fascia transfer for reconstruction of the elbow lateral collateral ligament complex: anatomic and biomechanical testing. Presented at the 22nd Open Meeting of the American Shoulder and Elbow Surgeons, Chicago, March 2006.

[5] Cohen MS, Hastings H II. Acute elbow dislocation: evaluation and management. J Am Acad Orthop Surg 1998;6:15-23.

[6] Coombes BK, Bisset L, Brooks P, et al. Effect of corticosteroid injection, physiotherapy, or both on clinical outcomes in patients with unilateral lateral epicondylalgia: a randomized controlled trial. JAMA 2013;309(5):461-469.

[7] Diliberti T, Botte MJ, Abrams RA. Anatomical considerations regarding the posterior interosseous nerve during posterolateral approaches to the proximal part of the radius. J Bone Joint Surg 2000;82(6):809-813.

[8] Jeon IH, Micic ID, Yamamoto N, et al. Osborne-cotterill lesion: an osseous defect of the capitellum associated with instability of the elbow. AJR Am Roentgenol 2008;191(3):727-729.

[9] Kalainov DM, Cohen MS. Posterolateral rotatory instability of the elbow in association with lateral epicondylitis: a report of three cases. J Bone Joint Surg Am 2005;87(5):1120-1125.

[10] Nestor BJ, O'Driscoll SW, Morrey BF. Ligamentous reconstruction for posterolateral rotatory instability of the elbow. J Bone Joint Surg Am 1992;74(8):1235-1241.

[11] O'Driscoll SW, Bell DF, Morrey BF. Posterolateral rotatory instability of the elbow. J Bone Joint Surg Am 1991;73(3):440-446.

[12] O'Driscoll SW, Spinner RJ, McKee MD, et al. Tardy posterolateral rotatory instability of the elbow due to cubitus varus. J Bone Joint Surg Am 2001;83-A(9):1358-1369.

第64章 肘关节尺侧副韧带重建

Ulnar Collateral Ligament Reconstruction of the Elbow

Sameer Nagda and Michael Ciccotti

定义

- 尺侧副韧带(UCL)是肘关节内侧的主要稳定结构。对于过顶活动的运动员该韧带撕裂可致疼痛和功能障碍。当需要重建该韧带时,往往重建的是其前束。

解剖

- UCL起自肱骨内上髁前下,止于尺骨近端的高耸结节。
- 该韧带分为前束、后束和横束(图1)。
- 在屈肘20°～120°范围前束起到对抗外翻应力的主要作用,并且前束和后束在屈伸过程中交互收紧。

病理机制

- 施加在肘关节的外翻应力产生UCL损伤。这种损伤可见于跌倒手伸展位支撑。最常见的是过顶活动的运动员,运动时重复性的外翻应力导致UCL损伤。
- 常见于棒球、标枪和排球运动,但也可见于如橄榄球、摔跤和网球等多种运动。

自然病程

- UCL损伤可瞬时起病伴发疼痛,也可进行性起病。
- 如果患者损伤的韧带不再重复受应力刺激,且不伴有关节不稳,那么非手术治疗很有可能康复。
- 如果是从事外翻应力运动的运动员希望持续其运动生涯,则往往需要重建手术。

病史和体格检查

- 患者会抱怨肘关节内侧疼痛。如果存在持续性尺神经激惹,则可能合并有麻木和(或)刺疼感。
- 患者会描述在偶然一次的外翻应力下感觉到肘关节砰的一下,比如在投掷棒球或标枪时。另外一种是进行性起病,可在几天或几周内肘关节内侧不适症状逐渐加重。
- 单纯UCL损伤患者极少会有关节不稳定的主诉。除非合并有屈肌-旋前肌群(FPM)损伤或者尺神经损伤,否则患者不会表述无力症状。
- 除了之前讲述的详尽的肘关节基本查体,像运动外翻应力试验和"挤奶"试验等激惹试验也可帮助诊断UCL撕裂。这些试验引发出沿UCL走行的疼痛提示UCL撕裂。
- "挤奶"试验是通过牵拉伤侧肢体的拇指而产生使肘关节外翻的应力,肩关节处于外展外旋位。

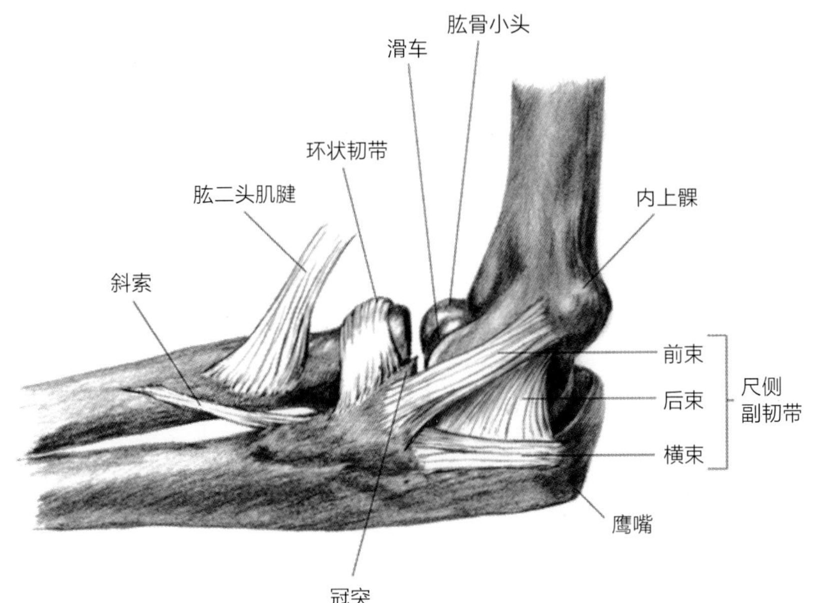

图1 肘关节内侧的解剖结构(重印已经下列人员和机构授权:Leversedge FJ, Goldfarb CA, Boyer MI. Pocketbook Manual of Hand and Upper Extremity Anatomy: Primus Manus. Philadelphia: Lippincott Williams & Wilkins, 2010)。

- 运动外翻试验姿势相同，只是在施加外翻应力时肘关节从屈肘30°位活动到屈肘120°。
- 直接的外翻应力检验也可引发疼痛。然而该检测极少能感受到关节的松弛。该方法应该在屈肘30°～60°时检测。
- 在肘关节慢性外翻伸直过度负荷时，鹰嘴后内侧的按压也可引发疼痛。
- 慢性持久的轻微不稳也可导致肘关节外侧压应力，导致肱桡关节过度承受压力。该区域也应按压检查疼痛或捻发感。

影像学和其他诊断性检查

- 最初的X线片有益于诊断，特别是年轻患者。这可显示韧带骨性撕脱、生长板骨折、鹰嘴后内侧骨赘以及肱骨小头剥脱性骨软骨炎。已发育成熟的投掷运动员X线片检查经常显示钙化和(或)骨赘征象。应力位片有益于发现存在明显肘关节不稳者。
- 关节内对照或不对照的MRI也是影像学检查的可选项。
- MRI常会显示T字征，提示UCL存在损伤(图2)。如患者无法完成MRI检查，关节造影CT检测也可用以诊断UCL损伤。
- 近来有建议应用应力位超声检测作为MRI/MRA的补充检测，尤其是在临床症状表现较轻的运动员，MRI/MRA检测为部分损伤，保守治疗失败或UCL重建后再次损伤时等情况下应用[2](图3)。

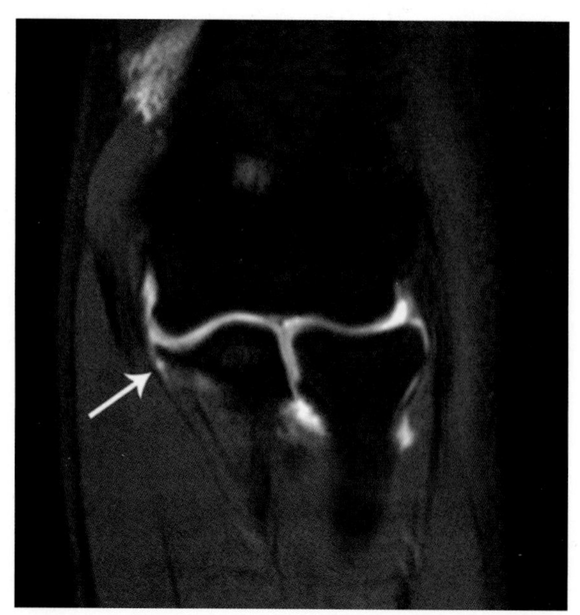

图2　MRI显示T字征（箭头）。

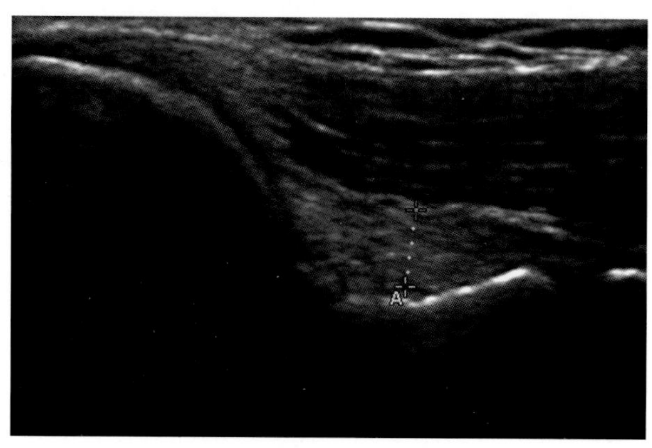

图3　超声显示尺侧副韧带。

鉴别诊断

- FPM损伤/内上髁炎。
- 内上髁骨折。
- 尺神经炎。
- 尺骨应力骨折。

非手术治疗

- 非手术治疗包括休息、口服非甾体抗炎药(NSAIDs)以及与运动员各种运动相关的专项康复训练，注重于加强肩关节和肩胛区的力量训练。
- 如果症状耐受，不参与过顶运动的运动员可在铰链式支具保护下回归运动。
- 从事过顶活动的运动员常需要3～6周的休息，同时配合进行下肢、躯干以及肩关节力量活动度训练。一旦无痛状态下恢复了伤前的力量和活动度，就可以启动投掷训练计划。该计划包括投掷距离增加到180～200 ft；棒球投手加力投出快球，而后进行低速快球。非手术疗程可能需要8～12周才能回归运动。
- 非手术治疗对于过顶运动的投掷运动员有高的成功率。Dodson等[6]注意到，职业橄榄球运动员，特别是四分卫，经非手术治疗有很高概率可以回归职业运动。
- Podesta及其同事[12]短期随访发现富血小板血浆(PRP)治疗UCL部分损伤后，88%的运动员回归了竞技项目。

手术治疗

- 非手术治疗失败的运动员可考虑手术治疗。
- 手术治疗包括UCL韧带前束重建。最常选用自体掌长肌腱。也可选择自体对侧的腘绳肌腱、跖肌腱，或跟腱内侧部移植。最近也有报道用异体肌腱重建也可取得好的疗效[14]。

术前计划

- 术前计划应包括评估患者掌长肌腱是否可用。如果不可用，与患者探讨替代方案。85%的人类存在掌长肌肌腱。
- 存在尺神经症状的患者在UCL重建时应评估是否需要做神经松解或神经转位。也应确认是否存在尺神经半脱位并考虑手术治疗。
- 并发的关节内病损，如游离体，可在韧带重建时予关节镜处理。
- 急性损伤的患者在接受手术前应评估恢复完全活动度的可能。

体位

- 患者仰卧位，配置搁手台。如需行关节镜处理，则先置于关节镜所需的体位，之后再转换成仰卧位。
- 无菌或非无菌的止血带均可。
- 如果采用腘绳肌腱、跖肌腱或跟腱内侧束自体移植，对侧下肢也要做好消毒铺巾并安置好非无菌止血带。

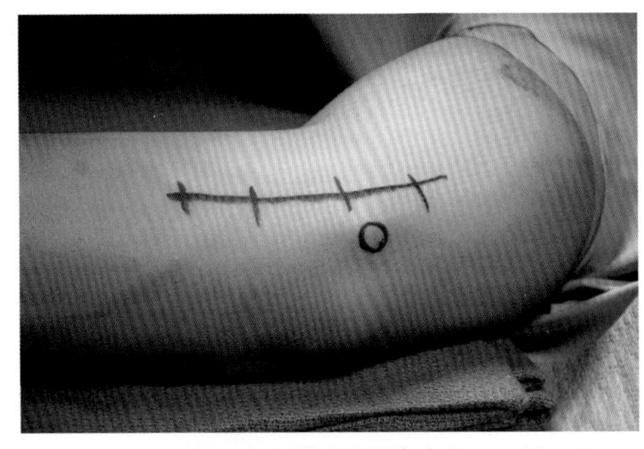

图4 切口以内上髁为中心。

入路

- 手术入路包括以内上髁为中心的标准内侧切口(图4)。Jobe等[11]最初描述的手术包括FPM翻转和尺神经转位。
- 最近提出了劈开FPM的改良术式和尺神经转位[15]。
- 常用的技术包括Jobe 8字技术和对接技术。生物力学评估显示，与未修复比较，两种技术提供了外翻稳定性[3]。

Jobe 8字重建技术

- 以内上髁为中心做内侧延展入路。
- 确认并保护前臂内侧皮神经的皮支(技术图1A)。
- 确认内上髁、尺神经以及附在FPM上的筋膜，内上髁以远2～3 cm可触及尺骨近端的高耸结节。
- 确认FPM中后1/3的缝际，从中劈裂自内上髁向远端沿纤维束方向翻转，跨过高耸结节(技术图1B)。
- 用骨膜剥离器做钝性剥离，显露韧带组织(技术图1C)。
- 一旦确认内上髁下缘与高耸结节之间的韧带组织，即可沿其纤维束剖开。此步骤用以显露关节。可施加外翻应力观察关节间隙以评估韧带的完整性(技术图1D)。
- 显露内上髁下缘的韧带起点及其前内侧区域以便骨隧道钻孔。
- 锐性剥离显露高耸结节的前后面(技术图1E)。必须暴露足够的区域使骨隧道间有足够的骨量，以避免发生骨折。理想状态下，尺骨骨隧道间应至少有8～10 mm的距离。
- 一旦完成显露且确认韧带松弛，则完成钻孔，获取移植韧带。
- 用3.5 mm钻头在离关节面5～7 mm于高耸结节的前后钻孔，形成10 mm宽的骨桥，孔道汇合点正位于高耸结节下(技术图1F)。隧道间骨桥骨折应尽量避免。
- 隧道钻孔完成后用刮勺确保隧道通畅。不充分的隧道准备会导致移植韧带通过困难。
- 弧形的过线器可用以帮助缝线通过隧道。从后往前通过线圈，线圈可用以确定肱骨侧隧道的等长点(技术图1G)。
- 肱骨侧隧道用4.5 mm钻头于内上髁基底与尖部之间，即韧带起点中部逆向钻孔(技术图1H)。钻孔深度10～15 mm。注意勿造成肱骨侧骨折或隧道后壁穿出。
- 于FPM前中1/3劈开暴露内上髁的上方表面。用3.5 mm钻头在内上髁的前和内侧顺行钻孔，汇合于大的4.5 mm隧道(技术图1I)。

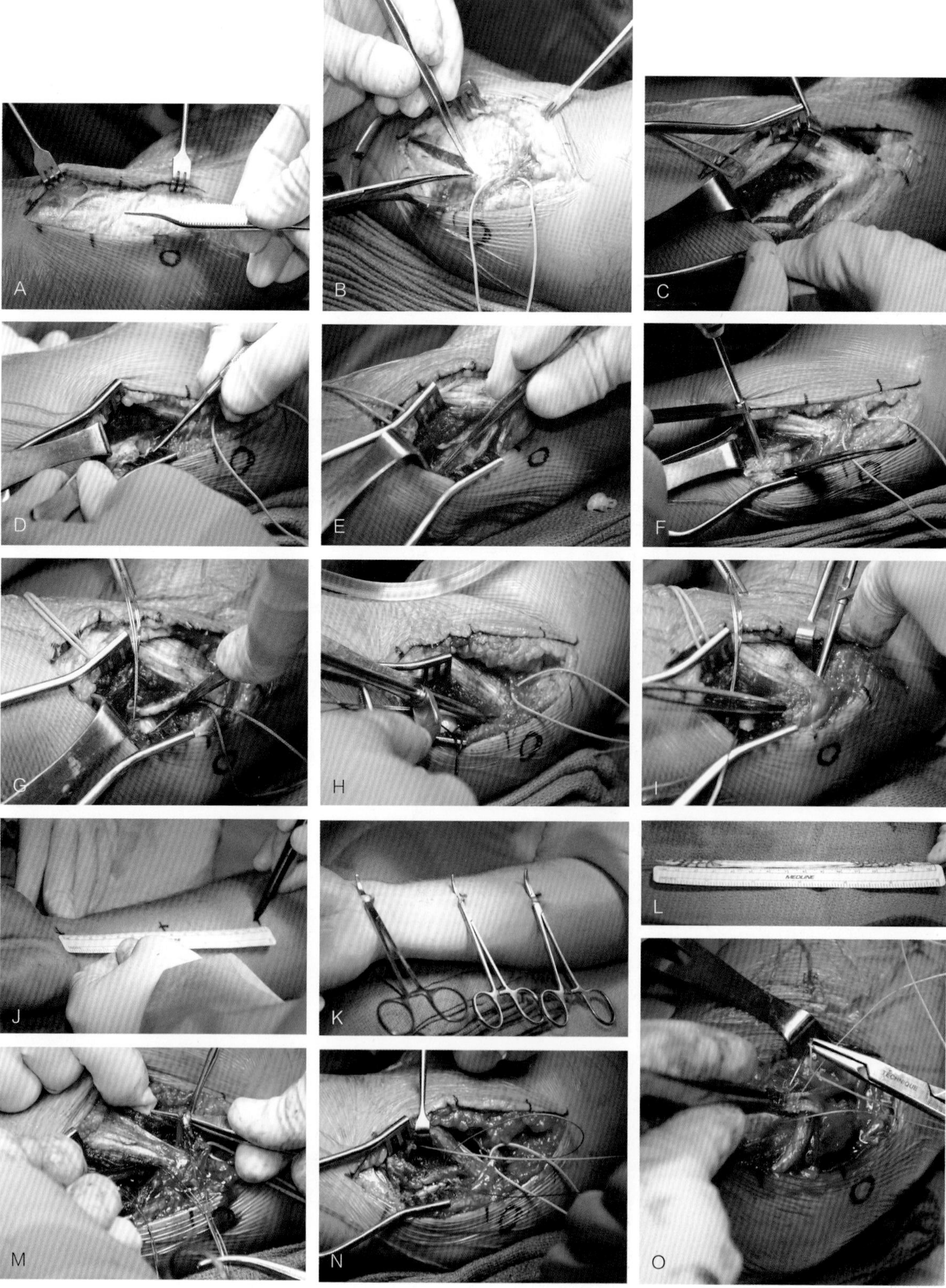

技术图1　A.（左，右）UCL重建的Jobe技术和对接技术。B. 已确认前臂内侧皮神经的切口。C. 劈开FPM。D. 钝性分离暴露UCL。E. 显露高耸结节备钻孔。F. 尺骨隧道钻孔。电钻准备钻前方隧道时，注意将镊子置于后方隧道。G. 穿过尺骨隧道的缝线指向肱骨侧开口。H. 4.5 mm的肱骨隧道钻孔。I. 劈开FPM显露肱骨内上髁浅层表面以备钻孔。J. 测量所要切取的掌长肌腱长度。K. 获取掌长肌腱。L. 移植肌腱的准备。M. 移植肌腱穿过隧道准备固定。N. 移植肌腱相互缝合并缝合在原肌腱残端。O. 尺神经前置，用筋膜悬吊。

- 用刮勺刮通连接隧道。Vicryl缝线反方向穿入隧道，一端位于肱骨侧韧带起点，另一端位于前方隧道的开口。
- 为通过移植韧带，此时隧道内应有三根线。
- 用三个约1 cm长的横行切口切取掌长肌腱。先于腕横纹水平做远侧切口。确认紧贴皮下的肌腱后，将一止血钳置于肌腱下用以把肌腱拉向远端。这样很容易确认位于皮下的肌腱位置。
- 第二个切口位于远端切口近侧的6～8 cm，一旦确认此处肌腱，置一止血钳于肌腱下以方便牵拉肌腱。第三个切口位于腕横纹近侧15 cm肌性和腱性部分的交界处（技术图1J）。
- 完成三个切口并确认肌腱后，先从远端切断掌长肌腱，依次从切口拉出，直至肌腱完整地从最近侧切口拉出（技术图1K）。整个掌长肌腱应不短于15 cm。
- 确认后从肌腱的最近侧部分切断，去除肌性部分。
- 用2号缝线缝合标记肌腱的两头以便移植时通过。注意勿使肌腱两头缝成球形膨大（技术图1L）。
- 然后将移植肌腱向近侧牵入4.5 mm的肱骨远端隧道，从内侧3.5 mm的骨隧道口拉出，再通过邻近的3.5 mm的前方隧道拉入4.5 mm的肱骨远端隧道，形成一个8字形韧带环。
- 韧带出肱骨的后支应绕过上方进入前方的尺骨隧道。然后该支穿出尺骨后方隧道完成一个完整的8字环（技术图1M）。
- 拉紧移植韧带两头，保持张力。肘关节应保持在屈肘45°～60°，助手维持内翻应力进行后续操作。
- 移植韧带缝合前先关闭供区切口。
- 移植韧带之间先用不可吸收缝线一针一线多针缝合。
- 原残留的韧带组织再缝合于重建韧带之上，以为重建组织增加更多胶原组织（技术图1N）。
- 操作过程中尺神经是看不到的。如要神经转位，尺神经则需在手术操作之初就完成确认和游离松解。
- 最为常用的转位即为皮下前置，可避免FPM翻转的操作。尺神经自近侧游离向远端直至尺侧腕屈肌的运动支。然后神经移位内上髁前方，用可吸收缝线将神经松弛地安置于皮下囊袋中（技术图1O）。
- 可吸收线缝合劈开的FPM。
- 皮肤皮下予可吸收线缝合，并于屈肘90°位、前臂中立位用包腕的静态支具固定。

对接技术

- 还有几种手术技术采用同样的手术暴露，但移植韧带的通过和固定方式不同。
- 对接技术使用同样的尺骨骨隧道，但仅有一个近侧的肱骨骨隧道。这也是常用技术。
- 完成尺骨和逆向肱骨骨隧道钻孔后，通过FPM劈开显露的前方区域，用2 mm钻头从内上髁的上方和前方钻小孔以保证缝线通过。小孔间的骨桥距离不小于8～10 mm。
- 两个近侧的小孔同样汇合到之前钻好的肱骨隧道。缝线或钢丝从近侧小孔顺行穿入，远侧的肱骨隧道口穿出。隧道过线应分开，避免交叉。两根过线的一端从远端的隧道穿出。
- 准备移植韧带的方式与8字技术略有不同。2号不可吸收缝线Krackow法编织肌腱一头，另一头用临时缝线标记。
- 移植韧带先穿过尺骨隧道（技术图2A）。不可吸收缝线一头先带入肱骨隧道内，缝线从一肱骨小孔拉出。
- 拉紧移植韧带，然后将另一支修剪合适的长度，而且粗细合适拉入肱骨隧道没有松弛。肱骨隧道应有10～15 mm的长度。
- 第二根不可吸收缝线Krackow法编织肌腱另一头约1 cm。缝线头穿过肱骨隧道从另一个2 mm的小孔拉出，将韧带泊入肱骨隧道尽头并收紧，拉出两个小孔的线头跨越骨桥相互打结。
- 移植韧带自肱骨到尺骨并折回形成环路（技术图2B）。移植韧带缝线系紧后，韧带的两支缝合在一起增加韧带的张力。所有操作应在内翻应力下完成。
- 如前所述缝合切口。

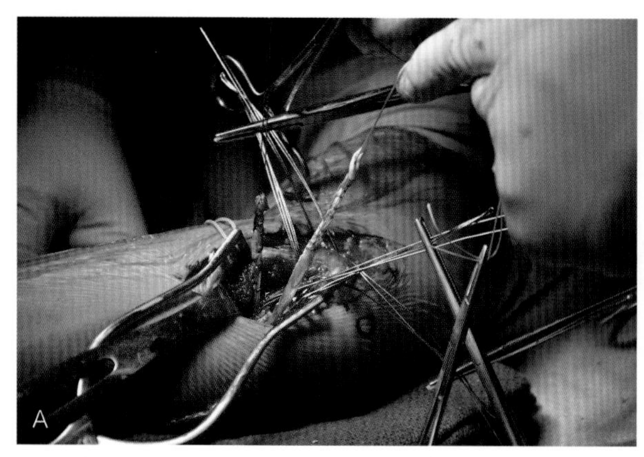

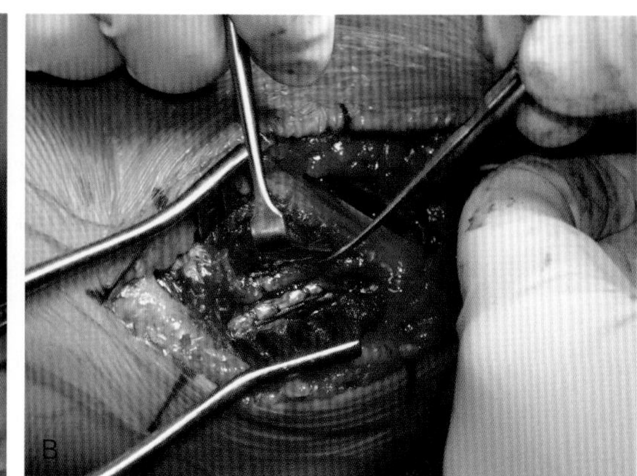

技术图2 A. 移植肌腱穿过尺骨隧道。B. 移植肌腱对接。

其他技术

- 也有报道其他修复技术，如界面螺钉或缝线内植物。其中一种DANE技术，尺骨侧用界面螺钉，肱骨侧用对接技术。该技术也可取得良好结果[5]。

要点与失误防范

移植韧带通过困难	• 应清理骨隧道内会妨碍通过隧道的骨屑和突出骨块。另外，移植韧带两端避免过大，缝线编织应谨慎以免韧带过度增粗。矿物油可帮助韧带通过
骨桥骨折	• 应留有备用方案。术中应尽量避免，但若发生，界面螺钉或EndoButton方法可以挽救韧带重建
应用腘绳肌腱	• 不像掌长肌腱移植，腘绳肌腱更厚应修薄以方便通过隧道
留意神经损伤	• 显露过程应确认前臂内侧皮神经，于手术全程和关闭切口时予以保护，避免形成连续性神经瘤 • 尺骨后方隧道钻孔时留心尺神经近侧，以免术后有尺神经损伤症状

术后处理

- 术后患者予以后托固定7～10天。
- 之后在铰链式支具保护下逐渐进行肘关节屈伸训练，4～6周达到完全活动度。
- 6～12周开始进行轻度的力量训练。同时留意下肢、躯干和肩关节的康复，尽力达到最佳力量与活动度恢复。
- 术后3个月后方可挥舞棒球棒、高尔夫球杆或球拍。投掷项目应延迟到术后4个月。投掷距离进行性加大，从<30 ft(9.1 m)逐渐增到180～200 ft(54.9～61.0 m)。投手在6～8个月开始投掷练习。
- 肘关节重复性外翻应力运动的过顶运动员完全康复需要12～18个月。
- 其他运动项目的运动员8～12个月能够完全恢复运动强度。

预后

- 绝大多数韧带重建的研究是关于棒球运动员。
- Jobe等[11]最初的研究报道显示有63%回归了运动。Conway等[4]第二篇报道显示68%的运动员能够恢复重建前的竞技水平。
- 近来一些研究评估改良的Jobe技术，这些改良包括劈开FPM入路和仅在需要时前置尺神经。Thompson及其同事[15]报道应用该技术优良率达到93%。
- Cain及其同事[1]回顾了743名随访至少2年的运动员，发现83%返回了同等或更高级别的运动水平。

- Rohrbough及其同事[13]和Dodson等[7]评估了对接技术，有90%～92%的运动员回到原有或更高的运动水平。
- Savoie[14]报道了用异体韧带重建UCL的病例系列，有83%运动员回到原有或更高的运动水平。
- Vitale和Ahmad[16]系统回顾了UCL重建的研究，发现总体83%的患者有优良的结果，总体并发症发生率为10%。
- 与好的结果相关的因素是采用劈开肌肉的入路替代翻转FPM的入路。另外仅在需要时做尺神经前置也是相关因素[16]。
- 针对职业棒球投手的研究发现有82%～83%运动员回归职业运动[8,9]。投球速度没有明显降低[10]。
- 不参与重复性过顶活动的运动员非手术治疗有较高概率回归之前运动能力。
- 合并有FPM、尺神经及关节内结构损伤时，回归损伤前运动水平的可能性就会降低。

并发症

- 肘关节僵硬可发生在任何肘关节手术。进行性肘关节活动度练习应在术后第一个四周开始。若活动度受限，非甾体抗炎药可减轻局部炎症，帮助恢复活动度。困难患者可应用动态支具帮助康复。
- 术中可能发生尺神经损伤，当牵离高耸结节区域时，留意勿给神经施以过多压力。如果术前尺神经已被激惹，则术后出现神经症状的可能性会增大。
- 可能出现前臂内侧皮神经损伤。连续性神经瘤形成会导致肘关节内侧疼痛，过顶运动员可能会持续性疼痛。
- 未诊断出的关节内病损能引起持续性症状。术前的MRI或诊断性关节造影可减少这种情况的发生。
- Cain及其同事[1]在其报道的系列中有20%并发症发生率。仅4%被认为是主要并发症。

（丁坚 译，张伟 审校）

参考文献

[1] Cain EL Jr, Andrews JR, Dugas JR, et al. Outcome of ulnar collateral ligament reconstruction of the elbow in 1281 athletes: results in 743 athletes with minimum 2-year follow-up. Am J Sports Med 2010;38:2426-2434.

[2] Ciccotti MG, Atanda A Jr, Nazarian LN, et al. Stress sonography of the ulnar collateral ligament of the elbow in professional baseball pitchers: a 10-year study. Am J Sports Med 2014;42(3):544-551.

[3] Ciccotti MG, Siegler S, Kuri JA II, et al. Comparison of the biomechanical profile of the intact ulnar collateral ligament with the modified Jobe and the Docking reconstructed elbow: an in vitro study. Am J Sports Med 2009;37:974-981.

[4] Conway JE, Jobe FW, Glousman RE, et al. Medial instability of the elbow in throwing athletes. Treatment by repair or reconstruction of the ulnar collateral ligament. J Bone Joint Surg Am 1992;74:67-83.

[5] Dines JS, ElAttrache NS, Conway JE, et al. Clinical outcomes of the DANE TJ technique to treat ulnar collateral ligament insufficiency of the elbow. Am J Sports Med 2007;35:2039-2044.

[6] Dodson CC, Slenker N, Cohen SB, et al. Ulnar collateral ligament injuries of the elbow in professional football quarterbacks. J Shoulder Elbow Surg 2010;19:1276-1280.

[7] Dodson CC, Thomas A, Dines JS, et al. Medial ulnar collateral ligament reconstruction of the elbow in throwing athletes. Am J Sports Med 2006;34:1926-1932.

[8] Erickson BJ, Gupta AK, Harris JD, et al. Rate of return to pitching and performance after Tommy John Surgery in Major League Baseball pitchers. Am J Sports Med 2014;42(3):536-543.

[9] Gibson BW, Webner D, Huffman GR, et al. Ulnar collateral ligament reconstruction in major league baseball pitchers. Am J Sports Med 2007;35:575-581.

[10] Jiang JJ, Leland JM. Analysis of pitching velocity in major league baseball players before and after ulnar collateral ligament reconstruction. Am J Sports Med 2014;42(4):880-885.

[11] Jobe FW, Stark H, Lombardo SJ. Reconstruction of the ulnar collateral ligament in athletes. J Bone Joint Surg Am 1986;68:1158-1163.

[12] Podesta L, Crow SA, Volkmer D, et al. Treatment of partial ulnar collateral ligament tears in the elbow with platelet-rich-plasma. Am J Sports Med 2013;41:1689-1694.

[13] Rohrbough JT, Altchek DW, Hyman J, et al. Medial collateral ligament reconstruction of the elbow using the docking technique. Am J Sports Med 2002;30:541-548.

[14] Savoie FH III, Morgan C, Yaste J, et al. Medial ulnar collateral ligament reconstruction using hamstring allograft in overhead throwing athletes. J Bone Joint Surg Am 2013;95:1062-1066.

[15] Thompson WH, Jobe FW, Yocum LA, et al. Ulnar collateral ligament reconstruction in athletes: muscle-splitting approach without transposition of the ulnar nerve. J Shoulder Elbow Surg 2001;10:152-157.

[16] Vitale MA, Ahmad CS. The outcome of elbow ulnar collateral ligament reconstruction in overhead athletes: a systematic review. Am J Sports Med 2008;36:1193-1205.

第65章 肘关节外翻伸直过度负荷的关节镜治疗

Arthroscopic Treatment of Valgus Extension Overload

Jonathan H. Capelle and Larry D. Field

定义

- 肘关节外翻伸直过度负荷（VEO）常见于过顶投掷的运动员，其内侧间室牵张，外侧间室压缩，后间室撞击[5,7]。

解剖

- 肘关节的骨性结构在屈肘＜20°和＞120°时是对抗内外翻的主要稳定结构。
  - 在20°～120°范围内，即大多数体育活动的运动范围，软组织成为主要的稳定结构。
- 尺侧副韧带（UCL）是限制外翻的主要结构。
  - UCL包括前束、后束和横束。
  - 前束进一步细分为前部和后部条索，二者之间有互补的功能（图1）。
- UCL强度不足可以较为轻微，研究显示切断UCL前束可分不同的三度损伤[3]。

发病机制

- 典型的VEO发生于重复过顶活动的运动员，最为常见的是棒球运动的投手。重复的投掷活动的动能很大一部分为肘关节外翻应力。导致的微创伤和不完全的修复可引起UCL变得纤弱。
- UCL失效导致肘关节异常的外翻运动，从而影响肘后关节高限制性的运动机制。
- 这可导致尺骨鹰嘴后内侧与对应的鹰嘴窝部位之间的撞击。
- 慢性的骨性撞击可导致软骨损伤，以及后间室的骨赘形成和游离体（图2）[2]。

自然病程

- 迄今为止还未有研究报道该疾病的自然病程。
- 一般认为慢性撞击和VEO可导致尺骨鹰嘴后内侧骨赘形成，继而引起尺神经的激惹、丧失伸肘活动度以及肘后间室的关节炎。

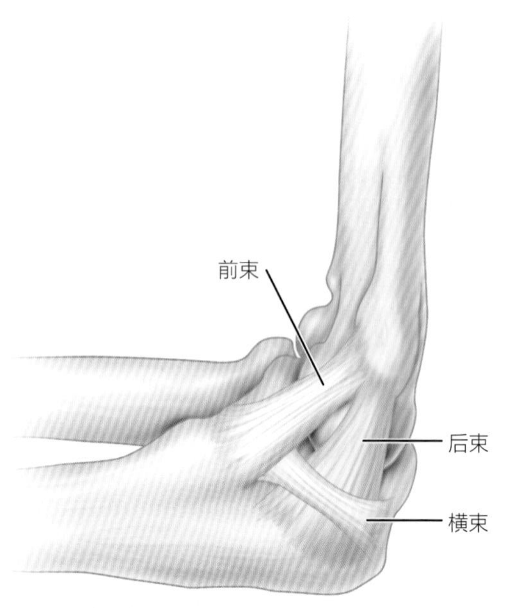

图1 UCL由3部分组成：前束、后束和横束。前束可以再分为前部和后部。

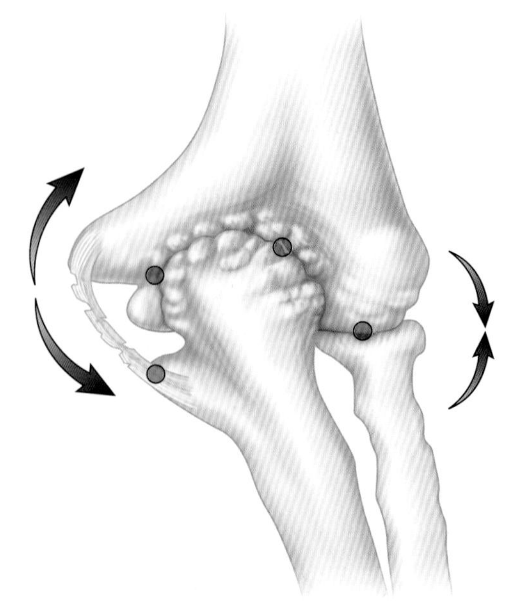

图2 VEO。内侧间室牵张外侧间室加压并伴随UCL变弱，最终导致尺骨鹰嘴内后侧的撞击。

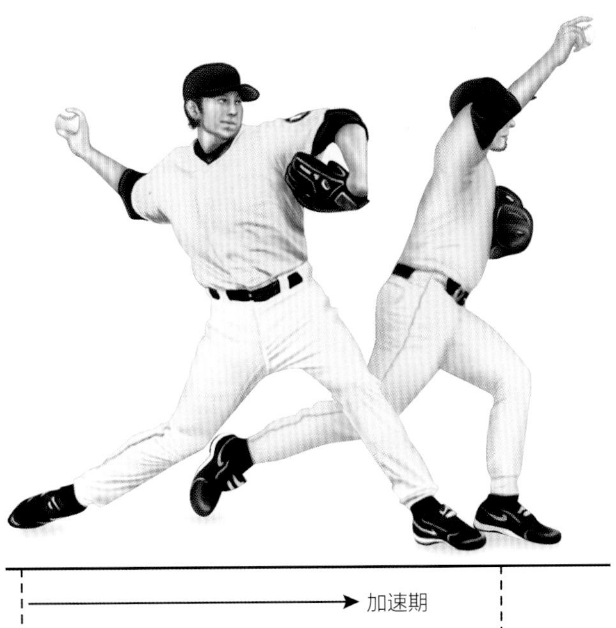

图3 投掷运动员承受VEO常常会主诉在投掷过程的加速期和后续期疼痛。

病史和体格检查

- 患者常会抱怨伸肘受限，并且肘后和后内侧疼痛。
- 投手会反映投球的控制和(或)速度降低，以及投球加速后期和随球阶段的早期有疼痛感(图3)。
- VEO的体格检查应包括下列内容：
  - VEO试验：操作者使患者模拟投掷过程引发撞击，再现肘后疼痛症状。
  - 外翻应力试验：施加肘关节外翻应力后肘内侧间隙增大，并失去外翻终止点，或者UCL强度较弱引发的疼痛。
  - 挤奶试验：该试验引发疼痛、恐惧感，或者不稳，提示UCL强度不足。
  - 尺骨鹰嘴后侧撞击。
  - 肘关节活动度：可显示有游离体，软骨软化，或者骨赘形成；屈曲挛缩提示既有可能骨赘撞击，又有可能前方关节囊挛缩。
- 肘关节检查也应评估引起肘内侧问题的其他原因，例如单纯的UCL损伤、尺神经病损、肱骨内上髁炎以及屈肌旋前圆肌断裂等。

影像学和其他诊断性检查

- X线片的正侧位可显示尺骨鹰嘴后侧骨赘(图4A)。
  - 一些研究者也建议拍摄尺骨鹰嘴轴位片(图4B)。
- 由于X线片无法确认软骨损伤、软组织损伤及常被低估的游离体形成，MRI和CT也常用以诊断。
  - 存在UCL潜在撕裂时MRI也是重要的检测手段(图4C)。

鉴别诊断

- 单纯UCL损伤。
- 内上髁炎。
- 屈肌-旋前圆肌断裂。
- 尺神经病损。

非手术治疗

- 在建议手术前，患者应行3～6个月的保守治疗。
- 这一期间的治疗目标是无痛的完全活动幅度，查体无疼痛和压痛，及满意的肌肉力量、体力和耐力。
- 早期的保守治疗是休息1～3周，以使滑膜炎或其他炎症消退。
- 接着开始腕肘屈伸肌肉的拉伸和力量训练。

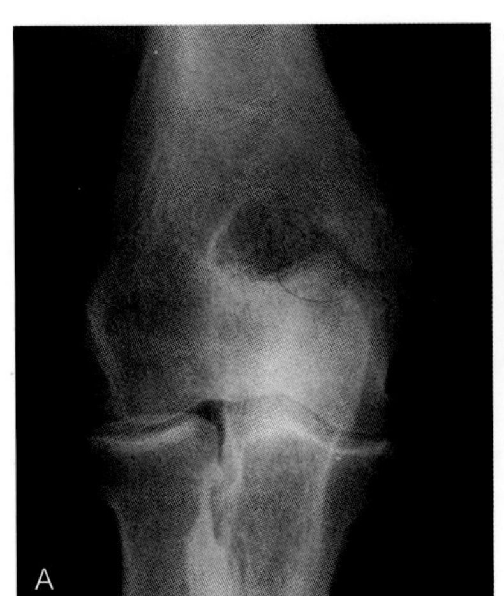

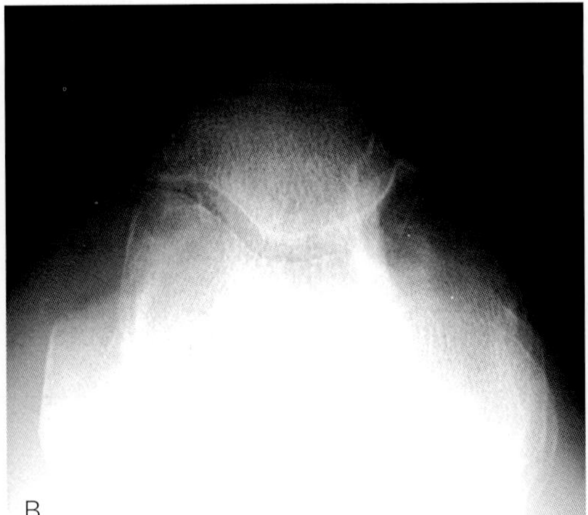

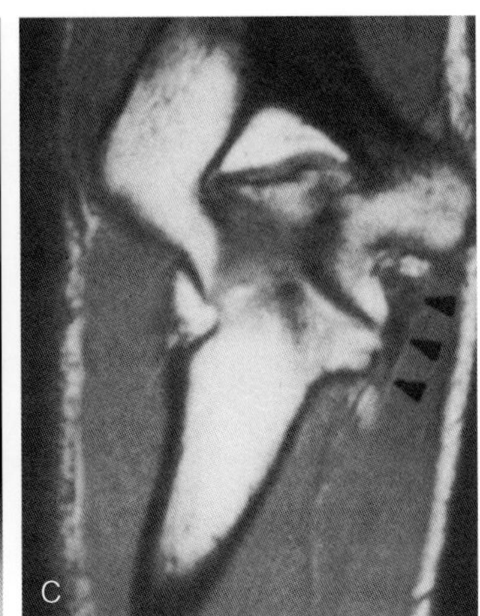

图4 A、B. 正位（A）和尺骨鹰嘴轴位（B）X线片显示沿尺骨鹰嘴后内侧的骨赘。C. 冠状面MRI显示UCL损伤。

- 最后开始间歇性的投掷项目训练。

手术治疗

- 肘关节镜的禁忌证包括严重的骨性或纤维性关节强直，之前的手术破坏了关节原有的解剖结构，如做过尺神经前置术。

术前计划

- 彻底详尽的病史了解对肘关节镜的术前计划极为重要。
- 术者应确认尺神经位于尺神经沟内，且不能半脱位。
- 如考虑VEO，术者应评估外翻应力不稳。
- UCL失效性不稳存在时VEO治疗可能失败。

体位

- 笔者喜欢俯卧位完成关节镜，该体位可使肘关节稳定，且进入后间室较为便利。尤其是方便俯卧位下切除尺骨鹰嘴骨赘。
  - 另一常用的体位是侧卧位，肘关节屈曲90°，有着类似于俯卧位的解剖方向。
- 笔者常规使用充气止血带和上臂托架。
- 肘关节安置铺巾，托架应置于上臂的近侧，肘关节处于屈肘90°休息位，肘窝不要接触到托架(图5)。

入路

- 肘关节镜技术使开放性切除尺骨鹰嘴骨赘变得过时。但仍偶有一些情况需要开放式手术。
- 是否存在关节镜禁忌证是选择手术方式的关键因素。
- 当同时需要UCL重建、尺神经前置，或之前完成的尺神经前置需要探查时，可应用肘关节后内侧入路，同时完成后内侧骨赘的清理。

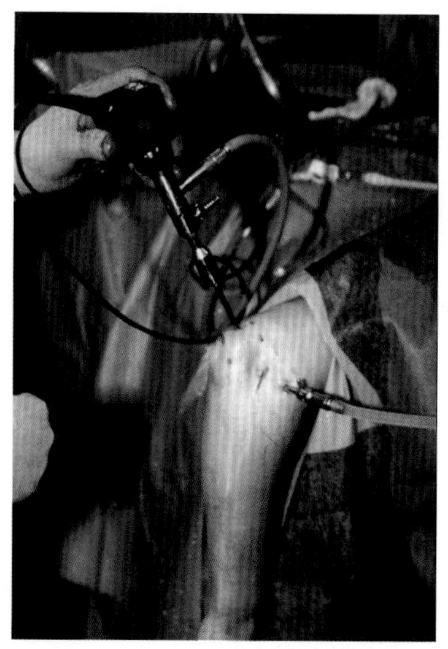

图5 俯卧位肘关节镜术中图片。

设备

- 由于局部麻醉使得术后运动和感觉神经检查困难，所以优先使用全麻。
- 需要准备标准的4.0 mm镜头、灌注泵、刨刀和打磨头等设施。
- 用得着的手控器械包括钝头套管针。
- 视频监视器置于患者对侧。

麻醉下检查

- 麻醉下检查十分必要，可感受伸直阻碍的特点和引发的原因。
- 骨性阻挡会有硬性和突然性停顿，并感受到骨性的撞击。前关节囊挛缩患者伸肘终末期常会有轻微软性的止点。
- 在屈伸活动弧内外翻不稳试验可帮助评估UCL的状态。

诊断性关节镜

- 标记出内上髁、外上髁和尺神经的轮廓。
- 术者确认尺神经位于尺神经沟内，且在屈伸活动时没有移位。
- 确认外侧的“软点”并于此点向关节内注入20 mL的生理盐水。通常关节囊充满时肘关节会有轻微的伸直。
- 诊断性肘关节镜必须包括彻底的探查和评估。
- 镜下必须完成外翻不稳试验，并记录内侧的稳定性(技术图1A、B)[4]。
  - 检查尺骨鹰嘴与鹰嘴窝时可能会显示鹰嘴后内侧的骨赘形成(技术图1C、D)。
- 应查看鹰嘴窝是否过度肥厚、软骨软化和骨赘形成。
- 通过系统的检查来确认并去除存在的游离体。

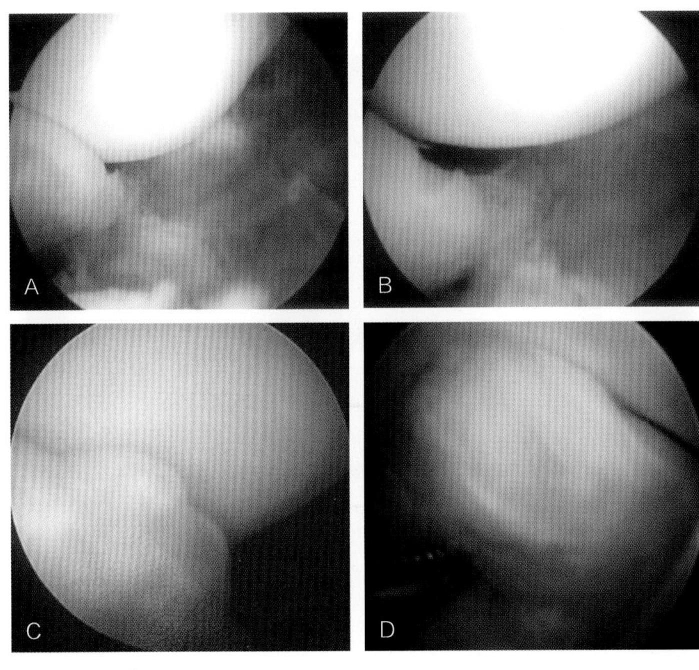

技术图1 A. 关节镜下外翻不稳试验显示肱尺关节明显张开。B. 观察到肱尺关节分离。C、D. 后内侧骨赘的关节镜下观。

尺骨鹰嘴后内侧骨赘的清理

- 首先通过后外侧入路建立观察入路。
- 建立一个直接的后方或劈三头肌入路，可探入电动切割器和打磨头切除后内侧骨赘(技术图2A、B)。
  - 注意避免切除正常的尺骨鹰嘴内侧部，以免术后增加UCL承担的应力。
  - 通常也要一并清理邻近的肱骨侧骨赘。
- 尺神经邻近尺骨鹰嘴内侧。内侧操作时尽量减少吸引器的使用，总是将打磨头套管一侧朝向尺神经(技术图2C)。

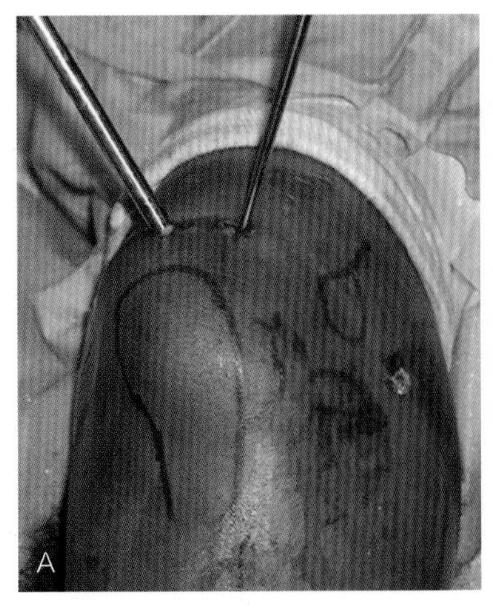

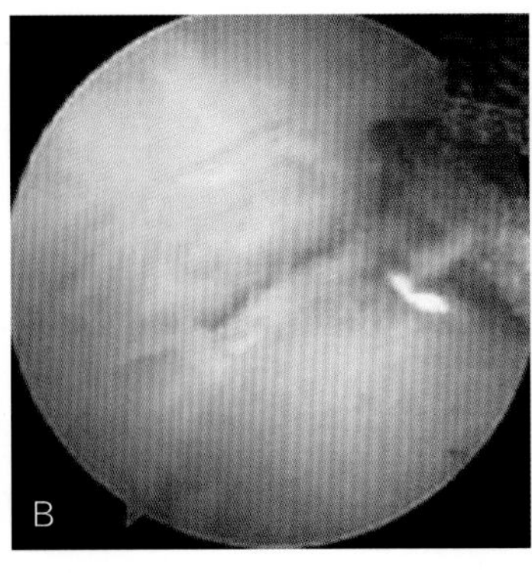

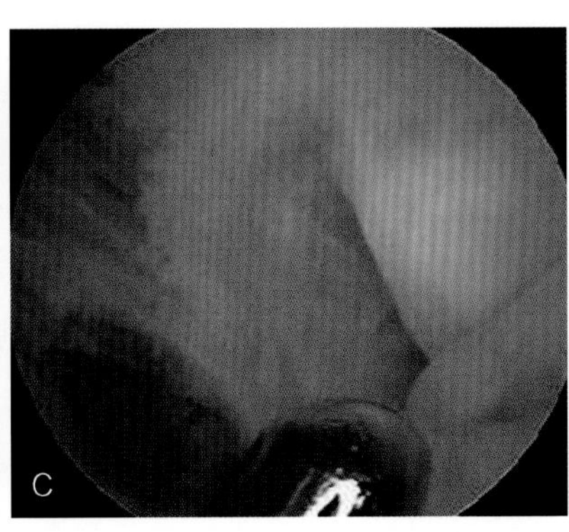

技术图2 A、B. 后侧间室切除尺骨鹰嘴骨赘。C. 用带保护套的打磨头切除后内侧骨赘。注意器械需要始终远离尺神经。

关节软骨的评估和治疗

- 清理完鹰嘴窝后，仔细查看关节软骨。
- 术者可选择微骨折、软骨成形或旷置等方式治疗软骨软化。

TECHNIQUES

加深鹰嘴窝

- 偶有患者鹰嘴窝过度肥厚，需要加深或开窗（技术图3）。
- 这一操作可在同一入路和器械条件下完成。
- 当切除完成，术者应再次评估肘关节伸直，以及镜下外翻不稳试验。

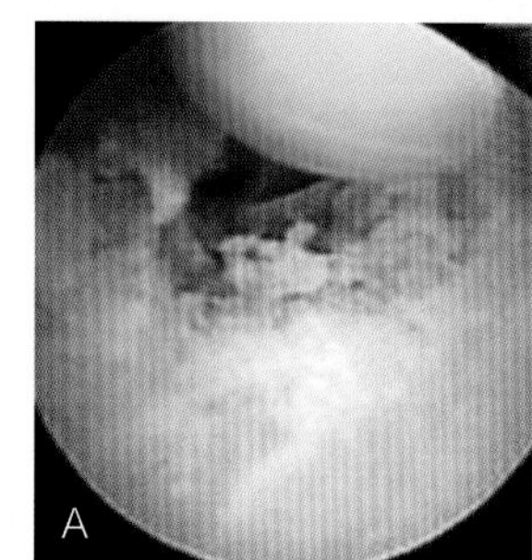

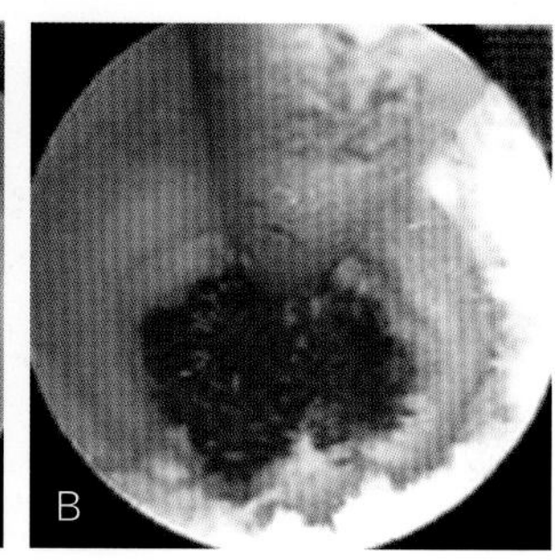

技术图3 A、B. 关节镜下鹰嘴窝成形中（A）和已完成鹰嘴窝成形（B）。

要点与失误防范

术前彻底的病史询问和体格检查	• 筛查出关节镜禁忌证可避免医源性神经损伤。如果尺神经定位或走向不能确定，术者不应再开内侧入路
镜下外翻应力试验	• 骨赘切除前后仔细的检查可防止对UCL不稳的忽视
电动套管切除器的使用	• 即使正确使用电动刨刀，仍有尺神经损伤的风险

术后处理

- VEO患者单纯实施骨赘切除可快速进入康复程序[6]。
- 术后开始的7～10天予颈腕吊带以增加患者的舒适。
- 一周后即可鼓励患者使用患肘参与正常日常生活，并可开始力量和活动度练习。
  - 笔者涵盖屈肌-旋前圆肌的力量训练，以增加动态外翻的稳定。
- 当已达无痛状态，患者可进阶到间歇性投掷项目训练。
  - 投掷项目一般于术后6周启动。
  - 期望术后康复3～4个月后投手可回归竞技性投球。

预后

- Wilson等[7]报道5例患者实施开放性双平面骨赘切除。其中1例患者由于严重的鹰嘴关节面软骨软化需要二次手术。
- Bartz等[1]报道了使用微小切口治疗24例棒球投手。其中19例完全消除了症状，并能够达到甚至超过术前的投球速度。而2例需要二次行UCL重建术。

并发症

- 迄今为止，还未有此诊断及疗法的并发症的报道。
- 使用刨刀清理内侧沟骨赘时需极度小心，骨赘近侧邻近尺神经。
- 未认识到UCL强度不足是已记录的二次手术原因。
  - 过度切除尺骨鹰嘴会使UCL承担的应力加大，并增加术后UCL失效的风险。
  - 通常在术后难以即刻诊断，只有当运动员无法重新达到投球的速度和控制时，这种表现才会变得明显。

（丁坚 译，张伟 审校）

参考文献

[1] Bartz RL, Lowe WR, Bryan WJ. Posterior elbow impingement. Oper Tech Sports Med 2001;9:245-252.

[2] Byram IR, Kim HM, Levine WN, et al. Elbow arthroscopic surgery update for sports medicine conditions. Am J Sports Med 2013;41:2191-2202.

[3] Callaway GH, Field LD, Deng XH, et al. Biomechanical evaluation of the medial collateral ligament of the elbow. J Bone Joint Surg Am 1997;79A:1223-1231.

[4] Field LD, Altchek DW. Evaluation of the arthroscopic valgus instability test of the elbow. Am J Sports Med 1996;24:177-181.

[5] Miller CD, Savoie FH. Valgus extension injuries of the elbow in the throwing athlete. J Am Acad Orthop Surg 1994;2:261-269.

[6] Wilk KE, Arrigo C. Current concepts in the rehabilitation of the athletic shoulder. J Orthop Sports Phys Ther 1993;18:365-378.

[7] Wilson FD, Andrews JR, Blackburn TA, et al. Valgus extension overload of the elbow. Am J Sports Med 1993;11:83-88.

第66章 肱骨髁上骨折和肱骨髁间骨折的切开复位内固定

Open Reduction and Internal Fixation of Supracondylar and Intercondylar Fractures

Joaquin Sanchez-Sotelo

病史和体格检查

- 肱骨远端骨折常见于两个群体：
  - 高能量损伤的年轻患者。
  - 骨量减少的老年患者。
- 肱骨髁上和髁间骨折的主要特点是骨折粉碎，从而增加了内固定的难度。除此之外，肱骨远端复杂的几何结构也增加了手术难度。
- 对病情初步评估的目的在于：
  - 了解骨折类型。
  - 明确外伤前患者是否已有肘关节疾病或不适。
  - 明确相关软组织损伤的程度（尤其是开放骨折）。
  - 明确是否伴随相关的骨骼肌肉或血管神经损伤。

影像学和其他诊断性检查

- 首先拍摄肘关节的正侧位X线片，仔细阅片，明确骨折线分布和骨折粉碎的范围及程度。同时，需要注意是否存在尺桡骨近端的骨折。
  - 由于肱骨远端几何外形复杂，骨折块重叠，因此单凭X线片难以全面了解骨折的类型（图1A、B）。
- CT扫描和三维重建很有必要，尤其对于一些比较复杂的病例。它有利于术者在固定时寻找特定的骨折块，从而有利于准确的骨折复位（图1C、D）。
- 术前于手术室麻醉下牵引位摄片也很有帮助，尤其是在术前缺乏CT的时候。

手术治疗

- 内固定是大部分肱骨远端骨折的治疗选择。
- 目前的内固定技术立足于以下几个方面：
  - 内固定的使用更注重改善肘关节的力学稳定性。
  - 关节周围预弯（解剖型）接骨板的使用。
  - 接骨板上锁定螺钉的使用。
- 对于合并既往肘关节疾病的老年患者，或是合并骨量减少的非常靠近关节面的粉碎骨折患者，可以考虑肘关节置换[12,14]。然而，即使是低位的通髁骨折内固定依然可以获得成功[18]。
- 内固定技术的应用目的是使肘关节整体达到足够的稳定性，从而可以使肘关节术后能在无辅助装置保护下立即活动，而无需担心骨折移位[15,16]。遵循以下原则，大多数肱骨远端骨折，即便骨折再复杂也能达到上述效果（图2）：
  - 用作内固定的接骨板如图使用，以达到肱骨远端骨

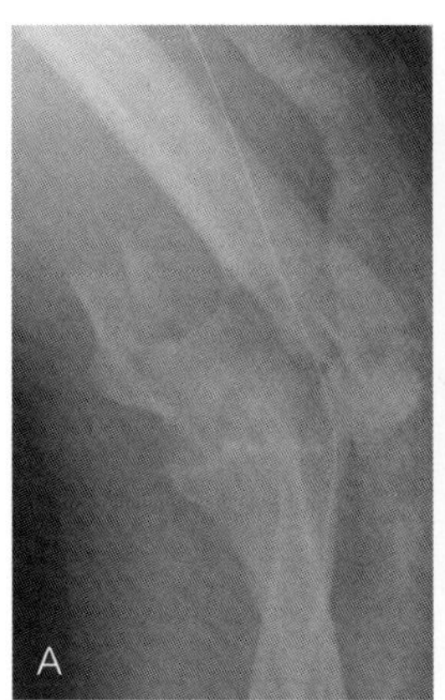
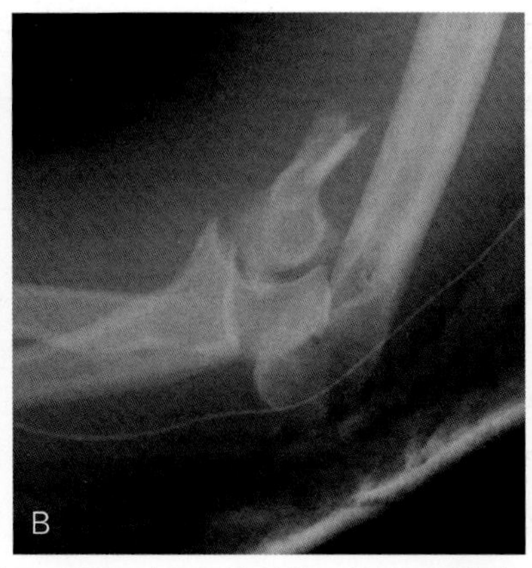
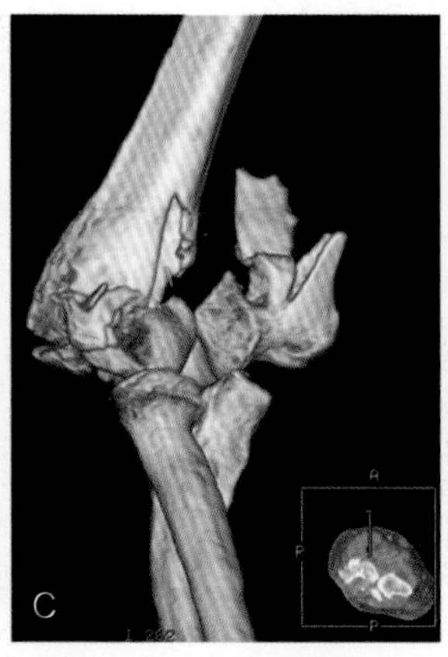
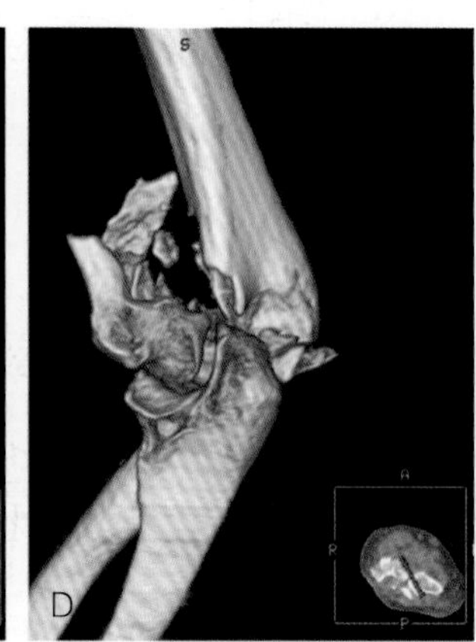

图1　A、B. 正侧位X线片显示累及肱骨远端关节面的肱骨髁间粉碎骨折，由于肱骨远端复杂的几何外形和粉碎性的骨折，以及骨折块的重叠，因此很难完全理解骨折的复杂程度。C、D. 应用CT扫描和三维重建面绘制有助于理解骨折的形态，并对手术中骨折块的位置和形态作出预判。

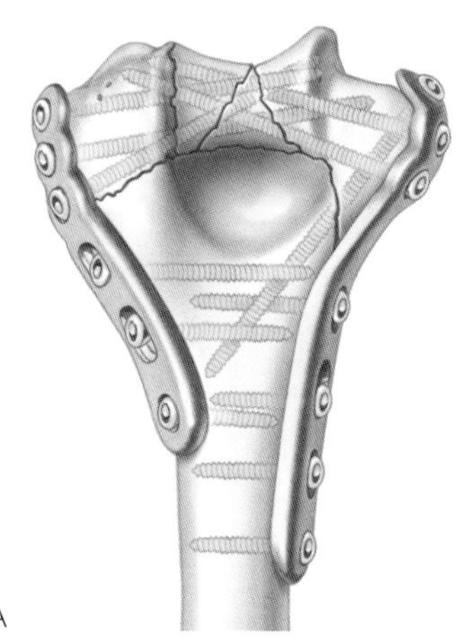

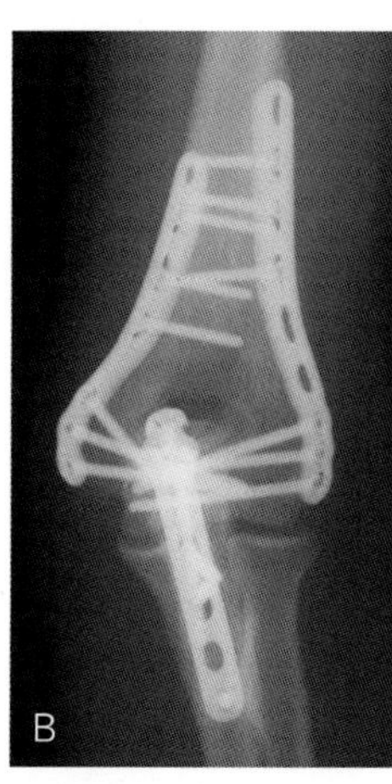

图2　A. 使用两块内外侧平行接骨板可以达到肱骨远端骨折块的最佳固定，增加肱骨髁上平面的稳定性。B. 术后肘关节正位X线片显示肱骨远端复杂骨折得到了解剖复位，并采用本章节所述原则和技术获得稳定的内固定。尺骨鹰嘴截骨后用接骨板做复位固定（图A版权：Mayo Clinic）。

折块的最佳固定。
- ○ 远端螺钉的固定提供了肱骨髁上平面的稳定性，要真正做到骨折块间的加压。

入路

- 充分的显露是获得满意复位和固定的前提。
- 对尺神经的处理目前尚存在争议：一些骨科医生习惯于使用尺神经皮下转位技术，而另外一部分医生更喜欢在手术最后将尺神经安置于其原解剖位置。无论如何进行处理，都会有一批患者在术后留有暂时或永久性的尺神经病变，大部分留有症状。这一点在术前告知患者是很重要的。
- 大部分骨折需要术中对伸肘装置做游离，可经尺骨鹰嘴截骨，肱三头肌翻转或肱三头肌劈开显露。
- 偶尔一些简单骨折可以经肱三头肌两侧显露并操作，而不需要干扰伸肘装置。
- 经尺骨鹰嘴截骨是大多数肱骨远端骨折内固定手术的首选入路[13]。
  - ○ 优点：
    - – 提供最佳的手术显露。
    - – 提供骨性愈合潜能，从而降低肱三头肌功能障碍的风险。
  - ○ 缺点：
    - – 并发症：骨折不愈合，关节内粘连。
    - – 内固定装置之后可能需要取出。
    - – 限制了术中转换为肘关节置换的可能性。
    - – 使肘肌失去活力。
    - – 尺骨近端无法作为复位和活动的参考标志。
- 经肱三头肌翻转和劈开入路[9]能够保留尺骨的完整性。
  - ○ 避免尺骨鹰嘴截骨相关的并发症。
  - ○ 便于术中改行全肘关节置换。
  - ○ 可利用尺骨近端作模板，评估肱骨远端关节面复位。
  - ○ 可以在骨折固定后评估肘关节伸直功能的不足，尤其对于需要干骺端缩短的骨折病例非常有用。
- 经肱三头肌双侧入路[1]。
  - ○ 目的和指征：
    - – 目的是为骨折固定提供合适的暴露，同时避免干扰伸肘装置。
    - – 该入路仅用于非常简单的骨折类型[如关节外或简单的肱骨远端关节内骨折（AO/OTA 分型的A型、C1型和C2型）]，或考虑行肘关节置换的骨折。
  - ○ 优点：
    - – 该入路避免了与伸肘装置相关的并发症。
    - – 术后无需支具保护。
    - – 减少了手术时间。
  - ○ 缺点：
    - – 该入路对肱骨远端关节面暴露有限。

手术入路

经尺骨鹰嘴截骨入路

- 楔形截骨提供了更好的稳定性（技术图1A）。
- 楔形截骨远端定点要位于尺骨鹰嘴关节面裸区的中央。
- 用电刀沿着截骨平面外侧缘分离肘肌。
  - ○ 或者，将肘肌在截骨远端附着部分游离，向近端尺骨附着部分翻转，从而减少肘肌的损伤[2]。
- 先用薄的摆据截骨；若使用厚的锯片会过度去除骨质，可能导致在截骨面固定时难以达到骨块间加压，从而导致鹰嘴截骨术后骨不愈合。
- 用骨刀完成截骨。
  - ○ 降低对尺骨近端和肱骨远端关节面软骨的损伤风险。
  - ○ 造成截骨面的相对不规则，增加了接骨面的交错，使之后复位更加准确。
- 截骨后牵开骨块暴露骨折区域（技术图1B）。
- 固定（技术图1C）。
  - ○ 一些生物力学研究发现，联合使用一枚7.3 mm的骨

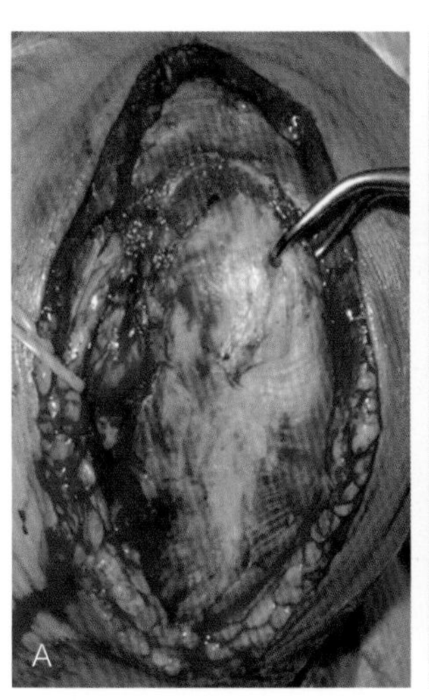

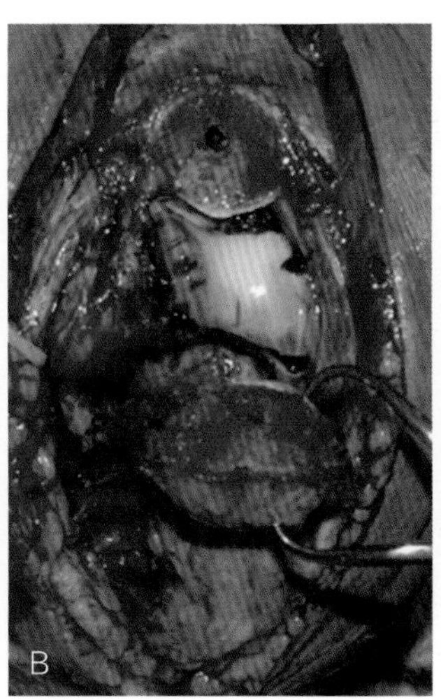

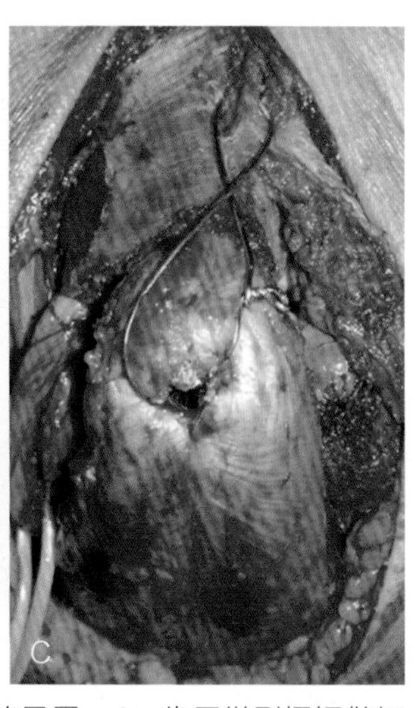

技术图1 经尺骨鹰嘴截骨入路提供了肱骨远端骨折固定的最佳显露。A. 先用微型摆锯做初步的楔形截骨，最后用骨刀凿断关节面。如果考虑截骨后用螺钉固定，则在截骨前要先钻孔并攻丝。B. 将截骨后近端骨块连同肱三头肌翻开，可以充分显露关节面和肱骨远端内外侧柱。C. 尺骨鹰嘴截骨后可以用一枚骨松质螺钉和张力带、克氏针和张力带，或接骨板固定。

松质螺钉和张力带要优于单独一枚螺钉或克氏针加张力带固定;而其他研究没有发现区别。

- ○ 笔者在治疗骨质较好的患者时,首选克氏针加张力带固定的方法,而在骨量缺少的患者中使用钢板固定。
- ○ 若计划用螺钉固定,截骨前要在尺骨上完成钻孔和攻丝。
- ○ 钢板固定可以改善固定效果,但是会增加切口并发症风险。
- ○ 目前有大量研究更加致力于发展远近端锁定的髓内固定装置,它结合了稳定性的优点和髓内固定的优点,可以减少切口并发症发生率和因疼痛导致的内固定取出率。

经肱三头肌翻转和劈开入路

- Bryan-Morrey经肱三头肌入路(技术图2)。
  - ○ 沿上臂内侧肌间隔和肱骨干后侧游离肱三头肌。
  - ○ 沿尺侧腕伸肌外侧切开前臂筋膜。
  - ○ 由内向外游离肱三头肌、前臂筋膜和肘肌,保持相互的连续性。
  - ○ 行此入路时需保护好内侧副韧带的前束和外侧尺副韧带,避免术后肘关节不稳定。
- Mayo改良的Kocher入路。
  - ○ 沿上臂外侧肌间隔与肱骨干后侧游离肱三头肌。
  - ○ 由外向内游离肱三头肌和肘肌,并保持两者的连续性。
  - ○ 与上文提到的一样,需保护好内侧副韧带的前束和外侧尺副韧带,避免术后肘关节不稳定。

肱三头肌双侧入路

- 肱三头肌由内外侧肌间隔进行分离。
- 外侧切口可以向前延伸至肘肌(技术图3)。
- 从内侧副韧带和外侧副韧带复合体后方行关节切开术。

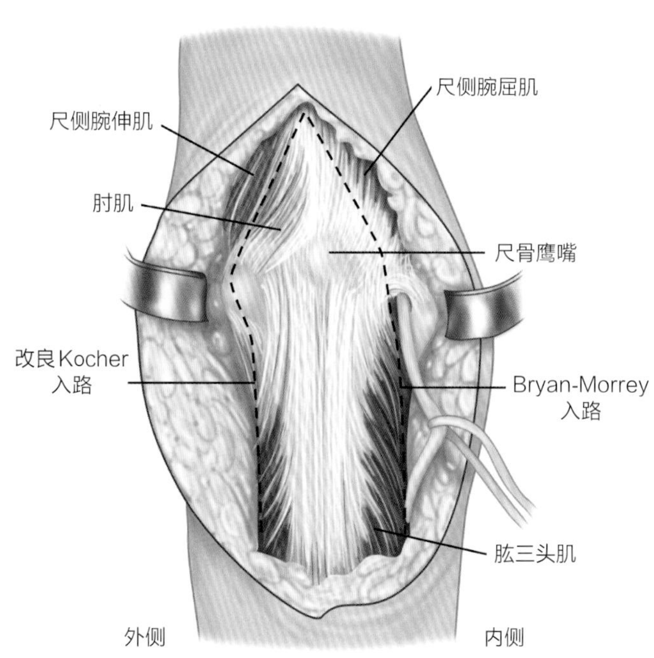

技术图2 伸肘装置（即肱三头肌、肘肌和前臂筋膜）可以在骨膜下从内侧到外侧（Bryan-Morrey入路）或从外侧到内侧（Mayo改良的Kocher延展入路）连续地从尺骨上分离。

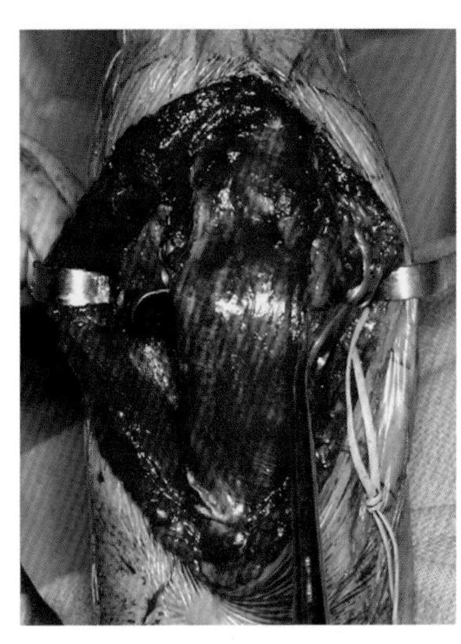

技术图3 骨折没有或很少累及肱骨远端关节面时，内固定手术可以经肱三头肌两侧完成。如图所示，伸肘装置基本保持完好。

内固定

实用技巧

- 肱骨远端骨折块(关节内骨块)的螺钉置入需要遵循以下原则：
  - 所有螺钉应经接骨板置入。
  - 每一枚螺钉尽量长达对侧柱，与对侧接骨板固定的骨折块相连。
  - 用尽可能多的螺钉固定远端骨块。
  - 每一枚螺钉选用要尽可能长。
  - 每一枚螺钉要连接尽可能多的关节内骨块。
  - 所有螺钉在远端骨折块内相互交错固定，将内外侧柱牢固地连接，形成类似弓状或圆拱形的结构。
- 使用接骨板进行固定。
  - 接骨板的应用要同时在内外侧柱的肱骨髁上水平，从而达到加压作用。
  - 接骨板要有足够的强度和硬度，以免骨折愈合之前在肱骨髁上水平发生断裂和折弯。

关节面的临时整复和接骨板的放置

- 关节面骨块解剖复位。
  - 尺骨近端和桡骨头可以用作复位模板。
- 仔细地评估旋转对位。
- 用光滑的克氏针临时维持复位(技术图4A)。

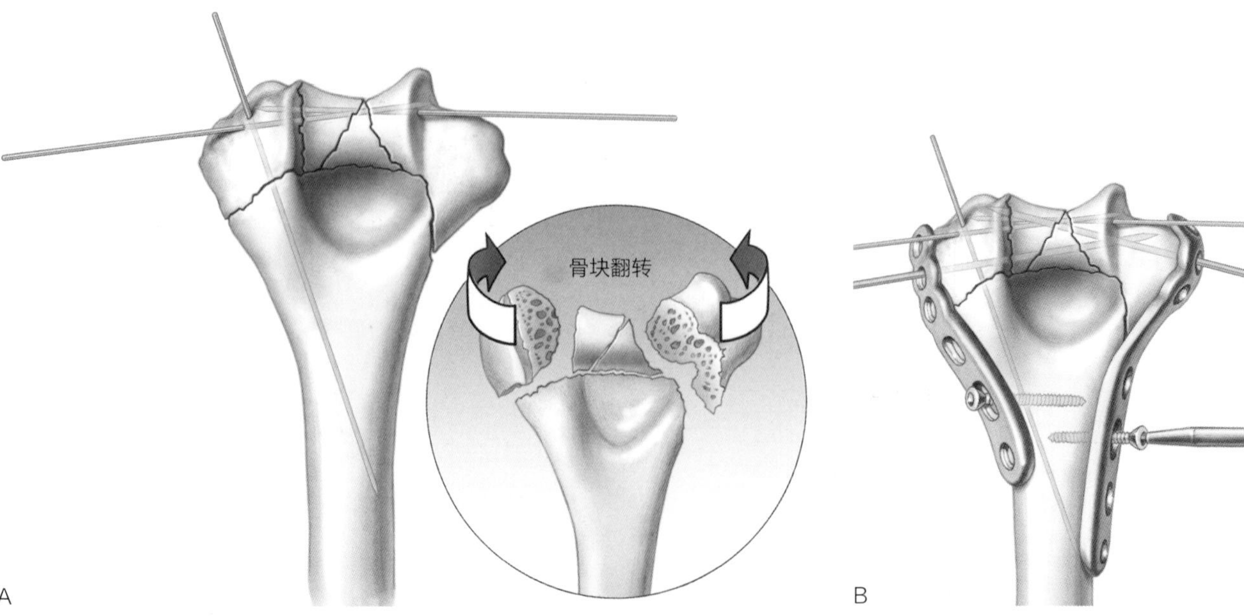

技术图4 A. 关节面解剖复位后用细克氏针临时维持，不影响接骨板和螺钉的应用。B. 内侧和外侧接骨板远端分别经直径2.0 mm的克氏针（随后用螺钉替代）做临时固定，近端两枚螺钉通过椭圆形滑动孔可对接骨板位置做微调（版权：Mayo Clinic）。

- ○ 分别经内上髁和外上髁用两根直径2.0 mm的光滑克氏针交叉固定,便于接骨板临时安放,克氏针随后可用螺钉更换固定。
- 小骨折块的最终固定可用细螺纹的克氏针、可吸收钉或极小螺钉。
- 内外侧接骨板放置时,每块接骨板远端的一个螺孔均使用2.0 mm的光滑克氏针横穿至内上髁和外上髁(技术图4B)。
- 分别用一枚骨皮质螺钉松松地拧入内外侧接骨板的滑动孔中,维持接骨板的位置不动;使用滑动孔调整接骨板位置满意后将螺钉拧紧。

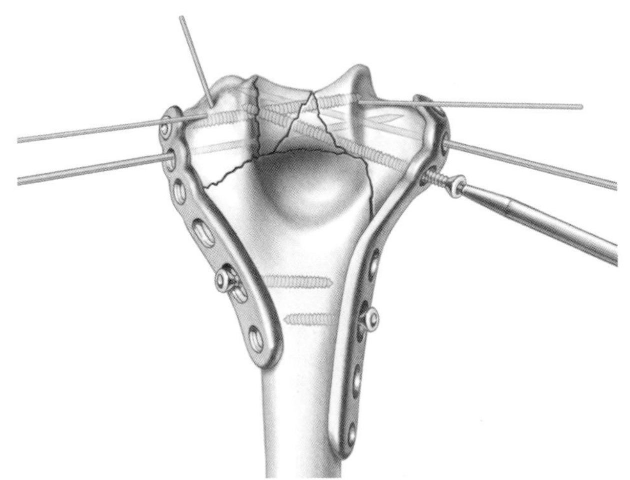

技术图5　用多枚长螺钉经接骨板拧入远端的骨块，以达到接骨板远端最大的锚着力。从内外侧方向打入的螺钉互相交错，形成一种内交锁结构，增加了骨折固定的稳定性（版权：Mayo Clinic）。

关节骨块和肱骨远端的固定

- 内外侧接骨板远端分别钻入2枚或以上螺钉。如前所述,螺钉要尽量长,固定到对侧柱。
  - ○ 钻入螺钉前,若关节面未粉碎,用一把大的点式复位钳对关节面骨折线加压复位。
- 肱骨远端两根直径2.0 mm的光滑克氏针取出后,不需要再钻孔,而可以直接拧入螺钉,这样可以避免钻头碰撞其他螺钉时的意外断裂。通常这些最后拧入的螺钉与先前拧入肱骨远端的螺钉互相交错,这就增加了内固定整体的稳定性(技术图5)。

肱骨髁上骨块间加压和接骨板近端部分的固定

- 将一侧接骨板上的近端螺钉稍退出,用一把大的点式复位钳分别夹持同侧远端和对侧近端,在髁上水平予以最大限度的加压。近端使用加压技术置入一枚加压螺钉以维持骨块间的加压(技术图6A、B)。
- 对侧采用同样方法操作。
- 然后拧入剩余的骨干螺钉,提供额外的加压,因为它们推动下面的板,使得其与下面的骨块紧密接触(技术图6C)。
- 小的后方骨块可以用带螺纹的克氏针或可吸收钉固定。
- 取出临时固定的克氏针。
- 充分活动肘关节,关节活动需顺滑。若伸直受限,可考虑截除尺骨鹰嘴近端顶部。

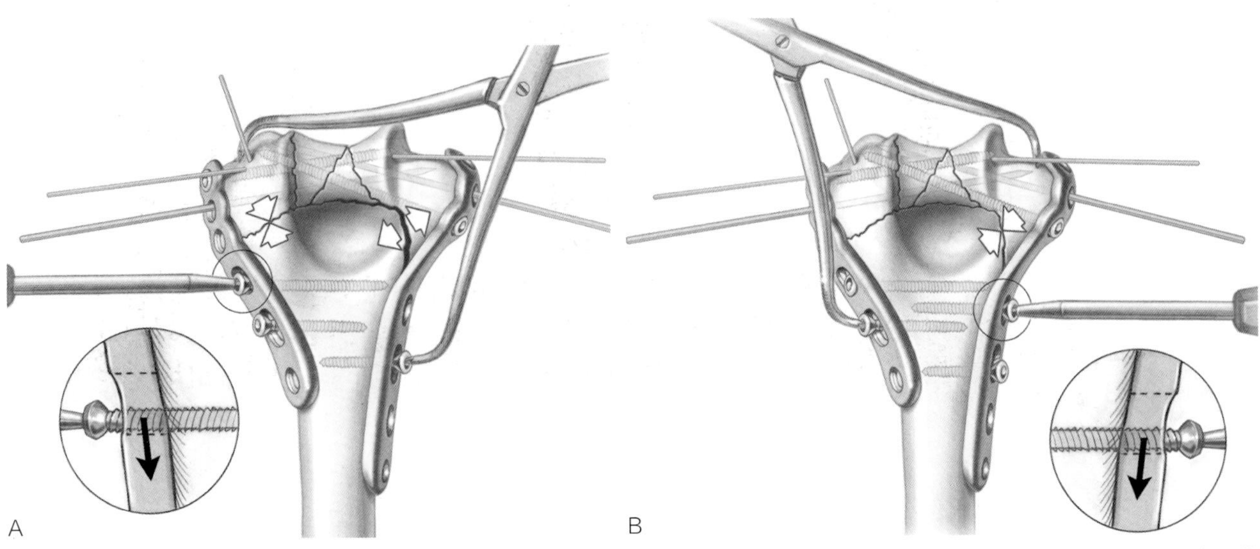

技术图6　A、B. 点式复位钳的应用，螺钉在偏心位加压方式的拧入，以及接骨板的轻微预塑形，最终形成了在肱骨髁上水平的骨折间加压作用。内外侧皆采用相同的技术。

TECHNIQUES

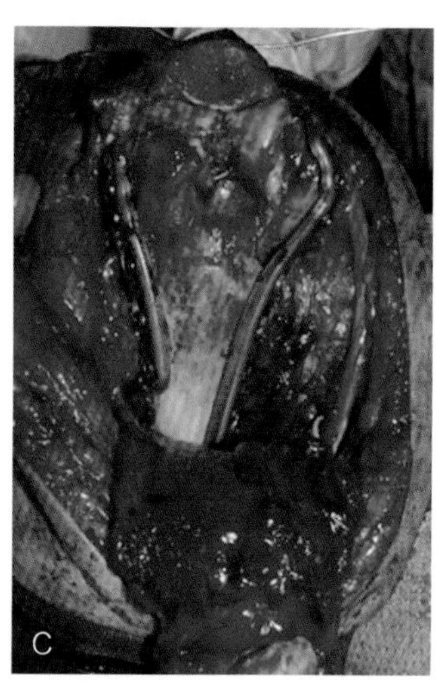

技术图6（续） C. 肱骨远端复杂骨折的内固定（图A、B版权：Mayo Clinic）。

肱骨髁上骨缩短

- 若肱骨髁上骨折粉碎（即骨丢失），在肱骨髁上水平进行加压是无法实施的，此时只有将肱骨短缩，形成合适骨折断端接触即非解剖复位，才能够使断端接触（技术图7A、B）。
  - 肱骨缩短范围可在数毫米到2 cm，此时对伸肘力量的削弱很小[10]。
- 修整近端骨干的断面，直至确认与远端骨块形成合适的骨断端接触。远端骨块通常较小，所以进一步去除远端的骨块是不可取的。
- 远端骨块向近端向前方凑近。骨块的前移予以桡骨头和尺骨冠突屈曲的空间，这是非常必要的。
- 使用先前介绍的技术将骨折块固定在理想的位置。
- 将肱骨远端后方的骨面修整成一个新的深而宽的鹰嘴窝（技术图7C），否则伸肘将受到限制。

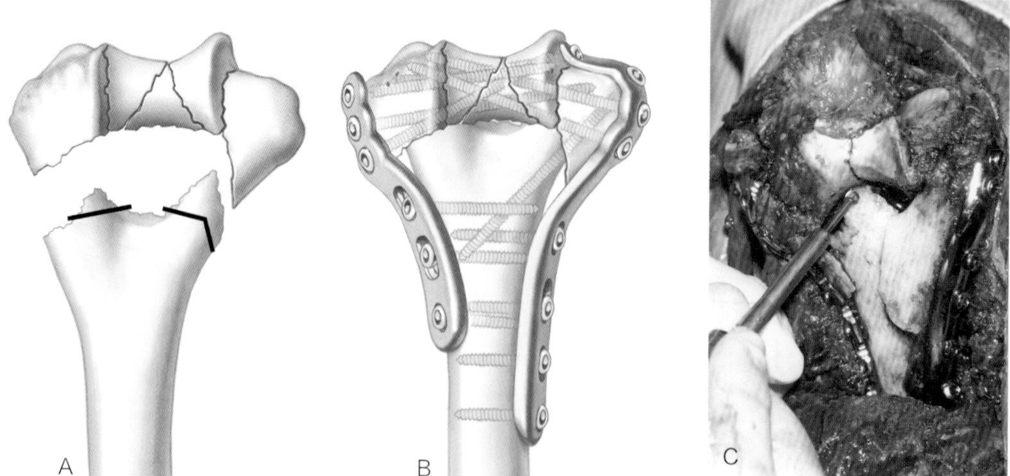

技术图7 A、B. 对于肱骨髁上严重粉碎的骨折，要优先考虑骨块间适当的接触和加压，而不是强求解剖复位。通过对近端骨折面的骨性突起做修剪（A），肱骨全长可以缩短数毫米至2 cm。将远端骨块凑向近侧前方，在非解剖位置予以固定（B）。C. 用磨钻在近端骨块的后方重建一个新的鹰嘴窝（图A、B版权：Mayo Clinic）。

要点与失误防范

经尺骨鹰嘴截骨入路	• 楔形截骨的顶点靠远端 • 使用薄的摆锯截骨，可以减少骨量丢失 • 若考虑截骨后用接骨板固定，截骨前就要在接骨板螺钉孔位置预先钻孔，便于手术结束时截骨部位的固定 • 类似地，若考虑用张力带结合髓内螺钉固定，则在螺钉钻入部位预先钻孔和攻丝
经肱三头肌翻转和劈开入路	• 骨膜下分离保留全层伸肘装置是非常关键的，有助于保持原位缝合后的愈合强度 • 伸肘装置的缝合要在原来的解剖位置 • 使用粗的不可吸收缝线[5号爱惜邦线(Ethicon, Inc., Somerville, NJ)或2号FiberWire编织缝线(Athrex, Inc., Naples, FL)]经骨缝合 • 6周内禁止对伸肘动作的拮抗
经肱三头肌两侧入路	• 游离肱三头肌时，首先切开其深部的肘关节内外侧关节囊 • 切除后关节囊和脂肪垫，以扩大显露

术后处理

- 切口缝合后，用厚的敷料覆盖而不能加压包扎，石膏前托固定肘关节于伸直位，整个上肢要适当抬高。
  - 当遇到肿胀严重、开放伤或考虑合并严重软组织损伤的患者时，应当考虑使用切开或标准真空辅助闭合装置。
- 根据软组织损伤程度制订锻炼计划。通常在术后第1或第2日开始活动，但对于开放骨折或严重的软组织损伤可能需要延后数日。
- 大多数患者需要在内固定术后第1周或第2周做持续被动活动，部分患者可能需要更长时间的被动活动训练。
- 术后当肘关节活动度达不到预期效果时，用可调节固定的屈伸支具辅助锻炼。
- 对异位骨化风险较高的患者，可考虑口服消炎痛或对骨折部位软组织做单次剂量的放疗。这也适用于那些合并头颅或脊柱外伤及短期内需多次手术的患者。然而，未能保护骨折部位或鹰嘴截骨术似乎导致更高的骨不连发生率。

预后

- 使用现有内固定技术治疗肱骨远端骨折的结果见表1。
  - 对不同研究的结果很难做评价，因为其中损伤的严重程度无法相互比较，且术后活动度的测量精度可能有较大差异。
- 内固定技术的发展减少了内固定失效和骨不连的发生率，但肘关节活动度仍不能在每个患者中得到完全恢复。另外还会出现一些其他的并发症，详见下述[8]。

并发症

- 感染。
- 骨不连。
- 肘关节僵硬，伴或不伴异位骨化。
- 需要移除用来固定尺骨鹰嘴截骨的内固定。
- 尺神经病变。
- 创伤性骨关节炎或局部缺血性坏死，后期需行间置式关节成形术或肘关节置换术。

表1 影响肱骨柱的肱骨远端骨折内固定疗效

研究者	病例数	平均年龄（岁）	随访期（月）	AO分型（例）	开放伤（例）	平均活动范围	整体结果	并发症（例）	再手术（例）
Jupiter等[5]	34	57（17～79）	70（25～139）	C1（13） C2（2） C3（19）	14（41%）	76%患者达到30°～120°	79%满意*	骨不连（2） 再骨折（1） 尺骨鹰嘴截骨部位骨不连（2） Ⅱ度异位骨化（1） 尺神经病变（4） 正中神经病变（1）	内植物取出（24） 关节松解（3） 异位骨化切除（1） 神经松解（4）
Henley等[4]	33	32（15～61）	18.3	C1（23） C2（8） C3（2）	14（42%）	伸直19°； 屈曲126°	92%满意*（仅评估25名患者）	内固定失败（5） 感染（2） 鹰嘴截骨部位骨不连（2） Ⅱ度异位骨化（2）	再次切复内固定（2） 张力带取出（6） 鹰嘴截骨部位二次切复内固定（2）
Sanders等[17]	17	51（12～85）	>24	C1（4） C2（3） C3（10）	7（41%）	108°（55°～140°）	76%满意*	延迟愈合（2） 感染（2） 肺栓塞（1） 尺神经病变（1）	内固定取出（3） 尺神经松解（1）
McKee等（闭合骨折）[7]	25	47（19～85）	37（18～75）	C（25）	/	108°（55°～140°）	DASH平均20分（0～55）	尺神经炎（3） 一过性桡神经麻痹（1） 骨不连（1） 畸形愈合（1）	张力带取出（3） 再次切复内固定（1） 肘关节松解（2）
McKee等（开放骨折）[6]	26	44（17～78）	51（10～141）	C1（5） C2（13） C3（8）	100%	97°（55°～140°）	DASH平均23.7分（0～57.5） MEPS满意度60%	感染性骨不连（1） 延迟愈合（4） 一过性桡神经麻痹（1）	再次切复内固定（3）
Pajarinen等[11]	21	44（16～81）	24（10～41）	C1（6） C2（12） C3（3）	5（24%）	107°（98°～116°）	OTA满意度56%	深部感染（1） 骨不连（2） 创伤后神经损伤（3） 尺骨鹰嘴截骨部位骨不连（1）	再次切复内固定（2）
Gofton等[3]	23	53（16～80）	45（14～89）	C1（3） C2（11） C3（9）	7（30%）	122°（伸直19°±12°，屈曲142°±6°）	DASH平均12分（0～38） 主观满意度93% MEPS满意度87%	深部感染（1） 尺骨鹰嘴截骨后骨不连（2） Ⅱ度异位骨化（3） 缺血性坏死（1） 放射性交感神经营养障碍（1） 肱骨小头骨不连（1）	鹰嘴截骨部位二次切复内固定（2） 肘关节松解（3） 肱骨小头切复内固定（1）
Soon等[19]	15	43（21～80）	12（2～27）	B（3） C1（4） C2（4） C3（4）	/	109°（45°～145°）	MEPS满意度86%	一过性尺神经炎（2） 内固定失败（3） 骨不连（1）	全肘关节置换（1） 再次切复内固定（3） 肘关节手法或手术松解（4）
Sanchez-Sotelo等[15]	32	58（16～99）	24（12～60）	A3（3） C2（4） C3（25）	13（44%）	伸直26°（0°～55°）； 屈曲124°（80°～150°）	MEPS满意度83%	延迟愈合（1） 尺神经病变（6） Ⅱ度异位骨化（5） 感染（1）	伤口清创和覆盖（4） 骨移植（1） 异位骨化切除（4） 异位骨化切除和肘关节牵开成形术（1） 肱三头肌重建（1）

注：DASH：上肢功能评分；MEPS：肘关节Mayo功能评分；OTA：骨科创伤协会评分；*按照Jupiter的分级评估系统。

（朱奕 译，张伟 审校）

参考文献

[1] Alonso-Llames M. Bilaterotricipital approach to the elbow. Its application in the osteosynthesis of supracondylar fractures of the humerus in children. Acta Orthop Scand 1972;43:479-490.

[2] Athwal GS, Rispoli DM, Steinmann SP. The anconeus flap transolecranon approach to the distal humerus. J Orthop Trauma 2006;20:282-285.

[3] Gofton WT, Macdermid JC, Patterson SD, et al. Functional outcome of AO type C distal humeral fractures. J Hand Surg Am 2003;28:294-308.

[4] Henley MB, Bone LB, Parker B. Operative management of intra-articular fractures of the distal humerus. J Orthop Trauma 1987;1:24-35.

[5] Jupiter JB, Neff U, Holzach P, et al. Intercondylar fractures of the humerus. An operative approach. J Bone Joint Surg Am 1985;67:226-239.

[6] McKee MD, Kim J, Kebaish K, et al. Functional outcome after open supracondylar fractures of the humerus. The effect of the surgical approach. J Bone Joint Surg Br 2000;82(5):646-651.

[7] McKee MD, Wilson TL, Winston L, et al. Functional outcome following surgical treatment of intra-articular distal humeral fractures through a posterior approach. J Bone Joint Surg Am 2000;82-A(12):1701-1707.

[8] Lawrence TM, Ahmadi S, Morrey BF, et al. Wound complications after distal humerus fracture fixation: incidence, risk factors and outcome. J Shoulder Elbow Surg 2014;23(2):258-264.

[9] Morrey BF. Anatomy and surgical approaches. In: Morrey BF, ed. Joint Replacement Arthroplasty. Philadelphia: Churchill-Livingstone, 2003:269-285.

[10] O'Driscoll SW, Sanchez-Sotelo J, Torchia ME. Management of the smashed distal humerus. Orthop Clin North Am 2002;33:19-33.

[11] Pajarinen J, Björkenheim JM. Operative treatment of type C intercondylar fractures of the distal humerus: results after a mean follow-up of 2 years in a series of 18 patients. J Shoulder Elbow Surg 2002;11:48-52.

[12] Popovic D, King GJ. Fragility fractures of the distal humerus: what is the optimal treatment? J Bone Joint Surg Br 2012;94(1):16-22.

[13] Ring D, Gulotta L, Chin K, et al. Olecranon osteotomy for exposure of fractures and nonunions of the distal humerus. J Orthop Trauma 2004;18:446-449.

[14] Sanchez-Sotelo J. Distal humeral fractures: role of internal fixation and elbow arthroplasty. J Bone Joint Surg Am 2012;94(6):555-568.

[15] Sanchez-Sotelo J, Torchia ME, O'Driscoll SW. Complex distal humeral fractures: internal fixation with a principle-based parallel-plate technique. J Bone Joint Surg Am 2007;89(5):961-969.

[16] Sanchez-Sotelo J, Torchia ME, O'Driscoll SW. Principle-based internal fixation of distal humerus fractures. Tech Hand Upper Extremity Surg 2001;5:179-187.

[17] Sanders RA, Raney EM, Pipkin S. Operative treatment of bicondylar intraarticular fractures of the distal humerus. Orthopedics 1992;15:159-163.

[18] Simone JP, Streubel PN, Sanchez-Sotelo J, et al. Low transcondylar fractures of the distal humerus: results of open reduction and internal fixation. J Shoulder Elbow Surg 2014;23(4):573-578.

[19] Soon JL, Chan BK, Low CO. Surgical fixation of intra-articular fractures of the distal humerus in adults. Injury 2004;35:44-54.

第67章 单纯肱骨小头和肱骨小头-滑车剪切型骨折的切开复位内固定

Open Reduction and Internal Fixation of Capitellum and Capitellar-Trochlear Shear Fractures

Asif M. Ilyas, Michael Rivlin, and Jesse B. Jupiter

定义

- 肱骨小头骨折比较少见，其发生率在所有肘关节骨折中占不到1%，占肱骨远端骨折的6%[4]。
- 常合并桡骨头骨折和肘关节后脱位。
- Bryan和Morrey[4]曾对肱骨小头骨折作出分型，而后由McKee作了改良：
  - 1型：肱骨小头完全骨折[14]。
  - 2型：肱骨小头关节面的软骨下骨折[29]。
  - 3型：肱骨小头粉碎性骨折[2]。
  - 4型：肱骨远端冠状面剪切骨折，肱骨小头连同部分滑车形成完整骨折块[21]（图1）。
- 后来学者们逐步认识到单纯肱骨小头骨折很少见，多由肱骨远端冠状面骨折所累及，因此Ring等[25]提出一种新的分型方法，包括5个解剖结构，由1型关节内损伤及包绕的肱骨小头和肱骨小头－滑车剪切型骨折组成（图2）：
  - 1型：肱骨小头和滑车的外侧面。
  - 2型：外上髁。
  - 3型：外侧柱后方。
  - 4型：滑车后方。
  - 5型：内上髁。
- 近期，Dubberley及其同事[8]将后方粉碎情况纳入研究，推出了一种新的基于影像学形态的分型：
  - 1型：肱骨小头骨折（累及或不累及滑车嵴）。
  - 2型：肱骨小头骨折和滑车骨折为一整个骨块。
  - 3型：肱骨小头骨折和滑车骨折分为不同的部分。
  - A型：无后髁粉碎。
  - B型：后髁粉碎。

解剖

- 肱骨干延伸至远端时，内外侧髁向两侧增宽形成内外侧柱，中间部分即为滑车。外侧柱前方有关节软骨覆盖，形成肱骨小头。在肱骨远端，连同内外侧髁形成三角形。
- 肱骨小头是肘关节第1个骨化的骨骺中心。

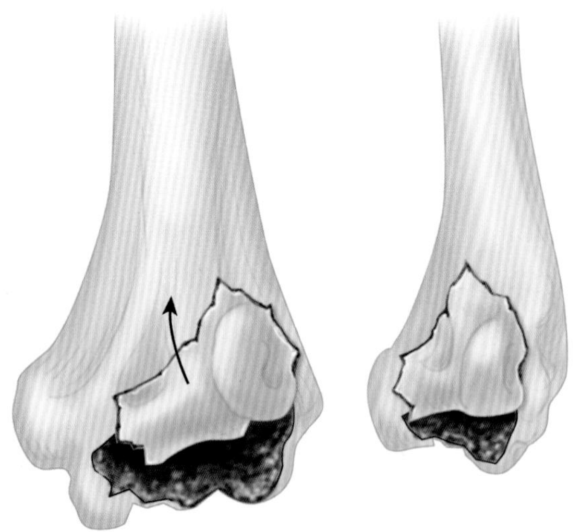

图1　肱骨远端冠状面剪切骨折（4型）（经允许引自McKee MD, Jupiter JB, Bosse G, et al. Coronal shear fractures of the distal end of the humerus. J Bone Joint Surg Am 1996; 78［1］: 49-54）。

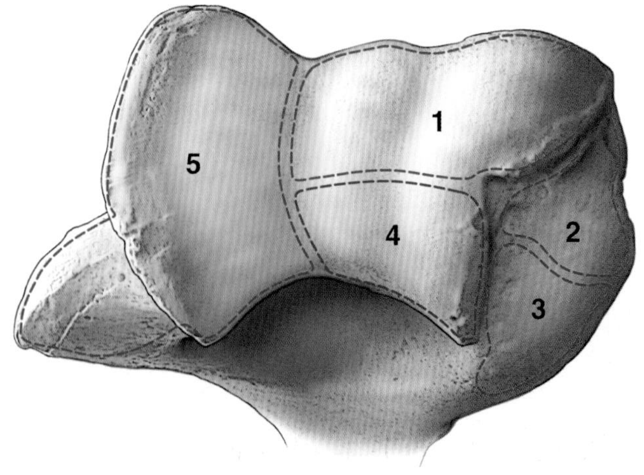

图2　肱骨远端关节面骨折，包括5个解剖结构，由1型关节内损伤及包绕的肱骨小头和肱骨小头-滑车剪切型骨折组成（经允许引自Ring D, Jupiter JB, Gulotta L. Articular fractures of the distal part of the humerus. J Bone Joint Surg Am 2003;85-A［2］:232-238）。

- 前方有关节面覆盖而后方没有。
- 肱骨小头指向肱骨远端前方，与肱骨纵轴呈30°前倾。
- 桡骨头在肘关节屈曲时与肱骨小头前方关节面相接触，而在肘关节伸直时与其下方关节面接触。
- 肘关节外侧副韧带止于肱骨小头外侧缘附近。
- 肱骨小头的血供来源于其后方，由肱深动脉的桡侧副动脉和桡返动脉形成的外侧动脉弓供应[30]。

发病机制

- 肱骨小头骨折和肱骨小头－滑车剪切骨折常见于在肘关节部分伸直位撑地时，桡骨头与肱骨髁外侧柱发生对冲，导致肱骨远端关节软骨剪切损伤。
- 在屈肘时肱桡关节的碰撞产生大小不同的骨折块，并向上向前移至桡骨窝的位置。
- 合并损伤包括桡骨近端和远端以及腕骨骨折；韧带损伤包括侧副韧带（外侧多于内侧）和肱三头肌撕裂[8]。

自然病程

- 肱骨小头骨折绝大多数发生在成年患者。不发生于儿童，是因为该年龄段肱骨小头大部分仍是软骨，类似的损伤仅造成肱骨髁上骨折或外髁骨折。
- 女性患者更多见，一项研究发现可能与女性肘关节提携角更大有关。
- 由于活动度的逐渐丧失，前臂的潜在纵向不稳定性以及残余关节不协调可能导致的创伤性关节炎，预计未经治疗的移位骨折将导致不良预后。
- 如果存在多个关节碎片或涉及后柱，则肱骨小头骨折和滑车骨折易于发生骨不连[3]。

病史和体格检查

- 肱骨小头骨折症状与桡骨头骨折类似，包括肘关节外侧压痛、肿胀，以及肘关节活动时疼痛。
- 尽管很少出现前臂旋转受限，但是肘关节屈曲和伸直的活动度受限很常见，且常伴有捻发音和疼痛。
- 肱骨小头骨折合并桡骨头骨折和肘关节韧带损伤的概率较高[22]。
- 同时检查肩部和腕部，排除其他合并损伤。

影像学和其他诊断性检查

- 标准的X线片检查对于准确地评估肱骨小头骨折是不够的。
- 肘关节侧位片是初步评估肱骨小头骨折的最佳检查。
- 正位片并不能有效显示骨折，因为肱骨小头骨折并不影响远端骨皮质的轮廓。
- 肱桡关节位片有助于明确肱骨小头骨折，该位置由外侧斜行投照摄片，X线球管呈45°指向背侧，避免了尺骨近端、桡骨近端与肱骨远端连接部分的重叠显影[13]。
  - 1型骨折的显影中，骨折块关节面略向上翻转，呈半月形，在多数病例中远离桡骨头关节面。
  - 2型骨折的诊断更困难，这取决于关节内骨块在软骨下骨的数量。它们可能呈现为位于关节上部的游离体。
  - 3型骨折可以显示粉碎骨折的严重程度。
  - 冠状面剪切骨折可以看到侧位片上特征性的“双弧征”（图3A）。
- 推荐常规使用CT扫描，可以清晰地显示骨折的形态

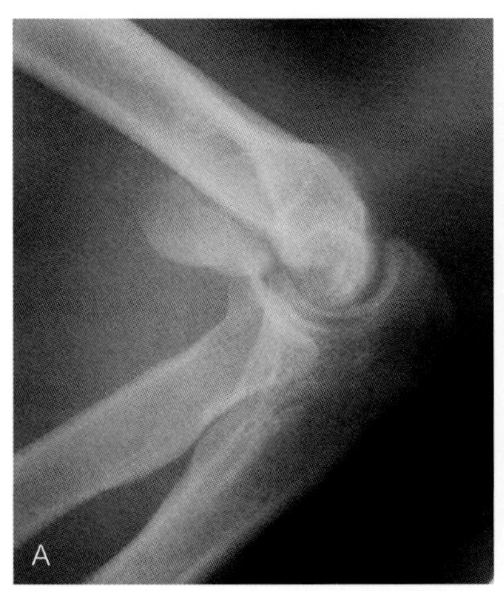

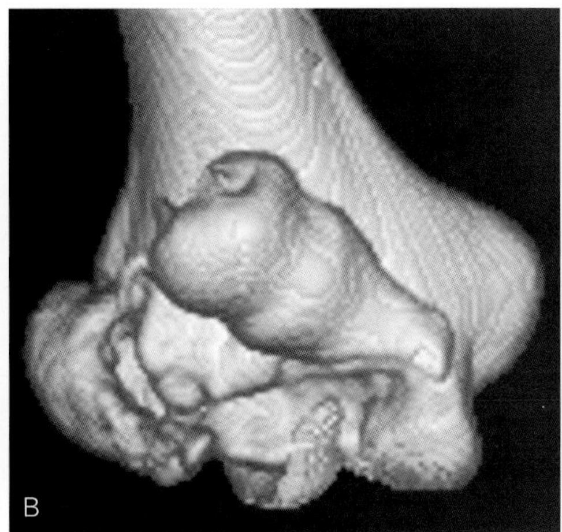

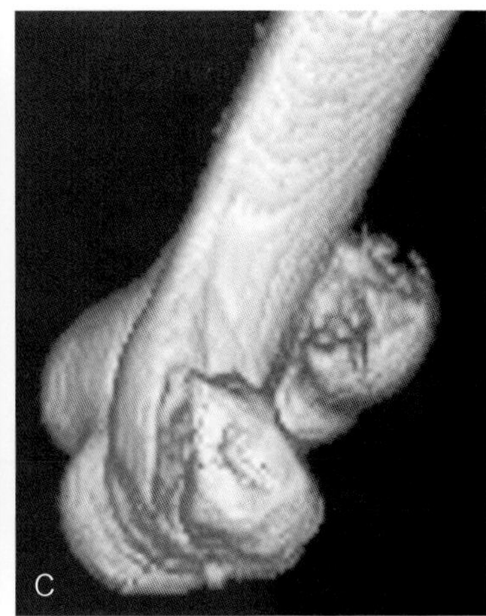

图3 A. 冠状面剪切骨折的侧位X线可见特征“双弧征”。B、C. 肱骨远端冠状面剪切骨折的三维CT重建。

特征。

 ○ 肘关节CT扫描要做矢状面和横切面,层厚1～2 mm。

- 如果有条件的话,要做三维CT图像重建,可以详细了解骨折的形态,有助于理解骨折的解剖定位和分型(图3B、C)。

鉴别诊断

- 桡骨头骨折。
- 肱骨远端外侧髁骨折。
- 肘关节脱位。

非手术治疗

- 笔者推荐对肱骨小头骨折和肱骨小头－滑车剪切骨折行手术治疗。
- 确定的非移位和单纯的肱骨小头骨折可以用支具固定3周,然后在保护下活动。但是,密切的随访是必需的,因为此类骨折本身是不稳定的,有可能发生移位。
- 已经有文献报道闭合复位技术,但是处理时需要仔细,并且只有达到完全解剖复位才可以考虑非手术治疗[5,23]。
- 肱骨小头－滑车剪切骨折因其固有的不稳定性和关节面的不规整,故而不能采用保守治疗。

手术治疗

- 手术的短期目的是解剖复位并固定骨折,从而能够早期无阻碍活动。
- 长期目标是解除疼痛,避免肘关节僵硬,恢复最大活动度,以及避免创伤性关节炎。
- 肱骨小头骨折并不常见,既往文献报道的病例数都不多,但介绍的治疗方法却多种多样。
  - 治疗方法包括闭合复位[5,23]、手术切除[1,10,20]、切开复位内固定,还有人工关节置换[6,11]。
- 随着小骨块固定和关节面整复技术的提高,目前主要应用切开复位内固定。
  - 切开复位内固定的优点是恢复解剖关系和力学稳定性。
  - 缺点是可能出现肘关节僵硬和内固定失效。
- 对于老年肱骨远端关节内复杂骨折的患者,笔者考虑人工全肘关节置换[15,17]。
  - 优点是能够尽早康复,恢复活动。
  - 缺点是肘关节功能部分受限。

术前计划

- 在手术开始前,CT扫描有助于全面了解骨折的形态及其定位,尽量做三维图像重建。
- 手术时机的选择很重要,要在新生骨开始形成之前,局部肿胀消退之后,最好在2周内手术。
- 确认需要的内植物和器械都已备齐。
- 骨折的复位和固定要用到克氏针、关节面螺钉或埋头螺钉,以及固定小骨块的AO螺钉。
- 其他可能用到的内植物有外侧柱锁定钢板。
- 术中使用C臂机确认骨折复位情况和内固定物放置的位置。

体位

- 推荐使用全麻,这样可以使得软组织得到最大限度的放松。
- 多采用仰卧体位,侧方放置可透视的搁手台,以便使用外侧入路。
- 也可以考虑侧卧或俯卧位,用一个软垫子置于肘关节前方做标准的后侧入路。

入路

- 推荐使用外侧或后正中切口。
- 外侧切口可以直视下进行外侧入路达到肘关节外侧。
- 后正中切口也可以通过外侧入路到达肘关节,同时也可以根据需要,必要时通过后侧入路和内侧入路进入肘关节。
- 多种方式可以从外侧入路暴露肘关节,包括Kocher入路、Hotchkiss入路和Wagner入路。
  - 笔者推荐位于桡侧腕长伸肌腱(RCRL)与指总伸肌腱(EDC)之间的Wagner入路,因为该入路可很好地评估肱桡关节前方,同时不影响外侧副韧带复合体的附着点。
  - 需要扩大显露时,可以将外侧副韧带复合体向后锐性掀开,或行外上髁楔形截骨,之后分别用锚钉缝合修补或内固定。
- 或者,Kocher入路从尺侧腕伸肌和肘肌之间的间隙可以暴露肱骨小头,同时提供对骨间后神经更好的保护。
- 许多病例会出现关节囊撕裂,术中可以经该处显露骨折,从而避免对其他软组织的损伤。

肱骨小头骨折

暴露

- 切口近端从外上髁近侧2 cm开始，远端向桡骨颈延伸3～4 cm。
- 如果没有大的软组织或关节囊缺损，推荐采用外侧Wagner入路，经桡侧腕长伸肌和指总伸肌间隙显露。
- 从外上髁锐性切断指总伸肌的起点并向前牵开，可以显露前外侧肘关节。
  - 肱骨小头骨折通常会向前向近端移位。
  - 注意避免损伤肱肌和肱桡肌之间的桡神经。
  - 还必须注意，通过减少对桡骨颈切开来避免远端切开过度和对骨间后神经的损伤。此外，前臂应保持旋前，并且不应将牵开器放在桡骨颈前方。
- 外侧韧带复合体多见从肱骨侧撕脱，可能连带部分外上髁骨皮质。
  - 该韧带撕裂反而有利于在术中扩大显露。在内翻应力下，凭借内侧副韧带的铰链样作用可以增加外侧间隙的显露。
- 肱骨小头骨折块通常向前方和近端移位（技术图1）。
- 骨折片段通常也没有任何软组织附着物，因此易于因过度操作而落出关节。因此，必须注意避免在手术区域丢失碎片。

复位和固定

- 骨折块直视下复位，用复位钳把持，0.045 in（1.1 mm）克氏针临时固定。或者，将用于空心螺钉固定的导丝也可用于临时固定。
- 内固定的方法可以选用：①从前方或后方置入无头加压螺钉；②从后方置入骨松质螺钉；③后外侧柱锁定钢板；④联合使用上述方法。
- 无头加压螺钉可以使导针定向放置，直接骨折复位，并达到骨块间最大的加压。类似地，无头加压钉在具有较少软骨下骨的碎片的情况下尤其有用，例如2型和小的1型骨折（技术图2A）。然而，由于前部较厚的软组织包裹与完整的外侧副韧带复合体，前螺钉放置可能具有挑战性。或者，可选用无头加压螺钉从后向逆行放置，可降低安置内固定的难度（技术图2B）。然而，该方向不能实现最大的骨块间加压，并且可能导致应力分散风险。
- 对于像1型骨折这样具有大的软骨下成分的骨折碎片，骨松质螺钉最适用。然而，在外侧柱周围向后延伸分解，理论上会增加骨坏死的风险（技术图2C）。笔者建议使用半螺纹空心螺钉来优化骨折复位、螺钉放置和骨块间加压。
- 单独使用，或在具有无头加压螺钉的混合构造中使用关节周围锁定板，对于改善肘关节周围稳定性是有价

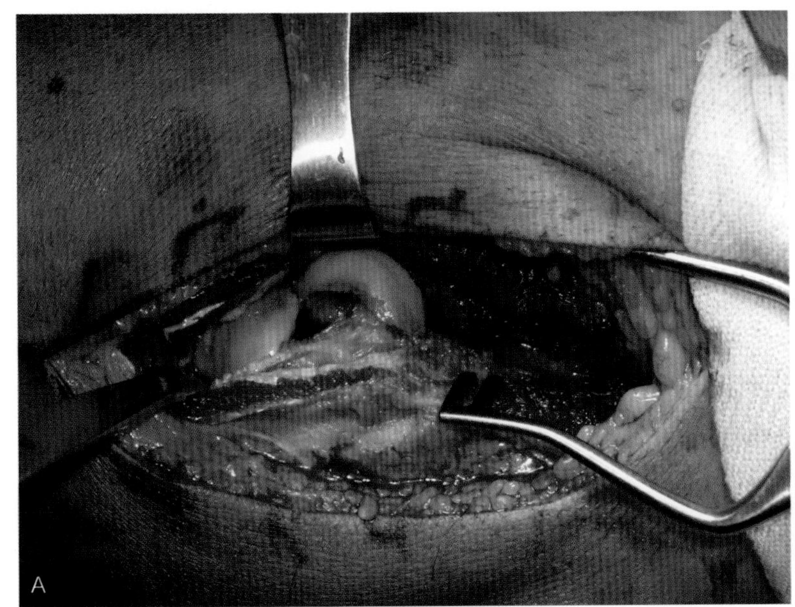

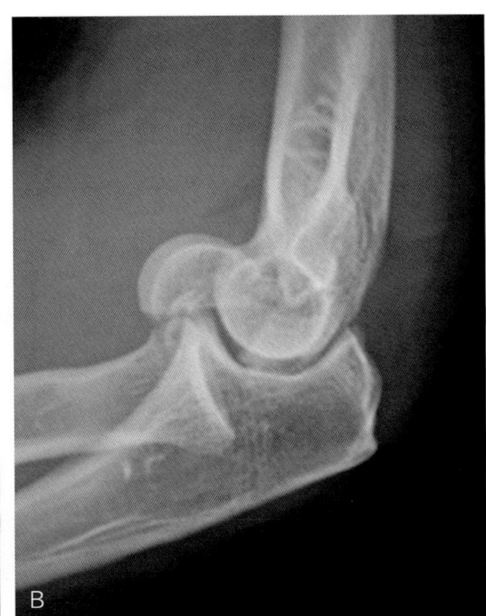

技术图1　A、B. 移位的肱骨小头骨折块通常向前方和近端移位，并且骨折块通常也没有任何软组织附着。

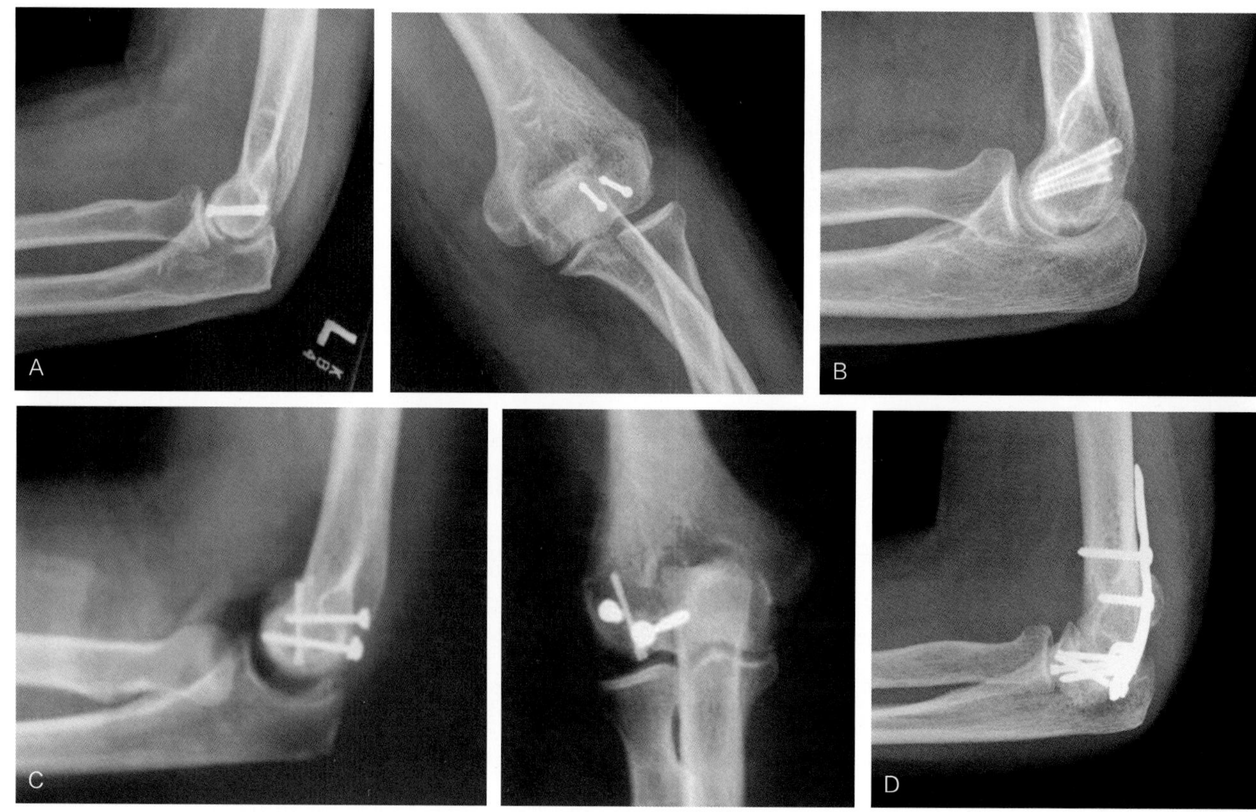

技术图2　固定肱骨小头骨折使用。A. 从前方或后方置入无头加压螺钉。B. 从后方置入无头加压螺钉。C. 前方置入无头螺钉联合后方置入骨松质螺钉。D. 联合使用前方无头加压螺钉和后方锁定加压钢板。

值的(技术图2D)。该技术将需要更广的向后剥离,因此增加了骨坏死的理论风险。然而,后外侧板的应用可以在后皮质累及或粉碎的情况下提供后部的稳定性。

- 在具有小且薄的关节碎片的2型骨折和3型粉碎骨折中,骨块无法使用内固定进行固定,可以考虑切除。
- 骨块的复位和内固定的位置必须要经过摄片确定。
- 应在术中确认前臂旋转和肘关节屈伸不受限制,无阻滞或卡住。
- 如果发现外侧副韧带复合体撕脱,则应使用钻孔和粗的不可吸收缝线或锚钉将其修复回外上髁。
- 关闭关节囊。
- 缩回的伸肌起点应松解,并使之靠近周围的软组织。

肱骨小头-滑车剪切骨折

暴露

- 做后正中切口显露伸肘装置,行外侧入路进入关节。
  - 该切口可以提供广泛显露,直至肘关节两侧,需要时便于尺骨鹰嘴截骨(技术图3A)。
- 笔者推荐使用直接外侧Wagner入路,从桡侧腕长伸肌和指总伸肌之间进入关节。
- 其余的指总伸肌起点从外上髁尖锐性分离,并向前翻开以暴露前外侧肘关节,否则会激惹关节囊(技术图3B)。
- 肱骨小头-滑车剪切骨折容易向前和向近侧移位。
  - 必须注意避免过度的近端剥离和对肱肌和肱桡肌之间走行的桡神经的损伤。
  - 还必须注意通过减少对桡骨颈进行剥离来避免过度的远端剥离和对骨间后神经的损伤。此外,前臂应保持旋前,并且不应将牵开器放在桡骨颈前方。
- 通常,外侧韧带复合体将从肱骨远端撕脱,连接或未连接外上髁的骨块。
  - 可以利用这种韧带剥离,通过内侧副韧带形成的铰链内翻打开关节,从而改善暴露。
  - 或者,可以进行外上髁截骨术以增大视野范围,同时保持外侧韧带复合体的完整性。

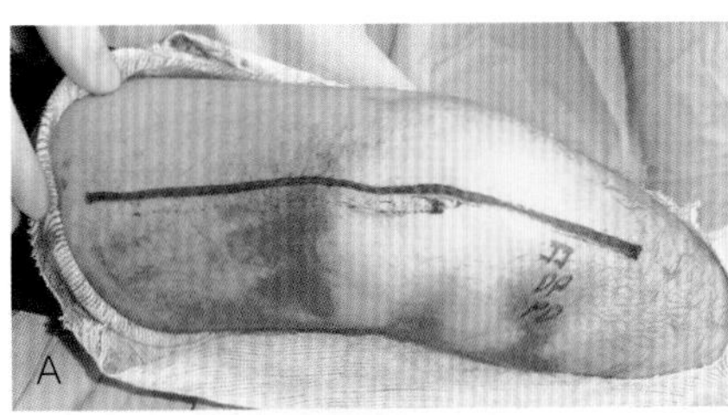
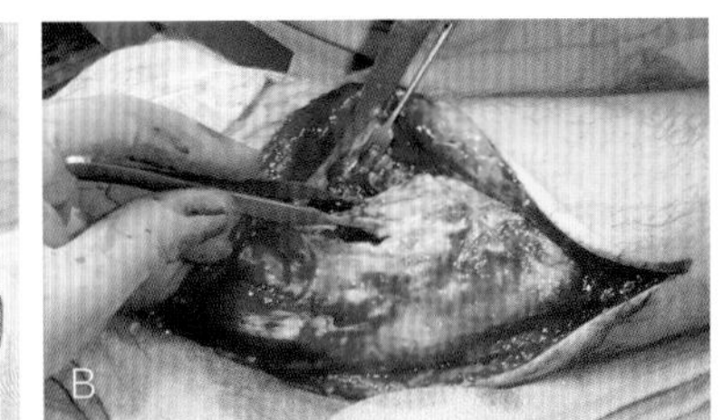
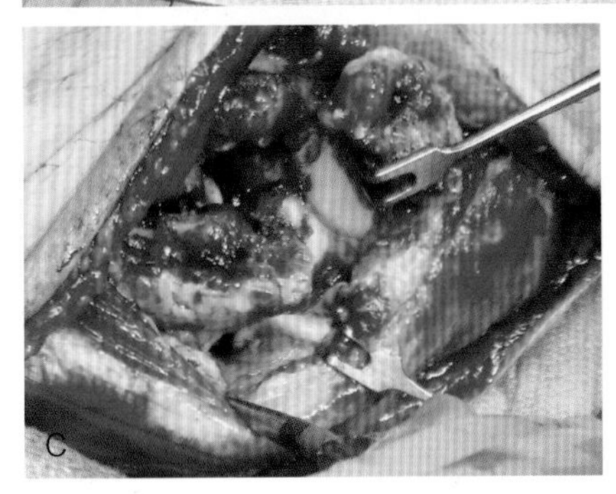
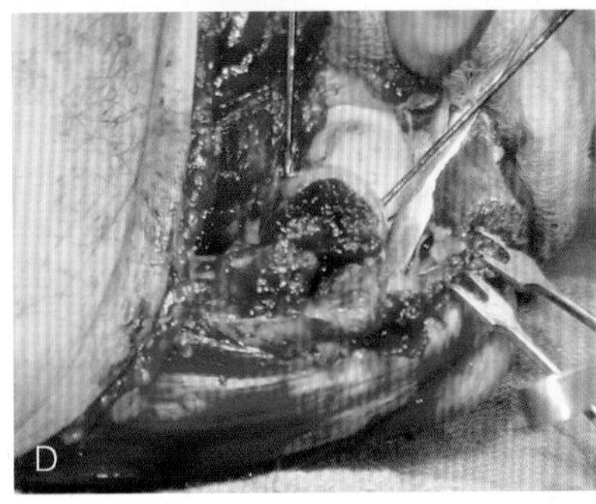

技术图3　A. 使用后正中切口处理肱骨小头-滑车剪切骨折。B. 切开关节囊进入肱桡关节的深外侧入路。C. 骨折碎片倾向于向近端移位和内部旋转。注意，外上髁的剥离和牵拉可以获得更好的暴露。D. 骨折进行复位后使用0.045 in（1.1 mm）克氏针临时固定。

- 另外，可以进行鹰嘴截骨术以改善向内侧和后侧延伸的骨折的暴露范围和固定范围。
- 直视并分析骨折碎片。它们最常向近端移位和内部旋转（技术图3C）。

复位和固定

- 直视下复位骨折块，使用复位钳维持复位，然后用0.045 in（1.1 mm）克氏针进行临时固定（技术图3D）。
- 若无法达到解剖复位，可能骨块之间有嵌插，需要解除嵌插或植骨，或两者同时进行。
- 内固定方式包括：①从前方或后方置入无头加压螺钉；②从后方置入骨松质螺钉；③后外侧柱锁定钢板；④联合使用上述方法。
- 无头加压螺钉可以使导针定向放置，直接骨折复位，并达到骨块间最大的加压（技术图4A、B）。类似地，无头加压螺钉在具有较少软骨下骨的碎片的情况下尤其有用，例如2型和小的1型骨折。
- 对于像1型骨折这样具有大的软骨下成分的骨折碎片，骨松质螺钉最适用。然而，在外侧柱周围向后延伸剥离，理论上会增加骨坏死的风险。笔者建议使用半螺

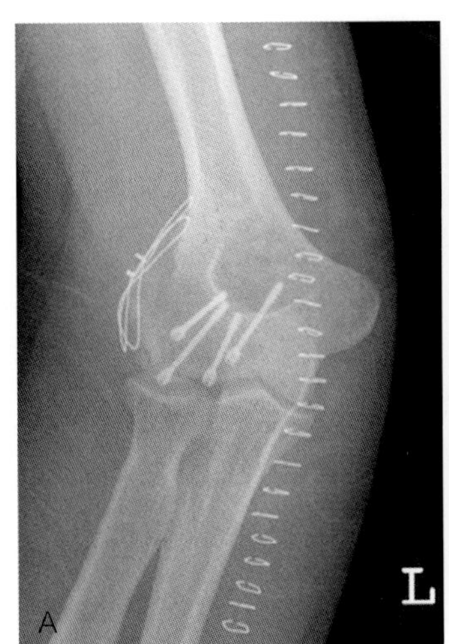

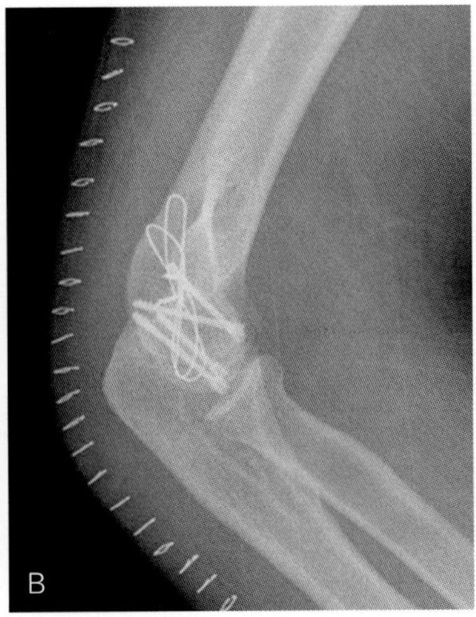
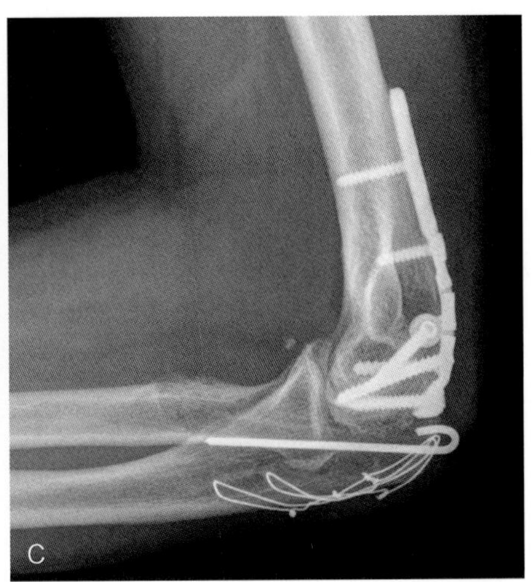

技术图4　A、B. 术后影像图示使用多枚无头加压螺钉修补外上髁以及前方固定肱骨小头-滑车骨折。C. 或者采用鹰嘴截骨术，并使用应用于肱骨远端后外侧的关节周围锁定钢板修复不同的肱骨小头-滑车剪切骨折。

纹空心螺钉来优化骨折复位、螺钉放置和骨块间加压。

- 单独使用，或在具有无头加压螺钉的混合构造中使用关节周围锁定板，对于改善肘关节周围稳定性是有价值的(技术图4C)。该技术将需要更广的向后剥离，因此增加了骨坏死的理论风险。然而，后外侧板的应用可以在后皮质累及或粉碎的情况下提供后部的稳定性。
- 骨块的复位和内固定的位置必须要经过摄片确定。
- 应在术中确认前臂旋转和肘关节屈伸不受限制，无机械性阻滞或卡住。
- 如果发现外侧副韧带复合体撕脱，则应使用钻孔和粗的不可吸收缝线或锚钉将其修复回外上髁。
- 关闭关节囊。
- 缩回的伸肌起点应松解，并使之靠近周围的软组织。

要点与失误防范

诊断	• 应当谨慎地核实是否合并存在肘关节脱位、桡骨头骨折以及韧带损伤
影像学	• 单纯X线片检查并不充分，CT扫描应当作为常规 • 如果可能应当做三维重建
非手术治疗	• 选择非手术治疗应当谨慎，往往需要稳定的解剖复位，否则可导致疼痛活动受限 • 任何剪切型的肱骨小头滑车骨折均不建议非手术治疗
手术治疗	• 外上髁截骨可帮助术区的暴露 • 后侧入路可以顾及内外侧结构，如有必要也可行尺骨鹰嘴截骨 • 骨折无法复位时可能存在外侧柱的压缩，需要抬起压缩骨块或植骨 • 切除小的无法解剖复位的骨块，这优于非解剖复位和畸形愈合 • 合并的骨折和韧带受伤应同时处理以便更好地康复
术后处理	• 稳定的固定利于早期关节活动 • 肘关节骨折术后常见异位骨化的发生，可考虑应用非甾体抗炎药

术后处理

- 如果内固定足够牢靠，术后可以立即活动肘关节。
- 如果内固定不稳定，先用支具或石膏固定肘关节3～4周，然后开始主动或辅助下的活动度锻炼。一些人主张使用铰链式外固定支具治疗复杂的关节骨折或合并严重的韧带损伤[12]。

预后

- 首先来看1型和2型肱骨小头骨折切开复位内固定的预后，许多小样本研究显示，采用Herbert钉从前向后固定可以获得良好疗效[7,16,18,24]。
- 最近，Mahirogullari等[19]报道了用Herbert钉治疗11例1型肱骨小头骨折的结果，其中8例评价为优，3例为良。他们建议要从后向前固定至少2枚Herbert钉。
- 4型肱骨小头－滑车剪切骨折的临床随访报道较少。McKee等[21]最早描述该种骨折类型并报道6例患者。
    - 所有病例都采用扩大的外侧Kocher入路，Herbert钉由前向后内固定。结果优良，肘关节平均活动范围15°～141°，前臂旋前83°，旋后84°。
- Ring和Jupiter随访了21例用Herbert钉内固定治疗肱骨远端关节内骨折的病例，结果4例优秀，12例良，5例中。
    - 所有骨折均愈合，平均活动范围达到96°。未发现肱尺关节不稳、关节炎或骨坏死。
- 学者们强调了恰当评估这些骨折的重要性，一些通常以为是肱骨小头骨折的病例，实际上往往是复杂的肱骨远端关节内骨折[25]。
- Dubberley等[8]报道28例患者，对4型骨折作了进一步分型。随访结果显示，肘关节屈伸范围较健侧减少25°，旋转较健侧减少4°。
    - 2例复杂病例需要采取人工肘关节置换术。
    - 内固定方式多种多样，包括Herbert钉、骨松质螺钉、可吸收钉和克氏针辅助固定。
- Ruchelsman及其同事[26,27]报道了一项16例使用切复内固定治疗的病例研究。
    - 所有病例恢复正常旋转功能，除了2位存在肘关节活动度受限，其他均恢复正常。
    - 报道的病例15例达到优良，1例中。
    - 作者没有发现桡骨头骨折与较差的疗效之间的相关性。
- Sen及其同事[28]报道了单纯滑车骨折的小样本案例

研究。

- 粉碎性骨折(Dubberley B型)已被证明更容易出现由于缺血性坏死、退行性关节炎和异位骨化而导致的较差预后[9]。

并发症

- 肱骨小头骨折最常见的并发症是肘关节活动受限并遗留疼痛。前者多表现为屈伸活动受限。
- 骨折切开复位内固定术后常见尺神经病变,部分学者建议术中行尺神经减压[25]。这在肱骨小头-滑车剪切骨折中尤其重要,因为肘部内侧的铰接增加了尺神经压迫的风险。
- 骨坏死可能因早期骨折移位或手术显露所引起。肱骨小头的血供是由后向前,可能被手术分离所损伤。
    - 在内固定术后出现骨坏死症状的患者中,若局部未出现血管再生,则有二期切除坏死骨块的指征。
- 当闭合复位或切开复位对位不理想时,患者再次就诊往往已出现畸形愈合。此时,关节活动受限,需要做局部骨块的切除和软组织松解。
- 骨不连有可能发生,虽然这并不常见。究其原因,最可能的是复位不当或骨折块的血管再生不足。

(朱奕　译,张伟　审校)

参考文献

[1] Alvarez E, Patel M, Nimberg P, et al. Fractures of the capitulum humeri. J Bone Joint Surg Am 1975;57(8):1093-1096.

[2] Broberg MA, Morrey BF. Results of delayed excision of the radial head after fracture. J Bone Joint Surg Am 1986;68(5):669-674.

[3] Brouwer KM, Jupiter JB, Ring D. Nonunion of operatively treated capitellum and trochlear fractures. J Hand Surg Am 2011;36(5):804-807.

[4] Bryan RS, Morrey BF. Fractures of the distal humerus. In: Morrey BF, ed. The Elbow and Its Disorders. Philadelphia: WB Saunders, 1985:302-399.

[5] Christopher F, Bushnell L. Conservative treatment of fractures of the capitellum. J Bone Joint Surg 1935;17:489-492.

[6] Cobb TK, Morrey BF. Total elbow arthroplasty as primary treatment for distal humerus fractures in elderly patients. J Bone Joint Surg Am 1997;79(6):826-832.

[7] Collert S. Surgical management of fracture of the capitulum humeri. Acta Orthop Scand 1977;48:603-606.

[8] Dubberley JH, Faber KJ, Macdermid JC, et al. Outcome after open reduction and internal fixation of capitellar and trochlear fractures. J Bone Joint Surg Am 2006;88(1):46-54.

[9] Durakbasa MO, Gumussuyu G, Gungor M, et al. Distal humeral coronal plane fractures: management, complications and outcome. J Shoulder Elbow Surg 2013;22(4):560-566.

[10] Fowles JV, Kassab MT. Fracture of the capitulum humeri. Treatment by excision. J Bone Joint Surg Am 1975;56(4):794-798.

[11] Garcia JA, Mykula R, Stanley D. Complex fractures of the distal humerus in the elderly. The role of total elbow replacement as primary treatment. J Bone Joint Surg Br 2002;84(6):812-816.

[12] Giannicola G, Sacchetti FM, Greco A, et al. Open reduction and internal fixation combined with hinged elbow fixator in capitellum and trochlea fractures. Acta Orthop 2010;81(2):228-233.

[13] Greenspan A, Norman A. The radial head, capitellum view: useful technique in elbow trauma. AJR Am J Roentgenol 1982;138:1186-1188.

[14] Hahn NF. Fall von einer besonderes Varietat der Frakturen des Ellenbogens. Z Wund Geburt 1853;6:185.

[15] Kamineni S, Morrey BF. Distal humeral fractures treated with noncustom total elbow replacement. Surgical technique. J Bone Joint Surg Am 2005;87(suppl 1)(pt 1):41-50.

[16] Lansinger O, Mare K. Fracture of the capitulum humeri. Acta Orthop Scand 1981;52:39-44.

[17] Lee JJ, Lawton JN. Coronal shear fractures of the distal humerus. J Hand Surg Am 2012;37(11):2412-2417.

[18] Liberman N, Katz T, Howard CV, et al. Fixation of capitellar fractures with Herbert screws. Arch Orthop Trauma Surg 1991;110:155-157.

[19] Mahirogullari M, Kiral A, Solakoglu C, et al. Treatment of fractures of the humeral capitellum using Herbert screws. J Hand Surg Br 2006;31:320-325.

[20] Mazel MS. Fracture of the capitellum. J Bone Joint Surg 1935;17:483-488.

[21] McKee MD, Jupiter JB, Bamberger HB. Coronal shear fractures of the distal end of the humerus. J Bone Joint Surg Am 1996;78(1):49-54.

[22] Milch H. Fractures and fracture-dislocations of the humeral condyles. J Trauma 1964;13:882-886.

[23] Ochner RS, Bloom H, Palumbo RC, et al. Closed reduction of coronal fractures of the capitellum. J Trauma 1996;40:199-203.

[24] Richards RR, Khoury GW, Burke FD, et al. Internal fixation of capitellar fractures using Herbert screw: a report of four cases. Can J Surg 1987;30:188-191.

[25] Ring D, Jupiter JB, Gulotta L. Articular fractures of the distal part of the humerus. J Bone Joint Surg Am 2003;85-A(2):232-238.

[26] Ruchelsman DE, Tejwani NC, Kwon YW, et al. Open reduction and internal fixation of capitellar fractures with headless screws. J Bone Joint Surg Am 2008;90(6):1321-1329.

[27] Ruchelsman DE, Tejwani NC, Kwon YW, et al. Open reduction and internal fixation of capitellar fractures with headless screws. Surgical technique. J Bone Joint Surg Am 2009;91(suppl 2, pt 1):38-49.

[28] Sen RK, Tripahty SK, Goyal T, et al. Coronal shear fracture of the humeral trochlea. J Orthop Surg 2013;21(1):82-86.

[29] Steinthal D. Die isolirte Fraktur der eminentia Capetala in Ellengogelenk. Zentralk Chir 1898;15:17.

[30] Yamaguchi K, Sweet FA, Bindra R, et al. The extraosseous and intraosseous arterial anatomy of the adult elbow. J Bone Joint Surg Am 1997;79(11):1653-1662.

第68章 急性创伤后肘关节置换

Elbow Replacement for Acute Trauma

Srinath Kamineni and Harikrishna Ankem

定义

- 大多数肘关节粉碎性骨折常伴有严重的软组织损伤。与骨折相比，软组织条件重要性有过之而无不及。
- 治疗急性肘关节骨折的目标在于所有的骨折块都达到解剖复位并可靠固定，同时处理好所有的软组织损伤。
- 只有当切开复位内固定无法获得预期的术后功能时，才考虑一期肘关节置换。
- 对绝大多数病例而言，在骨折急性期采用肘关节置换仅限于对于生活质量要求不高或者严重骨质疏松的老年患者。

解剖

- 肘部的骨性结构包括肱骨远端、尺骨近端以及桡骨近端。
- 重要的软组织稳定结构包括内侧和外侧韧带复合体、周围肌肉，特别是肱肌、屈肌总腱、伸肌总腱以及肱三头肌。
- 尺神经近侧由Struthers腱弓，远侧由肘管支持带束缚于肱骨内髁与内上髁间。

发病机制

- 肘关节损伤常由直接暴力导致，例如坠落过程中直接撞击肘部。
- 了解骨折的暴力能量大小有助于评估合并伤的可能性。
- 低能量损伤即可导致老年患者或者骨质疏松患者粉碎性骨折，此类患者肱肌及肱三头肌的损伤较为常见，对将来的功能恢复有影响。
- 肱骨内侧髁骨折移位后导致尺神经卡压，因此有可能累及尺神经，导致周围神经损伤。肱骨远端粉碎骨折导致尺神经撕裂比较罕见。

自然病程

- 大部分肱骨远端骨折无论采用手术切开复位内固定或者保守治疗均可。具有挑战性的类型主要是累及关节面的粉碎骨折。年轻患者(<65岁)一般不作为全肘关节置换的考虑对象，半肘关节置换则可以作为一个新的处理措施[22]。
- 常伴发直接或间接的软组织并发症，包括神经血管卡压[8,12]，肌肉撕裂导致的骨化性肌炎[12,18,23]，以及软组织挛缩导致关节僵硬等。
- 尽管有证据表明，即使采取适当的切开复位内固定方法治疗累及关节内的肱骨远端粉碎骨折，亦不能消除术后创伤性关节炎发生的风险[13]。然而不管如何，切开复位内固定仍然是处理的首要原则。

病史和体格检查

- 骨折存在时，查体必须轻柔(图1)。粗暴的检查可能会导致粉碎骨折患者的血管神经受损。
- 肘关节的完整检查包括合并伤的评估，必须从远离肘关节处开始进行检查，例如从肩关节或腕关节朝向肘关节的顺序进行。
- 下列合并伤需要重视：
  - 桡骨远端骨折，舟状骨骨折：大多数损伤原因均为坠落伤，此时手腕常呈伸展位，因此暴力先由腕部传递

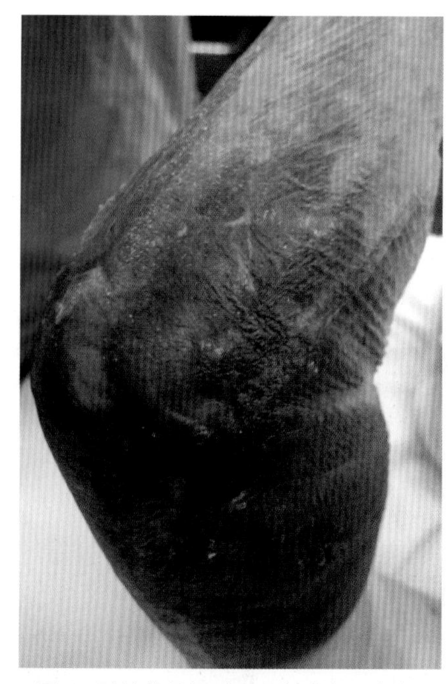

图1 肘关节骨折时表现为肿胀及瘀斑。

至舟状骨和桡骨远端。需对桡骨远端、“鼻烟窝”直接触诊判断是否有相应骨折，另外舟骨结节压痛、尺桡骨向背侧移位也提示舟状骨骨折。

- 桡尺远侧关节脱位：旋前旋后时由掌侧和背侧冲击触诊检查尺骨茎突，桡尺远侧关节脱位时此处检查常有压痛，同时旋前位时尺骨茎突会明显弹出。
- 骨折累及肘关节以远：检查者需沿着尺骨皮下缘，自腕关节至尺骨鹰嘴检查尺骨干。
- 骨间膜损伤：触压尺桡骨间隙的骨间膜检查方法并不是很灵敏，伴有Essex-Lopresti损伤时仍有临床意义，可提示进一步影像学检查。如伴有Essex-Lopresti损伤时，将会影响肘关节置换时内植物的选择（带有桡骨头的假体），但其病因仍无很好的阐述。

影像学和其他诊断性检查

- X线片，需包括肘关节、双侧腕关节正侧位（图2）。摄片时，为了减轻患者痛苦，可予以石膏固定。
- X线可直观反映骨折的粉碎程度，并能提示骨质疏松的情况。
- 当患侧X线发现尺骨茎突有移位时，与正常侧的腕关节X线比较可以反映骨间膜的损伤情况。
- 使用X线体层摄影可以进一步反映骨折的特点，但是CT更为直观。利用后者，术者可获得三维重建的影像，从而为手术计划的制订提供帮助。
- 体检时如发现神经损伤，需仔细判断其累及范围。

鉴别诊断

- 骨不连。
- 韧带断裂。
- 骨折－脱位。

非手术治疗

- Eastwood[7]描述了一种加压塑形的方法，即“骨袋”，是可以治疗粉碎骨折的保守疗法。
- 仅在老年患者或肘功能要求极低的体弱患者，通过随后的康复训练（颈腕吊带），可获得低标准但尚可接受的结果。
- 此类治疗对于对稳定性和力量有要求的年轻患者不能取得满意的疗效。

手术治疗

切开复位内固定术

- 已经广泛使用切开复位内固定术治疗肱骨远端粉碎骨折。
- 年轻患者粉碎骨折切开复位内固定手术治疗后效果显著[19,24]。然而老年及骨质疏松患者达到良好效果的病例极少[13]。
- 大部分老年患者切复内固定的治疗效果并不理想[19]。
- 一项老年患者中切复内固定与一期全肘关节置换的疗效比较显示：经两年随访，全肘关节置换组患者疗效均为优良，且无需翻修的病例。而内固定组患者中有3例较差的结果需再次接受全肘关节置换手术[10]。

肘关节置换术

- 当肱骨远端骨折无法重建时，可选择关节置换。
- 一期肘关节置换的预后明显好于切复内固定失败后不得不进行的肘关节置换[9]。
- 有大批研究支持特定患者肱骨远端粉碎骨折后的一期肘关节置换[6,9,16]。
- 老年及生活质量要求较低的患者如遇遇无法重建的肱

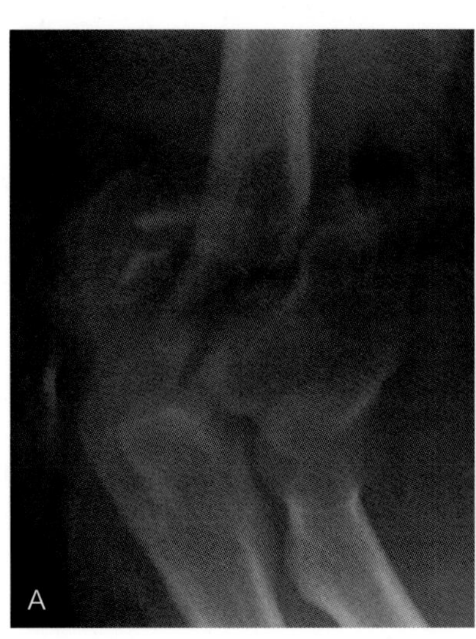

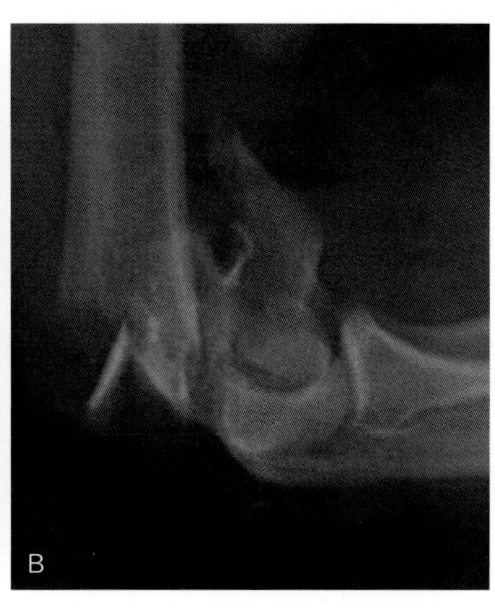

图2　A、B. 标准的X线正侧位片。

骨远端粉碎骨折，更多地采用传统的全肘关节置换术。

- 目前更为革新的方法是置换肱骨远端（半关节置换），但保留桡骨头和尺骨近端[20]。但此项术式尚未得到FDA批准，仍处于实验阶段，因此并非常规选择，特别是因为肘关节局部解剖多变且相互契合良好，这与适用于急性骨折的许多标准内固定装置的要求不同。但是在美国之外的一些特定区域还是可以使用半肘假体置换的，对于急性骨折，这种技术在治疗规程中明确有一席之地。

适应证和禁忌证（全肘关节置换）

- 一期全肘关节置换的适应证：
  - 无法重建的肱骨远端粉碎骨折。
  - 老年患者。
  - 生活质量要求较低的患者。
  - 骨质较差/尺骨侧软骨损伤。
- 一期关节置换的绝对禁忌证（全肘或者半肘）：
  - 明显感染（显性）。
  - 缺少软组织覆盖（皮肤，肌肉）。
- 一期关节置换的相对禁忌证：
  - 远离手术部位的感染。
  - 污染性伤口。
  - 累及屈肘肌肉的神经损伤。

适应证和禁忌证（肱骨远端半肘置换）

- 一期半肘关节置换的适应证：
  - 无法重建的肱骨远端骨折（C3型）。
  - 无法重建的肱骨小头并肱骨滑车骨折。
  - 尺骨软骨面保存良好。
  - 低位肱骨髁T形骨折。
    - 年轻患者。
    - 活动较多的患者。
  - 侧副韧带完整或可修复（可能要求内外侧髁上柱的重建）。
  - 桡骨头完整或可修复。
- 急性半肘置换的禁忌证：
  - 内/外侧柱无法重建时。
  - 尺骨的半月切迹关节软骨损伤。
  - 尺骨骨质疏松/骨量减少（相对禁忌证）。

术前计划

- 拍摄肘关节标准正侧位X线片。
- 如不确定是否可解剖复位骨折，需进行CT扫描评估粉碎程度及骨折线走行。
- 评估肱骨干骨质缺失对于手术计划及内植物设计很重要。如骨干部分缺失多于髁部关节处的骨块，则需选用恢复肱骨长度的假体。如果肱骨干缺失较少，主要累及关节面，则可选用半关节置换或滑车表面置换。但前者假体的使用会被认为超说明书应用或实验性治疗。
- 肱骨干长度短缩2 cm内是可以接受的，可使用标准型假体。
- 肱骨干长度短缩超过2 cm，则可选用设计带有延长前翼假体，以恢复肱骨长度。
- 术者需测量肱骨及尺骨的髓腔直径，用以判断是否需要特小型假体。
- 术前患肢的神经血管状况需仔细检查并记录。

体位

- 根据术者的习惯及入路要求，有两种体位。
  - 仰卧位：术前铺单确保术侧肢体最大限度活动范围。术中上肢垫高，置于胸前，避免压迫气管，由助手固定。此种体位主刀立于患肢侧（图3A）。
  - 侧卧位：患肢固定于托架上。可减轻助手的负担，但患肢的自由度下降。此种体位主刀立于健肢一侧（图3B）。

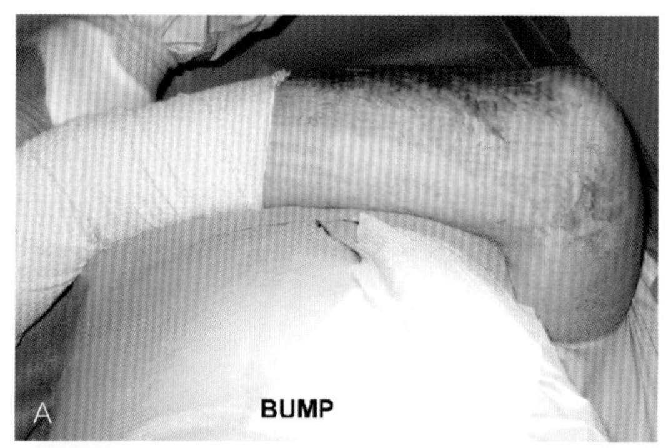

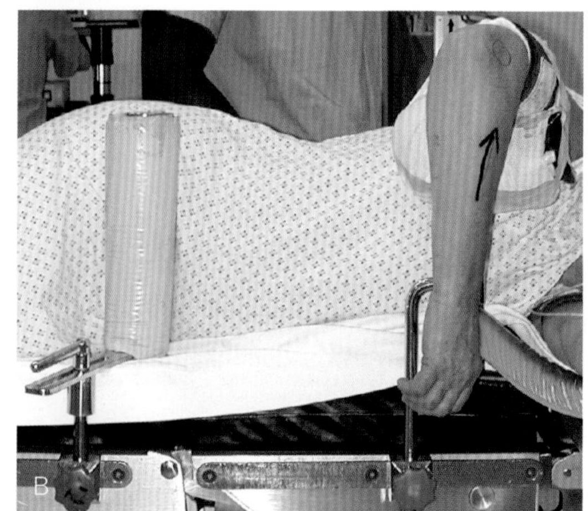

图3 A. 患者置于仰卧位，肘置于胸前，巾单卷支撑，助手协助稳定肘关节。术者必须注意其颈部及麻醉设施。B. 患者取外侧卧位，肘部托架支撑。

手术入路

- 一期肘关节置换有两种入路：
  - 保留肱三头肌的入路（如Alonso-Llames入路，肱三头肌旁入路）。
  - 掀开肱三头肌的入路（如Bryan-Morrey入路）。
- 两种入路时均需仔细处理肱三头肌，特别是老年或者类风湿关节炎患者，肱三头肌腱较细，需用小曲度的解剖刀自尺骨鹰嘴表面保持刀片与骨-腱界面垂直剥离肌腱。

切口与解剖

- 后正中纵行皮肤切口，略带弧度，绕过鹰嘴顶部区域（技术图1A）。切口起自鹰嘴尖部近端5 cm，止于鹰嘴尖部以远5 cm处。
- 向内外侧全层分离皮瓣（技术图1B），直至暴露肱三头肌的内外侧边缘（技术图1C、D）。
- 在切口内侧，游离并松解尺神经，并用血管套标记好（不要夹上止血钳，防止止血钳的重量牵拉引发不可逆损伤）（技术图1E）。
- 保护好尺神经，显露肱骨内髁骨折块，自内上髁解离屈肌－旋前肌群及内侧副韧带，切除骨折块（技术图1F）。

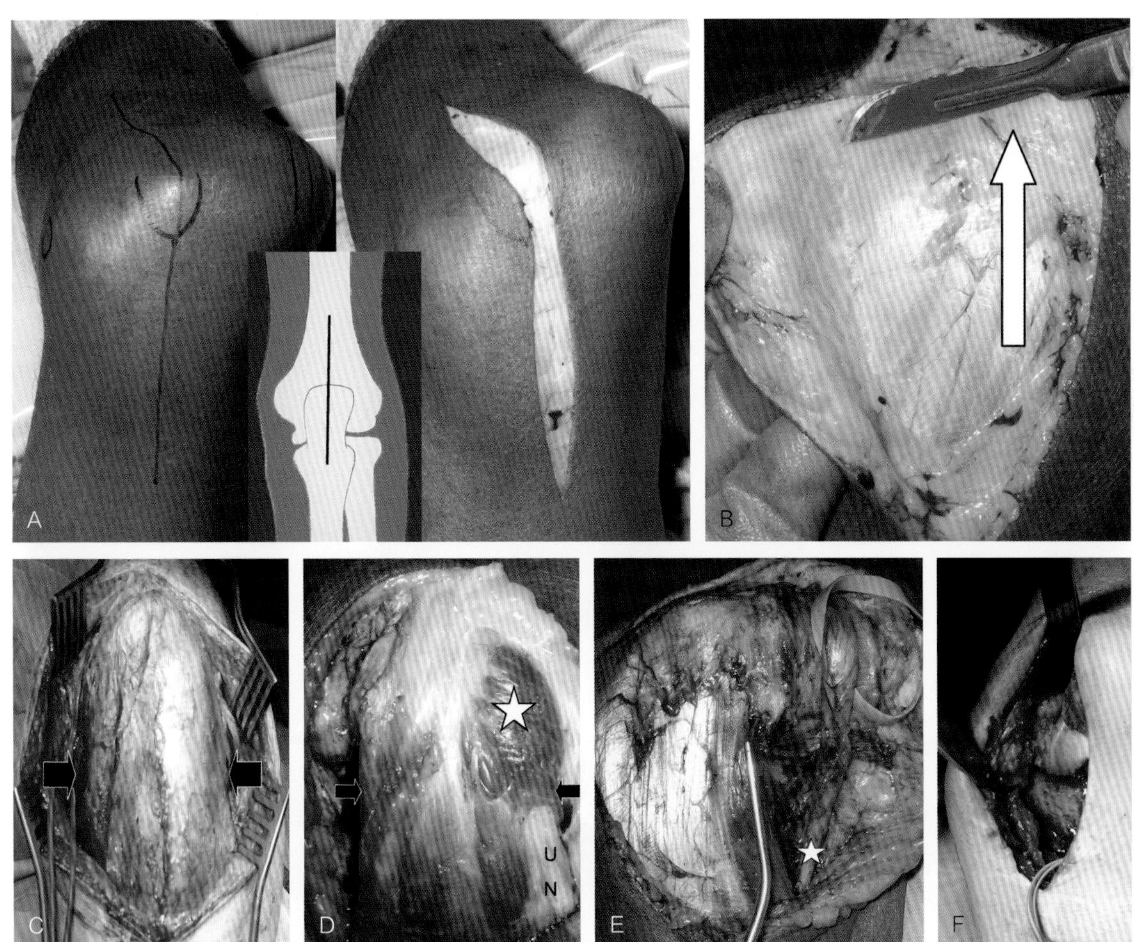

技术图1 A. 后正中纵行皮肤切口，略带弧度，绕过鹰嘴顶部区域。B. 用平刀法向内外侧全层分离皮瓣。C. 暴露肱三头肌的内外侧边缘（箭头）。D. 尺神经（*UN*）旁可见肘肌（星号）。E. 血管套标记好尺神经，不要用止血钳。F. 清除骨块上的软组织后取出肱骨内髁骨块，尺神经在无张力下小心牵开。

处理肱三头肌

保留肱三头肌

- 轻轻地将尺神经牵向内侧，用骨膜剥离器于肱三头肌尺骨鹰嘴止点近侧分离肱三头肌内侧肌与肱骨后方。在外侧肌间隔后方，通过滑动骨膜剥离器在此界面做钝性剥离，越过肱骨后方一直分离到肱三头肌外侧(技术图2A)。
- 分离出的肱三头肌外侧肌间隔边界向远端延伸，直至肱三头肌尺骨鹰嘴的外侧附着处。于外侧肌间隔处清理肱骨外髁表面的软组织，剥离外侧髁上的伸肌总腱和外侧副韧带复合体，并切除其上的骨块(技术图2B)。
  - 处理外侧部分时，可显露桡骨头并充分切除，防止与假体撞击。
- 在肱骨干外侧区域，掀开前方的肱肌2～3 cm。
- 另一个方法是鹰嘴截骨掀开三头肌腱。这个暴露相对简单，但是鹰嘴需要钢板和螺钉固定。

改良Bryan-Morrey入路

- 保留肱三头肌止点的显露方法在假体植入时较困难，因此另一种入路方法是自尺骨鹰嘴表面由内向外剥离肱三头肌腱，改善显露(技术图3)。
- 于肱三头肌内侧边缘游离尺神经，并用血管套保护，然后将神经前置于皮下袋口中。
- 于尺骨表面剥离肱三头肌，剥离肱骨内髁表面的肱三头肌，切断内侧副韧带。清除内髁骨折块上的软组织后，从肱三头肌及轻柔牵向前侧的尺神经间取出。

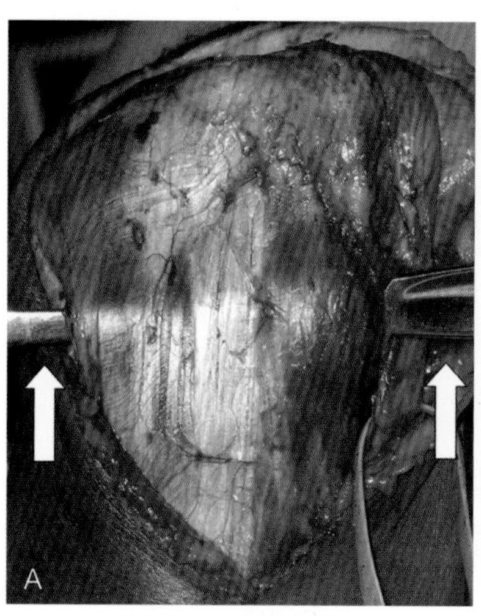
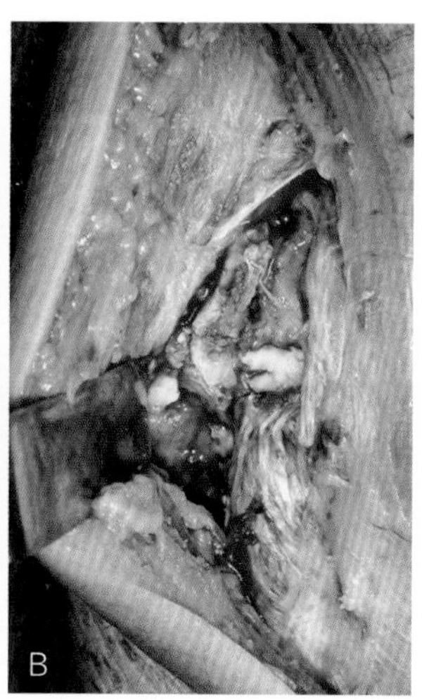

技术图2　A. 剥离器插入骨膜下剥离的肱三头肌与肱骨后缘界面，通过远近侧滑动剥离器分离此界面。B. 肱三头肌外侧通道已打开，外侧骨块被取出。

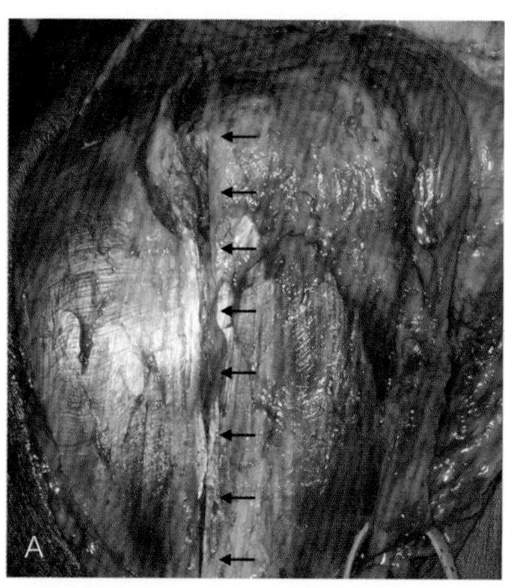
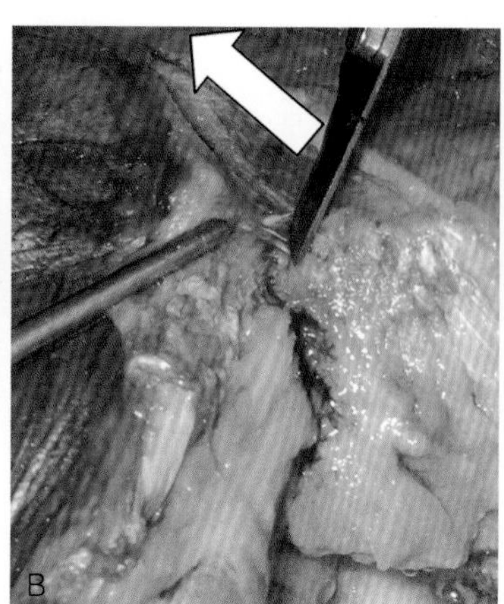
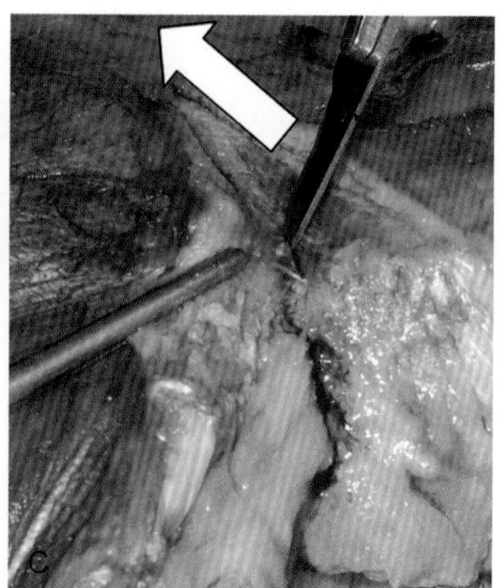

技术图3　A. 自尺骨表面剥离肱三头肌腱，沿肱三头肌腱纤维走行从中央处劈开，从鹰嘴处剥离后显露尺骨。B、C. 自尺骨表面用解剖刀锐性剥离穿通纤维，保持刀片平行骨面，直接于骨的接触处将穿通纤维从尺骨上分离。

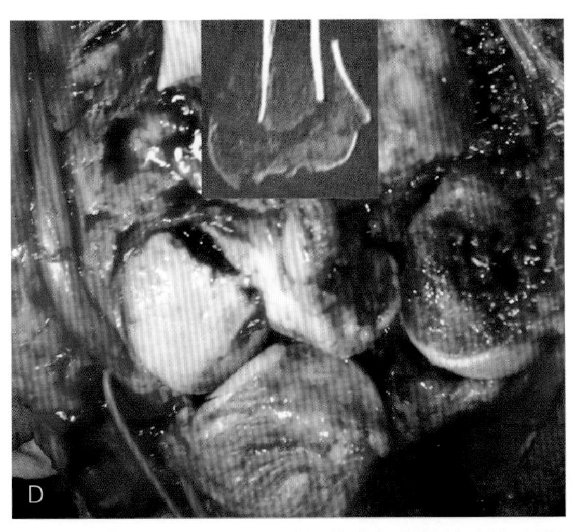

技术图3（续）　D. 一例骨质疏松的老年女性粉碎性肱骨远端骨折患者，CT显示关节面粉碎。此视野即通过劈开的肱三头肌。

- 由尺骨的皮下缘区分肘肌及尺侧腕屈肌之间的间隙。
- 于鹰嘴表面锐性分离肱三头肌腱，注意剥离穿通纤维，保证皮瓣厚度。要进一步扩大显露可通过尺骨表面剥离肘肌，但要求保留远侧的附着。
- 此时肱三头肌已翻转至外侧，切断外侧副韧带复合体及伸肌总腱后取出肱骨外侧髁骨块。

骨处理

- 辨认鹰嘴窝（如果存在）。此处为Coonrad-Morrey假体前侧突起基底安装落位点的解剖标志（技术图4A）。如粉碎严重，无法辨认鹰嘴窝，可选用前翼延长的肱骨假体。
- 松解前关节囊以及肱骨远端前侧的所有软组织，此处提供前方植骨块安置的部位。
- 肱骨远端后方假体系统提供的平坦面靠近肱骨远端的旋转轴（技术图4B）。利用工具进行肱骨髓腔开口并处理髓腔。
- 去除鹰嘴尖端后处理尺骨髓腔，髓腔自冠突底部开口进入（技术图4C、D）。
- 开口后利用磨钻向冠突方向扩大入口，以便假体组件的顺利插入。勿贴紧皮质，否则可能导致偏心插入（技术图4E）。
- 处理骨髓腔时，需平行于尺骨皮下骨缘，以保证正确插入假体的路径平行髓腔。这可能需要咬除尺骨乙状切迹的骨质。
- 咬除冠突尖部，防止安装假体后屈曲的终末段与假体撞击（技术图4F、G）。
- 桡尺近侧关节无病变时无需切除桡骨头（技术图4H）。
- 在行肱骨远端半肘置换（DHH）时，骨的准备主要在于内外侧柱。当柱不完整时，使用克氏针临时固定来评估长度，可以使用克氏针张力带或者尝试钢板螺钉来最终固定（技术图4I～N）。若使用无前翼的假体时，保留和重建柱显得尤为重要。

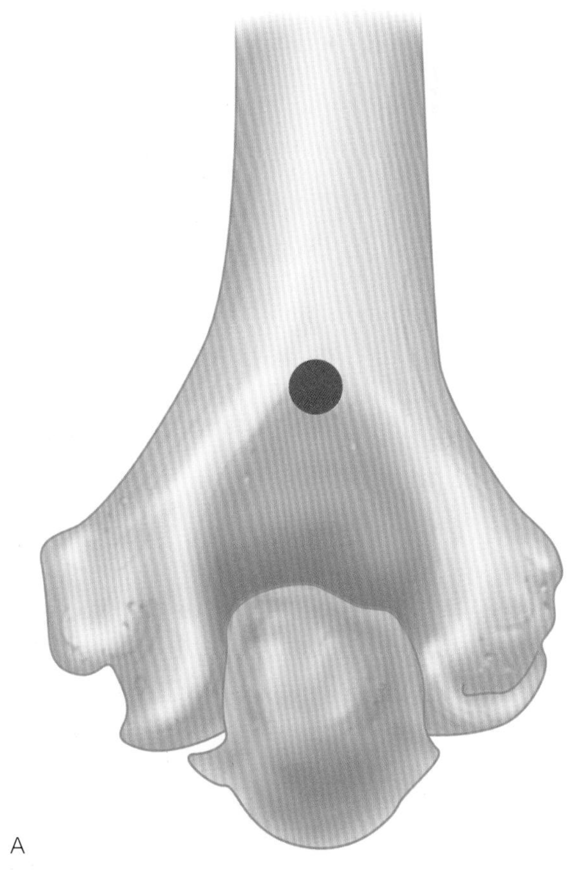

技术图4　A. 肱骨假体的插入点位于鹰嘴窝的顶点，利用磨钻开口后处理肱骨骨髓腔。

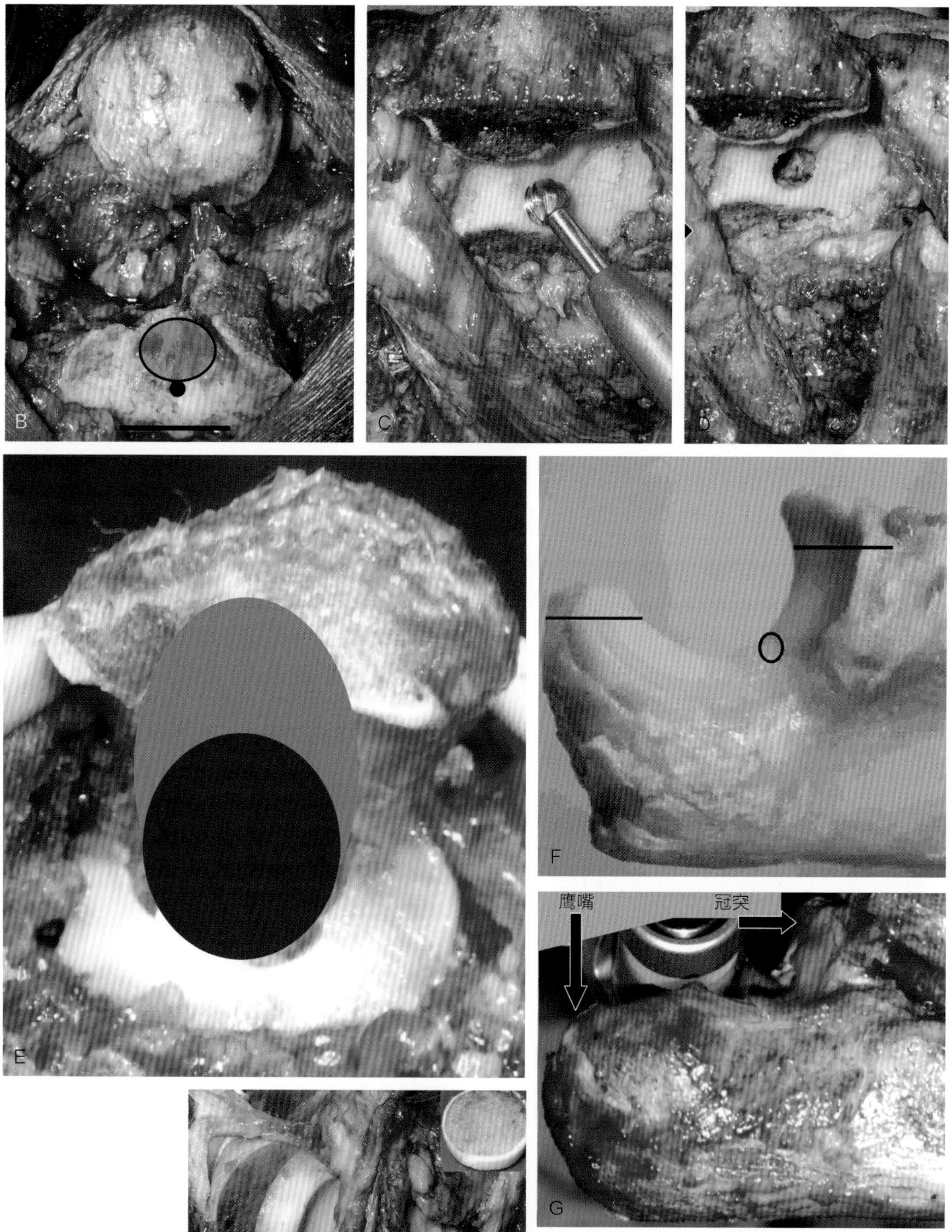

鹰嘴　冠突

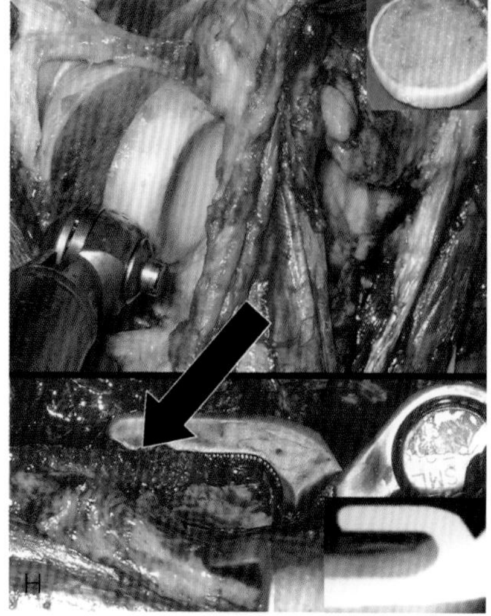

技术图4（续）　B. 肱骨远端后方的平坦面被确认，且组件与之相齐。C、D. 冠突底部利用磨钻或钻头开口，处理尺骨骨髓腔。E. 尺骨组件的轨道（黑环）通过骨锉或碎骨钳略偏后的路径锉入尺骨髓腔（灰色月牙）来准备。F、G. 充分咬除冠突尖部，防止安装假体后屈曲时与肱骨假体翼部撞击，也显示鹰嘴的切除及尺骨柄的插入点。H. 桡骨头部分切除后的骨块可作为植骨块，楔入肱骨前面及肱骨假体前翼间。

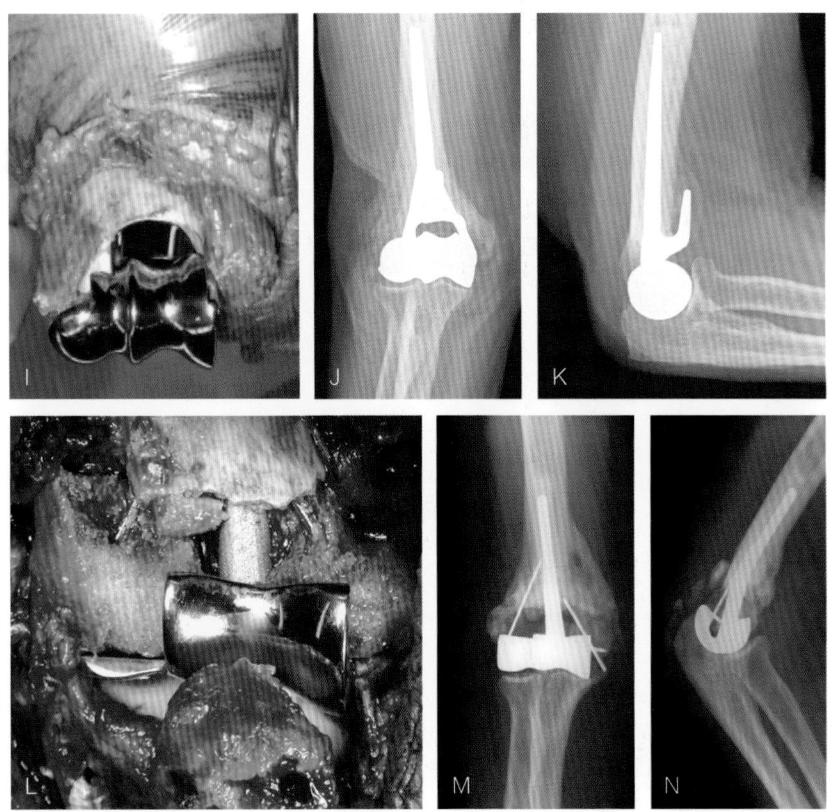

技术图4（续） I～K. Latitude假体的DHH。I. 完整的肱骨内外侧柱，尺神经用一红色血管套松松地标记。J. 正位片显示肱骨滑车和小头的尺寸与患者尺骨乙状切迹和桡骨头理想匹配。K. 侧位片显示肱桡关节匹配和假体前翼骨性填充良好。L～N. Sorbie假体的DHH。L. 假体植入前使用克氏针重建内外侧柱骨折。M. 正位片显示Sorbie假体植入后内外侧柱愈合良好。N. 侧位片显示肱桡关节匹配良好，后侧因为肱三头肌的创伤出现异位骨化。

假体植入和软组织松解

- 髓腔的准备（包括冲洗枪脉冲冲洗髓腔，植入骨水泥栓等）处理结束后（技术图5A），可植入关节假体（技术图5B、C）。
- 肱骨假体植入。
  - 当骨的损失在鹰嘴窝或鹰嘴窝以下水平时，可使用标准型假体；当损失的肱骨高于鹰嘴窝水平>2 cm时，则需选用加长型假体恢复肱骨长度。
  - 准备楔形骨块，用以植入肱骨前面及肱骨假体前翼之间。
  - 肱骨髓腔内注入抗生素骨水泥。
  - 当插入肱骨组件时，利用楔形状骨块植入肱骨前面及肱骨假体前翼之间。因为肱骨髁已经切除，一旦骨水泥硬化，假体和骨质就能完全结合。
  - 利用肱骨后侧的平坦面控制假体的方向。
  - 仔细安装肱骨假体直至前方突起与骨皮质契合，植骨块被挤压，并确保位于肱骨前方皮质和假体翼之间。
- 尺骨假体植入。
  - 髓腔内注入抗生素骨水泥。
  - 植入过程中注意旋转轴线和关节面的匹配。
- DHH假体。
  - 当插入DHH假体时，应该注意软组织的平衡，以满足肱桡关节的匹配。内外侧静态稳定装置应该选择修补或者重建。

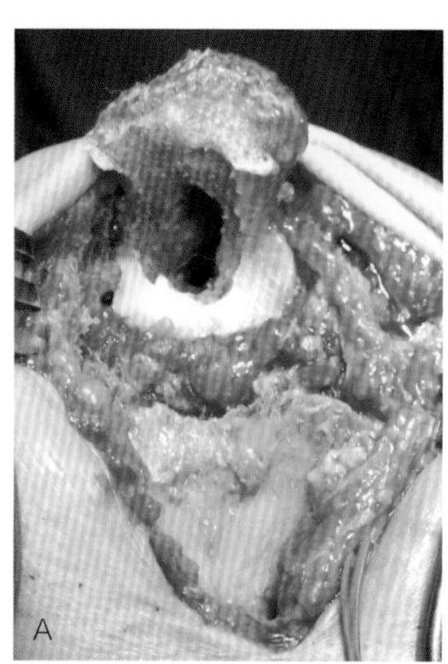

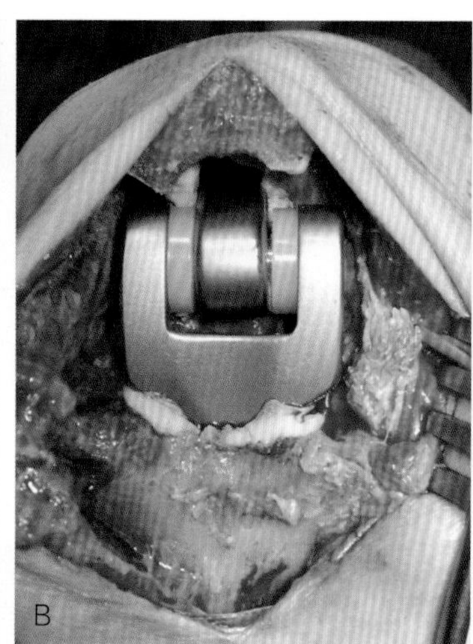

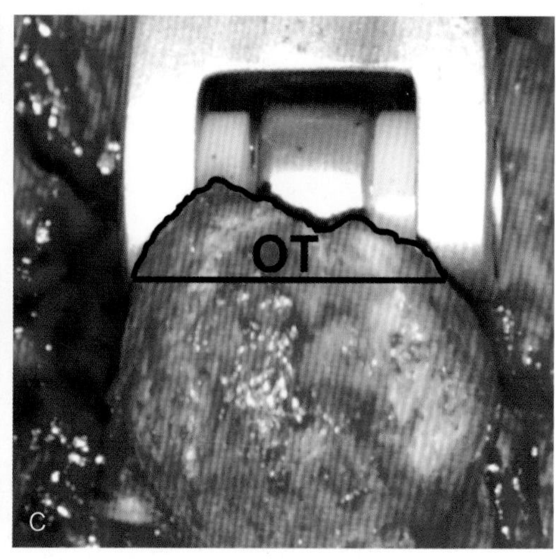

技术图5 A. 假体植入前的骨表面，碎骨块已去除。B. 铰链型Coonrad-Morrey假体已原位固定并装配。C. 如肘关节伸直时最终阶段尺骨鹰嘴尖部与假体有撞击，可切除鹰嘴尖部（*OT*），但要避免切除肱三头肌附着部。

重建肱三头肌

- 使用不可吸收粗线采取连续锁边方法（例如Krackow法）缝合重建肱三头肌（技术图6A、B）。
- 注意锁边时不要带入较多的肌纤维。
- 肱三头肌腱需缝回尺骨鹰嘴的背侧面而不是尖部（技术图6C、D）。缝线在尺骨鹰嘴上来回穿入起始于背侧面两侧的骨隧道（斜交叉）固定（技术图6E）。
- 避免在尺骨近端中线上打结，防止造成术后疼痛和再次拆除线结。可将线结置于肘肌下方。
- 打结时肘关节屈曲30°～45°，绷紧肌腱。
- 再用可吸收线加强缝合肱三头肌腱于其附着区（技术图6F）。

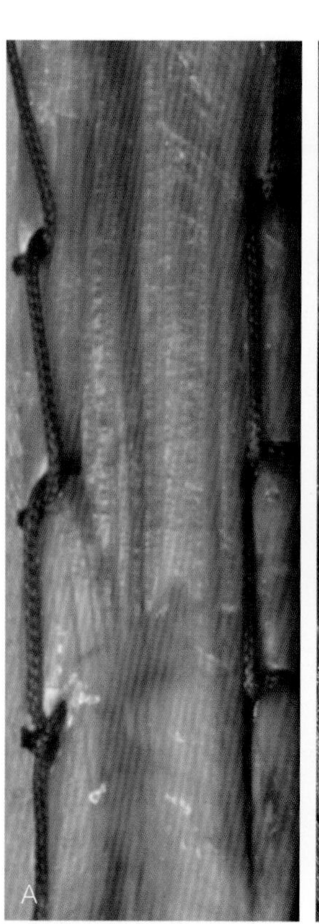

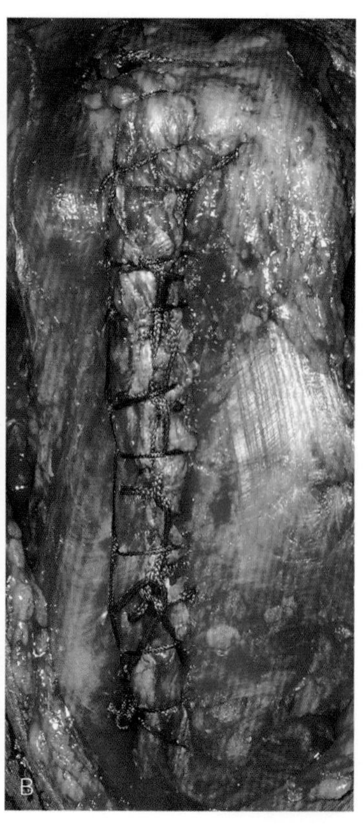

技术图6 A、B. 连续锁边缝合可促进对肱三头肌的把持，以重建肱三头肌于尺骨鹰嘴上止点。A. 肌腱两侧运用锁边缝合的示例。B. 通过一根连续锁边缝线将劈开肌腱两侧锁边缝合在一起。再通过一根反向的锁边缝线加强。

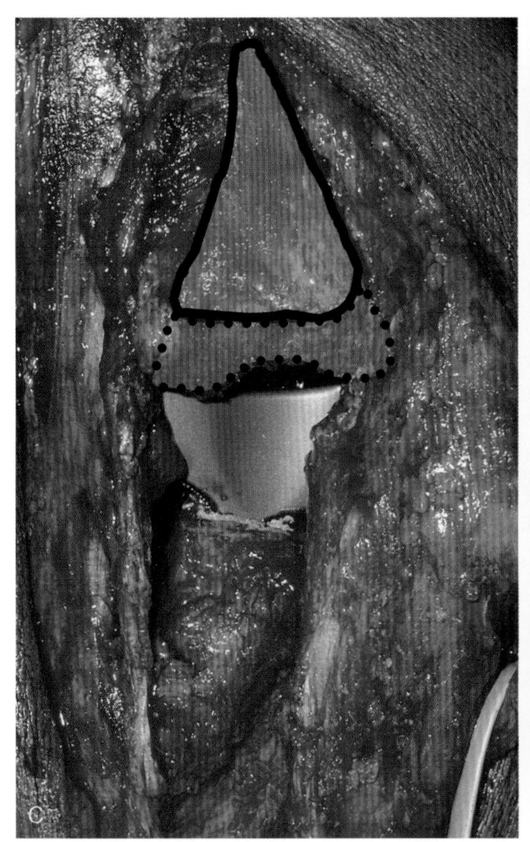

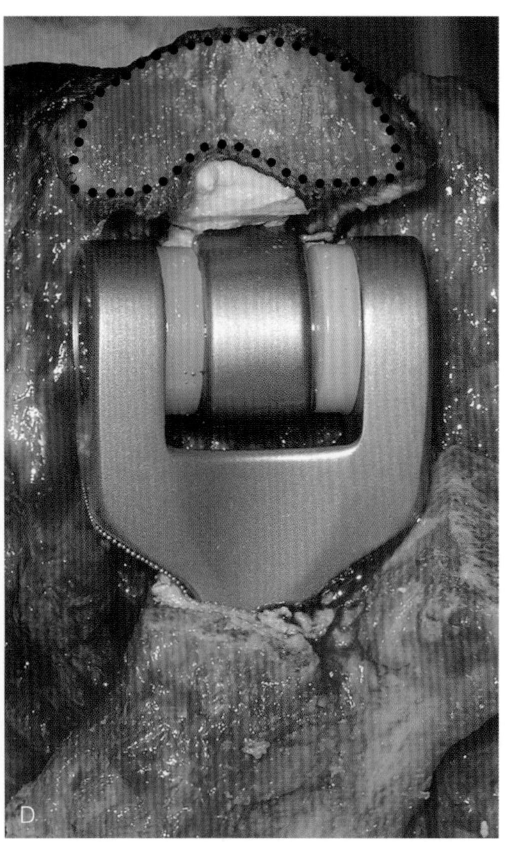

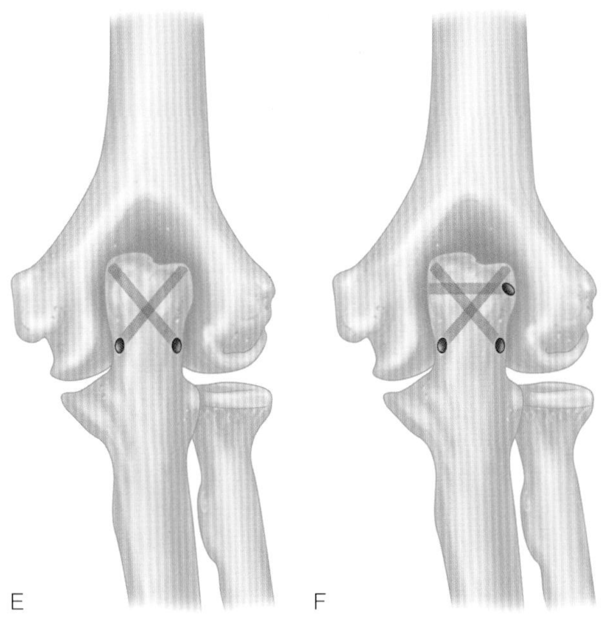

技术图6（续）　C、D. 肱三头肌腱需缝回尺骨鹰嘴的背侧面而不是尖部，鹰嘴尖为防止对假体后部的阻碍已被切除。E. 为确定肱三头肌附着于足印区，用交叉钻孔的方式获得直径为1.5～2.0 mm的骨孔。F. 再用可吸收线加强肱三头肌腱与尺骨的接触，从而促进愈合。

缝合伤口

- 尺神经在前方皮下袋口前置。
- 可吸收线缝合肱三头肌与伸肌-屈肌复合体和伸肌总腱，不能缝得太紧以免限制活动。
- 按术者习惯选择使用皮下放置引流。然而，没有文献证明引流对于血肿的形成有预防作用。

要点与失误防范

适应证	• 需完整了解病史及仔细体检,尤其需关注骨密度和愈合趋势 • 需注意肘、腕、肩的并发病变
计划	• 患者有充分的骨量且对肘关节功能要求较高时需尝试切开复位内固定 • 对于老年及生活质量要求较低的患者,以及考虑骨折愈合的可能性不大时,则倾向一期肘关节置换
显露	• 尺神经的保护很重要,仔细从肘管中游离尺神经可以降低后续操作的损伤风险 • Bryan-Morrey入路自尺骨表面剥离了肱三头肌,需注意穿通纤维的解剖重建 • 劈开肱三头肌腱时,注意保留肌腱在尺骨鹰嘴处的附着
探查	• 年轻患者要彻底检视尺骨及桡骨关节面,判断是否可行半关节置换 • 术中需检视尺神经及周围肌肉(特别是肱三头肌和肱肌)的状况,可帮助解释神经功能的改变和肌无力状态,也帮助判断骨化性肌炎、关节僵硬是否发生
骨准备	• 如内外侧柱完整,全肘关节置换术中应保留伸肌及屈肌总腱的附着部位
内植物	• 在计划内植物长度时,医生应注意肱肌和肱三头肌需一定张力以保持良好功能。若张力过大,肘关节可能会僵硬;反之则无力 • 半肘关节置换时为患者选择合适的假体,例如年轻或者活跃的患者,以后可能需要转化为全肘关节置换,因此需要使用可转换式假体 • 半肘关节置换时避免假体相对于关节大小不匹配的情况,术中在透视下使用试模来检查关节的匹配情况 • 在DHH假体植入选择鹰嘴截骨时,截骨前先放置钢板并钻好孔,可以为最后固定节省时间
缝合伤口	• 术者判断是否使用引流,若不放置引流,需注意血肿形成,术后前12小时需适度加压包扎以防血肿形成,次日解除加压包扎
康复	• 由于肱三头肌的再附着,应避免过度的康复训练,以免影响其止点的愈合,以及以后可能发生的止点撕脱和伸肌无力

术后处理

- 术后24～48小时使用完全伸肘位掌侧石膏或热塑性夹板固定,可以减轻手术切口和肱三头肌缝合部位的张力。
- 肘部置于枕头上抬高或吊带抬高,防止水肿。
- 需避免非甾体抗炎药对组织愈合(骨愈合,骨－肌腱愈合)的不良反应。这对表面置换所依赖的腱性愈合尤为重要。
- 术后第2日拆去包扎,依从性好的患者可开始轻度主动重力对抗屈曲和被动重力辅助下伸直训练。
- 肘关节置于预制的屈肘90°位的支具上,以保护肱三头肌修复和切口愈合。
- 5周后可超过90°屈曲,这样可保证有充分的时间使肱三头肌腱在尺骨附着处的愈合。太早的过度屈曲将导致肱三头肌腱撕裂。肱三头肌对抗重力活动也起始于术后5周。
- 对于肘关节置换患者,需反复强调避免肘部回旋运动:限制内外旋(内外翻)力矩活动,反复举起2 lb(0.9 kg)的重量及单次举起10 lb(4.5 kg)的重量。
- 半肘置换术后处理和全肘关节置换不同。在稳定的假体装置中,术后开始主动积极的辅助活动,避免被动活动。术中固定柱的患者需要额外2周制动,支具需要早晚佩戴,且屈肘90°。在第六周,患者须在指导下开始较轻的力量训练。

并发症

- 肱三头肌撕裂。
- 肘关节僵硬。
  - 假体过长。
  - 肱三头肌再附着时缝合过紧。
  - 肱三头肌与伸屈肌缝合过紧。
  - 软组织松解不够。
- 撞击。
  - 桡骨头与肱骨假体撞击。
  - 尺骨冠突与肱骨假体撞击。
  - 尺骨鹰嘴与肱骨后方撞击。
- 深静脉血栓。
- 感染。
- 假体周围骨折。
  - 骨质疏松。
  - 假体－髓腔尺寸不匹配。

 ○ 假体－髓腔曲度不匹配。
 ○ 尺骨端冠突基底处的假体开口不充分。
- 尺神经病变或损伤。

预后

全肘关节置换

- Cobb 和 Morrey[6]报道一组急性肱骨远端骨折后肘关节置换的患者，平均年龄72岁，平均随访时间3.3年，其中15例疗效为优，5例为良。
- Ray等[21]报道一组患者，平均年龄81岁，平均随访时间2～4年，其中5例疗效为优，2例为良。
- Gambirasio等[11]报道一组10例老年骨质疏松关节内骨折患者均获得优的疗效。
- Frankle等[10]比较了一组超过65岁的患者，分别采用切复内固定和一期肘关节置换治疗肱骨远端粉碎骨折，结果切复内固定组有8例疗效为优，12例为良，1例为中，3例为差，需再次行关节置换手术。而关节置换组11例为优，1例为良。
- Kamineni 和 Morrey[15]报道一组急性肱骨远端骨折的患者，共49例，平均年龄67岁，平均随访时间7年，其平均Mayo肘关节评分为93分(满分100分)，平均肘关节活动范围为107°。
- Lee等[17]报道一组行肘关节置换的急性肱骨远端骨折患者，共7例，平均年龄73岁，平均随访时间25个月，平均肘关节活动范围89°，平均Mayo肘关节评分为94分。
- Abbas等[1]报道一组行肘关节置换的复杂肱骨远端关节内骨折患者，共23例，平均年龄75岁，平均随访时间6年，平均肘关节活动范围93°，平均Mayo肘关节评分为93分。

肱骨远端半肘置换

- Smith 和 Hughes[22]报道一组患者，共26例，平均年龄62岁(29～92岁)，4例患者转为全肘关节置换。
- Hughes等[14]回顾了早期术后的患者并且提出了一个治疗纲要，该技术也是肱骨远端骨折所有的治疗方案中的一个选择。
  - ○ 30例无法重建的肱骨远端骨折或者内固定失效患者(平均65岁，29～91岁)使用DHH技术。
  - ○ 6例患者采用保留肱三头肌入路，24例患者使用鹰嘴截骨。14例患者使用Sorbie Questor假体(Wright Medical Technology, Arlington, TN)，16例患者使用Latitude假体(Tornier Inc., Minneapolis, MN)。
  - ○ 平均25个月(3～88个月)的回顾性临床研究，包括ASES评分和Mayo评分(MEPI)，以及影像学分析。
  - ○ 在随访的28个患者中，肘关节平均屈曲畸形25°，屈曲范围128°，旋转范围165°，ASES评分83分，MEPI评分77分，满意率8/10。急性骨折患者的功能评分高于翻修患者。16例患者(53%)需要再次手术；2例患者分别在16周和53周因为假体周围骨折和无菌性松动行铰链式假体的翻修。12例患者做了内固定取出术，4例患者处理了尺神经。
  - ○ 这是DHH手术最大样本量的报道。尽管技术要求较高，早期的DHH患者术后功能较好，这批患者有40%行内固定取出，12%存在有症状的肘关节松弛，8%存在柱不愈合。急性骨折治疗和鹰嘴截骨的患者有较好的临床效果。
- Burkhart等[5]报道一组患者，9例功能优良，1例功能一般，一共10例女性患者(平均年龄75岁，急性骨折表面置换患者8例，2例内固定失败行表面置换)，关节活动范围平均欠伸17°，屈曲124°，旋转80°。返修术后无并发症。
- Adolfsson 和 Nestorson[3]报道一组患者，共8例，平均年龄79岁，平均随访时间4年，功能优良，关节活动范围平均欠伸31°，屈曲126°。术后影像学资料提示尺骨端磨损，术后3年有1例假体周围骨折。
- Argintar等[4]回顾了10例使用Tornier Latitude假体的半肘关节置换的患者，短期功能优良。与其他半肘关节置换假体不同的是，Tornier Latitude假体柄和前方突起种类繁多，同时最重要的优势是可以与铰链式或者非铰链式全肘关节置换假体转接。
- Kudo假体短期临床效果不错。Adolfsson 和 Hammer[2]回顾性研究了4例半肘关节置换患者；平均随访时间10个月，屈曲126°，旋前旋后78°。根据Mayo评分，3位患者功能优，另2名患者功能良。Adolfsson 和 Nestorson[3]的一项长期研究中，经4.5年随访，8位半肘置换患者的肘关节活动范围为31°～126°。其中5位患者术后功能优，3位功能良。

结论

- 不可复位的急性肱骨远端骨折使用全肘关节置换是一个不错的选择，可以降低患者疼痛，满足低功能需求患者的要求。DHH对于年轻活跃的患者的使用有较好前景，但是由于经验缺少，该假体选择和使用请慎重。

(朱奕 译，张伟 审校)

参考文献

[1] Abbas GA, Chutter GSJ, Williams JR. Retrospective review of primary total elbow replacement (TER) for osteoporotic fractures of distal humerus in the elderly over 10-year period. Injury Extra 2010;41:160.

[2] Adolfsson L, Hammer R. Elbow hemiarthroplasty for acute reconstruction of intraarticular distal humerus fractures: a preliminary report involving 4 patients. Acta Orthop 2006;77:785-787.

[3] Adolfsson L, Nestorson J. The Kudo humeral component as primary hemiarthroplasty in distal humeral fractures. J Shoulder Elbow Surg 2012;21:451-455.

[4] Argintar E, Berry M, Narvy SJ, et al. Hemiarthroplasty for the treatment of distal humerus fractures: short-term clinical results. Orthopedics 2012;35:1042-1045.

[5] Burkhart KJ, Nijs S, Mattyasovszky SG, et al. Distal humerus hemiarthroplasty of the elbow for comminuted distal humeral fractures in the elderly patient. J Trauma 2011;71:635-642.

[6] Cobb TK, Morrey BF. Total elbow arthroplasty as primary treatment for distal humeral fractures in elderly patients. J Bone Joint Surg Am 1997;79:826-832.

[7] Eastwood WJ. The T-shaped fracture of the lower end of the humerus. J Bone Joint Surg 1937;19:364-369

[8] Faierman E, Wang J, Jupiter JB. Secondary ulnar nerve palsy in adults after elbow trauma: a report of two cases. J Hand Surg Am 2001;26:675-678.

[9] Frankle MA, Herscovici D Jr, DiPasquale TG, et al. A comparison of open reduction and internal fixation and primary total elbow arthroplasty in the treatment of intraarticular fractures of the distal humerus in women older than 65 years. J Shoulder Elbow Surg 1999;9:455.

[10] Frankle MA, Herscovici D Jr, DiPasquale TG, et al. A comparison of open reduction and internal fixation and primary total elbow arthroplasty in the treatment of intraarticular distal humerus fractures in women older than age 65. J Orthop Trauma 2003;17:473-480.

[11] Gambirasio R, Riand N, Stern R, et al. Total elbow replacement for complex fractures of the distal humerus. An option for the elderly patient. J Bone Joint Surg Br 2001;83:974-978.

[12] Holmes JC, Skolnick MD, Hall JE. Untreated median-nerve entrapment in bone after fracture of the distal end of the humerus: postmortem findings after forty-seven years. J Bone Joint Surg Am 1979;61:309-310.

[13] Huang TL, Chiu FY, Chuang TY, et al. The results of open reduction and internal fixation in elderly patients with severe fractures of the distal humerus: a critical analysis of the results. J Trauma 2005;58:62-69.

[14] Hughes J, Malone AA, Zarkadas P, et al. Distal humeral hemiarthroplasty(DHH) for intra-articular distal humeral fractures. J Bone Joint Surg Br 2012;94-B:162.

[15] Kamineni S, Morrey BF. Distal humeral fractures treated with noncustom total elbow replacement. J Bone Joint Surg Am 2004;86-A(5):940-947.

[16] Kamineni S, Morrey BF. Distal humeral fractures treated with noncustom total elbow replacement. Surgical technique. J Bone Joint Surg Am 2005;87(suppl 1):41-50.

[17] Lee KT, Lai CH, Singh S. Results of total elbow arthroplasty in the treatment of distal humerus fractures in elderly Asian patients. J Trauma 2006;61:889-892.

[18] Mohan K. Myositis ossificans traumatica of the elbow. Int Surg 1972;57:475-478.

[19] Pajarinen J, Bjorkenheim JM. Operative treatment of type C intercondylar fractures of the distal humerus: results after a mean follow-up of 2 years in a series of 18 patients. J Shoulder Elbow Surg 2002;11:48-52.

[20] Parsons M, O'Brien R, Hughes J. Elbow hemiarthroplasty for acute and salvage reconstruction of intra-articular distal humerus fractures. Tech Shoulder Elbow Surg 2005;6:87-97.

[21] Ray PS, Kakarlapudi K, Rajsekhar C, et al. Total elbow arthroplasty as primary treatment for distal humeral fractures in elderly patients. Injury 2000;31:687-692.

[22] Smith GC, Hughes JS. Unreconstructable acute distal humeral fractures and their sequelae treated with distal humeral hemiarthroplasty: a two-year to eleven-year. J Shoulder Elbow Surg 2013;22:1710-1723.

[23] Thompson HC III, Garcia A. Myositis ossificans: aftermath of elbow injuries. Clin Orthop Relat Res 1967;50:129-134.

[24] Zhao J, Wang X, Zhang Q. Surgical treatment of comminuted intraarticular fractures of the distal humerus with double tension band osteosynthesis. Orthopedics 2000;23:449-452.

第69章 桡骨头和桡骨颈骨折的切开复位内固定

Open Reduction and Internal Fixation of Radial Head and Neck Fractures

Yung Han, George Frederick Hatch III, and John M. Itamura

定义

- 桡骨头和桡骨颈骨折是成人最常见的肘部骨折，约占所有肘部骨折的33%。
- 该种骨折可单独发生，也可伴有骨、骨软骨和（或）韧带损伤。
- 根据骨折的类型，治疗方式包括非手术治疗、切开复位内固定（ORIF）、骨块切除、桡骨头切除和桡骨头置换术。治疗目的是恢复肘关节和前臂的活动及稳定性。本章主要介绍桡骨头和桡骨颈骨折的ORIF手术治疗原则和手术技巧。

解剖

- 桡骨头是完全的关节内结构，参与两个关节活动：①与肱骨远端形成肱桡关节；②与尺骨近端形成桡尺近侧关节（PRUJ）。
  - 肱桡关节是一种鞍状关节，可以完成屈伸动作以及前臂旋转动作。
  - 桡尺近侧关节包绕于环状韧带内，允许桡骨头在近端尺骨的桡切迹的旋转。
    - 此处的内植物必须安放在桡尺近端关节以外的一个90°的扇形区域内（即安全区），以防止对前臂的旋前旋后的过程中造成机械阻碍（图1）[7]。
- 桡骨头有许多不同的形状，从近似圆到椭圆，就连桡骨头和桡骨颈的偏心距都不尽相同[14]。
- 桡骨头的血供较差，主要来自"安全区"的桡返动脉的单个分支，少量来自桡返动脉和骨间返动脉的分支，这些分支在关节囊附着桡骨颈的部位穿入以滋养供应桡骨头（图2）[26]。
- 内侧副韧带（MCL）的前束是对抗外翻应力的主要结构。桡骨头是次要稳定结构，在生理状态下承担着30%拮抗外翻应力的作用。因此，在如下情况合并内侧副韧带撕裂时：
  - 桡骨头骨折无法修复时，由于其生物力学的重要性，不能做单纯切除而需做人工假体置换。
  - 谨慎进行早期活动，同时注意过高的外翻应力对整复后的桡骨头的损伤。
- 桡骨头同时起着传递轴向负荷的作用，承受着由腕关节传递至肘关节的60%的负荷[21]。这也是Essex-Lopresti损伤中前臂骨间膜撕裂的主要原因[9]。在这种情况下，切除桡骨头将导致尺桡骨之间的纵向不稳定，导致桡骨向近端移位并可能发生尺腕关节撞击征。

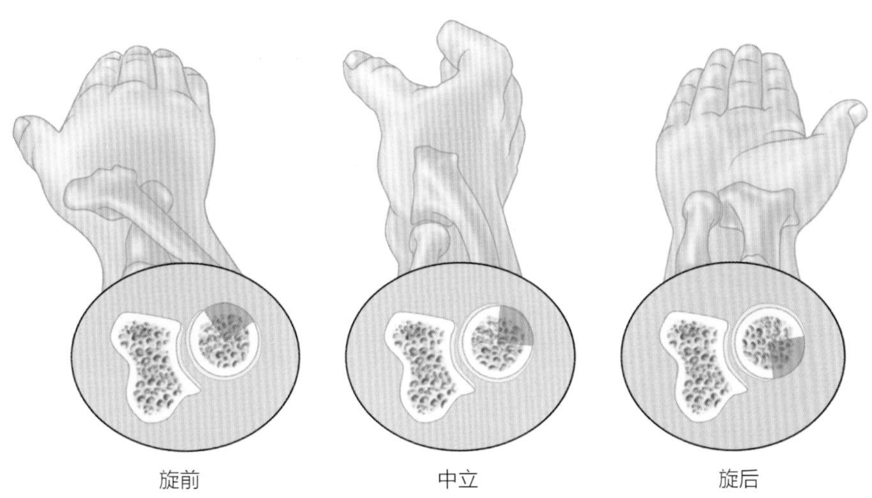

图1 "安全区"是指桡骨头在前臂完全旋前和旋后过程中不参与桡尺近侧关节的部分，呈约90°的弧形区域。前臂中立位时，安全区位于前外侧。

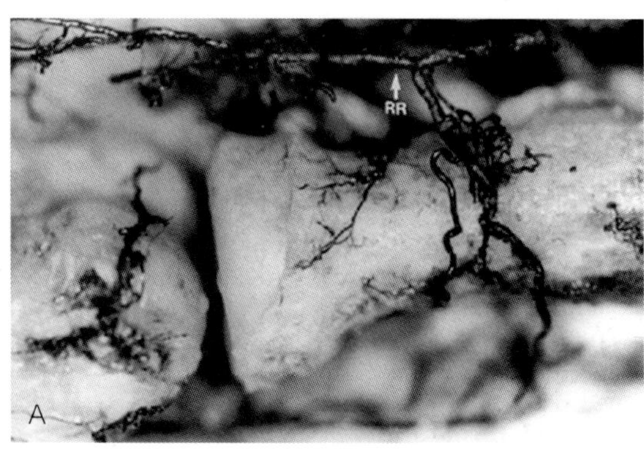

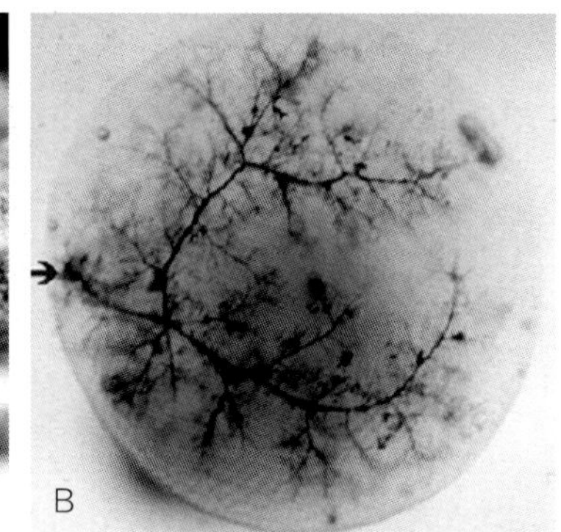

图2 A. 桡返动脉（桡动脉分支）是桡骨头的主要血供来源。B. 绝大多数尸体标本的解剖研究显示，桡返动脉的分支在桡骨头安全区内穿入供应骨髓腔（经允许引自Yamaguchi K, Sweet FA, Bindra R, et al. The extraosseous and intraosseous arterial anatomy of the adult elbow. J Bone Joint Surg Am 1997;79［11］:1653-1662）。

发病机制

- 桡骨头骨折由创伤导致。患者在跌倒时手撑地，前臂旋前位，肘关节伸直，产生外翻或轴向应力（或两者兼有），致使桡骨头和肱骨小头发生撞击，前者因骨质相对较疏松而发生骨折[2]。
- 没有移位或是轻度移位的桡骨头骨折常不伴有软组织损伤，但是，移位、粉碎性骨折以及其他不稳定骨折经常伴有软组织损伤（图3），并导致许多并发症，包括疼痛、关节炎、关节僵硬甚至功能障碍。
    - 桡骨头骨折可合并肱骨小头软骨缺损、骨挫伤及向后脱位。
- 轴向暴力负荷也可引起前臂骨间膜撕裂，从而导致尺桡骨纵向不稳定、远端尺桡关节（DRUJ）脱位（Essex-Lopresti骨折）。因此，桡骨颈损伤或桡骨头凹陷骨折应高度怀疑伴有骨间膜和DRUJ损伤（图4）。
- “恐怖三联征”是肘关节外翻位的暴力损伤负荷，包括内侧副韧带和外侧尺副韧带的撕裂，桡骨头和尺骨冠突的骨折。
- 桡骨头骨折也可伴有尺骨近端骨折（Monteggia骨折）（图5）。

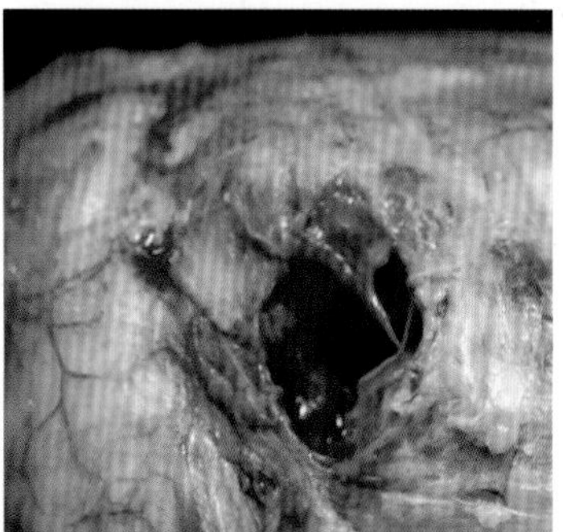

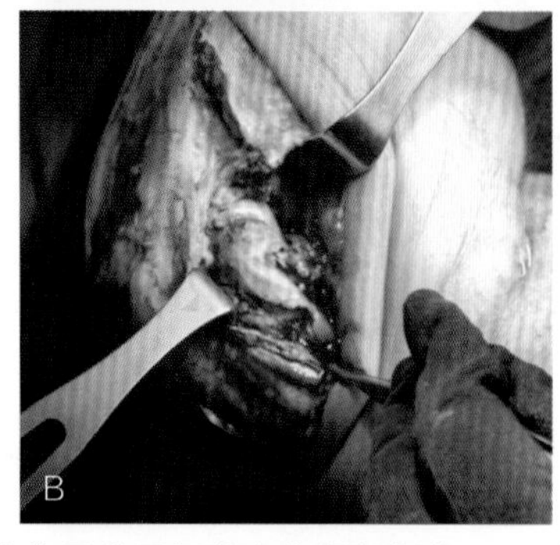

图3 不稳定桡骨头骨折伴有软组织损伤。A. 关节囊破裂。B. 外侧副韧带（LCL）撕裂，伸肌总腱从肱骨外上髁上撕脱。

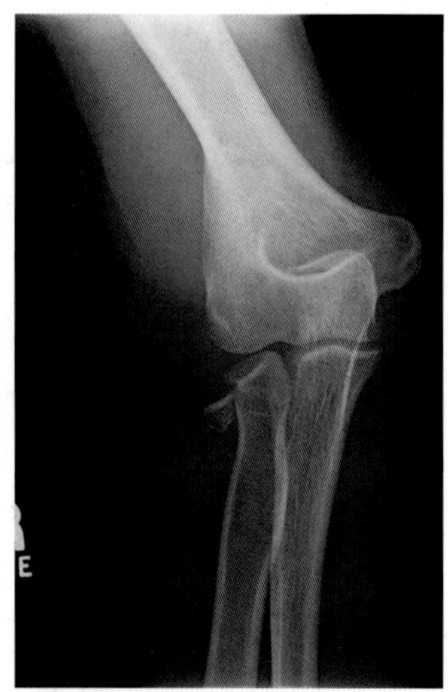

图4 正位X线片提示桡骨颈骨折，且高度怀疑为Essex-Lopresti骨折。推荐施行桡骨头置换，如果进行切开复位内固定，需要保证DRUJ稳定并防止其脱位。

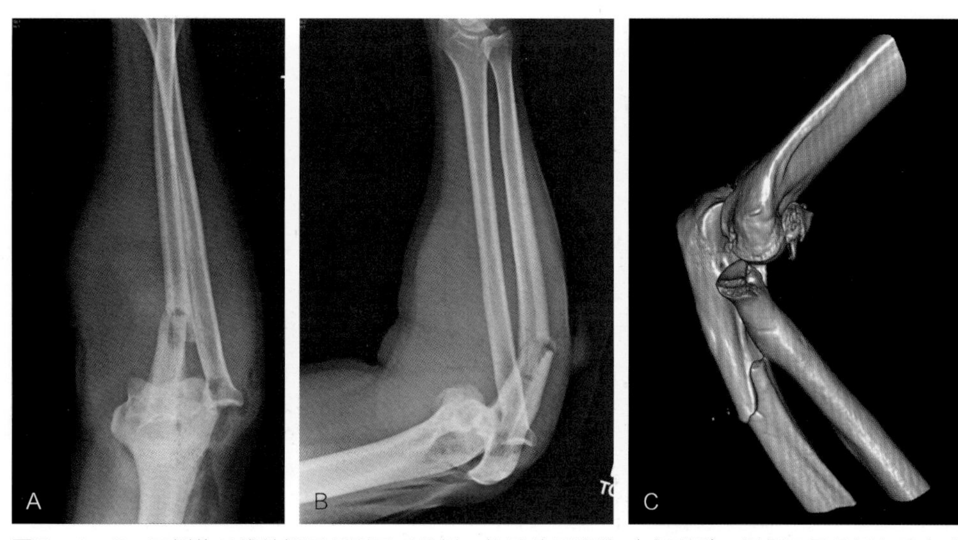

图5 A、B. 正侧位X线片提示Ⅱ型孟氏骨折，桡骨头后脱位（或骨折），近侧尺骨骨折向后方成角。C. CT图像清晰显示桡骨头骨折，这在X线片上可能并不明显。

自然病程

- 最初的Mason分型已先后经Johnson和Morrey改良，Hotchkiss认为现有的骨折分型可以为治疗提供指导，但观察者信度较差(图6)[9]。

Ⅰ型骨折

- 没有移位，查体时旋前或旋后均无机械阻挡。
- 约占全部桡骨头骨折的82%[18]。
- 非手术治疗的效果优良，引起活动受限和关节病的可能极小[1,3,8,12]。
- 关节挛缩引起的关节僵硬是手术效果不佳的主要原因，然而，这往往可以通过合理的康复运动来避免。

Ⅱ型骨折

- 边缘骨块有移位，妨碍前臂正常旋转。Broberg和Morrey[6]提出，骨块应不小于关节表面的30%，移位≥2 mm。当仅有3块或3块以下的关节面骨块，可以手术复位并在固定后能确定取得良好疗效。
- 约占全部桡骨头骨折的14%[18]。
- 早期研究认为标准治疗是非手术治疗或桡骨头切除[13,19,20,23]，但随着知识和技术的进步，最佳治疗方案的争议越来越大。
- 移位>2 mm为ORIF的一项指征，但有案例显示，对于2～5 mm的移位，非手术治疗往往也有不错的结果[1,12]。
- 活动时的机械阻挡是唯一明确的手术指征。
- 最近的一项meta分析[16]发现，对于稳定的Mason Ⅱ型骨折，有80%的患者非手术治疗成功，而ORIF治疗成功率为93%；然而，笔者认为没有足够的证据来证明哪种才是最佳的治疗方法。
- 非手术治疗的并发症，如疼痛、不愈合，可以通过桡骨头切除或关节成形术来治疗，但是疗效有限。15年的随访后，23%的病例疗效可或较差[5]。
- 桡骨头骨折保守治疗失败后可以考虑二期切除手术，

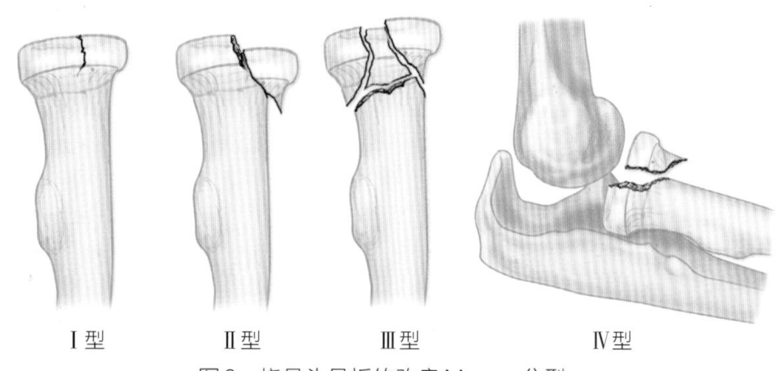

图6 桡骨头骨折的改良Mason分型。

但肘关节功能改善有限；有报道显示，15年的随访后23%的病例疗效可或较差[5]。也有报道发现，早期切除和二期切除的疗效没有明显差异[11]。

Ⅲ型骨折

- 粉碎性骨折或关节面塌陷（见图4），最佳治疗为假体置换。
- 约占全部桡骨头骨折的3%[18]。
- 当复位与固定效果不满意时，应考虑桡骨头关节置换术或切除术，这是因为桡骨头关节面碎裂成3块以上时，内固定效果较差[22]。
- 合并内侧副韧带损伤、尺骨冠突骨折或骨间膜损伤时，切除效果较差。
- 桡骨头切除适用于患者对功能要求不高，或预期生命有限的患者。术者需在术中透视下经检查排除肘关节不稳定。
- 桡骨头切除后，75%的病例肘关节在影像学上出现退行性改变，如囊性变、骨硬化或骨赘形成，但往往没有任何临床症状。
- 腕关节尺骨差异明显增加，肘关节提携角增大，并出现10%～20%的力量减弱。
- 桡骨头关节置换术可使桡骨头抵抗外翻应力及后方不稳，同时防止在轴向负荷作用下的近端偏移，并有助于内侧副韧带、骨间膜和桡尺远端关节的顺利愈合。

Ⅳ型骨折

- 合并肘关节不稳定，千万不能在早期切除桡骨头。
- 约占全部桡骨头骨折的1%[18]。
- 治疗包括立即复位肘关节、治疗桡骨头骨折和相关的骨损伤。无论复位固定或是置换，都必须能立即承受载荷。如果可以对桡骨头进行固定，可以考虑对撕裂的韧带进行修复，并使用铰链式支具保护修复后的桡骨头。另外，在不进行韧带修复的情况下进行桡骨头置换术也取得了满意的效果[10]。

病史和体格检查

病史

- 典型的病史包括跌倒时手撑地，肘关节外侧肿胀疼痛，伴有活动受限。
- 应确定损伤的原因和机制，以收集更多有关肘关节损伤、肩部或手部损伤的信息。
- 检查者要注意患者的活动能力和职业特点。

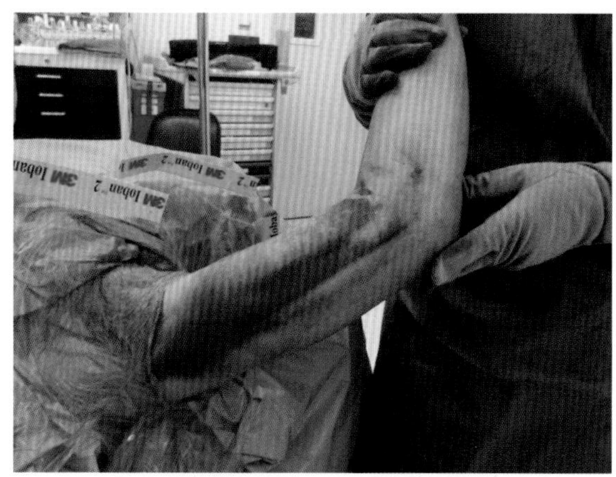

图7 内侧副韧带损伤并伴有大面积内侧皮肤瘀斑。

体格检查

- 体格检查要注意是否累及周围的神经血管、肩部及腕部，观察内侧的皮肤是否有瘀斑（图7），从而可以提示内侧副韧带损伤。
  - 仔细检查肘关节，触诊部位应包括肱骨内外上髁、尺骨鹰嘴、桡尺近侧关节和桡骨头，同时通过挤压试验检查前臂骨间膜和桡尺远侧关节以排除隐性尺桡骨纵向不稳定。
  - 进行内外翻应力试验，可同时摄片观察，可以分别提示外侧尺副韧带和内侧副韧带前束的损伤。
- 检查关节活动范围和做应力试验对于制订恰当的治疗方案是非常重要的，若能在良好的麻醉下正确地操作，可能就不需要进一步的摄片。如果不做这些检查，将导致对合并损伤的漏诊，其治疗方案也将不完善。
  - 急诊可以采用血肿内麻醉的方法。先吸血肿，然后用5 mL局麻药注入肘关节内，在透视下检查关节的活动范围。注射部位可以选择传统的后外侧“软点”或后方鹰嘴窝（图8）[25]。机械阻挡是手术介入的指征。
  - 如果有明确手术指征的，这些检查可在全麻下进行。患者和手术者都要事先做好准备，手术方案可能会根据检查结果而改变。
  - 正常的活动范围是屈伸0°～145°，旋后85°，旋前80°。检查者要注意肘关节活动时是否有骨性阻挡。

诊断性检查

X线片

- 常规摄肘关节正侧位和斜位片，但这往往不能准确估计关节面的粉碎与塌陷程度。

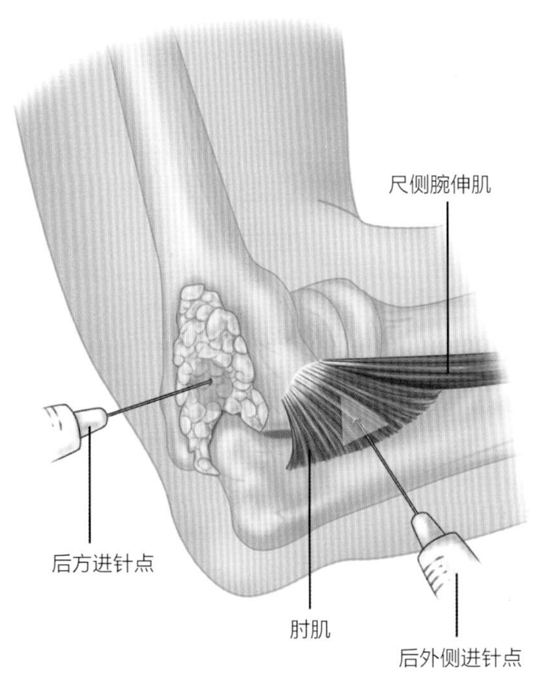

图8　肘关节穿刺可以经后方或后外侧操作，均十分有效，具体可视软组织损伤情况而定。

- ○ 前臂中立位并屈曲45°的肱桡关节位片，可以较好地观测关节面。
- ○ 出现“帆船征”时应怀疑隐匿性桡骨颈骨折。
- ○ 若体检发现腕关节或前臂压痛，应注意加摄双侧腕关节正位片，以排除Essex-Lopresti损伤。同时，也可采用单盒摄影来减少辐射暴露(图9)。

MRI

- MRI也可用来评估相关的损伤，如副韧带撕裂、软骨缺损以及关节游离体等[15]，但这不建议常规采用。MRI在损伤时发现的大部分相关损伤并无临床意义[15,17]。

CT扫描

- 如果决定手术治疗，需要常规进行CT扫描，以便更好地了解骨折类型，进行术前规划，缩短手术时间，减少术中意外。三维重建提供了在常规CT扫描中不易发现的信息。

鉴别诊断

- 单纯肘关节脱位。
- 肱骨远端骨折。
- 尺骨鹰嘴骨折。
- 化脓性肘关节炎。

非手术治疗

- 图10为治疗桡骨头骨折的标准方案。
- 保守治疗是治疗非移位性桡骨头骨折的首选方法，在急性疼痛缓解后进行一周的悬吊固定，再进行一定程度的活动，目前已取得了普遍优良的疗效。
- 骨折移位<2 mm，或很少累及桡骨头关节面，以及肘关节活动没有阻碍时，也可以选择非手术治疗。
  - ○ 用石膏或支具固定7日，炎性期后逐渐开始活动。
- 目前笔者对于骨折移位>2 mm时的处理，是通过透视下检查肘关节活动是否有阻碍。

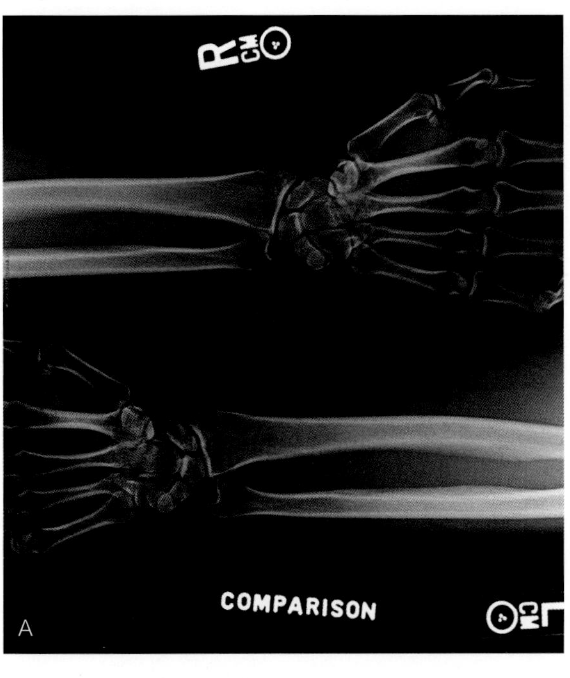

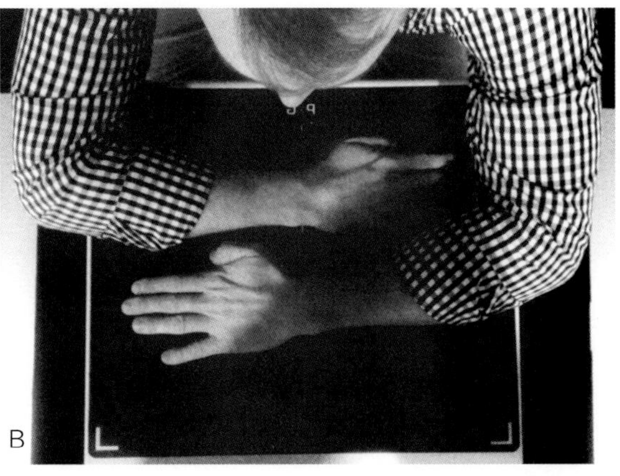

图9　A. 左侧正常，右侧桡尺远端关节损伤，骨间膜破坏。右桡骨头骨折，桡骨近段移位至尺骨（Essex-Lopresti骨折）。B. 摄片时，屈肩90°，屈肘90°，前臂内旋90°。

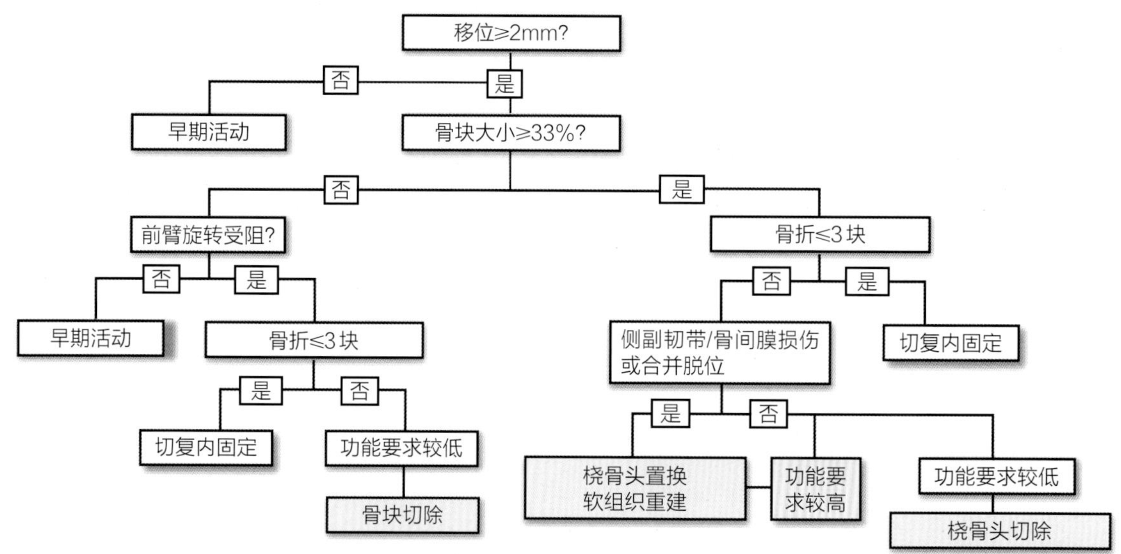

图10　桡骨头骨折的治疗方案。

- ○ 若能同时保持至少50°的旋前和旋后，笔者建议采用保守治疗。
- ○ 若在活动中有阻碍或关节不稳定，可以在考虑患者因素和关节稳定程度的基础上，选用桡骨头切除、复位内固定或人工假体置换。
- 最近有文献报道，49位桡骨头骨折累及关节面超过30%或移位在2～5 mm的患者采用了类似上述的保守治疗，长期随访结果显示，81%的患者没有不适主诉，肘关节活动较健侧受限不明显，仅1位患者主诉有持续疼痛[1]。

手术治疗

术前计划

- 在手术之前，进行彻底的病史回顾、查体和影像学检查是非常有必要的。
  - ○ 当关节不稳定或合并其他骨折时，需要扩大入路显露。

体位

- 患者的体位视其手术入路和术者的习惯而定。
  - ○ 笔者习惯让患者仰卧位，患肢搁在胸前的软垫被牵向对侧，便于显露肘关节后外侧。
  - ○ 上臂采用高位止血带。

入路

- 后外侧入路(Kocher入路)是一种传统的桡骨头骨折入路，然而，笔者更推荐改良Wrightington入路[24]，即改良的后侧入路[4](Boyd入路)，位于尺骨与肘肌间隙(图11)。
  - ○ 该入路可很好地暴露桡骨头和颈部，这对切复内固定很重要。
  - ○ 这也是唯一一个充分显露出上尺桡关节、肱桡关节及肱尺关节的入路，当行桡骨头置换时，这种显露对选择桡骨头假体适当大小的判断很有必要。
- 该入路具有延展性，可使术者在桡骨头骨折的基础上处理韧带损伤，减少神经瘤形成和神经损伤的风险。

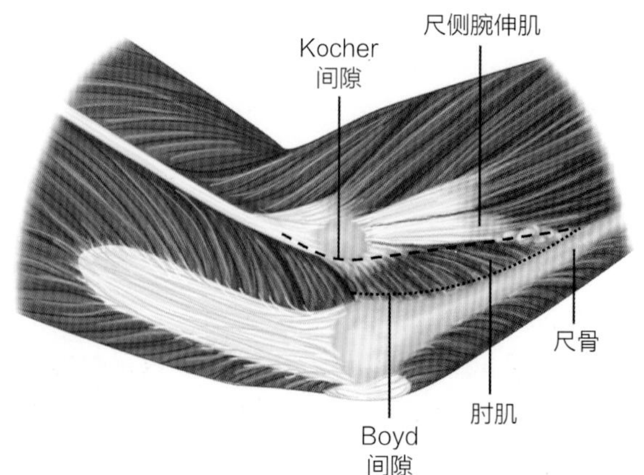

图11　Boyd入路和Kocher入路的解剖间隙。

TECHNIQUES

Kocher入路

- 传统的后外侧(Kocher)入路经肘肌和尺侧伸腕肌间隙显露,切口隐蔽美观,且不损及外侧尺副韧带。
  - 笔者建议不要使用Esmarch止血带,从而显示静脉穿支,帮助识别间隙。
- 在肘关节后外侧做5 cm长的斜行切口,由外上髁斜行向下,远端止于鹰嘴下3横指沿桡骨颈处(技术图1A)。
- 桡骨头和肱骨外上髁可以在体表扪及,筋膜沿皮肤切口方向切开。
- Kocher间隙远端有一些小的静脉穿支作标识,钝性分离后间隙下可以直接显露关节囊和外侧韧带复合体(技术图2B)。
- 肘肌向后牵开,尺侧伸腕肌起始部分向前牵开,在外侧尺副韧带前方斜行切开关节囊(技术图1C、D)。
- 环状韧带的近侧缘也可以分离并做标记,注意不要过于向远端操作,以免损伤骨间后神经。

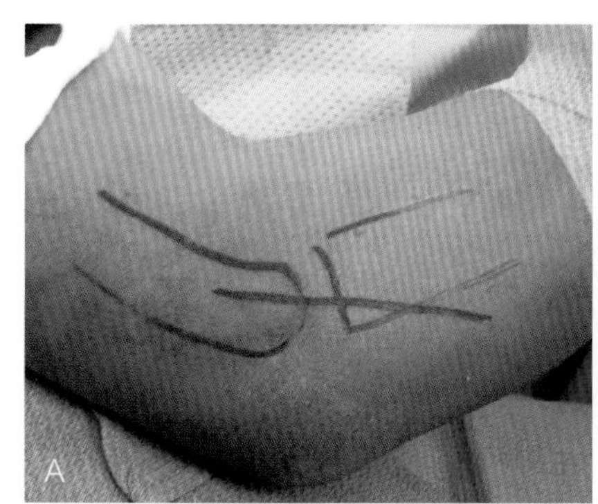
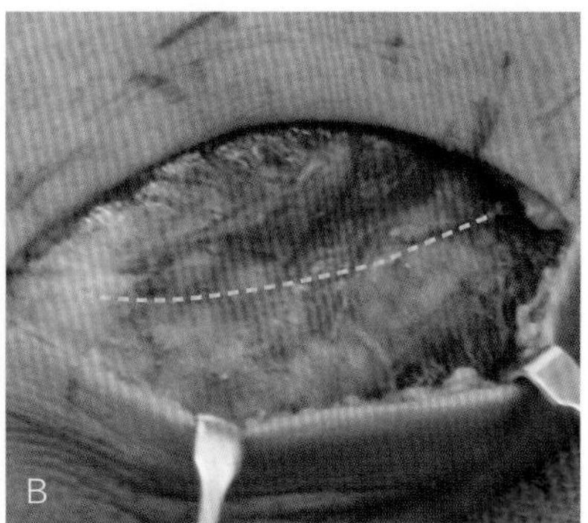
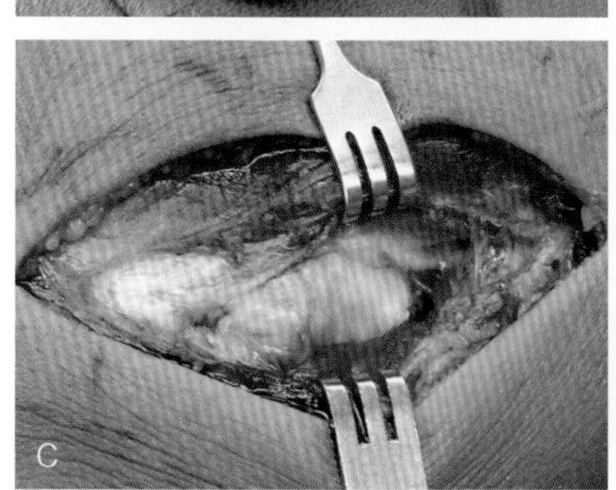
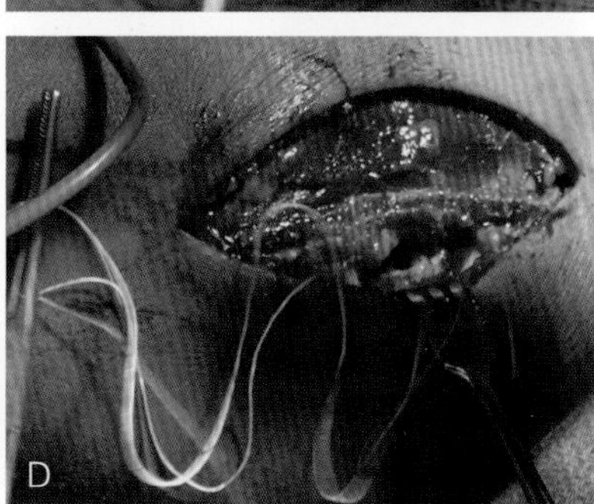

技术图1　Kocher入路。A. 皮肤切口从外上髁的后外侧向远端,止于桡骨近端的后方。B. 皮下全层游离,显示筋膜下肘肌和尺侧伸腕肌的间隙。C. 纵行切开筋膜,直接分离肌肉组织,显露肘关节外侧关节囊。D. 纵行切开关节囊,筋膜用8字缝合法标记便于后期原位缝合修补。

改良Wrightington入路

- 在尺骨鹰嘴外侧做一个8 cm长的纵行直切口(技术图2A)。
- 深筋膜上钝性分离全层皮瓣。
- 沿尺骨和肘肌间隙纵行切开深筋膜(技术图2B)。
- 将肘肌沿尺骨游离,从近端向远端提起以保护远端的血管分支,采用钝性分离,注意勿损及关节囊和外侧尺副韧带(技术图2C)。
- 自其附着处锐性切断外侧尺副韧带和环状韧带复合体,附着点位于尺骨嵴,亦为旋后肌附着部位,用缝线做标记。桡骨头及其朝向肱骨小头的关节面可以清晰显露(技术图2D)。
- 在桡骨头整复或置换术后,用锚钉带线缝合修复上述韧带。

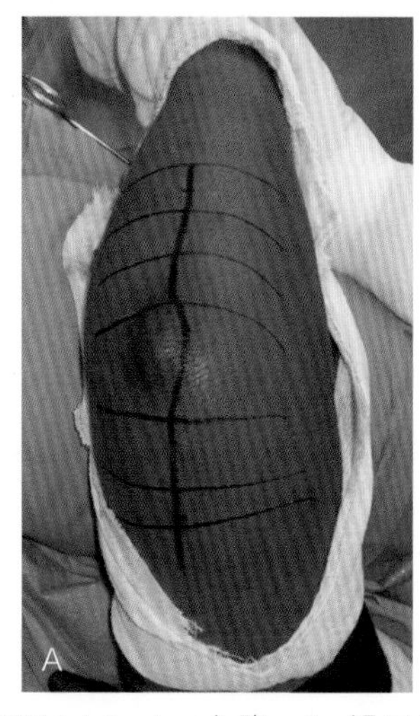

技术图2　改良Wrightington入路。A. 沿尺骨和肘肌间隙做一个8 cm长的纵行直切口,起自尺骨鹰嘴远端4指宽,止于鹰嘴近端2 cm。

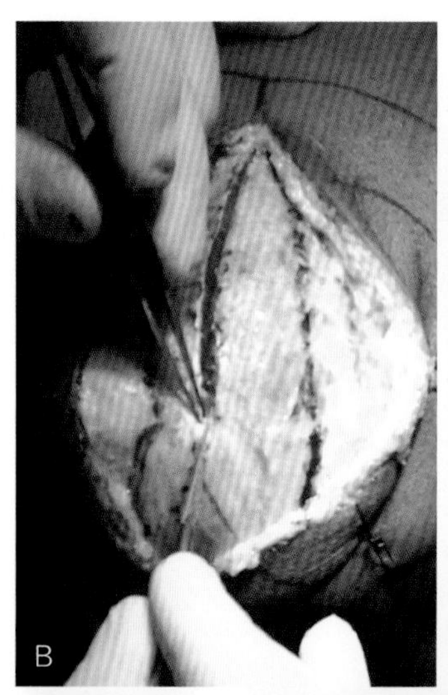

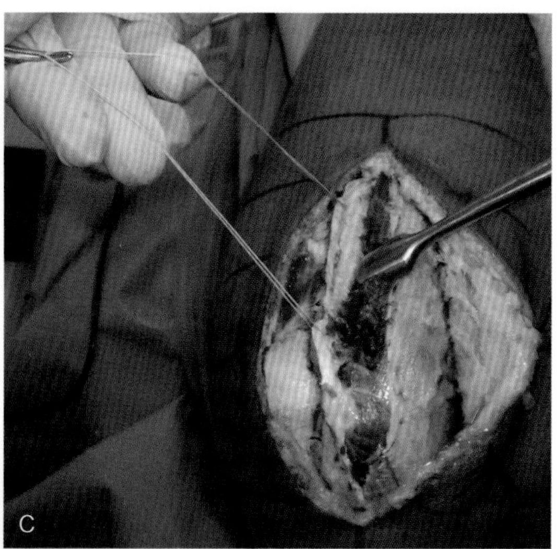

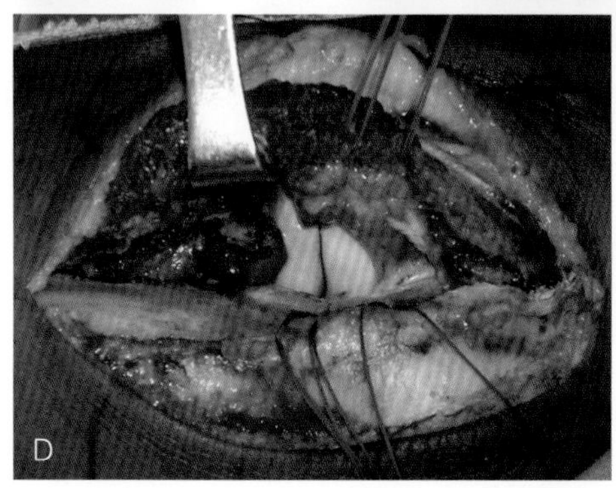

技术图2（续） B. 锐性切开尺骨和肘肌间隙，避免损伤骨膜或肌肉组织，减少桡尺近侧关节骨性连接的可能。C. 肘肌下钝性分离并牵开非常重要，可以避免损伤关节囊和外侧韧带复合体。D. 手术显露时，标记关节囊和外侧韧带复合体，有利于手术结束时用锚钉带线缝合修复。

骨折的探查和复位前的准备

- 骨折部位，包括桡骨头和后方的关节半脱位现在完全可见（技术图3）。
- 伤口冲洗并去除游离体。
- 旋转前臂，可以看清整个桡骨头环状边缘的骨折情况，并确认内植物放置的安全区。
- 此时若发现骨折粉碎（至少3块骨折块），笔者选择人工桡骨头置换。

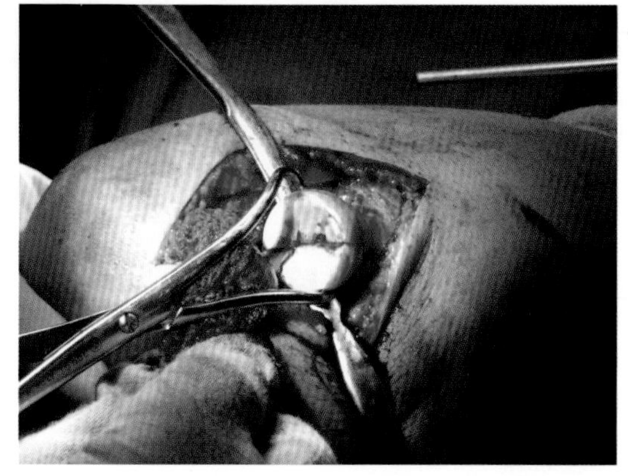

技术图3 改良的Wrightington入路可以通过使桡骨头半脱位，来充分显示桡骨头和骨折。

复位和临时固定

- 所有的关节面塌陷都要撬顶复位，空缺处用外上髁的骨松质填充植骨。
- 夹持骨折块临时复位，并用克氏针避开内植物放置部位做临时固定。
- 安全区内也适于放置临时的内固定。

TECHNIQUES

固定

- 最终的内固定有多种选择[7]：
  - AO公司直径2.0 mm或2.7 mm的骨皮质螺钉1枚或2枚，垂直于骨折线做埋头固定。
  - 微型接骨板。
  - 小的无头螺钉。
  - 聚乙交酯钢针。
  - 聚左旋乳酸螺钉。
  - 小螺纹克氏针。
- 笔者通常用2枚管状、无头、可吸收的Biotrak螺钉(Acumed, Hillsboro, Oregon)治疗单纯桡骨头骨折(技术图4)，对于累及桡骨颈的骨折，笔者通常采用AO公司直径2.0 mm或2.7 mm的微型接骨板沿安全区做固定。

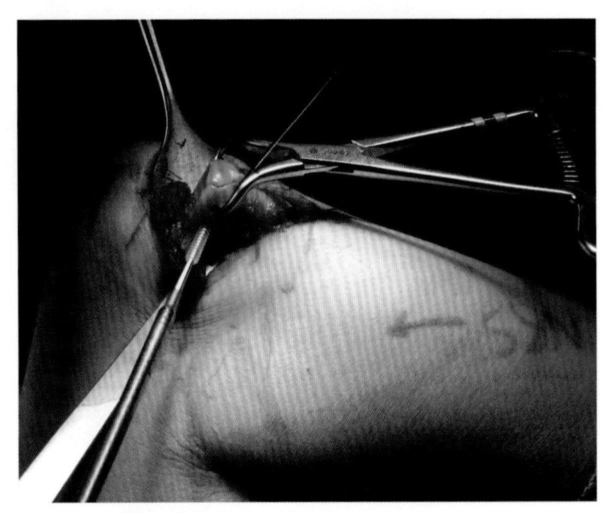

技术图4　应用持钩夹钳和0.062 in（1.6 mm）克氏针在内植物固定区域外维持复位，同时置入2枚Biotrak螺钉，防止骨折，并保持骨折复位。

切口关闭

- 环状韧带或外侧尺副韧带的游离或损伤都必须原位缝合。骨嵴上钻孔缝合是大家公认的有效方法，但目前许多学者都采用锚钉带线缝合的方法并证明有效。
- 皮肤常规缝合，按照术中情况决定是否放置引流。

要点与失误防范

骨间后神经的保护	• 在后侧入路时，前臂旋前可以使骨间后神经前移，从而避开手术区域 • 要在骨膜下游离显露桡骨近端
粉碎骨折	• 骨折粉碎时，笔者倾向采用桡骨头切除或假体置换
透视	• 消毒手术前，要准备好透视机，以便在麻醉后透视下检查肘关节
器具	• 人工桡骨头置换作为术前备选方案之一，要事先向患者阐明其利弊，并准备好相关器械，以备术中发现骨折粉碎时选用 • 担心肘关节可能不稳定时，要在术前准备铰链式外固定架
透视检查	• 透视下对肘关节全面的检查是制订适当治疗方案的最重要因素。透视肘关节的侧位时，笔者建议肩关节外旋，上臂外展，将肘关节置于影像增强仪上

术后处理

- 肘关节支具固定7～10日。
- 术后即刻、2周、6周和3个月均应拍摄X线片，检查有无移位，直至骨折愈合(图12)。
- 只要患者耐受疼痛，鼓励尽早的主动活动。早期若患者没有取得预期疗效，可以考虑在专业医生指导下康复锻炼。
- 若合并有其他损伤，可能需要在保护下进行康复锻炼。
- 术后2周开始肘关节负重较轻的日常活动，术后6周逐渐增加肘关节持重。

预后

- 影响ORIF疗效的因素包括患者的骨折分型、吸烟史、治疗依从性和心理预期，以及手术和康复过程。
  - 对于不复杂的骨折，可望达到90%以上的满意疗效。
  - 并发症及其相关的治疗，最常见于被漏诊的肘关节不稳定和其他合并损伤。

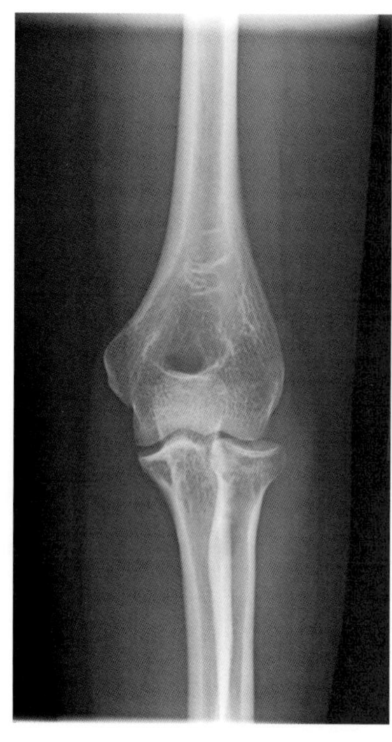

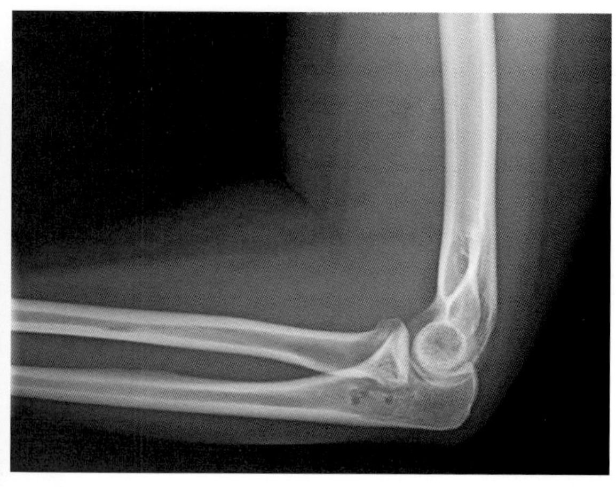

图12 术后X线显示桡骨头骨折解剖复位。Biotrak螺钉具有射线透过性。值得注意的是，在后骨嵴上可以看到锚点孔，这是修复外侧尺副韧带和环状韧带复合体的地方。

并发症

- 肘关节僵硬最常见，最明显的是肘关节伸直和前臂旋前旋后受限。
- 肱桡关节和桡尺近侧关节的关节炎。
- 异位骨化。
- 内固定引发不适，往往需要在后期取出(图13)。
- 感染。
- 初期和后期的肘关节不稳定，源于当时对合并损伤的忽视或治疗失败。
- 缺血性坏死的发生率大约为10%，在骨折有移位时发生率明显增加。在桡返动脉分支穿入的安全区放置内植物时，即有可能导致发生，通常没有明显的临床症状。
- 复位失败。
- 骨不连(图14)。

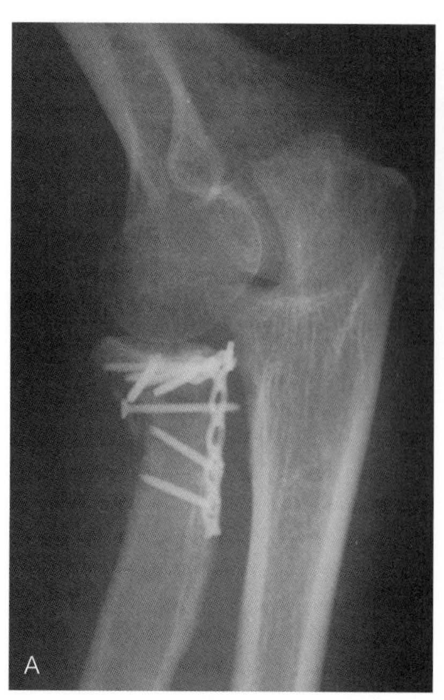

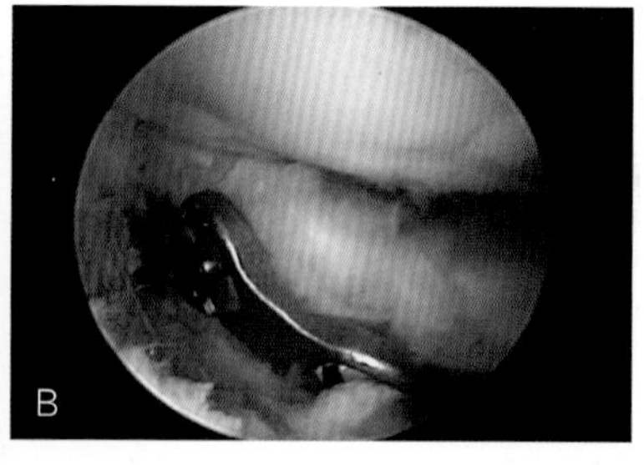

图13 A. 斜位X线片显示内植物限制前臂旋转。B. 关节镜显示桡尺近侧关节处内植物撞击。

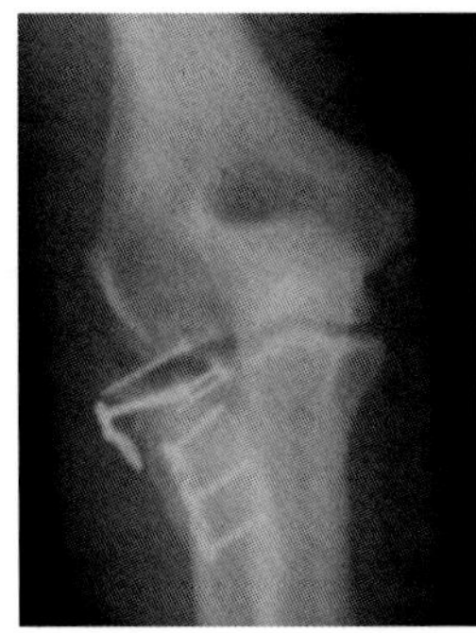
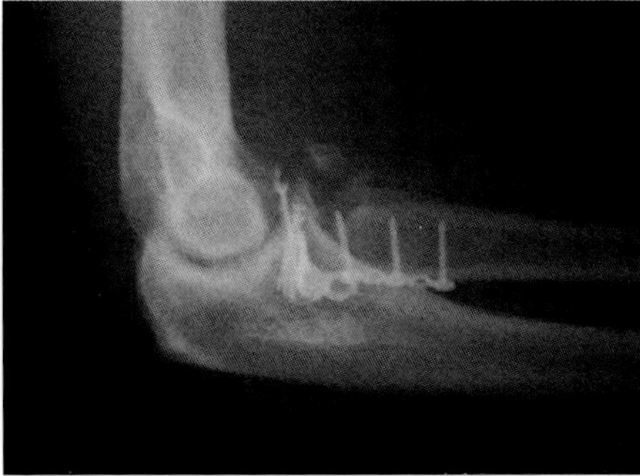

图14　桡骨颈骨折的ORIF，术后骨不连和缺血性坏死。

（刘珅　译，张伟　审校）

参考文献

[1] Akesson T, Herbertsson P, Josefsson PO, et al. Primary nonoperative treatment of moderately displaced two-part fractures of the radial head. J Bone Joint Surg Am 2006;88(9):1909-1914.

[2] Amis AA, Miller JH. The mechanisms of elbow fractures: an investigation using impact tests in vitro. Injury 1995;26:163-168.

[3] Antuna SA, Sánchez-Márquez JM, Barco R. Long-term results of radial head resection following isolated radial head fractures in patients younger than forty years old. J Bone Joint Surg Am 2010;92:558-566.

[4] Boyd HB. Surgical exposure of the ulna and proximal third of the radius through one incision. Surg Gynecol Obstet 1940;71:86-88.

[5] Broberg MA, Morrey BF. Results of delayed excision of the radial head after fracture. J Bone Joint Surg Am 1986;68(5):669-674.

[6] Broberg MA, Morrey BF. Results of treatment of fracture-elbow dislocations of the elbow and intraarticular fractures. Clin Orthop Relat Res 1989;246:126-130.

[7] Caputo AE, Mazzocca AD, Sontoro VM. The nonarticulating portion of the radial head: anatomic and clinical correlations for internal fixation. J Hand Surg Am 1998;23(6):1082-1090.

[8] Esser RD, Davis S, Taavao T. Fractures of the radial head treated by internal fixation: late results in 26 cases. J Orthop Trauma 1995;9:318-323.

[9] Essex-Lopresti P. Fractures of the radial head with distal radioulnar dislocation. J Bone Joint Surg Br 1951;33(2):244-250.

[10] Harrington IJ, Tountas AA. Replacement of the radial head in the treatment of unstable elbow fractures. Injury 1981;12(5):405-412.

[11] Herbertsson P, Josefsson PO, Hasserius R, et al. Fractures of the radial head and neck treated with radial head excision. J Bone Joint Surg Am 2004;86-A(9):1925-1930.

[12] Herbertsson P, Josefsson PO, Hasserius R, et al. Uncomplicated Mason type-II and III fractures of the radial head and neck in adults. A long-term follow-up study. J Bone Joint Surg Am 2004;86-A(3):569-574.

[13] Hotchkiss RN. Fractures and dislocations of the elbow. In: Rockwood CA Jr, Green DP, eds. Fractures in Adults, ed 4. Philadelphia: Lippincott-Raven, 1996:929-1024.

[14] Itamura JM, Roidis NT, Chong AK, et al. Computed tomography study of radial head morphology. J Shoulder Elbow Surg 2008;17(2):347-354.

[15] Itamura J, Roidis N, Mirzayan R, et al. Radial head fractures: MRI evaluation of associated injuries. J Shoulder Elbow Surg 2005;14(4):421-424.

[16] Kaas L, Struijs PA, Ring D, et al. Treatment of Mason type II radial head fractures without associated fractures or elbow dislocation: a systematic review. J Hand Surg Am 2012;37(7):1416-1421.

[17] Kaas L, van Riet RP, Turkenburg JL, et al. Magnetic resonance imaging in radial head fractures: most associated injuries are not clinically relevant. J Shoulder Elbow Surg 2011;20(8):1282-1288.

[18] Kovar FM, Jaindl M, Thalhammer G, et al. Incidence and analysis of radial head and neck fractures. World J Orthop 2013;4(2):80-84.

[19] McKee MD, Jupiter JB. Trauma to the adult elbow and fractures of the distal humerus. In: Browner BD, Jupiter JR, Levine AM, et al, eds. Skeletal Trauma, ed 2. Philadelphia: WB Saunders, 1998:1455-1522.

[20] Morrey BF. Radial head fracture. In: Morrey BF, ed. The Elbow and Its Disorders, ed 3. Philadelphia: WB Saunders, 2000:341-364.

[21] Morrey BF, An KN, Stormont TJ. Force transmission through the radial head. J Bone Joint Surg Am 1988;70(2):250-256.

[22] Ring D, Quintero J, Jupiter JB. Open reduction and internal fixation of fractures of the radial head. J Bone Joint Surg Am 2002;84-A(10):1811-1815.

[23] Roidis NT, Papadakis SA, Rigopoulos N, et al. Current concepts and controversies in the management of radial head fractures. Orthopedics 2006;29(10):904-916.

[24] Stanley JK, Penn DS, Wasseem M. Exposure of the head of the radius using the Wrightington approach. J Bone Joint Surg Br 2006;88(9):1178-1182.

[25] Tang CW, Skaggs DL, Kay RM. Elbow aspiration and arthrogram: an alternative method. Am J Orthop 2001;30:256.

[26] Yamaguchi K, Sweet FA, Bindra R, et al. The extraosseous and intraosseous arterial anatomy of the adult elbow. J Bone Joint Surg Am 1997;79(11):1653-1662.

第70章 桡骨头置换

Radial Head Replacement

Yishai Rosenblatt and Graham J. W. King

定义

- 桡骨头骨折是肘关节最常见的骨折，通常可以非手术治疗，也可以切开复位内固定[12]。
- 桡骨头置换的手术指征是无法重建的移位的桡骨头骨折，伴有肘关节脱位，已知的或疑似的内侧副韧带、外侧副韧带或骨间膜撕裂[26]。
- 大多数粉碎性桡骨头骨折伴有韧带损伤，因此在急性桡骨头骨折的情况下，不进行假体置换的桡骨头切除非常少见。
- 生物力学研究表明，即使在侧副韧带完整的情况下，桡骨头切除也会改变肘关节的运动和稳定性[24]，而在桡骨头金属假体置换后得以改善[6,31,39]。
- 桡骨头置换也适用于治疗例如桡骨头骨不连或畸形愈合引起的创伤后病变，还包括桡骨头切除后的肘关节或前臂不稳定[41]。

解剖

- 桡骨头表面中央凹陷的盘状关节面和球状的肱骨小头相连接，关节面侧缘和尺骨近端桡切迹相连接。
- 桡骨头的盘状关节面呈椭圆形，且在大小和外形上变异较大，其中心也不同程度地偏离桡骨颈的轴线[44]。
- 桡骨头和桡骨颈的髓腔大小无明显相关，要事先用模具试出最佳匹配的尺寸[30]。
- 肘关节的稳定是通过关节面的匹配，关节囊和韧带的完整，以及肌力的平衡来维持的。
- 桡骨头是对抗肘关节外翻的重要稳定性结构，尤其是在内侧副韧带功能不全的情况下，因为后者在外翻过程中起着初始稳定的作用。
- 桡骨头也是重要的前臂轴向稳定结构，并通过外侧副韧带的张力对抗内翻和后外侧旋转不稳定[25]。
- 外侧尺副韧带对抗肘关节内翻和后外侧旋转不稳定，是肘关节重要稳定结构之一[37]，在桡骨头置换术后应予以保留完整或修复(图1)。
- 桡骨头承担了肘关节60%的负荷[19]。

发病机制

- 移位的桡骨头骨折大多是跌倒时伸肘撑地损伤导致的。
- 轴向的、外翻位或后外侧旋转时的暴力传递，都是导致骨折的可能因素。
- 内侧副韧带、外侧副韧带或前臂骨间膜的损伤通常与粉碎性移位性桡骨头骨折相关[9]。
- 更严重的损伤，可能导致肘关节脱位，冠突、鹰嘴或肱骨小头骨折，关节稳定性进一步降低。

自然病程

- 许多长期随访的研究显示，桡骨头切除后虽然在临床出现关节炎症状的比例有较大差异，但在影像学上显示关节炎征象的概率都增加[7,22,23]。
- 生物力学数据显示，桡骨头切除后肘关节的运动、负荷传递和稳定性发生变化[6,24]，可能导致肱尺关节软骨过早磨损，并引发关节炎继发肘关节疼痛。

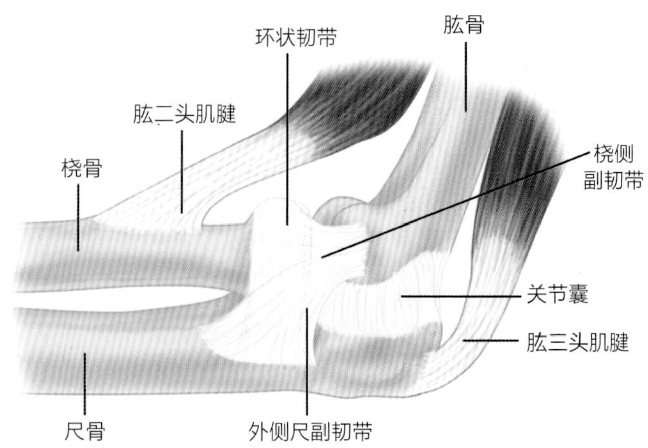

图1 肘关节外侧韧带包括外侧尺副韧带、桡侧副韧带和环状韧带，外侧尺副韧带是重要的稳定结构，可以对抗肘关节内翻和后外旋转不稳，在桡骨头置换术时要注意保护或修复。

- 肘关节侧副韧带完好时，桡骨头金属假体置换可以恢复类似正常关节的活动和稳定性，大多数患者的中期随访可以获得良好的临床和影像学结果，然而长期随访的结果尚缺乏[6]。

病史和体格检查

- 典型的损伤机制是跌倒时手撑地所致。
- 患者主诉是疼痛和肘关节或前臂活动受限。
- 要了解既往是否有前臂和腕关节疼痛史。
- 查体可能发现肘关节内侧和前臂局部瘀斑，若合并脱位，可看到肘关节明显畸形。
- 仔细地检查触摸桡骨头、肘关节内外侧副韧带、前臂骨间膜和桡尺远侧关节，局部的压痛提示相应结构紊乱的可能。
- 由于骨折常合并肩、前臂、腕关节和手部外伤，因此上述部位要仔细检查。
- 评估肘关节活动度，包括前臂旋转和肘关节屈伸，要注意触诊时的"咔嗒"感或"咔嗒"声。
- 肘关节屈伸不完全通常由于急性骨折时关节腔积血所导致，而前臂旋转受限最常见的原因是外伤时直接暴力撞击。
- 要仔细地评估穿过肘关节的3束重要神经。
- 检查者应观察肘部是否有局部或弥漫性肿胀。积液表现为关节内骨折引起的关节腔积血。
- 检查者要与健侧比较肘关节主动和被动活动范围，活动受限可能由于关节腔血肿或骨折块的机械卡压。关节内注射局麻药物有助于鉴别骨折块的卡压或单纯疼痛。
- 做应力试验仔细检查内外翻不稳定。检查者可以感觉到内外侧间隙的变化，阳性体征提示内外侧副韧带的损伤，通常只有局麻或全麻下该试验才能得到阳性结果。因此，如果不进行麻醉检查，这些损伤很容易被忽略。
- 要做外侧轴移试验，存在恐惧感或在肱尺、肱桡关节复位时感觉到弹响，往往提示肘关节后外侧旋转不稳定。

影像学和其他诊断性检查

- 肘关节前后位、侧位和以肱桡关节为投照中心的斜位X线片，通常足以用来诊断和治疗桡骨头骨折。
- 合并腕关节不适或桡骨头粉碎骨折的患者，由于合并骨间膜损伤的发生率很高[9]，要拍摄前臂旋转中立位时双侧腕关节的正位X线片，用来评估尺骨差异。
- 轴位、冠状位CT和三维重建有助于术前计划的制订，帮助术者预判移位的桡骨头骨折是否能采用切复内固定来修复，以及桡骨头置换的可能。

鉴别诊断

- 急性桡骨头骨折。
- 肘关节其他部位的骨折或脱位（如髁上骨折、肱骨小头骨折、冠突骨折及关节面骨软骨骨折）。
- 桡骨头骨不连或畸形愈合，创伤性关节炎。
- 先天性桡骨头脱位。
- 前臂或肘关节不稳定。
- 肱骨外上髁炎。
- 类风湿关节炎或骨关节炎。
- 滑膜炎，炎症性或感染性疾病。
- 肿瘤。

非手术治疗

- 文献中对桡骨头骨折的手术指征并不明确。骨折块大小、数量、骨折移位程度以及骨的质量，都是制订最佳治疗方案的影响因素。
- 无移位或骨块很小（＜桡骨头的33%）、移位很少（＜2 mm）可以尽早活动，大多数患者都能获得非常满意的疗效[21]。
- 合并损伤和活动时出现机械阻碍，也是选择非手术还是手术治疗重要的考虑因素。

手术治疗

- 移位较小的骨折会导致活动受限和伴有疼痛的弹响，若骨折块太小（通常小于桡骨头直径的25%），或骨量太少无法行内固定时，可以单纯做骨折块的切除。
- 更大的移位骨折，通常采用切复内固定方法，大多数患者疗效良好[35,46]。
- 移位的桡骨头骨折，若严重粉碎无法解剖复位并坚强内固定，或是骨块较大无法切除时（骨折块是桡骨头的1/4～1/3），要考虑做桡骨头切除，伴或不伴人工假体置换[1,27]。
- 已经明确的或疑似合并肘关节或前臂韧带损伤的患者，不适宜做桡骨头切除，要行桡骨头置换手术（图2）[29]。
- 决定骨折是否能修复主要依赖于三大因素：术者（如临床经验）、患者（如骨质疏松）、骨折本身（如骨折块的数量和大小、粉碎程度及合并的软组织损伤），治疗方案的最终决定往往是在手术当时。
- 其他桡骨头置换手术的指征包括：桡骨头骨不连或畸形愈合，前臂或肘关节不稳定（如Essex-Lopresti损伤）的初次治疗或后期补救处理，类风湿关节炎或骨关节炎，肿瘤。

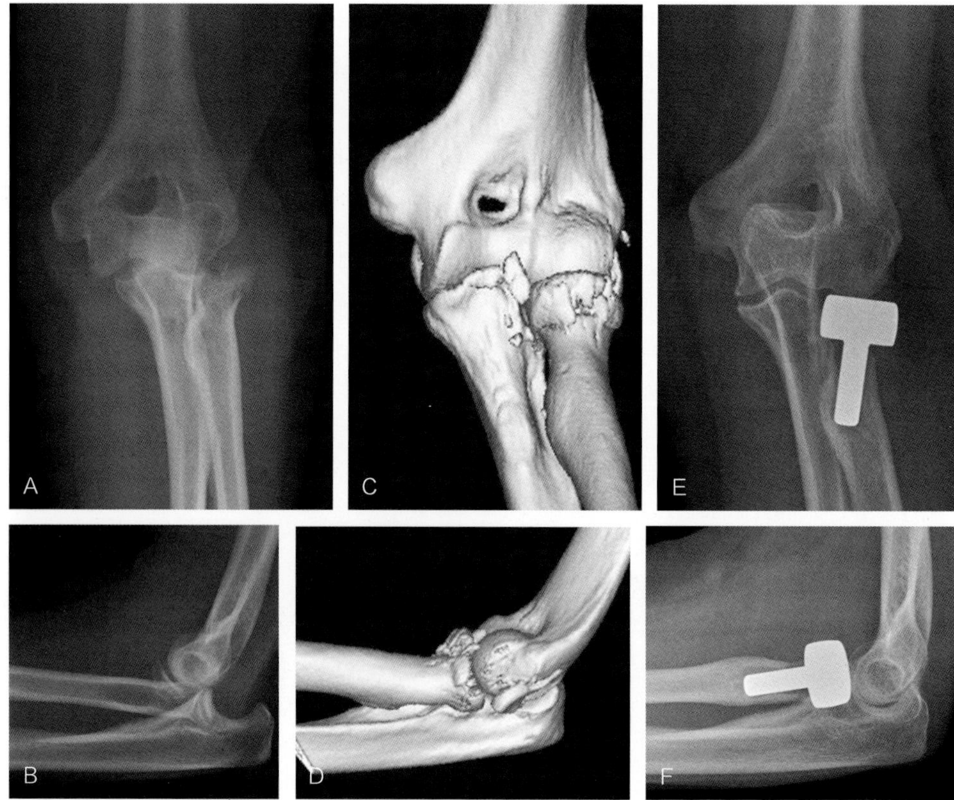

图2 A、B. 患者女性，54岁，肘关节正侧位X线片显示：肘关节后外侧脱位、桡骨头粉碎骨折及尺骨冠突骨折，即“恐怖三联征”。C、D. 术前CT三维重建图像显示，桡骨粉碎性骨折，尺骨冠突骨折块较小且未移位。E、F. 桡骨头置换（Evolve桡骨头关节头系统，Wright Medical Technology, Arlington, TN）并行外侧副韧带修补术后的肘关节正侧位X线片。手术结束前手法检查肘关节稳定，未进一步做内侧副韧带修复及冠突内固定，后期随访功能良好。

术前计划

- 目前临床使用的工具包括光面阀杆内植物、骨长入式、单极和双极头以及金属或热解碳关节表面。
- 大多数内植物为轴对称圆形设计；然而，现有的一种装置为解剖性更佳的非轴对称椭圆形状[33,40,47]。
- 硅橡胶的桡骨头假体对于肘关节轴向或外翻的稳定性较差，而且很容易并发假体磨损、碎裂及碎屑引起的滑膜反应，最终导致整个肘关节的损伤。因此，临床医生已逐渐转向使用金属假体[18]。
- 金属假体的柄和头可拆卸，且有不同尺寸的桡骨头供装配，可更好地匹配原有桡骨头和桡骨颈的大小[17,28,30]。
- 假体的准确尺寸和精确植入很关键，不仅要与肱骨小头相匹配，而且要避免旋转中心偏离影响前臂旋转活动，否则可能导致肱骨小头关节面因承受额外的剪切应力而使软骨过度磨损，同时在假体柄部与骨界面因负荷增加而出现松动[15]。
- 二期的桡骨头置换手术前，要采用模板对健侧桡骨头X线片进行测量，但对急性骨折后的置换手术不适用，因为术中切除的桡骨头可以直接测量。

体位

- 患者于手术台呈仰卧位，同侧肩胛下放置沙袋帮助患肢跨越胸前。
- 也可以采用健侧卧位，患肢用托架抬高；或采用仰卧位，上臂置于搁手台[5]。
- 术前要预防性静脉用抗生素。
- 采用全麻或区域神经阻滞麻醉。
- 使用消毒止血带。

TECHNIQUES

手术入路

- 采用后正中切口，越过鹰嘴顶端时稍偏外侧（技术图1A）。
- 切口外侧在深筋膜上游离全厚筋膜皮瓣并提起，该扩大入路可以减少对前臂皮神经的损伤，并能显露桡骨头、尺骨冠突和内外侧副韧带，有利于治疗更复杂的损伤（技术图1B）[11,38]。
- 也可以采用外侧皮肤切口，以肱骨外上髁为中心，斜行跨过桡骨头（见技术图1A）。

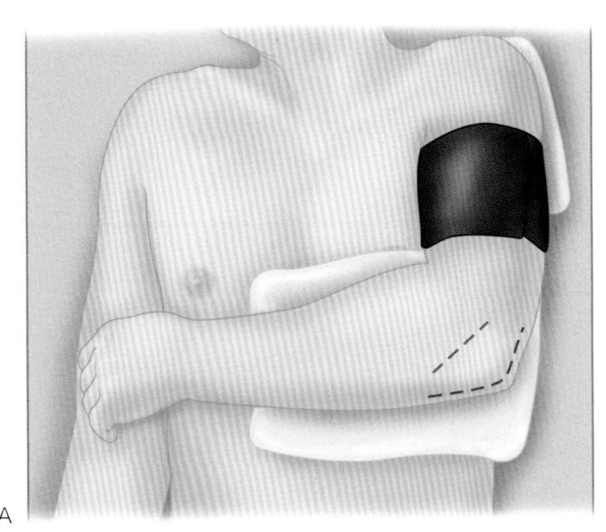

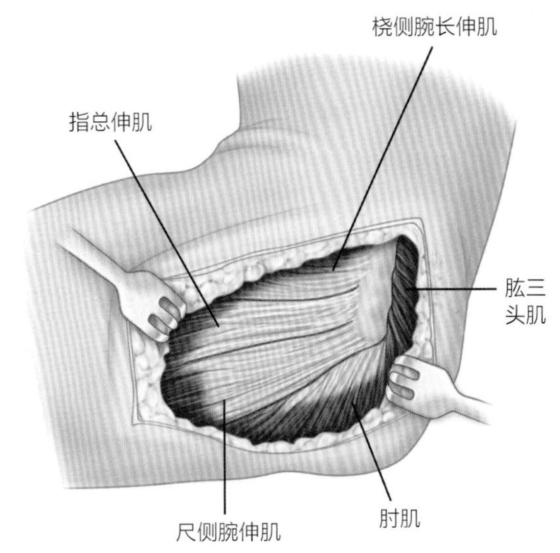

技术图1 A. 患者仰卧于手术台上，患侧肩胛下垫沙袋，患肢放在胸前。后侧切口用红色标记。也可以采用外侧皮肤切口，以肱骨外上髁为中心，斜行跨过桡骨头，外侧切口用蓝色标记。B. 采用后正中切口，越过鹰嘴顶端时稍偏外侧，切口外侧在深筋膜上游离全厚筋膜皮瓣并提起。该扩大入路可以显露肘关节内外侧，防止更复杂的损伤，并减少皮神经损伤的可能。

指总伸肌劈开入路

- 术中确认指总伸肌。
  - 体表标志是外上髁与腕背Lister结节的连线。
- 沿桡骨头中间部分纵向劈开指总伸肌，切开近端深部的桡侧副韧带和环状韧带（技术图2A）。
  - 要在外侧尺副韧带前缘切开，避免出现肘关节后外侧旋转不稳定（见图1）。
  - 手术显露过程中保持前臂旋前，使骨间后神经处于较远端且较内侧[10]。
- 若需进一步显露：
  - 可以从外上髁剥离桡侧副韧带及浅层的伸肌群的起点，并将其向前方掀起扩大显露（技术图2B）。
  - 必要时可以考虑游离外侧副韧带的后侧部分，但在手术结束前一定要仔细修复，以防出现肘关节内翻及后外侧旋转不稳定[13]。

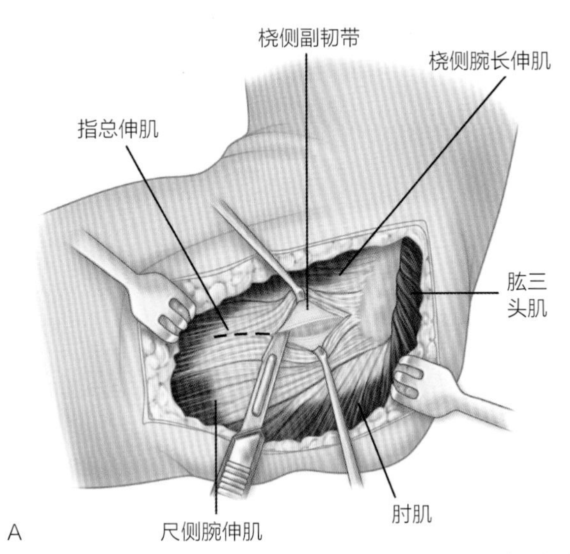

技术图2 A. 沿桡骨头中间部分纵向劈开指总伸肌，切开近端深部的桡侧副韧带和环状韧带。前臂旋前以保护骨间后神经。

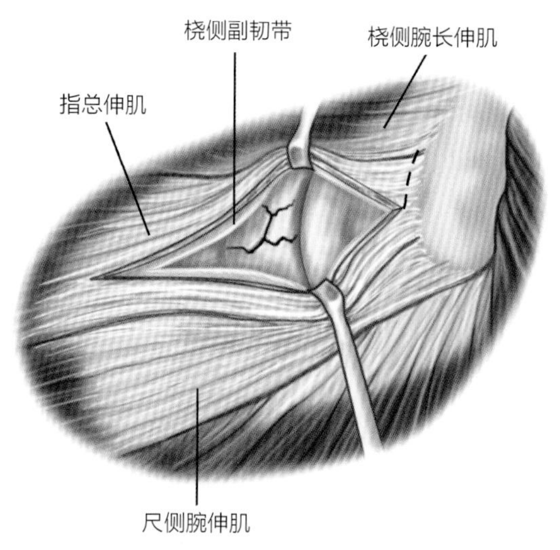

技术图2（续） B. 必要时可以从外上髁剥离桡侧副韧带及浅层的伸肌群的起点，并将其向前方掀起扩大显露。

桡骨头和桡骨颈的处理

- 清除桡骨头所有骨折块，桡骨颈尽量保留以辨认髓腔方向，便于桡骨头假体的顺利插入。
  - 使用影像增强仪确认骨折块全部清除。
- 术中评估肱骨小头软骨损伤或骨软骨骨折的情况。
- 桡骨头的大小可以有几种方法测量：
  - 将切除的桡骨头骨折块拼凑还原，以此为模板测量得出假体的精确尺寸（技术图3A～C）。
  - 桡骨头假体的直径要参照原桡骨头的小径，通常是被切除桡骨头的外径减去2 mm。
  - 若桡骨头早已被切除，可以拍摄健侧桡骨头的X线片并测量，从而决定假体的适当直径和高度。
  - 若测量结果在现有假体尺寸之间，要选用直径或高度偏小一号的假体。
- 用Hohmann拉钩小心地置于近端桡骨颈的后方，将桡骨颈撬向外侧（技术图3D）。
  - 避免在桡骨颈前方使用拉钩，以防骨间后神经受压损伤。
- 桡骨颈髓腔用手动扩髓，直至感觉扩到皮质内缘。
  - 使用比髓腔锉小一号的试模，并在插入时达到非紧密压配。

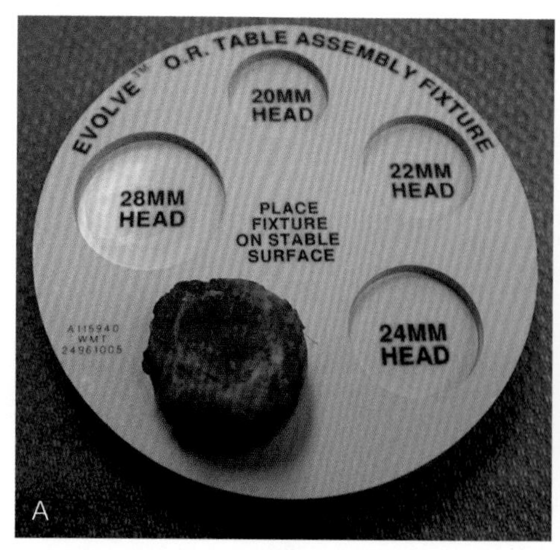

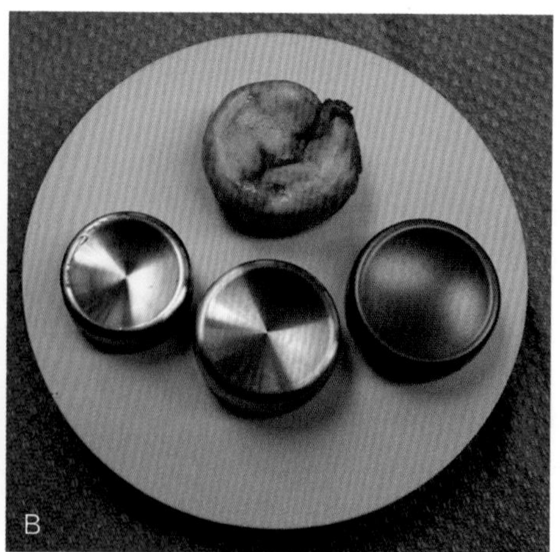

技术图3 A～C. 被切除的桡骨头骨块在测量模板上拼装还原（A），有助于精确地测量假体直径（B）和高度（C），并确认所有骨折块均已清除。

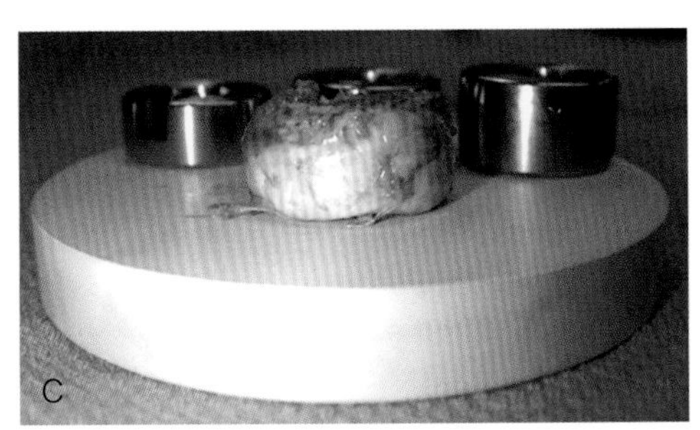

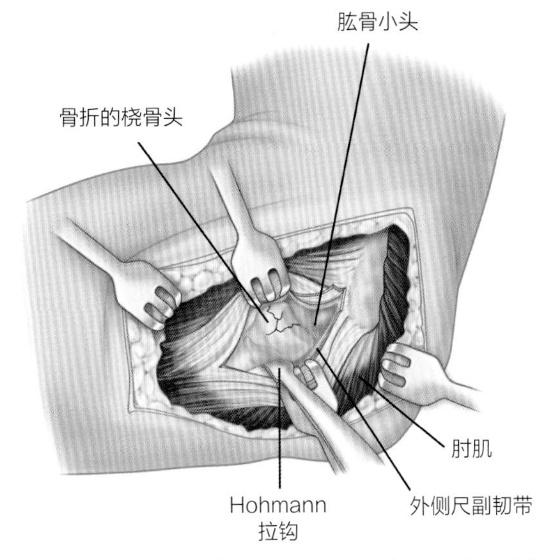

技术图3（续） D. 用Hohmann拉钩小心地置于近端桡骨颈的后方，将桡骨颈撬向外侧。桡骨颈前方避免使用拉钩，以防骨间后神经损伤。

桡骨头置换

- 装上桡骨头的试模，通过直视下观察和术中透视来评估假体的直径、高度、运动情况和匹配程度。
  - 桡骨头假体要与尺骨桡切迹在同一水平形成关节，透视下位于尺骨冠突尖远端约1～2 mm（技术图4A）。
  - 在透视下分别与健侧腕关节和肘关节比较桡尺远侧关节的形态、尺骨差异、肱尺关节内外侧间隙的差异。
- 避免因桡骨头假体太厚而引起肱桡关节过度紧张，以减少因肱骨小头过度受压引起的软骨磨损。肱尺关节内侧间隙向外增宽提示假体置入过长[4,16]。
  - 一些由模块组装和双极头的假体，可以先安装假体的柄部，然后装上假体的头部，这样的操作可以减少手术的显露范围（技术图4B）。
- 若前臂旋转时假体和肱骨小头不匹配，要更换较小的试模柄，确认假体在环状韧带限制下活动，且与肱骨小头活动时匹配，不受桡骨干近侧部分干扰。

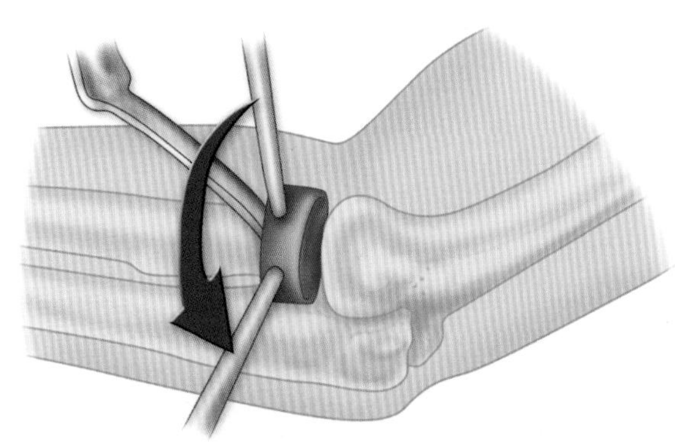

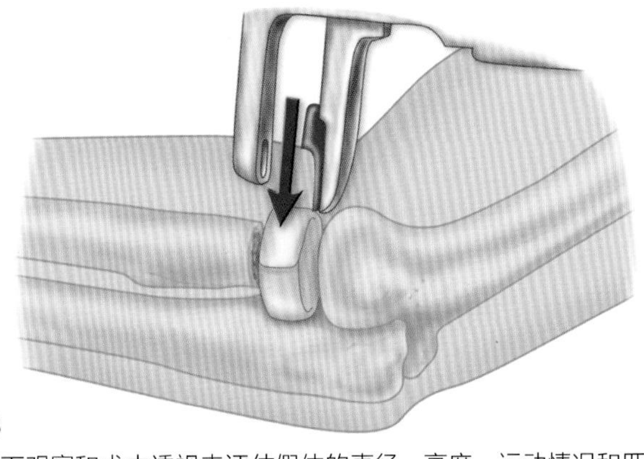

技术图4 A. 试模柄已插入，再装上桡骨头的试模，通过直视下观察和术中透视来评估假体的直径、高度、运动情况和匹配程度。B. 一些由模块组装和双极头的假体，可以先安装假体的柄部，然后装上假体的头部，这样的操作可减少手术显露范围。

外侧软组织缝合

- 桡骨头置换术后，离断的外侧副韧带和部分伸肌起点应缝回到肱骨外上髁。
- 若外侧副韧带后半部分依然附着在外上髁，其前半部分（包括环状韧带和桡侧副韧带）和部分伸肌起点可以用可吸收线与外侧副韧带后半部分间断缝合（技术图5A）。
- 若外侧副韧带和伸肌起点因外伤或手术显露完全游离，要用带线锚钉或钻骨洞用不可吸收缝线缝合修复至外上髁。
  - 单个的锚钉钻孔要在外侧的运动轴心（肱骨小头外侧弧形关节缘的中心），钻洞缝合要分别在外上髁骨嵴的前侧和后侧。
  - 采用Krackow缝合技术可以牢固地把持外侧副韧带和伸肌总腱筋膜（技术图5B～D）。
  - 韧带缝线穿过肱骨远端的骨洞，前臂旋前位抽紧缝线再打结，注意防止肘关节内翻（技术图5E）。
  - 线结留在外上髁骨嵴的前侧或后侧，避免突起于皮下。

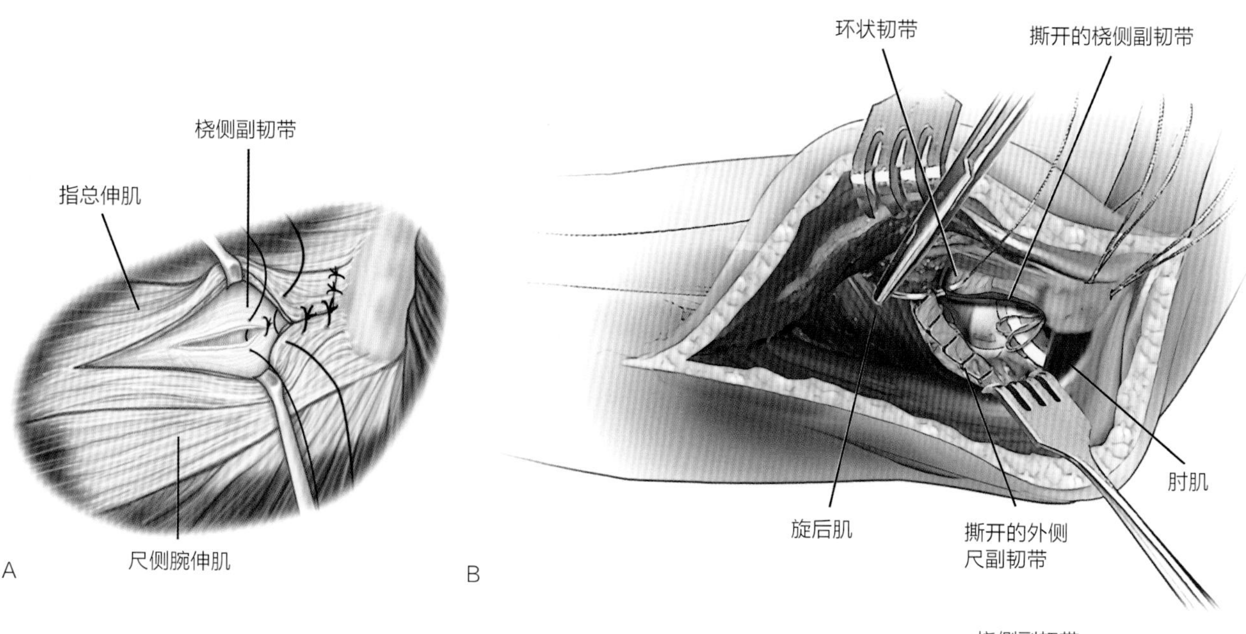

技术图5 A. 若外侧副韧带后半部分依然附着在外上髁，其前半部分（包括环状韧带和桡侧副韧带）和部分伸肌起点可以用可吸收线与外侧副韧带后半部分间断缝合。B～D. 若外侧副韧带和伸肌起点因外伤或手术显露完全游离，要牢固地缝回到外上髁。单个的锚钉钻孔要在肱骨小头外侧弧形关节缘的中心，钻洞缝合要分别在外上髁骨嵴的前侧和后侧，应用Krackow缝合技术可以牢固地把持外侧副韧带（B）和环状韧带（C）。

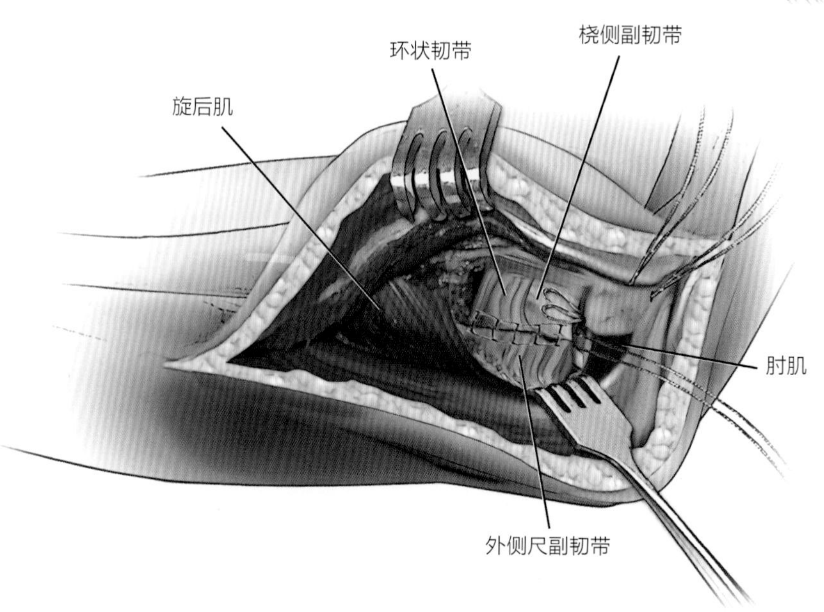

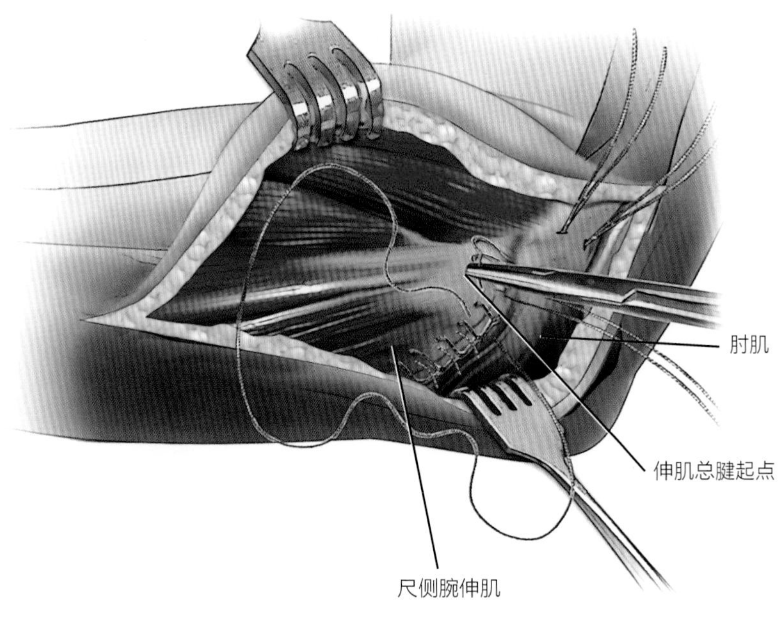

D

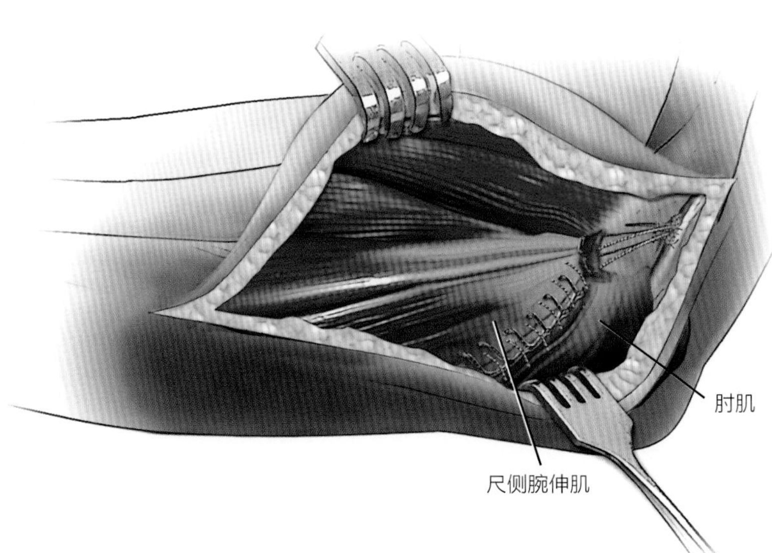

E

技术图5（续）　D. 第2根缝线采用类似技术缝合伸肌总腱的筋膜。E. 韧带缝线穿过肱骨远端的骨洞，前臂旋前位抽紧缝线，注意防止肘关节内翻，最后在外上髁骨嵴上打结。

手术完成

- 桡骨头假体置换及外侧软组织缝合关闭后，肘关节要限制在一定的屈伸活动范围内，同时仔细评估前臂旋前、中立、旋后位时的关节稳定性[5]。
- 若外侧韧带缺损，术后建议前臂旋前位[13]；若内侧韧带缺损，术后建议前臂旋后位[2]；若双侧韧带损伤，术后建议前臂中立位。
- 对于合并肘关节脱位患者，若屈曲40°以上即出现半脱位，则还要修补内侧副韧带和旋前圆肌起点。
- 切口关闭前使用止血带并止血。

TECHNIQUES

Kocher入路

- 桡骨头的显露也可以经尺侧腕伸肌和肘肌之间的Kocher间隙入路[32]。
- 在筋膜表面，可以通过其下方两侧肌纤维不同的走向和小血管穿支来辨认Kocher间隙(技术图6)。
- 小心保护外侧尺副韧带的完整，该结构在切开关节囊分离显露深部组织时容易受损。

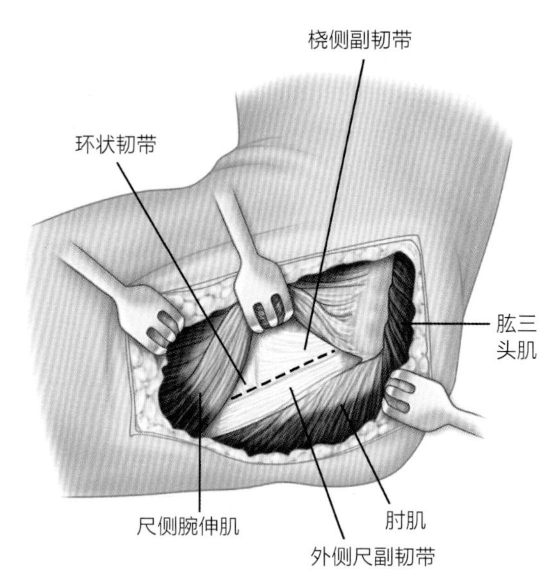

技术图6 尺侧腕伸肌被牵向前方，关节囊沿桡骨头中间部分纵行切开。小心保护外侧尺副韧带的完整，该结构在切开关节囊分离显露深部组织时容易受损。

要点与失误防范

手术指征	• 移位的且无法重建的桡骨头骨折，合并已确认的或疑似的内外侧副韧带或骨间膜损伤
技术要点	• 二期的桡骨头置换手术前，要采用模板对健侧桡骨头通过X线片进行测量 • 在外侧尺副韧带前缘切开关节囊，避免出现肘关节后外侧旋转不稳定 • 桡骨头假体的大小要参照切除骨块的小径和厚度 • 假体直径通常是被切除桡骨头的外径减去2 mm • 桡骨头关节面高度要平桡尺近侧关节 • 若桡骨头假体与肱骨小头活动时不匹配，要更换小一号的柄 • 若被切除桡骨头测量结果与现有假体不能完全匹配，通常选用小一号的假体 • 术中透视评估肱桡关节和桡尺远侧关节的结构，防止出现桡骨过长
失误防范	• Hohmann拉钩不能用于桡骨颈前方，术中保持前臂旋前，避免骨间后神经损伤 • 术者注意不能选用过大过厚的桡骨头假体，以免出现肱骨小头磨损和疼痛。肱骨小头和桡骨颈之间的间隙不能作为假体厚度的参考，因为在外伤或手术显露时，外侧软组织往往不完整

术后处理

- 肘关节周围韧带稳定时，用石膏前托固定于伸直位，患肢抬高24～48小时，有利于消肿及减少后侧切口的张力，可以有效避免屈曲挛缩的发生。
- 若韧带修复组织明显薄弱，或手术结束前肘关节仍有部分不稳定，术后先用支具固定肘关节于屈曲60°～90°和最佳旋转位以维持稳定。
- 围手术期抗生素使用持续到术后24小时。
- 建议桡骨头置换的患者口服吲哚美辛3周，每日3次，每次25 mg，有助于消肿和减少术后疼痛，并有可能减少异位骨化的发生。
- 吲哚美辛不能用于老年患者和既往有消化道溃疡、哮喘、明确过敏史的患者，以及其他对抗炎类药物有禁忌的患者。
- 对于外侧尺副韧带没有损伤的单纯桡骨头置换手术的患者，术后次日即可开始主动活动肘关节。
  - 康复锻炼的间隙，可以用颈腕吊带维持肘关节屈曲90°的舒适位。
  - 没有合并韧带撕裂的患者可在晚上使用逐步增加伸直角度的静态支具，连续12周。随着伸肘功能的改善，伸直角度可每周增加。
  - 合并肘关节脱位或遗留关节不稳定的患者，术后6周开始使用伸直支具。
- 合并其他骨折、脱位或韧带损伤的患者，术后第1日开始适当范围的主动屈伸活动。

- 前臂主动的旋转活动要在肘关节屈曲时进行，此时对于内外侧韧带损伤或修复后的张力较小。
  - 肘关节伸直时，前臂要放置在适当的旋转位：若外侧韧带不完整，前臂旋前[13]；若内侧韧带不完整，前臂旋后[2]；内外侧韧带均受损，前臂中立位。
  - 使用肘关节固定支具3～6周，屈肘90°，前臂静息在适当的旋转位置。
- 6周内禁止被动拉伸肘关节，以减少异位骨化的发生。
- 一旦韧带损伤及合并的骨折初步愈合时，就可以开始主动拉伸肘关节，通常在术后8周。

预后

- 硅橡胶桡骨头假体置换，最初有许多成功的报道[8,42]，但后期出现肘关节不稳、关节炎、关节内植物周围骨折，以及硅橡胶碎屑导致的滑膜炎，因而目前不再是主流选择[45]。
- 金属桡骨头假体置换的短期和中期随访结果令人鼓舞，但迄今文献中缺乏对假体松动、肱骨小头的磨损和关节炎的长期随访报道[14,17]。
- 肘关节韧带完整时，金属桡骨头假体置换可以恢复与健侧肘关节类似的运动和稳定性。不仅如此，当合并肘关节韧带和软组织撕裂时，金属假体可以恢复肘关节稳定性，仅遗留轻度的力量和活动范围受限。
- 如果手术在受伤后10天内进行，效果会更好[3,34]。
- Moro等[36]报道了25例采用金属桡骨头假体置换的患者，术后平均随访39个月。结果17例优良，5例可，3例差。
  - 桡骨头骨折合并肘关节脱位、内侧副韧带撕裂、冠突骨折或尺骨近端骨折时，金属桡骨头假体置换恢复了肘关节的稳定性。
  - 会遗留轻度的力量和活动范围受限，但没有患者要求取出假体。
- Grewal等[17]报道了26例患者的高满意率，这是在对不可重建的桡骨头骨折进行模块化单极头桡骨头置换术2年后的结果。
- Zunkiewicz等[47]报道了29例双极头桡骨头假体置换患者的良好功能结果，该假体具有平滑的非固定伸缩柄，平均随访34个月。对于桡骨头粉碎性骨折和外翻不稳定的肘关节，假体有效地恢复了关节稳定性。
- Flinkkilä等[15]报道了急性不稳定肘关节损伤时，加压头内植物的高失败率和早期松动，平均随访11个月，37个加压头内植物中有12个影像学检查显示有松动，其中9个需要移除内植物。
- Harrington等[20]报道了20例行金属桡骨头假体置换手术的患者，平均随访12年，结果16例优良，4例可或差。
- 桡骨头假体的设计、大小和置入技术的改良，将进一步改善不能重建的桡骨头骨折的临床治疗效果。

并发症

- 骨间后神经损伤，可能在桡骨隆突以远分离组织时受损，或是在桡骨颈远端前方使用拉钩牵拉压迫所致。
- 感染。
- 活动受限，主要是完全伸直受限，可能由于关节囊挛缩、异位骨化、骨或软骨碎块残留所致。
- 假体松动、失效或聚乙烯磨损[15,43]。
- 假体过长导致的肱骨小头磨损和疼痛。
- 复杂性区域疼痛综合征。
- 韧带修补不完全或失败导致的肘关节不稳定或反复脱位。
- 肱骨小头的骨关节炎，可能由于外伤当时肱骨小头软骨损伤、手术操作中的擦刮、持续的肘关节不稳定、桡骨头假体过厚导致的局部负荷增加。

（刘珅 译，张伟 审校）

参考文献

[1] Antuna SA, Sánchez-Márquez JM, Barco R. Long-term results of radial head resection following isolated radial head fractures in patients younger than forty years old. J Bone Joint Surg Am 2010; 92(3):558-566.

[2] Armstrong AD, Dunning CE, Faber KJ, et al. Rehabilitation of the medial collateral ligament-deficient elbow: an in vitro biomechanical study. J Hand Surg Am 2000;25(6):1051-1057.

[3] Ashwood N, Bain GI, Unni R. Management of Mason type-III radial head fractures with a titanium prosthesis, ligament repair, and early mobilization. J Bone Joint Surg Am 2004;86-A(2):274-280.

[4] Athwal GS, Rouleau DM, MacDermid JC, et al. Contralateral elbow radiographs can reliably diagnose radial head implant overlengthening. J Bone Joint Surg Am 2011;93(14):1339-1346.

[5] Bain GI, Ashwood N, Baird R, et al. Management of Mason type III radial head fractures with a titanium prosthesis, ligament repair, and early mobilization. J Bone Joint Surg Am 2005;87(suppl, 1 pt 1):136-147.

[6] Beingessner DM, Dunning CE, Gordon KD, et al. The effect of radial head excision and arthroplasty on elbow kinematics and stability. J Bone Joint Surg Am 2004;86-A(8):1730-1739.

[7] Boulas HJ, Morrey BF. Biomechanical evaluation of the elbow following radial head fracture. Comparison of open reduction and internal fixation versus excision, silastic replacement, and non-operative management. Chir Main 1998;17:314-320.

[8] Carn RM, Medige J, Curtain D, et al. Silicone rubber replacement of the severely fractured radial head. Clin Orthop Relat Res 1986;

(209):259-269.
[9] Davidson PA, Moseley JB Jr, Tullos HS. Radial head fracture. A potentially complex injury. Clin Orthop Relat Res 1993;(297): 224-230.
[10] Diliberti T, Botte MJ, Abrams RA. Anatomical considerations regarding the posterior interosseous nerve during posterolateral approaches to the proximal part of the radius. J Bone Joint Surg Am 2000;82(6):809-813.
[11] Dowdy PA, Bain GI, King GJ, et al. The midline posterior elbow incision. An anatomical appraisal. J Bone Joint Surg Br 1995;77 (5):696-699
[12] Duckworth AD, Clement ND, Jenkins PJ, et al. The epidemiology of radial head and neck fractures. J Hand Surg Am 2012;37(1): 112-119.
[13] Dunning CE, Zarzour ZD, Patterson SD, et al. Muscle forces and pronation stabilize the lateral ligament deficient elbow. Clin Orthop Relat Res 2001;(388):118-124.
[14] El Sallakh S. Radial head replacement for radial head fractures. J Orthop Trauma 2013;27:e137-e140.
[15] Flinkkilä T, Kaisto T, Sirniö K, et al. Short- to mid-term results of metallic press- fitradial head arthroplasty in unstable injuries of the elbow. J Bone Joint Surg Br 2012;94(6):805-810.
[16] Frank SG, Grewal R, Johnson J, et al. Determination of correct implant size in radial head arthroplasty to avoid overlengthening. J Bone Joint Surg Am 2009;91(7):1738-1746.
[17] Grewal R, MacDermid JC, Faber KJ, et al. Comminuted radial head fractures treated with a modular metallic radial head arthroplasty. Study of outcomes. J Bone Joint Surg Am 2006;88(10): 2192-2200.
[18] Gupta GG, Lucas G, Hahn DL. Biomechanical and computer analysis of radial head prostheses. J Shoulder Elbow Surg 1997;6: 37-48.
[19] Halls AA, Travill A. Transmission of pressures across the elbow joint. Anat Rec 1964;150:243-247.
[20] Harrington IJ, Sekyi-Otu A, Barrington TW, et al. The functional outcome with metallic radial head implants in the treatment of unstable elbow fractures: a long-term review. J Trauma 2001;50:46-52.
[21] Herbertsson P, Josefsson PO, Hasserius R, et al. Displaced Mason type I fractures of the radial head and neck in adults: a fifteen-to-thirty-three-year follow-up study. J Shoulder Elbow Surg 2005; 14:73-77.
[22] Ikeda M, Oka Y. Function after early radial head resection for fracture: a retrospective evaluation of 15 patients followed for 3-18 years. Acta Orthop Scand 2000;71:191-194.
[23] Janssen RP, Vegter J. Resection of the radial head after Mason type-III fracture of the elbow: follow-up at 16 to 30 years. J Bone Joint Surg Br 1998;80(2):231-233.
[24] Jensen SL, Olsen BS, Søjbjerg JO. Elbow joint kinematics after excision of the radial head. J Shoulder Elbow Surg 1999;8:238-241.
[25] Johnson JA, Beingessner DM, Gordon KD, et al. Kinematics and stability of the fractured and implant-reconstructed radial head. J Shoulder Elbow Surg 2005;14:195S-201S.
[26] Johnston GW. A follow-up of one hundred cases of fracture of the head of the radius with a review of the literature. Ulster Med J 1962;31:51-56.
[27] Karlsson MK, Herbertsson P, Nordqvist A, et al. Long- term outcome of displaced radial neck fractures in adulthood: 16-21 year follow-up of 5 patients treated with radial head excision. Acta Orthop 2009;80:368-370.
[28] King GJ. Management of radial head fractures with implant arthroplasty. J Am Soc Surg Hand 2004;4:11-26.
[29] King GJ, Patterson SD. Metallic radial head arthroplasty. Tech Hand Up Extrem Surg 2001;5:196-203.
[30] King GJ, Zarzour ZD, Patterson SD, et al. An anthropometric study of the radial head: implications in the design of a prosthesis. J Arthroplasty 2001;16:112-116.
[31] King GJ, Zarzour ZD, Rath DA, et al. Metallic radial head arthroplasty improves valgus stability of the elbow. Clin Orthop Relat Res 1999;(368):114-125.
[32] Kocher T. Textbook of Operative Surgery. London: Adam and Charles Black, 1911.
[33] Lamas C, Castellanos J, Proubasta I, et al. Comminuted radial head fractures treated with pyrocarbon prosthetic replacement. Hand 2011;6:27-33.
[34] Lapner M, King GJ. Radial head fractures. J Bone Joint Surg Am 2013;95(12):1136-1143.
[35] Lindenhovius AL, Felsch Q, Doornberg JN, et al. Open reduction and internal fixation compared with excision for unstable displaced fractures of the radial head. J Hand Surg Am 2007;32(5): 630-636.
[36] Moro JK, Werier J, MacDermid JC, et al. Arthroplasty with a metal radial head for unreconstructible fractures of the radial head. J Bone Joint Surg Am 2001;83-A(8):1201-1211.
[37] Morrey BF, An KN. Articular and ligamentous contributions to the stability of the elbow joint. Am J Sports Med 1983;11:315-319.
[38] Patterson SD, Bain GI, Mehta JA. Surgical approaches to the elbow. Clin Orthop Relat Res 2000;(370):19-33.
[39] Pomianowski S, Morrey BF, Neale PG, et al. Contribution of monoblock and bipolar radial head prostheses to valgus stability of the elbow. J Bone Joint Surg Am 2001;83-A(12):1829-1834.
[40] Sarris IK, Kyrkos MJ, Galanis NN, et al. Radial head replacement with the MoPyC pyrocarbon prosthesis. J Shoulder Elbow Surg 2012;21:1222-1228.
[41] Shore BJ, Mozzon JB, MacDermid JC, et al. Chronic posttraumatic elbow disorders treated with metallic radial head arthroplasty. J Bone Joint Surg Am 2008;90(2):271-280.
[42] Swanson AB, Jaeger SH, La Rochelle D. Comminuted fractures of the radial head. The role of silicone- implant replacement arthroplasty. J Bone Joint Surg Am 1981;63(7):1039-1049.
[43] van Riet RP, Sanchez-Sotelo J, Morrey BF. Failure of metal radial head replacement. J Bone Joint Surg Br 2010;92(5):661-667.
[44] van Riet RP, Van Glabbeek F, Neale PG, et al. The noncircular shape of the radial head. J Hand Surg Am 2003;28(6):972-978.
[45] Vanderwilde RS, Morrey BF, Melberg MW, et al. Inflammatory arthritis after failure of silicone rubber replacement of the radial head. J Bone Joint Surg Br 1994;76(1):78-81.
[46] Zarattini G, Galli S, Marchese M, et al. The surgical treatment of isolated mason type 2 fractures of the radial head in adults: comparison between radial head resection and open reduction and internal fixation. J Orthop Trauma 2012;26:229-235.
[47] Zunkiewicz MR, Clemente JS, Miller MC, et al. Radial head replacement with a bipolar system: a minimum 2-year follow-up. J Shoulder Elbow Surg 2012;21:98-104.

第71章 尺骨近端骨折的切开复位内固定

Open Reduction and Internal Fixation of Fractures of the Proximal Ulna

David Ring

定义

- 尺骨鹰嘴骨折较常见，大部分都有移位，大部分都需手术治疗。
- Mayo分型对几种重要的骨折类型的特点都做了描述，包括移位、粉碎、关节半脱位或脱位（图1）[6]。
- 根据方向，尺骨鹰嘴骨折移位类型包括前脱位（经尺骨鹰嘴）、后脱位（根据Jupiter及其同事分型[3]，是孟氏骨折中最近端的脱位）[2,3,9,10]。
- 孟氏骨折最常见的分型是尺骨近侧干骺端骨折或骨干骨折伴桡尺骨近端关节脱位。
- 孟氏骨折的Bado分型及Ⅱ型的Jupiter亚型分型见表1。
- 成人存在等同损伤。
  - 不同病理变化可对应Bado分型系统。
  - 并非所有等同的损伤均可归入传统孟氏骨折定义的范畴，有些并不一定合并有肱桡关节脱位。因此，还存在一些争议，这类没有必要认为等同于孟氏骨折。
  - 仅孟氏骨折的Ⅰ型和Ⅱ型存在等同损伤。

解剖

- 尺骨近端的半月切迹由冠突和鹰嘴组成，提供了围绕肱骨滑车的将近180°的活动范围。
- 冠突和鹰嘴关节面之间有一条横行的非关节面的骨沟，该处是骨折常发部位，并不要求完全的解剖复位。
- 宽厚的肱三头肌肌腱止于尺骨鹰嘴的尖部，可用于加强微小、骨质疏松、粉碎骨折块的固定，在放置钢板时可将其纵行切开。
- 尺桡关节的稳定主要由三个结构维持，包括尺桡关节远端三角纤维软骨复合体（TFCC）、前臂中部的骨间膜和尺桡近端关节（PRUJ）处的环形韧带。尺骨骨折和PRUJ的脱位会破坏环形韧带，但通常其他结构可以保留完整。
- 在前臂的孟氏骨折（骨折脱位）中，桡骨头在PRUJ前外侧脱位。

发病机制

- 尺骨鹰嘴骨折和尺骨近端骨折可能是由于肘关节受到直接暴力，或摔倒时前臂伸直撑地，受到间接暴力所致。

自然病程

- 稳定无移位或仅有轻度移位的骨折较少见。大部分骨折移位较明显，通过手术治疗可有良好的预后。
- 偶尔有简单骨折轻微移位的患者，未经过手术治疗，预后仅有轻微的疼痛，轻微的屈曲减少，轻度的伸直障碍，无关节病，且不会导致关节炎发生。

Ⅰ型　无移位

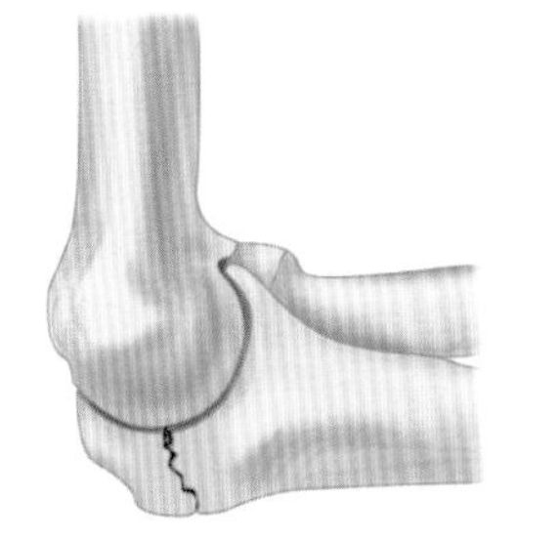

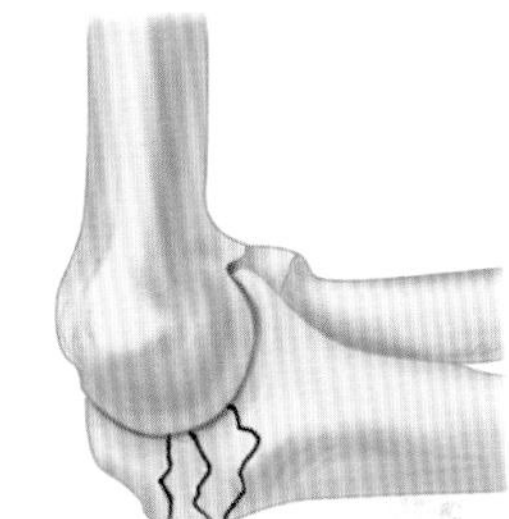

Ⅱ型　移位/稳定

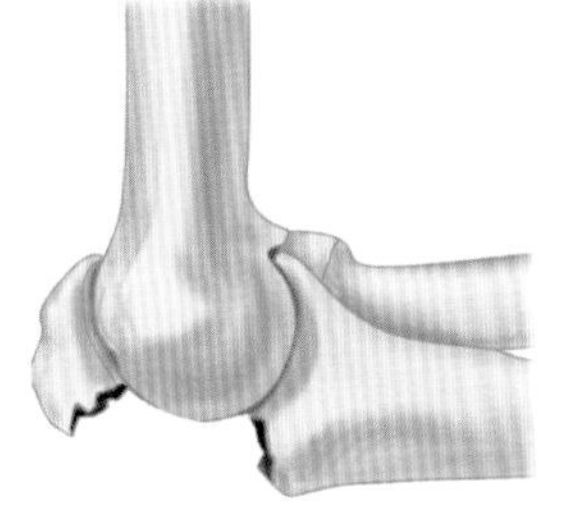

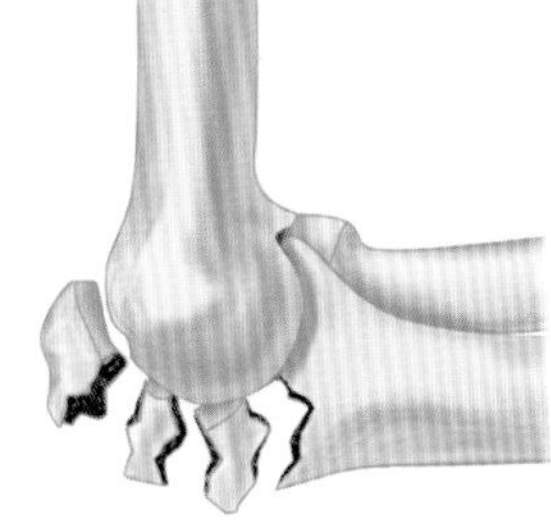

非粉碎性　　粉碎性

Ⅲ型　不稳定

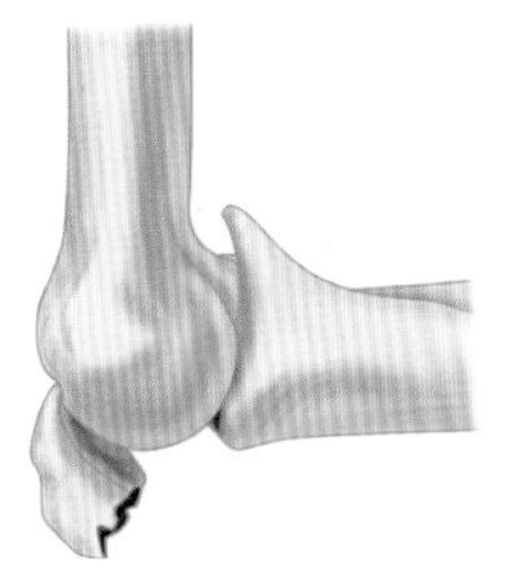

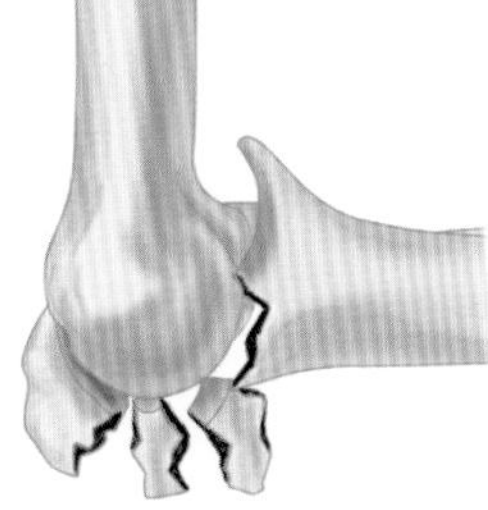

非粉碎性　　粉碎性

图1　Mayo分型对几种影响治疗方案的骨折类型特点进行了描述，包括移位、粉碎和关节脱位或半脱位。

表1 Bado孟氏骨折的分型及Ⅱ型的Jupiter亚型

分型	描述	图示
Ⅰ型	桡骨头前脱位,尺骨干骨折向前成角(最常见的损伤类型)	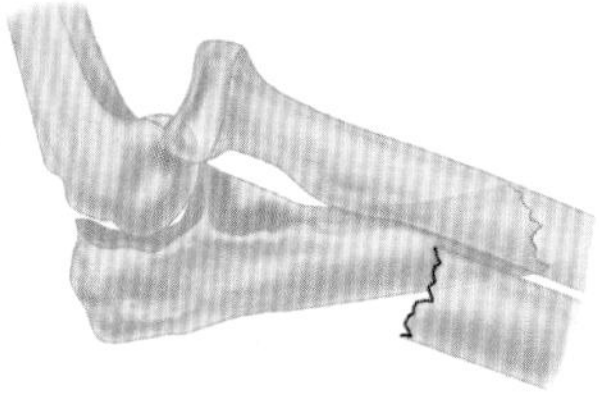
Ⅱ型	桡骨头后或后外侧脱位,尺骨干骨折向后成角	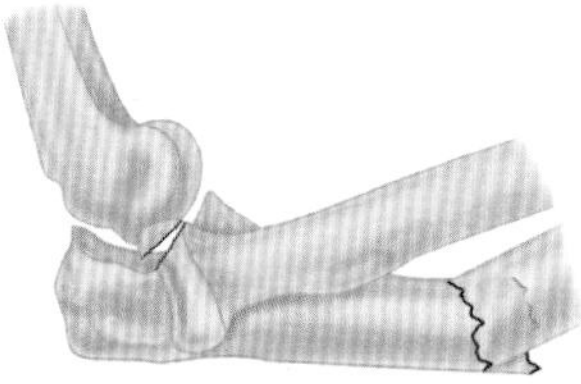
ⅡA型	尺骨骨折在滑车切迹的水平(包括鹰嘴远侧部分和冠突骨折)	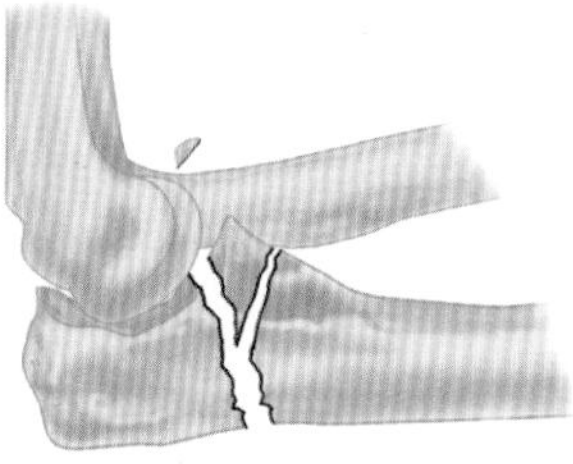
ⅡB型	尺骨骨折在干骺端冠突以远水平	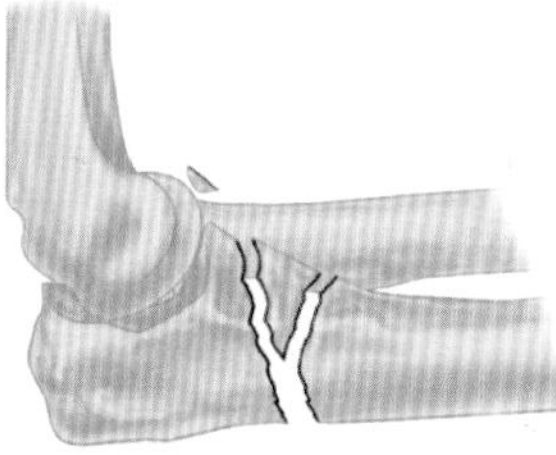
ⅡC型	尺骨骨折在骨干部	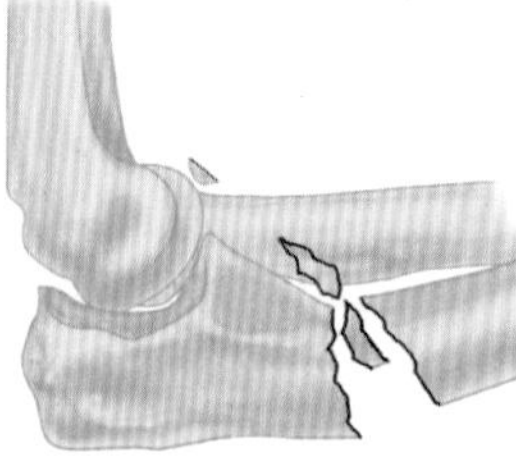
ⅡD型	尺骨粉碎骨折包含1个以上的区域	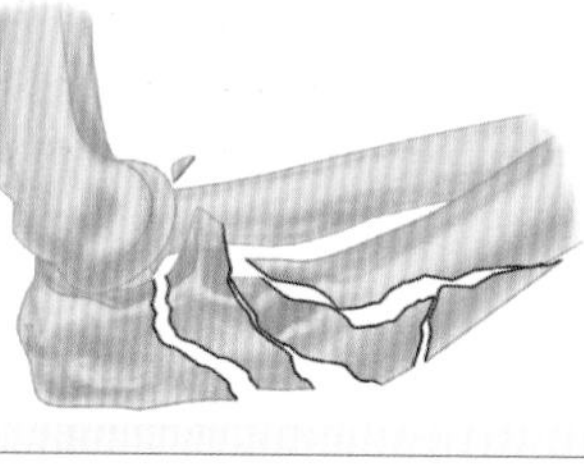

（续表）

分型	描述	图示
Ⅲ型	尺骨干骺端骨折合并桡骨头外侧或前外侧脱位	
Ⅳ型	尺桡骨近端1/3骨折合并桡骨头前脱位	

注：经允许引自Bado J. The Monteggia lesion. Clin Orthop Relat Res 1967; 50:717；Jupiter JB，Leibovic SJ，Ribbans W，et al. The posterior Monteggia lesion. J Orthop Trauma 1991; 5:395-402。

- 相比之下，骨折移位较明显的患者即使经过手术治疗也有可能发生严重的关节炎和重力影响下上臂成角。
- 即使通过十分顺利的手术治疗，仍有发生关节僵硬、异位骨化、关节炎、骨折不愈合的风险。

病史和体格检查

- 掌握患者的基本信息（年龄、性别、身体状况）和受伤过程（受伤机制及能量）能够帮助临床医生更好地了解病情并制订合理的治疗方案。
- 首先必须评估导致该损伤的各种因素，包括危及生命的因素（高级创伤生命支持，ATLS）以及其他可能加重该损伤的因素。
- 其次必须详细检查是否有其他部位的骨折，尤其是同侧上臂。
- 必须详细检查骨折部位的皮肤损伤情况。
- 详细检查脉搏的搏动情况、毛细血管再灌注情况，必要时可以做Allen试验。
- 评估周围神经的功能。
- 高能量损伤的患者，尤其是同时合并有同侧腕部或前臂损伤，有发生骨筋膜室综合征的风险，如果体格检查提示或者不确定是否发生该综合征（由于患者的精神状态干扰），可以通过测试骨筋膜室的压力来进行判断。

影像学和其他诊断性检查

- 肘关节正侧位X线片用于初步诊断。
- 复位后以及临时固定后的X线片、斜位片也有临床价值。
- CT可以更详细地描述骨折脱位情况，尤其是CT三维重建，可以明确尺骨冠突和桡骨头是否损伤。

鉴别诊断

- 肘关节脱位。
- Essex-Lopresti损伤（前臂骨间膜或TFCC断裂，通常伴有桡骨头骨折）。
- 肘关节骨折脱位（恐怖三联征）。
- 肱骨远端骨折。

非手术治疗

- 将肘关节于屈曲90°的位置固定，适用于尺骨鹰嘴移位<2 mm的骨折。
- 固定4周后进行肘关节主动的屈伸功能锻炼可有利于骨折愈合和功能恢复。

手术治疗

- 大部分尺骨鹰嘴骨折都有移位，需要手术治疗。
- 横断非粉碎性骨折且不伴有脱位可用张力带钢丝固定[4,8]。
- 粉碎性骨折伴脱位可在尺骨背侧放置钢板，用螺钉进行固定[1-3]。
- 必须注意尺骨冠突、桡骨头、外侧副韧带是否损伤[2,9-11]。
- 前臂骨折脱位（如前外侧孟氏骨折）用钢板螺钉固定，

恢复尺骨的解剖力线[10]。肱桡关节对合不佳往往提示尺骨仍存在成角畸形。

术前计划

- 根据X线片和CT的骨折特征制订治疗方案。
- 术前通过模板手术的术中摄片可有助于注意细节，术者必须详细了解解剖、可能发生的问题，确保并备好每个可能需要的内植物。

体位

- 大部分患者可采用侧卧位，将患肘置于托架上。
- 少数骨折伴脱位的患者，需要从正中及外侧切口进入，可采用仰卧位，将患肢置于搁手台上。
- 消毒铺巾后将无菌充气止血带系于上臂近端。

入路

- 常用肘后方纵行切口入路。

TECHNIQUES

张力带钢丝固定

切开复位克氏针固定

- 充分清理骨折断端和关节腔的积血和凝血块，有助于骨块复位。
- 有限剥离骨折端的骨膜，将有利于直视下复位。
- 使用大号复位钳将骨折端复位（技术图1A、B）。必要时可在远端骨折块背部骨皮质钻孔，以供复位钳更好把持骨面。
- 使用2根直径为1.0 mm的克氏针固定骨折端（技术图1C）。
- 近端骨折块的进针点可稍倾斜，从近端背侧向远端掌侧，易于穿透远端对侧冠突骨皮质，防止克氏针松动。
- 远端穿透骨皮质少许，近端在骨表面留有5～10 mm的针尾，以便用钢丝环形绑扎。

钢丝固定

- 在尺骨干近端平坦部位钻一直径为2.0 mm的孔，有无骨膜剥离均可。
- 使用第2根钢丝时第2孔应再往远端1.0 cm。
- 可选择使用一根18号的钢丝环形绑扎。笔者倾向于选择两根22号的不锈钢钢丝，可以减小钢丝打结造成的隆起。必要时可用大号针帮助钢丝从孔中穿过（技术图2A）。
- 两根张力带钢丝穿过钻孔后在尺骨背侧面做8字状，在肱三头肌腱深面固定于克氏针与尺骨近端之间（技术图2B）。

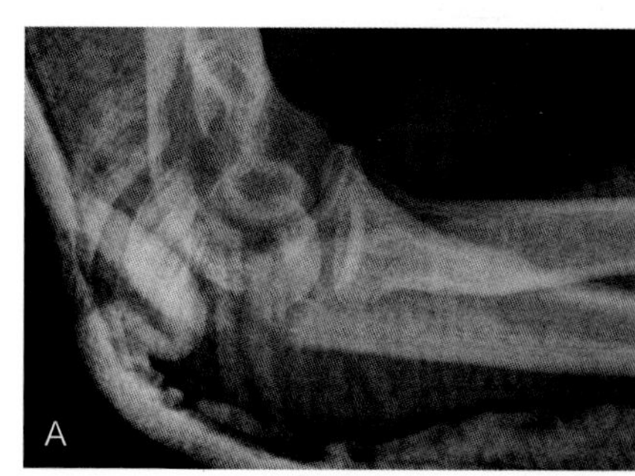

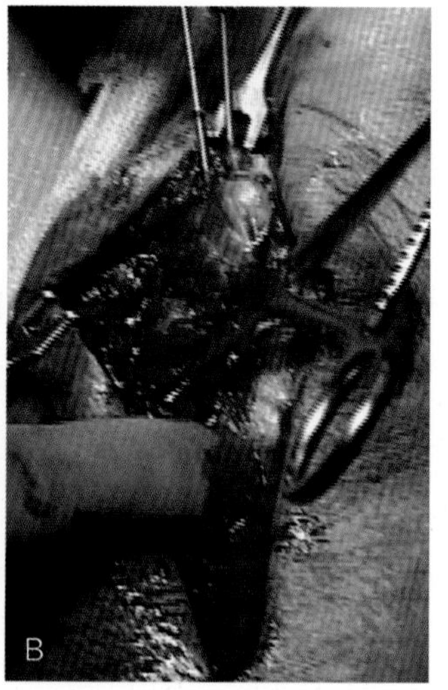

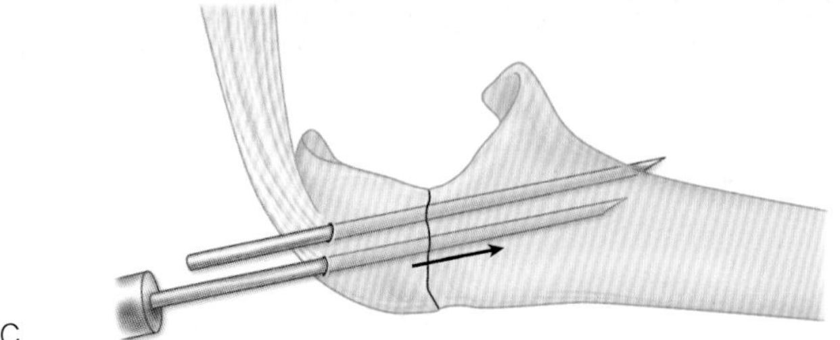

技术图1 A. 石膏固定状态下的肘关节侧位片显示鹰嘴简单横断型骨折。B. 切开复位用复位钳帮助复位。C. 2根1.0 mm克氏针斜向打入穿过骨折端，穿过对侧尺骨干骨皮质。

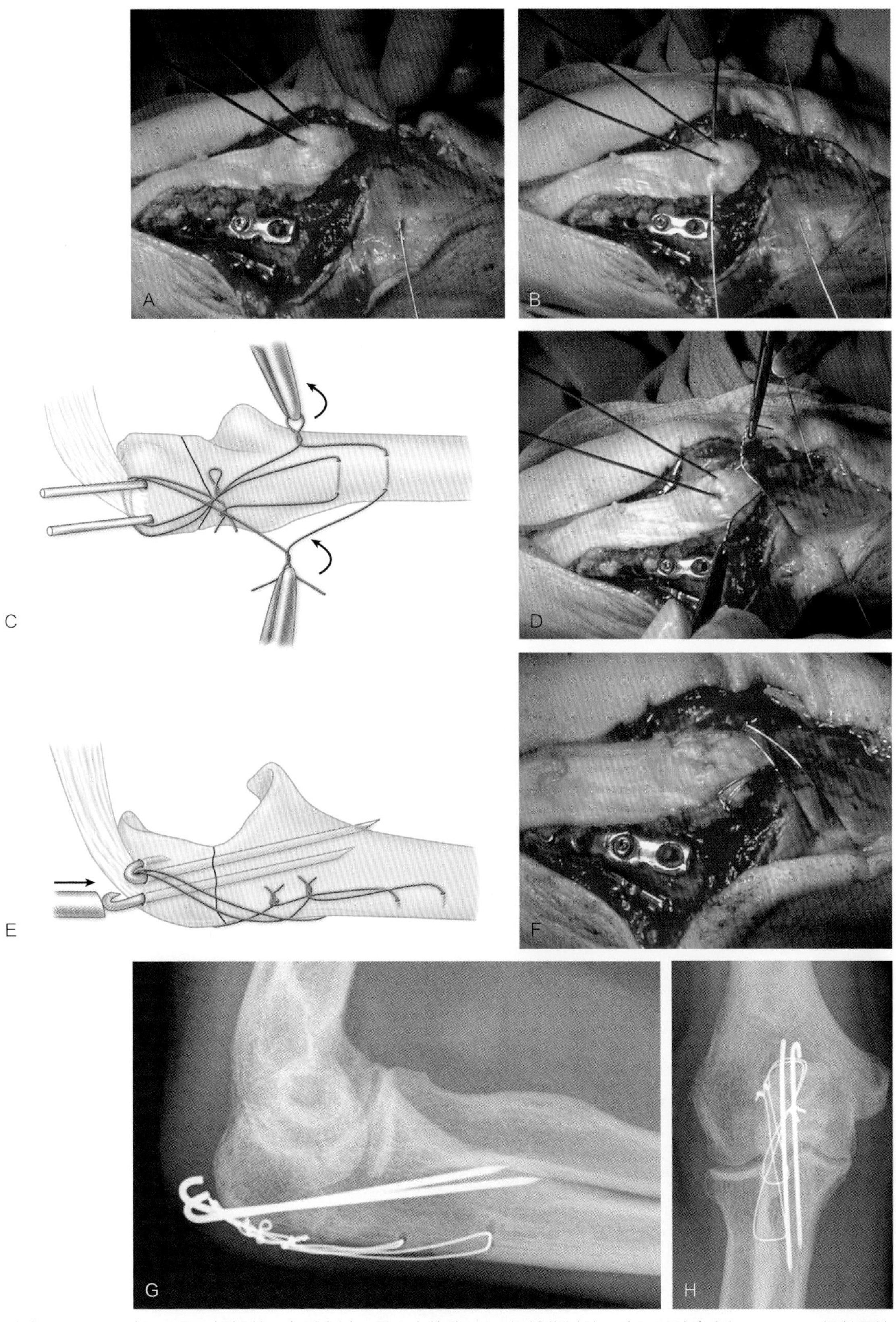

技术图2　A. 2根22号不锈钢丝8字形穿过尺骨干上的孔。B. 近端绕过肱三头肌肌腱止点处。C、D. 钢丝两边适度收紧，不应过度收紧防止钢丝断裂。E. 克氏针近端尾端折弯180° 并敲入鹰嘴，埋于肱三头肌肌腱深面。F. 固定后很少发生骨折块的再移位。G、H. 张力带钢丝固定足以维持肘关节的正常活动（图A、B、D、F～H版权：David Ring，MD）。

- 每根钢丝都要用持针器在内外侧拉紧打结(技术图2C、D)。
- 该步骤仅收紧钢丝,不要绷紧,以防钢丝断裂。
  - 钢丝收紧打结的部位应尽量选择不会造成隆起的部位。
  - 钢丝结应经过处理,并埋于软组织下面。
  - 克氏针尾端弯折180°并处理。
- 可用骨填塞器将克氏针尾端敲入尺骨鹰嘴,埋于肱三头肌腱深面(技术图2E～H)。

鹰嘴骨折钢板螺钉固定

- 将钢板塑形使之与鹰嘴帖服,或者使用已经塑形的钢板(技术图3A～C)。
- 通过直钢板仅需用2或3枚螺钉固定干骺端。
- 将钢板折弯塑形与鹰嘴帖服,可以在近端骨折块多打1枚螺钉。在最近端可以选用长螺钉,穿过骨折线达到远端骨折端。某些病例中,这些螺钉可以达到远端骨折端的骨皮质,如尺骨前方骨皮质。
- 塑形钢板近端可放置于肱三头肌腱的止点上方,或者将肱三头肌腱纵行劈开,将钢板直接放于骨质上方。
- 钢板在远端可直接放置于尺骨干。只需将肌肉劈开将钢板放置于尺骨干即可,并不需要剥离尺骨内外侧的肌肉和骨膜。
- 术中并不需要解剖复位所有的骨折块,只需恢复冠突和鹰嘴关节面平整,维持正常力线即可,避免过度剥离其余骨折块的软组织。这些骨折块起桥接作用。
- 保留软组织情况下很少需要植骨。
- 如果鹰嘴骨折块是较小的、粉碎的,或者患者骨质疏松,可用钢丝绕过肱三头肌腱加强固定(技术图3D)。
- 钢板和螺钉用于维持关节面平整,起桥接作用,钢丝可加强固定。

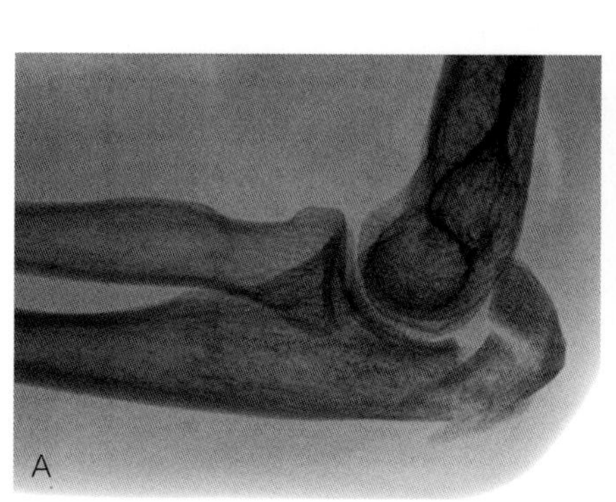

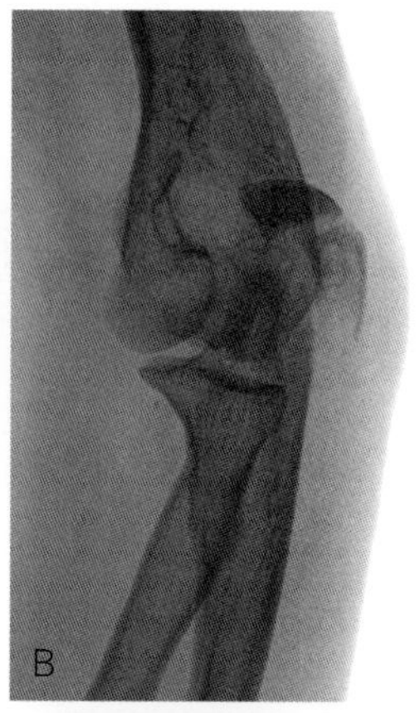

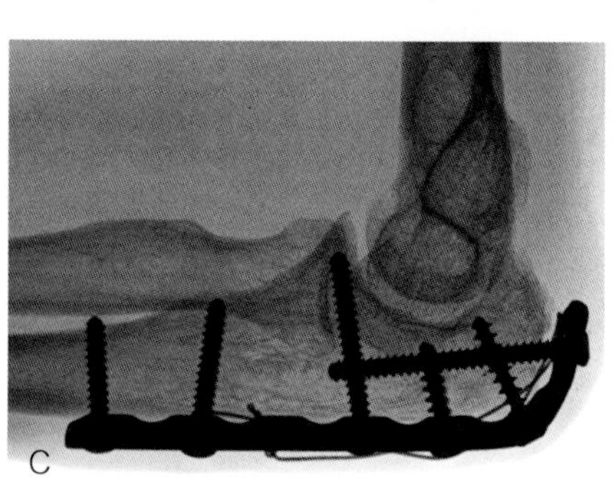

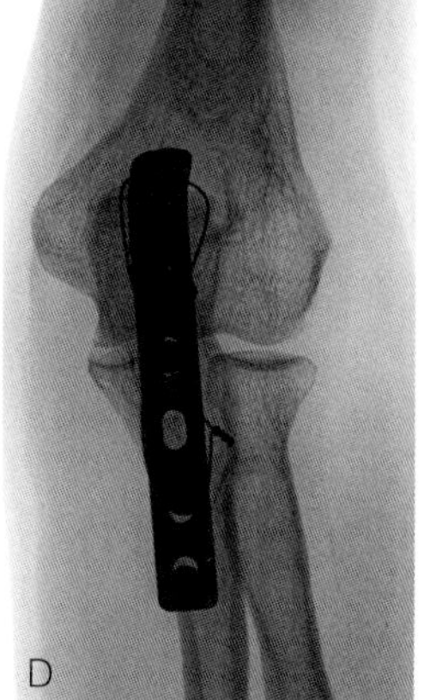

技术图3 A. X线侧位片显示鹰嘴粉碎性骨折，近端鹰嘴较小骨折块。B. X线斜位片显示骨折为粉碎性。C. 选择3.5 mm LC-DCP钢板和螺钉置于尺骨背侧。D. 鹰嘴骨折块较小、粉碎，或者骨质疏松情况下，可用22号钢丝绕过肱三头肌腱加强固定（版权：David Ring，MD）。

鹰嘴骨折伴脱位钢板及螺钉固定

术中暴露

- 鹰嘴骨折伴脱位术中，可通过鹰嘴骨折的手术入路观察桡骨头和冠突是否有损伤（技术图4A）。
  - 术中通过有限切开游离，可类似鹰嘴骨折块截骨，暴露肱尺关节显露冠突。
- 若背侧入路不能充分暴露桡骨头，可剥开肱三头肌外侧皮瓣，通过肌间隔（如Kocher或Kaplan间隔）暴露。
- 若背侧入路不能充分暴露冠突，可另做肘内侧或外侧切口。
  - 前内侧冠突骨折，可选择通过尺侧腕屈肌两头，或从更前侧的屈肌与旋前圆肌之间劈开，或将屈肌群从背侧向掌侧剥离以暴露骨折端[7]。
- 外侧副韧带损伤常伴有肱骨外上髁撕脱骨折，可用锚钉固定或钻洞缝合修补韧带。
- 冠突骨折通常可通过鹰嘴骨折的入路暴露并直接固定（技术图4B、C）。

固定

- 用克氏针将骨折块固定于尺骨干骺端或者尺骨干做临时固定，若尺骨近端骨折较粉碎，可直接将其固定于肱骨滑车。
- 若尺骨近端骨折较粉碎，骨撑开牵引器也是一个选择（临时外固定支架；技术图5A）。
  - 临时外固定支架中一根钢针将尺骨近端骨折块与肱骨滑车固定，另一根钢针固定于远端尺骨干，通过两钢针之间的牵引，骨折通常可间接复位。
  - 通常在透视下通过螺钉完成最终的固定。
- 尺骨近端骨折块较粉碎时可通过钢板置入螺钉。
- 若有冠突骨折，通常需要内侧放入第2块板。
- 粉碎性冠突骨折无法固定时，可用铰链、外固定支架或钢针固定肱尺关节加以保护，这需要结合术中器械和术者经验。
- 用较长的塑形钢板帖服尺骨鹰嘴放置（技术图5B）。
  - 常需要很长的钢板（12～16孔），尤其是在骨折块较粉碎或者骨质较差的情况下。
- 若鹰嘴骨折为粉碎性，或者骨质疏松，仅仅用钢板螺钉可能不足以提供牢靠的固定。
  - 在此情况下，可通过和肱三头肌腱止点处用钢丝固定鹰嘴骨折块（技术图5C）。

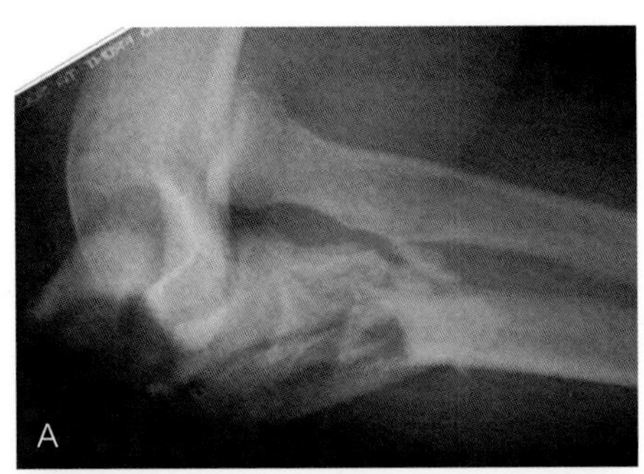

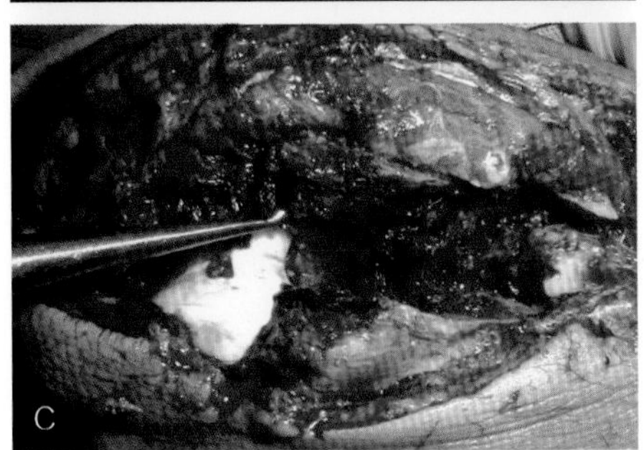

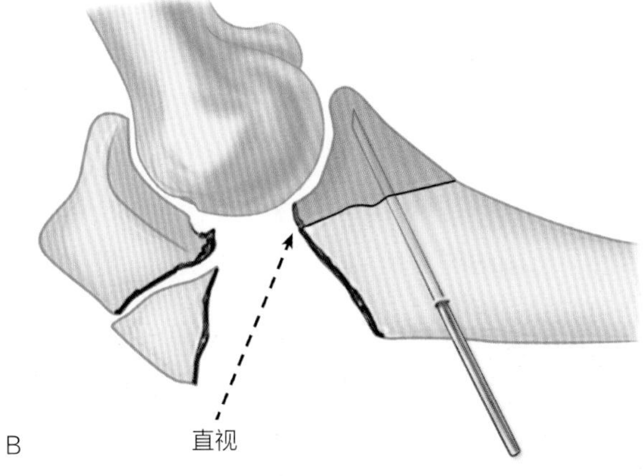

技术图4　A．一例肘关节骨折伴前脱位患者。侧位X线片提示尺骨滑车切迹较大骨折块，冠突骨折，肘关节前脱位。B、C．此例患者冠突骨折块和背侧干骺端的骨折块相连，有利于复位固定（图A、C版权：David Ring，MD）。

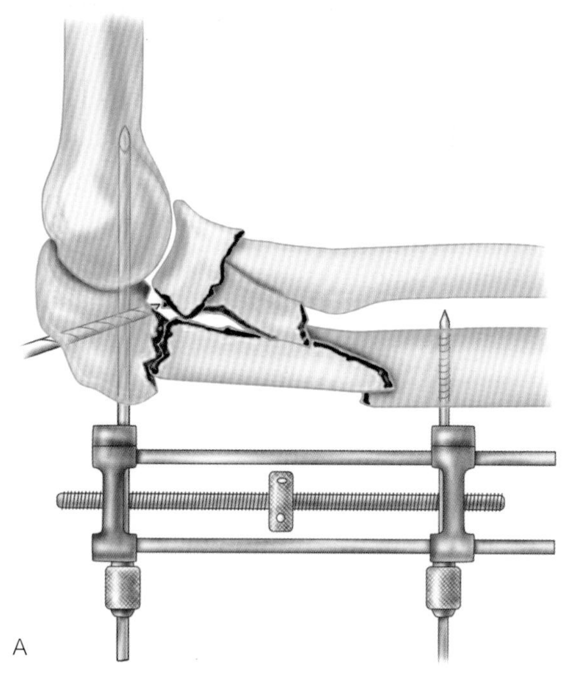

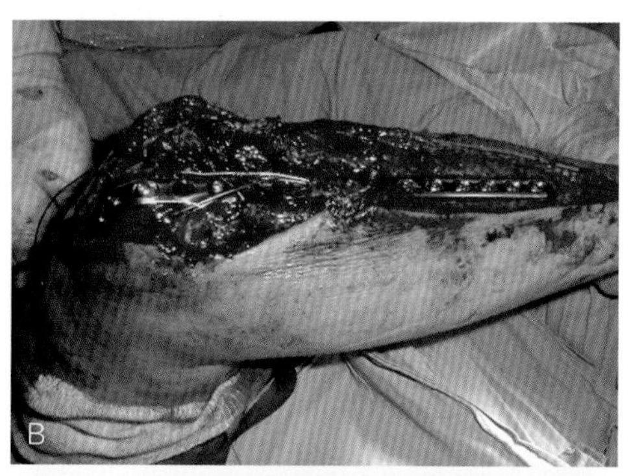

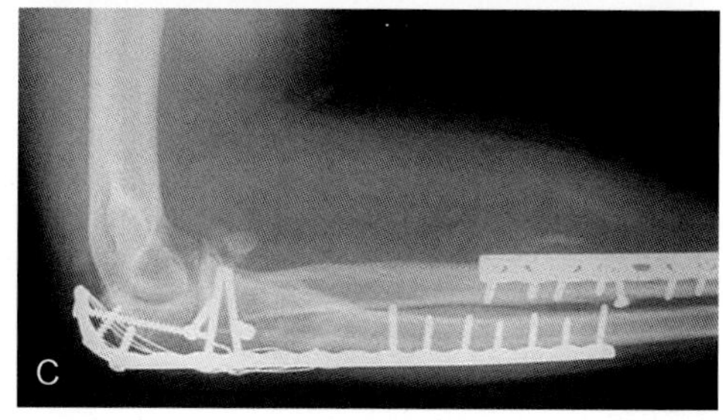

技术图5　A. 临时外固定支架适用于骨干粉碎性骨折。B. 选用多孔3.5 mm LC-DCP钢板进行固定，22号不锈钢钢丝可用来加强鹰嘴骨折块的固定。C. 延伸至骨干的粉碎性骨折在桥接钢板的作用下间接愈合，肘关节滑车切迹恢复，功能良好（图B、C版权：David Ring，MD）。

前外侧孟氏骨折

暴露

- 尺骨通过背侧切口显露，从尺骨干一侧掀起肌肉，保持骨膜完整，尽可能少地破坏另一侧的肌肉。
- 没有必要暴露肱桡关节和PRUJ，尺骨畸形愈合会破坏肱桡关节和PRUJ的正常关系。如果桡骨头骨折，可以暴露肘关节。

固定

- 对肱桡关节和PRUJ进行复位。
- 复位尺骨骨折，暂时使用3.5 mm的LC-DCP钢板来复位。
- 如果尺骨骨折处存在碎骨块，在进行尺骨复位时，使用临时外固定（笔者已经做过）或暂时固定肱桡关节（笔者没有做过），有助于暂时保持复位。
- 在骨折处的近侧和远侧各应用2颗螺钉，之后在透视辅助下从各个角度观察肱桡关节和PRUJ是否复位完全。

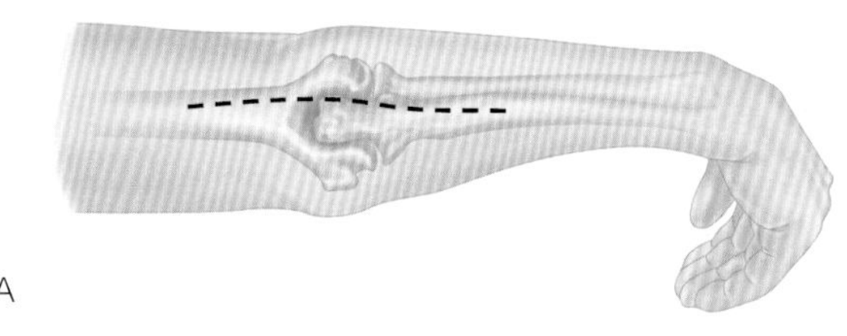

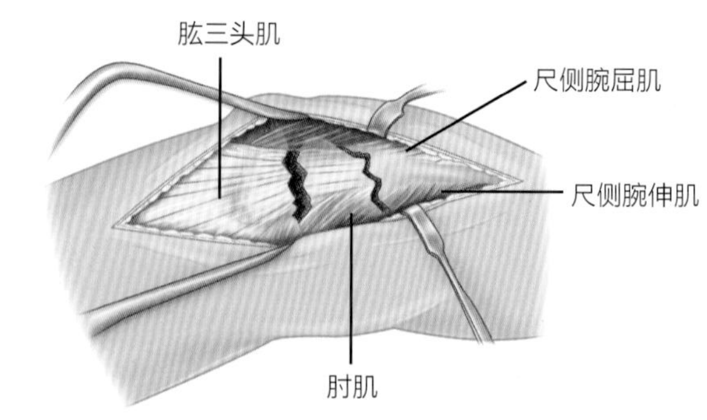

技术图6　A. 后中线切口，位于尺骨鹰嘴外侧。B. 手术通过肘肌与尺侧腕伸肌的间隙暴露。

- 如果没有正确复位，则应调整尺骨位置。
- 当尺骨长度不够时，可能导致桡骨头持续脱位（技术图7）。
- 只有确认尺骨以及复位完全时，才能调整肱桡关节。环状韧带受影响的可能性不大。

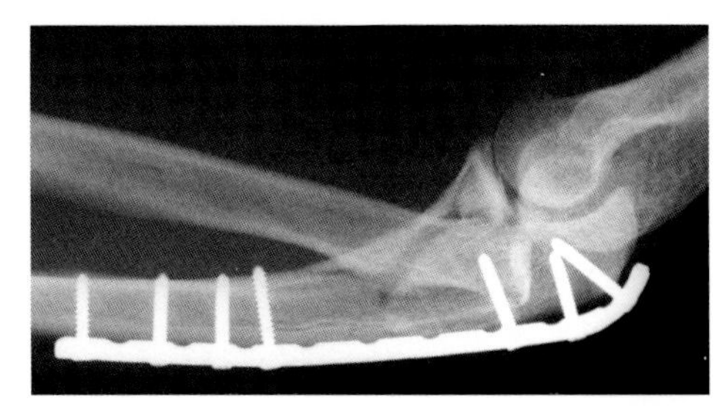

技术图7 尺骨畸形愈合形成顶向背侧成角，导致桡骨头脱位。

要点与失误防范

鹰嘴固定物隆起	• 2根22号钢丝固定收紧打结比1根粗钢丝的收紧打结造成的隆起要小。克氏针尾端应置于肱三头肌腱深面，埋入鹰嘴，减少隆起，防止松动移位[5,8]
滑车切迹缩短	• 粉碎性骨折时不能单独使用张力带钢丝固定。张力带钢丝固定完整的关节面时方可有效地吸收关节活动时的压力
钢板松动	• 将钢板置于尺骨背侧包绕鹰嘴并与之帖服，在不同的位置垂直钢板置入足够的螺钉，尽量避免将钢板置于内侧或外侧[10,11]
尺骨近端骨折块固定失败	• 骨折块较小、粉碎、骨质疏松时避免单独使用螺钉固定，需从肱三头肌腱止点处穿入钢丝额外固定
遗漏多发伤	• 必须注意是否存在肘关节半脱位或脱位、桡骨头骨折、冠突骨折以及外侧副韧带损伤，一旦确诊必须做相应的治疗。鹰嘴和尺骨近端通常使用钢板固定

术后处理

- 骨折复位良好的患者（大部分患者）术后即可开始主动的辅助功能锻炼，或在重力辅助下进行屈肘练习。也可延迟数日等到舒适时再进行。
- 若有外侧副韧带损伤并进行修复，必须告知患者术后1个月内患肢不能做肩外展的动作。因为这会产生过肘关节的内翻动量，使修复的韧带承担应力。
- 若内植固定物较薄，在开始功能锻炼之前1个月可以使用夹板额外固定。

预后

- 简单骨折发生骨不愈合概率甚微，早期可由于患者依从性差而出现固定失败[6]。
- 术后发生张力带钢丝松动，克氏针退出的情况少见，但是仍有少数患者因此需要二次手术取出内固定[8]。
- Macko和Szabo[5]指出鹰嘴骨折张力带钢丝固定术后发生内固定相关问题是由于最初内植物隆起所致，而不是内固定移动。
- 总而言之，二次手术取出内固定并不是不合理，这并不认为是并发症的一种。
- 一些术者认为简单骨折也可考虑使用钢板及螺钉[1]，然而钢板也可能引起并发症，若鹰嘴骨折块只能置入有限的少数几枚螺钉，利用软组织附着加强固定比将钢板直接置于骨面有更好的效果，尤其是在骨折块粉碎、骨质疏松的情况下。
- 治疗粉碎性尺骨近端骨折时若将钢板置于尺骨内侧或外侧常可引起固定失败、畸形愈合以及骨不愈合[10,11]。
- 尽管背侧钢板效果更好，但是患者在复杂骨折术后肘关节功能恢复也会受影响。

并发症

- 内植物松动。
- 内植物断裂。
- 骨不愈合。
- 畸形愈合。
- 肘关节不稳。
- 创伤性关节炎。

（刘珅 译，张伟 审校）

参考文献

[1] Bailey CS, MacDermid J, Patterson SD, et al. Outcome of plate fixation of olecranon fractures. J Orthop Trauma 2001;15:542-548.

[2] Doornberg J, Ring D, Jupiter JB. Effective treatment of fracture-dislocations of the olecranon requires a stable trochlear notch. Clin Orthop Relat Res 2004;(429):292-300.

[3] Jupiter JB, Leibovic SJ, Ribbans W, et al. The posterior Monteggia lesion. J Orthop Trauma 1991;5:395-402.

[4] Karlsson M, Hasserius R, Besjakov J, et al. Comparison of tensionband and figure-of-eight wiring techniques for treatment of olecranon fractures. J Shoulder Elbow Surg 2002;11:377-382.

[5] Macko D, Szabo RM. Complications of tension-band wiring of olecranon fractures. J Bone Joint Surg Am 1985;67(9):1396-1401.

[6] Morrey BF. Current concepts in the treatment of fractures of the radial head, the olecranon, and the coronoid. J Bone Joint Surg Am 1995;77A:316-327.

[7] O'Driscoll SW, Jupiter JB, Cohen M, et al. Difficult elbow fractures: pearls and pitfalls. Instruct Course Lect 2003;52:113-134.

[8] Ring D, Gulotta L, Chin K, et al. Olecranon osteotomy for exposure of fractures and nonunions of the distal humerus. J Orthop Trauma 2004;18:446-449.

[9] Ring D, Jupiter JB, Sanders RW, et al. Transolecranon fracturedislocation of the elbow. J Orthop Trauma 1997;11:545-550.

[10] Ring D, Jupiter JB, Simpson NS. Monteggia fractures in adults. J Bone Joint Surg Am 1998;80(12):1733-1744.

[11] Ring D, Tavakolian J, Kloen P, et al. Loss of alignment after surgical treatment of posterior Monteggia fractures: salvage with dorsal contoured plating. J Hand Surg Am 2004;29(4):694-702.

第72章 肘关节骨折-脱位合并复杂性不稳的切开复位内固定治疗

Open Reduction and Internal Fixation of Fracture-Dislocations of the Elbow with Complex Instability

Niloofar Dehghan and Michael D. McKee

定义

- 简单脱位多数可以通过复位、短期外固定及早期功能锻炼的闭合方式得到满意治疗。
- 肘关节骨折脱位往往需要手术干预,处理较为棘手。
- 肘关节骨折脱位常常累及的骨折部位是桡骨头和冠突,两者同时骨折合并脱位则称为"恐怖三联征"。
- 肘关节骨折脱位的处理原则是通过重建骨与韧带限制性结构为肘关节提供充分的稳定,在避免不稳复发的前提下能够早期(术后2周内)功能锻炼。
- 若不能达到上述目的,会导致关节不稳的复发,或延长固定后产生严重的关节僵硬。

解剖

- 肘关节后外侧脱位与内侧副韧带(MCL)和外侧副韧带(LCL)的断裂有关。
- 内侧副韧带是对抗外翻应力的主要稳定结构(图1)。
- 外侧副韧带是防止后外侧旋转不稳的主要稳定结构。大多数情况下,该韧带断裂是从肱骨外上髁撕脱而留下特征性的裸露骨面。韧带从中部断裂较为少见[7]。作为外侧稳定结构次要部分,伸肌腱起点和后外侧关节囊也可能损伤断裂。
- 桡骨头骨折按Mason分型:
  - Ⅰ型:极少移位,小的或边缘骨折。
  - Ⅱ型:边缘骨折存在移位。
  - Ⅲ型:桡骨头和桡骨颈粉碎性骨折[5]。
  - Ⅳ型:桡骨头骨折伴肘关节脱位(Johnson修正)。
- 冠突骨折按Regan和Morrey分型[11](图2):
  - Ⅰ型:冠突尖部骨折(不是撕脱性骨折)。
  - Ⅱ型:骨折块<冠突高度的50%。
  - Ⅲ型:骨折块>冠突高度的50%。

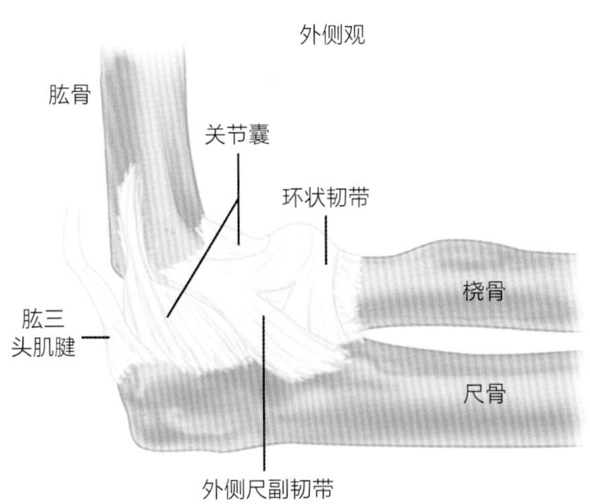

图1 肘关节内外侧韧带复合体，标示了肱骨远端和尺骨近侧的起止点。

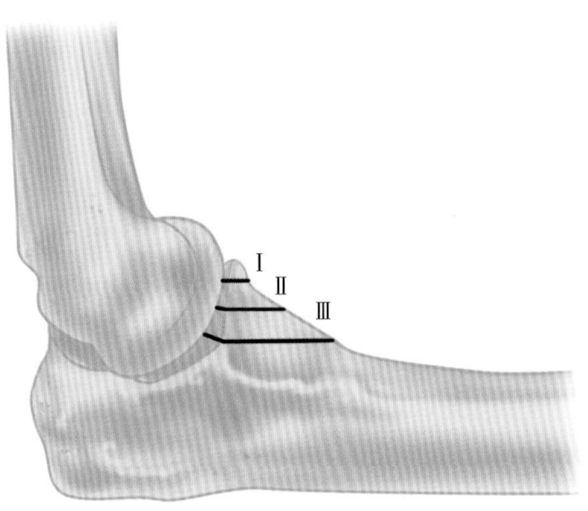

图2 肘关节外侧位描述冠突骨折的不同分型。

- MCL的止点位于冠突的基底，Ⅲ型骨折可能会累及其止点[1]。
- 冠突前内侧面骨折是一种主要由内翻引起的不同类型的骨折[3]。
  - 冠突内侧面对于对抗肘关节内翻的稳定很重要，其远端为MCL附着的结节。
  - 冠突前内侧面骨折可导致内翻后内侧不稳定，常可见LCL（来自内翻力）断裂。然而，如果断裂的碎片足够大，包括了MCL附着点，也有可能导致外翻不稳定。
  - 这些骨折均为不稳定性，一般情况下，最好的治疗方法是使用钢板切开复位内固定（图3）。

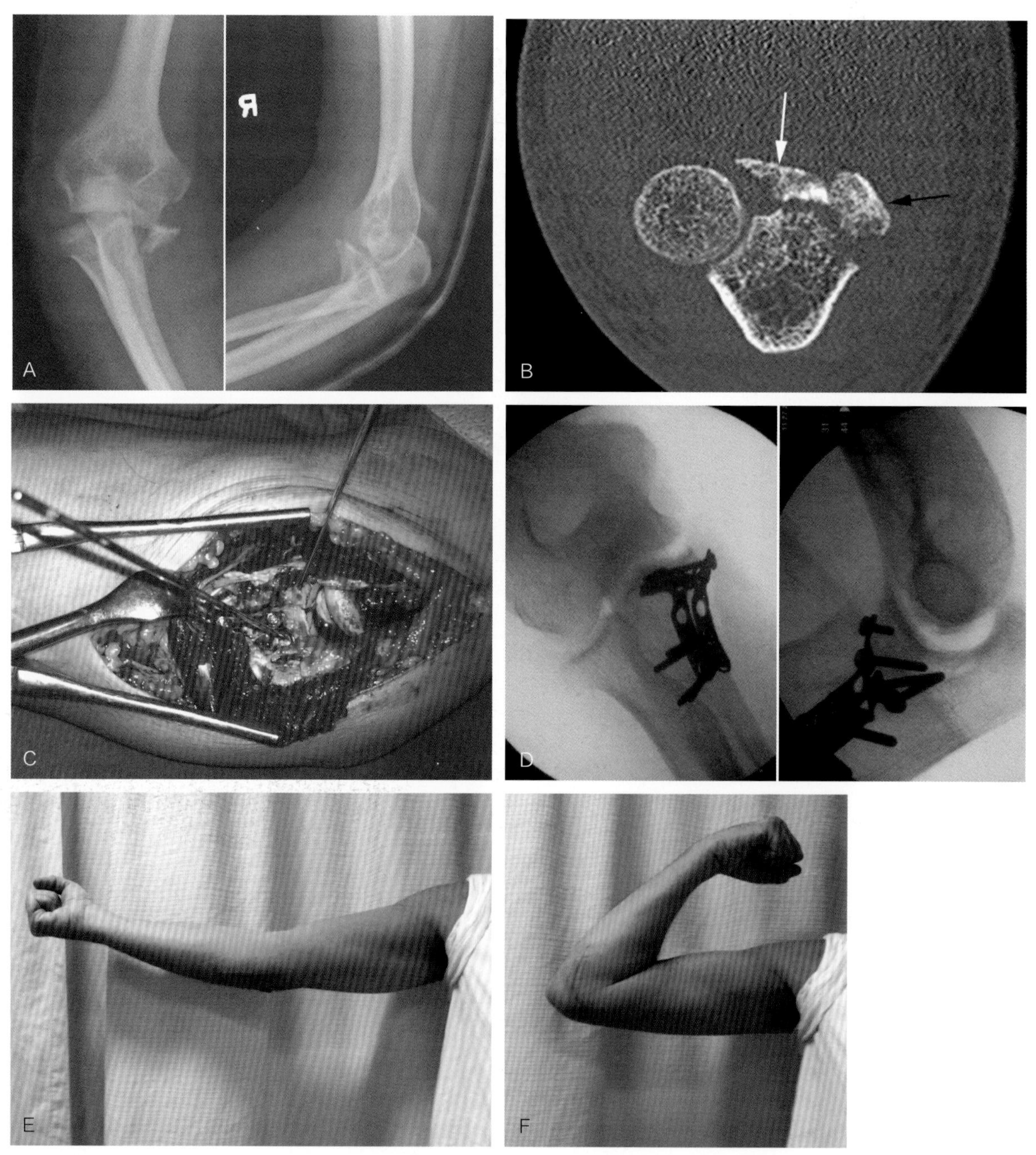

图3　冠突前内侧面骨折。A. 影像学检查显示冠突前内侧面及冠突尖端骨折。内翻不稳定可在正位X线片上观察到。B. CT显示前内侧面碎骨块（黑色箭头）和冠突顶端碎骨块（白色箭头）。C. 术中图片，进行前内侧复位，并用钢板和螺钉固定。冠突尖端用克氏针复位，准备进行钢板固定。D. 术后X线显示冠突前内侧面和冠突尖用两块钢板固定。E、F. 患者图片显示正中切口，术后活动范围良好。

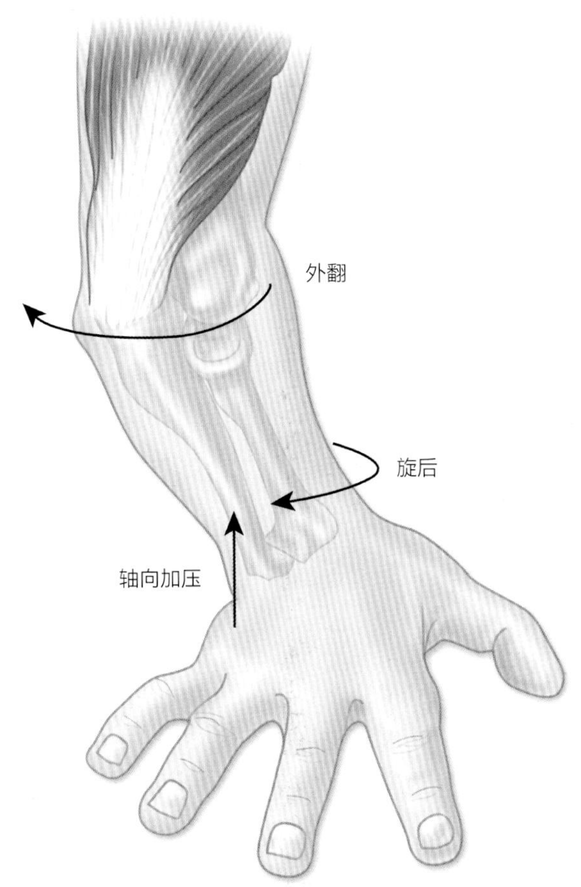

图4 典型肘关节骨折脱位的发生机制，标示作用于肘关节的作用力。

发病机制

- 肘关节骨折脱位发生于跌倒后伸直位手撑地，或高处摔落、交通事故及其他高能量损伤(图4)。
- 典型的损伤机制是过伸外翻或内翻应力作用于旋前位的手臂。

自然病程

- 合并冠突和桡骨头骨折的肘关节脱位自然发展的后果较差。闭合治疗的方式常导致脱位或半脱位的复发，因而常规通过切开复位内固定手术治疗。
- 肘关节脱位合并桡骨头骨折时，单纯切除桡骨头术后常会再度不稳，具有较高的失败率。
- 关节不稳的复发、关节病以及严重的关节僵硬等问题会导致关节功能不佳[12]。

病史和体格检查

- 肘关节骨折脱位为急性与创伤性的，病史应该一目了然。
- 在高能量损伤中这种损伤并非不常见，因此，在其他骨骼肌肉系统和全身性细致检查过程中需要评估肘关节，同侧的肩腕关节也应该同时评估。
- 评估和记录患肢周围神经和血管功能十分重要，在复位前后均应进行。

影像学和其他诊断性检查

- 闭合复位前与复位后均应该拍摄高质量的前后位和侧位X线片。
  - 闭合复位后外固定材料会使骨结构影像细节变得模糊。
- 如果有任何证据显示前臂和腕部存在与肘部外伤相关的疼痛，这些部位也应该摄片检查。
- CT扫描和三维重建有助于了解骨损伤(特别是桡骨头和冠突)的情况和制订治疗方案。

鉴别诊断

- 不伴有肘关节脱位的桡骨头或桡骨颈骨折。
- 冠突骨折合并后内侧不稳。桡骨头未骨折使得诊断较为困难。

非手术治疗

- 初步治疗包括闭合复位石膏托固定，拍片确认复位状况(图6)。
- 如果骨或软组织损伤，使得复位难以维持，则不必重复尝试闭合复位。因为这可能会引发异位骨化。
- 很少有能够通过保守治疗而达到治疗要求的情况，几乎所有病例均符合手术指征。

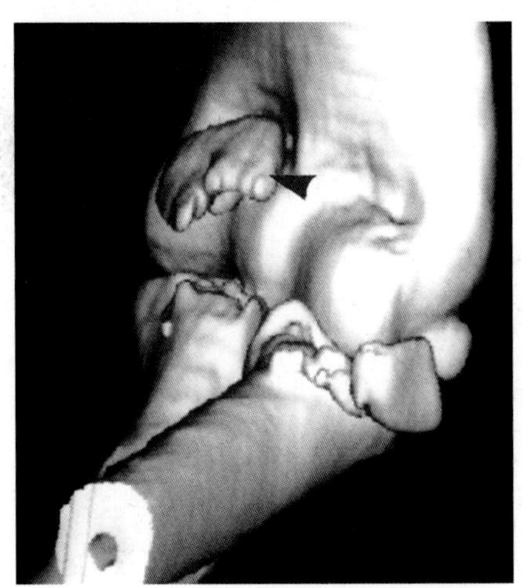

图5 三维CT重建显示“恐怖三联征”。箭头标示肘前较大的冠突骨折块（经允许引自Pugh DM，Wild LM，Schemitsch EH，et al.Standard surgical protocol to treat elbow dislocations with radial head and coronoid fractures. J Bone Joint Surg Am 2004；86A：1122-1130）。

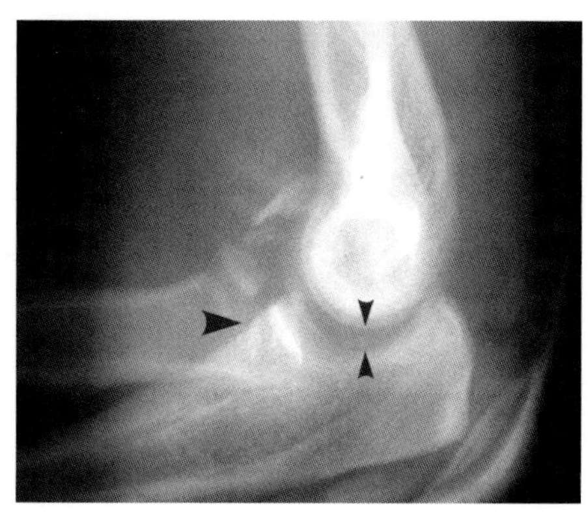

图6 X线片显示闭合复位后非同心复位。小箭头显示肱尺关节非同心复位（经允许引自Pugh DM，Wild LM，Schemitsch EH, et al.Standard surgical protocol to treat elbow dislocations with radial head and coronoid fractures. J Bone Joint Surg Am 2004；86A：1122–1130）。

手术治疗

- 手术目的是获得并维持肱尺关节和肱桡关节稳定的同心复位，以便肘关节在屈伸30°～130°活动范围内能够早期功能锻炼。早期锻炼（术后2周内）是避免关节僵硬及相应功能障碍的关键。
- 合并桡骨头和冠突骨折的肘关节脱位的处理应依据已建立的治疗规划（表1），治疗结果可靠[10]。
- 桡骨头是对抗肘关节外翻应力和后侧不稳的重要次级结构[9]。
    - 桡骨头也是前臂向近侧移位的轴向稳定结构。
    - 若骨折则必须固定或行桡骨头置换，切除常会导致不稳的复发及其他难以接受的结果[12]。

术前计划

- 手术前术者必须确认合适的器具和内植入材料已准备妥当。
- 冠突骨折可以用大小合适的空心钉或小的骨块固定。当骨块过小不易固定时，可以用穿过关节囊的缝线代替；较大的冠突骨块，如前内侧关节面骨块，可以用小钢板和螺钉固定。
- 桡骨头和桡骨颈骨折可用小的钢板螺钉固定。笔者常采用埋头的Herbert钉或埋头小钢板螺钉固定桡骨头关节面的骨块。
- 如果桡骨头粉碎性骨折形成三个以上碎骨块，术者必须为桡骨头置换术做好准备。如果无法实现复位固定，应采用金属的可调式的桡骨头假体置换。
- 术中影像学有助于手术完成，离开手术室前应摄片确认肘关节同心复位和内固定安置正确。
- 极少有韧带和骨折修复后仍存在肘关节稳定性不足而需要可活动的铰链式外固定支架固定的情况。
    - 这是一项专业性很强的技术操作，并非所有术者均能完成。
    - 若动态支具不合适，应采用静态外固定支具，并在术后指导患者进行功能锻炼。

体位

- 绝大多数情况下，患者全麻下置于仰卧位。
    - 患肢安置于手术桌上，消毒铺巾前上臂安放止血带（图7）。
- 另外，患者也可采取侧卧位，患肢用安放软垫的撑垫支持。
    - 若需用铰链式外固定支架，可采用此体位。
    - 后侧皮肤切口也可以采用该体位，通过全厚皮瓣来显露内侧和外侧。

入路

- 外侧入路是治疗此类损伤的基本入路，可以同时顾及冠突、桡骨头及LCL。患者处于仰卧位，患肢处于手术台上，做外侧切口。

表1 合并冠突和桡骨头骨折的肘关节脱位的治疗方案

步骤	措施
1	固定冠突
2	固定桡骨头或行桡骨头置换
3	修复LCL
4	前臂旋前，屈伸30°～130°活动度范围内评估肘关节稳定性
5	如肘关节仍不稳定，考虑修复MCL
6	若稳定性仍欠佳，同心复位下铰链式外固定支架固定并进行早期功能锻炼

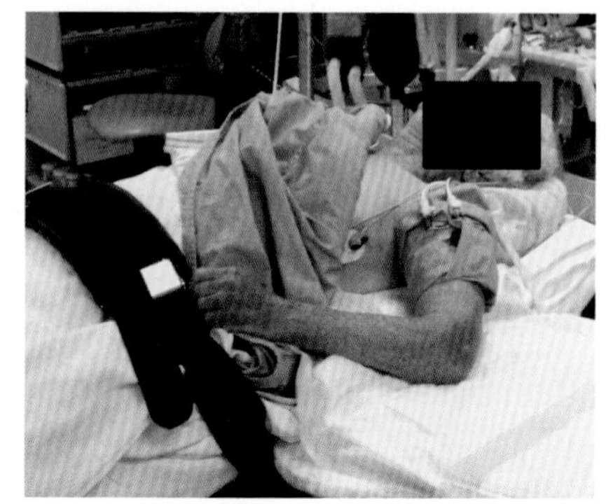

图7 患者体位为仰卧位，患肢置于手术桌上。

- 体表标志和皮肤切口见图8A。
- 典型的入路是尺侧腕伸肌与肘肌之间的Kocher间隙。然而,术者应该利用在受伤时形成的创伤间隙来达成对肘关节的暴露。
- 典型的LCL损伤可见LCL自肱骨远端撕脱而留下裸露的骨面(图8B)[10]。
- 一些患者由于MCL损伤重建或冠突骨折内固定而需要做内侧入路,可于内侧做第2个切口完成。
  - 内侧入路易致尺神经损伤,应做显露和保护。一般自屈肌总腱起点远侧向肱骨内上髁劈开以显露冠突内侧。
- 另外也可选择后侧入路,自筋膜水平向内外侧游离全厚皮瓣,同时显露内外侧。
  - 该入路患者可采用侧卧位或仰卧位,患肢跨越胸前。

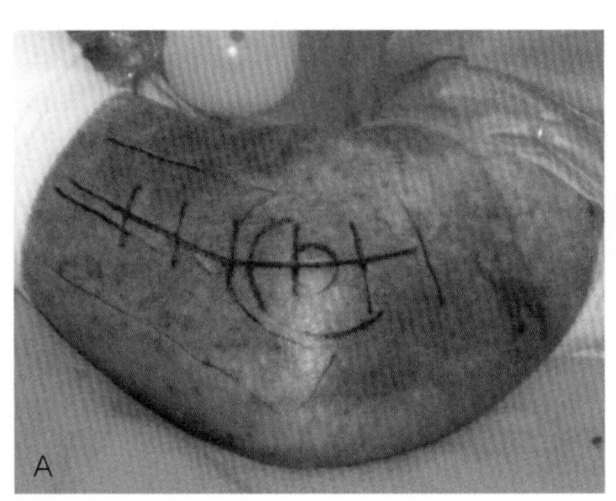

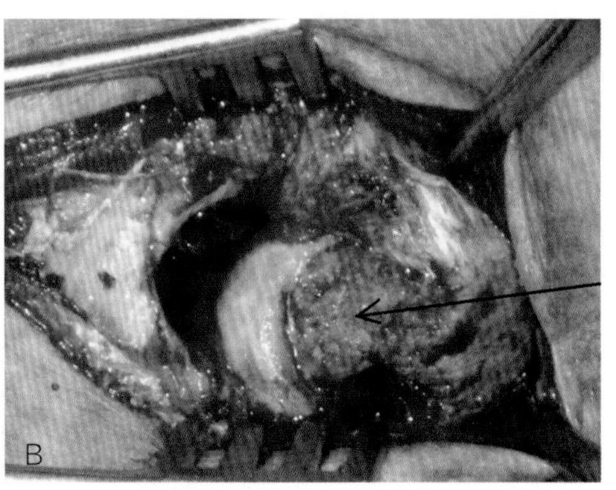

图8 A. 皮肤切口标志线,骨性标志被标示,外侧皮肤切口用分割线标出。B. 撕脱的外侧副韧带,箭头标示的肱骨远端外侧的裸区正是外侧副韧带复合体的撕脱处。

外侧的显露

- 沿肱骨髁上外侧缘做切口,在外上髁处呈弧形,指向桡骨头和桡骨颈。
- 在筋膜水平掀开全厚皮瓣,并安置自动撑开器(技术图1)。
- 沿纤维走向劈开伸肌总腱起点。
- 利用损伤时产生的创伤性界面。
  - 多数情况下LCL已自其肱骨远端起点撕脱,留下裸露的骨面,2/3患者的伸肌腱起点也同时撕脱[9]。
- 按由深到浅的顺序完成重建(先冠突,再桡骨头,最后LCL)。
- 如果做桡骨头切除术,桡骨头切除后为冠突的外侧入路提供了很好的显露。
  - 如果桡骨头是做内固定,固定前移开骨块也可以显露冠突。

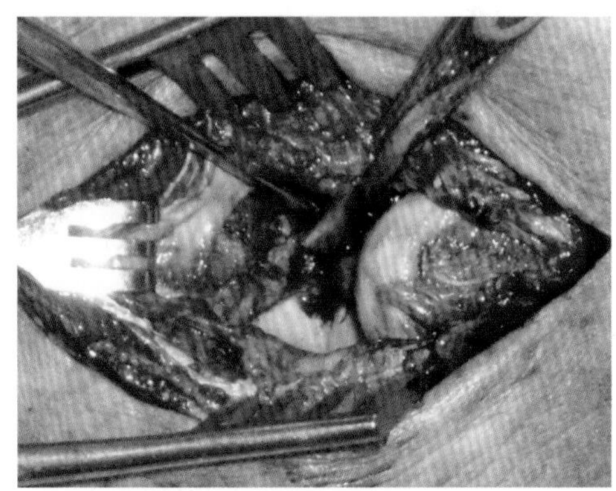

技术图1 外侧入路。本例桡骨头骨折并被切除,为冠突提供了很好的手术视野。该冠突骨折为Ⅰ型。

冠突骨折的切开复位内固定

Ⅰ型冠突骨折

- 对于Ⅰ型,笔者建议使用2号不可吸收编织缝线在骨片前穿过前方关节囊缝合固定(技术图2)。
- 从尺骨背侧做两个对应冠突尖的独立小切口,用克氏针通过小切口做两个平行的钻孔。钻孔可在前交叉韧带导向器的引导下完成。
- 缝线穿过关节囊后,其两端自钻孔牵出,拉紧关节囊后在尺骨背侧打结。
- 缝线两端可以通过带针眼的克氏针、Keith针或缝线套取装置牵拉出。

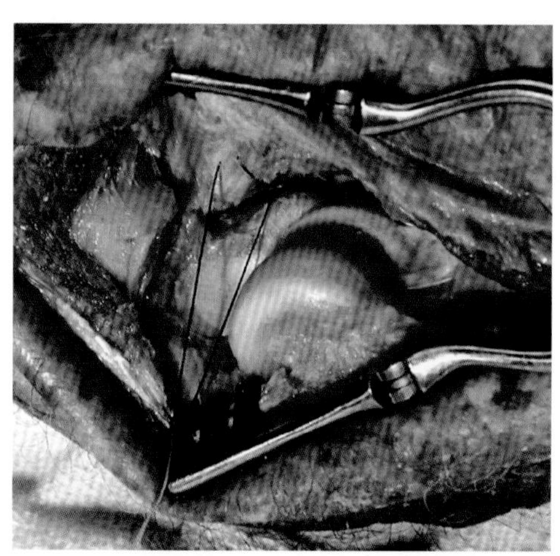

技术图2 Ⅰ型冠突骨折的缝合固定。缝线在冠突前方穿过前方关节囊并贯穿至尺骨背侧打结固定。如果冠突骨折块太小无法用螺钉固定时适用这种方法［经允许引自McKee MD，Pugh DM，Wild LM，et al. Standard surgical protocol to treat elbow dislocation with radial head and coronoid fractures. J Bone Joint Surg Am 2005；87（suppl 1，pt 1）：22-32］。

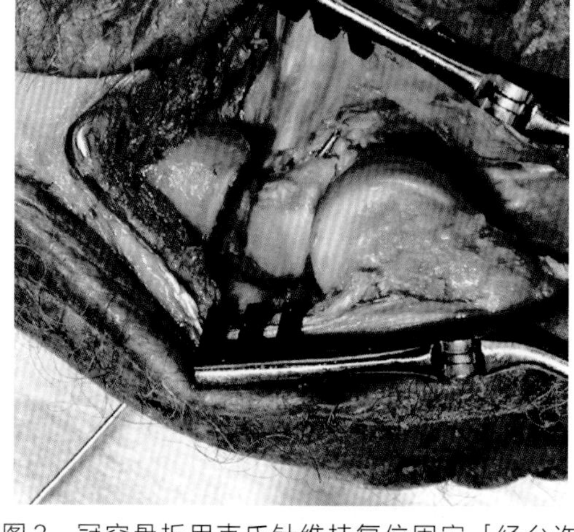

技术图3 冠突骨折用克氏针维持复位固定［经允许引自McKee MD，Pugh DM，Wild LM，et al. Standard surgical protocol to treat elbow dislocation with radial head and coronoid fractures. J Bone Joint Surg Am 2005；87（suppl 1，pt 1）：22-32］。

Ⅱ型和Ⅲ型冠突骨折

- Ⅱ型和Ⅲ型冠突骨折可用1或2枚空心钉固定，一般情况下也可用半螺纹骨松质螺钉固定。
- 清理骨折端以便能够解剖复位，自尺骨背侧穿过导针以确保空心钉吃住骨块。
  - 导针退回直至刚好埋入骨面，复位骨折块。
- 点式复位器具（如锐口牙刮匙）保持骨块复位状态，继续钻入导针穿过骨折块（技术图3）。如果空间足够可以穿入第2枚导针。
- 1或2枚导针打入妥当后，常规操作拧入适当长度的空心钉或骨松质螺钉。特别注意的是螺钉拧入前骨折块需攻丝，以免螺钉拧入时骨折块碎裂。
- 骨折块若粉碎则难以处理。一般而言，可将具有关节面的最大的骨块予以固定。
- 如果由于桡骨头的存在使螺钉固定或骨折显露难以完成，冠突也可通过内侧切口显露，如下所述。

冠突骨折固定的内侧入路

- Ⅱ型或Ⅲ型冠突骨折，因桡骨头完整而不可能进行手术时，可应用内侧入路。
- 冠突内侧面骨折的外科整复可应用内侧入路。
  - 这些骨折应该用钢板和螺钉通过内侧入路进行手术整复，沿冠突的前面放置，以支撑移位的骨块。
- 内侧入路的要点：
  - 沿内侧髁上嵴做内侧切口。
  - 尺神经显露并予以保护。
  - 屈肌腱起点处劈开以显露冠突及尺骨近侧。
  - 从内侧入路时粉碎性骨折可以应用支持钢板或弹性钢板来固定。

桡骨头和桡骨颈骨折

- 冠突固定完毕后即可处理桡骨头骨折。如已完成桡骨头骨折内固定或置换，此时外侧入路难以充分显露冠突。
- 是否固定桡骨头骨折主要取决于骨折的形态。如果骨折不是严重粉碎，如桡骨头为2～3个骨折块，一般可以完成复位固定。
  - 如果骨折过于粉碎（>3个骨折块），或关节面损毁，则需要做置换。
- 可以通过延长Kocher间隙，显露桡骨头和桡骨颈以便复位固定。
- 骨间后神经在显露远侧桡骨颈时容易损伤。前臂完全旋前位可以最大限度地保持该神经与术区的距离。如果计划复位延长至桡骨颈，则应谨慎显露骨间后神经并加以保护。

桡骨头骨折的切开复位内固定

- 对于桡骨头骨折块，可用点式复位钳复位于未损伤的部分。
- 笔者常用Herbert钉固定骨折块，可先用2 mm克氏针临时固定，再用Herbert钉替换。也可应用埋头小片螺钉或无头螺距压缩螺钉。
    - 如果螺钉穿越关节软骨则钉尾必须埋头。
- 桡骨颈骨折一旦复位，可用克氏针临时固定。
- 可用小的T形钢板在"安全区"做最后的固定(技术图4)。
    - 当暴露桡骨颈远侧及安置钢板远端时，注意不要损伤骨间后神经。
- 如果桡骨头不能完成复位固定则予置换(如下所述)。

桡骨头置换

- 必须使用金属材质的假体，因为硅胶假体不能满足生物力学和生物相容性的要求[8]。
- 金属内植物必须是可调节化的，这样柄的直径就可以独立于头的直径和厚度而变化。
- 清除所有的桡骨头碎骨块。如果需要，使用摆锯切除桡骨颈水平的近侧部分。
- 扩髓器依次扩大桡骨近端的髓腔直至骨皮质。
- 桡骨头假体大小需选择适当，避免假体过大。
    - 桡骨头大小可以用切除的骨块做比对来判断，必须测量原来桡骨头的直径和长度。一般而言，桡骨头假体可略微减小尺寸，以免置换后肘关节被过度填塞。
    - 观察近端桡骨和尺骨之间的关节连接，观察内植物的直径和长度是否合适。以乙状切迹为参照，桡骨头的近端距离冠突侧面1 mm以内，超过这个长度会造成关节负载过度[2]。
    - 术中可摄片与对侧比较，评估肱骨内外侧关节。肱尺关节内侧间隙高度提示桡侧内植物过长[4]。
    - 用假体试模插入后测试肘关节的稳定和活动。关节的伸屈和前臂的旋转均应测试。关节僵硬和活动范围差可能是由于肱桡关节负载过度引起。肘关节不稳定时，应检查其他的稳定结构，如LCL和冠突(见下文"持续肘关节不稳")。不要使用过大的内植物来获得稳定性。
- 如果假体大小合适即做最终安置(技术图5)。

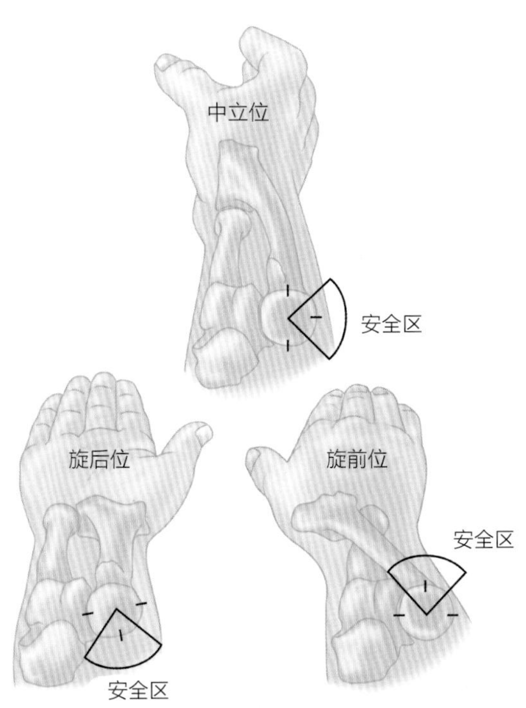

技术图4　桡骨颈骨折钢板安置的"安全区"。标示的90°活动弧在前臂的旋转活动时始终不与尺骨近端存在关节连接。钢板安置在此区域不会干扰前臂的旋转。

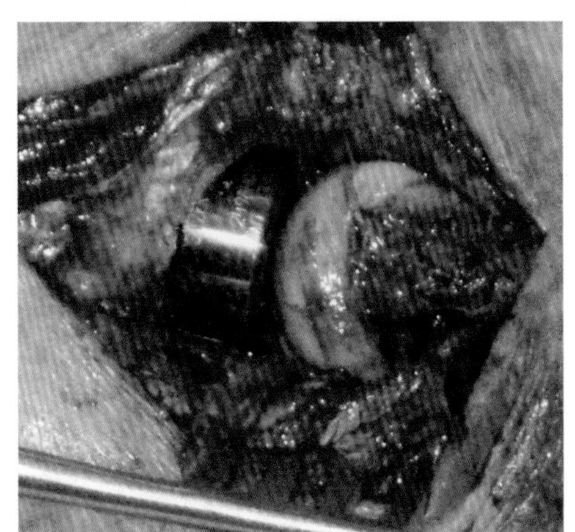

技术图5　桡骨头的假体。合适大小的假体已插入。在前臂完全旋前状态下保持复位。注意其与肱骨小头的解剖力线。

TECHNIQUES

修复外侧副韧带复合体

- 修复外侧副韧带复合体对于重新建立肘关节的稳定至关重要(技术图6A)。
- 外侧副韧带复合体常自肱骨远端撕脱,其肱骨解剖止点位于外上髁略偏后处,肱骨小头弧的中心。
- LCL与浅层的伸肌腱起点不连续,LCL自外上髁止于尺骨旋后肌骨嵴(技术图6B)。
- 用2号不可吸收编织缝线做修补。
- 韧带可通过肱骨骨隧道或锚钉修补于其起点。笔者喜欢骨隧道方法修补。
- 可用钻头、克氏针或巾钳在肱骨远端外上髁上方外侧缘做骨孔。
- 缝线穿过骨孔和LCL止点,拉紧后打结。
- 至少2股,最好使用3股缝线通过骨孔。将缝线全部予以缝合打结(技术图6C)。
  - 确保肘关节处于屈曲90°,前臂完全旋前位。
  - 缝合更浅表的伸肌腱起点。
- 缝线缝合打结后依层关闭外侧切口。

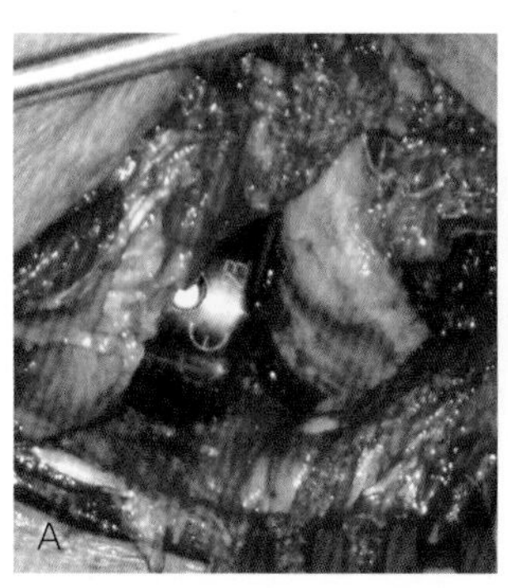

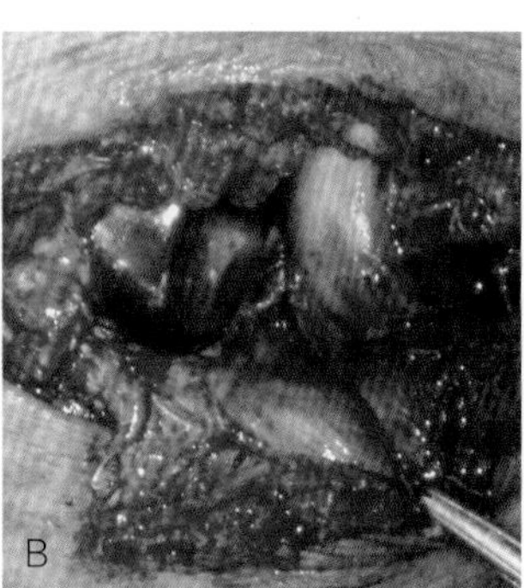

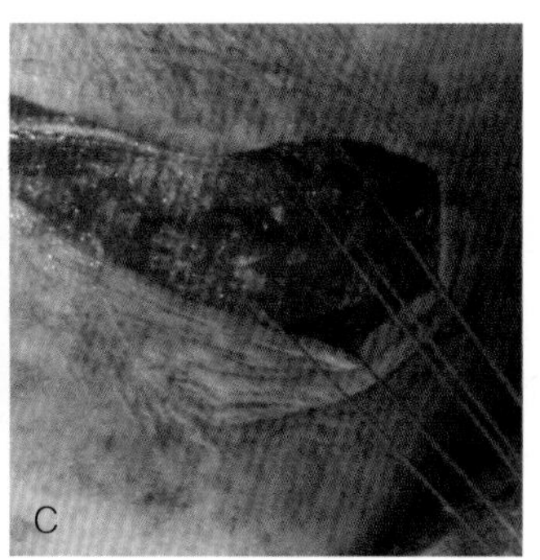

技术图6 A. 肘关节不稳与LCL损伤有关。未修补LCL,前臂旋后位时桡骨头向后外侧半脱位。注意桡骨头与肱骨小头力线不正常。B. LCL被血管钳提起。在这种肘关节急性损伤时,LCL结构明确易于辨认。C. 修复LCL的缝线。

持续性肘关节不稳

- 有时经外侧入路修复冠突、桡骨头和LCL后,并没有充分恢复肘关节的稳定性,进行早期关节活动就可能引发肘关节不稳。
- 这时需进一步采取措施以达到稳定。
- 如果已通过外侧入路完成冠突和桡骨头骨折内固定,通过独立的内侧切口修复MCL是一种选择。
- 肘关节内侧入路深层显露易致尺神经损伤,尺神经必须显露并予以保护。
- MCL常自中段断裂,缝合效果常难以满意。急性损伤情况下并不建议移植肌腱替代MCL。
- 如果肘关节稳定性仍不满意,应用铰链式外固定支架固定是最终的选择[6]。
  - 如果未准备铰链式外固定支架,或术者不熟悉其操作,可用静态外固定架保持肘关节的复位状态。

铰链式外固定支架

- 随着对铰链稳定性的主要结构和修复效果有了更全面的了解,铰链式外固定支架不再是常用手段。
- 使用铰链式外固定支架第1步即插入通过肘关节旋转中心的导针。
- 内上髁做小切口保护尺神经,自内上髁向肱骨小头中心方向插入导针。
- 后侧做两小切口,钝性分离肱三头肌,经此切口于肘关节近侧肱骨上打入2枚半钉。
- 经皮于尺骨背侧缘插入2枚半钉。
- 导针安置好后,肘关节保持复位状态,支架的安置围绕导针进行。
- 远近侧铰链在肘关节两侧可滑移支架,3/4环连接于肘关节远近侧。
- 连接螺钉与支架,锁紧各个元件。
- 核实支架固定牢靠的情况下,30°～130°活动弧中肘关节始终处于复位状态。前臂处于旋前位以保护修复的LCL。
- 术后康复第1步即锁定支架于屈曲90°。
- 最后于手术室中拍摄X线片。

要点与失误防范

适应证	• 合并冠突或桡骨头骨折的肘关节脱位必须认定为复杂肘关节脱位，通常需要手术治疗
治疗目的	• 获得具有足够稳定的同心复位，以便能够早期活动，并避免肘关节持续不稳、肘关节僵硬及关节炎
冠突骨折	• 冠突骨折的修复需要技术要求，也是成功治疗所必需的
桡骨头骨折	• 如果需要，术者应准备可调式金属假体的桡骨头进行置换 • 单纯切除桡骨头是不可取的
外侧韧带	• 外侧韧带的修补在承担关节稳定以便早期活动并防止后外侧旋转不稳中起重要作用
物理治疗	• 需要强调的是患者需要积极进行康复训练，这会很大程度上影响最终的结果 • 避免制动超过2周

术后处理

- 损伤的肘关节安置于软垫保护的支具上，肘关节屈曲90°，前臂完全旋前位，予前臂吊带以使患者舒适。
- 在手术室拍摄前后位和侧位X线片，以确定关节同心复位，植入的固定物位置正确。
- 患者通常需住院1晚，以便接受充分镇痛和预防性抗生素治疗。
- 除非患者同时存在颅脑损伤，笔者不常规进行预防异位骨化的治疗。若有，吲哚美辛25 mg每日3次口服，同时予以细胞保护类药品3周。
- 患者术后7～10日回访予拆线。一般同时去除外固定。
    - 理疗师的监督下即可进行关节活动度练习。
    - 以屈曲90°为起始，进行30°～130°活动范围主动、辅助主动活动以及前臂旋转。
    - 为方便损伤肘关节的卫生护理和物理治疗，可制作轻便、休息用的肘关节支具。
- 患者于术后4、8和12周进行临床随访拍片，之后延长随访间隔时间，笔者一般随访至2年。
    - 4周后患者允许非限制性活动锻炼，8周后进行非限制性力量锻炼。
    - 证据显示骨折愈合时间一般在术后6～8周。
    - 患者在随访1年内不存在平台期，可表现为活动度进展缓慢及停顿。

预后

- 遵循概况中所述的肘关节骨折脱位治疗方案进行治疗，术后患者应能恢复满意的功能。
- Pugh等[10]报道了利用上述方案治疗，随访期为34个月，36例治疗结果。
    - 平均屈伸活动度112°，旋转度136°。
    - Mayo肘关节评分结果为15例优，13例良，7例可，1例差。
    - 8例患者因有并发症而需要二次手术。

并发症

- 最常见的并发症是肘关节僵硬，关节活动度无法满足功能需求。
    - 可以接受的活动度为屈曲30°～130°。
- 术后1年关节活动度进入平台期，当患者不满意其活动度且屈伸活动度<100°时，可以考虑做手术松解，同时取出内固定。
    - 通过外侧入路进行前侧和后侧关节囊切除松解，且麻醉下手法松解。
    - 为促进关节活动度可减小桡骨头假体的尺寸，而非简单取出。外侧副韧带复合体应该保留。
    - 这一操作在笔者的病例系列中约占11%[10]。
- 肘关节周围的骨性融合可能是导致前臂旋转不能的另外一个因素。
    - 可以计划切除骨性连接以促进活动度。
    - 术前CT扫描可以明确手术区域，切除骨性连接需一定技术要求。
- 修复后可能发生浅表和深部感染，立即使用抗生素，若无明显效果应及时清创灌洗。
- 尽管实施了最大努力的修复，肘关节持续性不稳仍偶尔发生。这种情况下仍可应用标准的韧带重建。
- 创伤性关节炎可能会成为一个长期困扰的问题。

（刘珅　译，张伟　审校）

参考文献

[1] Cage DJ, Abrams RA, Callahan JJ, et al. Soft tissue attachments of the ulnar coronoid process. An anatomic study with radiographic correlation. Clin Orthop Relat Res 1995;(320):154-158.

[2] Doornberg JN, Linzel DS, Zurakowski D, et al. Reference points for radial head prosthesis size. J Hand Surg 2006;31(1):53-57.

[3] Doornberg JN, Ring DC. Fracture of the anteromedial facet of the coronoid process. J Bone Joint Surg Am 2006;88(10):2216-2224.

[4] Frank SG, Grewal R, Johnson J, et al. Determination of correct implant size in radial head arthroplasty to avoid overlengthening. J Bone Joint Surg Am 2009;91:1738-1746.

[5] Mason ML. Some observations on fractures of the head of the radius with a review of one hundred cases. Br J Surg 1954;42:123-132.

[6] McKee MD, Bowden SH, King GJ, et al. Management of recurrent, complex instability of the elbow with a hinged external fixator. J Bone Joint Surg Br 1998;80(6):1031-1036.

[7] McKee MD, Schemitsch EH, Sala MJ, et al. The pathoanatomy of lateral ligamentous disruption in complex elbow instability. J Shoulder Elbow Surg 2003;12:391-396.

[8] Moro JK, Werier J, MacDermid JC, et al. Arthroplasty with a metal radial head for unreconstructable fractures of the radial head. J Bone Joint Surg Am 2001;83-A(8):1201-1211.

[9] Morrey BF, Tanaka S, An KN. Valgus stability of the elbow. A definition of primary and secondary constraints. Clin Orthop Relat Res 1991;(265):187-195.

[10] Pugh DM, Wild LM, Schemitsch EH, et al. Standard surgical protocol to treat elbow dislocations with radial head and coronoid fractures. J Bone Joint Surg Am 2004;86A:1122-1130.

[11] Regan W, Morrey B. Fractures of the coronoid process of the ulna. J Bone Joint Surg Am 1989;71:1248-1254.

[12] Ring D, Jupiter JB, Zilberfarb J. Posterior dislocation of the elbow with fractures of the radial head and coronoid. J Bone Joint Surg Am 2002;84-A(4):547-551.

第73章 软骨损伤和剥脱性骨软骨炎的关节镜治疗

Arthroscopic Treatment of Chondral Injuries and Osteochondritis Dissecans

Marc Safran and Michael Kalisvaart

定义

- 剥脱性骨软骨炎(OCD)是一种进行性发展的骨软骨病,累及软骨下骨或其血供,它可发生于青少年各个不同关节。
- 膝关节是OCD最常累及的关节,但也可发生于肘关节的几个部位,包括桡骨头、肱骨滑车和肱骨小头(肘关节内最常见的发病部位)。
- 软骨下骨的损伤导致覆盖其上方的关节软骨失去结构性支撑,从而引起关节软骨以及深层骨质的变性和碎裂,常伴有游离体形成。
- OCD软骨下骨的组织病理学表现为骨坏死。
- 关节软骨损伤可能发生在肘关节的任何部位,尤其是受到创伤后。非关节炎性软骨损伤比较常见的发生部位包括桡骨头和肱骨小头。

解剖

骨解剖

- 肘关节的解剖结构使其具有两种复杂的活动:屈伸和旋转。
- 肘关节内的肱尺关节近似一个铰链关节,其固定的旋转轴通过肱骨外上髁和肱骨内上髁偏前下方的连线。这一匹配良好的铰链关节几乎不允许其他轴向运动。
- 桡骨与尺骨近端以及肱骨远端的圆形肱骨小头同时相关节。肱桡关节和近端尺桡关节允许旋前-旋后动作(图1A)。肱尺关节则允许肘关节屈伸活动。
- 肱尺关节存在11°~16°的外翻。这导致外侧柱(肱桡关节)在轴向负荷时受到更大的压应力。

韧带解剖

- 肘关节的韧带主要由桡侧副韧带复合体和尺侧副韧带复合体组成。
    - 外侧或桡侧副韧带复合体提供内翻稳定性。这组韧带在运动员中很少受到牵拉损伤。
    - 尺侧和内侧副韧带复合体由3条韧带组成:前斜束、后斜束和横束。
- 尺侧副韧带复合体,尤其是前斜束韧带,是对抗如投掷活动时外翻应力的主要解剖结构,而肱桡关节是对抗外翻应力的次要解剖结构(图1B)。

骨内血管解剖

- 肘关节的肱骨外侧髁在生长发育期间有2条营养血管。

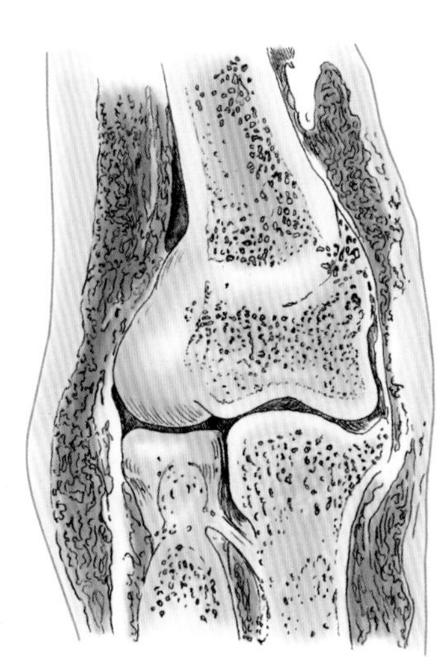

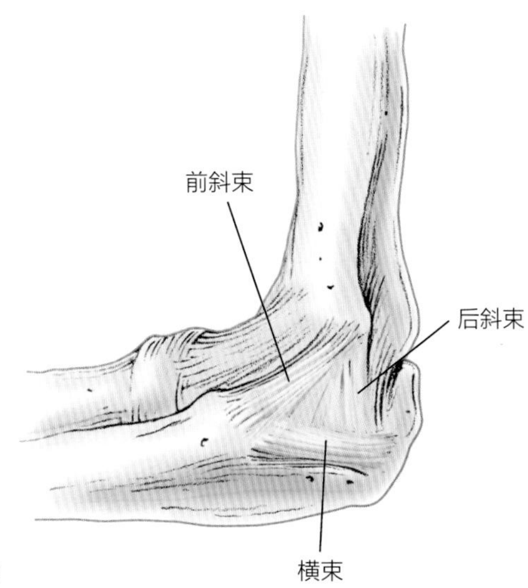

图1　A. 肘关节的剖面图显示圆形突起的肱骨小头及其匹配凹陷的桡骨头。B. 肘关节内侧韧带复合体的解剖。尺侧副韧带复合体由3条韧带组成:前斜束、后斜束和横束。

- 每条血管都延伸至肱骨滑车的外侧面，一条从近端进入关节软骨，另一条则从后外侧从关节囊的起始部位进入。
- 尽管2条血管相互交通，但并不与干骺端的脉管系统相交通。肘关节生长发育期间快速生长的肱骨小头骨骺的血供来自1或2条独立穿越骨骺并从骨骺后侧进入的血管。
- 这些血管的作用类似于穿过软骨骺到达肱骨小头的终末动脉。
- 长到约19岁时，干骺端的血管相互吻合成为肱骨小头主要血供，因此这个区域具有血管损伤的风险。

发病机制

- OCD的发病原因尚不明确且存在争议。
- OCD主要影响青少年的优势侧肢体，症状起始于11～16岁。
- 多数病例见于反复经受肘关节外翻应力和关节外侧压应力的高强度运动员（如过顶投掷运动员、体操运动员和举重运动员）。
- 通常损伤只影响部分肱骨小头。
- 遗传因素、创伤以及局部缺血被认为是可能的发病机制。
- 多数学者认为，OCD的基本发病机制是具有遗传倾向的患者在肘关节发育中因反复轻微创伤引起血供减少，导致本就脆弱的血管受损。
- 肱骨小头不如桡骨头坚硬。
- 反复轻微的创伤，如肘关节伸直时受到轴向负荷或关节因反复投掷所承受的外翻应力，会导致肱桡关节受到应力增加。
    - 这些外力造成的反复轻微的创伤可能会造成肱骨小头的软骨下骨强度减弱从而引起疲劳性骨折。
    - 软骨下骨结构的进一步削弱会导致骨修复失败以及部分骨质因缺血发生骨吸收。这与病灶周围常见的特征性骨质疏松性改变完全一致。
    - 发生改变的软骨下骨结构无法支撑其上方的关节软骨，使得关节软骨承受剪切应力的能力降低，最终发生关节软骨碎裂。
- 反复的轻微创伤会造成本就脆弱的肱骨小头终末动脉进一步受损，最终引起OCD。
- 尽管有文献报道存在易发生OCD的遗传体质，但目前并没有足够令人信服的证据说明OCD是一种遗传性疾病。该疾病在某些个体比较容易发生，或许存在一定的基因基础。

自然病程

- 肱骨小头OCD的自然病程无法预测。没有可靠的标准可以用来判断哪些损伤会发生软骨碎裂并遗留关节病变，哪些会自行愈合不留下任何后遗症。
- 通常只有当骨骺将要闭合时，损伤才有可能愈合。
- 如果没有发生愈合，损伤的部位已失去软骨下骨支撑的关节面会在经受反复的轻微创伤和剪切应力后，软骨下骨会进一步出现塌陷和形变，造成关节软骨受损、碎裂、关节面不匹配和游离体形成。
- 在重度病例中，可能会发生退行性改变伴有关节活动度丢失。

病史和体格检查

- 典型的OCD患者是肘关节经受反复外翻应力和外侧压应力的青少年运动员（如过顶投掷运动员、体操运动员和举重运动员）。
    - 患者的主诉通常是优势侧的肘关节外侧出现隐约发作且无法精准定位的进行性疼痛。
    - 患病关节有一定的屈曲挛缩。
- 投掷运动员会提及投掷距离减少或投掷速度减慢，或两者兼有。
- 先兆性疼痛并不总是出现。
- 通常疼痛症状在活动时加重，休息后有所减轻。
- 在一些软骨碎片不稳定或已经变成游离体的重度病例中，可能会出现肘关节交锁、弹响或钳夹等症状。
- 体检方法：
    - 检查时，对肱桡关节进行触诊，可有压痛及弹响。
    - 关节积液意味着关节内激惹，关节内可能存在不稳定的OCD损伤或游离体。
    - 肘关节肿胀时要注意触诊后外侧沟（软点）。
    - 活动范围测量时可发现关节弹响。
    - 常见伸直丢失10°～20°，也可出现屈曲和前臂旋转活动轻度丢失。旋前活动度丢失并不常见。
    - 激发实验包括肱桡关节活动挤压实验，它是在肘关节完全伸直位时做前臂旋前旋后动作从而重现相应症状。
- 检查者可通过挤牛奶、改良挤牛奶、外翻应力和活动外翻应力试验等方法排除那些由于尺侧副韧带功能不全而造成的肱桡关节过度负荷。

影像学和其他诊断性检查

- OCD的影像学检查首选X线：正位、侧位和斜位，尤其

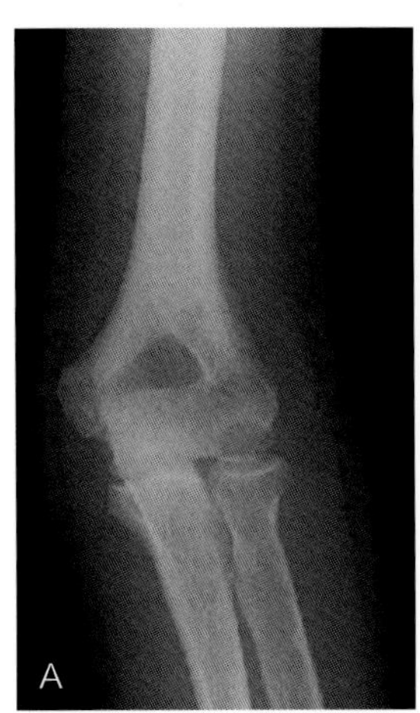

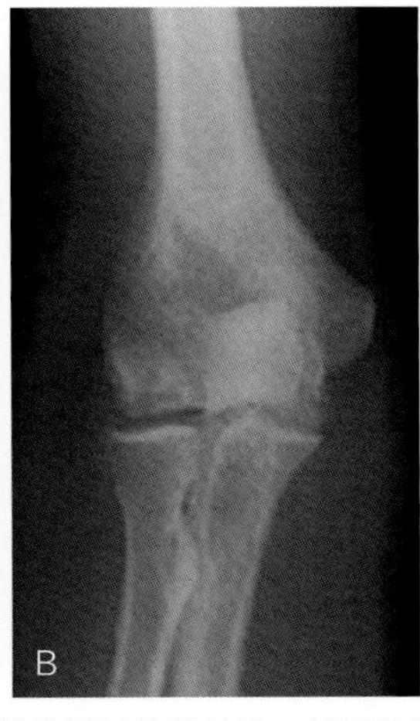

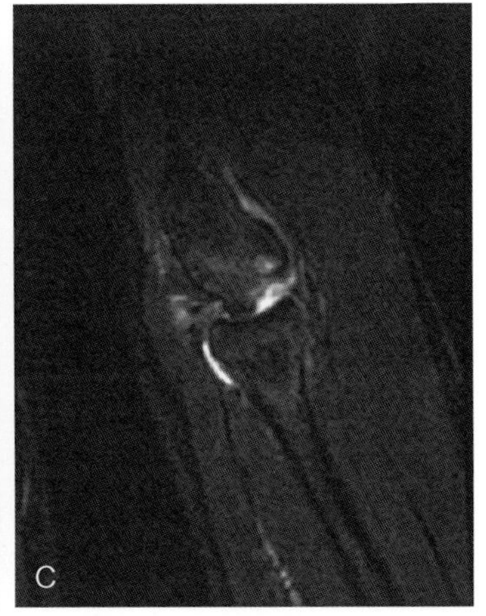

图2　A. 15岁棒球投手的优势侧肘关节X线，显示肱骨小头OCD，骨床的缺损和硬化清晰可见。B. 一名罹患OCD的15岁体操运动员的肘关节斜位片，肱骨小头的骨软骨损伤表现为局部骨质疏松。C. 一名棒球投手的肘关节MRI，OCD损伤表现为表面的关节软骨缺损和游离体形成。

是肘关节屈曲45°的正位片，能较好地观察关节内病损。

- X线可以显示肱骨小头病变的典型表现：异常透亮影(图2A)或骨质疏松(图2B)，并能显示出关节面不规则或变平。
- 损伤最常见的表现为局部可透光的环形病灶合并周围骨质硬化带，以及肱骨小头前外侧的骨质疏松。
- 但X线无法显示骨软骨的早期损伤，对单纯软骨损伤的诊断价值不大。
- 重度病例可见软骨表面塌陷、游离体形成、软骨下骨囊肿形成、桡骨头增大以及骨赘形成等现象。
- 对OCD的进一步影像学诊断包括MRI，有时也可采用超声或者骨显像。
- MRI对评估OCD病灶上方软骨表面的完整性、诊断早期OCD以及明确游离体等尤其有效(图2C)。
- 是否需要增强磁共振关节造影仍旧存在争议。这项技术对关节软骨的状况以及明确游离体可能提供更多有价值的信息。
- 骨显像对判断OCD损伤局部的成骨细胞活性和局部血流的增加十分敏感。但是特异性较差，诊断价值有限。
- CT能够明确骨性结构情况和游离体。
- 超声有助于评估肱骨小头损伤，包括疾病早期变化，但是对于经验及技术要求较高。

鉴别诊断

- Panner病。
- 感染。
- 肱骨外上髁炎。
- 肱骨外上髁疲劳性损伤。
- 桡骨头骨软骨病。
- 桡骨头或桡骨颈损伤。
- 尺侧副韧带损伤所致的肱桡关节过度负荷或关节软骨软化。
- 肘关节后外侧旋转不稳定。

非手术治疗

- 根据患者的年龄、症状、病灶部位以及疾病阶段，尤其是软骨表面完整性来选择保守还是手术治疗。
- 肘关节OCD的治疗目标是避免病灶发展、骨软骨损伤分离以及关节软骨的退变。
- 年轻(骨骺未闭)的运动员如果病灶小且没有移位，并且关节软骨完整没有剥离，最好采用保守治疗，包括适当休息、调整活动、冰敷以及口服非甾体抗炎药，特别是当骨扫描显示病灶存在成骨活动。
- 调整活动包括避免患肢做投掷运动和负重动作。
- 短期制动(<2～3周，根据症状)亦可酌情运用。
- 在10～12周再次摄片，以监测愈合情况。
- 调整活动应持续至X线可见再血管化和出现愈合迹象为止。
- OCD的X线表现可持续数年，保守治疗后运动员是否能够恢复体育运动，主要的依据是症状是否得到改善。
- 多数患者能在保守治疗后6个月恢复运动。

手术治疗

- 手术指征包括经保守治疗后症状持续不缓解，骨关节软骨病灶移位，产生症状的关节内游离体，关节软骨骨折，以及骨扫描未见浓聚表现。

- 术者须对病损范围、剥脱软骨的移位程度和再生潜力进行评估，并由此决定术中清除剥脱软骨或手术原位修复固定。
- 多数剥脱软骨无法固定回原位，多在清理关节时予以清除。
- 关节镜下行软骨打磨成形或软骨下钻孔可促进愈合。
- 尽管几乎所有患者的症状会有所改善，但仍有半数左右的患者会遗留慢性疼痛或活动受限。
- 通常多数运动员无法恢复至先前的运动水平。
- 对于关节软骨完整、病灶稳定的患者，手术指征是依据X线显示病灶进行性发展，或者经6个月的保守治疗后症状无明显改善。
  - 必要时选择关节镜检查、清理，钻孔或微骨折（伴或不伴原位钢针固定）都是治疗OCD的常见手术方法。
- 对于稳定性差的病灶，如关节软骨碎裂、软骨下骨塌陷或游离体形成则需要手术治疗。
  - 这些软骨损伤通常为瓣样损伤，在X线上多有比较严重的特征性表现（边界清楚的软骨碎片，同时周边有骨质硬化）。
  - 对于单个软骨碎片究竟是做清除或是复位固定（开放手术或关节镜下）尚有争论。多数学者建议对于剥脱的软骨片应予以切除，再行钻孔或微骨折手术。
- 术前应重点关注：病灶的范围和碎片的完整性（即再生能力）、病灶部位软骨下骨的结构及骨床的条件、关节面潜在的解剖再生能力，以及准备固定应采取的方法。
- 内固定可采用金属螺钉、可吸收螺钉或针、普通克氏针、骨钉或动力性骑缝钉。
- 已有报道采用自体或异体骨软骨柱移植治疗较严重的病灶，但此项技术经验十分有限，目前建议使用该方法的是治疗肘关节外侧柱的病灶。

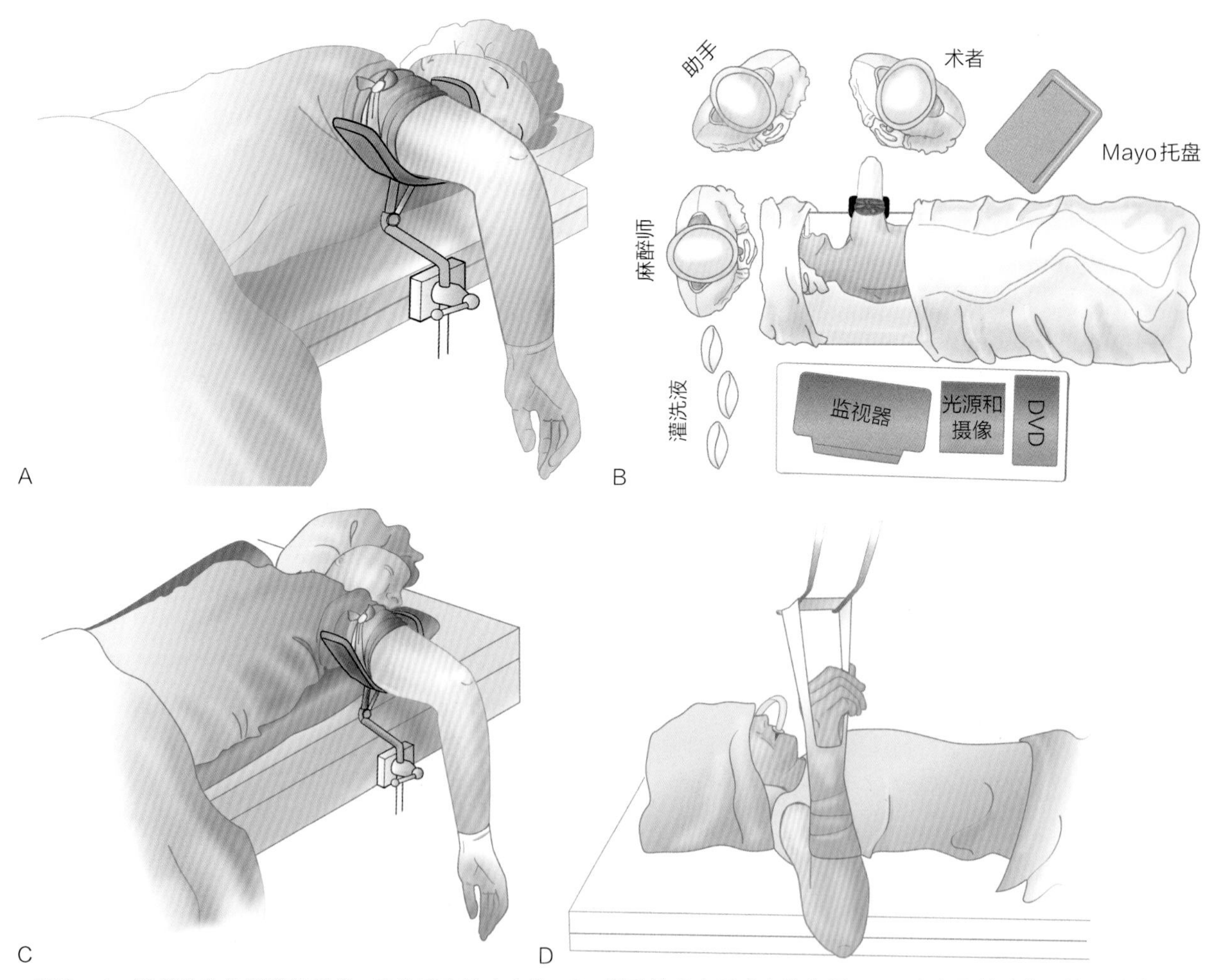

图3　A．取侧卧位的肘关节手术，患肢已安放止血带。B．侧卧位术中手术室的布置。C．患者取俯卧位。这是较为常用的体位，特别有利于后侧间室的操作，手术室的布置和侧卧位相同。D．患者取仰卧位，有时术者较喜欢这个体位，因为较容易转为切开手术，也易于麻醉，但从该体位用关节镜进入后间室操作相对困难。

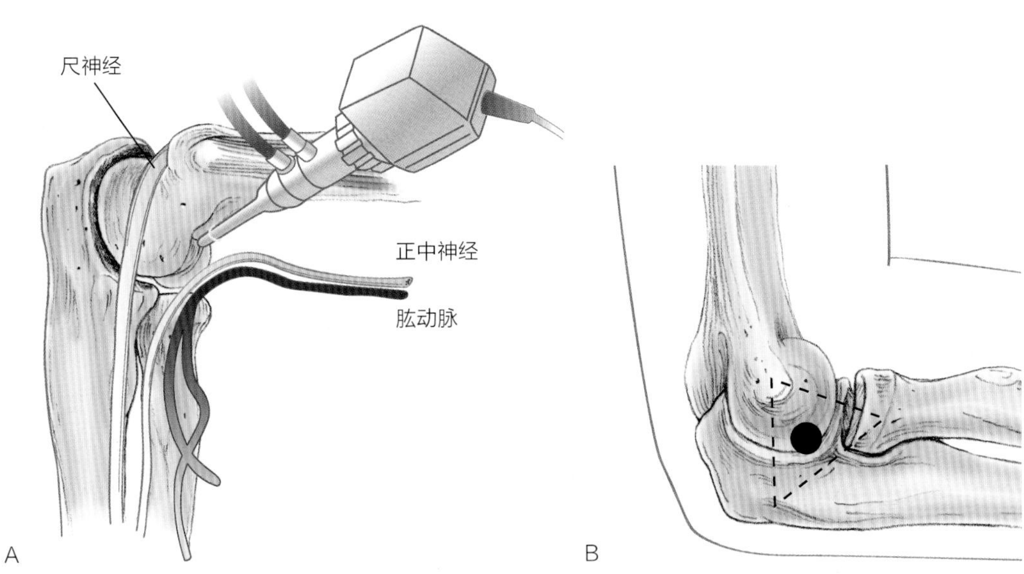

图4　A. 肘关节术中经由近端前内侧通道直视下观察肱骨小头前侧和桡骨头。B. 外侧"软点"入路位置。

术前计划

- 术前MRI检查，最好是增强MRI，有助明确关节软骨的完整性，从而决定是否做关节清理、游离体清除，是否需钻孔或是采用更为复杂的术式，如复位内固定或软骨移植。
  - 关节MRI还能明确游离体数量和位置（如肘关节前间室或后间室）（见图2C）。
- 回顾所有的影像学资料。
- 麻醉下体检患侧肘关节的活动度和韧带稳定性，特别是外翻松弛，对运动员而言尺侧副韧带的损伤会加大肱桡关节的负荷。

体位

- 肘关节镜手术可以仰卧位、侧卧位或俯卧位（图3）。
- 多数术者倾向于俯卧位，易于操作和进入肘关节，同时也避免了仰卧位使用手指牵引装置，降低无菌术野被污染的风险。
- 患者的胸、膝、足、踝都应放置软垫。
- 上臂置于搁手架上。
- 消毒铺巾后使用无菌止血带。

入路

- 所有患者手术开始阶段的入路准备都是一样的。
  - 采用近端前内侧、近端前外侧和两个后侧通道作为诊断性关节镜检查，由此保证对整个肘关节作出全面评估，不会遗漏任何游离体。
- 经由近端前内侧通道可以观察肱骨小头（图4A），观察的同时让肘关节做全幅度的屈伸活动。
- 外侧入路（有时称作软点入路）用于直接进入肱桡关节，并由此进一步明确OCD和软骨损伤的程度（图4B）。

TECHNIQUES

关节镜下清理和游离体清除

- 肘关节镜术可以取俯卧位（高资历学者偏爱的体位）、侧卧位或仰卧位，经近端内侧入路观察肱骨小头。
- 必须探查整个肘关节寻找游离体：
  - 近端前内侧入路。
  - 近端前外侧入路。
  - 后正中入路。
  - 后外侧入路。
  - 直接外侧入路。
- 游离体经常位于：
  - 上尺桡关节前方或者关节间沟内。
  - 尺骨鹰嘴窝或者后侧间室的沟槽内，特别是外侧沟。
- 经前内侧入路观察肱骨小头时，可经近端前外侧入路进行器械操作（包括刨刀、磨钻、抓钳和刮匙等）。
- 屈伸肘关节可以帮助更好地观察肱骨小头。
- 游离体及软骨碎片可以经前侧入路取出（技术图1A、B）。
- 接着，更换镜头至后侧入路并寻找游离体。

- 外侧入路（"软点"入路）用于全面评估肱骨小头。
  - 此入路对于评估病灶的严重程度以及彻底清理、移除游离体是必需的。
  - 通常，经此入路可以发现游离体。
- 游离体和剥脱的、碎裂的软骨可以用刨刀、抓钳和咬骨钳予以清除（技术图1C）。

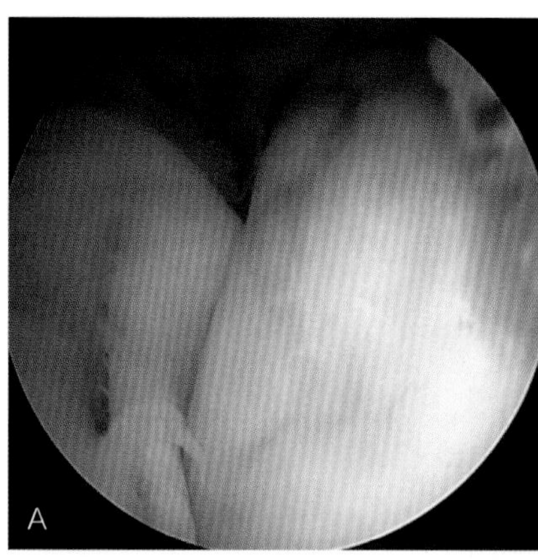

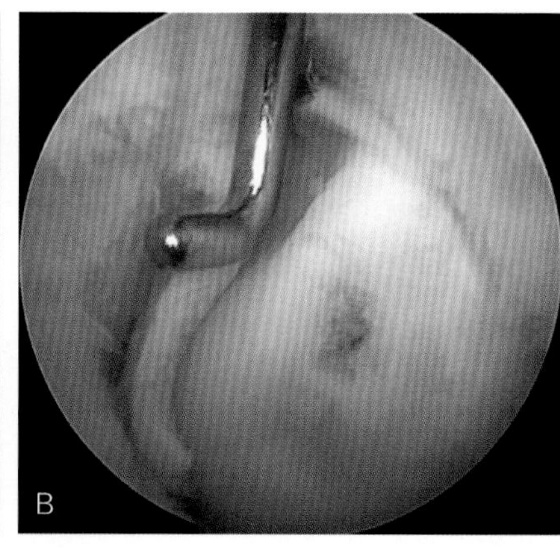

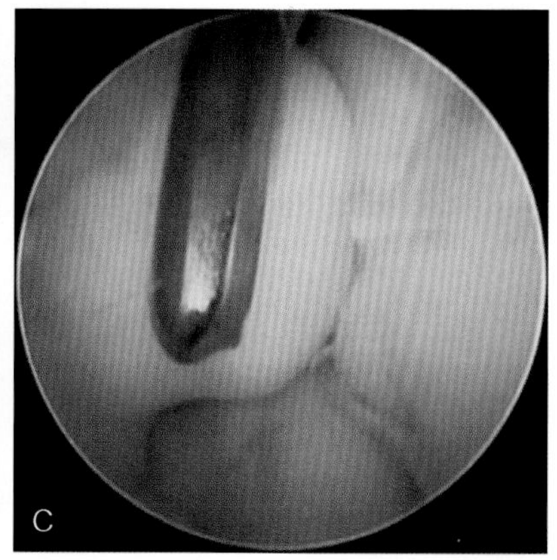

技术图1 肱骨小头OCD。A．经近端前内侧入路观察可见肱骨小头（左侧）软骨成瓣状剥脱，以及轻度变形的桡骨头（右侧）。B．同一患者的肱骨小头，探钩示瓣样软骨剥脱。C．由外侧入路作为观察窗，用抓钳清除游离体。

微骨折和关节打磨成形

- 如果OCD碎片游离无法原位固定，则采用微骨折和关节打磨成形技术以期刺激原病损部位的纤维软骨生长。
- 刺激纤维软骨重建的原理基于：来自骨髓的多能干细胞长入并形成局部的血凝块。
- 根据治疗膝关节软骨损伤的经验，彻底清除不稳定和受损的软骨，保护病灶部位的软骨下骨。
- 肘关节镜可以取俯卧位（高资历学者喜欢的体位）、侧卧位或仰卧位，采用近端内侧入路观察肱骨小头。
- 探查肘关节需要四个标准入路，同时加做外侧入路寻找游离体。
- 经前内侧入路观察肱骨小头时，可经近端前外侧入路进行器械操作（包括刨刀、磨钻、抓钳和刮匙）。
- 屈伸肘关节以帮助增加肱骨小头的观察视野。
- 镜下采用刨刀或磨钻或手动使用刮匙和咬骨钳等器械清理病灶区。
- 然后将关节镜转至后侧入路寻找游离体。
- 外侧入路（软点入路）用于全面评估肱骨小头。
  - 此入路对于评估病灶的严重程度以及彻底清理、移除游离体是必需的，并且便于对骨床进行微骨折的操作。
- 打磨成形经前外侧入路或外侧入路完成，使用高速刨刀或磨钻。
- 对于软骨损伤，关节打磨成形去除硬化的软骨，将软骨下骨轻轻磨去一层，直至局部病灶渗血，该项技术的关键在于切勿磨得太深以至于磨到骨松质。
- 如果OCD仅是软骨层膨起而且表面不完整，则只是轻微打磨，去除小部分的软骨直至渗血即可。
- 如果OCD或者软骨损伤造成下方的骨床裸露，可以采用微骨折技术或钻孔技术使病灶位置渗血。微骨折技术理论上比钻孔技术丢失更少的骨组织且不产生热损害。
- 微骨折技术在骨床上每隔3～4 mm用骨锥打入骨质约4 mm深；钻孔技术采用0.062 in（1.6 mm）的克氏针进行钻孔（技术图2）。
- 如果前外侧入路或者外侧入路无法保证微骨折或钻孔的方向，则根据解剖情况，用腰椎穿刺针由外向内另做一个入路。

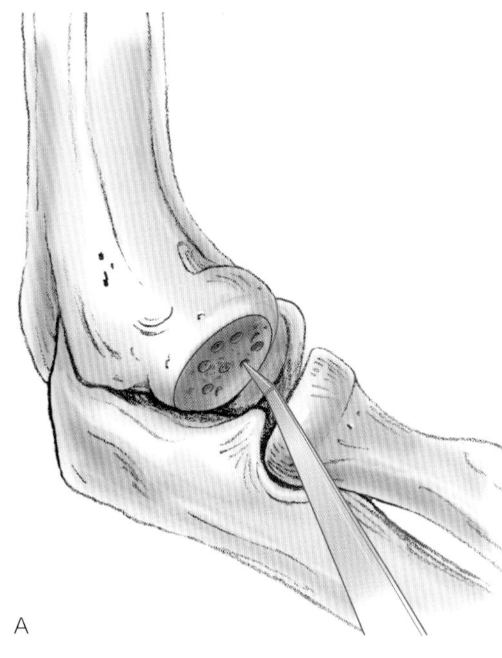

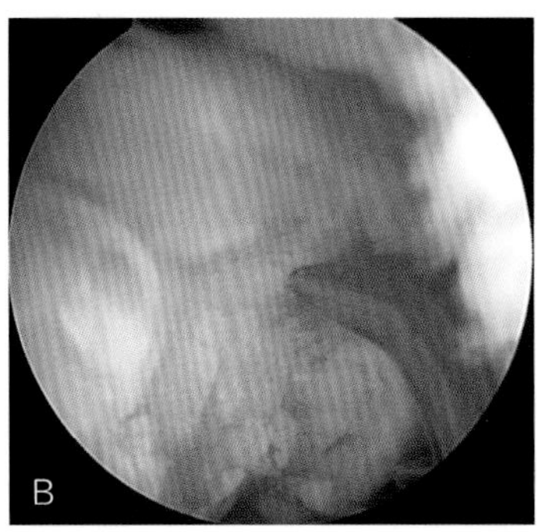

技术图2　A. 微骨折技术治疗肱骨小头病变，在肱骨小头上每隔约4 mm做多个4 mm深的小孔。B. 以外侧入路作为观察口拍摄的术中照片，OCD的硬化骨被去除后，用骨锥在病灶周边用微骨折技术打孔。

钻孔技术治疗表面完整的OCD损伤

- 如果OCD表面的软骨完整，可采用钻孔技术促进其愈合，尽管在多数情况下并不都需要。
- 钻孔技术的诀窍在于避免损伤OCD表面的软骨层，因而有些医生为了避免损伤关节软骨采用由外向内的技术，但是也有医生选择直接在关节内钻孔，这会穿过关节软骨层。
- 肘关节镜可以取俯卧位（高资历学者喜欢的体位）、侧卧位或仰卧位，采用近端内侧入路观察肱骨小头。
  - 探查肘关节需要四个标准入路，同时加做外侧入路寻找游离体。
- 经前内侧入路观察肱骨小头时，可经近端前外侧入路进行器械操作（包括刨刀、磨钻、抓钳和刮匙等）。
- 屈伸肘关节可以帮助更好地观察肱骨小头。
- 更换镜头至后侧入路并寻找游离体。
- 接着从外侧入路（“软点”入路）全面评估肱骨小头。
- 可以通过直视下判断或探钩触诊判断OCD病灶是否表现为关节软骨完整、软骨下骨软化、软骨纤维化或者软骨变性（技术图3），或者术中透视帮助判断。
- 钻孔需同时穿透软骨和硬化的软骨下骨以期促进骨愈合。
- 对于完整的关节软骨，应尽可能少地穿过，但是又要尽量多地对软骨下骨进行钻孔。
  - 为此，可通过单个（或多个）软骨孔，依靠调整钻头角度对软骨下骨多次钻孔。
- 钻孔技术采用0.062 in（1.6 mm）的克氏针进行钻孔。
- 如果前外侧入路或者外侧入路无法保证微骨折或钻孔的方向，则根据解剖情况，用腰椎穿刺针由外向内另做一个入路。

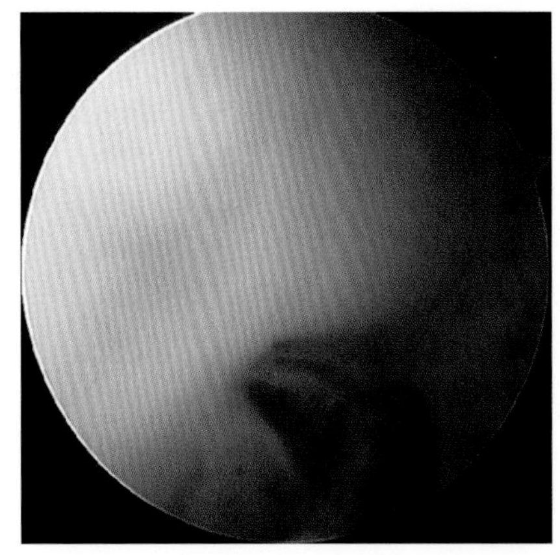

技术图3　从外侧入路观察OCD病灶，可见完整的关节软骨。由于缺少软骨下骨的支撑，探钩触及软骨可致其形变。

TECHNIQUES

钻孔技术治疗关节软骨完整的OCD损伤：由外向内技术

- 对于关节软骨完整的OCD损伤，钻孔技术可促进其愈合。
- 为避免损伤关节软骨，有些术者采用由外向内技术，而有些则在关节内透过关节软骨钻孔，关键在于避免损伤OCD膨起的软骨。
- 肘关节镜可以取俯卧位（高资历学者喜欢的体位）、侧卧位或仰卧位，采用近端内侧入路观察肱骨小头。
  - 探查肘关节需要四个标准入路，同时加做外侧入路寻找游离体。
- 经前内侧入路观察肱骨小头时，可经近端前外侧入路进行器械操作（包括刨刀、磨钻、抓钳和刮匙等）。
- 屈伸肘关节可以帮助更好地观察肱骨小头。
- 更换镜头至后侧入路并寻找游离体。
- 接着从外侧入路（"软点"入路）全面评估肱骨小头。
- 可以通过直视下判断或探钩触诊判断OCD病灶是否表现为关节软骨完整、软骨下骨软化、软骨纤维化或者软骨变性（见技术图3），或者术中透视帮助判断。
- 术中透视可用于辨认病灶。
- 使用膝关节前叉定位器或者后叉的股骨定位器帮助钻头从外向内导向肘关节的病灶。
- 根据病灶位置，从肱骨外上髁近端前侧或肱骨远端后方钻孔。
- 在关节外钻孔位置做一个小切口，钝性分离至骨面。
- 采用0.062 in（1.6 mm）的克氏针对病灶进行钻孔，镜下或者透视确认没有损伤关节软骨。
- 克氏针应多次多角度对病灶进行钻孔以促进病灶愈合。

内固定

- OCD的软骨碎片未完全游离，或完全游离但形态完整，且软骨下带有的骨量较多，应考虑复位后固定。
- 内固定原则是将软骨固定到骨床上，促进病灶愈合。
- 肘关节镜可以取俯卧位（高资历学者喜欢的体位）、侧卧位或仰卧位，采用近端内侧入路观察肱骨小头。
- 如果部分游离的软骨块需要固定，则可能需要切开关节囊，根据高资历医生的经验取侧卧位会使手术更易操作。
- 探查肘关节需要四个标准入路，同时加做外侧入路寻找游离体。
- 经前内侧入路观察肱骨小头时，可经近端前外侧入路进行器械操作（包括刨刀、磨钻、抓钳和刮匙等）。
- 屈伸肘关节可以帮助更好地观察肱骨小头。
- 镜下采用刨刀和磨钻或手动使用刮匙和咬骨钳等器械清理病灶区。
- 更换镜头至后侧通道并寻找游离体。
- 接着从外侧入路（"软点"入路）全面评估肱骨小头。
  - 此入路对于评估病灶的严重程度以及彻底清理、准备骨床是必需的。
- 将瓣样软骨块或游离软骨块拨开，清理其下方的硬化骨和纤维组织（技术图4A），对骨床需钻孔以促进愈合。
- 打磨成形主要经前外侧或外侧入路完成，使用高速刨刀或磨钻或克氏针完成，避免打磨丢失过多骨质。
- 将瓣状软骨块复位至原骨床。
- 可用带螺纹的克氏针或普通克氏针对病灶做逆行固定，克氏针由内向外从肱骨外上髁打出并在之后的操作中拔除（技术图4B、C）。
  - 克氏针的末端应埋在关节软骨下方，避免克氏针进入关节腔。
- 另外也可以选择可吸收克氏针或可吸收螺钉用于固定（技术图4D）。
- 有些术者选择金属螺钉内固定。这些螺钉可以是无头螺钉，埋在关节软骨下；如果选择加压效果更好的普通螺钉固定，日后需要取出。
- 如果前外侧或外侧入路无法让微骨折或钻孔技术的器械获得满意的操作角度和空间，可以根据解剖情况，用腰椎穿刺针由外向内另做一个入路。
- 行关节清理或内固定可能需要切开关节囊。

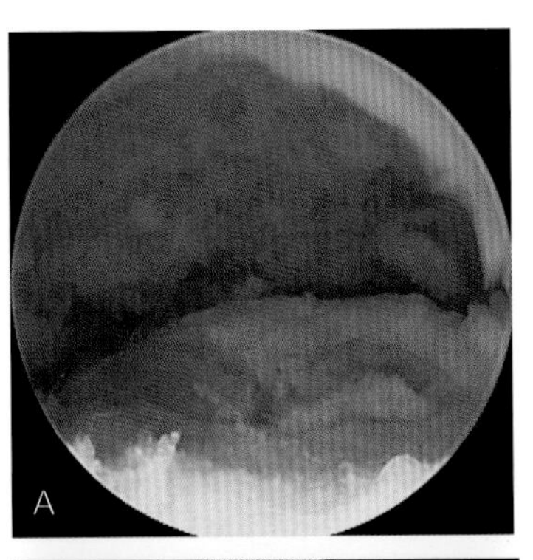

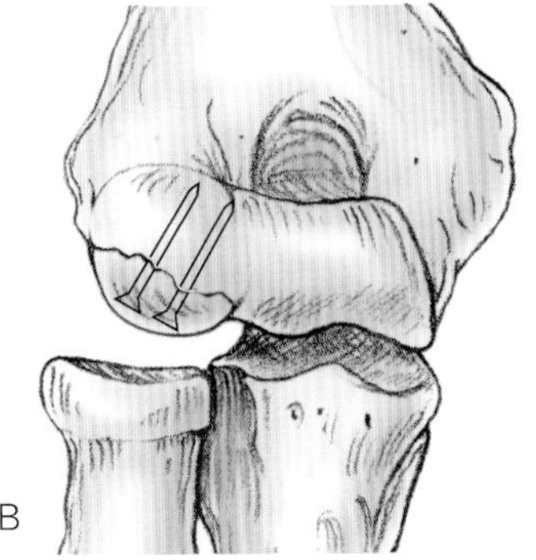

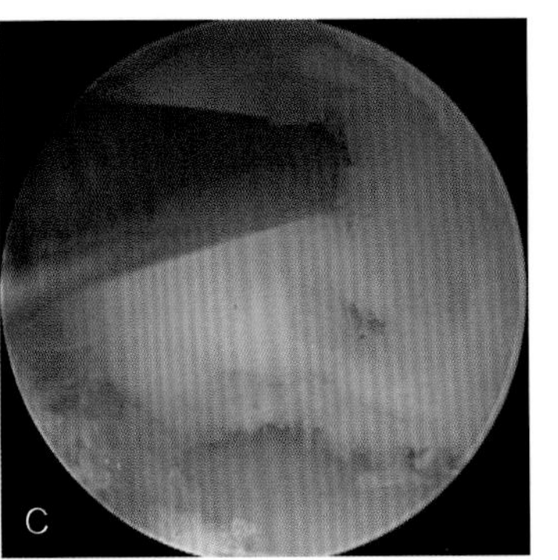

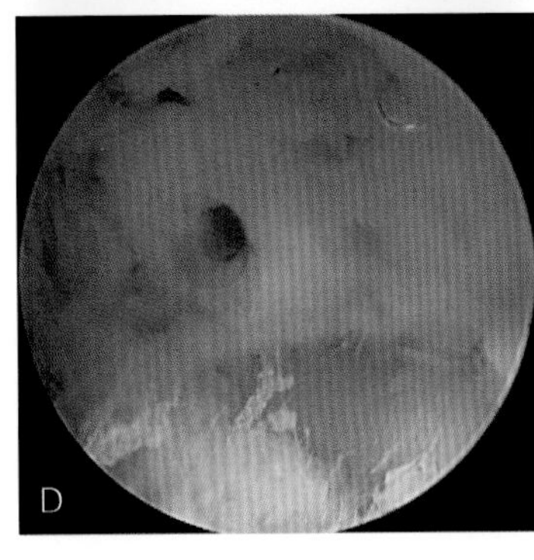

技术图4　肱骨小头OCD。A. 图上方是肱骨缺损部位，图下方显示骨软骨碎片像暗门一样打开。纤维组织清理（已完成）并做好骨软骨碎片修复或固定的准备。B. 克氏针或者螺钉用作内固定的示意图。C. 碎片已复位，并用克氏针临时固定。D. 用可吸收螺钉固定已复位的骨软骨碎片（使用3枚可吸收螺钉固定）。

自体骨软骨移植

- 如果OCD碎片游离无法复位固定，病灶表现为火山口样骨软骨缺损，尤其累及肱骨外侧柱时，则考虑使用自体骨软骨栓移植，用于减轻病灶边缘软骨的压力性负荷，并由此恢复关节外侧柱的支撑。
- 骨软骨栓取自膝关节，移植到肱骨小头。
- 肘关节镜可以取俯卧位、侧卧位或仰卧位，采用近端内侧入路观察肱骨小头。因为从膝关节取自体骨软骨以及植入骨软骨需要切开关节囊，所以更推荐仰卧位。
- 探查肘关节需要四个标准入路，同时加做外侧入路寻找游离体。
- 经前内侧入路观察肱骨小头时，可经近端前外侧入路进行器械操作(包括刨刀、磨钻、抓钳和刮匙等)。
- 屈伸肘关节可以帮助更好地观察肱骨小头。
- 可能需要建立后侧或者外侧入路。
- 肘关节前方做切口，指总伸肌和桡侧腕长/短伸肌之间的间隙进入，暴露肘关节前方的关节囊，并将其切开。
- 在肘关节充分屈曲后，在关节后方做纵行切口，分离肘肌和后方关节囊，暴露OCD损伤。
  - 后外侧Kocher入路由肘肌和尺侧腕伸肌之间的间隙进入，避免损伤外侧韧带复合体，由此入路可显露后侧肱桡关节。
- 使用适宜的骨软骨移植器械。
- 评估病灶大小，明确需要采集的自体骨软骨的大小和数量，不需要100%覆盖受损区域。
- 用骨软骨移植的器械工具在病灶位置建立准备植入的骨软骨栓的受植孔。
- 有时因为病灶位置骨床硬化，使用骨软骨移植的磨钻建立受植孔比较困难，可以使用空心钻建立受植孔。
- 在植入自体骨软骨栓之前，先在受植孔底部钻孔以刺激骨髓而促进骨愈合。
- 膝关节镜下或者小切口在股骨髁间凹或是膝关节非负重的股骨外上髁位置采集自体骨软骨栓，长度约10 mm。
- 报道这一技术的文献较少，有些采用3.5 mm大小的多个骨软骨栓的移植技术，有些采用单个较大骨栓的移植方法。
- 受植孔的深度可以用测深器或者标尺测量。
- 自体骨软骨栓的大小需要与受植孔的大小相匹配。
- 自体骨软骨栓的软骨面需要与正常的软骨面相平齐。
- 虽然自体骨软骨移植无法覆盖100%的病灶，但是有必要覆盖到80%～90%的面积。

要点与失误防范

神经损伤	• 对于肘关节镜手术,不论是OCD还是其他疾病,最大的风险是损伤神经。掌握肘关节周围神经解剖,尤其是关节镜入路的相关解剖是至关重要的。近端内侧和近端外侧入路的前侧是最安全的。向关节内注水,切开皮肤后,钝性分离至关节,这对于减少医源性损伤很有帮助
关节镜外侧入路	• 掌握外侧入路是治疗肱骨小头关节软骨和软骨下骨病变的关键,经此入路可以清楚地观察桡骨头和肱骨小头的后侧。外侧入路也是找到关节软骨形成的游离体的唯一入路。缺少此入路无法对OCD损伤作出全面的分析和评估
转为切开术式	• 有时候因为滑膜阻挡或缺乏足够的操作空间使得观察病灶十分困难。如果观察或内固定在镜下不易完成,为了降低难度可以转做切开手术。是否转为切开的标准是根据术者的经验,以及能否舒适地操作关节镜

术后处理

- 肘关节镜下清理或镜下清除游离体后:
  - 鼓励患者早期活动锻炼以避免关节活动度丢失。早期目标还包括减轻肿胀、疼痛以及避免肌肉萎缩。
  - 恢复完全的关节活动度及软组织肿胀基本消退后,功能锻炼的重点除关节活动度训练外还应该增加肌力训练和耐力训练。以上康复方案在术后2周开始。
  - 术后4周,运动员可以开始恢复功能性训练,进一步恢复力量、耐力和柔韧性。但有学者认为OCD患者若合并软骨缺损则不适合继续从事体育运动,因为可能加重肘关节退变的风险。
- 若术中在病灶区域钻孔治疗,则患者应延迟恢复运动直至术后3~6个月,且前提是X线上可见软骨表面完整或明确愈合的证据。
- 做微骨折或内固定术后:
  - 鼓励活动度训练,但部分临床医生建议将患者的肘关节保持内翻位,用可屈性铰链式支具固定,以减轻肱桡关节的应力。
  - 部分临床医生认为需要加用CPM训练,使得更好地营养关节软骨,避免微骨折的血凝块或内固定术后软骨表面因愈合所引起的关节粘连。这类患者的术后康复计划在术后6周内不做肌力训练。
  - 恢复体操运动或过顶投掷运动需要在术后6个月之后。
- 自体软骨移植术后:
  - 术后2周内石膏或支具制动关节。
  - 术后第3周开始活动度训练。
  - 术后3个月开始肘关节和前臂的力量训练。术后6个月开始过顶投掷训练,术后10~12个月恢复正常训练。

预后

- 鉴于缺乏公认的分类系统,报道的病例数有限,发病年龄、症状和病灶大小、部位、关节稳定性及病灶的潜在再生能力等多方面具有差异性,文献对OCD保守或手术治疗的随访结果很难进行比较和分析。而且,OCD的诊断影像学方法、手术技术以及随访时间在有限的文献中也有很大的差异。
- 文献中可以得出比较一致的建议是术后限制患者肱桡关节的高应力负荷(即便治疗相当成功),以避免良好的短期治疗效果恶化。所以建议大多数棒球投手改打其他位置,建议体操运动员不宜继续参加高水平的竞赛。
- OCD的保守治疗效果并不都能取得令人满意的结果。
- Takahara等[6,7]研究结果显示对早期OCD采取了保守治疗做了平均5.2年的随访,半数以上患者活动时仍有疼痛,不足一半的病灶在影像学上的表现有所改善。
- 手术治疗也并不都能取得良好的治疗效果。
- Bauer等[1]的研究是肘关节OCD治疗文献报道中随访时间最长之一,其对31位肱骨小头OCD患者(23例做了病灶清理或游离体取出)随访了23年。结果显示,大多数患者有活动度的丢失(屈曲度平均丢失9°,伸直2°,旋前-旋后6°),且活动时仍有疼痛。影像学显示61%的患者有肘关节退行性改变;58%的桡骨头可见骨性增大。
- McManama等[4]的结果共包括14位肱桡关节OCD损伤的青少年患者,经由外侧入路做了病灶清理,平均随访2年。文中未对病灶大小作出说明,93%的患者获得了优良的治疗效果。
- Jackson等[3]治疗了罹患OCD的10位女性体操运动员,对其做了软骨刮除、钻孔以及游离体清除,术后平均随访3年。结果显示所有患者症状减轻，但仅有一位患者重返竞技赛场，且运动时仍旧伴有不适感。在随访终末期，伸肘活动平均丢失9°，此结果与其他文献报道基本一致。

- Ruch等[5]对12位OCD青少年仅做关节镜下清理，平均随访3.2年。肘关节屈曲挛缩平均改善13°（术前挛缩23°至术后挛缩10°）。所有患者术后X线片显示有肱骨小头的重塑改变，但大约有42%的患者合并有桡骨头增大。92%的患者对治疗效果满意，没有遗留任何症状。但值得注意的是有5位患者（42%）的外侧关节囊可见三角形撕脱碎片（X线上可见，但关节镜下未见），这种情况被认为与主观上认为治疗结果不佳在统计学上有显著相关性。
- Baumgarten等[2]研究治疗罹患OCD的16位患者（17个肘关节），术后平均随访4年（24～75个月）。结果表明肘关节屈曲挛缩平均改善14°，大约24%的患者仍有疼痛症状，9位棒球手中的7位（78%）和5位体操运动员中的4位（80%）重返赛场。没有患者进展为肘关节退行性疾病。

并发症

- 无论采取手术治疗还是保守治疗，OCD的并发症包括屈曲挛缩、肘关节疼痛、骨关节炎和运动功能无法恢复至运动水平。
- 采取保守治疗的OCD可能会出现肘关节游离体。
- 手术治疗，尤其是关节镜手术，有损伤神经的风险，其原因是关节镜手术的常用入路非常靠近神经结构。

（王驭恺 译，丁坚 审校）

参考文献

[1] Bauer M, Jonsson K, Josefsson PO, et al. Osteochondritis dissecans of the elbow: a long-term follow-up study. Clin Orthop Relat Res 1992;284:156-160.

[2] Baumgarten TE, Andrews JR, Satterwhite YE. The arthroscopic classification and treatment of osteochondritis dissecans of the capitellum. Am J Sports Med 1998;26:520-523.

[3] Jackson D, Silvino N, Reimen P. Osteochondritis in the female gymnast's elbow. Arthroscopy 1989;5:129-136.

[4] McManama GB Jr, Micheli LJ, Berry MV, et al. The surgical treatment of osteochondritis of the capitellum. Am J Sports Med 1985;13:11-21.

[5] Ruch DS, Cory JW, Poehling GG. The arthroscopic management of osteochondritis dissecans of the adolescent elbow. Arthroscopy 1998;14:797-803.

[6] Takahara M, Ogino T, Fukushima S, et al. Nonoperative treatment of osteochondritis dissecans of the humeral capitellum. Am J Sports Med 1999;27:728-732.

[7] Takahara M, Ogino T, Sasaki I, et al. Long-term outcome of osteochondritis dissecans of the humeral capitellum. Clin Orthop Relat Res 1999;363:108-115.

第74章 肘关节镜下清理治疗肘关节退行性疾病

Arthroscopic Débridement for Elbow Degenerative Joint Disease

Julie E. Adams and Scott P. Steinmann

定义

- 原发性退行性肘关节炎相对来说不是很常见[9,18]。
- 肘关节原发性退变患者多为体力劳动者、运动员和因截肢需靠轮椅或者拐杖生活的患者[4,15,18,21]。
- 对于炎症性关节炎和(或)功能要求不高的患者而言,全肘置换能减轻疼痛并提高关节活动度;但如果用于活动度较多的年轻患者,往往会出现早期关节松动,所以并不受欢迎。同样,肘关节融合术亦不为很多患者所接受,因为患者并不愿牺牲关节的活动来换取疼痛减轻[8]。
- 切开做关节清理术很早就用于临床,并获得良好的结果[3,4,6,9,14,16,22,23]。
- 关节镜手术的优势在于微创,并且能更好地观察关节,从而被患者和部分医生接受。
    - 越来越多的结果表明关节镜手术效果至少与切开手术效果相当,两者并发症的发生率也基本相当。
    - 关节镜下清理能够充分治疗潜在的疾病进展,使患者早期恢复活动,术后效果持久,但这并不意味能排除后期手术重建的可能性,也无法降低围手术期并发症的发生率[2,10-12,17,20]。

解剖

- 在肘关节中,前方的冠突窝、肱骨滑车和后方的鹰嘴窝分别与冠突和尺骨鹰嘴相关节,在关节退变过程中,骨赘会持续生长并导致肘关节无论在屈曲或伸直位都有可能发生撞击。

发病机制

- 原发性肘关节退变包括三种病理改变:软骨丢失以及关节软骨碎裂导致游离体形成;反应性骨增生造成骨赘生成;造成关节撞击的骨赘、增厚并且挛缩的关节囊导致了关节僵硬[21,22]。
- 症状主要包括终末期的屈曲及伸直活动度减少,活动终末期疼痛和机械性症状比如嵌顿或者交锁[4,9]。
- 其他常见的伴发症状还有肘管综合征所致的麻痹和尺神经支配肌群的肌力减弱以及握力下降[4,13]。

自然病程

- 主要表现为缓慢进展的关节挛缩和不适。尺神经炎亦可随之发生。

病史和体格检查

- 典型的患者多为中年男性体力劳动者,优势侧肘关节疼痛并伴有功能受限。
    - 较为少见的有以轮椅或拐杖代步者,因其肘关节的高负荷而患病。
- 注意进行性活动度丧失或活动终末期疼痛是由骨赘增生引起的撞击所导致。
- 疼痛性弹响、嵌顿或交锁在运动弧中出现应予以关注,疼痛感总是在活动的中期缺失。
- 后方关节囊挛缩导致屈曲受限,而前方关节囊挛缩则致伸直受限。
- 应注意是否有尺神经激惹,其实并不少见。应仔细记录并最终决定是否需要做尺神经减压或转位。

影像学和其他诊断性检查

- 通常X线、体检和病史就足够作出诊断(图1)。
- X线可以显示关节间隙减小、骨赘增生、游离体和骨关节炎典型的软骨下硬化。
- 二维CT和三维重建对于评估肘关节的骨性解剖以及术前规划很有帮助。

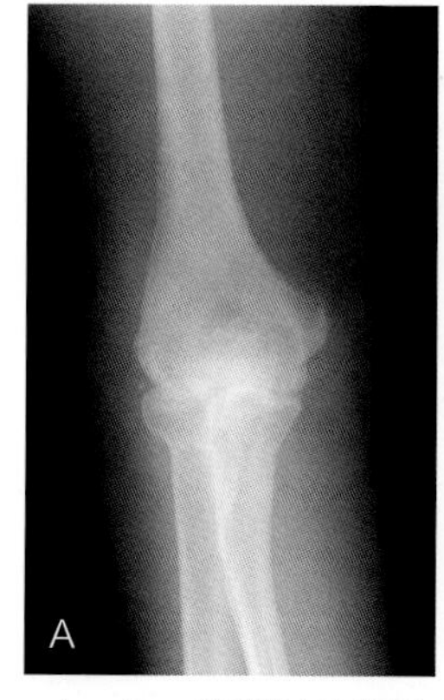

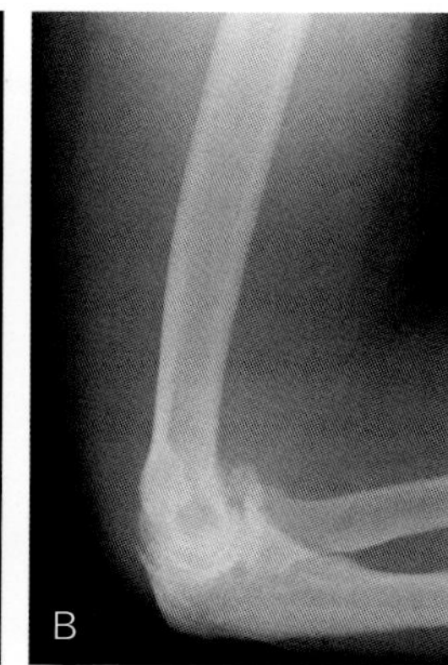

图1　A、B. 典型肘关节退变的正位(A)和侧位(B)X线片。可见明显骨赘以及游离体形成。

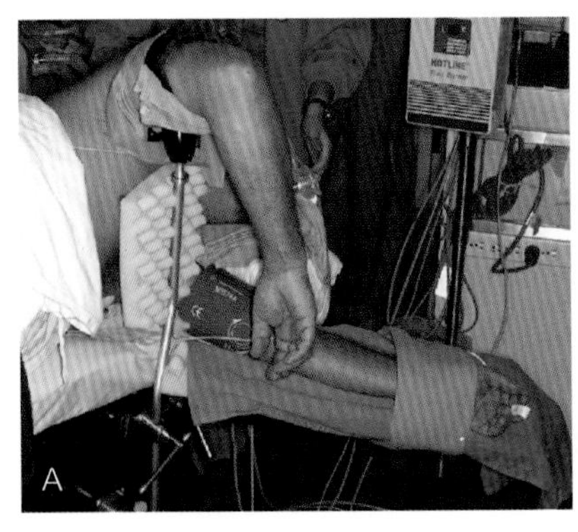
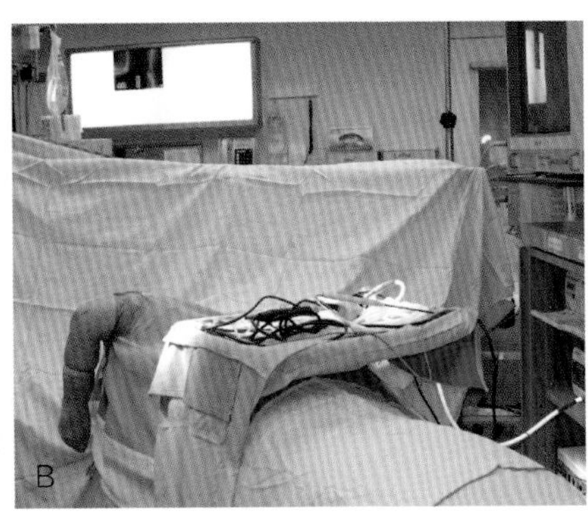

图2　A. 上臂置于搁手架，患者侧卧位。B. 手术室的相关布置。

鉴别诊断

- 通常炎症性关节病变和创伤后肘关节炎都不难排除，这两种疾病也能通过关节清理治疗。
- 体检可排除其他疾患，比如网球肘、肘关节不稳定以及肘管综合征。

非手术治疗

- 只有当保守治疗尝试过并且失败后才考虑手术治疗。保守治疗的措施包括调整活动、应用非甾体抗炎药[17]。

手术治疗

- 经保守治疗无效，并且患者积极要求恢复肘关节功能活动以及迫切希望缓解肘关节疼痛的情况下才考虑手术治疗。

术前计划

- 细致地检查血管神经情况并记录。
- 常规的影像学检查。

体位

- 患者全麻插管后放侧卧位。
- 上臂用搁手架保护，确保可以操作患侧肘关节（图2A）。
  - 将肘关节摆放位置略微高于肩关节，便于进入肘关节。
- 绑上止血带后开始消毒铺巾（图2B）。

入路

- 肘关节不能屈曲的患者应先处理后侧间室，而伸直受限的患者先在关节前方行松解和清理。先处理前侧还是后侧间室需要根据病变情况。
- 标准关节镜设备器械包括4 mm 30°关节镜头。
  - 2.7 mm的镜头也可采用，但多数病例的关节腔足够容纳4 mm镜头。
  - 70°关节镜亦可采用，但通常不需要；除非术者对此有丰富的经验，不然很难熟练应用。
- 使用带钝芯的鞘管，而非锐性。
- 手术中可能需要使用牵开器，如Howarth剥离器或斯氏针，可用于改善视野。另有其他市面上可见的牵开器可使用。
- 使用标准的关节镜刨刀和磨钻。
  - 吸引器只依靠重力作用进行吸引，避免刨出的碎片卡住刨刀头，所以一般刨刀上的负压是不开的（图3）。
- 向关节腔注水前，应先标记通道和骨性标志，包括桡骨头、肱骨内/外上髁、肱骨小头和尺骨鹰嘴，以免注水后无法扪清。
- 尺神经也需在术前行检查，其走行也应标记，术者应注意尺神经是否有半脱位。
  - 假如有既往手术史或对神经走行存在任何疑问，应在术中加做小切口以明确神经情况，并对其行牵引保护，避免误伤。

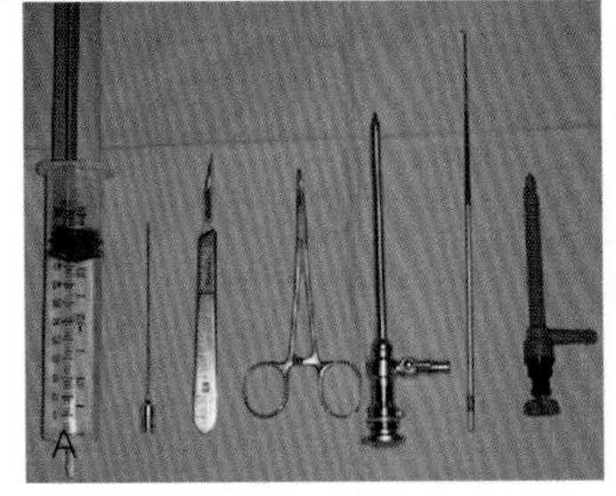
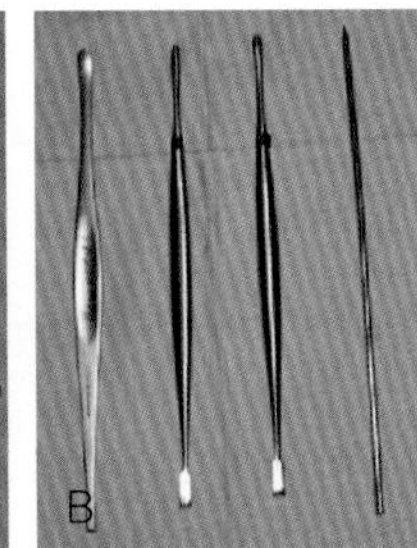

图3　肘关节镜的标准手术器械。A. 从左边：注射针筒、腰椎穿刺针、手术刀、用于建立入路时分离组织的血管钳、含有钝芯的套管、转换棒、含钝芯的工作鞘管。B. Howarth剥离器、牵引器和用于牵引的斯氏针。

建立前侧入路

- 关节镜下行肘关节清理和关节囊松解手术的技术和配套器械作为一项标准化技术已有文献报道[1,19,20]。
- 用18号针筒的针头经"软点"(位于由鹰嘴、肱骨外上髁和桡骨头三点组成的三角形的中心)向关节腔内注入20～30 mL生理盐水,便于器械更容易进入关节腔。
- 建立入路根据不同术者的喜好有不同的方法,以下仅介绍笔者的经验。
- 在入路建立位置用15号刀片切开皮肤后,血管钳钝性分离至关节。
  - 突破关节囊进入关节后会突然渗出关节液,以此来判断和确认进入关节。
- 将含钝芯的套管置入关节并更换关节镜头。
- 先建立前外侧入路(技术图1A),注意避免损伤桡神经。
  - 此入路位于肱骨小头和桡骨头关节间隙的前方。
- 采用由内向外的技术,在直视下建立前内侧入路。
- 从前外侧入路取出镜头,更换为钝芯的套管。将套管推顶至肘关节内侧直至内侧皮肤有隆起。
- 在皮肤隆起的部位做一小切口,将套管由此切口推入关节。
  - 内侧入路的套管内芯上置入套管,并将套管内芯拉回关节直至可以从前外侧入路取出(技术图1B)。
- 按需在肱骨外上髁近端2 cm位置建立前外侧入路,作拉钩用。

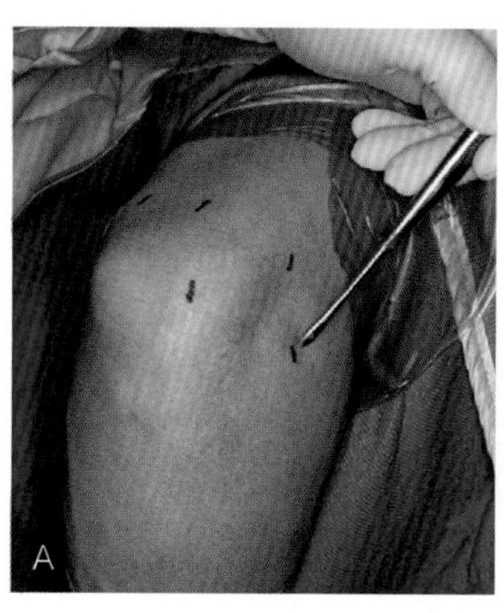

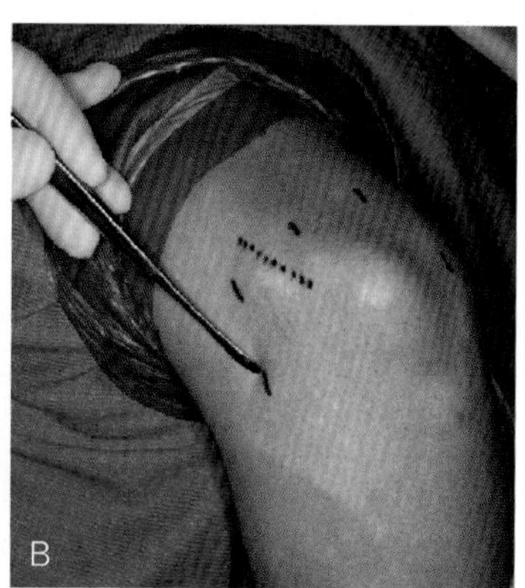

技术图1 A. 在关节灌注前标记入路位置和尺神经位置会有所帮助。通常先建立前外侧入路。B. 建立前内侧入路通常采用由内向外技术。尺神经位置已被标记。

前侧关节囊切除及关节镜下清理

- 4.8 mm刨刀自前内侧入路进入,关节镜拉钩自前外侧入路进入。
- 刨削清理扩大关节镜视野。
- 清除游离体,以刨刀和磨钻清除鹰嘴和桡骨头窝的骨赘。
- 清理完骨性结构后,外侧入路作为工作入路松解前关节囊。可能需要从关节囊的肱骨端开始松解。
- 若计划行关节囊切除,则咬除一小部分关节囊游离缘后,自内侧向外侧切除前侧关节囊,直至暴露桡骨头前方的脂肪垫。使用刨刀完全切除前侧关节囊。
- 内侧入路作为观察入路,完成最后的骨关节清理和前关节囊切除。

建立后侧入路

- 关节前侧清理完成后,开始转向肘关节后侧的清理。
- 再次强调,关节腔灌注和手术开始前,先标记骨性结构和确认尺神经位置(见技术图1B)。
- 后外侧入路作为观察入路。
  - 肘关节屈曲90°,平鹰嘴顶端位置在外侧关节线建立后侧入路。
- 后侧入路是工作入路,位于鹰嘴顶近端2～3 cm;因为需要穿透厚实的肱三头肌,所以使用刀片建立入路。
- 根据需要建立作拉钩用的入路,可以是后侧入路近端2 cm的稍偏内或偏外。

TECHNIQUES

清理后侧间室与关节囊松解

- 因为后侧间室是一个潜在的关节腔隙，所以在清理开始前，先用钝性套筒插入鹰嘴窝，由此分离软组织和脂肪。然后使用刨刀清理，使得视野清晰。
- 建立后外侧观察入路和直接后方工作入路后，使用刨刀自直接后方入路将鹰嘴和鹰嘴窝周围的骨赘清理干净。
- 屈曲受限的患者需要行后内侧和后外侧关节囊松解。
- 处理内侧关节囊时，确认并保护尺神经。
- 何时做尺神经减压或转位仍旧存在争议，但一般情况下，对于预计术后的活动度有大幅度改善或术前已有尺神经症状的患者，考虑行尺神经减压或转位。
  - 如果术者的关节镜技术熟练，则尺神经减压手术可以在镜下完成，否则需切开做尺神经皮下前置。

要点与失误防范

关节腔灌注	• 在关节腔注水以及手术操作开始之前，先要辨认骨性标志和解剖结构（包括尺神经），否则关节腔灌注后很难清楚辨认这些结构 • 关节腔注水后使得器械可以更容易地进入关节腔；关节囊膨胀后，覆盖其上的组织结构会发生移位，由此使得进入关节腔更为容易和安全
建立入路	• 建立入路时做的切口，仅需切开皮肤，以避免损伤皮神经
骨赘	• 骨赘清理需要包括肱骨远端的桡骨窝和冠突窝以及鹰嘴窝周边，这些位置经常被忽略
尺神经	• 术前应检查尺神经并标记；术者应查视有无尺神经半脱位；如果有既往手术史或对尺神经走行有任何疑问，就应加做小的皮肤切口，确认尺神经位置并予以牵开保护，避免其受到损伤

术后处理

- 手术操作完成后即刻评估活动度（图4），通道用3-0尼龙线或者Prolene线关闭，并以无菌敷料加压包扎。
  - 术后患肢伸直位石膏后托固定，术后当晚患肢需悬吊抬高（所谓自由女神像手势）。
- 术后第一天，拆除石膏并检查血管神经情况，特别是桡神经、尺神经和正中神经。
  - 开始肘关节全幅度的屈伸功能锻炼，患肢上臂可自由活动。
- 术后预防异位骨化的作用以及患者的依从性有多高都值得商榷。笔者一般会要求患者术后6周内每天3次口服吲哚美辛75 mg，但大多数患者不能耐受这一医嘱。
- 多数患者需要遵循石膏固定计划，如将患肢石膏固定由伸直位改为极度屈肘位，这是很有帮助的。每隔一小时改变石膏固定位置，使患肢轮流固定在术中所能获得的最大伸直和最大屈曲角度。
- 用CPM操练器械进行训练，并且可同时给予神经阻滞，但依据笔者的经验这并非必需。
  - 对于无法行主动活动锻炼的患者或挛缩严重的患者，CPM操练可能是有一定帮助的，虽然对CPM操练的确切使用指征和必要性尚缺乏统一意见。

预后

- 在笔者的系列研究中[2]，对41位患者的42个肘关节进行手术治疗，平均随访176.3周（至少2年），结果显示：
  - 屈肘活动度（从术前117.3°提高至131.6°，$P<0.0001$），伸肘活动度（从术前21.4°提高至8.4°，$P<0.0001$），前臂旋后（从术前70.7°提高至78.6°，$P=0.0056$）都显著改善。根据Mayo肘关节功能评分，

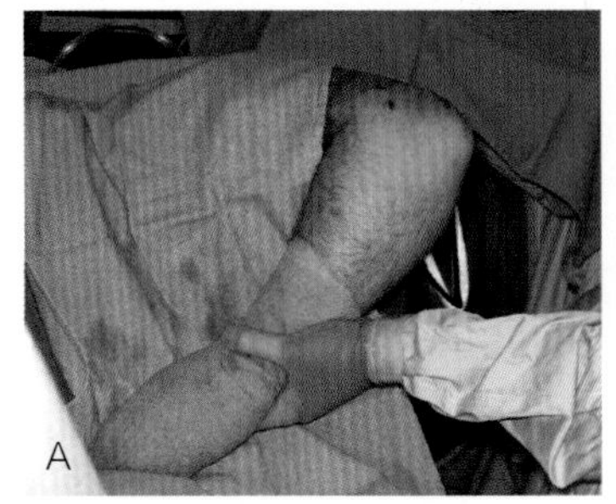

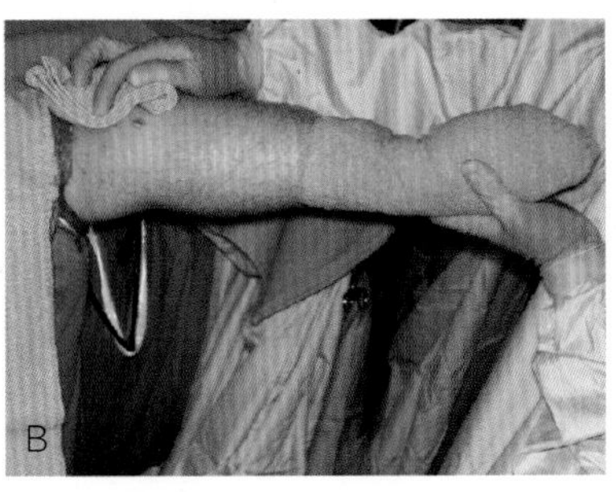

图4　A、B. 术中关节松解后，确认肘关节活动度的恢复情况。

91%的患者患肢功能优良($P<0.000\,1$)。
  - 疼痛明显改善($P<0.000\,1$)。
  - 并发症发生率低(n=2;异位骨化和一过性尺神经麻痹)。
- Cohen等[5]比较关节镜下清理和切开清理(Outerbridge-Kashiwagi)治疗肘关节骨关节炎的结果。
  - 两组患者的肘关节屈曲活动度都有明显改善,疼痛减轻。患者的满意率都很高。
  - 增加肘关节的伸直角度,虽然两组都有所增加,但关节镜组增加得更少些。
  - 两种术式都不行关节囊松解。
  - 比较两种手术方法的结果发现,切开术式对肘关节屈曲功能改善更有效,而关节镜术式对减轻疼痛更有效。
  - 两种术式总体有效性没有显著性差异。
- 这些研究结果和其他文献报道结果显示:关节镜下关节清理与关节囊松解在减轻疼痛、改善活动度和并发症发生率等方面效果相近。尽管关节镜技术对疾病治疗有效,但目前尚无证据说明其相较于切开术式有更大的优势。

并发症

- 肘关节手术无论关节镜还是切开,都需要当心损伤血管神经。
- Mayo Clinic的研究显示[7],在473例肘关节镜手术中发生50例并发症。
  - 最常见的是伤口引流时间延长,其他还包括感染、神经损伤和关节挛缩。
  - 未发现永久性的神经损伤。
- 肘关节周围各种可能会被医源性损伤到的神经都有被观察到。
- 术中保持专注与细心,正确建立手术入路以及掌握相关解剖知识对避免神经损伤会有所帮助。

(王驭恺 译,丁坚 审校)

参考文献

[1] Adams JE, Steinmann SP. Nerve injuries about the elbow. J Hand Surg Am 2006;31A:303-313.

[2] Adams JE, Wolff LH III, Merten SM, et al. Primary elbow arthritis: results of arthroscopic debridement and capsulectomy. Presented at American Society for Surgery of the Hand, Sept 6-9, 2006, Washington DC.

[3] Allen DM, Devries JP, Nunley JA. Ulnohumeral arthroplasty. Iowa Orthop J 2004;4:49-52.

[4] Antuna SA, Morrey BF, Adams RA, et al. Ulnohumeral arthroplasty for primary degenerative arthritis of the elbow: long-term outcome and complications. J Bone Joint Surg Am 2002;84A:2168-2173.

[5] Cohen AP, Redden JF, Stanley D. Treatment of osteoarthritis of the elbow: a comparison of open and arthroscopic debridement. Arthroscopy 2000;16:701-706.

[6] Kashiwagi D. Osteoarthritis of the elbow joint. In: Kashiwagi D, ed. Elbow Joint. Proceedings of the International Congress, Japan. Amsterdam: Elsevier Science Publishing, 1986:177-188.

[7] Kelly EW, Morrey BF, O'Driscoll SW. Complications of elbow arthroscopy. J Bone Joint Surg Am 2001;83A:25-34.

[8] McAuliffe JA. Surgical alternatives for elbow arthritis in the young adult. Hand Clin 2002;18:99-111.

[9] Morrey BF. Primary degenerative arthritis of the elbow: treatment by ulnohumeral arthroplasty. J Bone Joint Surg Br 1992;74B:409-413.

[10] O'Driscoll SW. Arthroscopic treatment for osteoarthritis of the elbow. Orthop Clin North Am 1995;26:691-706.

[11] O'Driscoll SW. Operative treatment of elbow arthritis. Curr Opin Rheumatol 1995;7:103-106.

[12] Ogilvie-Harris DJ, Gordon R, MacKay M. Arthroscopic treatment for posterior impingement in degenerative arthritis of the elbow. Arthroscopy 1995;11:437-443.

[13] Oka Y, Ohta K, Saitoh I. Debridement arthroplasty for osteoarthritis of the elbow. Clin Orthop 1998;351:127-134.

[14] Phillips NJ, Ali A, Stanley D. Treatment of primary degenerative arthritis of the elbow by ulnohumeral arthroplasty: a long-term follow-up. J Bone Joint Surg Br 2003;85B:347-350.

[15] Redden JF, Stanley D. Arthroscopic fenestration of the olecranon fossa in the treatment of osteoarthritis of the elbow. Arthroscopy 1993;9:14-16.

[16] Sarris I, Riano FA, Goebel F, et al. Ulnohumeral arthroplasty: results in primary degenerative arthritis of the elbow. Clin Orthop 2004;420:190-193.

[17] Savoie FH III, Nunley PD, Field LD. Arthroscopic management of the arthritic elbow: indications, technique, and results. J Shoulder Elbow Surg 1999;8:214-219.

[18] Stanley D. Prevalence and etiology of symptomatic elbow osteoarthritis. J Shoulder Elbow Surg 1994;3:386-389.

[19] Steinmann SP. Elbow arthroscopy. J Am Soc Surg Hand 2003;3:199-207.

[20] Steinmann SP, King GJ, Savoie FH III. Arthroscopic treatment of the arthritic elbow. J Bone Joint Surg Am 2005;87A:2114-2121.

[21] Suvarna SK, Stanley D. The histologic changes of the olecranon fossa membrane in primary osteoarthritis of the elbow. J Shoulder Elbow Surg 2004;13:555-557.

[22] Tsuge K, Mizuseki T. Debridement arthroplasty for advanced primary osteoarthritis of the elbow: results of a new technique used for 29 elbows. J Bone Joint Surg Br 1994;76B:641-646.

[23] Vingerhoeds B, Degreef I, De Smet L. Debridement arthroplasty for osteoarthritis of the elbow(Outerbridge- Kashiwagi procedure). Acta Orthop Belg 2004;70:306-310.

第75章 肘关节滑膜切除术

Synovectomy of the Elbow

Michael J. O'Brien, J. Ollie Edmunds, Jr., and Felix H. Savoie III

定义

- 肘关节滑膜切除术是通过手术的方式将增厚的、发炎的且造成肘关节疼痛的滑膜切除。
- 滑膜切除术通常用于类风湿性关节炎、血友病性滑膜炎、滑膜软骨瘤病和炎症性关节病。
- 过去，需要切开关节囊做滑膜切除术，而现在，关节镜下滑膜切除是首选方法。
- 与切开的方法相比，关节镜下滑膜切除术可作为门诊手术，康复更快，并且关节镜下能够观察整个肘关节以及辨别可能存在的其他病变。

解剖

- 在肘关节内侧，掌握正中神经和尺神经的位置对于建立内侧入路至关重要(图1A)。
- 在肘关节外侧，掌握桡神经和骨间后神经(PIN)的位置对于建立外侧入路至关重要(图1B)。
- 因为近端入路远离神经血管结构，所以它们比远端入路更安全。
- 后侧入路不应偏离中线以内，以避免医源性损伤尺神经。
- 滑膜增生和关节囊肿胀可能导致桡神经或尺神经的压迫性神经病变。

发病机制

- 类风湿性疾病是一种慢性系统性自身免疫性疾病，可造成滑膜微血管病变和滑膜细胞增生伴血管周围淋巴细胞增多症[13]。
- 滑膜组织肥大是该疾病的典型表现。
- 滑膜炎症导致关节积液，由此造成关节疼痛、肿胀和活动范围受限。
- 持续的炎症反应导致形成一种称为血管翳(pannus)的侵蚀性增生性的滑膜。持续释放炎性细胞因子导致软骨持续的损伤、关节周围骨质侵蚀和软组织退变[14]。
- 关节囊膨大和滑膜肥大可逐渐破坏韧带、软骨和骨，导致进行性关节不稳和畸形。
- Ⅷ因子或Ⅸ因子缺乏的血友病患者反复发生关节内积血，常常导致血友病性关节病。关节内的积血通过滑膜吸收，从而造成反应性滑膜炎，使得滑膜产生蛋白水解酶，这些酶破坏血液、关节软骨和邻近的骨组织。

自然病程

- 患有肘关节滑膜炎的患者最初表现为肘部积液，伴随疼痛和活动受限。在炎症性关节炎的早期阶段，不表现出软骨和骨的畸形。患有血友病性滑膜炎的情况下，肿胀的血管性滑膜易破裂并反复出血进入肘关节。

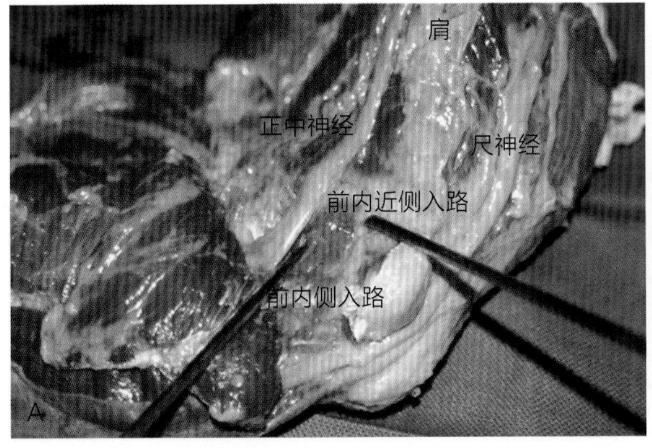

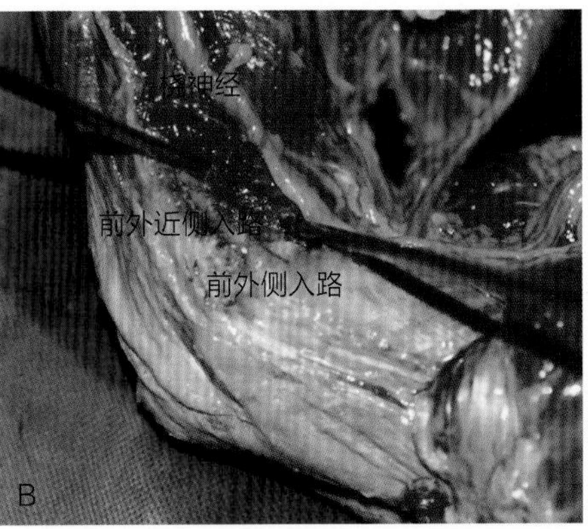

图1 A、B. 尸体解剖显示前内侧和前外侧入路。近端前内侧入路（A）相较于远端入路更加远离正中神经。近端前外侧入路（B）相较于远端入路更加远离桡神经（图片经允许引自Larry D. Field, MD, Mississippi Sports Medicine and Orthopaedic Center, Jackson, MS）。

- 有10%的类风湿性肘关节炎患者，滑膜炎会自发消退[7]。
- 对于类风湿患者，早期使用药物应优先于手术干预，药物控制可能会减缓疾病进展[2]。
- 如果滑膜炎持续存在，以下继发性改变可能会发生：
    - 患者因肘关节疼痛和肿胀而减少关节活动并将肘部维持在一个屈曲位置，这会引起肘部屈曲挛缩畸形。
    - 该疾病可能导致肱肌萎缩，使正中神经和肱动脉更靠近滑膜。
    - 环状韧带的破坏可能导致桡骨头不稳定，肱二头肌的牵拉作用造成桡骨头向前脱位。
    - 内侧副韧带和外侧副韧带(LCL)复合体中的任何一个或两者都损伤可能导致严重的肘关节内外翻不稳定。
    - 增生的滑膜或肿胀的关节囊侵入前臂可能导致血管、神经或肌肉功能障碍，特别是出现尺神经或桡神经受压导致的神经病变。
- 长期滑膜炎最终会破坏关节的透明软骨。
- 关节软骨进行性退变和进展性关节炎与软骨下囊肿和边缘骨赘形成有关，这会进一步削弱关节囊和韧带的支撑作用。血友病的肘关节病可在邻近的骨中产生假性囊肿。
- 肘关节滑膜炎的终末期以关节间隙显著丢失、软骨下骨损伤和塌陷以及进行性肘关节不稳定为特征。这导致关节疼痛、无力和不稳定[7]。

病史和体格检查

- 患者的主诉是肘部疼痛和僵硬，特别是在滑膜炎的早期阶段。肘关节僵硬通常是最大的问题，伸直屈曲终末阶段活动度丢失。静息时可能会出现疼痛，并且会因活动而加剧。
- 患者可能会主诉肘部肿胀和关节膨大，伴有撞击症状。
- 血友病患者经常主诉关节内反复疼痛性出血。
- 体格检查通常会在肘部后外侧发现水肿、胀大，提示滑膜炎或关节内积液。可以在肘后三角和后外侧沟中触诊积液和肥大的滑膜。
- 应使用测角仪测量肘关节伸展、屈曲和前臂旋转时的活动范围。如果运动丧失，终止时为软性的则提示软组织原因，例如伴有滑膜炎或关节囊挛缩的关节积液；而终止为硬性的则提示骨质畸形。旋转受限往往提示桡骨头畸形或不稳定。
- 对于丢失旋转活动度的类风湿患者，手腕的体检和影像学检查对于评估下尺桡关节的病变是十分重要的。这些患者通常伴有下尺桡的疾患。
- 血友病患者通常发生肘关节屈曲挛缩，可能不伴有疼痛。
- 检查侧副韧带需行内外翻应力试验。仰卧侧向轴移试验和推拉试验以发现是否存在后外侧旋转不稳定(PLRI)。在前臂旋转时，应触摸桡骨头以评估畸形或不稳定。
- 当疾病进展到晚期，因关节积液和滑膜肥大导致韧带功能不全时，会出现肘关节不稳定。当关节软骨进展性退变时，可能出现关节活动时弹响。
    - 神经血管的例行检查至关重要。骨间后神经和尺神经可能被发炎的滑膜压迫。

影像学和其他诊断学检查

- 拍摄X线片包括前后位、侧位和斜位，用于评估关节破坏的程度。这有助于预测滑膜切除术对缓解疼痛的有效性。
- Mayo类风湿肘关节炎分型[12]基于X线表现对疾病的严重程度进行分级(图2A～E)。
    - Ⅰ级：主要为滑膜炎，除关节周围骨质减少或软组织肿胀外无其他影像学改变(图2A、B)。
    - Ⅱ级：关节间隙变窄，但关节结构完整(图2C)。
    - Ⅲ级：关节软骨下结构改变，例如鹰嘴变薄、滑车或肱骨小头发生骨吸收(图2D～E)。
    - Ⅳ级：关节破坏广泛且严重。
    - Ⅴ级：关节强直。
- 血友病关节病的Arnold和Hilgartner分型根据从轻到重分为五个阶段[1]。
- CT扫描有助于更好地显示骨性结构，如骨赘形成、桡骨头畸形或游离体。
- MRI可以确定滑膜炎的程度、关节内非骨化的游离体以及侧副韧带复合体是否完整。

鉴别诊断

- 类风湿性关节炎。
- 炎症性关节炎(狼疮，银屑病关节炎)。
- 血友病性关节病。
- 色素沉着绒毛结节性滑膜炎(PVNS)。

非手术治疗

- 类风湿患者的炎症，应用系统性抗类风湿药物可能有助于控制疾病。
- 应用非甾体抗炎药(NSAIDs)。
- 针对因子缺陷的血友病患者，针对性输入所缺乏的因子。
- 谨慎使用关节内注射皮质类固醇。

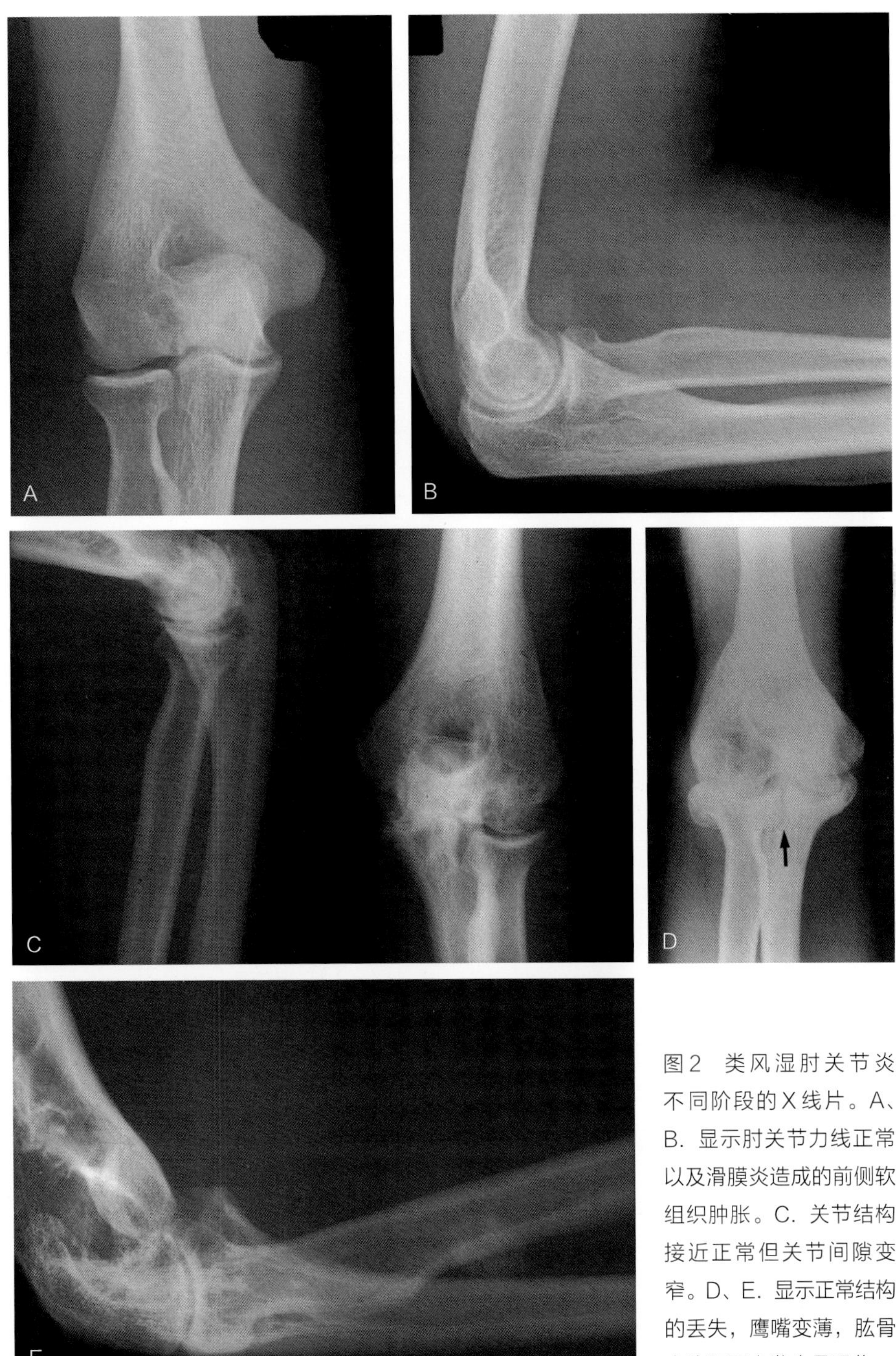

图2　类风湿肘关节炎不同阶段的X线片。A、B. 显示肘关节力线正常以及滑膜炎造成的前侧软组织肿胀。C. 关节结构接近正常但关节间隙变窄。D、E. 显示正常结构的丢失，鹰嘴变薄，肱骨小头和冠突发生骨吸收。

- 物理治疗控制肿胀和恢复活动范围。
- 可活动性支具，以改善屈伸活动的最大范围。

手术治疗

- 手术适应证：肘关节滑膜炎造成持续疼痛伴有功能障碍，并且保守治疗失败。
- 适用于类风湿性关节炎（最常见）、炎症性关节病、血友病伴复发性疼痛性肘关节炎、银屑病关节炎和急性化脓性关节炎。
- 禁忌证：药物控制不足6个月或不充分的药物治疗，伴有骨质严重破坏和韧带功能不全的肘关节不稳定，因为单纯滑膜切除术不能完全解决问题。术前就存在肘关节不稳的患者禁用桡骨头切除术。
- 关节镜下滑膜切除的禁忌证：术者专业知识不足，因为解剖结构变异以及神经血管结构与极薄的关节囊相邻，很容易造成医源性损伤。

术前计划

- 类风湿病患者常有多个关节受累。一般情况，首先进行处理症状最明显的关节。如果肘部和肩部症状严重程度相仿，大多数术者会主张首先处理肘部。
- 所有患有类风湿病的患者在术前都必须全面检查并评估颈椎的稳定性。
- 血友病患者的手术必须与血液科成员密切合作，以确保在术前、术中和术后必要时间立刻就能提供凝血因子。
- 如果要对肘部、腕部和肩部都进行相应的手术，则必须考虑患者体位如何摆放。
- 每个病例在麻醉后手术前都需要进行体检，明确术前的活动范围，活动终止是软性还是硬性的，韧带稳定性以及是否存在尺神经半脱位。半脱位的尺神经可能需要小切口来识别和保护尺神经。

体位

- 关节镜下滑膜切除术，可采用三个体位。按标准使用充气型止血带。
  - 俯卧：上臂由垫枕或手臂托架支撑。这样可以稳定手臂并方便暴露肘关节后侧。如果需要打开外侧入路，则通过外旋肩部即可。但是侧卧位对于麻醉团队的气道管理要求较高。
  - 侧卧：将患者放在沙袋上，手臂由手臂托架支撑。同样，该体位可以稳定手臂也方便暴露肘关节后侧，麻醉团队气道管理相对更容易。
  - 仰卧：利用手臂悬挂装置悬吊手臂。稳定性不如使用手臂托架，但气道管理简便。

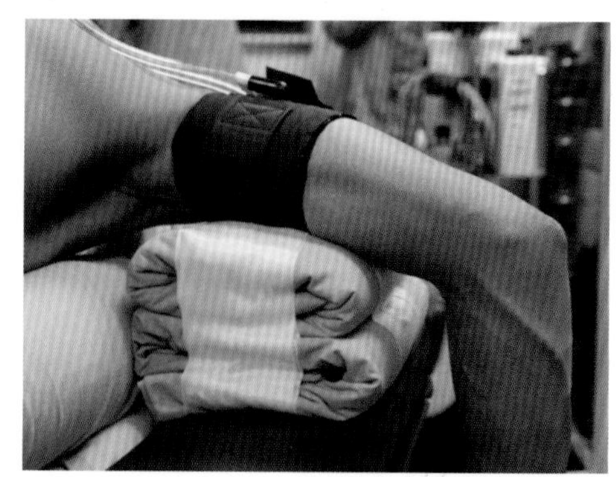

图3 肘关节镜的俯卧位，上臂由垫枕支撑，利于从肘关节后侧建立入路。

- 笔者更倾向于行肘关节镜检查，俯卧位，上臂由垫枕或手臂托架支撑(图3)。
- 切开做滑膜切除术通常取仰卧位外侧入路。使用充气型止血带，患肢置于搁手板上。如果选择后正中入路，俯卧位或侧卧位可能更加合适。

入路

- 关节镜下滑膜切除采用标准的关节镜入路。
- 切开做滑膜切除术通常通过外侧入路，做滑膜大部切除，可同时做桡骨头切除。扩展的Kocher入路可以很好暴露前关节囊，并且(通过桡骨头切除)可以显示内侧沟的滑膜[10]。通过同样的方法可以进入鹰嘴和后窝。
- 后正中入路可以同时显露肘关节的内、外侧。Bryan-Morrey翻转肱三头肌肌瓣的方法对于滑膜切除术不是必要的[3]。

TECHNIQUES

关节镜下滑膜切除

- 建立前内侧观察入路。
  - 使用标准的4.0 mm关节镜。利用重力加压或者低压(<30 mmHg)的气泵来限制外渗和减轻软组织肿胀。
  - 笔者更喜欢从肘关节前侧开始滑膜切除。关节内注入30 mL生理盐水。通过在内侧肌间隔膜前侧插入钝性套管针，建立近端前内侧入路作为观察口(技术图1A)。由于滑膜肥大(技术图1B)导致最初的观察空间较差，而且关节囊紧缩使得操作空间有限。
- 建立前外侧工作入路。
  - 使用腰穿针定位后，由外向内的技术建立近端前外侧工作入路。通常，关节前侧近端入路将比远端入路更安全，因为它们远离神经血管结构。
  - 如果关节囊明显紧缩使得操作空间十分有限，从近端前外侧入路使用转动棒将关节囊从向近端牵拉远离肱骨。这一操作在没有破坏关节囊的同时增加了关节囊内体积使得操作空间变大。
- 从外侧入路行肘关节前间室滑膜切除。
  - 通过近端前外侧入路插入4.5 mm全半径刨刀，并开始切除滑膜。
  - 只有完全能看清刨刀位置的情况下才可以切除滑膜(技术图2A、B)。在保留关节囊的同时切除关节滑膜，并且随着滑膜的切除，视野得到改善。
  - 使用有限的吸力，刨刀背对关节囊。确保刨刀的尖端始终在关节镜的视野中。在类风湿性肘关节病中，关节囊通常非常薄，最好不要破坏囊的完整性。

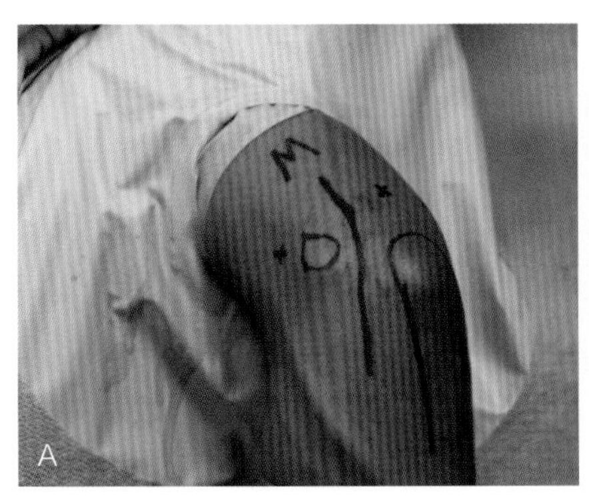
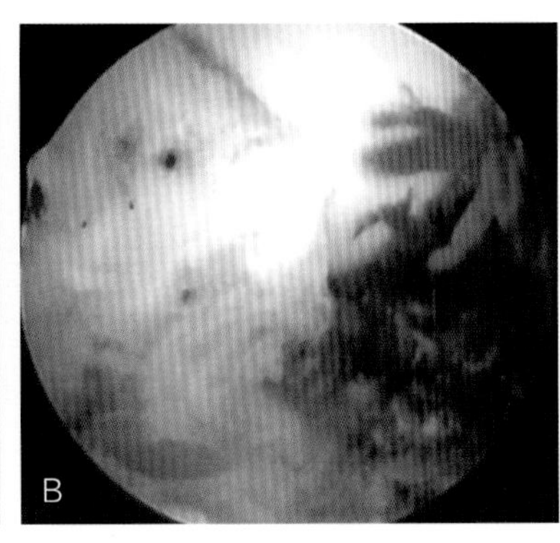

技术图1　A. 按标准建立前内侧观察入路。B. 因肥大的滑膜导致初始视野不佳。

- ○ 通过近端或远端入路谨慎使用牵开器（转动棒或小骨剥）可以帮助牵拉关节囊以改善视野并同时保护神经血管结构（技术图2C、D）。
- ○ 在肘外侧开始滑膜切除，逐渐显露出桡骨头。在桡骨头前方做滑膜切除术中要特别小心，避免医源性损伤PIN。
- ○ 从肘关节前侧继续行滑膜切除，尽可能切除至肘关节内侧但要保证安全且可见。
- 诊断性关节镜检查，评估骨赘情况和桡骨头畸形。
  - ○ 切除了肥大的滑膜并且视野得到改善后，就可以开始诊断性关节镜检查。
  - ○ 评估桡骨头和肱桡关节是否有畸形和关节炎的表现（技术图3）。评估环状韧带和LCL复合体的松弛度。评估尺骨冠突尖和冠状窝是否有骨赘。识别并去除骨赘和游离体。如果存在严重的肱桡关节炎，则有指征在镜下行桡骨头切除。
- 关节镜下桡骨头切除。
  - ○ 当术前影像、检查和关节镜评估显示严重的肱桡关节炎时，可以进行桡骨头切除术。桡骨头切除的前提是患者肘关节稳定，桡骨头畸形阻碍前臂旋转。
  - ○ 通过近端前外侧入路插入电动磨钻，由此切除桡骨头的前半部分（技术图4A）。通过前臂旋前旋后，可以使桡骨头的整个前半部分进入视野并用磨钻切除。
  - ○ 接下来，使用腰穿针定位建立外侧软点入路，磨钻可经由肱桡关节后侧部分插入（技术图4B）。采用分小块切除的办法，切除桡骨头的后半部分，切除后与前半部分平齐。切除平面在远端直至环状韧带水平（技术图4C）。

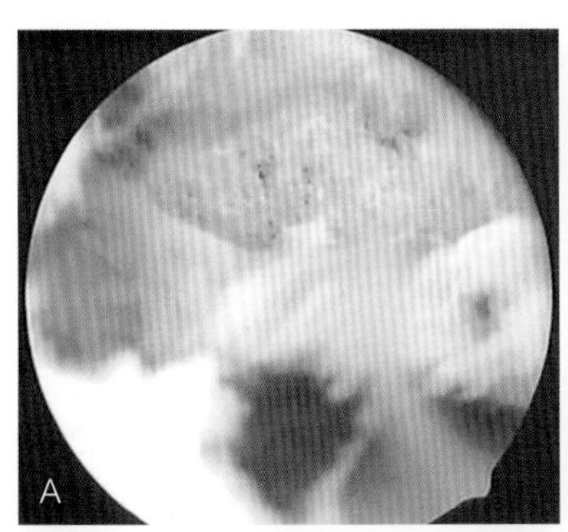
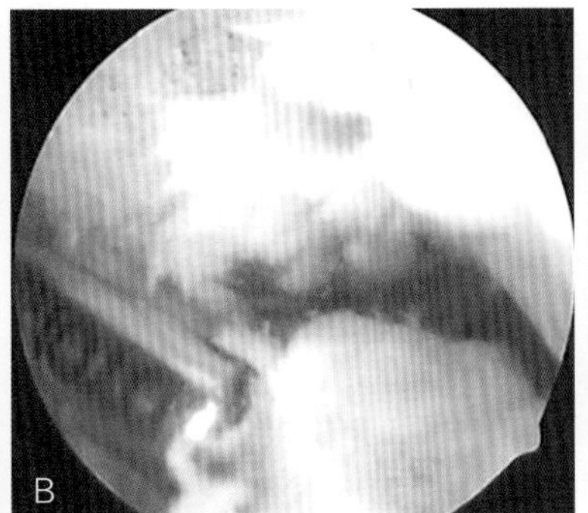
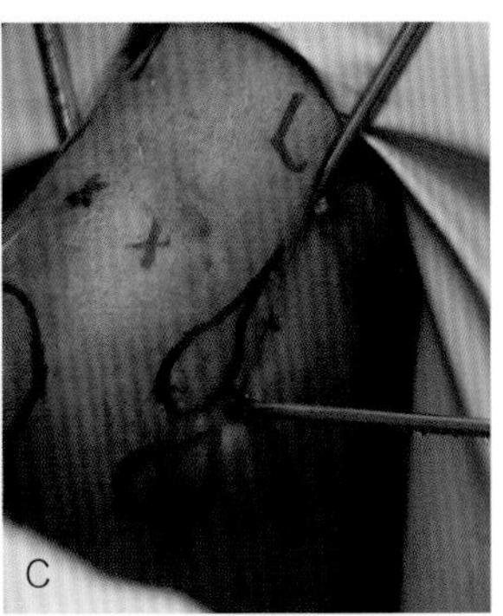
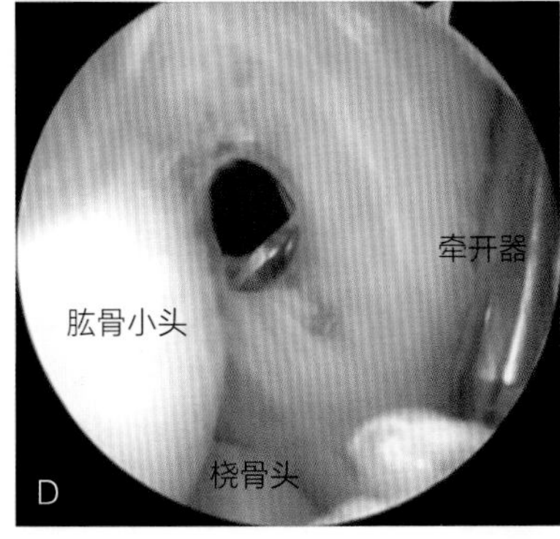

技术图2　A. 因为紧缩的关节囊和肥大的滑膜，初始视野不是很清楚。B. 刨刀完全暴露在镜下视野后再开始滑膜切除。C、D. 从前外侧入路插入转动棒（C）用作关节内的拉钩（D），便于牵开前侧关节囊并同时保护桡神经。

TECHNIQUES

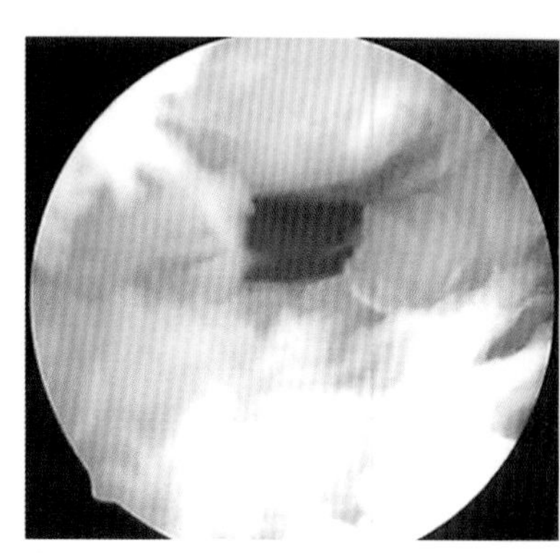

技术图3 近端前内侧观察入路的肱桡关节视野，可见滑膜肥大和严重的肱桡关节炎。

- 从内侧入路行肘关节前间室滑膜切除。
  - 使用转动棒维持入路并将关节镜从内侧通道取出并插入外侧入路。经入路通道使用刨刀，继续从肘关节的中间部分行滑膜切除直至肘关节内侧。
  - 冠状窝或冠尖上的骨赘可以用磨钻切除。
  - 使用刨刀时，采用有限吸力，避免破坏关节囊。
- 进入肘关节后侧间室。
  - 在鹰嘴尖端近端2～3 cm处建立穿肱三头肌腱的后侧入路。确保不要偏离中线以内以避免损伤尺神经。将钝性套管针穿过肱三头肌腱并进入鹰嘴窝。
  - 由于滑膜肥大，初始视野通常较差。
  - 建立后外侧工作入路便于插入刨刀。将刨刀穿过后外侧入路进入鹰嘴窝。敏锐地感受刨刀的尖端与关节镜的尖端触碰后，刨刀随即应该进入视野。清理鹰嘴窝的滑囊和滑膜并建立操作空间（技术图5）。辨认鹰嘴的尖端。
- 去除鹰嘴尖端的骨赘。
  - 可以通过后外侧入路插入磨钻，切除鹰嘴尖上的骨赘。
- 在后侧间室行滑膜切除。
  - 将关节镜推进至后内侧沟。识别和移除游离体。在后内侧沟内行滑膜切除。
  - 在后内侧沟操作时要特别小心，以免损伤尺神经。不要使用吸引器并让刨刀朝着远离关节囊的方向。
  - 接下来，将关节镜推进至后外侧沟（技术图6）。在后外侧沟中识别和移除游离体。
  - 关节镜可沿后外侧沟向前推进，以观察肱桡关节后部。辨认后外侧发炎的皱褶，并通过外侧入路用刨刀将其切除。
- 缝合入路。
  - 关节镜从肘关节移除，从关节内引出冲洗液。
  - 入路用3-0尼龙线以8字的方式缝合。缝合入路可以减少术后引流，降低术后感染和形成窦道的风险。
- 敷料包扎。
  - 在肘部采用厚重的软敷料包扎，以减轻术后肿胀，便于术后即刻开始关节活动度训练。

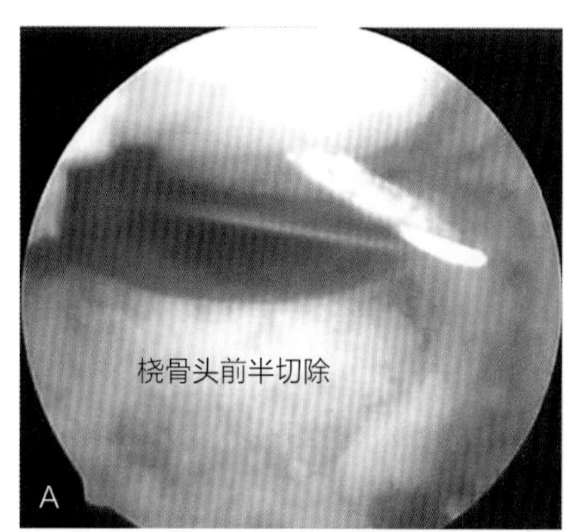

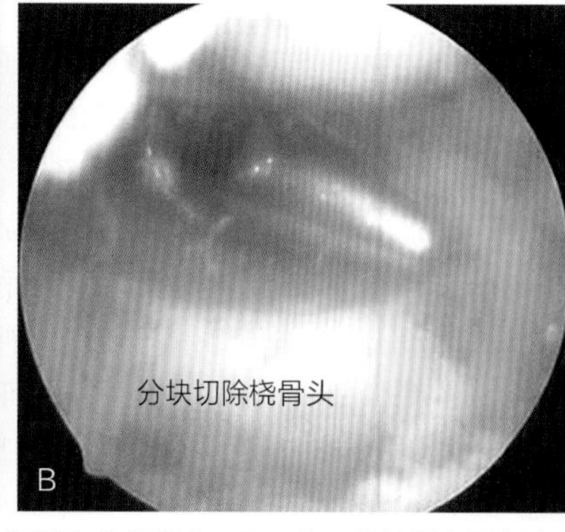

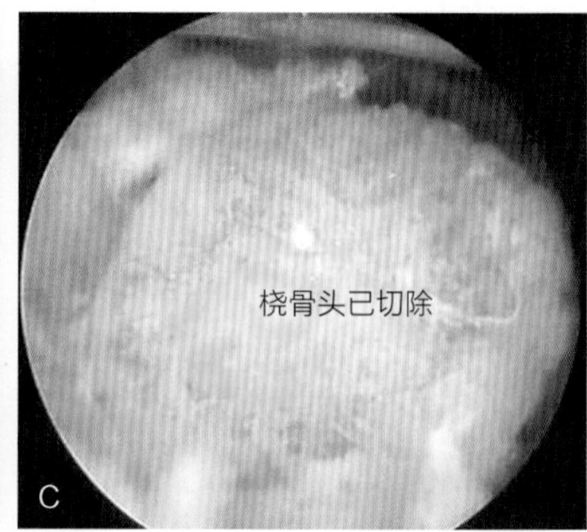

技术图4 A. 从前外侧入路切除桡骨头前半部分。B、C. 从外侧入路插入磨钻（B）以完成桡骨头切除（C）。

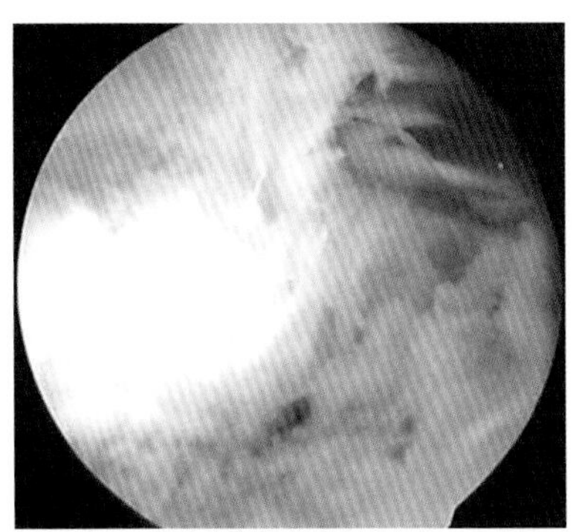

技术图5　镜下肘关节后侧间室，刨刀指向鹰嘴尖端。

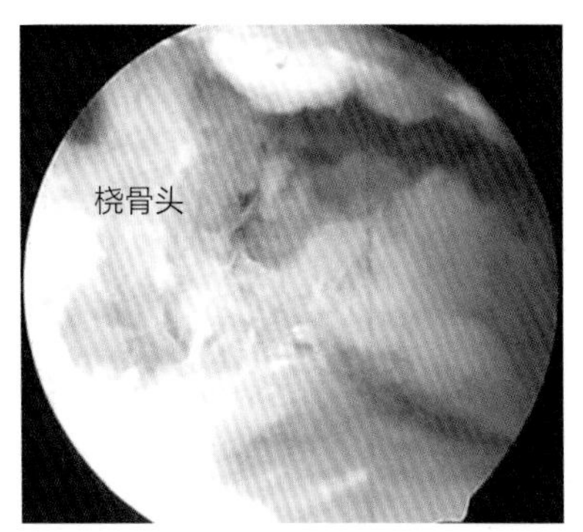

技术图6　插入关节镜直至后肘关节后外侧沟可见肱桡关节后侧。

切开做滑膜切除

- 肘关节外侧入路。
  - 手臂抬高并驱血，止血带充气。
  - 以肱桡关节为中心在肘关节外侧做一个12 cm的弧形切口。手术刀锐性分离直至筋膜层，分别向前向后翻开全层皮瓣。
  - 通常使用延展的Kocher入路[10]。辨认脂肪条带，该位置就是肘肌和尺侧腕伸肌之间的间隔。切开脂肪条带位置的筋膜，用骨剥行钝性分离，将尺侧腕伸肌向前抬起，肘肌向后抬起，暴露关节囊。保持前臂旋前以保护PIN。
  - 或者，从外侧沿着指总伸肌和桡侧腕长伸肌之间的间隙分离，或劈开指总伸肌腱进入关节。无论哪一个间隙，从外侧入路PIN都有受伤的风险。
  - 应暴露关节囊和LCL复合体。
- 关节囊切开暴露肘关节。
  - 沿着桡骨方向稍偏前切开关节囊暴露肱桡关节。
  - 切开关节囊的位置应位于外侧尺副韧带前侧，以避免造成PLRI。关节囊切开时有一部分须经过桡侧副韧带，这部分韧带在滑膜清理结束后进行修复。
- 松解LCL复合体以增加暴露范围。
  - 清楚辨认LCL后，将LCL从肱骨外上髁锐性剥离，使得肘关节可以像开书样翻开，同时维持了韧带的完整性。
  - 这可以很好地暴露前关节囊和前侧间室。
  - 手术收尾阶段，通过在肱骨外上髁钻孔修补固定LCL复合体或者使用带有两股缝线的锚钉修补。
- 切开环状韧带。
  - 沿着桡骨纵轴切开环状韧带并缝线标记，利于之后缝合。
  - 暴露环状韧带以远时要特别小心，因为PIN有受伤的风险。如果必须在环状韧带的远端进行分离，则必须首先识别并保护PIN。
- 切除还是保留桡骨头。
  - 如果有指征，可以行桡骨头切除。
  - 将小型Hohmann拉钩放在桡骨颈周围以保护PIN，使用微型摆据切除桡骨头。
  - 如果保留桡骨头，可以从肱桡关节前方暴露前侧关节囊。
- 前侧滑膜切除。
  - 牵开器可以放入肘关节，将肌群牵拉向前。可以用咬骨钳切除滑膜，保留前关节囊的完整性。
  - 如果使用电刀切除滑膜，请注意不要损伤关节软骨。
  - 外侧入路无法暴露内侧凹的滑膜。
- 切口向近端延伸增加暴露以进入后侧间室。
  - 在近端辨认肱三头肌和桡侧腕长伸肌之间的间隙。向后牵拉肱三头肌，向前牵拉桡侧腕长伸肌以进入后侧间室。
  - 可将牵开器放置在肱三头肌深层以进入后侧间室。
  - 行后侧间室和鹰嘴窝的滑膜切除术。
- 必要时暴露尺神经。
  - 如果需要，可以通过内侧入路暴露尺神经。一旦确定并保护了尺神经，就可以暴露后内侧沟以完成后滑膜切除术。
- 关闭伤口。
  - 通过肱骨外上髁钻孔或使用带双股缝线的锚钉重新将LCL复合体修复固定。
  - 间断缝合修补关节囊，同时缝合劈开的桡侧副韧带。
  - 缝合修补劈开后的肘肌和尺侧腕伸肌之间的间隙。
  - 缝线关闭皮下和皮肤。
- 敷料包扎。
  - 在肘部采用厚重的软敷料包扎，以减轻术后肿胀，便于术后即刻开始关节活动度训练。

要点与失误防范

关节镜下滑膜切除	
避免软组织过度肿胀	• 保持低压(如果使用泵,则为30 mmHg),避免切除关节囊,在手术过程中用弹性敷料包裹前臂
建立操作空间	• 若因关节囊较紧造成初始视野受限,则通过外侧入路使用转动棒将关节囊向前牵拉远离肱骨侧以增加暴露
保留关节囊完整性	• 使用无齿全半径刨刀,刨刀刀片远离关节囊,使用有限的吸力
避免医源性损伤神经血管结构	• 掌握镜下三维解剖结构和神经受到损害的位置,谨慎使用牵开器牵开关节囊并保护神经血管结构,在肱桡关节前侧和内侧沟操作时使用有限的吸力
切开做滑膜切除	
避免损伤LCL复合体结构	• 保持在肱桡关节面平面的前侧操作,以避免损伤桡侧肱尺关节韧带继而导致后外侧不稳定;将整个LCL复合体从外上髁锐性剥离后,可以保持韧带的完整性
避免损伤PIN	• 避免向环状韧带以远进一步剥离
避免医源性损伤血管神经结构	• 合理运用牵开器;不要切除前方的关节囊;除非已经切除了桡骨头,否则不要通过外侧入路在内侧沟行滑膜切除。大多数需要肘关节滑膜切除的血友病患者也需要桡骨头切除治疗肱桡关节破坏。因为滑膜已经侵入软骨下骨进入髓腔,所以血友病假性囊肿需要行骨性刮除术和成形术,特别是累及到滑车和鹰嘴之间的病例更加需要这么操作
扩大暴露	• 可延长入路;屈肘以放松前侧肌群,暴露肘关节前侧间室;伸肘可以更好地暴露肘关节后侧间室

术后处理

- 术后管理取决于手术的大小。
- 单纯滑膜切除是一种允许术后早期活动度锻炼的门诊手术。
- 广泛骨组织切除或关节囊切除建议术后留院观察23小时,使用术后引流,连续被动运动(CPM)和低温加压装置。
- 选择性应用吲哚美辛,预防异位骨化。
- 患者出院时采用连续72小时臂丛神经阻滞的方式进行术后镇痛。
- 严重的血友病患者在手术期间需要输注Ⅷ或Ⅸ因子,术后需要住院数天便于血液科医生调整术后所缺乏因子的输入剂量。
- 患者术后48～72小时取掉厚重的敷料,并开始关节活动度锻炼。关节镜的入路只需要创可贴。
- 手术后7～10天拆掉缝线,并开始物理治疗,以进行关节活动度锻炼,最大活动范围的训练和减轻水肿。术后4～6周开始力量训练。

预后

- 肘关节滑膜切除,不论是否同时切除桡骨头,都是治疗类风湿性肘关节病和血友病性肘关节炎的有效方法。
- 无论是切开还是关节镜下,肘关节滑膜切除要取得最好的结果,基于以下几点:年轻的患者,肘关节屈伸活动>90°,关节软骨保留和轻度的骨性畸形[12]。
- 研究表明,70%～90%的患者在术后3～5年内取得了令人满意的结果,但随着时间的推移改善效果越加不明显[12]。
- 关节镜下滑膜切除具有软组织损伤小、加速康复和术后疼痛局限的优点。术者可以看到所有关节内病变,并且可以更好地进入肘关节的后侧进行探查。
- Lee和Morrey[11]在1997年报道了14名接受关节镜下滑膜切除的患者,其中93%的患者取得了良好的效果。但是在术后42个月只有57%的患肢维持了当初的效果。报告了2例一过性神经麻痹,4例患者最后转而采取全肘关节置换术。
- Horiuchi等[6]报道了21例关节镜下滑膜切除术后肘关节的结果,71%的患者术后2年结果优良。Mayo肘关节表现评分从术前的48.3分提高到术后的77.5分。结果达到优良的患者在术后8年降低到43%。如果排除了具有晚期软骨丢失和骨性畸形的患者,术后2年和8年结果优良率分别为100%和71%。3例患者出现一过性的尺神经感觉异常,2例转而采取全肘关节置换术。
- Tanaka及其同事[16]在2006年报道了关节镜与切开做滑

膜切除的前瞻性对比研究，每组有23个肘关节。平均随访10年，48％的关节镜下治疗患者和70％的切开治疗患者几乎没有疼痛。在疼痛、活动范围或功能水平方面两组没有显著差异。两组的结果都随着时间的推移而恶化。

- Chalmers及其同事[4]在2011年完成了一项荟萃分析，比较关节镜与切开做滑膜切除对减轻疼痛、滑膜炎复发、延缓影像学进展以及转为全关节置换术的影响。接受镜下切除治疗的患者疼痛减轻效果类似，但与切开治疗的患者相比，镜下治疗的患者滑膜炎复发和影像学进展发生更频繁。术后转为全肘关节置换术的风险在两组之间相似。
- Kang等[9]报道了26例类风湿性肘关节炎患者接受关节镜下滑膜切除，其术后影像学改变为轻度至中度关节炎。平均随访34个月，73％的患者结果优良。疼痛评分从6.5分减少到3.1分，平均关节活动度从98°增加到113°，Mayo肘关节表现评分从58.5分增加到77.4分。7名患者术后影像学上可见关节炎进展，4名患者出现复发性滑膜炎。
- 关于关节镜下滑膜切除治疗血友病性肘关节炎的文献报道十分有限[5,8,15,17]。研究数量少，并且经常夹杂其他关节滑膜切除术的结果。无论是切开还是镜下滑膜切除，都能够显著降低反复关节内积血的发生率。

并发症

- 神经损伤（PIN，正中神经，尺神经）。
- 韧带损伤造成的肘关节不稳定。
- 感染，服用药物控制类风湿关节病的患者术后感染风险较高，药物应在术前7天停止。
- 异位骨化。
- 滑膜炎复发。

（王驭恺 译，丁坚 审校）

参考文献

[1] Arnold WD, Hilgartner MW. Hemophilic arthropathy. Current concepts of pathogenesis and management. J Bone Joint Surg Am 1977;59(3):287-305.

[2] Breedveld FC. Current and future management approaches for rheumatoid arthritis. Arthritis Res 2002;4(suppl 2):S16-S21.

[3] Bryan RS, Morrey BF. Extensive posterior exposure of the elbow joint. A triceps sparing approach. Clin Orthop Relat Res 1982;(166):188-192.

[4] Chalmers PN, Sherman SL, Raphael BS, et al. Rheumatoid synovectomy: does the surgical approach matter? Clin Orthop Relat Res 2011;469(7):2062-2071.

[5] Dunn AL, Busch MT, Wyly JB, et al. Arthroscopic synovectomy for hemophilic joint disease in a pediatric population. J Pediatr Orthop 2004;24:414-426.

[6] Horiuchi K, Momohara S, Tomatsu T, et al. Arthroscopic synovectomy of the elbow in rheumatoid arthritis. J Bone Joint Surg Am 2002;84:342-347.

[7] Inglis AE, Figgie MP. Septic and non-traumatic conditions of the elbow: rheumatoid arthritis. In: Morrey BF, ed. The Elbow and Its Disorders, ed 2. Philadelphia: WB Saunders, 1993:751-766.

[8] Journeycake JM, Miller KL, Anderson AM, et al. Arthroscopic synovectomy in children and adolescents with hemophilia. J Pediatr Hematol Oncol 2003;9:726-731.

[9] Kang HJ, Park MJ, Ahn JH, et al. Arthroscopic synovectomy for the rheumatoid elbow. Arthroscopy 2010;26(9):1195-1202.

[10] Kocher T. Textbook of Operative Surgery, ed 3. London: Adam & Charles Black, 1911.

[11] Lee BP, Morrey BF. Arthroscopic synovectomy of the elbow for rheumatoid arthritis. J Bone Joint Surg Br 1997;79(5):770-772.

[12] Lee BP, Morrey BF. Synovectomy of the elbow. In: Morrey BF, ed. The Elbow and Its Disorders, ed 3. Philadelphia: WB Saunders, 2000:708-717.

[13] Morrey BF, Adams RA. Semiconstrained arthroplasty for the treatment of rheumatoid arthritis of the elbow. J Bone Joint Surg Am 1992;74:479-490.

[14] Papp SR, Athwal GS, Pichora DR. The rheumatoid wrist. J Am Acad Orthop Surg 2006;14(2):65-77.

[15] Tamurian RM, Spencer EE, Wojtys EM. The role of arthroscopic synovectomy in the management of hemarthrosis in hemophilia patients: financial perspectives. Arthroscopy 2002;18:789-794.

[16] Tanaka N, Sakahashi H, Hirose K, et al. Arthroscopic and open synovectomy of the elbow in rheumatoid arthritis. J Bone Joint Surg Am 2006;88:521-525.

[17] Verma N, Valentino NA, Chawla A. Arthroscopic synovectomy in hemophilia: indications, technique and results. Haemophilia 2007;13(suppl 3):38-44.

第76章 手术治疗肘关节创伤后遗症：间置式关节成形术

Surgical Management of Traumatic Conditions of the Elbow: Interposition Arthroplasty

Bernard F. Morrey and Matthew L. Ramsey

定义和发病机制

- 肘部创伤后遗症有多种情况，是既往肘部创伤造成的结果。其治疗方案应根据不同的病因、患者不同的功能需求和年龄情况而制订。
  - 创伤后关节炎。
    - 最初的病理改变是创伤后关节面退变。
    - 继发病理改变包括软组织挛缩、游离体、异位骨化、残留内固定造成的撞击与激惹。
  - 肱骨远端骨折不愈合。
    - 累及部分或全部关节面。
    - 通常伴有严重的成角畸形和(或)旋转畸形。
  - 肘关节不稳定性功能障碍。
    - 这是一种特殊的临床情况，肘关节稳定性结构丢失。
    - 伴有显著的骨量丢失。
    - 前臂可与肱骨脱离(图1)。
  - 持续不稳定(脱位)。
    - 肘关节持续性韧带不稳定能导致关节退变，尤多见于老年、骨质疏松的患者。
    - 合并挛缩畸形和显著移位。

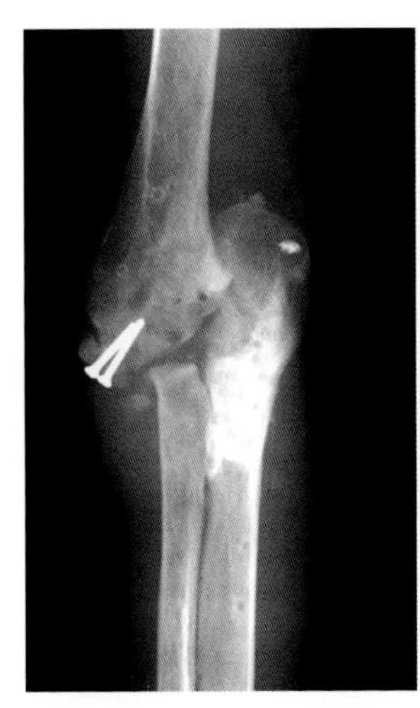
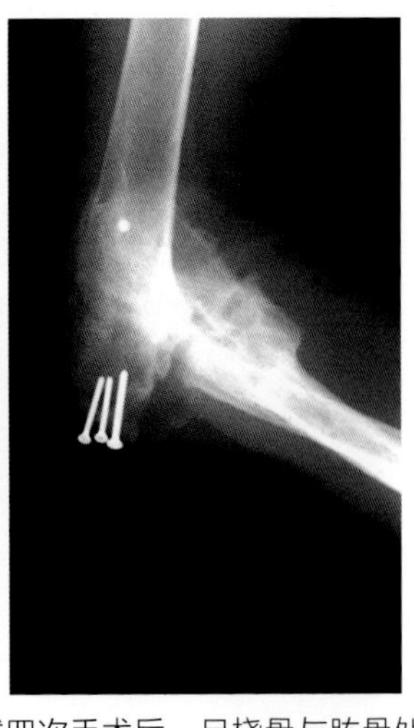

图1　X线显示恐怖三联征尝试四次手术后，尺桡骨与肱骨处于分离状态。这种程度的畸形是不适合做间置式关节成形术的。即便患者有很高的功能要求，这例患者也推荐行全肘关节置换术。

病史和体格检查

病史

- 询问病史包括获取最初损伤、采取的治疗、并发症、当前主诉、患者的功能预期等信息。
- 应仔细询问患者症状，包括疼痛程度、是否存在关节不稳定或僵硬、是否存在关节交锁等。
- 是否出现放射样疼痛，尤其是尺神经的支配区域。
- 需要特别注意是否存在夜间痛、静息痛，因为这类疼痛提示关节感染可能。注意：任何提示感染的证据或者关节引流的病史都要特别记录。

体格检查

- 系统地进行肘关节体格检查。
  - 肘关节视诊。
    - 尤其要注意皮肤温度和有无发红。
    - 既往皮肤切口位置或者经久不愈的伤口情况。
    - 静息状态下的肢体力线。
    - 有无突出的硬物。
  - 活动范围(ROM)。
    - 主被动活动时有无局部疼痛。
    - 评估主动活动范围(AROM)并与健侧对比。获取活动的角度范围、运动的平滑性、运动终止时的感受等。
      - 正常的AROM具有个体差异，但应该与健侧类似。
      - 活动范围从完全伸直(或许过伸)到屈曲130°～140°。
      - 正常前臂旋转弧度是170°，旋后范围稍大于旋前。
      - 功能性活动范围被界定屈-伸30°～130°，前臂旋转范围为旋前50°至旋后50°[10]。
    - 随后检查被动活动范围(PROM)，并且与主动活动范围作对比。
  - 肘关节触诊。
    - 应系统地检查肘部所有的骨性和软组织结构。
    - 仔细评估尺神经，如果有既往手术史，尽可能确定尺神经的位置。
- 检查有无Tinel征。
○ 评估肘关节的运动功能，尤其是屈曲（肱二头肌和肱肌）和伸直（肱三头肌）功能。

影像学和其他诊断性检查

X线

- 必须有肘部正侧位的X线片。
- 获取一个良好的侧位片比较容易。
- 获取一个可用的正位片比较困难，尤其肘关节存在明显的屈曲挛缩。
  ○ 注意：如果拍片遇到困难，可在透视引导下确认最佳的投照角度。
- 斜位片有助于获取更多的细节。

进一步影像学检查

- CT扫描。
  ○ CT尤其有助于评估骨的完整和确定肘关节间隙。
  ○ 三维重建能更好地理解骨性畸形（图2）。
- MRI。
  ○ 很少需要MRI评估创伤后关节。
  ○ 有助于判断可疑的和非典型的软组织畸形或肿胀。

鉴别诊断

- 肱骨远端的不愈合或畸形愈合。
- 创伤后肘关节僵硬。
- 肘关节持续脱位。

非手术治疗

- 非手术治疗的成功依赖于特定的骨折类型、患者对非手术疗法的积极性和期望目标。
- 调整活动强度以降低对肘关节的作用力。
- 维持肘关节适当的活动范围，假如活动得太过激进，则可能使关节功能更差。
- 偶尔用支具来保护不稳定的肢体，但总体上，支具使患者难以忍受，并且作用有限。

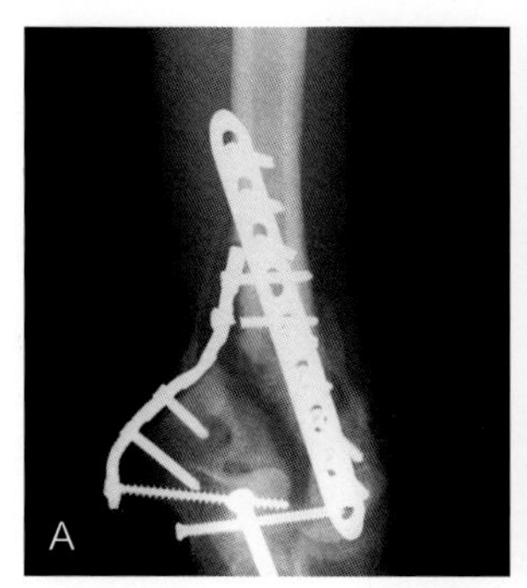

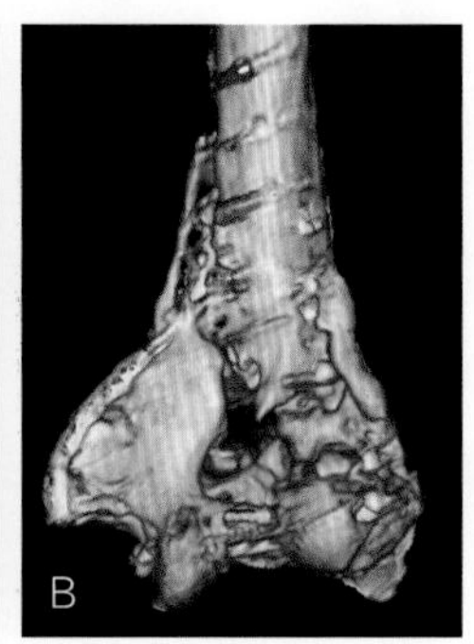

图2　A. 复杂创伤后X线无法明确关节的病理状态以及愈合情况。B. CT三维重建可以清楚显示问题的严重程度。

手术治疗

- 手术治疗的目的是解决造成肘关节创伤后遗症功能不良的潜在病因，并且制订方案时要考虑患者的年龄、病理特征、身体情况和功能预期。

手术指征

- 年龄和功能预期是主要考虑因素。
- 年龄是活动要求的代名词。
  ○ 年龄<55岁适合间置式关节成形，其他年龄段几种治疗方式都可以。
  ○ 年龄>70岁且病因类似的通常更适合关节置换。
- 疼痛及活动度丢失，非手术治疗无效的患者。
- 年龄太小或自身不愿意接受人工全肘关节置换（TEA）的患者。
- 最佳指征是因疼痛导致肘关节活动度丧失，术后不会过度使用肘关节，对活动度要求不是非常高的患者。

手术禁忌证

- 活动性感染（有持续感染的脓毒性关节炎）[8]。
- 极不稳定的肘关节。
- 明显的成角畸形（超过15°）。
- 骨量不足。
- 患者不能或不愿意遵循术后指导。
- 缺乏相关技术的使用经验。
- 静息痛但不伴有相关功能丢失（相对禁忌证）。

术前计划

- 移植物选择。
  ○ 异体跟腱：优势在于不会造成供区损伤[7]。
    - 异体跟腱组织充分，可根据重建需求选取不同厚度。
    - 如有必要也可用来重建侧副韧带。
  ○ 自体真皮或阔筋膜移植。
    - 最佳适应证是局部有限应用（如肱骨小头）。
  ○ 异体真皮组织移植。
- 确保手术时可提供铰链式肘关节外固定支架。

体位

- 仰卧位手臂横于胸前，患侧肩部垫高（图3）[8]。
- 另一种可选择的体位是侧卧位，手臂置于搁手架上。

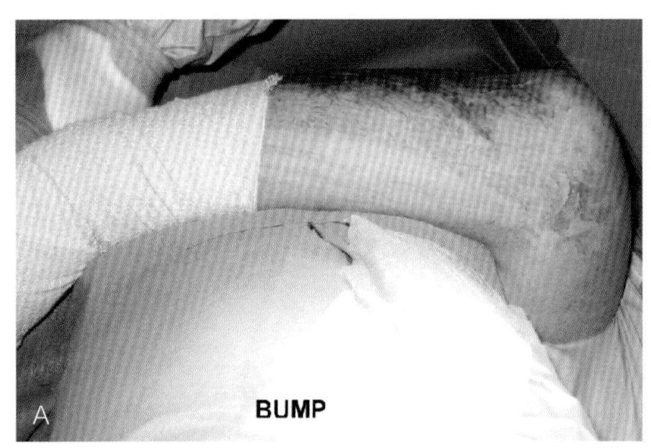

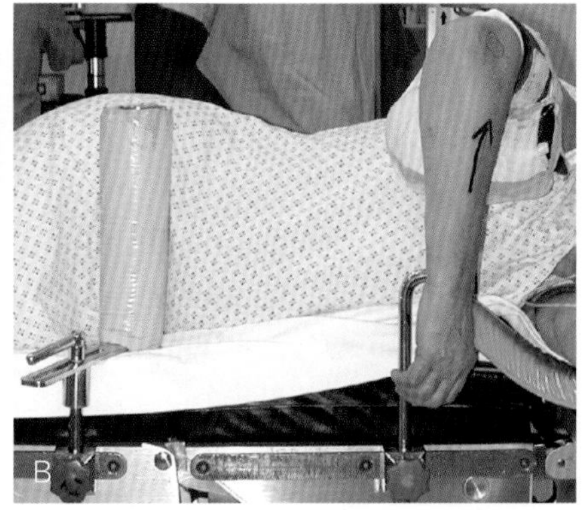

图3 A. 患者仰卧位，患肢置于胸前，下方垫枕支撑。B. 另一种体位是侧卧位，上臂用搁手架支撑。

间置式关节成形术

手术技术[2,7,8]

- 后侧皮肤切口向两侧分离，从筋膜层翻起内外侧皮瓣，皮瓣要尽量厚(技术图1A、B)。
- 从肘管游离尺神经。注意：术前没有尺神经症状的，常规不做尺神经前置；若肘关节稳定，游离的尺神经可以放回肘管内。
- 通过延展的外侧Kocher入路完成肘关节深部显露(技术图1C)[9]。
- 从前关节囊游离伸肌总腱，并在近端与桡侧腕长伸肌腱分离。
- 从肱骨止点处分离松解外侧尺副韧带。完成前后关节囊的松解。
- 从尺骨游离部分肱三头肌使肱三头肌-肘肌复合体可以术中移动。这一操作也被称为Mayo改良的Kocher入路。将尺骨上肱三头肌外侧部分的止点游离并翻转(技术图1D)[11]。
- 牵拉肱三头肌的外侧止点，屈曲肘关节并将前臂旋后，使尺骨以完整的内侧副韧带为轴与肱骨旋转分离(技术图1E)。
- 力求保持内侧副韧带的完整，这有利于提高术后的稳定性。
- 观察软骨面。
  - 如果超过50%的关节面受累，继续按原计划行间置式关节成形手术。
- 根据鹰嘴解剖以塑形肱骨远端。去除肱骨远端关节软骨并把骨面打磨光滑，避免过多地切除骨质。
- 肱骨远端若存在结构改变，或肘内翻或肘外翻，可予矫正。
- 准备植入所需的生物材料，可以根据术者的喜好来选择内植物，但异体跟腱作为移植物目前已经积累了一定的临床经验。异体跟腱不但强度足够，而且可允许进行单侧或双侧的侧副韧带重建(技巧图1F)。
- 在内植物上缝合编织4根1号不可吸收缝线。
  - 注意：若使用异体跟腱，确保粗糙面对着肱骨侧，光

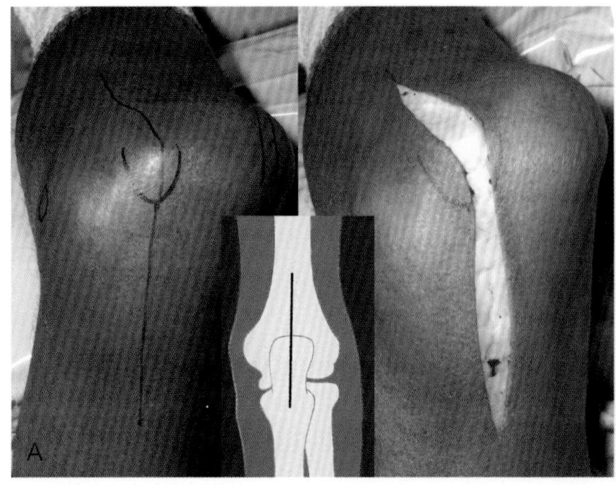

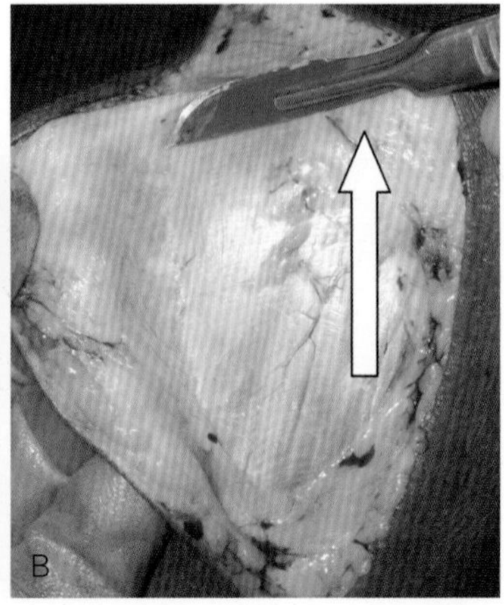

技术图1 A. 肘关节外侧延展的Kocher入路。B. 在筋膜层翻起皮瓣后，辨认Kocher间隙和肱三头肌的尺骨止点（箭头）。

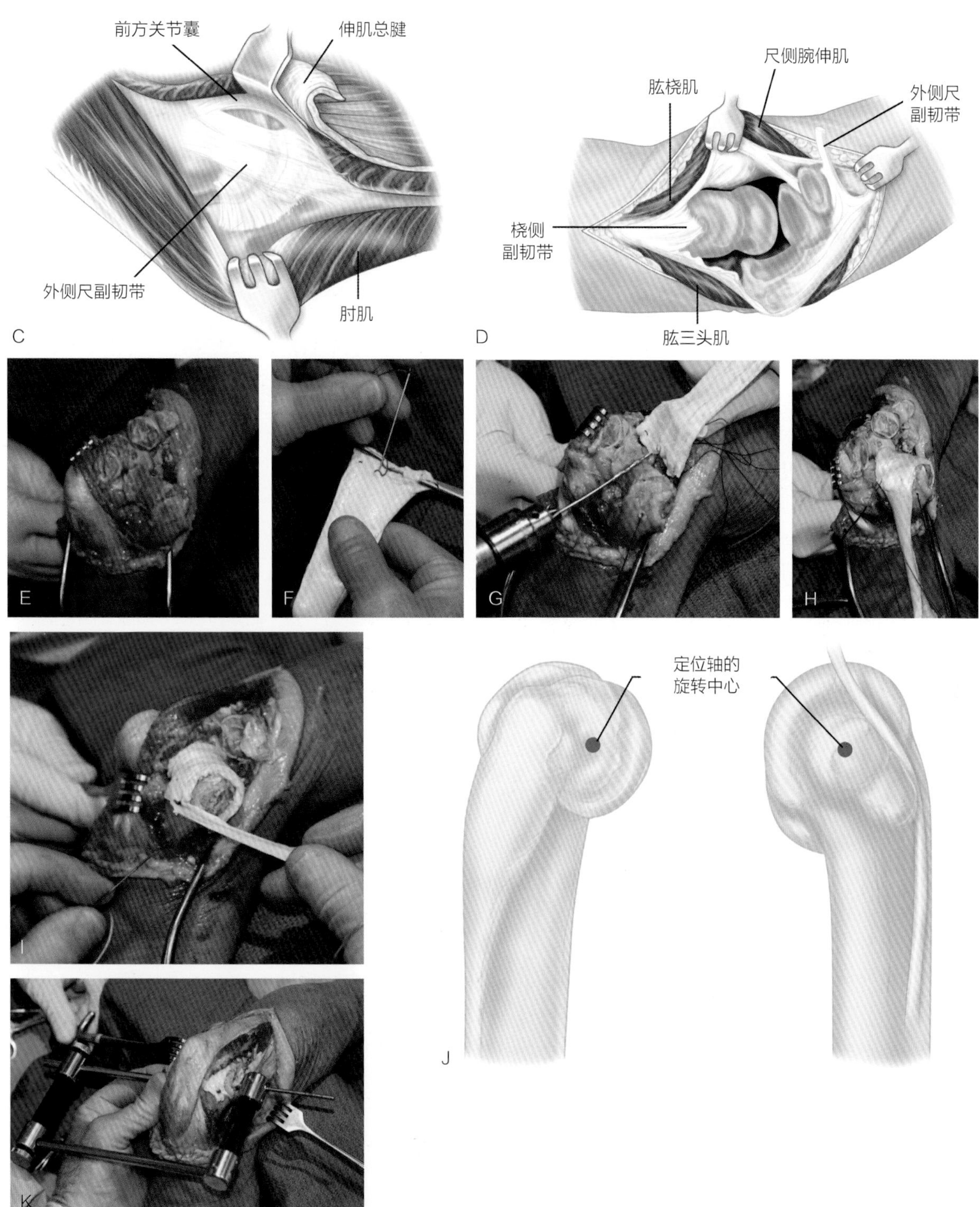

技术图1（续）　C. 从后外侧关节囊剥离肘肌和肱三头肌，从前侧关节囊剥离伸肌总腱。可以通过部分剥离肱三头肌尺骨外侧止点扩大暴露范围。D. 深部暴露需要剥离外侧副韧带和前侧与后侧关节囊。E. 牵肱三头肌尺骨外侧止点，屈肘旋后暴露关节。F. 间置式内植物远端用缝线褥式缝合标记。若使用异体跟腱，必要时也可用它重建内外侧副韧带。G. 肱骨髁上从后向前钻孔，使得内植物尽可能与骨隧道在同一方向上。H. 将内植物固定在肱骨远端。I. 必要时也可用内植物塑形后，用于重建内外侧副韧带。J. 描绘图示意肘关节内侧和外侧的旋转中心位置。K. 使用定位器在旋转中心打入导针。

滑面对着尺骨。

- 从后向前在肱骨髁上钻4个孔(技巧图1G)。这几个孔分布在滑车沟上方、滑车内侧面、滑车的外侧缘和肱骨小头的外侧面。
  - 注意:将内植物的编织缝线穿过建立的4个骨隧道。
- 使内植物展开覆盖肱骨远端并从前向后钻孔,通过缝线穿过钻孔牢固固定内植物于肱骨(技术图1H)。先将内侧和外侧的缝线打结固定,然后是中间两股穿过内植物的缝线,前后向穿过后打结固定。如果侧副韧带强度不够,可以用其内植物的残留部分(特别是采用异体跟腱时)重建侧副韧带(技术图1I)。
- 保留桡骨头完整,尤其在重建内侧副韧带时,完整的桡骨头能够提高肘关节的外翻稳定性。
- 通过在外侧旋转中心所钻的孔,修复外侧副韧带。直到外支架固定好后才将韧带收紧。

铰链式肘部外固定支架

- 间置式内植物固定完成后,下一步是安装铰链式肘关节外支架来保护内植物及稳定关节,利于软组织修复。
- 通过骨性标志确定内外侧旋转轴心,定位旋转轴(技术图1J)。
  - 肘部外侧旋转中心是肱骨小头关节面弧形的中心点。
  - 肘部内侧旋转中心接近肱骨内上髁的前下方。
- 打入一枚导针通过内外侧旋转轴心。这将作为安装外固定支架的定位针(技术图1K)。
- 根据不同的支架类型,除了定位针以外的其他外固定螺钉可以有不同的置入方式。笔者偏好选择外侧半针设计的类型,这一支架类型已在实验室和临床都被证明能够提供足够的稳定性和强度[4,6]。
  - 置入肱骨的外固定螺钉不可超过滑车上的直径范围(技术图1L)[5]。
- 直视下用套筒保护,在肱骨上打入2枚4 mm半螺纹外固定螺钉。
- 用通用夹块安装肱骨侧的连接杆。
- 此时可以取走旋转中心的定位导针,因为此时外固定支架的方向已经确立了(技术图1M)。
- 在套筒保护下于尺骨后外侧打入外固定螺钉。
- 复位关节,必要时重建韧带。
- 复位关节后,将肱骨侧的连接杆与尺骨侧的螺钉相连接并锁紧夹块。
- 利用外固定装置牵引,分2次,每次牵引3 mm。
- 如果外固定支架安装得当,立刻就能获得接近正常的关节活动(技术图1N)。

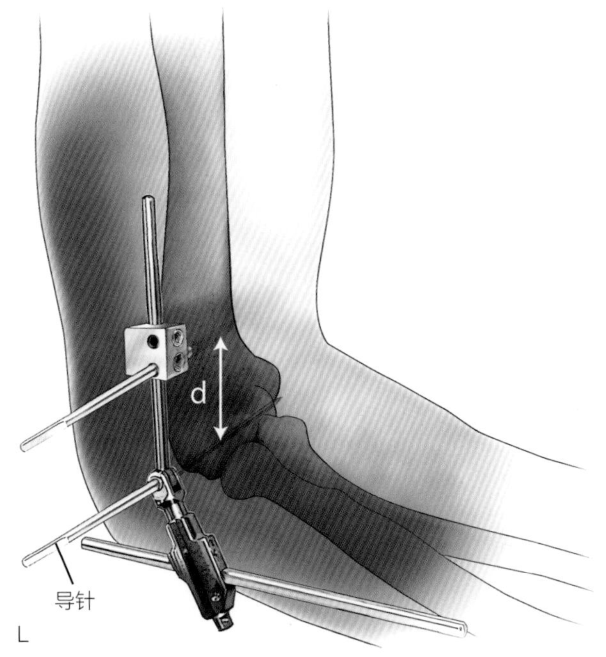

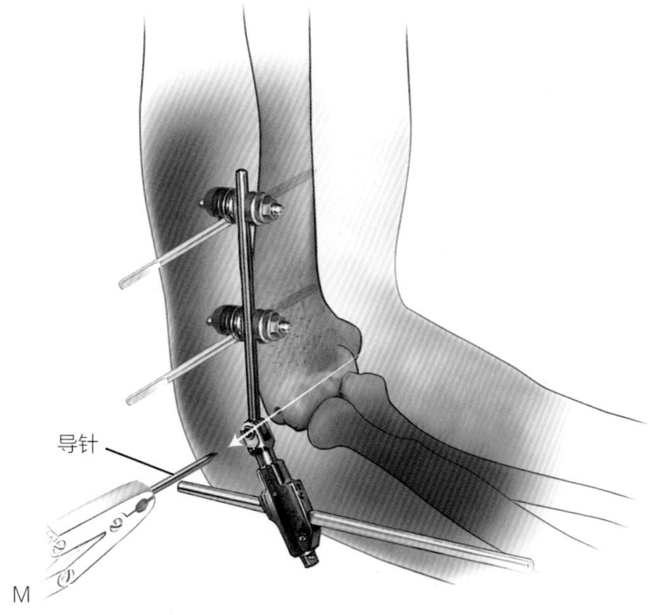

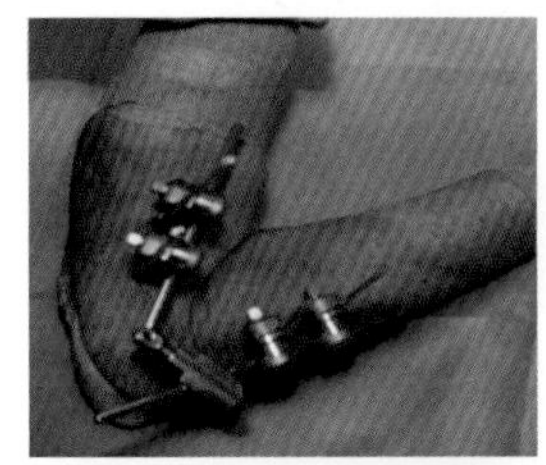

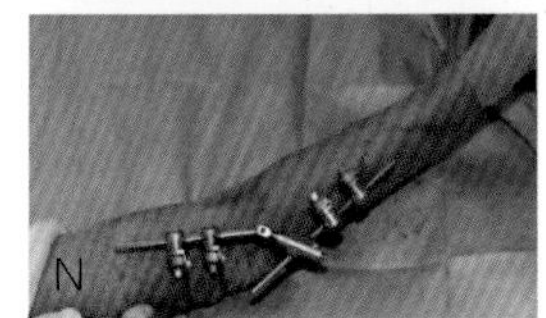

技术图1(续) L. 肱骨远端外固定螺钉的置入位置不可超过距离旋转中心近端的肱骨髁上宽度的范围内,否则容易损伤桡神经。M. 一旦固定了肱骨的外固定螺钉,旋转中心得定位导针就可去除。N. 如果安装得当,肘关节可以达到极大的活动范围,屈曲(上图)和伸直(下图)。

要点与失误防范

指征	• 间置式关节成形术适用于肘关节稳定的、存在肘关节疼痛和活动受限的患者 • 应谨慎选择全肘关节置换，适用于非手术和其他手术方法皆无效的患者
治疗目标	• 无论采取何种治疗方式，治疗目标是获得无痛的功能活动度
间置式关节成形术	• 以下因素提示预后不良： ○ 疼痛但肘关节可活动 ○ 术前不稳定 ○ 成角畸形 • 在间置式关节成形时需要重建内侧和外侧副韧带 • 外支架固定至少3～4周（不超过6周） • 需要妥善的外固定钉道护理

术后处理

- 只要软组织的条件允许，尽早开始关节活动度练习。一般来说，立即活动最好，然而，前提条件是有良好的软组织覆盖。如果需要也可以使用CPM辅助运动。
- 教会患者在家里进行日常的外固定钉道护理。
- 术后10～14日复诊拆线和检查切口，每2周复诊一次直至拆除外固定螺钉。
- 外固定支架3～4周后去除，需在手术室麻醉下完成，并同时评估肘关节的稳定性和活动度。
  - 注意：去除外固定支架时，保持肘关节屈曲，获得手术当时最大限度的屈曲，并检查稳定性，去除所有螺钉后伸直肘关节，达到手术当时最大的伸直程度。
- 继续康复训练，重点在于获得有效的功能活动范围。

预后

- 有如下症状的患者，间置式关节成形术往往预期结果较好[2,7-9,12]：
  - 术前僵硬和疼痛。
  - 肘关节稳定。
  - 术中不需要或只需要一个韧带重建。
  - 术前成角畸形＜15°。
- 如下患者可能预后差：
  - 疼痛症状，尤其是仅以静息痛作为主诉的患者。
  - 肘关节不稳定。
  - 需要重建内侧与外侧两组韧带。
  - 成角畸形＞15°；旋转畸形。
- 大多数报道显示约70％的患者对于术后疼痛缓解感到满意，80％的患者对于功能恢复感到满意[9]。
  - Cheng和Morrey[2]经5年随访发现67％的类风湿性关节炎患者对于术后疼痛缓解感到满意，75％的骨性关节炎患者对于结果满意。术前具有一定功能活动度的患者术后效果不及术前肘关节僵硬的患者。
  - Larson和Morrey[7]报道了平均8年的随访结果，88％的患者根据目前恢复情况对当初行间置式关节成形术的选择感到满意。

并发症

- 间置式关节成形术并发症包括：
  - 不稳定。
  - 感染。
  - 尺神经病变。
  - 骨吸收。
  - 异位骨化。
- 外固定支架相关的并发症包括[3]：
  - 浅表钉道感染。
  - 深部感染（骨髓炎）。
  - 外固定螺钉断裂。
  - 注意：外固定并发症的发生率与固定时间成正比[3]。
- 文献报道整体并发症发生率超过25％[7,9]。

翻修

- 假如间置式关节成形术失败后，补救方案是全肘关节置换[1]。
- 假如术者没有能力坦然面对固定失败并更换为全肘关节置换治疗，请不要尝试间置式关节成形术。

（王驭恺　译，丁坚　审校）

参考文献

[1] Blaine TA, Adams R, Morrey BF. Total elbow arthroplasty after interposition arthroplasty for elbow arthritis. J Bone Joint Surg Am 2005;87(2):286-292.

[2] Cheng SL, Morrey BF. Treatment of the mobile, painful arthritic elbow by distraction interposition arthroplasty. J Bone Joint Surg Br 2000;82(2):233-238.

[3] Cheung EV, O'Driscoll SW, Morrey BF. Complications of hinged external fixators of the elbow. J Shoulder Elbow Surg 2008;17(3):447-453.

[4] Cobb TK, Morrey BF. Use of distraction arthroplasty in unstable fracture dislocations of the elbow. Clin Orthop Relat Res 1995;(312):201-210.

[5] Kamineni S, Ankem H, Patten DK. Anatomic relationship of the radial nerve to the elbow joint: clinical implications of safe pin placement. Clin Anat 2009;22(6):684-688.

[6] Kamineni S, Hirahara H, Neale P, et al. Effectiveness of the lateral unilateral dynamic external fixator after elbow ligament injury. J Bone Joint Surg Am 2007;89(8):1802-1809.

[7] Larson AN, Morrey BF. Interposition arthroplasty with an Achilles tendon allograft as a salvage procedure for the elbow. J Bone Joint Surg Am 2008;90(12):2714-2723.

[8] Morrey BF. Interposition arthroplasty. In: Morrey BF, Sanchez-Sotelo J, eds. The Elbow and Its Disorders, ed 4. Philadelphia: Saunders Elsevier, 2009:935-948.

[9] Morrey BF. Post-traumatic contracture of the elbow. Operative treatment, including distraction arthroplasty. J Bone Joint Surg Am 1990;72(4):601-618.

[10] Morrey BF, Askew LJ, Chao EY. A biomechanical study of normal functional elbow motion. J Bone Joint Surg Am 1981;63(6):872-877.

[11] Morrey BF, Morrey MC. Exposure of the elbow. In: Morrey BF, Morrey MC, eds. Masters Techniques in Orthopaedic Surgery: Relevant Surgical Exposures. Totowa, NJ: Lippincott Williams & Wilkins, 2008.

[12] Nolla J, Ring D, Lozano-Calderon S, et al. Interposition arthroplasty of the elbow with hinged external fixation for post-traumatic arthritis. J Shoulder Elbow Surg 2008;17(3):459-464.

第77章 肘关节融合术

Elbow Arthrodesis

Mark A. Mighell, Robert U. Hartzler, and Thomas J. Kovack

背景

- 临床上很少使用肘关节融合术，而且它只能作为一种挽救性手术。
- 以往，肘关节融合术用于治疗结核感染的肘关节，一期融合成功率约50%[8,19]。
- 随着技术的进步，尤其是加压板的出现，一期融合率已经从50%左右提高到86%[9,10,16]，包括翻修手术在内的话，最终融合率已经从83%提高至100%[6,9,16]。
- 针对骨不连、感染、伤口问题以及内固定突起等的翻修手术较为普遍(每位患者再手术平均为1.4～1.6次)[9,16]。
- 肘关节融合术带来的功能障碍远高于踝部、髋部或膝关节融合术。
- 肘部活动丧失造成功能残疾，而躯干、肩部、前臂和腕部活动也只能起到部分代偿作用[4,12]。

病史和体格检查

- 评估皮肤和软组织缺损情况。
- 估算用于融合术的骨骼质量与骨骼体积。
- 术前术者应预估是否需要骨移植或软组织覆盖。
- 如果确实需要做软组织覆盖，建议请整形外科会诊。
- 评估肩部、前臂、腕部和脊柱的活动情况。
- 记录神经和运动缺失的情况。
- 检查手部血运状况。

影像学和其他诊断性检查

- 拍摄肘关节标准位片。
- 行肘关节CT扫描，获取更多骨骼结构的细节。
- 如果怀疑存在感染：
  - 进行血液检查：全血白细胞计数、红细胞沉降率以及C反应蛋白。
  - 抽吸关节液或进行铟扫描。

手术治疗

- 由于力臂较长以及融合部位承受强大的折弯应力，所以肘关节是最难以融合的关节之一。
  - 平均融合时间约为6个月[3,10]。
  - 为了达到融合，再次手术很普遍[6,19]。
- 融合手术应被视为已经没有其他手术可选的情况下的一项补救措施。应告知患者并发症的高发生率。

手术指征

- 感染性关节炎，感染后的关节病，或者慢性骨髓炎。
- 复杂的创伤或战伤，骨和软组织缺损且无法重建。
- 年轻患者出现肘关节退行性关节病变，或对活动量要求较高而不适宜行全肘置换术(比如体力劳动者)。
- 关节疼痛，严重不稳定。
- 内固定失效形成局部骨不连或假关节。
- 肘关节置换失败(罕见)[2]。

禁忌证

- 大量骨丢失阻碍融合手术取得成功。
- 大块软组织缺失，又不适于皮瓣重建者。
- 同侧手部、腕部、肩部或脊柱功能障碍。

术前计划

- 预期融合后的位置至关重要，因为不存在关节融合的最佳位置。
  - 不存在能够做各种活动的融合位置[4,11,12,18]。
  - 虽然建议融合的角度范围为45°～110°[12]，但过去通常采用的融合角度是90°[15]。
- 融合位置应取决于患者的需求。
  - 选择最佳的融合位置的因素包括性别、职业、优势手、功能需求、伴随关节受累程度以及单侧还是双侧行关节融合术。
  - 如果术前有可能的话，先将肘关节固定在不同的角度，让患者自行决定最适宜的融合角度。
- 供患者和术者考虑的融合角度：
  - 男性，优势手臂：90°[2,11]。
  - 女性或许更注重美观，融合角度较小些(45°～70°)。
  - 融合角度超过90°～100°(比如110°)更利于进食功能和颜面部清洁[4,9,18]。相反，融合的角度越大，外观越差。
  - 50°～70°更适合个人需求[18]。

- ○ 双侧融合术：优势侧融合在110°，非优势侧融合在65°[9,15]。
- 需要做带血管的骨移植或皮瓣覆盖可能会极大影响术前计划：
  - ○ 只要最后的结果可接受就行，愈合也只能作为次要目标，甚至内固定装置出现裸露[15]。
  - ○ 考虑分期皮瓣覆盖，并应用外固定支架[3]。
  - ○ 有文献提及，骨缺损可以采用带血管腓骨移植[17]，骨与软组织复合缺损可以采用带蒂肋骨瓣-背阔肌瓣组合移植[13]。
- 评估骨缺损量和移植骨量或者改变融合的方式：
  - ○ 没有骨缺损或仅微量骨缺损者，可以考虑脱钙骨基质、异体或自体骨松质移植。
  - ○ 大量骨缺损者，首选自体骨松质。
  - ○ 有文献提及，尺骨骨量不足时可做肱桡关节融合术[14]。
- 与过去的技术相比，用拉力螺钉加压并辅以钢板或外支架固定能提高一期融合成功率，此应视为手术策略的环节之一。
- 有文献提及，内侧附加3.5 mm锁定钢板作支柱，能增强整个结构的刚度[5]。
- 大多数学者建议常规切除桡骨头，尤其是遇到感染时[1,3,5,10]。另一种情况是，若肱桡关节和上尺桡关节相对完整，在不影响关节融合的前提下，则可保留桡骨头[9,16]。
- 应预见前臂旋转功能会有部分丢失[9,10,15]。

特殊器械

- 大号骨块锁定装置(4.5 mm窄型锁定钢板)。
- 3.5 mm锁定钢板适用于体格偏小的患者。
- 如有需求，可备用术者偏好的外固定支架。
- 无菌的角度仪。
- 钢板折弯工具。
- 高速磨钻。
- 电钻。
- 骨刀。
- 摆据。
- 克氏针。

体位

- 上臂止血带的位置尽量高位放置。采用无菌止血带可以增加无菌区的范围。
- 患者取侧卧位，手术侧肢体放置在带软垫的上臂托架。
- 要保证术中能充分透视。

麻醉

- 做切口前30分钟给予抗生素。
- 为了术中镇痛一般采用全身麻醉，如有需求，也可以用神经阻滞。
- 锁骨上神经阻滞能用于术中和术后镇痛。

TECHNIQUES

手术入路

- 标记出已有的手术瘢痕，尽量使用先前的手术切口。
- 推荐的切口是肘关节直接后方入路。
- 若局部存在皮瓣覆盖，则需要整形科医生前来做手术显露，以保护皮瓣的血管蒂部。
  - ○ 皮瓣的血管蒂需要术中用多普勒超声定位。
- 做全厚皮瓣切口，切开后要直达骨面。
- 不要过多游离皮下组织。
  - ○ 纵行劈开肱三头肌腱。
  - ○ 肱三头肌腱劈开后向远端延伸，走行在尺侧腕屈肌和肘肌间隙。
- 辨认尺神经并予以保护。
  - ○ 先在非瘢痕区辨认神经血管束，并追踪其通过严重瘢痕区。

关节融合术

截骨与对合

- 显露肱骨远端与尺骨近端的背侧面。
- 用骨刀将已显露的骨面凿成“鱼鳞状”。
- 开放肱骨和尺骨的髓腔。
- 尺骨近端与肱骨远端做阶梯样截骨，以增加融合的接触面积(技术图1A)。
- 修整骨骼外形，以便融合时在适当的角度相互对合。
  - ○ 常常需要切除桡骨头，保证肱骨与尺骨充分对合。
- 将肱骨远端对合到近端尺骨上。
  - ○ 应用无菌角度仪确保融合角度(技术图1B)。
  - ○ 用1.6 mm克氏针临时维持预期要对合的角度。

螺钉与钢板固定

- 从远端向近端钻孔，置入拉力螺钉(技术图2A)。

  - 如有可能，使用2或3枚拉力螺钉（4.5 mm）。
- 后方放置4.5 mm锁定钢板，根据融合角度进行预弯（技术图2B）。
  - 选用至少10～14孔的长钢板。
  - 钢板折弯器比折弯棒更好用。
- 此时钢板起到中和钢板的作用。
  - 先行放置的螺钉依靠拉力钉技术，完成了所有的加压。
- 用骨皮质螺钉将钢板紧贴骨面后，再用锁定螺钉加强固定。
- 在融合部位的近端与远端至少各使用一枚锁定螺钉，以增加整个结构的抗扭转强度（技术图2C）。

术毕

- 术中透视下，检查融合位置和内固定物。
- 需要确认最终的内固定物对融合处产生加压效果。
  - 钢板形态应与预期融合的角度相一致（技术图3A）。
- 冲洗后关闭切口。
  - 推荐深部放置1或2条扁平引流管。
- 术中应获取最终的透视图像（技术图3B、C）。

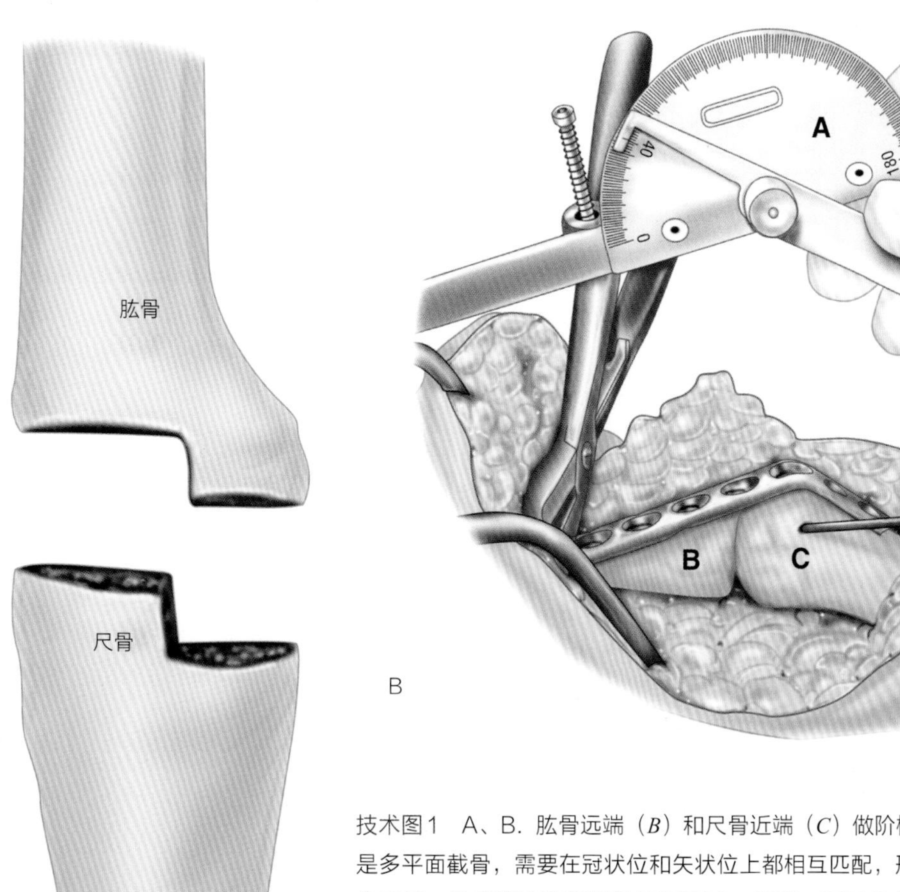

技术图1　A、B. 肱骨远端（*B*）和尺骨近端（*C*）做阶梯样截骨。这是多平面截骨，需要在冠状位和矢状位上都相互匹配，形成肘关节融合区域。阶梯截面使得接触面积更广，以利一期骨愈合。最终固定前，术中使用量角器确认融合的角度（*A*）。

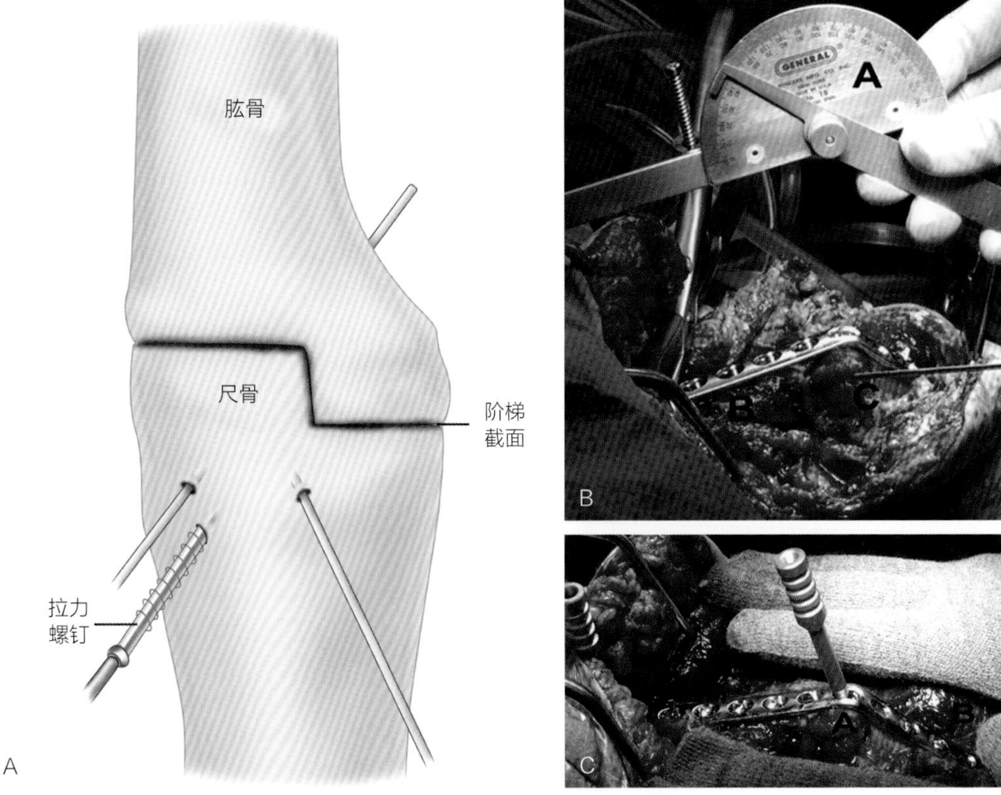

技术图2 A. 置入拉力螺钉。B. 用多枚克氏针临时固定，量角器测量融合角度（*A*）。从远端（*C*）向近端（*B*）交叉拧入多枚螺钉。放置钢板前已置入2或3枚拉力螺钉。确认融合角度后，再放置钢板固定。C. 锁钉导向器经钢板跨过阶梯截骨区。置入锁钉前必须完成骨端加压。*A*，肱骨远端；*B*，尺骨近端。

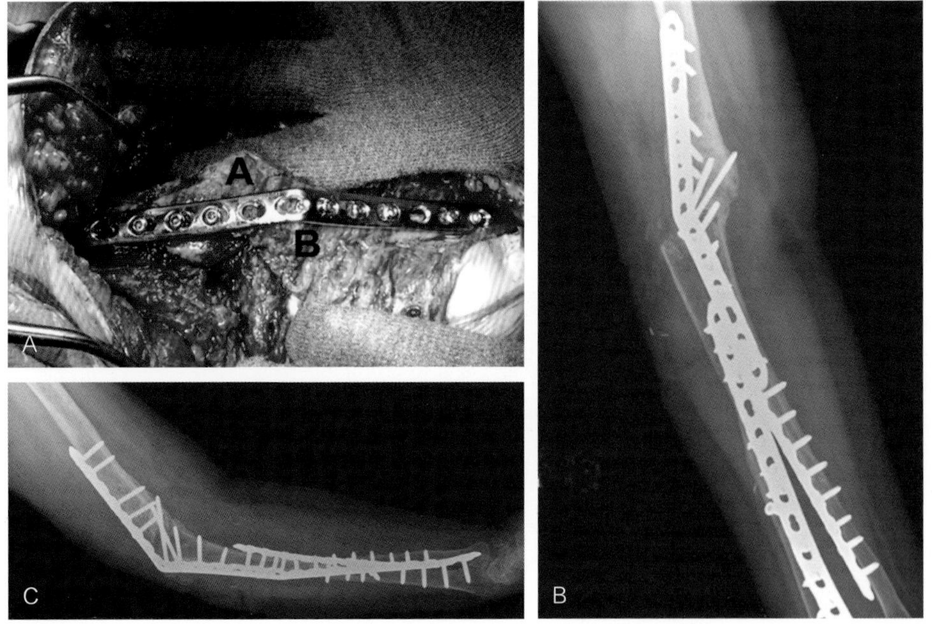

技术图3 A. 采用阶梯截骨，3.5 mm锁定钢板和拉力螺钉技术固定完成肘关节融合术。*A*，肱骨远端；*B*，尺骨近端。B、C. 采用阶梯截骨和锁定板技术完成左肘融合术，图为正位片和侧位片。

要点与失误防范

- 阶梯样截骨增加接触面积，利于骨愈合
- 垂直相和水平相都要置入拉力螺钉，增强加压效果
- 保留包括骨膜在内的背侧全厚组织瓣
- 骨端采用拉力螺钉加压技术
- 绝对不能在广泛的瘢痕组织内寻找神经血管束。先从非瘢痕区辨认后，再追踪之
- 打通髓腔促进血运
- 选用足够长的钢板跨越融合区。钢板越长，效果越理想
- 骨端完成对合复位及加压后再安置锁定螺钉，用普通螺钉将钢板紧贴骨面
- 石膏固定直至出现融合迹象，一般至少需4～6个月

术后处理

- 出院前拔出引流管。
- 根据术中培养情况，持续静脉应用抗生素48小时或以上。
- 2周后拆除缝线或皮钉。
- 长臂管型石膏固定，每2周随访一次。
- 管型石膏或石膏托固定直至影像学上有愈合迹象，通常至少4～6个月[3,7,10]。

并发症

- 虽然骨性愈合后发生术后再骨折并不少见[8,9]，但是绝大多数患者采取固定制动就能成功治愈。

（陈宇杰 译，丁坚 审校）

参考文献

[1] Arafiles RP. A new technique of fusion for tuberculous arthritis of the elbow. J Bone Joint Surg Am 1981;63(9):1396-1400.

[2] Beckenbaugh R. Arthrodesis. In: Morrey BF, ed. The Elbow and Its Disorders, ed 3. Philadelphia: WB Saunders, 2000:731-737.

[3] Bilic R, Kolundzic R, Bicanic G, et al. Elbow arthrodesis after war injuries. Mil Med 2005;170(2):164-166.

[4] de Groot JH, Angulo SM, Meskers CG, et al. Reduced elbow mobility affects the flexion or extension domain in activities of daily living. Clin Biomech 2011;26(7):713-717.

[5] Galley IJ, Bain GI, Stanley JC, et al. Arthrodesis of the elbow with two locking compression plates. Tech Shoulder Elbow Surg 2007;8(3):141-145. doi:110.1097/BTE.1090b1013e31812dfb318-85.

[6] Hahn MP, Ostermann PA, Richter D, et al. Elbow arthrodesis and its alternative[in German]. Orthopade 1996;25(2):112-120.

[7] Irvine GB, Gregg PJ. A method of elbow arthrodesis: brief report. J Bone Joint Surg Br 1989;71(1):145-146.

[8] Koch M, Lipscomb PR. Arthrodesis of the elbow. Clin Orthop Relat Res 1967;50:151-157.

[9] Koller H, Kolb K, Assuncao A, et al. The fate of elbow arthrodesis: indications, techniques, and outcome in fourteen patients. J Shoulder Elbow Surg 2008;17(2):293-306.

[10] McAuliffe JA, Burkhalter WE, Ouellette EA, et al. Compression plate arthrodesis of the elbow. J Bone Joint Surg Br 1992;74(2):300-304.

[11] Nagy SM III, Szabo RM, Sharkey NA. Unilateral elbow arthrodesis: the preferred position. J South Orthop Assoc 1999;8(2):80-85.

[12] O'Neill OR, Morrey BF, Tanaka S, et al. Compensatory motion in the upper extremity after elbow arthrodesis. Clin Orthop Relat Res 1992;(281):89-96.

[13] Ozer K, Toker S, Morgan S. The use of a combined rib-latissimus dorsi flap for elbow arthrodesis and soft-tissue coverage. J Shoulder Elbow Surg 2011;20(1):e9-e13.

[14] Presnal BP, Chillag KJ. Radiohumeral arthrodesis for salvage of failed total elbow arthroplasty. J Arthroplasty 1995;10(5):699-701.

[15] Rashkoff E, Burkhalter WE. Arthrodesis of the salvage elbow. Orthopedics 1986;9(5):733-738.

[16] Reichel LM, Wiater BP, Friedrich J, et al. Arthrodesis of the elbow. Hand Clin 2011;27(2):179-186, vi.

[17] Ring D, Jupiter JB, Toh S. Transarticular bony defects after trauma and sepsis: arthrodesis using vascularized fibular transfer. Plast Reconstr Surg 1999;104(2):426-434.

[18] Tang C, Roidis N, Itamura J, et al. The effect of simulated elbow arthrodesis on the ability to perform activities of daily living. J Hand Surg Am 2001;26(6):1146-1150.

[19] Van Gordner GW, Chen CM. The central-graft operation for fusion of tuberculous knees, ankles, and elbows. J Bone Joint Surg Am 1959;41-A:1029-1046.

第78章 肘关节置换术：历史、设计演化史以及当代设计理念

Elbow Arthroplasty: History, Design Evolution, and Current Design Options for Treatment

Peter S. Johnston and Matthew L. Ramsey

历史回顾

- 正常的肘关节功能要求无痛，有活动度以及关节稳定性。
- 非关节置换手术。
  - 在肘关节置换术出现之前，盛行切除式关节成形术、间置式关节成形术和关节融合术。

肘关节成形术（历史）

- 全肘关节置换的出现能有效治疗那些非置换型手术治疗失败的关节病及关节周围疾病。
- 肘关节的功能一度被认为就是一种刚性铰链。
- 早期肘关节置换。
  - 出现过肱骨远端或尺骨近端的半关节置换术，材质包括金属、尼龙、橡胶和丙烯酸（图1）。
  - 全肘关节置换都是金属硬质铰链型装置。
    - 早先时期出现过聚甲基丙烯酸甲酯材质（PMMA）。
    - 以往通过非骨水泥柄或拧入骨皮质的髓外螺钉来实现这些内植物的固定（图2）。
- 出现不稳定、早期松动和非预期的异常活动，降低了这些内植物使用成功率。
- 固定方式不良以及假体设计缺陷，是早期松动导致高失败率的重要因素。

关节置换的演变史（早期成就）

- 应用PMMA固定假体开启了当代全肘关节置换时代[9]。
- 在这项成就之后的一段时间里，人们对肘关节生物力学和手术技术的理解有了飞速发展，植入材料和设计也随之得到改进。
  - 越来越多的生物力学和临床数据表明，简易铰链设计并没有充分还原肘部的力学机制。在内植物设计时必须考虑到铰链平面外的关节运动，这样才能预防松动[15,28]。
- 早期关节置换术的失败推动了两种不同的植体设计思路。
  - 非铰链式“表面置换”设计。
    - 这类假体关节通过保留侧副韧带达到表面置换（图3）。
    - 手术成功取决于软组织包裹的完整性，充足的骨量作为假体的支撑，以及人工关节的几何构型。
    - 普遍认为周围软组织可以吸收跨肘的应力，从而降低了假体松动率。
  - 铰链式“半限制”假体设计。
    - 通过肱骨侧和尺骨侧部件间的耦合实现关节稳定性，同时允许存在一定程度的内-外翻和旋转松弛度（图4）。

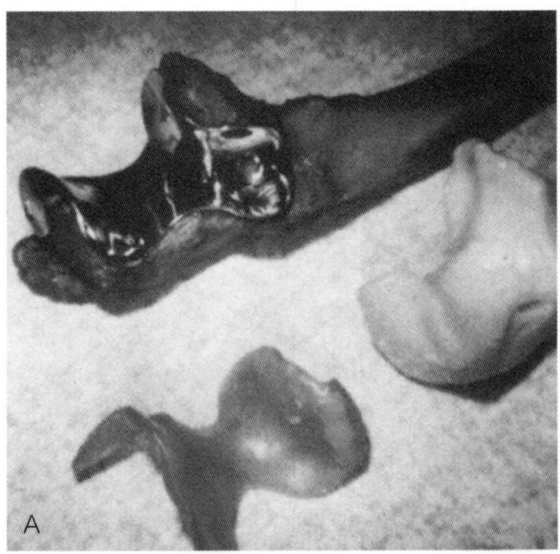

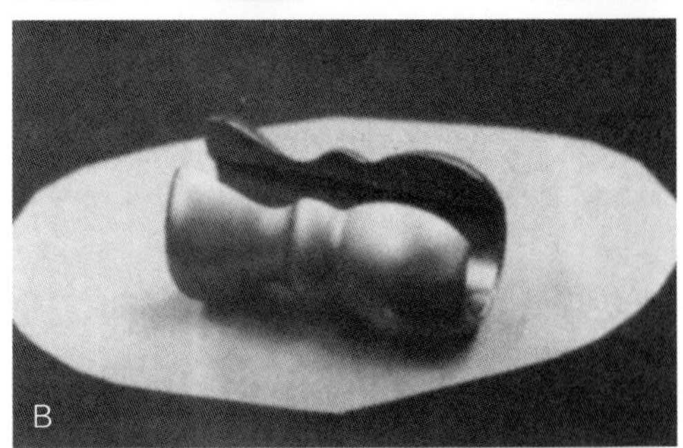

图1 A. Bickel与Peterson设计的尺骨近端关节面的金属表面置换。B. 由Street和Stevens设计的肱骨远端关节面的金属表面置换。两种假体都没有柄设计，在自身骨上的固定效果欠佳（图A经允许引自Peterson LFA, Jones JM. Surgery of the rheumatoid elbow. Orthop Clin North Am 1971;2: 667; 图B经允许引自Street DM, Stevens PA. A humeral replacement prosthesis for the elbow: results in ten elbows. J Bone Joint Surg Am 1974;56［6］:1147-1158）。

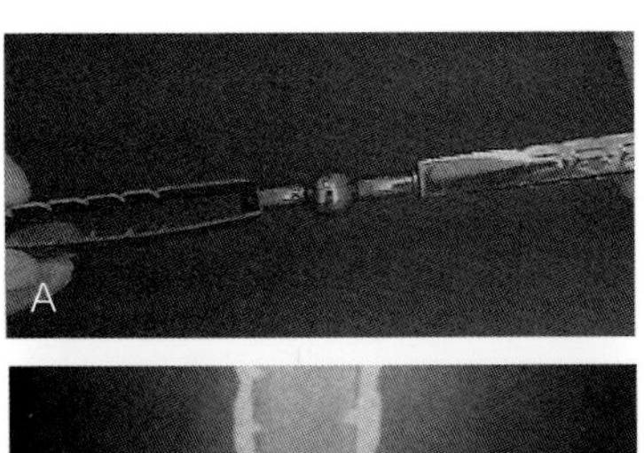
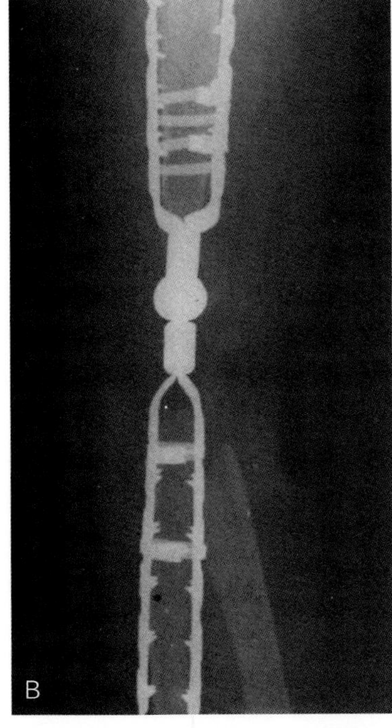

图2　A. 一种铰链式、全程受限制的关节置换照片。B. 用于处理巨大骨缺损的临床透视片。注意假体是用金属捆绑带髓外固定在自体骨上（经允许引自Cooney WP, Morrey BF. Elbow arthroplasty: historical perspective and emerging concepts. In: Morrey BF, Sanchez-Sotelo J, eds. The Elbow and Its Disorders. Philadelphia: Saunders Elsevier, 2009:705-719）。

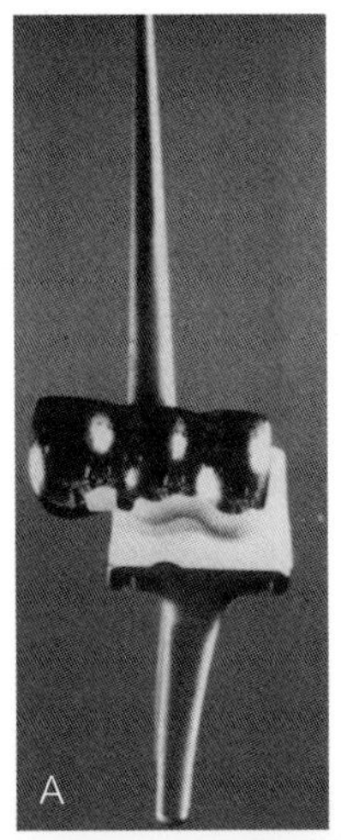
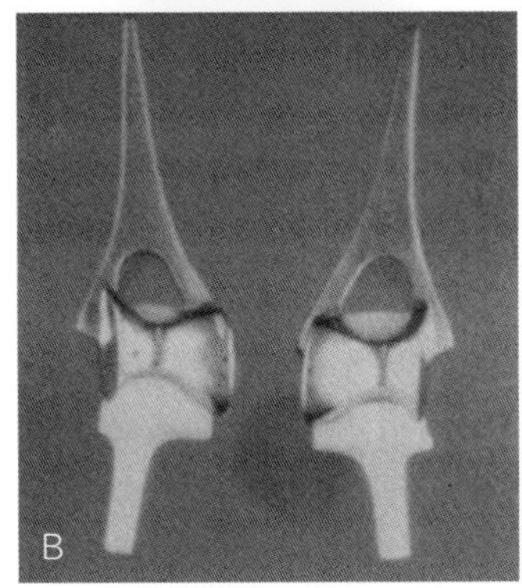

图3　A. 肱骨小头带肱骨髁的表面置换假体。B. Souter-Strathclyde 表面置换假体（经允许引自Cooney WP, Morrey BF. Elbow arthroplasty: historical perspective and emerging concepts. In: Morrey BF, Sanchez-Sotelo J, eds. The Elbow and Its Disorders. Philadelphia: Saunders Elsevier, 2009:705-719）。

    - 肱尺关节运动轨迹在假体的可承受范围内，意味着周围包裹的肌肉能够抵消部分跨肘应力[29]。

关节置换的演变史(现代成就)

- 全肘置换进入了精致工艺时期。
- 临床经验表明，这些设计是成功的。
  - 前翼缘设计。
    - 被多种铰链式肱骨侧假体设计所采用。
    - 推测能抵消来自肘后方和旋转的应力，而这些跨关节应力会导致假体松动。
    - 前翼缘后方的植骨出现融合和肥大，证明内植物承载了应力的传递(图5)。
  - 带柄的假体设计。
    - 在肱骨侧和尺骨侧假体分别增加了髓内假体柄，可降低它们的松动率。
  - 骨水泥假体柄。
    - 用骨水泥固定假体是现在治疗的标准。
    - 冲洗髓腔能提高骨水泥技术成功率，当骨水泥处于流动状态早期时即要使用，并在肱骨和尺骨内植入髓腔塞以限制骨水泥流动范围[12]。

全肘置换术发展过程中的问题

- 全肘置换面临的问题依然存在，应继续努力提高手术预后。
- 在手术技术和假体设计方面仍有许多值得改进之处。总结现有经验教训，可大致归类为假体固定、不稳定、聚乙烯磨损和骨溶解(关节周围)，以及肱三头肌功能障碍。
- 假体固定。
  - 绝大多数假体通过骨水泥来固定到自体骨上。

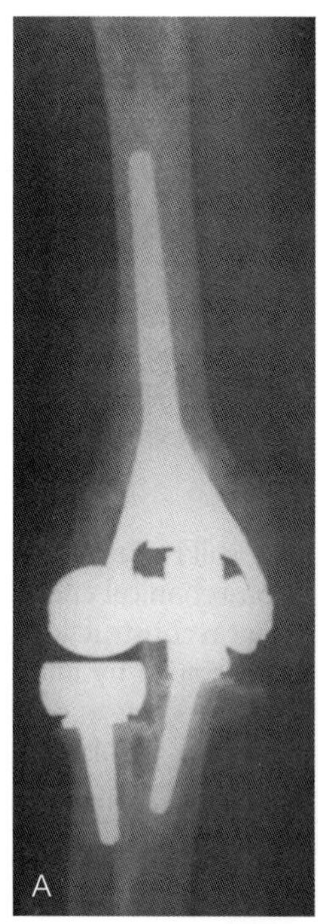

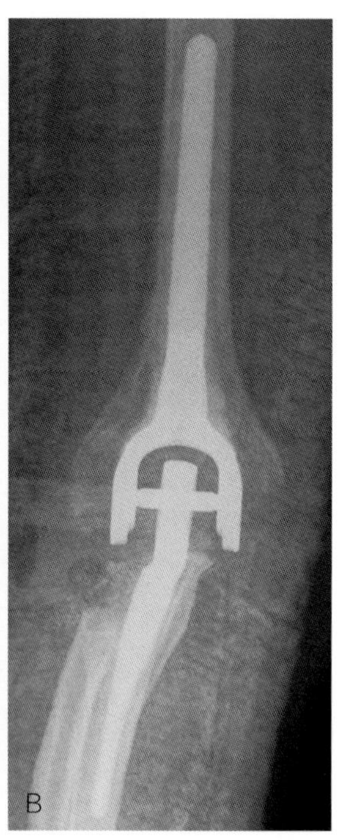

图4 A. Latitude全肘置换假体。这是一种可铰链的混合型假体。注意，该假体可以做桡骨头置换。B. 连接好的Nexel全肘关节置换假体。这种假体中没有桡骨头假体（图A：经允许引自Cooney WP, Morrey BF. Elbow arthroplasty: historical perspective and emerging concepts. In: Morrey BF, Sanchez-Sotelo J, eds. The Elbow and Its Disorders. Philadelphia: Saunders Elsevier, 2009:705–719;图B: 经Matthew L. Ramsey, MD允许再版刊印）。

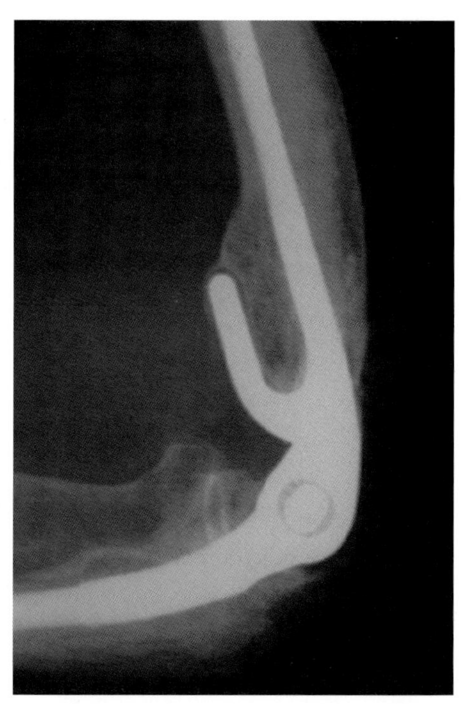

图5 肱骨前翼缘后方植骨融合和矿化成熟，植骨区出现肥大说明这是应力传导的结果（经Matthew L. Ramsey, MD允许再版刊印）。

  - 现代骨水泥技术已取得长足发展[12]。
  - 无菌性松动问题凸显，需要不断探索改进假体固定的方法。
- 不稳定。
  - 不稳定主要是非铰链式关节置换的问题[4,7,11,21,23,34]。
  - 限制性是假体几何构型中很难定义的问题。它既取决于假体的几何形状，又依赖于稳定肘关节的软组织同假体相互之间的作用[17]。
  - 关节的限制性越大，骨-骨水泥界面受到的应力载荷就越高，加速了无菌性松动。迄今为止，假体最适宜的构型尚无定论，尚需在不稳定与磨损和松动之间寻求平衡点。
- 聚乙烯磨损和骨溶解。
  - 承重面磨损是金属-聚乙烯人工关节意料之中的问题。
  - 在某些患者群体中，磨损、骨溶解和无菌性松动仍然是肘关节置换术失败的常见原因[13,33]。
  - 聚乙烯衬垫磨损属于孤立问题，与创伤后情况和严重的术前畸形有关[22]。
  - 对聚乙烯磨损导致衬垫失效的担忧引发了新的设计，主要在增加聚乙烯的厚度并改变承重面的设计[18]。
    - 改良聚乙烯的好处尚未得到临床确认，如高交联聚乙烯或维生素E稳定型交联超高分子量聚乙烯。实验室测试表明，与传统聚乙烯（Kincaid）相比，改良聚乙烯的磨损率得到显著改善。
  - 聚乙烯磨损与骨溶解进程之间的关系尚不明确。
    - 假体没有松动时，骨溶解很少发生。
    - 最常见的骨溶解是使用骨水泥涂层的尺骨侧假体[16]（图6）。
    - 骨溶解与骨水泥、骨、聚乙烯和钛磨损颗粒都相关[13]。骨溶解似乎是一种多模式事件，与松动产生的磨损微粒有关，而不是仅与聚乙烯磨损有关[8]。
- 肱三头肌功能障碍。
  - 肱三头肌功能不全是公认的全肘置换并发症[5]。
  - 肱三头肌功能不全的机制通常就是为了术中显露，将它从尺骨上游离松解。
    - 仔细修复肱三头肌可最大限度地降低肌肉止点被剥离的风险。
    - 局部软组织质量差的话，尤其是类风湿患者，可以用肘肌逆转肌瓣来处理[5]。
  - 将肱三头肌附着在鹰嘴上可以降低肱三头肌功能不全的风险，但会遮挡手术视野，增加手术操作难

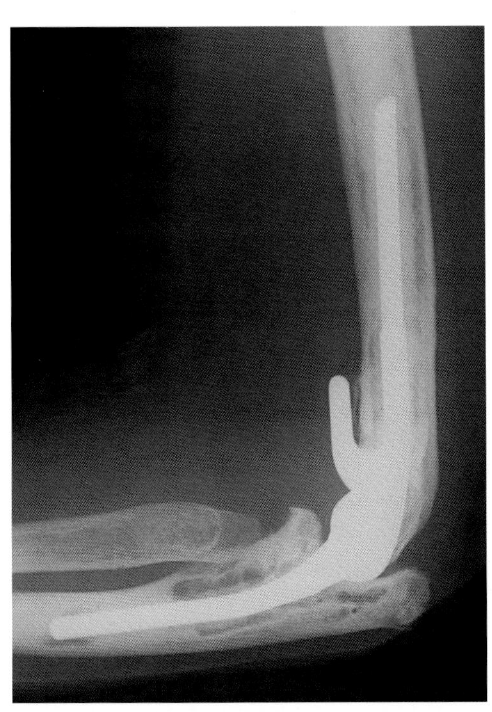

图6　含骨水泥涂层的尺骨侧假体出现骨溶解迹象（经Matthew L. Ramsey, MD允许再版刊印）。

度[30,31]。

- 假体连接。
  - 目前已经出现了混合型假体，允许植入的假体是非铰链式或链接式。
    - 这类假体系统的理论优势在于，可以根据患者的具体病情定制假体。
    - 目前还不清楚这种混合型假体和聚乙烯磨损对全肘置换存活率的影响。

未来发展的方向

- 据长期追踪记录，肘关节置换术在功能上低需求的类风湿关节炎患者和老年肱骨远端关节粉碎性骨折患者中有很高的成功率。
- 随着时间的推移，假体的耐用性和并发症时刻面临挑战，特别对于那些需求较高的患者而言。
- 肘部关节置换术的未来发展方向可能包括更耐用的假体固定方式，更精确的假体安放定位，减少负重面的磨损，保存肱三头肌力量和减少感染率。
  - 假体固定方式。
    - 目前已有不少假体采取非骨水泥固定方式[10,19,20,27,32]。
    - 非骨水泥型的成功固定取决于开发出更接近解剖设计的柄，理想的表面光洁度以及柄的骨长入程度。
    - 非骨水泥假体面临的主要问题仍然是髓腔的几何构型和实现精确的髓腔准备。
  - 假体稳定性。
    - 对功能需求较高患者行肘关节置换术的趋势，重新激发起人们使用非铰链式假体的兴趣。
    - 提高非铰链式肘关节置换稳定性的策略，包括对原始韧带牢固的修补和精准还原肘关节的屈-伸活动轴[14,18]。
    - 另一种手术方式是保留1处或2处副韧带，也可以改善关节稳定性。
  - 精准安装假体。
    - 还原肘关节屈伸活动轴不准确以及尺骨侧假体安放位置欠佳，可能使铰链式肘关节置换装置出现过早磨损和松动，使非铰链式装置产生不稳定[1,2]。
    - 铰链式假体中肱骨柄安装位置不良将增加肱骨柄的载荷，非铰链式假体将产生肘关节活动异常和不稳定[3]。
    - 未来发展方向可能包括应用计算机辅助肘关节置换术，可伴有或不伴有图像引导[24-26]。这些系统不仅提供计算机引导下的截骨操作，还提供计算机引导下的假体插入和定位安装。
  - 翻修系统。
    - 许多全肘置换系统缺乏翻修假体或工具。尽管有市售的长柄骨水泥装置，但还是需要模块化的非骨水泥型假体以方便翻修手术和改善预后，尤其是面临骨缺损的时候。
  - 感染。
    - 与其他关节置换术相比，肘关节置换术的感染率仍然较高[6,35,36]。
    - 未来发展方向可能包括微创手术方式以减少组织损伤，并减少手术时间。
    - 将采用有表面涂层的植入假体来减少感染概率。
    - 无菌止血带可能有助于避免手术部位的污染。此外，缩短充气时间或完全摈弃使用止血带也被证明是有好处的。

小结

- 临床经验报道表明，全肘置换能有效改善大多数患者的疼痛、运动和功能。
- 假体的耐久性各不相同，取决于潜在疾病和患者对功能的需求。
- 与其他关节置换相比，全肘置换术的并发症发生率很高。
- 需要改进的方面业已明确。

（陈宇杰　译，丁坚　审校）

参考文献

[1] Brownhill JR, Ferreira LM, Pichora JE, et al. Defining the flexion-extension axis of the ulna: implications for intra-operative elbow alignment. J Biomech Eng 2009;131:021005. doi:10.1115/1.3005203.

[2] Brownhill JR, Mozzon JB, Ferreira LM, et al. Morphologic analysis of the proximal ulna with special interest in elbow implant sizing and alignment. J Shoulder Elbow Surg 2009;18:27-32. doi:10.1016/j.jse.2008.03.008.

[3] Brownhill JR, Pollock JW, Ferreira LM, et al. The effect of implant malalignment on joint loading in total elbow arthroplasty: an in vitro study. J Shoulder Elbow Surg 2012;21:1032-1038. doi;10.1016/j.jse.2011.05.024.

[4] Burnett R, Fyfe IS. Souter-Strathclyde arthroplasty of the rheumatoid elbow. 23 cases followed for 3 years. Acta Orthop Scand 1991;62:52-54.

[5] Celli A, Arash A, Adams RA, et al. Triceps insufficiency following total elbow arthroplasty. J Bone Joint Surg Am 2005;87:1957-1964.

[6] Cheung EV, Adams RA, Morrey BF. Reimplantation of a total elbow prosthesis following resection arthroplasty for infection. J Bone Joint Surg Am 2008;90:589-594. doi:10.2106/JBJS.F.00829.

[7] Davis RF, Weiland AJ, Hungerford DS, et al. Nonconstrained total elbow arthroplasty. Clin Orthop Relat Res 1982;(171):156-160.

[8] Day JS, Baxter RM, Ramsey ML, et al. Characterization of wear debris in total elbow arthroplasty. J Shoulder Elbow Surg 2013;22:924-931. doi:10.1016/j.jse.2013.02.001.

[9] Dee R. Total replacement arthroplasty of the elbow for rheumatoid arthritis. J Bone Joint Surg Br 1972;54:88-95.

[10] deVos MJ, Verdonschot N, Luites JW, et al. Stable fixation of the IBP humeral component implanted without cement in total elbow replacement: a radiostereometric analysis study of 16 elbows at two-year follow-up. Bone Joint J 2014;96-B(2):229-236. doi:10.1302/0301-620X.96B2.29050.

[11] Ewald FC, Scheinberg RD, Poss R, et al. Capitellocondylar total elbow arthroplasty. J Bone Joint Surg Am 1980;62:1259-1263.

[12] Faber KJ, Cordy ME, Milne AD, et al. Advanced cement technique improves fixation in elbow arthroplasty. Clin Orthop Relat Res 1997;(334):150-156.

[13] Goldberg SH, Urban RM, Jacobs JJ, et al. Modes of wear after semiconstrained total elbow arthroplasty. J Bone Joint Surg Am 2008;90:609-619. doi:10.2106/JBJS.F.01286.

[14] Gramstad GD, King GJ, O'Driscoll SW, et al. Elbow arthroplasty using a convertible implant. Tech Hand Up Extrem Surg 2005;9:153-163.

[15] Ishizuki M. Functional anatomy of the elbow joint and three-dimensional quantitative motion analysis of the elbow joint. Nihon Seikeigeka Gakkai Zasshi 1979;53:989-996.

[16] Jeon IH, Morrey BF, Sanchez-Sotelo J. Ulnar component surface finish influenced the outcome of primary Coonrad-Morrey total elbow arthroplasty. J Shoulder Elbow Surg 2012;21(9):1229-1235. doi:10.1016/j.jse.2011.08.062.

[17] Kamineni S, O'Driscoll SW, Urban M, et al. Intrinsic constraint of unlinked total elbow replacements—the ulnotrochlear joint. J Bone Joint Surg Am 2005;87:2019-2027.

[18] King GJ. Convertible total elbow arthroplasty. In: Morrey BF, Sanchez-Sotelo J, eds. The Elbow and Its Disorders. Philadelphia: Saunders Elsevier, 2009:754-764.

[19] Kudo H, Iwano K, Nishino J. Cementless or hybrid total elbow arthroplasty with titanium-alloy implants. A study of interim clinical results and specific complications. J Arthroplasty 1994;9:269-278.

[20] Kudo H, Iwano K, Nishino J. Total elbow arthroplasty with use of a nonconstrained humeral component inserted without cement in patients who have rheumatoid arthritis. J Bone Joint Surg Am 1999;81:1268-1280.

[21] Kudo H, Iwano K, Watanabe S. Total replacement of the rheumatoid elbow with a hingeless prosthesis. J Bone Joint Surg Am 1980;62:277-285.

[22] Lee BP, Adams RA, Morrey BF. Polyethylene wear after total elbow arthroplasty. J Bone Joint Surg Am 2005;87:1080-1087.

[23] Lyall HA, Cohen B, Clatworthy M, et al. Results of the Souter-Strathclyde total elbow arthroplasty in patients with rheumatoid arthritis. A preliminary report. J Arthroplasty 1994;9:279-284.

[24] McDonald CP, Beaton BJ, King GJ, et al. The effect of anatomic landmark selection of the distal humerus on registration accuracy in computer-assisted elbow surgery. J Shoulder Elbow Surg 2008;17:833-843. doi:10.1016/j.jse.2008.02.007.

[25] McDonald CP, Brownhill JR, King GJ, et al. A comparison of registration techniques for computer- and image-assisted elbow surgery. Comput Aided Surg 2007;12:208-214. doi:10.3109/10929080701517459.

[26] McDonald CP, Peters TM, King GJ, et al. Computer assisted surgery of the distal humerus can employ contralateral images for preoperative planning, registration, and surgical intervention. J Shoulder Elbow Surg 2009;18:469-477. doi:10.1016/j.jse.2009.01.028.

[27] Mori T, Kudo H, Iwano K, et al. Kudo type-5 total elbow arthroplasty in mutilating rheumatoid arthritis: a 5- to 11-year follow-up. J Bone Joint Surg Br 2006;88:920-924.

[28] Morrey BF, Chao EY. Passive motion of the elbow joint. J Bone Joint Surg Am 1976;58:501-508.

[29] O'Driscoll SW, An KN, Korinek S, et al. Kinematics of semiconstrained total elbow arthroplasty. J Bone Joint Surg Am 1992;74:297-299.

[30] Pierce TD, Herndon JH. The triceps preserving approach to total elbow arthroplasty. Clin Orthop Relat Res 1998;(354):144-152.

[31] Prokopis PM, Weiland AJ. The triceps-preserving approach for semiconstrained total elbow arthroplasty. J Shoulder Elbow Surg 2008;17:454-458. doi:10.1016/j.jse.2008.02.002.

[32] Tanaka N, Kudo H, Iwano K, et al. Kudo total elbow arthroplasty in patients with rheumatoid arthritis: a long-term follow-up study. J Bone Joint Surg Am 2001;83-A(10):1506-1513.

[33] Throckmorton T, Zarkadas P, Sanchez-Sotelo J, et al. Failure patterns after linked semiconstrained total elbow arthroplasty for posttraumatic arthritis. J Bone Joint Surg Am 2010;92:1432-1441. doi:10.2106/JBJS.I.00145.

[34] Trancik T, Wilde AH, Borden LS. Capitellocondylar total elbow arthroplasty. Two- to eight-year experience. Clin Orthop Relat Res 1987;(223):175-180.

[35] Yamaguchi K, Adams RA, Morrey BF. Infection after total elbow arthroplasty. J Bone Joint Surg Am 1998;80:481-491.

[36] Yamaguchi K, Adams RA, Morrey BF. Semiconstrained total elbow arthroplasty in the context of treated previous infection. J Shoulder Elbow Surg 1999;8:461-465.

第79章 全肘关节置换术治疗类风湿关节炎

Total Elbow Arthroplasty for Rheumatoid Arthritis

Bryan J. Loeffler and Patrick M. Connor

定义

- 类风湿关节炎(RA)是一类慢性全身性的炎症性疾病，病因不明，人群发病率为1%～2%。
  - 女性的发病率是男性的2～3倍，发病率随着年龄的增长呈上升趋势，通常在35～50岁达到发病高峰。
- 周围关节常呈对称性累及。
- 20%～70%类风湿患者出现肘关节问题，严重程度范围很广。
  - 此类患者中，90%手部和腕部受累，80%肩关节受累。
- 年龄在16岁以下，至少1个关节存在关节炎、滑膜炎或两者兼有，且持续6周以上，即可诊断青少年型类风湿关节炎(JRA)。
- 与成人类风湿关节炎相比，青少年型类风湿关节炎常合并严重的骨破坏、骨畸形和软组织挛缩。

发病机制

- 类风湿关节炎的病因尚不明确。
  - 有推测认为是由感染造成的，但还没有找到确切的致病微生物。
  - 遗传学和孪生子研究表明，该病具有明显的遗传倾向，且与自身免疫相关。
- 研究证明，在类风湿关节炎患者体内的多种细胞，包括B淋巴细胞、CD4 T细胞、单核细胞、中性粒细胞、成纤维细胞和破骨细胞，会异常分泌高水平的各类细胞因子、趋化因子和其他一些炎症介质。
- 结果就是炎症介导的滑膜组织出现增生，导致软组织损害和终末期的骨质破坏。

自然病程

- 总体来说，这种疾病先是以软组织(滑膜)炎症为主，逐步进展到关节软骨损害，最终出现软骨下和关节周围的骨质破坏。
- 类风湿关节炎发病之初表现为滑膜炎和滑膜增生引起的关节翳形成。同时伴有肘部局部凹陷性水肿、发炎、疼痛和活动范围有限。
- 滑膜增生加上关节囊增大，可产生压迫性神经疾患，出现尺神经或桡神经分布区的疼痛、感觉异常或肌无力，或两者兼而有之。
- 退变可进展为韧带被侵蚀或破坏，或两者兼而有之。由于韧带完整性受损，患者出现肘关节进行性不稳的临床表现。
  - 累及环韧带时，会造成桡骨头不稳，前向脱位。
  - 到最后可能出现内侧和外侧副韧带复合体断裂，加剧肘关节不稳。
- 滑膜炎迁延不愈导致关节软骨受侵蚀，随之出现软骨下的囊性变和关节周围侵蚀，最后就进入终末期骨关节炎。
- 终末期类风湿关节炎特征是软骨下骨严重破坏和肘关节不稳定。到了这一阶段，患者的典型表现是肘部疼痛、无力且活动时不稳定。

病史和体格检查

- 患者的典型主诉为肘关节肿胀、触痛和局部发烫，活动范围减小且活动时疼痛。
  - 可伴随肘关节功能逐渐下降、体质虚弱以及多关节受累。
- 在发病早期阶段，肘部局部凹陷性水肿伴软组织高度肿胀，散在红斑。
- 病情发展到晚期时，软组织肿胀不再明显，整个肘关节愈发僵硬和疼痛。

成人型与青少年型类风湿关节炎的不同表现

- 相比于成人型类风湿关节炎，青少年型出现肘关节受累呈低龄化。
- 青少年型类风湿关节炎的肘关节更为僵直，但是一般不会出现不稳定。
- 青少年型类风湿关节炎患者会有多个关节逐步受累表现，但更能耐受疼痛。

影像学和其他诊断性检查

- 拍摄肘关节前后位和侧位X线片，评估类风湿关节炎的严重程度，并用于制订术前计划(图1)。通常不需要做其他进一步的检查。

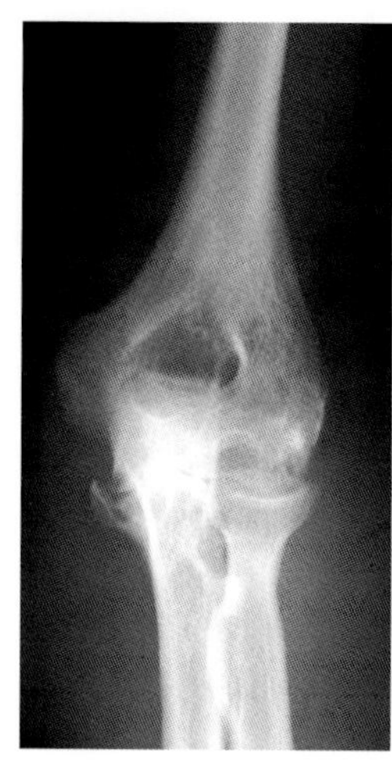
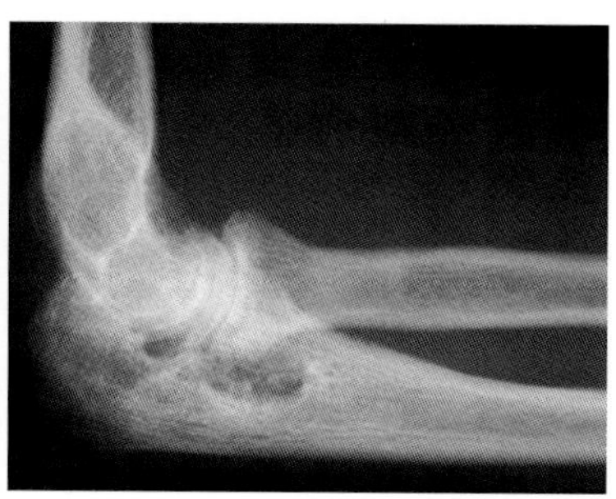

图1　一位38岁青少年型类风湿关节炎的女性患者，术前正侧位片表现出局部骨量减少，关节间隙狭窄以及软骨下骨的结构改变。

分类

- 尽管有多种分类方法，但最为常用的是Mayo放射学分期系统（表1）[8]。
  - 它可以监测疾病的进展，通常与临床检查结果及患者功能受限程度相契合。
  - 评分系统考察骨骼质量、关节间隙和骨骼结构，并根据严重程度的递增划分出4个由轻到重的等级。

鉴别诊断

- 焦磷酸钙沉积病。
- 骨关节炎。
- 风湿性多肌痛。
- 银屑病性关节炎。
- 系统性红斑狼疮。
- 纤维肌痛。

非手术治疗

- 类风湿关节炎患者理想的治疗需要由骨科医生、风湿免疫科医生和理疗师团队合作共同完成，包括非手术治疗与手术治疗之间的协调配合。

内科治疗

- 类风湿关节炎的内科治疗还在不断发展，已经非常有效。
- 内科治疗包括改善病情的抗风湿药物（DMARDs）、免疫调节剂、肿瘤坏死因子（TNF）抑制剂，以及其他针对全身炎症的药物。这些药物可以单独或联合使用。
  - DMARDs包括甲氨蝶呤、来氟米特、羟基氯喹和磺胺吡啶等药物。
  - 免疫调节剂如硫唑嘌呤和环孢菌素，可以针对病理性免疫系统，但也会增加易感性。
  - 抗肿瘤坏死因子α制剂可以通过抑制炎症细胞因子（TNF-α）来减轻疼痛、晨僵和关节肿胀。这类药物包括依那西普、英夫利昔单抗、阿达木单抗、戈利木单抗和塞妥珠单抗。使用这些药物也会增加发生严重感染的风险。
  - 其他抗炎药物包括阿那白滞素、阿巴西普、利妥昔单抗、托西珠单抗和托法替尼。
  - 非甾体抗炎药（NSAIDs）和类固醇（如强的松）也可用于缓解类风湿症状。
- 恰到好处地在关节内类固醇注射也能缓解症状。
- 尽早转诊给风湿科医生进行内科干预的重要性再怎么强调也不为过。积极治疗滑膜炎能限制或延迟关节受累的发生和严重程度。在疾病早期阶段开始抗风湿药物治疗最可靠和最有效。

物理治疗

- 物理治疗的目标是改善肘关节活动度、力量和获得日常生活自理能力。通过改变活动方式、休息、冰敷和轻柔训练来具体实现。
- 非手术治疗类风湿肘关节炎的主要目标是减轻软组织肿胀，提高关节活动度。通过术前活动范围通常能预测关节镜下滑膜切除术或全肘关节置换术后的活动度。

手术治疗

- 类风湿肘关节炎的手术治疗主要包括滑膜切除术和全肘关节置换术。

全肘关节置换术前的手术治疗方法

- 开放式或关节镜下滑膜切除术治疗早期类风湿肘关节炎可取得良好临床效果。
- 滑膜切除术为的是减轻疼痛和肿胀。尽管这种手术并不能改变疾病的自然史，但在类风湿肘关节炎的早期阶段，此法确实能使症状缓解5年或更长时间[6]。
- 关节镜操作属于微创手术，优于传统的开放式切除术。围手术期并发症更少，并且易于探查囊状隐窝。而做开放式滑膜切除术时必须切除桡骨头，才能彻底清除该区域病变的滑膜组织。
- 开放式滑膜切除术通常要做桡骨头切除术，因为肱桡关节和上尺桡关节普遍存在关节破坏[1]，为了做彻底的滑膜切除术，必须手术显露出囊状隐窝[2]。
  - 研究表明，常规桡骨头切除术可能会加剧类风湿肘关节炎患者的肘外翻不稳定，因为此时失去了桡骨头的稳定作用（特别是内侧副韧带受到类风湿进展的不利影响）[9]。

表1 Mayo放射学分期

分期	放射学表现	描述	备注
Ⅰ	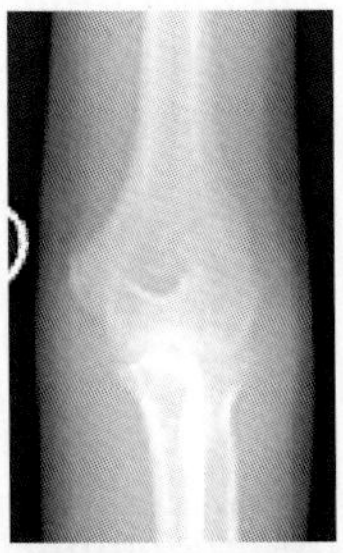	关节表现正常，滑膜炎，轻至中度骨量减少	临床查体通常有明显的软组织肿胀
Ⅱ	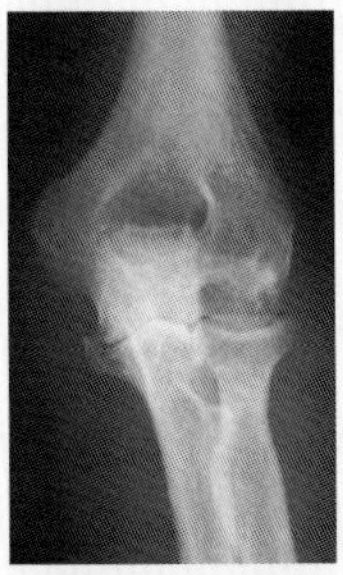	关节间隙减少，但软骨下骨结构存在	存在不同程度软组织肿胀
Ⅲ	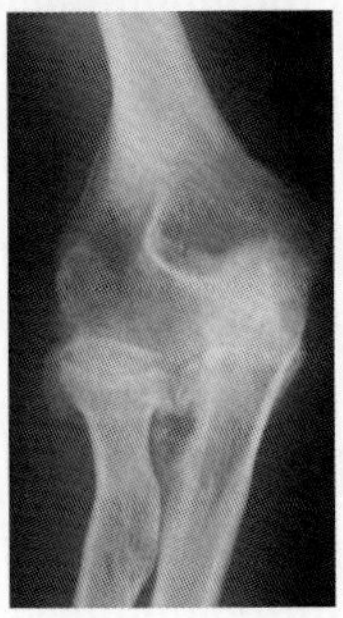	关节间隙完全消失	滑膜炎发展到了尽头，肘关节更为僵直
ⅢA		骨性结构尚存	
ⅢB		骨质丢失	
Ⅳ	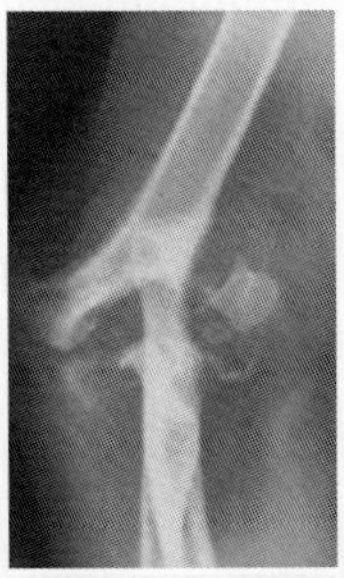	严重骨破坏	患者有剧痛和功能受限，有关节骨结构破坏时出现功能性不稳表现
Ⅴ	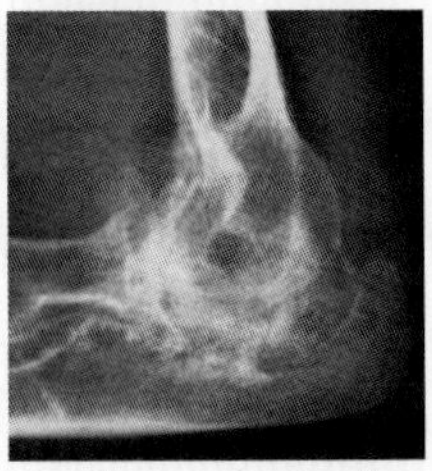	肱尺关节骨融合	常见于青少年型类风湿关节炎患者

注：经允许引自Morrey BF, Adams RA. Semiconstrained arthroplasty for the treatment of rheumatoid arthritis of the elbow. J Bone Joint Surg Am 1992; 74(4): 479-490; Connor PM, Morrey BF. Total elbow arthroplasty in patients who have juvenile rheumatoid arthritis. J Bone Joint Surg Am 1998; 80(5):678-688。

- ○ 由于关节镜可以评估整个桡骨颈周围滑膜增生的情况，除非肘关节稳定且术前肘关节症状加重影响前臂旋转，才能联合关节镜做桡骨头切除。否则，在保留桡骨头的情况下，做关节镜下彻底的滑膜切除术。
- 此外，与开放式手术相比，微创的关节镜操作具有疼痛更少、快速恢复、更早开展活动和感染率更低的潜在优势。
- 关节镜下滑膜切除术同时可行前方关节囊松解术，改善伸肘活动。后方鹰嘴成形术也可以重建正常的鹰嘴窝凹陷。
- 为防止医源性尺神经损伤，应避免松解后内侧关节囊。如果需要松解后方关节囊恢复肘关节屈曲（通常为术前≤100°的屈曲活动），则术者应行切开尺神经减压和皮下转位，然后再做后方关节囊彻底松解（包括内侧副韧带的后内侧束）。

全肘置换术

- 这种治疗方式适用于严重疼痛并影响日常生活的晚期类风湿肘关节炎患者（Ⅲ期或Ⅳ期）。
- 绝对禁忌证包括感染活动期、上肢瘫痪、患者本人拒绝或不能接受术后活动受限。
- 相对禁忌证包括存在远离手术部位的感染灶和肘关节感染史或肘部假体感染史。

术前计划

- 拍摄肘关节正侧位片，测量肱骨弓形弧度和肱骨髓腔直径，以及尺骨成角和尺骨髓腔直径。
  - ○ 术前X线模板有助于评估术前X线的放大倍率。
- 特别是对于青少年型类风湿肘关节炎患者，髓腔可能很窄，因此术者须确保有合适尺寸的假体以及髓腔导针和扩髓工具。
- 如果已施行或预期行同侧全肩关节置换术，则必须使用肱骨骨水泥塞。也可以考虑使用4 in（10.2 cm）的肱骨侧假体；但是最新引入临床用于全肩关节置换术的肱骨侧假体通常可以容纳6 in（15.2 cm）的肱骨柄。应避免全肩假体与肘关节假体肱骨柄之间水泥塞的重叠和两者骨水泥之间留有小间隙，以降低假体周围骨折的风险。
- 术前前臂旋转受限可能是同侧下尺桡关节的病变所致，所以必须拍摄同侧肩关节与腕关节的X线片。

全肘置换的假体选择

- 传统上，假体可分为铰链式（半限制型）和非铰链式两类。
  - ○ 然而此类术语的使用频率在逐渐减少，因为某些非铰链式假体的高匹配外形设计可以保证关节活动限定在一定范围之内。
  - ○ 铰链式（半限制型）假体具有7°内外翻角和7°旋转轴角，有一定活动空间，而非限制型假体通常是指非铰链假体，假体表面有涂层。
  - ○ 非限制型假体的稳定性依赖软组织和韧带的完整性。类风湿的炎症反应或者做半限制型假体时的手术松解都有可能破坏这些组织，但后者不会影响稳定性。
- 尽管目前尚无关于铰链式（半限制型）假体与非铰链式假体之间的前瞻性研究，但是研究普遍认为半限制型设计有更长的使用寿命[7]。
  - ○ 半限制型设计是首选，因为它在缓解疼痛的同时还能有效改善活动范围。保留关节稳定性，又不增加无菌性松动率[7]。
  - ○ 本章“技术”部分将阐述基于铰链式（半限制型）假体的植入。
- 聚乙烯衬垫磨损是棘手问题，被认为是全肘关节置换术后假体寿命的限制因素之一[2,5,10]。许多全肘置换假体设计在术后都出现聚乙烯衬垫磨损[5,10]。磨损颗粒介导的衬垫磨损引发骨溶解和假体松动。对于中长期假体使用寿命来讲，这是一个重要问题。同理，这对做过全肘置换术的年轻患者也尤为重要，特别是创伤后的全肘置换。新近开发的衬垫设计已考虑到潜在的磨损问题，包括提高衬垫中的聚乙烯含量，以及改进聚乙烯与金属-衬垫界面之间的匹配设计。本章“技术”部分所介绍的假体采用的是一种全新的维生素E高交联超高分子量聚乙烯衬垫，减少金属对金属的接触，以提高聚乙烯的耐磨性。
  - ○ 有报道称，某些全肘置换的假体设计中尺骨侧假体与肱骨侧假体的连接锁扣机制出现了失效[3,10]。本章“技术”部分所介绍的假体采用了全新的锁扣机制，为的是减少这种失效发生率。

多关节累及患者行全肘置换术的顺序和时机

- 由于类风湿关节炎通常影响全身多个关节部位，因此全肘关节置换的时机需与其他部位关节置换需求相权衡。
- 一般来说，致残最重的关节应该首先处理。如果同时累及肘部和下肢关节，又都需要做关节置换手术，医生必须充分考虑手术效果并合理计划。
- 如果先做全肘置换手术，为了让肘部充分愈合至少3～6个月后才能做下肢关节置换。如果先做下肢手术，直到不再需要助步器时，方可行全肘关节置换，因为使用助步器会让肘关节承受应力。

- ○ 全肘关节置换术患者应避免使用拐杖负重。假如不增加肘关节负荷情况下，可以使用平台助行器。通过升高助行者的扶手到适当的高度，前臂就可以放在扶手上，肘关节就不用在超过屈曲90°情况下伸直。

颈椎状况的评估

- 由于近乎90%的类风湿关节炎患者颈椎受累，这其中约30%的患者具有明显的半脱位，因此在任何需要气管插管的手术前须评估颈椎状况。
  - ○ 术前必须常规拍摄颈椎片。
  - ○ 倘若患者颈项疼痛、活动受限、有脊髓病症状或影像学上出现不稳定的证据，此时需行MRI检查，同时请脊柱外科医生会诊，在肘部手术之前先评估颈椎疾患。

全肘关节置换术前的临时停药

- TNF抑制剂会干扰免疫系统，已发现会增加关节假体感染的风险。
  - ○ 一般来说，抗TNF药物术前停药的持续时间通常是由特定药物的半衰期决定的，并且术后停药约2周左右，以降低围手术期假体感染的风险。
- 在围手术期内一般可持续使用甲氨蝶呤。与停用相比，围手术期内持续使用甲氨蝶呤时并发症、感染和皮肤红肿发生率更低。
- 长期服用非甾体抗炎药的患者应在术前约2周停药，以降低手术出血的风险。
- 长期使用类固醇的患者，围手术期内需要使用应激剂量。
- 务必与患者的风湿科医生和麻醉师沟通，协调这些事务。

体位

- 切皮前30～60分钟静脉内给予抗生素。
- 患者仰卧在手术台上，同侧肩胛下用毛巾卷垫高。患侧手臂置于胸前，另一毛巾卷放在肘下，用来支撑手臂。
- 整个手术侧肢体和肩胛带都要消毒铺巾；放置无菌止血带。用含碘Ioban消毒薄膜巾环形覆盖所有暴露皮肤。
- 手臂驱血后止血带充气。

入路

- 全肘置换术的手术入路很多，包括各种肱三头肌入路。Bryan-Morrey入路（肱三头肌-肘肌“滑移”）的显露十分清晰，对于那些缺乏“不损伤肱三头肌”入路经验的医生来讲，特别受用。下文将介绍Bryan-Morrey入路。

切口与显露

- 以肘关节为中心做长约15 cm的直切口，切口稍偏鹰嘴尖外侧。
- 仔细辨认尺神经，于肱三头肌内侧游离。
- 在肱三头肌内侧头处松解Struthers弓，完成尺神经近端的神经松解。随后，将Osborne筋膜和尺侧腕屈肌两头之间的筋膜分开，尺神经游离范围要超过其发出的第一运动分支（技术图1A、B）。
- 切除内侧肌间隔，远端在屈肌-旋前肌群的表面和近端在肱三头肌前方制备皮下隧道。
  - ○ 然后将尺神经前置到该皮下隧道内，整个手术过程中必须加以保护。
- 于肘肌与尺侧腕屈肌之间，在尺骨的内侧面切开。从尺骨上骨膜下剥离肱三头肌内侧部和肘肌。
- 沿着后侧关节囊纤维方向剥离肱三头肌内侧部分，牵拉后关节囊就绷紧了止在尺骨上的Sharpey纤维束（技术图1C、D）。

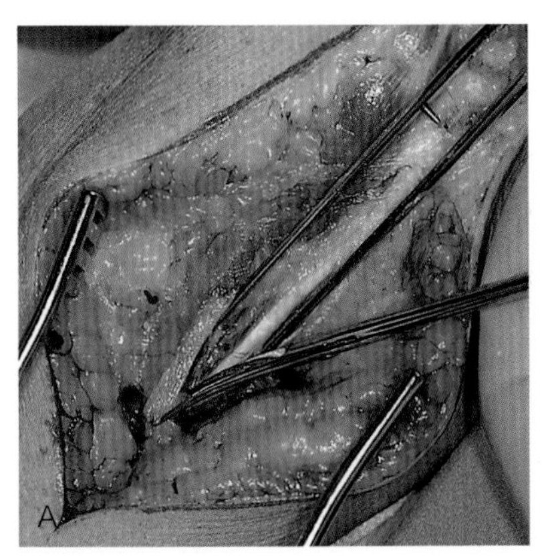

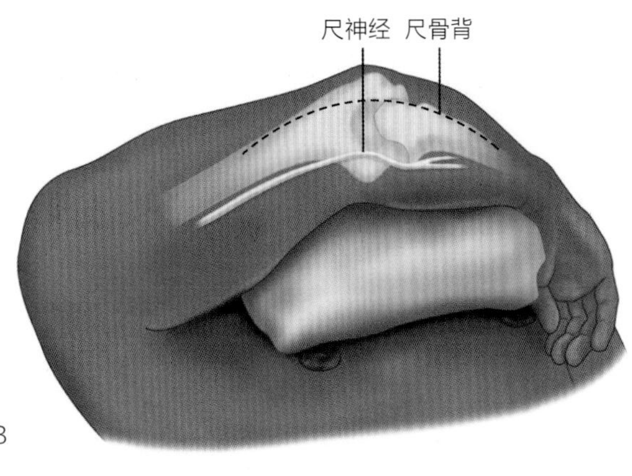

技术图1　A、B. 在肱三头肌内缘辨认出尺神经，并予以索套保护。

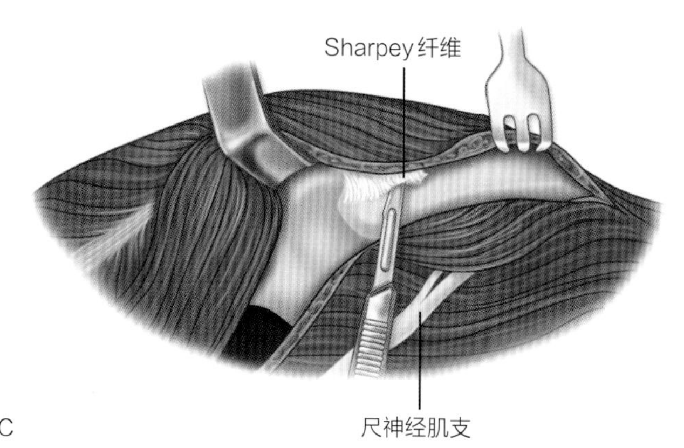

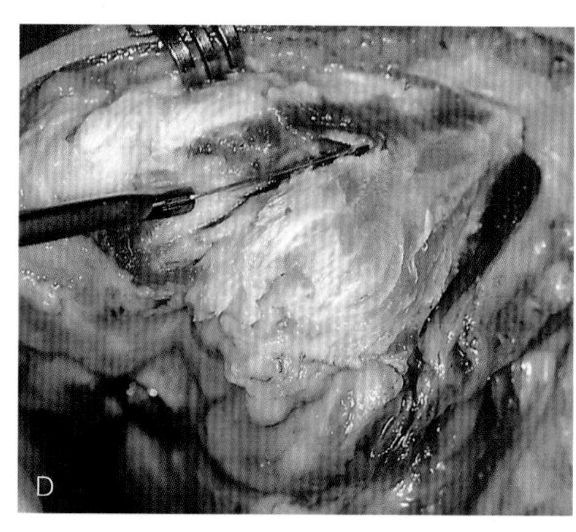

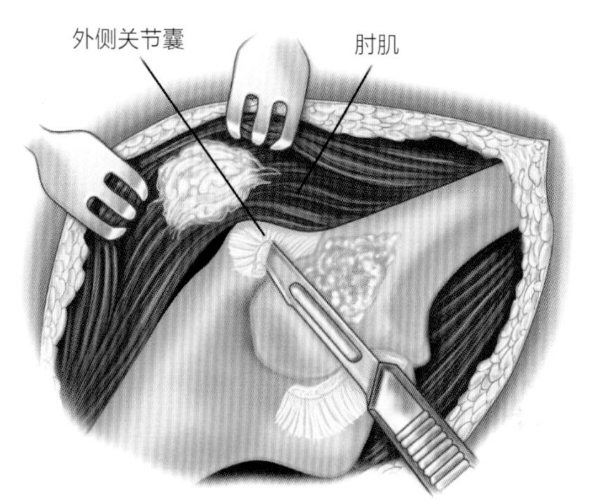

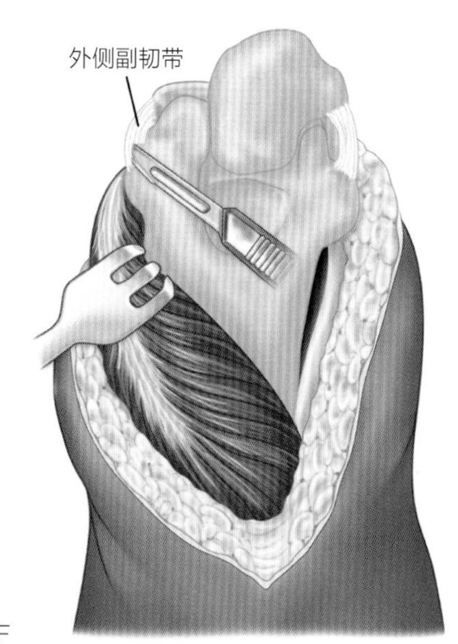

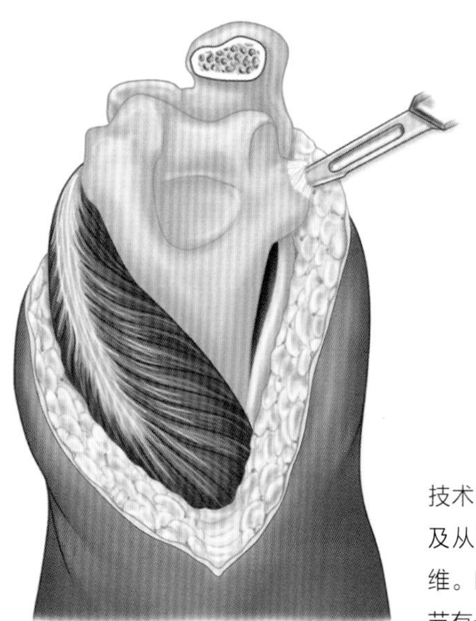

技术图1（续） C、D. 牵开后见到肱三头肌的内侧缘和尺侧缘（C）以及从鹰嘴止点上剥离的肘肌（D）。E. 进一步向外牵开伸肘装置的肌纤维。F. 将伸肘装置滑移到肱骨外髁的外侧。G. 松解内侧副韧带能让肘关节有最大活动度，亦能彻底显露肱尺关节。

- 锐性切断这些附着部的穿通纤维束，自内向外将肱三头肌连同肘肌完整翻转（技术图1E）。
- 从肱骨附着处松解外侧尺副韧带复合体，伸肘装置就能完整地从肱骨外侧面上剥离下来（技术图1F）。
- 倘若肱尺关节已经僵直（偶见于青少年型类风湿肘关节炎患者），可能需要使用骨锯或截骨刀重建关节线，并在肱尺关节合适的旋转中心行截骨术。
- 进一步屈曲肘关节来显露内侧副韧带，将其从肱骨附着处行骨膜下剥离（技术图1G）。
- 根据骨质量情况用咬骨钳或摆据去除尺骨鹰嘴尖部，再外旋肱骨并充分屈曲肘关节，这样就能显露肱骨侧、尺骨侧和桡骨头侧的关节面。
- 从肱骨前方彻底松解肘关节前侧关节囊，以便肱骨假体翼缘的安装，以及术后无障碍的伸肘活动。

肱骨侧处理

- 切除滑车：若骨质致密，可用摆据切除滑车的中部关节面直达鹰嘴窝的顶部；若骨质松软则使用咬骨钳即可。
- 必须保留切除下来的骨质，以备后续肱骨远端前方的植骨（技术图2A）。
- 肱骨髓腔扩髓：咬骨钳或磨钻深入鹰嘴窝底部，再用开孔器探出肱骨髓腔（技术图2B、C）。扩髓器必须居中，必须与滑车所剩骨质相匹配，保证肱骨锉落在髓腔内。为了适应肱骨髓腔锉的宽度，需要去除多余的骨质。
- 肱骨髓腔锉磨：先使用肱骨引导锉（技术图2D），并将其压实，看到锉上的实线与弧形髓腔轴线匹配（技术图2E）。依次使用大一号的髓腔锉，直到适合所预计的假体尺寸，原位保留最后一把髓腔锉。随即通过髓腔锉插入肱骨导向杆，来判断轴向对位情况（技术图2F）。

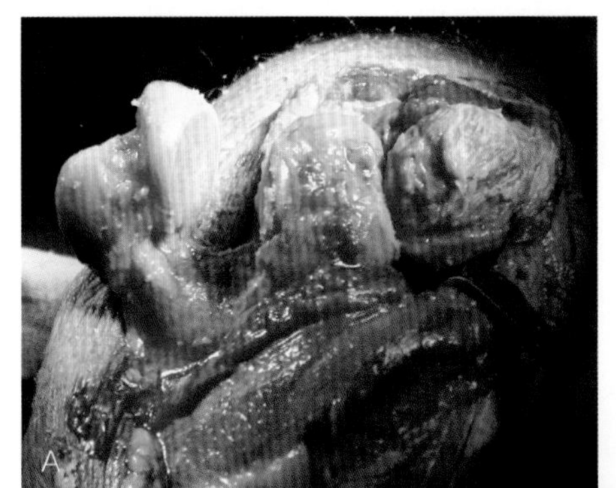

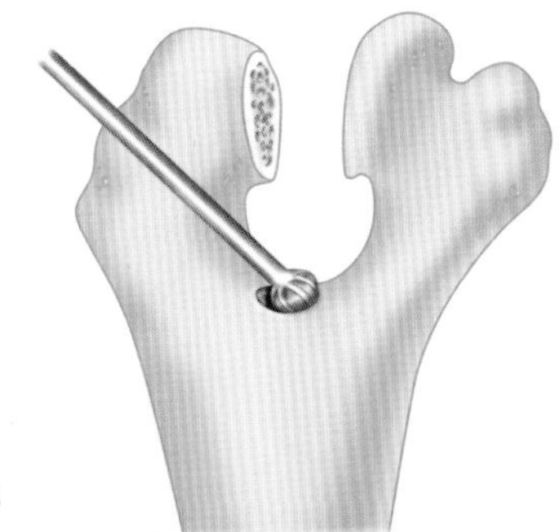

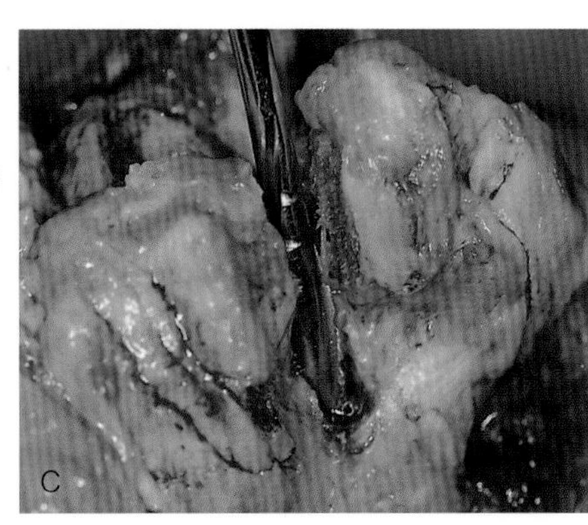

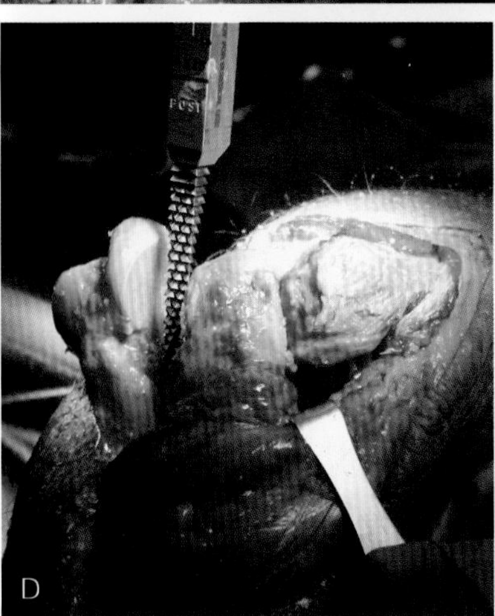

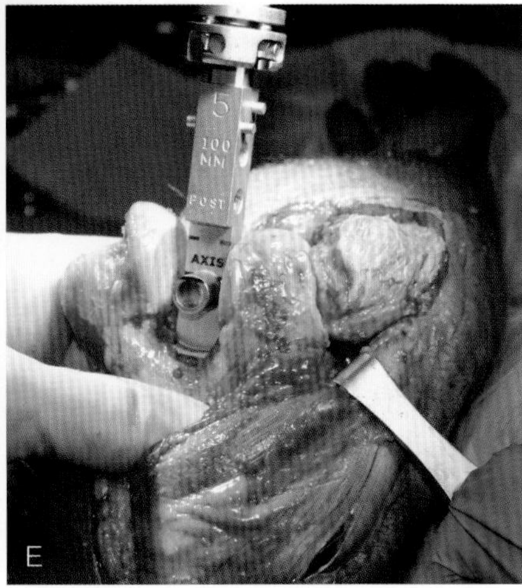

技术图2 A. 随后采用摆据切除滑车。B. 用磨钻开通鹰嘴顶部。C. 用肱骨开孔器探出髓腔。D. 依次锉磨肱骨髓腔直到适合预计的假体尺寸。E. 髓腔锉上的实线与弧形髓腔轴线匹配。

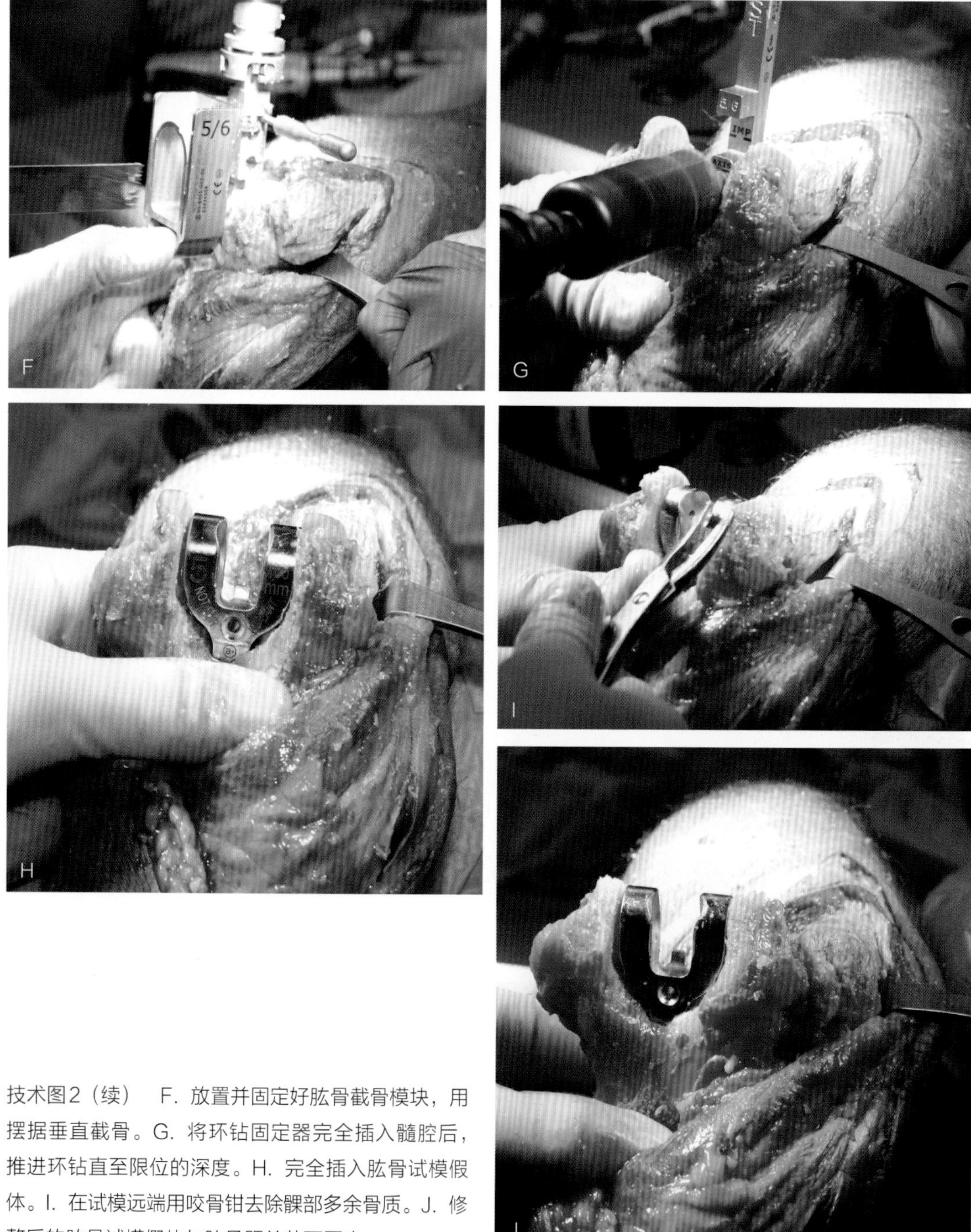

技术图2（续） F. 放置并固定好肱骨截骨模块，用摆据垂直截骨。G. 将环钻固定器完全插入髓腔后，推进环钻直至限位的深度。H. 完全插入肱骨试模假体。I. 在试模远端用咬骨钳去除髁部多余骨质。J. 修整后的肱骨试模假体与肱骨髁关节面平齐。

- 表面环钻打磨：以最后一次肱骨锉大小，选用尺寸匹配的环锯对肱骨开口进行打磨。将导向杆插入肱骨髓腔锉，推进环钻至合适深度。用环钻评估肱骨后方骨质，为后续工作作参考。
- 肱骨侧修整：将肱骨截骨模块连接到肱骨髓腔锉上，用摆钻垂直去除多余的滑车部分，以适合环钻固定器的安置(技术图2F)。
  - ○ 类风湿关节炎患者此处非常薄弱，很容易造成骨折，所以要倍加小心。
  - ○ 将环钻固定器置入髓腔。用磨钻或咬骨钳，使其完全放置到冠突窝切迹水平。
    - 将导杆插入环钻固定器中，推进环钻至合适深度(技术图2G)。最后完成环钻打磨。
    - 将尺寸合适的肱骨试模假体置入髓腔，并修整多余骨质，使试模与肱骨髁远端关节面平齐(技术图2H)。

尺骨侧处理

- 显露尺骨髓腔：用摆据去除尺骨鹰嘴的尖部。此步骤需要谨慎操作，因为切除过多会弱化肱三头肌的止点，而切除不足会使得髓腔锉偏离尺骨的轴线，从而导致尺骨假体安装偏移和穿通尺骨背侧骨皮质。
- 在乙状切迹窝与冠突的结合部，用高速磨钻与尺骨纵轴呈45°角开通尺骨髓腔（技术图3A、B）。
- 用咬骨钳在鹰嘴上做个标记，使扩髓器、髓腔锉与尺骨髓腔共轴线。
- 尺骨扩髓（如有必要）：在尺骨截面中央推进开孔器，开凿尺骨髓腔。
- 必须牢记尺骨弓的存在，插入开孔器时要扪及尺骨弓，避免穿通骨皮质。
- 用实心软扩髓器对尺骨髓腔依次扩髓，直至达到预期要求（技术图3C）。有时可以用中空软扩髓器配合尖端球形导针进行扩髓。尖端球形是为了防止穿通骨皮质。
- 尺骨髓腔锉磨：先在尺骨髓腔内置入导向锉。将导向锉放置到位，再循序渐进，充分磨锉髓腔直至达到预期目标。
- 插入髓腔锉时，要保证其位置正确，不要旋转，髓腔锉手柄应与尺骨近端背侧面垂直（技术图3D、E）。最后一次的髓腔锉与T柄留在髓腔。
- 乙状切迹的处理：经尺骨髓腔锉安装尺侧清理模块，为了假体装配要确保彻底清理乙状切迹周围组织（技术图3F）。用磨钻或咬骨钳去除旋转模块时遇到的任何骨性阻挡。将模块移到髓腔锉的另一边，重复前述过程。
- 咬骨钳咬除冠突尖部以防止撞击，改善肘关节屈曲（技术图3G）。
- 尺骨侧试模：将尺骨试模假体插入尺骨髓腔，可轻轻压实，将尺骨试模假体中心对准乙状切迹的中心。利用肱骨滚轴销子来评估旋转和内外翻对位情况。

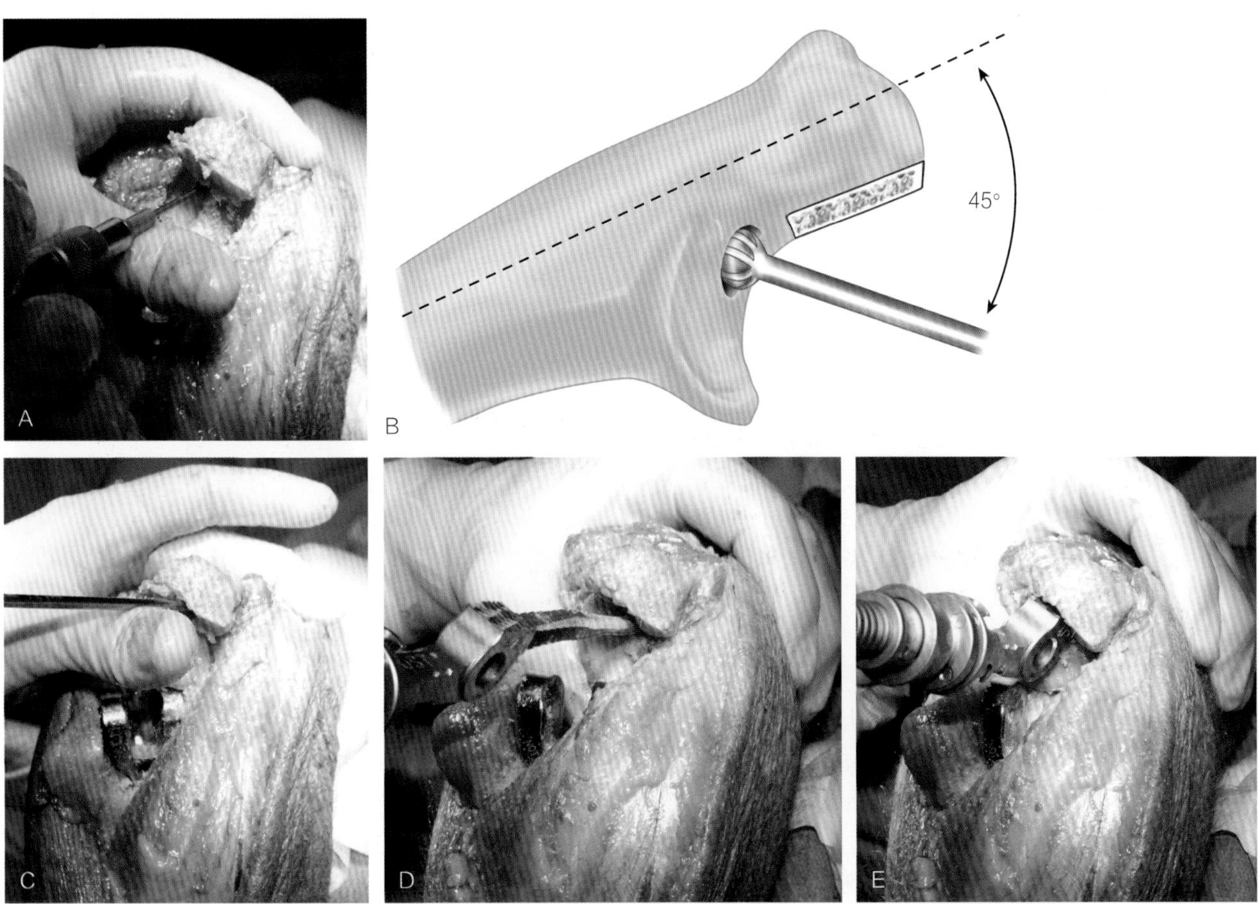

技术图3　A、B. 切除冠突尖部，在冠突基底用高速磨钻开通尺骨髓腔。C. 使用髓腔锉前，先依次用实心和空心软开孔器。术者手要放在尺骨干上，用作扩髓和髓腔磨锉时中央髓腔的导向。D、E. 插入尺骨髓腔锉导杆反复扩髓，直至髓腔锉的中央与乙状切迹的中心匹配为止。

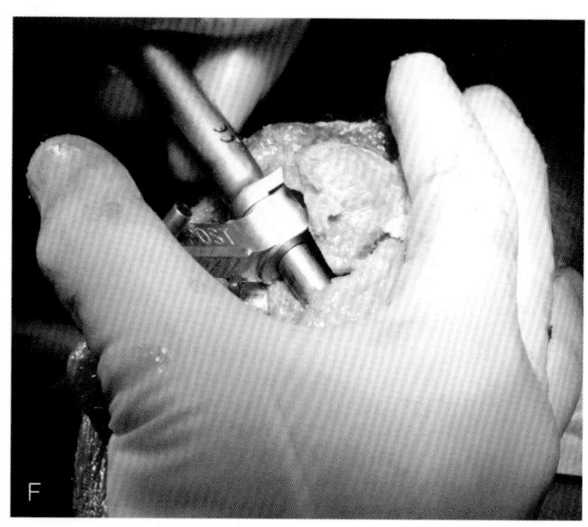

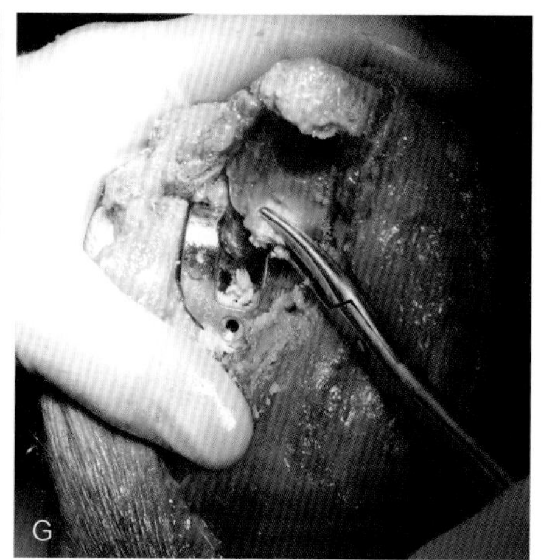

技术图3（续） F. 绕乙状切迹，旋转尺侧清理模块。去除任何突起于骨面的多余骨质。G. 咬骨钳去除冠突尖部，防止撞击，改善肘关节屈曲。

- 类风湿关节炎及青少年型类风湿关节炎患者常累及上尺桡关节，而且Nexel全肘关节置换时无需重建上尺桡关节和肱桡关节，所以切除桡骨头。
- 旋转前臂，保持肘关节充分屈曲下，根据轴线方向用咬骨钳逐步去除桡骨头。

关节试装配

- 重新插入肱骨试模假体，将两侧假体连接完成试装配（技术图4A）。
- 测试活动范围，应该能充分屈伸，没有阻碍（技术图4B）。
- 若因软组织松解未到位而导致活动受限，要引起充分重视。
- 必须评估所有假体是否会遇到撞击，撞击可能来自后方（鹰嘴撞击肱骨）或前方（肱骨侧假体前翼缘与冠突尖之间撞击）。用咬骨钳去除任何骨性撞击点。
- 肱骨侧假体和（或）尺骨侧假体安置不到位，也是引起伸肘受限的原因之一。
- 如果肱骨存在弧度，那就很难将肱骨试模假体安装到位。遇到这种情况时，为了匹配肱骨髓腔形态，要折弯最终安装肱骨假体的近端部分，使其能完全啮合。
- 试安装满意后，移除所有试模假体。

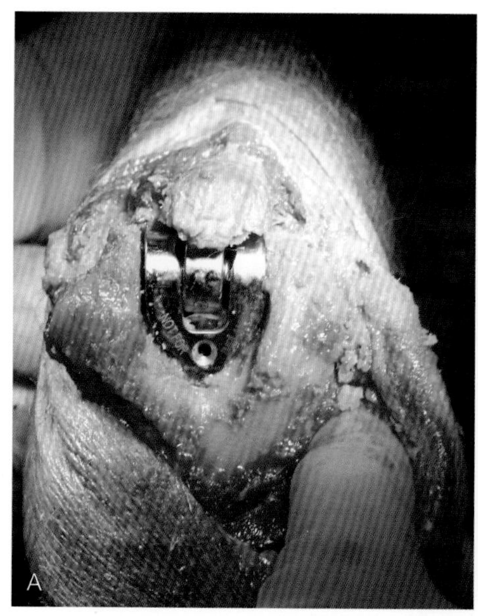

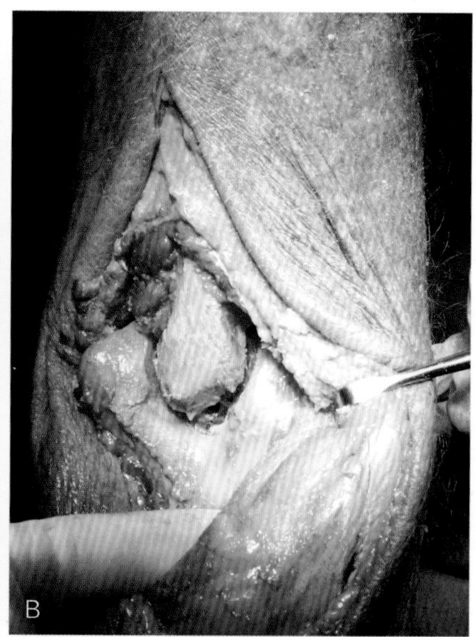

技术图4 A、B. 试装配关节，评估活动范围，注意是否存在骨性撞击情况。

骨水泥固定

- 使用脉冲冲洗枪处理肱骨及尺骨的髓腔，并吸干。
- 根据刚才试模情况，选择与肱骨假体长度适配的骨水泥枪。
  - 根据肱骨髓腔深度确定骨水泥枪的长度，剪去骨水泥枪头的多余部分（技术图5A）。
  - 在适合位置放入骨水泥塞。
- 两侧假体最好分开用骨水泥固定假体。
  - 将骨水泥与抗生素混合均匀，在相对流动的状态下注射骨水泥。
  - 一般先注入肱骨髓腔固定假体，然后再尺骨侧固定假体（技术图5B）。
  - 采用尺骨柄插入套管来保护尺骨假体在插入过程中免受损害（技术图5C）。假体要紧贴鹰嘴平坦的背侧面，一定要安装到位，假体的中央就是乙状切迹的中心。
  - 去除尺骨假体周围多余的骨水泥，以免出现“第三体磨损”现象。为了防止刮伤假体，要采用塑料刮匙。

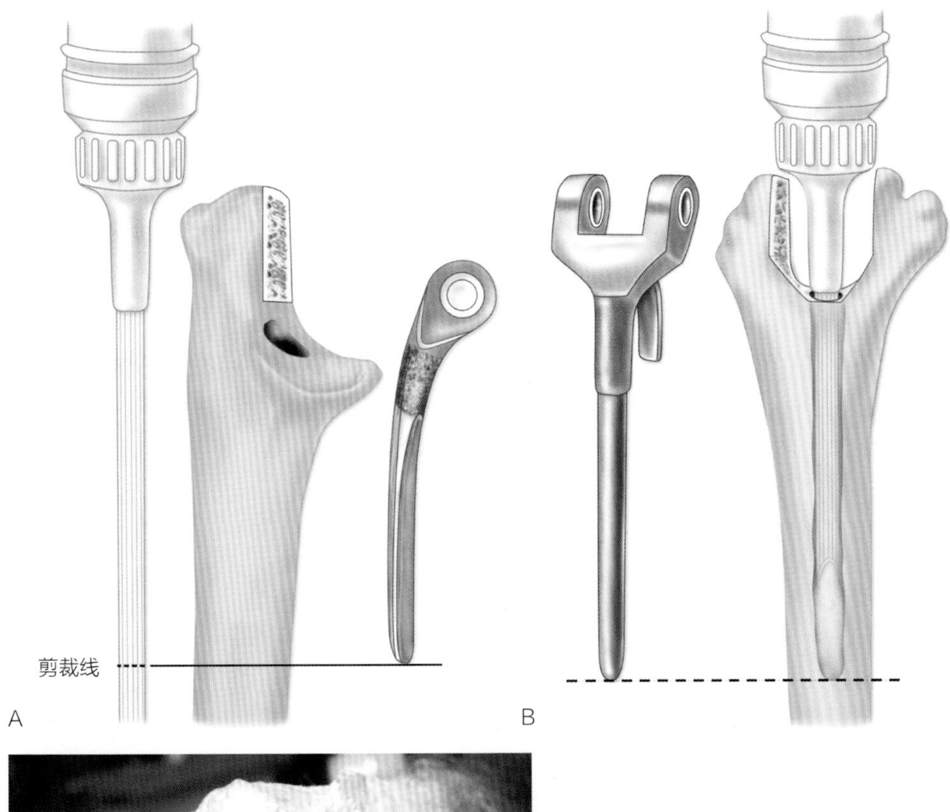

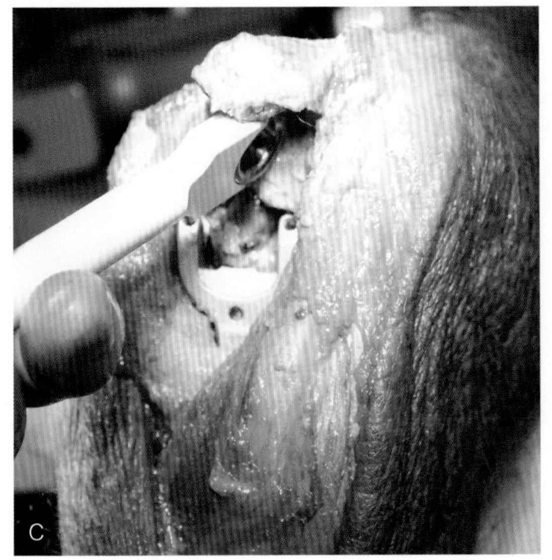

技术图5 A、B. 建议分别对肱骨和尺骨髓腔使用骨水泥固定技术。C. 尺骨假体安置到位过程中，要采用柄插入套管，防止假体受到刮伤。

TECHNIQUES

肱骨假体及植骨

- 一小块取自滑车的骨块(约2 cm×2 cm,2～4 mm厚),作为前方植骨块。若没有滑车上取下的骨块,也可以在翻修时用桡骨头或异体骨块。
- 插入肱骨假体后,将植骨块楔入肱骨前方与前翼缘之间的间隙(技术图6)。
- 这可以为肱骨假体提供旋转的稳定性,并加强前后方向的稳定性。
- 用塑料刮匙去除肱骨假体周围多余的骨水泥。

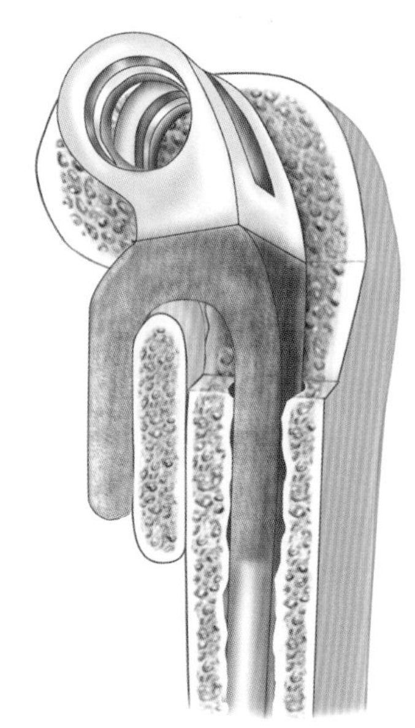

技术图6　肱骨假体只有放置到适合的深度，才能和尺骨假体构成功能良好的关节。

组装和压配

- 组装尺骨滚轴:将轴销穿过尺骨假体的孔眼,尺骨销组装工具用来连接尺骨销(技术图7A)。
- 轴销和尺骨滚轴的突片要同肱骨假体的凹槽对齐才可装配关节。对前臂施加压力,使轴销和滚轴啮合肱骨假体。
- 通过推拉和挤压关节插入器完成关节的组配。插入器顶部“支脚”适配到尺骨滚轴突片的凹陷处,插入器底部适配到肱骨假体近端的后方孔内。挤推插入器,使尺骨滚轴与肱骨假体远端的弧形表面相齐平(技术图7B)。
- 安装肱骨侧螺钉:滚轴必须与肱骨假体平齐,以便安装肱骨侧螺钉。如果需要,可以用尺骨滚轴敲击器将滚承打压到位。
- 用持钉器在肱骨假体内、外侧孔中拧入肱骨侧螺钉。最终拧紧螺钉至规定的扭矩,并且在对任一螺钉施加最终扭矩之前,应交替拧紧每个螺钉,直到其紧贴为止。
- 听到扭力螺丝刀发出“咔哒”声响,说明已达到最终扭矩(技术图7C)。
- 检查人工关节活动范围,确保能全活动度活动。即刻评估软组织挛缩或骨性撞击情况。

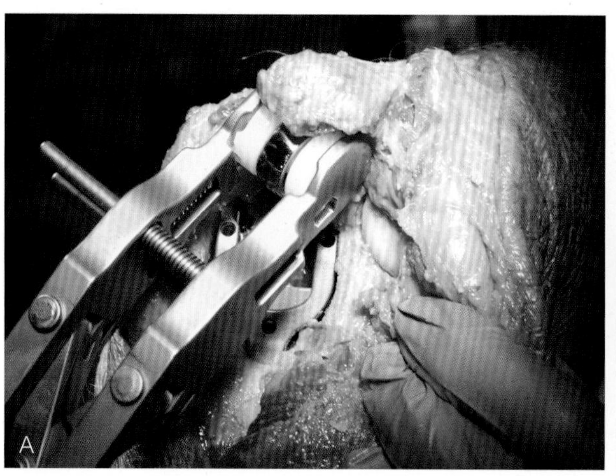

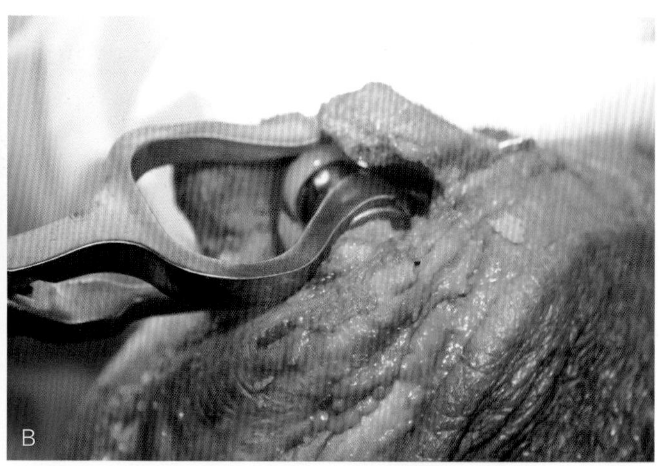

技术图7　A. 安装尺骨滚轴时，用力挤压滚轴安装器能感觉明显的阻力。听不到“咔哒”声。B. 使用关节插入器，挤压后感觉有阻力时，滚轴已经安装到位。操作中听不到“咔哒”声。

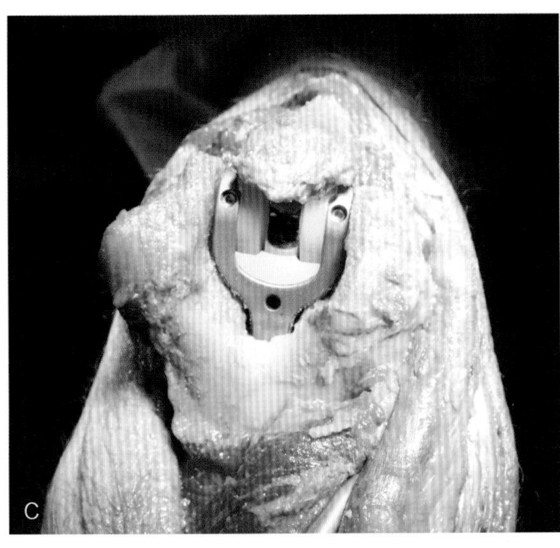

技术图7（续）　C. 拧紧肱骨侧螺钉后，假体装配连接就完成了。

重建肱三头肌止点

- 在尺骨鹰嘴肱三头肌止点处横向及交叉钻孔，由远端内侧交叉孔用Keith针头作引导，穿入不可吸收粗线（如5号爱惜康线），再自近端外侧穿出（技术图8A～C）。
- 屈曲肘60°将伸肌装置复位到鹰嘴尖部；轻轻过度收紧伸肌装置内侧部分，以防止术后向外侧半脱位的可能。
- 在近端内侧孔处，以锁边或十字交叉等方式缝线编织肱三头肌腱（技术图8D）。
  - 然后缝线从该孔进入，从远端外侧孔穿出，这样就和前面的线尾直接交叉。
  - 上述线尾都穿过前臂伸肌筋膜后，打结固定。
  - 两股加强缝线穿过横孔和伸肌筋膜，再相互打结。
- 避免线结直接位于尺骨近端的皮下缘。
- 止血带放气，用双极电凝刀止血。
- 然后内侧软组织伸肌机制也基本完成。

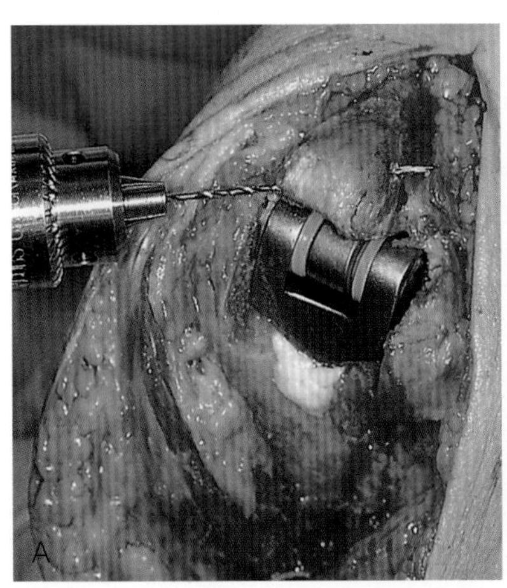

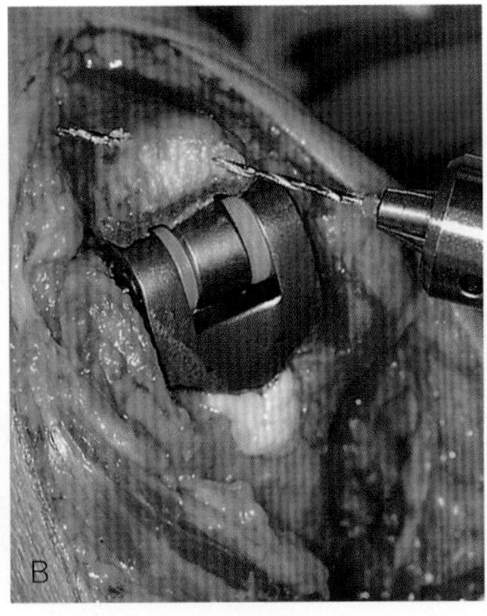

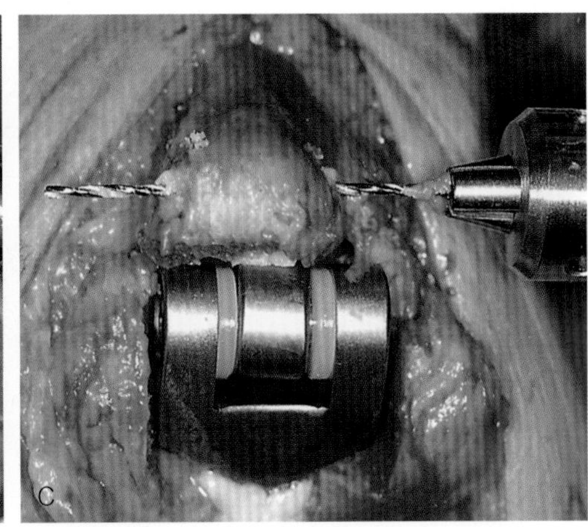

技术图8　A～C. Coonrad-Morrey全肘置换术中在肱三头肌尺骨重新附着处留置十字交叉孔（A、B）和横向孔（C）。Nexel全肘置换时采用Bryan-Morrey入路，那么肱三头肌尺骨重新附着的过程等同于前述修复过程。

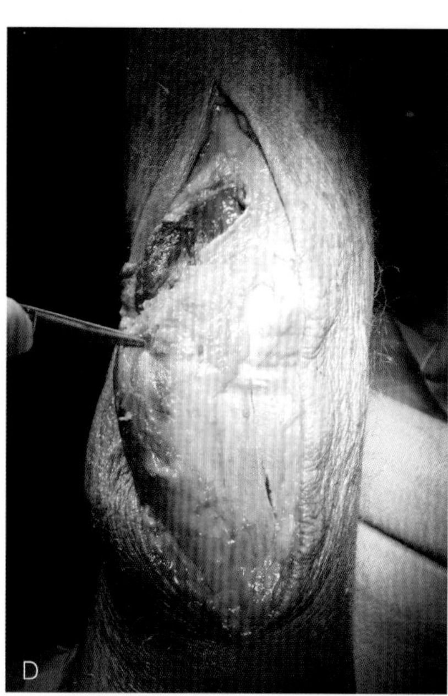

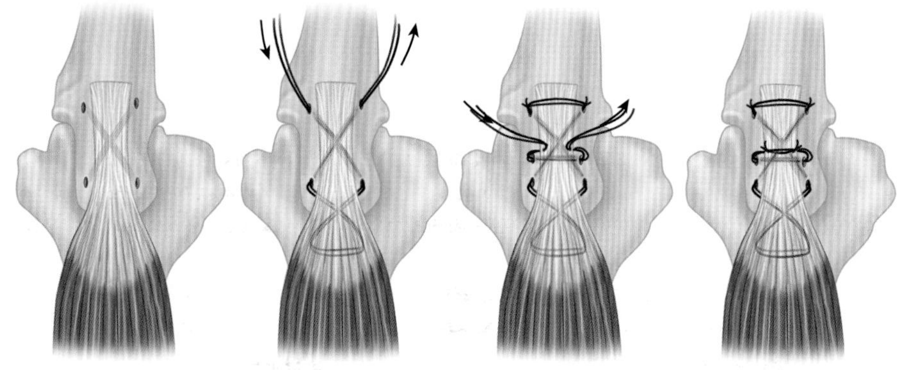

技术图8（续） D. 肱三头肌按原定计划修复。E. 缝线穿过尺骨近端孔，然后在肱三头肌上进行编织，最后相互打结。

尺神经前置和关闭切口

- 受保护的尺神经置入预制的皮下组织袋内，前置后用皮肤缝线保护（技术图9）。
- 逐层关闭切口，放置引流。订皮机关闭皮肤切口。
- 掌侧安置石膏夹板伸直位固定肘关节，注意夹板下远近端放置充足的衬垫，防止压疮形成。

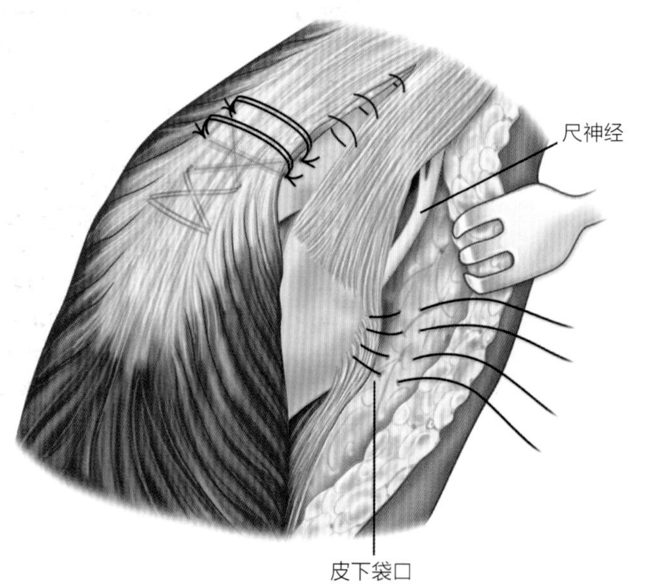

技术图9 尺神经移位至内上髁皮下组织内，在皮管内受到保护。

要点与失误防范

入路与显露	• 要花时间掌握Bryan-Morrey入路；良好的伸肌装置骨膜下剥离有助于术后更好的修复 • 骨骼操作前一定要彻底显露肱尺关节，包括外侧尺副韧带和内侧副韧带复合体，以及前关节囊的彻底松解 • 如果畸形严重或骨性强直，可考虑翻转屈肌总腱或伸肌总腱
肱骨侧处理	• 如果需要肱骨短缩，最多不超过1 cm的短缩能够在不影响肌力的情况下增加活动范围 • 肱骨远端髓腔开孔，使用磨钻优于骨锉
桡骨侧与尺骨侧处理	• 去除桡骨头及冠突尖部 • 尺骨侧处理时，一定要扪及尺骨干，注意尺骨弓防止骨皮质穿透
骨水泥技术	• 复习骨水泥技术，注入骨水泥前应仔细规划；不要使用快干型骨水泥
肱三头肌止点重建	• 肱三头肌-肘肌内侧要稍紧缩缝合修补
术后处理	• 术后伸直位石膏或夹板固定24～36小时 • 尽一切办法减轻术后肿胀

术后处理

- 术后完全伸肘位，肘关节前方石膏或夹板固定24～36小时。
- 术后即开始严格抬高患肢，维持过夜，并坚持到术后第1天。
- 一般术后第1天拔除引流管，或者8小时内引流量低于30 mL时再拔除。
- 去除石膏后可进行一些辅助开链式活动，一般不需要康复理疗科会诊。
- 患者术后3个月内严格限制平推或者过顶等活动，以保护肱三头肌。另外为了延长假体使用寿命，始终避免反复举起超过5 lb(2.3 kg)重物或者单次举起超过10 lb(4.5 kg)重物。

预后

- 全肘关节置换是否成功取决于疼痛缓解以及活动度、稳定性及功能改善程度。
  - Mayo肘部功能评分表为每个评判类别分配数值，最后生成每个评判类别的分数以及总分[8]。肘关节置换术后结果常用此系统进行评估。
- 全肘置换术治疗类风湿关节炎患者(图2)。
  - 根据文献回顾，Gill和Morrey等[4]做的随访最久最大的研究表明，应用半限制型全肘置换手术，69名类风湿关节炎患者中有86%的预后优良率，另有13%患者经历再次手术。其中44例随访超过10年。
  - 随访10年时假体存活率为92.4%，已逼近下肢关节置换术的成功率。

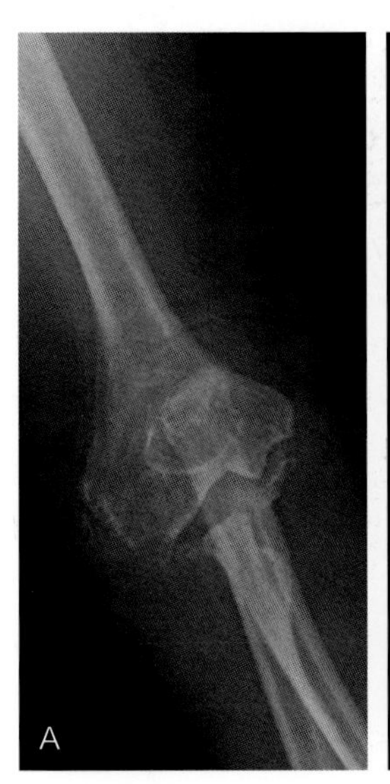

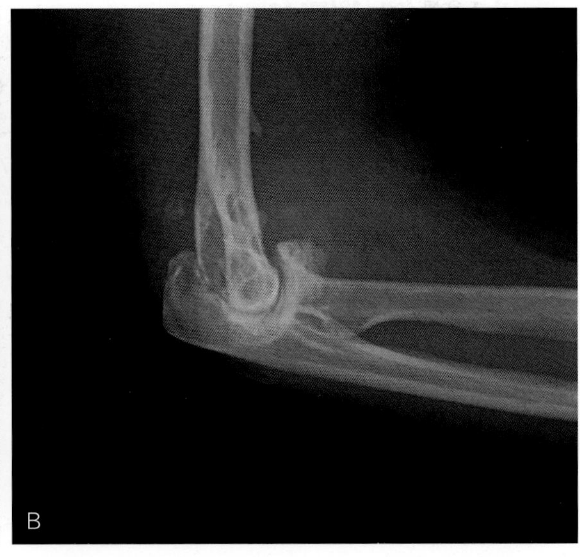

图2 A、B. 一名66岁长期类风湿关节炎女性患者，Mayo评分4级改变。

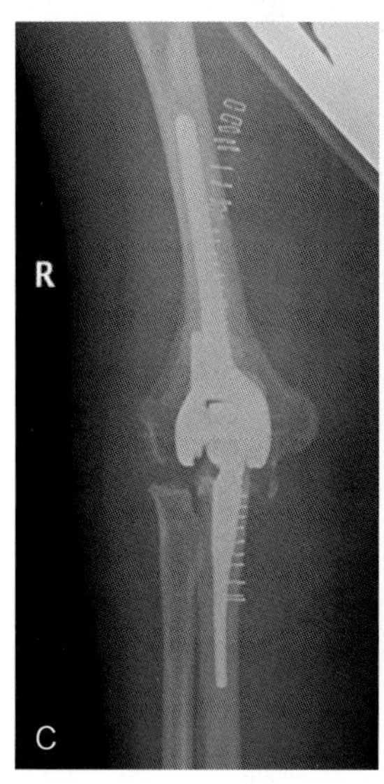

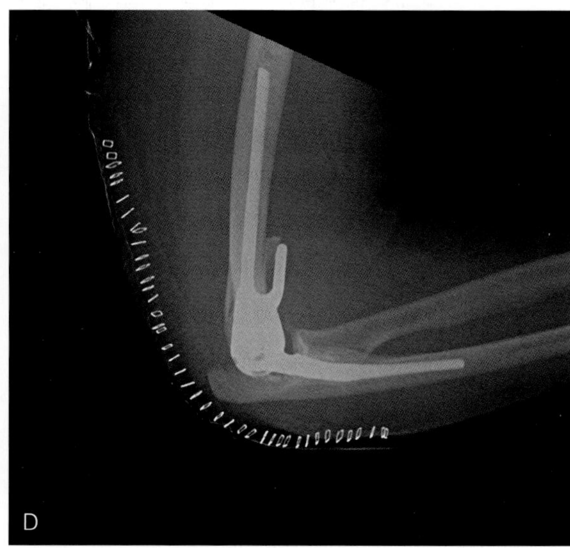

图2（续） C、D. Nexel全肘置换术后X线片。

- 全肘关节置换治疗青少年型类风湿关节炎。
  - Connor和Morrey[1]报道19名患者(24处肘关节)中87%的患者结果优良,平均随访7.4年。
  - Mayo评分平均提高59分,96%的患者无痛或轻微疼痛,随访终点时未发现假体松动表现。
  - 此项研究中肘关节屈伸活动度平均改善仅为27°(67°～90°),说明青少年型类风湿关节炎患者的软组织挛缩程度严重。

并发症

- 感染。
- 无菌性松动。
- 机械性失效。
  - 短期。
  - 长期。
- 尺神经损伤。
- 肱三头肌力量减弱或撕裂。
- 尺骨假体断裂。
- 尺骨骨折。
- 切口愈合问题。

(陈宇杰 译,丁坚 审校)

参考文献

[1] Connor PM, Morrey BF. Total elbow arthroplasty in patients who have juvenile rheumatoid arthritis. J Bone Joint Surg Am 1998;80(5):678-688.

[2] Day JS, Baxter RM, Ramsey ML, et al. Characterization of wear debris in total elbow arthroplasty. J Shoulder Elbow Surg 2013;22:924-931.

[3] Figgie MP, Su EP, Kahn B, et al. Locking mechanism failure in semiconstrained total elbow arthroplasty. J Shoulder Elbow Surg 2006;15:88-93.

[4] Gill DR, Morrey BF. The Coonrad-Morrey total elbow arthroplasty in patients who have rheumatoid arthritis. A ten-to fifteen-year follow-up study. J Bone Joint Surg Am 1998;80(9):1327-1335.

[5] Horiuchi K, Momohara S, Tomatsu T, et al. Arthroscopic synovectomy of the elbow in rheumatoid arthritis. J Bone Joint Surg Am 2002;84-A(3):342-347.

[6] Kelly EW, Coghlan J, Bell S. Five- to thirteen-year follow-up of the GSB III total elbow arthroplasty. J Shoulder Elbow Surg 2004;13:434-440.

[7] Little CP, Graham AJ, Karatzas G, et al. Outcomes of total elbow arthroplasty for rheumatoid arthritis: comparative study of three implants. J Bone Joint Surg Am 2005;87(11):2439-2448.

[8] Morrey BF, Adams RA. Semiconstrained arthroplasty for the treatment of rheumatoid arthritis of the elbow. J Bone Joint Surg Am 1992;74(4):479-490.

[9] Rymaszewski LA, Mackay I, Amis AA, et al. Long-term effects of excision of the radial head in rheumatoid arthritis. J Bone Joint Surg Br 1979;66(1):109-113.

[10] Wright TW, Hastings H. Total elbow arthroplasty failure due to overuse, C-ring failure, and/or bushing wear. J Shoulder Elbow Surg 2005;14:65-72.

第80章 全肘关节置换治疗原发性骨性关节炎

Total Elbow Arthroplasty for Primary Osteoarthritis

Emilie Cheung and Garet Comer

定义

- 虽然原发性肘关节骨性关节炎(OA)可能与过度使用手臂有一定关系，但它是一种相对罕见的疾病，有特发性病因。
- 与其他大关节的骨性关节炎不同，原发性肘关节骨性关节炎的特点是关节间隙和关节软骨相对得以保留，但存在肥大性骨赘形成和关节囊挛缩。
- 原发性肘关节骨性关节炎的特点是疼痛，活动受限，力量减弱，最终功能丧失。

解剖

- 肘关节是由肱尺关节、肱桡关节和上尺桡关节共同构成的改进型铰链式关节。
- 肘关节有两个平面上的活动：矢状面上屈-伸活动和横断面上的旋前-旋后活动。
  - 屈曲-伸直是肱尺关节的活动，正常活动范围为0°伸直位至145°屈曲位。
  - 肱桡关节和上尺桡关节提供旋前-旋后活动，正常活动范围为旋前80°至旋后80°。
- 肘关节的两侧有侧副韧带复合体，和骨性结构一起为肘关节提供静态稳定性。
  - 外侧副韧带复合体就像外侧的稳定结构，防止后外侧旋转不稳定(PLRI)，由3个部分共同汇聚成Y形结构。
    - 桡侧副韧带：起自肱骨外上髁至环状韧带。
    - 外侧尺副韧带：起自肱骨外上髁至尺骨的旋后肌嵴。
    - 环状韧带：环绕桡骨颈，起自尺骨乙状切迹前方至旋后肌嵴。
  - 内侧副韧带是抗外翻应力最重要的结构，由3个部分组成。
    - 前斜韧带：起自肱骨内上髁至冠突前内侧面的高耸结节。
    - 后斜韧带：起自肱骨内上髁，扇形止于乙状切迹。
    - 横韧带：从乙状切迹后缘至前缘横向走行的薄层束。

发病机制

- 原发性肘关节骨性关节炎可能是多因素引起的，比如优势手、过度使用、人种以及其他致病因素[2]。

自然病程

- 原发性肘关节骨性关节炎相对少见，主要影响中年男性的优势侧，有体育运动或操作设备时过度使用患侧手臂的既往史。
- 临床表现多种多样，严重程度视疾病的进展情况而定。
  - 原发性肘关节骨性关节炎早期特点是伸直和屈曲到终末时出现疼痛，常主诉搬运重物肘关节伸直位时出现疼痛。
  - 影像学上，疾病早期阶段关节间隙相对完好，肱尺关节的前后缘有骨赘撞击，肱桡关节处有骨赘形成。
  - 原发性肘关节骨性关节炎晚期表现为整个运动弧都有疼痛，关节软骨丢失，关节间隙变窄。

病史和体格检查

- 与其他部位的骨性关节炎相提并论时，肘关节骨性关节炎尤显特立独行。基于其严重程度和发病源的解剖部位不同，跨度从关节清理术到关节置换术，都可能成功治疗这种疾病。

病史

- 典型表现是中年男性患者，优势侧肘关节出现症状，曾有过度使用史。
- 症状可能包括疼痛、活动受限、抓持动作时产生机械症状或力量减弱。
- 如果主诉疼痛，重要的是了解功能受限程度和对患者功能活动的影响；确定疼痛的解剖来源，是肱尺关节、肱桡关节还是关节外；确定疼痛是发生在极度屈曲和(或)极度伸直，抑或是整个运动弧。
- 以机械症状为主的患者可能只需关节镜下的清理即可。
- 对于主诉活动受限的患者，了解这种情况对患者的影响程度，以及到底是屈曲受限、伸直受限还是两者兼有，这一点很重要。

- 考虑做关节置换时需要深入回顾发病历程，包括既往手术史、创伤史、感染史、个体需求水平和治疗后的期望值。

体格检查

- 体检先从视诊开始，查验皮肤是否存在先前的手术瘢痕，其他各种情况造成的伤口或感染。
- 必须评估屈曲、伸直以及旋前-旋后的活动范围。
  - 重点记录运动弧中何处出现疼痛，以及抓持过程或其他动作出现机械性症状。
  - 尽管肱桡关节在影像学上有退变迹象，但是旋转活动可能不产生明显疼痛或僵硬。
- 神经血管检查要特别关注肘部尺神经受卡压情况，必须予以书面记录。

影像学和其他诊断性检查

- 前后位、侧位和斜位拍片检查足以诊断骨性关节炎。
  - X线片上特征性表现包括鹰嘴和冠突并累及鹰嘴窝有散在骨赘和(或)游离体形成(图1)。
  - 也可能累及肱桡关节，桡骨头周围出现骨赘。
- 通常情况下，X线片上肱尺关节的改变要先于肱桡关节或上尺桡关节的改变。
- 可行CT扫描三维重建，定位那些在X线片上看不清楚的骨赘特别有用。
  - 鹰嘴、桡骨头和冠突窝内产生撞击的骨赘在X线片上可能会漏诊，而在CT图像上却一览无遗。
  - 同样，CT有助于发现紧贴尺神经在内侧沟里的骨赘。

鉴别诊断

- 肘关节创伤后关节炎。

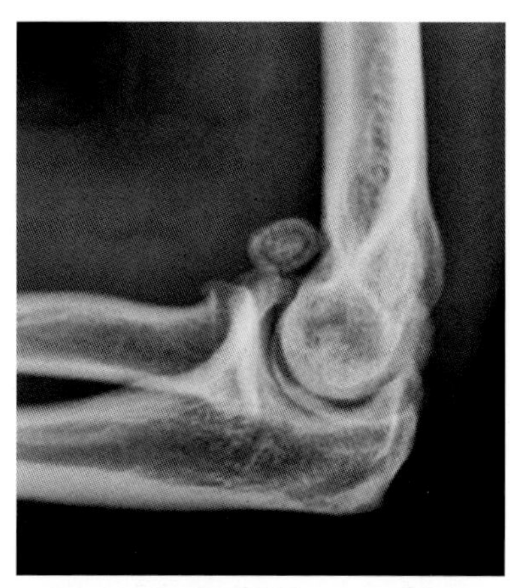

图1 侧位X线片上可见骨赘形成，一处游离体，关节间隙相对完好。

- 类风湿关节炎或其他炎症性关节病变。
- 慢性感染性关节炎。
- 晶体性关节病。
- 血友病性关节病。

非手术治疗

- 非手术治疗适用于疾病的早期阶段，患者主诉轻度疼痛，关节活动度丢失<15°。
- 非手术治疗包括改善活动方式，使用非甾体抗炎药，关节内注射皮质类固醇类药物和物理治疗。
  - 理疗应注重疼痛控制、各种抗炎症的方式和维持活动范围和肌肉力量。
  - 关节内注射可暂时缓解疼痛，适合维持性治疗。

手术治疗

- 以下情形的患者可以考虑做全肘关节置换术：
  - 年龄>65岁，肘关节骨性关节炎伴功能障碍。
    - 肱尺关节面软骨缺损造成运动弧中间出现疼痛。
  - 手术侧肢体愿意接受较低活动要求。
- 假体有几种基本设计：
  - 铰链式假体。
    - 铰链式装置将尺骨与肱骨机械式连接成铰链。目前的设计都是半限制假体，人工关节大约有7°内/外翻，旋转不受限。
  - 非铰链式假体。
    - 非铰链式假体的尺骨假体与肱骨假体之间没有机械性连接装置，只是依赖尺骨与肱骨侧假体的匹配性以及关节囊韧带结构的稳定性。尽管临床数据还未证实，但从理论上讲，它的优势在于骨-骨水泥界面应力更低，松动率也就更低。
  - 多用途假体。
    - 此类假体可以根据实际需要变成铰链式或非铰链式假体。

术前计划

- 务必拍摄上臂和前臂的全长X线片，检查是否存在畸形、内植物存留或病理性损害。
- 许多产品厂商提供术前模板，可用于术中假体选择的参考。
- 术前必须评估软组织状况，包括之前手术或创伤性瘢痕。如果已存在瘢痕，我们要尽量避免皮桥<1 cm。若对切口关闭有任何疑问时，应在术前事先准备真空辅助的伤口闭合装置。
- 围手术期间可以留置肌间沟导管用于区域麻药输注。

体位

- 患者仰卧于标准手术床上。
- 非无菌止血带尽量往上臂近端安置，紧贴消毒铺巾。
- 止血带以远的肢体需要全面消毒；暴露的皮肤要用不透水辅料和Ioban（3M Health Care, St. Paul, MN）抗菌薄膜巾覆盖。
- 上臂横放于胸前。从患者对侧跨术野放置带衬垫的Mayo架，这样术中就能将上臂放在Mayo架上。

入路

- 做大约15 cm直切口，从内侧弧形绕过尺骨鹰嘴尖部。切开皮下组织后显露前臂筋膜和肱三头肌。应在肘后方掀起宽大切口皮瓣，以便更好地显露和直视。
- 扪及位于肱骨内上髁后方的尺神经，游离，并予以血管套环保护。
- 尺神经游离范围从肘管、肌间隔和尺侧腕屈肌腱膜到其第一分支处，这样术野内就全程可见。
- 全肘置换入路中首要问题是如何处理肱三头肌。目前有3种主要入路方式：劈开肱三头肌、翻转肱三头肌和保留肱三头肌[1,3]。
  - 劈开肱三头肌（图2）：确认肱三头肌腱后，从尺骨鹰嘴止点开始沿中线锐性劈开。向近端劈开至肱骨下1/3处时要非常谨慎，因为此处有桡神经。为扩大显露，在尺骨鹰嘴止点处，从骨膜下或带小骨片的方式剥离肱三头肌止点的内侧份和外侧份。手术完成后，用穿骨缝线将肱三头肌腱缝回尺骨鹰嘴。另一种办法是用可吸收线将劈开的肱三头肌行边对边缝合修补。
  - 翻转肱三头肌（图3）：Bryan和Morrey提出的入路方式[1]。确认肱三头肌内侧缘后，从肌间隔处将肱三头肌向外侧掀离尺骨。沿肱三头肌腱内缘向远端延伸切开前臂筋膜约6 cm。然后将前臂筋膜和尺骨近端骨膜从鹰嘴处剥离，由内侧向外侧操作，与肱三头肌保持连续性。在鹰嘴外侧进一步做骨膜下分离，并剥离肘肌。完成后，肱三头肌与前臂筋膜、近端尺骨骨膜以及肘肌保持连续性，一并牵向外侧后就可以显露肱尺关节与肱桡关节的后方结构。完成关节置换后，通过穿骨缝线将肱三头肌缝回尺骨鹰嘴，掀起的骨膜和前臂筋膜部分重新固定到完整的前臂筋膜上。
  - 保留肱三头肌（图4）：辨识肱三头肌的内外侧缘，从肌间隔开始将肱三头肌完整剥离肱骨的后侧骨面。在外侧，将肘肌从肱骨桡侧柱上剥离下来。松解侧副韧带后，从外侧间隙经肱骨远端显露肘关节。前臂旋后，经内侧间隙到达尺骨近端结构。
- 推荐采用劈开肱三头肌入路，因为操作简单。翻转肱三头肌技术的好处在于有更好的显露范围。但是批评者认为这两项技术很可能引起肱三头肌肌力减弱，存在术后肱三头肌腱止点撕脱的风险。尽管保留肱三头肌的技术要求高一些，但是肱三头肌依旧完整，减少了上述并发症。
- 不管以何种方式处理肱三头肌，必须看清楚整个肱骨远端结构，这就需要剥离侧副韧带以及内外侧髁上屈肌群/旋前肌群和伸肌群的止点。
- 然后脱位肘关节，着手处理骨骼和插入假体。

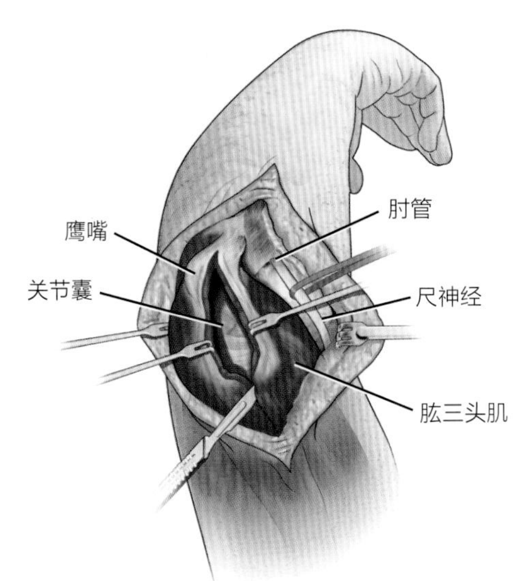

图2　劈开肱三头肌入路：沿中线锐性劈开肱三头肌直到鹰嘴尖，鹰嘴尖部可以部分剥离其内外侧止点。

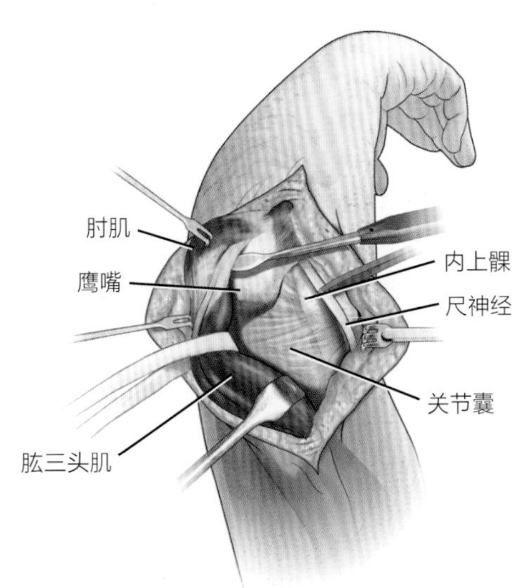

图3　翻转肱三头肌入路：肱三头肌连同前臂筋膜、尺骨近端骨膜以及肘肌一起剥离，并将其牵向外侧。

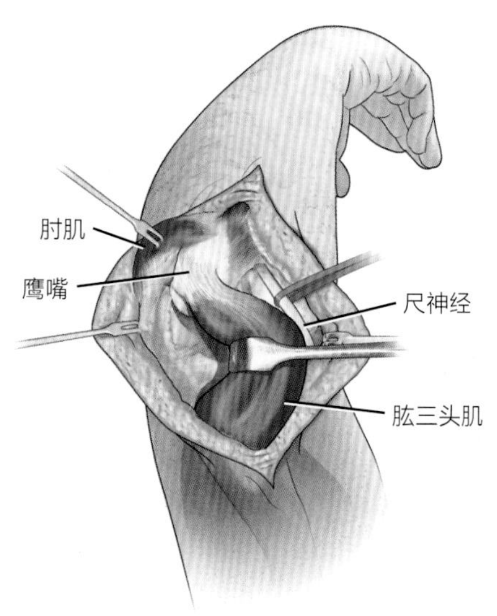

图4 保留肱三头肌入路：由肌间隔处从内侧和外侧剥离肱三头肌，且从肱骨上剥离肘肌。

处理肱骨

- 脱位肘关节，清理肱骨远端，沿鹰嘴窝中点从滑车上切除一段骨质，朝近端方向必须去除足够骨量，以便开通肱骨髓腔（技术图1）。
- 利用肱骨髓腔作为参考点，安装肱骨远端截骨导向器，必须确保导向器在轴向中立位。用摆据做肱骨远端截骨，保留切下来的骨质以备后续植骨。
- 由近端向远端截骨处，沿肱骨前方骨面，松解前关节囊和肱肌。使肱骨前方骨面粗糙化，以便移植骨能更好地融合。
- 依次扩髓肱骨，直到预期的尺寸（技术图2）。

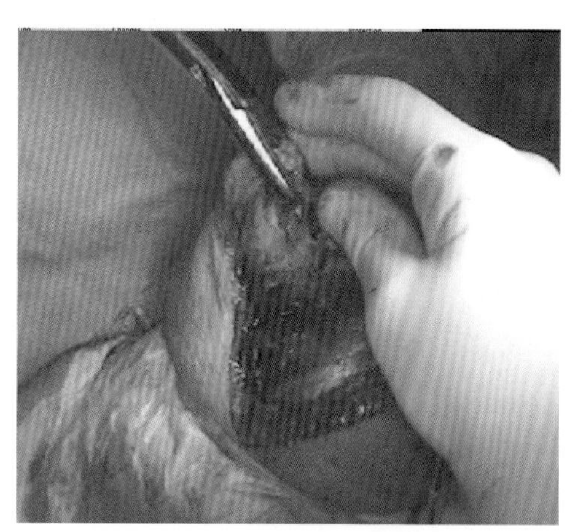

技术图1 清理显露后，沿鹰嘴窝中点用咬骨钳去除关节面骨质，开通肱骨远端髓腔。

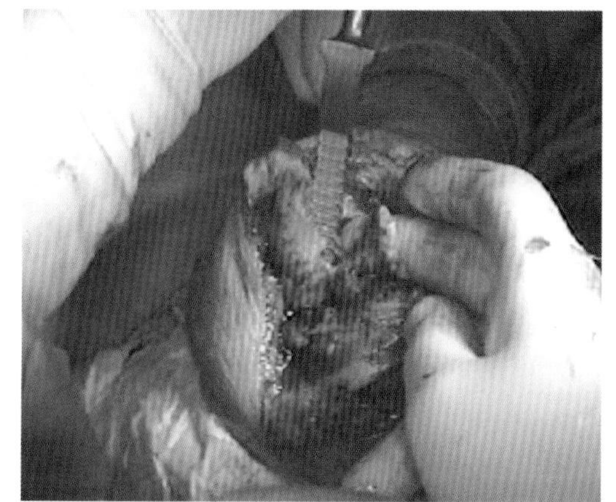

技术图2 用髓腔锉依次扩髓。

处理尺骨

- 用高速磨钻经乙状切迹软骨面开通尺骨髓腔（技术图3）。鹰嘴尖的顶端位于肱三头肌止点的深面，必须充分去除鹰嘴尖的顶端，以便手术器械能顺利进入尺骨髓腔。绝大多数假体系统都备有空心软扩髓，使用时要格外小心防止发生医源性骨折，因为尺骨的骨皮质相对较薄。
- 依次扩髓尺骨，直到预期的尺寸（技术图4）。

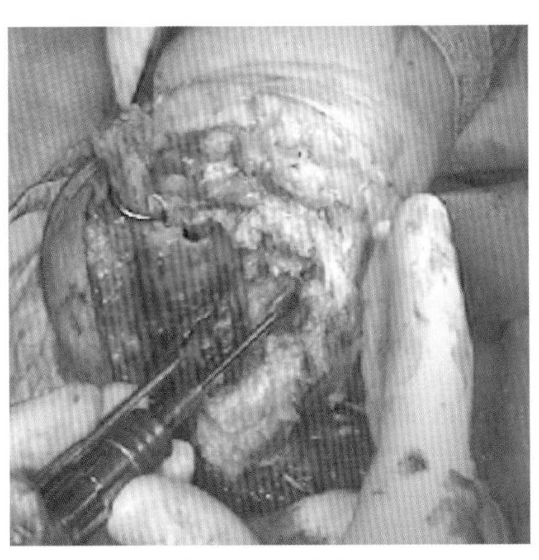

技术图3　用高速磨钻经乙状切迹远端关节面开通尺骨髓腔。

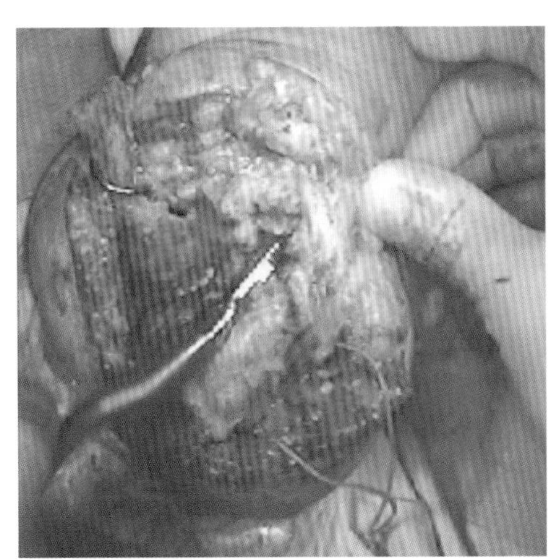

技术图4　尺骨髓腔依次扩髓。

假体试模

- 接着插入肱骨与尺骨试模假体。
- 然后复位肘关节，确保试模假体放置满意。
- 必须评估活动范围。软组织张力最小的时候，几乎可以进行全范围的活动。通常将肱骨或尺骨假体安置得更深一些，就可以解决伸直终末出现张力的情况。倘若还没切除桡骨头的话，务必保证屈曲终末和前臂旋转时不会发生撞击。如果机械性撞击是桡骨头造成的，那必须予以切除。对于某些假体设计，可以做桡骨头置换。
- 检查复位后的撞击来源是桡骨头、冠突还是尺骨鹰嘴，并用咬骨钳去除产生撞击的骨面。

插入假体

- 插入假体前对肱骨和尺骨髓腔进行彻底清洗和干燥。
- 注入骨水泥时要用长柄骨水泥枪，保证髓腔内支撑充分（技术图5）。
- 将尺骨假体充分安装到位。确保假体旋转对位正确。通常情况下，尺骨假体会错误地旋向桡侧（技术图6）。
- 肱骨前方骨皮质处植骨。插入肱骨假体直到前翼缘正好与移植骨接合（技术图7）。
- 如果用的是铰链式假体，需要在安置好假体前连接两侧假体，肱骨假体安装到位前要装配好铰链装置（技术图8）。铰链装配完成后再将肱骨假体安装到位。
- 去除多余骨水泥以及所有骨性撞击面。

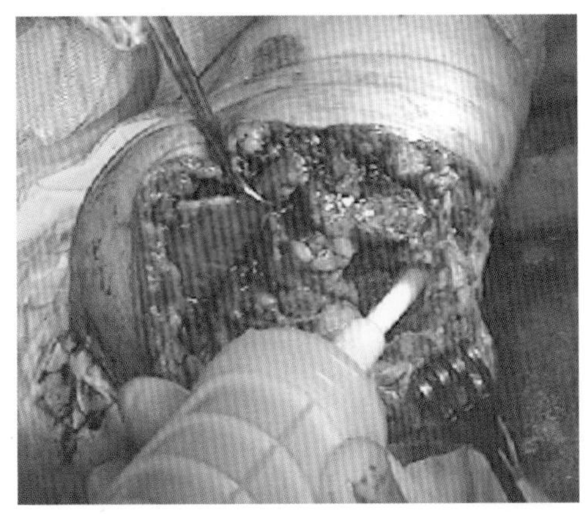

技术图5　用长柄骨水泥枪，确保尺骨和肱骨内支撑充分。

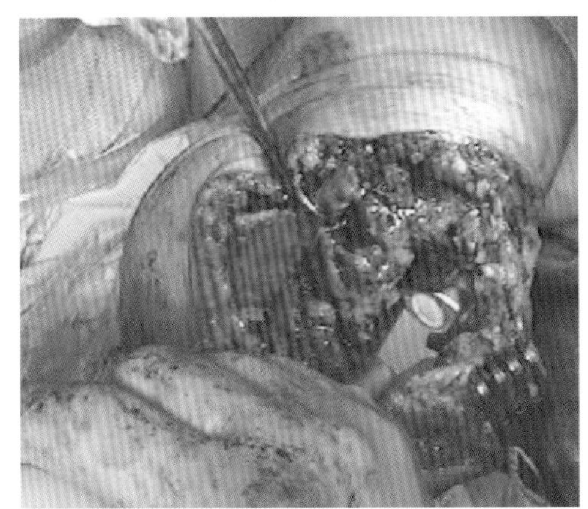

技术图6　安装尺骨假体时，可以轻轻锤击打击器。

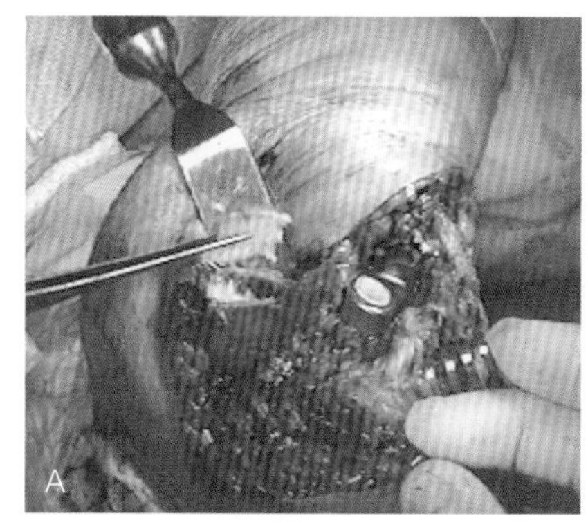

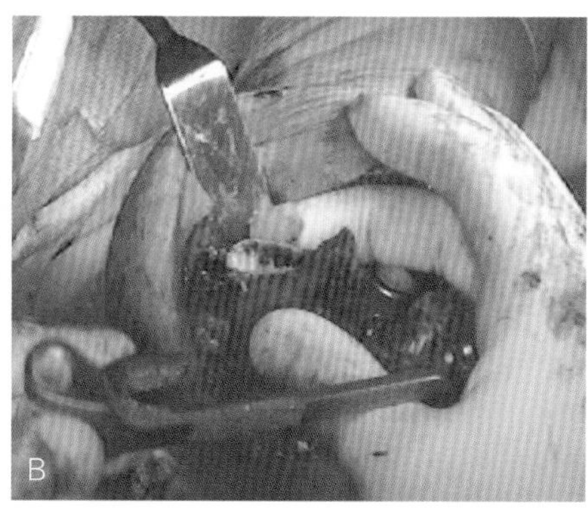

技术图7 A. 修整从肱骨上切除下的小块骨片，正好与肱骨前方皮质匹配。B. 肱骨假体的前翼缘正好落在前方皮质植骨区。

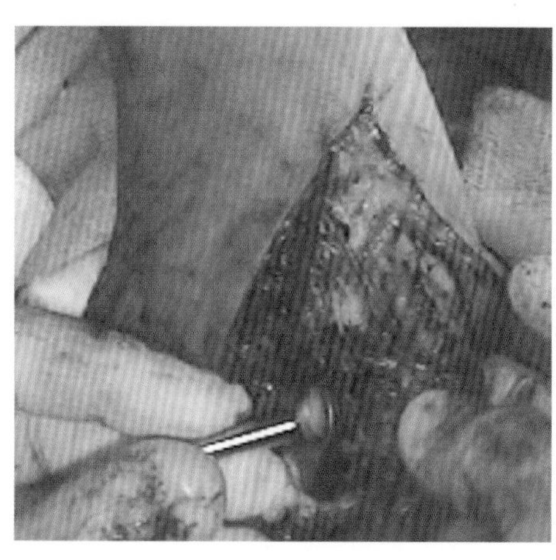

技术图8 插入肱骨假体前，先要铰链尺骨假体与肱骨假体。

关闭切口

- 根据入路技术，采用不可吸收缝线将肱三头肌修复到尺骨鹰嘴上。
- 笔者常规做尺神经皮下前置。
- 在肘前方放置良好衬垫的石膏托或夹板，维持关节伸直，指导患者术后1～2周内尽可能抬高手臂。这样做是为了减少皮肤切口的张力，促进上皮化，有利于减轻术后水肿。要良好衬垫，防止皮肤产生压力性坏死。

要点与失误防范

伤口并发症：哆裂、血肿形成、流水、伤口感染	• 注意要小心细致地处理软组织 • 伤口逐层缝合，深层留置引流 • 石膏托或夹板要有良好衬垫，伸直位固定肘关节，减小伤口皮肤张力，促进上皮化，减轻水肿
感染	• 常规使用带抗生素骨水泥
尺神经并发症	• 近端起自肌间隔，远端到尺侧腕屈肌的深筋膜，在此范围内仔细分离松解尺神经，术后常规做尺神经前置
随着时间推移，假体出现无菌性松动	• 告知患者某些永久受限制的活动

术后处理

- 术后2周可以拆线。
- 如果采用了保留肱三头肌手术入路，则告诉患者在石膏或夹板拆除后不要马上开始正常活动。
- 如果采用翻转肱三头肌或劈开肱三头肌入路，术后8周内不要进行主动伸肘抗阻活动。
- 笔者建议手术侧肢体终身负重限制在5 lb(2.3 kg)以内。

预后

- 来自苏格兰关节置换项目登记处的结果，初次全肘关节置换1 146例，其中108例为原发性骨性关节炎。
  - 全肘置换治疗原发性骨性关节炎，假体10年生存率为85%[4]。
  - 初次全肘置换的早期假体相关并发症如下：
    - 感染：发生率为1.9%。
    - 脱位：发生率为0.7%。
    - 假体周围骨折：发生率为3.1%。
- Naqui等[5]报道11名65岁以上原发性骨性关节炎患者，均采用Acclaim多用途全肘置换假体(DePuy, Warsaw, IN)，平均随访57.6个月。
  - 10名为铰链模式，1名为非铰链模式。
  - 采用美国肩肘外科医师协会评分系统，活动范围从平均70°提高到110°，评分提高有统计学意义，并且所有患者静息状态下无痛。
  - 尽管其中4例患者假体周围出现1 mm的X线透亮区，但无一例发生松动。
  - 并发症包括1名患者发生术中假体周围骨折，1名患者出现一过性尺神经炎。

并发症

- 尺神经症状(感觉异常)术后常见。这种情况通常是自限性的，术后的前6个月内自行缓解。术中小心处理尺神经，保护尺神经不受到意外牵拉或损伤，可将这些症状减至最低。
- 感染是手术后最具灾难性的并发症之一。由于包裹肘关节的软组织较薄弱，所以更容易出现感染和伤口并发症。要牢记预防伤口哆裂和精细谨慎地处理软组织，这些重要因素都能尽量减少术后发生感染的概率。
- 原发性骨关节炎患者要比类风湿关节炎患者更重视无菌性松动，因为原发性骨关节炎患者通常对肘部有更高的生理需求。
- 严格遵循术后的限制要求以及选择合适的假体都可以降低松动率和早期失败率。未来假体设计的变革可能会改善这群棘手患者的长期结果。

(陈宇杰　译，丁坚　审校)

参考文献

[1] Bryan RS, Morrey BF. Extensive posterior exposure of the elbow. A triceps-sparing approach. Clin Orthop Relat Res 1982;166:188-192.

[2] Cheung EV, Adams R, Morrey BF. Primary osteoarthritis of the elbow: current treatment options. J Am Acad Orthop Surg 2008;16:77-87.

[3] Choo A, Ramsey ML. Total elbow arthroplasty: current options. J Am Acad Orthop Surg 2013;21:427-437.

[4] Jenkins PJ, Watts AC, Norwood T, et al. Total elbow replacement: outcome of 1,146 arthroplasties from the Scottish Arthroplasty Project. Acta Orthop 2013;84:119-123.

[5] Naqui SZ, Rajpura A, Nuttall D, et al. Early results of the Acclaim total elbow replacement in patients with primary osteoarthritis. J Bone Joint Surg Br 2010;92:668-671.

第81章 关节置换治疗肘部创伤后遗症

Arthroplasty for Posttraumatic Conditions of the Elbow

Matthew L. Ramsey

定义

- 肘部创伤后遗症涵盖了各种由既往损伤造成的累及肘部的疾病。创伤后遗症分为如下几种：
  - 创伤后关节炎。
    - 主要病理改变是创伤后关节面退变。
    - 次级病理改变包括挛缩、游离体、异位骨化。
  - 肱骨远端骨折不愈合。
    - 骨折不连接，表现出不同程度骨缺损和不稳定。
    - 常见于肱骨远端骨折内固定不够牢靠，通常发生在肱骨髁上区域。
    - 骨折不会愈合或不可能愈合时，应考虑行全肘关节置换。
  - 肘关节不稳定性功能障碍。
    - 这是一种特殊的临床情况，稳定结构的力学支点消失，肘关节功能丢失[15]。前臂与上臂之间脱离，前臂向内侧移位，向近端回缩（图1），导致外侧软组织被拉长变薄，而内侧软组织挛缩。
  - 持续不稳定（脱位）。
    - 肘部持续性韧带不稳可造成关节软骨逐渐退变和软骨下骨丢失，尤其见于高龄、骨量减少的患者。
- 创伤后遗症的治疗因人而异，要视患者病理情况、年龄以及功能需求而定。

解剖

- 创伤后遗症的解剖结构差异很大。必须评估肱骨远端、尺骨近端和桡骨头的整体骨量。此外，需要评估对肘部起稳定作用的软组织情况。
  - 创伤性骨关节炎只累及关节表面，但关节区域的结构完整性得以保留。可能是周围软组织挛缩造成功能受限制。
  - 肱骨远端骨不连的畸形各式各样。较严重的畸形会使整个手臂力线异常，并伴随周围软组织挛缩。
  - 肘关节功能不稳定通常是由肱骨远端骨不连、创伤性骨缺损或手术切除部分肱骨远端骨质所致。根据定义，肘关节解剖关系遭到破坏，前臂与上臂会出现动态或静态分离（图2）。
  - 肘关节脱位伴或不伴骨折可能会导致持续不稳定。

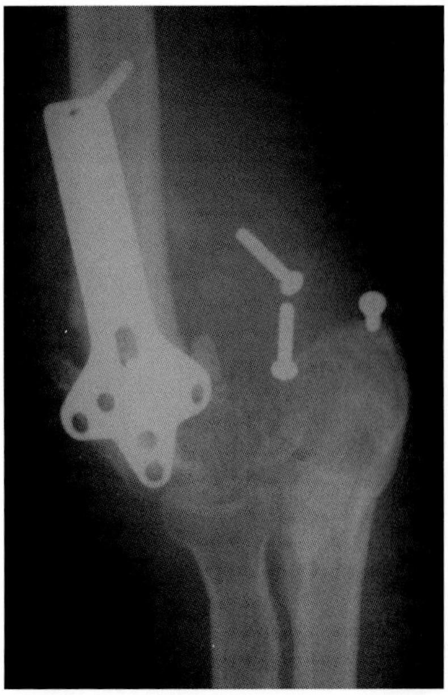

图1　X线片显示该患者前臂与上臂分离，因为治疗不充分导致肱骨远端骨不连。

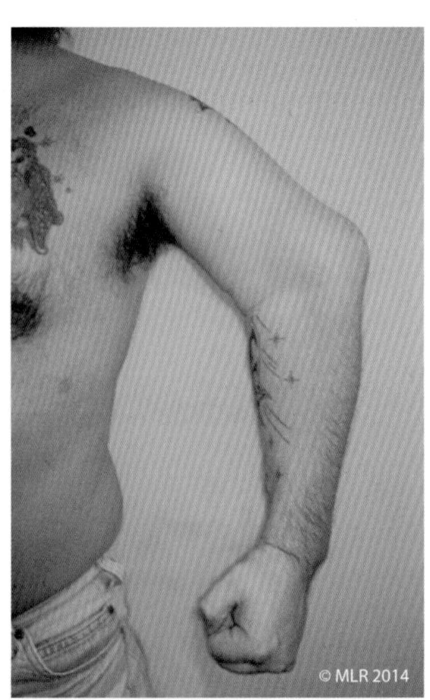

图2　肘关节不稳定性功能障碍的患者照片。注意肱骨远端局部隆起，前臂向近端移位，相对于肱骨远端向内侧移位。

原始损伤或持续不稳定都能损害关节面。

发病机制

- 创伤后遗症的共同发病机制是肘部受到损伤，肘关节面完整性受到损伤，伴或不伴有肱骨、尺骨或桡骨非关节内损伤。
- 直接创伤会造成关节面损害；也可能是很久之前的创伤，随着时间推移产生关节面退变。
- 肘关节周围创伤和出血影响到关节囊和肌肉韧带组织，引发关节内和关节周围组织的纤维化，进而出现肘部内源性和外源性僵直。

病史和体格检查

病史

- 病史信息采集要针对原始损伤、治疗史、治疗后并发症、现主诉以及患者期望值。
- 仔细询问患者症状，应包括：疼痛程度、现有不稳定或僵硬情况、是否存在机械性交锁。

体格检查

- 肘部视诊。
    - 之前皮肤切口或经久不愈伤口的外观和部位。
    - 休息状态和试图活动时的肢体力线情况。
    - 内植物隆起的外形轮廓。
- 活动范围。
    - 与对侧肢体比较，评估患侧肢体主动活动范围（AROM）。了解活动程度、运动过程的平滑度以及到达活动终点的感觉。
    - 然后评估被动活动范围（PROM），并将其与主动活动弧进行对比。
- 触诊时应系统检查肘部所有骨性结构和软组织结构情况。
- 神经血管检查应仔细评估肢体的运动和感觉功能。
    - 需要仔细评估尺神经。如果之前有过手术处理，应尽可能判别其实际位置。
    - 全肘置换的功能要求是肘关节有屈曲功能（肱二头肌和肱肌）。伸直功能（肱三头肌）不如主动屈曲重要，但也应仔细评估。

影像学和其他诊断性检查

X线片

- 需要拍摄肘部正侧位片（图3）。
    - 比较容易拍好侧位片，除非畸形严重。
    - 倘若存在明显的屈曲挛缩，那么很难拍到可用的正位片。正位X线片没有拍到位，通常会高估关节破坏程度。
- 拍摄斜位片是正侧位片很好的补充。

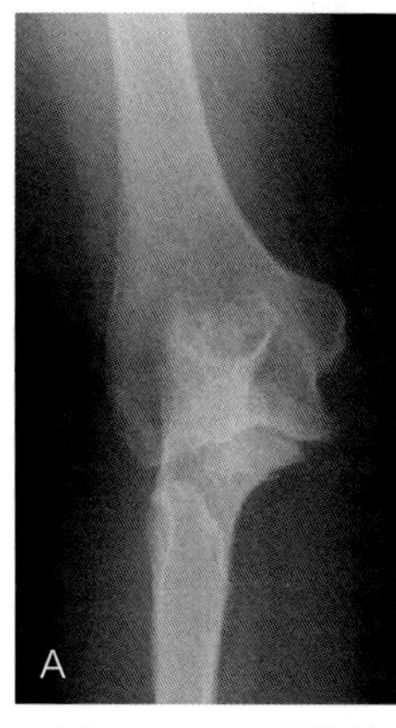

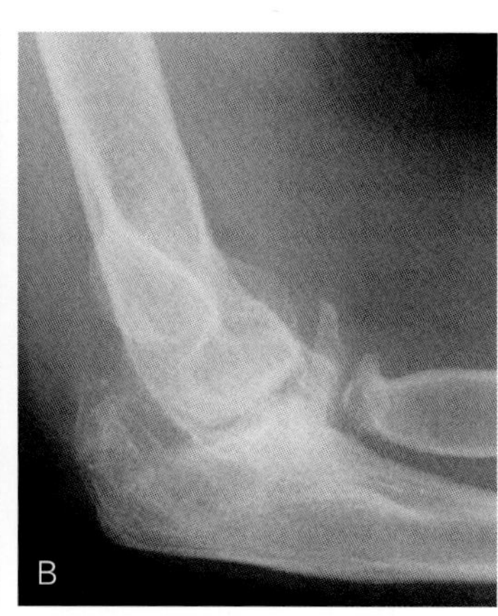

图3 A、B. 创伤性关节炎患者的肘部正位片和侧位片。

进一步影像学检查

- CT扫描。
    - CT对于评估肱骨、尺骨和桡骨的结构完整性非常有用。
    - CT能识别关节周围的畸形情况和关节结构的完整性。
    - 三维重建能让我们更好地理解畸形情况。
- MRI。
    - 几乎不需要用MRI来评估创伤后遗症的关节。

鉴别诊断

- 肱骨远端骨不愈合或畸形愈合。
- 创伤后肘关节僵直。
- 肘关节持续性脱位。
- 创伤性或手术切除造成的骨缺损，引起关节不稳。

非手术治疗

- 非手术治疗想要成功取决于具体的病理特征以及患者的治疗动机和目标。
- 改变活动习惯有可能减少肘部承受的应力。
- 过度激进地试着维持肘部活动范围，虽然勇气可嘉，但可能导致炎症，这对改善活动是极为不利的。
- 外用支具偶尔用于支撑不稳定的肢体。然而总的来说，患者对支具的耐受性较差，作用也有限。

手术治疗

- 手术治疗就是要解决肘关节功能受限的根本原因，同时兼顾患者的年龄、全身情况和期望值。

全肘置换手术

- 相比其他做全肘置换的患者,肘关节创伤后遗症患者更为年轻[4-6,11,14,15,17]。
- 针对此类患者,可以考虑做全肘置换的是:
  - 经合理保守治疗失败者。
  - 做其他类型手术都不合适者。
  - 愿意采取久坐生活方式者。
  - 无全肘置换手术绝对禁忌证者。

术前计划

假体选择

- 假体根据其物理连接方式(铰链式、非铰链式或可铰链式)和限制情况(限制型、半限制型、微限制型)来分类。
  - 连接方式由所用假体组件是否存在物理连接而定。
  - 限制性是一种并非明确界定的假体特性。它依赖于假体的几何构型,以及假体与肘关节周围起稳定作用的软组织之间的相互作用[8]。
- 铰链式设计(半限制型)。
  - 铰链式假体的优点在于普遍适用于各种肘部创伤后遗症。
- 非铰链式设计。
  - 肘关节创伤后遗症使用非铰链式假体设计重建正常的解剖关系,要求是侧副韧带完整和畸形程度有限。
- 可铰链式。
  - 目前可铰链式假体设计已面世,它不仅具有非铰链式假体的特点,同时又拥有铰链式假体的普适性。若初次手术时做不到稳定,即可将其从非铰链式状态转换为铰链式状态;若术后出现不稳定,以后也能再转为铰链式状态。

体位

- 患者取仰卧位,同侧肩部垫高。手臂通过肩部能自由移动,以便整个手术过程能自主摆放肘关节。手臂下垫高横于胸前,或外旋屈肘位放置(图4)。

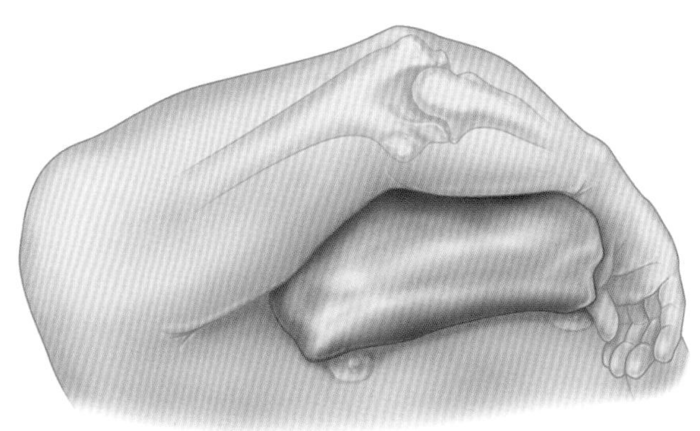

图4 做全肘置换手术的体位,前臂用软枕垫高,横于胸前。

TECHNIQUES

手术入路

- 最好在鹰嘴内侧做后方直切口。切口位置也可能因之前手术切口而作调整。但无论采用何种切口,都需要深达关节的内侧面和外侧面。
- 辨认尺神经。如果之前没有做过转位,那么本次手术要做尺神经前置。如果之前做过转位,那么只需确认一下,不需要再次解剖分离,除非尺神经位于手术操作的危险区。

肱三头肌处理

- 处理创伤后遗症,翻转肱三头肌入路要优于保留肱三头肌入路。创伤后的瘢痕和畸形会使保留肱三头肌入路变得困难,除非切除肱骨远端骨不连的骨段。
- 通常采用Bryan-Morrey入路(技术图1)[12]。沿肱三头肌内侧缘向近端推进,沿肘肌和尺侧腕屈肌(FCU)间隙向鹰嘴的远端推进。肱三头肌与肘肌保持连续性,将肱三头肌由内侧向外侧翻转。松解外侧副韧带(LCL)和内侧副韧带(MCL),完成显露工作,并将尺骨从肱骨上解离。
- Bryan-Morrey改良入路是通过鹰嘴背面尖顶部的关节外截骨来松解肱三头肌在尺骨上的止点(技术图2)[19]。做过肱三头肌软组织松解者会出现肱三头肌功能不全,这是公认的并发症,亦是换用改良方式的理由[1]。截骨术有潜在的优势。
  - 截骨术后的骨性愈合比肱三头肌愈合到尺骨上的腱骨愈合要牢靠得多。
  - 截骨后骨愈合失败可以从片子上早发现,早干预。

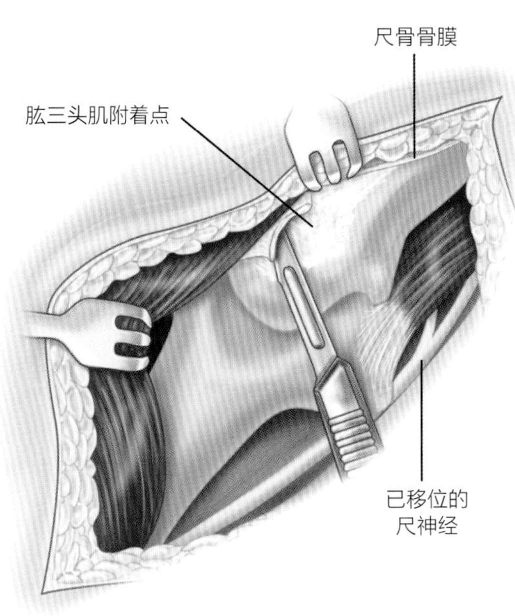

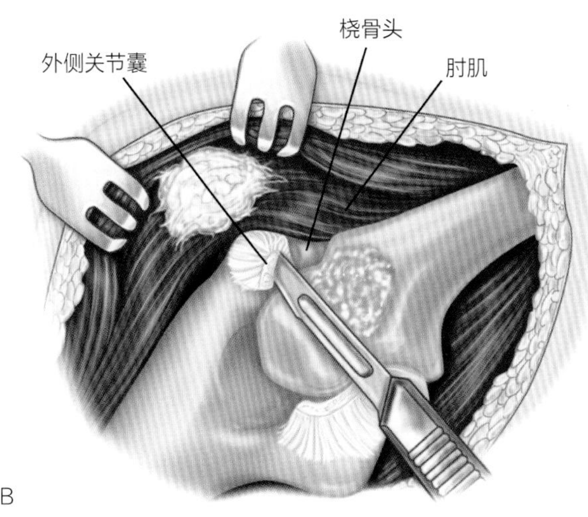

技术图1　Bryan-Morrey翻转肱三头肌入路。A. 肱三头肌止点连同肘肌一起从内侧翻转向外侧。B. 进一步分离需要松解侧副韧带。

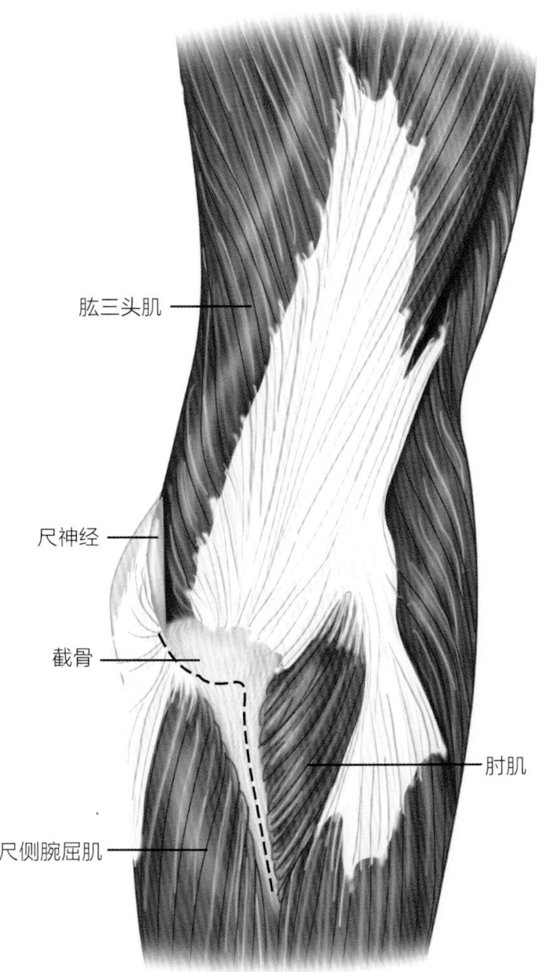

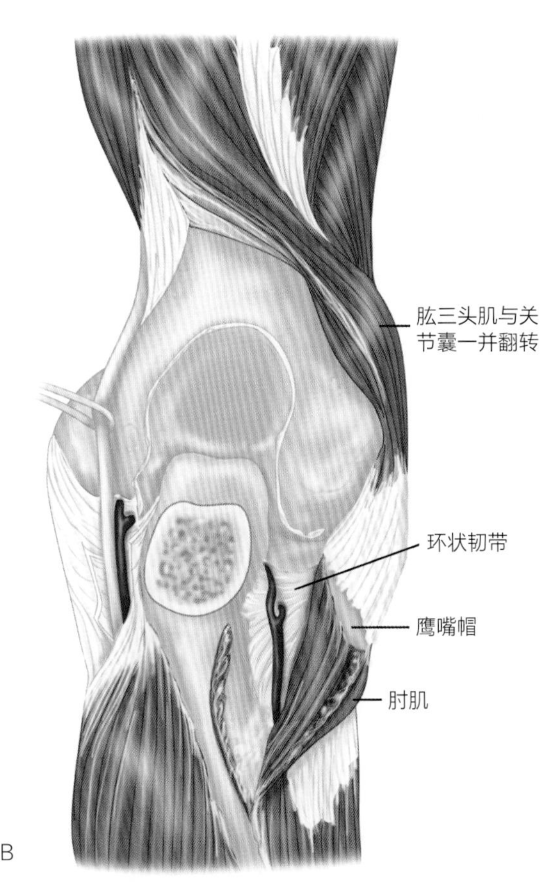

技术图2　肌骨瓣入路。A. 将肱三头肌从内侧向外侧翻转。B. 带着含尺骨止点的小片骨块松解肱三头肌止点。

深层解剖

- 无论采用上述何种入路，都要松解侧副韧带和关节囊（技术图3）。这样做才能将尺骨从肱骨上解离下来。若必须保持韧带完整（比如非铰链式关节置换），那必须在外侧尺副韧带（LUCL）和MCL处做好标记，在关闭时通过骨隧道法重建止点。
- 松解挛缩的肌群（屈肌-旋前肌和伸肌群）以纠正畸形，因为畸形会导致肘关节假体在错误的轨迹上运动。充分松解肘部瘢痕，就能顺利无障碍地安置肱骨和尺骨假体。

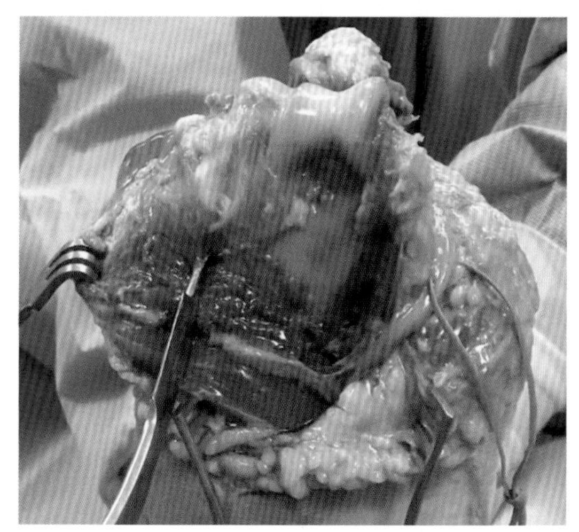

技术图3　松解LCL和MCL后，外旋肩关节并过屈肘关节，将尺骨从肱骨上解离下来。

髓腔处理

肱骨侧处理

- 沿着髓腔方向切除滑车中央部分的骨块，用磨钻开凿髓腔（技术图4A、B）。
- 插入肱骨扩髓器，确定其进入髓腔，并评估滑车骨块切除是否充分。
- 依次扩髓。
  - 确保插入足够深度，肱骨锉轴线要与解剖旋转轴相一致（技术图5）。
  - 用完最后一把骨锉时，将骨锉留在原位。
- 将环锯套入肱骨髓腔锉的导孔，对肱骨后方骨皮质进行打磨。
  - 环锯上有限位器，防止其撞击肱骨锉。
- 将肱骨切骨导板装到髓腔锉上，并用插销固定。要垂直切割肱骨内侧缘和外侧缘（技术图6）。
- 取下肱骨切骨导板和髓腔锉，装上环钻固定器。
  - 插入深度应正好是使得环锯前刻痕对着后刻痕（技术图7）。可能需要切除肱骨前方少量骨质。
- 完成所有切割后，插入肱骨试模假体柄，评估肱骨侧准备情况。

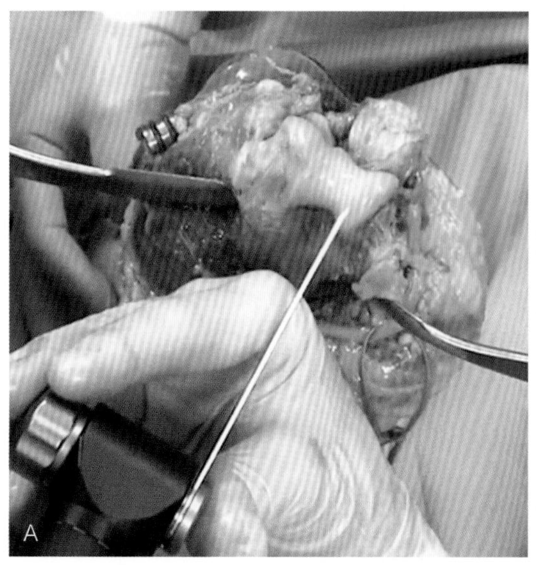

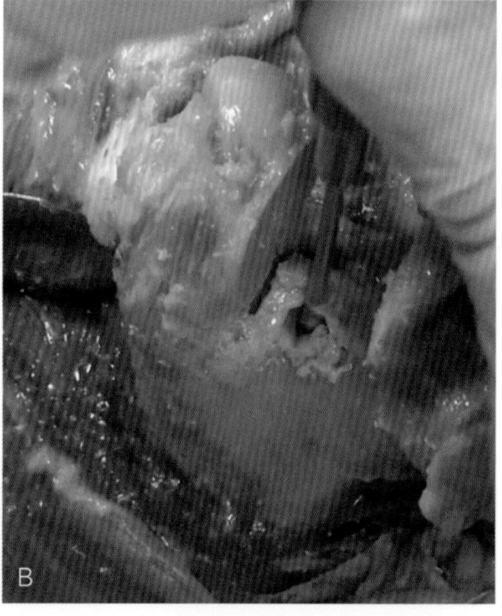

技术图4　A、B. 沿肱骨髓腔方向去除滑车中央部分的骨质（A），并用磨钻开凿髓腔（B）。

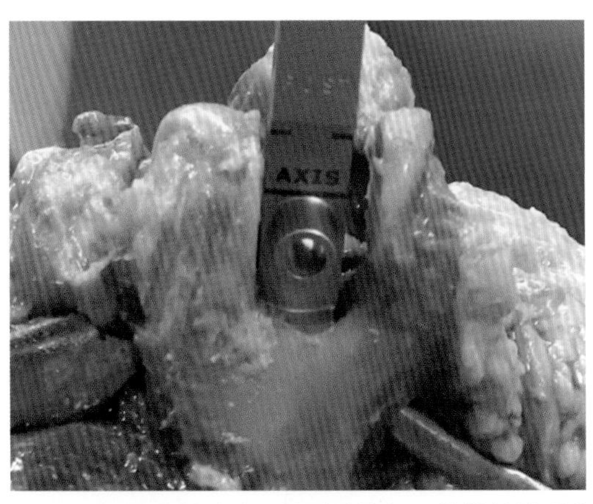

技术图5　插入肱骨髓腔锉，使髓腔锉与原旋转轴线重合，保证肱骨最终假体插入的深度合适。

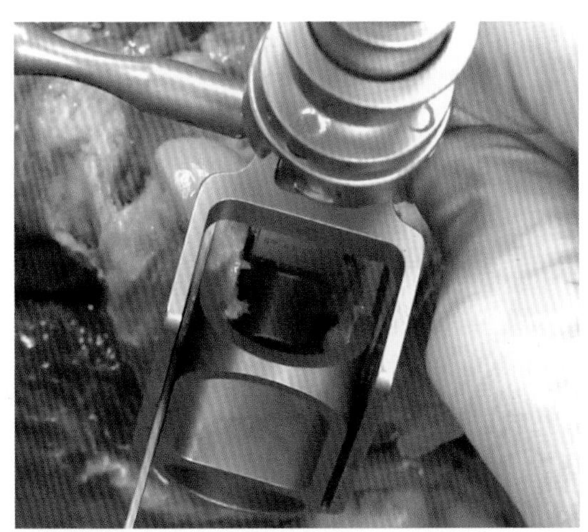

技术图6　垂直切骨导板嵌套在肱骨的内外侧面，并与环钻的刻度相连接。

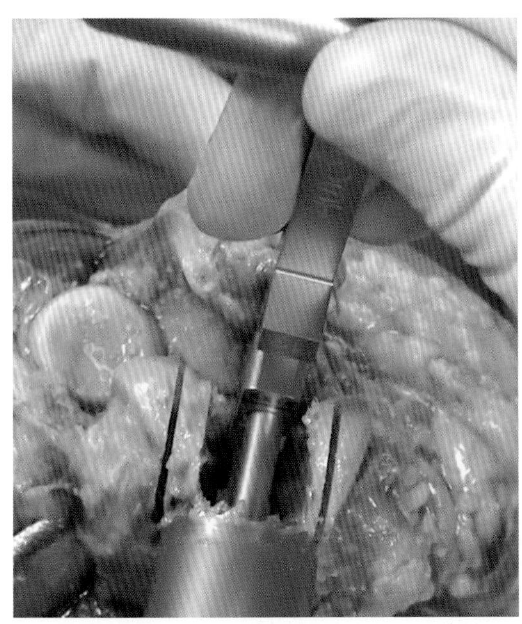

技术图7　在肱骨远端装好环钻固定器。固定器放置到合适深度，可能需要切除肱骨前方少许骨质。

尺骨侧处理

- 去除尺骨尖端，深度达乙状切迹。
- 处理尺骨髓腔（技术图8）。
  - 髓腔开口位于沿尺骨轴线的乙状切迹基底。
  - 插入4.5 mm实心软扩髓器，确定尺骨髓腔。扩髓器上深度标记有助于确定髓腔处理的长度。
- 插入导针，并透视下确认。使用空心扩髓器，依次扩髓到所需尺寸。
- 插入导向锉，确保锉的方向正确，要朝向鹰嘴背侧的平坦面（技术图9）。

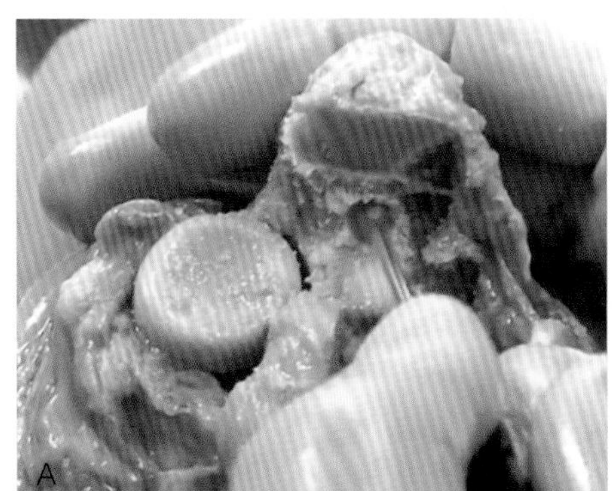

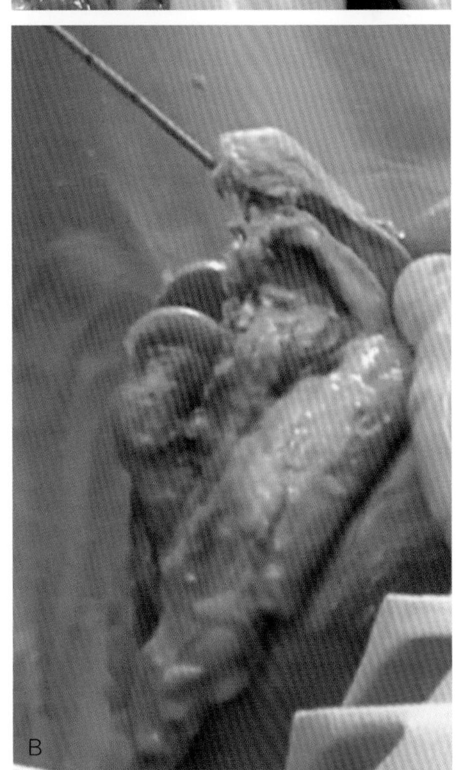

技术图8　A、B. 处理尺骨髓腔，先用磨钻开凿髓腔（A），接着用4.5 mm实心软扩髓器确定尺骨髓腔（B）。

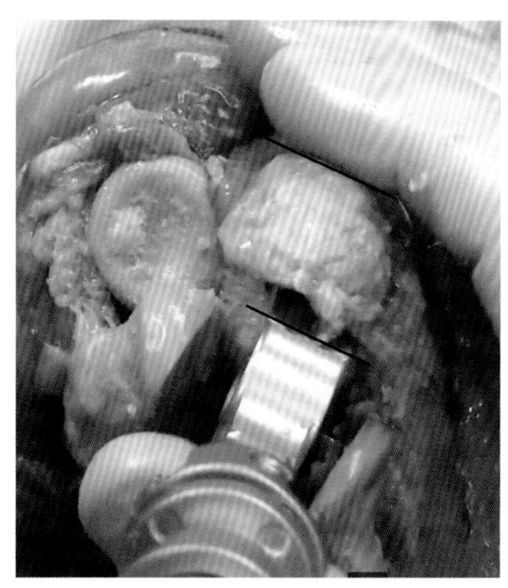

技术图9 导向锉背面与鹰嘴背侧的扁平面平行时，可以确保导向锉的旋转对位。

- 依次用骨锉处理尺骨近端髓腔。依次锉削尺骨髓腔，直到最后一把的锉眼正好落在乙状切迹的中央(技术图10)。
- 最后一把骨锉留在原位，锉眼的内外侧缘与尺骨刨床平齐，清除骨屑，以备安装聚乙烯尺骨衬垫(技术图11)。

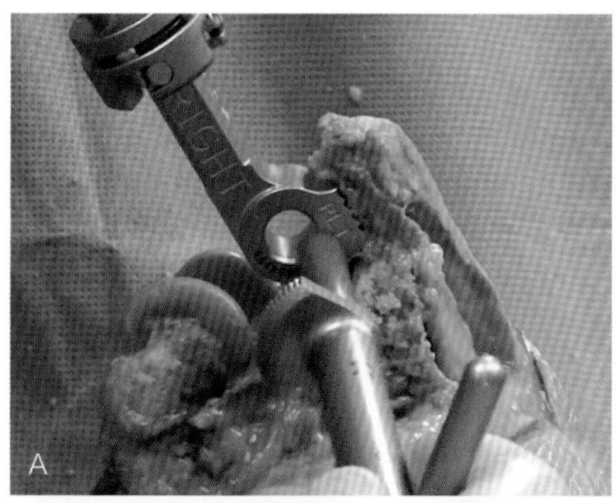

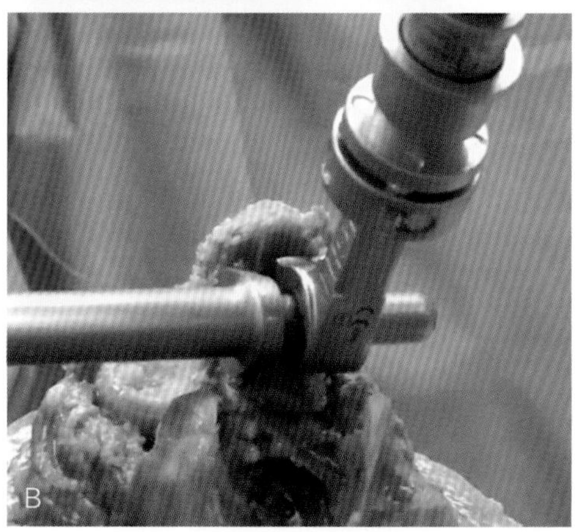

技术图11 A、B. 用尺骨锉处理髓腔内侧（A）和外侧（B）骨壁，以便正确安置尺骨衬垫。

试装配

- 将合适尺寸的尺骨假体试模插到合适深度。
- 将尺骨假体试模与肱骨假体试模装配(技术图12)。
- 开始活动肘关节。如果做不到全程活动，要确认假体植入的深度是否足够。去除骨性撞击并松解挛缩组织，以获得全程活动范围。
- 一旦达到全程活动范围，就可以解脱关节铰链，并取出肱骨和尺骨假体试模。

假体骨水泥固定

- 肱骨和尺骨髓腔内放置水泥限制器，限制骨水泥流动，允许骨水泥承托加压。
- 灌洗肱骨和尺骨髓腔，并填充吸附凝血酶的明胶海绵，以减少髓腔渗血。
- 将混有抗生素的骨水泥逆行注入髓腔，并手动加压。使用薄喷嘴将相对流动状态的骨水泥逆行填充整个髓腔。

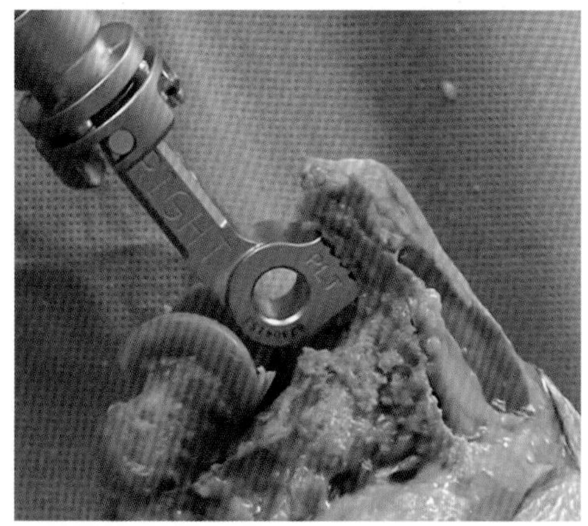

技术图10 插入最后一把骨锉，其锉眼正好落在乙状切迹的中央。

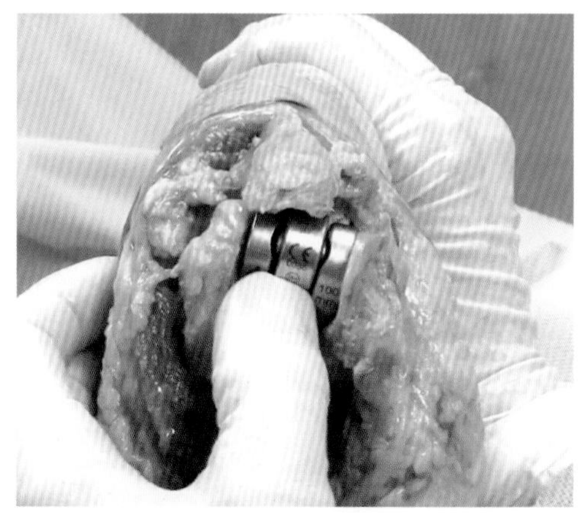

技术图12 插入肱骨和尺骨假体试模，并组装关节铰链。

- 插入尺骨假体到适当深度和旋转度。除净溢出来的骨水泥，并等待其完全硬化(技术图13)。
- 将肱骨假体同预先装配的肱骨聚乙烯内衬一起插入。插入肱骨假体，在前翼缘后方移植骨(技术图14)。
- 经尺骨假体眼装入尺侧内衬，并用内衬打压工具将其夯紧(技术图15)。
- 将两侧假体连接装配，用固定螺钉将尺侧内衬固定到肱骨假体的嵌套上(技术图16)。
- 冲洗伤口，清除残留骨屑和异质。

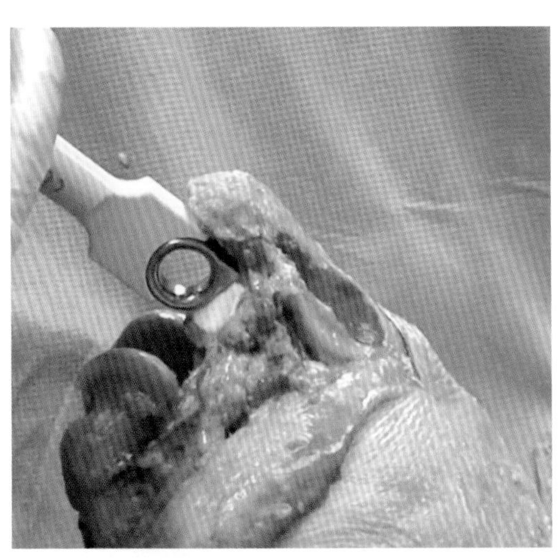

技术图13　插入尺侧假体，尺骨假体眼正好落在乙状切迹的中央。

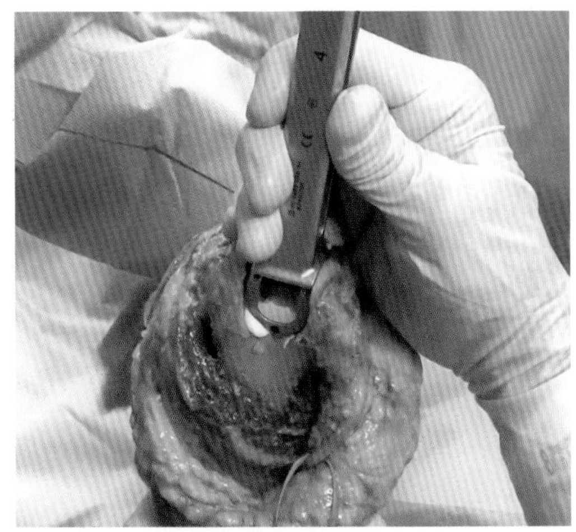

技术图14　插入肱骨假体。安置好后，在肱骨前方骨皮质与前翼缘后移植骨。

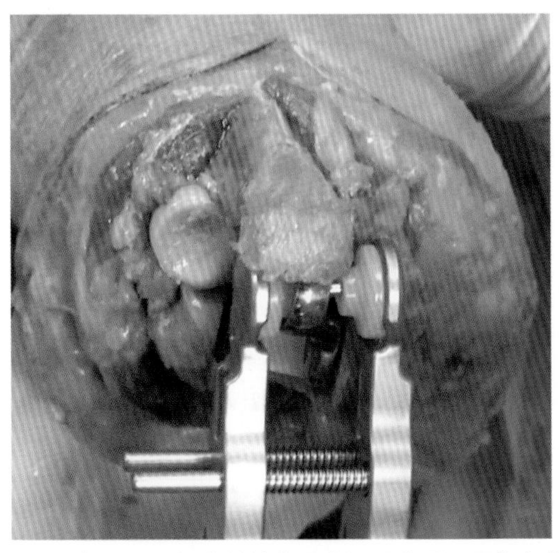

技术图15　插入尺骨假体并等待骨水泥硬化后，原位安装尺侧内衬。

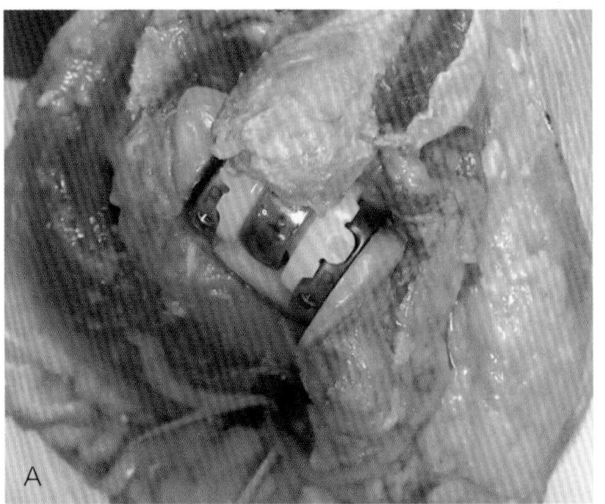

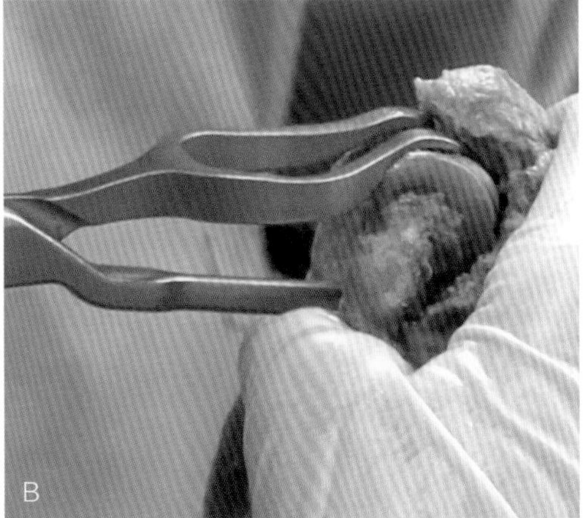

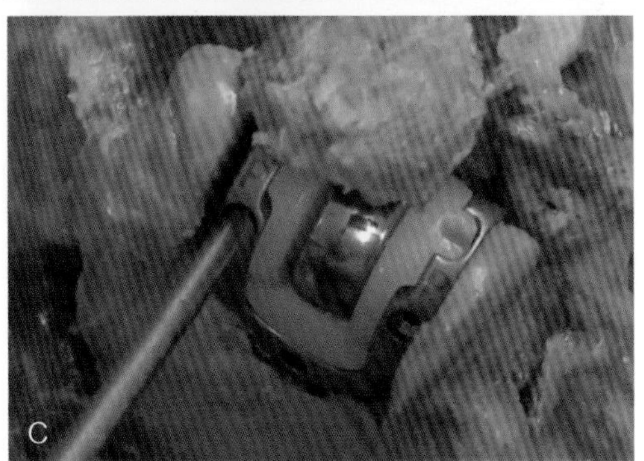

技术图16　A～C. 尺侧内衬对准肱骨假体的嵌套（A），并用内衬打压器夯紧（B）。置入固定螺钉，并用扭力扳手拧紧，防止关节脱离（C）。

TECHNIQUES

修复肱三头肌

- 在尺骨近端钻交叉孔和横向孔(技术图17)。
- 用5号不可吸收缝线交叉修补肱三头肌。将肱三头肌从原来解剖位置修复到稍内侧的位置。
- 从尺骨内侧缘远端开始缝合,针从侧方穿过钻孔,锁扣缝合固定肱三头肌外侧腱性组织。缝合线从肱三头肌中线穿出,第二道锁扣缝合要位于肱三头肌腱中线的近端。第三道锁扣缝合与尺骨鹰嘴髓腔内侧缘平齐,反折缝线从髓腔侧方穿出。缝线由外到内穿过被覆的

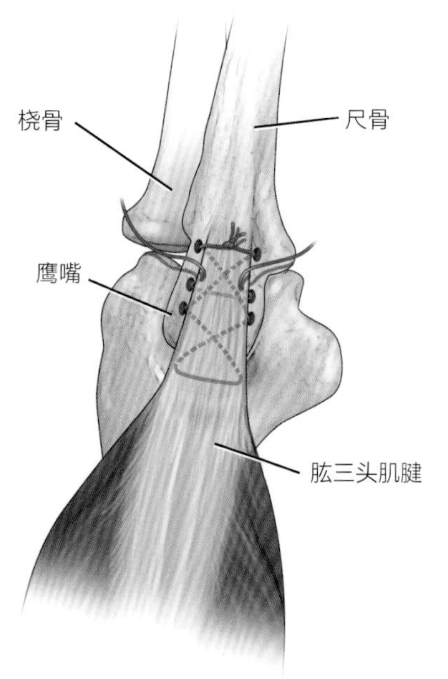

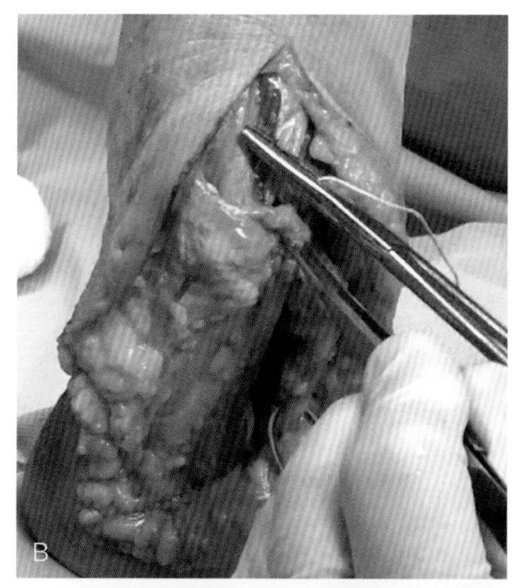

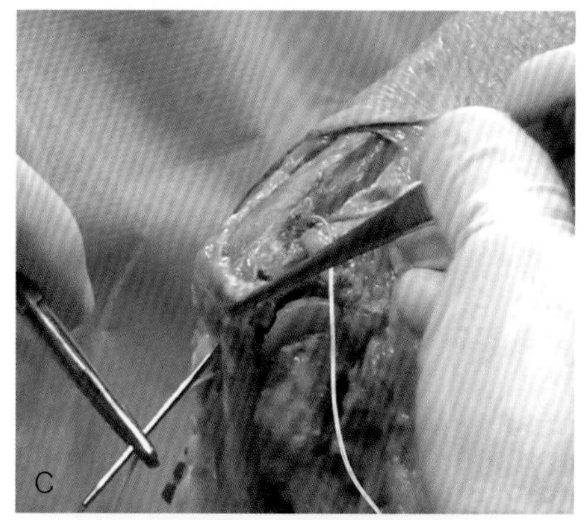

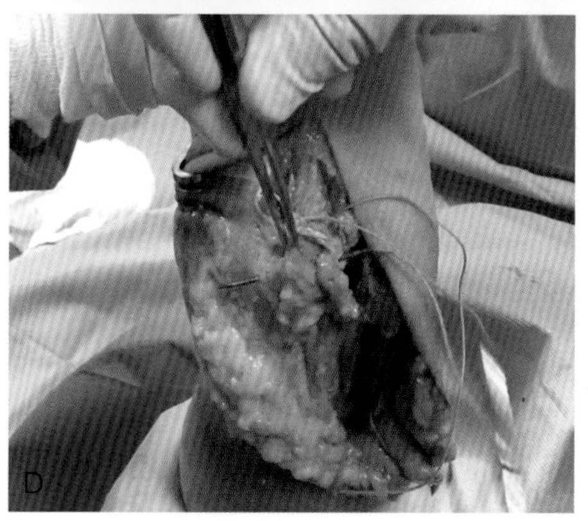

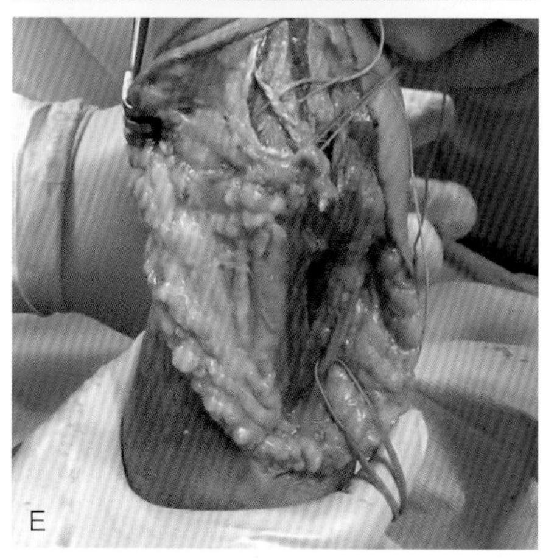

技术图17 A. 肱三头肌用交叉钻孔和横向钻孔修复。B. 稍过度收紧肱三头肌，将缝线从远端内侧孔穿到近端外侧交叉孔开始修补。C. 经肱三头肌留置一组锁扣缝线，将缝线从近端内侧孔穿入，远端外侧孔穿出，完成交叉修补。D. 由外向内缝合，开始横向修补，拉紧肱三头肌。E. 锁扣缝线依次穿过肱三头肌后方，朝向尺骨侧打结。

软组织。

- 经鹰嘴由内向外穿缝线，开始横向修复。穿透外侧被覆组织，将其引到肱三头肌腱中间位置，在止点稍近处锁扣缝合，然后再次穿到肱三头肌内侧缘。
- 肘关节约屈曲45°，打结缝线。
- 接着将尺侧腕屈肌筋膜和肘肌与周围组织缝合修补。

关闭切口

- 将尺神经前置到皮下囊袋，并用筋膜束固定。
- 外侧放置皮下引流管。
- 逐层关闭伤口。
- 肘部前方石膏托或夹板固定，维持手臂伸直位固定直到术后第2天拔出引流管。

要点与失误防范

手术指征	• 做全肘置换一定要仔细斟酌，除非保守治疗和其他手术方案都被否定
治疗目标	• 治疗目标是肘部获得无痛的功能运动
全肘置换	• 都要做尺神经转位 • 采用翻转肱三头肌入路，尤其是关节僵直严重的患者 • 松解MCL和LCL • 松解屈肌-旋前肌和伸肌总腱，尤其是术前存在明显畸形者

术后处理

- 肘前方放置衬垫良好的石膏托或夹板，完全伸直位固定肘关节。
- 手臂放在枕头上抬高或悬吊在静脉输液架上，以减轻肿胀。
- 术后24～48小时取下石膏托或夹板。
- 轻柔地进行AROM，先开始做屈曲、旋前和旋后运动。为了保证肱三头肌的修复效果，应在术后6周内避免主动伸直活动。但是允许重力辅助下的伸直或被动伸直活动。
- 一般来说，恢复活动范围几乎不需要正规的物理治疗。然而，正规理疗可能对那些需要努力恢复活动范围的患者有所裨益。一般治疗时间安排如下：
  - 第1阶段（0～6周）：保护软组织，开始保护下的主动辅助活动。
  - 第2阶段（6～12周）：继续提高活动范围。开展强化性锻炼，鼓励功能性使用手臂。
  - 第3阶段（12～16周）：在全肘置换的限制范围内恢复正常功能活动。
- 使用夹板可以帮助改善术后僵硬。静态夹板比动态夹板更受欢迎。
- 限制事项：
  - 手术侧肢体的终身限制，包括反复上举5 lb（2.3 kg）以上的重量和单次提起10 lb（4.5 kg）以上的重物。

预后

- 肘部创伤后遗症做全肘置换者趋于年轻化，对功能恢复要求更高。
- 肘部创伤后遗症患者做全肘置换，临床效果提升明显[2-4,9,10,13,15-17]。
- 相对于其他情况做全肘置换者来讲，肘部创伤后遗症患者的术后并发症率更高[18]。
  - 机械性并发症更加多见，如假体周围骨折和发生率居高不下的聚乙烯衬垫磨损。
- 高并发症率的原因如下：
  - 既往数次手术史。
  - 肘部畸形，需要通过假体恢复肢体力线。

并发症

- 肘部创伤后遗症做全肘置换者，有较高的并发症发生率。
- 主要并发症如下：
  - 感染[7,20]。
    - 目前报道初次全肘置换的感染率为2%～5%。
    - 创伤性关节炎和有既往手术史者，感染率更高些。
  - 松动。
  - 肱三头肌功能不全。
    - 存在未发现的问题。
  - 神经损伤。

- 一过性尺神经症状发生率高达26%,永久性尺神经损伤率最高达10%。
○ 伤口并发症。
- 和先前手术有关。
- 避免伤口并发症措施如下:
  · 术后伸直位固定肘部。
  · 使用皮下引流管,避免形成血肿。
- 必须清除明显的术后血肿。
○ 假体周围骨折。
- 可发生于术中或术后。
- 发生率为1%~23%。

(陈宇杰 译,丁坚 审校)

参考文献

[1] Celli A, Arash A, Adams RA, et al. Triceps insufficiency following total elbow arthroplasty. J Bone Joint Surg Am 2005;87(9):1957-1964.

[2] Cil A, Veillette CJ, Sanchez-Sotelo J, et al. Linked elbow replacement: a salvage procedure for distal humeral nonunion. J Bone Joint Surg Am 2008;90(9):1939-1950.

[3] Espiga X, Antuna SA, Ferreres A. Linked total elbow arthroplasty as treatment of distal humerus nonunions in patients older than 70 years. Acta Orthop Belg 2011;77(3):304-310.

[4] Figgie HE III, Inglis AE, Ranawat CS, et al. Results of total elbow arthroplasty as a salvage procedure for failed elbow reconstructive operations. Clin Orthop Relat Res 1987;(219):185-193.

[5] Figgie MP, Inglis AE, Mow CS, et al. Salvage of non-union of supracondylar fracture of the humerus by total elbow arthroplasty. J Bone Joint Surg Am 1989;71(7):1058-1065.

[6] Inglis AE, Inglis AE Jr, Figgie MM, et al. Total elbow arthroplasty for flail and unstable elbows. J Shoulder Elbow Surg 1997;6(1):29-36.

[7] Jeon IH, Morrey BF, Anakwenze OA, et al. Incidence and implications of early postoperative wound complications after total elbow arthroplasty. J Shoulder Elbow Surg 2011;20(6):857-865.

[8] Kamineni S, O'Driscoll SW, Urban M, et al. Intrinsic constraint of unlinked total elbow replacements—the ulnotrochlear joint. J Bone Joint Surg Am 2005;87(9):2019-2027.

[9] Kodde IF, van Riet RP, Eygendaal D. Semiconstrained total elbow arthroplasty for posttraumatic arthritis or deformities of the elbow: a prospective study. J Hand Surg Am 2013;38(7):1377-1382.

[10] LaPorte DM, Murphy MS, Moore JR. Distal humerus nonunion after failed internal fixation: reconstruction with total elbow arthroplasty. Am J Orthop 2008;37(10):531-534.

[11] Moro JK, King GJ. Total elbow arthroplasty in the treatment of posttraumatic conditions of the elbow. Clin Orthop Relat Res 2000;(370):102-114.

[12] Morrey BF. Surgical exposures of the elbow. In: Morrey BF, Sanchez-Sotelo J, eds. The Elbow and Its Disorders, ed 4. Philadelphia: Saunders Elsevier, 2009:115-142.

[13] Morrey BF, Adams RA, Bryan RS. Total replacement for post-traumatic arthritis of the elbow. J Bone Joint Surg Br 1991;73(4):607-612.

[14] Morrey BF, Schneeberger AG. Total elbow arthroplasty for post-traumatic arthrosis. Instr Course Lect 2009;58:495-504.

[15] Ramsey ML, Adams RA, Morrey BF. Instability of the elbow treated with semiconstrained total elbow arthroplasty. J Bone Joint Surg Am 1999;81(1):38-47.

[16] Sanchez-Sotelo J, Morrey BF. Linked elbow replacement: a salvage procedure for distal humeral nonunion. Surgical technique. J Bone Joint Surg Am 2009;91(suppl 2):200-212.

[17] Schneeberger AG, Adams R, Morrey BF. Semiconstrained total elbow replacement for the treatment of post-traumatic osteoarthrosis. J Bone Joint Surg Am 1997;79(8):1211-1222.

[18] Throckmorton T, Zarkadas P, Sanchez-Sotelo J, et al. Failure patterns after linked semiconstrained total elbow arthroplasty for posttraumatic arthritis. J Bone Joint Surg Am 2010;92(6):1432-1441.

[19] Wolfe SW, Ranawat CS. The osteo-anconeus flap. An approach for total elbow arthroplasty. J Bone Joint Surg Am 1990;72(5):684-688.

[20] Yamaguchi K, Adams RA, Morrey BF. Infection after total elbow arthroplasty. J Bone Joint Surg Am 1998;80(4):481-491.

肩肘外科体格检查表

Exam Table for Shoulder and Elbow Surgery

检查	方法	图示	分级和意义
肩关节			
主动前屈	患者主动上肢向前平举，直至超过头顶	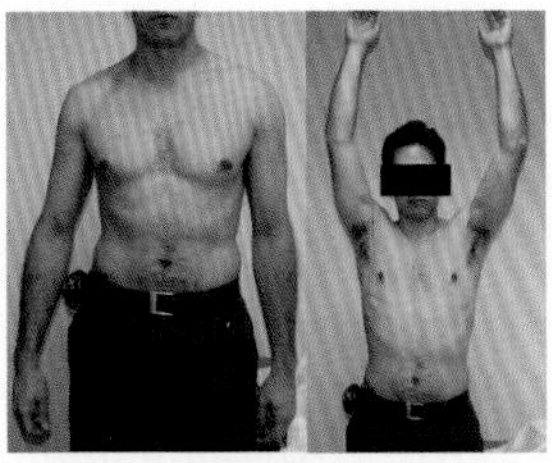	正常主动的前屈活动范围为170°～180°。前屈活动范围受限提示可能存在大范围肩袖撕裂。肩袖止点及以上部位损伤所致的功能受限可以通过手术的方式改善前屈活动度
主动外旋	患者双侧上臂紧贴身体，屈肘90°，嘱患者自主将前臂最大限度外旋	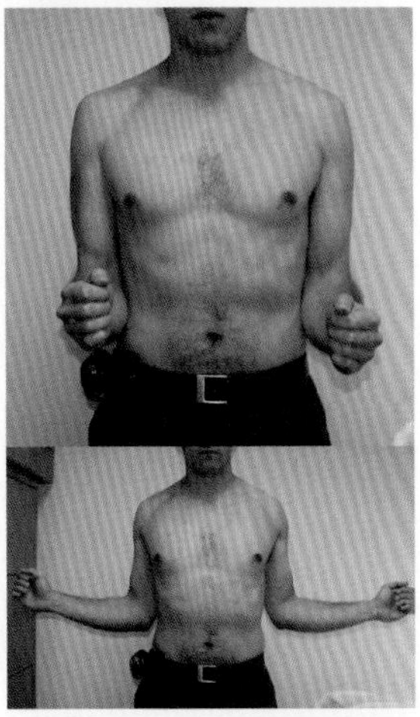	患肢的外旋活动范围较健侧减小。外旋范围减小提示撕裂或肌肉功能障碍导致部分或全部的冈下肌损伤
外展肌力试验	患者将上肢平举外展90°至肩胛骨水平，嘱患者对抗垂直向下施加的阻力	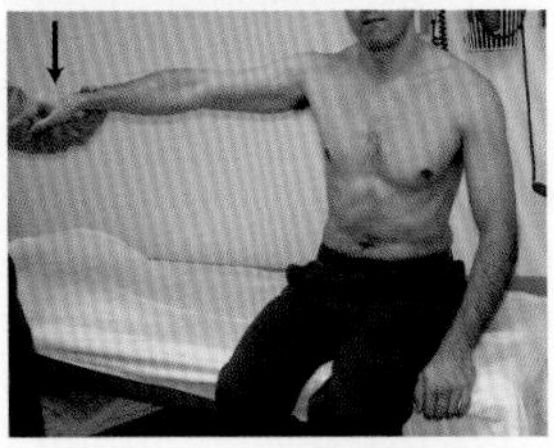	三角肌肌力分级：正常；减弱；无法对抗重力维持平举外展姿势。术后继发性三角肌肌力减退可致肩关节活动度减小
外旋衰减征	将患者肩关节保持最大外旋，然后放松。嘱患者自行保持最大外旋	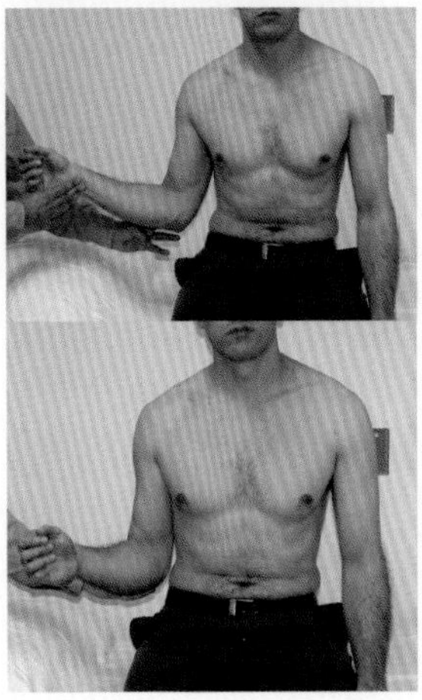	若患者无法保持肩关节最大外旋角度（衰减征≥20°），表明患者冈下肌撕裂

（续表）

检查	方法	图示	分级和意义
外旋肌力试验	患者维持肩关节最大外旋位置并对抗内旋阻力	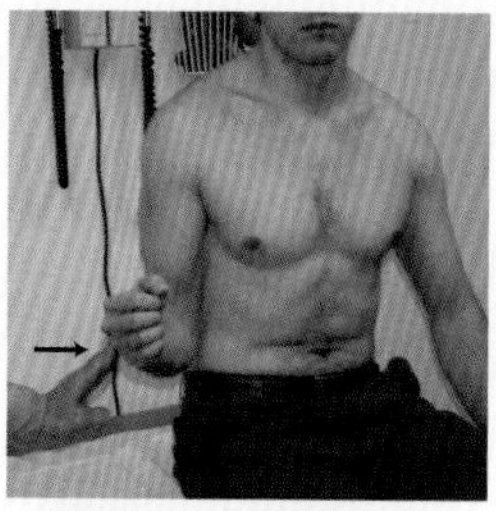	完全对抗阻力表明冈下肌完整；不能完全对抗阻力则表明渐进性冈下肌损伤或功能障碍
抬离试验	患者将手背置于下背部，手心向后，嘱患者将手抬离背部	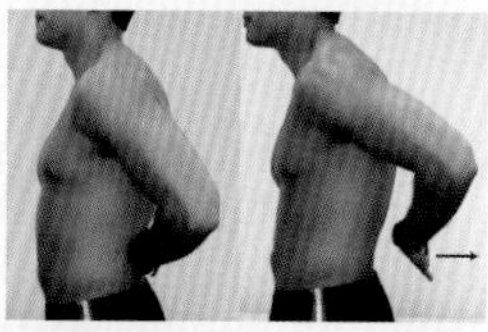	手背不能抬离背部为阳性表现。该阳性结果表明肩胛下肌肌力减退或损伤
压腹试验（Napoleon 试验）	患者手腕伸直，肩关节屈曲，手心贴于腹部。同时嘱患者在检查者抬离手掌时维持肩关节最大内旋以对抗该阻力	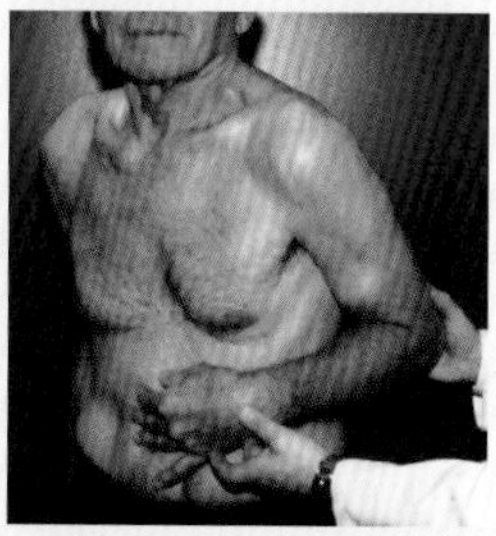	若患者需要屈腕伸肘以维持手心贴腹的姿势，则该试验阳性。该阳性结果表明肩胛下肌肌力减退或损伤
改良压腹试验	嘱患者手心贴腹，嘱患者向前移动肘关节至身体平面	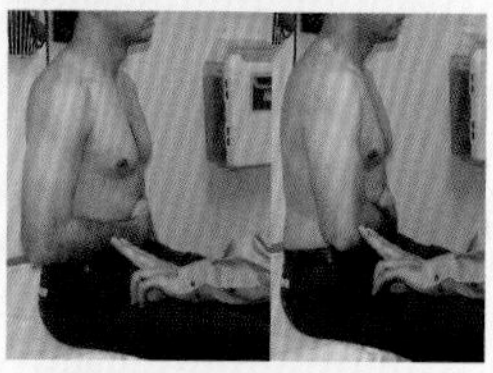	若患者不能完成向前移动肘关节的动作，则表明肩胛下肌腱功能障碍或损伤，以及肌肉转位失败的可能
熊抱试验	患者患侧手掌搭在对侧肩上，手指伸直，肘关节朝前。嘱患者对抗检查者抓住患者腕部抬离肩关节施加的阻力	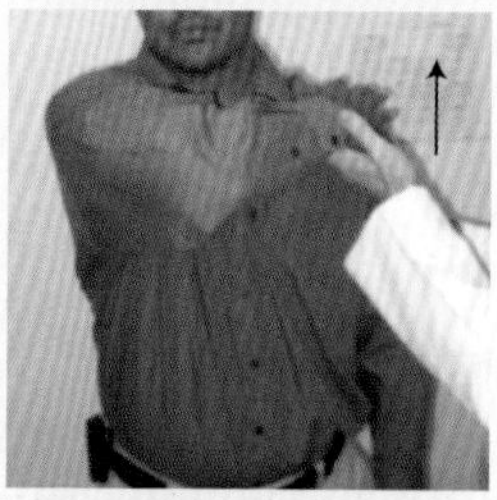	若检查者可以将手腕抬离身体，则表明患者肩胛下肌腱上段部分或完全撕裂。这可能是判断肩胛下肌有无撕裂最敏感的检查方法
扶墙俯卧撑	嘱患者将手举至肩关节水平，扶住墙壁并做俯卧撑的动作	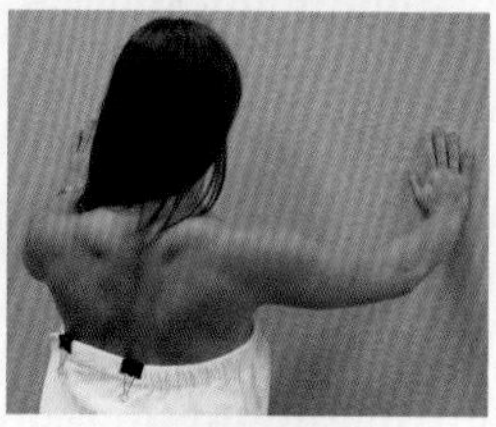	仔细检查患者肩胛骨的标志，并观察其向内向外平移的严重程度
肩峰撞击征	嘱患者将上肢上举。检查者一手固定患者肩胛骨避免其移动，然后一定应力将患者手臂完全向前抬起	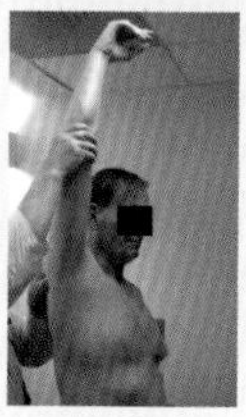	检查过程中出现疼痛症状则为阳性。应力下完全向前抬起患肢撞击固定的肩胛骨有助于定位肩袖损伤

（续表）

检查	方法	图示	分级和意义
手心朝下外展试验	检查者一手稳定住患者肩胛骨，将患者手臂内旋，然后用力将患者肘关节抬至肩胛骨平面		检查过程中出现疼痛则为阳性结果。当前臂处于内旋位时，冈上肌和冈下肌肌腱位于喙肩弓的正下方。在前臂内旋位时，抬高患者前臂至肩胛骨水平时可以使冈上肌和冈下肌肌腱与肩峰撞击
喙突撞击检查	患者前臂屈曲90°并做内旋、内收运动		检查过程中出现疼痛或伴疼痛的喀嚓声则为阳性。该阳性结果提示喙突与肩胛下肌撞击
恐惧试验	患者前臂外展90°。检查者握住患者前臂缓慢外旋并伸直		恐惧及并非单纯的疼痛为阳性体征。恐惧试验对肩关节前方不稳定的敏感性为72%，特异性为96%。该试验阳性结果表明肩关节前唇损伤。患者在此危险位置时感到肩关节不稳定。操作过程中的痛觉可能是由于关节内撞击所造成，而非关节不稳定引起
前方加载移位试验	患者仰卧位，并维持肩关节前屈20°，外展20°，中立位。对患者肱骨头施加轴向作用力复位肱骨头，检查者握住患者上臂并向前推动		0：无移位 1+：有移位但仍在关节前缘以内 2+：超过关节前缘但可以自行复位 3+：肱骨头脱位卡在关节前缘，提示肩关节的前方不稳定
加载移位试验	如果患者要检查的是右肩关节，检查者左手四指在前，拇指在后，握住患者的上臂，右手握住患者的前臂使患者肩关节外展40°～60°并维持前臂处于中立位。沿患者的前臂施加轴向负荷，并通过检查者的左手使患者的肱骨头前移。记录患者肱骨头在关节盂的移位		0级：无或轻微的移位 1级：移位未超出关节盂 2级：移位超出关节盂但去除外力后可自行复位 3级：移位超出关节盂且不能自行复位 临床上，该检查很难在清醒的患者身上进行。在患者处于麻醉状态下，该检查的敏感性良好
Miniaci骨性恐惧试验	患者维持肩关节外展约45°。检查者将肩关节外旋，在此过程中出现恐惧感觉为阳性		在轻度外展时出现恐惧感提示肩关节显著的骨性不稳定

（续表）

检查	方法	图示	分级和意义
沟槽征	沿上肢下垂方向施加一向下的应力	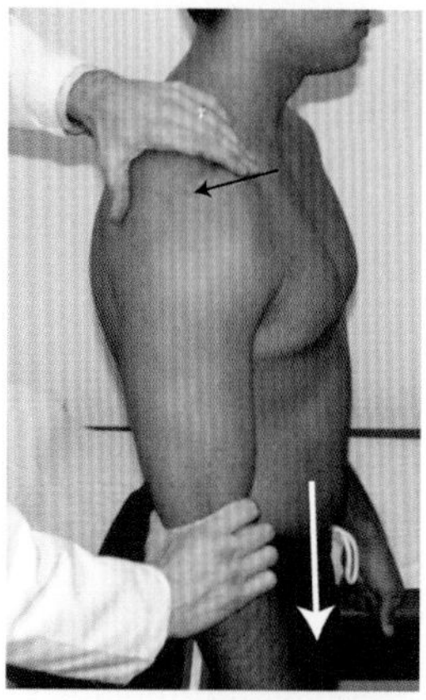	0：无移位 1+：移位<1 cm 2+：移位在1～2 cm 3+：移位>3 cm 该体征提示肩关节下方不稳定
肱二头肌抗阻试验（Speed试验）	患者肩关节向前方屈曲90°，检查者施加向下力于前臂，并嘱患者主动对抗阻力	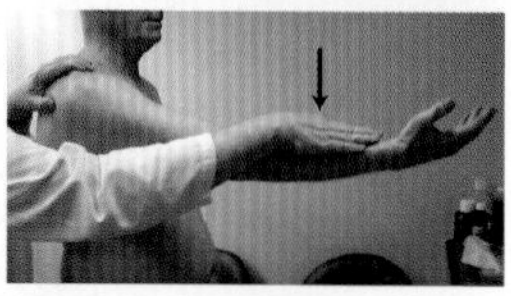	沿着肱二头肌长头腱处疼痛，则认为试验阳性。操作中出现疼痛表明存在肱二头肌长头腱受累
Speed试验	患者手臂外展90°，向前伸45°，前臂旋后，肘关节伸直。在此姿势下，患者抵抗检查者施加的向下的力	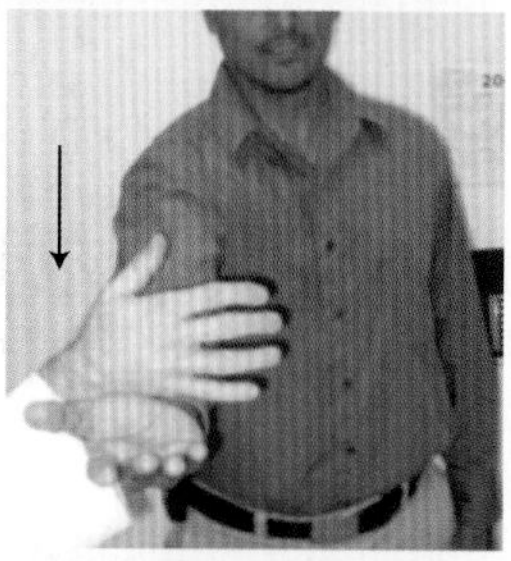	如果检查时患者出现疼痛或压痛，则认为试验阳性，虽然此项试验不是特异的，但能表明肱二头肌病变
Yergason征	患者肘关节屈曲90°，前臂开始处于旋前位，检查者握住患者的腕部对抗主动旋后，这时指示患者尽力主动旋后前臂或腕部	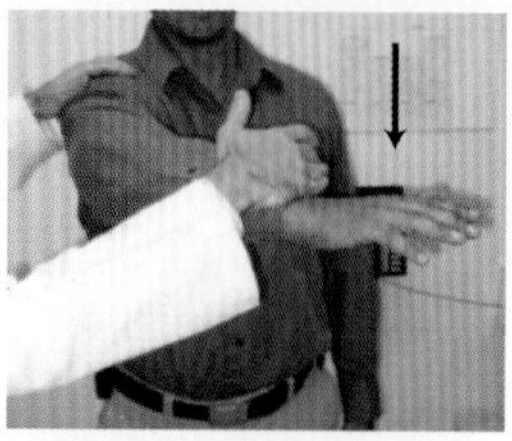	检查时患者肱二头肌腱于结节间沟半脱位为阳性，提示为肱二头肌腱不稳
肩胛骨稳定性检查	患者充分暴露肩胛翼。检查者用双手将肩胛骨稳定于正常解剖位置上，然后嘱患者做上举运动	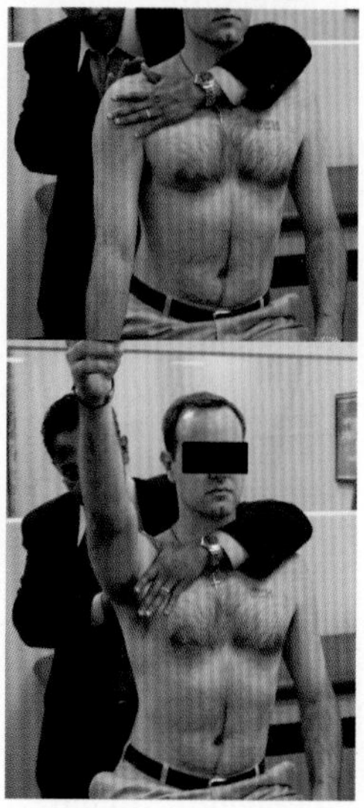	检查者必须评估患者是固定翼状肩胛还是可复性翼状肩胛，同时还必须评估患者抬上臂障碍有无缓解，肩胛骨是否完全复位。这对确定患者是固定翼状肩胛还是可复性翼状肩胛十分重要

（续表）

检查	方法	图示	分级和意义
选择性注射局麻药和糖皮质激素	患肢放置于背后，使肩胛骨上抬离胸壁。在肩胛骨上内侧缘肩胸关节滑囊进行注射		疼痛显著缓解或完全消失，有助于确立诊断
肘			
肘关节活动度（ROM）	对比双侧肘关节的主动和被动活动范围（肘关节屈伸和前臂的旋转活动）。记录患者触诊及捻发音检查结果		正常活动范围：屈伸0°～145°，旋后85°，旋前80°。检查者应站在患者一侧进行观察测量。出现肘关节交锁症状提示有游离体；肘关节僵直说明存在内在的关节囊挛缩
关节积液	检查者触诊肘肌三角［桡骨头（*RH*），外上髁（*L*），尺骨鹰嘴尖（*O*）］和外侧沟，应注意外上髁出现突起，外侧沟积液，或者自先前皮质醇注射处有皮下萎缩		估计关节积液量比较困难，但是关节积液的表现必须被发现。这些表现往往是关节内骨折、肱桡关节磨损、韧带撕裂导致的关节血肿。在急性损伤中，往往出现关节积液，而在慢性损伤中，积液可以不出现

（续表）

检查	方法	图示	分级和意义
仰卧位外侧轴移试验	患者取仰卧位，伸展患侧上臂超过头部，外旋肩关节。检查者一手固定肱骨，另一手施加外翻应力，同时屈曲肘关节	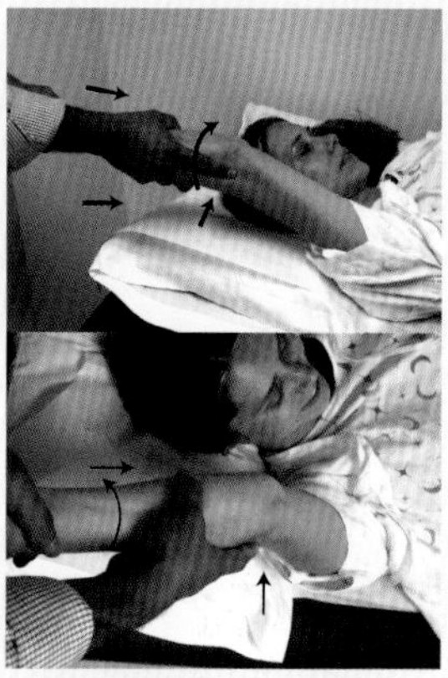	当肘关节轻度屈曲时，可触及桡骨头半脱位或完全脱位；当屈曲超过40°，桡骨头可复位，常常可以感到"咚"的一声。清醒患者在此项试验过程中往往感到恐惧，不能继续试验，因此该试验必须在麻醉下进行
俯卧位轴移试验	患者取俯卧位，患肢垂于床旁，固定肱骨。检查者可以腾出手对桡骨头触诊	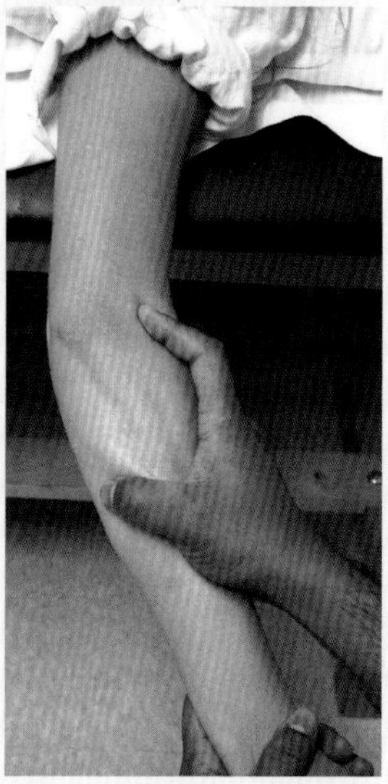	阳性结果提示桡骨头或肱尺关节半脱位。结果同轴移试验
肘关节抽屉试验	患者取俯卧位，检查者一手固定肱骨，同时对前臂进行牵拉使肱尺关节半脱位	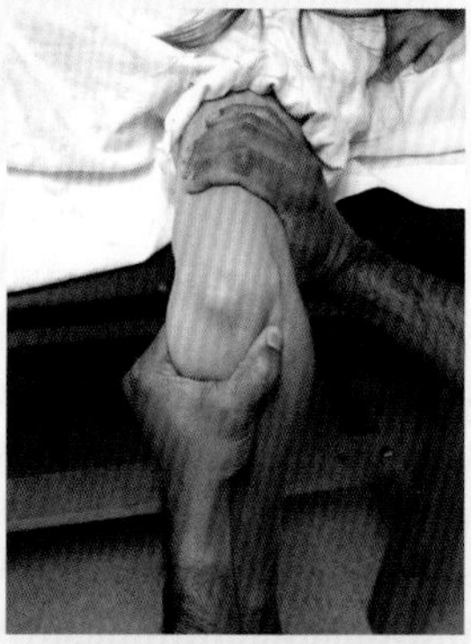	阳性结果提示肱尺关节半脱位
起身试验	患者取坐位，尝试用双手撑着椅子扶手起身。患者出现疼痛或者恐惧感提示外侧韧带存在缺陷	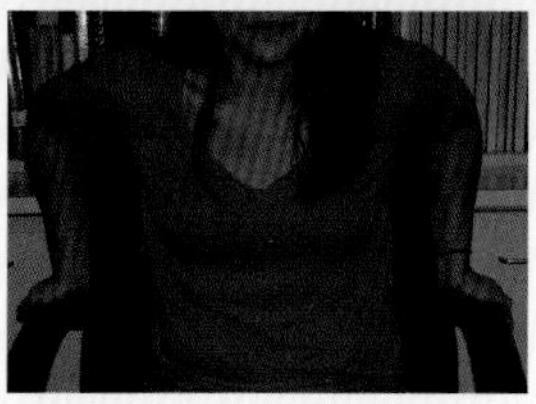	患者在患肢旋后时再次出现恐惧感，而旋前时不出现为阳性结果。患者不能完成俯卧撑动作也是一项阳性结果。阳性结果提示后外侧旋转不稳定

（续表）

检查	方法	图示	分级和意义
推桌复位试验	患者将患肢支撑于桌面边缘，肘关节朝外，做俯卧撑动作。检查者在患者撑起时用拇指固定患肢桡骨头，要求患者重复动作。然后撤去拇指，患者重复动作	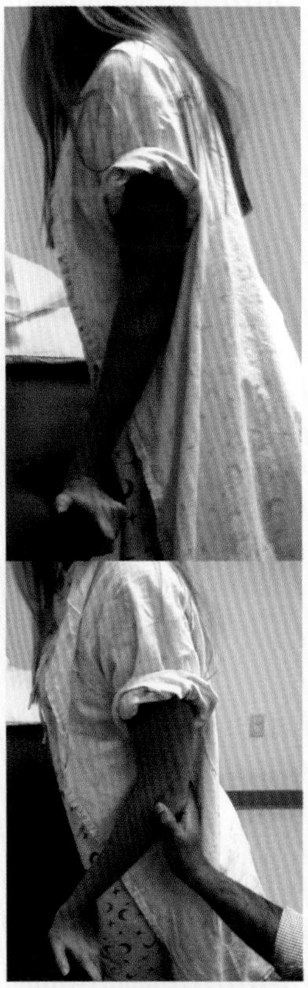	当患者肘关节到达40°时能引起疼痛或恐惧感为阳性结果
内翻应力试验	检查者固定患者肱骨，在肘关节旋后位、轻度屈曲下，施加内翻应力	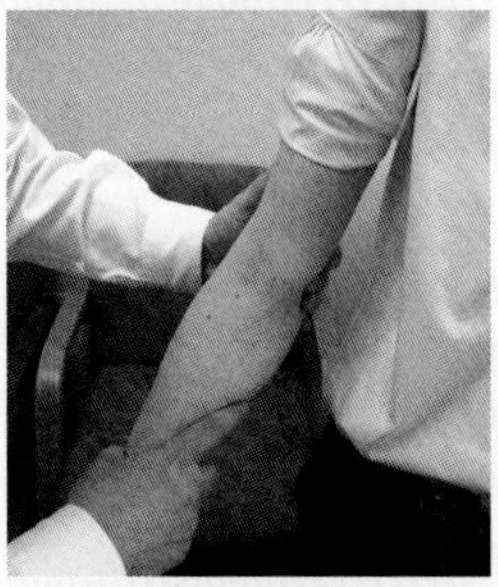	阳性结果提示内侧副韧带前束的损伤
外翻应力试验	检查者固定肱骨，在肘关节轻度屈曲下，外侧尺副韧带施加外翻应力	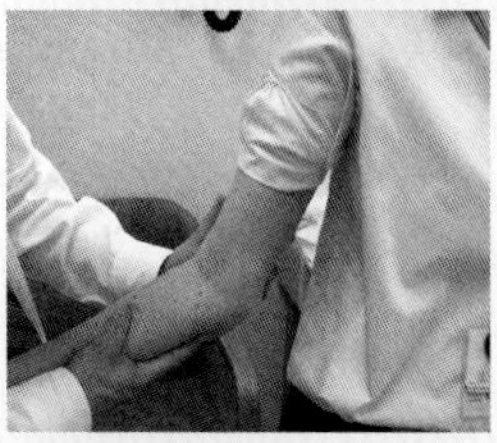	阳性结果提示外侧尺副韧带损伤
内侧副韧带剪切试验	患者将对侧手臂置于患肢肘关节下方，抓住患侧拇指。当患侧肘关节自最大限度屈曲位开始伸直时，患者对其施加外翻力	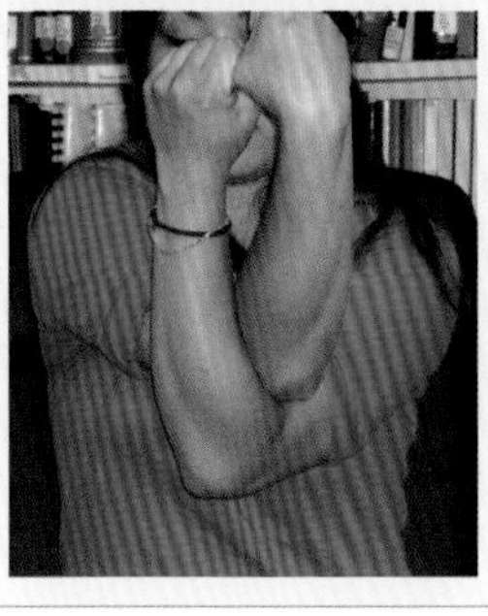	阳性结果为患侧肘关节内侧局部疼痛，提示尺侧副韧带薄弱

（续表）

检查	方法	图示	分级和意义
挤压试验	检查者深部触诊骨间膜和下尺桡关节		此项试验可检测潜在的前臂纵向不稳定
Tinel试验	检查者轻叩肘管附近的尺神经区域		阳性结果为叩诊处疼痛和远端尺神经走行区域出现感觉异常，提示肘部尺神经病变
肘关节屈曲试验	患者取坐位，嘱患者将肘关节完全屈曲，腕关节中立位。1分钟内再次出现远端尺神经走行区域感觉异常是阳性结果		阳性结果提示肘部尺神经病变

（胡承方　译，陈宇杰　审校）

索　引

Index